Benninghoff · Anatomie

Makroskopische und mikroskopische Anatomie
des Menschen

Herausgegeben von

K. FLEISCHHAUER, J. STAUBESAND und W. ZENKER

1. Band

Benninghoff

Makroskopische und mikroskopische Anatomie des Menschen

Begründet von Alfred Benninghoff,
fortgeführt von Kurt Goerttler
sowie von Helmut Ferner und Jochen Staubesand

Herausgegeben und neubearbeitet von

Kurt Fleischhauer, Bonn

Jochen Staubesand, Freiburg i. Br.

Wolfgang Zenker, Zürich

1. Band
Cytologie, Histologie, allgemeine Anatomie und
Anatomie des Bewegungsapparates

2. Band
Kreislauf und Eingeweide

3. Band
Nervensystem, Haut und Sinnesorgane

Urban & Schwarzenberg München – Wien – Baltimore

Benninghoff

Makroskopische und mikroskopische Anatomie des Menschen

1. Band

Cytologie, Histologie,
allgemeine Anatomie und
Anatomie des Bewegungsapparates

Herausgegeben von
Jochen Staubesand

unter Mitarbeit von

E.-G. Afting, G. Aumüller, B. Christ,
W.-G. Forssmann, D. Graf v. Keyserlingk,
B. Kummer, E. Maier, G. Osche, R. Presley, R. Putz,
B. A. Rahn, U. N. Riede, D. Sasse, H.-G. Schwarzacher,
R. Unsöld, Ch. Vogel

14., völlig neubearbeitete Auflage
mit 623, größtenteils mehrfarbigen Abbildungen

1985

Urban & Schwarzenberg München – Wien – Baltimore

Autorenverzeichnis

Herausgeber

Prof. Dr. med. Jochen Staubesand, Direktor des Anatomischen Institutes I der Universität, Albertstraße 17, 7800 Freiburg i.Br.

Mitautoren

Prof. Dr. med. Ernst-Günter Afting, Physiologisch-Chemisches Institut, Humboldtallee 7, 3400 Göttingen

Prof. Dr. med. Gerhard Aumüller, Institut für Anatomie und Zellbiologie, Robert-Koch-Str. 6, 3550 Marburg

Prof. Dr. med. Bodo Christ, Institut für Anatomie, Ruhr-Universität, Universitätsstr. 150, 4630 Bochum

Prof. Dr. med. Wolf-Georg Forssmann, Anatomisches Institut, Im Neuenheimer Feld 307, 6900 Heidelberg

Prof. Dr. med. Diedrich Graf v. Keyserlingk, Melatener Str. 211, 5100 Aachen

Prof. Dr. med. Benno Kummer, Anatomisches Institut der Universität, Joseph-Stelzmann-Str. 9, 5000 Köln 41

Prof. Dr. med. Erne Maier, Nideggerstr. 10, 5000 Köln 41

Prof. Dr. Günther Osche, Lehrstuhl für Zoologie I, Katharinenstr. 20, 7800 Freiburg

Prof. Dr. R. Presley, Dept. of Anatomy, Univ. College, P. O. Box 78, Cardiff GB

Prof. Dr. med. Reinhard Putz, Anatomisches Institut der Universität, Lehrstuhl III, Albertstr. 17, 7800 Freiburg

PD Dr. Dr. med. Berton Rahn, Laboratorium für Experimentelle Chirurgie, Schweizerisches Forschungsinstitut, CH-7270 Davos

Prof. Dr. med. Urs N. Riede, Pathologisches Institut der Universität, Albertstr. 17, 7800 Freiburg

Prof. Dr. med. Dieter Sasse, Anatomisches Institut der Universität, Pestalozzistr. 20, CH-4056 Basel

Prof. Dr. med. Hans-Georg Schwarzacher, Histologisch-Embryologisches Institut, Schwarzspanierstr. 17, A-1090 Wien

Prof. Dr. med. Renate Unsöld, Universitäts-Augenklinik, Hugstetter Str. 55, 7800 Freiburg

Prof. Dr. med. Christian Vogel, Institut für Anthropologie, Bürgerstr. 50, 3400 Göttingen

Benninghoff 1. Auflage 1942, 2. Auflage 1944, 3. Auflage 1948, 4. Auflage 1949
Benninghoff-Goerttler 5. Auflage 1954, 6. Auflage 1957, 7. Auflage 1960, 8. Auflage 1961, 9. Auflage 1964, 10. Auflage 1968 (ISBN 3-541-00240-9), 11. Auflage 1975 (ISBN 3-541-00241-7), 12. Auflage 1978 (ISBN 3-541-00242-5), 13. Auflage 1980 (ISBN 3-541-00243-3)

CIP-Kurztitelaufnahme der Deutschen Bibliothek

Benninghoff, Alfred:
Makroskopische und mikroskopische Anatomie des Menschen / begr. von Alfred Benninghoff. Fortgef. von Kurt Goerttler. Hrsg. u. neubearb. von Kurt Fleischhauer ... - München ; Wien ; Baltimore : Urban und Schwarzenberg
   Früher u. d. T.: Benninghoff, Alfred: Lehrbuch der Anatomie des Menschen

NE: Goerttler, Kurt [Bearb.]; Fleischhauer, Kurt [Hrsg.]

Bd. 1. Cytologie, Histologie, allgemeine Anatomie und Anatomie des Bewegungsapparates /
hrsg. von Jochen Staubesand. Unter Mitarb. von Ernst-Günter Afting ... - 14. völlig neubearb. Aufl. - 1985
   ISBN 3-541-00244-1

Satz: Hartmann & Heenemann, Berlin.
Druck und Verarbeitung: Neue Stalling, Oldenburg.
Printed in Germany.

© Urban & Schwarzenberg 1985

ISBN 3-541-00244-1

Vorwort

Der vorliegende 1. Band der 14. Auflage des „Benninghoff" ist tiefgreifend überarbeitet worden. Fast alle Abbildungen wurden neu, überwiegend farbig hergestellt; hierbei fiel Frau U. Brugger (München) die entscheidende Arbeit zu. Ihr künstlerisches Einfühlungsvermögen und ihr Bemühen um gestalterische Präzision seien besonders hervorgehoben.

Der Herausgeber sah es als eine Hauptaufgabe an, die Geschlossenheit der didaktischen Konzeption des Werkes und seine auch formale Einheitlichkeit trotz fortschreitender Differenzierung und Ausweitung des Wissensstandes zu erhalten. Neue Mitarbeiter konnten gewonnen werden, die dankenswerterweise bereit waren, ihr Spezialwissen einzubringen, ohne den Charakter des Werkes, das nach wie vor ein informatives und zugleich fesselndes Lehrbuch für interessierte Studenten bleiben sollte, zu verändern.

Der 1. „Benninghoff"-Band ist inhaltlich neu gegliedert: Die „Grundzüge einer allgemeinen Cytologie" wurden durch Beiträge der Professoren Dr. E.-G. Afting (Göttingen/Marburg) und Dr. U. N. Riede (Freiburg i. Br.) bereichert. Frau PD Dr. A. Kress (Basel) war an der Neufassung des Abschnittes über den GOLGI-Apparat beteiligt. Mein besonderer Dank gilt Herrn Prof. Dr. H.-G. Schwarzacher (Wien) für seine Bereitschaft, die Kapitel „Zellkern" sowie „Vermehrung und Wachstum der Zellen" von Grund auf neu zu verfassen.

Im Abschnitt „Histologie" ist das Kapitel „Epithelgewebe" – bearbeitet von Prof. Dr. D. Sasse (Basel) – neu eingefügt worden. Ebenfalls neugestaltet wurden die Kapitel „Bindegewebe" und „Fettgewebe" (Prof. Dr. D. Graf v. Keyserlingk, Aachen), „Knorpelgewebe" (Prof. Dr. R. Putz, Freiburg i. Br.), „Knochengewebe" (PD Dr. Dr. B. A. Rahn, Davos) und „Skelettmuskelgewebe" (Prof. Dr. W.-G. Forssmann, Heidelberg).

Für die Neufassung der Kapitel über „Entwicklung und Biologie des Bewegungsapparates" standen mit Prof. Dr. B. Christ (Bochum), Prof. Dr. B. Kummer (Köln) und PD Dr. Dr. B. A. Rahn (Davos), hervorragende Sachkenner zur Verfügung. Gegenstand des 4. Hauptteils der Neuauflage ist die systematische makroskopische Anatomie des Bewegungsapparates unter weitgehender Berücksichtigung funktioneller Gesichtspunkte und klinischer Probleme. Für die Terminologie war die 5. Auflage (1983) der NOMINA ANATOMICA maßgebend. – Herr Prof. Dr. R. Putz (Freiburg) hat die Bearbeitung von „Wirbelsäule", „Brustkorb", „Rückenmuskeln" und „Atemmechanismus", Herr Prof. Dr. R. Presley (Cardiff, GB) die Entwicklung des Kopfskeletts und Herr Prof. Dr. G. Aumüller (Marburg) Kapitel zur Anatomie des Kopfes übernommen. Ihnen verdanke ich auch neue Abbildungen. Bei den Kapiteln über die Gliedmaßen haben mich die Professoren Dr. H.-M. Schmidt (Würzburg), Dr. E. Maier (Mainz) und Dr. J. Koebke (Köln) sehr effektiv unterstützt. Diesen Kollegen habe ich für die von ihnen eingebrachte spezielle Sachkunde und für neue, sehr instruktive Abbildungs-Originale zu danken.

Der 5. Hauptteil umfaßt Grundlagen der Evolutionsbiologie (Prof. Dr. G. Osche, Freiburg) und der Fossilgeschichte des Menschen (Prof. Dr. Ch. Vogel, Göttingen), eine Einführung in morphologische Untersuchungsmethoden (Prof. Dr. D. Sasse, Basel) und in die Computertomographie (Frau Prof. Dr. R. Unsöld, Freiburg). Glossare mit Erklärungen der wichtigsten anatomischen Begriffe und Fachausdrücke, gegliedert nach den Gebieten Cytologie/Histologie und nach Bezeichnungen aus dem Bereich des Bewegungsapparates finden sich am Ende dieses Teils.

Fachkollegen und Studenten haben mir kritische Hinweise gegeben und Änderungs- bzw. Ergänzungsvorschläge gemacht, für die ich an dieser Stelle herzlich danke.

Dem Verlag Urban & Schwarzenberg, in Sonderheit seinem Inhaber, Herrn Michael Urban, und seinen Mitarbeitern danke ich für fruchtbare Zusammenarbeit, Verständnis gegenüber den Wünschen des Herausgebers und immer wieder unter Beweis gestellte Kompromißbereitschaft.

Meinen engeren Mitarbeitern danke ich für ihre Unterstützung. Herr Dr. H. Flöel hat die „Zeittafel" aktualisiert, Frau Dr. H. Arnold-Schmiebusch das Glossar zur makroskopischen Anatomie des Bewegungsapparates überarbeitet. Wie schon seit der 11. Auflage hat mir Frau M. Engler bei der Eingliederung der neuen Beiträge, bei den Fahnen- und Umbruchkorrekturen und bei der ebenso zeitraubenden wie mühevollen Umstellung der Terminologie mit bewährter Zuverlässigkeit und Geduld geholfen. Auch ihr gilt mein Dank.

Freiburg i. Br., im Juni 1985   J. STAUBESAND

Aus dem Vorwort zur 1. Auflage

Das geistige Band, das in diesem Buch die Teile zusammenhalten soll, ist die Funktion, d. h. die Bedeutung des Gliedes für das Ganze. Es hatte sich in langjähriger Arbeit gezeigt, daß bei dieser funktionellen Betrachtungsweise manche Einzelheit ihre Isolierung verlor und in einen größeren Zusammenhang eingefügt werden konnte. Daraus aber ergaben sich große Vorteile für den Unterricht, denn es ist leichter, Teile im wirkenden Zusammenhang zu begreifen, als eine Summe beziehungsloser Einzelheiten sich einzuprägen.

Da ein Lehrbuch eine andere Aufgabe hat als die, ein Handbuch des Fachwissens zu sein, ist es nicht erwünscht, daß es sich streng gegen die Nachbarfächer abgrenzt. Es muß vielmehr versuchen, Brücken zu schlagen und darf es nicht dem Lernenden allein überlassen, sich aus den Einzelfächern ein Bild des Menschen zusammenzusetzen. Daher wurde versucht, die Betrachtung womöglich so weit zu führen, daß die Physiologie, die Pathologie und die Klinik den Faden direkt aufnehmen können. Alles, was zur Erfassung der lebendigen Form dient, ist uns daher willkommen, auch wenn es nicht allein mit anatomischen Methoden gewonnen wurde.

Möchte das Ziel dieser gemeinsamen Bemühungen erreicht werden, die Anatomie bei den Studierenden und Ärzten zu einer lebendigen Wirksamkeit zu bringen und sie zu einer schöpferischen Grundlage der ärztlichen Wissenschaft und des ärztlichen Denkens werden zu lassen.

Kiel, im November 1938   ALFRED BENNINGHOFF

Aus dem Vorwort zur 5. Auflage

Das Vermächtnis, dieses Buch weiterzuführen, ist mir zur Aufgabe geworden. Ihr Ziel ist die Erhaltung der gedanklichen Gestalt des Ganzen, trotz aller Änderungen im einzelnen, die durch den Fortschritt unserer wissenschaftlichen Erkenntnisse und notwendigerweise auch durch meine persönliche Auffassung sich ergeben werden.

Freiburg, im Juni 1954   KURT GOERTTLER

Aus dem Vorwort zur 9. Auflage

Die Anatomie als Lehr- und Studienfach ist von der raschen Entwicklung der Medizin im allgemeinen und den strukturellen Reformen der Universität nicht unbeeinflußt geblieben. Das Fachgebiet kann ja nicht gleichsam im luftleeren Raum für sich allein gelehrt werden, sondern spiegelt jeweils die Problematik der Medizin seiner Zeit wider. Geblieben ist das Faktum, daß die Anatomie im umfassenden Sinne eine Grundsäule der ärztlichen Ausbildung war und bleiben wird.

Alles dies und andere Gesichtspunkte, deren Darstellung zu weit führen würde, mußten für die Abfassung eines Lehrbuches der Anatomie Konsequenzen haben. Es wurden die Bezüge zu den funktionellen und zu den klinischen bzw. praktischen Bedürfnissen des Arztes intensiviert und der Abbildungsfundus wesentlich erweitert.

Heidelberg, im Januar 1971   HELMUT FERNER

Aus dem Vorwort zur 11. Auflage

Bei Planung und Gestaltung der Neuauflage galt es, einem Zeitgeist zu widerstehen, der einem breiter angelegten Anatomie-Lehrbuch entgegenstand. Doch der Weg zum „Kurzlehrbuch" sollte keinesfalls beschritten werden. Als Gegengewicht zu der vom Gesetzgeber verordneten einschneidend reduzierten anatomischen Ausbildung der Medizinstudenten war vielmehr ein Lehrbuch erforderlich, das die verschiedenen Aspekte der Anatomie aufzeigen und die Eigeninitiative der Lernenden wecken und fördern sollte.

Freiburg i. Br., im März 1975   JOCHEN STAUBESAND

Aus dem Vorwort zur 12. Auflage

Gerade in der heutigen Zeit, in der die Verkürzung der vorklinischen Ausbildung bei gleichzeitigem Fächer- und Wissenszuwachs die anatomische Ausbildung im Hörsaal immer mehr zurückdrängt, fallen dem anspruchsvolleren Lehrbuch wachsende Bedeutung und Verantwortung zu. Die Morphologie erzieht zum erkennenden Betrachten, Begreifen und Verstehen. Sie kann – oder sollte jedenfalls – nicht nur in rein verbalen Formulierungen vermittelt oder gar „per Fragebogen abgerufen" werden. Um deutlich von solchen Verfahren Distanz zu halten, ist bewußt jeder Hinweis auf einen „Gegenstandskatalog" vermieden worden. Daß die Autoren die von ihnen bearbeiteten Gebiete möglichst weitgehend dem heutigen Wissensstand anzupassen versucht haben, war selbstverständlich und bedurfte keiner besonderen Orientierungshilfe.

Freiburg i. Br., im Januar 1978   J. STAUBESAND

Aus dem Vorwort zur 13. Auflage

Für Verlag, Herausgeber und Autorenteam bedeutet es Ermutigung und Ansporn, daß schon nach kaum mehr als einem Jahr der vorliegende Band neubearbeitet werden mußte. Das Buch ist zweifellos trotz seines Anspruchs und seiner im Vorwort zur 12. Auflage (1978) neuerlich prononciert umrissenen Konzeption von den Studierenden weiterhin „angenommen" worden. Noch ist also Raum für ein von den Zwängen sog. Gegenstandskataloge und normierter Curricularmodelle unabhängiges Lehrbuch der Anatomie.

Freiburg, im Frühjahr 1980   J. STAUBESAND

Inhaltsverzeichnis

Das Abkürzungsverzeichnis ist jeweils auf dem Vorsatz zu Beginn und am Schluß des Buches abgedruckt

1. Grundzüge einer allgemeinen Cytologie

2. Zur Systematik der Gewebe

3. Entwicklung und Biologie des Bewegungsapparates

4. Makroskopische Anatomie des Bewegungsapparates

5. Anhang

Hinweis zu den Abbildungen

Den mehrfarbigen Abbildungen liegen didaktische Überlegungen zugrunde: Kontraste sollen verstärkt, natürlicherweise farblich schwer Unterscheidbares leichter erkennbar gemacht werden. Die für verschiedene Materialien – wie Sehnen, Sehnenscheiden, Schleimbeutel, Knorpel, Knochen, Muskulatur – und Leitungsbahnen – wie Arterien, Venen, Lymphgefäße und Nerven – verwendeten Farben sind also anders als beim Lebenden und beim Toten oder bei der konservierten Leiche aus dem Präpariersaal. *J. St.*

Zeichner-Hinweis

Ein großer Teil der Abbildungen wurde auf der Basis der Vorauflagen durch Frau ULRIKE BRUGGER, München überarbeitet und in Farbe umgesetzt. Neu hinzukamen: Kap. 1.4: Abb. 1a, 19, 20, 21, 22, 24, 25, 28, 29, 31; 1.7: 5b, 6; 1.8: 2, 8, 9, 15, 17; 3.6: 1, 2, 5; 3.7: 8; 4.1: 2, 7a, 7c, 7d, 10a, 10e, 11, 12b, 13b, 15, 16, 19, 20, 21, 23, 24, 33, 37; 4.3: 1, 6; 4.6: 3; 4.7: 48; 4.8: 11, 50, 56, 62, 70, 71, 72; 4.9: 3, 4. Von Herrn CHRISTIAN FIEBIGER, Marburg: Kap. 4.9: 9, 24, 25, 27, 28, 29, 32.

Hinweise zur Terminologie

Die Empfehlungen der NOMINA ANATOMICA. 5°. William & Wilkins, Baltimore/London 1983 wurden weitgehend berücksichtigt. Es bedeuten:
– Bezeichnungen in eckigen Klammern [ ]
  Synonyme oder offizielle Alternativausdrücke, z.B. Lig. inguinale [Arcus inguinalis]
– Bezeichnungen in runden Klammern ( )
  1. Inkonstante Gebilde
     z. B. (Ossa suturalia)
  2. Zwar inoffizielle, aber doch – vor allem im klinischen Sprachgebrauch – übliche Termini, z. B. Trigonum sternocostale (LARREYsche Spalte)
  3. Zusatzbezeichnungen zur näheren Zuordnung von Teilen
     z. B. Margo medialis (humeri). *J. St.*

Für die **Aussprache** der aus dem Lateinischen stammenden anatomischen Bezeichnungen gelten folgende Regeln:
ae = ä; z. B. in Tibiae = Tibiä
au = au; z. B. in Cauda (Kauda)
ei = e-i; z. B. in Calcanei = Calcane-i (Kalkane-i)
ii = i-i; z. B. in Brachii = Brachi-i
eu = e-u; z. B. in Nucleus = Nucle-us
ie = i-e; z.B. in nutriens = nutri-ens
c   = z vor e, i, ae; z.B. in ascendens = aszendens
ti vor Vokalen = zi; z. B. in tertius = terzius; in allen anderen Fällen = ti; z. B. in Tibia
v   = w; z. B. in Vincula = Wincula (Winkula) *J. St.*

Gliederung

1. Grundzüge einer allgemeinen Cytologie

1.1 Zeittafel der Zellforschung und ihrer Begriffe – Jahreszahlen einiger bedeutender Entdeckungen und Ideen

JOCHEN STAUBESAND

1665 ROBERT HOOKE (1635–1703) erkennt in der Rinde der Korkeiche, im Holundermark und anderen Pflanzenteilen kleine, durch Wände begrenzte Hohlräume. Er führt die Bezeichnung *„cellula"* (= Kämmerchen) ein. Die fundamentale Bedeutung seiner Beobachtung blieb ihm verborgen.

1666 MARCELLO MALPIGHI (1628–1694) beschreibt im Aderlaßblut die Erythrocyten als *„rote Partikel (rubriatomi)"*, ohne aber zu erkennen, daß sie konstante Bestandteile des Blutes sind. Schon 1658 hatte JAN SWAMMERDAM (1637–1680) im Froschserum flachovale Teilchen gesehen, diese Beobachtung jedoch nicht veröffentlicht.

1674 ANTHONY van LEEUWENHOEK (1632–1723) erkennt im eigenen Blut die *roten Blutkörperchen* (Globuli) als regelmäßig vorhandene korpuskuläre Elemente und beschreibt annähernd zutreffend deren Größe und Gestalt. Ab 1693 erscheinen die Ergebnisse langjähriger Untersuchungen, in denen er bereits u. a. über Protozoen, Bakterien und die *Querstreifung der Muskulatur* berichtet.

1675 MARCELLO MALPIGHI bildet sich als erster eine Vorstellung über *Wesen und Form der Pflanzenzellen*, die er als Bestandteile der Pflanzenorgane beschreibt („Anatome plantarum"). Aber wie sie am Werden und Wachsen der Pflanzen beteiligt sind, wo und wie das Leben in ihnen wirkt, sind Fragen, die noch nicht gestellt werden.

1677 JOHAN HAM (1650 bis ca. 1723) findet im menschlichen Sperma die *„Samentierchen"*.

1774 BONAVENTURA CORTI (1729–1813) beobachtet *Bewegungsvorgänge* („circulazione del fluido") in Pflanzenzellen.

1797 FRANÇOIS-XAVIER BICHAT (1771–1802) prägt den Ausdruck *„Gewebe"*. Er unterscheidet in seiner „Anatomie générale" 21 Gewebearten, u. a. Drüsen-, Binde-, Knorpel-, Muskel- und Nervengewebe, und entwickelt systematisch die Lehre von den tierischen Geweben. Er hält einzelne Gewebe und nicht ganze Organe für den Sitz der Krankheiten: Das gleiche Gewebe erkrankt gleichartig auch in verschiedenen Organen.

1818 GIOVANNI B. AMICI (1784–1863) konstruiert zusammengesetzte *Mikroskope mit achromatischen Linsen*. Seine Beobachtungen an Insektenmuskeln (1858) gehören zu den besten Leistungen der Lichtmikroskopie.

1819 AUGUST FRANZ JOSEF KARL MAYER (1787–1865) prägt den Begriff *„Histologie"*.

1825 Entdeckung des *Keimbläschens* (= Zellkern) im Vogelei durch JAN EVANGELISTA (RITTER VON) PURKINJE (1787–1869).

1827 Erstbeschreibung des *Säugetiereies* durch KARL ERNST von BAER (1792–1876).

1828 ROBERT BROWN (1773–1858) beschreibt die Bewegung kleinster Teilchen in Pflanzenzellen (BROWN*sche Molekularbewegung)*.

1831 ROBERT BROWN entdeckt den *Zellkern* in Zellen von Orchideen und anderen Pflanzen.

1835 RUDOLF WAGNER (1805–1864) findet den *„Keimfleck"* (= Nucleolus) der Eizelle.

1835 JAN EVANGELISTA PURKINJE erkennt auf der Oberfläche bestimmter Schleimhäute die *Flimmerbewegung*.

1838 CHRISTIAN GOTTFRIED EHRENBERG (1795–1876) veröffentlicht die ersten mikroskopischen Untersuchungen über „Infusionstierchen als vollkommene Organismen".

1838 MATTHIAS JAKOB SCHLEIDEN (1804–1881) beschreibt, daß *Pflanzengewebe aus Zellen* bestehen und aus solchen hervorgehen („Beiträge zur Phytogenesis").

1839 THEODOR SCHWANN (1810–1882) dehnt die *Zellenlehre auf das Tierreich* aus. Er schreibt von der „Übereinstimmung in der Struktur und im Wachsthum der Thiere und Pflanzen" und postuliert ein gemeinsames Entwicklungsprinzip für die verschiedenen Elementarteile der Organismen.

SCHLEIDEN und SCHWANN begreifen die Zelle als kleines Bläschen, das mit einer festen Membran einen flüssigen, gummiähnlichen Inhalt umschließe. Sie erkennen das Wesen der Zelle als *„Elementarorganismus"*.

1839 JAN EVANGELISTA PURKINJE gebraucht die Bezeichnung *„Protoplasma"*, und zwar zunächst für die lebende Substanz tierischer Embryonen, die sich aus gallertigen Kügelchen oder Körnchen aufbauen solle.

1851 HUGO von MOHL (1805–1872) sieht und beschreibt die *Zellteilung* bei Pflanzenzellen.

1852 ROBERT REMAK (1815–1865) entdeckt, daß auch das Wachstum tierischer Gewebe von einer *Teilung bereits existierender Zellen* begleitet ist.

1852 RUDOLF ALBERT KÖLLIKER (1817–1905), ein Schüler JAKOB HENLES (1809–1885), veröffentlicht mit dem „Handbuch der Gewebelehre des Menschen" die erste *moderne Histologie*.

1852 RUDOLF VIRCHOW (1821–1902): „*Omnis cellula e cellula*"[1]. Mit diesem Programm wird jede Form der Urzeugung bestritten, insbesondere die Blastem-Theorie SCHLEIDENS und SCHWANNS.

1855 CLAUDE BERNARD (1813–1878) prägt den Begriff „*innere Sekretion*".

1857 ERNST WILHELM (RITTER von) BRÜCKE (1819–1892) stellt mit dem *Polarisationsmikroskop* das verschiedene optische Verhalten der beiden für die Querstreifung der Skelettmuskulatur verantwortlichen Schichten fest.

1858 RUDOLF VIRCHOW konzipiert die *Zellularpathologie* und beschreibt die Zellen als die „eigentlichen Herde des Lebens und demnach auch der Krankheit" und als „die wahren Träger der lebendigen Funktion, an deren Existenz das Leben gebunden ist". Damit wird die Krankheit, deren Sitz MORGAGNI in den Organen und BICHAT in den Geweben postuliert hatten, auf *Zell*veränderungen zurückgeführt. Von VIRCHOWs bahnbrechenden und grundlegenden Arbeiten sind alle Fächer der Medizin befruchtet worden. Im Mittelpunkt aller Überlegungen steht von nun an die gesunde oder die kranke Zelle. Mit der Zellularpathologie wurden die humoralen und vitalistischen Theorien überwunden und die krankhaften Vorgänge als physikalisch-chemische Veränderungen der Zelle aufgefaßt.

1858 Begründung der *Karminfärbung mikroskopischer Präparate* durch JOSEPH GERLACH (1820–1896) und J.A.L. CLARKE (1817–1880).

1861 ERNST WILHELM BRÜCKE definiert die *Zelle als Elementarorganismus*.

1861 MAX SCHULTZE (1825–1874): „Eine Zelle ist ein mit den Eigenschaften des Lebens begabtes *Klümpchen Protoplasma*, in welchem ein Kern liegt". Der Zellmembran wird im Vergleich mit dem von ihr umschlossenen Inhalt eine untergeordnete Bedeutung beigemessen.

1863 Bahnbrechende Untersuchungen von FRIEDRICH-RECKLINGHAUSEN (1833–1910) und JULIUS COHNHEIM (1839–1884) über die *Emigration der „Wanderzellen"* bei der Entzündung.

1865/66 GREGOR JOHANN MENDEL (1822–1884) zerlegt den Phänotyp begrifflich in Merkmale und entdeckt die Zahlenverhältnisse der *Vererbungsvorgänge* durch Kreuzungsversuche an Erbsen.

1867 WILHELM HOFMEISTER (1824–1877) beobachtet die *indirekte Kernteilung an Pflanzenzellen*.

1868 JOHANN FRIEDRICH MIESCHER (1844–1895) entdeckt an Kernen von Eiterzellen und an Lachs- und Stierspermatozoen die *Nucleinsäuren*. Er vermutet als erster die Existenz eines *genetischen Codes*.

1870 EDUARD STRASBURGER (1844–1912) prägt den Begriff „*Cytoplasma*".

1872 *Kondensorbeleuchtungsapparat* des Mikroskops von ERNST ABBÉ (1840–1905) konstruiert.

1873 ANTON SCHNEIDER (1813–1890) verfolgt die *Karyokinese* an tierischen Zellen.

1875 EDOUARD VAN BENEDEN (1846–1910) entdeckt die *Längsspaltung der Chromosomen* bei der Zellteilung und die *Konstanz der Chromosomenzahl*.

1876 OSCAR HERTWIG (1849–1922) erklärt die *Befruchtung*. Durch das Studium des Befruchtungsverlaufs beim Seeigel konnte er zeigen, daß die Befruchtung die Verschmelzung eines Spermienkerns mit dem Eizellkern bedeutet.

1876/77 WALTHER FLEMMING (1843–1905) und EDOUARD VAN BENEDEN entdecken unabhängig voneinander das *Centrosom*.

1877 KARL WILHELM von NAEGELI (1817–1891) entwickelt Anfänge der *Micellartheorie* des Protoplasma.

1878 CLAUDE BERNARD prägt die Begriffe „*milieu externe*" und „*milieu interne*", die auch für die Cytologie große Bedeutung gewinnen.

1879 Erste Gesamtdarstellung der *indirekten Kernteilung* durch WALTHER FLEMMING.

1880 EDUARD STRASBURGER weist nach, daß *jeder Zellkern aus einem Zellkern* entsteht. •

1880 WILHELM PFEFFER (1845–1920) färbt lebende Pflanzenzellen mit relativ ungiftigen Farbstoffen und wird zum Bahnbrecher der *Vitalfärbung*.

1882 WALTHER FLEMMING führt die Bezeichnung *Mitose* ein.

1884 ILIA ILJITSCH METSCHNIKOFF (1845–1916) demonstriert die *Phagocytose*.

1885 CARL RABL (1853–1917) stellt das Gesetz der Zahlenkonstanz der Chromosomen auf und begründet mit VAN BENEDEN und THEODOR BOVERI (1862–1915) die *Individualitätstheorie der Chromosomen*.

1885–1894 PAUL EHRLICH (1854–1915) veröffentlicht grundlegende Arbeiten über die chemischen Voraussetzungen der *Vitalfärbung*, die danach einer Blütezeit entgegengeht.

1886 CAMILLO GOLGI (1844–1926) entdeckt in Nervenzellen den „apparato reticulare interno", der später als GOLGI-Apparat in die Literatur eingeht.

1887 WALTHER FLEMMING beschreibt die *Reduktionsteilung*.

1888 WILHELM WALDEYER-HARTZ (1836–1921) führt die Bezeichnung „*Chromosomen*" für die Träger der Erbmasse des Zellkerns ein.

1894 RICHARD ALTMANN (1852–1900) beobachtet kleine Zellpartikel, die er „Bioblasten" nennt. Sie werden 1898 von CARL BENDA (1857–1933) wiedergefunden und *Mitochondrien* genannt.

1899 CHARLES GARNIER bezeichnet basophile Bereiche im Cytoplasma als „*Ergastoplasma*", um die Bedeutung dieser Zonen für Biosynthesevorgänge zum Ausdruck zu bringen. – Mit Mitochondrien, GOLGI-Apparat und Ergastoplasma sind die wesentlichen Cytoplasmakomponenten der vorelektronenmikroskopischen Ära der Cytologie beschrieben. „Was die Lichtmikroskopie zur Aufklärung der Zellstruktur mit Anspruch auf Gewißheit leisten konnte, war um die Jahrhundertwende geschehen" (H. RUSKA 1960).

1902/03 THEODOR BOVERI und RICHARD SUTTON begründen unabhängig voneinander die Hypothese, daß die MENDELschen Erbanlagen auf den Chromosomen lokalisiert sind („*Chromosomentheorie der Vererbung*").

1906 CAMILLO GOLGI und RAMÓN Y CAJAL erhalten den Nobelpreis als Anerkennung ihrer Arbeiten über den Bau des Nervensystems.

1910 ROSS GRANVILLE HARRISON (1870–1959) züchtet Zellen in vitro und ermöglicht damit die von ALEXIS CARREL (1873–1944) u. Mitarb. ausgebaute Methode der *Gewebekultur* (1911). Er beobachtet das Auswachsen der Nervenfaser aus der Nervenzelle.

1913 OTTO WARBURG (1883–1970) arbeitet Mikromethoden aus, um den Sauerstoffverbrauch der Zelle zu bestimmen und kann feststellen, daß die *Atmung der Zelle* an Partikel gebunden ist (die sich später als Mitochondrien erweisen werden). 1931 Verleihung des Nobelpreises.

Seit 1921 bahnbrechende Studien von HANS SPEMANN (1869–1941) und seinen Schülern über den *Organisatoreffekt* in

---

[1] Vgl. hierzu auch:
    1880 W. PREYER: „Omne vivum e vivo"
    1882 W. FLEMMING: „Omnis nucleus e nucleo"
    1903 TH. BOVERI: „Omne chromosoma e chromosomate"
    (zit. nach NOWIKOFF 1949).

der Embryologie. 1935 Verleihung des Nobelpreises an HANS SPEMANN.

1922 LUDWIG ASCHOFF führt den Begriff „*Reticuloendotheliales System*" ein.

1923/24 OTTO WARBURG entdeckt den *anaeroben Stoffwechsel* der Krebszellen.

1925 E. GORTER und F. GRENDEL vom pädiatrischen Labor der Universität Leiden in Holland formulieren das Lipid-Doppelschicht-Konzept für biologische Membranen.

1926 KONRAD HEIM weist erstmals nach, daß bei der Explantation von Geweben in Kulturen nicht nur mit embryonalem, sondern auch mit ausdifferenziertem Funktionsgewebe (Endometrium) des menschlichen Organismus Wachstumserfolge zu erzielen sind.

1931 WARREN HARMON LEWIS (1870–1964) entdeckt und filmt die *Pinocytose* in Fibroblastenkulturen.

1932 MAX KNOLL, ERNST RUSKA und BODO VON BORRIES (1905–1956) bauen erste *Elektronenmikroskope*.

1932 Sir CHARLES SCOTT SHERRINGTON und EDGAR DOUGLAS ADRIAN erhalten den Nobelpreis für ihre Arbeiten über die *Funktion des Neuron*.

1933 erhält THOMAS HUNT MORGAN den Nobelpreis für seine Entdeckungen, welche die *Chromosomen als Träger der Vererbung* betreffen.

1934 MAX HALTINGER (1868–1946) führt die *Fluoreszenzmikroskopie* ein.

1935 J. R. DANIELLI und H. A. DAVSON (England) entwerfen ein Membranmodell, nach dem globuläre Proteine an beiden Seiten der Lipiddoppelschicht assoziiert sind. Man kann diese Proteine als die Vorläufer der „peripheren Proteine" ansehen.

1935 FRITZ ZERNIKE (1888–1966) entwickelt das *Phasenkontrastmikroskop*.

1935 HANS KREBS weist den *Zitronensäurezyklus der Mitochondrien*, d. h. den zyklischen Verlauf des Abbaus der Kohlenhydrate, nach. 1953 Nobelpreis.

1938/39 ERNST RUSKA und BODO VON BORRIES fertigen bei *Siemens* (Berlin) die ersten einsatzfähigen *Elektronenmikroskope* an. HELMUT RUSKA u. a. führen die Elektronenmikroskopie in Medizin und Biologie ein.

1939 HANS PETERSEN (1885–1946) definiert die Zelle als „letzte Lebenseinheit, die das Gesetz des Ganzen, seine Artung nach Chemismus, Morphologie und Lebensmelodie noch vollständig in sich trägt, wenn auch nicht jede Zelle es wiederaufbauend verwirklichen kann". Die Zelle sei „nicht nur ein Autonom, sondern das letzte volle Autonom unseres Körpers". Wesentliche Kennzeichen des „autonomen Stoffsystems" seien „Stoffschranken und Stoffverkehr unter einer bestimmten Wahlordnung".

1938 ALBERT CLAUDE entwickelt eine Methode, um durch *Zentrifugieren aus Zellhomogenaten* bestimmte Zellbestandteile zu trennen.

1941 TORBJÖRN O. CASPERSSON und JEAN BRACHET korrelieren die *Proteinsynthese* mit der Menge an cytoplasmatischer Ribonucleinsäure (RNS).

1944 OSWALD THEODORE AVERY (1877–1955) leitet durch den Nachweis, daß die Desoxyribonucleinsäure (= DNS) die materielle Grundlage für die *genetische Information* ist, die Epoche der *molekularen Genetik* ein.

1945 KEITH R. PORTER, ALBERT CLAUDE und ERNEST F. FULLAM beschreiben aufgrund elektronenmikroskopischer Untersuchungen in Gewebezuchtzellen das *endoplasmatische Reticulum*. Schon 1890 hatte GUSTAF RETZIUS dieses intracytoplasmatische Röhrensystem in quergestreiften Muskelfasern lichtmikroskopisch zur Darstellung bringen können.

1949 MURRAY L. BARR und EWART G. BERTRAM entdecken das *Geschlechtschromatin* („BARR-Körper") im Interphasekern bei der Katze.

1950 C. W. OATLEY, V. E. COSLETT, A. D. G. STEWART u. a. entwickeln serienreife *Rasterelektronenmikroskope* zur Abbildung von Oberflächenstrukturen bis in den Ångströmbereich hinein auf der Grundlage physikalischer Prinzipien, die bereits 1935 von MAX KNOLL erkannt waren.

1952 A. L. HODGKIN und A. F. HUXLEY erkennen Ionenbewegungen als Grundlage der Nervenleitung und der Erregung.

1952 LINUS CARL PAULING beschreibt die α-*Helix* als ein *Strukturmodell der Proteine*.

1952 FRITIOF STIG SJÖSTRAND und GEORGE EMIL PALADE veröffentlichen die ersten detaillierten elektronenmikroskopischen Bilder von Mitochondrien.

1953 GEORGE EMIL PALADE bildet elektronenmikroskopisch „dense particles" oder „granules" ab, deren fundamentale Bedeutung für die Eiweißsynthese einige Jahre später erkannt wird (Ribosomen).

1953 JAMES DEWEY WATSON, FRANCIS HARRY COMPTON CRICK und MAURICE HUGH WILKINS interpretieren die DNS-Moleküle als eine Doppelschraube mit paarweise gestellten komplementären Nucleotiden („WATSON-CRICK-*Helix*") und postulieren, das Erbmaterial sei in Form einer genau festgelegten Sequenz von Nucleotiden kodiert. Ihnen wird 1962 der Nobelpreis verliehen.

1954 HUGH ESMOR HUXLEY und JEAN HANSON erklären die *Muskelkontraktion* als eine *Filamentverschiebung*.

1955 entdeckt GEORGE EMIL PALADE die *Ribosomen* und beschreibt sie als „a small particulate component of the cytoplasm".

Ab 1955 CHRISTIAN DE DUVE und seine Mitarbeiter entwickeln das *Lysosomenkonzept*. Sie beschreiben die Lysosomen als membranbegrenzte Zellorganellen, die die für den intrazellulären Abbau entscheidenden hydrolytischen Enzyme (mit einem Wirkungsoptimum im sauren pH-Bereich) enthalten.

1955/56 SEVERO OCHOA und ARTHUR KORNBERG gelingt die Synthetisierung von Nucleinsäuren auf enzymatischem Weg. 1959 Verleihung des Nobelpreises an beide Forscher.

1956 JOE HIN TJIO und ALBERT LEVAN bestimmen den diploiden Chromosomensatz des Menschen zum ersten Mal korrekt mit 2n = 46.

1956 CHARLES E. FORD und JOHN L. HAMERTON gelingt die erste für medizinische Zwecke brauchbare Darstellung der meiotischen Chromosomen des Menschen.

1958 J. D. ROBERTSON entwickelt das Konzept der Einheits- oder Elementarmembran („*unit membrane*").

1959 JÉRÔME LEJEUNE, MARTHE GAUTIER UND RAYMOND-TURPIN entdecken die erste *Chromosomenaberration* beim Menschen, die Trisomie 21 bei Patienten mit DOWN-Syndrom (= Mongoloide Idiotie).

1961 MARY F. LYON weist bei der Maus nach, daß weibliche Individuen bezüglich der Aktivität der beiden X-Chromosomen ein funktionelles Mosaik repräsentieren.

1961 FRANÇOIS JACOB, JACQUES MONOD und ANDRÉ LWOFF entdecken die genetischen Regulationsmechanismen bei der Proteinsynthese. Ihnen wird 1965 der Nobelpreis verliehen.

1962 JOHN C. KENDREW und MAX F. PERUTZ klären am *Myoglobin* und *Hämoglobin* das Bauprinzip der Proteinstruktur.

1965 FRANÇOIS JACOB und JACQUES MONOD entwickeln ein grundlegendes Modell für die Steuerung einer Zelle durch die DNS.

1965 HENRY HARRIS und J. F. WATKINS fusionieren Zellen verschiedener Species zu Hybridzellen mit Hilfe von Sendai-Virus.

1968 LYNN MARGULIS konzipiert und begründet die Theorie der Entwicklung der Eukaryontenzelle durch Aufnahme von Symbionten (Mitochondrien, Chloroplasten, Geißeln).

1968 Die Arbeiten von Marshall Nirenberg, H. Gobin Khorana und Robert Holley führen zur Aufklärung des universellen *genetischen Codes*. Verleihung des Nobelpreises an alle drei Forscher.

1971 Earl W. Sutherland zeigt, daß die Wirkung vieler Hormone intrazellulär durch einen „zweiten Boten" (second messenger), das *cyclische AMP*, vermittelt wird.

1971 Torbjörn Caspersson, G. Lomakka und Lore Zech beschreiben Quinacrin-Fluoreszenzmuster, die erstmals eine Unterscheidung aller 24 nichthomologen Chromosomen des Menschen erlauben.

1972 S. Singer und G. L. Nicholson (La Jolla, Kalifornien) erweitern die bisherigen Vorstellungen über die Struktur der Zellmembran. Neben den peripheren Proteinen an der Lipiddoppelschicht sind integrale Proteine in die Lipidschicht eingebettet, in der sie wie in einer zweidimensionalen Lösung „schwimmen" können.

1973 Samuel Latt beschreibt eine Methode zur verfeinerten Darstellung von Replikationsmustern auf Säugerchromosomen mit Hilfe der Mikrofluoreszenzmikroskopie.

1974 Albert Claude, Christian René de Duve und George Emil Palade erhalten für ihre maßgebliche Beteiligung an der Schaffung der modernen Zellbiologie den Nobelpreis: „Was früher eine Zelle war, mit Komponenten, deren Existenz oft umstritten und deren Funktion weitgehend unbekannt blieben, das ist jetzt ein wohlgeordnetes System von Einheiten für die Produktion lebenswichtiger Stoffe und solcher zur Zerstörung verbrauchter Komponenten sowie für die Verteidigung gegen fremde Stoffe und Organismen."

1975 David Baltimore, Renato Dulbecco und Howard Martin Temin erhalten den Nobelpreis für ihre Arbeiten, mit denen sie wesentliche Beiträge zur Frage der Krebsauslösung durch Viren geleistet haben.

1976 Auf der von J. J. Yunis erarbeiteten Technik, mit der es gelingt, multiple Bändermuster auf prophasischen Säugerchromosomen hochaufgelöst darzustellen, beruht die moderne Chromosomendiagnostik.

1977 Rosalyn Yalow für ihre Entwicklung der radioimmunologischen Methode zur Bestimmung von Peptidhormonen und Roger Guillemin und Andrew Victor Schally für ihre Entdeckungen über die Produktion von Peptidhormonen im Gehirn erhalten gemeinsam den Nobelpreis.

1978 Nobelpreis an Werner Arber, Daniel Nathans und Hamilton O. Smith für die Entdeckung der Restriktionsenzyme und für die Anwendung dieser Enzyme in der Molekulargenetik.

1978 Erklärung der mitochondrialen ATP-Bildung durch Peter Mitchell über den Protonengradienten an der inneren Mitochondrienmembran (Nobelpreis für Chemie).

1980 Baruj Benacerraf, Jean Dausset und George Snell erhalten den Nobelpreis für die Entdeckung genetisch bestimmter Oberflächenstrukturen, von denen immunologische Reaktionen gesteuert werden.

1982 Sune Bergström, Bengt Samuelsson und John Vane erhalten für ihre Forschungen über das System der Prostaglandine – hochpotente Mediatorstoffe, die für die Erklärung zahlreicher pathophysiologischer Prozesse, insbesondere der Entzündungen, wichtige Fortschritte gebracht haben – den Nobelpreis.

1984 César Milstein, Georges Köhler und Niels Jerne werden für ihre bahnbrechenden Arbeiten über monoklonale Antikörper, d. h. Abwehrmoleküle einer einzigen, bestimmten Spezifität, mit deren Hilfe der Nachweis und die Erforschung biologisch wichtiger Moleküle in niedrigster Konzentration erheblich verbessert wurden, mit dem Nobelpreis ausgezeichnet.

1.2 Die Zelle – elementare Lebenseinheit des Organismus

Jochen Staubesand

Die Zellenlehre *(= Cytologie)* beschäftigt sich mit Bau und Lebenserscheinungen der Zellen. Jede Zelle gliedert sich in einen Zelleib, dessen lebende Substanz *Cytoplasma* genannt wird, und einen Zellkern mit *Karyo-* oder *Nucleoplasma* (Abb. 1.2–1). Als *Protoplasma* bezeichnet man die gesamte belebte Materie einer Zelle. Alle Zellen haben einen gemeinsamen Bauplan, aber keine Zellart gleicht der anderen in allen Einzelheiten. Zellen unterscheiden sich durch vielerlei Eigenschaften:

1. Durch ihre *Gestalt*. Sie können kugelig, spindel-, stab-, bandförmig, prismatisch, polyedrisch sein und ziemlich alle denkbaren Formmöglichkeiten realisieren. Für manche Zellen (z. B. Knochenzellen) sind kurze Verzweigungen typisch, für andere (z. B. Nervenzellen) lange Ausläufer, die bei einigen Zellarten eine komplizierte Verästelung besitzen (z. B. bei den Purkinje-Zellen der Kleinhirnrinde). Nach der Zahl ihrer Fortsätze werden Nervenzellen in unipolare, bipolare und multipolare eingeteilt. Die Gestalt amöboider Zellen (Leukocyten, Makrophagen) ist von ihrer Bewegungsphase abhängig: Ein eben aus der Gefäßbahn emigrierender Leukocyt hat ein anderes Aussehen als die gleiche Zelle im strömenden Blut. Eine schleimgefüllte Becherzelle ist bauchig und auffallend, nach Entleerung ihres Sekrets aber schmal und unscheinbar (Abb. 1.4–18).

2. Durch ihre *Abmessungen*. Die kleinsten Zellen haben einen Durchmesser bzw. eine Dicke, die an der Grenze des lichtmikroskopischen Auflösungsvermögens liegen (z. B. die Endothelzellen der Blutgefäße), die größten kann man dagegen mit bloßem Auge wahrnehmen: Menschliche Eizellen und Nervenzellen erreichen Durchmesser von 150 μm[1].

3. Durch ihre *Funktion*. Die meisten Zellen des tierischen Organismus sind auf mehr oder weniger spezielle Funktionen hin differenziert. Motorik (Flimmerzellen, Muskelzellen), Sekretion (Drüsenzellen), Resorption (Darmepithelzellen), Abwehraufgaben (Mikro- und Makrophagen), Erregungsleitung (Nerven- und Sinneszellen) usw. beeinflussen tiefgreifend äußere Gestalt und innere Organisation einer Zelle.

4. Durch ihre *Beweglichkeit*. Viele Zellen sind ortsfest

---

[1]   1 μm = 1/1000 mm

(z. B. Epithel-, Muskel- und Nervenzellen), andere hingegen imstande, sich kriechend fortzubewegen (Mesenchymzellen, Leukocyten, Histiocyten) oder schlängelnd gegen einen Strom zu schwimmen (z. B. Samenzellen). Viele Zellarten, die normalerweise in ihrer natürlichen Umgebung *("in situ")* „fixiert" sind (Knorpel- und Knochenzellen), gewinnen unter den Bedingungen der Gewebekultur *("in vitro")* die Fähigkeit zur amöboiden Bewegung zurück.

5. Durch die *Art ihres Zusammenschlusses.* Zellen können zu dicht zusammengefügten Verbänden vereinigt sein (Epithel- und Muskelzellen), lockere schwammartige Formationen bilden (Mesenchym- und Reticulum-Zellen) oder völlig isoliert liegen (Zellen des faserigen Bindegewebes).

6. Durch ihre *Lebenserwartung.* Manche Zellen sind relativ kurzlebig (Größenordnung: Tage), wie die segmentkernigen Leukocyten und Darmepithelzellen, andere leben wochenlang (z. B. Monocyten), wieder andere haben die Lebensdauer des gesamten Organismus (z. B. Herzmuskel- und Nervenzellen).

7. Durch ihre *Regenerationsfähigkeit* und ihre *Differenzierungspotenz.* Die einzelne Zelle kann einen in sich abgeschlossenen Organismus bilden (Protozoen) oder als Baustein in der Organisationsform einer vielzelligen Pflanze oder eines vielzelligen Tieres aufgehen. Gleichartig differenzierte Zellen schließen sich zu *Geweben* zusammen (Epithel-, Binde-, Muskel-, Nerven- und Gliagewebe). *Organe* bauen sich aus mehreren Geweben auf. Gewebe, Organe und der Gesamtkörper sind lebende Systeme und durch den Gewinn neuer Eigenschaften gekennzeichnete Stufen fortschreitender Komplexität. Jede höhere Organisationsform kann höchstens strukturell, keineswegs jedoch funktionell als Summe ihrer Einzelteile verstanden werden. Die Zelleistungen der meisten Metazoen werden durch besondere Systeme (Nervensystem, System der Hormondrüsen) koordiniert.

Die Zelle läßt sich als die kleinste Funktionseinheit von Teilen definieren, die in einem sich selbst erhaltenden Gleichgewicht stehen und die sich in den Äußerungen des Lebens wie Stoffwechsel, autochthone Vermehrung und gerichtete Reizbarkeit ergänzen [4]. Als „lebendig" gilt ein Gebilde nur dann, wenn es sich einzeln oder paarweise in einer Umgebung fortpflanzen und vermehren kann, die einen geringeren Grad an Komplexität aufweist als das Gebilde selbst [6].

Mit ihrer Umwelt steht die Zelle in einer durch ständigen Stoff- und Energieaustausch realisierten Wechselbeziehung: Zellen sind also, physikalisch-chemisch betrachtet, „offene Systeme" [1]. Sie reagieren auf Änderungen des sie umgebenden Milieus (Reizbarkeit!) und können sich durch Teilung reproduzieren. Alle diese Eigenschaften kennzeichnen die Zellen auch dann noch, wenn sie künstlich isoliert worden sind. Dadurch unterscheiden sie sich von allen ihren Bestandteilen, die zwar ebenfalls strukturelle und funktionelle Einheiten darstellen (z. B. Mitochondrien, Ribosomen), denen jedoch grundsätzlich die Fähigkeit fehlt, sich auch

außerhalb ihres ursprünglichen cytoplasmatischen Milieus identisch zu reduplizieren. Ganze Zellen vermehren sich also in künstlichen Medien ohne Schwierigkeiten *auch außerhalb* des Organismus, während isolierte Zell*kerne*, Mitochondrien, Lysosomen, Ribosomen usw. dazu nicht imstande sind. Das hängt nicht etwa mit bisher ungelösten technischen Schwierigkeiten zusammen, sondern spiegelt den fundamentalen Unterschied zwischen dem letzten Autonom „Zelle" und ihren qualitativ anders organisierten, abhängigeren Bestandteilen wider. Werden „Zellorganellen" aus mechanisch aufgebrochenen Zellen im Schwerefeld einer

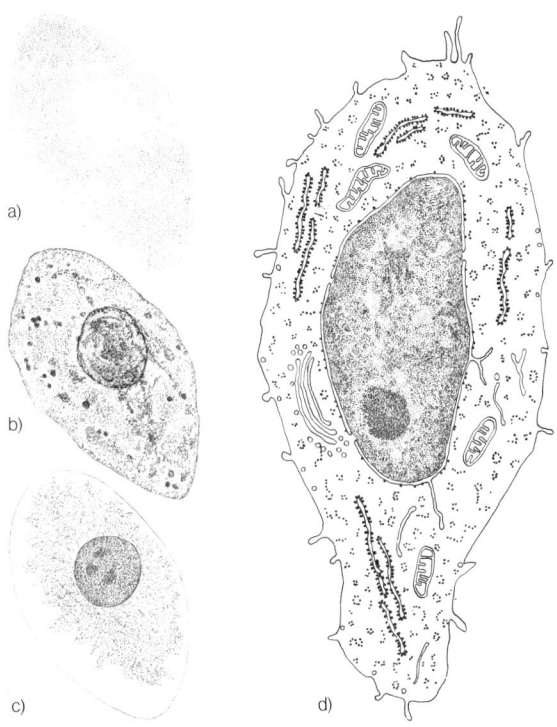

a)

b)

c)   d)

Abb. 1.2–1. Knorpelzellen bei Anwendung verschiedener Untersuchungsmethoden.
a) Lebende Knorpelzelle lichtmikroskopisch: Die Kernblase zeichnet sich im glasig- und strukturlos-homogenen Cytoplasma als etwas hellere Region ab.
b) Lebende Knorpelzelle im Phasenkontrastmikroskop: Im Cytoplasma sind einzelne Granula (Mitochondrien?) zu erkennen, der Kern tritt deutlicher hervor.
c) (Formalin-)fixierte Knorpelzelle, 10 μm dick geschnitten, Häm.-Eosin-Färbung: Die Zelle hat sich von der umgebenden Interzellularsubstanz (= Knorpelkapsel) retrahiert, wodurch ein artefizieller Schrumpfspalt entstanden ist. Der Kern ist im gefärbten Schnittpräparat fleckig blau (Hämatein), der Zelleib rötlich (Eosin). Bestandteile des Cytoplasma treten nicht hervor.
d) Knorpelzelle (fixiert mit OsO₄), Ultradünnschnitt, Zeichnung nach einer elektronenmikroskopischen Aufnahme. Deutlich zu identifizieren sind: Plasmalemm, Mitochondrien, Membranprofile des glatten und rauhen endoplasmatischen Reticulum, ein Golgi-Feld, Ribosomen und Polyribosomen, äußere und innere Kernmembran, Kernporen, Übergänge der perinucleären Zisterne in das endoplasmatische Reticulum und als Verdichtungszone im Nucleoplasma ein Nucleolus.

Ultrazentrifuge abgetrennt (vgl. hierzu Kap. 1.3), funktionieren sie zwar auch außerhalb ihres eigentlichen Lebensraums, gehen aber innerhalb eines definierten Zeitabschnitts zugrunde. *Die Zelle ist somit die kleinste Einheit, die noch alle Charakteristika des Lebens in sich trägt.*

Wesentliche Kennzeichen der Zelle sind ihr Abschluß gegen die Umgebung durch eine submikroskopisch dünne Membran und ihre Gliederung in Zellkern und Zelleib. Abweichungen von dieser Grundkomposition sind selten. Bei bestimmten Pflanzen (Algen und Pilzen) besteht keine strukturelle, sondern nur eine funktionelle Separierung. Die sog. Energiden besitzen zwar einen Kern und eine ihm jeweils zugeordnete Cytoplasma-Region, aber die Ausbildung trennender Zellgrenzen ist unterblieben (= polyenergide „Zellen").

Wenn auch die meisten tierischen Zellen nur *einen* Kern enthalten, sind doch zwei- und mehrkernige Zellen nicht allzu selten. Das Merkmal der sog. *Riesenzellen* ist nicht in erster Linie ihre Größe, sondern ihre Vielkernigkeit. Riesenzellen treten unter normalen und krankhaften Bedingungen in sehr verschiedenen Erscheinungsformen auf. Oft sind sie Ausdruck spezieller Resorptionsleistungen (z. B. Osteoklasten, placentare Riesenzellen, Fremdkörperriesenzellen).

Viele Zellkomponenten können mit dem Lichtmikroskop z. T. auch in lebenden Zellen gesehen werden (z. B. Chromosomen, Nucleoli, Mitochondrien, GOLGI-Apparat, Ergastoplasma, Centriole, Pigmentgranula, Fetttröpfchen usw.), andere aber zeigen sich erst in der elektronenmikroskopischen Dimension (z. B. Plasmamembranen, Ribosomen, Mikrotubuli, Vesikel usw.; Abb. 1.2–1). Die Zelle kann also auf verschiedenen Ebenen ihrer Organisation analysiert werden, ihre *Strukturen* sind dem Lichtmikroskop, ihre *Ultrastruktur* nur dem Elektronenmikroskop (und indirekten Methoden) zugänglich. Die in den lezten beiden Jahrzehnten, d. h. nach Einführung des Elektronenmikroskops in die cytologische Forschung, entdeckten Feinstrukturen haben das Bild, in dem uns die Zelle entgegentritt, detailreicher gemacht und in mancher Hinsicht sogar grundsätzlich verändert.

Bei aller Vielfalt der Formen, die elektronenmikroskopische Aufnahmen von Ultradünnschnitten durch Zellen zeigen, finden sich doch immer nur drei Grundelemente: *Membranen, Granula* und *Filamente.* Aus ihnen bestehen alle komplexeren Strukturen, sie bauen alle geformten Bestandteile des Protoplasma auf. Am hervorstechendsten sind *Membranen,* die im Querschnitt als Linien einer ungefähr gleichen Dicke von 75–100 Å[1] erscheinen. *Membranen kehren immer wieder in sich zurück.* Sie bilden die Plasmahaut der Zelle, begrenzen das Schlauchsystem des endoplasmatischen Reticulum, liefern die Kernhülle (die sich aus einer inneren und einer äußeren Kernmembran zusammensetzt), sie sind ein wesentlicher Bestandteil der Mitochondrien, der Lysosomen, des GOLGI-Apparates, des Ergastoplasma und anderer Zellkomponenten. Das

granuläre Grundelement wird z. B. durch die Ribosomen repräsentiert, während *Filamente* im Bereich des Zellkerns und des Grundcytoplasma (z. B. Tonofilamente, Plasmafilamente) eine wesentliche Struktur bilden können, aber auch in hochspezialisierten Zellen (Muskel- und Nervenzellen) als Myo- und Neurofilamente gefunden werden. Die Tatsache, daß pflanzliche und tierische Zellen aus den gleichen Strukturelementen bestehen, fundiert die Aussage der klassischen Zellenlehre von der Existenz eines allgemein verbreiteten organisatorischen Prinzips im Reich des Lebendigen.

Aus der befruchteten Eizelle entwickeln sich die vielen und unterschiedlichen Zellen des Metazoenkörpers. Dabei kommt es zu einer Spezialisierung, d. h. durch *Zelldifferenzierung* zu einer Arbeitsteilung und zur Ausbildung von Zellarten, die bestimmten Funktionen optimal angepaßt sind. Damit werden einige zelluläre Grundeigenschaften zugunsten einer übergeordneten Regelung zurückgestellt, aber keineswegs irreversibel aufgegeben. Prinzipielle prospektive Potenzen bleiben also den hochdifferenzierten Zellen erhalten. Wenn auch im allgemeinen die Zellen ihre einmal mit der Differenzierung vollzogene gestaltliche und funktionelle Sonderung beibehalten, können jedoch in besonderen Situationen ruhende Eigenschaften wieder mobilisiert werden. Zum Beispiel werden fest in den Verband einbezogene Epithelzellen der Epidermis an den Rändern einer Wunde zur Deckung des Defekts wieder amöboid beweglich.

Im folgenden werden die allen Zellen gemeinsamen, obligatorischen oder allgemeinen Bestandteile beschrieben, während die im Zuge der Differenzierung erworbenen fakultativen oder speziellen Zellkomponenten vernachlässigt werden.

Wenn auch die Elektronenmikroskopie heute zur wichtigsten Methode für die Erforschung des *Feinbaus* der Zelle geworden ist, vermag sie doch über die *Funktion* der Zelle und ihrer Bestandteile nur wenig auszusagen. Hier schlagen die In-vitro-Untersuchung durch Ultrazentrifugation isolierter Zellkomponenten sowie die Autoradiographie eine Brücke zu Zellphysiologie und -biochemie.

Literatur

[1] BERTALANFFY, L.: Das biologische Weltbild. Bd. 1: Die Stellung des Lebens in Natur und Wissenschaft. A. Francke, Berlin 1949

[2] BIELKA, H. (Hg.): Molekulare Biologie der Zelle. VEB Fischer, Jena 1969

[3] FERNANDEZ-MORAN, H.: Cell fine structure and function – Past and present. Exp. Cell Res. 62 (1970), 90–101

[4] GRUNDMANN, E.: Allgemeine Cytologie. Eine Einführung in die funktionelle Morphologie der Zelle. Thieme, Stuttgart 1964

---

[1] $1 \text{ Å} = 10^{-4} \, \mu\text{m} = 10^{-7} \, \text{mm}$

[5] Hirsch/Ruska/Sitte (Hg.): Grundlagen der Cytologie. Fischer, Stuttgart 1973

[5a] Kleinig, H., P. Sitte: Zellbiologie. Fischer, Stuttgart-New York 1984

[6] Klima, J.: Einführung in die Cytologie. Fischer, Stuttgart 1970

[7] Metzner, H. (Hg.): Die Zelle. Struktur und Funktion. 3. Aufl. Wissenschaftliche Verlagsgesellschaft, Stuttgart 1981

[8] Metzner, H.: Die Zelle – Elementarorganismus oder Symbiose? Naturwissenschaften 60 (1973), 507–515

[9] Sitte, P.: Submikroskopische und molekulare Struktur der Zelle. Fortschr. Botanik 31 (1969), 18–44

[10] Wohlfarth-Bottermann, K. E.: Grundelemente der Zellstruktur. Verh. dtsch. Ges. Naturforsch. u. Ärzte 102 (1963), 77–90

1.3 Zellfraktionierung

Jochen Staubesand

Die *Zellfraktionierung* hat sich, seitdem im Jahr 1934 erstmals Mitochondrien aus Leberzellen durch Ultrazentrifugierung isoliert und einer direkten Analyse zugänglich gemacht werden konnten, zu einem der bedeutsamsten Verfahren der Ultramikro-Analytik entwickelt, das Aufschlüsse über chemische Konstitution und Hinweise auf die Funktion verschiedener Zellbestandteile (z. B. Kerne, Chromosomen, Mitochondrien, Lysosomen, Ribosomen, Sekretgranula) ermöglicht. So konnte z. B. durch entsprechende Experimente die enge funktionelle Verknüpfung von Ribonucleinsäure (= RNS) und Proteinsynthese gesichert werden. Die entscheidenden Vorteile der Methode beruhen darauf, daß in relativ großen Substanzmengen auch Reaktionen verfolgt werden können, bei denen die Stoffumsätze klein sind, und daß in günstigen Fällen ein relativ einheitliches, morphologisch und biochemisch definierbares Material ausgewertet werden kann (Abb. 1.3-1).

Die Zellfraktionierung liefert auch das Ausgangsmaterial für den Ausbau *zellfreier Systeme*, mit deren Hilfe die spezifische Funktion von Zellbestandteilen ermittelt werden kann. Was zunächst als gravierender methodischer Nachteil erscheint, nämlich die Zerstörung der in situ gegebenen Lage- und Funktionsbeziehungen, wird bewußt ausgenutzt, da nur die isolierte Zellkomponente den schwer überschaubaren Wechselbeziehungen entzogen ist, von denen sie innerhalb der lebenden Zelle beeinflußt wird.

Im wesentlichen umfaßt die Zellfraktionierung zwei Arbeitsgänge: 1. die chemische (oder mechanische) Zertrümmerung der Zellmembran (z. B. durch Einwirkung von Schwerkräften oder Ultraschall) und 2. die Auftrennung, d. h. Isolierung der Zellbestandteile (z. B. durch Sedimentation im Kraftfeld hochtouriger präparativer oder analytischer Zentrifugen). Suspensionen von Partikeln, die dichter als das Lösungsmittel sind, setzen sich bekanntlich infolge der Erdbeschleunigung ab. Dieser Vorgang erfolgt wesentlich rascher, wenn man die Schwerkraft z. B. durch Zentrifugalkräfte verstärkt. Die Sedimentations*geschwindigkeit* ist vom Molekulargewicht der sedimentierenden Teilchen abhängig. Unter der Sedimentations*konstanten* – sie wird in Svedberg-Einheiten (S) angegeben – versteht man eine charakteristische Größe aller sedimentierenden Partikel, die ebenfalls in engem Zusammenhang mit dem Molekulargewicht steht (z. B. ist für Ribosomen S = 80, für Polysomen S = 170).

Die Zellkerne besitzen wegen ihres Gehalts an Nucleotiden ein hohes spezifisches Gewicht. Sie sedimentieren als *Kern-Fraktion* aus einem Organhomogenat schon bei verhältnismäßig geringen Zentrifugalkräften (bei etwa $1000\,\mathrm{g}$[1]) innerhalb von 10 Minuten. Die Gewinnung der *Mitochondrien-Fraktion* (Abb. 1.3-1, 1.3-2, 1.6-25) erfolgt bei etwa $100\,000\,\mathrm{g}$ innerhalb von 30 Minuten. Aus dem Rest läßt sich bei noch stärkerer Zentrifugierung eine sog. *„Mikrosomen"-Fraktion* bei etwa $100\,000\,\mathrm{g}$ nach 60 Minuten abtrennen. Die „Mikrosomen"[2] stellen kein einheitliches Zellorganell dar, sondern bestehen aus Fragmenten des rauhen und glatten endoplasmatischen Reticulum, aus Teilen der Zellmembran, aus Trümmern des Golgi-Apparats (vgl. hierzu auch Abb. 1.6-21) sowie aus freien Ribosomen.

Die Bruchstücke des ER schließen sich zu membranbegrenzten Bläschen zusammen, deren Inhalt dem der Zisternen und Tubuli des endoplasmatischen Reticulum der intakten Zelle entspricht. Als Rückstand bleibt schließlich die *Hyaloplasma-Fraktion* (= „löslicher $100\,000\,\mathrm{g}$-Überstand").

Durch Verfeinerung der Methode – und zwar durch Dichtegradientenzentrifugation in Saccharose-Lösungen steigender Konzentration – ist die weitere Aufgliederung der vier Hauptfraktionen möglich: der „Mikrosomen"-Fraktion in eine Ribosomen- und eine Membran-Fraktion sowie die Isolierung einer Lysosomen-Fraktion (= „leichte" Mitochondrien-Fraktion) von der eigentlichen Mitochondrien-Fraktion (= „schwe

---

[1]　g = Erdbeschleunigung. Näherungswert: g = 981 cm/sec².

[2]　In der Botanik wird der Terminus „Mikrosomen" in einem anderen Sinn gebraucht, und zwar für kugelige, stark lichtbrechende Granula, die wahrscheinlich z. T. mit Fetttröpfchen im Cytoplasma identisch sind.

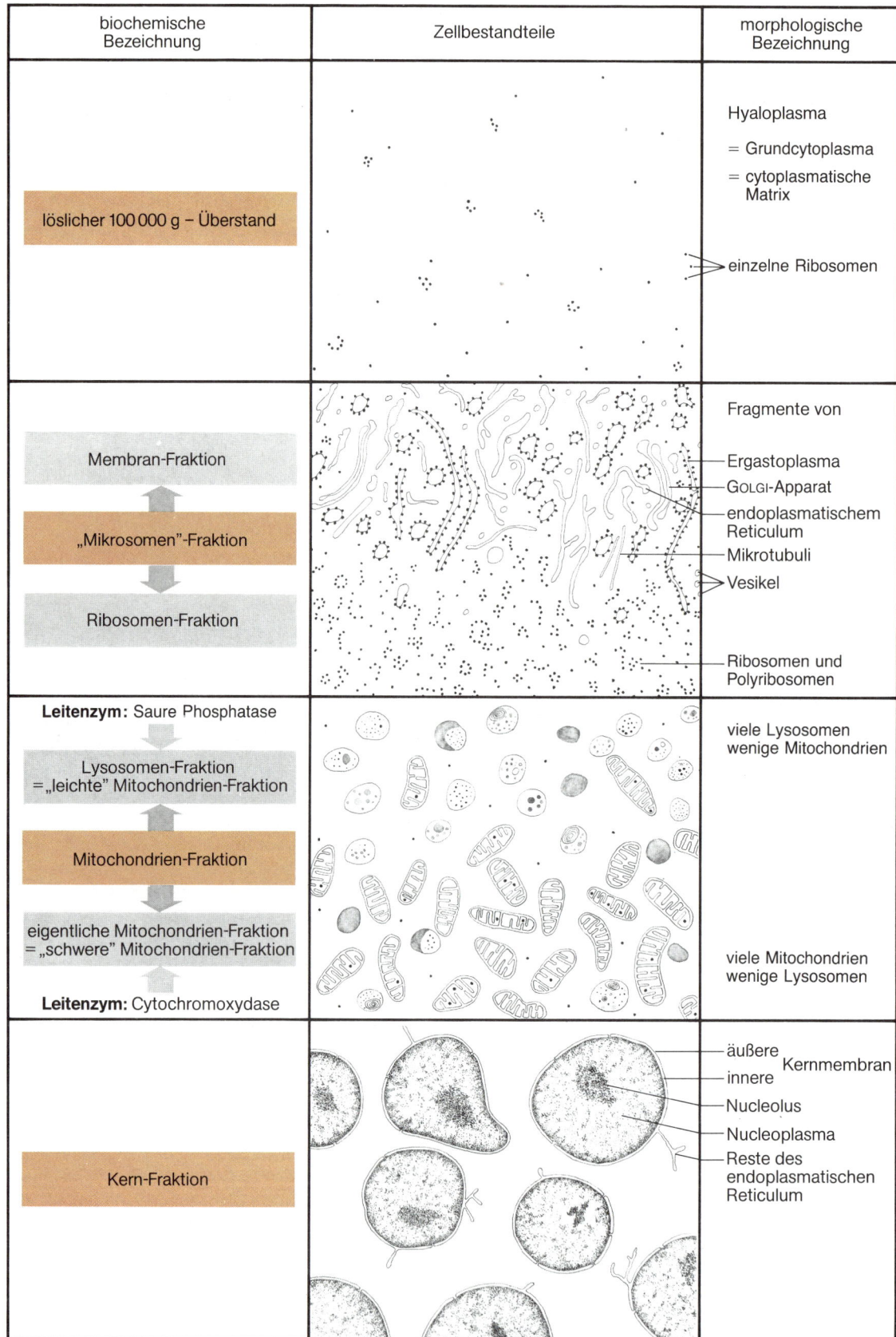

biochemische Bezeichnung	Zellbestandteile	morphologische Bezeichnung
löslicher 100 000 g – Überstand		Hyaloplasma = Grundcytoplasma = cytoplasmatische Matrix einzelne Ribosomen
Membran-Fraktion „Mikrosomen"-Fraktion Ribosomen-Fraktion		Fragmente von Ergastoplasma GOLGI-Apparat endoplasmatischem Reticulum Mikrotubuli Vesikel Ribosomen und Polyribosomen
Leitenzym: Saure Phosphatase Lysosomen-Fraktion = „leichte" Mitochondrien-Fraktion Mitochondrien-Fraktion eigentliche Mitochondrien-Fraktion = „schwere" Mitochondrien-Fraktion **Leitenzym:** Cytochromoxydase		viele Lysosomen wenige Mitochondrien viele Mitochondrien wenige Lysosomen
Kern-Fraktion		äußere Kernmembran innere Nucleolus Nucleoplasma Reste des endoplasmatischen Reticulum

Abb. 1.3–1. Die Schichtung verschiedener Zellbestandteile nach fraktionierender Zentrifugierung (Schema). Gegenüberstellung der morphologischen und biochemischen Bezeichnungen.

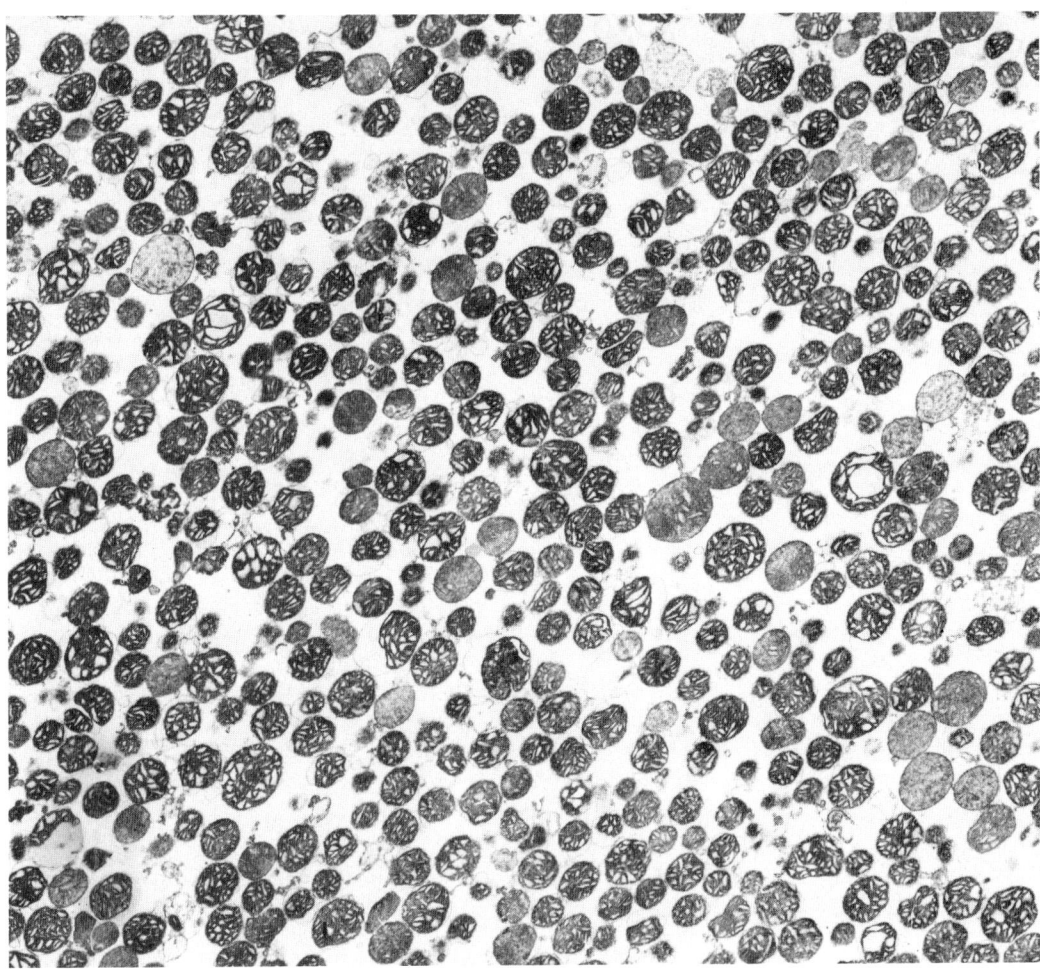

Abb. 1.3–2. Mitochondrien-Fraktion aus dem Ultrazentrifugat zerkleinerter Rattenleberzellen. Elektronenmikroskopische Aufnahme.

├─────────────────┤ 5 mm

re" Mitochondrien-Fraktion). Zum Beispiel können die Ribosomen durch Desoxycholat (und andere Detergentien) von den Membranen des Ergastoplasma getrennt und isoliert untersucht werden. Auch lassen sich autoradiographische Verfahren (s. diese) mit der Zellfraktionierung kombinieren, wodurch zusätzliche und wesentliche Rückschlüsse auf zeitlich und örtlich ablaufende Stoffwechselvorgänge und damit auf die Bedeutung der untersuchten Zellbestandteile möglich sind.

Zur unerläßlichen Kontrolle der Fraktionen auf Reinheit werden morphologische (Elektronenmikroskopie) und biochemische Verfahren (Nachweis von Leit-(Marker)-Enzymen) eingesetzt, Abb. 1.3–2). Da sich die Zusammensetzung der Fraktionen von Organ zu Organ unterscheiden kann, müssen Zell-*Fraktionen* und darin vorhandene Zell-*Bestandteile* klar unterschieden werden: Die Mitochondrien-Fraktion der Leber enthält z. B. überwiegend Mitochondrien, die des Gehirns ist hingegen sehr viel uneinheitlicher zusammengesetzt und besteht neben Mitochondrien aus zahlreichen Nervenendigungen und Bruchstücken von Markscheiden.

Literatur

[1] BIRNIE/FOX (Hgg.): Subcellular components. Preparation and fractionation. Butterworth, London 1969

[2] CLAUDE, A.: Studies on cells. Morphology, chemical constitution and distribution of biochemical functions. The Harvey Lectures 43 (1947/48), 121–164

[3] DE DUVE, C.: Tissue fractionation – Past and present. J. Cell Biol. 50 (1971), 20 D–55 D

[4] GRANT, J. K. (Hg.): Methods of separation of subcellular structural components. Cambridge Univ. Press, London 1963

[5] NOVIKOFF/HOLTZMAN: Zellen und Organellen. BLV Verlagsgesellschaft, München 1973

[6] PALADE, G. E., P. SIEKEVITZ: Pancreatic microsomes; an integrated morphological and biochemical study. J. biophys. biochem. Cytol. 2 (1956), 671–690

[7] REIMER, L.: Elektronenmikroskopische Untersuchungs- und Präparationsmethoden. 2. Aufl. Springer, Berlin-Heidelberg-New York 1967

[8] SITTE, H., P. SITTE: Methoden der cytologischen Forschung. In: HIRSCH/RUSKA/SITTE (Hgg.): Grundlagen der Cytologie. Fischer, Stuttgart 1973.

1.4 Die Zellmembran, Struktur, Dynamik und Funktion

ERNST-GÜNTER AFTING und GERD BRUNNER †)

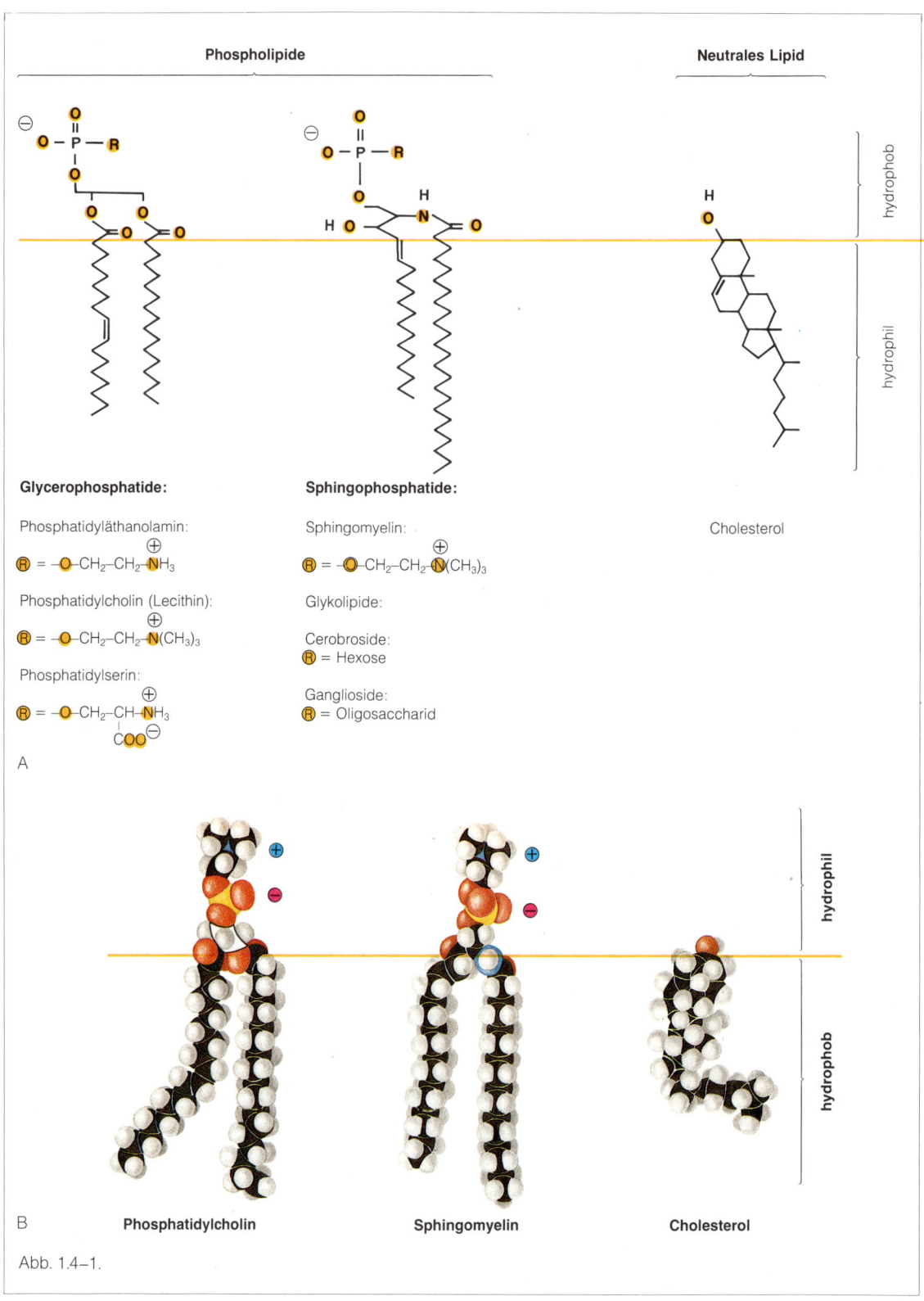

Abb. 1.4–1.

Jede Zelle wird durch eine hochorganisierte multifunktionelle Schicht von der Umgebung getrennt, die als Zellmembran, äußere Zellmembran, Plasmamembran oder auch Plasmalemma bezeichnet wird. Sie bringt den spezifischen phänotypischen Zustand einer Zelle am deutlichsten zum Ausdruck. In makroskopische Dimensionen übertragen, würde bei einem Zelldurchmesser von etwa 1 m die Zellmembran 1 mm dick sein. Neben Form- und Strukturfunktionen für die Zelle hat die Zellmembran Funktionen beim Stoff- und Informationsaustausch der Zelle mit der Umgebung. Erst Mitte der sechziger Jahre hat man die überaus bedeutende Funktion der Zellmembran für das gesamte Zellgeschehen, einschließlich pathologischer Prozesse, deutlicher erkannt. So ist z. B. die äußere Zellmembran einer Tumorzelle wesentlich verändert; die bei Normalzellen über die Zelloberfläche vermittelte „Wachstumskontrolle" (growth inhibition) ist verlorengegangen, und die Zellen werden zu ungehemmtem Wachstum, zum Metastasieren und zur Invasion fremder Gewebe fähig. Weiterhin sind in bestimmten Strukturen der Zelloberfläche auch die Signale für die immunologische Selbst-Fremd-Erkennung, für die Assoziation von Zellen in Gewebe- und Organverbänden verschlüsselt.

1.4.1 Struktur der Zellmembran

1.4.1.1 Molekulare Bausteine

Die Zellmembran ist aus Lipiden und Proteinen zusammengesetzt [14]. Dabei kann das Verhältnis zwischen Lipiden und Proteinen – je nach Art der Membran – zwischen 1:4 und 4:1 variieren. Sind diese Lipide oder Proteine mit Zuckerresten verknüpft, so spricht man von Glykolipiden bzw. Glykoproteinen.

Lipide und Glykolipide

Lipide sind jene Stoffklasse, die in organischen Lösungsmitteln (apolaren Medien) löslich sind. Die die Zellmembran aufbauenden Lipidmoleküle sind meist *amphipathische* Moleküle, d. h., sie besitzen einen polaren (hydrophilen, lipophoben) und einen apolaren (hydrophoben, lipophilen) Teil (Abb. 1.4–1). Solche amphipathischen Moleküle zeigen in Wasser (einem polaren Lösungsmittel) ein besonderes Verhalten.

Da das Wassermolekül eine Dipolstruktur besitzt (eine asymmetrische Verteilung der Elektronen zwischen Sauerstoff und Wasserstoffatom – der Sauerstoff

Abb. 1.4–1. Einige wichtige in der Plasmamembran vorkommende Lipidmoleküle sind in ihren Strukturformeln (A) und Kalottenmodellen (B) dargestellt. Lipide zeigen einen amphipathischen Charakter; um die hydrophilen Kopfgruppen wird eine „Hydratschicht" gebildet. Phosphatidylcholin (Lecithin) ist als Gesamtmolekül gesehen neutral, trägt jedoch einen Ionendipol an der Kopfgruppe. Phosphatidylserin trägt eine überzählige negative Ladung und gehört daher zu den negativen oder sauren Phospholipiden. Der Anteil von Cholesterin und Phospholipiden am gesamten Plasmamembranmaterial ist vom Zelltyp abhängig.

besitzt eine negative Teilladung, die zwei Wasserstoffatome je eine positive Teilladung, Abb. 1.4–2), bilden H_2O-Moleküle untereinander schwache, hauptsächlich elektrostatische Bindungen (H-Brücken) aus, die dem Wasser eine bestimmte Struktur verleihen. Jedes Wassermolekül ist nämlich bestrebt, zu vier benachbarten H_2O-Molekülen je eine H-Brücke auszubilden (Abb. 1.4–2). Apolare Substanzen wie Lipide stören

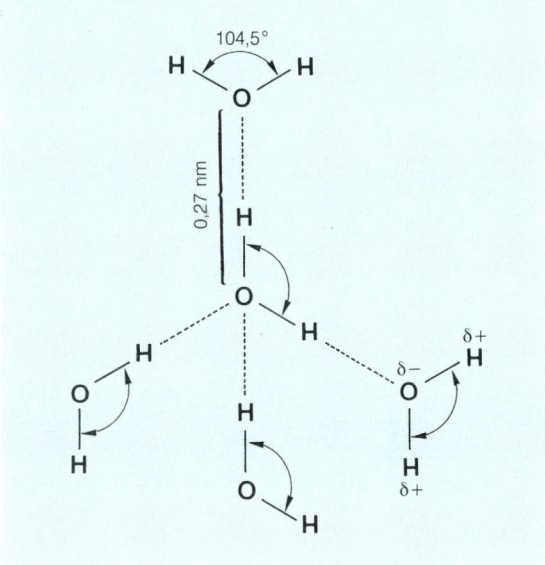

Abb. 1.4–2. Die Ausbildung von Wasserstoff-Brückenbindungen (gestrichelte Bindungen) verleiht dem Wasser die sog. „Schwarmstruktur". Mehrere Wassermoleküle sind zu jeweils einem Aggregat zusammengelagert. Die Teilladungen des Wasserdipols sind exemplarisch durch δ+ bzw. δ– an einem Wassermolekül dargestellt.

diese Wasserstruktur. Die Wassermoleküle versuchen jedoch, diese Struktur möglichst einzuhalten, und zwingen die Lipidmoleküle, sich so zu ordnen, daß ihre hydrophoben Molekülteile einander zugeordnet sind, während die hydrophilen Teile zum Lösungsmittel, d. h. zum umgebenden Wasser, orientiert sind. Durch diese Repulsionskräfte des Wassers werden Lipid-Monolayer, Micellen und Lipid-Doppelschichten (Bilayer) ausgebildet (s. Abb. 1.4–3). Diese Lipidbilayer stellen das Grundgerüst der Zellmembran dar.

Die wichtigsten Lipidspecies, die eine Zellmembran aufbauen, sind Phospholipide und Cholesterol. Phospholipide bestehen aus einer polaren Kopfgruppe und zwei apolaren Fettsäureketten mit einer Kettenlänge von 12–24 C-Atomen. Man unterscheidet zwei Klassen der Phospholipide; Glycerophosphatide und Sphingophosphatide (Abb. 1.4–1). Eine der beiden Fettsäureketten ist meist „ungesättigt", da Doppelbindungen in die Fettsäurekette eingebaut sind. Der Einbau von Doppelbindungen in Fettsäureketten bringt eine Abwinkelung der Fettsäureketten mit sich und dadurch

eine Auflockerung des Molekülverbandes einer Lipidschicht. Cholesterol zählt zur Klasse der Steroidalkoho-
le, besitzt die Gestalt eines flachen Scheibchens mit po-
larer Hydroxyl-Kopfgruppe und hat einen wesentli-

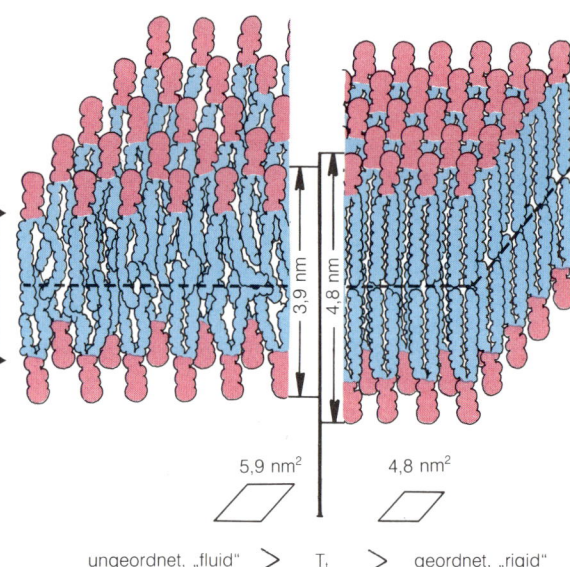

hydrophobes Core

ungeordnet, „fluid" $>$ T_t $>$ geordnet, „rigid"

Abb. 1.4–4. Die Anordnung der Lipide in den Doppelschichten
ist temperaturabhängig. Bei Überschreiten der Phasenübergangstemperatur (T_t) wird die Lipiddoppelschicht fluid, d. h.,
die Fettsäureketten der Lipide fangen zu „schwingen" an, die
Lipidmoleküle haben einen größeren Platzbedarf. Gleichzeitig
findet ein schnellerer Austausch (Halbwertszeit $\sim 10^{-7}$ sec)
benachbarter Lipidmoleküle statt.

chen Einfluß auf die Membraneigenschaften. Es verringert die Wechselwirkung zwischen den Fettsäureresten
der Phospholipide und begünstigt die Auflockerung
bzw. *Fluidisierung* der Membran. Glykolipide enthalten in ihrer hydrophilen Kopfgruppe ein monomeres
oder ein komplex-verzweigtes Kohlenhydrat
(Abb. 1.4–1). Die Glykolipide sind nur nach zellaußen
orientiert. Die Erhöhung der Temperatur erzeugt eine
Fluidisierung der Lipidschicht, da bei einer für jedes Lipid bestimmten Temperatur (Phasenübergangstemperatur) die Fettsäureketten zu schwingen beginnen
(Abb. 1.4–4). Die *Phasenübergangstemperatur* für biologische Membranen liegt zwischen 17 und 25°C. Sie
ist abhängig von pH- und Ionenmilieu und hat wichtige regulative Eigenschaften.

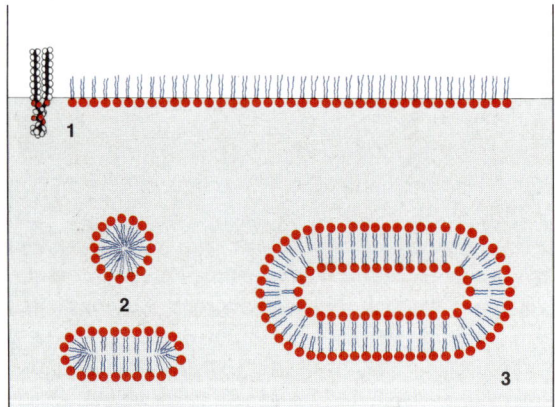

Abb. 1.4–3. Orientierung von Phospholipidmolekülen in Wasser oder an einer Wasser-Luft-Grenzschicht.
1. An einer Wasseroberfläche sind die polaren Köpfchen
    der Lipide (rot) zum Wasser, die apolaren Fettsäureketten
    (blau) zur Luft orientiert (Monolayer).
2. Oberhalb einer kritischen Konzentration bilden die
    Phospholipide *Micellen* (kritische Micellarkonzentration).
3. In den *Liposomen* bildet eine Phospholipid-Doppel-
    schicht (Bilayer) ein vollständig geschlossenes Vesikel.
    Bilayer haben analog den Membranen die Eigenschaft,
    sich zu geschlossenen Strukturen zusammenzulagern
    („self-sealing"). Liposomen entstehen, wenn man Phos-
    pholipid-Micellen und Monolayers mit Ultraschall be-
    schallt. Sie dienen im großen Ausmaß als Membran-Mo-
    dellsystem.

Proteine und Glykoproteine

Neben den Lipiden sind Proteine die zweite wichtige
Stoffklasse. Abhängig davon, wie die Proteine mit der
Membran assoziiert sind, spricht man von *peripheren*
oder *integralen* Proteinen [14]. Periphere Membranproteine sind solche, die außerhalb der Lipiddoppelschicht liegen und mit der Lipiddoppelschicht durch
elektrostatische Bindungen verknüpft sind. Integrale
Proteine sind solche, die in das hydrophobe Core der
Lipiddoppelschicht hineinreichen oder es durchspannen. Der in die Lipiddoppelschicht eingelagerte Teil integraler Proteine besteht dabei entweder aus apolaren
Aminosäuren, oder polare Seitenketten der Aminosäuren sind in das Innere des Proteinmoleküls versenkt
(Abb. 1.4–5). Bei den Glykoproteinen sind eine bis
mehrere Kohlenhydratketten, bestehend aus 8–15 Monosacchariden, an die Polypeptidkette kovalent gebunden [12]. Diese Oligosaccharidketten sind nach zell-
außen orientiert. Die Außenseite der Zellmembran
kann so dicht mit diesen „Zuckerketten" besetzt sein,
daß man von einem *Zellcoat* oder *Glycocalyx* spricht.

Ionen

Zweiwertige Ionen, vor allem Ca^{++}, scheinen für den
Aufbau der Zellmembran eine wichtige Funktion zu
haben, da bei Entfernen der Ionen die Zellmembran
destabilisiert wird. Es wird angenommen, daß die
zweiwertigen Ionen (Ca^{++}) Ionenbrücken zwischen
Carboxylgruppen ausbilden können, sogar innerhalb
des hydrophoben Core der Lipiddoppelschicht.

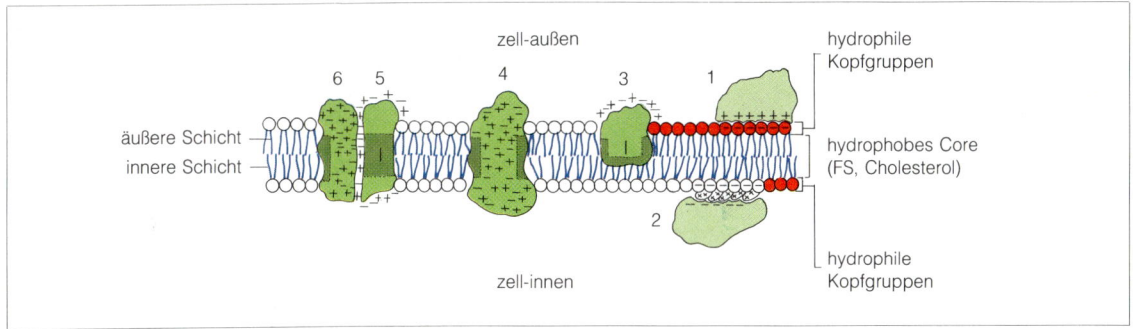

Abb. 1.4–5. Schematische Darstellung der Interaktionen von peripheren (1, 2) und integralen (3–6) Membranproteinen mit der Lipidphase der Zellmembran. Periphere Membranproteine können durch geladene Gruppen der Aminosäurekette direkt über elektrostatische Wechselwirkungen an entsprechend gegensinnig geladene Kopfgruppen der Lipiddoppelschicht gebunden sein (1). Zweiwertige Ionen (Ca^{++}) können Ionenbrücken zwischen Phospholipidkopfgruppen und Aminosäureresten gleichsinniger Ladung ausbilden und so periphere Membranproteine an die Lipiddoppelschicht binden (2). Bei integralen Proteinen muß eine Ladungstrennung innerhalb des Moleküls erfolgen. Jene Bereiche globulärer Proteine, die mit dem hydrophoben Core der Lipidphase interagieren (I), müssen ebenfalls hydrophob sein (schraffierte Bereiche). Dies kann dadurch zustande kommen, daß geladene Aminosäurereste bei der Proteinfaltung ins Molekülinnere versenkt werden (4, 6) oder daß diese Abschnitte nur hydrophobe Aminosäuren enthalten (5). Ionenkanäle können an ihrer luminalen Seite Ladungen tragen (5, 6) [2].

1.4.1.2 Die Struktur der Plasmamembran

Gegenwärtig sprechen die meisten experimentellen Befunde dafür, daß die Zellmembran jene Struktur zeigt, wie sie von SINGER und NICOLSON [13] als „fluid mosaic membrane model" postuliert wurde. Nach diesem Modell sind die Proteine in eine Lipiddoppelschicht eingebettet oder an diese adsorbiert. Die Proteine können einzeln oder als Gruppe in der Zellmembran – wie Inseln in einem Lipidsee – beweglich sein [3]. Im elektronenmikroskopischen Bild erscheint die Zellmembran als dunkle Doppellamelle mit einem Abstand von 1–3 nm (Abb. 1.4–6). Dieses elektronenoptische Grundmuster zeigen alle Biomembranen, so daß es von ROBERTSON als *„unit membrane"*, zu deutsch „Einheitsmembran", bezeichnet wurde. Diese Einheitsmembran gibt jedoch noch keine Auskunft über den detaillierten strukturellen Aufbau einer Biomembran.

Insgesamt zeigt die Zellmembran einen *heterogenen* und *asymmetrischen* Aufbau. Membran-Heterogenität bedeutet, daß die einzelnen Molekülkomponenten nicht statistisch über die Zellmembran verteilt sind, sondern daß einzelne Areale mit bestimmten Funktionen und bestimmter Struktur sich von anderen Arealen der Zellmembran unterscheiden. Während man als Heterogenität die ungleiche molekulare Zusammensetzung horizontal in der Membranebene bezeichnet, wird eine ungleiche molekulare Verteilung vertikal zur Membranebene als Asymmetrie der Zellmembran bezeichnet [1], d. h., die beiden Lipidschichten (Abb. 1.4–5) bestehen aus unterschiedlichen molekularen Komponenten. Dies bezieht sich sowohl auf die Verteilung der Lipide (Abb. 1.4–7) in den beiden Hälften der Doppelschicht als auch auf die Verteilung der Membranproteine. So sind die Zuckerreste der Glykoproteine und Glykolipide immer nach zell-außen orientiert.

Abb. 1.4–6. Die Zellmembran ist im elektronenmikroskopischen Bild als „unit membrane" als eine dunkle Doppelschicht zu sehen. Die Lokalisation von Rezeptoren an der Außenseite der Zellmembran kann durch Markierung der Liganden mit elektronendichtem Material wie dem Protein Ferritin sichtbar gemacht werden. Das Mitogen Concanavalin A wurde damit markiert. Man erkennt die Ferritinmoleküle (Pfeil) direkt an der Zellmembran oder in einem Abstand bis zu 20 nm von der Membran entfernt. Diese Aufnahme zeigt, da Concanavalin A an Zuckerreste bindet, daß die Zelle von einer dichten Schicht aus Zuckerketten umgeben ist. Vergrößerung 180 000fach (Original: Dr. J. GOLECKI, Freiburg/Br.).

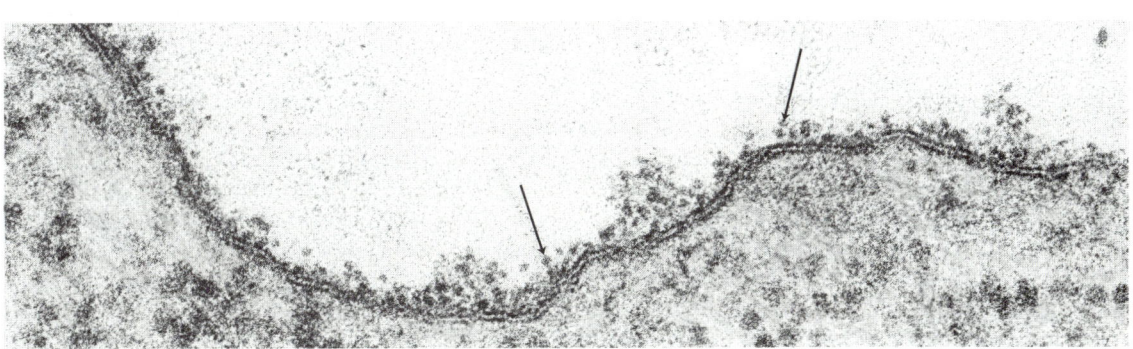

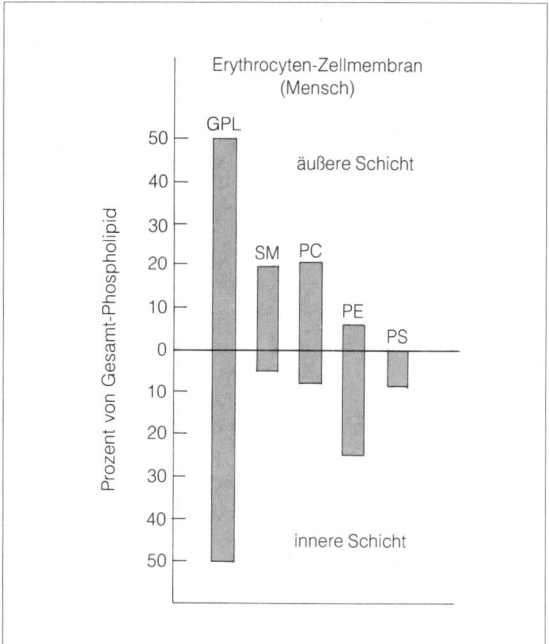

Abb. 1.4–7. Asymmetrische Verteilung der Phospholipide in den beiden Schichten der Lipidbilayer von Erythrocyten. GPL-Gesamtphospholipid, SM-Sphingomyelin, PC-Phosphatidylcholin, PE-Phosphatidyläthanolamin, PS-Phosphatidylserin [2].

In Abb. 1.4–8 ist ein Schema angegeben, das die gegenwärtigen Vorstellungen von der Membranstruktur summarisch darstellt. Aus Untersuchungen des Phasenübergangs der Lipide weiß man, daß 20% der Lipide eng an Membranproteine gebunden sind, so daß man in diesem Zusammenhang von einem *Lipidhalo* (Mikrodomäne) spricht, das ein Membranprotein umgibt. Diese Lipide haben oft wichtige regulative Eigenschaften für Membranenzyme [7]. Zumeist sind es negativ geladene Phospholipide (Phosphatidylserin), die in einem solchen Lipidhalo zu finden sind. Weiter zeigen diese Experimente, daß etwa 70–80% zellulärer Lipide in der Bilayer-Schicht fluktuieren, und daß etwa 60% der Membranlipide durch Proteine (periphere Proteine) abgedeckt sind. Proteine und Lipide sind also spezifisch zu größeren molekularen Verbänden assoziiert und können so z. B. als Enzyme metabolische Ketten bilden.

1.4.2 Dynamik der Zellmembran

Das in Abb. 1.4–8 wiedergegebene Modell der Zellmembran gibt nur eine Momentaufnahme, also nicht nur einen räumlichen, sondern auch einen zeitlichen Ausschnitt wieder. Dieses Zellorganell, Plasmamembran, ist einer ungeheuren Dynamik unterworfen; einzelne Komponenten bewegen sich in der Membranebene, vertauschen die Plätze, andere werden ins Zellinnere aufgenommen, wieder andere Membranbausteine kommen vom Cytoplasma und werden in die Membran eingebaut. Diese immense molekulare Beweglich-

keit ist von einer dauernden Umstrukturierung der Zellmembran begleitet (s. Tab. 1.4–1).

Tabelle 1.4.–1. Dynamische Prozesse in der Zellmembran.

a) Intramolekulare Mobilität
  – Proteine
  – Lipide
  – Zuckerketten

b) Intermolekulare Mobilität
  – Lipide:
    Flip-Flop
    Lateraldiffusion
    Phasenseparation
  – Proteine:
    Lateraldiffusion
    Clustering
    Dipping and Exposing

c) Interkompartimentäre Dynamik
  – Membran und Cytoskelett:
    Patching und Capping
    Shedding und Endocytose
  – Membranreorientierung:
    Bleb- und Mikrovilli-Bildung
    Zellpolarisation
  – Membranflow:
    Membranfusion und Membranfission
    Membran-Recycling
  – Membranbiogenese und
    Membrandifferenzierung

Die dynamischen Prozesse, die in der Zellmembran ablaufen, können auf verschiedenen molekularen Organisationsniveaus diskutiert werden:

Intramolekulare Mobilität: Bekanntlich sind Moleküle nicht ganz starre Gebilde, sondern innerhalb von Proteinen, Lipidmolekülen und Zuckerketten können Bewegungen „ablaufen" bzw. konformationelle Änderungen auftreten, die oftmals funktionelle Bedeutung haben.

Neben diesen dynamischen Prozessen im Einzelmolekül können in Molekülverbänden und Molekülgemischen Wechselwirkungen zwischen Molekülen stattfinden. So sind die integralen Membranproteine in der Ebene der Lipiddoppelschicht beweglich; man spricht hier von der *Lateraldiffusion* der Proteine. Dies kann zum Zusammenfließen (= „clustering") einzelner Proteine führen. Die Membranproteine sind aber nicht nur in der Membranebene beweglich, sondern sie können auch vertikal zur Membranebene verschoben werden. Für diese Vorgänge des Eintauchens und Auftauchens wurden die Begriffe *„dipping"* und *„exposing"* vorgeschlagen. Bei Lipiden ist oberhalb des Phasenübergangspunktes eine ungeheure Beweglichkeit festzustellen. Die *Lateraldiffusion* von Lipidmolekülen, die nach Überschreiten der Phasenübergangstemperatur gefunden wird, ist als Platztausch der Lipidmoleküle mit ihren Nachbarmolekülen zu verstehen. Die Halb-

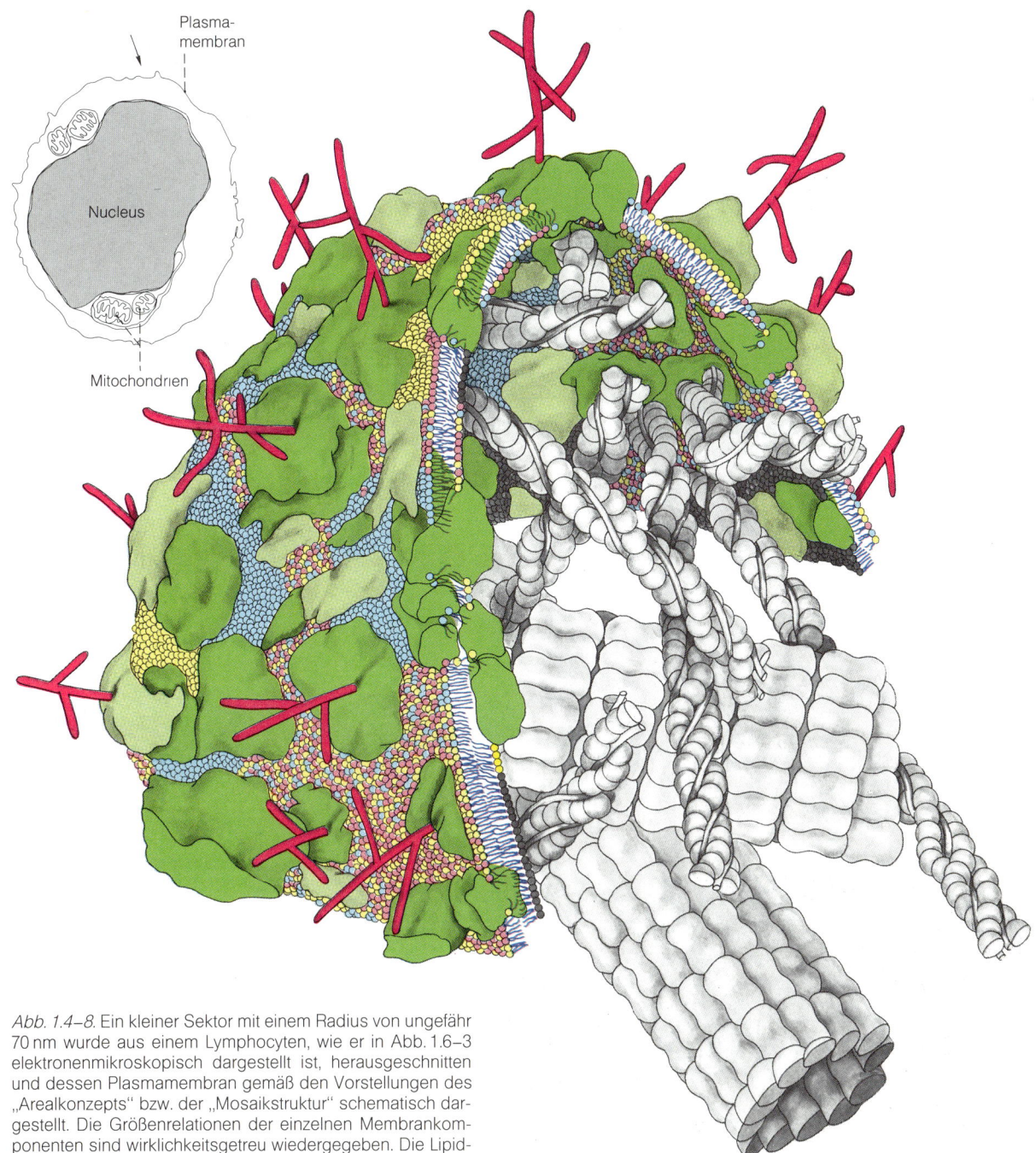

Abb. 1.4–8. Ein kleiner Sektor mit einem Radius von ungefähr 70 nm wurde aus einem Lymphocyten, wie er in Abb. 1.6–3 elektronenmikroskopisch dargestellt ist, herausgeschnitten und dessen Plasmamembran gemäß den Vorstellungen des „Arealkonzepts" bzw. der „Mosaikstruktur" schematisch dargestellt. Die Größenrelationen der einzelnen Membrankomponenten sind wirklichkeitsgetreu wiedergegeben. Die Lipiddoppelschicht hat eine Dicke von etwa 5 nm, die Proteine müßten nach dieser Darstellung Molekulargewichte zwischen 30 000 und 200 000 Dalton besitzen. Es sind periphere (hellgrün) und integrale (dunkelgrün) Proteine eingezeichnet. Zuckerketten der Glykoproteine (dunkelrot) stehen bis 20 nm in den extrazellulären Raum (vgl. Abb. 1.4–6). An der Membraninnenseite insertieren Mikrofilamente mit 6 nm Durchmesser. Mikrotubuli (22 nm Durchmesser), aus Untereinheiten aufgebaut, sind als große, das Bild beherrschende Strukturen sichtbar. Neben der Asymmetrie, die durch die Glykoproteine gegeben ist, wurde die Asymmetrie innerhalb der Lipidphase berücksichtigt. Phosphatidyläthanolamin (grau) ist nur in der cytoplasmatischen Hälfte der Lipidbilayer zu finden. Lipidbereiche („Cluster") aus Phosphatidylserin (gelb) – sie können durch zweiwertige Ionen induziert und stabilisiert sein –, Cluster aus Phosphatidylcholin (blau) und Mischcluster aus Sphingomyelin (rot), Phosphatidylserin (gelb) und Phosphatidylcholin (blau) sind eingezeichnet. Einzelne funktionell zusammengehörige Areale wurden vereinfachend durch Einbetten in dieselbe Lipidspezies markiert. An einige Proteine ist teilweise nur eine ganz bestimmte Lipidspezies angelagert. Geordnete Lipidbereiche (gerade Fettsäurereste) wechseln mit mehr fluiden Lipidbereichen (gewinkelte Fettsäurereste) ab. Die Lipiddoppelschicht um die Proteine ist oftmals gestört und als Lipidhalo ausgebildet. Einzelne Proteine sind zu Aggregaten zusammengelagert, die durch die Membran reichen und so bei der Signaltransduktion als funktionelle Einheiten wirken können. Es sei nochmals darauf hingewiesen, daß das hier abgebildete Schema nach gegenwärtigen Vorstellungen und Kenntnissen entworfen wurde und primär einen Gesamteindruck der Membranstruktur vermitteln soll.

wertzeit eines solchen Tausches liegt etwa bei 10^{-7} sec.
Der Platztausch kann bei Lipiden nicht nur in der
Membranebene, sondern auch vertikal zu ihr erfolgen;
die Halbwertzeit für letztere, thermodynamisch sehr ungünstige Molekularbewegung liegt im Stundenbereich.
Man nennt einen solchen Platztausch *„flip-flop"*. Die
„flip-flop"-Bewegung durch eine 3 nm dicke Einheitsmembran ist etwa 10^9mal langsamer als die Lateraldiffusion über eine Strecke von 3 nm.

Nach diesen dynamischen *intermolekularen* Prozessen in der Zellmembran sind auf einem nächsthöheren
Komplexitätsniveau dynamische Prozesse zwischen
größeren Struktureinheiten der Zellmembran zu disku-
tieren, bei denen mehrere Zellorganellen zusammenwirken. So ist der Prozeß des *„capping"* von Rezeptoren vom Cytoskelett abhängig. Man kann diesen Mehr-
stufenprozeß („Ring" → „Spot" → „Cap" → Endocytose und/oder „Shedding") verfolgen, wenn man geeignete Membranliganden, die fluoreszenz-markiert
sind – z. B. Antikörper, Mitogene, Hormone u. dgl. –,
einer Zelle zugibt. Die Fluoreszenz ist zunächst gleichmäßig über die Zelle verteilt, d. h., die Rezeptormoleküle sind homogen über die Zellmembran verstreut. Abhängig von der Art der Rezeptormoleküle und der
Membranliganden kann nun innerhalb von Sekunden
oder Minuten eine Kreuzvernetzung (crosslinking) zur
Aggregation der Rezeptoren induziert werden. Dabei
kann man im Fluoreszenzmikroskop beobachten, daß
sich die Fluoreszenz zunächst auf einige Punkte der
Zellperipherie konzentriert („Spot"-Bildung; Abb.
1.4–9). Etwas später findet man die Fluoreszenz an
einem Pol der Zelle („Cap").

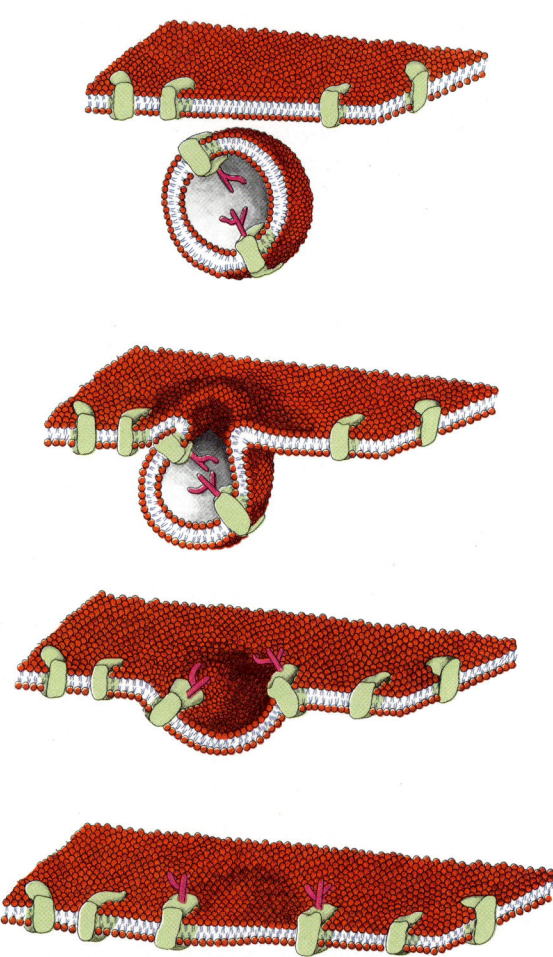

Abb. 1.4–10. Ein intrazelluläres Membranvesikel, das vom
Golgi-Apparat abstammt, wird, wahrscheinlich mit Hilfe des
Cytoskeletts, zur Zellperipherie transportiert und fusioniert
dort mit der Zellmembran, so daß die zum Vesikel-Lumen
orientierten Teile der Proteine und die Zuckerketten der Glykoproteine ins externe Zellmilieu ragen und so z. B. die Funktion von Rezeptormolekülen übernehmen können [9].

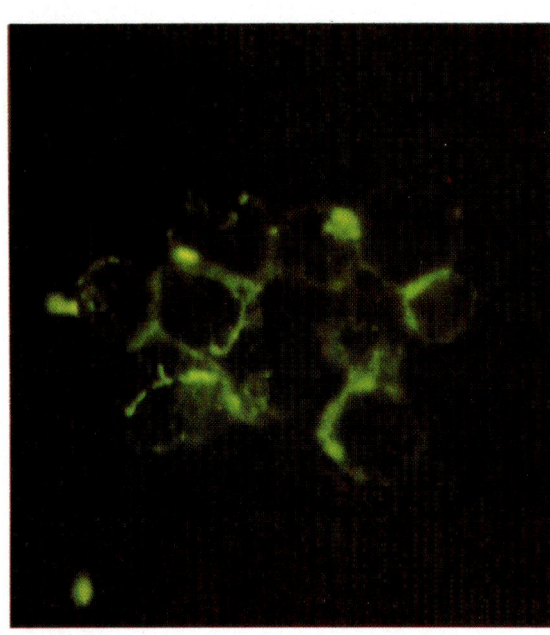

Abb. 1.4–9. Fluoreszenzaufnahme von Tumorzellen (GH₃-Zel-
len), die mit einem fluoreszenzmarkierten Mitogen (Concanavalin A) inkubiert wurden. Man sieht deutlich eine ungleiche
Verteilung der Fluoreszenz an der Peripherie der Zellen.

Diesen gesamten Prozeß nennt man „cappen" oder
„capping"; er ist etwa 15 Minuten nach Zugabe des
fluoreszierenden Membranliganden beendet. Untersucht man nun eine solche Zelle etwa eine Stunde später
wieder, so wird man an der Zelloberfläche keinerlei
Fluoreszenz mehr finden. Das Membranmaterial wurde entweder von der Zelle ins umgebende Milieu abgestoßen („Shedding") oder von ihr ins Zellinnere aufgenommen und abgebaut (Endocytose). Diese Prozesse
von Capping und Endocytose können durch Giftstof-
fe, die das Cytoskelett destruieren, verhindert werden.

Es gibt eine Reihe weiterer Membranprozesse, an
welchen vermutlich das Cytoskelett ebenfalls wesentlich beteiligt ist; so bei den Prozessen der *Membranreorientierung*, die während der Zellpolarisation
ablaufen, ebenso bei der Ausbildung von *„Blebs"* (bla-
senförmige Ausstülpungen der Zellmembran) und *Mi-*

krovilli. Mit dem Zellinneren können in Form von Vesikeln auch ganze Membranbereiche ausgetauscht werden. Intrazelluläre Vesikel werden von der cytoplasmatischen Seite her mit der Plasmamembran verschmolzen und sind dann als neue Domäne in der Zellmembran zu finden (Abb. 1.4–10). Auf diese Weise können z. B. neue Rezeptormoleküle in die Zellmembran eingebaut werden. Würde man das zuletzt erwähnte Fluoreszenzexperiment einen Tag später wiederholen, könnte man feststellen, daß die Zellmembran nach Zugabe des fluoreszierenden Membranliganden zunächst wieder gleichmäßig fluoresziert; d. h., die Zelle hat die entsprechenden Rezeptoren inzwischen wieder neu synthetisiert und in die Zellmembran eingebaut. Wie dieser Umbau der Zellmembran erfolgt, inwieweit es auch bei den Zellmembranen eine Art von „recycling" gibt, bei dem Membranbausteine wiederverwendet und bestimmte Membranteile in Form von Vesikeln wieder von der Zellmembran nach innen transportiert werden, ist erst in Ansätzen geklärt [6]. Für letzteren Prozeß

wurde der Terminus „membrane-fission" vorgeschlagen. Alle diese in der Zellmembran möglichen dynamischen Prozesse sind in Tabelle 1.4–1 zusammengestellt.

1.4.3 Funktion der Zellmembran

1.4.3.1 Strukturfunktion

Die Zellmembran grenzt die Zelle von und zu der Umgebung hin ab. Einige ihrer integralen Proteine (Abb. 1.4–11) tragen die Insertionspunkte des Cytoskeletts an der Innenseite der Membran. Das Cytoskelettsystem der Mikrotubuli und der Mikrofilamente sowie deren Interaktion mit der Plasmamembran ist in Abb. 1.4–8 wiedergegeben, das der intermediären Filamente jedoch weggelassen. Diese filamentären Cytoskelettsysteme (vgl. Kap. 1.5) geben der Zelle die spezifische Form, haben aber auch Funktionen bei der Zellbewegung (Zellmobilität), bei der intracytoplasmatischen Signalübertragung von der Zellmembran zum Zellkern und beim Transport von Organellen in der Zelle (Endocytose, Exocytose, Transcytose).

1.4.3.2 Stoffaustauschfunktion

Eine weitere wichtige Funktion der Zellmembran besteht darin, selektiv Nahrungsstoffe (z. B. Zucker) und Stoffwechsel-Endprodukte mit der Umgebung auszutauschen und bestimmte Stoffe (z. B. Ionen) in der Zelle zu konzentrieren. Die Zellmembran ist keine semipermeable Membran, sondern eine selektive permeable

Abb. 1.4–11. Ein Lymphocyt wurde durch Gefrierätzung aufgebrochen. Man sieht „in die Zelle hinein". Der Zellkern mit den Kernporen ist freigelegt, und angebrochene Mitochondrien sind ebenfalls sichtbar. Die Zellmembran wird bei dieser elektronenmikroskopischen Technik im hydrophoben Core gebrochen, und integrale Membranproteine werden als Partikel auf der Membranbruchfläche sichtbar. Vergrößerung ca. 15 000fach (Original: Dr. V. SPETH, Freiburg/Br.).

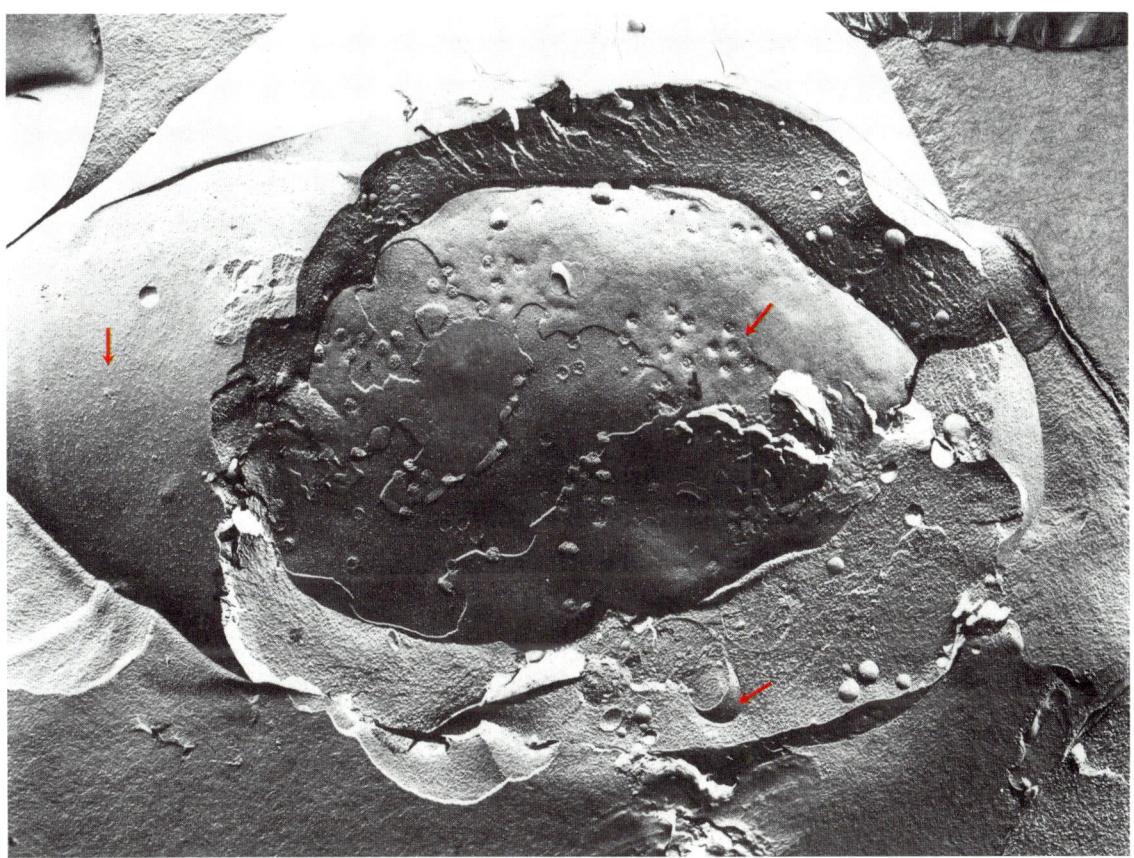

Grenze, durch die bestimmte Moleküle (H_2O, CO_2, O_2, NH_3) frei permeieren können, während andere mit Hilfe eines Transportsystems in die Zelle geschafft werden. Dieser Transport durch die Zellmembran kann entweder katalytisch erleichtert *(erleichterte Diffusion)* oder ein energieverbrauchender Prozeß *(aktiver Transport)* sein. Im letzteren Fall sind ATP-spaltende Enzyme (ATPasen) in den Transportvorgang eingeschaltet.

1.4.3.3 Informationsaustauschfunktion

Diese Funktion der Zellmembran wurde erst in den letzten Jahren deutlich. Die Plasmamembran wirkt als echtes *regulatives Zentrum*, das Signale aus der Mikroumgebung der Zelle wie eine Relaisstation (biochemisch) transformiert und so bestimmte Folgereaktionen in der Zelle auslöst. Solche Umweltsignale (Abb. 1.4–12) können Oberflächenstrukturen von Partnerzellen sein oder Signalmoleküle – wie Hormone (z. B. Insulin), Mitogene (mitoseauslösende Proteine) –, die an bestimmte Moleküle der Plasmamembran *(Rezeptoren, Rezeptormoleküle)* binden.

Abb. 1.4–12. Die meisten Stoffe aus der Mikroumgebung einer Zelle – damit fast alle Stoffe, die regulativ auf eine Zelle wirken – entfalten ihre Wirkung dadurch, daß sie sich an bestimmte Rezeptormoleküle der Zellmembran binden. Nur die Steroid-Hormone scheinen hier eine Ausnahme zu machen, da sie frei durch die Zellmembran permeieren und an cytoplasmatische Rezeptoren binden können. Die in der Abbildung angeführten Stoffklassen stellen nur eine Auswahl dar.

Moleküle, die als Signalmoleküle an die Rezeptoren der Plasmamembran binden, werden als *Rezeptorliganden* bezeichnet. Die Bindung zwischen Liganden und Rezeptormolekül ist hoch spezifisch und gleicht der Interaktion von Enzym und Substrat. Diese Interaktion verursacht zunächst eine allosterische Änderung der Tertiärstruktur des Rezeptorproteins. Dies wiederum löst intermolekulare kooperative Prozesse mit benachbarten Proteinen aus, wodurch letztendlich ein bestimmtes Effektorprotein (Enzym) an der Innenseite der Plasmamembran aktiviert wird [4]. Solche Mechanismen werden auch als *Triggermechanismen* bezeichnet, und es wird angenommen, daß bestimmte Rezeptoren mit Effektormolekülen (Membranproteine, Membranenzyme) und bestimmten Lipiden in der Zellmembran zu sog. *Rezeptorarealen (Triggerarealen)* oder „operationalen Einheiten" vergesellschaftet sind (Abb. 1.4–13). Ein typisches Beispiel für einen solchen Prozeß ist die Aktivierung des membrangebundenen Enzyms Adenylcyclase in Leber und Fettgewebe durch Glukagon. Nach Bindung des Hormons („first messenger") an das Rezeptorprotein wird unter Einschaltung eines Überträgerproteins das an der cytoplasmatischen Seite lokalisierte, membranständige Enzym Adenylatcydase aktiviert und die Bildung des zweiten, intrazellulären Boten („second messenger"), cyclisches Adenosinmonophosphat (cAMP), katalysiert. Die Aktivität des ebenfalls gebundenen Überträgerproteins kann zu-

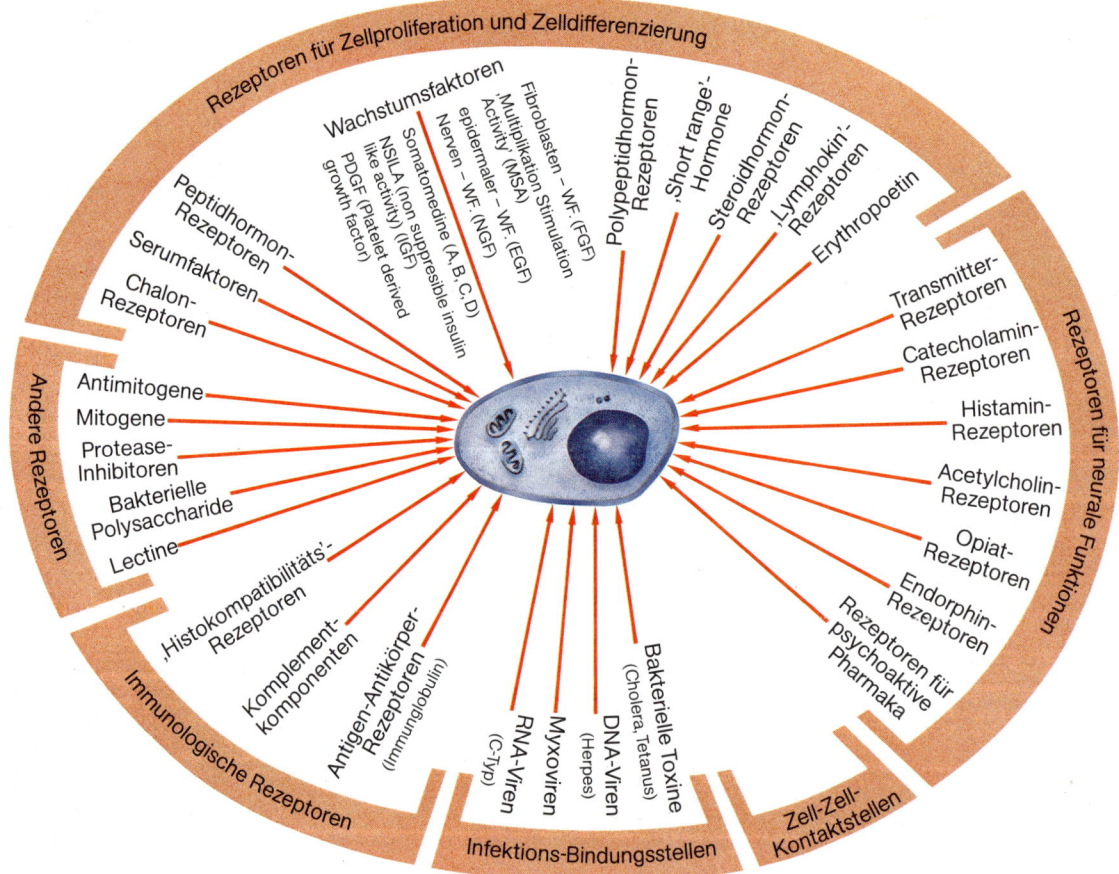

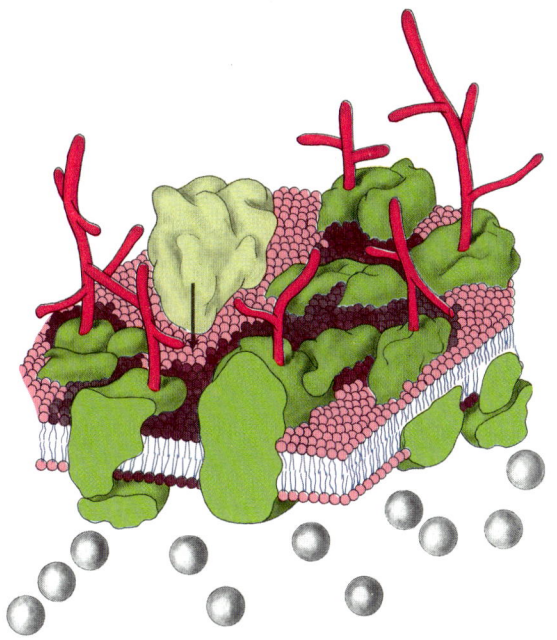

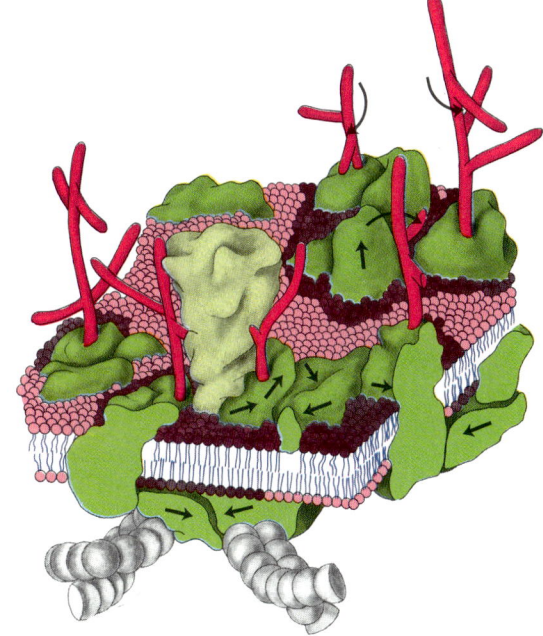

Abb. 1.4–13. Ein schematischer Ausschnitt der Zellmembran soll das Arealkonzept der Zellmembran veranschaulichen. Die Zuckerketten der Glykoproteine sind nach zell-außen orientiert. Einzelne Molekülgruppen sind durch spezifische Lipide miteinander gekoppelt (dunkle Lipidbereiche). Einige Proteine durchspannen die Membran, einige liegen „peripher" auf der Membran von der Außen- oder Innenseite her auf. Aktinmoleküle sind in globulärer Form im cytoplasmatischen Raum unter der Zellmembran zu sehen. Vom extrazellulären Raum her kommt ein Ligand (z. B. ein Peptid-Hormon [Pfeil]) auf die Zellmembran zu.

Abb. 1.4–14. Der Ligand ist über Glykoproteine an die Zellmembran gebunden und hat dadurch eine Reihe von Konformationsänderungen ausgelöst. Das ursprüngliche Membranareal hat sich in zwei Areale aufgeteilt. Proteine sind in der Lipiddoppelschicht verschoben bzw. herausgehoben (Pfeilspitzen) worden, die Zuckerreste haben neue Orientierungen eingenommen (gebogene Pfeile). Die Aktineinheiten haben sich zu fibrillären Strängen zusammengelagert und können nun so in der Zelle neue Signale auslösen.

sätzlich durch intrazelluläres Guanosintriphosphat (GTP) moduliert werden. Das cAMP setzt dann als „second messenger" neue biochemische Reaktionen in Gang. Das Cytoskelett scheint durch eine steuerbare „Verankerung" der Rezeptoren in bestimmte Stimulationsprozesse involviert zu sein (Abb. 1.4–13, 1.4–14). Zellinteraktionen (z. B. Ausbildung von Zellbrücken = *Junctions)* und Zell-Zellerkennung (z. B. bei immunologischen Prozessen) werden ebenfalls durch die Zelloberfläche vermittelt.

So kann man heute die äußere Zellmembran, die Plasmamembran, als echten Gegenspieler des Genoms auffassen. Die Zellmembran hat die Funktion des Informationsaustausches mit der Umgebung, das Genom die des Informationsspeichers. *Zelldifferenzierung* kann man im Zusammenhang mit dem Informationsaustausch zwischen der Plasmamembran und dem Genom verstehen. Dem spezifischen Informationsfluß von der Zellmembran zum Genom *(Membranimpression)* folgt die adäquate *Genexpression,* der Informationsfluß vom Genom zur Zellperipherie. Es gibt eine Reihe von Modellvorstellungen, wie solche Rezeptorareale das Umgebungssignal aufnehmen und nach innen weiterleiten. Gegenwärtig scheint es, daß neben „sekundären

Botenstoffen" (second messengers) das Cytoskelett eine wichtige Funktion bei der Signaltransduktion von der Zellmembran zum Genom hat. Lipide spielen bei dieser Signaltransduktion ebenfalls eine wichtige Rolle.

Bemerkenswert für die Regelprozesse in der Zellmembran ist die *Selbstregulation* der Rezeptoren [11]. Dabei steuert der spezifische Ligand die Anzahl der korrespondierenden Rezeptoren auf der Ziel-(„Target"-)Zelle. So wird z. B. bei zu hohem Insulinangebot die Zahl für die Rezeptoren verringert („shift down"). Bei zu niedrigem Insulinangebot wird die Zahl der Rezeptoren erhöht. Die Zahl der Rezeptormoleküle pro Zelle ist abhängig von der Art des Liganden, von der Phase des Zellzyklus und dem Differenzierungszustand der Zelle. Lymphocyten z. B. tragen pro Zelle rund eine Million Rezeptoren für das Mitogen Concanavalin A, aber nur 6–10 Rezeptoren für Insulin.

Daß bei pathologischen Prozessen die Zellmembran verändert ist, wurde schon am Beginn dieses Abschnitts angedeutet. Es ist oftmals schwer auszumachen, ob diese Veränderungen in der Zellmembran Ursache oder Auswirkungen eines pathologischen Geschehens sind. Von besonderer Bedeutung sind die Veränderun-

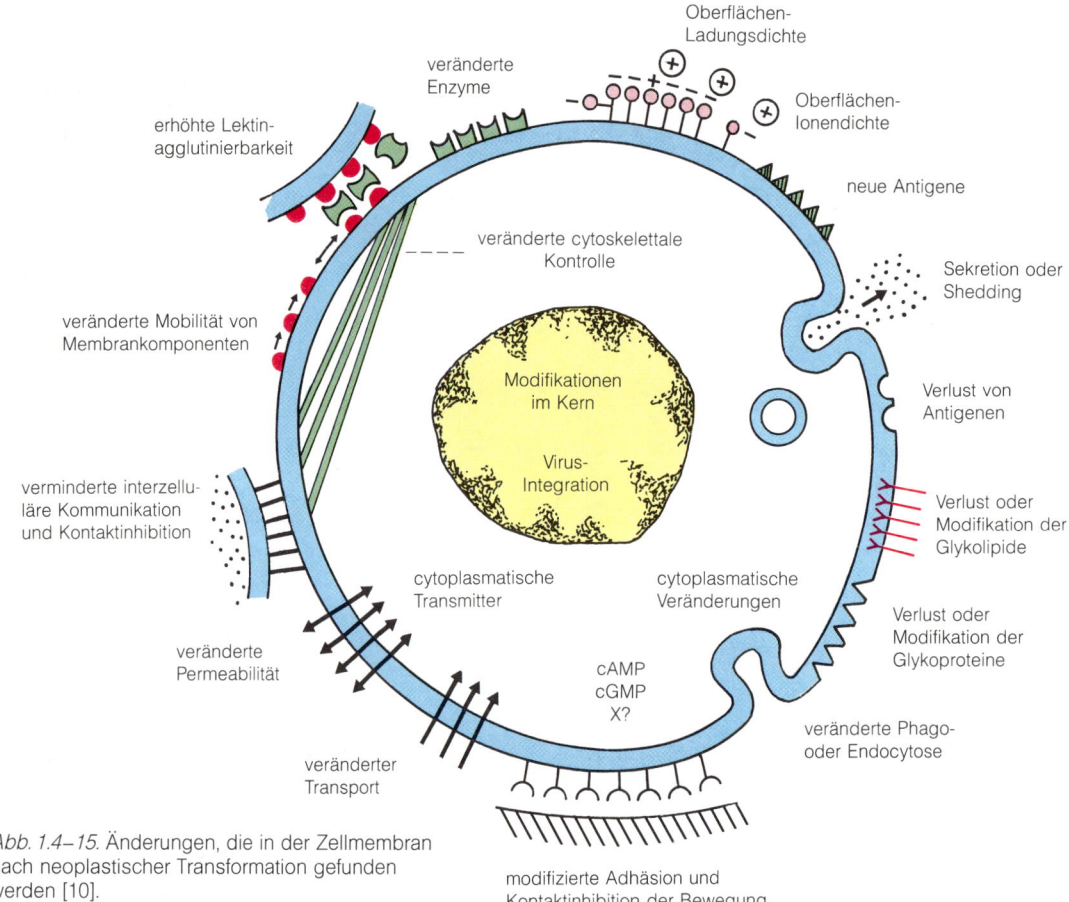

Abb. 1.4–15. Änderungen, die in der Zellmembran nach neoplastischer Transformation gefunden werden [10].

gen, die in der Zellmembran während der neoplastischen Transformation ablaufen. Sie zeigen, daß die Zellmembran beim Tumorwachstum eine wesentliche Rolle spielt. Eine Reihe solcher Veränderungen ist in Abb. 1.4–15 angegeben.

Literatur

[1] BRETSCHER, M. S., M. C. RAFF. Mammalian Plasma Membranes. Nature 158 (1975), 43–49

[2] BRUNNER, G.: Struktur der Zellmembran. Biol. i. u. Zeit 8 (1978), 65–74

[3] CAPALDI, R. A.: A dynamic model of cell membranes. Sci. Amer. 230 (1974), 26–33

[4] CUATRECASAS, P., M. D. HOLLENBERG: Membrane receptors and hormone action. Advanc. Protein Chem. 30 (1976), 252–450

[5] EDELMANN, M. G.: Surface modulation in cell recognition and cell growth. Science 192 (1976), 218–226

[6] EVERED, D., G. M. COLLINS: Membrane Recycling. Ciba Found. Symp. 92, Ciba Found. 1982, Pitman Books, London 1982

[7] FARIAS, R. N., B. BLOJ, O. MORERO, F. SINERIZ, E. TRUCCO: Regulation of allosteric membrane-bound enzymes through changes in membrane lipid composition. Biochem. Biophys. Acta 415 (1975), 231–251

[8] GUIDOTTI, G.: Membrane Proteins, Ann. Rev. Biochem. 41 (1972), 731–752

[9] LODISH, H. F., E. ROTHMAN: Die Bildung von Zellmembranen. Spektrum Wiss. 1 (1979), 31–47

[10] NICOLSON, G. L.: Transmembrane control of the receptors on normal and tumor cells. I Cytoplasmic influence over cell surface components. Biochem. Biophys. Acta 457 (1976), 57–108

[11] RAFF, M.: Self regulation of membrane receptors. Nature 259 (1976), 265–266

[12] SHARON, N.: Glykoproteins. Sci. Amer. 230 (1974), 78–86

[13] SINGER, J. S., G. L. NICOLSON: The fluid mosaic model of the structure of cell membranes. Science 175 (1972), 720–731

[14] SINGER, J. S.: The molecular organisation of membranes. Ann. Rev. Biochem. 43 (1974), 805–830

1.4.4 Örtliche Besonderheiten der Plasmamembran

URS N. RIEDE

Viele resorbierende Zellen (Epithelien des Darms, der Gallenblase, der Chorionzotten [Placenta], der Nierenkanälchen [Hauptstücke], des Plexus chorioideus, Mesothelien des Pleuroperitonealraums, Osteoklasten u. a.) besitzen an der Grenzfläche ihres Resorptionspols eine lichtmikroskopisch deutlich erkennbare Verdichtungszone, die aus senkrecht zur Oberfläche gestellten Stäbchen oder Fäden besteht und als *Bürstensaum* bezeichnet wird (Abb. 1.4–18). Elektronenmikrosko-

pisch besteht diese Region aus einem dichten Rasen sog. *Mikrovilli*. Sie stellen von Plasmalemm überzogene, fingerförmige Cytoplasmafortsätze dar (Abb. 1.4–16 u. 1.4–17). Sie weisen bei stärkster elektronenmikroskopischer Vergrößerung pinselartige Glykoproteinstrukturen auf, die als Antennulae microvillares bezeichnet werden [4]. An den Saumzellen des Dünndarms sind die Mikrovilli 1–2 µm lang und 0,1 µm dick. Auf eine resorbierende Darmzelle sollen ungefähr 3000 (!) und auf 1 mm² Darmoberfläche 2 · 10⁸ dieser „Mikrozotten" kommen. Die dadurch realisierte

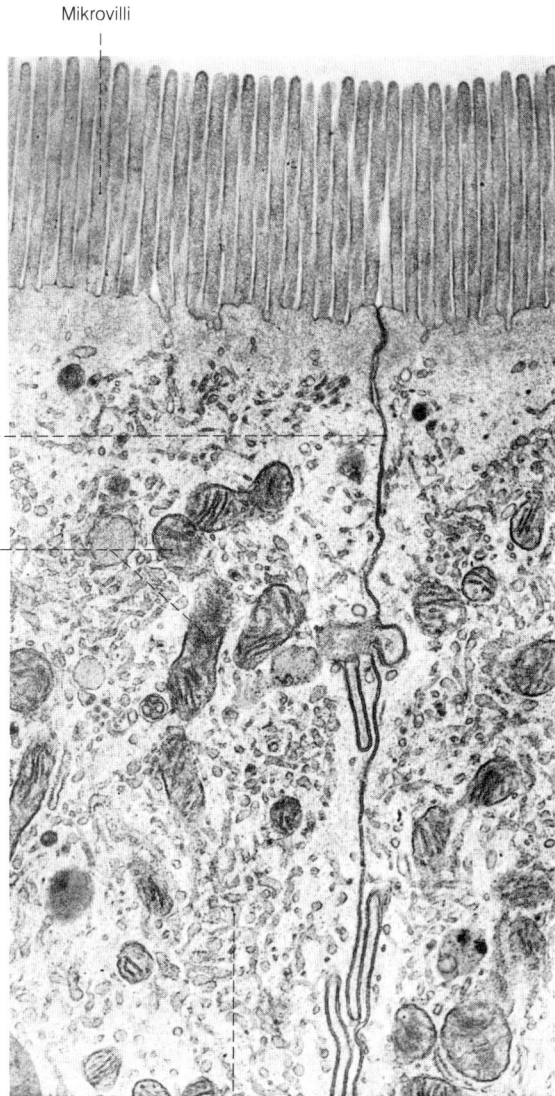

Abb. 1.4.–17. Mikrovilli (Darmepithel, Hamster). In der rechten Bildhälfte verläuft eine Zellgrenze. Im apikalen Cytoplasma der Zellen reich entfaltetes glattes endoplasmatisches Reticulum. Elektronenmikroskopische Aufnahme [4].

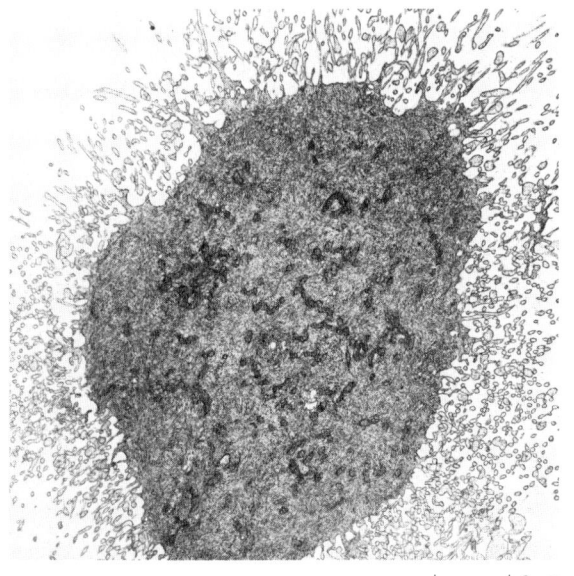

Abb. 1.4–16. Mikrovilli einer menschlichen Peritoneal-Mesothelzelle, die sich aus dem Verband des Bauchfells als sog. Asziteszelle gelöst hat. Die Zelle ist ringsum von einem dichten Rasen langer, z. T. verzweigter Mikrozotten umgeben. Ihr Kern liegt nicht in der Schnittebene. Innerhalb des Cytoplasma zahlreiche Mitochondrien, elektronenmikroskopische Aufnahme (Original: Prof. Dr. J. STAUBESAND, Freiburg).

Vergrößerung der resorbierenden Fläche ist also enorm. Das Prinzip der Oberflächenvergrößerung ist somit gerade im Darm in allen Dimensionen verwirklicht: Makroskopisch durch Falten, lichtmikroskopisch durch Zotten und elektronenmikroskopisch durch Mikrovilli und makromolekular durch die Antennulae. Die Wirkung von Bürstensäumen beschränkt sich jedoch ganz sicher *nicht* auf den Effekt einer Vergrößerung der für die Aufnahme von Stoffen verfügbaren Oberfläche. Sie enthalten membrangebundene Enzyme für den aktiven Stofftransport durch die Zellmembran [7]; die Saumzellen des Dünndarms weisen in ihren Mikrovillimembranen Disaccharidasen

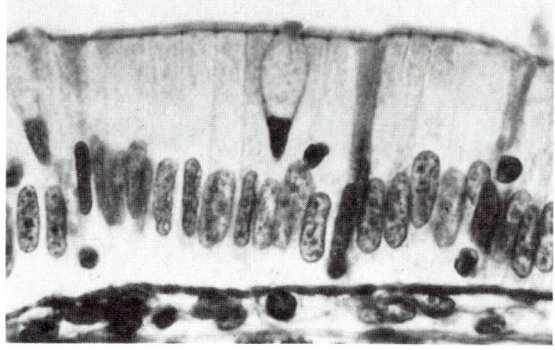

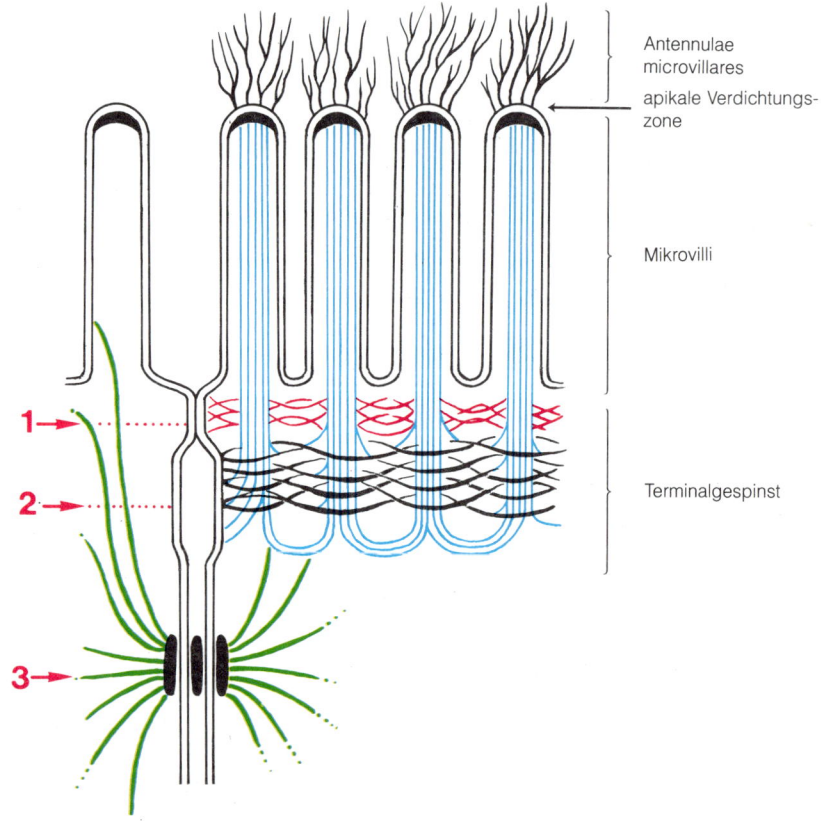 — 10 µm

Abb. 1.4–18. Bürstensaum (Duodenalepithel, Mensch). Im Verband des einschichtigen Epithels sind einige teils sekret-gefüllte, teils entleerte Becherzellen zu erkennen. Beachte an den oberen Polen der Zellgrenzen die als dunkle Punkte er-kennbaren Anschnitte der Schlußleisten (vgl. Abb. 1.4–28). Lichtmikroskopische Aufnahme (Original: Prof. Dr. F. HAMMER-SEN, München).

auf, welche die Disaccharide aus dem verdauten Nah-rungsbrei in Monosaccharide aufspalten und so die Zuckerspaltprodukte resorbierbar machen. Längere Zeit andauernde Darmentzündungen schädigen die Bürstensäume. Die Disaccharidasen werden derart ver-mindert, daß die Disaccharide im Darmlumen zurück-bleiben und von den Darmbakterien vergärt werden. Dies führt zu Gärungsdurchfällen und Resorptionsstö-rungen. Die Mikrovilli werden von der Zelle bewegt,

wodurch die Stoffaufnahme gefördert wird. Dazu ent-hält die Zelle einen eigenen Bewegungsapparat aus ak-tinhaltigen Mikrofilamenten [2], [8], [5], [17], die, ähn-lich wie die Aktinfilamente der Skelettmuskulatur am Z-Streifen, an einer speziellen Verdichtungszone der Mikrovillusspitze inserieren. Diese Aktinfilamente ver-laufen in der Mikrovillusachse als Kernfilamentbün-del und strahlen als Zottenwürzelchen in die Aktinfila-mentbündel ein, welche die Gürteldesmosomen zweier benachbarter Zellwände zusammenhält. Die filamentö-sen Zottenwürzelchen werden je nach Etage der Schlußleisten (s. u.) von einem andersartigen Filament-netz umgeben, das in seiner Gesamtheit als Terminalge-spinst bezeichnet wird [2], [8]. Auf Höhe der Gürteldes-mosomen besteht das Terminalgespinst aus einem Faserfilz, der aus Aktin, Myosin, α-Aktinin zusammen-gesetzt ist. Er liegt wie eine kontraktile Binde unter dem Mikrozottenrasen und inseriert an den Gürteldesmoso-men (Abb. 1.4–19). Die Kernfilamentbündel der Mi-krovilli sind durch besondere Polypeptide an der Plas-mamembran verankert und untereinander durch die Mikrovilli-spezifischen Proteine Fimbrin und Villin verbunden [5]. Die Cytokeratinfilamente (= Tonofila-mente), die von den Punktdesmosomen ausgehen, strahlen in die Mikrovilli ein und geben ihnen die nöti-ge Festigkeit. Eine Kontraktion des Terminalgespin-stes bewirkt eine pulsierende Auffächerung der Mikro-villi und eine Auflockerung der Zwischenzellfuge im Bereich des Schlußleistennetzes, was die Stoffaufnah-me begünstigt (Abb. 1.4–20). Dieser Kontraktionsvor-

Antennulae microvillares

apikale Verdichtungs-zone

Mikrovilli

Terminalgespinst

Abb. 1.4–19. Ultrastruktur des Bürstensaums: Die Oberfläche der einzelnen Mi-krovilli wird durch glykopro-teinhaltige Antennulae ver-größert. Die Mikrovilli enthal-ten ein zentrales Mikrofila-mentbündel, welches aus Aktin und bestimmten Ver-bindungsproteinen besteht. Es geht von einer apikalen Verdichtungszone aus und strahlt in ein Terminalgespinst ein, das auf Höhe der Gürtel-desmosomen [2] Myosin ent-hält. Dieses Terminalge-spinst ist seitlich an den Gür-teldesmosomen verankert und steht basal zum Cyto-plasma hin mit dem keratin-haltigen Cytoskeleton in Ver-bindung.
1 = Zonula occludens;
2 = Gürteldesmosom;
3 = Punktdesmosom.

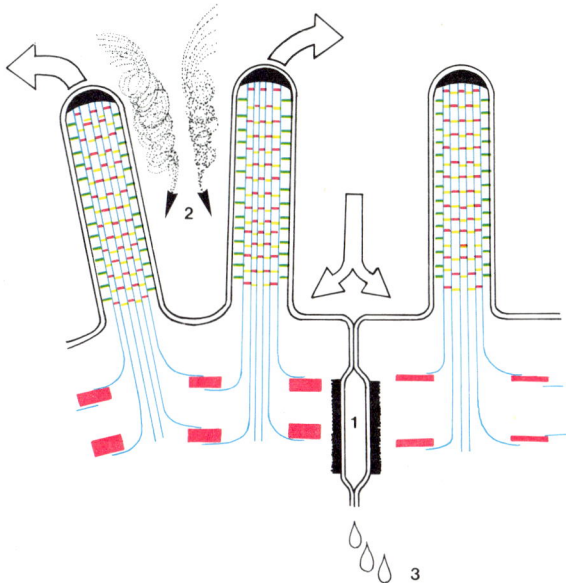

schnitt ziliäre molekulare Verbindungsbrücken zwischen den neun Mikrotubulidubletten und der Zilienmembran, die wie ein Halsband den Zilienhals umgeben. Sie sind vermutlich das ultrastrukturelle Korrelat der Kalziumpumpe und für die Zilienmotilität wesentlich. Am lumenseitigen freien Zilienende sind die neun Mikrotubulidubletten und die zentralen Mikrotubuli fest in einer kleinen amorphen Platte verankert, deren feinste filamentöse Glykoproteinstrukturen die ziliäre Bürstenkrone bilden. Sie ist negativ geladen. Das ist für den Abtransport von Schleim und Fremdpartikeln wichtig (Abb. 1.4–21).

Abb. 1.4–20. Schematische Darstellung des Bewegungsapparats der Mikrovilli und ihrer Bewegung. Die Aktinfilamentbündel (= blau) durch Villin (= rot), Fimbrin (= gelb) und Verankerungsproteine (= grün) untereinander und mit der Zellmembran verbunden, stehen in Kontakt mit den Myosinfilamenten des Terminalgespinstes. Durch Kontraktion des Terminalgespinstes auf Höhe der Gürteldesmosomen (1) werden die Mikrozotten aufgefächert, so daß eine Strudelbewegung der die Mikrozotten umgebenden Flüssigkeit in Richtung Zellapex (= Resorptionspol) entsteht (2). Gleichzeitig werden durch die Kontraktion des Terminalgespinstes auch die Haftorganellen im Bereich der Schlußleisten permeabler, was den Stoffdurchtritt durch die Epithelbarriere begünstigt (3).

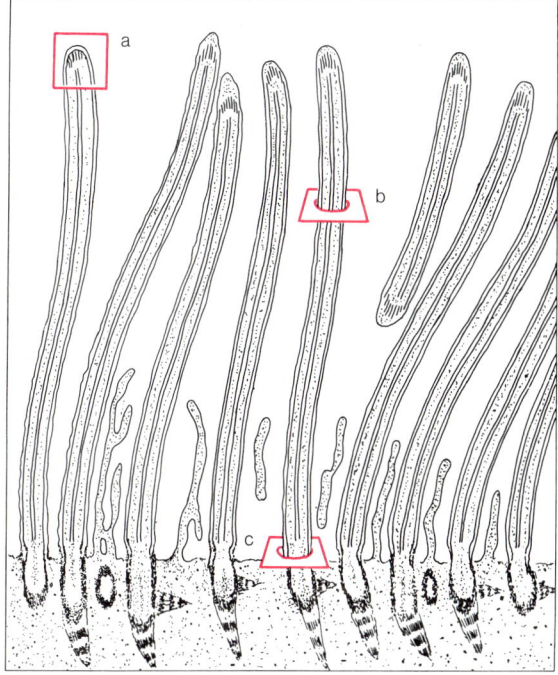

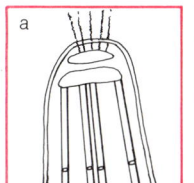 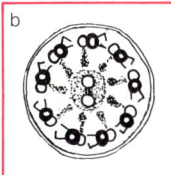 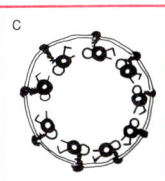

Abb. 1.4–21. Kinozilien: Schematischer ultrastruktureller Aufbau [11] mit Querschnitten in zwei Ebenen (b, c). Ein Flimmerhärchen besitzt einen aus Mikrotubuli bestehenden Bewegungsapparat, der von einem Centriol ausgeht, das durch ein Wurzelkörperchen im Cytoplasma verankert ist. Die Mikrotubuli münden in eine apikale Bürstenkrone (a; vgl. Antennulae microvillares).

gang benötigt ATP, das bekanntlich in den Mitochondrien (s. diese) produziert wird. Wie ungemein exakt das Zusammenwirken des Cytoskeletons mit den Zellorganellen ist, zeigt sich in den Saumepithelien des Dünndarms während der Resorptionsphase, in der die Mitochondrien als „energiegeladene Batterien" direkt an das Terminalgespinst der Mikrovilli heranrücken.

Bestimmte Epithelien bilden, je nach Funktions- und Differenzierungszustand, haarartige bewegliche oder unbewegliche Zellfortsätze aus. Die beweglichen unter ihnen werden *Kinozilien* oder *Flimmerhaare* genannt, die unbeweglichen heißen *Stereozilien*.

Die Kinozilien befinden sich am apikalen Zellpol der Flimmerepithelien, bestehen aus einem zellmembranumschlossenen (0,2 µm dicken) Zellfortsatz, der – ebenso wie das Zilienwachstum – vom *Kinetosom* ausgeht, das dem *Centriol* (s. dieses) entspricht. Dieses besteht aus neun peripheren mikrotubulären Tripletten. Das ist selbst in den 4000 Jahre alten ägyptischen Mumien noch nachweisbar [12]. Auf Höhe der apikalen Zellmembran (= Halsabschnitt) gehen sie in neun mikrotubuläre Dubletten über und gruppieren sich von da ab um ein zentrales Mikrotubulipaar (= normales 9 + 2 Axonema). Ferner findet man in diesem Halsab-

An diese neun Mikrotubulidubletten sind seitlich zwei armartige Proteingruppen (= Dynein-Arme) gebunden, die im Uhrzeigersinn zur Nachbardublette weisen. Diese Dynein-Arme enthalten ATPase und stehen mit dem Hormon Calmodulin in Verbindung, das für den intrazellulären Kalziumtransport verantwortlich ist [6]. Von dem zentralen Mikrotubulipaar gehen speichenartige Brücken aus, welche die neun Mikrotubulidubletten verbinden. Die Dynein-Arme verbinden sich in Gegenwart von Ca^{2+} oder Mg^{2+} ähnlich wie das Myosin mit dem Tubulin der Mikrotubuli, so daß ein Gleitvorgang innerhalb der neun Mikrotubulidubletten entsteht und letztlich zu einer peitschenartigen Zilienbewegung führt. Das dazu notwendige ATP wird von der ATPase in den Dynein-Armen geliefert [15], [17].

Wie die Koordination in den Bewegungen der Kinozilien eines Epithelverbandes zustande kommt, weiß man noch nicht. Die Bewegungen einer Zilie setzen sich aufgrund einer sich linear ausbreitenden Erregungswelle innerhalb einer Zelle von Zilie zu Zilie und schließlich von Zelle zu Zelle durch den ganzen Zellverband fort. Die ziliäre Schlagrichtung ist in den verschiedenen Hohlorganen genetisch festgelegt. Die Schlagfrequenz der Flimmerhaare beträgt etwa 20 pro Sekunde, wobei sie in Richtung des zu erzeugenden Sekretstroms viermal schneller schlagen als in der Gegenrichtung. Die Zilienbewegung in Sekretstromrichtung erfolgt mit gestrecktem Zilienarm. Bei der darauffolgenden Rückstellbewegung zieht sich die Zilie wellenförmig und seitlich ausweichend unter dem zu transportierenden Sekret zurück (Abb. 1.4–22). Somit sind die Flimmerhaare ein Fließband, das eine Transportstraße aus dem Inneren der Körperhöhle nach außen bildet [15]. Bestimmte Erreger (z. B. Grippeviren) und Nikotin zerstören oder blockieren diese Transportstraße vorübergehend und verzögern den Abtransport des Schleims, der im Rahmen der katarrhalischen Entzündung entstanden ist. Wie schwerwiegend sich ein geringfügiger Baufehler der Zilien auf den Gesamtorganismus auswirkt, zeigt das sog. *„unbewegliche-Ziliensyndrom"*, bei dem aufgrund eines Gen-Defekts die Dynein-Arme der äußeren Mikrotubulidublette in den Kinozilien fehlen, die für die peitschenartige Bewegung der Zilien und der Spermienschwänze verantwortlich sind. Infolgedessen sind die Kinozilien in Organen, die mit einem respiratorischen Epithel ausgekleidet sind, unbeweglich und oft auch dysplastisch. Dies führt zu einer Störung des mukoziliären Apparats mit Sekretstau, Bronchienerweiterungen (= Bronchiektasen) und chronischer Bronchitis. Durch den Dynein-Defekt sind auch die Spermien und die Zilien des Tubenepithels unbeweglich, so daß diese Patienten auch infertil bzw. steril sind. Da schließlich die Zilientätigkeit der embryonalen Epithelien für die Rechtsrotation und für die bilaterale Symmetrie der inneren Organe verantwortlich ist, bildet die bei diesen Patienten fehlende Zilienbewegung auch die Ursache für den Situs inversus der inneren Organe [1].

Zellen, die dicht geschlossene Verbände (z. B. in Epithelien) bilden, sind relativ fest miteinander und mit ihrer Unterlage verbunden. Die interzelluläre Verknüpfung kann so widerstandsfähig sein, daß auch verhältnismäßig starke mechanische Beanspruchungen (wie bei der Haut und bei den Schleimhäuten der Mundhöhle und des Ösophagus) sie nicht zu sprengen vermögen.

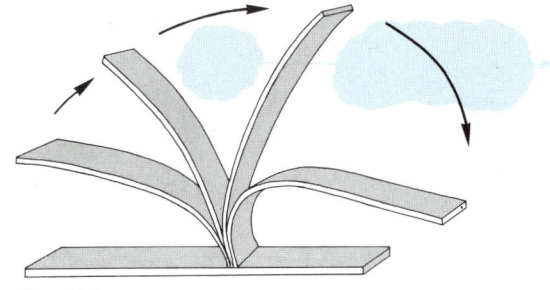

Vorwärtsbewegung

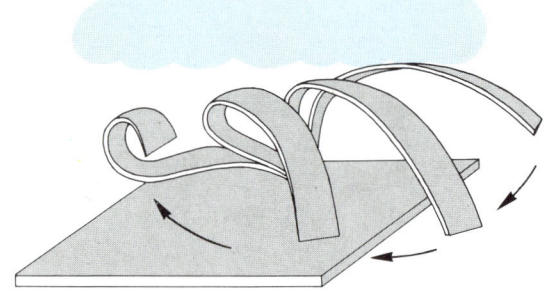

Rückstellbewegung

Abb. 1.4–22. Zilienbewegung: Zur Darstellung der Zilienbewegung im Raum ist die Zilie nicht als drehrundes Härchen, sondern als Lamelle dargestellt. Bei der Vorwärtsbewegung, die viermal schneller erfolgt als die Rückstellbewegung, sind die Zilienarme gestreckt. Dadurch wird das Sekret weitertransportiert. Bei der Rückstellbewegung krümmen sich die Zilienarme, schwenken seitlich aus und ziehen sich unter der stehenden Sekretdecke zurück (vgl. Arm- und Beinbewegungen beim Brustschwimmen: gestreckte Extremitäten in der Schlagphase; Anwinkelung der Extremitäten mit seitlichem Ausschwenken in der Rückstellphase).

Der zwischenzelligen Verankerung dienen besondere Differenzierungen der Zelloberfläche in Form von Haftorganellen, die lichtmikroskopisch seit langem als Desmosomen und Schlußleisten bekannt sind.

Die *Desmosomen* wurden früher als „Interzellularbrücken" gedeutet: Feine intrazelluläre Fibrillen („Tonofilamente") sollten hier von einer Zelle in die andere übertreten. Elektronenmikroskopische Untersuchungen haben indessen gezeigt, daß die Zellen auch im Bereich der desmosomalen Kontaktpunkte stets getrennt bleiben.

Der Feinbau der Desmosomen ist zwar in den Grundzügen einheitlich, kann aber je nach Standort und Spezies mannigfaltig variieren. In Schichten der menschlichen Epidermis mit relativ weiten Interzellularräumen (Stratum spinosum) wölben sich Fortsätze benachbarter Zellen einander entgegen und berühren sich entlang kleiner Plateaus oder miteinander verzahnter Firste. Sind die Grenzen benachbarter Epithelzellen glatt und die Interzellularspalten eng, fehlen Zellausläufer. Auch dann sind Kontaktzonen in mehr oder weniger regelmäßigen Abständen entlang der Zellmembranen ausgebildet und liegen sich als typisch strukturierte symmetrische Formationen gegenüber.

Ultrastrukturell lassen sich folgende Desmosomentypen unterscheiden:

a) *Die Punktdesmosomen (= Macula adhaerens).* Desmosomen dieser Art verkitten und verankern druckknopfartig zwei Nachbarzellen (Abb. 1.4–23 u. 1.4–24). Dazu ist die Zwischenzellfuge mit einem mikrofilamentösen Kittmaterial ausgefüllt, das von einer Zellmembran zur anderen reicht und sich in der Fugenmitte zu einem Mittelstreifen verdichtet. Im zellmembrannahen Cytoplasma findet sich eine scheibenartige Cytoplasmaverdichtung, mit der bei den Plattenepithelien die keratinhaltigen, auf Zugbelastung spezialisierten Tonofilamente in Verbindung stehen. Die Tonofilamente sind 10 nm dick, ziehen in großen Schlaufen durch diese Cytoplasmascheibe und strahlen tief ins übrige Cytoplasma ein (= 10-F-Desmosomen). Bei Drüsenepithelien finden sich statt der Tonofibrillen 7 nm dicke Mikrofibrillen (= 7-F-Desmosomen). Die Zellmembran ist im Bereich der Punktdesmosomen (im Gegensatz zu den Gürteldesmosomen) durch eine Ansammlung integraler Proteine verstärkt [16].

b) *Die Gürteldesmosomen (= Zonula adhaerens).* Sie sind ein Teil der noch zu besprechenden Schlußleisten und liegen unmittelbar unter den *Zonulae occludentes* (= *tight junction*, s. diese). Sie verbinden jeweils die Zellmembranen zweier Nachbarzellen. Die Zwischenzellfuge ist an dieser Stelle mit einem mikrofilamentösen Kittmaterial angefüllt. Die Zellmembran wird im Bereich der Gürteldesmosomen durch zwei senkrecht zueinander verlaufende aktinhaltige Mikrofilamentbündel verstärkt (Abb. 1.4–25). Das eine Filamentbündel verläuft parallel zur Zellmembranoberfläche, das andere setzt an der Zellmembran an und strahlt fächerförmig ins Cytoplasma und in die Mikrovilli (s. diese) ein. Demzufolge sind die Gürteldesmosomen kontraktile Haftorganellen, die imstande sind, die Lücken abgestorbener Zellen nach Art einer Tabaksbeutelnaht aktiv zu verschließen. Dies erklärt auch die häufig zu beobachtende Syntopie (= Nachbarschaft) der Mitochondrien mit den Desmosomen in Form von Komplexen [16].

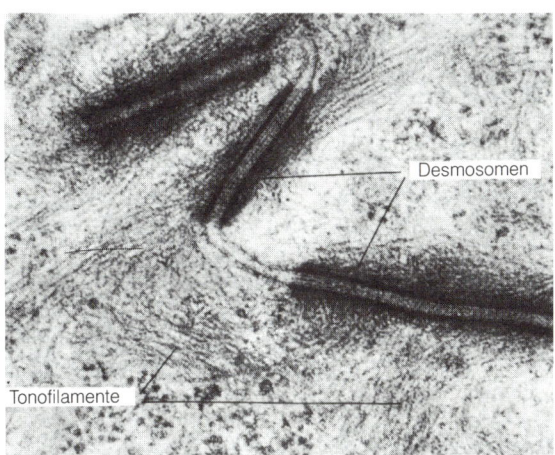

Abb. 1.4–23. Desmosomen am Spaltraum zwischen zwei Epithelzellen aus der Backentasche eines Hamsters. Elektronenmikroskopische Aufnahme [4].

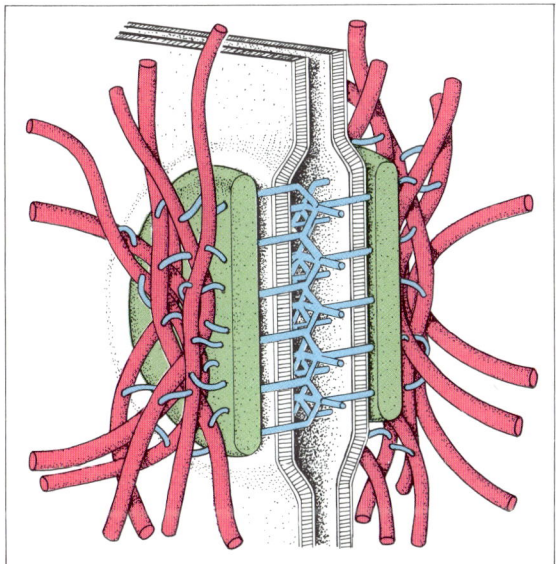

Abb. 1.4–24. Schematische Ultrastruktur eines Punktdesmosoms [16]. Ein mikrofilamentöses Kittmaterial (= blau) füllt die Zwischenzellfuge aus und verbindet eine scheibenartige Cytoplasmaverdichtung (= grün) mit den keratinhaltigen Tonofilamenten des Cytoskeletons (= rot).

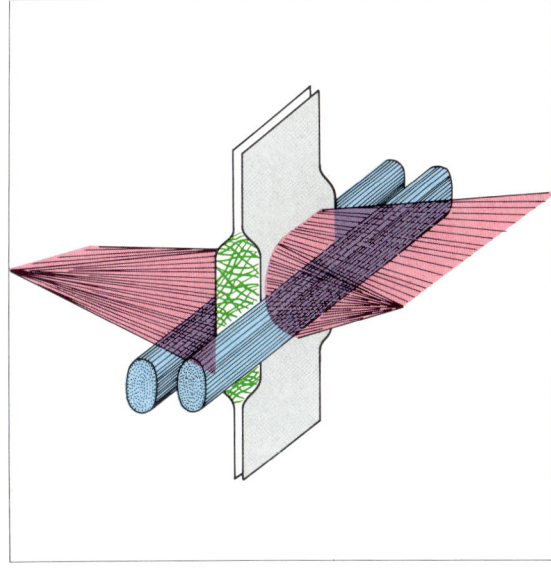

Abb. 1.4–25. Gürteldesmosom (Ultrastruktur): Ein mikrofilamentöses Kittmaterial (= grün) füllt die Zwischenzellfuge aus. Die Zellmembran wird durch zwei senkrecht zueinander verlaufende aktinhaltige Mikrofilamentbündel (= rot und blau) verstärkt.

c) *Die Halbdesmosomen* verankern die Epithelzellen mit dem darunterliegenden Stroma und verhindern eine Epithelablederung bei Einwirkung von Scherkräften. Sie bestehen morphologisch nur aus der einen Hälfte eines Punktdesmosoms [3, 4]. Außerhalb des Cytoplasmas sind die Halbdesmosomen mit dem Laminin der Basalmembran verbunden, zu dem sich kollagene Verankerungsfibrillen hinzugesellen (Abb. 1.4–26). Desmosomenartige Haftorganellen sind nicht nur zwischen Epithelzellen, sondern auch zwischen Zellen der mesenchymalen Gewebe ausgebildet.

Für letzteres spricht, daß bei Trennung zweier Zellen die Schlußleisten gespalten werden, daß also an ihnen *beide* benachbarten Zellen beteiligt sind.

Ultrastrukturell besteht eine Schlußleiste aus drei Haftorganellen (Abb. 1.4–28). Dies sind in apico-basaler Reihenfolge: die *Zonula occludens,* die *Zonula adhaerens* (= *Gürteldesmosom*) und *Macula adhaerens* (= *Punktdesmosom*). Während innerhalb einer Schlußleiste Gürtel- und Punktdesmosomen vornehmlich eine Haftfunktion zukommt, haben die Zonulae occludentes ähnlich wie die Nexus auch noch eine zellkommunikative Bedeutung.

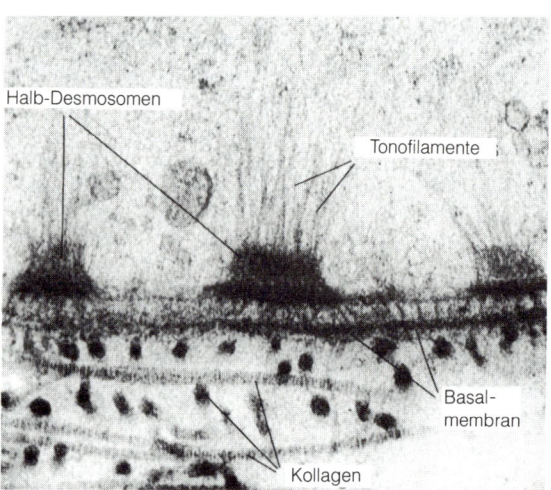

Abb. 1.4–26. Halbdesmosomen an der Basis einer Epidermiszelle (Larve von Amblyostoma). Elektronenmikroskopische Aufnahme [4].

Bei prismatischen Epithelien – weniger deutlich auch am Übergangsepithel – sind die der freien Oberfläche zugewandten Zellenden durch *Schlußleisten* verbunden. Sie sehen bei flächenhafter Betrachtung wie ein Gitter mit polygonalen Lücken aus, das die Zelloberflächen umrahmt bzw. begrenzt (Abb. 1.4–27). Am senkrecht zur Zelloberfläche geführten Schnitt erscheinen die Gitterstäbe als Punkte oder kurze Stäbchen, je nachdem, ob sie quer- oder längsgetroffen sind (Abb. 1.4–18 u. 1.4–27). Lichtmikroskopisch läßt sich nicht sicher entscheiden, ob die Schlußleisten einer *inter*zellulären Kittsubstanz entsprechen oder ob sie eine der Zellwand selbst zugehörende Struktur darstellen.

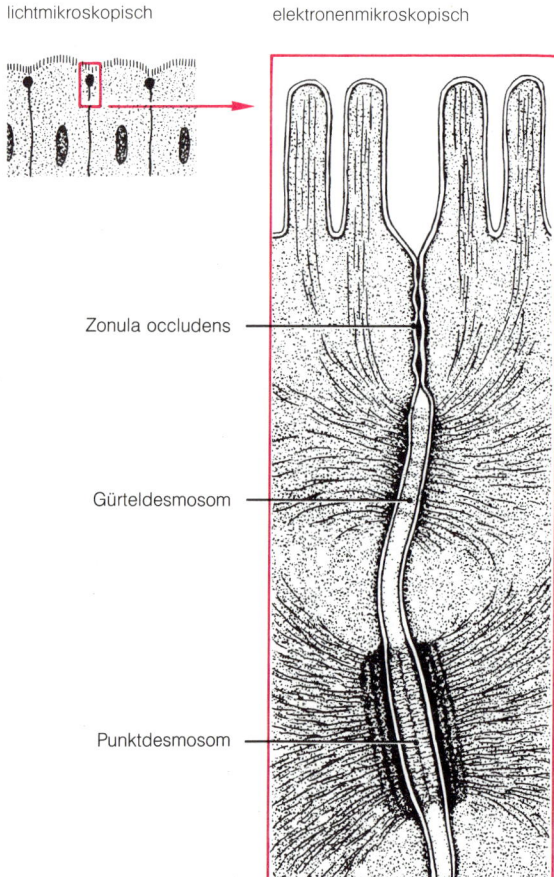

lichtmikroskopisch   elektronenmikroskopisch

Zonula occludens

Gürteldesmosom

Punktdesmosom

Abb. 1.4–28. Schlußleiste licht- und elektronenmikroskopisch [Schema nach 11]. Diese Haftstruktur besteht aus einer Zonula occludens und je einem Gürtel- und Punktdesmosom (vgl. dazu Abb. 1.4–23 u. 1.4–24).

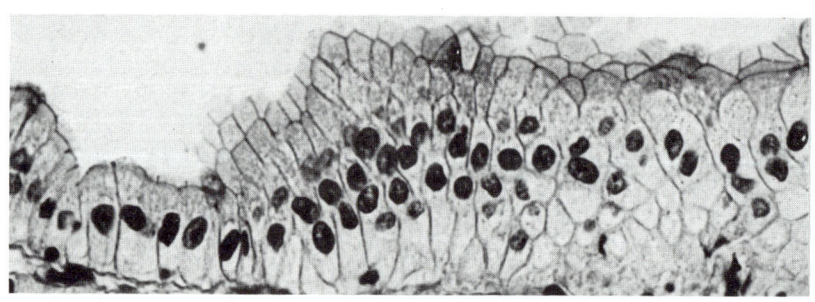

Abb. 1.4–27. Schlußleistennetz (Gallenblasenepithel, Katze). Lichtmikroskopische Aufnahme (Original: Prof. Dr. F. Hammersen, München).

├───────────────┤ 50 µm

Die *Zonula occludens* (= *tight junction*) liegt bei den Drüsenepithelien am weitesten lumenwärts und wird durch punktförmige Aneinanderlagerung der beiden Zellmembranen unter Verschmelzung der äußersten lipophilen Schicht zu einer pentalaminaren Membranregion gebildet [11]. Dabei haften nach Art eines Reißverschlusses Ketten von globulären Membranproteinen (= integrale Proteine) unter ähnlicher Porenbildung wie bei den Nexus aneinander und bilden ein um die Zelle herumlaufendes Abdichtungsband (Abb. 1.4–29). Je nach Grad der erforderlichen Abdichtung finden sich ein oder mehrere solcher Abdichtungsbänder. Die Maculae occludentes der Glanzstreifen im Myokard sind Spezialformen von Zonulae occludentes (Abb. 1.4–30).

Die *Nexus* (= *gap junctions*) gleichen den Zonulae occludentes, weisen aber eine heptalaminäre Strukturierung der Zellmembran in diesem Bereich auf. Hinzu kommt, daß feinste Poren, aus hantelförmigen Proteinen (= Connexin) gebildet, eine Verbindung zwischen den beiden Nachbarzellen herstellen [7, 9]. Durch diese transmembranösen Poren findet ein lebhafter Austausch und Transport von Ionen, Zuckern, Aminosäuren, Nucleotiden sowie bestimmten Botenstoffen (cAMP) statt (Abb. 1.4–31).

Durch diese Nexus findet folglich eine ionische (elektrische) Koppelung der Zellen untereinander statt und erlaubt in erregbaren Geweben (z.B. Myokard) eine schnelle Ausbreitung elektrischer Impulse von Zelle zu Zelle und führt so zur synchronen Herzmus-

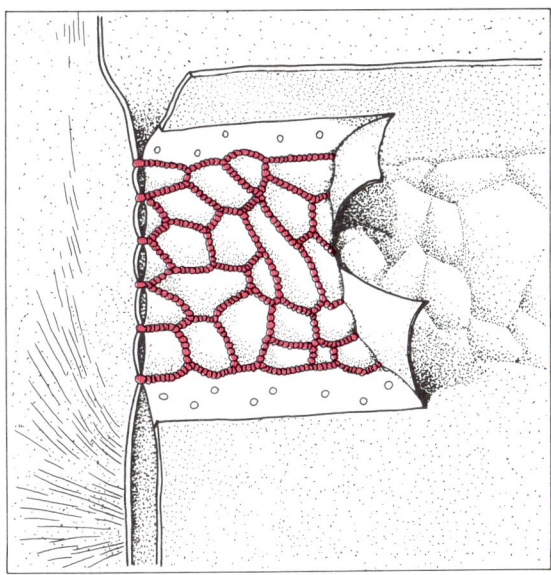

Abb. 1.4–29. Zonula occludens. Schematische Darstellung einer durch Gefrierätzung aufgebrochenen Zonula-Zellmembran [nach 11]. Dabei kommen die reißverschlußartigen integralen Membranproteine (rot) zum Vorschein, welche die Membranen zweier Nachbarzellen verbinden (vgl. Abb. 1.4–18, 1.4–27 u. 1.4–28).

Abb. 1.4–30. Glanzstreifen aus dem Papillarmuskel des Herzens einer Katze mit Macula adhaerens, Macula occludens und Fascia adhaerens. Elektronenmikroskopische Aufnahme bei 78 000facher Vergrößerung [4].

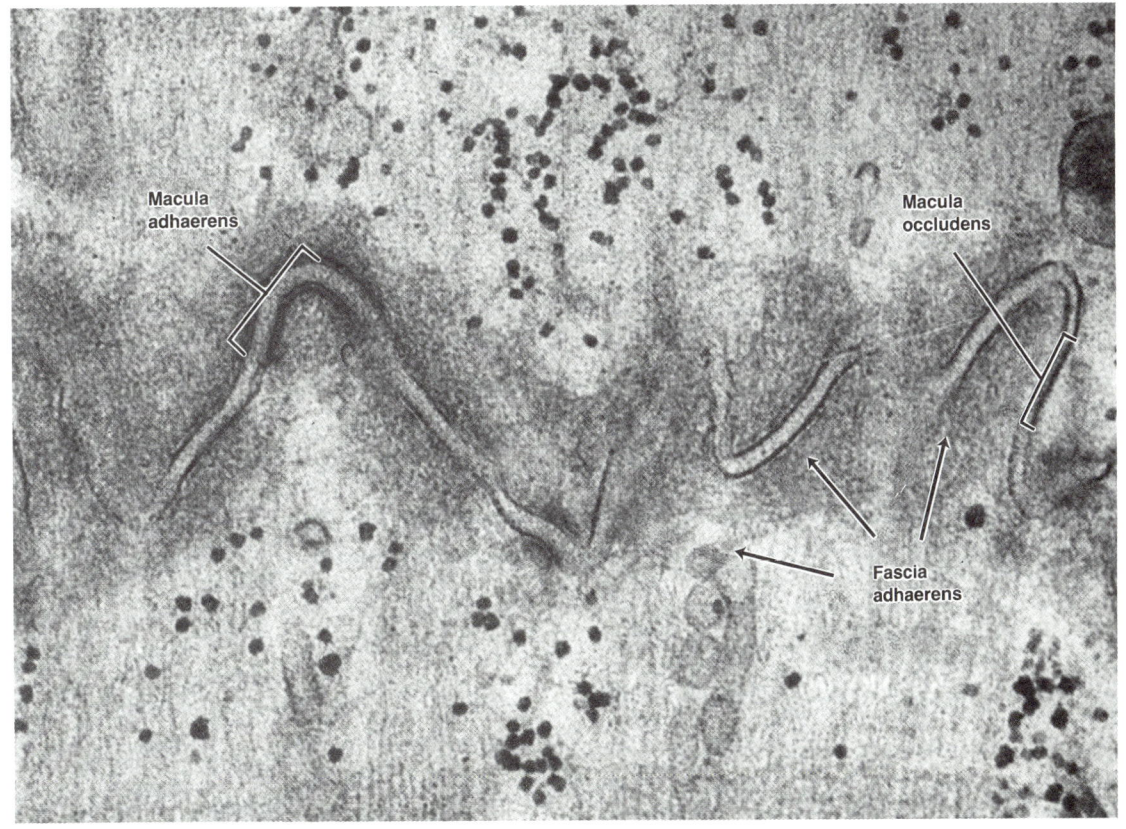

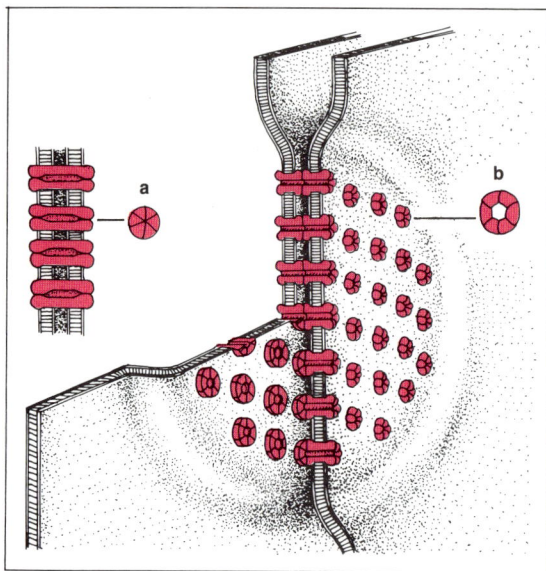

Während im Lichtmikroskop Zellgrenzen (z. B. zwischen prismatischen Epithelzellen) als verhältnismäßig gerade verlaufende Linien in Erscheinung treten (Abb. 1.4–18), ist die interzelluläre Kontaktfläche bei elektronenmikroskopischer Auflösung von einem großen Formenreichtum (Abb. 1.4–17). Der Durchmesser des Spaltraums liegt in seinen engen Bereichen ziemlich konstant bei 100 Å, kann aber stellenweise erweitert sein. Vor allem jedoch ist das interzelluläre Grenzflächenmuster zumeist durch komplizierte Verzahnungen (= „Interdigitationen") gekennzeichnet

Abb. 1.4–31. Nexus: Schematische Ultrastruktur [nach 16]. Integrale Membranproteine mit einer Hantelform (= Connexin) sind so zusammengelagert, daß sie transmembranöse Poren zwischen zwei Nachbarzellen bilden, durch die ein reger Austausch von Ionen und Botenstoffen erfolgt. Bivalente Kationen verschließen die Connexinporen (a), ihr Fehlen öffnet sie (b).

kelkontraktion und zur peristaltischen Bewegung der glatten Muskulatur.

Die mechanische Koppelung der Zellen untereinander (d. h. die Übermittlung von mechanischen Signalen) wird ebenso wie die metabolische Koppelung (d. h. die Übermittlung metabolischer Signale) durch solche Nexus reversibel gesteuert. Eine Zelle ist folglich ohne diesen Rückkoppelungsmechanismus mit ihren Nachbarn nicht anpassungsfähig und stirbt bei der nächstbesten Zellschädigung.

Die Funktion der Nexus wird von bivalenten Kationen gesteuert ($Ca^{2+} > Mg^{2+} > Br^{2+} > Ba^{2+}$). Dabei steuern diese Kationen in erster Linie Ca^{2+} und $2H^+$ im Rahmen einer Zellschädigung (z. B. Sauerstoffmangel) die negativ geladenen Porenproteine im Mündungsbereich und lassen sie kristallin verklumpen, so daß die Nexusporen reversibel verschlossen werden. Dadurch wird die metabolische und mechanische Zellkoppelung vorübergehend unterbrochen. Als Folge davon löst sich die geschädigte Zelle aus dem Zellverband, und die umliegenden Epithelien schotten sich durch Verschluß der Nexusporen gegenüber der „Zell-Leiche" ab. Dies wiederum bedeutet für die umliegenden Zellen ein Startsignal, ihren Stoffwechsel von Funktion auf Mitose umzustellen. Dieses Signal wird über das Cytoskeleton zum Zellkern weitergeleitet. Die Nexusfunktion ist beim malignen Zellwachstum sowie bei der kardialen Arrhythmie und der Störung peristaltischer Bewegungen glatt-muskulärer Hohlorgane gestört [7], [13].

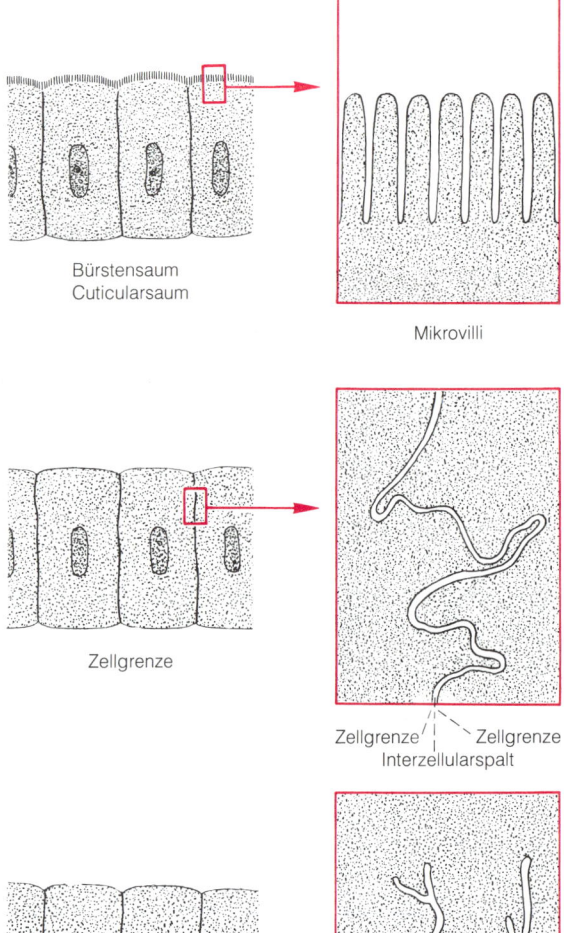

Abb. 1.4–32. Differenzierungen der Zellmembran in licht- und elektronenmikroskopischer Dimension (Schema): Bürstensaum = Mikrovilli, Zellgrenze = Plasmamembranen und Interzellularspalt, basale Streifung = basales Labyrinth.

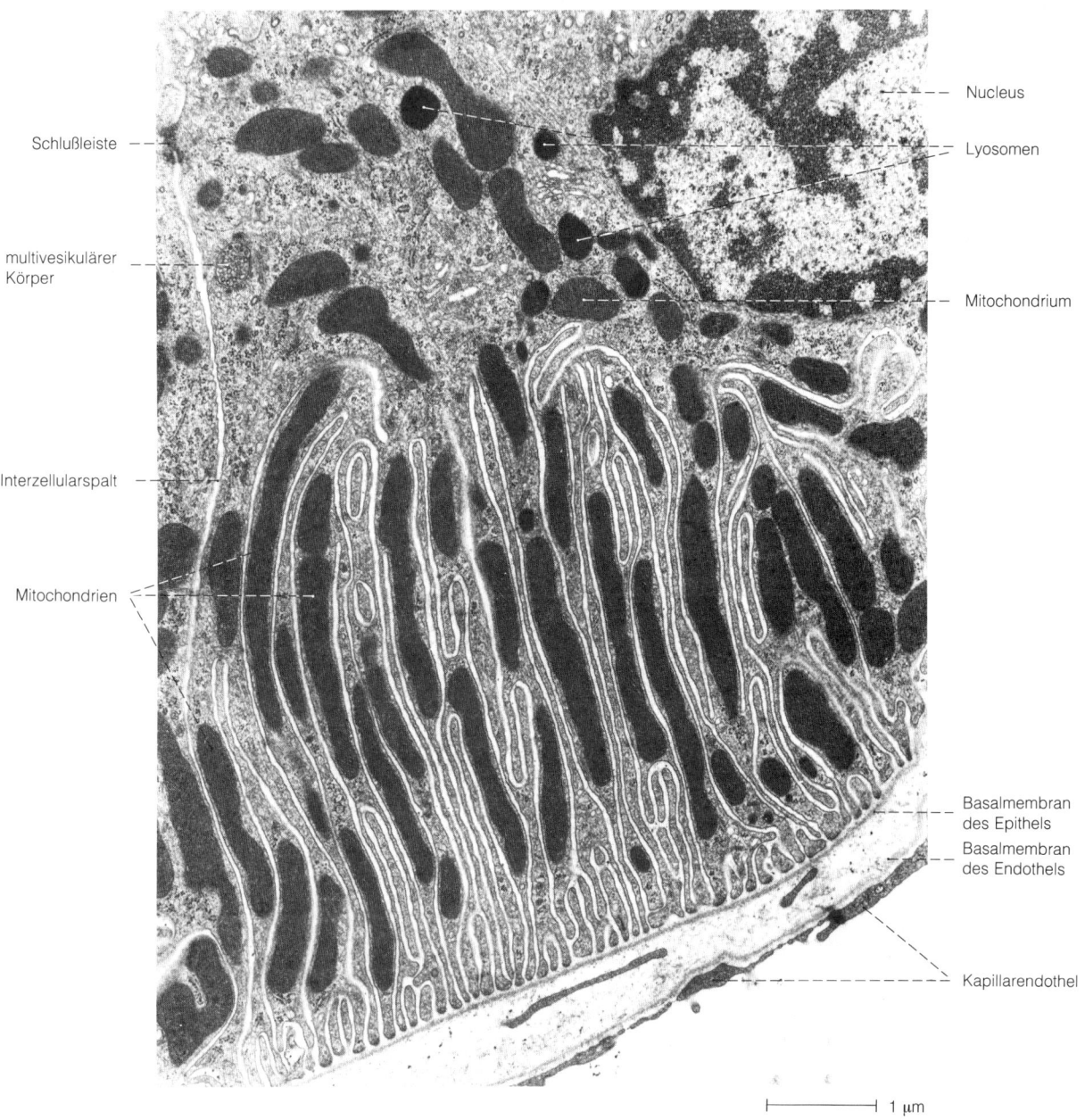

Schlußleiste

multivesikulärer Körper

Interzellularspalt

Mitochondrien

Nucleus

Lyosomen

Mitochondrium

Basalmembran des Epithels

Basalmembran des Endothels

Kapillarendothel

⊢——————⊣ 1 μm

(Abb. 1.4–17). Man darf sich dieses Gebiet nicht starr vorstellen, sondern muß es als ein Transformationsfeld auffassen, das sich funktionellen Gegebenheiten anzupassen vermag [10], [14]. Auch verwickelte Verfalzungen können ausgeglichen, geglättet oder sogar vollständig gelöst werden. Das fingerförmige Ineinandergreifen benachbarter Zellflächen bedingt eine erhebliche Oberflächenvergrößerung der Kontaktzone.

Die basale Region mancher Epithelzellen (z. B. in den Hauptstücken der Nierenkanälchen und im Streifenstück der Mundspeicheldrüsen) enthält eine lichtmikroskopisch erkennbare Streifung, gröber und unregelmäßiger ausgebildet als die der Bürstensäume an der Zelloberfläche. Elektronenmikroskopisch entspricht dieser basalen Streifung ein System zahlreicher und tiefer, u. U. bis in die Nähe des Zellkerns reichender Ein-

Abb. 1.4–33. Basales Labyrinth aus einer Zelle des Mittelstücks eines Nierenkanälchens (Katze). Der Ausschnitt zeigt die tiefe Einfaltung des basalen Zellabschnitts. Die Mitochondrien sind in den Zellausläufern durch die Einfaltungen radiär zur Tubulusmitte ausgerichtet. Unten rechts Anschnitt einer gefensterten Kapillare. Elektronenmikroskopische Aufnahme (Original: Prof. Dr. K. H. Andres, Bochum).

faltungen des Plasmalemm (Abb. 1.4–32 u. 1.4–33). Räumlich betrachtet bilden sie Septen, die das basale Cytoplasma untergliedern. In den dadurch voneinander getrennten schmalen Kammern der unteren Zellregion sind zahlreiche langgestreckte Mitochondrien aufgereiht. Die Zellbasis besitzt durch das *„basale Labyrinth"* eine gegenüber der Haftfläche an der Basalmembran erheblich vergrößerte Membranoberfläche. Enzy-

me in den eingefalteten Membranen dienen Transportmechanismen gegen ein Konzentrationsgefälle, wahrscheinlich speziell der „Natrium-Pumpe". Die hierfür
erforderliche Energie liefern Mitochondrien, die in unmittelbarer Nähe in großen Mengen zur Verfügung stehen.

Literatur

[1] AFZELIUS, B. A.: The immotile-cilia syndrome and other ciliary diseases. Int. Rev. Exp. Pathol. 19 (1979), 1–43

[2] BURGESS, D. R.: Reactivation of intestinal epithelial cell brush border motility: ATP-dependent contraction via a terminal web contract ring. J. Cell Biol. 95 (1982), 853–863

[3] FAWCETT, D. W.: Intercellular bridges. Exp. Cell Res. (Suppl.) 8 (1961), 174–187

[4] FAWCETT, D. W.: Atlas zur Elektronenmikroskopie der Zelle (Studienausgabe, übersetzt und bearbeitet von J. Staubesand). Urban & Schwarzenberg, München 1973

[5] FRANKE, W. W., B. APPELHANS, E. SCHMID, Ch. FREU-DENSTEIN, M. OSBORN, K. WEBER: The organization of cytokeratin filaments in the intestinal epithelium. Eur. J. Cell Biol. 19 (1979), 255–268

[6] GOODENOUGH, U. W., J. E. HEUSER: Substructure of the outer dynein arm. J. Cell Biol. 95 (1982), 798–815

[7] HOOPER, M. L., J. H. SUBAK-SHARPE: Metabolic coope-ration between cells. Int. Rev. Cytol. 69 (1981) 45–104

[8] KELLER, T. C. S. III, M. S. MOOSEKER: Ca^{++}-calmodu-lin-dependent phosphorylation of myosin, and its role in brush border contraction in vitro. J. Cell Biol. 95 (1982), 943–959

[9] KLIMA, J.: Einführung in die Cytologie. Fischer, Stutt-gart 1970

[10] KRIZ, W., B. KAISSLING, A. SCHILLER, T. TAUGNER: Morphologische Merkmale transportierender Epithe-lien. Klin. Wschr. 57 (1979), 967–975

[11] KRSTIĆ, R. V.: Ultrastruktur der Säugetierzelle. Ein Atlas zum Studium für Mediziner und Biologen. Springer, Berlin-Heidelberg-New York 1976

[12] LEVIN, P. K.: Palaeo-electron microscopy of mummi-fied tissue. Nature 28 (1967), 416–417

[13] PERACCHIA, C.: Structural correlates of gyp junction permeation. Int. Rev. Cytol. 66 (1980), 81–146

[14] RUSKA, H., D. H. MOORE, J. WEINSTOCK: The base of the proximal convoluted tubule cells of rat kidney. J. biophy. biochem. Cytol. 3 (1957), 249–254

[15] SATIR, P.: How cilia move. The hairlike organelles that propel swimming cells or move liquids over fixed cells are composed of sheaves of microtubules. The cilia beat when the microtubules, powered by ATP, slide, past one another. Sci. Amer. 231 No. 4 (1974), 45–52

[16] STAEHELIN, L. A., B. E. HULL: Junctions between living cells. Where the cells of certain key animal tissues meet they do not simply touch. They are linked by special-ized structure, the architecture of which is revealed by electron microscopy. Sci. Amer. 238 No. 5 (1978) 141–152

[17] WARNER, F. D., D. R. MITCHELL: Dynein: The mecha-nochemical coupling adenosine triphosphatase of mi-crotubule-based sliding filament mechanisms. Int. Rev. Cytol. 66 (1980), 1–43

[18] WEATHERBEE, J. A.: Membranes and cell movement: Interactions of membranes with the proteins of the cy-toskeleton. Int. Rev. Cytol. (Suppl.) 12 (1981), 113–176

1.4.5 Membranfluß: Phagocytose (Heterophagie), Pinocytose, Mikropinocytose, Cytopempsis, Autophagie

JOCHEN STAUBESAND

Das Vermögen der Zelle, feste Partikel zu „fressen" (=
Phagocytose [5]) bzw. Flüssigkeitströpfchen zu „trinken" (= Pinocytose [4]) ist aufs engste an Eigenschaften
ihrer Plasmamembran gebunden. Während Diffusion
und aktiver Transport ubiquitäre Formen der Stoffaufnahme sind, können durchaus nicht alle ausdifferenzierten Zellen phagocytieren und pinocytieren.
Voraussetzung hierfür ist ihre Fähigkeit zur amöboiden
Bewegung und zur Pseudopodienbildung.

Merkmale beider Prozesse sind 1. die Haftung extrazellulärer fester oder flüssiger Substanzen an der Zelloberfläche, 2. ihre nachfolgende Umschließung durch
Pseudopodien (Abb. 1.4–34), 3. die Verlagerung der

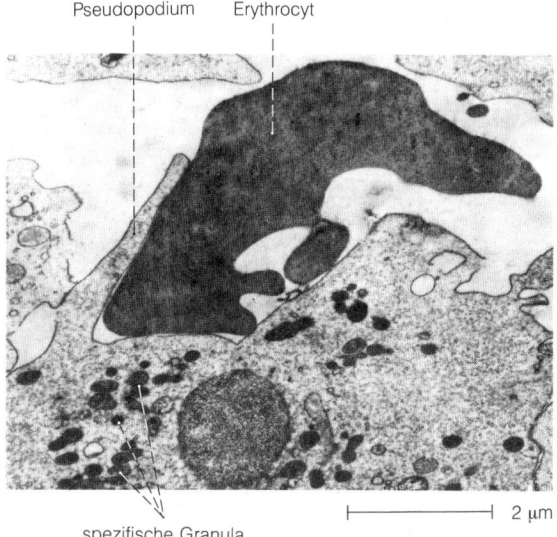

Pseudopodium   Erythrocyt

spezifische Granula   ├───────────┤ 2 μm

Abb. 1.4–34. Beginnende Phagocytose eines Erythrocyten durch einen neutrophilen Granulocyten (Meerschweinchen). Elektronenmikroskopische Aufnahme.

Membranbarriere in das Zellinnere, wobei es zur Ausbildung von Vakuolen kommt (Abb. 1.4–35), und 4.
die anschließende „Verdauung" (und gelegentlich
auch Wiederausstoßung) des Vakuoleninhalts [2], [4],
[9]. Da diesen Aufnahmevorgängen offenbar ein gemeinsames Prinzip zugrunde liegt, wurde der Oberbe-
griff *Endocytose* eingeführt, dem man die *Exocytose* als
Sammelbezeichnung für umgekehrt ablaufende „ex-
kretorische" Prozesse gegenüberstellt [1].

Elektronenmikroskopische Untersuchungen haben
gezeigt, daß Endocytose stets mit einer Verlagerung der
Plasmamembran in das Zellinnere einhergeht und
nicht durch Poren oder Löcher im Plasmalemm ermöglicht wird, durch die das phagocytierte oder pino-

cytierte Material sozusagen „wie durch ein offenes Tor" in das Cytoplasma einsinkt. Phagocytose und Pinocytose führen zur Bildung zuvor nicht vorhandener intrazellulärer Verdauungs- oder Verarbeitungsvakuo-len (Abb. 1.4–35 u. 1.4–36), die hydrolytische Enzyme enthalten und heute zu den *Lysosomen* (s. diese) gerechnet werden [3]. Nach Art ihrer Entstehung werden daher *Phago-Lysosomen* und *Pino-Lysosomen* unterschieden.

Während *Phagocytose* bei Protozoen und niederen Metazoen noch in erster Linie der *Nahrungsaufnahme* dient, hat sie bei höheren Tieren einen Bedeutungswandel erfahren. Sie ist zu einem Vorgang geworden, der vor allem *Abwehraufgaben* (z. B. Vernichtung von Bakterien) erfüllt und bei der Beseitigung von abgestorbenen Zellen, Zelltrümmern und Fremdkörpern (Staub, Ruß usw.) eine bedeutende Rolle spielt. Wichtige Phagocyten der Säugetiere sind die Granulocyten

Abb. 1.4–35. Verschiedene Phagocytose-Stadien. Elektronenmikroskopische Aufnahmen.
a) Ein schmaler Cytoplasmasaum der phagocytierenden Zelle umgibt die fast vollständig phagocytierte Zelle.
b) Die phagocytierte Zelle liegt in einer geschlossenen Vakuole (= Phagosom).
c) Die phagocytierte Zelle weist Zeichen eines bereits fortgeschrittenen Abbaus auf.
d) Innerhalb des Phagosoms nur noch Trümmer bzw. Reste der phagocytierten Zelle erkennbar.

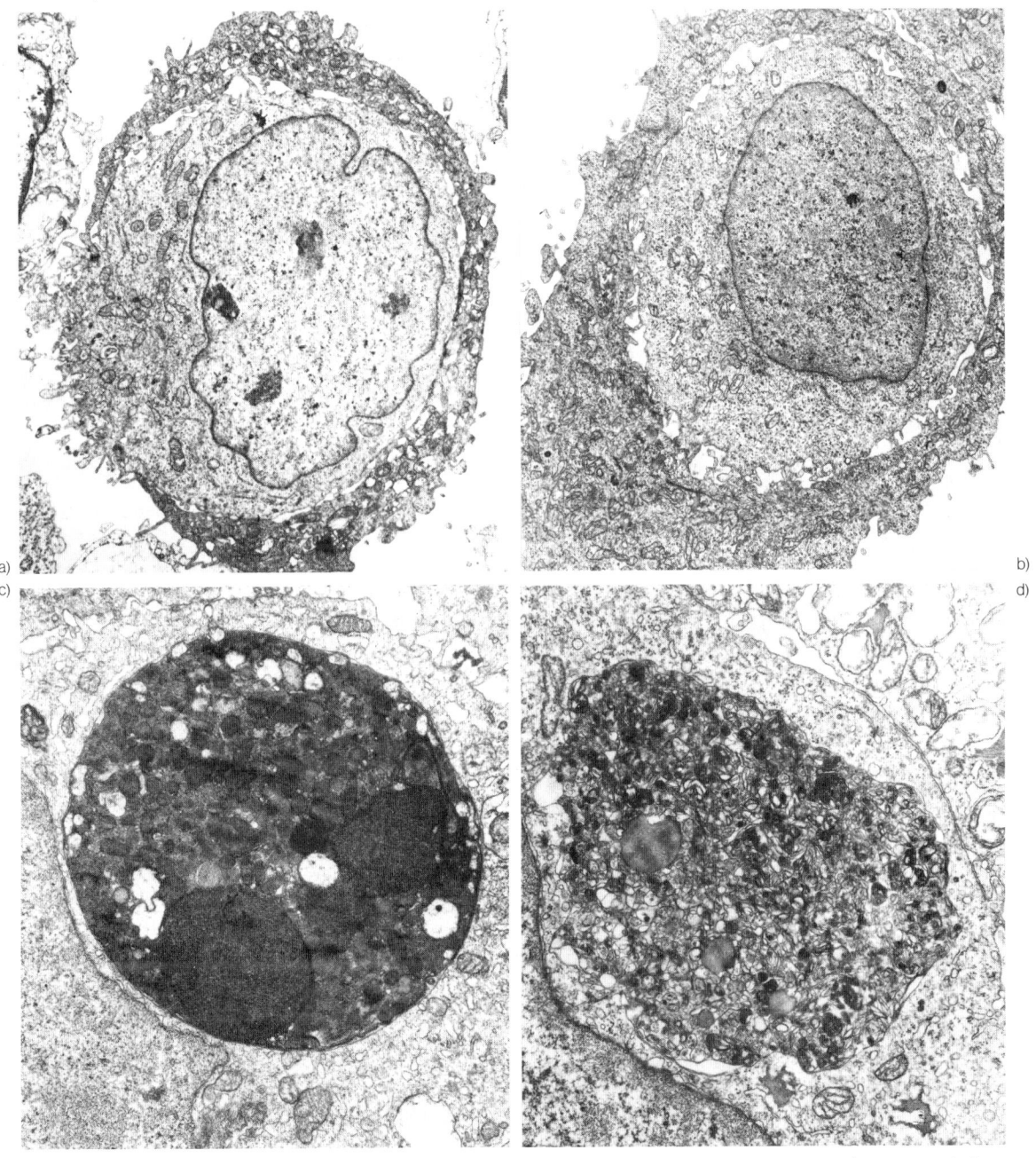

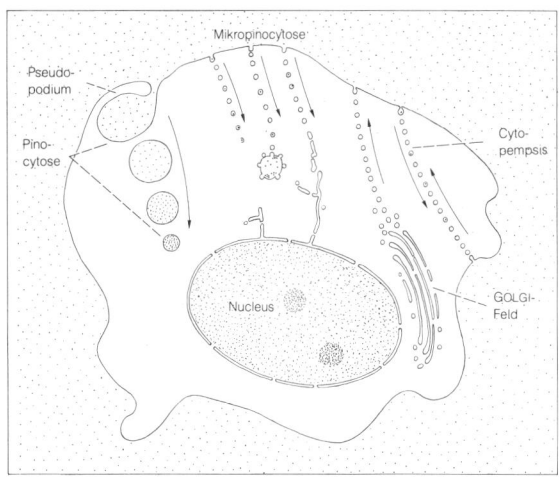

Abb. 1.4–36. Pinocytose, Mikropinocytose, Cytopempsis und Wanderung von Golgi-Vesikeln zur Zelloberfläche (Schema, elektronenmikroskopische Dimension). Die Pfeile deuten Bewegungsrichtungen an. Es sind drei Möglichkeiten mikropinocytotischer Transporte berücksichtigt: in die cytoplasmatische Matrix (nach Auflösung der Vesikelmembran), in Richtung auf eine (Speicherungs-)Vakuole und zum endoplasmatischen Reticulum.

(Abb. 1.4–34) – auch *Mikrophagen* (Metschnikoff) genannt – und Zellen des reticuloendothelialen Systems. Histiocyten und Monocyten werden als *Makrophagen* bezeichnet. Sie sind imstande, ganze Zellen (z. B. geschädigte oder zugrunde gegangene Granulocyten) zu phagocytieren [5].

Unter *Pinocytose* [2], [4], [9] versteht man die tropfenweise Inkorporation von Flüssigkeit in das Zellinnere, wobei diese schluckweise Hereinnahme flüssiger Substanzen in der Regel ebenfalls die Bildung von Pseudopodien voraussetzt. Mit der Flüssigkeit werden auch in ihr gelöste oder suspendierte Stoffe aufgenommen. Der Ablauf der Pinocytose umfaßt folgende Schritte: Zunächst tritt ein Pseudopodium aus dem Niveau der Zellmembran hervor, umfängt durch weitere Propulsion einen Flüssigkeitstropfen und fusioniert anschließend an seiner Spitze mit der gegenüberliegenden Zellmembran, womit die Ausklammerung eines kleinen Quantums aus dem extrazellulären Medium abgeschlossen ist. Die so entstandene Vakuole wandert unter Konzentration und gleichzeitiger Abnahme ihres Umfangs zelleinwärts (Abb. 1.4–36). Zwar ist die Grenzmembran der Pinocytosevakuole aus dem Plasmalemm hervorgegangen, doch ist durchaus offen, wie lange sie alle Eigenschaften der äußeren Zellmembran behält und in welchem Ausmaß sie neue Merkmale gewinnt bzw. vorher vorhandene einbüßt. Das weitere Schicksal des Vakuoleninhalts wird davon jedenfalls entscheidend abhängig sein.

Die Pinocytose vollzieht sich in einem charakteristischen Rhythmus, dessen zyklische Unterbrechungen vielleicht damit zusammenhängen, daß die Zelle nicht imstande ist, die durch Vakuolenbildung „verbrauch-

te" äußere Zellmembran kontinuierlich zu ersetzen. Pinocytose stimulierende Substanzen (wie bestimmte Aminosäuren, Proteine, basische Farbstoffe und andere) bezeichnet man als *Pinocytose-Induktoren*.

Die *Bedeutung der Pinocytose* ist z. Z. noch schwer abzuschätzen. Sie ist einerseits abhängig von Quantität und Qualität der pinocytierten Flüssigkeiten, andererseits vom Ausmaß, in dem die Zellen das von ihnen „getrunkene" Material in ihrem Stoffwechsel zu verwerten und damit in eine für den Gesamtorganismus nützliche (oder auch schädliche) Form zu bringen vermögen.

Im Gegensatz zu Phagocytose und Pinocytose, die im wesentlichen auf amöboid bewegliche Zellen mit der Fähigkeit zur Pseudopodienbildung beschränkt bleiben, stellt die *Mikropinocytose* [6] einen fast allgemein verbreiteten Vorgang in pflanzlichen und tierischen Zellen dar. Sie ist nur elektronenmikroskopisch nachweisbar, weil ihre Substrate – taschenförmige Einsenkungen des Plasmalemm und Vesikel eines Durchmessers zwischen 50 und 100 nm – weit unterhalb des lichtmikroskopischen Auflösungsvermögens liegen. Die Fähigkeit der Zellmembran, über grübchenförmige Invaginationen geschlossene und schließlich frei abgelöste Bläschen zu bilden, wird nur dadurch ermöglicht, daß sie keine die Zelle stabil abgrenzende Schicht ist, sondern eine höchst plastische, sich Dehnungskräften schnell anpassende, zur Lösung wie zur Fusionierung befähigte Organisationsform des Cytoplasma darstellt. Mikropinocytotische Vesikel sollen sich nach Aufschließung ihres Inhalts wieder auflösen können. Wahrscheinlicher ist aber, daß sie mit dem endoplasmatischen Reticulum (s. dieses), mit Speicherungsvakuolen (Abb. 1.4–36) oder mit den Membranen anderer Zellbestandteile verschmelzen. So kann ihr aus der extrazellulären Flüssigkeit stammender Inhalt in intrazelluläre Partialräume des Cytoplasma überführt werden, ohne eine Membranschranke passieren zu müssen. Da demnach ständig Teile des Plasmalemm durch Vesikulationsvorgänge in die Tiefe des Cytoplasma verlagert werden, ist die tatsächliche Membranoberfläche der Zelle, verglichen mit ihrer äußeren Oberfläche, sehr viel größer. Die Auseinandersetzung zwischen intra- und extrazellulärem Milieu vollzieht sich also nicht nur entlang des Plasmalemm, sondern in einem noch kaum abschätzbaren Ausmaß an den in das Zellinnere verschobenen Membranen. Nach dem Konzept des „Membranflusses" und der „Membranvesikulation" werden Teilchen (Ionen, kleine Moleküle usw.) durch Adhäsion an der Zellmembran festgehalten und gelangen durch das „Fließen" der sich in Form von Schläuchen invaginierenden Membran in das Zellinnere [1]. In der Tiefe dieser Einstülpungen sollen sich Bläschen abfalten, deren Inhalt nach Zerfall ihrer Wand unter Umgehung der Zellmembran in die cytoplasmatische Matrix inkorporiert wird. Die konventionellen Begriffe der intra- und extrazellulären Räume sind somit heute in einem physiologischen Sinn recht problematisch geworden, da Material, das zwar topographisch intrazellulär liegt, biologisch noch extrazellulär lokalisiert ist, solange es von einer durch Phagocytose oder Pinocytose entstandenen Vakuolenmembran umschlossen ist. In einer anderen Dimension, jedoch durchaus vergleichbar, würde sich auch Inhalt des Magen-Darm-Trakts bis zu seiner Resorption durch die Schleimhaut extrakorporal befinden.

Schnüren sich regional submikroskopisch kleine Flächen des Plasmalemm einer Zelle unter Einschließung extrazellulärer Flüssigkeit zelleinwärts ab, um in Form mikropinocytotischer Bläschen durch die Zelle zu wandern *und an einer anderen Stelle der Zellwand wieder ausgefaltet zu werden* (Abb. 1.4–36), können Anteile des Bläscheninhalts ohne Permeation einer Membran durch das gesamte Cytoplasma hindurchtransportiert werden. Die Wirkung dieser Erscheinung, die man als *Cytopempsis* [6] bezeichnet, gliche demnach der offener Poren oder transzellulärer Kanäle eines den Vesikeln entsprechenden Durchmessers. Ihre physiologische Bedeutung liegt im Gegensatz zu Pinocytose und Mikropinocytose nicht in der Aufnahme und intrazellulären Verarbeitung von Flüssigkeit (und der in ihr gelösten und suspendierten Stoffe), sondern in einem *transzellulär gerichteten Passagemechanismus*. Die Cytopempsis dient (speziell beim Kapillarendothel, bei den Mesothelien des Pleuroperitonealraums und möglicherweise auch bei Darmepithelzellen) wahrscheinlich dem Transport von Stoffen kolloidaler Größenordnung, hochmolekularer Proteine und anderer Großmoleküle. Der transzelluläre Durchgang von Wasser, hydratisierten Ionen und kleineren organischen Molekülen wird nur insofern von der Cytopempsis beeinflußt, als auch durch diesen Vorgang natürlich eine beträchtliche Oberflächenvergrößerung der Membrangrenzfläche zwischen Extra- und Intrazellulärraum herbeigeführt wird [8].

Als *Autophagie* [7] bezeichnet man einen Vorgang, bei dem innerhalb einer Zelle bestimmte Cytoplasmaportionen durch Membranen abgegrenzt und damit in ein eigenes Kompartiment (s. Kap. „Die Partialräume der Zelle") verlagert werden. Das so ausgegliederte oder segregierte Material wird sodann in Vakuolen enzymatisch verdaut, d. h. in kleinere Einheiten aufgespalten. Wenn dabei ganze Zellorganellen (z. B. Mitochondrien) zerstört werden (Abb. 1.6–1), steht im elektronenmikroskopischen Bild der Abbau von Strukturen im Vordergrund. Demgegenüber tritt der Abbau von Substanzen der verschiedenen Stoffklassen morphologisch meist sehr viel weniger eindrucksvoll in Erscheinung.

Da es auch bei der *Phagocytose (= Heterophagie)* zur Ausbildung besonderer Partialräume kommt, hat die zelluläre Autophagie mit diesen Vorgängen gewisse Verwandtschaft. Die gemeinsame Endstrecke von Autophagie und Phagocytose ist die lysosomale Verdauung.

In diesem Zusammenhang spielt der Begriff der Cytolysosomen eine Rolle, mit dem intracytoplasmatische Gebilde bezeichnet worden sind, die sich gegen das Grundcytoplasma durch eine Membran abgrenzen und deren Inhalt aus Cytoplasmabestandteilen besteht. Die Bezeichnungen *Autophagosom* und *Autolysosom* beziehen sich auf verschiedene Stadien eines Vorgangs, nämlich auf die primäre, nicht lysosomale und auf die sekundäre, lysosomale Phase. Der übergeordnete Terminus *autophagische Vakuole* kennzeichnet einen morphologischen Befund ohne fermentcytochemische Differenzierung. Erst letztere ermöglicht die Unterscheidung von Autophagosomen und Autophagolysosomen. Während sich die Zelle bei der Autophagie mit sich selbst, d. h. mit dem Abbau eigener Bestandteile beschäftigt, dient die Heterophagie ihrer Auseinandersetzung mit Partikeln, die aus dem extrazellulären Raum stammen.

Literatur

[1] BENNETT, H. ST.: The concepts of membrane flow and membrane vesiculation as mechanisms for active transport and ion pumping. J. biophys. biochem. Cytol. 3 (Suppl.) (1956), 99–103

[2] CHAPMAN-ANDRESEN, C.: Pinocytosis of inorganic salts by Ameba proteus (Chaos diffluens). C. R. Lab. Carlsberg, Sér. chim. 31 (1958), 77–92

[3] DE DUVE, C.: The lysosome concept. In: A. V. S. DE REUCK, M. P. CAMERON (Eds.): Lysosomes. Ciba Found. Symp. Churchill, London 1963

[4] LEWIS, W. H.: Pinocytosis. Bull. Johns Hopk. Hosp. 49 (1931), 17–27

[5] METSCHNIKOFF, I. I.: 1883, zit. nach I. I. METSCHNIKOFF: Leçons sur la pathologie comparée de l'inflammation. Masson, Paris 1892

[6] MOORE, D. H., H. RUSKA: The fine structure of capillaries and small arteries. J. biophys. biochem. Cytol. 3 (1957), 457–462

[7] PFEIFER, U.: Probleme der cellulären Autophagie. Springer, Berlin 1971

[8] STAUBESAND, J.: Cytopempsis. In: K. E. WOHLFAHRT-BOTTERMANN (Hg.): Funktionelle und morphologische Organisation der Zelle. Sekretion und Exkretion. Springer, Berlin 1965

[9] WITTEKIND, D.: Pinocytose. Naturwissenschaften 50 (1963), 270–277

1.5 Das Cytoskelett

ERNST-GÜNTER AFTING

Zu den wichtigsten und faszinierendsten Ergebnissen der Zellbiologie der vergangenen Jahre gehören die Befunde, daß der cytoplasmatische Raum zwischen Zellmembran und Zellkern nicht nur vom Cytoplasma, in dem zahlreiche Zellorganellen „schwimmen", ausgefüllt ist, sondern daß die cytoplasmatische Matrix durch verschiedene feinfädige Netzwerke, das *Cytoskelett*, durchspannt wird (Abb. 1.5–1a, b). Dieses Cytoskelett der Zelle ist kein starres, sondern ein hochdynamisches System, das sich effizient den zellulären Erfordernissen anpassen kann. Es sind drei verschiedene Netzwerksysteme zu unterscheiden, die am Aufbau des Cytoskeletts beteiligt sind: *Mikrofilamente, intermediäre Filamente* und *Mikrotubuli* ([1], vgl. auch Abb. 1.5–7a, 1.5–9, 1.5–2). Jedes dieser Netzwerke wird von spezifischen Proteinen aufgebaut.

Zur Zeit gibt es nur ungefähre Vorstellungen über Aufgaben und Zusammenwirken der einzelnen Filamentsysteme. Nach den derzeitigen Kenntnissen umspannen diese filamentären Netzwerke den Zellkern und durchziehen die Zelle zur Zellmembran hin, an der sie auf bisher unbekannte Weise verankert sind. Im Rahmen der funktionellen Bedeutung dieser Netzwerke wird eine Mitwirkung bei der Signalweitergabe – nach Binden eines Signalmoleküls an der Zellmembran – in das Zellinnere und beim Transport von Vesikeln und Granulae durch die Zelle diskutiert. Strukturelle Bedeutung kommt dem Cytoskelett bei der Ausbildung der Zellpolarisation und beim Aufbau von interzellulären Brücken zwischen benachbarten Zellen, den sog. „junctions", zu [2]. So stehen die „tight junctions" (= Zonulae occludentes), die für die Mikroumgebung impermeable Bereiche zwischen Zellen ausbilden, in engen Verbindungen mit dem Mikrofilamentsystem, die „spot desmosomes" (= Maculae adhaerentes), die die mechanische Stabilität zwischen zwei Zellen herstellen, in engen Verknüpfungen mit den intermediären Filamenten. Die „belt desmosomes" (= Zonulae adhaerentes), die ebenfalls eher Funktionen für die mechanische Stabilität zwischen Zellen haben, sind dagegen wiederum mit dem Mikrofilamentsystem verbunden. Ohne Interaktion mit dem Cytoskelett scheinen die „gap junctions" (= Nexus) zu sein, die einen metabolischen Austausch zwischen Zellen erlauben.

Aber nicht nur das Cytoplasma wird von einem Cytoskelett durchspannt, auch der Interphase-Zellkern scheint eine Art skelettäres Netzwerk zu besitzen [3], das zum Großteil von Proteinen aufgebaut wird. Über eine Interaktion dieses „Kernskeletts" mit dem Cytoskelett ist zur Zeit noch wenig bekannt.

Literatur

[1] DUSTIN, P.: Microtubules. Springer, Berlin-Heidelberg-New York 1978
[2] STAEHLIN, L. A., B. E. HULL: Junctions between Living Cells. Sci. Amer. 238 (1978), 141–152
[3] WUNDERLICH, F.: Die Kernmatrix: Dynamisches Proteingerüst in Zellkernen. Naturwiss. Rundschau 31 (1978), 282–288

1.5.1 Mikrotubuli und Centriol

Mikrotubuli

Im lichtmikroskopisch strukturlosen Grundcytoplasma verbirgt sich u. a. eine Zellkomponente, die wegen ihrer Abmessungen nur im Elektronenmikroskop ausgemacht werden kann und *Mikrotubulus* genannt wird. Heute lassen sich Mikrotubuli auch mit Hilfe der indirekten Immunofluoreszenztechnik im Lichtmikroskop darstellen. Damit steht eine besonders elegante Technik zur Untersuchung dynamischer Abläufe an Mikrotubulisystemen zur Verfügung (Abb. 1.5–2). Mikrotubuli kommen in fast allen pflanzlichen und tierischen Zellen (besonders reichlich in Epithelien, Endothelien, kernhaltigen Erythrocyten und Nervenzellen usw.) auch außerhalb der streng geordneten Centriolen, Basalkörperchen, Kinocilien und verwandter Formationen vor (Abb. 1.5–3).

Erste Kenntnisse über Existenz, Anordnung und Bau dieser Bildungen wurden an Vorstufen von Spermien und – in verschiedenen Zelltypen – am mitotischen Spindelapparat gewonnen, der sich aus unzähligen Mikrotubuli zusammensetzt. Die Mitosespindel zeigt sich in der lichtmikroskopischen Dimension als eine gelartige, ziemlich starre Cytoplasmaregion, in der sich fädige Komponenten unterscheiden lassen. In der Regel laufen diese Fäden konvergierend auf die Spindelpole zu, in denen die Centriolen, Struktureinheiten, die sich aus neun gebündelten „triplets" aufbauen, liegen. Elektronenmikroskopisch erweisen sich die Fäden der Spindel als ein hochorganisiertes Mikrotubulisystem.

Unter einem Mikrotubulus versteht man ein unverzweigtes Röhrchen eines Durchmessers von 21 bis 25 nm. Mikrotubuli können über relativ lange Zeiträume persistieren (z. B. in Centriolen, Cilien und Tentakeln) oder als transitorische Strukturen mit relativ kurzer Lebensdauer auftreten. Die Wand eines Mikrotubulus besteht aus 13 längsorientierten Protofilamenten (vgl. Abb. 1.4–8).

Die einzelnen Protofilamente sind aus perlschnurartig angeordneten globulären Untereinheiten eines Durchmessers von ca. 4 nm zusammengesetzt. Bei den Untereinheiten handelt es sich um Dimere aus α- und

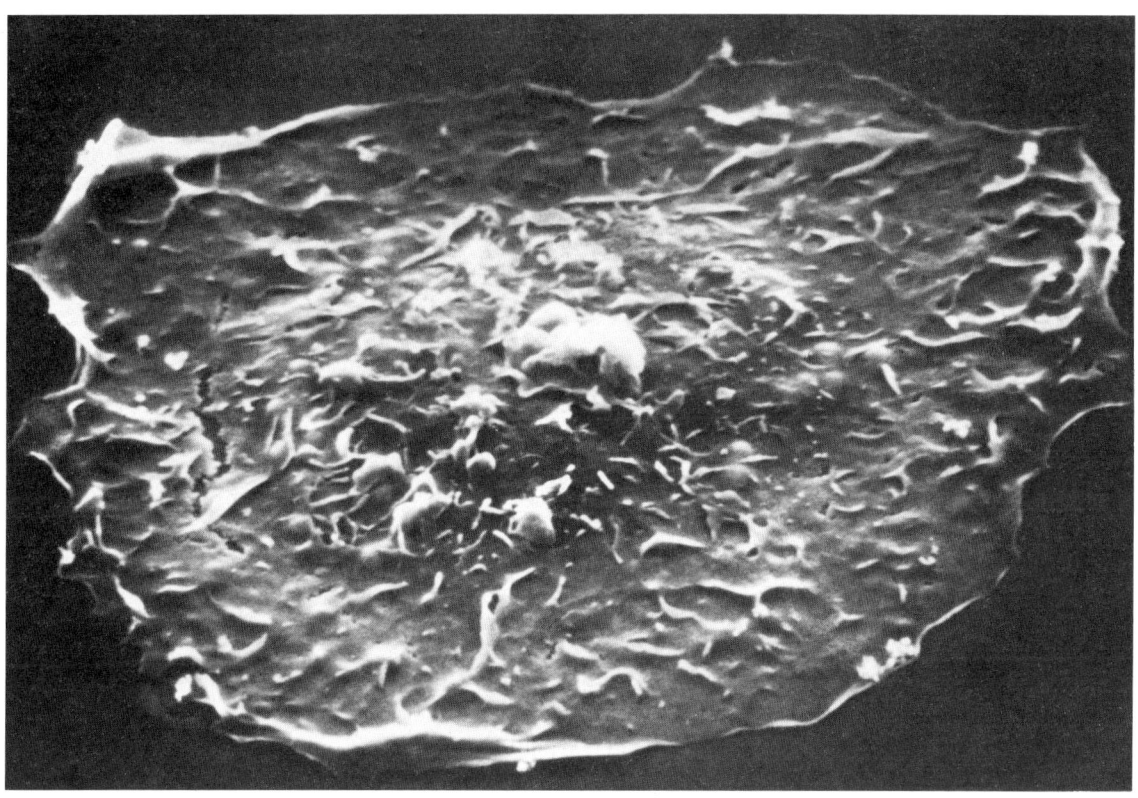

▲

Abb. 1.5–1a. Rasterelektronenmikroskopische Aufnahme einer Makrophagenzelle. Vergrößerung ca. 3500fach (Original: Dr. V. Speth, Freiburg).

Abb. 1.5–1b. Bei einem Makrophagen wurden die Zellmembran und das Cytoplasma durch Detergensbehandlung extrahiert und das Cytoskelett und der Zellkern freigelegt. Deutlich ist zu sehen, wie das cytoskelettäre Netzwerk den Zellkern umspannt und die Zelle an der Unterlage verankert. Vergrößerung ca. 3500fach (Original: Dr. V. Speth, Freiburg).

▼

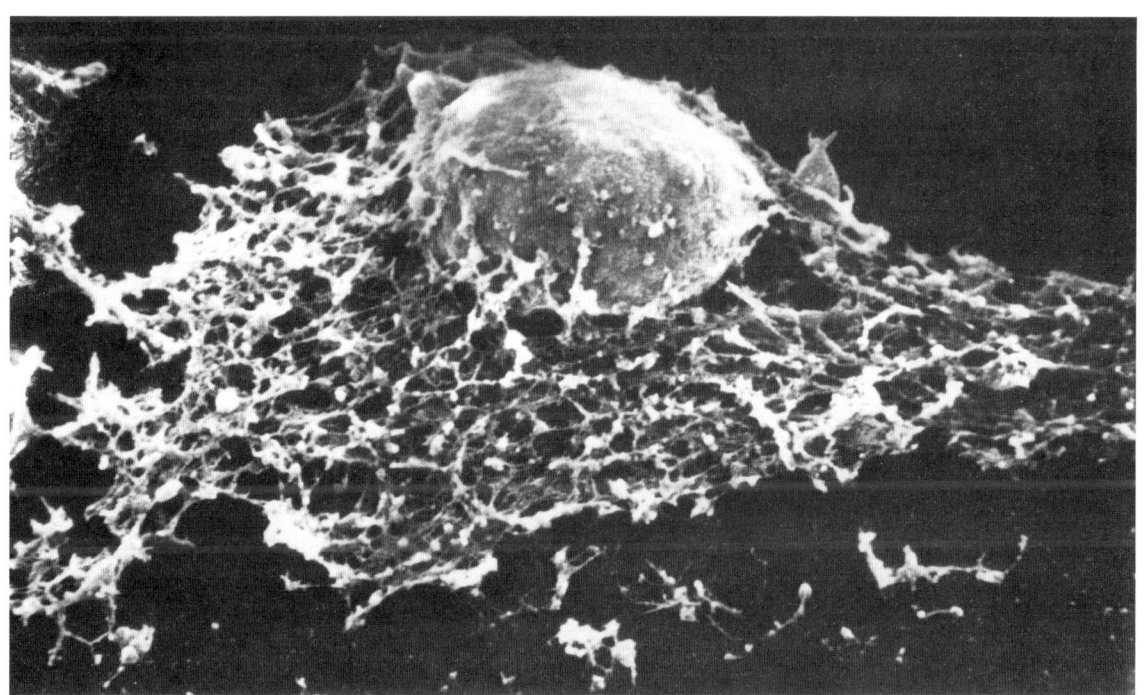

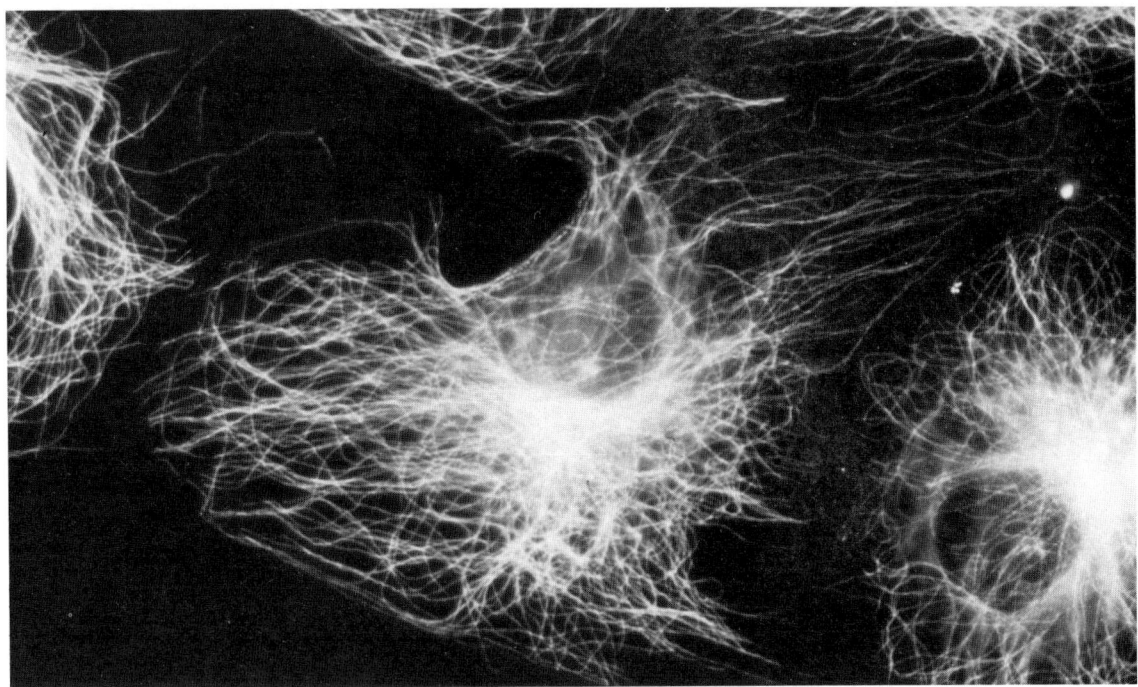

Abb. 1.5–2. Mikrotubuli in PtK 2-Zellen[1]. Die Mikrotubuli treten als helle fädige Strukturen besonders perinukleär in Erscheinung. Darstellung durch indirekte Immunfluoreszenztechnik mit einem Tubulin-Antikörper. Vergrößerung ca. 950fach (Original: Prof. Dr. K. WEBER und Dr. M. OSBORN, Göttingen).

β-Tubulin. Auch in vitro können Mikrotubuli aus Tubulin aggregieren (= „Assembly"). Man nimmt an, daß im Grundcytoplasma der Zelle die an Polyribosomen synthetisierten Tubulinuntereinheiten in einem Pool vorliegen, der sich mit den formierten Mikrotubuli in einem – wahrscheinlich der intrazellulären Ca^{++}-Konzentration abhängigen – dynamischen Gleichgewicht befindet. Wird dieses verschoben, kommt es zur Organisation neuer oder zur Disaggregation (= „Disassembly") bereits vorhandener Mikrotubuli.

In einer Mitosespindel verlaufen Mikrotubuli entweder kontinuierlich zwischen den Spindelpolen oder als chromosomale Mikrotubuli, denen die Chromosomen mit ihrem Kinetochor anhängen. Manche Autoren bezweifeln die Existenz kontinuierlich von einem Pol zum anderen ziehender Mikrotubuli bei höheren Eukaryonten und sprechen von zwei ineinandergreifenden Halbspindeln. Bei einigen Protozoen und Pilzen gibt es jedoch zumindest während der Aufbauphase der Spindel solche kontinuierliche Mikrotubuli. Zunächst hatte man die Vorstellung, die chromosomalen Mikrotubuli seien kontraktil und könnten die Chromosomen zu den Spindelpolen ziehen, die von den kontinuierlichen Mikrotubuli auseinandergestemmt („Stemmkörper") würden. Nachdem jedoch zwischen den Mikrotubuli Brücken mit hoher ATPase-Aktivität aufgefunden wurden, wird angenommen, daß sie nach dem Sliding-filament-Prinzip unter ATP-Verbrauch aneinander vorbeigleiten, ein Vorgang, bei dem die ATPase-Aktivität durch Ca-Ionen bestimmt wird.

Nach einer anderen Vorstellung wird beim Chromosomentransport Tubulin im Bereich des Zelläquators zu Mikrotubuli „assembliert" und gleichzeitig an den Spindelpolen abgebaut. Die mit den Mikrotubuli in einer noch unbekannten Weise verbundenen Chromosomen würden so zu den Spindelpolen transportiert. Bei diesem Prozeß sollen die chromosomalen an den kontinuierlichen Mikrotubuli als Leitschienen vorbeigleiten.

Der Spindelapparat kann somit als ein aus mikrotubulären Einheiten bestehendes transitorisches System gedeutet werden, dessen Glieder unter Energieverbrauch schnell aus Untereinheiten zusammengefügt werden können, alsdann Transport- und Verteilerfunktionen übernehmen und schließlich, abhängig von der Ca-Ionen-Konzentration, wieder in ihre Tubulin-Untereinheiten zerfallen. In den vergangenen Jahren haben sich zunehmend Hinweise auf das Vorkommen von Aktin und Myosin im Spindelapparat gefunden (vgl. „Mikrofilamente"). Es ist daher nicht auszuschließen, daß diese Proteine des kontraktilen Bewegungssystems ebenfalls an der Chromosomen-Separation beteiligt sind.

Die Mikrotubuli stellen hochdynamische Zellstrukturen dar, die im Dienste sehr verschiedener Funktionen stehen. Bei aller Gleichförmigkeit ihrer strukturel-

---

[1]   Bei den PtK 2-Zellen handelt es sich um eine Zellinie, die aus der Niere des Rattenkänguruhs (*Protorous tridactylis*) gezüchtet wurde. **P**rotorous **t**ridactylis **K**idney = PtK.

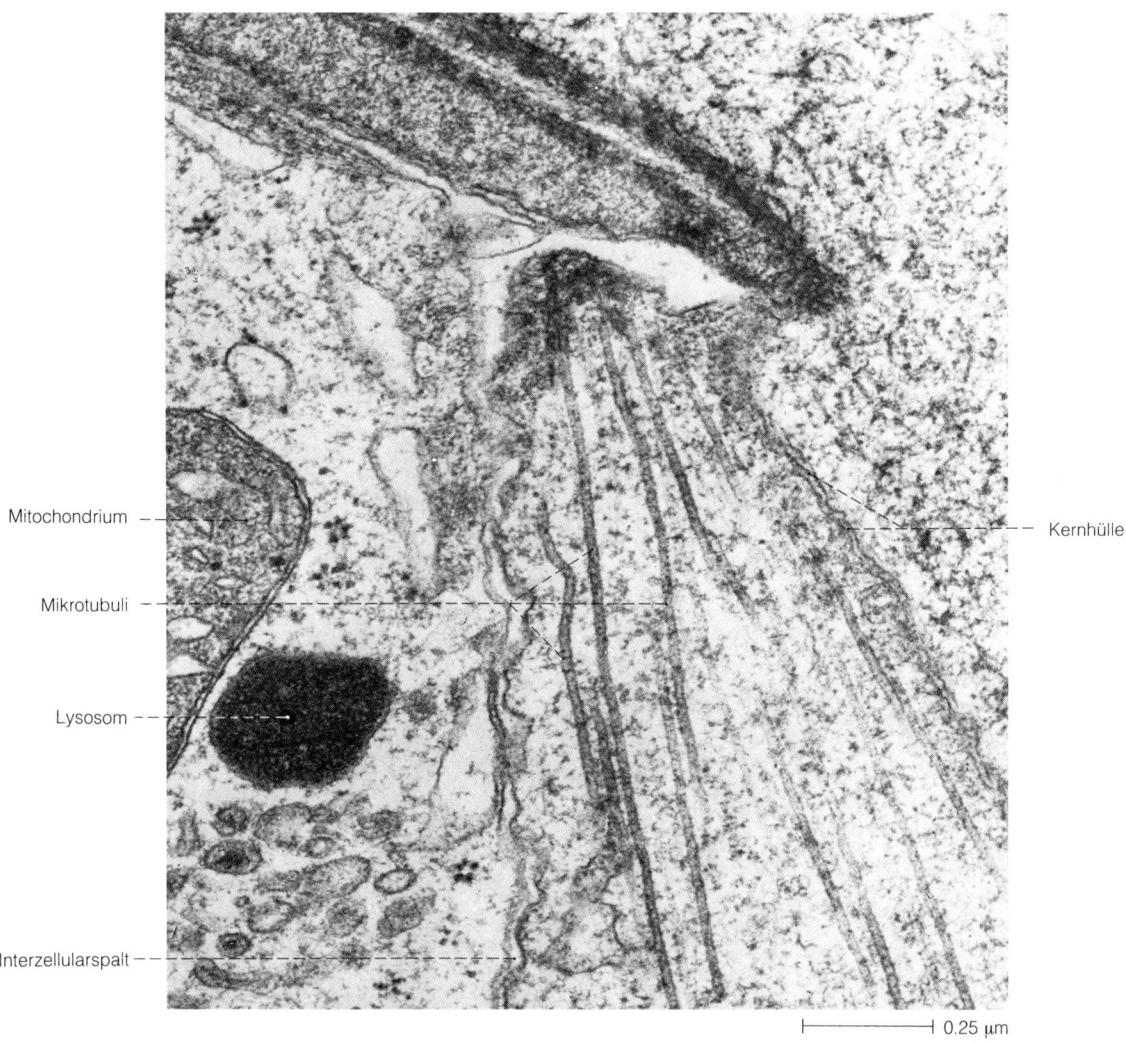

Mitochondrium

Mikrotubuli

Lysosom

Interzellularspalt

Kernhülle

⊢――――――⊣ 0.25 µm

Abb. 1.5–3. Mikrotubuli im Längsschnitt aus einer Spermatide des Rattenhodens. Die Mikrotubuli kommen aus dem sog. Kernring, der aus einem Centrosom hervorgegangen ist. Links im Anschnitt das Cytoplasma einer SERTOLI-Zelle. Elektronenmikroskopische Aufnahme (Original: Prof. Dr. K. H. ANDRES, Bochum).

len Organisation sind ihre Aufgaben in der Zelle unterschiedlicher als die anderer Strukturen. Primär dürfte den Mikrotubuli eine Art Skelettfunktion zukommen. Darüber hinaus bedingt schon ihre Form, daß sie potentiell auch als Leitstrukturen wirken, denn jede Art von Transport wird sich parallel zu ihrer Längsachse vollziehen, unabhängig davon, ob die Mikrotubuli ursächlich mit dem Transportmechanismus verknüpft sind oder nicht. Über ihre statischen Funktionen als Cytoskelett und Leitstrukturen hinaus können die Mikrotubuli, die durch das Assembly-Disassembly-Geschehen selbst schon einen dynamischen Aspekt aufweisen, zusätzlich an Bewegungs- und Transportvorgängen beteiligt sein (z. B. Spindelapparat, Melanosomentransport, Cilienbewegungen).

Literatur

[1] BARDELE, C. F.: Struktur, Biochemie und Funktion der Mikrotubuli. Cytobiologie 7 (1973), 442–488

[2] BARDELE, C. F.: Mikrotubuli. Verh. Anat. Ges. 72 (1978), 179–191

[3] BRINKLEY, B. R., J. CARTWRIGHT jr.: Ultrastructural anal mitotic spindle elongation in mammalian cells in vitro. J. Cell Biol. 50 (1971), 416–431

[4] DUSTIN, P.: Microtubules. Springer, Berlin–Heidelberg–New York 1978

[5] HIRAMA, M. N., Y. MANO: Polysomes of the sea urchin embryo; Identification of tubulin-synthetizing polysomes. Exp. Cell Res. 86 (1974), 15–24

[6] MCINTOSH, J. R.: Bridges between microtubules. J. Cell Biol. (1974), 166–187

[7] MURPHY, D. B., L. G. TILNEY: The role of microtubules in the movement of pigment granules in teleost melanophores. J. Cell Biol. 61 (1974), 757–779

[8] NOVIKOFF/HOLTZMAN: Cells and Organelles. Holt-Rinehart-Winston 1976

[9] ROBERTS, R.: Cytoplasmic microtubules and their functions. Prog. Biophys. Molec. Biol. 28 (1974), 373–420

[10] SNYDER, J. A., J. R. MCINTOSH: Initiation and Growth Microtubules from Mitotic Centers in Lysed Mammalian Cells. J. Cell Biol. 67 (1975), 744–760

[11] Soifer, D. (Ed.): The Biology of Cytoplasmic Microtubules. Ann. N. Y. Acad. Sci. 253, New York 1975

[12] Stephens, R. E., K. T. Edds: Microtubules: Structure, chemistry and function. Phys. Rev. 56 (1976), 706–777

[13] Tilney, L. G.: Origin and continuity of microtubules. In: Beermann/Reinert/Ursprung (Eds.): Origin and continuity of cell organelles. Springer, Berlin 1971

[14] Tilney, L. G., J. Bryan, D. J. Bush, K. Fujiware, M. Mooseker, D. B. Murphy, D. H. Snyder: Microtubules: Evidence for 13 Protofilaments. J. Cell. Biol. 59 (1973), 267–275

Centriol

Das *Centriol* oder Zentralkörperchen ist ein Zellorganell, das sich an der Grenze der lichtmikroskopischen Sichtbarkeit befindet. In Interphasezellen liegt es als homogenes Granulum oder Stäbchen, einzeln oder als paariges *Diplosom* in einem strukturlosen Cytoplasmabereich (= Centroplasma oder Mikrozentrum) meist in unmittelbarer Nähe, gelegentlich auch in einer Bucht des Zellkerns. Oft bestehen enge räumliche Beziehungen zu Anteilen des Golgi-Apparates (Abb. 1.5–4). Als Vorbereitung zur Zellteilung findet man meist schon am Ende der S-Phase, spätestens am Beginn der Prophase eine Verdoppelung der Centriolen,

so daß zwei Diplosomen entstehen. Jedes dieser Diplosomen wandert im Verlauf der Prophase zu einem der präsumptiven Pole der Mitose.

Centriol und Basalkörperchen (= *Kinetosom*) der Flimmerhaare und Geißeln sind nach einer schon um die Jahrhundertwende entwickelten Vorstellung („Henneguy-Lenhosseksche Theorie" 1898), die durch neuere Untersuchungen weitgehend bestätigt worden ist, identische Formationen. Auch elektronenmikroskopisch haben sie gleiche Beschaffenheit. Ebenso wie das Diplosom die Bildung des Spindelapparats veranlaßt, sind die Basalkörperchen für Entstehung und Funktion der Kinocilien von ausschlaggebender Bedeutung. Das eine Gebilde kann im übrigen aus dem anderen hervorgehen und/oder für das andere eintreten. Soweit bislang erkennbar, hat das Centriol nur oder vorwiegend die Aufgabe, bestimmte Bewegungsphänomene anzuregen und zu leiten.

Centriole sind Zellorganellen mit einem charakteristischen Feinbau. Jedes Zentralkörperchen gleicht einem – etwa 0,5 μm langen und 0,15 μm dicken – Zylinder, dessen Wand aus einem System feinster Röhrchen aufgebaut ist. Die Anordnung dieser Mikrotubuli ist von großer Regelmäßigkeit: Jeweils zu dritt („triplet structure") miteinander verbunden, formieren sie stets neun in genau gleichem Abstand voneinander liegende Gruppen, wodurch ein sehr typisches, an ein Mühlrad erinnerndes Querschnittsbild entsteht (Abb. 1.5–4).

Die drei Tubuli jeder Gruppe, von innen nach außen A, B und C genannt, sind teilweise miteinander ver-

Abb. 1.5–4. Dictyosom (durch eine gestrichelte Linie hervorgehoben), Centriol, Mikrotubuli und Polyribosomen. Elektronenmikroskopische Aufnahme.

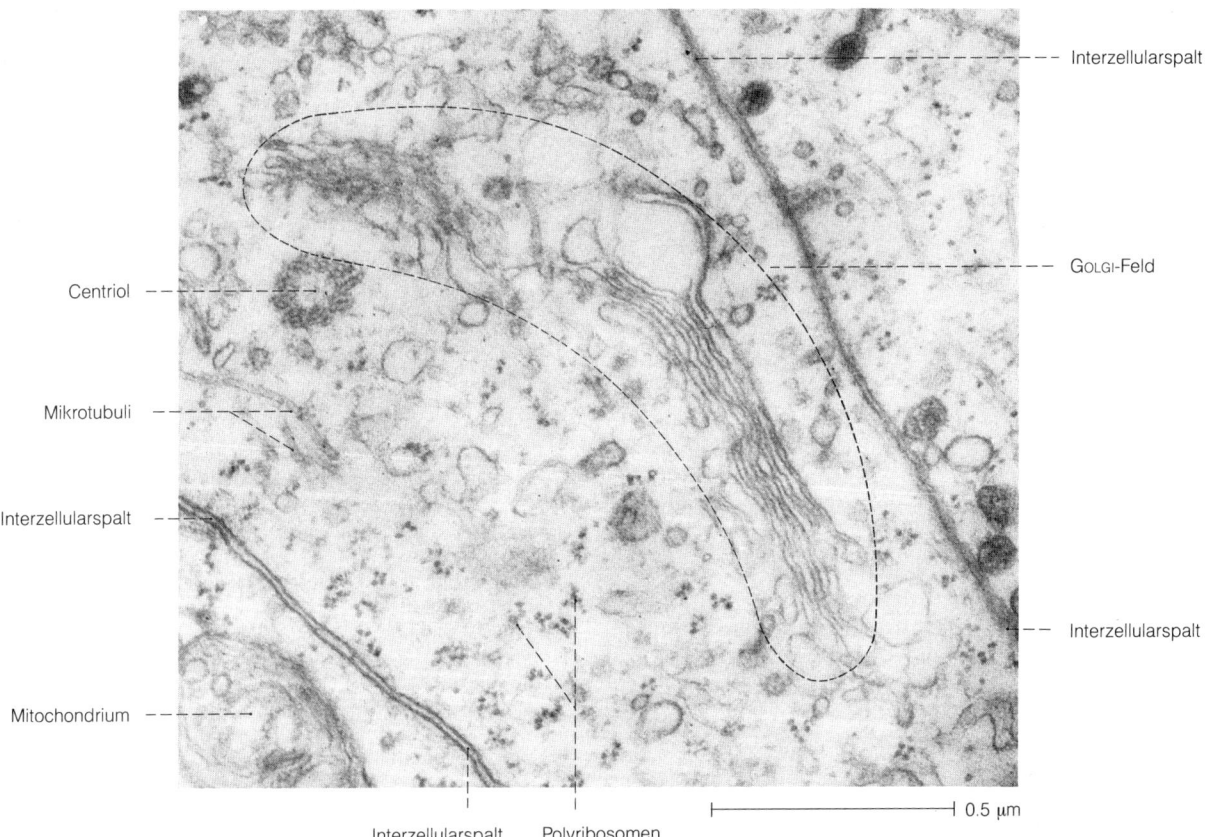

Centriol

Mikrotubuli

Interzellularspalt

Mitochondrium

Interzellularspalt   Polyribosomen

Interzellularspalt

Golgi-Feld

Interzellularspalt

0,5 μm

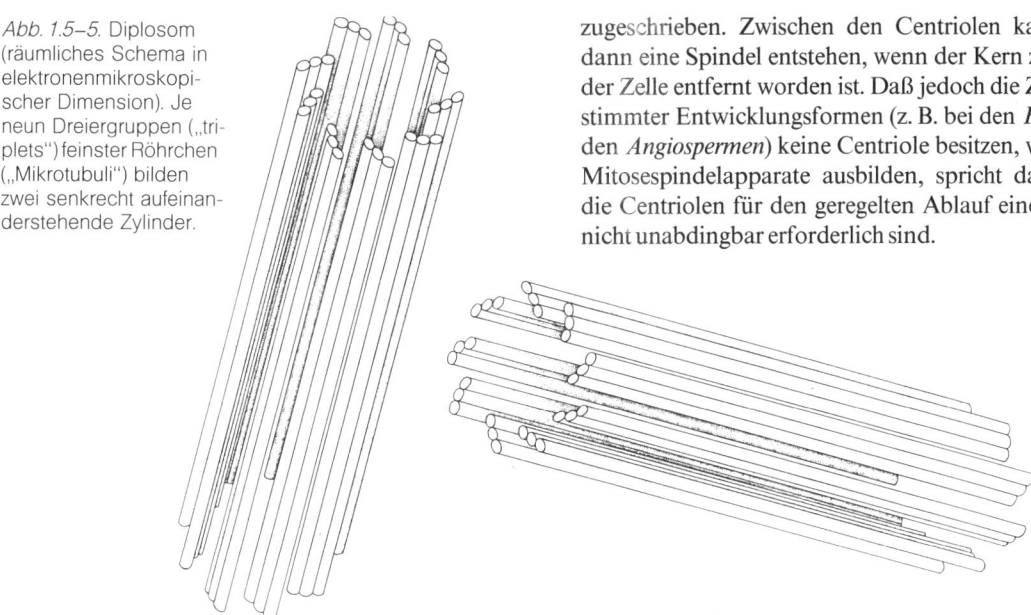

Abb. 1.5–5. Diplosom (räumliches Schema in elektronenmikroskopischer Dimension). Je neun Dreiergruppen („triplets") feinster Röhrchen („Mikrotubuli") bilden zwei senkrecht aufeinanderstehende Zylinder.

zugeschrieben. Zwischen den Centriolen kann auch dann eine Spindel entstehen, wenn der Kern zuvor aus der Zelle entfernt worden ist. Daß jedoch die Zellen bestimmter Entwicklungsformen (z. B. bei den *Fungi* und den *Angiospermen*) keine Centriole besitzen, wohl aber Mitosespindelapparate ausbilden, spricht dafür, daß die Centriolen für den geregelten Ablauf einer Mitose nicht unabdingbar erforderlich sind.

schmolzen. Jeweils der innerste Tubulus (A) besitzt zwei kurze Fortsätze, die als Arme bezeichnet werden. Der eine zeigt radiär einwärts und weist mit seinem freien Ende auf das Zentrum des Centriols, während sich der nach außen gerichtete Arm mit dem Tubulus C der nächsten Dreiergruppe verbindet. Die Ultrastruktur des Centriols wurde zuerst in weißen Blutkörperchen entdeckt, später jedoch in völlig gleicher Ausbildung auch in vielen anderen Zelltypen gefunden.

Die Centriole verdoppeln sich (in einer noch nicht genauer bekannten Weise) dergestalt, daß sich ein Tochtercentriol im rechten Winkel zu dem bereits vorhandenen Zentralkörperchen neu bildet (*Diplosom*, Abb. 1.5–5). Wegen ihrer typischen Lage an den Spindelpolen während der Mitose wird ihnen ein erheblicher Einfluß auf die Ausbildung des Spindelapparats

1.5.2 Mikrofilamente

Das lichtmikroskopisch homogene Cytoplasma enthält als weitere Strukturkomponente das *Mikrofilamentsystem* [1–4].

Die *Mikrofilamente* haben einen Durchmesser von 5–7 nm. In elektronenmikroskopischen Präparaten der Zelle findet man sie in allen Ebenen angeschnitten (Abb. 1.5–6). Mikrofilamente sind als dichte Bündel unter der Plasmamembran, in Pseudopodien und Mikroprojektionen der Zelle, wie Filopodien und Microvilli anzutreffen. In Gewebekulturzellen können sie zu Fasern von 100–200 nm Durchmesser gebündelt auftre-

Abb. 1.5–6. Mikrofilamente in Endothelzellen. Elektronenmikroskopische Aufnahme quer, schräg und längs getroffener Mikrofilamente im Cytoplasma einer Endothelzelle der A. poplitea (Mensch). Endvergrößerung 33 000fach (Original: Prof. Dr. J. Staubesand, Freiburg/Br.).

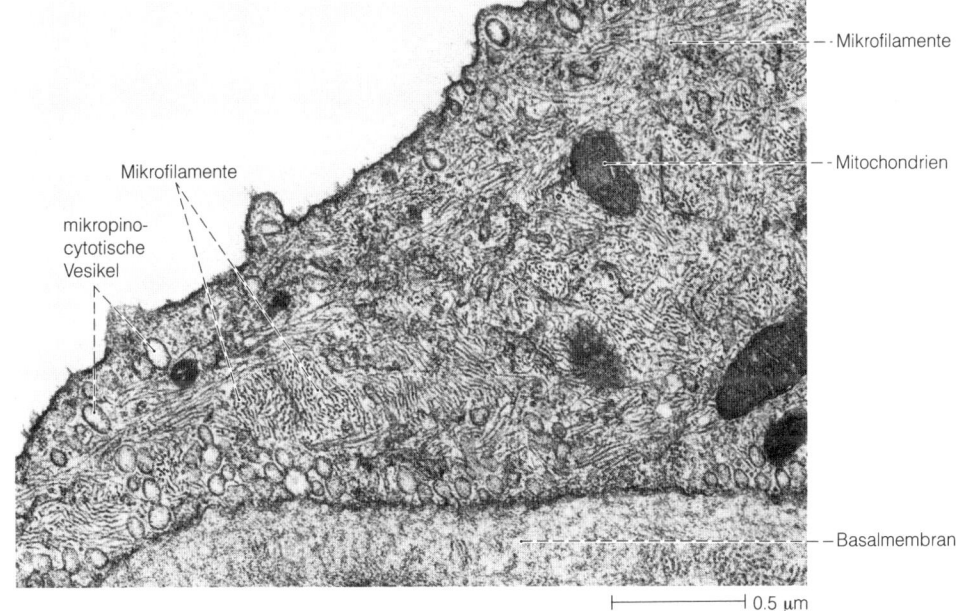

Mikrofilamente

mikropino-
cytotische
Vesikel

— Mikrofilamente

— Mitochondrien

— Basalmembran

⊢————⊣ 0.5 µm

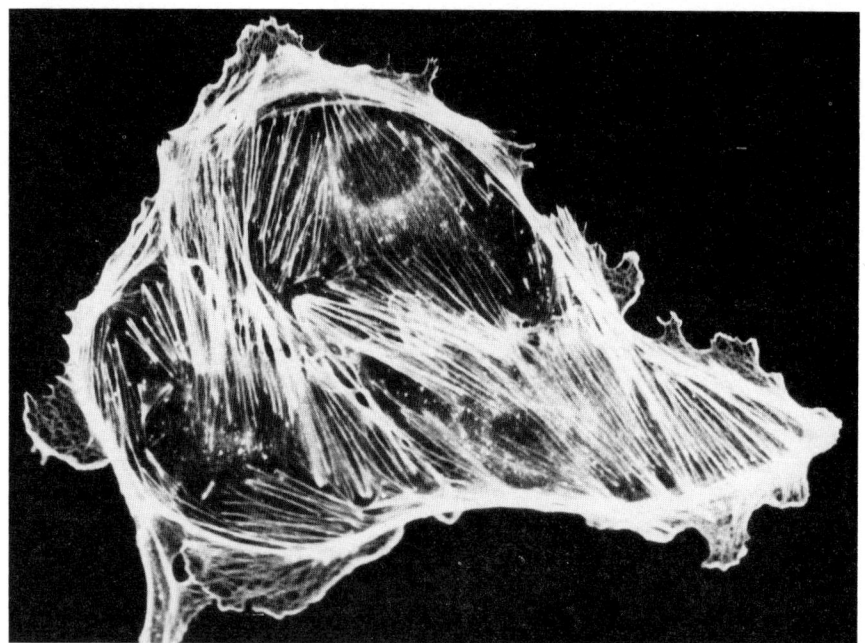

a

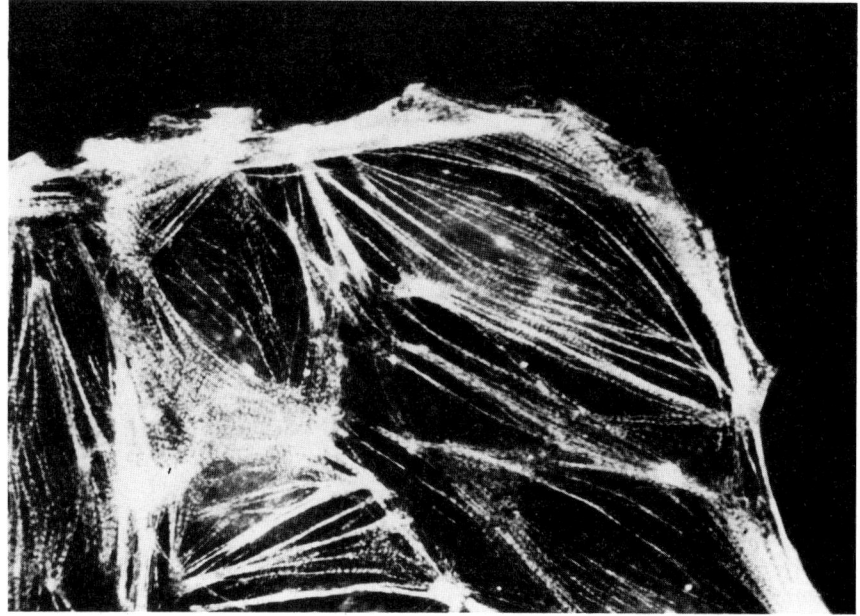

b

Abb. 1.5–7a, b. Aktin- und Myosinfilamente in PtK 2-Zellen. Die als helle, besonders in der Peripherie sichtbaren Strukturen der Aktinfilamente (a) und der Myosinfilamente (b) wurden durch indirekte Immunfluoreszenztechnik mit einem Aktin- bzw. Myosinantikörper dargestellt. a) Vergrößerung ca. 600fach; b) Vergrößerung ca. 950fach (Original: Prof. Dr. K. WEBER u. Dr. M. OSBORN, Göttingen).

ten *(„stress fibers")*. Durch ihre Fähigkeit, spezifisch das Myosinsubfragment Heavy Mero-Myosin (HMM) zu binden, wurden sie als *Aktin*-Filamente (*cytoplasmatisches* Aktin) identifiziert. Neuerdings lassen sich die Mikrofilamente auch durch markierte Anti-Aktin-Antikörper fluoreszenzoptisch darstellen (Abb. 1.5–7a). Die intrazelluläre Konzentration von cytoplasmischem Aktin ist offenbar seiner Funktion angepaßt. In aktiv verformbaren, beweglichen Zellen (wie Makrophagen) bzw. Zellderivaten (wie Blutplättchen) stellt es 20–30%, in Gewebeverbandszellen (wie Leberparenchymzellen) jedoch nur 1–2% des Zellproteins dar.

Aktin (Abb. 1.5–7a), eine Hauptkomponente glatter Muskelzellen und quergestreifter Muskelfasern, bildet den monomeren Grundbaustein der dünnen Filamente des Sarkomers (vgl. Kap. Muskelgewebe). Dieses *Muskel*-Aktin weist mit dem *cytoplasmatischen* Aktin anderer Zellen eine Skala überraschender Ähnlichkeiten auf. Molekulargewicht und Aminosäuresequenz sind außerordentlich ähnlich. Cytoplasmatisches Aktin bindet wie Muskel-Aktin das Muskel-Tropomyosin-Troponin-System (s. dieses) und aktiviert die im Muskel-Myosinkopf (s. diesen) lokalisierbare Adenosintriphosphatase. Im Gegensatz zum hochstrukturierten und als Polymer stabilen Muskel-Aktin scheint das cytoplasmatische Aktin der Nicht-Muskelzellen nicht nur in filamentärer Form vorzuliegen. Es besitzt in vivo ausgeprägte Fähigkeiten, gezielt aus dem monomeren, globulären Aktin (G-Aktin) zum spiralig-fibrillären Aktin (F-Aktin) zu polymerisieren und in der Rückreaktion zu depolymerisieren. Spezifische intrazelluläre Proteine können offenbar dieses Polymerisations-Depolymerisationsgleichgewicht sowie die Richtung der Polymerisation in der Zelle beeinflussen, wodurch sich die dynamischen Erscheinungsformen des Mikrofilamentsystems erklären. So verlieren Gewebekulturzellen beim Eintritt in die Mitose ihre zu stress fibers gebündelten Mikrofilamente. Während der Telophase läßt sich das Aktin fluoreszenzoptisch diffus, nicht fibrillär über die Zelle verteilt darstellen; nur in der Durchschnürungszone liegt es als fibrillärer Ring vor. Gegen Ende der Cytokinese tritt es in den der Durchschnürungszone gegenüber liegenden Zellpolen an jenen Stellen konzentriert auf, an denen sich Pseudopodien bilden, um Mutter- und Tochterzelle zu trennen [9]. Erst nach kompletter Zellseparation und Eintritt der Zellen in die Interphase bilden sich die stress fibers wieder aus. Für Zellen im Gewebeverband eines Organs ist im Zuge der Zellteilung ein ähnlicher Verlauf der Aktinverteilung anzunehmen.

Die Ähnlichkeiten des cytoplasmatischen Aktins mit dem Muskel-Aktin rechtfertigen die interessante Hypothese, daß die cytoplasmatischen Aktinfilamente in Analogie zu den dünnen Filamenten der Skelettmuskulatur Bausteine eines intrazellulären Bewegungssystems sind. Wenn auch *Myosin* (Abb. 1.5–7b) im Cytoplasma nicht in der bipolaren Struktur dicker Filamente wie in Muskelzellen gefunden werden konnte, ließ es sich doch in Hirn (Neurone und Glia), Leberparenchymzellen, Leukocyten, Makrophagen, Blutplättchen u. a. in enger Korrelation zu den Mikrofilamenten nachweisen. Myosin liegt im Verhältnis zum Aktin jedoch in wesentlich geringerer Konzentration vor als im Skelettmuskel. Damit scheinen auch Nicht-Muskelzellen mit den kontraktilen Grundelementen der Muskelzellen ausgestattet zu sein und ein *cytomotiles System* zu besitzen. Im Bereich aktiver Bewegungsvorgänge treten Mikrofilamente gehäuft auf, wie bei der Phagocytose, Exocytose, in der mitotischen Spindel und im schon erwähnten kontraktilen Ring sich teilender Zellen während der Cytokinese. Mikrofilamente sind wahrscheinlich auch bei der Morphogenese von besonderer Bedeutung: Der Wachstumskegel sich entwickelnder Nervenaxone besitzt Mikroprojektionen, die Aktinfilamente enthalten. Diese legen offenbar die Wachstumsrichtung der Axone fest.

Als erster hat HOFFMANN-BERLING [5] an glyzerinbehandelten Fibroblasten gezeigt, daß die intrazellulären Bewegungsabläufe sowohl ATP als auch geringe Konzentrationen an Ca^{++} erfordern. Seine Befunde wurden inzwischen an verschiedenen Epithelien und Geweben bestätigt. Damit kristallisiert sich auch für Nicht-Muskel-Zellen eine im Vergleich zum Skelettmuskel ähnliche, wenn auch biochemisch nicht identische Steuerung des cytomotilen Bewegungssystems durch Ca^{++} heraus.

1.5.3 Intermediäre Filamente

Die intermediären Filamente stellen das dritte intrazelluläre Cytoskelettsystem eukarionter Zellen dar. Sie zeichnen sich durch ihre langgestreckte, nur wenig verzweigte Struktur mit einem Durchmesser von 7–11 nm aus (Abb. 1.5–8). Ihr Durchmesser liegt damit („intermediär") zwischen dem der Mikrofilamente (5–7 nm) und dem der Mikrotubuli (22–25 nm).

Biochemische und immunologische Untersuchungen haben gezeigt, daß man die intermediären Filamente in verschiedene Subklassen unterteilen kann [7, 8]. Alle intermediären Filamente sind zwar in physiologischen Puffersystemen unlöslich („Filamente"), zei-

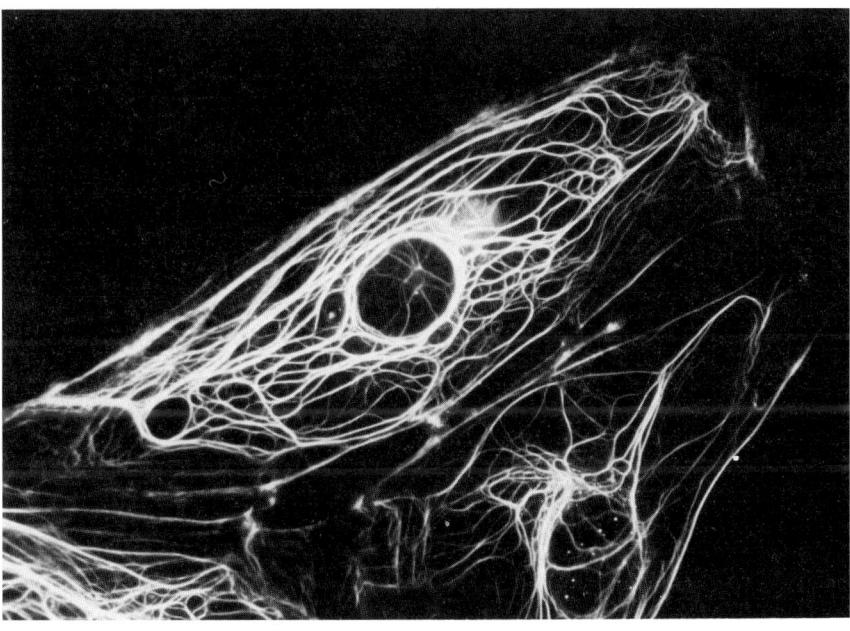

Abb. 1.5–8. Intermediäre Filamente in PtK 2-Zellen. Die intermediären Filamente wurden durch indirekte Immunfluoreszenztechnik mit einem Vimentinantikörper dargestellt. Vergrößerung ca. 950fach (Original: Prof. Dr. K. WEBER u. Dr. M. OSBORN, Göttingen).

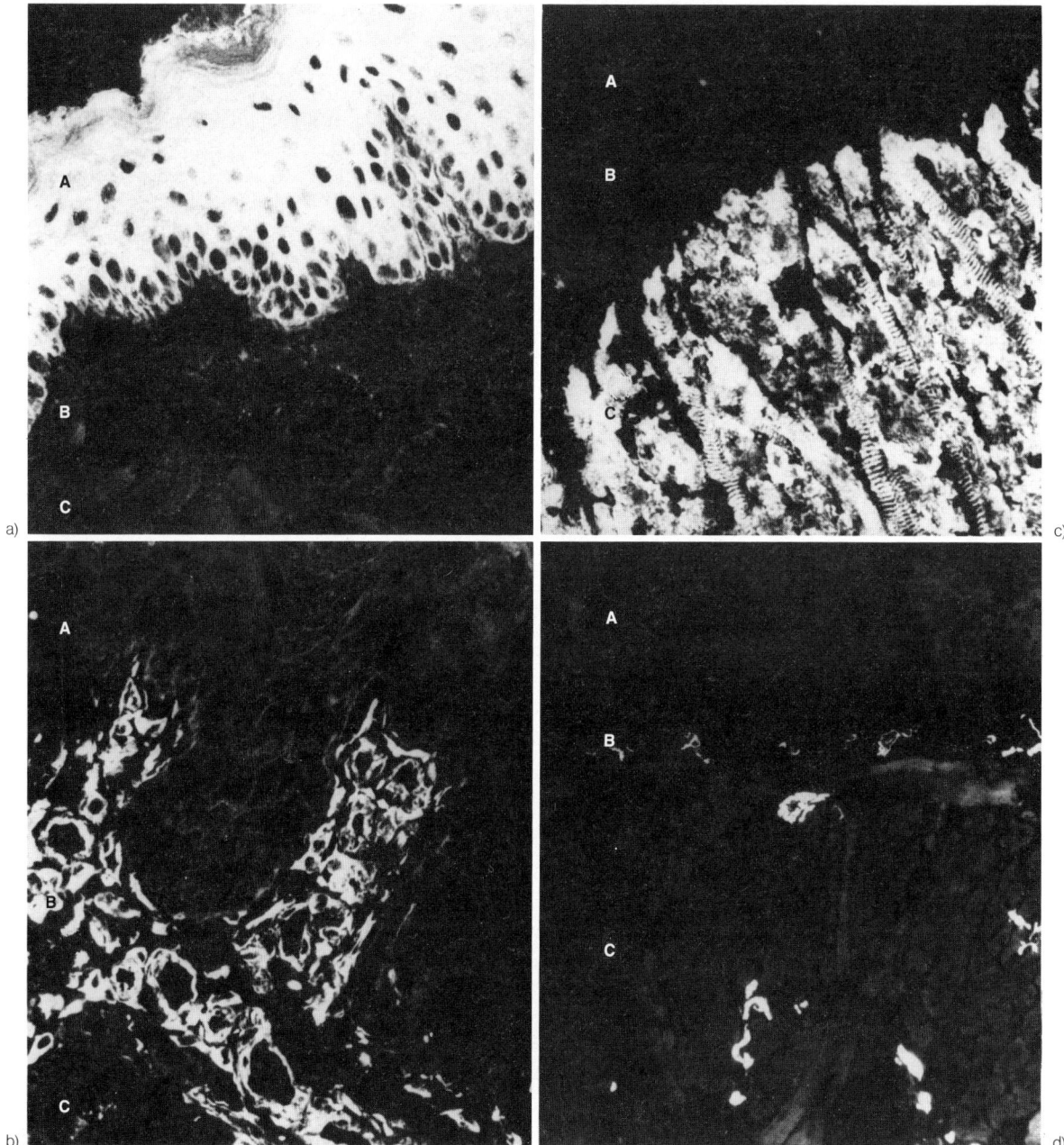

Abb. 1.5–9a-d. Intermediäre Filamente in den verschiedenen Geweben der Zunge.

a) Das Epithelgewebe (A) läßt sich mit Antikörpern gegen Cytokeratin-Filamente darstellen.

b) Antikörper gegen Vimentin-Filamente markieren die Lamina propria (B) mit Fibroblasten und Komponenten der Blutgefäße.

c) Desmin-Antikörper färben die Muskelzellschicht vor allem in Bildebene C an. (Die Muskelzellen sind an ihrer charakteristischen Querstreifung im Längsschnitt zu erkennen).

d) Die Zellen des Nervensystems in der Lamina propria in Bildebene B und in der Muskelzellschicht in Bildebene C imponieren durch ihre spezifische Reaktion mit dem Antikörper gegen Neuro-Filamente. Immunfluoreszenzaufnahme (Original: Prof. Dr. K. Weber u. Dr. M. Osborn, Göttingen).

gen ähnliche Morphologie und Ultrastruktur, enthalten jedoch verschiedene, wenn auch z. T. verwandte Proteinbausteine im Molekulargewichtsbereich zwischen 45 000 und 70 000.

Fünf Subklassen der intermediären Filamente wurden bisher unterschieden. In der Regel wird nur eine dieser Subklassen in einem Zelltypus exprimiert. Körpergewebszellen lassen sich daher je nach ihrem intermediären Filamentsystem einer dieser Subklassen zuordnen: *Cytokeratin-Filamente,* die in Epithelzellen vorkommen und z. T. in den Desmosomen verankert sind; *Desmin-Filamente,* die als charakteristisches Merkmal in glatten und quergestreiften Muskeln auftreten (Abb. 1.4–23), *Glia-Filamente,* in Astrocyten und Bergmannscher Glia. *Neuro-Filamente,* die für die Neurone des zentralen und peripheren Nervensystems typisch sind, und *Vimentin-Filamente,* die in den Zellen „mesenchymaler" Gewebe exprimiert sind, wie Fibroblasten, Chondrocyten, Makrophagen, Endothelzellen usw.

Das gleichzeitige Vorkommen zweier Subklassen der intermediären Filamente in einem Zelltyp wurde bisher nur in zwei Geweben gefunden: Die glatten Muskelzellen der Tunica media der Arterien können Vimentin- und Desmin-Filamente enthalten; ebenso weisen die Astrocyten des zentralen Nervensystems neben den Glia-Filamenten auch Vimentin-Filament auf.

Die Subklassen-spezifische Anfärbung der intermediären Filamente in den verschiedenen Zelltypen eines Mischgewebes ist eindrucksvoll in Abb. 1.5–9, einem histologischen Schnittbild durch die Zunge, zu erkennen. Das Epithelgewebe (Abb. 1.5–9a) läßt sich spezifisch mit Antikörpern gegen Cytokeratin-Filamente darstellen. Die Lamina propria mit ihren Fibroblasten und Blutgefäßen (Abb. 1.5–9b) lassen sich mit Antikörpern gegen Vimentin-Filamente und die Muskelzellen (Abb. 1.5–9c) mit Antikörpern gegen Desmin-Filamente wiedergeben. Antikörper gegen Neuro-Filamente markieren die Nervenzellen unterhalb der Epithelschicht (Abb. 1.5–9d, Bildebenen B u. C).

Es ist zu erwarten, daß die Typisierung des Cytoskeletts der intermediären Filamente sowie der ihnen zugeordneten Zellen durch Immunfluoreszenztechniken eine große Bedeutung in der Tumordiagnostik haben wird. Vor allem bei Tumorerkrankungen mit unklarem Primärherd lassen sich durch Identifizierung der Subklassen der intermediären Filamente in den Metastasen Rückschlüsse auf das in Frage kommende Gewebe des Primärherdes ziehen [8].

Die biologisch-physiologische Bedeutung der intermediären Filamente ist noch unklar. Ihre Hauptaufgabe könnte darin liegen, den Zellen Resistenz gegen Zug- und Druckkräfte zu verleihen. Intermediäre Filamente

fehlen in den meisten Invertebraten-Zellen, sind aber auch nicht in allen Vertebraten-Zellen zu finden. In der letzten Phase der Keimzelldifferenzierung sind sie in Säugern ebensowenig vorhanden wie in den ersten Stadien der Embryogenese. Es ist daher unwahrscheinlich, daß die intermediären Filamente im Gegensatz zu den Mikrotubuli und Mikrofilamenten absolut lebensnotwendige Aufgaben in den Körperzellen erfüllen.

Literatur

[1] CLARKE, M., J. A. SPUDICH: Nonmuscle Contractile Proteins. The Role of Actin and Myosin. In: Cell Motility and Shape Determination. Ann. Rev. Biochem. 46 (1977), 797–822

[2] FRANKE, W. W., E. SCHMID, D. L. SCHILLER, S. WINTER, E. D. JARASCH, R. MOLL, H. DENK, B. W. JACKSON, K. ILLMENSEE: Differentiation – related Pattern of Expression of Proteins of Intermediate – size Filaments. In: Tissue and Cultured Cells. Cold Spring Harbor. Symp. Quant. Biol. 46 (1981), 431–453

[3] GOLDMAN, R., T. POLLARD, J. ROSENBAUM: Cell Motility, Cold Spring Harbor Conferences on Cell Proliferation, Vol. III, Cold Spring Harbor Laboratory, Cold Spring Harbor 1976

[4] HITCHCOCK, S. E.: Regulation of Motility in Nonmuscle Cells. J. Cell. Biol. 74 (1977), 1–15

[5] HOFFMANN-BERLING, H.: Relaxation of Fibroblast Cells. In: R. D. ALLEN, N. KAMIYA (Eds.): Primitive Motile Systems. In: Cell Biol. Acad. Press, New York 1964

[6] OSBORN, M., N. GEISLER, G. SHAW, G. SHARP, K. WEBER: Intermediate Filaments, Cold Spring Harbor. Symp. Quant. Biol. 46 (1981), 413–429

[7] POLLARD, T. D., R. R. WEIHING: Actin and Myosin and Cell Movement. Crit. Rev. Biochem. 2 (1974), 1–65

[8] RAMACKERS, F. C. S., J. J. G. PUTS, A. KANT, D. MOESKER, P. H. K. JAP, G. P. VOOIJS: Use of Antibodies to Intermediate Filaments in the Charakterization of Human Tumors. Cold Spring Harbor, Symp. Quant. Biol. 46 (1981), 331–339

[9] SANGER, J. W.: Changing Patterns of Actin Localisation during Cell Division. Proc. Natl. Acad. Sci. 72 (1975), 1913–1916

1.6 Cytoplasma: Organellen, Vorratsstoffe, Pigmente

JOCHEN STAUBESAND

1.6.1 Lysosomen

Untersuchungen von Zellhomogenaten mit Hilfe der Fraktionierungsmethode in verschiedenen Dichtegradienten führten zu einer Aufgliederung der vermeintlich einheitlichen Mitochondrienfraktion in eine „schwere" (= „H"-) und eine „leichte" (= „L"-)[1] Fraktion (Abb. 1.3–1). Während sich in der H-Fraktion überwiegend mitochondriale (Atmungs-)Fermente anreichern, zeichnet sich die L-Fraktion durch ihren hohen

Gehalt an Hydrolasen aus, deren pH-Optimum deutlich im sauren Bereich, in der Regel um pH 5, liegt. Die Hydrolasen spalten zusammengesetzte Naturstoffe unter Aufnahme von Wasser zu einfacheren Bausteinen auf. Inzwischen sind mehr als drei Dutzend saurer Hydrolasen aus Partikeln der L-Fraktion isoliert worden.

Da in intakten Zellen diese Enzyme ihre Substrate (wie DNS, RNS, Polysaccharide, Proteine, Triacylglycerole) im allgemeinen nicht angreifen, forderte man eine Grenzmembran, die die Enzyme von der cytoplasmatischen Matrix trennt und die Selbstverdauung verhindert. Für das Vorhandensein dieser Membran sprach auch, daß isolierte Partikel der L-Fraktion ein

---

[1] „H" und „L" von „Heavy" und „Light"

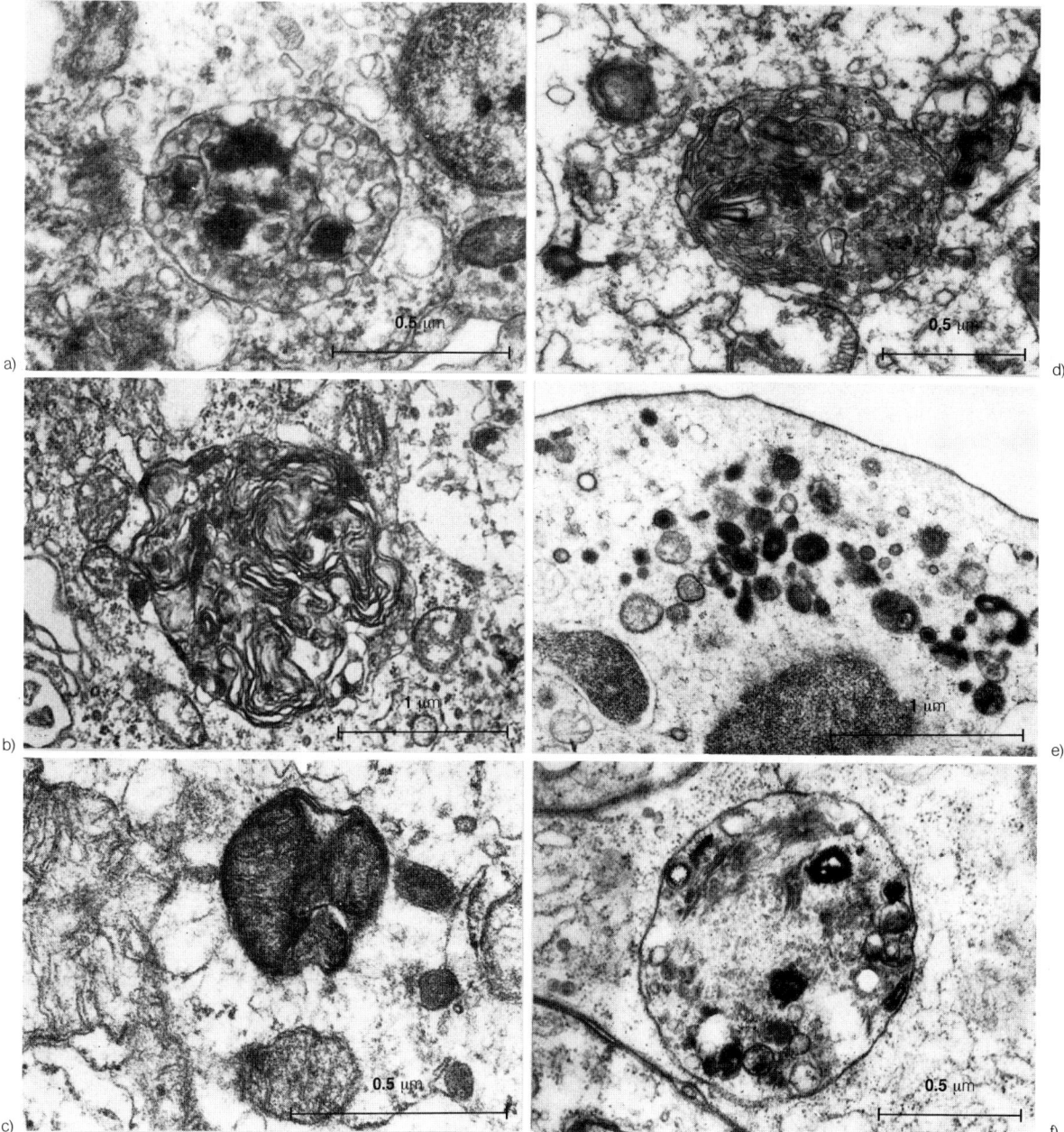

Abb. 1.6–1. Verschiedene Abbauvakuolen (Lysosomen, auto- und heterophagische Vakuolen). Elektronenmikroskopische Aufnahmen.
a) Multivesicular body aus einem Histiocyten (Ratte);
b) Abbauvakuole mit vorwiegend lamellären Binnenstrukturen aus einer HeLa-Zelle;
c) autophagische Vakuole mit Resten eines Mitochondrium einer Follikelepithelzelle der Schilddrüse (Ratte);
d) und f) Abbauvakuolen mit heteromorphem Inhalt aus v. Kupfferschen Sternzellen der Leber (Ratte);
e) spezifische Granula (Lysosomen) eines neutrophilen Granulocyten (Mensch).

geeignetes Substrat nach einer Latenzzeit, d. h. erst dann spalten, wenn die Organellen durch bestimmte Methoden, z. B. durch Detergentien, Ultraschall, Bestrahlung mit UV-Licht, Inkubation in hypotonischen Lösungen u. a. aufgebrochen worden sind. Die lysosomalen Enzyme gelangen also normalerweise nicht aus ihren membranumschlossenen Räumen in das Grundcytoplasma. Die enzymatische Aktivität intakter Lysosomen ist relativ gering. Die Träger hydrolytischer Enzyme wirken also in der Regel nicht als „suicide bags", da die Membran der Partikel das umgebende Cytoplasma normalerweise vor der aggressiven Wirkung der lytischen Enzyme schützt.

Elektronenmikroskopisch werden in der L-Fraktion mehr oder weniger dichte Körperchen gefunden, die stets von einer Membran umgeben sind. Solche Partikel nannte De Duve [4] wegen ihrer lytischen Aktivitäten *Lysosomen.* Aufgrund ihrer biochemischen Beschaffenheit haben die Lysosomen ganz allgemein die

Funktion, durch Endocytose (d. h. Phagocytose, Pinocytose oder Mikropinocytose) aufgenommene zellfremde Stoffe sowie abbaureifes zelleigenes („endogenes") Material (z. B. Mitochondrien mit ihrer durchschnittlichen Lebenszeit von 20 Tagen, Abb. 1.6–1c) zu verarbeiten (*intrazelluläre „Verdauung"* oder *„Reinigung"* im Zuge des Turnover von Zellbestandteilen).

Die Größe der Lysosomen reicht von ca. 25 (–50) nm bis zu 1 (–2) μm. Ihr Aussehen ist im elektronenmikroskopischen Bild polymorph (Abb. 1.6–1). So kommen Lysosomen mit homogenen, granulären, vesikulären und membranösen Inhaltsstrukturen vor. Diese Variabilität hängt u. a. damit zusammen, daß die Lysosomen meist in verschiedenen Entwicklungs- und Differenzierungsstadien vorliegen. Ein leicht durchschaubarer „Bauplan" – wie bei Mitochondrien, beim GOLGI-Apparat oder bei Centriolen – ist bei den Lysosomen nicht ohne weiteres zu erkennen, wodurch die Diagnose dieser Organellen erschwert ist. Die empirische Entscheidung, ob ein bestimmtes Gebilde als Lysosom oder als ein anderes Zellorganell anzusprechen ist, stützt sich nicht allein auf morphologische Methoden. Zwar ist elektronenmikroskopisch das Vorhandensein einer begrenzenden Membran ein zwingendes Erfordernis, doch muß zusätzlich der cytochemische Nachweis einer oder mehrerer Hydrolase-Aktivitäten gefordert werden, die für biochemisch untersuchte Lysosomen der betreffenden Zellart kennzeichnend sind. Ein wichtiges und relativ gut darstellbares *Markierungsenzym* für Lysosomen ist die *Saure Phosphatase* [1].

Nach dem *Lysosomen-Konzept* DE DUVES [4] lassen sich grundsätzlich drei Arten von Lysosomen unterscheiden: 1. *Primäre Lysosomen (= Prälysosomen)* als Speicherorte hydrolytischer Enzyme, 2. *Substratvakuolen (= heterophagische* und *autophagische Vakuolen* oder *Hetero-* und *Autophagosomen* sowie *Pinosomen)* mit Material exogenen oder endogenen Ursprungs, doch ohne lytische Enzyme, und 3. *sekundäre Lysosomen* oder Verarbeitungs- und Verdauungsvakuolen (= *Phago-* bzw. *Pinolysosomen* und *Autolysosomen*) [2], [3], [5].

Die Primärlysosomen treten elektronenmikroskopisch als mehr oder weniger dichte Vesikel in Erscheinung und enthalten *kein* Substrat. Sie stammen aus dem GOLGI-Feld und haben sich hier von den Sacculi und/oder vom tubulären Netzwerk abgeschnürt. Wahrscheinlich sind die lytischen Enzyme über das ER, wo sie ihre Entstehung der Syntheseleistung der Ribosomen verdanken, in den GOLGI-Apparat gelangt. Im Zusammenhang mit der Lysosomenentstehung spricht man vom „GOLGI-endoplasmic reticulum-lysosome"-Komplex (= GERL). Die Substratvakuolen entstehen durch Hetero- und Autophagocytose (s. diese) sowie durch Pinocytose und Mikropinocytose (s. diese). Sie werden nach Verschmelzung mit primä-ren Lysosomen zu Verarbeitungsvakuolen, deren Inhalt überwiegend metabolisiert wird. Die unverdaulichen Endprodukte (vor allem das sog. Alterspigment *Lipofuscin*) bleiben als *Restkörper* (= *„residual bodies"* oder *Zellschutt*) entweder mehr oder weniger lange im Cytoplasma liegen oder werden durch Exocytose ausgestoßen („Defäkation").

Bei der Entstehung der *Autolysosomen*, auch als *Cytolysosomen* bezeichnet, teilen sich bestimmte Cytoplasmabereiche durch eine Membran vom Grundcytoplasma ab. Nach Hinzutritt lytischer Enzyme kommt der Abbau der sequestrierten Region mit ihrem verbrauchten Membranmaterial und anderen Zellbestandteilen in Gang. Auf autolytischen „Aufräum-"Mechanismen unter führender Beteiligung von Lysosomen beruhen auch *physiologische Rückbildungsvorgänge* (z. B. nach der Stillegung von Blutgefäßen, die postnatal funktionslos werden, bei der Altersatrophie, bei der Involution der Mamma nach der Laktationsphase usw.), *pathologische Einschmelzungen* im Verlauf von Entzündungen, toxisch oder anders verursachten Nekrosen sowie die abakterielle *postnatale Autolyse* [2], [3].

Lysosomen sind in phagocytierenden Zellen (z. B. des reticulohistiocytären Systems) besonders reichlich vorhanden, kommen aber auch in Zellen der Leber, der Niere, der Milz sowie in Nerven-, Drüsen- und Muskelzellen vor. Bei den spezifischen Granula der neutrophilen und eosinophilen Granulocyten (Abb. 1.6–1e) handelt es sich ebenfalls um primäre Lysosomen, deren Zahl im übrigen nach phagocytotischer Aktivität der Zellen deutlich abnimmt (= Degranulation), da der Lysosomenbestand verbraucht wird. Auch bei niederen Tieren bis hin zu den Protozoen und selbst in pflanzlichen Zellen sind Lysosomen beschrieben worden. Diese Verbreitung spricht ebenso für ein hohes phylogenetisches Alter dieser Organellen wie für ihre allgemeine biologische Bedeutung. Bei Mangel oder Fehlen lysosomaler Enzyme kann es intrazellulär zu einem gestörten Materialabbau mit Speicherungsvorgängen (z. B. bei „POMPES disease", einer Glykogenspeicherkrankheit) kommen.

Literatur

[1] APPELMANS, F., R. WATTIAUX, C. DE DUVE: Tissue fractionation studies. 5. The association of acid phosphatase with a special class of cytoplasmic granules in rat-liver. Biochem. J. 59 (1955), 438–445

[2] DINGLE/FELL: Lysosomes in biology and pathology. Vol. 1/2. North-Holland Publ. Comp., Amsterdam 1969

[3] DINGLE, J. T.: Lysosomes in biology and pathology. Vol. 3. North-Holland Publ. Comp., Amsterdam 1973

[4] DE DUVE, C.: The lysosome concept. In: A. V. S. DE REUC and M. P. CAMERON (Eds.): Ciba Found. Symp. Lysosomes. Churchill, London 1963

[5] NOVIKOFF/HOLTZMAN: Zellen und Organellen. BLV Verlagsanstalt, München 1973

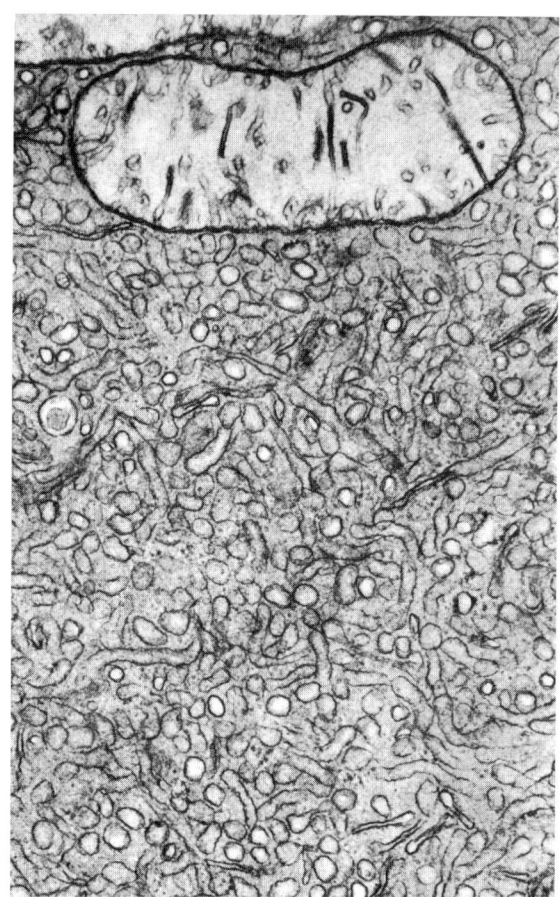

1.6.2 Endoplasmatisches Reticulum

Das Cytoplasma wird von einem Labyrinth dünner Röhren und platter Zisternen, dem endoplasmatischen Reticulum (= ER), durchzogen (Abb. 1.6–2), dessen Membranen kontinuierlich in Form des sog. rauhen ER (s. dieses) in die Kernmembranen übergehen (Abb. 1.6–3 u. 1.6–4 [6]). Das ER breitet sich vorzugsweise in der Umgebung des Zellkerns im Cytoplasma aus. Verbindungen zum Plasmalemm erfolgen über den GOLGI-Komplex (s. diesen), wobei das ER vesikulierte Anteile an GOLGI-Membranen abgibt, deren Inhalt – bei sezernierenden Zellen – über Vakuolen zur Zellmembran gelangt [2], [3].

Ungeachtet der Tatsache, daß bereits RETZIUS, 1890 [4], VERATTI, 1902 [5], HEIDENHAIN, 1911 [1] u. a. das endoplasmatische Reticulum in quergestreiften Muskelfasern fast vollständig zur Darstellung gebracht haben und daß es neuerdings an geeigneten Objekten wenigstens teilweise auch phasenkontrastmikroskopisch in lebenden Zellen beobachtet werden konnte, ist diese Zellkomponente nicht für das *licht*mikroskopische Bild der Zelle, sondern für ihre *elektronen*mikroskopische Dimension kennzeichnend.

◄ *Abb. 1.6–2.* Endoplasmatisches Reticulum der glatten (= agranulären) Form, Hodenzwischenzelle (Opossum). Elektronenmikroskopische Aufnahme [2].

Abb. 1.6–3. Lymphozyt (Ratte). Die perinucleäre Zisterne kommuniziert an zwei Stellen mit dem endoplasmatischen Reticulum (*). Elektronenmikroskopische Aufnahme.

✳
▼

Nucleus

perinucleäre Zisterne

Kernpore

Mitochondrien

Mitochondrien

✳

⊢——————⊣ 1 µm

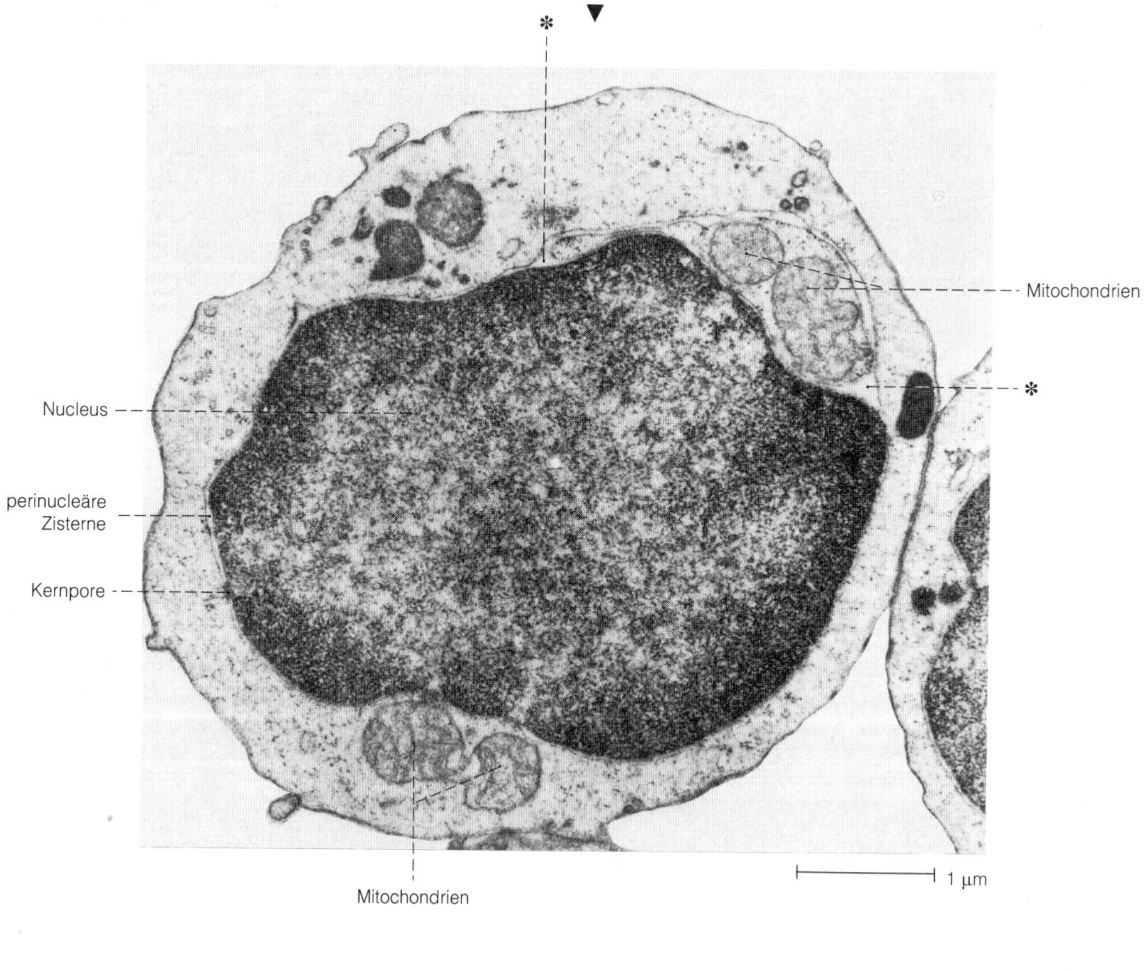

Grundsätzlich kommt das ER in zwei Formen vor: die eine ist von „*glatten*" (GER) oder „*agranulären*", die andere von „*rauhen*" (RER) oder „*granulären*" Membranen begrenzt, die sich von ersteren dadurch unterscheiden, daß sie plasmaseits mit Ribosomen besetzt sind (Abb. 1.6–4 u. 1.6–16). Obgleich beide Differenzierungen innerhalb einer Zelle auftreten und sogar ineinander übergehen können, verhalten sie sich (auch abgesehen von ihrer fehlenden oder vorhandenen Ribosomenbesiedelung) verschieden: Die glatten Membranen des ER begrenzen vorzugsweise *röhren*förmige, oft stark gewundene Hohlräume eines wechselnden Kalibers (Abb. 1.6–2), die rauhen hingegen zumeist *zisternen*artige, viel regelmäßiger gestaltete Kammern (Abb. 1.6–15 u. 1.6–16). Gegenüber Autolyse und Fixierung ist das agranuläre ER labiler als seine granuläre Form. Nach Anwendung von Osmiumsäure und anderen Fixierungsmitteln zerfallen die Röhrchen des ER meist in isolierte Vesikel. Nur Glutaraldehyd und ähnliche Fixatoren erhalten die Membranen in ihrer natürlichen Form.

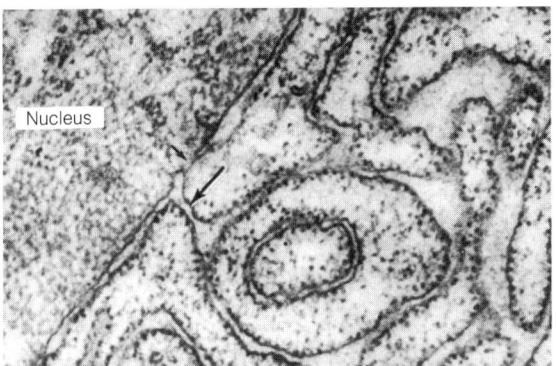

Abb. 1.6–4. Verbindung der perinucleären Zisterne mit den Räumen des rauhen (= granulären) ER (langer Pfeil). Kurzer Pfeil = Kernpore. Seröse Speicheldrüsenzelle (Maus). Elektronenmikroskopische Aufnahme [2].

In einigen Zellarten ist das ER spärlich ausgebildet, in anderen jedoch reich entfaltet. Zu einer Vermehrung des ER kommt es in proliferierenden und regenerierenden Zellen sowie bei erhöhter Leistung (z. B. bei Stimulierung der B-Zellen in den LANGERHANSschen Inseln des Pankreas). *Glattes* ER kommt vor allem in quergestreiften Muskelzellen (s. diese, Abb. 1.6–5) sowie in Zellen, die Steroide und Lipoide synthetisieren, vor (z. B. in den LEYDIGschen Zwischenzellen des Hodens, Abb. 1.6–2, den Zellen des Corpus luteum, der Nebennierenrinde und in Fettzellen), während das *granuläre* ER als in die Proteinsekretion eingeschaltetes Organell einen charakteristischen Bestandteil entsprechender Drüsenzellen (z. B. der Speicheldrüsen und des Pankreas) bildet. Sind dicht gepackte, parallel zueinander angeordnete Zisternen des rauhen ER in umschriebenen Bereichen des Cytoplasma konzentriert, werden sie als *Ergastoplasma* der organisierten Form bezeichnet.

Wenn auch die Ausprägung des glatten ER – offenbar abhängig vom Funktionszustand der Zelle – innerhalb weiter Grenzen variiert, zeigt es doch für bestimmte Zellarten durchaus charakteristische Züge: Es bildet locker oder dicht vernetzte Hohlräume mit engen oder weiteren Lichtungen sowie regellose, in anderen Zellen hingegen streng geordnete Formationen. In Skelett- und Herzmuskelzellen – hier *sarkoplasmatisches Reticulum* (Abb. 1.6–5) genannt – umspinnt es in gesetzmäßiger „Triaden"-Anordnung jeweils in Höhe der Z-Linie oder an der Grenze von A- und I-Banden des Sarkomer die Myofilamentbündel (vgl. hierzu Kap. „Das Muskelgewebe").

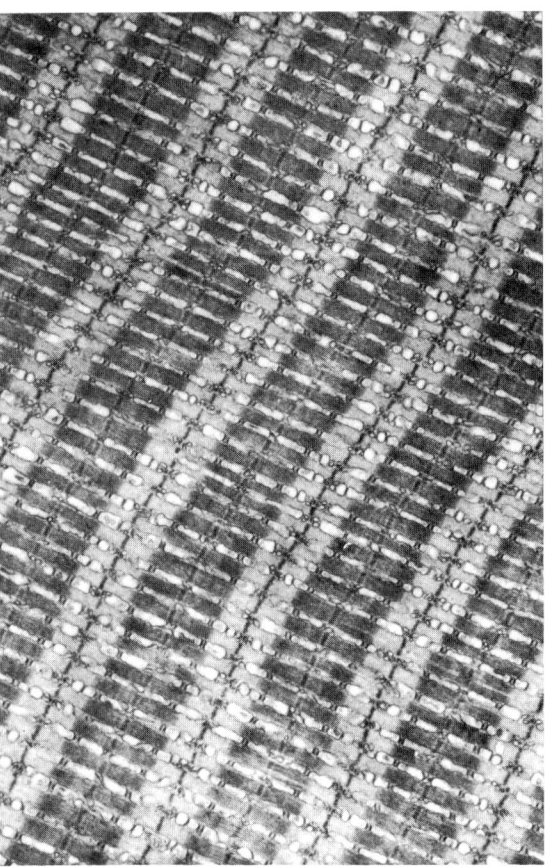

Abb. 1.6–5. Sarkoplasmatisches Reticulum aus einer quergestreiften Muskelfaser (Opsanus tau). Elektronenmikroskopische Aufnahme [2].

Eine Sonderform des ER bildet die *perinucleäre Zisterne* [6]. Dieser Spalt hat einen Durchmesser von ca. 50 nm, wird von der inneren und äußeren Kernmembran begrenzt (Abb. 1.6–3 u. 1.6–4), umschließt das Nucleoplasma und paßt sich allen Formänderungen der Kernblase an. An der äußeren Kernmembran haften zahlreiche in Reihen oder Spiralen angeordnete Ribosomen (Abb. 1.6–4). Wo das äußere Blatt der Kernhülle in ihr inneres umschlägt, entstehen sog. *Kernporen* bzw. Porenkomplexe (s. Kap. „Zellkern").

Die Auffassung, die Kernhüllen seien trotz aller ihrer Besonderheiten differenzierte Anteile des ER, wird u. a. dadurch gestützt, daß am Ende der Kernteilung, während der es zur vollständigen Auflösung der Kernmembranen kommt, ihre Wiederherstellung aus dem ER erfolgt (vgl. hierzu auch Kap. „Annulierte Lamellen").

Die *Funktionen* des ER wurden ursprünglich darin gesehen, der Zelle als Cytoskelett „Form und Organisation" zu verleihen und ihr zugleich als interzelluläres Transportsystem sowie als Träger von Enzymen zur Verfügung zu stehen. In ihren Grenzmembranen sind Enzyme lokalisiert (z. B. für Synthese und Abbau der Fettsäuren, der Phospholipide und der Steroide), die sich von denen des Plasmalemm unterscheiden. Im ER des Darmepithels (Abb. 1.4–17) werden resorbierte Lipide transportiert, während das ER in den Gonaden und in Zellen der Nebennierenrinde eine Rolle bei der Synthese steroider Hormone spielt. Wahrscheinlich können Proteine und andere Stoffe im ER befördert und in die verschiedenen Bereiche der Zelle verteilt werden. Bestimmte Stoffe werden offenbar über längere Zeiträume innerhalb des ER gespeichert, wobei es zu erheblichen regionalen Ausweitungen kommen kann (Abb. 1.6–6). In Leberzellen kommt es nach Verabrei-

chung fettlöslicher Arzneimittel (z. B. Chloroform, Barbiturate) zu einer deutlichen Vermehrung des ER mit einem gleichzeitigen Anstieg von Enzymen, die diese Substanzen abbauen. Hier scheint sich also eine der Funktionen des glatten ER auf die Entgiftung bestimmter Substanzen zu beziehen.

In Plasmazellen läßt sich zeigen, daß größere Bereiche des granulären ER unterschiedliche Proteine synthetisieren. Es gibt also offenbar Regionen des ER, die auf die Synthese ganz bestimmter Proteine spezialisiert sind.

Fragmentierung und Vesikulierung der Zisternen des ER (sog. „Zisternenkollaps") werden bei schwersten Zellschädigungen kurz vor dem Zelltod beobachtet (kommt freilich – wenn auch in geringerem Ausmaß – normalerweise im Zusammenhang mit den Beziehungen des ER über den GOLGI-Komplex zur Zellmembran vor).

Abb. 1.6–6. Schon pathologisch erweiterte ER-Zisternen (Speicherform des ER). Noch nicht voll ausgereifter eosinophiler Granulocyt aus dem Knochenmark (Ratte). Elektronenmikroskopische Aufnahme.

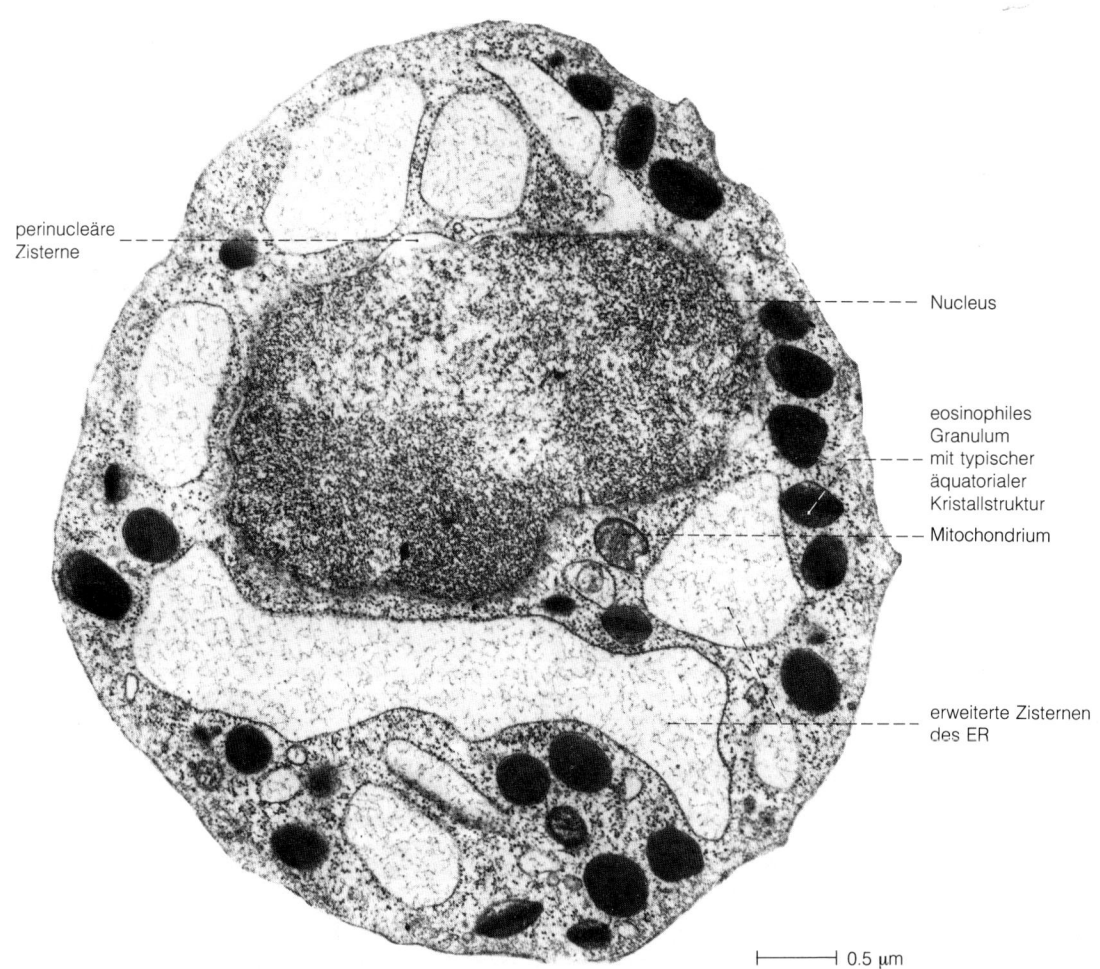

perinucleäre Zisterne

Nucleus

eosinophiles Granulum mit typischer äquatorialer Kristallstruktur

Mitochondrium

erweiterte Zisternen des ER

⊢——————⊣ 0.5 μm

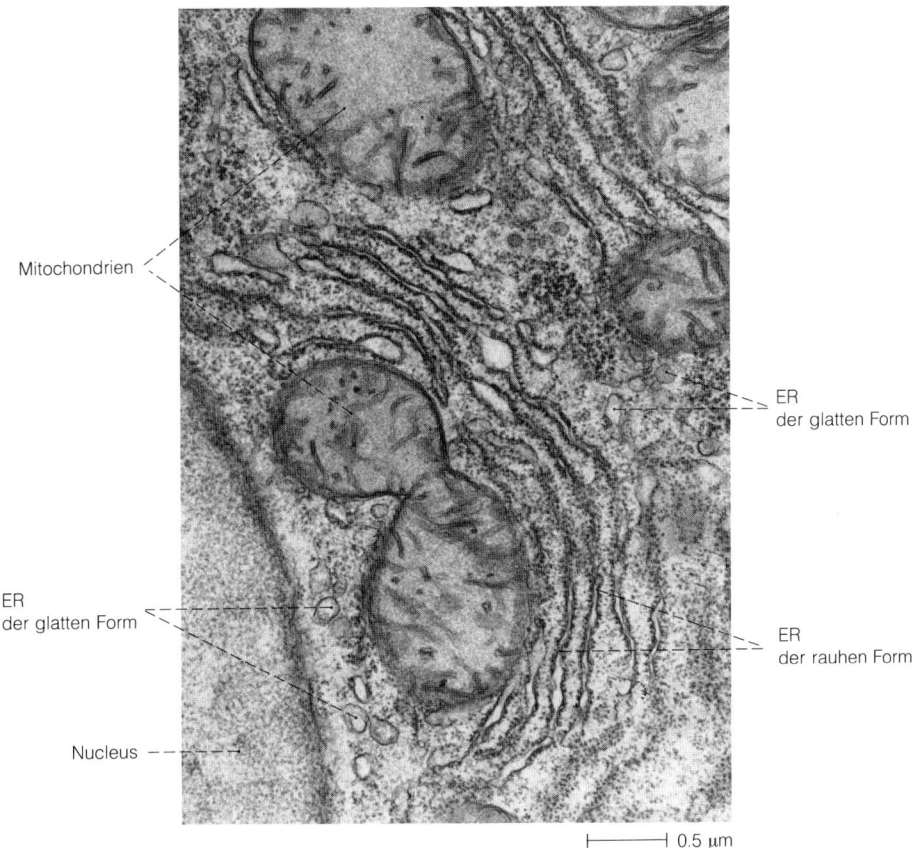

Mitochondrien

ER
der glatten Form

ER
der glatten Form

ER
der rauhen Form

Nucleus

├──────┤ 0.5 µm

Abb. 1.6–7. An Membranen des ER gebundene Ribosomen aus einer Leberzelle (Ratte). In der Umgebung der Zisternen des rauhen ER Anschnitte von Tubuli des glatten ER. Elektronenmikroskopische Aufnahme (Original: Prof. Dr. J. C. H. DE MAN, Leiden).

Literatur

[1] HEIDENHAIN, M.: Plasma und Zelle. Eine allgemeine Anatomie der lebenden Masse. 2. Lieferung. Fischer, Jena 1911
[2] PALADE, G. E.: The endoplasmatic reticulum. J. biophys. biochem. Cytol. 2 (Suppl.) (1956), 85–98
[3] PORTER, K. R.: The endoplasmatic reticulum: Some current interpretations of its forms and functions. Acad. Press, London 1961
[4] RETZIUS, G.: Muskelfibrille und Sarcoplasma. In: G. RETZIUS (Hg.): Biol. Untersuchungen, Neue Folge I. Stockholm und Leipzig 1890
[5] VERATTI, E.: Recherche sulla fine struttura della fibra colare striata. Memorie Ist. Lomb. Cl. sci. e nat. 19 (1902), 87–133
[6] WATSON, M. L.: Further observations on the nuclear envelope of the animal cell. J. biophys. biochem. Cytol. 6 (1959), 146–155

1.6.3 Annulierte Lamellen

Unter *annulierten Lamellen* versteht man einen Bestandteil des Cytoplasma (sehr viel seltener des Karyoplasma), der sich aus einem mehr oder weniger ausgedehnten Stapel parallel orientierter, membranbegrenzter Zisternen zusammensetzt (Abb. 1.6–8 u. 1.6–9). Das kennzeichnendste Merkmal dieser Formation ist darin zu sehen, daß die zumeist engen Zisternen – im Gegensatz zum endoplasmatischen Reticulum – in regelmäßigen Abständen von Poren unterbrochen sind, sich also sehr ähnlich wie die Kernhüllen verhalten (vgl. mit Abb. 1.7–4).

Seit ihrer elektronenmikroskopischen Entdeckung im Cytoplasma der Eizelle der Seeigelart *Arbacia* sind die annulierten Lamellen in den verschiedensten Zellarten wiedergefunden und unter Bezeichnungen wie periodische Lamellen, gefensterte Zisternen, gefensterte Lamellen oder gefensterte Membranen beschrieben worden. Die meisten Fundorte beziehen sich jedoch auf Keimzellen und auf Zellen mit einer hohen Teilungsrate, wie embryonale und neoplastische Zellen, aber auch Epidermis- und andere Epithelzellen.

Die annulierten Lamellen sind nicht nur hinsichtlich ihres Aufbaus weitgehend mit der Kernhülle identisch, sondern offenbar auch in bezug auf ihre Morphogenese an letztere gekoppelt.

Da die annulierten Lamellen im Bereich ihrer Terminalsäcke Übergänge zum glatten und rauhen ER

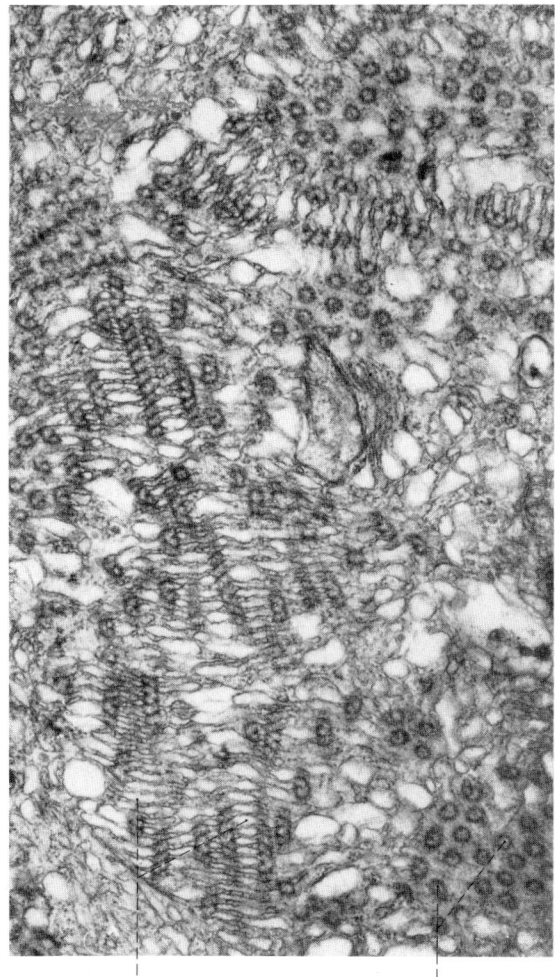

annulierte
Lamellen, längs

annulierte
Lamellen, quer

├──────────┤ 0.5 µm

Abb. 1.6–8. Stapel annulierter Lamellen aus einer HeLa-Zelle. Elektronenmikroskopische Aufnahme (Material: Prof. Dr. D. WITTEKIND, Freiburg/Br.).

Abb. 1.6–9. Körper annulierter Lamellen aus einer menschlichen SERTOLI-Zelle. Im Zentrum der zirkulär angeordneten Lamellen sowie in ihrer unmittelbaren Umgebung Lipidtropfen. Übergang der peripheren annulierten Lamellen in Zisternen des rauhen ER. Elektronenmikroskopische Aufnahme [1].

aufweisen können (Abb. 1.6–9), ist vermutet worden, daß sie als intermediäre Stadien bzw. strukturelle Vorläufer des endoplasmatischen Reticulum aufzufassen seien. Andere sehen in den annulierten Lamellen an der Kernhülle entstehende spezifisch differenzierte Membranen. Sie sollen am Beginn der Mitose in Strukturinformationen tragende Vesikel zerfallen, aus denen sich im Laufe der Telophase neue Kernhüllen organisieren könnten. Auf diese Weise würde zugleich der Mehrbedarf an Membranmaterial durch die Tochterzellen schon in der Mutterzelle bereitgestellt werden. Danach wäre die Bildung annulierter Lamellen als eine Leistung teilungsbereiter Zellen mit zeitlich vorverlegter Produktion eines erst später benötigten Organells anzusehen. Im Cytoplasma der hochspezialisierten SERTOLI-Zellen der Hodenkanälchen dürfte den annulierten Lamellen eine spezielle (bisher freilich noch undurchsichtige) Funktion zufallen. Sie treten hier in einer Sonderform, nämlich als konzentrisch geschichtete Membranpakete, in Erscheinung (Abb. 1.6–9).

Literatur

[1] HADŽISELMOVIĆ, F., H. SEGUCHI: Ultramikroskopische Untersuchungen an Tubulus Seminiferus bei Kindern von der Geburt bis zur Pubertät. Verh. Anat. Ges. 68 (1974), 149–161

[2] PICHERAL, B., R. FOLLIOT: Sur un nouvel élément intracisternal de la structure du pore de l'enveloppe nucléaire et des lamelles annelées. J. Microscopie 12 (1971), 459–462

[3] WISCHNITZER, S.: The annulate lamellae of Salamander oocytes. Wilhelm Roux Arch. Entwickl.-Mech. Org. 164 (1970), 279–292

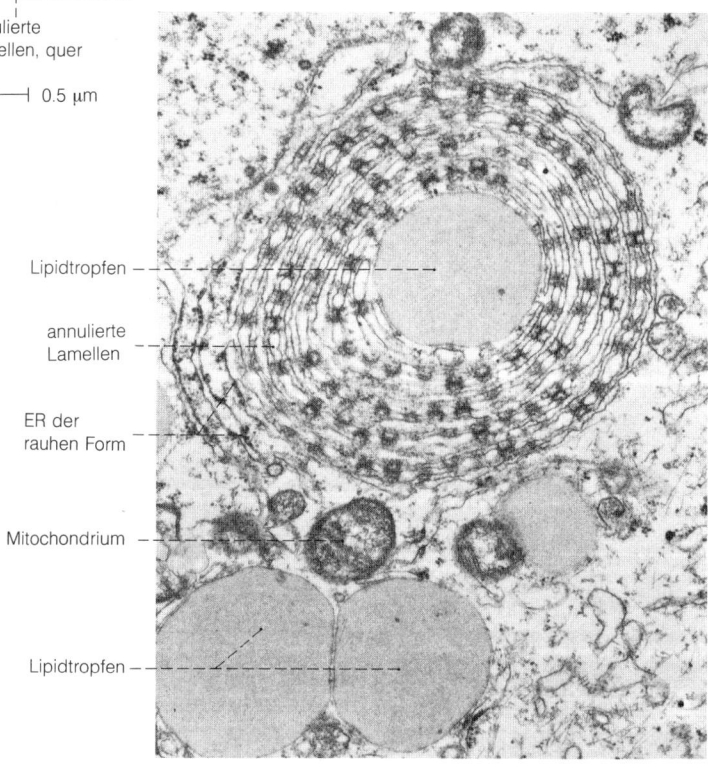

Lipidtropfen ——

annulierte
Lamellen ——

ER der
rauhen Form ——

Mitochondrium ——

Lipidtropfen ——

├──────────┤ 0.5 µm

1.6.4 Ribosomen, Polyribosomen[1]

Schon wenige Jahre nach ihrer Entdeckung wurden kleine, kompakte, im elektronenmikroskopischen Bild verwaschen begrenzte Partikel (Abb. 1.6–7, 1.6–10 u. 1.6–12) als ubiquitäre und obligatorische Komponenten des Plasmas *aller* lebenden Organismen erkannt [5]. Diese Partikel werden wegen ihres Gehalts an Ribonucleinsäure Ribosomen genannt. Sie sind in Bakterien und Blaualgen ebenso vorhanden wie in den hoch differenzierten Nerven- und Sinneszellen höherer Tiere und des Menschen. Physiologisch sind sie die Reaktionsorte der Proteinbiosynthese [3], [4].

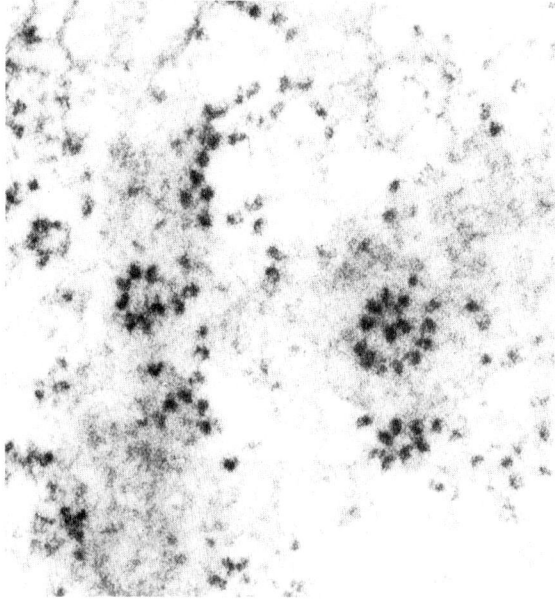

├───────┤ 0.1 μm

Abb. 1.6–10. Polyribosomen, teils in Rosetten, teils in Kettenform, aus einem Fibroblasten. Stellenweise ist die Unterteilung der Ribosomen in kleinere und größere Partikel noch wahrnehmbar. Elektronenmikroskopische Aufnahme.

Die Ribosomen sind annähernd kugelig gestaltet, besitzen *keine* umgebende Membran und haben einen Durchmesser von 10–25 nm (womit sie weit unterhalb der lichtmikroskopischen Sichtbarkeit liegen). Zahl, Anordnung und Verteilung der Partikel hängen weitgehend vom Zelltyp ab. Rasch wachsende Zellen, Zellen mit hoher Teilungsrate (wie embryonale Zellen und Krebszellen) oder großem Eiweißumsatz (wie Leber-, Nerven- und Drüsenzellen) enthalten wesentlich mehr Ribosomen als inaktive Zellen und Zellen mit niedriger Teilungsrate oder geringem Eiweißumsatz. In einem Bakterium (*Escherichia coli*) wurde die Gesamtzahl der Ribosomen auf 10 000 geschätzt [3], in Zellen eines Hefepilzes (*Schizosaccharomyces pombe*) wurden ca. 500 000, in den Hämoglobin synthetisierenden Reticulocyten rund 100 pro μm³ Cytoplasma (= 0,5% des gesamten Zellvolumens), in Lymphocyten der Ratte weit über 500 000 und in größeren Zellen einige Millionen gezählt.

Ribosomen finden sich einzeln oder bilden zusammenhängende Gruppen *(Polyribosomen, Polysomen oder Ergosomen)*, die entweder frei in der cytoplasmatischen Matrix liegen und ihr im elektronenmikroskopischen Bild eine charakteristische Tüpfelung verleihen (Abb. 1.5–4) oder in Verbindung mit den Membranen des endoplasmatischen Reticulum (= ER) stehen (Abb. 1.6–4 u. 1.6–16). Sind die Membransysteme des ER parallel orientiert und dicht mit Ribosomen besetzt, spricht man von Ergastoplasma (Abb. 1.6–15 u. 1.6–16). Da die Ribonucleinsäuren (= RNS) Kationen und basische Farbstoffe binden, ist die Stärke der Basophilie einer Zelle oder eines Zellbereichs ein *lichtmikroskopischer* Indikator für die Menge von RNS und Ribosomen im Cytoplasma.

Freie Ribosomen lassen sich u. a. aus homogenisierten Bakterien, Hefezellen, Reticulocyten und Leberzellen abzentrifugieren. Membrangebundene Ribosomen lassen sich durch Behandlung mit Desoxycholat oder anderen Detergentien vom endoplasmatischen Reticulum (d. h. in der Regel zumeist aus der Mikrosomenfraktion) ablösen und durch Differentialzentrifugation isolieren. Chemisch bestehen die Ribosomen aus Protein und Ribonucleinsäure und gehören damit zu den Ribonucleoproteiden. Vom Ribosom kann man schrittweise Proteine wegnehmen, wobei ein Kern, ein sog. „Core", der aus RNS und einer Anzahl von Proteinen besteht, zurückbleibt. Solche „Cores" können wieder mit abgespaltenen Proteinen, sog. „Split-proteins", zu funktionell aktiven Ribosomen rekombiniert werden [2].

Die einzelne Ribosomeneinheit ist aus zwei unterschiedlich gestalteten Untereinheiten zusammengesetzt (Abb. 1.6–11).

Die zu *Polyribosomen* zusammengefaßten Ribosomen bilden an Hieroglyphen erinnernde Ornamente bzw. rosetten- oder maulbeerförmige Muster (Abb. 1.6–10) und sind durch ein Filament (Durchmesser 1–1,5 nm) miteinander verbunden, an dem die einzelnen Partikel wie Perlen an einem Faden aufgereiht sind (Abb. 1.6–10). Auch in Präparaten isolierter Polyribosomen kann eine kettenartige Anordnung gefunden werden, wobei zwischen den einzelnen Ribosomen stellenweise ein Filament in Erscheinung tritt (Abb. 1.6–12).

Die Frage nach der Natur des „Fadens" führt zur Funktion dieser unscheinbaren Körnchen. Es ist ein grundsätzliches Problem, wie die Zelle die ihr eigentümlichen Proteine zu bilden vermag. Vor ca. 20 Jahren waren die Grundprinzipien der molekularen Prozesse der Proteinsynthese durch die Entdeckung erkannt worden, daß die mikrosomale Fraktion eines Zellhomogenats in Anwesenheit einer Energiequelle die Fä-

---

[1] Herrn Prof. Dr. G. SCHREIBER, University of Melbourne, Parkville (Australien) danke ich für wertvolle Hinweise bei der Überarbeitung dieses Kapitels.

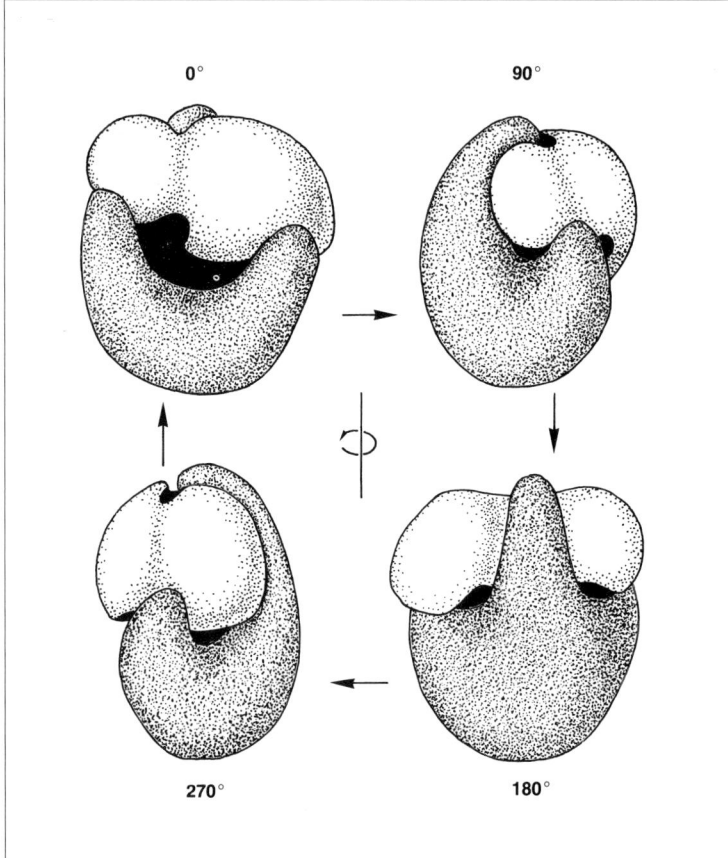

0°   90°

270°   180°

Abb. 1.6–11. Dreidimensionales Modell des 70-S-Ribosom (von E. coli). Durch schrittweise Drehung um jeweils 90° gegen den Uhrzeigersinn werden vier Seiten des Modells sichtbar. Die kleinere 30-S-Untereinheit, die einem Embryo ähnelt, besteht aus 21 Proteinen und einem RNS-Molekül (16 S). Die größere, an einen Lehnsessel erinnernde Untereinheit ist aus 34 Proteinen und 2 RNS-Molekülen (5 S und 23 S) zusammengesetzt [8].
◄

Abb. 1.6–12. Isolierte Polyribosomen aus Leberzellhomogenaten (Ratte). Zwischen den einzelnen Ribosomen erkennt man stellenweise (Pfeile) Verbindungsfäden, bei denen es sich möglicherweise um die Boten-RNS handelt. Elektronenmikroskopische Aufnahme (Original: Prof. Dr. J. C. H. DE MAN, Leiden).
▼

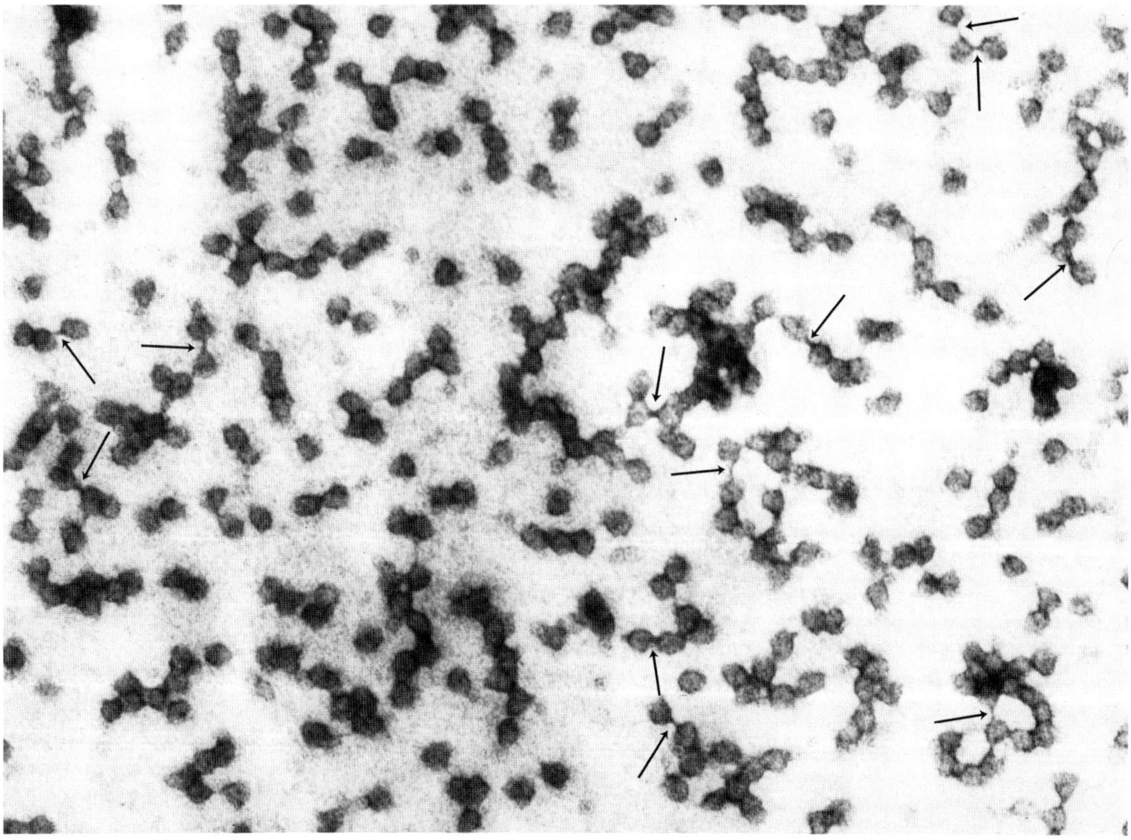

├───────────┤ 0.2 µm

higkeit besitzt, radioaktiv markierte Aminosäuren in Protein einzubauen [8].

An der Synthese der Proteine sind 20 verschiedene Aminosäuren beteiligt. Die Zahl ihrer Verknüpfungsmöglichkeiten ist fast unvorstellbar groß (sie beträgt mehr als $2 \cdot 10^{20}$!). Auswahl- und Bestimmungsprinzip ihres Zusammenbaus ist die *genetische Information*. Sie legt die Reihenfolge fest, in der die Aminosäuren bei der Proteinsynthese aneinandergehängt werden, und ist in der Basensequenz der Desoxyribonucleinsäuren (= DNS) des Kerns kodifiziert (s. Kap. „Zellkern"). Die DNS vermittelt ihre Information durch die ihr komplementär gebildete RNS an das Cytoplasma (= *Transkription*), und zwar 1. als *ribosomale RNS* (= r-RNA)[1], die zusammen mit Protein die Ribosomen aufbaut, 2. als „*transfer-RNS*" (= t-RNA)[2], die spezifisch aktivierte Aminosäuren bereitstellt, und 3. als *Boten-RNS* (= messenger oder m-RNA), die als „Informationsstrang" – das ist der oben erwähnte „Faden" – in Verbindung mit den Ribosomen tritt und sie zu Polysomen auffädelt. Alle drei Arten von RNS werden zunächst als größere Präkursoren an der DNS gebildet. Aus diesen größeren Präkursoren entstehen dann durch verschiedene Modifikationen (Anfügen chemischer Gruppen, Herausschneiden von Abschnitten des Nucleinsäurestrangs und Wiederaneinanderfügen der Enden) die funktionell aktiven, „reifen" RNS-Formen. An den Ribosomen wird nun die Basensequenz der m-RNA innerhalb von Sekunden bis wenigen Minuten in die charakteristische Aminosäurenreihung der Proteine übersetzt (= Translation; Abb. 1.6–13).

Kurze Stränge mit wenig Ribosomen enthalten ein kurzes m-RNA-Molekül und sind Bildungsort kleinerer Proteine; große Polyribosomen-Komplexe (von u. U. 40 und mehr Ribosomen) werden durch ein langes m-RNA-Molekül miteinander verknüpft und sind das „Fließband" eines relativ großen Proteins. *Die Ribosomen – vereint mit dem Informationsstrang der Boten-RNS – spielen somit die entscheidende Rolle bei der Synthese von Proteinen für den Eigenstoffwechsel der Zelle und bei der Bildung von Sekreteiweißen.* Recht anschaulich sind die Ribosomen deshalb die „Proteinnähmaschinen" der Zelle genannt worden.

Neuere Untersuchungen betreffen den Mechanismus des intrazellulären Transports von Proteinen und dessen Zusammenhang mit der posttranslationellen Modifikation von Proteinen. Die zu sezernierenden Eiweiße werden am N-Terminus mit einer speziellen „Erkennungssequenz" synthetisiert, die sehr reich an hydrophoben (lipophilen) Aminosäuren ist. Dadurch wird wahrscheinlich der Kontakt des anfänglich frei im Cytoplasma befindlichen Ribosom mit der Membran des rauhen ER hergestellt. Beim Durchtritt des in statu nascendi befindlichen Proteins wird die „Erkennungs-

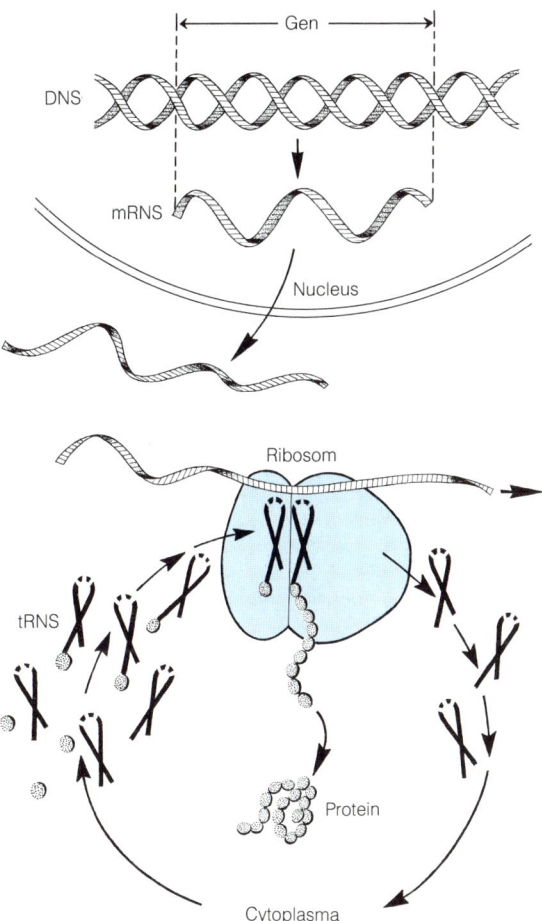

Abb. 1.6–13. Schema zur Proteinbiosynthese [7].

(oder auch „Prä-)Sequenz" wieder abgespalten. In manchen sekretorischen Proteinen, z. B. dem Albumin in der Leberzelle und dem Parathormon in der Nebenschilddrüsenzelle, bleiben die nächst folgenden Aminosäuren (= „Pro-Sequenz") bis zur Erreichung des GOLGI-Apparates (s. diesen) zunächst erhalten. Zwischen Stationen im GOLGI-Apparat und dem endgültigen Verlassen der Zelle erfolgt eine weitere Spaltung: Die „Pro-Sequenz" wird entfernt und das fertige Protein sezerniert (vgl. [1], [6]).

Die *einzeln* im Cytoplasma liegenden Ribosomen sind inaktiv. Sie funktionieren erst, wenn sie durch die aus dem Kern ausgeschleuste Boten-RNS „programmiert" worden sind. Bei diesem Vorgang muß das Ribosom seine Information von dem m-RNA-Faden „ablesen".

Die Herkunft der Ribosomen hängt eng mit den Problemen der RNS-Synthese und mit den Kern-Cytoplasma-Beziehungen zusammen. Alle Befunde sprechen dafür, daß die ribosomale RNS im Nucleolus gebildet wird und aus dem Kernraum in das Cytoplasma gelangt. Wo und wie dort das ribosomale Protein synthetisiert wird, ist noch unklar.

---

[1] Aus dem Angelsächsischen für *ribonucleic acid*.
[2] Diese RNS wird aufgrund ihres niederen Molekulargewichts auch als lösliche (engl. soluble) RNS (= s-RNA) bezeichnet.

Literatur

[1] BLOBEL, G.: Translocation of proteins across membranes: The signal hypothesis and beyond. In: H. HOLZER, H. TSCHESCHE (Hgg.): Biologische Funktionen von Proteinasen. 30. Mosbacher Kolloquium der Ges. f. Biol. - Chemie. Springer, Berlin – Heidelberg – New York 1979

[2] BRIMACOMBE, R., G. STÖFFLER, H. G. WITTMANN: Ribosome structure. Ann. Rev. Biochem. 47 (1978), 217–249

[3] HUXLEY, H. E., G. ZUBAY: Electron microscope observations on the structure of microsomal particles from „Escherichia coli". J. Mol. Biol. 2 (1960), 10–18

[4] DE MAN/NOORDUYN: Ribosomes, properties and function. Handbook of molecular cytology. North Holland Publ. Comp., Amsterdam 1970

[5] PALADE, G. E.: A small particulate component of the cytoplasm. J. biophys. biochem. Cytol. 1 (1955), 59–68

[6] SCHREIBER, G.: The processing of plasma proteins in the liver. In: H. HOLZER, H. TSCHESCHE (Hgg.): Biologische Funktionen von Proteinasen. 30. Mosbacher Kolloquium der Ges. f. Biol. Chemie. Springer, Berlin – Heidelberg – New York 1979

[7] SPIRIN/GAVRILOVA: The Ribosome. Molecular biology, biochemistry, and biophysics. Vol. IV. Springer, Berlin 1969

[8] WITTMANN, H.-G.: Die Eiweißfabriken der Zelle. Aufbau und Arbeitsweise von Ribosomen. In: Generalverwaltung der Max-Planck-Ges. München (Hg.): Max-Planck-Gesellschaft, Jb.1976. Vandenhoeck & Ruprecht, Göttingen 1976

1.6.5 Ergastoplasma

Das Cytoplasma bestimmter Zellarten enthält stark basophile Zonen. Für solche Bereiche sezernierender Drüsenzellen wurde schon Ende des vorigen Jahrhunderts die Bezeichnung *Ergastoplasma* eingeführt [3].

Lichtmikroskopisch kann diese Zellkomponente in der verschiedensten Weise in Erscheinung treten: Als eine vorzugsweise an der Zellbasis lokalisierte streifige Struktur (z. B. in exokrinen Pankreaszellen, Abb.

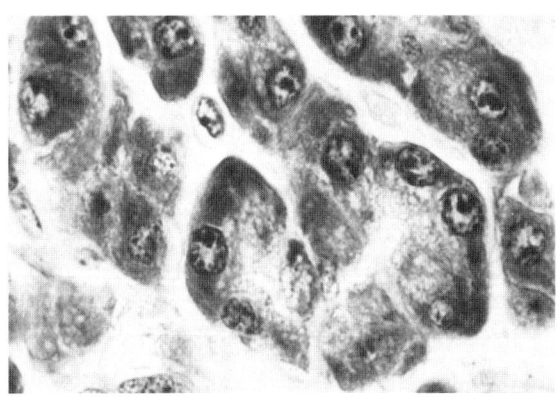

Abb. 1.6–14. Ergastoplasma (exokrine Pankreaszellen, Maus). Beachte die in der Schwarzweißaufnahme dunklen ergastoplasmatischen Zonen an der Basis der Drüsenzellen, deren apikale Pole durch Herauslösung der Zymogen-Granula schaumig wirken. Lichtmikroskopische Aufnahme (Original: Prof. Dr. F. HAMMERSEN, München).

1.6–14, und anderen Protein sezernierenden Drüsenzellen), in Form gröberer und feinerer Schollen (z. B. in Leber- und Nervenzellen, bei letzteren unter dem Namen „Tigroid-Substanz" oder „NISSL-Schollen" bekannt) oder auch diffus über den ganzen Zelleib verteilt (z. B. in Plasmazellen und hämatopoetischen Stammzellen). Die Ausprägung des Ergastoplasma ist weitgehend vom Zustand der Zelle abhängig. In Drüsenzellen variiert seine Ausbildung mit dem Sekretionsrhythmus, in Leberzellen verschwindet es bei Eiweißmangelernährung oder Vergiftungen, in funktionell überbeanspruchten Nervenzellen wird es in die Zellperipherie verlagert und gelegentlich ganz eingeschmolzen (= *Chromato-* oder *Tigrolyse*). Auch Abtrennung des Neuriten (das ist der lange Fortsatz der Nervenzelle) führt während der sog. retrograden Degeneration zum staubförmigen Zerfall bzw. zur vollständigen Auflösung des Ergastoplasma.

Elektronenmikroskopisch liegt dem lichtmikroskopisch basophilen Ergastoplasma eine recht einheitliche Ultrastruktur zugrunde, nämlich *endoplasmatisches Reticulum der rauhen Form, dessen Zisternen eng geschichtete Stapel bilden* (Abb. 1.6–15). Die meist streng parallel orientierten, dicht mit Ribosomen besetzten Membranen erscheinen mitunter als gekrümmt verlaufende Profile, die (z. B. in Pankreaszellen) die Zellkontur nachzeichnen können. Die Basophilie des Ergastoplasma ist an den Ribosomenreichtum dieses Zellbestandteils gebunden.

Von einigen Autoren wird vorgeschlagen, ein „organisiertes" von einem „unorganisierten" Ergastoplasma zu unterscheiden. Ersteres, auch retikulärer Typ genannt, ist dadurch gekennzeichnet, daß in ihm Ribosomen und endoplasmatisches Reticulum in einem morphologisch eindeutigen und offenbar auch funktionell bedeutsamen Zusammenhang stehen (Abb. 1.6–15 u. 1.6–16). Demgegenüber besteht das unorganisierte Ergastoplasma aus Ribosomen und Polyribosomen, die ohne Bindung an Membransysteme frei in der cytoplasmatischen Matrix verteilt sind.

Das organisierte Ergastoplasma dient der Speicherung und dem Transport der an den Ribosomen synthetisierten Proteine, die *nicht für den zelleigenen Gebrauch* bestimmt sind. Die enge Verbindung seiner Membranen mit Ribosomen ist offenbar nur dann erforderlich, wenn das Produkt der Proteinsynthese *als Sekret* aus der Zelle abgegeben wird. Die Membranen des Ergastoplasma separieren also die Sekretvorstufen vom Grundcytoplasma und begrenzen Transportwege. In Reticulocyten, an deren Polyribosomen der Proteinanteil des in der Zelle verbleibenden Hämoglobin synthetisiert wird, sind die ribosomalen Strukturen nicht an Membranen des endoplasmatischen Reticulum gebunden. In diesen Zellen liegt demnach Ergastoplasma der unorganisierten Form vor.

Grundsätzlich umfaßt der Vorgang der *Sekretion* (Abb. 1.6–17), in dessen Ablauf das Ergastoplasma eine entscheidende Rolle spielt, drei Teilschritte: 1. *Aufnahme* der „Rohstoffe" (Aminosäuren) durch die Zelle,

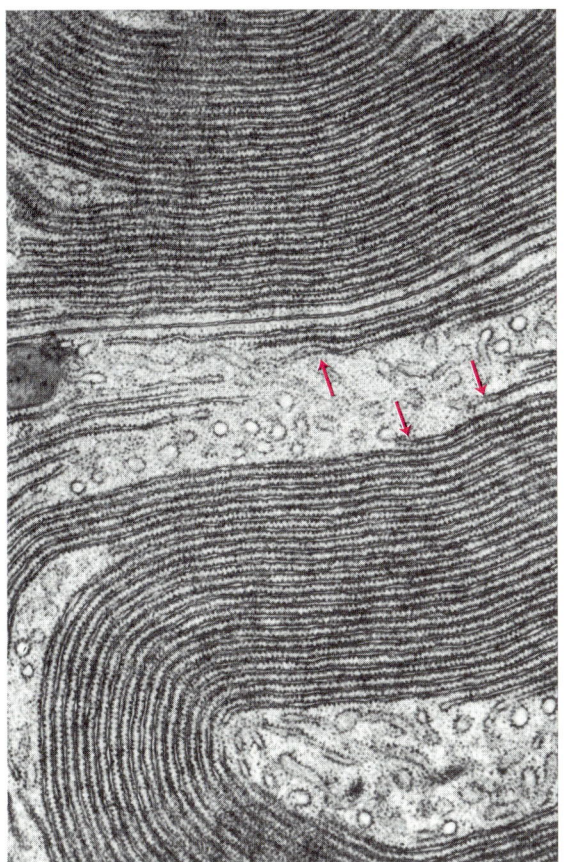

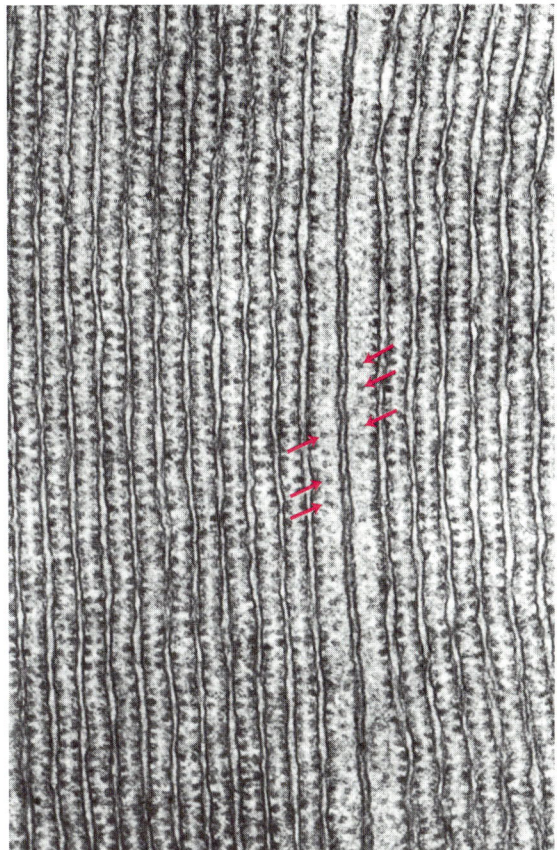

Abb. 1.6–15. Konzentrische Systeme dichtgepackter Zisternen des rauhen ER in zwei benachbarten Pankreas-Acinuszellen (Fledermaus). Die Zellgrenze verläuft gerade oberhalb des am linken Bildrand liegenden Mitochondrium nach rechts. Die äußeren Zellmembranen unterscheiden sich bei dieser Vergrößerung von den Membranen des granulären ER vor allem durch den fehlenden Ribosomenbesatz. Übergänge der Zisternen des rauhen ER in tubuläre Anteile des Reticulum sind durch Pfeile markiert. Elektronenmikroskopische Aufnahme [2].

Abb. 1.6–16. Dichtgepackte Zisternen des rauhen ER (Ergastoplasma) bei höherer Auflösung (Pankreas-Acinuszellen, Fledermaus). Bei dieser Vergrößerung sind die äußeren Zellmembranen etwas dicker als die Membranen des ER. Das Plasmalemm besitzt keinen Ribosomenbesatz, obgleich im angrenzenden Cytoplasma zahlreiche freie Ribosomen vorhanden sind (Pfeile). Elektronenmikroskopische Aufnahme [2].

2. die *Synthese* und 3. die *Abgabe* bzw. *Ausschleusung* des Sekrets. Das Schicksal bestimmter Proteine kann heute durch eine Kombination aus elektronenmikroskopischen Untersuchungen, biochemischen Analysen isolierter Zellorganellen und autoradiographischen Studien verfolgt werden. In exokrinen Pankreaszellen werden die Aminosäuren durch das Plasmalemm an der Zellbasis aufgenommen und innerhalb weniger Minuten in den Ribosomen zu Proteinen „zusammengenäht". Die so synthetisierten Produkte werden aus den Ribosomen in die Zisternen des Ergastoplasma überführt. In den weiteren Ablauf wird der GOLGI-Apparat einbezogen, in dessen Vakuolen die Ausreifung des Sekrets erfolgt, das schließlich in Form der sog. Zymogen-Granula auch lichtmikroskopisch am apikalen Zellpol sichtbar wird (Abb. 1.6–17). Die Übertragung des Sekrets aus dem Ergastoplasma in Räume des GOLGI-Apparats könnte über Röhrchen des glatten endoplasmatischen Reticulum oder durch abgeschnürte Transportbläschen erfolgen. Bei der exocytotischen Ausschleusung des Sekrets in die Lichtung des Drüsenendstücks verschmilzt die Membran, die das Zymogen-Granulum umgibt, mit dem Plasmalemm (Abb. 1.6–17).

Lichtmikroskopische Dimension   Elektronenmikroskopische Dimension

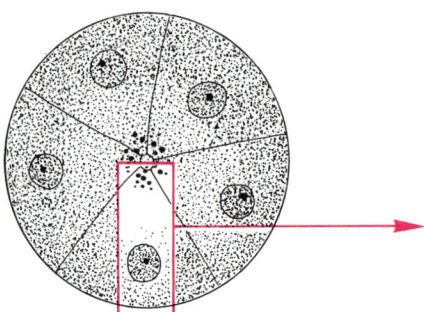

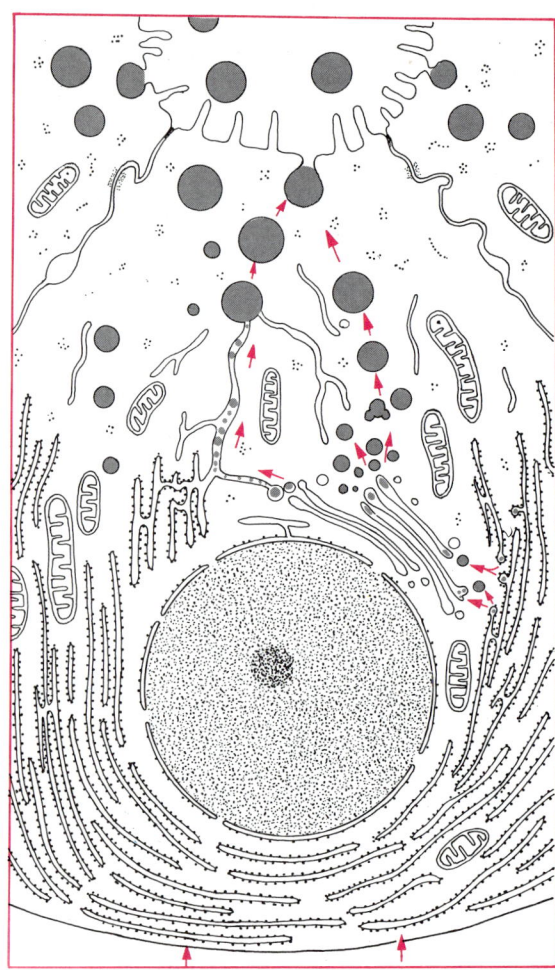

Literatur

[1] BIELKA, H.: Endoplasmatisches Retikulum. In: H. BIEL-
KA (Hg.): Molekulare Biologie der Zelle. 2°. Fischer,
Stuttgart 1973

[2] FAWCETT, D. W.: Atlas zur Elektronenmikroskopie der
Zelle (Studienausgabe). Urban & Schwarzenberg,
München 1973

[3] GARNIER, Ch.: Contribution à l'étude de la structure et
du fonctionnement des cellules glandulaires séreuses.
Du rôle de l'ergastoplasma dans la sécrétion. Thesis,
Fac. méd. Nancy 1899

1.6.6 GOLGI-Apparat[1]

Nach der Beschreibung charakteristischer gerüst- oder
netzartiger argyrophiler Strukturen im Cytoplasma von
Nervenzellen durch CAMILLO GOLGI (1898) als *„apparato reticulare interno"* haben sich die Bezeichnungen
GOLGI-Apparat, GOLGI-Feld (GF) oder GOLGI-Komplex für diesen Bestandteil der Zelle eingebürgert
(Abb. 1.6–17). Lichtmikroskopisch war die reale Existenz des GOLGI-Apparats (= GA) lange umstritten,
obgleich es schon wenige Jahre nach seiner Entdeckung
gelungen war, ihn auch mit einer anderen Methode, der
sog. Osmierung, aufzufinden.

Oft breitet sich der GA perinucleär aus, in Pflanzenzellen ist er unregelmäßiger im Cytoplasma verteilt.
Häufig besteht eine enge Lagebeziehung zum Centriol
(Abb. 1.5–5). Auffallend reich ist der GA in Nerven-
und Drüsenzellen entwickelt (Abb. 1.6–18). Während
des Arbeitszyklus der exokrinen Pankreaszelle hat er
schon lichtmikroskopisch in jeder Funktionsphase ein
charakteristisches Aussehen.

Zur Aufrechterhaltung des GA ist das Vorhandensein des Zellkerns unbedingt erforderlich. Nach künst-

Abb. 1.6–17. Proteinsezernierende Drüsenzellen (Pankreas)
in licht- und elektronenmikroskopischer Dimension (Schema).
Die roten Pfeile unten symbolisieren die Permeation der
Rohstoffe (Aminosäuren), die an Ribosomen zu Protein synthetisiert werden. Nach seiner Einschleusung in Zisternen
des Ergastoplasma gelangt das Sekreteiweiß entweder über
Anteile des glatten endoplasmatischen Reticulum oder mit
Hilfe von Transportvesikeln in GOLGI-Vakuolen, in denen es
kondensiert und komplettiert wird. Mit der Wanderung der
Vakuolen zum apikalen Zellpol reift das Sekret zu den sog.
„Zymogen-Granula", die lichtmikroskopische Abmessungen
erreichen. Schließlich erfolgt die Ausschleusung der Sekretkörnchen in die Richtung des Drüsenendstücks. Die (hypothetischen) Wege des Sekrets sind durch rote Pfeile markiert.

licher Enucleation werden die GOLGI-Felder der betroffenen Zelle kleiner und sind schließlich nicht mehr
nachweisbar. Bei einer daraufhin untersuchten Amö-
benart dauert es einige Stunden, bis sich der GA nach
Renucleation wieder ausgebildet hat. In Becherzellen
des Dickdarms soll die Erneuerung des gesamten GA
demgegenüber nur 20–40 Minuten dauern, und für
den Ersatz einzelner Sacculi sollen sogar nur 2–4 Minuten erforderlich sein.

[1] Frau Priv.-Doz. Dr. A. KRESS, Anatomisches Institut
der Universität Basel danke ich für wertvolle Hinweise
bei der Überarbeitung dieses Kapitels

Abb. 1.6–19. Golgi-Feld aus einer Präspermatide, *Eisenia foetida* (Original: Frau Prof. Dr. Ch. Stang-Voss, Köln).

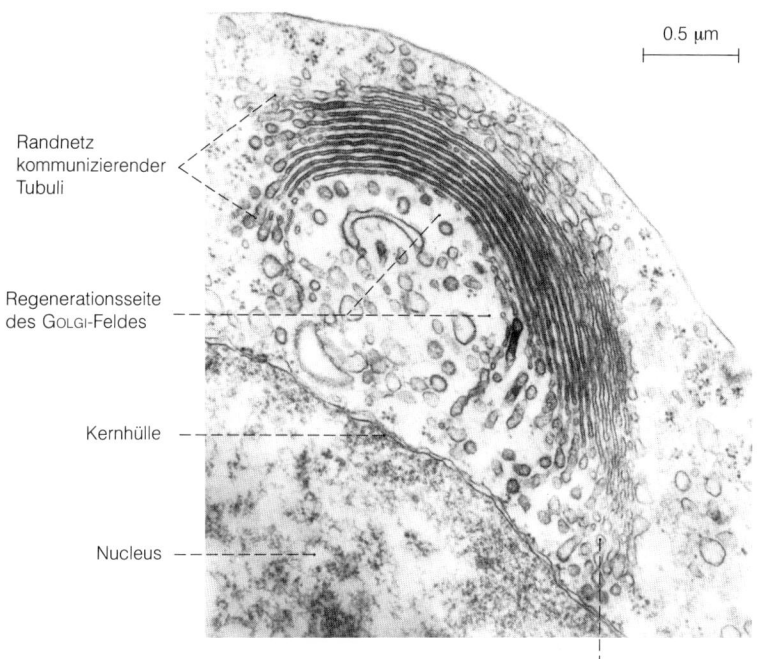

0.5 µm

Randnetz kommunizierender Tubuli

Regenerationsseite des Golgi-Feldes

Kernhülle

Nucleus

Randnetz kommunizierender Tubuli

Durch elektronenmikroskopische Untersuchungen konnte gesichert werden, daß der GA in allen kernhaltigen pflanzlichen und tierischen Zellen mit normaler Organellenausstattung vorhanden ist. Er bildet Komplexe ca. 60–75 Å dicker Membranen. Seine Grundeinheit ist ein *Dictyosom* oder Golgi-Feld genannter Stapel von 3–7 dicht beieinander liegenden, gestreckt oder leicht gekrümmt verlaufenden glatten (d. h. ribosomenfreien) Membranen. Sie begrenzen spaltenförmig enge, an ihren Enden meist etwas erweiterte Räume (Abb. 1.6–19). Nur ausnahmsweise besteht ein Dictyosom aus weniger als 2 oder mehr als 20 derartiger Räu-

me, die als *Sacculi* oder als Zisternen bezeichnet werden. In Annäherung ist diese Formation einem Stoß aufeinandergesetzter Teller oder flacher Schüsseln vergleichbar. Zwischen den Membranen benachbarter Sacculi lassen sich Querbrücken nachweisen, die der Aufrechterhaltung der charakteristischen räumlichen Verhältnisse innerhalb des Organells dienen sollen. Die Randpartien der Sacculi gehen in ein System netzartig kommunizierender Tubuli über.

Wegen der mehr oder weniger gekrümmten Form des Membranpakets (Abb. 1.6–19, 22) können eine konvexe (cis-) und eine konkave (trans-)Seite unterschieden werden. Lamellen, Tubuli, multivesikuläre Körper, glatte und „coated" Vesikel, Lysosomen und Autophagie-Vakuolen, die in unmittelbarer Nähe der trans-Seite des GF liegen, werden als GERL bezeichnet (Abb. 1.6–21, 22). Der Name wurde von Novikoff et. al. 1964 eingeführt und steht für „Golgi associated endoplasmic reticulum from which lysosomes form" [2]. Die Diskussion geht heute darum, ob es sich bei GERL um einen variabel aussehenden Teil des GF oder wie Novikoff postulierte, um ein eigenes, dem ER zuzurechnendes Organell handelt. Der Durchmesser eines Golgi-Feldes liegt bei 1 µm. Die Gesamtheit aller Golgi-Felder (oder -Komplexe) einer Zelle bilden den Golgi-Apparat.

Durch histochemische und biochemische Studien sowie Messungen des Lipid- und Enzymgehalts von Golgi-Fraktionen wurde sowohl eine strukturelle als auch eine funktionelle Heterogenität der Membranen innerhalb des GF nachgewiesen. Daraus resultiert eine wesentlich dynamischere Schau dieses Zellorganells

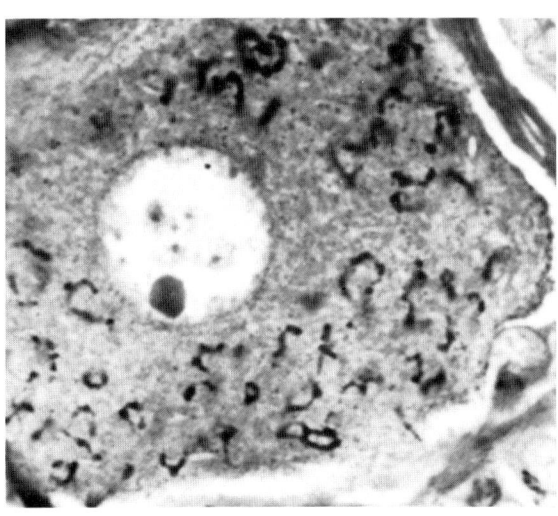

10 µm

Abb. 1.6–18. Golgi-Apparat einer Nervenzelle (Spinalganglion, Hund). Methode: Osmierung nach Kollatschew (Original: Prof. Dr. F. Hammersen, München).

(Abb. 1.6–21 [1], [3], [4]). Die Zisternen bewegen sich unter dauernder Differenzierung der Membran von der cis- nach der trans-Seite, bei gleichzeitiger Modifizierung des zu transportierenden Inhalts. Bei Erreichen der innersten Sacculi oder Zisternen besitzt der Inhalt die definitive Zusammensetzung. Die Membran der innersten Zisternen und diejenige der sich kondensierenden Sekretgranula entspricht dem Bau des Plasmalemm. Die Zufuhr des Materials zum GF erfolgt in erster Linie vom RER (manchmal auch von der Kernmembran) in Form glatter oder „coated" Transportvesikel. Während der Passage der Sacculi wird also die vom ER stammende Membran in Plasmalemm oder lysosomale Membran umgewandelt. Die Organisation des GF ist in bezug auf die beschriebenen Elemente sehr variabel, entsprechend seiner zahlreichen Aufgaben und dem Aktivitätszustand der betreffenden Zellen.

Die verschiedenen Bereiche eines GF unterscheiden sich hinsichtlich ihrer Enzymausstattung (Abb. 1.6–22). Folgendes Muster wurde festgestellt: Verlängerte Osmierung schwärzt die eine bis zwei äußersten Zisternen der cis-Seite. Das am häufigsten nachgewiesene Enzym für die reifende trans-Seite ist die Thiaminpyrophosphatase (TPPase), die in denselben Sacculi bzw. Zisternen wie das „Marker"-enzym Galactosyltransferase anzutreffen ist. Die innerste trans- und die GERL-Zone reagieren positiv auf Saure Phosphatase (SPase). Die innerste trans-Zone kann sowohl auf TPPase wie auf SPase reagieren. Bei Ankurbelung der Golgi-Produktion (starke sekretorische Aktivität ausgelöst durch Hormone, Hyperosmolarität usw.) hypertrophiert das GF und es ergibt sich eine Verschiebung des Enzymmu-

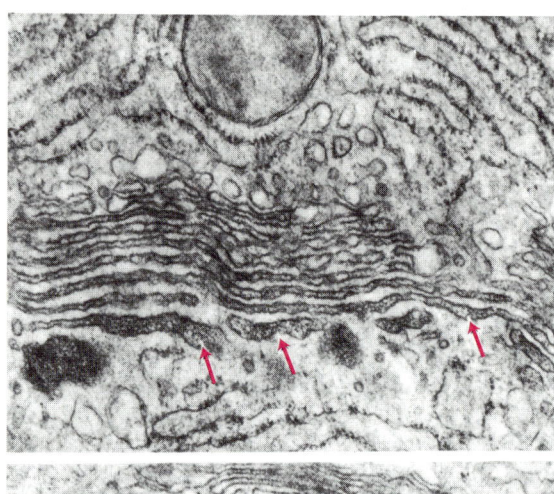

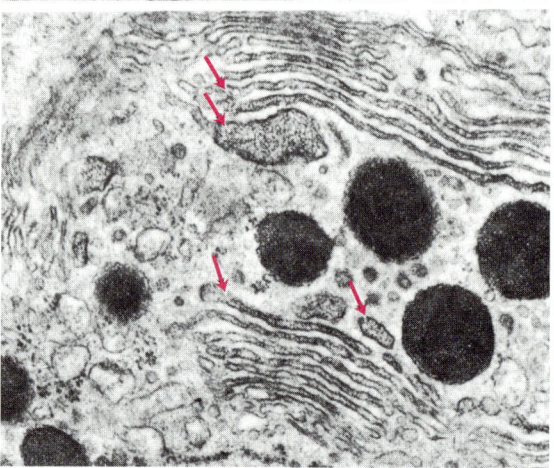

Abb. 1.6–20. Golgi-Felder aus Brunnerschen Drüsenzellen (Maus). Beachte die polare Differenzierung der Sacculi. Gegen das Innere des Golgi-Feldes sind die Sacculi weiter und enthalten ein flockiges Material (s. Pfeile) von ähnlicher Dichte und Beschaffenheit wie das der neugebildeten Sekretgranula. Elektronenmikroskopische Aufnahme [2].

endoplasmatisches   Transportvesikel
Reticulum

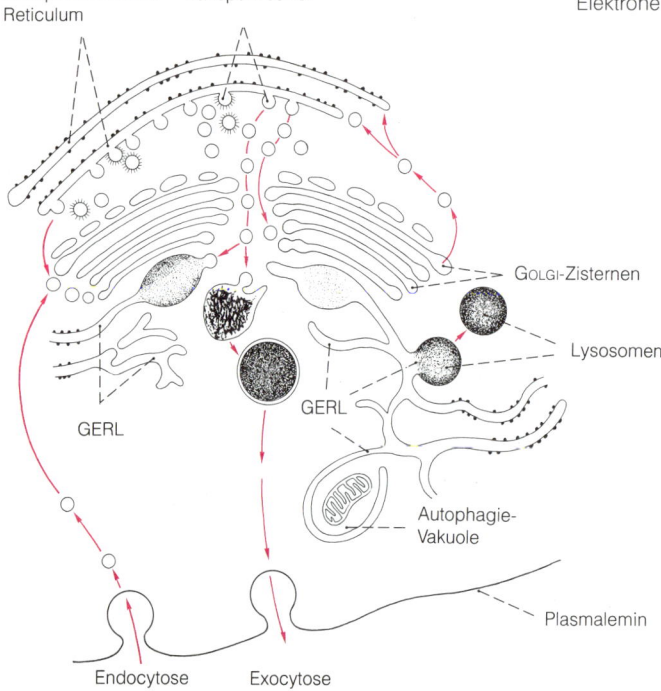

Golgi-Zisternen

Lysosomen

GERL

GERL

Autophagie-Vakuole

Plasmalemin

Endocytose   Exocytose

Abb. 1.6–21a. Schema des Membranflusses: Glatte oder „coated" Transport- oder Intermediärvesikel knospen am endoplasmatischen Reticulum ab. Sie fusionieren entweder zu cis-Golgi-Zisternen oder mit erweiterten Enden bestehender Zisternen. Vesikel, die hydrolytische Enzyme enthalten, scheinen direkt im GERL die kondensierenden Sekretgranula zu erreichen. Der umgekehrte Weg des Membranflusses bringt einerseits glatte oder „coated" Endocytosevesikel vom Plasmalemm her an das Golgi-Feld oder die Lysosomen, andererseits existiert auch ein Membranrückfluß aus den Golgi-Zisternen an das endoplasmatische Reticulum. (Umgezeichnet und modifiziert nach [1] und [2].)

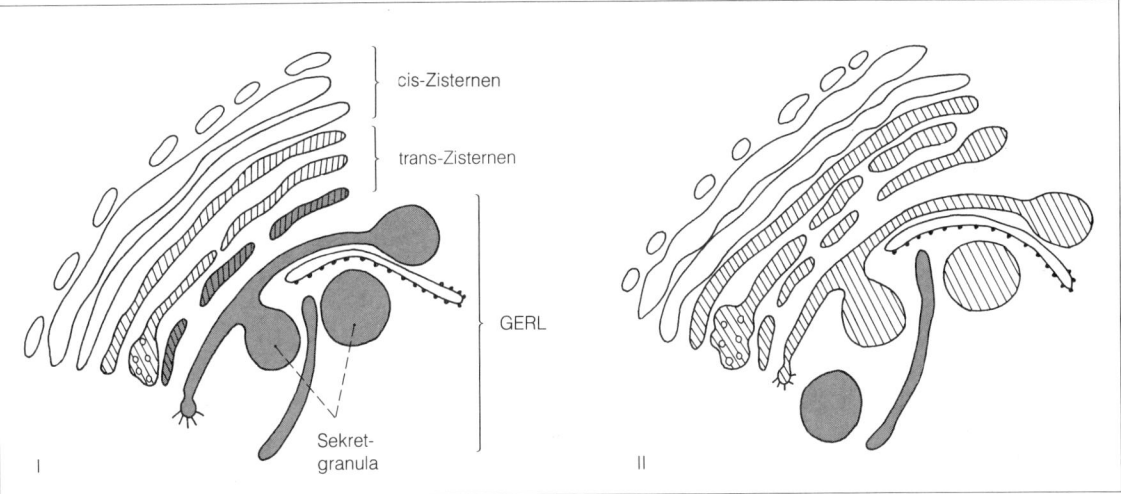

Abb. 1.6–21b.

I   Unter normalen Bedingungen ist die TPPase-Aktivität (schraffiert) auf die trans-Zisternen beschränkt. Die SPase (grau) kann im GERL lokalisiert werden. Dazwischen gibt es Zonen, in denen sich die beiden Reaktionen überlagern können (grau schraffiert).

II Während Perioden intensiver sekretorischer Tätigkeit nimmt die TTPase-Aktigkeit zu (schraffiert) und ist nicht nur in den trans-Zisternen, sondern auch im GERL anzutreffen. SPase (grau) ist auf wenige Anteile im GERL beschränkt (modifiziert nach [4]).

sters innerhalb des Organells; die TPPase greift auch auf die GERL-Region über und verdrängt die SPase (Abb. 1.6–22 [4]). Die wesentlichen Funktionen des GF werden heute in der Fertigstellung, Kondensation und Verpackung von je nach Zelltyp recht unterschiedlichen Sekretionsprodukten und in der Transformation von Membranmaterial gesehen.

Der Beginn der Glykosylation der Glykoproteine und Glykolipide liegt bereits im ER. Auf dem Weg durch das GF werden die terminalen Zuckersequenzen unter der Mitwirkung der Galaktosyl- und Sialtransferasen angefügt. Das Membranmaterial des GF ist verantwortlich für die Bildung des Plasmalemm mit seinem „cell coat" sowie für die Bildung des Akrosom und je nach Zuordnung des GERL auch für die Lysosomen.

Am Beispiel einer sekretorisch aktiven Zelle (BRUNNERsche Drüse; Abb. 1.6–20), die ein glykoproteinreiches Sekret produziert, soll das Wirken des GOLGI-Apparats verfolgt werden. Die Funktion des GOLGI-Komplexes wurde hier durch kombinierte elektronenmikroskopisch-autoradiographische Untersuchungen näher analysiert. Die elektronenmikroskopische Autoradiographie ermöglicht es, radioaktiv markierte Substanzen – z. B. die Aminosäure ^{3}H-Leucin – auf ihrem Weg durch die Zelle zu verfolgen und zu verschiedenen Versuchszeiten bestimmten Zellkomponenten zuzuordnen. Nach ihrer ribosomal-ergastoplasmatischen Synthese gelangen in der BRUNNERschen Drüsenzelle die neu gebildeten Proteine in das GOLGI-Feld, wo sie

durch Wasserentzug kondensiert und mit Kohlenhydraten gekoppelt werden.

Heute ist durch viele Versuche belegt, daß die Funktion des GF nicht mit einem einfachen, nur in einer Richtung ablaufenden Membranfluß erklärt werden kann. Neben dem oben geschilderten Weg vom RER über Transportvesikel zu den GOLGI-Sacculi oder -Zisternen bestehen weitere Möglichkeiten. So wird beschrieben, daß in vielen Zellen die Transportvesikel in weiter entfernte Zisternen oder direkt in die reifenden Sekretgranula aufgenommen werden (Abb. 1.6–21). Für die Verpackung von Lipoproteinen werden zwei weitere Wege diskutiert:

– ein direkter über die luminale Verbindung zwischen SER- und den trans-Zisternen, wo die Lipoproteine in das GF eingeschleust werden,

– oder ein indirekter, bei dem SER-Vesikel, die Lipoproteinpartikel enthalten, unmittelbar in die Sekretgranula verbracht und dort unter Umgehung des GF verpackt werden.

Diese Möglichkeit der Umgehung (Bypass) des GF hat NOVIKOFF bereits früher postuliert. Die Idee der Umgehung des GF und auch die Interpretation des GERL als selbständiges Organell haben sich aber noch nicht überall durchsetzen können. Die Vielseitigkeit des Membranflusses wird kompliziert durch die Tatsache, daß einerseits GOLGI-Vesikel zurück ins ER transportiert werden, andererseits Moleküle wie z. B. die des „Epidermal growth factor" über „coated vesicles" vom Plasmalemm her in das GF, in die Sekretgranula oder in die Lysosomen aufgenommen werden können (Abb. 1.6–21) [5]. Informationen über die Komplexität des GA, der eine Drehscheibe im intrazellulären Verkehr darstellt, werden auch nach über 80 Jahren seit seiner Entdeckung weiter zunehmen und damit zu einem besseren Verständnis dieses Organells beitragen.

Literatur

[1] FARQUHAR, M. G., G. E. PALADE: The GOLGI Apparatus (Complex) (1954–1981) from artifact to center stage. J. Cell Biol. 91 (1981), 77–103

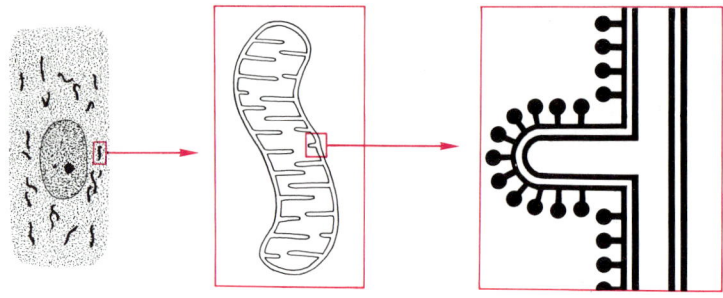

Abb. 1.6–22. Mitochondrien in licht- und elektronenmikroskopischer Dimension (Schema). In der Zeichnung rechts sind die „Elementarpartikel" der Mitochondrien-Innenmembran berücksichtigt.

[2] FAWCETT, D. W.: The Cell, 2° W. B. Saunders Cie., Philadelphia, London–Toronto 1981

[3] MORRÉ, D. J.: Exocytosis: Flow routes and kinetics as related to membrane recycling. Int. Cytol. Rep. (1980/81), 622–632

[4] OLIVER, C., A. R. HAND: Enzyme modulation of the Golgi apparatus and GERL; a cytochemical study of parotid acinar cells. J. Histochem. Cytochem. 31 (1983), 1041–1048

[5] WILLINGHAM, M. C., I. H. PASTAN: Transit of epidermal growth factor through coated pits of the Golgi system. J. Cell Biol. 94 (1982), 207–212

1.6.7 Mitochondrien[1]

1898 entdeckte BENDA [1] im Mittelstück des Spermiums der Maus kleine Körnchen, die er wegen ihrer Tendenz, Ketten zu bilden, *Mitochondrien* oder *Fadenkörner* nannte. Bald darauf wurden im Cytoplasma auch anderer Zellen homogene Fäden und Stäbchen gefunden, die sich färberisch genau wie die von BENDA beschriebenen Gebilde verhielten. Für die Gesamtheit aller Mitochondrien einer Zelle wurde schon vor mehr als 50 Jahren der noch heute gebräuchliche Ausdruck *Chondriom* eingeführt. Die erste (Supra-)Vitalfärbung der Mitochondrien gelang mit dem Farbstoff Janus Grün B. Die Prinzipien ihrer Ultrastruktur wurden vor etwa 25 Jahren durch elektronenmikroskopische Untersuchungen aufgedeckt [7].

Von einigen wenigen Ausnahmen abgesehen, sind Mitochondrien regelmäßige Bestandteile aller kernhaltigen pflanzlichen und tierischen Zellen. Manche Bakterien enthalten mitochondrienähnliche Strukturen („Membrankörper", „Chondrioide" oder „Mesosomen") [8].

Die *Anzahl* der Mitochondrien ist vom Zelltyp abhängig: Männliche und weibliche Geschlechtszellen, Osteoblasten, Histiocyten, Drüsen-, Nierentubulus- und Leberzellen, quergestreifte Muskelfasern und embryonale Zellen, um nur einige Beispiele zu nennen, besitzen relativ viele; Epidermis-, Endothel-, Mesothel-, glatte Muskelzellen und Leukocyten hingegen weniger; ausgereifte Erythrocyten keine. Funktionstüchtige Leberzellen sollen über 2500 Mitochondrien enthalten,

während z. B. in gezüchteten Hühnerherzmyoblasten je nach Alter und Zustand der Kultur lichtmikroskopisch nur 50 bis 80 pro Zelle gezählt wurden. In manchen Fällen sollen auf das Chondriom 15 bis 25% des gesamten Zellvolumens entfallen. Allgemein gilt, daß mit steigendem Energiebedarf einer Zelle auch die Zahl ihrer Mitochondrien zunimmt.

Im Schnittpräparat lassen sich die Mitochondrien u. a. mit Säurefuchsin, mit der Eisenalizarin-Kristallviolett-Methode und mit Eisenhämatoxylin lichtmikroskopisch gut darstellen. Nach Anwendung der in histologischen Kursen gebräuchlichen Übersichtsfärbungen, wie Häm.-Eosin, Azan, VAN GIESON, Trichrom nach MASSON, sind sie jedoch nicht zu erkennen (vgl. Abb. 1.2–1). Lichtmikroskopisch erscheinen sie in der fixierten und entsprechend gefärbten Zelle als homogene kugelige Granula, gewundene oder gekrümmte Stäbchen bzw. kompliziertere Ketten, die u. U. eine Länge von mehreren Mikrometern erreichen können (Abb. 1.6–22 u. 1.6–23).

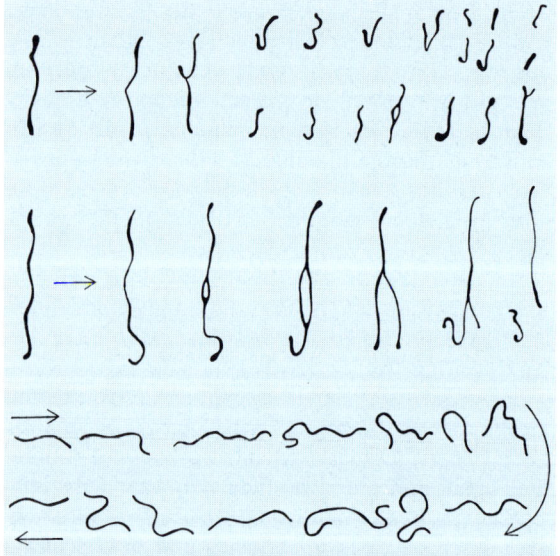

Abb. 1.6–23. Formwandel der Mitochondrien nach Lebendbeobachtungen. Obere und mittlere Reihe: Fibroblasten-Mitochondrien [3], untere Reihe: Mitochondrien aus einer Blumenblattzelle der Tulpe [4].

---

[1]   Herrn Prof. Dr. W. VOGELL, Düsseldorf, danke ich für wertvolle Hinweise bei der Überarbeitung dieses Kapitels.

Die Beobachtung *lebender* Zellen im Dunkelfeld oder mit dem Phasenkontrastmikroskop zeigt die Mitochondrien als formveränderliche Gebilde, die sich in dauernder schlängelnder, drehender und kreisender Bewegung befinden. Doch ist zu berücksichtigen, daß das Verhalten von Mitochondrien „in vitro" untersuchter Zellen nicht identisch sein muß mit dem von Zellen in ihrer natürlichen Umgebung. Das schließt nicht aus, daß sich die Mitochondrien einiger Zellarten auch „in situ" aktiv bewegen und umwandeln können. In bestimmten Zellarten (z. B. in Leukocyten) sind die Mitochondrien ganz sicher frei beweglich und imstande, sich dorthin zu verlagern, wo sie gerade benötigt werden. In anderen Zellen hingegen nehmen sie eine feste Position ein, weil die durch oxidative Phosphorylierung (s. u.) gewonnene Energie vorwiegend an definierten Zellorten erforderlich ist. So sind in quergestreiften Muskelfasern, Herzmuskel- und Epithelzellen des Hauptstücks der Nierenkanälchen sowie in den Mittelstücken der Spermien die Mitochondrien ziemlich „ortsfest" in Reihen geordnet (Abb. 1.4–33) und entlang anderer Zellstrukturen, wie Myofilamentbündel oder Einfaltungen der Zellmembran, ausgerichtet.

Elektronenmikroskopisch bestehen die Mitochondrien aus zwei porenlosen Membranen, die ein Binnenmaterial, die Matrix, umschließen. Die glatte äußere Membran umgibt das Organell als *Hüllmembran* vollständig und grenzt es gegen das Grundcytoplasma ab, während sich die innere Membran je nach Mitochondrientyp in Gestalt mehr oder weniger zahlreicher Einfaltungen *Cristae, Tubuli, Prismen* oder *Sacculi* in den Matrixraum einstülpt (Abb. 1.6–24).

Der Abstand der beiden Mitochondrienmembranen beträgt in den Bereichen, in denen sie parallel zueinander verlaufen, ca. 6 bis 10 nm. Jedes Mitochondrium besteht aus zwei durch die Mitochondrien-Innenmembran getrennten Kompartimenten oder Partialräumen. Zwischen Außen- und Innenmembran sowie innerhalb der Cristae („intracristal") oder Tubuli befindet sich die äußere Phase, das wenig elektronendichte „*Hüllenkompartiment*" (= äußeres Chondrioplasma), während die innere wäßrige Phase, die meist strukturarme sog. *Mitochondrienmatrix* (= inneres Chondrioplasma), den von der Innenmembran umschlossenen Raum einnimmt. Die Oberfläche der Innenmembran ist stets erheblich größer als die der Außenmembran. Erreicht wird diese Vergrößerung durch die erwähnten Einstülpungen, ein Prinzip, das die Zelle in vergleichbarer Weise auch an ihrer Oberfläche nutzt.

Es stehen heute Methoden zur Verfügung, die die Trennung der beiden Mitochondrienmembranen (also der Hüllmembran und der sog. Cristamembran) sowie die Isolierung bestimmter Anteile der Matrix ermöglichen. Dies war die Voraussetzung für die Zuordnung der verschiedenen Enzymaktivitäten zu den Membranen und Kompartimenten der Mitochondrien.

Beide Mitochondrienmembranen weisen morphologische und funktionelle Unterschiede auf. Die äußere Membran ist z. B. weitgehend unspezifisch permeabel,

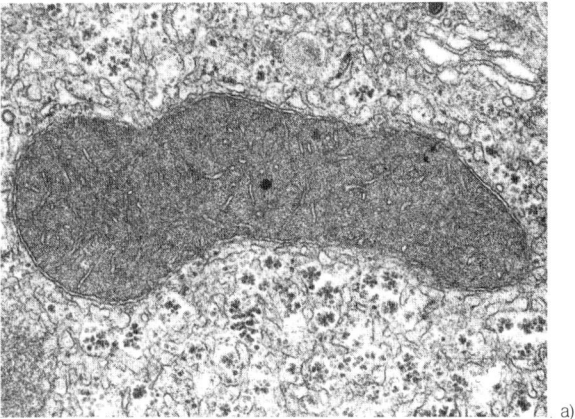

a)

├────────┤ 0.5 µm

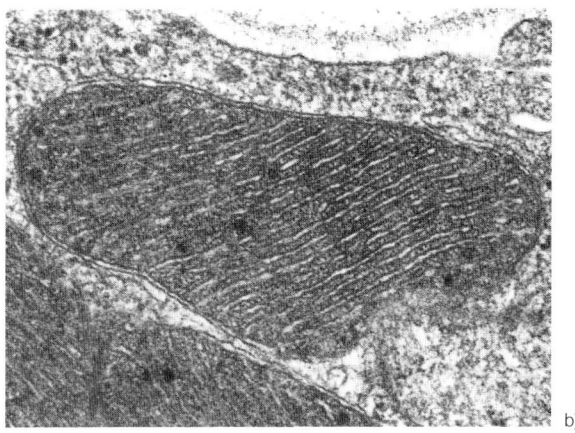

b)

├────────┤ 0.2 µm

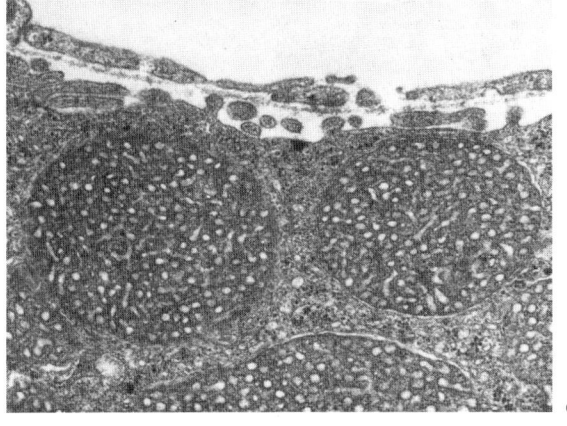

c)

├────────┤ 0.5 µm

Abb. 1.6–24. Verschiedene Mitochondrientypen im elektronenmikroskopischen Bild
a) Mitochondrium aus einer Leberzelle (Katze);
b) Mitochondrium vom Crista-Typ aus einer Belegzelle des Magens (Ratte);
c) Mitochondrien vom tubulären Typ aus einer Zelle der Zona fasciculata der Nebennierenrinde (Ratte);
(Originale: Prof. Dr. K. H. Andres, Bochum).

während die innere selbst für niedermolekulare Substanzen spezifisch permeabel ist. Nur die innere Membran verfügt über die Fähigkeit zur oxidativen Phosphorylierung. Sie ist Sitz der Atmungskettenkomponenten. Auf ihrer dem inneren Chondrioplasma zugewandten Seite zeigt sie – vor allem nach Negativkontrastierung – einen dichten Besatz gestielter sog. *Elementarpartikel* (Abb. 1.6–22 u. 1.6–26) [9], die geordneten Makromolekülkomplexen mit einer typischen Enzymgarnitur entsprechen und der mit dem Elektronentransport gekoppelten oxidativen Phosphorylierung dienen [5]. An den Partikeln werden ein kugeliges Kopfstück, ein ca. 5 nm langes, zylindrisches Stielchen und ein Fußstück, das als Basalplatte Bestandteil der inneren Mitochondrienmembran ist, unterschieden.

Obgleich alle Mitochondrien in diesem Bauplan grundsätzlich übereinstimmen, weisen sie bezüglich ihrer Innenstrukturen beträchtliche Unterschiede auf (Abb. 1.6–24), die im allgemeinen mehr organspezifisch als artspezifisch sind. Bei allen „Spielarten" jedoch begrenzt eine glatte Außenmembran einen zerklüfteten und gekammerten Innenkörper mit zwei Anteilen: der ausgedehnten, meist regelmäßig gefalteten oder auch nach anderen Formprinzipien gegliederten Innenmembran und der strukturarmen Matrix. Letztere ist in verschiedenen Mitochondrientypen unterschiedlich elektronendicht und kann unregelmäßig verstreute, hinsichtlich ihrer Anzahl variable osmiophile Körner (= „*Granula mitochondrialia*" oder „*intramitochondrialia*") eines Durchmessers von 30 bis 60 nm enthalten.

Die Matrix enthält *DNS* (in Form eines ringartigen, geknäulten ca. 2–3 nm dicken und bis 5 µ langen Stranges), RNS-haltige Partikel (diese *Mitoribosomen* sind meist etwas kleiner als die Ribosomen im Cytoplasma, die sog. *Cytoribosomen*), *Lipide*, einzeln liegende oder zu Rosetten geordnete *Glykogenpartikel*, *Ionen*, vor allem aber *Enzyme*.

Am verbreitetsten sind Mitochondrien vom Crista- und vom Tubulus-Typ. Bei dem einen bildet die Innenmembran kulissenartig hintereinanderstehende Septen, bei dem anderen ist sie in Form enger, mehrfach umeinandergewundener Schläuche in die Matrix eingebettet. Crista- und Tubulus-Mitochondrien kommen nur ausnahmsweise nebeneinander in ein und derselben Zelle vor. Die hochorganisierten Einzeller, allerdings auch die steroidproduzierenden Zellen z. B. des Corpus luteum, der Hodenzwischenzellen und der Nebennierenrinde, besitzen Mitochondrien vom Tubulus-Typ, die meisten Zellen der Metazoen und höheren Pflanzen hingegen Mitochondrien vom Crista-Typ. Seltener sind Formen, deren Innenmembran prismatische Säulchen (z. B. in Astrocyten) oder gestielte Bläschen (z. B. in Nebennierenrindenzellen) bildet.

Das Problem der *Mitochondrien-Vermehrung* steht wegen der zentralen Bedeutung dieser Organellen für den Zellstoffwechsel und wegen der immer wieder geäußerten Vermutung, sie seien Träger plasmatischer Vererbungsfaktoren, seit langem im Brennpunkt des Interesses. Die Beobachtung lebender Zellen (vgl. Abb. 1.6–23) und elektronenmikroskopische Studien haben gezeigt, daß Mitochondrien durch Teilung aus ihresgleichen entstehen können. Das stimmt mit biochemischen und quantitativen Untersuchungen überein, wonach eine Vermehrung des Chondrioms durch Einlagerung neuen Materials in bereits existierende Mitochondrien (Wachstum) und ihre nachfolgende Vermehrung durch Teilung erfolgen kann. Bei der Vermehrung der Mitochondrien aus ihresgleichen sind mitochondriale Nucleinsäuren und die Fähigkeit der Mitochondrien zur Proteinsynthese am Aufbau einiger – aber nicht aller dazu benötigten – Proteine beteiligt. Trotz ihrer bis zu einem gewissen Grad vorhandenen genetischen Autonomie und Kontinuität wirken bei der Vermehrung von Mitochondrien aus Mitochondrien Kern-DNS sowie Enzyme und andere Bestandteile des Cytoplasmas mit. Ein Teil der Polypeptide, aus denen die mitochondrialen Enzyme bestehen, wird durch Kern-DNS codiert und entsprechend im Cytoplasma synthetisiert.

Da aus Gründen der Energieversorgung der Zelle während des ganzen Zellzyklus das Volumenverhältnis Mitochondrien/Cytoplasma (wie auch experimentell nachgewiesen wurde) annähernd konstant bleiben muß, ist davon auszugehen, daß die Vermehrung der Mitochondrien an den Zellzyklus gekoppelt ist. An synchronisierten Zellen konnte dieser Vorgang sowohl mit elektronenmikroskopisch-morphometrischen als auch biochemischen Methoden untersucht werden. Folgende Ergebnisse zeichnen sich ab: Das Wachstum der Mitochondrien erfolgt kontinuierlich und proportional zum Zellwachstum, also vorwiegend in der Interphase. Für den Zeitpunkt der Mitochondrienteilung liegen dagegen noch widersprüchliche Ergebnisse vor: Bei mehreren Zellarten wurde eine synchrone Mitochondrienteilung, zumeist am Ende der S-Phase, beobachtet; in einigen Fällen lassen die Befunde, die vor allem an Gewebekulturzellen erhoben wurden, auch auf eine kontinuierliche Mitochondrienteilung schließen.

Die *Lebensdauer* der Mitochondrien ist unterschiedlich und offenbar abhängig vom Zelltyp und von der Zellbelastung. Die Mitochondrien z. B. der Leberzellen haben einen Turnover von 5 bis 10 Tagen. Der Abbau gealterter Mitochondrien kann in Autolysosomen (s. diese, Abb. 1.6–1) erfolgen, aber auch die Ausstoßung ganzer Mitochondrien aus Zellen (z. B. aus Reticulocyten), in denen sie funktionslos geworden sind, ist erwiesen.

Die Trockensubstanz der Mitochondrien besteht etwa zu 25 bis 30% aus Lipiden und zu 60 bis 70% aus Proteinen. Da auch die sonst nur im Zellkern vorhandene DNS in ihnen – wenn auch in geringer Menge – nachgewiesen werden konnte, sind Mitochondrien Träger genetischer Informationen. Die biochemischen Unterschiede zwischen der DNS des Zellkerns und der der Mitochondrien (sog. extranucleäre oder extrachromosomale DNS) sowie der Nachweis einer mitochondrialen RNS zeigen, daß in den Mitochondrien Proteine synthetisiert werden können.

Das spezifische Gewicht der Mitochondrien ist größer als das des Grundcytoplasma. Deshalb lassen sie sich ohne wesentliche Beschädigung durch Ultrazentrifugierung lebender Zellen sedimentieren (Abb. 1.6–25). *Alle Mitochondrien enthalten zahlreiche Enzyme, und zwar vor allem solche, die bei der Zellatmung eine Rolle spielen* (Enzyme des Zitronensäure-Zyklus, der Atmungskette und die damit verknüpften Enzyme für die Bildung von energiereichen Adenosintriphosphat = ATP). Auch isolierte Mitochondrien nehmen in vitro O_2 und Phosphat auf und produzieren aus entsprechenden Substraten CO_2, H_2O und ATP. Das Stoffwechselendprodukt der Atmungskette ist H_2O. Aus Substratwasserstoff wird durch die Dehydrogenasen H_2 abgespalten und in der Atmungskette „verbrannt". CO_2 ist u. a. ein Produkt des Zitronensäure-Zyklus und fällt an, wenn Substrate dieses Zyklus den „in vitro Mitochondrien" angeboten werden (was in der

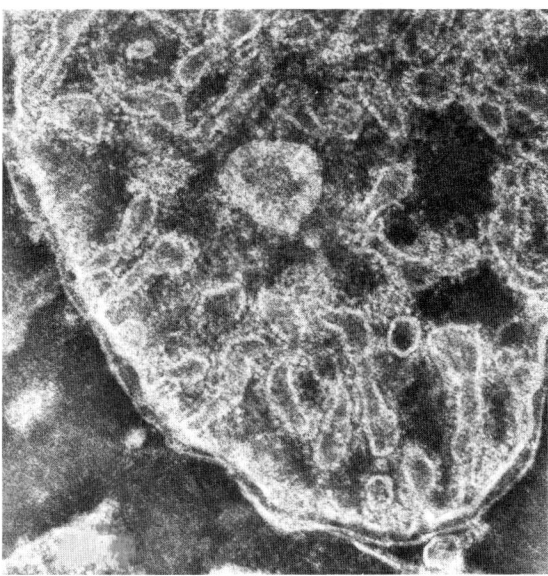

├─────────────┤ 0,2μm

Abb. 1.6–26. Negativkontrastierung isolierter Herzmuskelmitochondrien (Ratte). Isoliertes Mitochondrium mit Innenkontrastierung. Beachte den Partikelbesatz nur auf der Matrixseite der Cristae (vgl. mit Abb. 1.6–22 u. 1.6–24). Elektronenmikroskopische Aufnahme (Original: Prof. Dr. W. VOGELL, Düsseldorf).

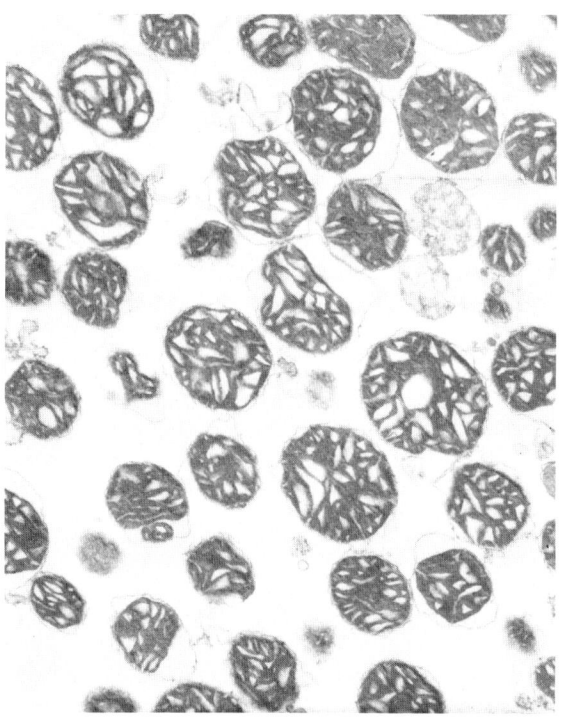

├─────────────┤ 1 μm

Abb. 1.6–25. Mitochondrienfraktion aus dem Ultrazentrifugat zerkleinerter Rattenleberzellen. Isolierte Mitochondrien können in zwei unterschiedlichen Konfigurationen in Erscheinung treten: als Mitochondrien des *„orthodoxen"* und als Mitochondrien des *„kondensierten"* Typs. Energiereiche Mitochondrien zeigen den orthodoxen Zustand, der identisch ist mit den fixierter Mitochondrien des elektronenmikroskopischen Schnittbilds (vgl. z. B. mit Abb. 1.6–24). Der kondensierte Mitochondrientyp, wie er in dieser Abbildung vorliegt, ist vor allem durch eine erhebliche Reduktion des Matrixvolumens (d. h. des Volumens des äußeren Chondrioplasma) und einen dementsprechenden Anstieg des Volumens des intracristalen Partialraums (d. h. des Volumens des Hüllenkompartiments) bei konstantem Gesamtvolumen der Mitochondrien gekennzeichnet (vgl. [9]).

Regel bei den biochemischen Tests der Fall ist). *Die Mitochondrien sind die entscheidenden Organellen der biologischen Oxidation.* In ihnen ist die gesamte Fähigkeit der Zelle konzentriert, mit Sauerstoff zu reagieren. Mitochondrien-Enzyme übertragen die bei der Atmung entstehende Energie auf Adenosindiphosphat (= ADP), wobei durch die sog. oxidative Phosphorylierung energiereiche Phosphatverbindungen (vor allem ATP) entstehen. Die Mitochondrien dienen also der Umwandlung, Speicherung und Freisetzung von Energie, die für allgemeine und spezielle Funktionen (wie Kontraktion und andere Bewegungsvorgänge, Sekretion, Resorption, aktiver Ionentransport u. dgl.) des betreffenden Zelltyps erforderlich ist.

Darüber hinaus enthalten sie das Enzymsystem für den Endabbau des Kohlenstoffskeletts und die Enzyme des Fettsäurestoffwechsels (vgl. hierzu die Lehrbücher der Biochemie). Energiereiches ATP benötigt die Zelle z. B. für Eiweißsynthesen, für die Muskelkontraktion oder für die Aufrechterhaltung von Membranpotentialen.

Ohne Zweifel hängen die Beweglichkeit der Mitochondrien und ihre zeitweilige Konzentration an bestimmten Zellorten, z. B. an der Kernmembran oder zwischen Ergastoplasma-Zisternen, mit den Erfordernissen lokaler und temporärer Steigerungen der Energielieferung zusammen. Auch der Reichtum embryonaler Zellen an Mitochondrien und die mehr oder weniger weit fortschreitende Reduktion des Chondrioms während der Zelldifferenzierung finden von hier aus ihre Deutung. Insbesondere im Hinblick auf die Kürze des Wegs für ATP vom Ort der Entstehung zum Ort des Verbrauchs ist die Anordnung der Mitochondrien „zweckmäßig bis zum letzten". Dies wird u. a. am Beispiel der „schnellperiodischen" Insektenflugmuskeln evident: Hier finden sich zwischen den Myofibrillen, dicht gepackt in kontinuierlichen Säulen, ungewöhnlich lange Mitochondrien, die durch eine außerordentliche Vergrößerung der inneren Membranfläche gekennzeichnet sind. Die engen räumlichen Beziehungen zwischen den Mitochondrien und den interfibrillären Tracheolen schaffen hier zusätzlich optimale Verhältnisse zwischen dem Sauerstoff transportierenden System und dem oxidativen enzymatischen Apparat. Neben der Größe der Mitochondrien und ihrem Volumenanteil am gesamten Cytoplasma dürfte es vor allem die Organisation des mitochondrialen „Innenkörpers" sein (Fläche und Ordnung des Membranmaterials, Art und Menge der Matrix), die in Korrelation zur Stoffwechselaktivität zu setzen ist. Nach Teilblockade der Atmungsfunktion (z. B. durch Behandlung von Zellen mit Na-Cyanid) kommt es zu einer deutlichen Längenzunahme der einzelnen Mitochondrien. Die Zelle versucht also, nach partieller Blockierung ihrer Atmung diesen Zustand durch eine Vergrößerung ihrer Mitochondrien zu kompensieren.

Ein Teil der in den Mitochondrien lokalisierten Enzyme ist in streng geordneter Folge an die Innenmembran gebunden (wie die Enzyme der Elektronentransportkette und der oxidativen Phosphorylierung), während sich viele andere frei in der mitochondrialen Matrix finden (wie die Enzyme des Zitronensäure-Zyklus).

Sauerstoffmangel, chemische und physikalische Einwirkungen können deutliche Veränderungen der Mitochondrien wie Aufblähung, Rarefizierung und Fragmentation ihrer Binnenstrukturen zur Folge haben, die im elektronenmikroskopischen Schnittpräparat gelegentlich schwer von Fixierungsartefakten unterschieden werden können. Erniedrigung bzw. Erhöhung des osmotischen Drucks führt sehr rasch zu Schwellung bzw. Schrumpfung. Substanzen, die an den Mitochondrienmembranen angreifen (Detergentien, Lipoidlösungsmittel, Cyankali) bewirken Abweichungen von der normalen Konfiguration und Permeabilität der Membranen. Das Chondriom reagiert wie ein feiner Indikator früher und empfindlicher auf Zellschädigungen als andere Bestandteile des Cytoplasma.

Die *Symbiontenhypothese*. Eine Eigentümlichkeit, die die Mitochondrien einzig mit den Chloroplasten der Pflanzenzellen teilen, stellt die das Organell umschließende *doppelte* Membran dar. Mit den Plastiden haben die Mitochondrien außerdem noch andere Merkmale gemeinsam, wie die *Verschiedenartigkeit* der *äußeren* und der *inneren Membran*, eine gewisse *genetische Autonomie* sowie – damit in Zusammenhang stehend – eine *eigene DNS* und ein *eigenes Proteinsynthesesystem*, das auffallenderweise mehr dem der Bakterien als dem der höheren Organisationsformen gleicht.

Eine geistvolle Hypothese versucht alle diese Tatbestände damit zu erklären, daß Mitochondrien und Plastiden in einem sehr frühen Evolutionsstadium von außen kommend in das innere System der Zelle eingegliedert worden sind, wo sie sich wie intrazelluläre Symbionten, und zwar wie „extrem domestizierte Endosymbionten" verhalten.

Literatur

[1] BENDA, C.: Über die Spermatogenese der Vertebraten und höherer Evertebraten. Verh. physiol. Ges. Berlin 1898, 14–17

[2] DAVID, H.: Struktur der Mitochondrien. In: H. BIELKA (Hg.): Molekulare Biologie der Zelle. 2. Aufl. Fischer, Stuttgart 1973

[3] FRÉDÉRIC, J.: Recherches sur le chondriome normal ou mis à l'expérimentation dans des cellules vivantes cultivées in vitro. Arch. Biol. (Liège) 69 (1958), 167–249

[4] GUILLIERMOND, A., H. LUNDEGÅRD 1922; zit. nach G. HERTWIG: Allgemeine mikroskopische Anatomie der lebenden Masse. In: W. v. MÖLLENDORFF (Hg.): Handbuch der mikroskopischen Anatomie des Menschen, Bd. 1. Springer, Berlin 1922

[5] KUNZ, W.: Funktion der Mitochondrien. In: H. BIELKA (Hg.): Molekulare Biologie der Zelle. 2°. Fischer, Stuttgart 1973

[6] METZNER, H.: Die Zelle – Elementarorganismus oder Symbiose? Naturwissenschaften 60 (1973), 507–515

[7] PALADE, G. E.: An electron microscope study of the mitochondrial structure. J. Histochem. Cytochem. 1 (1953), 188–211

[8] SITTE, P.: Allgemeine Mikromorphologie der Zelle. In: H. METZNER (Hg.): Die Zelle – Struktur und Funktion. 2. Aufl. Wiss. Verlagsgesellschaft, Stuttgart 1971

[9] SJÖSTRAND, F. S.: The structure of mitochondrial membranes: A new concept. J. Ultrastruct. Res. 64 (1978), 217–245

[10] VOGELL, W.: Struktur und funktionelle Biochemie der Mitochondrien. I. Die Morphologie der Mitochondrien. In: P. KARLSON (Hg.): Funktionelle und morphologische Organisation der Zelle. Springer, Berlin 1963

1.6.8 Peroxisomen

URS N. RIEDE

Die Peroxisomen sind *morphologisch* definiert als ovaloide Organellen, die von einer einfachen Membran umhüllt sind und eine dichte Matrix enthalten (Abb. 1.6–27). *Funktionell* zeichnen sie sich als cytoplasmatische Partikel mit spezifischer Sedimentationscharakteristik aus, die biochemisch mindestens eine H_2O_2 produzierende Oxidase zusammen mit Katalase enthalten [1, 3]. Die Leberparenchymzellen sind bei jung adulten, lebergesunden Menschen 11 500 μm^3 groß und enthalten ca. 1 000 Peroxisomen, mit einem Gesamtvolumen von 135 μm^3. Diese Menschenleberperoxisomen haben ein durchschnittliches Einzelvolumen von 0,125 μm^3 und einen Durchmesser von 0,6 μm [4].

Die Peroxisomen gehören beim Menschen zu den kleinsten Organellen und sind in allen kernhaltigen Zellen nachgewiesen. Die Bezeichnung Peroxisomen

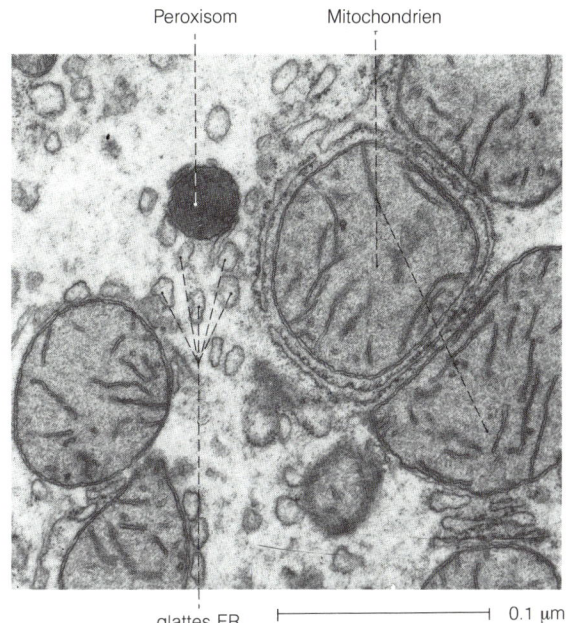

Peroxisom   Mitochondrien

glattes ER   ├───────────────┤   0.1 µm

Abb. 1.6–27. Elektronenmikroskopische Aufnahme eines Peroxisom in einem Hepatocyten eines lebergesunden Knaben (11 Jahre), umgeben von Mitochondrien.

rührt daher, daß sich in diesen Organellen vor allem Peroxidasen nachweisen lassen. Die früher verwandte, doch allzu unverbindliche Bezeichnung Microbodies sollte man fallenlassen. In den Epithelien des Leberparenchyms und der Nierentubuli, d. h. in Zellen mit hoher Glykolyseaktivität, sind sie zahlreicher und größer als in anderen Organzellen. Am zweithäufigsten sind die Peroxisomen in solchen Zellen anzutreffen, die Lipide und/oder Steroidhormone synthetisieren, metabolisieren oder speichern. Dazu gehören die Zellen der Nebennierenrinde, LEYDIGzellen, Corpus-luteum-Zellen, Fettzellen und Darmepithelzellen. In allen anderen Organzellen sind sie seltener. Die Peroxisomen in den Leber- und Nierentubulusepithelien weisen artspezifische zentrale Verdichtungen der Matrix auf. Normale menschliche Leber- und Nierenperoxisomen haben keine zentralen Kernstücke (= Nucleoid), gelegentlich aber randständige Matrixverdichtungen (Abb. 1.6–28).

Die *Peroxisomen entstehen* aus Ausknospungen des endoplasmatischen Reticulum und bilden mit ihm ein Membrankontinuum. In der Leberzelle beträgt ihre Halblebenszeit 5 Tage, die Abbauzeit ist 4mal kürzer als die der Mitochondrien und dauert etwa 4 Minuten. Ihr Abbau [2] erfolgt über den Mechanismus der Autophagie (= Selbstverdauung, s. dieses Kap.) oder Autolyse (= Selbstauflösung).

Die Peroxisomen enthalten Enzyme, die für ihre Mitbeteiligung am Glukose- und Fettstoffwechsel, am Harnsäureabbau und an der Zellatmung sprechen. Aufgrund ihrer winzigen Abmessungen ist allerdings zur Zeit die Isolierung der Peroxisomenenzyme in der

Zellfraktion schwierig, so daß die Funktionen der Peroxisomen im Zellstoffwechsel noch nicht vollständig geklärt sind. Bei Peroxisomen und Mitochondrien handelt es sich um Zellorganellen, die synergistisch an der Zellatmung beteiligt sind. Die Mitochondrien liefern dabei energiereiche Phosphate, die Peroxisomen jedoch nicht. Funktionelle Wechselbeziehungen drücken sich auch darin aus, daß bei vielen Zellreaktionen, sei es wegen vermehrter Beanspruchung oder infolge einer Schädigung, Peroxisomen und Mitochondrien stets zusammen mit entsprechenden Strukturveränderungen reagieren. Hinzu kommt, daß bei der Zellatmung fortwährend H_2O_2 anfällt, so daß den Peroxisomen mit ihrem hohen Katalasegehalt eine Schutzfunktion gegenüber diesem Zellgift zukommt [1].

Vielfach ist die *Peroxisomenfunktion* an Krankheitsbildern mit entsprechenden Ausfällen zu erkennen. So sind bei der Fettleber kaum Peroxisomen vorhanden, während alle Arzneimittel, die eine Senkung des Fettspiegels im Blut bewirken, immer auch eine massive Peroxisomenvermehrung hervorrufen. Dies erklärt sich aus der Tatsache, daß die Peroxisomen wesentliche Enzyme der β-Oxidation enthalten. Die Peroxisomen tragen offenbar auch wesentlich zur Funktion der Zellmembran bei. Dies äußert sich in folgenden Beobachtungen: Die Peroxisomen sind im Bereich der Leberzellmembranen mit den Desmosomen (s. diese) zu Komplexen verkittet. In den Nierentubulusepithelien

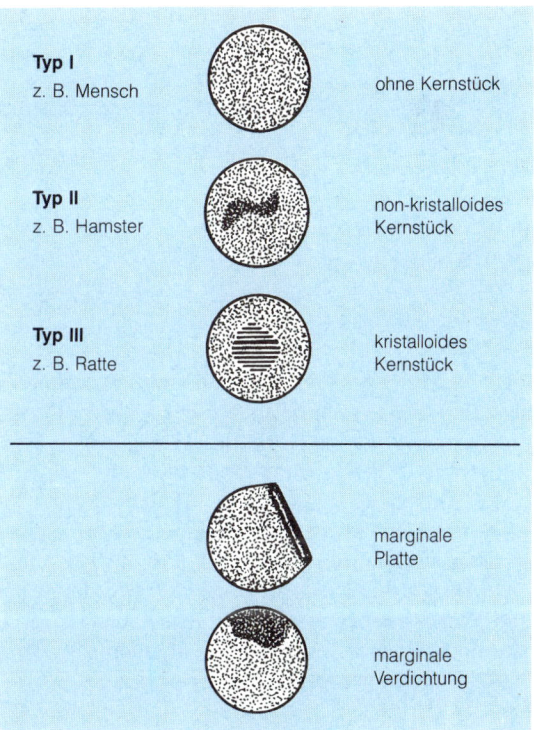

Typ I
z. B. Mensch   ohne Kernstück

Typ II
z. B. Hamster   non-kristalloides Kernstück

Typ III
z. B. Ratte   kristalloides Kernstück

marginale Platte

marginale Verdichtung

Abb. 1.6–28. Schematische Darstellung der Peroxisomentypen.

liegen sie im basalen Labyrinth (Abb. 1.4–33), wo die energieaufwendige Rückresorption stattfindet. In den Epithelzellen des Dünndarms wandern die Mitochondrien während der Resorptionsphase zu den Peroxisomen unmittelbar an der Basis der Mikrovilli [2].

Verschiedene angeborene Erkrankungen sind auf einen Peroxisomendefekt zurückzuführen: So fehlt z. B. bei der Akatalasemie (= genetischer Katalasemangel) den betreffenden Individuen die peroxisomale Katalase. Beim sog. ZELLWEGER-Syndrom, einem angeborenen Peroxidasedefekt, sind die Peroxisomen insgesamt nicht nachweisbar. Bei bakteriellen und viralen Infektionen sowie bei Infestationen[1] und abakteriellen Entzündungen reagieren die Peroxisomen in Form eines Enzymverlustes mit. Schließlich sind die Peroxisomen auch Gradmesser für die Bösartigkeit eines Tumors: So haben schnell wachsende Tumoren nur wenige und winzige Peroxisomen, während langsam wachsende Tumoren in ihrem Cytoplasma zahlreiche große Peroxisomen enthalten. Für menschliche Leberzellkarzinome z. B. gilt deshalb die Faustregel: Je weniger Peroxisomen in den Tumorzellen, desto größer das Ausmaß von Entdifferenzierung und Malignität.

Literatur

[1] NOVIKOFF, Ph. M., A. B. NOVIKOFF, N. QUINTANA, C. DAVIS: Studies on microperoxisomes. III. Observations on human and rat hepatocytes. J. Histochem. Cytochem. 21 (1973), 540–558

[2] ROHR, H. P., J. LÜTHY, F. GUDAT, M. OBERHOLZER, C. GYSIN, L. BIANCHI: Stereology of liver biopsies from healthy volunteers. Virchows Arch. A Path. Anat. Histol. 371 (1976), 251–263

[3] RIEDE, U. N., B. FRINGES, G. W. MOORE: Peroxisomes in Cellular injury and disease. In: TRUMP, LAUFER, JONES (Eds.): Cellular pathobiology of human disease. Fischer, New-York, Stuttgart 1983

[4] STERNLIEB, I., N. QUINTANA: The peroxisomes of human hepatocytes. Lab. Invest. 36 (1977), 140–149

1.6.9 Transportvesikel

JOCHEN STAUBESAND

Im Cytoplasma kommen mehr oder weniger zahlreich Bläschen eines Durchmessers zwischen 50 und 100 nm vor, die im Ultradünnschnitt als kreisförmige Membranprofile in Erscheinung treten (Abb. 1.4–36). Ein großer Teil dieser Bläschen ist offenbar durch Abschnürung vom Plasmalemm entstanden (Abb. 1.4–36) und steht im Zusammenhang mit Mikropinocytose und Cytopempsis. Auch GOLGI-Vesikel können durch das Cytoplasma wandern und ihren Inhalt in den Extrazellularraum abgeben, wobei ihr Membrananteil in das Plasmalemm einbezogen wird.

Andererseits können Vesikel Anschluß an Vakuolen (Abb. 1.4–36) oder Zisternen finden und auf diese Weise ihren Inhalt von einem Kompartiment der Zelle in ein anderes, nicht unmittelbar angrenzendes befördern. So kann z. B. ein vesikulärer Transport aus dem ER in Zisternen der GOLGI-Felder oder umgekehrt („pendelnder Austausch") und aus Zellkompartimenten an die Zellperipherie und in den extrazellulären Raum („umgekehrte Mikropinocytose" oder „Krinocytose") erfolgen [1].

Eine besondere Art mikropinocytotischer Vesikel ist durch das sog. „coating" gekennzeichnet. Ihre Membranen sind nicht glatt, sondern besitzen eine rauhe Beschaffenheit, deren Zusammensetzung noch unbekannt ist. Diese *coated vesicles* werden auch als *Akanthosomen* bezeichnet.

Viele intracytoplasmatische Bläschen scheinen somit „intracytotischen" *Transportfunktionen* zu dienen: Stofftransporten in die Zelle hinein (= Mikropinocytose), aus der Zelle heraus (= Exocytose, Krinocytose) oder durch die Zelle hindurch (= Cytopempsis; Abb. 1.4–36 [2]). Während dieser Transporte wird es zum Austausch von Stoffen zwischen dem Bläscheninhalt und der cytoplasmatischen Matrix kommen, sofern Diffusion und aktiver Transport in ähnlicher Weise ablaufen wie an der Zelloberfläche. Als Weg in das Zellinnere (in das Grundcytoplasma, in das endoplasmatische Reticulum und in andere Partialräume), für den Austausch von Inhaltsteilen zwischen den Zisternen des Ergastoplasma und des GOLGI-Apparates und für den Weg „nach außen" besteht also die Möglichkeit des Transports durch Vesikel, deren Inhalt von einem Partialraum der Zelle in einen anderen gelangt, *ohne eine Membran passieren zu müssen.* Auch dienen die in den Nervenendigungen vorkommenden synaptischen Bläschen, deren lichte Weite dem Durchmesser der durch Mikropinocytose entstandenen Vesikel entspricht, in erster Linie dem Transport eines Neurotransmitters. Kompartimentierung und vesikulärer Transport spielen also auch bei der Signalübertragung an den Synapsen eine Rolle. Die Stoffe, die den Erregungsvorgang von einer Nervenzelle zur folgenden übermitteln, sind in den präsynaptischen Nervenendigungen in Vesikeln („Synaptosomen") kompartimentiert, werden beim Eintreffen einer Erregung in den synaptischen Spalt ausgeschüttet und erzeugen in der benachbarten Zelle einen Erregungszustand, wodurch die Weiterführung des Signals gewährleistet ist.

Literatur

[1] RUSKA, H.: Die Konstruktion der Zelle. In: HIRSCH/ RUSKA/SITTE (Hgg.): Grundlagen der Cytologie. Fischer, Stuttgart 1973

[2] STAUBESAND, J.: Cytopempsis. In: K. E. WOHLFAHRT-BOTTERMANN (Hg.): Funktionelle und morphologische Organisation der Zelle. Sekretion und Exkretion. Springer, Berlin 1965

---

[1] Sog. Invasionskrankheiten = ansteckende Erkrankungen durch Einzeller (Amöben) oder Mehrzeller (Spulwurm)

1.6.10 Vorratsstoffe

Meist frei im Grundcytoplasma, gelegentlich auch in membranbegrenzten Vakuolen, liegen bestimmte Vorratsstoffe (Glykogen, Eiweiße, Lipoide) sowie Pigmente. Sind diese Substanzen in größeren Mengen in der Zelle vorhanden, lassen sie sich bereits lichtmikroskopisch durch cytochemische Methoden bzw. durch ihre Eigenfarbe (z. B. des Melanins) als granuläre, tropfige oder schollige Massen nachweisen.

Leber-, Muskel- und Knorpelzellen sind reich an *Glykogen*, das elektronenmikroskopisch nach geeigneter Kontrastierung (z. B. mit Bleiacetat) in Form ungefähr isodiametrischer, etwas unscharf begrenzter, 15 bis 30 nm messender Partikel in Erscheinung tritt (Abb. 1.6–29). Gelegentlich sind sie zu größeren Komplexen aggregiert (z. B. in der Leber), die einen Durchmesser bis zu 0,1 μm erreichen können.

Die häufigsten *Fett*einschlüsse stellen Tröpfchen aus Triglyceriden dar, die als Energiespender gespeichert werden (z. B. in Fettzellen) oder pathologischerweise als Ausdruck einer Zellschädigung auftreten. Gelegentlich bilden sie scharf begrenzte geometrische Körper (Rhomben, Ellipsoide usw.) mit deutlicher kristalliner Binnenstruktur und ähneln damit gewissen *Eiweiß*kristalloiden, die in vergleichbarer Form in bestimmten Zellen (z. B. in den LEYDIGschen Zwischenzellen des Hodens) vorkommen. Gewisse Eiweiße können sich als „hyaline Tropfen" finden, die entweder Ausdruck gestörter Sekretionsvorgänge mit nachfolgender Proteinfällung (z. B. die RUSSELschen Körperchen in den

Plasmazellen) oder resorptiver Leistungen mit anschließender Speicherung sind (z. B. in den Tubuluszellen der Niere).

1.6.11 Pigmente

URS N. RIEDE

Die Pigmente (lat. Pigmentum = Farbstoff, Schminke) sind Stoffe, die aufgrund ihrer Eigenfarbe in lebenden, ungefärbten Geweben und Zellen erkannt werden können. Die Pigmente entstehen entweder im Körper selbst (= *endogene* Pigmente) oder gelangen von außen in oder auf den Körper (= *exogene* Pigmente).

Exogene Pigmente

Lippen, Augenbrauen und Kopfhaare können durch die äußerliche Aufbringung von Farbstoffen (= *kosmetische Pigmente*) gefärbt werden. Bei der Tätowierung werden Kohle, Tusche oder Zinnober in die Haut gebracht, wo sie, von Bindegewebszellen phagocytiert, entweder liegenbleiben oder zu den nächsten Lymphknoten abtransportiert werden. Neben dieser freiwilligen Färbung kommt es besonders bei Stadtbewohnern zu einer Schwarzfärbung der Lunge (= *Anthrakose*), die sich im Lauf des Lebens verstärkt. Dabei werden Kohlepartikel der Atemluft von den Alveolarmakrophagen aufgenommen und auf dem Lymphweg abtransportiert. In ähnlicher Weise werden auch eisenhaltige Stoffe bei Stahlarbeitern und bleihaltiger Staub

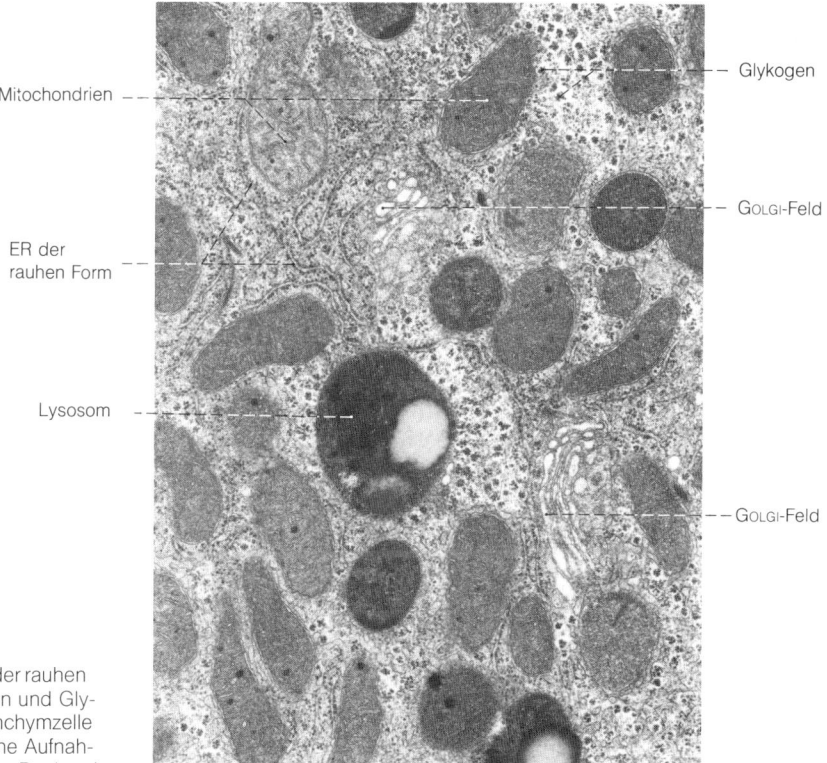

Mitochondrien

ER der rauhen Form

Lysosom

Glykogen

GOLGI-Feld

GOLGI-Feld

Abb. 1.6–29. Mitochondrien, ER der rauhen Form, GOLGI-Apparat, Lysosomen und Glykogenpartikel in einer Leberparenchymzelle (Katze). Elektronenmikroskopische Aufnahme (Original: Prof. Dr. K. H. ANDRES, Bochum).

⊢——⊣ 0.5 μm

bei Autoabgasexposition in den Lungen abgelagert (= *inhalagene Pigmente*).

Schließlich sind noch die *iatrogenen Pigmente* zu erwähnen, die im Rahmen therapeutischer Maßnahmen zu einer Gewebeverfärbung führen. Zum Beispiel kommt es bei chronischer Verabreichung von silberhaltigen Desinfizienzien, chronischem Abrieb von quecksilberhaltigem Amalgam in Zahnfüllungen (= Argyrose) oder von titaniumhaltigem Osteosynthesematerial zu einer Graufärbung des umgebenden Bindegewebes (= Metallose). Tetrazykline werden in kindliche Knochen- und Zahngewebe eingebaut und können diese irreversibel gelb färben. Reichliche Gabe von Karottensaft verfärbt die Babyhaut durch vermehrte Caroteineinlagerung gelb (s. unten).

Endogene Pigmente

Atmungspigmente

Die qualitativ und funktionell bedeutungsvollsten Pigmente sind die Atmungspigmente. Dazu gehören die *Zytochrome* (Flavoenzym = gelbes Atmungsferment), das *Hämoglobin* und das *Myoglobin*. Der rote Blutfarbstoff (= Hämoglobin) besteht aus einer Eiweißkomponente (= Globin) und einem Farbstoff (= Häm). Das darin enthaltene Eisen ist komplexgebunden, so daß es histochemisch keine positive Eisenreaktion abgibt. Das Myoglobin ähnelt dem Hämoglobin. Bei ihm ist aber das Häm nur an eine Peptidkette gebunden. Myoglobin hat eine stärkere Affinität zu O_2 und wirkt zusätzlich noch als intrazellulärer Sauerstoffspeicher. Der Synthese des *Häm* ist die *Porphinsynthese* vorgeschaltet. Bei angeborenen Stoffwechselstörungen treten atypische *Porphyrine* auf, welche die Haut braun verfärben. Tritt bei Gewebezerstörung Blut aus den Gefäßen aus, so machen die Erythrocyten eine Reihe von Veränderungen durch. Im Inneren der Blutung, wo die Erythrocyten nicht mit lebenden Makrophagen in Berührung kommen, zerfällt das Hämoglobin. Das Eisen wird abgespalten und der den Pyrrolring enthaltende Rest kristallisiert in Form eines eisenfreien braun-roten Pigmentes, dem Hämatoidin, aus. Das *Hämatoidin* ist mit dem indirekten Bilirubin identisch. Überall dort, wo Hämoglobin in den Phagocyten abgebaut wird, entsteht das pyrrolhaltige und eisenfreie grüne *Biliverdin* und durch Reduktion das gelbe *Bilirubin*. Auf diese Weise wechselt ein „blaues Auge" nach einer Schlägerei seine Farbe von violett nach grün und schließlich nach gelb. Im Unterschied zum eisenfreien Hämatoidin entsteht *Hämosiderin* nur innerhalb lebender Zellen, die auch das Eisen in dieser Form speichern. Hämosiderin ist eisenhaltig, aber pyrrolfrei: in Form goldgelber intrazellulärer Körnchen weist es in Makrophagen auf eine alte Blutung hin. *Hämatin* entsteht immer dann, wenn Hämoglobin im Magen mit HCl zusammentrifft. Dadurch entsteht ein schwarz-braunes Pigment. Es färbt den Magen- und Darminhalt sowie den Stuhl schwarz. Kaffeesatzerbrechen und Teerstuhl sind folglich hämatinhaltig und Zeichen einer gastrointestinalen Blutung.

Melanine

Ein Hauptvertreter der endogenen Pigmente sind die Melanine und deren Abkömmlinge. Die Melaninbildung erfolgt durch Zellen, die aus der Neuralleiste stammen. Als *Melanoblasten*, erkennbar an ihren Prämelanosomen (s. unten), bilden sie zunächst eine Zellfamilie (= Clone). Erst dann wandern sie beim Menschen von der 8. Schwangerschaftswoche an in die Epidermis aus und besiedeln mosaikartig die Haut, und zwar zuerst die Epidermis und dann die Haarfollikel. Verschiebungen dieses Auswanderungsvorgangs rufen *Sommersprossen* oder Hautstellen (= Vitiligo) hervor. Es sind Gene bekannt, die nach einem ganz bestimmten Muster den Zelltod bestimmter Melanoblastenfamilien auflösen, so daß pigmentfreie Hautbezirke entstehen. Die Zebras verdanken diesem Mechanismus ihre typische Fellmusterung. In der Haut differenzieren sich die Melanoblasten zu Melanocyten aus. Dies beruht auf einer Aktivierung derjenigen Gene, welche die Pigmentierung in die Wege leiten. Dazu ist das Zusammenspiel folgender Mechanismen notwendig [5], [6], [7]:

- Umgebungsvorbereitung der zu pigmentierenden Hautregion
- Melaninsynthese und Melanosomenbildung
- Melanosomentransport in die Zellen des Stratum basale der Haut (Keratinocyten).

Melaninsynthese (Abb. 1.6–30)

Voraussetzung für die Melanogenese ist die ribosomale Synthese der Thyrosinase. Dafür ist ein bestimmtes Gen mit bekannten Gen-locus (= Albino-locus) zuständig [5].

Die Melaninsynthese beginnt zunächst mit der Überführung der Protyrosinase in die aktive *Tyrosinase*. Dank der bifunktionellen Rolle des Tyrosinasesystems wird Tyrosin zu Dopa hydroxyliert, Dopa zu Dopachinon überführt und über Zwischenstufen zu Indolchinon oxidiert. Dieses *Indolchinon* wird schließlich polymerisiert und an Protein gebunden. Das Apoenzym der Tyrosinase ist ein Cuproenzym. Die kupferbindenden SH-Gruppen des Glutathions wirken als natürliche Tyrosinaseinhibitoren. Letztere können durch nicht proteingebundenes Eisen blockiert werden, so daß das Tyrosinasesystem unnötig angekurbelt wird. Das Resultat ist eine krankhaft bronzene Hautfarbe *(Hämochromatose)*. Ultraviolette Strahlen zerstören das Glutathionsystem und führen auf diese Weise zur Hautbräunung. Physiologische *Aktivatoren* des Tyrosinasesystems sind ACTH, MSH und Östrogene; physiologische *Inhibitoren* sind Melatonin, Phenylalanin und Hydrochinon. Das Hautmelanin liegt im menschlichen Körper in zwei Arten vor: Das *Eu-Melanin* bewirkt die braune Pigmentierung der Haut und die Schwarzfärbung der Haare; das *Phaeo-Melanin* ist für gelbe Hautpigmentierung und Rotfärbung der Haare verantwortlich[3].

Melanosomenbildung (Abb. 1.6–30)

Voraussetzung für die *Melanosomenbildung* sind die ribosomale Synthese der Tyrosinase und deren Überführung in die Zisternen des RER. Die Tyrosinase gelangt portionsweise in den GOLGI-Apparat, wo die Synthese der Melaninvorstufen erfolgt (= Melanosomen-Stufe I). Nun wandern vom SER[1] her andere Vesikel (= Prämelanosomen) in die Nähe des GOLGI-Apparates. Sie enthalten eine feinfilamentöse Innenstruktur (= Melanosomen-Stufe II). Nach Verschmelzung der Melanosomen-Stufe I mit Melanosomen-Stufe II setzt die Melanineinlagerung in deren spiralförmige Filamente ein (= Melanosomen-Stufe III; Abb. 1.6–30), bis das Innere der *Melanosomen* mit Melanin vollgepackt ist (= Melanosomen-Stufe IV).

Melanosomentransport

Die Melanocyten sind Zellen, die den Gliazellen des zentralen Nervensystems gleichen. Sie weisen dendritische Ausläufer auf und enthalten in ihrem Cytoplasma neurofilamentartige Mikrofilamente (s. diese). Unter dem Einfluß von MSH werden die Melanocyten in ihrer äußeren Gestalt unter Mitwirkung der Mikrofilamente vielzipflig (= dendritischer), und die Melanosomen wandern entlang der Melanocytendendriten in deren endständige Aussackungen. Die Melanocyten nehmen nun mit den Epidermiszellen (= Keratinocyten) Kontakt auf und senken sich mit ihren Fortsätzen in deren Cytoplasma. Die Zellmembranen der beiden Zelltypen verschmelzen kurzfristig, so daß ein Melanosomentransfer von einer Zelle in die andere erfolgt. Spä-

ter liegen sie im Keratinocytencytoplasma einzeln oder in aggregierter Form vor[7].

Neuromelanin

Neuromelanin wird in Pigmentzellen von Gehirn, Auge und Innenohr gebildet. Es leitet sich zwar auch vom Tyrosin her, scheint aber ein Seitenprodukt der Katecholamin-Synthese zu sein und ist folglich mit den adrenochromhaltigen Granula in den Nebennierenmarkzellen verwandt. Das Neuromelanin findet sich im Gehirn in pigmentierten Ganglienzellen der *Substantia nigra*, *Area postrema*, *Trigonum vagi* und des *Locus coeruleus*. Es ist im Auge in den Pigmentzellen der *Chorioidea* und der *Retina* sowie in den *chromophilen Epithelien* der *Stria vascularis* des Innenohrs vorhanden[5].

Bedeutung der Melanine

Das Melanin bewirkt, je nach Typ, in seiner Gesamtheit eine Gelb-rot- oder Braun-schwarz-Färbung der Haut und der Haare. Die braune Hautfarbe ist aber nicht von der Melanocyten-*Zahl*, sondern von der *Menge* und *Ausreifung* der Melanosomen abhängig. So finden sich bei Negern und Weißen ca. 1 500 Melanocyten pro

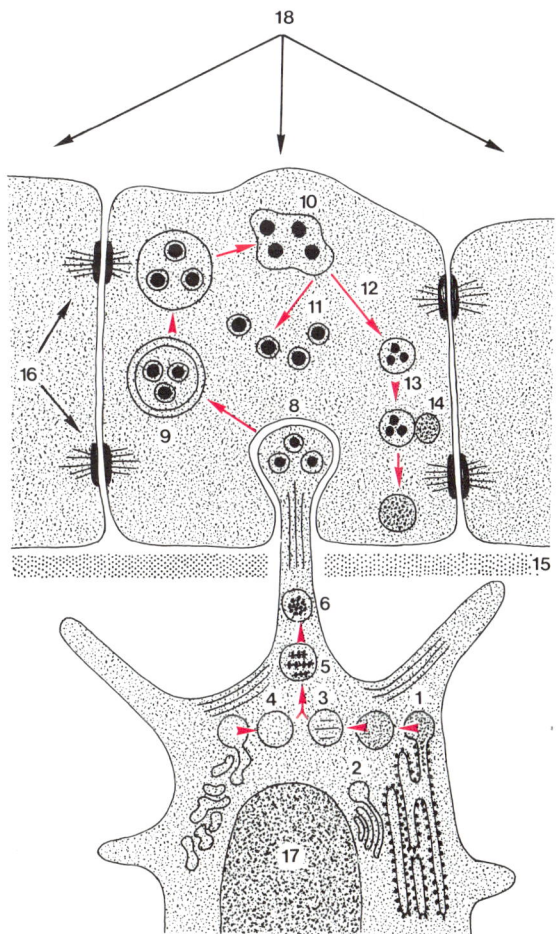

Abb. 1.6–30. Schematische Darstellung der Melanosomenbildung und des Melanosomentransports. Die Tyrosinase wird im RER (1) gebildet, gelangt in GOLGI-Vesikel (2), dort erfolgt Synthese der Melaninvorstufen = Melanosomen-Stufe I (3). Vom SER her wandern Prämelanosomen heran (4), sie enthalten filamentöse Binnenstrukturen, an denen sich nach Verschmelzung mit Melanosomen-Stufe I Melanin anlagert (5), bis das ganze Bläschen voll gepackt ist = Melanosom-Stufe IV (6). Die Melanosomen werden unter Mitwirkung von Mikrofilamenten in endständige Aussackungen von Melanocytenfortsätzen transportiert (7). Jene werden von Keratinocyten umschlossen (8), abgeschnürt und phagocytiert (9). Auf diese Weise gelangen mehrere Melanosomen in eine nur noch eine Hüllmembran besitzende Vakuole (10). Bei Negern sind die zahlreichen Melanosomen einzeln und diffus im Keratinocytenplasma verteilt (11), bei Weißhäutigen liegen sie hingegen in aggregierter Form vor (12).
Der Melanosomenabbau erfolgt lysosomal (13). Primärlysosom (14). Basalmembran (15). Desmosomen (16). Melanocytenkern (17). Keratinocyten (18).

---

[1] SER = **S**mooth **E**ndoplasmic **R**eticulum

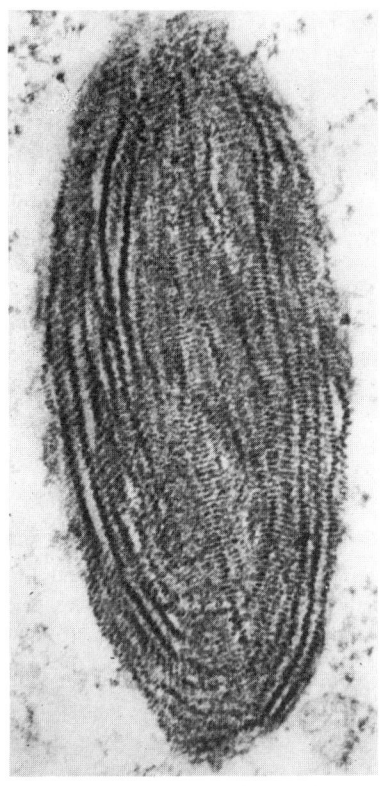

⊢————⊣ 0,1μm

Abb. 1.6–31. Elektronenmikroskopische Aufnahme eines Melanosom (Stufe III) aus dem retinalen Pigmentepithel eines 14 Wochen alten menschlichen Feten [2].

mm² Haut. Die Präputialhaut der Neger enthält 25% Prämelanosomen und 75% Melanosomen, die der Europäer 70% Prämelanosomen und 30% Melanosomen und die der Mongolen weist 65% Prämelanosomen und 35% Melanosomen auf. Bei Negern sind sie sehr zahlreich und als Einzelelemente dispers verteilt, bei Mongolen und Weißen liegen sie hingegen in aggregierter Form vor [7]. Melanin verhindert das schädliche Eindringen von Strahlen, besonders von ultravioletten. Es schützt so die empfindliche Kollagensynthese in den Hautfibroblasten und reguliert die Ultraviolettaktivierung des Vitamin D. Außerdem hat Melanin ein Redoxpotential, mit dem es im Gewebe entstandene Peroxide beseitigen kann. Während Eumelanin der „Schwarzhaarigen" nur aus unlöslichen Dopapolymeren besteht, enthält das Phaeomelanin der „Rothaarigen" nur lösliches Cysteinyl-Dopa (= Trichochrom), das durch die UV-Einwirkung in Gegenwart von Sauerstoff zerstört wird. Dies erklärt die hohe Sonnenlichtempfindlichkeit der „Rothaarigen" [4], [5]. Verschiedene Erkrankungen des zentralen Nervensystems (Parkinsonismus) und des Auges (Retinitis pigmentosa) sowie bestimmte Formen der Innenohrtaubheit gehen mit einem Melaninverlust der Melanosomen einher.

Bei einigen angeborenen Stoffwechselerkrankungen sind Hautpigmentanomalien, Störungen des Extrapyramidalsystems, Taubheit und Psychosen oft miteinander vergesellschaftet, so daß dem Melanin als Redoxsystem hier eine Kontrollfunktion der Erregungsübertragung zuzuschreiben ist [5], [6]. Da 5% aller angeborenen Formen mit Innenohrtaubheit auf einem enzymatischen Defekt in der Melaninsynthese beruhen und gleichzeitig mit einer Proportionenstörung der Augen-Nasen-Partie einhergehen, ist die Kenntnis des Ward-Index notwendig. Dieser ist eine Verhältniszahl aus der Distanz der Außenlidwinkel, Innenlidwinkel und des Papillenabstands [1].

Bösartige Tumoren, die von den Melanocyten ausgehen, werden maligne *Melanome* genannt. Je nach Differenzierungsgrad können sie Melanosomen oder nur unpigmentierte Prämelanosomen enthalten [7]. Aufgrund ihrer Entstehung aus auswachsenden Zellen der Neuralleiste (s. oben) ist bei ihnen das infiltrative Wachstum besonders ausgeprägt.

Lipopigmente

Zu den *Lipopigmenten* gehören die *Lipochrome* und das Lipofuscin. Die Lipochrome sind gelbe Farbstoffe, die als Carotin und dessen Vorstufe *Lycopin* mit der Nah-

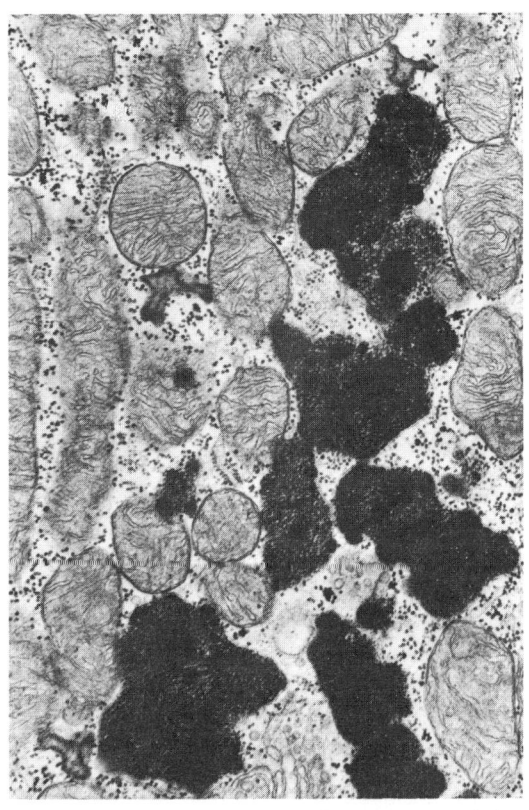

⊢————⊣ 1μm

Abb. 1.6–32. Elektronenmikroskopische Aufnahme einer Papillarmuskelzelle aus der rechten Herzkammer einer alten Katze. Zahlreiche Lipofuszingranula und Mitochondrien sind neben vielen dichten, kleinen Glykogenpartikeln zu sehen [2].

rung aufgenommen werden und dem Fettgewebe eine dottergelbe Farbe geben. Der *Sehpurpur* als Vitamin-A-Proteinkomplex ist ein Chromoproteid. Es stellt ein Derivat des Carotin dar und spielt eine wichtige Rolle beim Sehvorgang. Sein Mangel ruft Nachtblindheit hervor.

Das *Lipofuscin* liegt in der Zelle in Form goldgelber Granula vor und kann (stark vereinfacht) als „Alters-" bzw. „Abnutzungspigment" angesehen werden. Biochemisch handelt es sich um ein heterogenes Material aus Eisen-Kupfer-haltigen ungesättigten Lipidproteinkomplexen, die durch Peroxidation entstanden sind [4]. Die Lipofuscingranula sind Endstufen im lysosomalen Verdauungsprozeß, in dem aus noch ungeklärten Gründen die Aktivität bestimmter Lipasen und Peroxidasen erloschen ist. Je nach Bauweise einer Zelle werden sie als Telolysosomen aus der Zelle ausgeschleust. Diesbezüglich sind vor allem sezernierende Zellen wie Nierentubuluszellen, Hepatocyten und Enterocyten im Vorteil, in dem sie sich der Lipofuscingranula über eine „Zelldefäkation" in ein abführendes Kanalsystem (Harnkanälchen, Gallenwege, Darmlumen) entleeren können. Ganglienzellen oder Myocardzellen haben diese Eigenschaft nicht (Abb. 1.6–32). In ihnen sammeln sich deshalb altersabhängig Lipofuscingranula an. Von einer gewissen Menge an hemmen sie die Zellfunktion und sind dann möglicherweise nicht nur Folge, sondern auch Ursache der *Alterung*.

Literatur

[1] DAUSCH, D., W. WEGNER, K. D. FRANKE, M. FLACH: Sinnesverluste bei genetischen Pigmentmangelsyndromen. Dtsch. med. Wschr. 107 (1982), 1029–1032

[2] FAWCETT, D. W.: Atlas zur Elektronenmikroskopie der Zelle (Studienausgabe, übersetzt und bearbeitet von J. Staubesand). Urban & Schwarzenberg, München 1973

[3] FITZPATRICK, T. B., W. C. QUEVEDO, G. SZABO, M. SEIJI: Biology of the melanin pigmentary system. In: T. B. FITZPATRICK (Ed.): Dermatology in General Medicine. Mc. Graw-Hill, New York 1971

[4] GEDIGK, P., R. FISCHER: Über die Entstehung von Lipopigmenten in Muskelfasern. Virchows Arch., Abt. A 332 (1959), 431–468

[5] KLAUS, S. N. (Ed.): Pathophysiology of Melanocytes. Pigment Cell, Vol. 5. H. Karger, Basel-München-Paris-London-New York-Sydney 1979b

[6] KLAUS, S. N. (Ed.): Biologic Basis of Pigmentation. Pigment Cell, Vol. 4. H. Karger, Basel-München-Paris-London-New York-Sydney 1979a

[7] RILEY, V. (Ed.): Unique Properties of Melanocytes. Pigment Cell, Vol. 3. H. Karger, Basel-München-Paris-London-New York-Sydney 1976

1.6.12 Grundcytoplasma

JOCHEN STAUBESAND

Grundcytoplasma, Grundplasma oder *Hyaloplasma* wurden in der lichtmikroskopischen Ära ein „hyaliner", „homogener" bzw. strukturloser Cytoplasmaanteil genannt, in den man sich die erkennbar geformten Zellkomponenten eingelagert vorstellte. Heute versteht man unter dem Grundplasma, auch als *cytoplasmatische Matrix* bezeichnet, das zwischen den membranbegrenzten Strukturen vorhandene Material bzw. die vom Plasmalemm umschlossene Grundsubstanz, in die die „funktionellen Struktureinheiten" des Zelleibs eingebettet sind.

Es wäre jedoch ebenso willkürlich wie unzweckmäßig, alle elektronenmikroskopisch sichtbaren Formationen begrifflich vom Grundplasma abzugrenzen. Zum Beispiel führt von den Ribosomen eine Stufenfolge von Strukturen über Multienzymkomplexe und die aus mehreren Untereinheiten bestehenden Enzyme bis zu den einfachen Proteinen. Sie alle stehen in einer Art Gleichgewicht mit ihren im Grundcytoplasma „gelösten" Untereinheiten und können bei gegebenen Voraussetzungen spontan aus diesen zusammentreten.

Das Grundplasma hat in der elektronenmikroskopischen Dimension ein verwaschen-homogenes oder krümelig-flockiges Aussehen. Von bestimmten Filamenten (vgl. Kap. „Cytoskelett") abgesehen, hat sich eine charakteristische, gegenüber Artefakten gesichert abgrenzbare Struktur bisher nicht darstellen lassen. Obgleich es somit morphologisch noch unergiebig ist, kommt ihm als größtem Volumenanteil des Zelleibs eine weit größere Bedeutung zu als nur die eines Bindeglieds oder Füllmaterials zwischen den strukturierten Zellkomponenten.

Das Grundplasma besitzt u. a. folgende Eigenschaften: 1. Es ist der Reaktionsraum für eine noch unübersehbar große Zahl enzymatisch katalysierter und genetisch gesteuerter Reaktionen. 2. Es ist der stoffliche Kommunikationsraum zwischen den Zellkompartimenten.

Der Biochemiker identifiziert mit der cytoplasmatischen Matrix den „löslichen Rest" des Cytoplasma, der gewonnen wird, wenn aus dem Zellhomogenat die Partikelfraktionen (Kern-, Mitochondrien-, „Mikrosomen"-Fraktion) abzentrifugiert worden sind. In diesem „löslichen Überstand" (Abb. 1.3–1) lassen sich zahlreiche Enzyme nachweisen, die u. a. auf die Glykolyse, die Kohlenhydratsynthese und den Pentosephosphat-Zyklus wirken.

1.7 Zellkern

HANS GEORG SCHWARZACHER

1.7.1 Übersicht

Im allgemeinen gilt der Satz, daß jede Zelle einen Zellkern besitzt. Der Zellkern *(Nucleus)* ist der wichtigste Informationsträger der Zelle, da er die Gene enthält, die (mit Ausnahme eines Teils der Mitochondrien) den Aufbau der Zellstrukturen bestimmen. Zellartige Gebilde ohne Zellkern, wie z. B. die roten Blutkörperchen (Erythrocyten) sind nicht als vollwertige Zellen zu bezeichnen. In gewissen Geweben und Organen kommen manchmal Zellen mit zwei Zellkernen vor (z. B. Leberzellen, Deckzellen des Übergangsepithels, Belegzellen der Magenhauptdrüsen, Knorpelzellen). Auch größere mehr- oder vielkernige Zellen („zelluläre Äquivalente") sind als Sonderformen zu finden (z. B. Osteoklasten, quergestreifte Skelettmuskelfasern).

Der Zellkern liegt im Cytoplasma eingebettet und ist von diesem durch eine *Kernmembran* getrennt. Sein Inhalt wird als *Karyoplasma* bezeichnet. Das Volumen des Zellkerns beträgt bei großer Schwankungsbreite im Durchschnitt ungefähr ein Zehntel bis ein Zwanzigstel des Volumens der ganzen Zelle.

Das Karyoplasma besteht zur Hauptsache aus den *Chromosomen*. Daneben findet man Strukturen, die mit der Funktion der Chromosomen zusammenhängen. Zu diesen gehören die *Nucleoli* und kleinere Körnchen und Fäden (*Perichromatingranula* und *Perichromatinfibrillen*). Außerdem findet sich ein Gerüst aus Proteinen (*Kernmatrix*), das für die Einhaltung der gegenseitigen Lagebeziehungen der Kernstrukturen von Bedeutung sein dürfte. Der Raum zwischen diesen Strukturen ist von Flüssigkeit (*Karyolymphe*) erfüllt.

Die *Chromosomen* sind strukturelle Einheiten, die beim Generationswechsel der Zellen einschneidende Veränderungen erfahren: Während der Zellteilung (*Mitose* und *Meiose*, s. diese) sind sie als gut färbbare kurze Fäden mikroskopisch einzeln zu erkennen und untereinander unterscheidbar; während des Zeitraums außerhalb der Zellteilung, die als *Interphase* bezeichnet wird (die „Phase zwischen zwei Zellteilungen"), liegen sie als dünne, sehr lange und vielfach gewundene Fibrillen vor, die einzeln auch im Elektronenmikroskop nur schwer verfolgbar und voneinander nicht zu unterscheiden sind. Die Masse dieser verknäuelten Fibrillen im Zellkern der Interphase wird als *Chromatin* bezeichnet.

Zahl und Form der Chromosomen, wie sie während der Zellteilung beobachtet werden können, sind für jede Spezies konstant und charakteristisch. Jede Zelle eines Individuums enthält im Zellkern normalerweise die vollständige Zahl von Chromosomen (beim Menschen in diploiden Zellen 46 Chromosomen).

Im Verlauf der Zellteilung kommt es außer dem Formwandel der Chromosomen noch zu weiterer Veränderungen im Zellkern und im Cytoplasma, wie vor allem zur Auflösung der Kernmembran und damit zur Verwischung der Grenze zwischen Karyoplasma und Cytoplasma. Man kann daher während der Zellteilung nicht gut vom Vorhandensein eines Zellkerns sprechen. Der vollständige Zellkern ist ein Merkmal der Zelle in der Interphase.

1.7.2 Form und Größe der Zellkerne

Die *Form* des Zellkerns ähnelt in vielen Fällen der Form der Zelle. In kugelförmigen, polyedrischen und kubischen Zellen ist der Zellkern kugelig, in länglichen prismatischen Zellen ist er ellipsoid und in langen fadenförmigen (z. B. glatten Muskelzellen) stäbchenförmig (Abb. 1.7–1). In stark beweglichen Wanderzellen

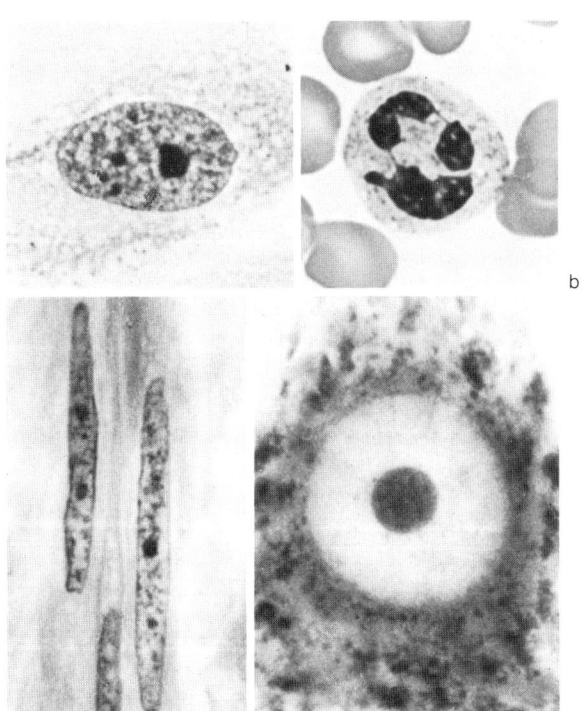

Abb. 1.7–1. Verschiedene Kernformen und -größen: a = Fibroblast in der Gewebekultur (Totalpräparat, flacher Kern in der Aufsicht), b = segmentkerniger neutrophiler Granulocyt (Ausstrichpräparat), c = glatte Muskelfasern (Schnittpräparat), d = Nervenzelle (Vorderhornzelle des Rückenmarks, Schnittpräparat). Alle Aufnahmen bei gleicher Vergrößerung.

(z. B. Histiocyten, Leukocyten) folgt er den Veränderungen der Zellgestalt. Wenn im Cytoplasma Stoffe gespeichert werden (z. B. Fettzellen), oder wenn zellspezifische Arbeitsstrukturen (z. B. Prosekrete in Drüsenzellen) die Zelle fast ganz ausfüllen, kann der Zellkern zu einer an die Zellwand gedrückten dünnen Scheibe werden. Manche Zellarten haben kompliziert geformte, z. B. gelappte und segmentierte Zellkerne (z. B. Granulocyten, Megakaryocyten). Im Lichtmikroskop findet man keine scharfen Kanten und Ecken an den Zellkernen, dagegen sind elektronenmikroskopisch oft kleinere oder schmale Einbuchtungen und Auswüchse erkennbar.

Die *Größe* des Zellkerns entspricht im allgemeinen der Größe der ganzen Zelle. Mit anderen Worten, das Verhältnis vom Volumen des Zellkerns zum Volumen des Cytoplasmas (sog. *„Kern/Plasma-Relation")* ist zunächst ungefähr konstant [7]. Dies gilt besonders für gleichartige Zellen einer Gewebeart. Zwischen den Zellen verschiedener Gewebe bestehen aber charakteristische Unterschiede, und die Kern/Plasma-Relation kann sich besonders während der embryonalen Entwicklung oder mit einem Wechsel der Zellfunktion ändern (z. B. embryonale Myoblasten ~ 0,1, reife Skelettmuskelfasern ~ 0,01; Fettzellen vor der Fettspeicherung ~ 0,1 und nach der Speicherung bis 0,005).

Das Volumen des Zellkerns wird natürlich von der *Zahl der Chromosomen* beeinflußt. Die meisten Zellen sind diploid, daher kann die Chromosomenzahl die Kerngröße (außer in Stadien vor der Zellteilung, s. diese) hier nicht beeinflussen. Jedoch kommen in bestimmten Organen und Geweben (z. B. Leber, Herzmuskel, Amnionepithel) neben diploiden auch polyploide Zellen vor (s. diese). Bei gleichem Funktionszustand kann das Kernvolumen in diesen Fällen den Ploidiegrad anzeigen.

Ein *unterschiedlicher Funktionszustand* kann die Kerngröße ebenfalls außerordentlich stark beeinflussen. Generell haben stoffwechselaktive Zellen bei gleicher Chromosomenzahl größere Zellkerne als ruhende, nicht aktive Zellen. Die Zunahme des Kernvolumens besteht hier in einer Zunahme nicht-chromosomaler Substanzen, hauptsächlich der Stoffe, die für die Transkription (s. diese) notwendig sind und mit ihr einhergehen, sowie des Wassers (als Hydratationswasser), wodurch es zur Auflockerung der Chromosomen kommt. Diese Form der Vergrößerung des Zellkerns wird als funktionelle Kernschwellung bezeichnet.

1.7.3 Allgemeines zur Struktur des Interphasekerns

Der Zellkern *lebender* Zellen erscheint im Lichtmikroskop weitgehend *homogen* und gewöhnlich heller als das Cytoplasma (Abb. 1.7-2). Die Kernmembran ist deutlich zu erkennen. Innerhalb des Kerns können ein bis mehrere deutliche Verdichtungen, die *Nucleoli* (auch manchmal „Kernkörperchen" genannt) sichtbar sein. Die homogene Masse, die den Kern ganz ausfüllt, entspricht zur Hauptsache dem *Chromatin,* d. h. den zu-

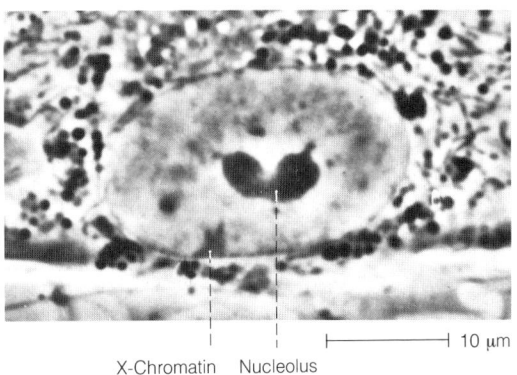

X-Chromatin   Nucleolus   ⊢⎯⎯⎯⎯⎯⊣ 10 µm

Abb. 1.7–2. Zellkern einer lebenden Zelle (Fibroblast in der Gewebekultur, Phasenkontrastaufnahme).

sammengeknäuelten dünnen Chromosomenfibrillen. Verdichtungen des Chromatins sind in lebenden Zellen mit dem Phasenkontrastmikroskop nur zu erkennen, wenn sie stark ausgeprägt sind.

Nach *histologischer Fixierung* und *Färbung* werden Unterschiede in der *Chromatinstruktur* jedoch deutlicher (Abb. 1.7-1a). Das Chromatin ist basophil und in histologischen Routinepräparaten meist viel stärker gefärbt als das Cytoplasma. Bei der Fixierung entstehen durch Ausfällung und Verklumpung der Chromosomenfibrillen lichtmikroskopisch sichtbare Fäden und manchmal größere Brocken (*Chromocentren*).

Im *elektronenmikroskopischen* Dünnschnittpräparat ist das Chromatin als feingekörnte Masse zu erkennen, die aus den Anschnitten von äußerst vielfach gewundenen und eng nebeneinanderliegenden Fibrillen mit einem mittleren Durchmesser von 10 nm resultiert (Abb. 1.7-3). Verdichtungen des Chromatins, die in verschiedenen Zellen sehr unterschiedlich ausgeprägt sind, sind hier deutlich zu erkennen (Abb. 1.7-11).

Die *Dichte des Chromatins* hängt von der Aktivität der Zelle ab. Aktive Zellen haben Zellkerne mit lockerem Chromatin, solche mit geringer Aktivität dichtes Chromatin. In den Sprachgebrauch der Anatomie und Pathologie haben sich dafür die Ausdrücke „chromatinarm" und „chromatinreich" eingebürgert. Diese Ausdrücke sind falsch, wenn es sich um Zellen gleicher Ploidiestufe handelt, da die Menge des chromosomalen Materials konstant ist, solange sich die betreffende Zelle nicht zur Teilung vorbereitet. Korrekterweise sollte man daher von „chromatinlockeren" und „chromatindichten" Zellkernen sprechen.

Chromatinverdichtungen treten oft an der Peripherie des Zellkerns unmittelbar neben der Kernmembran sowie in der nähe der Nucleolen auf. Für manche Zellarten ist das Verteilungsmuster von dichtem und lockerem Chromatin („Kernmuster") so typisch, daß eine Zelldiagnose allein daraus möglich ist (z. B. die „Radspeichenstruktur" des Zellkerns der Plasmazelle). Eine Chromatinverdichtung, die normalerweise nur in weiblichen Zellkernen sichtbar sein kann („X-Chroma-

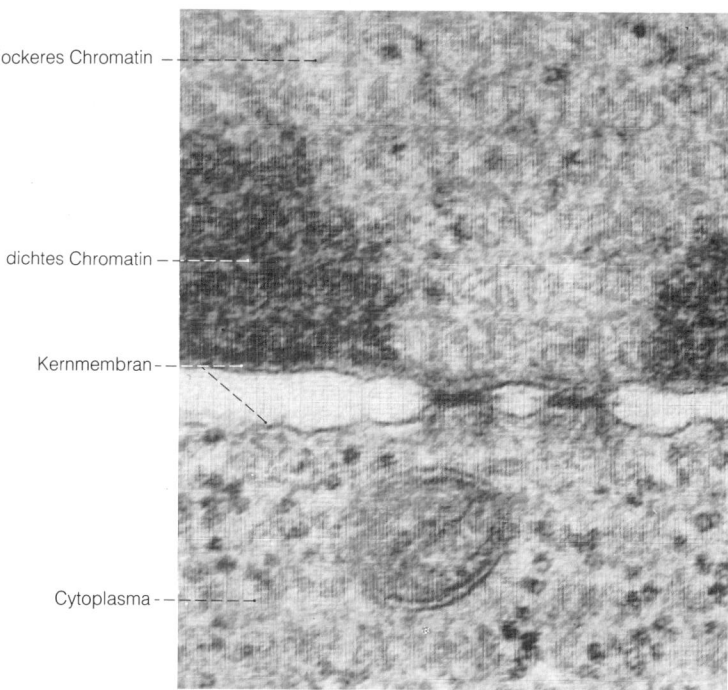

lockeres Chromatin —

dichtes Chromatin —

Kernmembran - -

Cytoplasma - -

Abb. 1.7–3. Ausschnitt der Kernmembran bei starker Vergrößerung (75000fach). Zwei Kernporen mit dickem Diaphragma getroffen. Im Zellkern lockere und dichte Chromatinbezirke. Erythroblast aus dem Knochenmark eines Meerschweinchens (aus FAWCETT/STAUBESAND, 1973).

tin"), erlaubt in günstigen Fällen eine Geschlechtsdiagnose auch an isolierten Zellen (s. „X-Chromatin").

Neben den Fibrillen des Chromatins und den Nucleoli (sowie eventuellen speziellen Einschlüssen, s. diese) finden sich im Zellkern noch verstreut elektronenmikroskopisch sichtbare Granula und Fibrillen verschiedener Größe (*Perichromatinstrukturen*, s. diese).

Ein aus Proteinen bestehendes Gerüst, die *„Kernmatrix"*, bildet ein sehr lockeres Netzwerk aus feinsten faserartigen Strukturen, die bisher noch nicht näher charakterisiert werden konnten. Zwischen all diesen Strukturen ist aber auch bei sorgsamster Präparation immer ein im Elektronenmikroskop leer erscheinender Raum zu finden. Dieser ist von Flüssigkeit (der sog. *„Karyolymphe"*, Wasser und darin gelösten kleinen Molekülen) erfüllt. (Über Struktur, Form und Zahl der *Nucleolen* s. Kap. 1.7.9)

1.7.4 Struktur der Kernmembran

Die Kernmembran (*„Kernhülle"*) besteht aus zwei Membranen, die in ihrem Feinbau den Membranen des endoplasmatischen Reticulum (ER) entsprechen (s. diese). Man kann sich die Kernhülle am besten als einen sehr flachen Sack des ER, der den Kern völlig einhüllt, vorstellen. Der Spalt zwischen den beiden Membranen (*„perinucleäre Zisterne"*), ist normalerweise 20–100 nm breit [21].

Die Auffassung der Kernmembran als Teil des ER ergibt sich aus folgenden Tatsachen:

1. Der Spalt zwischen der inneren und äußeren Membran der Kernhülle setzt sich an vielen Stellen in das Spaltraumsystem des ER fort, d. h., daß die äußere

Membran der Kernhülle nahtlos in die Membran des ER übergeht (Abb. 1.6–3 u. 1.6–4).

2. An der äußeren Kernhüllenmembran liegen je nach Proteinsyntheseaktivität der Zelle mehr oder weniger Ribosomen, ähnlich wie im rauhen ER.

3. Die Kernhülle löst sich am Beginn der Mitose in kleine Bläschen auf und entsteht am Ende der Mitose wieder vollkommen aus Membranbläschen, die sich aus dem ER bilden und mit diesem im Zusammenhang bleiben.

Die Kernhülle besteht aber aus spezialisierten Membranen des ER und zeigt spezielle Strukturen, die sog. *„Kernporen"*.

An der Stelle einer Kernpore kommt es zur ringförmigen Verschmelzung von innerer und äußerer Kernhüllenmembran. Dadurch entsteht ein kreisrundes Loch in der Kernhülle mit einem prinzipiell freien Durchgang vom Zellkern ins Cytoplasma (Abb. 1.7–3). Ein solches Loch hat einen Durchmesser von 30–100 nm, sein Rand ist durch einen ringförmigen Wulst (Anulus), der aus acht kleinen Körnchen (Globuli) besteht, verstärkt. Außerdem ist das Loch durch eine sehr dünne Membran (Porendiaphragma) verschlossen, die aber möglicherweise vorübergehend den Weg freigeben kann. Eine solche Pore mit dem umgebenden Anulus wird als *Porenkomplex* bezeichnet [5] (Abb. 1.7–4).

Die Porenkomplexe liegen mehr oder weniger regelmäßig verstreut über die Oberfläche des Zellkerns. Ihre Zahl (und damit die Dichte ihrer Lagerung) wechselt stark mit der Zellfunktion, sie beträgt in stoffwechselinaktiven Zellen meist unter hundert und kann in aktiven Zellen bis über tausend ansteigen.

Die Kernporen dienen offensichtlich dem Transport großer Moleküle zwischen Kern und Cytoplasma (z. B. mRNA, rRNA-Proteinkomplexe, spezifische Proteine für den Kern etc.). Dazu kommt noch der Transport kleiner Moleküle direkt durch die innere Membran der Kernhülle.

Da die Hohlräume des ER manchmal mit der Außenwelt der Zelle kommunizieren können (s. Kap. 1.6.2), ist es u. U. möglich, daß Stoffe direkt von außen bis in die perinucleäre Zisterne gelangen. Diese Stoffe müßten dann aber wenigstens die Barriere des inneren Blatts der Kernhülle überwinden, um in den Zellkern selbst zu gelangen.

Über den möglichen Zusammenhang zwischen Kernhülle und den „annulierten Lamellen" (s. Kap. 1.6.3).

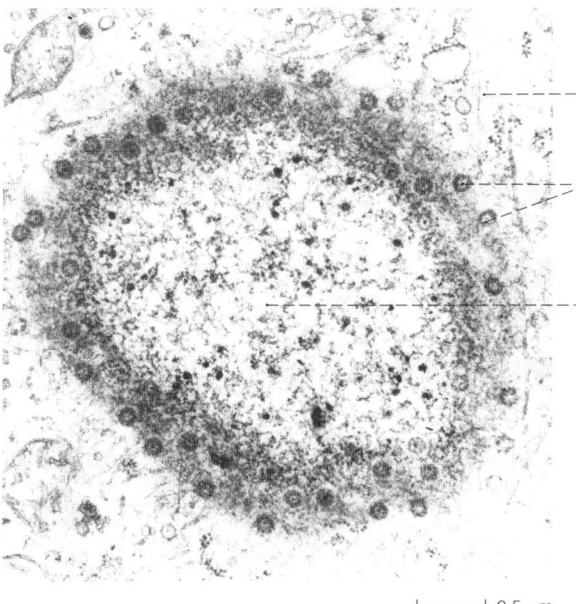

Cytoplasma

Kernporen

Nucleoplasma

├──────┤ 0.5 μm

Abb. 1.7–4. Kernporen im Flachschnitt durch eine Kernhülle. Sympathische Nervenzelle aus dem Ganglion cervicale superius (Ratte). Im Bereich der unscharf begrenzten ringförmigen Zone, die den tangential getroffenen Kernmembranen entspricht, treten an den sog. Porenkomplexen (inkonstant vorhandene) elektronendichte Ringe sowie je ein zentrales Granulum hervor. Elektronenmikroskopische Aufnahme (Original: Frau Prof. Dr. H. Behrendt, Düsseldorf).

1.7.5 Struktur der Chromosomen in der Interphase

Wie bereits erwähnt wurde, sind die Chromosomen in der Interphase dünne, lange Fibrillen, die nur im Elektronenmikroskop erkennbar sind. Die Summe dieser Fibrillen ergibt das Chromatin. Jedes einzelne Chromosom besteht in der G1-Phase des Zellzyklus (s. dort) aus einer einzigen Fibrille, die von einem Ende des Chromosoms bis zum anderen durchgeht. Die 46 Chromosomen einer diploiden Zelle haben in der Interphase zu-

sammen eine Länge von schätzungsweise 40–45 cm. Sie müssen im engen Raum eines Zellkerns Platz finden.

Der Durchmesser der einzelnen Fibrillen beträgt in der Regel 10 nm. Unterschiede in der Dichte des Chromatins (z. B. Chromocentren) beruhen meist auf Unterschieden in der Packungsdichte der Fibrillen, die als „Elementarfibrillen", besser aber als „*Chromatinfibrillen*"bezeichnet werden [16].

Chromatinfibrille

Die Bestandteile der Chromatinfibrille sind *Desoxynucleinsäure (DNS)* und Proteine, und zwar hauptsächlich *Histone*.

Das DNS-Molekül besteht aus zwei Ketten von Phosphorsäureresten und Desoxyribosen, an denen in abwechselnder Reihenfolge Purinbasen (Adenin, Guanin) und Pyrimidinbasen (Cytosin, Thymin) hän-

gen. Von den vier Basen sind je zwei komplementär und können miteinander Bindungen eingehen (Adenin mit Thymin, Cytosin mit Guanin). Durch diese Bindungen hängen die beiden Ketten aneinander, wobei sie die berühmte „Doppelhelix" bilden (exakter wäre die Bezeichnung „Doppelschraube").

Das Doppelhelix-Molekül der DNS mit einem Durchmesser von 2,4 nm bildet mit Proteinen den *DNS-Proteinkomplex,* der gleichbedeutend mit der Chromatinfibrille ist. Unter den beteiligten Proteinen sind vier Arten von Histonen (basische Proteine, $H_1–H_4$) die wichtigsten. Besonders bemerkenswert ist der Umstand, daß die vier Histone bei allen Eukaryonten (das sind Organismen mit vollständigen Zellen, die DNS-haltige Zellkerne besitzen) die gleiche Molekularstruktur haben.

Nucleosomen

Die Histone H_2, H_3 und H_4 bilden zusammen annähernd kugelförmige Gebilde von 7–8 nm Durchmesser, um die sich die DNS jeweils mit eineinhalb Windungen herumwindet. Eine solche Histonkugel mit den darumgewundenen DNS-Faden wird ein „*Nucleosom*" genannt. Zwischen den Nucleosomen verläuft die DNS mehr oder weniger gestreckt (Abb. 1.7–5a, b). Dadurch entsteht ein Gebilde ähnlich einer Perlenkette mit 10 nm großen Perlen. Histon-H_1-Moleküle liegen der DNS und den Nucleosomen vermutlich außen an und

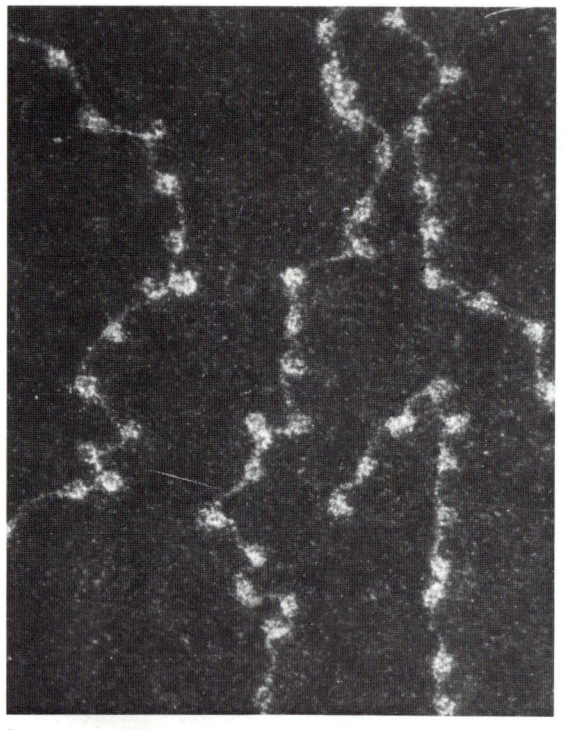

a   ├─────────────────────┤ 0.1 µm

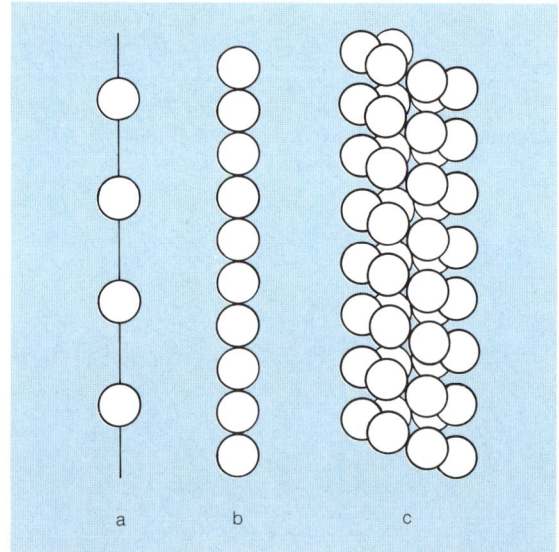

Abb. 1.7–6. Möglichkeit der Bildung von Chromatinfibrillen verschiedener Dichte und Dicke: a = Nucleosomen in weiten Abständen, die DNS-Doppelhelix zwischen den Nucleosomen frei von Histonen, b = Nucleosomen dicht aneinanderliegend, c = die dichte Nucleosomenkette in Windungen gelegt. Die Schlingen der DNS um die Histonkerne der Nucleosomen sind nicht eingezeichnet (in Anlehnung an [4]).

Abb. 1.7–5. a = Isolierte und auf hypotone Lösung gespreitete Chromatinfibrillen aus dem Zellkern eines Hühnererythrocyten. Die Nucleosomen sind durch DNS verbunden (Präparat: D. E. u. A. L. Olins).
b = Modell der Chromatinfibrille (in Anlehnung an [1]). Durchmesser der Nucleosomen ~ 10 nm.

dienen der räumlichen Stabilisierung der Nucleosomen [11], [13].

Die Abstände zwischen den Nucleosomen können in verschiedenen Chromatinfibrillen unterschiedlich weit sein (Abb. 1.7–6). Sie reichen von praktisch null, wodurch Fibrillen aus ganz eng aneinandergereihten Nucleosomen entstehen, bis zu ungefähr 20 nm oder noch längeren nucleosomenfreien Abschnitten. In

Chromosomenabschnitten, von denen die DNS transkribiert wird, die also, mit anderen Worten, *genetisch aktiv* sind, liegen die Nucleosomen in sehr weiten Abständen oder fehlen ganz. Die DNS ist hier frei von Histonen und alleiniger Bestandteil der Chromatinfibrille [14]. Da aber in jedem Zellkern immer nur ein kleiner Teil der Chromosomen tatsächlich genetisch aktiv ist, findet man bei der Isolierung von Chromatinfibrillen meist eine Nucleosomenkette wie in Abb. 1.7–5a.

Die experimentelle *Extraktion der Histone* führt zu einem Verschwinden der Nucleosomen und zu einer Entfaltung des DNS-Molekülfadens in der Form großer Schleifen (Abb. 1.7–7) [6].

Fibrillengerüst

Nach der Extraktion der Histone bleiben aber nicht nur die DNS-Fäden zurück, sondern zusätzlich eine Masse aus diffusen Proteinfibrillen (saure Proteine), die in ihrer Konfiguration ungefähr den Chromatinverdichtungen (im Fall der Mitosechromosomen deren Konfigu-

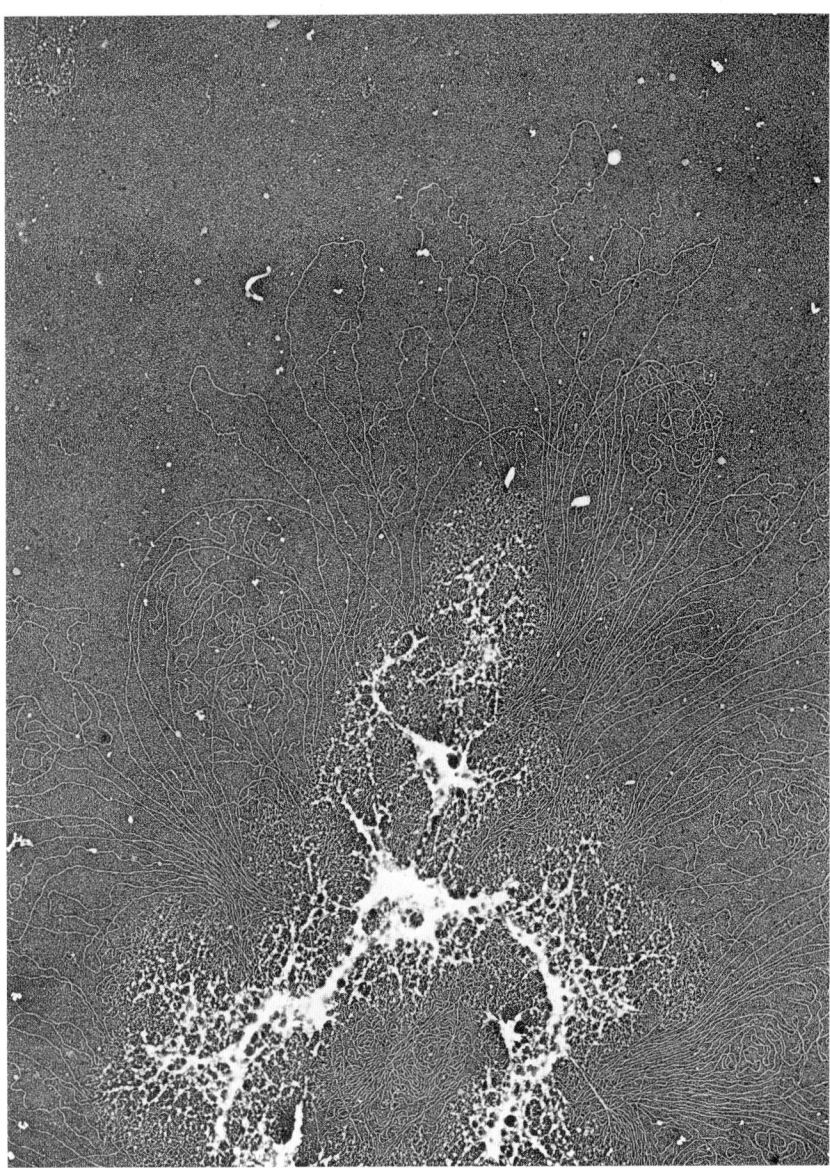

Abb. 1.7–7. Teil eines Chromosoms nach Extraktion der Histone. Die Nucleosomen fehlen, das DNS-Molekül bildet große Schleifen, die an dem stehengebliebenen Gerüst aus sauren Proteinen hängen. Präparat von R. HANCOCK u. M. E. HUGHES.

ration) entsprechen (Abb. 1.7–7). Man kann daher annehmen, daß zusätzlich zum DNS-Histon-Komplex entweder in den Fibrillen oder zwischen ihnen ein Gerüst aus sauren Proteinen existiert, das die Lage der Fibrillen im Zellkern (oder innerhalb der Chromosomen in der Mitose) fixiert [6], [8]. Einzelheiten über dieses Gerüst und inwieweit es mit der Kernmatrix zusammenhängt oder mit dieser identisch ist, sind bisher noch nicht bekannt.

Packungsdichte der DNS und der Chromatinfibrillen

Unterschiede in der Packungsdichte der DNS sind einerseits vom Vorhandensein bzw. von der Dichte der Nucleosomen in der Fibrille abhängig, andererseits kann sich auch die Chromatinfibrille in verschieden starkem Ausmaß falten oder möglicherweise in regelmäßige Windungen legen (Abb. 1.7–6) [4].

In verschieden stark kondensiertem Chromatin findet man im Elektronenmikroskop tatsächlich die Chromatinfibrillen mit einem Durchmesser von 10 nm verschieden dicht gelagert, wobei sie meist unregelmäßig zusammengefaltet sind. In sehr stark kondensierten Chromatinbezirken lassen sich auch Fibrillen mit größeren Durchmessern (z. B. 20 nm, 40 nm) entsprechend einer regelmäßigen Windung oder Faltung der 10-nm-Chromatinfibrille feststellen.

1.7.6 Die Funktion der Chromosomen in der Interphase

Die DNS enthält die Information für die Produktion der Proteine der Zelle. Da alle Bestandteile und Produkte der Zelle zu ihrem Aufbau Proteine brauchen und durch die Struktur dieser Proteine charakterisiert sind, sind durch deren Festlegung der ganze Bauplan der Zelle, ihre Funktionsmöglichkeiten und die Art ihrer Produkte bestimmt. Proteine sind aus Aminosäuren, von denen es 20 verschiedene gibt, zusammengesetzte Kettenmoleküle. Die Reihenfolge der verschiedenen Aminosäuren bestimmt die Struktureigenschaften eines Proteins (s. Kap. 1.6.4). Auch die DNS ist ein Kettenmolekül. Die Reihenfolge ihrer Purin- und Pyrimidinbasen beinhaltet die Anweisung für die Zusammensetzung der Proteine. Dabei bedeutet die Reihenfolge von jeweils drei DNS-Basen (Triplet) eine bestimmte Aminosäure. In der DNS ist damit der Codex für die Struktur der Proteine verankert („*genetischer Code*") [20].

Proteine sind Moleküle, die während ihrer Funktion verändert und unbrauchbar werden. Sie müssen daher aus ihren Bausteinen (Aminosäuren) immer wieder neu hergestellt werden. Die DNS ist dagegen ein sehr stabiles Molekül, sie hat außerdem die Fähigkeit der Replikation, d. h., sie kann nach ihrer eigenen Vorlage den „Code" für die Proteine bewahren und bei der Zellteilung auf ihre Tochterzellen weitergeben.

Die Proteine werden nicht direkt an der DNS im Zellkern aus den Aminosäuren zusammengesetzt, sondern im Cytoplasma in den *Ribosomen* (s. Kap. 1.6.4). Die in der DNS niedergelegte Information muß daher zuerst zu den Ribosomen gebracht werden. Das geschieht mit Hilfe kürzerer kettenförmiger Moleküle, die ähnlich gebaut sind wie die DNS, aber Ribosen statt Desoxyribosen enthalten und einstrangig sind. Es sind *Ribonukleinsäure-Moleküle* (RNS).

Transkription

Wenn ein bestimmtes Protein erzeugt werden soll, so ist der erste Schritt eine Aktivierung der entsprechenden Region am DNS-Molekül. Dazu müssen sich die beiden DNS-Ketten der Doppelhelix trennen. Nach dem Muster der einen der beiden DNS-Ketten wird dann eine RNS-Kette (mit gleicher Basensequenz wie das entsprechende Stück der DNS) hergestellt. Dieser Vorgang heißt Transkription. Die DNS schließt sich nach der Transkription wieder zur Doppelhelix. Zur Transkription müssen eine Reihe von Fermenten (Transkriptasen, RNA-Polymerasen etc.) sowie die entsprechenden Bausteine für die RNS vorhanden sein. Die neu hergestellte RNS heißt *„messenger-RNS"* (mRNS, zu deutsch Boten- oder Matrizen-RNS). Sie verläßt durch die Kernmembran den Zellkern und gelangt zu den Ribosomen im Cytoplasma.

Translation

In den Ribosomen wird nach der Vorlage der mRNS (ein Triplet = eine Aminosäure) das Protein aus Aminosäuren assembliert. Die Aminosäuren müssen dazu zuerst an spezielle, verhältnismäßig kleine RNS-Moleküle gebunden werden. Diese RNS heißt *transfer-RNS* (tRNS). Der Vorgang der „Übersetzung" von der Basensequenz der mRNS in die Sequenz der Aminosäuren heißt Translation. Die Translation kann nur in den Ribosomen ablaufen. Die Ribosomen bestehen

selbst zum großen Teil aus drei Fraktionen von RNS, die zusammen als *ribosomale RNS* (rRNS) bezeichnet werden. Auch für die Translation sind natürlich eine Reihe von Fermenten nötig.

Die tRNS-Moleküle (für jede der 20 Aminosäuren eine besondere Art) und die rRNS-Moleküle sind in allen Eukaryonten fast gleich gebaut.

Zelldifferenzierung

In einem Chromosomensatz ist die Information für *alle* Proteine, die ein Individuum überhaupt je herstellen kann, enthalten. Da jede Zelle über den vollständigen Chromosomensatz verfügt, hat sie auch prinzipiell die Möglichkeit, alle Proteine zu synthetisieren. Wir wissen aber natürlich, daß das nicht alle Zellen tun, sondern daß sich unterschiedliche Zelltypen in einem Organismus bilden, von denen jeder auf eine andere Aufgabe spezialisiert ist: Eine Darmepithelzelle ist zur Resorption von Nahrungsstoffen spezialisiert und nicht zur Kontraktion wie eine Muskelzelle usw.

Wir können daraus ableiten, daß die *Zelldifferenzierung* darin besteht, daß aus den in der DNS enthaltenen gesamten Informationen nur die für eine spezielle Zelle notwendigen ausgewählt und freigegeben werden, während die restlichen Informationen stillgelegt werden. Auch der *Funktionswechsel* einer Zelle läßt sich damit erklären, daß bestimmte Informationen freigegeben oder blockiert werden.

Da wir das, was wir hier als „Information" bezeichnen, mit einer bestimmten Basensequenz, die in einer bestimmten Region der Chromosomen liegt, gleichsetzen können, heißt das, daß in einer speziellen Zelle mit ganz bestimmten Aufgaben nur die entsprechenden *Chromosomenregionen* zur Transkription freigegeben werden. Über die Möglichkeiten der Beeinflussung der chromosomalen DNS durch externe und zelleigene Faktoren wird im Kapitel „Zellmembran" berichtet.

Gene

Eine Chromosomenregion, die die Basensequenz für die Transkription eines bestimmten Polypeptids enthält, ist prinzipiell identisch mit dem Begriff „Gen". Funktionstüchtige Proteine sind manchmal aus mehreren verschiedenen Polypeptidketten zusammengesetzt und benötigen zu ihrer Synthese mehrere Gene. Diese liegen im Chromosom meist benachbart, können aber auch weit auseinander oder sogar in verschiedenen Chromosomen lokalisiert sein (z. B. die Gene für α- und β-Hämoglobin) [20].

Die *individuellen, „genetischen"* Unterschiede zwischen den Menschen bestehen in *festgelegten* Unterschieden in den Chromosomen und damit den Basensequenzen. Solche Unterschiede dürfen natürlich nur gering sein und müssen, wenn wir „normale" Menschen betrachten, eine volle normale Lebenstätigkeit gewährleisten. Sie können aber sehr auffallend sein: Ein geringer Unterschied in der Fähigkeit, Pigment zu produzieren (z. B. Fehlen eines der Enzyme, die zur völligen Ausbildung des Melanins nötig sind) kann große

Unterschiede in der Haar-, Augen- und Hautfarbe zur Folge haben.

1.7.7 Aktive und inaktive Chromosomenabschnitte

Aus dem Vorangegangenen ergibt sich, daß in einer beliebigen Zelle niemals alle Chromosomenregionen aktiv sein können, wobei unter „aktiv" die Tätigkeit der Transkription zu verstehen ist.

Ballast-DNS

Außerdem ist festzustellen, daß überhaupt *nur 5–10% der in einem Chromosomensatz vorhandenen DNS transkribiert werden können.* Die übrigen 90–95% der DNS sind „stumm" und können als inaktive „*Ballast-DNS*" bezeichnet werden [10]. Da ein großer Anteil von stummer Ballast-DNS bei vielen Tier- und Pflanzenspezies gefunden wurde, ist anzunehmen, daß sie andere, bisher unbekannte Funktionen als die der Transkription hat [22]. Die Ballast-DNS besteht häufig aus vielen Wiederholungen derselben (nicht transkribierbaren) Basensequenz (sog. repetitive DNS).

Heterochromatin und Euchromatin

Ein kleiner Anteil dieser Ballast-DNS liegt in Chromosomenregionen, die sich auch morphologisch von den übrigen Regionen unterscheiden. Diese andersartigen Regionen werden zusammengefaßt als „*Heterochromatin*" und den übrigen als „*Euchromatin*" bezeichneten Regionen gegenübergestellt.

Charakteristika des Heterochromatins sind: besonders starke Kondensation in der Interphase („*Heteropyknose*"); hoher Gehalt an repetitiver DNS; relativ hoher Histongehalt (entsprechend sehr dicht liegender Nucleosomen); relativ hoher Gehalt an methylierten DNS-Basen; ein asynchrones Verhalten bei der DNS-Replikation („Spätreplikation", s. dort) und bei der Kondensation in der Mitose; Fehlen der Transkription [16].

Beim Menschen sind etwa 5% der Chromosomenmasse der Autosomen eines Chromosomensatzes als Heterochromatin anzusprechen. Es ist mit Ausnahme des Heterochromatins am Y-Chromosom und des X-Chromatins (s. dort) in mehreren Chromosomen in so kleinen Regionen lokalisiert, daß es in der Interphase mikroskopisch kaum feststellbar ist. Dagegen kann es in Mitosechromosomen dargestellt werden (s. dort). Bei anderen Säugern kann der Gehalt an Heterochromatin von 1–20% betragen.

Eine plausible Erklärung des *Heterochromatins* ist die, daß es sich um größere geschlossene Regionen von Ballast-DNS handelt, die nicht durch Regionen mit aktiver Transkription unterbrochen sind und dadurch die Merkmale inaktiver Regionen so deutlich ausprägen, daß sie mit cytologischen Methoden erkannt werden können. Das *Euchromatin* wäre dann dadurch charakterisiert, daß die Ballast-DNS in kurzen Abständen von kleinen Regionen transkriptionsaktiver DNS unterbrochen ist und dadurch nicht als Ganzes über größere Regionen hinweg die morphologischen Zeichen der Inaktivität erkennen läßt.

Es soll an dieser Stelle davor gewarnt werden, Chromatinverdichtungen allgemein als „Heterochromatin" zu bezeichnen. Der Terminus Heterochromatin hat eine feststehende cytogenetische Bedeutung und betrifft beim Menschen einen kleinen Teil des Chromatins, der stets, auch in hochaktiven Zellen, kondensiert bleibt. Dagegen kann der Ausdruck „*heteropyknotisches*" Chromatin allgemein für verdichtetes Chromatin (Gegensatz „*eupyknotisch*" für lockeres Chromatin) verwendet werden.

1.7.8 Cytologisch erkennbare Zeichen der Transkriptionsaktivität

Das Beispiel des Heterochromatins gibt uns einen Einblick in die Mechanismen der Aktivierung und Inaktivierung der Gene. Nehmen wir Ähnlichkeiten zwischen der primären Transkriptionsinaktivität der heterochromatischen Chromosomenabschnitte und der vorübergehenden Inaktivierung von Genen an, so ergeben sich auch für die letztere verstärkte Kondensation, hoher Gehalt an Nucleosomen, Methylierung der DNS und asynchrone Replikation. Tatsächlich wurden an verschiedenen Beispielen von vorübergehend funktionell stillgelegten Genen einige dieser Merkmale gefunden.

Dichte des Chromatins

Genetische Inaktivierung geht jedenfalls mit einer Zunahme der Packungsdichte der DNS durch Ausbildung von Nucleosomen und Engerlagerung der Chromatinfibrillen einher.

Bei der Beschreibung der funktionellen Kernschwellung wurde bereits darauf hingewiesen, daß eine „stoffwechselaktive" Zelle ein aufgelockertes Chromatin zeigt. Stoffwechselaktiv heißt gleichzeitig auch aktiv transkribierend. Inaktive Zellen hingegen, deren DNS nicht transkribiert wird, haben dichtes Chromatin. In hochspezialisierten Zellen sind manchmal allerdings nur sehr geringe Teile des Chromatins aktiv, und deshalb erscheinen nur relativ kleine Regionen des Zellkerns locker. Ein gutes Beispiel sind die Lymphocyten (Abb. 2.2–17a), die ausschließlich auf die Produktion von Antikörpern spezialisiert sind.

Markierung mit radioaktiven RNS-Bausteinen

Dafür wird üblicherweise tritiiertes Uridin (^{3}H-Uridin) verwendet. Uridin ist eine nur in der RNS vorkommende Base, die das Thymin der DNS ersetzt. Tritium-Verbindungen erlauben die Anwendung der Autoradiographie am histologischen Präparat (s. Kap. 5.3) und damit eine relativ genaue Lokalisation.

Wird einer lebenden, aktiven Zelle, ^{3}H Uridin angeboten, so wird dieses in die neu synthetisierten RNS-Moleküle eingebaut. Der histo-autoradiographische Nachweis läßt erkennen, daß schon nach zehn Minuten markierte RNS im Zellkern und ab etwa ein bis mehreren Stunden im Cytoplasma, hauptsächlich in der Gegend von Ansammlungen von Ribosomen, zu finden ist.

Der Nachweis der RNS-Synthese an einzelnen Interphasechromosomen gelingt dadurch, daß sie experimentell zu geringgradiger Kontraktion gebracht und mikroskopisch sichtbar werden [2] (s. Kap. 1.8). In Abb. 1.7–8 sind solche Chromosomen gezeigt, die außerdem einer Markierung mit ³H-Uridin ausgesetzt waren. Man erkennt in der Autoradiographie, daß RNS an vielen Stellen entlang des Chromosoms gebildet wurde [19]. Es sind also die transkribierten Regionen der DNS fast immer über alle Chromosomen verteilt. Da die ³H-Autoradiographie im Präparat Punkte, die weniger als 1–2 µm Abstand haben, nicht auflösen kann, sind einzelne Gene mit dieser Methode natürlich nicht zu erkennen. Nur größere heterochromatische Regionen könnten an der fehlenden Markierung erkannt werden.

mosomen, die sich innerhalb des Zellkerns verdoppeln, so daß sie aus einer Vielzahl von identischen Chromosomenfibrillen bestehen. Dabei strecken sie sich, wodurch das ganze Bündel von Chromosomenfibrillen als ein meist nur wenig gewundener dicker Faden im Zellkern mikroskopisch sichtbar wird. Kleine Verdichtungen entlang der Chromosomenfibrillen, die an einer einzelnen Fibrille nicht bemerkbar wären, treten deutlich hervor, da sie multipliziert nebeneinanderliegend nun genügend auffallen. An Stellen der Transkription lockert sich der Zusammenhalt der Chromosomenfibrillen, und sie treten auseinander, wodurch eine starke Verdickung und Auflockerung des ganzen Riesenchromosoms entsteht, ein „Puff" (Abb. 1.7–9).

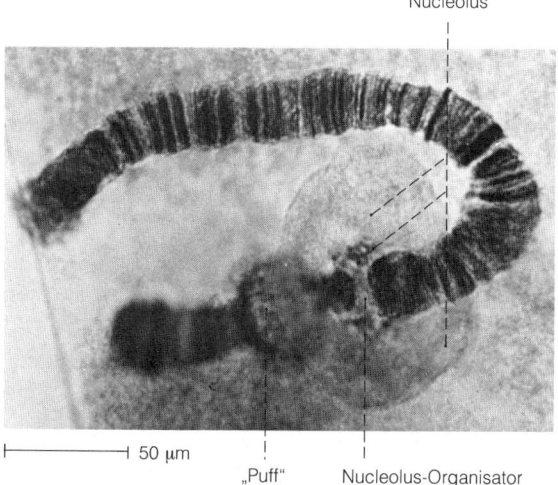

Abb. 1.7–9. Riesenchromosom aus einer Speicheldrüsenzelle der Zuckermückenlarve (*Chironomus*) mit Nucleolus-Organisator; teils verdeckt durch den Nucleolus ein „Puff". Essigkarminpräparat (Original: W. Maier, Freiburg/Br.).

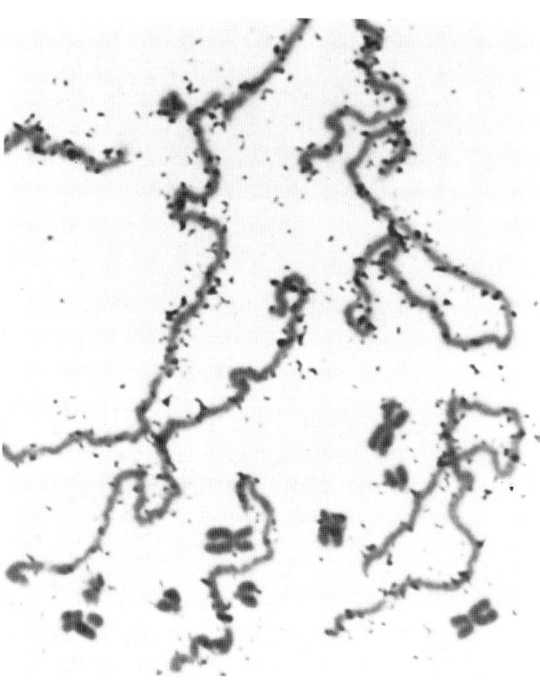

Abb. 1.7–8. Autoradiographie von leicht kondensierten Chromosomen (lange Fäden) einer Zelle vom Muntjak (indischer Elch), die kurz vor der Präparation mit ³H-Uridin markiert wurde. Die Markierung ist entlang aller Chromosomen zu erkennen. Die Kondensation wurde durch Fusion mit einer HeLa-Zelle (Zellstamm menschlicher Krebszellen) in Metaphase erzielt, deren Chromosomen stark kontrahiert sind (kurze, dicke Chromosomen aus zwei Chromatiden). Präparat von K. Sperling.

„Puffs" der Riesenchromosomen

Sog. „Riesenchromosomen" (polytäne Chromosomen) finden sich in einigen hochspezialisierten Zellen bestimmter Insekten und mancher Pflanzen. Wie weiter unten näher ausgeführt wird, handelt es sich um Chro-

Rund um einen Puff läßt sich histochemisch und histoautoradiographisch RNS nachweisen. In günstigen Fällen (z. B. bei Riesenchromosomen der Speicheldrüsenzellen von Drosophila) kann man feststellen, daß während der Entwicklung der Larven und mit wechselnden Funktionsstadien die Chromosomenregionen, die Puffs bilden, wechseln [2]. Außerdem läßt sich die Produktion bestimmter Proteine mit der jeweils beobachteten Puff-Bildung korrelieren. Man kann so direkt vor Augen geführt bekommen, wie in einem Chromosom nacheinander verschiedene Chromosomenregionen ein- und wieder ausgeschaltet werden.

Sichtbarmachung der Transkription an isolierten Chromatinfibrillen

An isolierten Chromatinfibrillen, wie sie durch Spreiten (z. B. auf Detergenzien) gewonnen werden können, ist nach bestimmten Vorbehandlungen die transkribierte RNS elektronenmikroskopisch sichtbar.

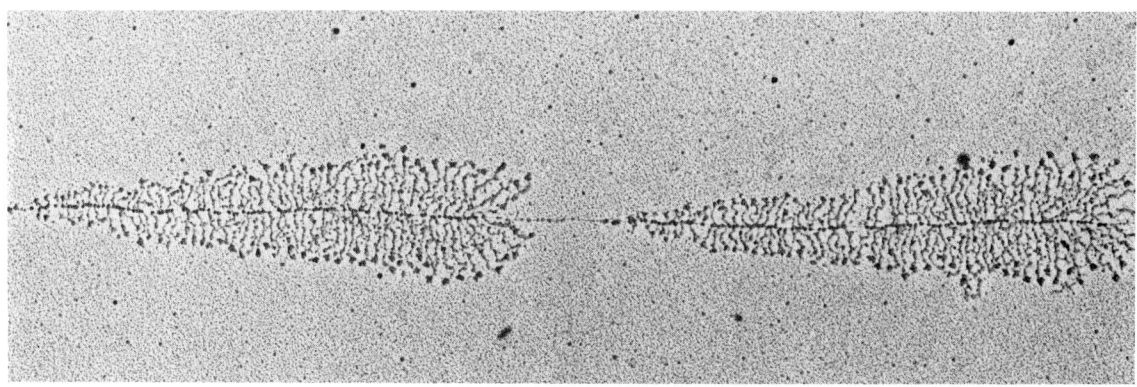

Abb. 1.7–10. Repetitive rRNS-Gene (DNS der Chromatinfibrille), isoliert aus einer Oocyte des Rippenmolchs. Vom DNS-Molekül (durchgehende zentrale Fibrille, hier ohne Nucleosomen) stehen nach beiden Seiten die neu synthetisierten rRNS-Moleküle ab. Präparat von U. SCHEER.

Besonders deutlich läßt sich die neugebildete RNS in Chromosomenregionen nachweisen, in denen viele Kopien eines Gens hintereinandergereiht liegen (repetitive Gene), wie das z. B. für die rRNS-Gene gilt [9]. In Abb. 1.7–10 ist eine isolierte DNS-Fibrille (ohne Nucleosomen) zu erkennen, von der die neu synthetisierten RNS-Ketten senkrecht abgehen. Die RNS-Ketten bleiben immer bis zu einer bestimmten Länge an der Chromosomenfibrille hängen, bevor sie abgegeben werden. Da die repetitiven Gene in Gruppen zeitlich koordiniert sind, liegen RNS-Ketten mit zunehmender Länge nebeneinander, bis die Grenzlänge erreicht ist, worauf nach einer kurzen Strecke stummer DNS („Spacer-DNS") eine neu beginnende Kette folgt.

1.7.9 Nucleolus

Bei der Schilderung von Transkription und Translation (s. dort) wurde vermerkt, daß es drei Arten von RNS gibt: Die mRNS, die die Information der DNS ins Cytoplasma bringt; die tRNS, die die entsprechenden Aminosäuren heranbringt; die rRNS, die ein notwendiger Bestandteil der Ribosomen ist und ohne die eine Translation nicht stattfinden kann. Nicht nur die mRNS wird nach dem Muster der DNS transkribiert, sondern auch die tRNS und rRNS. Die Gene für die tRNS liegen in verschiedenen Chromosomen und besetzen dort nur kleine Regionen. Die Gene für die zwei Hauptkomponenten der rRNS (18S- und 28S-rRNS, zur Bezeichnung „S" s. Kap. 1.3) liegen jeweils in vielfachen Kopien hintereinander und besetzen damit größere Bezirke in bestimmten Chromosomen. Außer der 18S- und 28S-rRNS gibt es noch kleinere rRNS-Moleküle (5S-rRNA), deren Gene nicht repetitiv sind und die verstreut über das Genom in verschiedenen Chromosomenregionen liegen.

Das Vorhandensein großer Mengen von rRNS-Genen in einer Chromosomenregion führt bei der Transkription, ähnlich wie in einem „Puff", zu einer Anhäufung von rRNS rund um diese Region, die als „*Nucleolus*" im Zellkern sichtbar wird. Die Chromosomenregionen, die rRNS-Gene enthalten, werden daher als *Nucleolus-Organisator-Regionen* bezeichnet. Ein Nucleolus besteht aber nicht nur aus diesen Regionen und der neugebildeten 18S- und 28S-rRNS, sondern es kommt innerhalb seiner Grenzen auch zu deren Bindung an spezifische Proteine und damit zur Fertigstellung der Untereinheiten der Ribosomen (sicher nachgewiesen für die größere 60S-Untereinheit).

Struktur des Nucleolus

Die Struktur der Nucleolen wechselt stark mit der Funktion. Besteht z. B. ein hoher Bedarf an rRNS, wird am Genlocus viel transkribiert und es wird sich relativ viel rRNS im Nucleolus ansammeln. Dadurch entsteht ein großer Nucleolus.

Im Elektronenmikroskop kann man in den meisten Nucleolen drei Komponenten unterscheiden [17], [18]: (Abb. 1.7–11). Ein oder einige helle *„fibrilläre Zentren"*, bestehend aus locker gelagerten feinsten Proteinfibrillen, die möglicherweise Reserveproteine und Enzyme enthalten. Um die fibrillären Zentren herum liegen Zonen einer *„dichten fibrillären Masse"*, in die eingebettet die Chromosomenfibrillen liegen dürften und die außerdem die spezifischen Proteine und Enzyme enthalten, die für die Transkription und die weitere Verarbeitung der rRNS nötig sind. Außerhalb dieser dichten Zonen liegen Granula (*„granuläre Komponente"*), die aus gespeicherten rRNS-Proteinkomplexen bestehen. Diese Granula werden vermutlich durch die Kernporen ins Cytoplasma geschleust und dort zu den Ribosomen zusammengesetzt. Der Mechanismus dieses Transports ist unbekannt.

Die Nucleolen liegen gewöhnlich im zentralen Bereich des Zellkerns, jedoch sieht man manchmal schmale Einbuchtungen der Kernmembran, die bis in ihre Nähe reichen. Möglicherweise ist die Nähe der Kernmembran für den Transport vorteilhaft. Am Rand des Nucleolus kann man manchmal Chromatinverdichtungen erkennen. Beim Menschen stammen sie von relativ kleinen heterochromatischen Chromatinregionen, die neben den Nucleolus-Organisator-Regionen liegen. Bei einigen Spezies findet man an diesen

dicht-fibrilläre   granuläre Komponente   dicht-fibrilläre   fibrilläre Zentren
Schale des Nucleolus   des Nucleolus   Schalen des Nucleolus   des Nucleolus

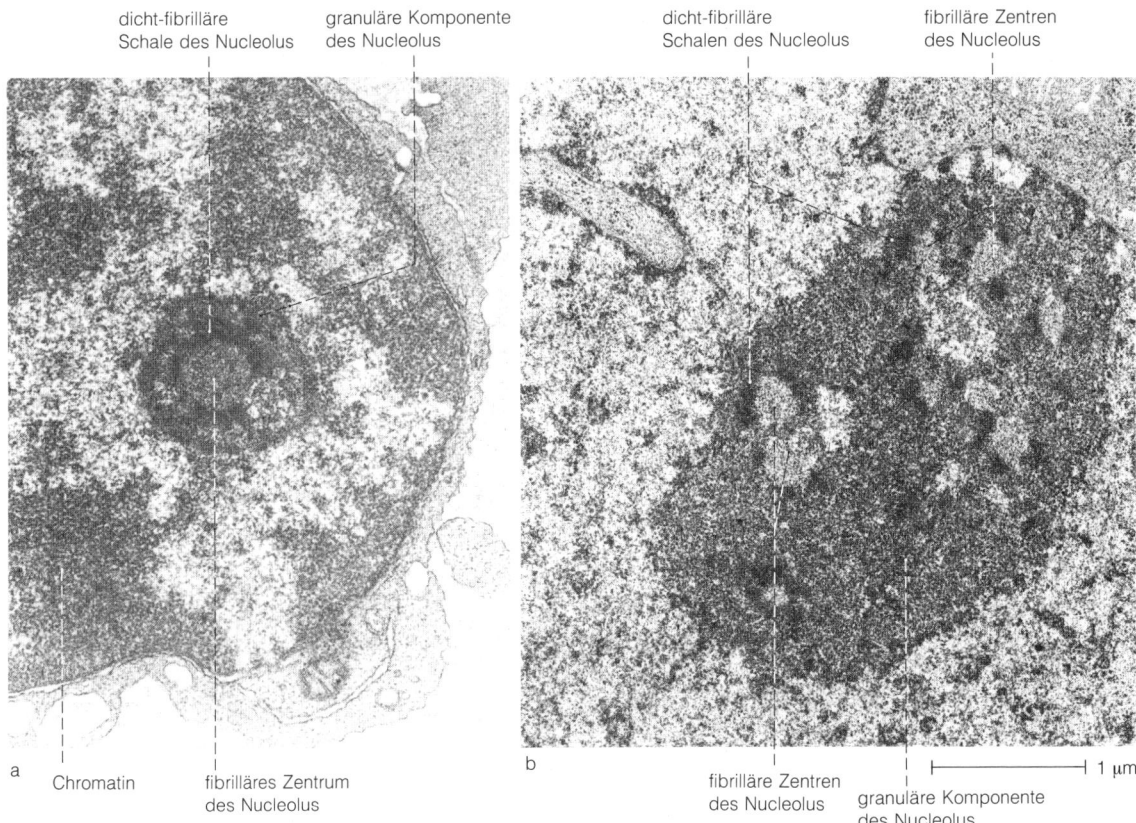

a   b
  Chromatin   fibrilläres Zentrum   fibrilläre Zentren   ⊢──────────⊣ 1 µm
                   des Nucleolus   des Nucleolus   granuläre Komponente
                                                                                    des Nucleolus

Abb. 1.7–11. Nucleolen in Zellkernen von Lymphocyten: a = kleiner, „ringförmiger" Nucleolus einer inaktiven Zelle mit einem fibrillären Zentrum und wenig granulärer Komponente, b = großer „kompakter" Nucleolus einer aktiven Zelle mit zahlreichen fibrillären Zentren (nur einige bezeichnet), dicht-fibrillären Schalen und viel granulärer Komponente. Elektronenmikroskopische Aufnahmen.

Stellen große Heterochromatinblöcke, die im Lichtmikroskop als „perinucleoläres Heterochromatin" sichtbar sind. Sie können zur Erkennung der Spezies an einzelnen Zellkernen herangezogen werden, wie z. B. für die Unterscheidung von Huhn- und Wachtelzellen in der experimentellen Embryologie (s. Kap. 3.1).

In der Abb. 1.7–11a ist der relativ kleine Nucleolus einer sehr gering aktiven Zelle (unstimulierter Lymphocyt) gezeigt: Ein fibrilläres Zentrum ist umgeben von geringen Mengen der dichten fibrillären und der granulären Komponente. Die Abb. 1.7–11b zeigt den großen Nucleolus einer hochaktiven Zelle (stimulierter Lymphocyt) mit mehreren fibrillären Zentren und entsprechend viel Material der anderen Komponenten. In manchen sehr aktiven Zellen findet man auch Nucleolen, bei denen die fibrillären Zentren nur schwach ausgeprägt sind, dafür aber die dichte fibrilläre Masse ein großes Netz (Nucleolonema) bildet. Solche Nucleolen befinden sich möglicherweise am Beginn einer Stimulierung: Die Transkription der rRNS ist bereits in vollem Gange, aber die Aufbereitung und Bindung an Proteine ist noch nicht erfolgt.

Zahl und Größe der Nucleolen

Bei der Beschreibung der allgemeinen Struktur des Zellkerns wurde darauf hingewiesen, daß eine Zelle einen oder mehrere Nucleolen enthalten kann. Im menschlichen haploiden Chromosomensatz gibt es fünf Nucleolus-Organisator-Regionen. In einer diploiden Zelle sind demnach zehn solche Regionen vorhanden. Man sollte daher zehn Nucleolen erwarten. Daß dem meist nicht so ist, hat folgende Gründe: Die Nucleolus-Organisator-Regionen sind nicht in jeder Zelle alle gleichzeitig aktiv. In Zellen mit geringem rRNS-Bedarf werden möglicherweise gar keine oder nur ein kleiner Teil der rRNS-Gene transkribiert. Entsprechend ist gar kein Nucleolus oder sind nur ein oder evtl. einige wenige, sehr kleine Nucleolen zu finden (z. B. ruhende Lymphocyten, Abb. 1.7–11a). In Zellen mit hohem rRNS-Bedarf können alle rRNS-Gene voll aktiv sein. Dennoch findet man hier selten zehn Nucleolen, da die Chromosomen, die Nucleolus-Organisator-Regionen enthalten, eine Tendenz zur gegenseitigen Annäherung haben, so daß mehrere Nucleolus-Organisator-Regionen einen gemeinsamen Nucleolus bilden können. Dabei ist wichtig, daß eine lange Interphase den Zusammenschluß fördert, während kurze Zellzyklen mit häufigen Mitosen diesen verhindern. Ein deutliches Beispiel in dieser Richtung sind die embryonalen Neuroblasten mit stets mehreren Nucleolen (Abb. 1.7–12) und reife, nicht mehr teilungsfähige Nervenzellen, die in der Regel nur einen großen Nucleolus erkennen lassen (Abb. 1.7–1d).

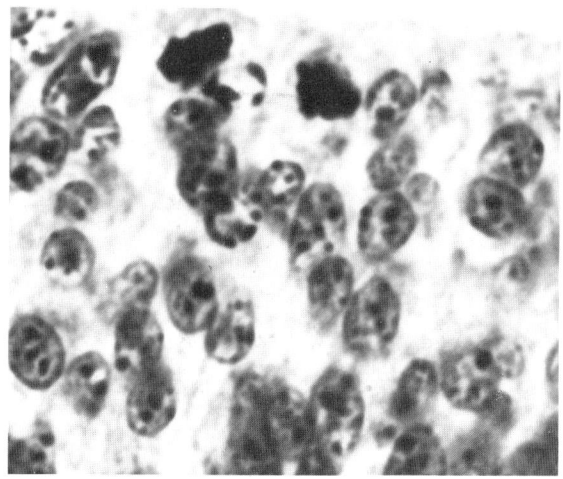

|———————| 10 µm

Abb. 1.7–12. Zellkerne aus dem Neuralrohr eines menschlichen Embryo (SSL 10 mm). In jedem Kern zahlreiche Nucleolen. Vgl. mit der reifen Nervenzelle in Abb. 1.7–1d. Eisenhämatoxylinfärbung.

Außerdem wurde festgestellt, daß in der Zahl der Nucleolus-Organisator-Regionen sowie in deren Größe (d. h. in der Zahl der rRNS-Gene) *individuelle* Schwankungen bestehen. In der Bevölkerung Mitteleuropas z. B. schwankt die Zahl der Nucleolus-Organisator-Regionen zwischen sechs und zehn. Die rRNS-Gene sind offensichtlich im Überschuß vorhanden, und ab einer gewissen Zahl von Gen-Kopien sind auch Zellen mit höchstem Ribosomenbedarf funktionstüchtig, so daß eine Variabilität hier keinen wesentlichen Einfluß auf die Lebensfähigkeit hat.

Die Größe einzelner Nucleolen ist nach dem Gesagten weniger wichtig als die Größe aller Nucleolen zusammen. Diese ist von der Transkriptionsaktivität der rRNS-Gene direkt abhängig und gibt daher ein gutes Maß für die Proteinsynthese-Aktivität der Zelle.

1.7.10 Sonstige Strukturen des Zellkerns

Außer den Komponenten Chromatin, Kernmatrix, Kariolymphe und Nucleoli finden sich im Zellkern regelmäßig elektronenmikroskopisch erkennbare Granula und Fibrillen (mit Durchmessern von 10–100 nm), die als *Perichromatingranula* und *Perichromatinfibrillen* bezeichnet werden. Ihre Bedeutung ist im einzelnen nicht geklärt, doch können sie zum größten Teil als Ansammlungen von Enzymen sowie von RNS und Nucleotidbausteinen, evtl. in Transportform gebunden an Proteine, gedeutet werden. Die Häufigkeit ihres Auftretens schwankt mit der Aktivität des Zellkerns.

Eine besondere Stellung nehmen die *Sphaeridien* ein, die bis über 1 µm groß werden können und in mehreren Zellarten beobachtet wurden [3]. Sie bestehen aus Ribonukleoproteingranula, die von einer lockeren

Kapsel aus sehr feinen Proteinfibrillen (Durchmesser < 5 nm) umgeben sind. Unter Umständen kann man innerhalb der Sphaeridien ähnliche Strukturkomponenten finden wie in Nucleolen [15]. Sie werden deshalb auch als „Nebennucleolen" oder als besonders aktive Chromosomenregionen (ähnlich den „Puffs" der Riesenchromosomen) gedeutet.

1.7.11 Zellkernveränderungen bei Zelldegeneration und Zelltod

Die Abnahme der Funktionen des Zellkerns macht sich in einer zunehmenden Verdichtung des Chromatins (*Heteropyknose*) bemerkbar. Es kann am Beginn der Degeneration auch zu einer vorübergehenden Schwellung des Zellkerns kommen (*degenerative Kernschwellung*), die auf Membranstörungen und vermehrte Wasseraufnahme zurückzuführen ist.

Zeichen des Zelltods sind: Völliges Zusammensintern des Chromatins zu einem kompakten, stark färbbaren und geschrumpften Zellkern (*Kernpyknose*, Abb. 1.7–13); Zerstäubung des heteropyknotischen Chromatins in kleine Brocken und feine Granula (*Karyorrhexis*); Auflösung des Zellkerns (*Karyolyse*), wobei er seine Färbbarkeit verliert.

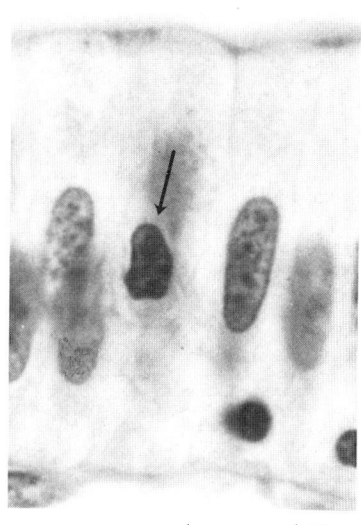

|———————| 10 µm

Abb. 1.7–13. Saumzellen des Jejunum in der Nähe der Zottenspitze. → = pyknotischer Zellkern einer degenerierenden Zelle (Stiftchenzelle).

Literatur

[1] BALDWIN, J. P., P. G. BOSELEY, E. M. BRADBURY, K. IBEL: The subunit structure of the eukaryotic chromosome. Nature 253 (1975), 245–249

[2] BEERMANN, W.: Results and problems in cell differentiation. Vol. IV: Developmental studies on giant chromosomes. Springer, Berlin–Heidelberg–New York 1972

[3] BÜTTNER, D. W., E. HORSTMANN: Das Sphaeridion, eine weit verbreitete Differenzierung des Karyoplasmas. Z. Zellforsch. 77 (1967), 589–605

[4] FINCH, J. T., A. KLUG: Solenoidal model for superstructure in chromatin. Proc.Nation.Acad.Sci. 73 (1976), 1897–1901

[5] FRANKE, W. W., U. SCHEER, G. KROHNE, E. D. JARASCH: The nuclear envelope and the architecture of the nuclear periphery. J.Cell Biol. 91 (1981), 39s–50s

[6] HANCOCK, R., M. E. HUGHES: Organisation of DNA in the interphase nucleus. Biol.Cell 44 (1982), 201–212

[7] JACOBJ, W.: Die Zellkerngröße beim Menschen. Ein Beitrag zur quantitativen Zytologie. Z. mikr.-anat.-Forsch. 38 (1935), 161–240

[8] LAEMMLI, U. K., S. M. CHENG, K. W. ADOLPH, J. R. PAULSON, J. A. BROWN, W. R. BAUMBACK: Metaphase chromosome structure: the role of non-histon proteins. Cold Spring Harbour Symp. Quant.Biol. 42 (1978), 351–360

[9] MILLER, O. L.: The nucleolus, chromosomes and visualization of genetic activity. J.Cell Biol. 91 (1981), 15s–27s

[10] OHNO, S.: So much „junk" DNA in our genome. In: H. H. SMITH (Ed.): Evolution of Genetic Systems, Brookhaven Symposia 23 (1972), 366–370

[11] OLINS, D. E., A. L. OLINS: Nucleosomes: The structural quantum in chromosomes. Amer.Scient. 66 (1978), 704–711

[12] RAO, P. N.: The phenomenon of premature chromosome condensation. In: N. P. RAO, R. T. JOHNSON, K. SPERLING (Eds.): Premature chromosome condensation. Academic Press, New York-London (1982), 2–41

[13] RENZ, M., P. NEHLS, J. HOZIER: Involvement of histon H1 in the organization of the chromosome fibre. Proc.-Nation. Acad. Sci. 74 (1977), 1879–1883

[14] SCHEER, U.: Changes of nucleosome frequency in nucleolar and non-nucleolar chromatin as a function of transcription: an electron microscopic study. Cell 13 (1978), 535–549

[15] SCHULZE, C.: Giant nuclear bodies (Sphaeridia) in Sertoli cells of patients with testicular tumors. J.Ultrastruct. Res. 67 (1979), 267–275

[16] SCHWARZACHER, H. G.: Chromosomes in mitosis and interphase. In: W. BARGMANN (Hg.): Handbuch der mikroskopischen Anatomie des Menschen. I/3. Springer, Berlin-Heidelberg-New York 1976

[17] SCHWARZACHER, H. G., F. WACHTLER: Nucleolus organizer regions and nucleoli. Hum.Genet. 63 (1983), 89–99

[18] SMETANA, K., H. BUSCH: The nucleolus and nucleolar DNA. In: H. BUSCH (Ed.): The cell nucleus 1, Academic Press, New York-London 1974

[19] SPERLING, K.: Cell cycle and chromosome cycle: Morphological and functional aspects. In: N. P. RAO, R. T. JOHNSON, K. SPERLING (Eds.): Premature chromosome condensation. Academic Press, New York-London 1982, 43–78

[20] WATSON, J. D.: Molecular biology of the gene. W. A. Benjamin, Menlo Park-Reading-London-Amsterdam, Don Mills-Sydney, 1977

[21] WISCHNITZER, S.: The submicroscopic morphology of the interphase nucleus.Int.Rev.Cytol. 34 (1973), 1–48

[22] ZUCKERKANDL, E.: A general function of non-coding polynucleotide sequences. Molec.Biol.Rep. 7 (1981), 149–158

1.8 Vermehrung und Wachstum der Zellen

Von HANS GEORG SCHWARZACHER

Das Wachstum des Organismus während der Embryonalentwicklung und der Wachstumsperiode geschieht hauptsächlich durch *Vermehrung der Zellen.* Auch nach Abschluß des Körperwachstums üben die meisten Zellarten ihre Funktion nur mehr oder weniger kurzfristig aus und gehen dann zugrunde. Sie müssen laufend durch die Vermehrung von Stammzellen ersetzt werden. Zellteilungen sind daher auch beim Erwachsenen in fast allen Geweben, allerdings in sehr verschiedener Häufigkeit, zu finden. Nur einige differenzierte Zellarten (vor allem z. B. Nervenzellen und Sinneszellen) können sich nach Abschluß des Wachstums nicht mehr teilen.

Eine Vermehrung der Gewebemasse kann auch durch das *Wachstum einzelner Zellen* erreicht werden. Dies wird aber nur in beschränktem Maße beobachtet, da es offenbar eine bestimmte kritische Größe der Zellen gibt, die nicht überschritten werden kann. In einigen Zellarten können aber nach *Polyploidisierung* der Zellkerne (s. diese) relativ große Zellen entstehen (z. B. Leberzellen, Herzmuskelzellen), andere Zellarten können durch *Speicherung* (z. B. Fettzellen) oder durch Erzeugung von übermäßig viel *Funktionsstrukturen* (z. B.

glatte Muskelfasern des schwangeren Uterus) beträchtliche Größen erreichen. Ein weiterer Mechanismus zur Bildung größerer Einheiten ist die Fusion von Zellen zu *Syncytien.*

1.8.1 Zellteilung

Bei der Zellteilung ist es von besonderer Wichtigkeit, daß die *Chromosomen* als Informationsträger für Aufbau und Funktion unverändert von der Mutterzelle auf die Tochterzellen weitergegeben werden. Dies wird durch den Vorgang *„Mitose"* erreicht. Dabei verdoppeln sich vor jeder Zellteilung die Chromosomen durch eine identische Duplikation (*Replikation*) der DNS-Moleküle. Im Verlauf der Zellteilung werden die verdoppelten Chromosomen geteilt, und jede Tochterzelle erhält einen kompletten Chromosomensatz, der dem der Mutterzelle gleicht. Die Aufteilung der Chromosomen, die dazu in stark kondensierter Form vorliegen, übernehmen Mikrotubuli und Mikrofilamente, die, ausgehend von den Centriolen, den *Spindelapparat* der Mitose aufbauen. An die Aufteilung der Chromosomen (*„Karyokinese"*) schließt sich normalerweise die

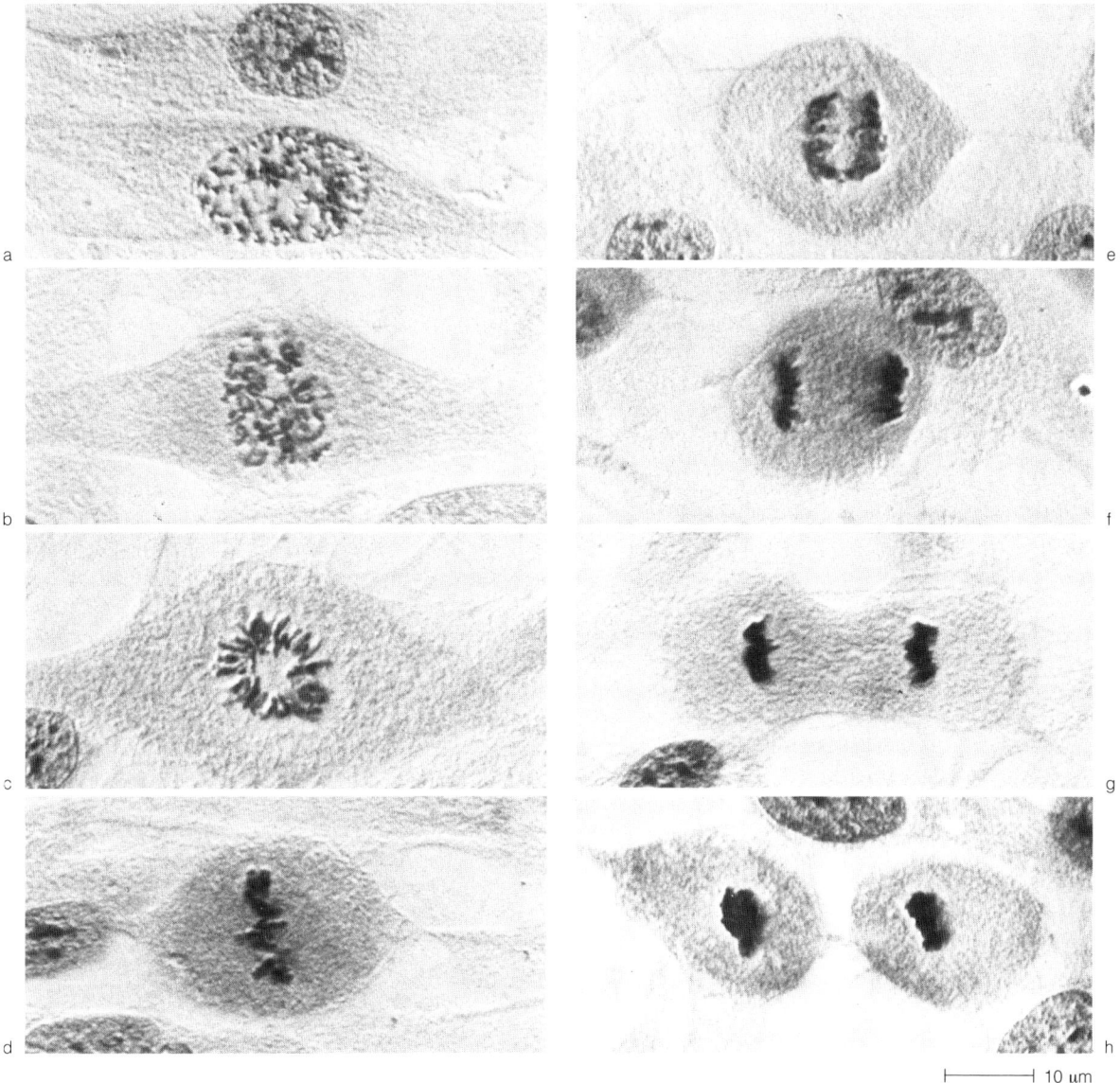

├────────────┤ 10 µm

Teilung des Cytoplasmas („*Cytokinese*") an, die ebenfalls mit Hilfe der Mikrotubuli und Mikrofilamente geschieht.

Die Mitose ist weitaus die häufigste, beim Menschen die fast ausschließlich vorkommende Art der Zellteilung somatischer Zellen. Sie hat ihren Namen vom Sichtbarwerden der Chromosomen, die früher als „Kernschleifen" oder „Kernfäden" bezeichnet wurden (Mitos = Faden). Eine bei niederen Wirbeltieren manchmal, beim Menschen nur ganz ausnahmsweise beobachtete Teilung des Zellkerns durch einfache Einschnürung („indirekte Zellkernteilung") wird als „Amitose" (s. diese) bezeichnet.

Ein Sonderfall der Zellteilung tritt bei der Bildung der Geschlechtszellen (Gameten) ein, bei der es zu einer Verminderung der Chromosomenzahl von diploid auf haploid kommt („*Meiose*", s. diese). Andere Arten von Zellteilungen werden in normalen Geweben des Menschen nicht beobachtet.

Abb. 1.8–1. Mitosestadien von menschlichen Fibroblasten aus der Gewebekultur. Alkoholfixierte Totalpräparate, Färbung mit Hämatoxylin, Interferenzkontrastaufnahmen. Die Chromosomen stark kontrastgebend, der Spindelapparat fast ohne Kontrast. a = oberer Zellkern in Interphase, unterer Zellkern in Prophase, b = Beginn der Metaphase, c = Metaphase, Ansicht der Chromosomen von oben, d = Metaphase, Ansicht der Chromosomen von der Seite, e = Beginn der Anaphase, f = späte Anaphase, g = Telophase (e–g Seitenansichten), h = späte Telophase, Abschnürung des Cytoplasma fast vollendet.

1.8.2 Der Ablauf der Mitose

Die Mitose dauert durchschnittlich eine Stunde. Während ihres Ablaufs kommt es zu einer Abnahme und schließlichen Unterbrechung der Transkription und der Proteinsynthese und damit der meisten spezifischen Zellfunktionen. Der Ablauf der mitotischen Zellteilung ist ein Kontinuum, jedoch lassen sich durch besonders markante Vorgänge mehrere aufeinanderfolgende Phasen abgrenzen (Abb. 1.8–1, 1.8–2, 1.8–3).

Prophase

Das erste auffällige Zeichen des Mitosebeginns ist das Sichtbarwerden dünner Fäden im Zellkern. Es sind die Chromosomen, die sich zu verkürzen und zu verdicken beginnen (*Kondensation der Chromosomen*), wobei sie sich voneinander isolieren. Sie füllen den Zellkern ganz aus und bilden ein unregelmäßig erscheinendes Knäuel („Spirem", Abb. 1.8–1a). Da die Verdoppelung (Replikation) der Chromosomen bereits vor Beginn der Mitose abgeschlossen ist, besteht jedes Chromosom aus zwei Fäden, die *Chromatiden* genannt werden. Die Doppelstruktur der Chromosomen ist in diesem Stadium aber nur nach Anwendung besonderer Methoden zu erkennen (Abb. 1.8–3a). Die Transkriptionsaktivität nimmt ab, dementsprechend kommt es zu einer Verkleinerung der *Nucleolen,* die schließlich bis auf kleine Reste verschwinden. Das Cytoplasma verdichtet sich ebenfalls, wodurch es sich im histologischen Präparat stärker anfärbt, obwohl die Zahl der Ribosomen abnimmt. Die Zelle beginnt sich gegen Ende der Prophase abzukugeln. Steht sie im engen Verband mit anderen Zellen, wie z. B. im Epithel, beginnt sie sich von den Nachbarzellen abzuheben.

Im weiteren Verlauf werden die Chromosomen im Zellkern immer dicker und kürzer. Die *Centriolen* verdoppeln sich meist schon kurz vor Beginn der Propha-

se, so daß jetzt in der Regel vier Centriolen vorhanden sind, die paarweise jeweils im annähernd rechten Winkel angeordnet sind (Abb. 1.8–2). Gegen Ende der Prophase weichen die Centriolenpaare auseinander und wandern auf gegenüberliegende Positionen, die die zukünftigen *Pole der Mitose* markieren. Die Prophase dauert etwa 20 bis 30 Minuten.

Metaphase

Bei der nun folgenden Phase kommt es innerhalb von ungefähr 10 Minuten zu sehr einschneidenden Veränderungen: Die *Kernmembran* löst sich auf, indem die perinukleären Zisternen in kleine Bläschen zerfallen. Die *Chromosomen* sind jetzt bereits als einzelne längliche, aber noch gewundene oder verbogene Doppelstäbchen zu erkennen, die zunächst noch einen wirren Haufen bilden (Abb. 1.8–1b u. 1.8–4). Die *Nucleolen* sind meist verschwunden, nur elektronenmikroskopisch und mit Spezialfärbungen kann man Reste von ihnen an den betreffenden Nucleolus-Organisator-Regionen feststellen. Von den *Centriolen* wachsen Mikrotubuli aus (Abb. 1.8–5). Sie formieren einerseits eine dichte Spindel zwischen den Polen (polare Mikrotubuli der Mitosespindel), andererseits reichen sie bis an die Zellmembran (Abb. 1.8–2). Die Zelle hat inzwischen annähernd Kugelform angenommen.

Jedes *Chromosom* besteht aus zwei deutlich erkennbaren *Chromatiden*. Diese sind an einer Stelle eng miteinander verbunden, in den übrigen Abschnitten beginnen sie auseinanderzuweichen. Die Verbindungsstelle der Chromatiden wird *Centromer* genannt, obwohl sie nicht immer in der Mitte der Chromosomen liegt (s. unten, Abb. 1.8–3 u. 1.8–9). Im Bereich des Centromer entstehen bei jedem Chromosom, jeweils an der polwärts gerichteten Seite eines Chromatid, die *Kinetochoren* (Abb. 1.8–6). Sie sind flache Scheiben von 20–30 nm Dicke, die hauptsächlich aus Proteinen aufgebaut sind [14]. Von ihnen wachsen Mikrotubuli in Richtung auf die Pole aus (chromosomale Mikrotubuli der Mitosespindel). Außer an den Centromeren finden sich keine Ansatzstellen für Mikrotubuli. Die *Mitosespindel* wird somit aus Mikrotubuli aufgebaut, die aus zwei Quellen stammen: *1.* Die von Centriolen ausgehenden polaren Mikrotubuli; sie reichen von jeweils einem Pol (Centriolenpaar) bis über die Zellmitte, wo sie sich gegenseitig überlappen. *2.* Die von den Kinetochoren ausgehenden chromosomalen Mikrotubuli; sie verlaufen parallel zu und zwischen den polaren Mikrotubuli und reichen von der polwärts gelegenen Seite eines jeden Chromatid bis in die Nähe eines Pols. Durch ein wechselndes kurzes Hin- und Herziehen zwischen den beiden Polen ordnen sich die Chromosomen in einer Ebene senkrecht zur Achse der Mitosespindel an (*Äquatorialebene*). Sie bilden dabei aber eher einen Kranz um die sehr zahlreichen zentral zwischen den Polen verlaufenden polaren Mikrotubuli (Abb. 1.8–1c, d). Die Chromosomen sind schließlich in der Äquatorialebene so orientiert, daß jeweils ein Kinetochor zu einem Spindelpol gerichtet ist. Die übrigen

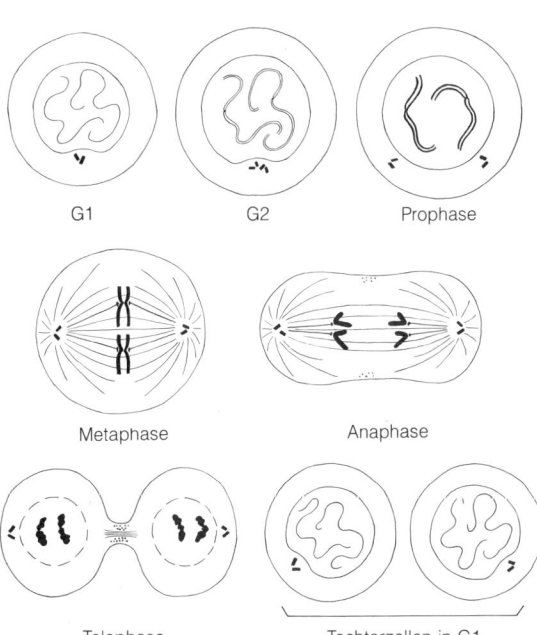

Abb. 1.8–2. Schematische Darstellung des Mitoseablaufs. Jeweils nur ein homologes Chromosomenpaar gezeichnet.

von den Centriolen sternförmig ausgehenden Mikrotubuli reichen bis an die Zellmembran und dienen der Verankerung der Centriolen bei den Bewegungsvorgängen der nun folgenden Phase.

Abb. 1.8–3. Mitosestadien in Präparaten mit ausgebreiteten Chromosomen (durch hypotone Vorbehandlung und Lufttrocknen). Nur die Chromosomen gefärbt, das Cytoplasma und der Spindelapparat ungefärbt bzw. entfernt. a = Prophase. Die Chromosomen lang und dünn, aus zwei Chromatiden bestehend. b = Metaphase. Chromatiden und Centromer besonders deutlich. Dieses Stadium wird für Chromosomenuntersuchungen verwendet (vgl. mit Abb. 1.8–10). c = Beginn der Anaphase. Chromatiden gerade getrennt. d = Übergang von Anaphase zur Telophase. Chromosomen bestehen jeweils aus einer dicken Chromatide (teilweise aus [16]).

Anaphase

In dieser nur wenige Minuten dauernden Phase zieht sich die Zelle in die Länge, und es kommt zur Trennung und zum *Auseinanderweichen der Chromatiden* (Abb. 1.8–1 u. 1.8–2). Die Elongation der Zelle ist auf ein Auseinanderschieben der sich in der Zellmitte überlappenden polaren Mikrotubuli zurückzuführen. Die Trennung und das Auseinanderweichen der Chromatiden besorgen die chromosomalen Mikrotubuli.

Die bei jedem Chromosom an den zwei Kinetochoren ansetzenden Mikrotubuli verursachen einen Zug in Richtung zu den Polen. Dabei trennen sich die Chromatiden, die bisher am Centromer noch fest aneinandergehangen waren, und bewegen sich auf die Pole zu.

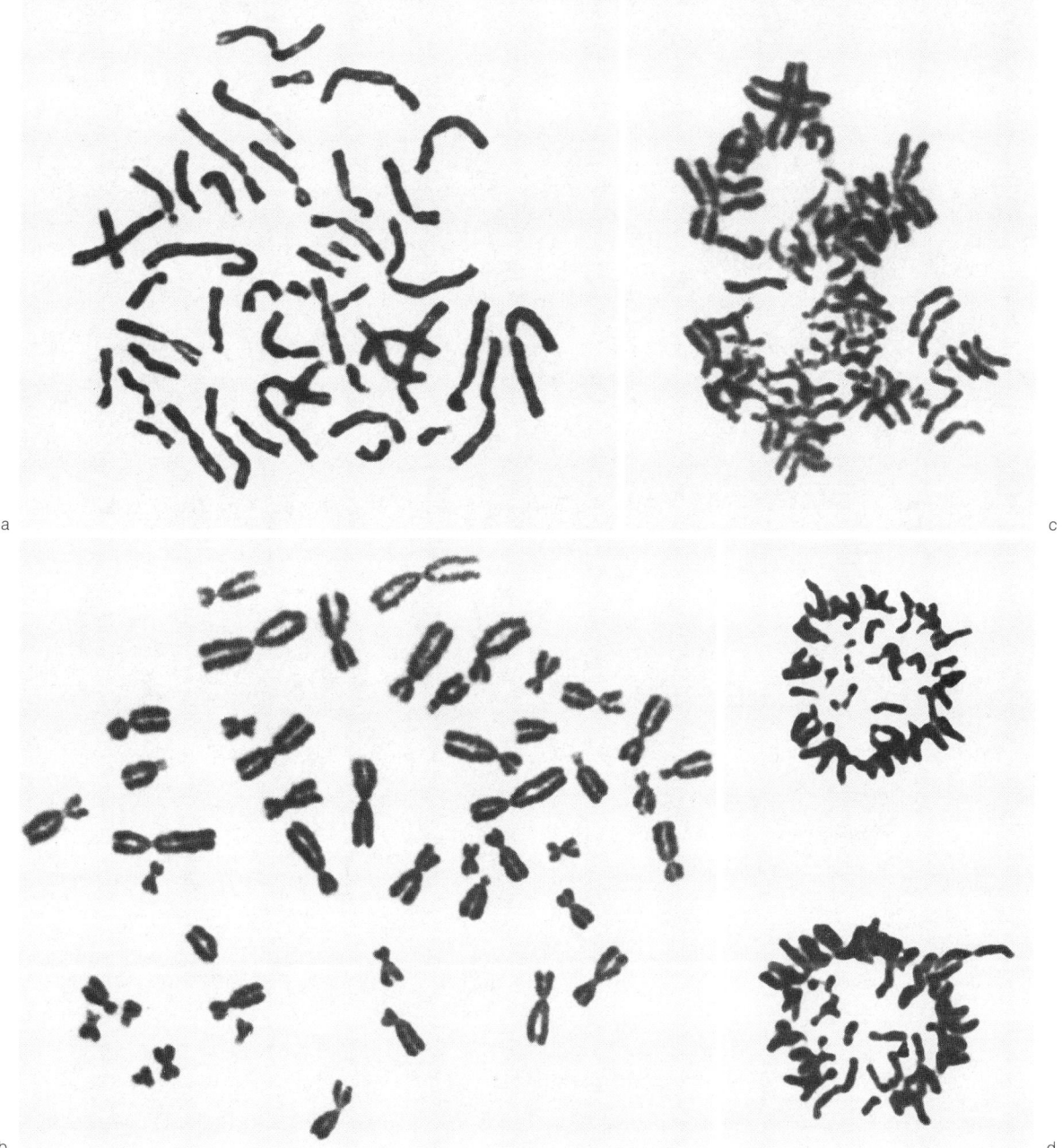

a

b

c

d

⊢————┤ 10 μm

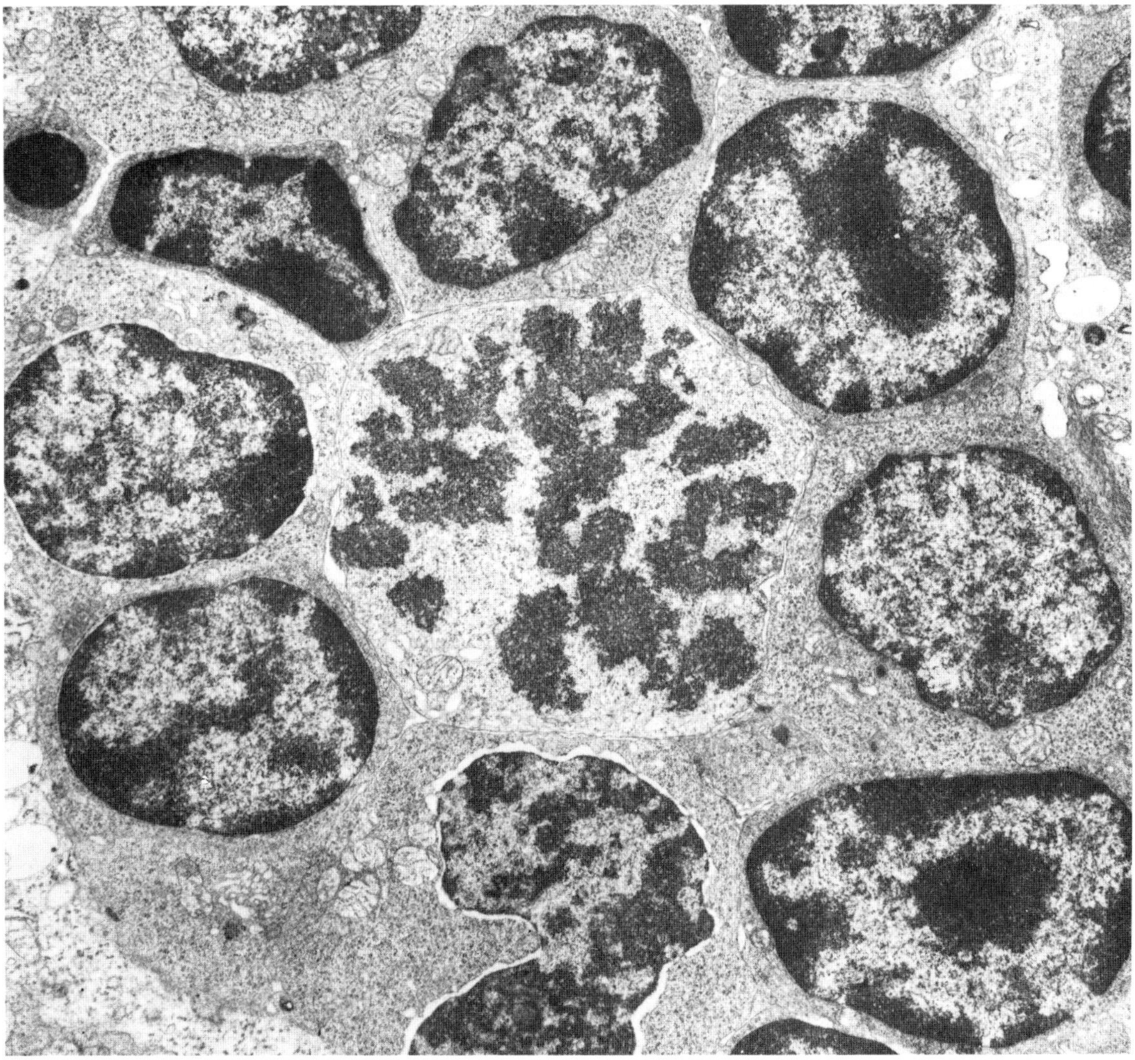

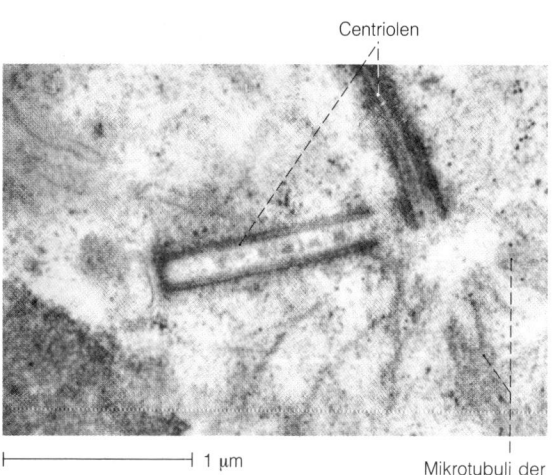

Abb. 1.8–5. Centriolen des Mitosepols einer Zelle in Metaphase (Spermatocyt eines Hahns). Die Mikrotubuli der Spindel beginnen erst in einigem Abstand von dem Centriol, das senkrecht zur Teilungsebene der Zelle liegt (aus FAWCETT/STAUBESAND, 1973).

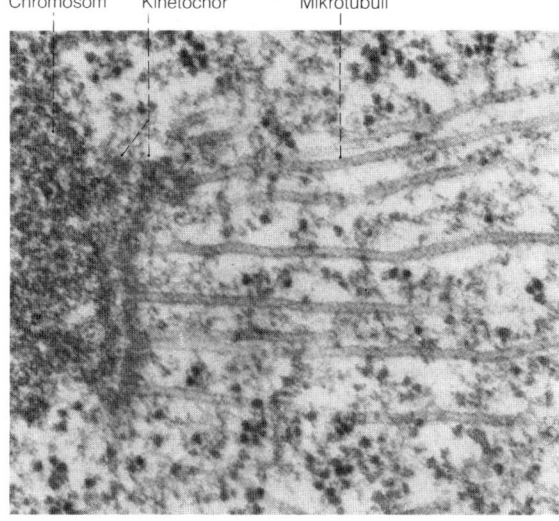

Abb. 1.8–6. Kinetochor neben dem Centromer eines Chromosoms in früher Anaphase (Zellkultur aus Fibroblasten der Känguruh-Ratte) bestehend aus drei Lamellen (dicht, wenig dicht, dicht). Mikrotubuli sind in der äußeren Lamelle des Kinetochors verankert [14].

◀ *Abb. 1.8–4.* Metaphase einer Lymphocyten-Mitose (Bildmitte) aus dem Thymus einer Ratte. Elektronenmikroskopische Aufnahme: Prof. Dr. Staubesand, Freiburg/Br.

Auf diese Weise gelangt je ein diploider Satz von Chromosomen, die jetzt jeweils nur aus einem Chromatid bestehen, zu jedem Pol der Mitose.

Da die Mikrotubuli nur an einer Stelle an jedem Chromosom ansetzen, bleiben die Chromatidarme in der zähen Masse ihrer Umgebung zurück. Dadurch entsteht das charakteristische Aussehen der Anaphasenchromosome, die mit dem Centromer (Kinetochor) voran zum Pol orientiert sind (Abb. 1.8–1f). Der Mechanismus der Mikrotubulibewegungen der Mitosespindel ist noch nicht völlig geklärt. Hauptsächlich dürften sich die Mikrotubuli mit Hilfe von assoziierten Proteinen (MAP) gegeneinander verschieben. Als MAP wird ein dem Dynein der Kinocilien ähnliches Protein vermutet. Aber auch der Ab- und Aufbau der

Mikrotubuli scheinen eine Rolle zu spielen. So werden z. B. die chromosomalen Mikrotubuli während der Anaphasenbewegung der Chromosomen laufend kürzer (s. auch Kap. 1.5.1 und [10]).

Die RNS- und Proteinsyntheseaktivität ist während der ganzen Meta- und Anaphase unterbrochen.

Telophase

In der Anaphase ist die ganze Zelle länglich geworden. In der nun folgenden Telophase (ungefähr 20 Min.) beginnt sich die Zelle an der Stelle der früheren Äquatorialplatte *einzuschnüren*. Dies wird durch ein zirkulär die Zelle umgreifendes Mikrofibrillenbündel, das Aktinfilamente enthält, bewirkt [10] (Abb. 1.8–1, 1.8–2, 1.8–7). Die Einschnürung wird rasch sehr tief, dann bleibt aber zwischen den beiden präsumptiven Tochterzellen noch längere Zeit (etwa 10 Min.) eine schmale Brücke, die dichtgedrängte Mikrotubuli enthält, bestehen (sog. *Mittelkörperchen*), die schließlich abreißt (Abb. 1.8–1h).

Die *Chromosomen* (die, es sei nochmals wiederholt, jetzt aus je einem Chromatid bestehen) bleiben noch längere Zeit stark kondensiert. Da sie sehr dicht neben-

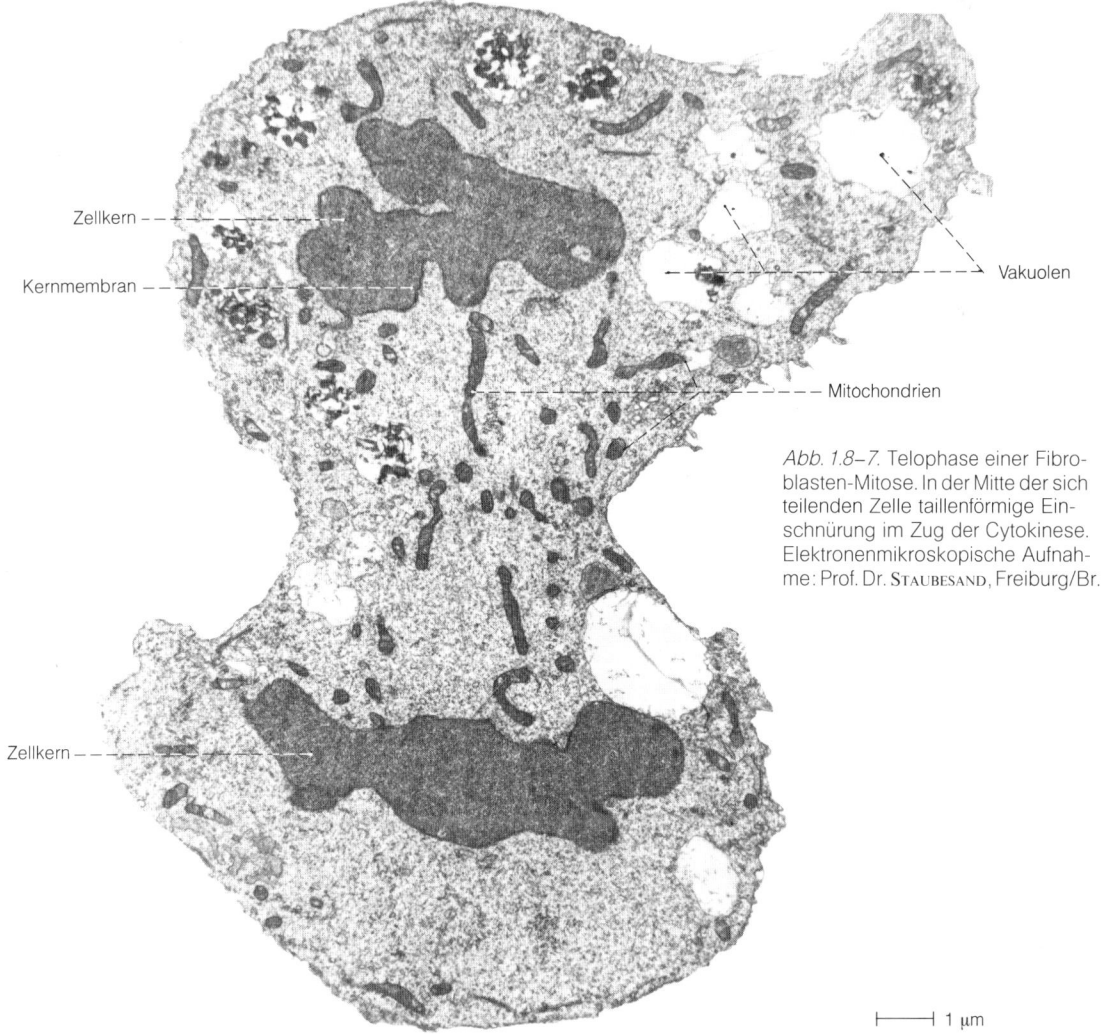

Zellkern

Kernmembran

Vakuolen

Mitochondrien

Zellkern

Abb. 1.8–7. Telophase einer Fibroblasten-Mitose. In der Mitte der sich teilenden Zelle taillenförmige Einschnürung im Zug der Cytokinese. Elektronenmikroskopische Aufnahme: Prof. Dr. Staubesand, Freiburg/Br.

├─────┤ 1 µm

einanderliegen, bilden sie eine ziemlich einheitliche dichte Masse. Um diese wird aus Bläschen des endoplasmatischen Reticulums eine neue *Kernmembran* gebildet [5]. Das Chromatin des neuen Zellkerns bleibt auch nach der Bildung der Kernmembran noch längere Zeit kondensiert. Die Dekondensierung der Chromosomen geht nicht spiegelbildlich zur Kondensierung der Prophase. Es sind die Chromosomen also nicht als einzelne dünnere und längere Fäden wie in der Prophase sichtbar, sondern sie bleiben als dichte kleine Klümpchen eng aneinandergepackt und lokkern sich als ganze langsam und diffus auf [16].

Nucleolen treten meist schon sehr früh in der Telophase auf, sind aber in Routinepräparaten wegen des intensiv gefärbten Chromatins schlecht sichtbar. Im Cytoplasma sind kurz nach dem Auftreten der Nucleolen wieder Ribosomen und damit das Einsetzen der Proteinsynthese zu beobachten.

Die *Centriolen* bleiben natürlich außerhalb der neugebildeten Kernmembranen.

Die Phase bis zur völligen Wiederherstellung eines lockeren Zellkerns wird auch als *Rekonstruktionsphase* bezeichnet.

Aufteilung des Cytoplasma

Diese ist in sich rasch vermehrenden Geweben aus einheitlichen Zellarten eine weitgehend genaue Halbierung. Untersuchungen z. B. an Mitochondrien von Fibroblasten in der Gewebekultur ergaben eine 50 : 50-Aufteilung mit nur geringen Schwankungen bei jeder Mitose. Ein meist kleinerer Teil der Zellorganellen und anderer spezifischer Cytoplasmastrukturen wird schon vor jeder Mitose in der Mutterzelle vermehrt, der Rest erst nach der Mitose in den Tochterzellen.

Die genaue Halbierung des Cytoplasma gilt aber nicht für Zellarten, bei denen mit der Zellteilung eine *Differenzierung* einhergeht. Wenn z. B. differenzierte Zellen aus Stammzellen entstehen, kommt es gewöhnlich zu einer ungleichen Aufteilung, wobei eine Tochterzelle zu einer weiteren Stammzelle, die andere zur differenzierten Zelle mit der entsprechenden speziellen Ausstattung wird (Beispiel: Indifferente Stammzellen am Grund der Krypten der Darmschleimhaut, aus denen sich die in Richtung Zottenspitze gedrängten Saumzellen differenzieren). Ein Beispiel für eine besonders krasse inäquale Verteilung des Cytoplasma ist die Oogenese, wo die Eizelle fast die ganze Cytoplasmamasse erhält und die Polkörperchen klein bleiben.

1.8.3 Meiose

Der Ablauf der Meiose wird eingehend im Rahmen der Geschlechtsorgane (Bd. 2 dieses Lehrbuchs) beschrieben. Hier soll nur in vereinfachter Form auf die cytoge-

netischen Besonderheiten und auf die Unterschiede gegenüber der Mitose hingewiesen werden.

Das Ergebnis der Meiose sind haploide Geschlechtszellen mit neuen Genkombinationen. Das wird durch zwei Zellteilungen, die erste meiotische Teilung (*Reduktionsteilung*) und die zweite meiotische Teilung (*Äquationsteilung*) erreicht (Abb. 1.8–8).

Erste meiotische Teilung

Vor Eintritt in die erste meiotische Teilung findet wie in somatischen Zellen während der S-Phase eine *Replikation der DNS* statt. Die Gametogonien (= Stammzellen der Geschlechtszellen) enthalten unmittelbar vor Beginn der ersten meiotischen Prophase den diploiden Chromosomensatz, wobei jedes Chromosom aus zwei Chromatiden besteht.

In der lang dauernden *Prophase* kommt es (anders als bei der Mitose) zu einer *Paarung der homologen Chromosomen (Synapsis).* Die beiden homologen Chromosomen werden dabei durch eine spezielle Struktur, den „synaptinemalen Komplex" zusammengehalten. In den männlichen Zellen (Spermatozyten) gibt es eine Paarung zwischen dem X- und dem Y-Chromosom nur in einer kleinen Region (am Ende des kurzen Arms des X und in einer Region nahe dem Zentromer des Y), da die übrigen Regionen nicht homolog sind. X- und Y-Chromosom bleiben in den ungepaarten Anteilen heterochromatisch (sog. „Sex-vesicle") und liegen ab der späten Prophase End zu End.

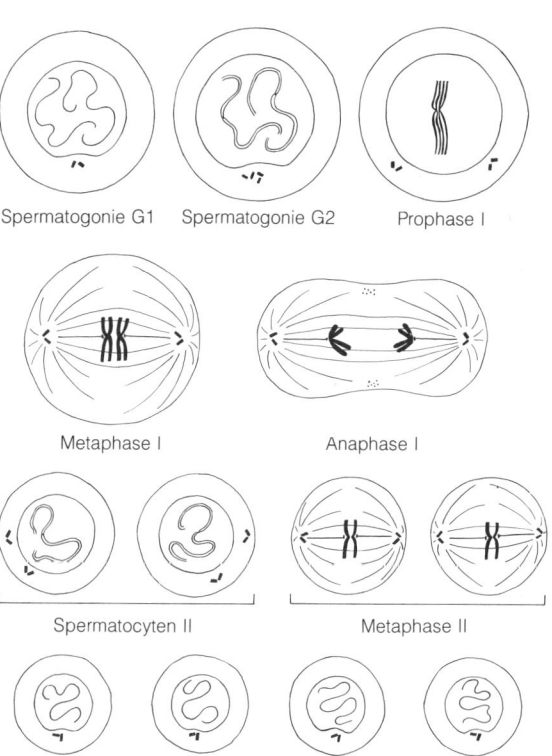

Spermatogonie G1   Spermatogonie G2   Prophase I

Metaphase I   Anaphase I

Spermatocyten II   Metaphase II

Spermatiden

Abb. 1.8–8. Schematische Darstellung des Meioseablaufs in ▶ der Spermatogenese. Jeweils nur ein homologes Chromosomenpaar gezeichnet.

Im Stadium der Homologenpaarung findet ein Austausch von Chromatidregionen statt (*Faktorenaustausch*). Die Austauschstellen sind im Mikroskop als Überkreuzungen der Chromatiden (Cross-over) zu sehen. Da die Austauschpunkte zufällig über jedes Chromosom verteilt sind (beim Menschen findet man durchschnittlich 20 Cross-overs pro haploiden Satz), enthält jedes Chromatid eine neue individuelle Kombination.

In der Metaphase ordnen sich die Chromosomen als Homologenpaare an (Abb. 1.8–8). In der Anaphase (Diakinese) trennen sich die homologen Chromosomen, so daß zu jedem Pol 23 Chromosomen wandern. Die Tochterzellen sind jetzt haploid, aber jedes Chromosom besteht (anders als bei der Mitose) aus *zwei* Chromatiden.

Zweite meiotische Teilung

Jede der Tochterzellen teilt sich in ähnlicher Weise wie bei der Mitose, aber ohne daß es vorher zu einer Replikation der Chromosomen kommt. Es werden jeweils die zwei Chromatiden eines Chromosoms getrennt. Dadurch enthalten die Tochterzellen der zweiten meiotischen Teilung je einen haploiden Chromosomensatz, wobei jedes Chromosom aus *einem* Chromatid besteht.

1.8.4 Der Chromosomensatz des Menschen

Zahl und Form der Chromosomen sind für jede Spezies charakteristisch. Innerhalb einer Spezies haben alle Individuen prinzipiell den gleichen *Chromosomensatz* mit Ausnahme der Geschlechtschromosomen, die bei beiden Geschlechtern verschieden sind, und alle Zellen eines Individuums enthalten mindestens einen vollständigen Chromosomensatz. Man spricht vom *Genom* oder *Karyotyp* und meint damit die für eine Spezies typische Zahl und Form der Chromosomen pro Zelle.

Zahl und Größe der Chromosomen

Der Mensch ist eine *diploide* Spezies, d. h., die somatischen Zellen haben in der Regel zwei Chromosomensätze und die Geschlechtszellen nur einen. Die Zahl der Chromosomen ist für einen einfachen (*haploiden*) Chromosomensatz 23, in diploiden Zellen daher 46.

In bestimmten Geweben und Organen findet man auch Zellen mit einem mehr als dem Zweifachen des Chromosomensatzes (*polyploide* Zellen). Allerdings haben polyploide Zellen normalerweise ein Vielfaches des diploiden Satzes (tetra-, hexa-, oktoploid usw.). Triploide (3facher Satz) oder pentaploide (5facher Satz) wurden bisher nur unter pathologischen Bedingungen oder in der Gewebekultur beobachtet.

Zellen mit vollständigen Chromosomensätzen nennt man *euploid*, Abweichungen von der normalen Zahl der Chromosomen pro Satz werden als *Aneuploidie* bezeichnet. In normalen Individuen können nur sehr selten und vereinzelt aneuploide Zellen gefunden werden, meist zeigen sie einen Verlust eines Geschlechts-

chromosoms (X-Chromosom bei Frauen, Y-Chromosom bei Männern [3]). Die Häufigkeit von Zellen, denen ein Chromosom fehlt, nimmt mit dem Alter zu (bei über 60 Jahre alten Frauen kann ein X-Chromosom in bis zu 7% der Lymphocyten fehlen). Treten Aneuploidien in einem größeren Teil der Zellen auf, oder sind alle Zellen eines Individuums aneuploid, so führt das zu embryonalen Fehlentwicklungen und Störungen der Zellfunktion. Nur einige Arten von Aneuploidien (meist Überzahl eines Chromosoms, oder bei Geschlechtschromosomen auch Fehlen eines Chromosoms) sind überhaupt lebensfähig, allerdings mit mehr oder weniger schweren Mißbildungen. Die Erkennung und Erfassung solcher *Chromosomenaberrationen* ist von großer medizinischer Bedeutung. Als Beispiel sei das Down-Syndrom (Mongolismus) genannt, bei dem das Vorhandensein eines überzähligen kleinen Chromosoms (Nr. 21) zu schweren Störungen vor allem der Gehirnentwicklung, der Haut und des Abwehrsystems führt.

Mit der Zahl von 46 Chromosomen liegt der Mensch ungefähr im Mittelfeld der Säugetiere, bei denen in diploiden Zellen zwischen 6 (Muntjak) und 78 (afrik. Jagdhund) Chromosomen vorkommen. Die Gesamtmenge von DNS sowie die Gesamtmenge der Chromosomen ist aber für alle Säuger fast gleich. Besteht der Karyotyp einer Spezies aus wenigen Chromosomen, sind diese daher sehr groß. Die Chromosomen des Menschen sind im Stadium der Metaphase etwa zwischen 2 μm und 10 μm lang, die Dicke eines Chromatids beträgt etwa 0,5 μm.

Form der Chromosomen

In normal behandelten histologischen Routinepräparaten ist die Form der einzelnen Chromosomen nur undeutlich zu erkennen (Abb. 1.8–1). In der Cytogenetik und für die klinische Chromosomenuntersuchung werden daher spezielle Methoden angewendet, die in einer hypotonen Vorbehandlung zur Auflockerung des Cytoplasma und des Spindelapparats sowie in einer Ausbreitung der Chromosomen durch Quetschen oder Trocknen der Zelle bestehen (Abb. 1.8–3). Die Chromosomen lassen sich in so gewonnenen Präparaten besonders im Stadium der Metaphase genau untersuchen.

Metaphasechromosomen (Abb. 1.8–9) bestehen aus zwei *Chromatiden*. Diese sind am *Centromer* miteinander verbunden. Je nach der Position des Centromer spricht man von metacentrischen (Centromer nahe der Mitte), akrocentrischen (Centromer nahe einem Ende) sowie von submetacentrischen oder subakrocentrischen Chromosomen. Durch das Centromer wird jedes Chromosom in *Chromosomenarme* geteilt. Da das Centromer bei keinem Chromosom genau in der Mitte liegt, findet man jeweils kurze und lange Arme. Im Centromer selbst sind die Chromatiden dünner, daher wird diese Region auch „*primäre Konstriktion*" genannt. In manchen Chromosomen gibt es außer der primären noch weitere Einschnürungen („*sekundäre Kon-*

striktionen"). Beim Menschen haben die kurzen Arme der akrocentrischen Chromosomen eine deutliche sekundäre Konstriktion, so daß die ganz am Ende liegenden kleinen Chromatidabschnitte wie Anhängsel erscheinen und deshalb *„Satelliten"* heißen.

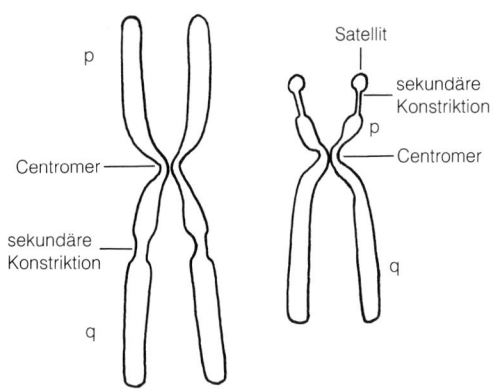

Abb. 1.8–9. Schematische Darstellung eines metacentrischen und eines akrocentrischen Chromosoms. p = kurzer Arm, q = langer Arm.

Chromosomenbänder

Mit Hilfe von speziellen Färbemethoden lassen sich in den Chromosomen unterschiedlich stark gefärbte Abschnitte darstellen, die als *Chromosomenbänder* bezeichnet werden. Sie haben ihre Ursache in einer unterschiedlichen Dichte der Packung der Chromosomenfibrille, in Unterschieden im Anteil der zwei Basenpaare (Adenin-Thymin = AT und Cytosin-Guanin = C-G, s. dort), besonders wenn diese in vielfacher Wiederholung auftreten (repetitive DNS-Sequenzen), und wahrscheinlich auch in Unterschieden von Proteinen [16]. Bänder können daher mit verschiedenen Methoden dargestellt werden, wobei sich auch unterschiedliche Bändermuster ergeben: Fluoreszenzfarbstoffkombinationen können entweder die A-T-reichen oder die C-G-reichen Bänder färben (z. B. Quinacrine und Chromomycin); Vorbehandlung mit Natronlauge oder Proteasen führt zur verstärkten Sichtbarmachung von Dichteunterschieden und von repetitiver DNS (sog. „G-Bänder"). Die Bändermuster der einzelnen Chromosomen sind jedoch für jede Methode konstant und charakteristisch, so daß alle Chromosomen mit ihrer Hilfe eindeutig identifiziert werden können (Abb. 1.8–10).

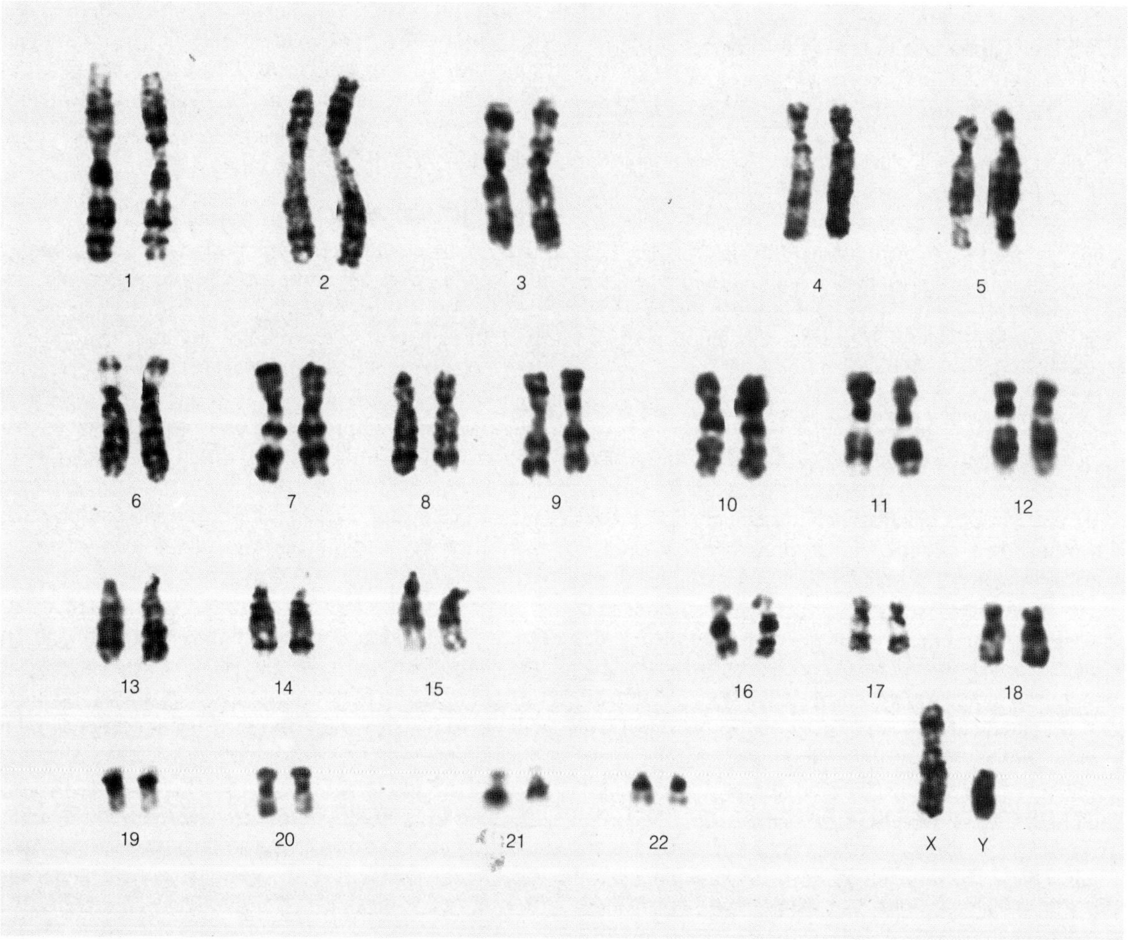

Abb. 1.8–10. Karyotyp einer diploiden männlichen Zelle (Lymphocytenkultur) mit Chromosomensatz 46XY. G-Bänderfärbung. Präparat von W. SCHNEDL.

Heterochromatin

Einige Chromosomenregionen (beim Menschen etwa 5% des gesamten Chromosomensatzes) sind heterochromatisch. In Präparaten von Mitose-Chromosomen sind sie mit ähnlichen Methoden, wie sie für die Chromosomenbänder verwendet werden, darstellbar; man kann sie daher als größere Blöcke von dichtliegenden Bändern auffassen. Beim Menschen finden sich größere heterochromatische Regionen in den Chromosomen Nr. 1, 3, 9, 16, in den Satelliten der akrocentrischen Chromosomen und im Y-Chromosom (s. unten). Das Y-Chromosom besitzt einen besonders mit Quinacrin färbbaren heterochromatischen Abschnitt, der auch in der Interphase als kleiner Fleck sichtbar ist („Y-Chromatin", Abb. 1.8–11).

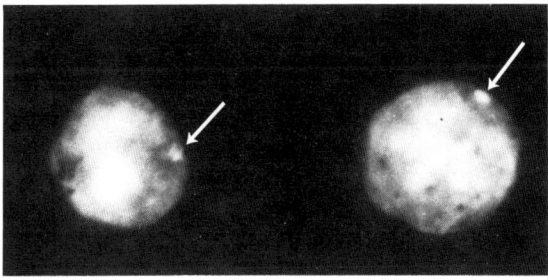

├─────────────┤ 10 μm

Abb. 1.8–11. Y-Chromatin (Pfeile) in den Zellkernen der Haarwurzelzellen eines 20jährigen Mannes. Fluoreszenzfärbung mit DAPI. Präparat von W. SCHNEDL.

Chromomeren und Chromonemata

Als *Chromomeren* wurden ursprünglich die verdichteten Chromosomenabschnitte (Bänder) der polytänen Riesenchromosomen (s. diese) bezeichnet. Die Riesenchromosomen entsprechen nicht-kondensierten Interphasechromosomen und zeigen eine sehr feine Bänderung (Abb. 1.7–9).

Bei der Kontraktion der Chromosomen in der Mitose fließen Gruppen benachbarter Chromomeren zu größeren Bändern zusammen. Die oben beschriebenen Chromosomenbänder der Metaphasechromosomen sind somit eine Vergröberung des Chromomerenmusters, das auch beim Menschen vorhanden ist, aber nur in sehr gering kondensierten Chromosomen überhaupt sichtbar und bis heute noch nicht genau analysiert ist.

Als *Chromonemata* wurden früher angenommene Längsunterteilungen der Chromatiden bezeichnet. Da es heute feststeht, daß beim Menschen ein Chromatid aus einer einzigen durchgehenden Chromatinfibrille besteht, ist die Annahme von mehreren Chromonemata

pro Chromatid nicht richtig. Der Ausdruck „Chromonema", der ursprünglich für die Interphase-Chromatiden der Riesenchromosomen verwendet wurde, sollte daher besser vermieden werden.

Karyotyp

Der Karyotyp des Menschen läßt sich am besten überblicken, wenn man die Chromosomen nach Größe, Form und Bändermuster ordnet. Eine solche Aufstellung wird *Karyogramm* genannt (Abb. 1.8–10). Nach internationaler Vereinbarung ordnet man die Chromosomen so an, daß die kurzen Arme jeweils nach oben zeigen und die Centromere in gleicher Höhe liegen. Außerdem werden Chromosomen mit ähnlicher Form (metacentrisch, akrocentrisch etc.) und ungefähr gleicher Größe zu Gruppen zusammengefaßt [4]. Die kurzen Arme werden mit dem Buchstaben „p", die langen mit „q" bezeichnet. Entsprechend dem Bändermuster wird jeder Chromosomenarm noch in Haupt- und Unterregionen eingeteilt.

In einer diploiden Zelle sind immer je zwei Chromosomen gleich, sie werden *homologe* Chromosomen genannt. Unter den 46 Chromosomen findet man in einer *männlichen* Zelle aber nur 22 Paare von homologen Chromosomen, ein Paar ist ungleich. Die 22 homologen Paare werden *Autosomen* genannt, das ungleiche Paar sind die *Geschlechtschromosomen* (Gonosomen). Die 22 Autosomenpaare werden gemäß ihrem Platz im Karyogramm numeriert, das größere der Geschlechtschromosomen heißt X-Chromosom, das kleine Y-Chromosom. In einer *weiblichen* Zelle findet man die gleichen 22 Paare von Autosomen wie in der männlichen, als Geschlechtschromosomen aber zwei homologe X-Chromosomen. Die abgekürzte Formel des männlichen diploiden Karyotyps lautet 46,XY (46 Chromosomen, *davon* als Geschlechtschromosomen ein Y und ein X); die des weiblichen 46,XX (46 Chromosomen, *davon* als Geschlechtschromosomen zwei X).

Geschlechtschromosomen

Die Geschlechtschromosomen bestimmen die Differenzierung des Geschlechts. Bei der Bildung der Gameten (Spermien, Eizellen) wird der diploide Chromosomensatz auf den haploiden reduziert. Eizellen enthalten daher immer ein X-Chromosom (23,X), während die Spermien entweder ein Y-Chromosom (23,Y) oder ein X-Chromosom (23,X) besitzen. Bei der Befruchtung bestimmt die chromosomale Zusammensetzung des Spermiums das Geschlecht der befruchteten Eizelle und damit des neu entstandenen Individuums.

Beim Menschen liegen wesentliche primär geschlechtsbestimmende Faktoren auf dem Y-Chromosom (wahrscheinlich in Form von Regulatorgenen [18]). Die Rolle der am X-Chromosom liegenden geschlechtsbestimmenden Faktoren ist noch nicht vollkommen klar. Jedenfalls ist davon auszugehen, daß das männliche Geschlecht das „induzierte" ist, d. h., daß es einer zusätzlichen Induktion bedarf, um aus der undifferenzierten Embryonalanlage eine männliche zu machen. Unterbleibt diese Induktion, wird der Embryo weiblich. Da sie von Faktoren (z. B. HY-Antigen) ausgeht, die durch Y-gebundene Gene reguliert werden, ist unter normalen Bedingungen das Y-Chromosom zur männlichen Differenzierung notwendig. Außer diesen Faktoren trägt das Y-Chromosom vermutlich keine funktionstüchtigen Gene. Das kommt auch darin zum Ausdruck, daß es zu einem großen Teil heterochromatisch ist.

X-Chromatin

Im X-Chromosom liegt neben möglicherweise geschlechtsregulierenden Faktoren eine große Zahl von somatischen (das sind nicht geschlechtsbestimmende) Genen, die für *beide* Geschlechter lebenswichtig sind. Da weibliche Zellen zwei X-Chromosomen, männliche nur ein X-Chromosom besitzen, liegen diese Gene im männlichen Organismus nur in einfacher Dosis vor. Mutationen der X-gebundenen Gene müssen sich daher im männlichen Organismus immer auswirken, wodurch männliche Individuen erhebliche Nachteile gegenüber weiblichen hätten. Dieses Ungleichgewicht wird durch einen besonderen Mechanismus z. T. ausgeglichen: In weiblichen Zellen wird eines der beiden X-Chromosomen inaktiviert. Diese Inaktivierung tritt in der frühesten Embryonalperiode, beim Menschen ungefähr zur Zeit der Implantation, ein. Dabei ist es dem Zufall überlassen, welches der beiden X-Chromosomen in jeder Zelle inaktiviert wird [11]. Eine Frau ist daher bezüglich der X-gebundenen Gene ein Mosaik. Falls eines der beiden X-Chromosomen einen Defekt hat, kann dieser allerdings in einigen Fällen durch die andere Hälfte der Zellen, in denen das nicht defekte X-Chromosom aktiv ist, ausgeglichen werden. Außerdem betrifft die Inaktivierung nicht das ganze X-Chromosom, einige Gene „entkommen" der Inaktivierung. Daraus ergibt sich, daß männliche Organismen dennoch gegenüber weiblichen, was ihre Ausstattung mit X-gebundenen Genen betrifft, benachteiligt sind. Man nimmt an, daß darauf z. T. die höhere Sterblichkeit männlicher Embryonen und Säuglinge sowie die geringere Lebenserwartung der Männer zurückzuführen ist.

Die Inaktivierung eines der beiden X-Chromosomen geht mit einer Verdichtung des X-Chromosoms einher, so daß dieses als *heterochromatisches Körperchen* von 1–2 μm Durchmesser im Zellkern der Interphase sichtbar ist (Abb. 1.8–12). Aus dem Gesagten ist klar, daß ein solches Körperchen nur in Zellen von weiblichen Organismen (Chromosomensatz 46,XX) zu finden ist. Es wird „*X-Chromatin*" oder nach seinem Entdecker „*Barrsches Körperchen*" genannt [1].

Ein X-Chromatin ist regelmäßig in mäßig lockeren Zellkernen weiblicher Individuen zu beobachten. In sehr stark aufgelockerten Zellkernen ist es selbst oft so wenig dicht, daß es mikroskopisch nicht sichtbar ist, in stärker kondensierten ist es unter den vielen anderen Chromatinverdichtungen meist nicht ausnehmbar. Für jedes Gewebe gibt es daher bestimmte Häufigkeiten des Auftretens von X-Chromatin (z. B. in Epithelzellen der Mundschleimhaut, die durch einen Abstrich gewonnen wurden, 25–30%). In 2–3% der segmentierten neutrophilen Granulocyten (mit mindestens drei Kernsegmenten) bildet das inaktivierte X-Chromosom ein eigenes ca. 1–2 μm großes Kernanhängsel, das als „*Drumstick*" (Trommelschlegel) bezeichnet wird.

Die Bestimmung des X-Chromatins ist ein wichtiges Hilfsmittel bei der Diagnose von Geschlechtschromosomenaberrationen. Sie wird ergänzt durch die Möglichkeit, ein Y-Chromosom in Interphasezellkernen mit Fluoreszenzfarbstoffen zu erkennen („Y-Chromatin", Abb. 1.8–11).

Nucleolus-Organisator-Regionen

Bei der Beschreibung des Nucleolus (s. Kap. 1.7.9) wurde geschildert, daß sich Nucleolen an den Chromosomenregionen bilden, an denen *rRNA* synthetisiert wird, die mit anderen Worten die Gene für rRNA enthalten. In diesen Regionen zeigen die Chromosomen Einschnürungen (sekundäre Konstriktionen). Beim Menschen kann es Nucleolus-Organisator-Regionen an allen akrozentrischen Autosomen (13, 14, 15, 21, 22) in den kurzen Armen geben, wodurch an diesen Chromosomen Satelliten erscheinen (Abb. 1.8–9). Zahl, Größe und individuelle Variationen der Nucleolen sind von der Aktivität und dem Vorhandensein der Nucleolus-Organisator-Regionen abhängig (s. Kap. 1.7.9).

Individuelle Variationen des Karyotyps

Die Karyotypen der einzelnen Menschen zeigen gewisse kleine Unterschiede. Da, soweit man weiß, mit solchen Variationen keinerlei Abnormalitäten einhergehen, sind sie als *Polymorphismus* der Chromosomen zu bezeichnen. Dabei zeigen alle Zellen eines Individuums die gleichen Variationen. Diese entstehen daher nicht in verschiedenen Zellarten, etwa als Ausdruck der Zelldifferenzierung, sondern sind *genetisch festgelegt*. Daher müssen auch die elterlichen Chromosomen die gleichen Variationen besitzen. Tatsächlich läßt sich der chromosomale Erbgang dieser Variationen nachweisen.

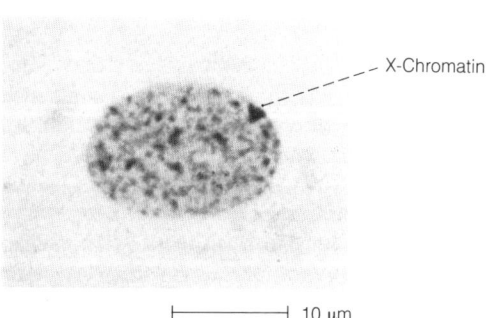

X-Chromatin

├──────────────┤ 10 μm

Abb. 1.8–12. X-Chromatin im Zellkern einer Amnionbindegewebszelle eines neugeborenen Mädchens. Feulgenfärbung.

Die Chromosomenpolymorphismen können nur solche Regionen betreffen, die für die Lebensfähigkeit im Rahmen der Norm nicht wichtig sind. In erster Linie sind es daher genetisch inaktive oder solche, von denen man weiß, daß sie viele Genkopien im Überschuß enthalten.

Beim Menschen finden sich individuelle Variationen in der Ausbildung der *Nucleolus-Organisator-Regionen* (repetitive Gene im Überschuß), die an Unterschieden in der Länge der sekundären Konstriktionen der akrocentrischen Chromosomen zu erkennen sind. Ferner gibt es deutliche Variationen in der Größe der *heterochromatischen Regionen* der Chromosomen 1, 3, 9, 16 und dem Y-Chromosom sowie in der Ausbildung der Satelliten der akrocentrischen Chromosomen.

völkerungsgruppen und Rassen gefunden worden. Es sei aber wiederholt, daß bisher keine der Variationen mit irgendeiner phänotypisch erkennbaren Eigenschaft sicher korreliert werden konnte.

Lokalisation einzelner Gene in den Chromosomen [9]

Eine in den letzten Jahren sehr erfolgreiche, wenn auch mühselige Methode, um Gene an Chromosomen zu lokalisieren, besteht in der Erzeugung von *Zellfusionen* in der Zellkultur. Mit Hilfe von Substanzen, die die Zellmembran schädigen, gelingt es, Zellen auch verschiedener Spezies, z. B. vom Menschen und der Maus, zur Fusion zu bringen. Die so entstandene Zellhybride enthält zwei Zellkerne und somit je einen diploiden

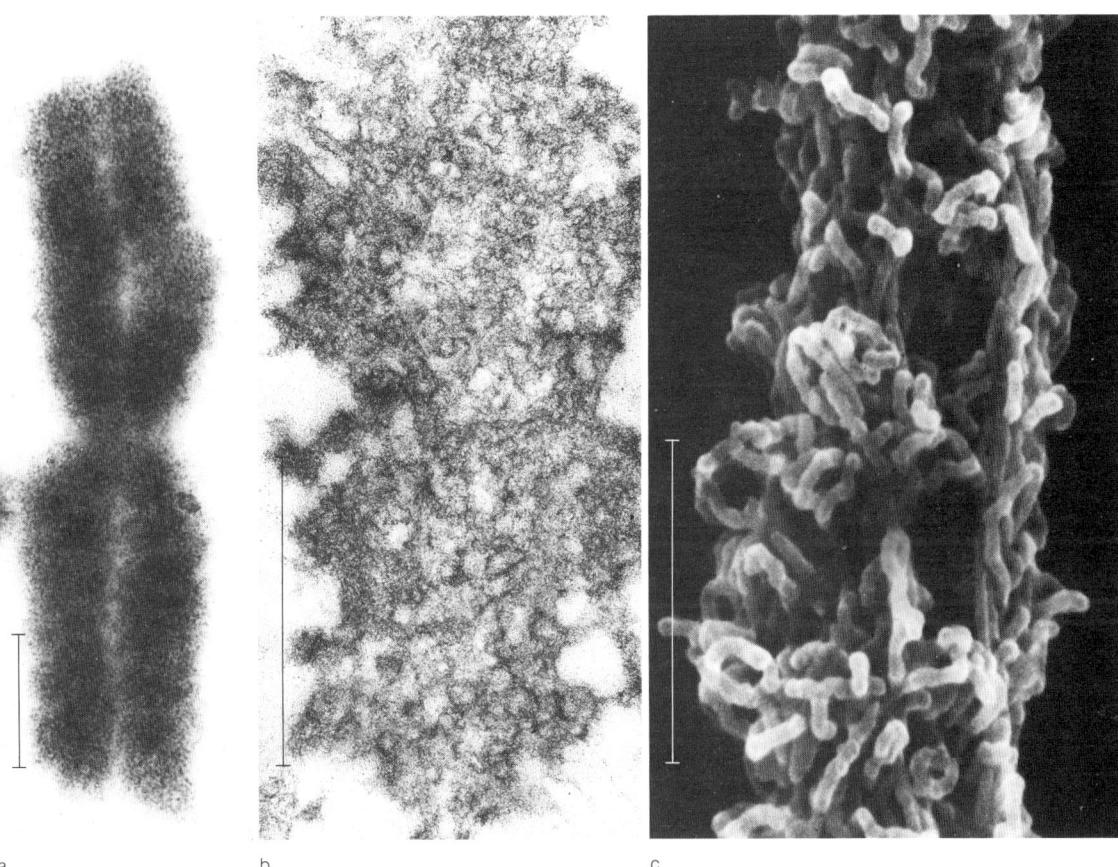

a   b   c

Abb. 1.8–13. Elektronenmikroskopische Aufnahmen von menschlichen Chromosomen: a = Totalpräparat eines menschlichen Chromosoms Nr. 3 [16], b = Dünnschnittpräparat nach Kontrastierung mit Phosphorwolframsäure. Unregelmäßig gefaltete Fibrillen [16], c = Totalpräparat eines auf Wasser gespreizten Chromosoms im Rasterelektronenmikroskop. Die Chromatinfibrillen sind stark gequollen [17]. Der Maßstab entspricht jeweils 1 μm.

Infolge der Erblichkeit können die Chromosomenvariationen für Erbgutachten herangezogen werden [15]. Es sind auch gewisse Unterschiede im Auftreten bestimmter Variationen zwischen verschiedenen Be-

Chromosomensatz vom Menschen und der Maus („*Heterokaryon*"). Sie haben die Tendenz, bei ihren Mitosen die Chromosomen oder Bruchstücke der Chromosomen der einen Art auszustoßen. Es entstehen mit der Zeit Zellen, die z. B. nur mehr ein Bruchstück eines menschlichen und alle Maus-Chromosomen enthalten. Es kann dann an solchen Zellen festgestellt werden, welche Genprodukte dieses Chromosomenstück erzeugt. Bisher wurden auf diese Weise bereits mehrere hundert Gene in bestimmten Chromosomenregionen lokalisiert.

Eine andere Methode der Genlokalisation besteht darin, RNS für bestimmte Genprodukte herzustellen

und zu markieren (z. B. mit ^{3}H-Uridin) und sie direkt am histologischen Chromosomenpräparat mit der entsprechenden DNS zu „hybridisieren". Dazu wird zuerst die als Doppelhelix vorliegende chromosomale DNS des Präparats (z. B. durch Hitze- und Laugenbehandlung) in einsträngige DNS verwandelt, wodurch sie an der passenden Stelle die entsprechende RNS bindet. Die überflüssige RNS wird sodann aus dem Präparat entfernt. Die gebundene („hybridisierte") RNS befindet sich nur am gesuchten Genort, wo sie an Hand ihrer Markierung (z. B. autoradiographisch) sichtbar gemacht werden kann. Mit dieser Methode können vor allem repetitive Gene (z. B. die Nucleolus-Organisator-Regionen) lokalisiert werden.

1.8.5 Feinstruktur der Mitose-Chromosomen

Bei der Behandlung der Feinstruktur des Chromatins des Interphasekerns (Kap. 1.7.5) wurde der Bau der Chromatinfibrille bereits genau beschrieben. Ein Chromatid besteht aus *einer Fibrille*, die sich in ihrer Ultrastruktur nicht von einer Chromatinfibrille der Interphase mit dicht beieinanderliegenden Nucleosomen unterscheidet.

Eine bisher noch nicht befriedigend gelöste Frage ist es, in welcher Weise die Chromatinfibrille verpackt ist, um die sehr dichte Struktur eines Chromosoms der Mitose zu ergeben. Im Kap. 1.7.5 sind für die Zunahme der Packungsdichte als Möglichkeiten genannt, daß die Nucleosomen dicht gelagert sind und daß sich die Chromosomenfibrille zu einer dickeren Fibrille schraubig verwinden kann. Eine weitere *regelmäßige* Schraubenanordnung der Chromosomenfibrille läßt sich aus elektronenmikroskopischen Präparaten nicht entnehmen, viel eher findet eine *unregelmäßige* Faltung der Fibrille statt [16], [17] (Abb. 1.8–13).

Bei der Kontraktion der (lichtmikroskopisch) dünnen Prophase-Chromosomen zu den dicken Stäbchen der Metaphase kommt es aber eindeutig zu einer Schraubung („Spiralisierung"). In mit hypotonen Lösungen vorbehandelten Präparaten kann man diese Windungen (sog. *„große Windungen"*) gut erkennen (Abb. 1.8–14). Bei der Kondensation bleibt ihre Zahl konstant, aber ihr Durchmesser nimmt zu.

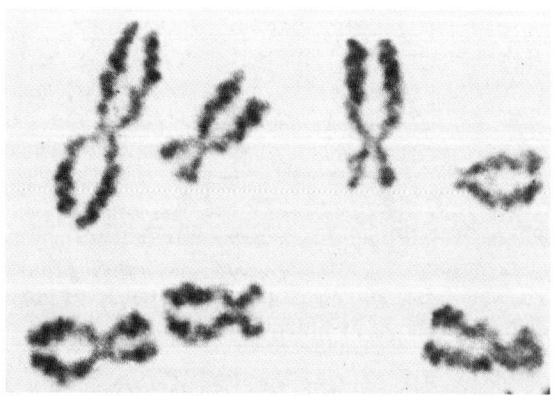

├────────────────┤ 1 μm

1.8.6 Die Lage der Chromosomen zueinander

Es ist eine alte Streitfrage, ob in menschlichen Zellen die Chromosomen innerhalb des Zellkerns und innerhalb der Mitosefigur einen bestimmten Platz einnehmen. Eine solche Ordnung könnte möglicherweise funktionelle Konsequenzen haben, indem Regionen benachbarter Chromosomen z. B. gemeinsam durch Enzyme aktiviert oder inaktiviert werden könnten. Einige diskutierte Prinzipien einer räumlichen Ordnung seien im folgenden genannt.

Paarung der homologen Chromosomen: Diese findet regelmäßig bei der Meiose statt und ist für diese Voraussetzung. In somatischen Mitosen ist sie für Spezialfälle bekannt (z. B. in Insekten), beim Menschen aber nicht nachweisbar.

Sonderung der haploiden Chromosomensätze (Genomsonderung): Diese ist in gewissem Sinn das Gegenteil zur Paarung der homologen Chromosomen. Sie läßt sich in bestimmten Pflanzenzellen finden. Bei Säugern und beim Menschen gibt es Beobachtungen, die anzeigen, daß eine Genomsonderung in polyploiden Zellen und bei multipolaren Mitosen auftritt.

Ordnungsreihen der Chromosomen: Eine statistisch nachweisbare Lagebeziehung der Chromosomen zueinander ist in manchen Pflanzenarten zu finden [2]. Die Chromosomen jedes haploiden Satzes liegen entsprechend der Ähnlichkeit der Länge und der Struktur der Chromosomenarme nebeneinander. Es ist zu vermuten, daß hinter dieser Gesetzmäßigkeit ein allgemeines Prinzip steht. Nähere Untersuchungen an verschiedenen Arten und am Menschen stehen noch aus.

1.8.7 Die Replikation der DNS und der Chromosomen

Die identische Reduplikation (= Replikation) der DNS geschieht so, daß sich zuerst die beiden Ketten des Doppelschraubenmoleküls voneinander trennen, daß dann zu jeder einzelnen Kette nach deren Muster eine neue synthetisiert wird, und daß sich je eine alte und eine neue Kette wieder zu einem neuen Doppelschraubenmolekül vereinigen. Diese Art der Replikation nennt man *semikonservativ,* womit ausgedrückt werden soll, daß jeweils ein halbes Elternmolekül bewahrt wird und eine Hälfte des neuen Moleküls bildet (Abb. 1.8–15).

Ein Chromosom vor der Replikation besteht aus einer Chromatinfibrille, und diese enthält ein einziges DNS-Doppelschraubenmolekül. Die Replikation eines Chromosom besteht daher in der semikonservativen Replikation seines DNS-Moleküls. Nach der Replikation finden wir zwei identische Chromatiden, wobei jedes Chromatid jetzt ein DNS-Schraubenmolekül ent-

Abb. 1.8–14. Menschliche Chromosomen, bei denen durch verlängerte hypotone Vorbehandlung die großen Windungen der Chromatiden deutlich zu sehen sind [16].

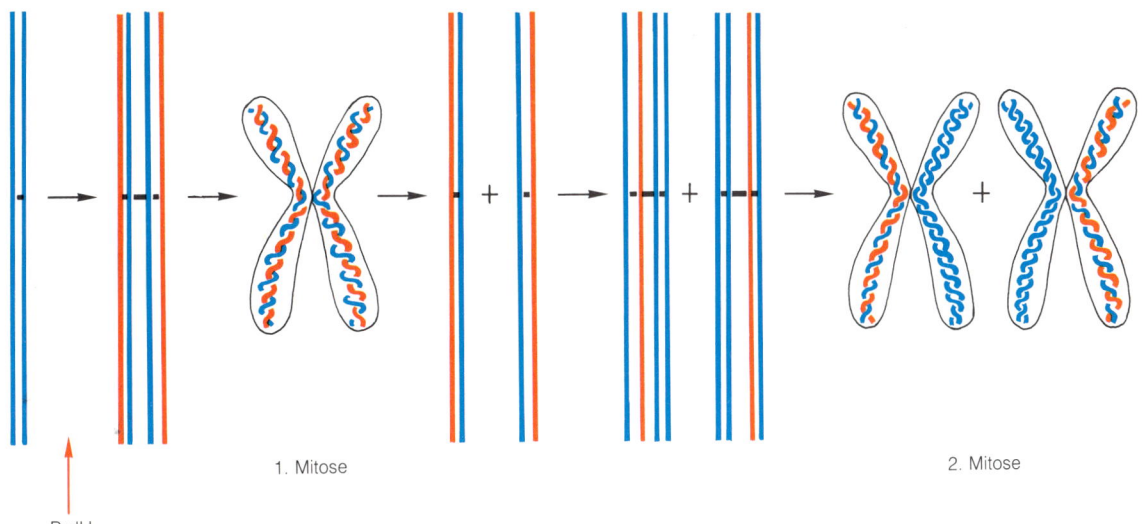

BrdU

1. Mitose

2. Mitose

Abb. 1.8–15. Schema der Chromosomenreplikation. Ein Interphasechromatid besteht aus einem DNS-Doppelhelixmolekül, dessen beide Stränge als gerade Linien gezeichnet sind. In den Metaphasenchromatiden sind die Stränge als Doppelschrauben gezeichnet. Blau = unmarkierte, rot = markierte DNS-Einzelstränge. Markierung mit Bromdeoxyuridin (BrdU).

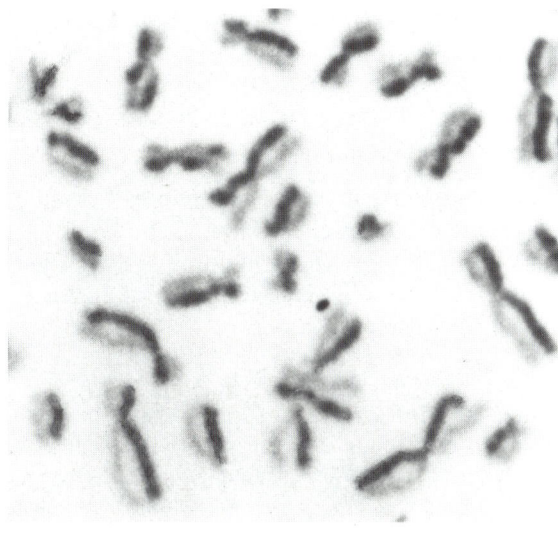

├───────────────┤ 10 μm

Abb. 1.8–16. Metaphasenchromosomen menschlicher Lymphocyten in der zweiten Mitose nach Markierung mit BrdU. Eine der beiden Chromatiden ist jeweils schwächer gefärbt (BrdU vermindert die Färbbarkeit mit Giemsafarbstoff; vgl. mit Abb. 1.8–15).

hält. Die an der Chromatinfibrille beteiligten Proteine werden vermutlich jeweils *de novo* synthetisiert.

Die semikonservative Replikation läßt sich mit dem Einbau markierter Bausteine der DNS in die neu gebildeten Chromatiden nachweisen. Wartet man nach der Markierung zwei Zellzyklen ab (s. unten), so ist in der darauffolgenden Mitose jeweils nur ein Chromatid markiert. In der Abb. 1.8–15 ist dieser Vorgang schematisch erklärt. In der Abb. 1.8–16 sind Chromosomen der zweiten Metaphase gezeigt, die durch den Einbau von BrdU in der ersten Replikationsphase (entsprechend Abb. 1.8–15) markiert wurden (BrdU vermindert die Färbbarkeit).

Die Replikation beginnt nicht an einem Ende eines Chromosoms und läuft dann kontinuierlich bis zum anderen Ende durch, sondern beginnt an mehreren Stellen gleichzeitig, wodurch Zeit gespart wird. Ein Teilstück der DNS, an dem eine Replikation abläuft, nennt man „*Replikon*". Es gibt aber Chromosomenregionen, in denen die Replikons früher oder später beginnen als in der Hauptmasse der Chromosomen. Besonders die *heterochromatischen* Regionen beginnen und beenden die Replikation später als alle übrigen; man spricht von „*spätreplizierend*". In weiblichen Zellen ist z.B. das heterochromatische, inaktivierte X-Chromosom spätreplizierend. Die Dauer der Replikation der Chromosomen einer diploiden menschlichen Zelle dauert im Mittel 8 Stunden.

1.8.8 Zellzyklus

Zwischen den Mitosen machen die Zellen sich in ähnlicher Form wiederholende Veränderungen durch. Wir können von *zyklischen Veränderungen* sprechen und bezeichnen die Geschehnisse von einer Mitose zur nächsten als Zellzyklus.

Zellzyklusphasen

Der Zellzyklus besteht aus mehreren Phasen, die aufgrund des Verhaltens der DNS abgegrenzt werden (Abb. 1.8–17):

1. Im Anschluß an eine vorausgegangene Mitose hat jede Tochterzelle Chromosomen, die jeweils aus einem DNS-Molekül bestehen. Dieser Zustand bleibt so, bis

sich die DNS zu replizieren beginnt. Der DNS-Gehalt des Zellkerns ist während dieser Phase konstant (man bezeichnet ihn meist mit „2d", abgekürzt für „diploiden DNS-Gehalt"). Die Phase wird als die erste Phase mit *gleichbleibendem* DNS-Gehalt bezeichnet: *G_1-Phase* (der Buchstabe G leitet sich eigentlich vom englischen „gap" = Lücke, Pause her).

2. Während der Replikation der DNS, die nun folgt, wird neue DNS *synthetisiert,* daher nennt man diese die *S-Phase.*

3. Nach abgeschlossener S-Phase enthält der Zellkern doppelt so viel DNS wie in der G_1-Phase, also 4d. Diese Phase dauert bis zur Mitose und wird als die zweite Phase mit *gleichbleibendem* DNS-Gehalt, als *G_2-Phase* bezeichnet.

4. An die G_2-Phase schließt die *Mitose* (auch M-Phase genannt) an, und der Zyklus beginnt in jeder Tochterzelle aufs neue über die sog. G_0-Phase s. Kap. 1.8.13.

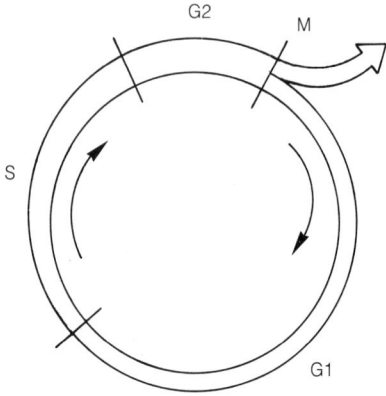

Abb. 1.8–17. Schematische Darstellung des Zellzyklus. In der Mitose (M) teilt sich die Zelle. Die Dicke des Balkens gibt den DNS-Gehalt an (in G2 doppelt so hoch wie in G1).

Dauer der Zellzyklusphasen

Wie schon oben bemerkt wurde, dauert die S-Phase durchschnittlich 8 Stunden. Nur in frühembryonalen Zellen ist sie wesentlich kürzer (2–4 Stunden), sonst ist die S-Phase in sehr verschiedenen Zellen mit einer Schwankungsbreite von etwa 1–2 Stunden weitgehend konstant. Innerhalb dieses Zeitraums gibt es noch geringe Unterschiede (1–2 Stunden) zwischen einzelnen Chromosomen und Chromosomenregionen. So sind die heterochromatischen Regionen immer spätreplizierend.

Die G_2-Phase ist ebenfalls von relativ konstanter Dauer (1–4 Stunden).

Die G_1-Phase ist dagegen sehr unterschiedlich, sie bestimmt damit im wesentlichen die Dauer des gesamten Zellzyklus. In den sehr rasch wachsenden frühen embryonalen Zellen dauert sie oft nur wenige Stunden. In den sich am schnellsten vermehrenden Geweben des Erwachsenen dauert sie wenigstens 12 Stunden, so

daß die Dauer eines ganzen Zellzyklus hier nicht mehr als 24 Stunden beträgt. In langsam sich vermehrenden bzw. sich ersetzenden Geweben kann die G_1-Phase bis zu einigen Jahren dauern. Die Dauer der G_1-Phase ist jedenfalls immer gleich der Dauer des Zellzyklus minus 10–12 Stunden (= Dauer von S + G_2).

Die Dauer des gesamten Zellzyklus bestimmt die Geschwindigkeit, mit der ein Gewebe wächst bzw. wie rasch es sich ersetzt. Die kürzesten Zellzyklen finden sich beim Erwachsenen im Darmepithel und im blutbildenden Gewebe (Dauer 1–2 Tage). In geschichteten unverhornten Plattenepithelien dauern die Zellzyklen 6–10 Tage, in der Epidermis je nach Region 10–20 Tage, in Leberzellen 3 Monate, in Knochenzellen einige Jahre. Nervenzellen teilen sich beim Erwachsenen überhaupt nicht mehr, bleiben aber (immerhin großteils) das ganze Leben bestehen und funktionstüchtig.

1.8.9 Polyploidisierung

Polyploide Zellen enthalten ein mehr als Zweifaches des haploiden Chromosomensatzes (Abb. 1.8–18). In der Regel werden nur Mehrfache des diploiden Satzes beobachtet. In den meisten Fällen wird sogar eine logarithmische Reihe der Vielfachen des diploiden Satzes gefunden (tetraploid = 4fach; oktoploid = 8fach; hexadekaploid = 16fach etc.). Polyploide Zellen können durch Vermehrung (Replikationen) der Chromosomen ohne Kern- und Zellteilung oder durch Fusion von Zellen mit anschließender Fusion der Zellkerne entstehen [12].

Polyploidisierung durch Chromosomenvermehrung

Sie kann man als unvollständig ausgeführten Zell- und Mitosezyklus verstehen, wobei sich drei Möglichkeiten abgrenzen lassen:

Endoreduplikation

Auf eine Replikation der Chromosomen (normale S-Phase) folgt, ohne daß sich die Chromosomen irgendwie mikroskopisch sichtbar kondensieren, eine zweite Replikation (zweite S-Phase). Dadurch entstehen Chromosomen mit vier Chromatiden. Folgt auf die zweite S-Phase eine G_2-Phase und eine Mitose, beobachtet man, daß die vier Chromatiden jedes Chromosoms in der Metaphase zwar eng nebeneinanderliegen, sich aber nur zwischen je zwei Chromatiden ein Zentromer ausgebildet hat. Man spricht von „Diplochromosomen" (Abb. 1.8–19). In der Anaphase einer solchen endoreduplizierten Zelle werden die Chromatiden wie sonst auch getrennt, und die Tochterzellen sind beide tetraploid, wobei jedes Chromosom aus einem Chromatid besteht. Macht eine auf diese Weise tetraploid gewordene Zelle einen neuen Zellzyklus durch, kommt es wieder zur S- und G_2-Phase und zur Mitose, wobei dann wieder die tetraploide Zahl von Chromosomen

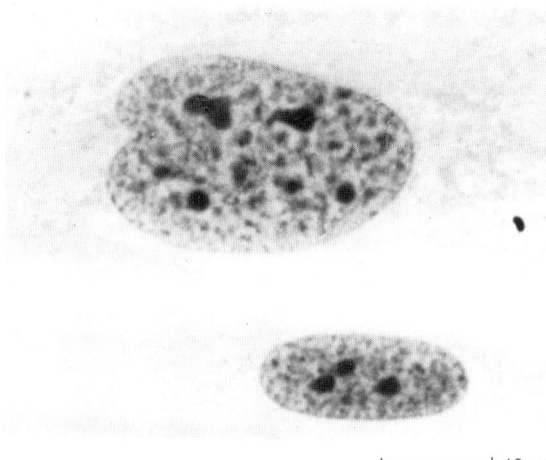

Abb. 1.8–18. Zellkerne einer polyploiden (vermutlich okto-ploiden) und einer diploiden (im Bild unten) Zelle. Fibroblasten in der Gewebekultur. Hämatoxylinfärbung, das Cytoplasma sehr schwach gefärbt.

gefunden wird, die aber nicht mehr zu Diplochromosomen angeordnet sind.

Es kann auch vorkommen, daß nicht nur zwei, sondern drei Replikationen direkt aufeinanderfolgen. In einer daran anschließenden Mitose findet man Chromosomen mit je acht Chromatiden, die in Form von vier Diplochromosomen angeordnet sind. Die Tochterzellen sind dann oktoploid. Eine mehrfache Endoreduplikation führt in den Megakaryocyten zu Zellkernen mit 16- und sogar 32ploiden Chromosomenzahlen.

Eine Sonderform endoreduplizierter Chromosomen sind die *Riesenchromosomen* (z. B. in den Speicheldrüsenzellen der Drosophila). Hier kommt es zu sechs oder sieben Replikationen, so daß Chromosomen mit 256 oder 512 Chromatiden entstehen. Diese streng nebeneinanderliegenden Chromatinfibrillen ergeben, ohne daß sie sich kondensieren, in der Interphase deutlich sichtbare Stränge. Da in diesem Fall noch dazu eine somatische Paarung der homologen Chromoso-

men eintritt, bestehen die Riesenchromosomen aus 512 oder 1024 Chromatiden. Dieser Zustand wird als *Polytänie* bezeichnet.

Endomitose

Darunter versteht man eine unvollständige Mitose, bei der sich die Chromosomen kondensieren, die Kernmembran aber erhalten bleibt (daher der Name „Endo"mitose) und sich kein Spindelapparat ausbildet. Je nachdem, wie weit die Kondensation geht, gibt es Prophase- oder Metaphaseformen. Die Chromosomen bestehen, da immer eine S-Phase vorausgegangen ist, aus zwei Chromatiden. Sie bleiben meist einige Zeit (etwa einige Stunden) im Zellkern sichtbar, wobei sich die Chromatiden langsam trennen. Anschließend dekondensieren sich die Chromosomen, und ein jetzt tetraploider Interphasezellkern entsteht. Endomitosen kommen in manchen Pflanzen- und Insektenarten regelmäßig vor. Beim Menschen sind sie bisher nicht beobachtet worden.

C-Mitose

Auch diese Form kommt beim Menschen normalerweise nicht vor. „C" steht für *Colchizin* (Gift der Herbstzeitlose), das die Ausbildung des Spindelapparats hemmt. Dadurch kommt es zu einer Mitose, die im frühen Metaphasestadium steckenbleibt. Nach ein- bis mehrstündigem Verweilen trennen sich die Chromatiden der Chromosomen langsam. Wenn die Colchizinwirkung nicht zu stark ist oder durch Auswaschen rückgängig gemacht wird, kann es zur Dekondensierung der Chromosomen kommen und sich eine neue Kernmembran um die jetzt dünnen Chromosomenfibrillen bilden, ohne daß sich das Cytoplasma teilt. Es entsteht eine tetraploide Zelle. C-Mitosen werden in pathologischen Geweben beobachtet oder als Effekt therapeutischer (cytostatischer) Maßnahmen.

Polyploidisierung durch Zellkernfusion

Durch Verschmelzung von zwei oder mehr diploiden Zellkernen innerhalb einer zwei- oder mehrkernigen Zelle (s. unten) entstehen entsprechend polyploide Zellkerne. Die Verschmelzung findet meist dann statt, wenn die Zellkerne gleichzeitig in eine Mitose gehen. Dies tritt oft ein, da, wie weiter unten ausgeführt wird, spezifische Substanzen in der Zelle die Mitose auslösen und diese daher für alle Zellkerne, die sich innerhalb der betreffenden Zelle befinden, wirksam sind. Es bildet sich dann eine gemeinsame Metaphasenplatte und ein Spindelapparat mit zwei Polen aus. Die zwei entstehenden Tochterzellen sind polyploid. Die Bildung polyploider Zellen durch Kernverschmelzung dürfte beim Menschen eine viel größere Rolle spielen, als bisher angenommen wurde. Zum Beispiel entstehen in der Leber regelmäßig mehrkernige Zellen durch Zellfusion, in denen auch die Kerne z. T. fusionieren. Kernverschmelzungen treten auch nach der experimentellen Fusion von Zellen verschiedener Individuen und Spezies ein [7].

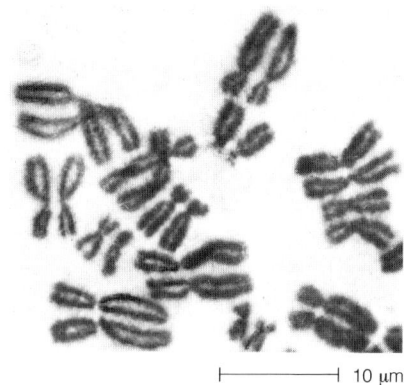

Abb. 1.8–19. Diplochromosomen einer endoreduplizierten Zelle in Metaphase (Ausschnitt). Chromosomenpräparat wie in Abb. 1.8–3 u. 1.8–10.

1.8.10 Reduktionsteilung

Als solche wird eine Zellteilung bezeichnet, bei der die Zahl der Chromosomen reduziert wird. Die *Meiose* (s. Kap. 1.8.3) ist eine Form der Reduktionsteilung.

In *somatischen* diploiden Zellen kann eine Reduktionsteilung beim Menschen normalerweise nicht beobachtet werden. In polyploiden Zellen ist ihr Vorkommen denkbar. Bei manchen Insekten wird sie in gewissen Geweben als Normalfall gefunden. Die Voraussetzung dazu ist, falls euploide Tochterzellen entstehen sollen, entweder eine Paarung der homologen Chromosomen wie bei der Meiose oder eine Aufteilung in komplette Chromosomensätze (*Genom-Sonderung*). In *multipolaren Mitosen* ist eine solche Genom-Sonderung tatsächlich zu finden. Auch in Geweben des Menschen wurde (allerdings nur in Zellkulturen) beobachtet, daß multipolare Mitosen auftreten, wobei sich z. B. eine oktoploide Zelle in vier diploide teilt. Dabei bildet sich eine vierpolige Mitosespindel aus, die die Chromosomen regulär aufteilt [12]. Allerdings findet man *in vivo* besonders in Tumorgeweben auch oft asymmetrische und irreguläre Chromosomenaufteilungen bei multipolaren Mitosen.

1.8.11 Amitose

Mit diesem Ausdruck wird eine Zellteilung bzw. eine Teilung des Zellkerns bezeichnet, bei der sich der Kern, unter Erhaltung der Kernmembran und ohne daß Chromosomen mikroskopisch sichtbar werden, direkt einschnürt und in zwei Kerne zerfällt (daher auch „direkte Teilung"). Eine anschließende Cytoplasmateilung bleibt meist aus.

Die Ein- und Abschnürung des Zellkerns wird durch ein Bündel von Mikrofilamenten bewirkt, die von den Centriolen ausgehend den Kern umgreifen. Amitosen wurden bisher nur in polyploiden Zellen oder solchen, die eine S-Phase durchgemacht hatten, beobachtet. Die Teilung des Kerns ist dabei meist äqual, so daß zwei gleich große Tochterkerne entstehen, von denen man annehmen müßte, daß sie gleich viele Chromosomen enthalten. Entweder kommt es bei der Amitose zu einer (nicht sichtbaren) Chromatidentrennung oder zu einer Genom-Sonderung. Beim Menschen wurden Amitosen in der Zellkultur in ganz wenigen Fällen sowie im Amnionepithel von Embryonen nachgewiesen. Sie dürfte als Zellkernteilungsmechanismus in normalen Geweben praktisch keine Rolle spielen.

1.8.12 Syncytien und Plasmodien

Als *Plasmodium* wird eine mehrkernige Zelle oder ein mehrkerniges „zelluläres Äquivalent" bezeichnet, das durch eine Vermehrung der Zellkerne ohne anschließende Cytoplasmateilung entstanden ist. Außer der oben genannten, kaum eine Rolle spielenden Amitose kommt nur noch eine mitotische Teilung des Zellkerns ohne Cytoplasmateilung in Frage. In normalen Geweben kommt sie wahrscheinlich gar nicht oder nur höchst selten vor. Sie kann aber chemisch induziert werden (z. B. durch Concavallin) und ist für experimentelle Untersuchungen von großem Interesse.

Als *Syncytium* wird eine mehrkernige Zelle oder ein „zelluläres Äquivalent" bezeichnet, das durch Zellverschmelzung entsteht. Praktisch alle mehrkernigen Zellen, die in menschlichen Geweben zu finden sind, bilden sich auf diese Weise. Das gilt auch für Riesenzellen (z. B. Osteoklasten durch Fusion von histiocytären Zellen), den Syncytiotrophoblast der Placenta und für so große „zelluläre Äquivalente" wie die Skelettmuskelfasern (durch Fusion von embryonalen Myoblasten).

1.8.13 Regulation von Zellwachstum und Zellteilung

Der geregelte Ablauf von Zellteilungen und Zellwachstumsvorgängen ist nicht nur während der Wachstumsperiode, sondern auch für die Aufrechterhaltung des Gleichgewichts zwischen Vermehrung der Stammzellen und Zugrundegehen der differenzierten Endzellen bei den Geweben, die auch beim Erwachsenen dauernd ersetzt werden müssen, von größter Wichtigkeit.

Die Faktoren, die eine *Begrenzung des Wachstums* der einzelnen Zellen verursachen, sind unbekannt. Man kann nur die Tatsache registrieren, daß eine Zelle nicht unbegrenzt wachsen kann und es eine durchschnittliche Zellgröße gibt. Daneben gibt es die Ausnahmen der übergroßen polyploiden Zellen und der Syncytien. Dabei ist es wohl verständlich, daß z. B. eine große quergestreifte Skelettmuskelfaser (ein Syncytium, entstanden aus Hunderten von Myoblasten) durch die einheitliche Oberflächenmembran in ökonomischer Weise als Einheit funktioniert; aber über die auslösenden Faktoren, die zu ihrer Bildung führen, wissen wir nichts.

Auch die Faktoren, die eine *Zellteilung auslösen,* sind nur teilweise bekannt. Man nimmt an, daß es in den meisten Geweben Signale sind, die die Zelle von außen erreichen. Dazu gehören die wachstumsfördernden Hormone (z. B. Somatotropin, Prolaktin, Geschlechtshormone) und verschiedene spezifische Wachstumsfaktoren (z. B. „Epithelial Growth Factor", „Nerve Growth Factor") sowie möglicherweise Ansammlungen bestimmter Stoffwechselprodukte in der Umgebung der betreffenden Zelle oder auch nur Schwankungen im Sauerstoffangebot und der Temperatur.

In der Zelle selbst, die zur Teilung angeregt wird, treten weitere Substanzen auf (*second messengers*), die dann die eigentlichen Initiatoren der Zellteilung sind. Außerdem hat sich gezeigt, daß der Beginn der DNS-Replikation in den meisten Fällen ein Punkt ist, von dem aus es keine Rückkehr mehr gibt, so daß die Zelle zwangsläufig die S-Phase durchläuft und über die G_2-Phase in die Mitose eintritt. Eine Ausnahme davon ist z. B. die Endoreduplikation, bei der eine weitere S-Phase durchgemacht wird (s. Kap. 1.8.9).

Im Cytoplasma von Zellen in der S-Phase finden sich Stoffe, die, in ruhende G_1-Zellen gebracht, dort sogleich eine DNS-Replikation auslösen. Der Beweis kann durch die experimentelle Fusion von Zellen in verschiedenen Stadien des Zellzyklus erbracht werden. Dabei hat sich ganz allgemein gezeigt, daß sich mit fortschreitendem Zell- und Mitosezyklus innerhalb der Zelle der Reihe nach Substanzen bilden, die, übertragen auf eine Zelle, die sich in einer früheren Phase des Zyklus befindet, in dieser die spätere Phase induzieren. Auf diese Weise gelingt es auch, durch eine Fusion einer Zelle in Mitose mit einer in Interphase die Chromosomen der Interphase zur Kondensation zu bringen [13] (vgl. Abb. 1.7–8).

In einigen Fällen wurden Zellteilungen auslösende Faktoren in der Zelle schon einige Zeit vor Beginn der S-Phase festgestellt. Man kann daher die G_1-Phase unterteilen in eine Periode, in der die Zelle keinerlei Anstalten macht, eine nächste Teilung vorzubereiten, und in eine Periode, in der zwar noch keine DNS-Replikation beginnt, in der diese aber bereits vorbereitet wird. Man hat die erstere mit G_0-(G-null-)Phase, die zweite als eigentliche G_1-Phase bezeichnet [6]. Als Beispiel seien die Lymphocyten genannt: Als ruhende, inaktive Gedächtnis- oder Zielzellen befinden sie sich in der G_0-Phase. Durch die Aktivierung (z. B. durch Kontakt mit Antigen) treten sie in die G_1-Phase ein, auf die zwangsläufig nach einigen Stunden die S-Phase und damit die G_2-Phase und die Mitose folgen.

Es sind auch Faktoren, die eine *Zellvermehrung hemmen* oder *unterbinden* können, gefunden worden. Dazu gehören ebenfalls Hormone (z. B. Somatostatin) und spezielle Faktoren (z. B. Chalone).

Außerdem hat sich gezeigt, daß menschliche Zellen, die in Kulturen (*in vitro*) gehalten werden, sich nicht unbeschränkt vermehren können. Fibroblasten haben z. B. in der Zellkultur die Fähigkeit, sich 50- bis 60mal teilen zu können, dann sterben sie ab [8]. Interessanterweise ist die Zahl der möglichen Zellteilung abhängig vom Alter des Spenders: Fibroblasten von jungen Embryonen können sich noch bis zu maximal 60mal teilen, während sie von Kindern und Erwachsenen mit fortschreitendem Alter immer weniger Zellteilungen vor sich haben (z. B. von 80jährigen nur mehr 20–30 Teilungen). Man hat daher angenommen, daß die Teilungsfähigkeit der Zellen auch im intakten Organismus (*in vivo*) begrenzt ist und eine der Ursachen für die Begrenzung der Lebensspanne ist. Welche Ursachen diese Erschöpfung der Teilungsfähigkeit der Zellen hat, ist nicht bekannt.

Als Hinweis auf die *Pathologie der Zellvermehrung* sei nur bemerkt, daß die Zellen maligner Tumoren eine praktisch unbegrenzte Teilungsfähigkeit haben. Es gibt mehrere Tumorzellkulturen, die bereits Tausende Zellteilungen *in vitro* durchgemacht haben. Das Studium solcher Zellen und der Mechanismen, die zum unbegrenzten Wachstum führen, ist verständlicherweise von allergrößter Wichtigkeit.

Literatur

[1] BARR, M. L.: The significance of the sex chromatin. Int.Rev.Cytol. 19 (1966), 35–95

[2] BENNETT, M. D.: The nucleotypic basis of the spatial ordering of chromosomes in eukaryotes and the implications of the order for genome evolution and phenotypic variation. In: G. A. DOVER, R. B. FLAVELL (Eds.): Genome evolution. Academic Press, New York-London, 1982, 239–261

[3] COURT-BROWN, W. M.: Human population cytogenetics. North Holland Publ., Amsterdam 1967

[4] DENVER REPORT 1960: A proposed standard system of nomenclature of human mitotic chromosomes. Lancet I (1960), 1063–1065

[5] FRANKE, W. W., U. SCHEER, G. KROHNE, E. D. JARASCH: The nuclear envelope and the architecture of the nuclear periphery. J.Cell Biol. 91 (1981), 39s–50s

[6] GELFANT, S.: Cycling-non cycling cell transitions in tissue aging, immunological surveillance, transformation and tumor growth. Int.Rev.Cytol. 70 (1981), 1–25

[7] HARRIS, H.: Cell Fusion. Clarendon Press, Oxford 1970

[8] HAYFLICK, L.: Aging under Glass. Experim. Gerontol. 5 (1970), 291–303

[9] HUMAN GENE MAPPING 6: Sixth international workshop on human gene mapping. Cytogenet.Cell Genet. 32 (1982), 1–341

[10] INOUÉ, S.: Cell division and the mitotic spindle. J.Cell Biol. 91 (1981), 131s–147s

[11] LYON, M. F.: X-chromosome inactivation and developmental patterns in mammals. Biol.Rev. 47 (1972), 1–35

[12] PERA, F.: Mechanismen der Polyploidisierung und der somatischen Reduktion. Ergeb.Anat.Entwickl.-Gesch. 43/5 (1970), 1–112

[13] RAO, P. N.: The phenomenon of premature chromosome condensation. In: N. P. RAO, R. T. JOHNSON, K. SPERLING (Eds.): Premature chromosome condensation. Academic Press, New York-London 1982, 2–41

[14] ROOS, U. P.: Light and electron microscopy of rat kangaroo cells in Mitosis II. Kinetochore structure and function. Chromosoma 41 (1973), 195–220

[15] SCHNEDL, W.: Der Polymorphismus des menschlichen Chromosomensatzes – eine Möglichkeit für den Vaterschaftsnachweis. Z.Rechtsmedizin 74 (1974), 17–23

[16] SCHWARZACHER, H. G.: Chromosomes in Mitosis and Interphase. In: W. BARGMANN (Hg.): Handbuch der mikroskopischen Anatomie des Menschen. I/3.Springer, Berlin-Heidelberg-New York 1976

[17] UTSUMI, K. R.: Studies on the structure of chromosomes II. Chromosome fibers as revealed by scanning electron microscopy. Cell Struct.Funct. 6 (1981), 395–401

[18] WOLF, U.: Genetic aspects of H-Y Antigen. Hum.Genet. 58 (1981), 25–28

1.9 Partialräume der Zelle

Von Jochen Staubesand

Die Zelle ist durch Membranen gegliedert, die eng benachbarte, aber voneinander getrennte Reaktionsräume oder „*Kompartimente*" begrenzen. In der vorelektronenmikroskopischen Ära der klassischen Cytologie wurden in der Zelle nur zwei „Phasen", nämlich Cytoplasma und Karyoplasma, unterschieden, während man heute verschiedene, durch Membranen mehr oder weniger vollständig abgeschlossene Teilräume abgrenzen kann, nämlich: *Nucleo-* (oder *Karyo-*)*Plasma* (= Inhalt der Kernblase), *Reticulumplasma* (= Inhalt des endoplasmatischen Reticulum einschließlich des kontinuierlich mit ihm verbundenen perinucleären Plasma zwischen innerer und äußerer Kernmembran), *Golgi-Plasma* (= Inhalt der Golgi-Sacculi, -Vakuolen und -Vesikel), äußeres *Chondrioplasma* (= Inhalt des Raums zwischen Mitochondrien-Außenmembran und Mitochondrien-Innenmembran) und *inneres Chondrioplasma* (= mitochondriale Matrix einwärts der Mitochondrien-Innenmembran). Alle diese Räume sind – mit Ausnahme des inneren Chondrioplasma, das durch *zwei* Membranen abgetrennt ist – vom Grundcytoplasma durch eine Membran geschieden.

Dieses zunächst kompliziert erscheinende Ordnungsprinzip bezieht sich nicht nur auf die morphologische Organisation des Protoplasma, sondern ist für das Verständnis vieler in der Zelle ablaufender Stoffwechselvorgänge von erheblicher Bedeutung. Die Unterteilung der Zelle in verschiedene Partialräume ermöglicht u. a. das ständige ungestörte Nebeneinander von Enzymen und ihren Substraten. Die Membranen unterbinden als Diffusionsbarrieren den freien Stoffaustausch, aber ermöglichen und bewirken zugleich den aktiven Transport bestimmter Stoffe gegen ein Konzentrationsgefälle und verhindern auf diese Weise die gleichmäßige Verteilung der Substanzen in der Zelle.

Einige Kompartimente sind freilich nur unvollkommen voneinander geschieden. Zum Beispiel stehen Karyoplasma und Grundcytoplasma durch mehr oder weniger offene (jedenfalls nicht durch eine Elementarmembran verschlossene) Poren in Verbindung, ganz abgesehen davon, daß die Kernmembran in der Prophase in einzelne Fragmente zerfällt, sich also Karyoplasma und cytoplasmatische Matrix während der Kernteilung ungehindert mischen können. Wenn man davon ausgeht, daß ein Kompartiment einen Zellraum darstellt, der von anderen Partialräumen durch eine Membran abgetrennt ist, gehören Karyoplasma und Grundcytoplasma während der Mitose demselben Kompartiment an, der sog. nucleocytoplasmatischen Matrix, während in der Interphase Kern- und Cytoplasmakompartimente durch unterschiedliche Vorgänge und differente Bestandteile als gesonderte Reaktionsräume wirken.

Da auch Anteile des Golgi-Apparates mit dem endoplasmatischen Reticulum bzw. mit Zisternen des Ergastoplasma sowie mit Lysosomen verschmelzen können, müssen die in ihnen enthaltenen „Phasen" bei aller stofflichen Verschiedenheit einander doch so ähnlich sein, daß sie sich mischen können. Sie stellen also offenbar nur verschiedene Variationen eines Stoffs dar. Außerdem ist zu berücksichtigen, daß endoplasmatisches Reticulum, Golgi-Vesikel, Pinocytose- und Phagocytose-Vakuolen sowie mikropinocytotische Vesikel temporär und intermittierend bei der Stoffaufnahme und -abgabe mit dem die Zelle umgebenden Medium kommunizieren. Bei allen diesen Vorgängen besteht zumindest vorübergehend eine kontinuierliche Verbindung zwischen Membranen intracytoplasmatischer Kompartimente und dem Plasmalemm. Somit enthalten die Reaktionsräume des endoplasmatischen Reticulum, des Golgi-Apparats und der bei Phagocytose, Pinocytose und Mikropinocytose entstandenen Vakuolen und Bläschen einen Inhalt, der dem umgebenden Milieu „phasengleich" ist und deshalb besser nicht als „Plasma" bezeichnet wird, unterscheidet er sich doch grundlegend von der nucleocytoplasmatischen Matrix und vom inneren und äußeren Chondrioplasma, deren Membranabschluß gegen die Umgebung der Zelle *stets* erhalten bleibt.

Literatur

[1] Moses, V.: Aufgliederung des Stoffwechsels in verschiedene Reaktionsräume. In: H. Metzner (Hg.): Die Zelle, Struktur und Funktion. Wissenschaftliche Verlagsgesellschaft, Stuttgart 1971

[2] Müller, E.: Allgemeine Struktur- und Funktionsprinzipien der Zellen. In: H. Bielka (Hg.): Molekulare Biologie der Zelle. 2. Aufl. Fischer, Stuttgart 1973

[3] Ruska, H.: Die Konstruktion der Zelle. In: Hirsch/Ruska/Sitte (Hgg.): Grundlagen der Cytologie. Fischer, Stuttgart 1973

[4] Schnepf, E.: Organellen-Reduplikation und Zellkompartimentierung. In: P. Sitte (Hg.): Probleme der biologischen Reduplikation. Springer, Berlin 1966

1.10 Maßstäbe

$$1 \ \mu m \ (\text{Mikrometer}) \ = \ 1/1000 \ mm \ = \ 10^{-3} \ mm$$
$$1 \ nm \ (\text{Nanometer}) \ = \ 1/1000 \ \mu m \ = \ 10^{-6} \ mm$$
$$1 \ \text{Å} \ \ (\text{Ångström}) \ = \ 1/10 \ nm \ = \ 10^{-7} \ mm$$

2. Zur Systematik der Gewebe

2.1 Epithelgewebe

DIETER SASSE

2.1.1 Oberflächenepithelien

Oberflächenepithelien bedecken die inneren und äußeren Grenzflächen des Körpers. Schon diese Lage deu-
tet auf die erste wichtige Funktion des Gewebes hin:
die unter den Oberflächen gelegenen Schichten zu
schützen (= Protektion). Da sich aber der Körper
durch seine Grenzflächen auch mit dem externen Milieu auseinanderzusetzen hat, sind grundsätzlich in den
Epithelzellen spezielle Einrichtungen für Transportvor-
gänge vorhanden, so für die Stoffaufnahme (= Resorption) und die Stoffabgabe (= Exkretion, Sekretion).
Der Zusammenschluß stoffabgebender Zellen wird
Drüsenepithel genannt. Einige Epithelzellen üben spezifische Rezeptorfunktionen aus, sie werden als Sinnes-
- epithelien bezeichnet und in den betreffenden Organ-
kapiteln beschrieben.

Alle Keimblätter können Epithelzellen bilden. Trotz
der unterschiedlichen Herkunft und der Spezialisierun-
gen in den verschiedenen Epithelverbänden sind
grundsätzliche morphologische Gemeinsamkeiten vorhanden.

So ist es ein Kennzeichen des Epithels, daß im allgemeinen die Zellen eng zusammenliegen und demnach
die Interzellularspalten sehr schmal sind (z. B. Dünndarmepithel: 20 nm). Diese Spalträume dienen dem interzellulären Stofftransport und enthalten eine glyko-
proteinhaltige Kittsubstanz. Überbrückt werden die Interzellularspalten durch die verschiedenen Zellhaften
(Zonulae occludentes, „tight junctions", Zonulae adhaerentes, Maculae adhaerentes, „Desmosomen")
und die kommunikativen Verbindungen (Nexus, „gap
junctions"s. Kap. 1.4.4).

Ein weiteres gemeinsames Merkmal epithelialer
Verbände ist die Ausbildung einer Basalmembran
(= Membrana basalis), die das Epithel vom darunter
gelegenen Bindegewebe abgrenzt. Sie dient sowohl der

Anheftung der Epithelzellen als auch als Schranke im
Stofftransport.

Bei der Basalmembran handelt es sich um eine dünne Schicht aus PAS-positiver amorpher Matrix mit fibrillären, argyrophilen Einschlüssen. Elektronenmikroskopisch kann eine direkt den Epithelzellen anliegende Lamina lucida (= Lamina rara interna) von der
eigentlichen 50–150 nm dicken Basallamina (= Lamina basalis = Lamina densa) unterschieden werden. An
deren Unterseite findet sich eine weitere, retikuläre
Schicht, die Lamina fibroreticularis (= Lamina rara externa). Chemische Analysen haben ergeben, daß die
Basalmembran hauptsächlich zwei Komponenten enthält, nämlich Kollagen Typ IV und das Glykoprotein
Laminin. In geringerem Maß sind Heparan-Sulfat-Pro-
teoglykan, Kollagen Typ V und Fibronektin am
Aufbau der Basalmembran beteiligt. In neuerer Zeit
mehren sich die Hinweise darauf, daß es die epithelialen Zellen sind, welche die Vorstufen der genannten
Komponenten bilden [4].

Die Klassifizierung des Oberflächenepithels erfolgt
nach zwei Gesichtspunkten:
1. Form der Zellen (platt, kubisch, zylindrisch)
2. Schichtenbildung (einschichtig, mehrschichtig,
   mehrreihig)

1a) Einschichtiges Plattenepithel. Die polygonalen
oder auch unregelmäßig geformten Zellen sind niedrig,
wobei sie sich häufig an der Stelle, die den Kern enthält,
auf der Oberfläche vorwölben. Diese Epithelform begünstigt einen intensiven transzellulären Stoffaustausch; so sind die Lungenalveolen von einschichtigem
Plattenepithel ausgekleidet, ebenso die Blut- und
Lymphgefäße (= Endothel). Die serösen Häute (z. B.
Pleura, Pericard und Peritoneum) werden ebenfalls von
dieser Epithelform überzogen (= Mesothel, Abb. 2.1–
1a).

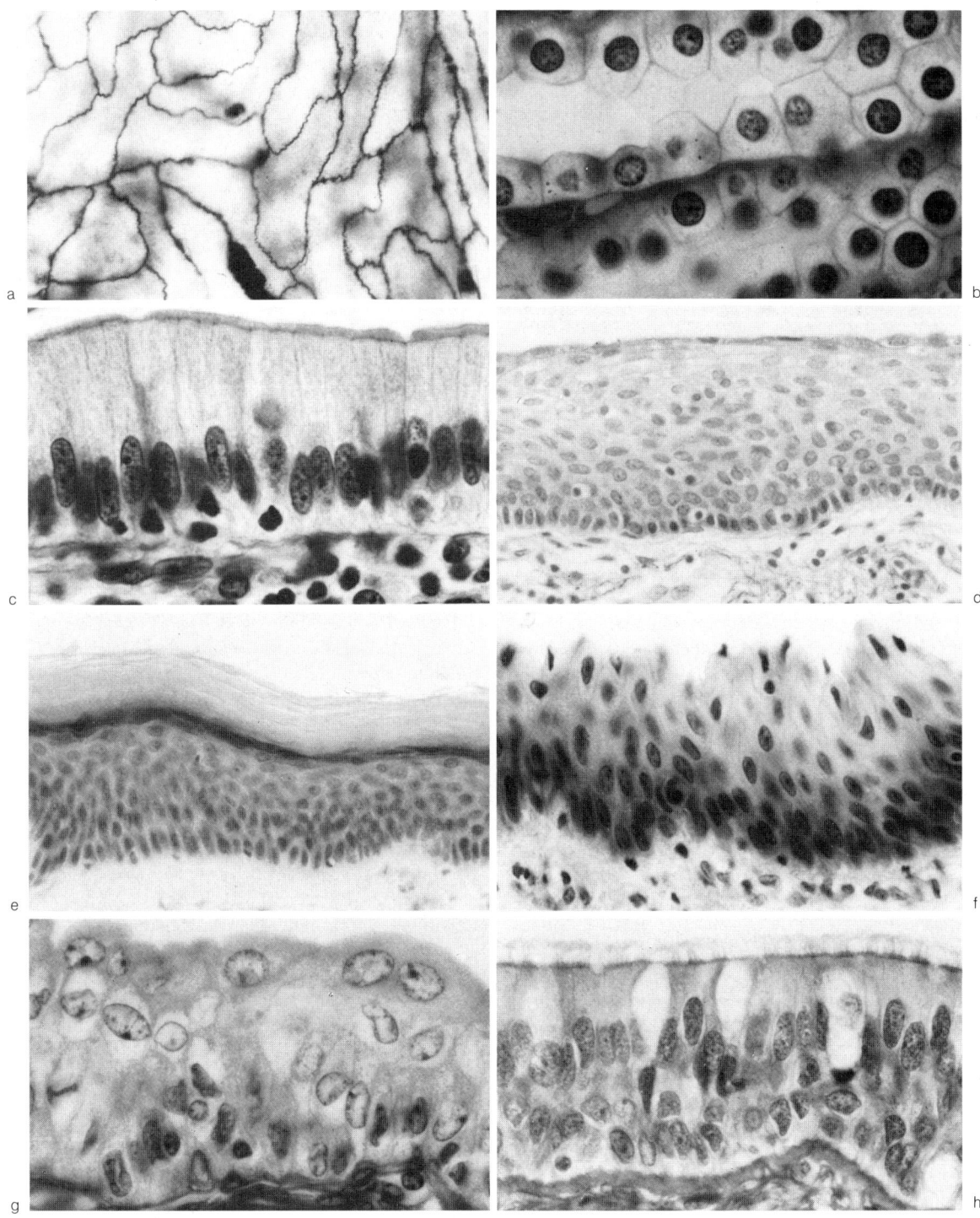

Abb. 2.1–1a. Einschichtiges Plattenepithel, Netz, Hund, versilbertes Häutchenpräparat, Aufsicht (Tü). Vergrößerung 250fach.

Abb. 2.1–1b. Einschichtiges isoprismatisches Epithel, Niere, Kaninchen, Azan (Tü). Vergrößerung 820fach.

Abb. 2.1–1c. Einschichtiges prismatisches Epithel, Duodenum, Mensch, Azan (Tü). Vergrößerung 820fach.

Abb. 2.1–1d. Mehrschichtiges Plattenepithel, Vagina, Mensch, Hämatoxylin – Benzopurin (Tü). Vergrößerung 410fach.
Originalpräparate aus den Sammlungen der Anatomischen Institute Tübingen (Tü) und Basel (BS).

Abb. 2.1–1e. Mehrschichtiges verhorntes Plattenepithel, Haut, Handrücken, Mensch, Hämatoxylin – Resorcinfuchsin (Tü). Vergrößerung 250fach.

Abb. 2.1–1f. Mehrschichtiges prismatisches Epithel, Fornix conjunctivae, Schwein, Hämatoxylin – Chromotrop (BS). Vergrößerung 520fach.

Abb. 2.1–1g. Übergangsepithel, Harnblase, Mensch, Azan (Tü). Vergrößerung 630fach.

Abb. 2.1–1h. Mehrreihiges, prismatisches Epithel, Trachea, Mensch, Azan (Tü). Vergrößerung 630fach.

1b) Einschichtiges kubisches (isoprismatisches) Epithel. Diese Epithelzellen erscheinen in senkrecht zur Oberfläche geführten Schnitten kubisch, in Flachschnitten kann aber eine polygonale Zellform erkannt werden. Der kugelige Kern ist meist in der Mitte der Zelle gelegen. Isoprismatisches Epithel tritt vor allem in Nierenkanälchen und in den Ausführungsgängen von Drüsen auf (Abb. 2.1–1b).

1c) Einschichtiges Zylinder-(hochprismatisches)Epithel. Die Höhe der Zellen übertrifft die Breite erheblich. Auch diese Zellen erscheinen nur im Schnitt als Zylinder, während sie in Wirklichkeit polygonal sind. Die apikalen Zelloberflächen sind – je nach Funktion – mit verschiedenen Oberflächendifferenzierungen versehen. So tragen sie in der Tuba uterina z. T. Kinozilien, im Darmtrakt besitzen sie zahlreiche dichtstehende Microvilli (= Bürstensaum). Die vorwiegend basal gelegenen Kerne sind ovoid, wobei die Längsachse der Kerne parallel zur Längsachse der Zellen läuft. (Abb. 2.1–1c).

2a) Mehrschichtiges unverhorntes Plattenepithel. Beim mehrschichtigen Epithel haben nur die untersten Zellen (= Stratum basale), die kubisch oder sogar zylindrisch sind, Kontakt mit der Basalmembran. Darüber folgen Zellen von meist unregelmäßiger Gestalt, deren Desmosomenkontakte wie Stacheln die Interzellularräume überbrücken (= Stratum spinosum). Da im Stratum basale und Stratum spinosum häufig Mitosen zu beobachten sind, werden beide Schichten zusammen auch als Stratum germinativum bezeichnet. Erst in der oberflächlichen Schicht (= Stratum superficiale) nehmen die Zellen die platte Gestalt an, die für die Benennung der ganzen Epithelform maßgeblich ist. Ösophagus und Vagina werden von dieser Epithelart ausgekleidet (Abb. 2.1–1d).

2b) Mehrschichtiges verhorntes Plattenepithel. Auch hier sind die unteren Epithelschichten als Stratum basale und Stratum spinosum ausgebildet. Im darauf folgenden Stratum granulosum sind die Zellen dicht mit basophilen Keratohyalingranula vollgepackt, welche den Beginn der Verhornung anzeigen. Elektronenmikroskopisch ist erkennbar, daß beim Verhornungsvorgang diese Granula sich auflösen und mit Tonofilamenten verbacken (= Keratin) (Abb. 2.1–2a). Zusätzlich treten Keratinosomen (= „lamellar bodies", „membrane coating granules") mit typischen Lipidkonfigurationen auf (Abb. 2.1–2b), die mit der Zellmembran verschmelzen und ihren Inhalt in den Interzellularraum ergießen. Lichtmikroskopisch folgt auf das Stratum granulosum ein Stratum lucidum, das strukturlos erscheint. Im oberflächlichen Stratum corneum sind die Zellkerne verschwunden, und die Hornsubstanzen sind zu Platten umgeformt, die an der freien Oberfläche als Schuppen abgeschilfert werden. Durch den Verhornungsprozeß wird eine Schutzschicht aufgebaut, deren Wirkung nicht allein physikalisch interpretierbar ist. Vor allem durch den hohen Lipidanteil entsteht eine Permeabili-

tätsbarriere mit selektiver Wirksamkeit, so wird z. B. Wasser nahezu völlig abgehalten, während Fette tausendmal schneller penetrieren. Das mehrschichtige verhornte Plattenepithel bildet die Epidermis (Abb. 2.1–1e).

2c) Mehrschichtiges prismatisches Epithel. Die basalen Zellen sind klein und polygonal, sie erreichen aber nicht die freie Oberfläche. Dagegen sind die oberen Zellschichten prismatisch, berühren aber nicht mehr die Basalmembran. Es findet sich z. B. in den Umschlagsfalten der Augenbindehaut (Abb. 2.1–1f).

2d) Übergangsepithel [5], [6]. Diese Epithelform, die in den ableitenden Harnwegen von Ureter und Harnblase vorkommt und daher auch als „Urothel" bezeichnet wird, ist für den Menschen als mehrreihiges Epithel beschrieben worden. Danach haben alle Zellen, z. T. mit lang ausgezogenen Fortsätzen, Kontakt zur Basalmembran. Befunde an Ureteren anderer Spezies haben aber ein mehrschichtiges Epithel erkennen lassen. Daher kann mit der Mehrreihigkeit des Urothels keine prinzipielle Schutzfunktion begründet werden. Die Besonderheit dieser Epithelform ist ihre hohe Anpassungsfähigkeit an die unterschiedlichen Dehnungszustände der ausgekleideten Hohlorgane, wobei es zu einer erheblichen Abflachung der Epi-thelschicht kommt, ohne daß der Harn in die Interzellularräume eindringen kann. Eine Dreischichtung ist immer erkennbar: Auf ein Stratum basale folgt eine intermediäre Schicht, in der die Zellen zumeist tetraploid sind. Die oberflächliche Schicht wird von den Deckzellen gebildet, die pilzförmig über den tieferen Schichten liegen. In diesen Zellen tritt eine weitere Polyploidisierung auf, gelegentlich durch das Vorkommen von zwei Kernen angezeigt. Der Grund für die von basal nach apikal zunehmende Polyploidisierung kann darin gesehen werden, daß auch zunehmend mehr protektive Substanzen gebildet werden, die ultrastrukturell als Membranen und als Membranvakuolen erkannt werden können. Diese – wahrscheinlich der Stoffgruppe der Glykolipide zuzurechnenden – Substanzen sind in den Deckzellen besonders massiert [7] und können, unter dem Einfluß von Fixierungsmitteln unter der oberflächlichen Zellmembran kondensiert, als „Crusta" erkannt werden (Abb. 2.1–1g).

2e) Mehrreihiges prismatisches Epithel. Im Gegensatz zum einschichtigen Epithel fällt beim mehrreihigen Epithel auf, daß die Zellkerne ungleich hoch liegen, so daß ein „unruhiger" Eindruck entsteht. Auf der Basalmembran finden sich kleine Ersatzzellen mit runden Kernen, dazwischen schieben sich die hochprismatischen Zellen. Somit haben alle Epithelzellen Kontakt mit der Basalmembran, auch wenn diese manchmal nur mit einem dünnen Zellausläufer erreicht wird. Die Oberfläche hingegen wird nur von einem Teil der Zellen gebildet. Diese Epithelform, mit Kinozilien an der Oberfläche und von Becherzellen durchsetzt, ist vor allem als respiratorisches Epithel von der Nasenhöhle bis in die Bronchien verbreitet (Abb. 2.1–1h).

Regeneration

Epithelien unterliegen einer stetigen mechanischen Alteration. Auch unter physiologischen Bedingungen kommt es zum Zelluntergang oder zur Abschilferung von Zellen. Dieser Zellverlust wird durch eine entsprechende Regeneration ausgeglichen. Beim mehrschichtigen und mehrreihigen Epithel erfolgt die Regeneration von den in der Tiefe gelegenen und weniger differenzierten Zellen aus. So finden sich beim mehrschichtigen Plattenepithel zahlreiche Mitosen im Stratum germinativum. Beim einschichtigen Epithel werden Defekte durch Teilungen benachbarter Zellen ersetzt, oder es sind spezielle Bereiche vorhanden, von denen die Zellneubildung ausgeht. So wird das einschichtige prismatische Epithel der Zotten im Darmtrakt von den Krypten aus regeneriert. Innerhalb physiologischer Grenzen wird eine verstärkte Desquamation von Zellen durch eine Steigerung der regeneratorischen Aktivität ausgeglichen. Nicht geklärt sind die Mechanismen, welche die auf den Zellverlust genau abgestimmte Mitoserate einstellen, und diejenigen, die am Ende des Regenerationsvorgangs die Zellteilungen inhibieren. Eine unregulierte Vermehrung von invasiv wachsenden Epithelzellen wird als Karzinom bezeichnet.

2.1.2 Drüsenepithel

Das Drüsenepithel hat die Aufgabe, Produkte zu bilden. Die Art der Produkte erlaubt eine Unterscheidung in Sekrete, Exkrete und Inkrete. Bei den Sekreten handelt es sich um Drüsenprodukte, die für den Körper notwendig sind und die auf eine äußere oder innere freie Oberfläche abgegeben werden (z. B. Speichel). Exkrete hingegen sind für den Körper nicht mehr notwendig, sogar ausscheidungspflichtig. Auch sie werden an eine freie Oberfläche abgegeben (z. B. Harn). Als Inkrete werden die Drüsenprodukte bezeichnet, die für den Organismus notwendig sind, aber nicht an eine freie Oberfläche, sondern an die Blutbahn abgegeben werden (z. B. Hormone). Drüsen, die Sekrete und Exkrete bilden, werden als exokrine Drüsen bezeichnet, während Inkret-bildende (Hormon-)Drüsen auch endokrine Drüsen genannt werden (Inkretorische Drüsen s. Bd. 2).

Exokrine Drüsen

Anhand der einfachsten Form einer einzelligen Drüse, der Becherzelle, sollen die wesentlichen Phasen der Sekretbildung und der Sekretabgabe dargestellt werden (Abb. 2.1–3 u. 2.1–4). Becherzellen finden sich einge-

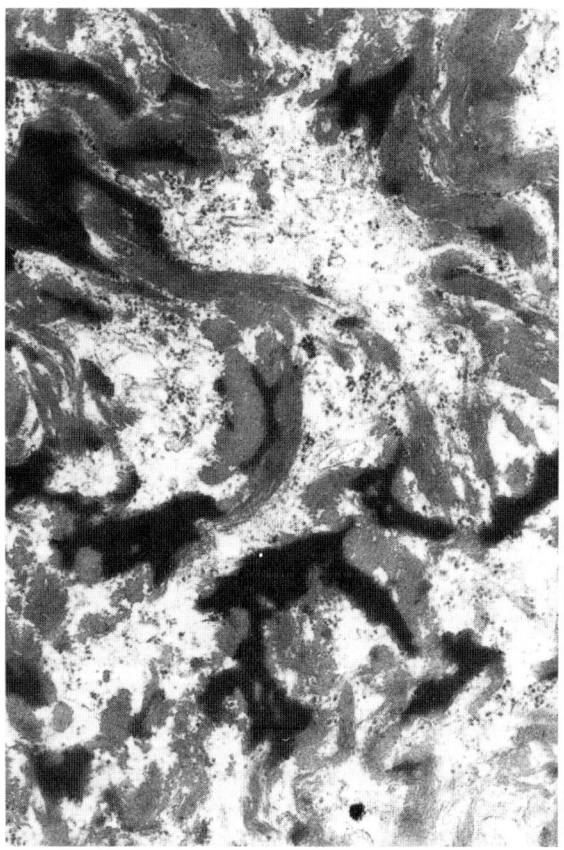
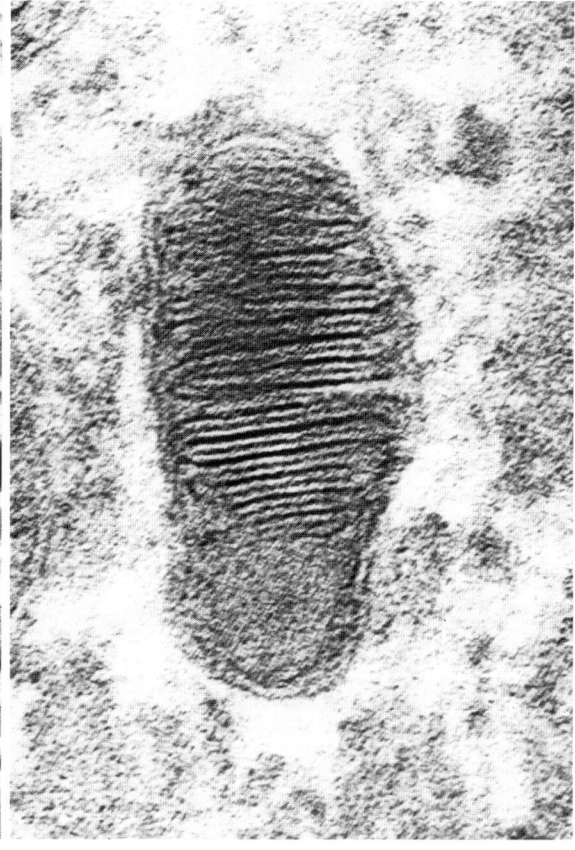

a

Abb. 2.1–2a. Menschliche Epidermis. Bei der Verhornung durchdringt Keratohyalin (dunkel) die Tonofilamentbündel (grau). Vergrößerung 25 000fach.

b

Abb. 2.1–2b. Menschliche Epidermis. Keratinosom aus dem Stratum granulosum. Vergrößerung 300 000fach (Originale: Dr. L. Landmann, Basel).

streut in vielen epithelialen Verbänden. Der Name stammt von HENLE (1866) und hat sich eingebürgert, obwohl diese Zellen eher einem Pokal mit schlankem Fuß ähneln. Die Becherzelle ist polar differenziert und hat einen basal gelegenen Kern. Im Zug der Produktbildung durchläuft die Becherzelle verschiedene Phasen: Zunächst besitzt sie als „undifferenzierte Becherzelle" eine Struktur, die sie kaum von den sie umgebenden Epithelzellen unterscheiden läßt. Lediglich die für die Sekretbildung wichtige cytologische Struktur, der GOLGI-Apparat, ist etwas stärker ausgeprägt. In der anschließenden Phase der „präsekretorischen Becherzelle" hat das Volumen des GOLGI-Apparats deutlich zugenommen und nimmt einen großen Teil des perinukleären Raums ein. Im „Zwischenstadium der Reife" kommt es zu einer auffälligen Vermehrung der Schleim- einschlüsse (= Mucigene). Die Mucigengranula konfluieren und wölben den apikalen Zellbereich nach oben. Die „reife Becherzelle" ist gekennzeichnet durch die große Zahl der Schleimeinschlüsse. Wenn die Becherzelle zu rascher Entleerung angeregt wird, werden vermehrt membranumhüllte Schleimtropfen, sonst eher membranfreie abgegeben. Die übrigen Zellorganellen sind komprimiert und in die marginalen und vor allem in die basalen Zellbereiche abgedrängt. Das Endstadium der „entleerten Becherzelle" ist gekennzeichnet durch den Verlust eines großen Teils des Zellinhalts, dabei ist es nicht nur zur Abgabe von Schleim, sondern auch von Zellmembranen, Ribosomen und Mitochondrien gekommen [2].

Diesen geschilderten morphologischen Charakteristika entsprechen bestimmte Schritte der Sekretion.

a) *Ingestion:* Die Vorgänge der Ingestion des Ausgangsmaterials sind meist morphologisch nicht erfaßbar, da die Zellen vor allem kleine chemische Verbindungen aufnehmen, die aus der Blutbahn stammen. Die Aufnahme erfolgt durch die Basalmembran, aber auch vom Interzellularraum her.

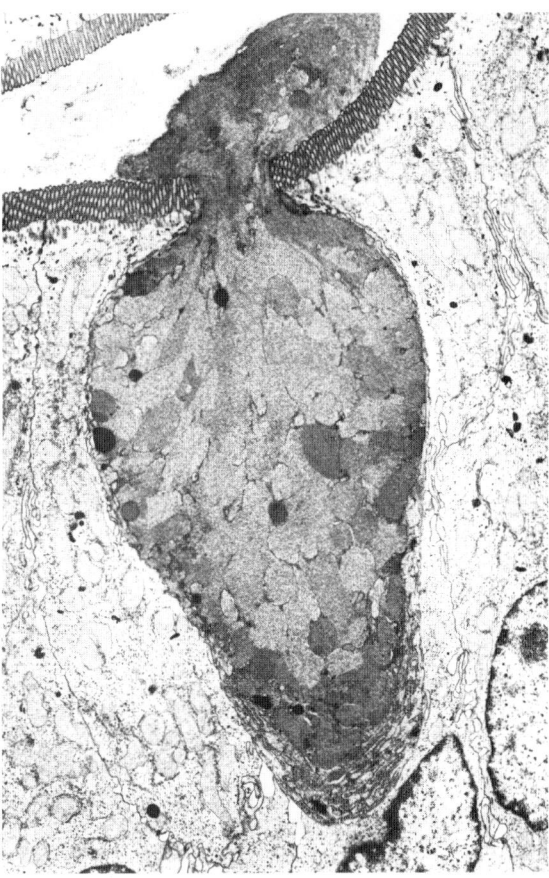

Abb. 2.1–3. Becherzelle, Duodenum, Ratte. Vergrößerung 3600fach (Original: Dr. U. N. SPORNITZ, Basel).

Abb. 2.1–4. Becherzelle, Duodenum, Ratte. Apikale Abschnürung von Sekretgranula, angrenzend Enterocyten mit Microvilli. Vergrößerung 4800fach (Original: Dr. U. N. SPORNITZ, Basel).

▼

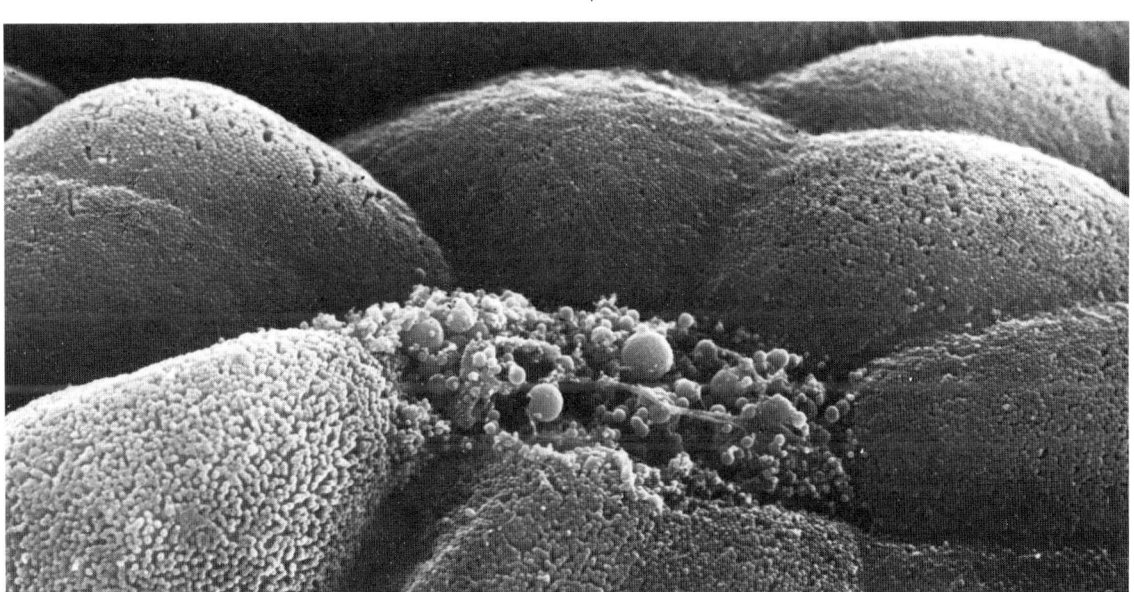

b) *Synthese:* Bei Drüsenzellen, deren Produkte Proteine enthalten, erfolgen die ersten Syntheseschritte am rauhen endoplasmatischen Reticulum, das vor allem in der Zellbasis reichlich vorhanden ist. Danach finden sich die noch unfertigen Produkte in den Zisternen des endoplasmatischen Reticulum. Von dort gelangen sie zum Golgi-Apparat. Hier kommt es dann in den Prosekretgranula zur Ausreifung des Sekrets, wobei die Proteinkomponenten mit Lipiden oder Kohlenhydraten kombiniert werden. Außerdem ist eine Konzentration des Sekretionsprodukts in den Sekretionsgranula erkennbar. Bei Drüsenzellen, die kein eiweißhaltiges Produkt bilden, werden keine Prosekretgranula gebildet (z. B. Zellen des Ziliarkörpers, Belegzellen des Magens). In diesen Zellen finden sich zahlreiche Mitochondrien und vermehrt glattes endoplasmatisches Reticulum, an dem die Synthesevorgänge ablaufen.

c) *Extrusion:* Nach Art und Vollständigkeit der Produktausschleusung unterscheidet man zwei Sekretionsweisen. Im ersten Fall wandelt sich die Zelle zugunsten des Produkts um und geht damit verloren (= holokrine Sekretion). Dabei treten in den Zellen typische Degenerationserscheinungen auf, wie Kernpyknose, Karyorrhexis bzw. Karyolyse, Fetteinlagerungen in das Cytoplasma, anschließend wird der gesamte Zellinhalt zusammen mit dem Sekret ausgestoßen. Die Regeneration erfolgt, z. B. bei den Talgdrüsen, von basal orientierten Zellsträngen aus.

Bei der anderen Sekretionsweise bleiben die Drüsenzellen erhalten. Im Verlauf der apokrinen Sekretion sammeln sich die intrazellulär gebildeten Sekretgranula im apikalen Zellbereich und wölben diesen auf die freie Oberfläche vor. Diese Vorwölbungen werden dann abgeschnürt, wobei eiweißumhüllte Sekretgranula abgestoßen werden. Nach der Sekretabgabe erscheinen die Zellen niedriger, im Verlauf der anschließenden Sekretneureifung nimmt die Zellhöhe wieder zu (Beispiel: apokrine Duftdrüsen).

Die wohl häufigste Sekretionsart ist die ekkrine (merokrine) Sekretion. Hier verschmelzen die Sekretvesikel mit der apikalen Zellmembran, die sich öffnet und das Produkt an die Oberfläche entläßt. Die Zelle bleibt somit während der Sekretabgabe vollständig erhalten, so daß sich, auch bei rhythmischem Funktionieren der Einzelzellen, insgesamt der Sekretionsvorgang kontinuierlich vollziehen kann (Beispiel: ekkrine Schweißdrüsen).

Lagebeziehungen zum Deckepithel

Aufgrund ihrer Lage zur Oberfläche können endoepitheliale und exoepitheliale Drüsen unterschieden werden. Die bereits erwähnte Becherzelle ist das typische Beispiel einer einzelligen endoepithelialen Drüse. An manchen Stellen lagern sich Becherzellen zu kleinen Komplexen zusammen, diese bilden dann gemeinsam eine mehrzellige endoepitheliale Drüse (Beispiel: Epithel des Ductus nasolacrimalis).

Bei den exoepithelialen Drüsen sind die produktbildenden Zellen nicht mehr im Oberflächenepithel aufzu-

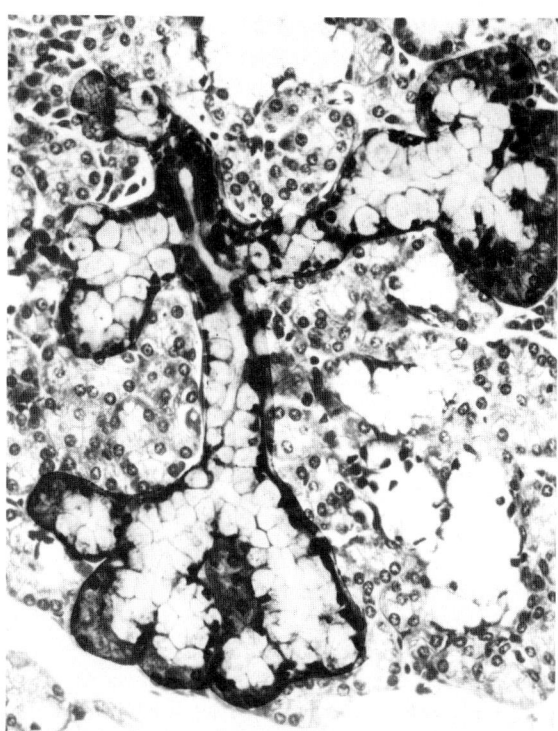

Abb. 2.1–5. Gl. submandibularis, Mensch. Azan. Ein terminaler Drüsenabschnitt ist fotografisch hervorgehoben. Es sind seröse Halbmonde, verschleimte Schaltstücke und ein Sekretrohr erkennbar. Vergrößerung 275fach.

finden, sondern sie liegen entweder direkt im subepithelialen Bindegewebe oder aber auch in weiter entfernten Bindegewebsräumen. Mit der Oberfläche sind sie durch Ausführungsgänge verbunden. Die Mündungsstellen der Ausführungsgänge markieren den Ursprungsort, von dem die Drüse durch Epitheleinsenkung und spätere Aussprossung während der Entwicklung ihren Ausgang genommen hat. Bei diesem Vorgang wird auch die Basalmembran mit eingestülpt, sie umschließt später die Drüsenendstücke. Bei den exoepithelialen Drüsen kann es zu einer Arbeitsteilung in die eigentlich sezernierenden Zellen der Drüsenendstücke und die Wandzellen der Ausführungsgänge kommen.

Die Bauformen der sezernierenden Abschnitte erlauben eine Unterscheidung in tubulöse, azinöse und alveoläre Drüsen. Häufig finden sich nicht nur diese Grundformen, sondern Kombinationen wie tubuloazinös oder tubuloalveolär. Bei den tubulösen Drüsen handelt es sich um schlauchförmige Gebilde, worin alle Zellen eine sekretorische Funktion haben können. Die Tubuli sind einfach (Lieberkühnsche Krypten), gewunden (Schweißdrüsen) oder verzweigt (Gll. duodenales). Eine besondere Anpassung der sezernierenden Drüsenabschnitte, u. a. an die unterschiedliche Viskosität des Produkts, stellen die säckchenartigen Ausweitungen der Drüsenendstücke dar. Dabei ist bei einer azinösen Drüse das kugelige Endstück mit einem sehr kleinen Lumen ausgestattet. Solche Endstücke sind in den Speicheldrüsen (Abb. 2.1–5) und im Pankreas zu finden. Bei den alveolären Drüsen sind die Endstücke ballonartig ausgeweitet und daher mit einem großen Lumen versehen. Tubuloalveoläre Drüsen sind z. B. die Talgdrüsen.

Bei den Speicheldrüsen können die Drüsenendstücke auch aufgrund der verschiedenen Produkte unterschieden werden.

Seröse Endstücke bilden ein dünnflüssiges wäßriges Sekret, dessen wesentlicher Produktanteil der Eiweißgehalt ist. Dabei handelt es sich vor allem um Enzymproteine. Die geringe Viskosität erlaubt in den Endstücken hohe pyramidenförmige Zellen, die ein enges Lumen begrenzen. Die etwas nach basal orientierten Kerne sind rund. Als Hinweis auf die hohe Proteinsynthese findet sich viel ribosomale RNS, die den Zellen die Eigenschaft der Basophilie verleiht (Beispiel: Gl. parotis).

Muköse Drüsenendstücke besitzen ein weites Lumen. Die Kerne der Produkt-bildenden Zellen liegen an der Basis und sind platt. Nach üblicher Fixierung und Färbung erscheint der Zellinhalt schaumig. Die viskösen Drüsenprodukte gehören zur Stoffgruppe der Glykoproteine (Mucopolysaccharide)[3], sie sind daher mit der PAS-Reaktion nachzuweisen. Früher hat man für Schleime, die durch Säurebehandlung wegen ihrer eigenen Azidität nur schlecht fixiert und daher bei üblichen histologischen Färbungen nur ungenügend dargestellt werden konnten, den Begriff „mukoid" verwendet. Diese Bezeichnungsweise ist überholt, da aufgrund histochemischer Kriterien eine genaue Charakterisierung der Schleimstoffe möglich ist. Gemischte Drüsenendstücke enthalten sowohl seröse als auch muköse Drüsenzellen. Dabei liegen dem mukösen Endstück die serösen Drüsenzellen kappenartig auf (= v. EBNERsche seröse Halbmonde).

Je größer und komplizierter eine Drüse aufgebaut ist, desto komplexer wird das Ausführungsgangsystem, das nicht nur vielfach verzweigt ist, sondern in dessen verschiedenen Abschnitten die wandständigen Epithelzellen unterschiedliche Differenzierungen aufweisen können, um das von den Endstücken gebildete Sekret weiter zu modifizieren. So geben die Endstücke der Speicheldrüsen ihr Produkt zunächst in die Schaltstücke weiter. Diese sind von einem Plattenepithel ausgekleidet. Bei serösen Drüsen sind die Zellen dieser Schaltstücke RNS-reich, ein Hinweis auf eine (sekretorische) Proteinsynthese. In den mukösen Drüsen sind die Schaltstücke zugunsten schleimproduzierender Tubuli umgewandelt. Die Schaltstücke sind verzweigt und nehmen das Produkt mehrerer Endstücke auf.

Sekretrohre oder Streifenstücke sind die nachfolgenden Gangabschnitte. Sie sind ebenfalls vielfach ver-

zweigt. Sie bestehen aus prismatischen Zellen, in denen schon lichtmikroskopisch eine basale Streifung zu erkennen ist. Diese wird hervorgerufen durch die große Zahl senkrecht zur Basalmembran stehender länglicher Mitochondrien, zwischen denen die basale Zellmembran tief in das Zellinnere eingestülpt ist. In diesen Gangabschnitten kann durch die Rückresorption von Ionen die Konzentration des Sekrets verändert werden. Während Schaltstücke und Sekretrohre intralobulär liegen, sind die eigentlichen Ausführungsgänge extralobulär und vom Bindegewebe der Drüsensepten umgeben. Zunächst besitzen sie ein einfaches prismatisches Epithel, in den terminalen Gangabschnitten wird es meist mehrreihig oder mehrschichtig.

In vielen Drüsen sind die Parenchymzellen von kontraktilen Epithelien umgeben, die innerhalb der Basalmembran liegen. Diese Myoepithelien befördern die Sekretion durch Auspressen der Endstücke und durch die Regulierung der Lumina der Gangabschnitte.

Große Drüsen haben außer ihrer epithelialen Parenchymstruktur auch typische Organisationsformen des bindegewebigen Stroma. So sind die Drüsen meist von einer straffen Kapsel aus kollagenem Bindegewebe umgeben. Von der Kapsel strahlen in das Innere der Drüse Septen ein, die das Parenchym in Läppchen gliedern. Dieses Bindegewebe umgibt die Ausführungsgänge und leitet Gefäße und Nerven. Bei Entzündungsprozessen kommt es vor allem in diesem Bindegewebe zu den entsprechenden Abwehrreaktionen, die zu Schwellungen und Kapselspannungen führen und dadurch Schmerzen verursachen können.

Literatur

[1] BERRIDGE, M. J., J. L. OSCHMAN: Transporting epi- thelia. Academic Press, New York–London 1972

[2] FREEMAN, J. A.: Goblet cell fine structure. Anat. Rec. 154 (1966), 121–148

[3] GRAUMANN, W.: Handbuch der Histochemie, Bd. II. Polysaccharide, 2. Teil Polysaccharidhistochemie, Mensch und Säugetiere. Fischer, Stuttgart 1964

[4] LAURIE, G. W., C. P. LEBLOND, G. R. MARTIN: Intracellular localization of basement membrane precursors in the endodermal cells of the rat parietal yolk sac. J. Histochem. Cytochem. 30 (1982), 973–990

[5] PETRY, G., H. AMON: Licht- und elektronenmikroskopische Studien über Struktur und Dynamik des Übergangsepithels. Z. Zellforsch. 69 (1966), 587–612

[6] SCHEIDEGGER, G., K. S. LUDWIG: Elektronenmikroskopische Untersuchung am Übergangsepithel der Hausspitzmaus (Crocidura russula). Experientia 33 (1977), 1507–1509

[7] TEUTSCH, H. F.: Zur Frage der Crusta im Übergangsepithel. Verh. Anat. Ges. 71 (1977), 1223–1226

2.2 Bindegewebe

DIEDRICH GRAF VON KEYSERLINGK

2.2.1 Einleitung

Der Begriff Bindegewebe wurde von JOHANNES MÜL-LER[1] 1837 eingeführt. Damit war ein Gewebe gemeint, das zwischen den anderen Geweben liegt und Organe und Körperteile zusammenhält. Um diese Begriffsbestimmung und die Untergliederung des Bindegewebes sind später lebhafte Auseinandersetzungen geführt worden. Der genauere Einblick in die vielfältigen Organisationsformen dieses Gewebes hat dann aber Fragen der Nomenklatur zurückgedrängt[17].

Das Bindegewebe ist wie die anderen Gewebe aus Zellen und Interzellularsubstanzen aufgebaut (Tab. 2.2–1). Die Interzellularsubstanz steht beim Bindegewebe quantitativ und funktionell stark im Vordergrund. Sie wird auch extrazelluläre Matrix genannt. Die verschiedenen Bindegewebsarten unterscheiden sich vor allem in Menge und Zusammensetzung der Interzellularsubstanz, darüber hinaus durch das Vorhandensein spezieller Zellen. Der Bindegewebsraum wird durch eine Basallamina (= Basalmembran) vom Epithelgewebe (s. Kap. 2.1) abgegrenzt.

Tabelle 2.2.–1. Bestandteile des Bindegewebes.

Bindegewebszellen
fibrilläre Substanzen (Kollagene, Elastin)
nicht-fibrilläre Substanzen (Proteoglykane, Matrix Glykoproteine)
Wasser und Elektrolyte evtl. Kalksalze
Glykoproteine aus dem Blut

Gebilde wie Knochen, Zähne, Knorpel, Sehnen, Corium der Haut, Gelenkkapsel, lockere Füllräume und Verschiebeschichten sowie Fettdepots sind gleichermaßen Bindegewebsformationen. In der Hauptsache besteht die Interzellularsubstanz aus wenigen Grundstoffen, die den Geweben verschiedene Eigenschaften geben. Der Interzellularraum beherbergt aber nicht nur Stoffe, die aus den Bindegewebszellen stam-

men, sondern auch Substanzen, oft auch Zellen aus dem Blut. Der Bindegewebsraum ist daher nicht in sich vollständig abgeschlossen.

2.2.2 Interzellularsubstanzen

Neben Wasser, Elektrolyten und niedermolekularen Stoffen enthält der Interzellularraum fibrillär aggregierte Eiweißkörper wie Kollagen und Elastin und verschiedene nicht-fibrilläre Substanzen wie Proteoglykane, Glykosaminoglykane und Glykoproteine. Es ist z. T. üblich, die nicht-fibrilläre oder „ungeformte" Substanz als die Grundsubstanz des Bindegewebes zusammenzufassen. Die makromolekularen Bestandteile des Interzellularraums wie Kollagen, Proteoglykane und Glykoproteine sind stufenweise in sich und mit anderen in immer höheren Organisationsformen zusammengefaßt. Diese ergeben die Strukturen, um deren Erkennung und Aufklärung sich der Morphologe mit verschiedenen Methoden bemüht, z. B. durch Einbringen von Farbstoffen und Beobachtung ihrer Reaktion mit den Bindungskräften der Stoffe oder immuncytochemischer Prüfung auf Vorkommen bestimmter Molekularfigurationen. Es zeigt sich dabei, daß das Verständnis der Strukturen in ihrer physiologischen und pathologischen Form um so besser wird, je weiter man zu den kleinen Dimensionen vordringt. Dadurch entstehen Berührungspunkte mit der Biochemie, und es ergibt sich die Notwendigkeit, den zu behandelnden Stoff in Richtung der kleinen Dimensionen abzugrenzen. Die Grenze liegt heute etwa auf der Ebene der Makromoleküle, denn bis in diesen Größenordnungsbereich lassen sich morphologische Untersuchungen durchführen.

2.2.2.1 Kollagene

Struktur

Eines der wichtigsten Eiweiße im Interzellularraum ist das Kollagen. Von allen Proteinen im menschlichen Körper macht Kollagen etwa 20–25% aus. Das einzelne Kollagenmolekül, das Tropokollagen, ist ein relativ steifes Fädchen, das etwa 280–300 nm lang und 1,5 nm

---

[1] Mediziner und genialer Naturforscher (1801–1858). Zunächst in Bonn, dann von 1833–1858 ord. Prof. für Anatomie und Physiologie in Berlin. Er arbeitete vergleichend anatomisch und embryologisch (u. a. MÜLLERsche Gänge) und über die physiologische Chemie des Blutes. Er gilt als der Begründer der modernen Physiologie und der heutigen Anschauung vom feineren Bau der Geschwülste. Er war Lehrer von SCHWANN, HENLE, VIRCHOW, v. HELMHOLTZ u. v. a.

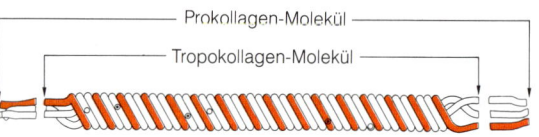

Abb. 2.2–1a. Die Moleküle des Kollagentyps I. Zwei α_1-(I)Ketten und eine α_2-Kette (rot) sind zu einer Tripelhelix umeinander gewunden.

Tabelle 2.2.–2. Kollagenarten.

	Kollagenmolekül	*morphologische Form*	*Vorkommen*
Typ I	zwei α_1-(I) Ketten und eine mehr basische hydrophobe α_2-Kette	dicke Fibrillen mit deutlicher Querstreifung	Knochen, Dentin, Sehnen und praktisch allen anderen Bindegewebsarten
Typ II	drei α_1-(II) Ketten mit hohem Gehalt an Hydroxyprolin und glykosiliertem Hydroxylysin	dünne Fibrillen	hyaliner Knorpel, einige fibröse Knorpel, Chorda dorsalis
Typ III	drei α_1-(III) Ketten. Hoher Gehalt an 4-Hydroxyprolin	Retikulin dünne Fibrillen	Haut, Uteruswand, Gefäßwand, lockeres Bindegewebe
Typ IV	Molekül aus drei α-(IV) Ketten	Filamente	Basallamina, Grenze Epithel- und Bindegewebe
Typ V	verschiedene Dreierkombinationen von (V) Ketten	Filamente	perizelluläre Lamina, glatte Muskelzellen

dick ist (Abb. 2.2–1a). Es besteht aus drei eng umeinander gewundene Polypeptidketten, die an den Enden etwas auseinanderweichen. An Aminosäuren enthält Kollagen besonders viel Glycin, Prolin und Hydroxyprolin. Hydroxyprolin kommt fast nur im Kollagen vor. Mit Hilfe dieser Aminosäure kann daher der Kollagengehalt eines Gewebes abgeschätzt werden (g % Hydroxyprolin × 8 = g % Kollagen). Es gibt verschiedene Polypeptidketten (α-Ketten), die sich durch geringe Abweichung in der Aminosäuresequenz und Länge unterscheiden. Im Kollagenmolekül sind immer drei α-Ketten umeinander gewunden. Aus der

mehr als Tripelhelix umeinander gewunden sind, stoßen die Moleküle nicht unmittelbar aneinander, sondern lassen Raum frei (Abb. 2.2–1b). Auch zwischen den einzelnen Tropokollagenmolekülen bleiben noch Spalten, so daß dem Molekül die Möglichkeit zur Reaktion mit anderen Stoffen verbleibt. Die verschobene Anordnung der Moleküle ergibt bei der Sichtbarmachung des Kollagens im Elektronenmikroskop ein charakteristisches Bild. Bei der Negativfärbemethode (Abb. 2.2–1b u. 2.2–2a) wird das Kollagen mit einem Kontrastmittel durchtränkt. Das Kontrastmittel sammelt sich in den Hohlräumen zwischen den Molekülen-

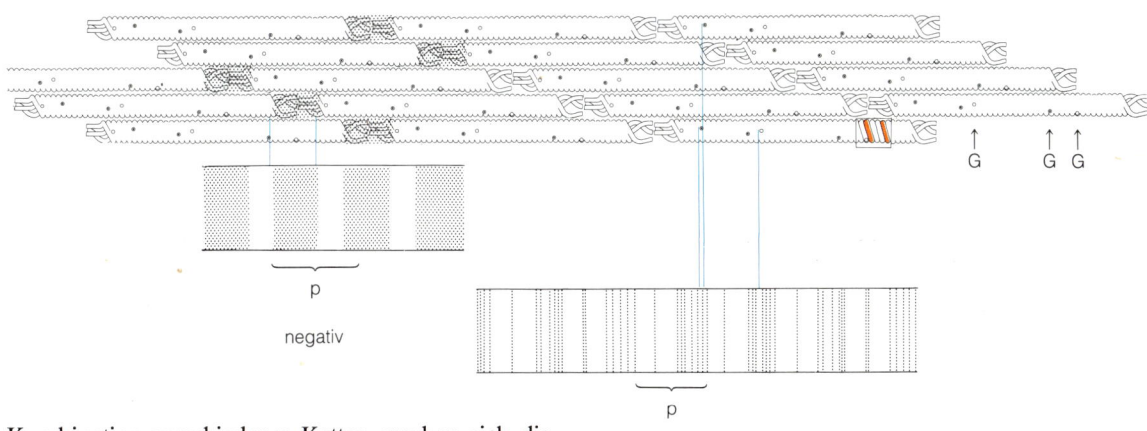

Kombination verschiedener Ketten ergeben sich die verschiedenen Kollagentypen. Sie kommen in verschiedenen Geweben vor und unterscheiden sich morphologisch (Tab. 2.2–2).

Die Kollagenmoleküle (Abb. 2.2–1b) können zu größeren Einheiten aggregieren. Die Moleküle verbinden sich seitlich. Bei der häufigsten Aggregationsform, vor allem bei Kollagentyp I, liegen die Moleküle alle in gleicher Richtung ausgerichtet und sind unter Verschiebung von etwa $\frac{1}{4}$ Moleküllänge miteinander verknüpft. Diese Verschiebung entspricht etwa 60–70 nm. An den Enden, an denen die Polypeptidketten nicht

Abb. 2.2–1b. Entstehung des elektronenmikroskopischen Bildes einer Kollagenfibrille durch die Anordnung der Moleküle im Innern und ihre Reaktion mit einem Kontrastmittel. Bei negativer Darstellung häuft sich das Kontrastmittel in den Lücken an den Enden der Moleküle an. Bei positiver Darstellung ist das Kontrastmittel an reaktive Gruppen (G), deren Lagen in der Zeichnung willkürlich angenommen wurde, gebunden. Beachte bei der Positivdarstellung: Eine gleichmäßige Periodizität (P) ergibt sich erst bei der Projektion der reaktiven Gruppen sehr vieler Moleküle übereinander.

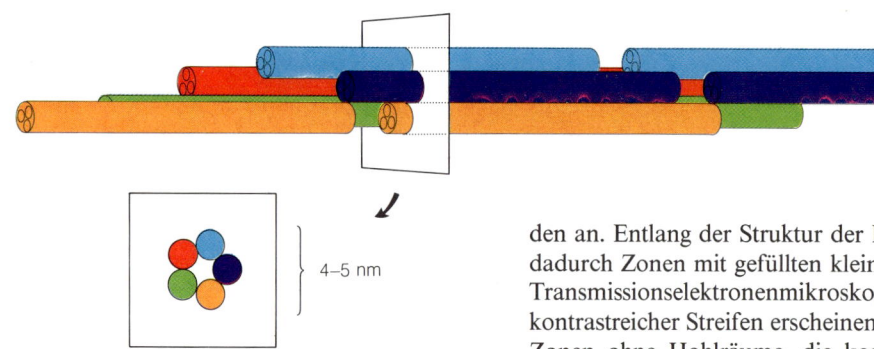

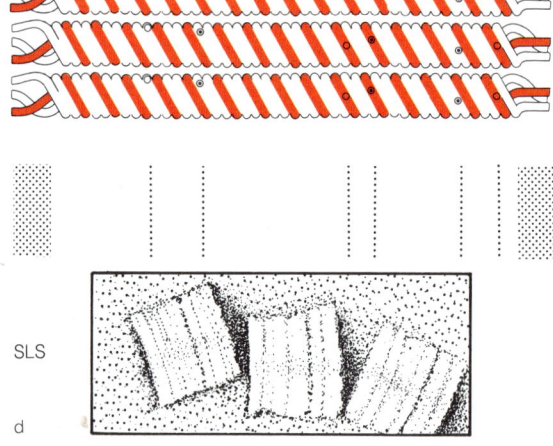

Abb. 2.2–1c. Räumliche Darstellung eines Primärfilaments, das mindestens fünf sich überlappende Moleküle enthalten muß und dabei einen Durchmesser von 4–5 nm erreicht.

den an. Entlang der Struktur der Fibrille ergeben sich dadurch Zonen mit gefüllten kleinen Räumen, die im Transmissionselektronenmikroskop insgesamt als ein kontrastreicher Streifen erscheinen. Dazwischen liegen Zonen ohne Hohlräume, die kontrastarm sind. Der Wechsel von Dunkel und Hell ergibt eine Periodizität von etwa 70 nm, die dem Versetzungsmaß der Moleküle entspricht. Bei der positiven Färbung (Abb. 2.2–1b u. 2.2–2b) werden kontrastgebende Schwermetalle den seitlich am Molekül befindlichen reaktiven Gruppen angelagert. Die gleichbleibende Verschiebung der Moleküle bringt auch diese Bindungsstellen in Register. Je nach der Menge des im Querschnitt gebundenen Kontrastmittels ergeben sich kontrastreiche und kontrastarme Ebenen in der Fibrille. Bei der Durchstrahlung der Fibrille in Querrichtung erscheinen dadurch elektronenmikroskopisch feine dunkle und helle Linien. Auch dieses Querstreifungsbild hat eine Periodizität entsprechend der molekularen Versetzung um ein Viertel der Molekularlänge von 280–300 nm.

SLS

d

Abb. 2.2–2a. Versilberung einer Kollagenfibrille aus der Rattenschwanzsehne nach Gömöri. Elektronenmikroskopisch: Negativdarstellung einer Kollagenfibrille.

FLS

e

Abb. 2.2–1d u. e. Erklärung der Entstehung des elektronenmikroskopischen Bildes der SLS- und der FLS-Form des Kollagens entsprechend der Positivdarstellung wie bei b) [17].

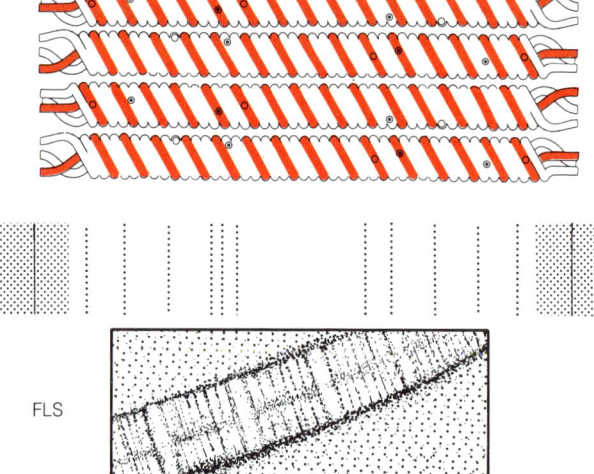

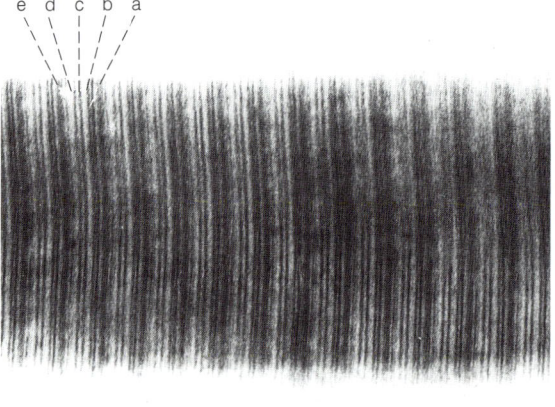

Abb. 2.2–2b. Starke Vergrößerung eines Längsschnitts durch eine Kollagenfibrille aus der Rattenschwanzsehne. Elektronenmikroskopie: Positivdarstellung einer Kollagenfibrille. Eine Periode mit sieben dunklen und sechs hellen Streifen ist 64 nm lang. Die Periodenunterteilung wird mit a–e bezeichnet. Kontrastierung: Phosphorwolframsäure. Vergrößerung 120 000fach (Original: Prof. Dr. W. Schwarz, Berlin).

Die niedrigste Aggregationsform des Kollagens muß, um stabil zu sein, mindestens fünf Moleküle um $\frac{1}{4}$ versetzt enthalten (Abb. 2.2–1c). Bei der Dicke der Tropokollagenmoleküle von 1,5 nm ergibt sich daraus ein Durchmesser von etwa 4–5 nm. So entsteht ein Primärfilament, das elektronenmikroskopisch sichtbar ist, aber noch keine Querstreifung erkennen läßt. Es können sich an das Primärfilament weitere Moleküle anlagern. Erst bei einem Durchmesser von 20 nm wird eine Querstreifung deutlich. Bis dahin spricht man von Kollagenfilamenten und von da an von Kollagenfibrillen. Die Worte „Fibrille" und „fibrillär" werden in der Literatur nicht immer konsequent angewandt. Vor allem im englischen Sprachgebrauch ist es üblich, alle kollagenähnlich aggregierenden Substanzen als fibrilläre Substanzen zu bezeichnen.

Kollagen kann auch in einer anderen Ordnung als der $\frac{1}{4}$-Versetzung aggregieren. Man kann Kollagenfibrillen aus einer Kollagenlösung (Gelatinelösung) künstlich herstellen. Unter bestimmten experimentellen Bedingungen legen sich die Moleküle parallel nebeneinander. Es entsteht ein Kollagensegment, das genau die Länge des Tropokollagenmoleküls besitzt und bei entsprechender Färbung eine Querstreifung aufweist (Abb. 2.2–1c). Die Segmente sind nicht miteinander bindungsfähig (SLS = segment long spacing). Unter anderen Bedingungen lagern sich die Moleküle, wechselnd orientiert, ebenfalls in Breitseite aneinander. In diesem Fall können die Teile aneinanderhaften, so daß eine Fibrillenstruktur entsteht (FLS = fibrillar long spacing) (Abb. 2.2–1d, e). Im Organismus kommen diese Aggregationsformen selten vor. Im Subfornikalorgan und im Lig. pectinatum des Auges werden sie gefunden [20]. Kollagenfibrillen mit einer Periodenlänge von 21 nm, die einer Versetzung um $\frac{1}{12}$ Molekularlänge entsprechen, und auch von 45 nm, die einer Versetzung um $\frac{1}{6}$ Molekularlänge entsprechen, sind beobachtet worden.

Die Fibrillen ordnen sich als nächst höhere Ordnungsform in Kollagenfasern. Eine Kollagenfaser besteht aus mehreren in gleiche Richtung verlaufenden Fibrillen (Abb. 2.2–3). Zwischen den Fibrillen befindet sich die Interfibrillarsubstanz, die als ein besonderer Teil der Interzellularsubstanz betrachtet wird. Die Kollagenfasern oder – wenn die Fibrillen mehr in einer Ebene liegen – die Kollagenlamellen erreichen eine Breite bis zu 0,3 µm. Die Kollagenfasern und Kollagenlamellen sind vor allem das Untersuchungsobjekt der Elektronenmikroskopie.

Die im Lichtmikroskop erkennbaren Strukturen sind im allgemeinen schon die nächste Ordnungsform, die Kollagenfaserbündel. Sie liegen etwa in der Größenordnung von 2 µm. Sie bestehen aus mehreren, in ihrer Verlaufsrichtung gegeneinander versetzte oder voneinander abgegrenzte Kollagenfasern, die zu Bündeln zusammengefaßt sind.

Biosynthese

Die Biosynthese des Kollagens erfolgt in mehreren Schritten. Zuerst wird intrazellulär das Kollagenmolekül erstellt: Kollagenogenese; als nächstes wird das Kollagen aus der Zelle ausgeschleust: Kollagenextrusion; und schließlich findet außerhalb der Zelle die Fibrillogenese, die Bildung und Verdickung der Fibrillen statt.

Zur Kollagenogenese sind Bindegewebszellen wie Fibroblasten, Reticulumzellen, Mesenchymzellen, Chondroblasten, Chondrocyten, Osteoblasten, Osteocyten und Odontoblasten befähigt; doch auch Muskel-, Epithel- und Drüsenzellen sind dazu in der Lage. Die Kollagenogenese in der Zelle führt zu einem Vorläufermolekül des Tropokollagens, dem sog. Prokollagenmolekül (Abb. 2.2–1a). Prokollagen gleicht dem Tropokollagen schon sehr, nur sind an den beiden Enden noch die drei Polypeptidketten länger als beim Tropokollagen. Die Bildung des Prokollagens entspricht im Prinzip der Bildung der anderen zur Abgabe nach außen bestimmten Eiweiße. Es findet zunächst im Zellkern die Transkription der Aminosäurensequenz von der DNA des Gens auf die mRNA statt. Die Gene für das Kollagen Typ I befinden sich beim Menschen auf

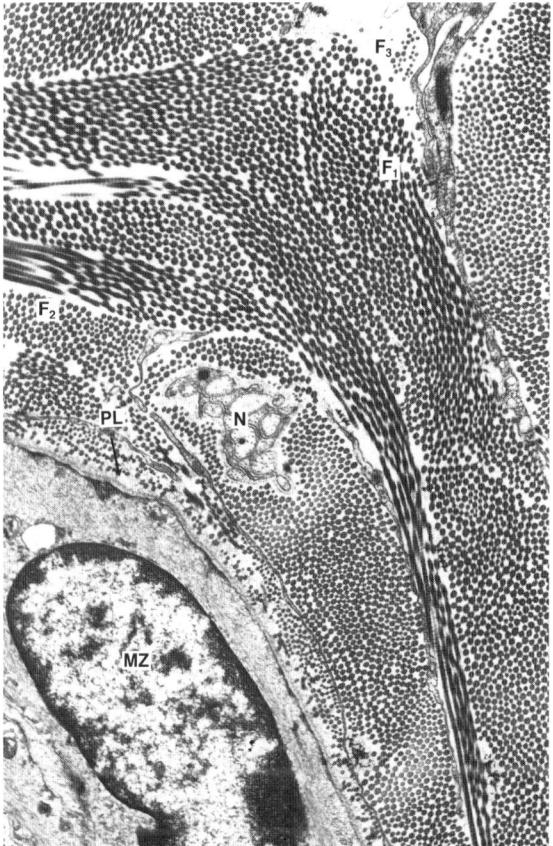

|———| 1 µm

Abb. 2.2–3. Querschnitt durch eine Sehne der Katzenpfote. MZ = Myocyt; N = marklose Nervenfaser; PL = perizelluläre Lamina; F_1, F_2, F_3 = Kollagenfasern mit Fibrillen verschiedener Durchmesser.

den Chromosomen Nr. 17 und Nr. 7 [19]. Die mRNA wandert dann ins Cytoplasma. Entsprechend der mRNA-Abschrift wird beim Translationsvorgang an den Ribosomen die Polypeptidkette gebildet. Jede Polypeptidkette wird dabei gleichzeitig in die Zisterne des endoplasmatischen Reticulums geschoben. Dann erfolgt nach der Translation die Hydroxylierung, Einfügung einer O-H Gruppe. Prolin wird zu Hydroxyprolin, Lysin wird zu Hydroxylysin. Hydroxyprolin ist notwendig, damit sich eine stabile Tripelhelix aus drei Polypeptidketten bilden kann. Die Hydroxylierung erfordert die Gegenwart von Vitamin C. Bei Vitamin-C-Mangel (Skorbut) ist an dieser Stoffwechselstelle die Kollagenbildung gestört, es kann kein stabiles Kollagenmolekül mehr gebildet werden. Man beobachtet bei Skorbut Blutungen unter der Haut, Schleimhautschwellungen und Ausfall der Zähne. Nach der Hydroxylierung erfolgt in der GOLGI-Region der Zelle die Glykolisierung, Einfügung eines Zuckerrestes. Diese Reaktion ist notwendig für Bindungen an Substanzen außerhalb der Zelle. Daraufhin lagern sich drei Polypeptidketten zu einer Tripelhelix zusammen; damit ist das Prokollagenmolekül erstellt. Es wird nun in sekretorischen Vesikeln mit Hilfe des Mikrotubulisystems zur Plasmamembran transportiert. Die Ausschleusung der Prokollagenmoleküle aus der Zelle in den extrazellulären Raum erfolgt durch Öffnen der Vesikel nach außen.

Außerhalb der Zelle wird das Prokollagenmolekül in das Tropokollagenmolekül umgewandelt, und zwar durch Abspalten der Enden der Polypeptidketten an beiden Seiten des Moleküls. Das weitere Schicksal der abgespaltenen Reste ist unbekannt. Das Tropokollagen befindet sich nunmehr in löslicher Form im Interzellularraum. Es kann experimentell mit neutraler Salzlösung aus dem Bindegewebe ausgewaschen werden. Tropokollagen ist in allen Bindegewebsarten, wenn auch in sehr unterschiedlicher Menge, vorhanden. Das Tropokollagenmolekül kann nun zu Filamenten oder Fibrillen in der oben beschriebenen Form aggregieren. Der Aggregationsvorgang wird reguliert von dem Milieu im Interzellularraum; insbesondere von den Glykosaminoglykanen und Proteoglykanen, aber auch von den feinen Unterschieden, die den verschiedenen Kollagentypen zugrunde liegen.

Bei der Aggregation ist zwischen der Bildung der Primärfilamente und der Verdickung durch weitere Anlagerung von Molekülen zu unterscheiden. Beide Vorgänge sind keine enzymatischen Prozesse, sondern einer Kristallisation vergleichbar. Diese Vorgänge stehen unter der genauen Kontrolle der Interzellularsubstanzen. Störungen im Milieu der Interzellularsubstanzen unter krankhaften Bedingungen wirken sich daher auch auf die Fibrillogenese aus. Die fehlende direkte genetische Regulation der Fibrillogenese durch Enzyme ermöglicht auf der anderen Seite eine Einflußnahme verschiedener Faktoren, nicht zuletzt mechanischer Art, auf die Verteilung und Dicke der Fibrillen und damit unmittelbar auf die Funktion des Bindegewebes.

Damit kann auch innerhalb des Gewebes die Fibrillendicke genau den lokalen Anforderungen angepaßt werden. Durch die anderen Makromoleküle der Interzellularsubstanz, die ihrerseits Syntheseprodukte von Zellen sind, aber auch durch die Enzyme, die das Kollagen verfestigen und abbauen, ist eine Kontrolle, wenn auch indirekt, durch das Genom der Zellen gegeben.

Selbst bei gleichem Kollagentyp sind die Fibrillen in den Geweben sehr verschieden dick. Im embryonalen Gewebe zeigen alle Kollagenfibrillen etwa den gleichen Durchmesser von 20–25 nm. In der Cornea bleibt dieser embryonale Zustand erhalten. Die Durchsichtigkeit dieses Gewebes ist nur bei so dünnen Fibrillen gewährleistet. In den anderen Geweben werden die Fibrillen zunehmend dicker; maximal bis 200 nm. Dabei kommt es zur Häufung bestimmter Fibrillendurchmesser im Gewebe. Bei der Ausmessung der Fibrillendurchmesser ergibt sich oft keine GAUSSsche, sondern eine mehrgipflige Verteilungskurve. Das endgültige Verteilungsmuster der Kollagenfibrillen wird mit der funktionellen Inanspruchnahme des Gewebes erreicht. Die Achillessehne erhält ihre charakteristische Verteilung der Durchmesser mit dem Laufenlernen, also um das erste Lebensjahr. Danach wird die Sehne zwar noch breiter, ihr innerer Aufbau aber bleibt unverändert. Die Verteilungskurve der Fibrillendicke ist somit typisch für jedes Organbindegewebe, für die jeweiligen Spezies und das jeweilige Alter. Unter krankhaften Bedingungen wurden erhebliche Abweichungen von der Norm gefunden [30].

Umbau

Die Fibrillen unterliegen organspezifisch einem ständigen Umbau. Die Kollagenfibrille verfestigt sich mit der Zeit dadurch, daß immer mehr Bindungen innerhalb des Moleküls und zwischen den Molekülen geknüpft werden. An diesen im Extrazellularraum stattfindenden stabilisierenden Bindungen sind insbesondere das Lysin und das Hydroxylysin sowie ein Enzym, das für seine Aktivität Kupferionen benötigt, beteiligt. Diese Verfestigung des Kollagens ist ein Alterungsprozeß. Gleichzeitig kommt es mit dem Altern zu einer Verminderung des löslichen Tropokollagens im Gewebe und zu einer relativen Vermehrung des unlöslichen Kollagens.

Die Umbaurate des Kollagens verlangsamt sich mit dem Alter. Beim Menschen kann die Umbaurate aus der Menge des im Urin ausgeschiedenen Hydroxyprolins bestimmt werden. Der größte Kollagenumsatz zeigt sich zwischen dem 11. und dem 14. Lebensjahr. Nach Beendigung des Körperwachstums sinkt der Umsatz auf einen niedrigen Wert.

Abbau

Für den Abbau des Kollagens ist ein Enzym, die Kollagenase, im Gewebe notwendig. Gewöhnliche eiweißspaltende Enzyme können die natürliche Kollagenfibrille nicht angreifen [19]. Nur die Kollagenase kann das Molekül an einer Stelle durch alle drei Peptidketten hindurch spalten. Die Spaltung erfolgt bei allen Molekültypen an der gleichen Stelle, dreiviertel der Länge des Moleküls. Der Kollagentyp II wird langsamer als die Typen I und III gespalten. Das Kollagen des Knochens muß vorher von der anorganischen Phase befreit werden. Wenn die Kollagenase an einer Stelle die Polypeptidketten durchtrennt hat, gleiten die Ketten auseinander, und gewöhnliche eiweißspaltende Enzyme im Gewebe übernehmen die endgültige Zerlegung der Ketten.

Die Kollagenase wird in inaktiver Form in Bindegewebszellen synthetisiert und dann in den extrazellulären Raum abgegeben und dort durch eiweißspaltende Enzyme aktiviert. In der Regel erfolgt der Kollagenabbau extrazellulär. Unter besonderen Bedingungen findet aber auch intrazellulär ein Abbau von Kollagenfibrillen durch den lysosomalen Apparat nach Phagocytose statt, z. B. im Uterus bei der Rückbildung nach der Geburt, bei rheumatischen Gelenkentzündungen und bei Gefäßerkrankungen [30]. Entscheidend für das Ausmaß des Abbaus der Kollagenfibrillen und für den gesamten Umsatz des Kollagens ist die extrazelluläre Aktivität der Kollagenase. Neben den die Kollagenase aktivierenden Enzymen gibt es auch hemmende Enzyme im Interzellularraum, die z. T. aus dem Blut stammen. Der Abbau des Kollagens wird daher durch das Verhältnis der die Kollagenase hemmenden und fördernden Faktoren im Interzellularraum reguliert. Auf diese Faktoren nehmen Hormone Einfluß. Auch bei Krankheitsprozessen werden Störungen im Verhältnis der Faktoren zueinander gefunden.

2.2.2.2 Retikulin, Lamina-Kollagene

Wie schon lange bekannt, läßt sich ein bestimmtes Kollagen nicht mit gewöhnlichen Färbmethoden darstellen, sondern nur nach Versilberung. Genauer gesagt, es erscheint nach der GÖMÖRI-Versilberung schwarz (Abb. 2.2–4c). Dieses Kollagen wird Retikulin genannt. Auch die Basallamina und die perizelluläre Lamina (s. Tab. 2.2–2) erscheinen bei dieser Versilberung schwarz. Dieses versilberbare Kollagen kann immunologisch weiter unterteilt werden. Man kennt mehrere Antigendeterminanten, die eine eindeutige Zuordnung zu den verschiedenen Kollagentypen erlauben [9], [10]. In der Abb. 2.2–5 a–d [5] sind am Beispiel der Darmschleimhaut die immunologischen Nachweise für Kollagen Typ III, IV und V einander gegenübergestellt.

Wie man elektronenmikroskopisch immunhistologisch nachweisen kann (Abb. 2.2–4 a u. b), sind die Retikulinfasern sehr fein und verlaufen in alle Richtungen, so daß ein räumliches Netzwerk entsteht. Darauf weist der Name Retikulin hin. Die einzelnen Fibrillen in diesem Netzwerk sind nicht verzweigt. Nur durch die räumliche Anordnung der Fibrillen entsteht das Netzwerk. Die Retikulinfibrillen haben einen Durchmesser von 20–80 nm. Die Periode beträgt im allgemeinen 64 nm; es sind jedoch auch Periodizitäten von 45 und 21 nm gemessen worden. Das Kollagen der Basallamina, Kollagentyp IV, wird von den Epithelzel-

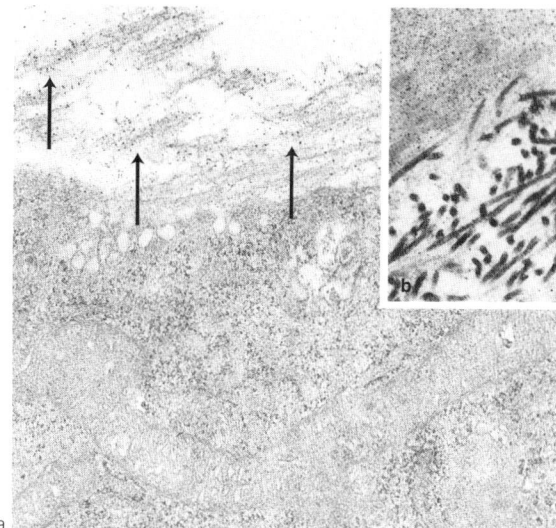

a

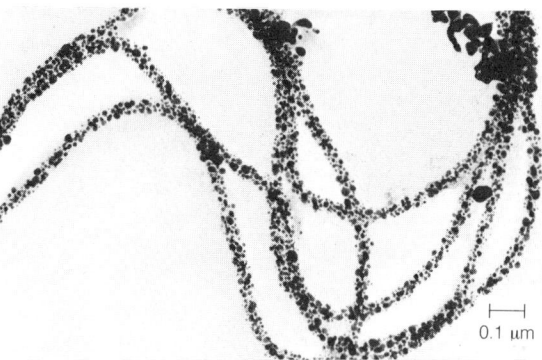

c

Abb. 2.2–4. Elektronenmikroskopische Aufnahme eines Teils eines menschlichen Fibroblasten (in Kultur). Behandlung mit Ferritin-gekoppelten Antikörpern gegen Kollagentyp III.

a: Die Pfeile zeigen auf ein feines extrazelluläres Maschenwerk von mit Ferritin markierter Fibrillen.

b: Ein ähnliches Maschenwerk wird in vivo in verschiedenen Bindegeweben gefunden. Die feinen Fibrillen des Kollagentyps III werden in Nachbarschaft von dicken Faserbündeln des Kollagentyps I gefunden. Vergrößerung 34 000fach (Original: Prof. Dr. S. GAY, University of Alabama, Birmingham).

c: Versilberung einer Retikulinfibrille aus einem Rattenlymphknoten nach GÖMÖRI. Lichtmikroskopisch: schwarz (Original: Prof. Dr. W. SCHWARZ, Berlin).

len und Endothelzellen synthetisiert [10]. Es kommt nur in filamentärer Form vor. Das perizelluläre Kollagen V um glatte Muskelzellen, Myofibroblasten und Fettzellen, erscheint wie ein äußeres Zellskelett, das aus einem Filzwerk von Filamenten besteht (Abb. 2.2–3). In embryonaler Zeit tritt bei der Frühentwicklung des Bindegewebes versilberbares Kollagen auf. Auch bei der Bindegewebsreaktion der Wundheilung und bei faserproliferierenden Erkrankungen kommt es, wie bei der Frühentwicklung, zuerst zu einer Bildung vom Kollagentyp V und IV, dann zu einer Bildung und Ablagerung von Retikulin, Kollagentyp III, und unmittel-

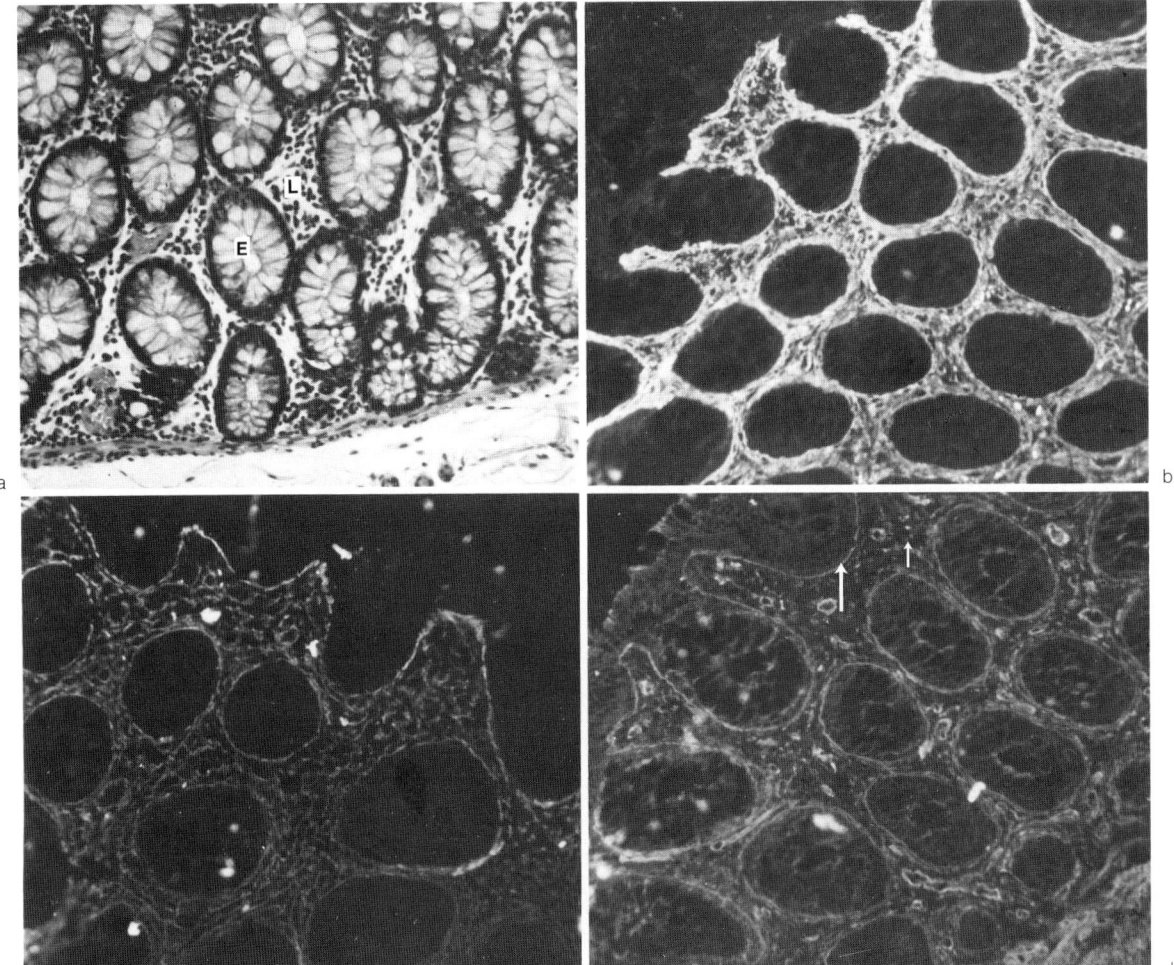

Abb. 2.2–5a. Schnitt durch ein menschliches Kolon (Vergrößerung 200fach).
Masson Trichromfärbung zeigt Oberflächenepithel (E) und Lamina propria mit glatten Muskelzellen und Lymphgewebe (L).

Abb. 2.2–5b. Schnitt gefärbt mit Antikörpern gegen Kollagentyp III: Kollagentyp-III-Fasern (Retikulin) erscheinen im losen Bindegewebe der Lamina propria.

Abb. 2.2–5c. Schnitt gefärbt mit Antikörpern gegen Kollagentyp V: Extrazelluläres Typ-V-Kollagen bildet ein feines perizelluläres Netzwerk in der Lamina propria.

Abb. 2.2–5d. Antikörper gegen Typ-IV-Kollagen färbt die epithelialen Basalmembranen (großer Pfeil) und die Blutkapillaren (kleiner Pfeil; Original: Prof. Dr. S. Gay, University of Alabama, Birmingham).

bar anschließend zur Ablagerung einer Matrix mit Kollagentyp I.

Früher wurde das versilberbare Kollagen als unreifes Kollagen oder Präkollagen angesehen. Diese Vorstellung ist durch das Wissen um die verschiedenen Kollagentypen ersetzt.

Im erwachsenen Körper enthält das straffe Bindegewebe vor allem Kollagentyp I (Abb. 2.2–3), das lockere Bindegewebe Kollagentyp I und Kollagentyp III. Es ist nicht ausgeschlossen, daß beide Typen in der gleichen Fibrille vorkommen. Die gleichen Fibroblasten können Kollagentyp I und Typ III synthetisieren [9]. Retikulin ist vor allem das Kollagen der Interstitien der parenchymatösen Organe, der Leber, Lunge, Niere, des Herzens, der Lamina propria der Schleimhäute (Abb. 2.2–5 a–d) und der subepidermalen Schicht der Haut. Retikulin bildet das Gerüst der Lymphknoten, der Milz, des Knochenmarks und des Thymus. Retikulin gibt nur wenig Festigkeit. Es gestattet aber erhebliche Volumenverschiebungen im Innern der Organe bei Formkonstanz nach außen. Die Verformung erfolgt durch Gefügeveränderungen ohne wesentliche Dehnung der einzelnen Kollagenelemente. Das retikuläre Bindegewebe ermöglicht ein rasches Hindurchgleiten von Stoffwechselprodukten. Diese Passagefunktion beschränkt sich nicht auf Wasser und niedermolekulare Stoffe; auch Eiweißkörper und Zellen durchwandern und kontrollieren den Raum.

Besonders ausgebildet ist die Passagefunktion in den retikulären Organen wie der Milz, dem Knochenmark, dem Thymus und den Lymphknoten. In diesen Organen kommt es nicht nur auf die Beweglichkeit der Zellen, sondern auch auf den Kontakt der Zellen miteinander an.

Durch die genaue immunhistologische Lokalisation der verschiedenen Kollagentypen konnte gezeigt werden, daß die Verteilung der Kollagene in den Geweben sehr spezifisch ist.

2.2.2.3 Elastin

Die elastischen Fasern sind eine weitere Art von Fasern im Interzellularraum, die im wesentlichen die Elastizität (= reversible Dehnbarkeit) des Gewebes bestimmen. Elastin ist biochemisch dem Kollagen verwandt. Für die Lichtmikroskopie lassen sich die elastischen Fasern mit den Farbstoffen Orzein und Resorzin-Fuchsin anfärben. Elastische Fasern können reversibel bis auf das Doppelte ihrer Länge gedehnt werden; Kollagenfibrillen nur um 5%. Elastische Fasern sind verzweigt, wieder gegensätzlich zu den unverzweigten Kollagenfibrillen. Elastin kommt histologisch in Faser- und in Lamellenform vor. Besonders reich an Elastin sind das Lungengewebe, die Aorta, das Stimmband, der elastische Knorpel und die elastischen Bänder an der Wirbelsäule. Verlust der Elastizität eines Gewebes erbringt eine wesentliche Einschränkung der Gesamtfunktion des Organs (s. spezielle Kap.).

Elektronenmikroskopisch besteht die elastische Faser aus zwei morphologischen Bestandteilen (Abb. 2.2–6). Im zentralen Bereich der Faser befindet sich eine gleichmäßig dichte, nicht weiter strukturierte Substanz, das amorphe Material. In den Randbezirken und auch vereinzelt im Innern liegen Mikrofilamente, die einen Durchmesser von 6–8 nm besitzen. Sie verankern die Fasern in der Umgebung. Das amorphe Material ist kollagenähnlich insofern, als es viel Glycin und Prolin und etwas Hydroxyprolin enthält; jedoch sind die Polypeptidketten nicht in einer Tripelhelix umeinander gewunden und damit steif, sondern sie sind einzeln querverbunden. Wie man aus polarisationsmikroskopischen Untersuchungen schließen kann, richten sich die Moleküle bei Dehnung parallel zueinander aus und kehren bei der Retraktion wieder in einen ungerichteten Zustand zurück. Eine Periodizität läßt sich weder elektronenmikroskopisch noch mit Röntgenbeugungsdiagrammen nachweisen.

Die Biosynthese des Elastins erfolgt in glatten Muskelzellen und in Fibroblasten. Es entsteht intrazellulär ein Proelastin, das aus der Zelle ausgeschleust wird. Extrazellulär erfolgt die Umwandlung in Elastin und die Quervernetzung der Moleküle. Für die Quervernetzung ist u. a. ein Enzym verantwortlich, das Kupferionen für seine Wirksamkeit benötigt. Es ist das gleiche Enzym, das auch Kollagenfibrillen extrazellulär verfestigt.

Während der embryonalen Entwicklung von elastischem Gewebe erscheinen kleine Bündel von Mikrofilamenten, zwischen denen sich amorphes Material immer mehr anreichert.

Eine einmal gebildete elastische Faser bleibt lange bestehen, es sei denn, sie wird in Folge eines Krankheitsprozesses abgebaut.

2.2.2.4 Glykosaminoglykane und Proteoglykane

Struktur

Der Raum zwischen den Zellen und den fibrillären Substanzen wird von komplexen Polysacchariden ausgefüllt. Es handelt sich um Makromoleküle, die aus langen Fäden aus sich wiederholenden Disaccharideinheiten bestehen. Der frühere Name, Mukopolysaccharide, ist zugunsten der Bezeichnung Glykane aufgegeben worden. Einer der beiden Zucker im Disaccharid trägt stets eine Aminogruppe, daher spricht man von Glykosaminoglykanen (glykos [gr.] = süß). Glykosaminoglykane sind definitionsgemäß eiweißfrei. In vivo sind jedoch viele von ihnen an ein sog. Kernprotein gebunden. Mehrere Glykosaminoglykanfäden können an dasselbe Kernprotein kovalent festgebunden sein (Abb. 2.2–7). Ein solcher Komplex wird ein Proteoglykan genannt. In einem Proteoglykan dominieren die Glykananteile, während im Gegensatz dazu ein Glykoprotein ein Eiweiß ist, das einen relativ geringen Kohlenhydratanteil hat. Die Glykanfäden sind sehr lang, flexibel und häufig über Glykoproteine an andere Substanzen gebunden.

Die Disaccharideinheiten enthalten mindestens eine anionische Gruppe als Carboxyl oder Sulfat, denen

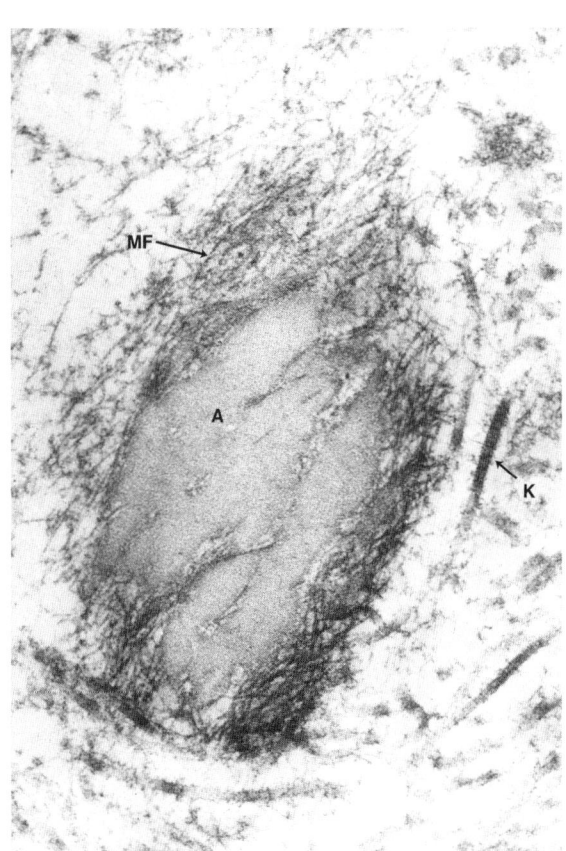

Abb. 2.2–6. Elastische Fasern aus dem Nackenband des Rindes. A = amorphes Material; MF = Mikrofilamente; K = Kollagenfibrille.

├────────────┤ 1 µm

H$^+$, Na$^+$, K$^+$, Ca^{++} oder andere Kationen gegenüberstehen. So sind die komplexen Polysaccharide funktionell anionische Polyelektrolyte. Darauf beruhen viele histologische Nachweismethoden wie z.B. die metachromatische Reaktion und die basophile Reaktion. Bei der Metachromasie färben sich die Gewebsbestandteile in einem anderen Farbton als dem der angewandten Farblösung; das beruht auf der durch die Makromoleküle bedingten Ordnung der Farbmoleküle im Gewebe. Wenn eine metachromatische Reaktion nach einer Behandlung mit einem Enzym, das ein bestimmtes Glykan spaltet, verschwindet, wird angenommen, daß dieses Glykan im Gewebe vorhanden war.

Tabelle 2.2.-3. Vorkommen von Glykosaminoglykanen.

Glykosaminoglykan	Vorkommen
Chondroitinsulfat	Knorpel, Knochen, Cornea, Haut
Dermatansulfat	Haut, Sehne, Aorta
Keratansulfat (corneal)	Cornea
Keratansulfat (skeletal)	Knorpel, Nucleus pulpones
Heparin	Leber, Lunge, Haut
Heparansulfat	Aorta, Lunge, Basallamina
Hyaluronsäure	embryonales Mesenchym, Synovialflüssigkeit, Nabelschnur, Glaskörper, Haut, Aorta

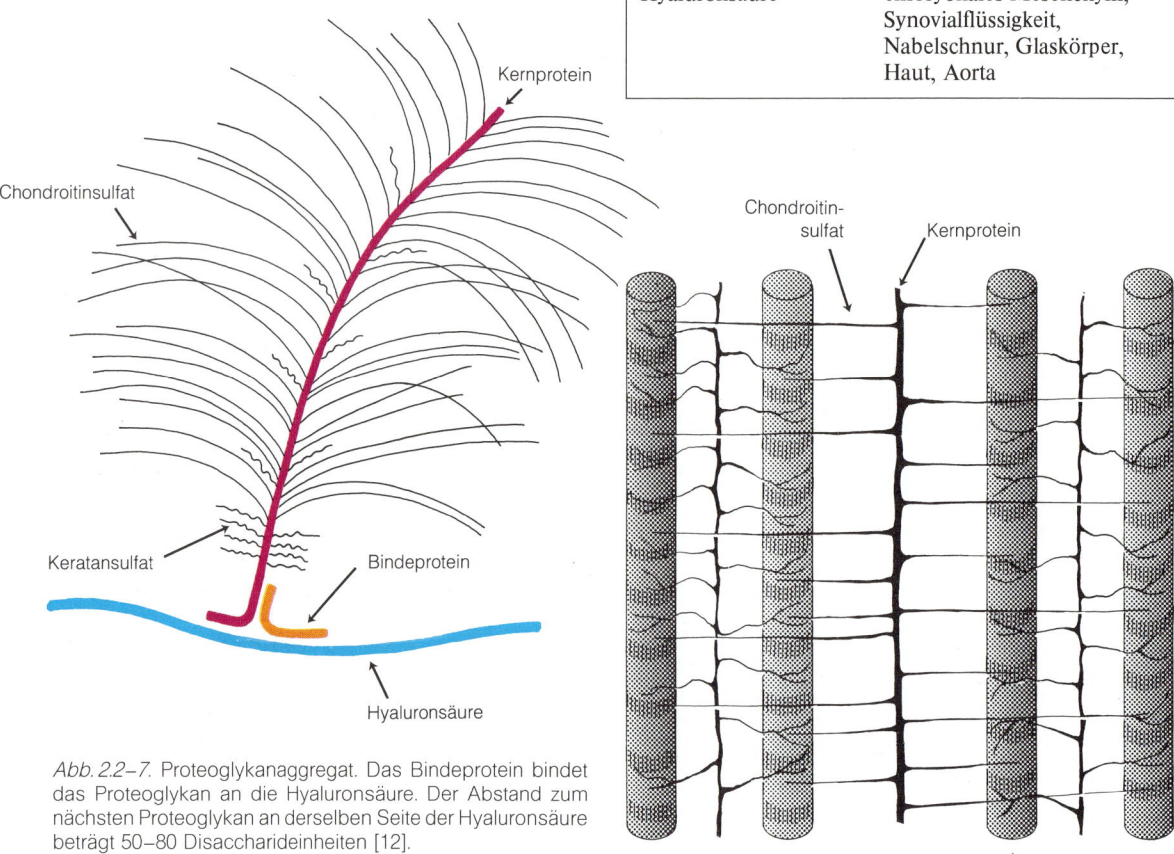

Abb. 2.2–7. Proteoglykanaggregat. Das Bindeprotein bindet das Proteoglykan an die Hyaluronsäure. Der Abstand zum nächsten Proteoglykan an derselben Seite der Hyaluronsäure beträgt 50–80 Disaccharideinheiten [12].

Abb. 2.2–8. Bindung zwischen Kollagenfibrillen und Proteoglykanen [17].

Diese Untersuchungsmethode ist jedoch sehr problematisch, weil die Reaktion der Polyelektrolyte mit dem Farbstoff stark abhängig ist vom pH des Gewebes, von der Art und Konzentration der begleitenden Ionen, vom Molekülgrößenverhältnis Polysaccharid/Farbstoff und der Dauer der Behandlung. Genauer sind diese Substanzen durch Extraktion aus dem Gewebe und biochemische Aufarbeitung bekannt geworden. Einen Überblick über einige Glykosaminoglykane und über ihr Vorkommen im Körper gibt die Tabelle 2.2–3. Die in der Morphologie üblichen Trivialnamen weisen im allgemeinen auf ihren ersten Fundort hin.

Die Hyaluronsäure nimmt eine Sonderstellung unter den Glykosaminoglykanen ein. Die Hyaluronsäure ist ein besonders großes Molekül. Sie hat kein eigenes Kernprotein, sondern ist elektrostatisch über ein Bindeprotein an die Kernproteine anderer Glykosaminoglykane gekoppelt (Abb. 2.2–7). Sie wird als eine der ersten interzellulären Substanzen im embryonalen Mesenchym gebildet und ist auch im erwachsenen Organismus in vielen Geweben vorhanden. In der Synovial-

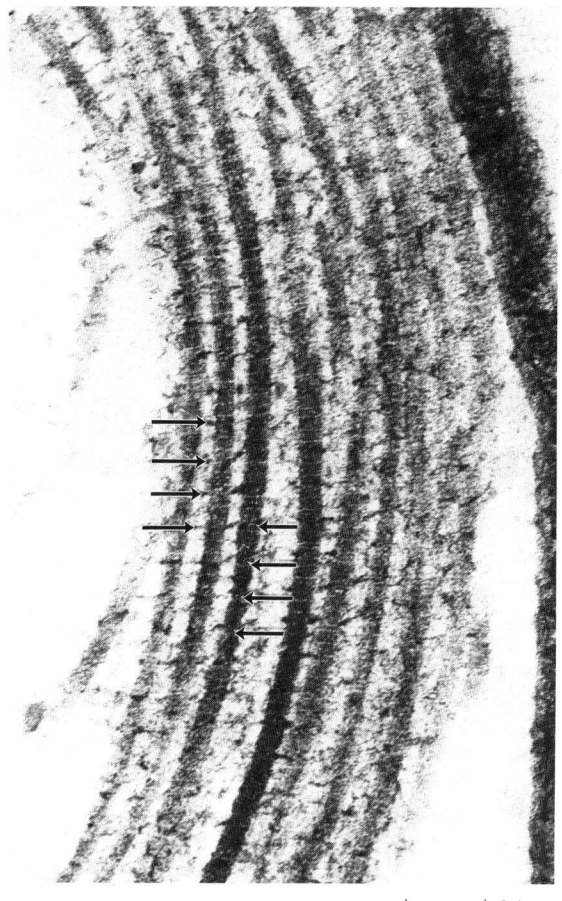

├──────┤ 0,1 μm

Abb. 2.2–9. WHARTONsche Sulze aus der Nabelschnur der Ratte. Fibrillenbündel mit periodisch anhaftenden Proteoglykankomplexen, die mit Rutheniumrot angefärbt sind (Original: Prof. Dr. W. SCHWARZ, Berlin).

flüssigkeit der Gelenke ist sie wegen ihrer viskösen Eigenschaften für die Schmierwirkung und die Herabsetzung des Reibungswiderstands zwischen den Gelenkflächen verantwortlich.

Beim Chrondroitinsulfat strahlen die Polysaccharid-Seitenketten radiär vom Kernprotein wie die Borsten einer Flaschenbürste ab. Diese Seitenketten haften wahrscheinlich an den Kollagenfibrillen, denen Sie Halt, Abstand und Ordnung geben (Abb. 2.2–7 u. 2.2–8).

Die elektronenmikroskopische Darstellung der Proteoglykanaggregate stößt noch auf Schwierigkeiten. Die Glykosaminoglykane, besonders auch die Hyaluronsäure, werden in situ durch elektrostatische Kräfte gehalten. Sie sind leicht löslich und lassen sich in gewissem Umfang schon mit Wasser aus dem Gewebe extrahieren und können bei Alkohol-, Formalin- und anderen Fixierungen nicht vollständig im Gewebe erhalten werden. Es verbleibt für die morphologische Darstellung daher immer nur ein Glykosaminoglykan-

rest, dessen Betrag noch mit der Gewebsart und dem Lebensalter schwankt. Die für die Elektronenmikroskopie notwendige Entwässerung und die damit verbundene Denaturierung führt zu einer Schrumpfung und Verklumpung der fädigen Makromoleküle. Die elektronenmikroskopische Darstellung der Glykosaminoglykane spiegelt daher keineswegs die tatsächlichen Verhältnisse im Leben wider (Abb. 2.2–9). Man findet Filamente, Granula und z. T. auch nur amorphes, gleichmäßig elektronendichtes Material zwischen den Fibrillen. Der Hinweis auf Glykosaminoglykane wird nur indirekt durch die Bindung von kolloidalem Eisen, Alcianblau, Rutheniumrot oder Thorostat an reaktive Carboxyl- und Sulfatgruppen gegeben.

Biosynthese, Umbau und Abbau

Die gleichen Zellen – Mesenchymzellen, Fibroblasten, Chondrocyten, glatte Muskelzellen –, die die Kollagenfibrillen und die elastischen Fasern produzieren, synthetisieren auch Proteoglykane. Die Hyaluronsäure hat intrazellulär wahrscheinlich auch einen geringen Eiweißanteil. In der Zelle erfolgt die Synthese des Protein- und Zuckeranteils räumlich getrennt. Das Kernprotein wird wie alle Eiweiße an den Ribosomen des endoplasmatischen Reticulum gebildet. Die Polysaccharidkette entsteht zumindest beim cornealen Keratansulfat im GOLGI-Apparat durch schrittweise Anknüpfung von Monosacchariden an das Bindungsregion-Saccharid. Das Bindungsregion-Saccharid wird mit dem Kernprotein verknüpft. Die Zelle reguliert mit der Länge der Disaccharidkette die Größe und mit der Sulfatierung die physikalisch-chemischen Eigenschaften des Moleküls. Kettenverlängerung bzw. Kettenabbruch und Sulfatierung scheinen miteinander gekoppelt zu sein [12]. Der Modus der Proteoglykanausschleusung aus der Zelle ist noch nicht befriedigend geklärt.

Im erwachsenen Menschen sind etwa 20 g Glykosaminoglykane enthalten. Die maximale Halbwertzeit dieser Substanzen beträgt ungefähr 20 Tage. Von den dadurch anfallenden Glykosaminoglykanen werden 1–10 % mit dem Urin ausgeschieden, der Hauptteil wird im Bindegewebe selbst durch lysosomale Enzyme abgebaut. Nach den Befunden bei bestimmten Erbkrankheiten werden die Glykosaminoglykane intrazellulär abgebaut [19]. Bei diesen genetischen Defekten fehlen lysosomale Glykosidasen und Sulfatasen. Die Glykosidasen scheinen die Glykosaminoglykanketten nur vom Ende her abbauen zu können, und die Sulfatasen scheinen nur endständiges Sulfat abspalten zu können, denn beim Fehlen der Enzyme kommt es zum intrazellulären Anstau von nicht weiter teilbaren Glykosaminoglykanprodukten. Als Folge werden auch vermehrt Glykosaminoglykane im Gewebe eingelagert und mit dem Urin ausgeschieden. Bei diesen Mukopolysaccharid-Speicherkrankheiten findet man Hornhauttrübungen, Veränderung am Skelett und an den inneren Organen.

2.2.2.5 Matrix Glykoproteine

Immunhistologisch lassen sich neben Kollagen und Proteoglykanen im Interzellularraum auch Glykoproteine lokalisieren. Es handelt sich um Eiweiße mit relativ kurzen Kohlenhydratseitenketten, die gewöhnlich mit anderen Matrixmolekülen verknüpft sind.

Eines dieser Glykoproteine ist Laminin, das nur in der Basallamina zusammen mit Kollagentyp IV, Heparansulfat und Fibronektin vorkommt. Laminin ist mit fast dem dreifachen Molekulargewicht von Tropokollagen ein sehr großes Molekül. Es scheint nur von den der Basallamina aufsitzenden Epithelzellen produziert zu werden [19].

Fibronektin ist ein weiteres Glykoprotein, das weit verbreitet ist und etwa die Größe von Tropokollagen besitzt. Fibronektin (fibra [lat.] = Faser; nectere [lat.] = verbinden) kommt in einer ungelösten Form auf Zelloberflächen und im Bindegewebe sowie in gelöster Form im Blut vor. Es besitzt spezifische Bindungsstellen für Kollagen und Fibrinogen bzw. Fibrin, für einige Glykosaminoglykane wie Heparansulfat, Heparin und Hyaluronsäure, nicht aber für Dermatansulfat und Chondroitinsulfat. Es bindet weiterhin Oligosaccharide, die aus der Oberfläche der Zellen herausragen (Abb. 2.2–10). Die Bindungsstelle für Kollagen und Fibrin ist die gleiche. Retikulin, Kollagentyp III, hat eine besonders hohe Bindungsneigung zu Fibronektin.

Da die Bindungsstellen für Kollagen, die Glykosaminoglykane und die Zelloberflächenstrukturen am Molekül verschieden lokalisiert sind, werden diese Strukturen über Fibronektin aneinander gebunden (Abb. 2.2–10). Fibronektin ist nicht nur für die Haftung der Zellen an der umliegenden Matrix verantwortlich, sondern auch für die Zellform und die Bewegung der Bindegewebszellen.

Der Oberfläche von Fibroblasten haftet nur wenig Fibronektin an, wenn sie sich zur Mitose abrunden. Wenn sich die Zellen danach wieder im Gewebe ausstrecken, ist allseitig Fibronektin reichlich vorhanden [25]. Bei Endothelzellen ist Fibronektin nur auf der der Basallamina zugekehrten Seite nachzuweisen. Es wird spekuliert, daß der Mangel von Fibronektin auf der Zelloberfläche von malignen Zellen für deren invasives und metastasierendes Wachstum verantwortlich ist. Gelöstes Fibronektin wird bei der Blutgerinnung in das Gerinnsel eingeschlossen. Dies soll die Haftmöglichkeit für die Einwanderung von Zellen in das Gerinnsel liefern [25]. Bei der Wundheilung erscheint Fibronektin im Granulationsgewebe vor dem Kollagen und verschwindet im Narbengewebe.

Fibronektin wird von Bindegewebszellen synthetisiert. Das Fibronektin im Blut stammt vor allem aus der Leber.

2.2.3 Bindegewebszellen

2.2.3.1 Einteilung und Namengebung

Es kann zwischen spezifischen und generellen Bindegewebszellen unterschieden werden. Die spezifischen Zellen kommen nur in der betreffenden Bindegewebsart vor und sind ein charakteristisches Merkmal dieses Gewebes. Die generellen Bindegewebszellen kommen in verschiedenen Bindegewebsarten und z. T. auch im Blut vor. Es handelt sich um Zellen des Abwehrsystems.

Der Name einer spezifischen Zelle wird gebildet aus dem Namen des Gewebes, in dem sie vorkommt, und ihrer vermuteten Funktion. Mit einer Änderung der Vorstellung über die Funktion kann sich der Gebrauch eines Namens ändern. Früher wurde z. B. allgemein zwischen der Ruheform der Zellen des faserigen Bindegewebes, den Fibrocyten, und den aktiven, faserbildenden Zellen, die bei der Entstehung des Gewebes beobachtet werden, den Fibroblasten, unterschieden. Es soll hier weiter so verfahren werden. Da man elektronenmikroskopisch, vor allem wegen des geringen Gesamtüberblicks über die Zelle, eine sichere Trennung dieser beiden Zelltypen aber nicht vornehmen kann und da man weiterhin weiß, daß die Fibrocyten auch in der Ruheform, dem Ruheumsatz entsprechend, Kollagen und Proteoglykane synthetisieren, werden von einigen Untersuchern alle diese Zellen Fibroblasten genannt.

Die meisten Bindegewebe enthalten mehrere spezifische Zellen.

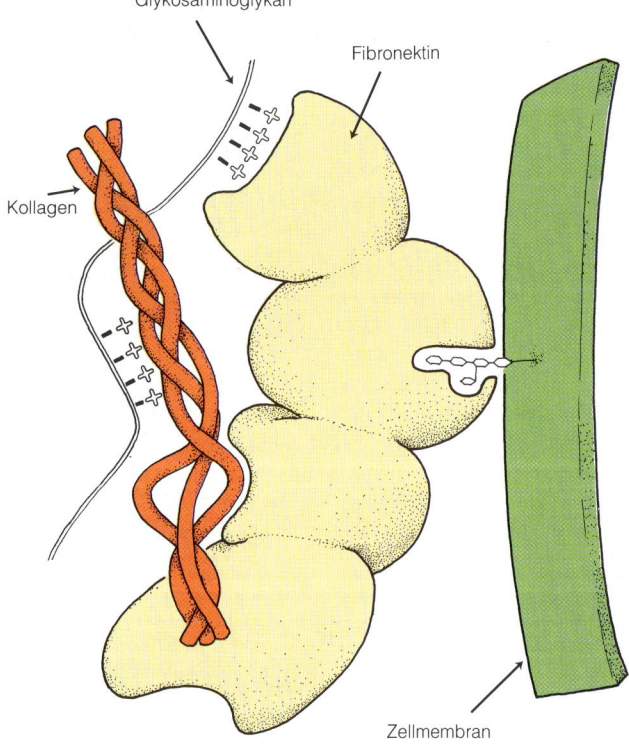

Glykosaminoglykan

Fibronektin

Kollagen

Zellmembran

Abb. 2.2–10. Ein Modell über die Struktur und die Bindung von Fibronektin an Kollagen, Glykosaminoglykane und an die Zellmembran [25].

2.2.3.2 Embryonale Herkunft; Differenzierungsfragen

Die spezifischen und die generellen Bindegewebszellen stammen aus dem Mesenchym. Mesenchym ist früh-embryonales Bindegewebe zwischen den epithelialen Schichten. Es wird jedoch nicht nur vom Mesoderm gebildet, sondern Mesenchymzellen gehen auch aus der ektodermalen Neuralleiste und der endodermalen Prä-cordalplatte hervor. Zum extraembryonalen Mesen-chym des Dottersacks, aus dem auch Stammzellen für einige generelle Bindegewebszellen hervorgehen, trägt der Cytotrophoblast bei. Das Mesenchym selbst ist da-her nicht von einheitlicher Herkunft.

Für jede einzelne Bindegewebsart stellt sich die Frage nach der Zeitspanne, während der die Differenzierung aus der primitiven Mesenchymzelle in die gewebsspezi-fische Zelle erfolgt. Ist dieser Vorgang nach einem be-stimmten Zeitpunkt abgeschlossen, oder gibt es immer noch einen kleinen Rest von Mesenchymzellen oder Stammzellen im ausgereiften Gewebe, aus dem bei be-sonderem Anlaß wieder gewebsspezifische Zellen her-vorgehen können? Für einige der generellen Bindege-webszellen ist recht gut belegt, daß für sie solche Stammzellen zeitlebens vorhanden sind (s. unten).

Eine weitere Frage lautet: Wenn sich eine Zelle in eine Richtung differenziert hat, kann unter bestimmten Bedingungen diese Differenzierung rückgängig ge-macht werden, so daß sie bzw. eine ihrer Tochterzellen in eine andere Differenzierungslinie einmünden kann?

Eine dritte Frage, die mit der zweiten zusammen-hängt, wäre: Sind die verschiedenen Bindegewebsarten des Erwachsenen in ihrem Differenzierungsgrad alle gleichwertig, oder ist vielleicht das lockere Bindegewe-be und das Gefäßbindegewebe weniger hoch differen-ziert als z. B. das Knorpel- und das Knochengewebe? Es könnte sein, daß aus Zellen einer Gewebsart eine Umdifferenzierung noch möglich ist, aus einer ande-ren nicht.

Diese Fragen wurden schon von jeher von Anatomen zu beantworten versucht, weil es zur Aufgabe des Arztes gehört, die Wiederherstellung eines Gewebes nach einer Störung zu fördern. Es muß aber in diesem Zu-sammenhang hervorgehoben werden, daß mit mor-phologischen Methoden allein diese Frage nicht be-antwortet werden kann, weil das morphologische Bild einer Zelle ihren momentanen spezifischen Stoffwech-sel und ihre Wechselwirkung mit der Umgebung wider-spiegelt und nicht ihre biologische Differenzierungspo-tenz. Oft wird eine Zelle mit geringer momentaner Stoffwechselleistung, die durch die Umgebung wenig geprägt wird, als Stammzelle mit hoher Differenzie-rungspotenz angesehen: Dieser Gedankenschluß ist nicht erlaubt. Man bedenke einmal, wieviel verschiede-ne Zelltypen sich morphologisch als Lymphocyten dar-stellen [36]. Nur eine gewissenhafte Bewertung aller Zellreaktionen und vielleicht neue Untersuchungsme-thoden werden zur Beantwortung dieser Fragen bei den verschiedenen Bindegeweben führen.

2.2.3.3 Spezifische Bindegewebszellen

Mesenchymzellen

Die Mesenchymzellen im embryonalen Bindegewebe besitzen einen großen Zellkern mit stark aufgelocker-tem Chromatin und deutlich ausgeprägtem Nucleolus (Abb. 2.2–11). Sie stehen über Zellausläufer miteinan-der in Kontakt, so daß sie insgesamt ein räumliches Gitterwerk bilden. Die Interzellularsubstanz, in der die Zellen gut beweglich sind, enthält reichlich Hyaluron-säure. Gegen Ende der achten Entwicklungswoche tre-ten beim Menschen die ersten Kollagenfibrillen auf. Die Zellen stehen in lebhafter mitotischer Teilung. Zur Mitose runden sie sich ab, indem sie ihre Fortsätze ein-ziehen. Danach breiten sich die beiden Tochterzellen wieder aus. An einzelnen Stellen treten Verdichtungen von Mesenchymzellen auf, die Blasteme genannt wer-den. Aus den Blastemen entwickeln sich Knorpel, Kno-chen, Sehnen, Muskeln und die mesodermalen Organe wie die Niere und die Nebennierenrinde. Eine Sonder-form des embryonalen Bindegewebes ist das Gallertge-webe der Nabelschnur (s. Tab. 2.2–4).

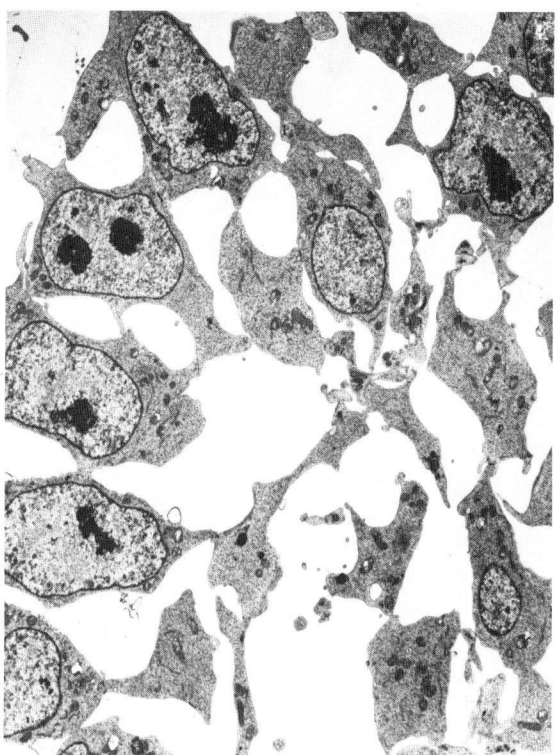

Abb. 2.2–11. Mesenchym aus einem zwölf Tage alten Rat-tenembryo (Original: Prof. Dr. W. Schwarz, Berlin).

Reticulumzellen

Das Knochenmark, die Milz, die Lymphknoten, die Peyerschen Platten, die Solitärfollikel der Darmwand

Tabelle 2.2–4. Vergleich von Faserstruktur, Proteoglykanmuster und Leistung von Bindegeweben [14].

Gewebe	Fasertyp	Glykosaminoglykane	rheologische Eigenschaften
Nabelschnur WHARTONsche Sulze	embryonal	Hyaluronsäure	Quellvermögen, Turgor, Schutz der Gefäße vor Abknickung
Glaskörper	retikulär	Hyaluronsäure	Quellvermögen, Formkonstanz des Augapfels, Durchsichtigkeit
Cornea	retikulär	Keratansulfat +++ Chondroitin-4-Sulfat ++	Durchsichtigkeit, Formkonstanz, Festigkeit
Haut	Kollagen elastisch	Dermatansulfat +++ Hyaluronsäure ++ Heparansulfat ++	Turgor, Elastizität, Verschieblichkeit, Festigkeit
Gefäße	Kollagen retikulär elastisch	Chondroitin-6-Sulfat +++ Dermatansulfat Keratansulfat Hyaluronsäure ++	Elastizität, Formkonstanz, Diffusibilität der Basalmembran
Lunge	retikulär elastisch	Keratansulfat ++ Heparin Heparansulfat + Dermatansulfat +	Dehnbarkeit
Leber, Milz	retikulär	Heparansulfat; Dermatansulfat	Formkonstanz
Sehnen, Faszien	Kollagen	Dermatansulfat ++ Chondroitin-6-Sulfat ++ Hyaluronsäure +	Reißfestigkeit, Kraftübertragung
Bandscheibe	Kollagen	Chondroitin-4-Sulfat ++ Keratansulfat ++	Festigkeit, Scher- und Drehstabilität
Knorpel	Kollagen elastisch	Keratansulfat + Chondroitin-4-Sulfat +++ Chondroitin-6-Sulfat im Alter Keratansulfat im Alter	Elastizität, Turgor, Festigkeit, Diffusibilität
Knochen	Kollagen	Keratansulfat Chondroitin-4-Sulfat Chondroitin-6-Sulfat	Festigkeit, Elastizität

und einige andere Bindegewebsformationen, die viel versilberbares Kollagen enthalten, beherbergen Zellen, die in der Form Mesenchymzellen ähnlich sind. Diese Zellen sind verzweigt und stehen über Ausläufer miteinander in Verbindung, so daß auch sie ein räumliches Netzwerk (Reticulum) bilden (Abb. 2.2–12). Den Zellen liegen Fasern an, die dadurch auch in einem Raumnetz liegen. Man spricht daher von Reticulumzellen und Retikulinfasern. Wie schon beschrieben, umfaßt das schwarz versilberbare Kollagen verschiedene Kollagentypen. Auch die Reticulumzellen stellen keine einheitliche Zellpopulation dar. Man kann unterscheiden zwischen phagocytierenden und nicht-phagocytierenden Reticulumzellen. Die phagocytierenden Reticulumzellen gehören zum Mononuklear-Phagocyten-System; sie werden den generellen Bindegewebszellen zugerechnet [22].

Bei den nicht-phagocytierenden Reticulumzellen ist zunächst die sog. undifferenzierte Reticulumzelle hervorzuheben [1], [16]. Entsprechend dem oben Gesagten,

ist über den Differenzierungsgrad und die Funktion dieser Zelle eigentlich noch nichts bekannt. Diese Zelle besitzt einen kleinen Kern, wenig Cytoplasma und eine spärliche Ausstattung an Zellorganellen. Außerdem kennt man mehrere Typen von Reticulumzellen, die viele Filamente enthalten [1]. Es gibt weiterhin dendritische oder interdigitierende Reticulumzellen, deren

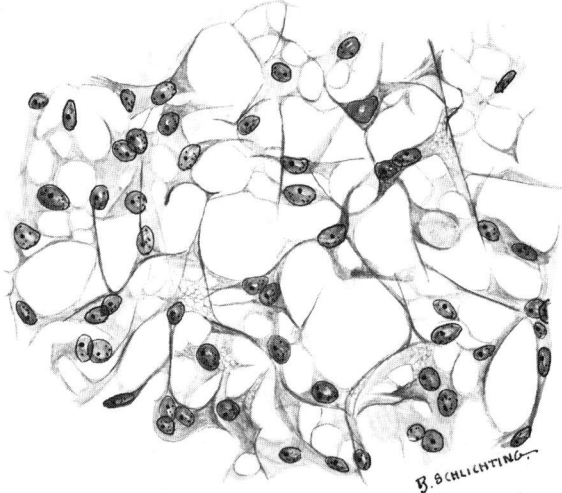

Abb. 2.2–12. Retikuläres Bindegewebe aus einem Lymphknoten der Katze. Vergrößerung 470fach (nach BENNINGHOFF).

Ausläufer innig miteinander verzahnt sind [1], [16]. Diese Zellen sind von Bedeutung für die Differenzierung und Vermehrung von Lymphocyten.

Schließlich werden unter den Reticulumzellen auch Zellen geführt, die nach ihrem morphologischen Bild besser als Fibroblasten anzusprechen wären [1]. Man kann somit feststellen, daß im retikulären Bindegewebe eine Gemeinschaft von mehreren spezifischen Bindegewebszellen besteht. Die Aufgaben und Leistungen dieser verschiedenen Zellen sind noch weitgehend ungeklärt. Früher wurden Vorstellungen über gemeinschaftliche Funktionen der retikulären Gewebe unter den Begriffen retikuloendotheliales System (ASCHHOFF) bzw. retikulo-histiocytäres System (ROHR) formuliert. Durch die inzwischen hinzugekommenen Detailkenntnisse mußten diese Konzepte geändert werden; bezüglich Einzelheiten sei auf weiterführende Literatur verwiesen [16], [22], [36].

Fibrocyten

Die häufigste Zelle im faserigen Bindegewebe ist der Fibrocyt. Je nach Umgebungsbedingungen erscheint diese Zelle mehr unregelmäßig flach ausgebreitet oder mehr spindelförmig gestreckt (Abb. 2.2–13). Im gesunden Gewebe des ausgewachsenen Organismus ist der Zellkern schmal von Cytoplasma umrandet; die Kern-

form paßt sich der Zellform an. Die Zellfortsätze sind lang, verzweigt und laufen spitz aus. Die Ausläuferspitzen benachbarter Zellen nähern sich einander. Sie können Zonulae adhaerentes oder occludentes bilden; oft bleiben sie jedoch in kurzem Abstand voneinander entfernt. Im straffen faserigen Bindegewebe kann die Zellgestalt aller Zellen recht einheitlich werden wie bei den Flügelzellen in der Sehne. Fibrocyten besitzen elektronenmikroskopisch keine perizelluläre Lamina aus feinen Filamenten. Die Ausstattung mit Zellorganellen, lysosomalen Elementen und Plasmafilamenten ist zwar vollständig, aber relativ gering. Sie entspricht der geringen Cytoplasmamenge insgesamt.

Es gibt nun verschiedene Abwandlungen dieser Grundform des Fibrocyten. Im wachsenden Organismus und bei einer stimulierten Synthese von Interzellularsubstanzen sind die Zellen wesentlich cytoplasmareicher und entsprechend reichlicher mit Zellorganellen ausgestattet (Abb. 2.2–14). Im Cytoplasma findet man viel rauhes endoplasmatisches Reticulum, viele Mitochondrien und GOLGI-Komplexe. Diese reichliche Ausstattung dient der Synthese von Kollagen, Proteoglyka-

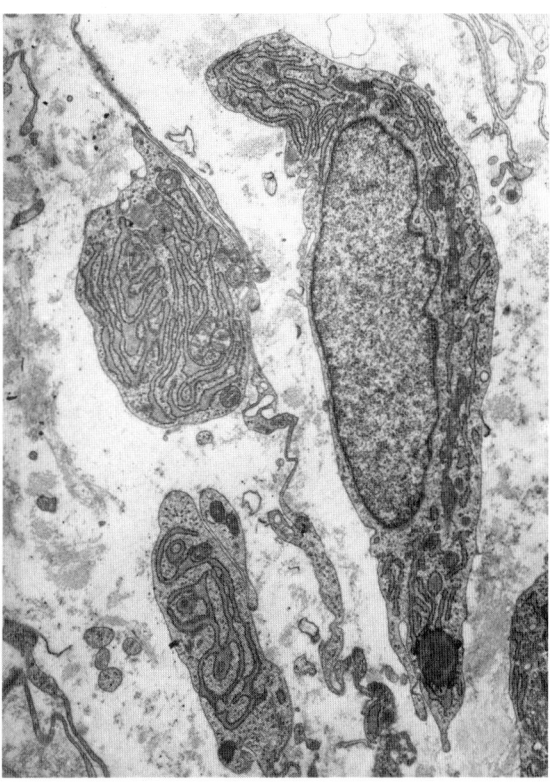

├─────┤ 1 µm

Abb. 2.2–14. Fibroblast eines fünfzehn Tage alten Rattenembryos. Das rauhe endoplasmatische Reticulum ist stark entwickelt (Original: Prof. Dr. W. SCHWARZ, Berlin).

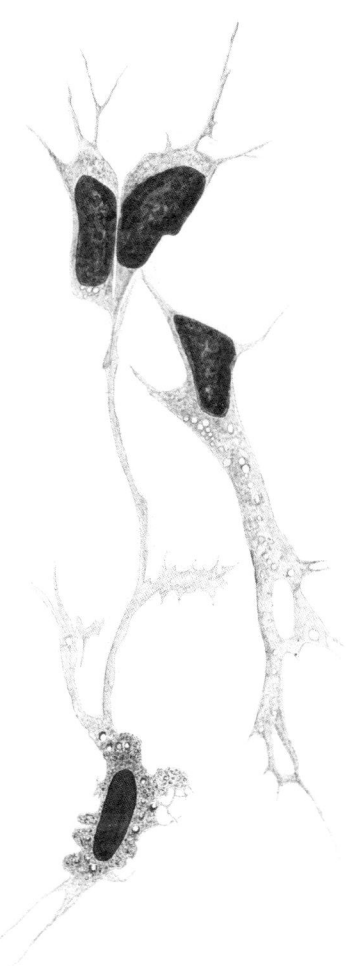

◀ *Abb. 2.2–13.* Fibrocyten aus dem Herzinnern des Menschen. Eisenhämatoxylin. Vergrößerung 600fach (nach BENNINGHOFF).

nen, Glykoproteinen, Gewebemediatoren, wie z. B. Prostaglandinen und extrazellulären Enzymen, sowie, da die Zellen oft auch noch mitotisch aktiv sind, der Zellvermehrung. Diese Zellen werden Fibroblasten genannt. Die Begriffe Fibrocyt und Fibroblast werden allerdings – wie bereits erwähnt – z. T. synonym verwendet.

Es gibt noch eine weitere spezialisierte Form von Fibrocyten. Bei diesen Zellen sind nicht die Zellorganellen für die Eiweißsynthese betont, sondern das kontraktile System aus Aktin- und Myosinfilamenten ist besonders stark entwickelt. Solche Zellen findet man in den Darmzotten und im Granulationsgewebe. Sie werden Myofibroblasten genannt. Eine zu starre Abgrenzung dieser Zellform erscheint aber nicht gerechtfertigt, da es Übergangsformen gibt.

Myocyten

Die glatten Muskelzellen werden erst seit kurzem zu den spezifischen Bindegewebszellen gerechnet, da man früher ihre synthetische Leistung bezüglich der Interzellularsubstanzen nicht kannte und da man z. B. die Gefä-

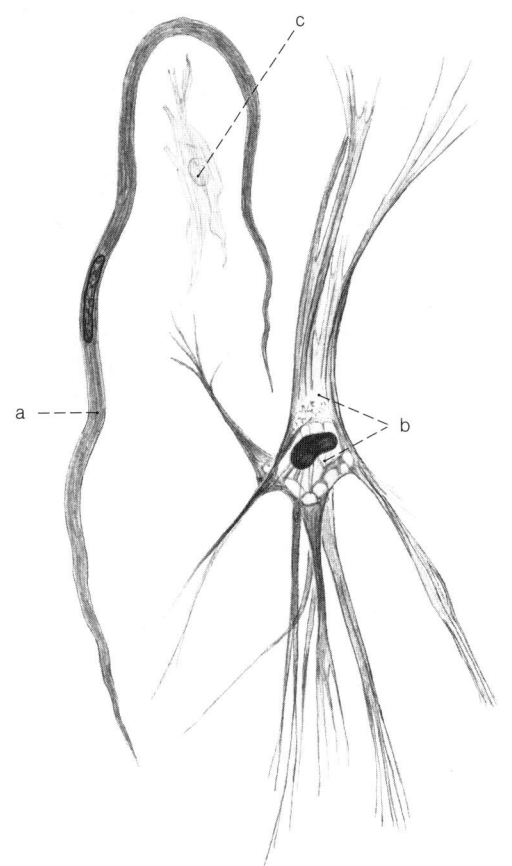

Abb. 2.2–15.

a = spindelförmige Muskelzelle aus dem Darm;

b = verzweigte Muskelzelle aus der Herzinnenhaut;

c = Muskelzelle aus der Aorta (nach Benninghoff).

ße, in deren Wand sie ein wichtiges Element bilden, nicht als eine besondere Bindegewebsart verstand.

Die glatten Muskelzellen sind einkernige Zellen, deren Cytoplasma sich azidophil anfärbt. In kleinen Arterien sind die Myocyten z. T. nicht länger als 15 μm; im Uterus während der Schwangerschaft können sie bis zu 700 μm lang werden (Abb. 2.2–15). Der Zellkern erscheint in großen gedehnten Muskelzellen stabförmig mit abgerundeten Kernpolen. In kleinen und in kontrahierten Zellen sind die Kerne mehr ovoid und plump. Die Myocyten sind mit ihrer Längsachse stets in Kontraktionsrichtung orientiert. Sie liegen entweder in kleinen Bündeln parallel zueinander wie in der Tunica muscularis der Darmwand oder sie liegen in einer Ebene, sich in alle Richtungen durchflechtend wie in der Harnblasenwand. Die Zelloberfläche ist mit einer perizellulären Lamina bedeckt, die aus feinen Filamenten besteht (Abb. 2.2–3) und die Kollagentyp V enthält.

Die Myocyten sind über Desmosomen-ähnliche Haftstrukturen, Zonulae adhaerentes und die perizelluläre Lamina mechanisch miteinander und mit der Umgebung verhaftet. Myocyten können auch über Nexus in elektrotonischem Kontakt miteinander stehen. Der Spaltraum zwischen den Zellen enthält elastische Elemente, Kollagenfibrillen und Proteoglykane, die von den Myocyten synthetisiert werden.

Elektronenmikroskopisch enthält das Cytoplasma das kontraktile System aus Aktin- und Myosinfilamenten. Die Filamente liegen nicht in Register zueinander wie bei der quergestreiften Muskulatur. Es tritt daher keine Querstreifung auf; die Muskelzellen erscheinen lichtmikroskopisch glatt. Zwischen den Filamenten und an der Plasmamembran findet man Verdichtungskörper, die dem kontraktilen System Halt und Führung geben. Zwischen den Filamenten liegt ein unregelmäßig gestaltetes, sarkoplasmatisches Reticulum, dessen Ausläufer bis unter die Plasmamembran reichen. Zahlreiche cytoplasmatische Vesikel grenzen an die Zellmembran. In der Region um die Kernpole liegen die für die Synthese der extrazellulären Matrix erforderlichen Zellorganellen. Gruppen von Mitochondrien werden im Cytoplasma verteilt gefunden.

Bezüglich des Kontraktionsverhaltens unterscheidet man glatte Muskulatur vom „single-unit"-Typ und vom „multi-unit"-Typ [38]. Der „multi-unit"-Typ besitzt eine reiche nervöse Versorgung. Die Kontraktion wird vor allem neuronal ausgelöst. Als Beispiel dafür kann die Irismuskulatur und die Muskulatur des Ductus deferens und der großen Arterien dienen. Die glatte Muskulatur vom „single-unit"-Typ wird relativ wenig von Nerven versorgt. Die Zellen sind spontan rhythmisch tätig bzw. die Kontraktion wird durch Dehnung ausgelöst. Die nervale Versorgung wirkt nur modellierend auf die Kontraktion. Die Muskelschichten im Magen-Darm-Trakt, im Uterus, im Ureter und in den kleineren Blutgefäßen gehören dieser Gruppe an. Es gibt jedoch auch glatte Muskulatur, die sich intermediär verhält, so daß diese Unterteilung nur als eine grobe Orientierung gelten kann.

Das gleiche gilt für die Unterscheidung der glatten Muskelzellen bezüglich ihrer Stoffwechselleistungen [31], [38]. Es gibt Myocyten, z. B. in der Aorta, bei denen die Synthese von extrazellulärem Material wie Kollagenfasern und elastischen Membranen im Vordergrund steht. Morphologisch dominieren in diesen metabolischen Myocyten die Zellorganellen vor dem kontraktilen Apparat. Den metabolischen Myocyten werden die kontraktilen Myocyten gegenübergestellt, deren Hauptaufgabe die Kraftentfaltung durch Kontraktion der Zelle ist. Diese verschiedenen Typen haben bei pathologischen Prozessen besondere Bedeutung [31].

Weitere spezifische Bindegewebszellen, Fettzellen, Knorpelzellen, Knochenzellen werden in den folgenden Kapiteln über die Gewebe besprochen.

2.2.3.4 Generelle Bindegewebszellen

Histiocyten

Die Begriffe Histiocyt und Gewebsmakrophage sind synonym. Die Häufigkeit des Vorkommens dieser Zellen und ihr Aussehen in den verschiedenen Geweben wechselt sehr. Im Gegensatz zu früher werden die Histiocyten nicht mehr als umgewandelte Fibriocyten angesehen. Sie gehören, zusammen mit den Monocyten des Blutes, einer relativ eigenständigen Zellgruppe an, die sich zwar ursprünglich auch vom Mesenchym, dann aber von einer Stammzelle, die beim Erwachsenen im Knochenmark ansässig ist, herleitet. Aus dieser Stammzelle geht durch Mitose der Monoblast, dann der Promonocyt und schließlich der Monocyt hervor. Der Monocyt gelangt aus dem Knochenmark ins Blut. Auf dem Blutweg werden die relativ unreifen Monocyten über den Organismus verteilt. Nach kurzer Zirkulationsdauer verlassen sie das Gefäßsystem und gelangen ins Gewebe, wo sie zu Gewebsmakrophagen als Peritoneal-, Alveolar-, Knochenmarks-, Lymphknoten-, Milz-, Thymusmakrophagen, v. KUPFFERsche Sternzellen und Mikrogliazellen ausreifen [22].

Die Makrophagen zeigen als gemeinsame morphologische Merkmale eingeschlossene Körnchen, Vakuolen und Mikrovilli an der Zelloberfläche (Abb. 2.2–16); im übrigen kann ihr Aussehen sehr variieren. Als Erkennungszeichen gelten charakteristische lysosomale Leitenzyme, Zellmembranrezeptoren, Antigene und Enzyme auf der Zellmembran. Die Histiocyten haben besondere Fähigkeiten in bezug auf die Phagocytose, Mikropinocytose und Immunphagocytose. Im Gegensatz zu den neutrophilen Granulocyten, die nur größere Teilchen phagocytieren können, sind die Makrophagen in der Lage, außerdem winzige Flüssigkeitströpfchen, die nur elektronenmikroskopisch nachweisbar sind, aufzunehmen (Mikropinocytose).

Die Histiocyten reinigen den Organismus von gealterten körpereigenen Eiweißen und von körperfremdem Material. Mit Lymphocyten zusammen entwickeln sie die zelluläre Immunität gegen Viren, Bakterien, Pilze, Gewebsantigene. Die Histiocyten sind dabei in zweifacher Hinsicht wirksam. Sie überliefern einmal den

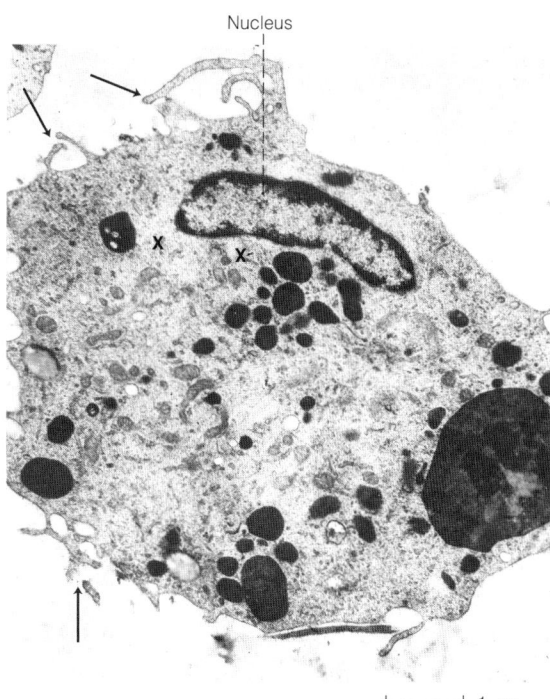

Abb. 2.2–16. Histiocyt aus dem Bindegewebe des Omentum majus einer Ratte. X = zahlreiche heteromorphe Einschlüsse; N = Nucleus; Microvilli (Pfeile) (Original: Prof. Dr. W. SCHWARZ, Berlin).

Lymphocyten die Antigene und steuern damit die Immunantwort; zum anderen tragen sie durch Phagocytose von Antigen-Antikörperkomplexen zur Vernichtung des Antigens bei [22].

Plasmazellen

Plasmazellen kommen vor allem im retikulären Bindegewebe wie Lymphknoten, Milz, Knochenmark und in den Schleimhäuten des Eingeweidetrakts vor. Sie werden in geringem Umfang auch im übrigen interstitiellen Bindegewebe angetroffen, besonders bei chronischen Entzündungen. Es handelt sich um licht- und elektronenmikroskopisch auffällige Zellen. Sie besitzen eine abgerundete Zellform und einen exzentrisch gelegenen Kern. Das Kernchromatin zeigt oft eine typische Radspeichenstruktur. Das Cytoplasma erscheint lichtmikroskopisch stark basophil, weil der Zellkörper mit Ausnahme der zentral gelegenen GOLGI-Region vollständig mit rauhem endoplasmatischem Retikulum ausgefüllt ist (Abb. 2.2–17b). Die reife Plasmazelle vermehrt sich nicht mehr und ist ortsständig. Wie schon an dem stark ausgeprägten rauhen endoplasmatischen Reticulum und dem GOLGI-Apparat erkennbar wird, synthetisieren und sezernieren die Plasmazellen reichlich Proteine. Sie sezernieren Immunglobuline (Antikörper) verschiedener Art [5].

Antikörper sind y-förmige Eiweißmoleküle, von denen das eine Ende das spezifische Antigen (z. B. eines Virus) binden kann und das andere Ende sich an eine

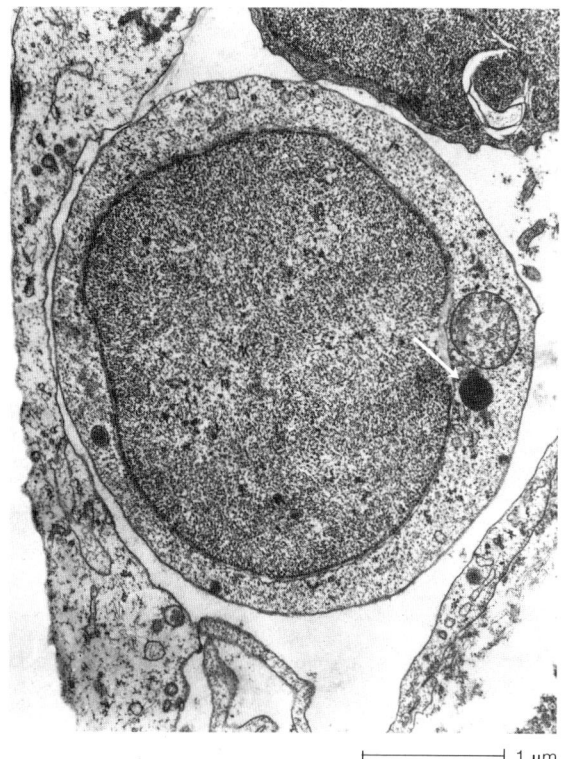

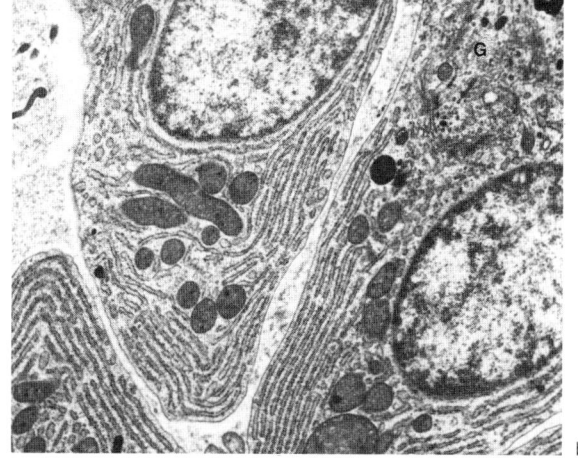

a   b

├─────────────┤ 1 µm   ├─────────────┤ 1 µm

Abb. 2.2–17a. Lymphocyt aus dem Knochenmark des Menschen. Azurophiles Granulum (↓).

Abb. 2.2–17b. Plasmazellen aus dem Lymphknoten des Menschen. Cytoplasma gefüllt mit rauhem endoplasmatischem Reticulum. G = Golgi-Feld (Original: Prof. Dr. W. Schwarz, Berlin).

bestimmte Zelle heftet, wenn diese Zelle den richtigen Rezeptor auf der Oberfläche trägt. Agglutierende Immunglobuline (JgG) verbacken die Antigene selbst miteinander, dann wird der Komplex von phagocytierenden Zellen vernichtet. Cytophile Antikörper lagern sich den Zelloberflächen, die den passenden Rezeptor besitzen, z. B. den Fc-Rezeptor des Makrophagen, an. Der Makrophage erwirbt auf diese Weise die Bindungsfähigkeit für ein spezielles Antigen. Wenn er diesem Antigen im Gewebe begegnet, wird er es phagocytieren und enzymatisch abbauen. Cytophile Antikörper der Gruppe JgE besetzen die Oberfläche von Mastzellen und lösen, wenn sie durch das entsprechende Antigen aktiviert werden, die Freisetzung von Histamin und anderen vasoaktiven Substanzen aus. Cytophile Antikörper aus Plasmazellen der Gruppe JgG können die B-Lymphocyten zur Vermehrung und Umwandlung in Plasmazellen anregen, die dann ihrerseits Immunglobuline sezernieren.

Die reifen Plasmazellen sind Endzellen des lymphatischen Zellsystems, und zwar der B-Lymphocyten. Ein Merkmal dieser B-Lymphocyten ist, daß sie Immunglobuline auf ihrer Oberfläche tragen. Die Herkunft der Lymphocyten leitet sich ab von Mesenchymzellen des Dottersacks. Die Stammzelle beim Erwachsenen ist im Knochenmark zu finden [36]. Von der Stammzelle ausgehend, erfolgt Vermehrung und Diffe-

renzierung zu Lymphocyten (Abb. 2.2–17a), die über den Blutkreislauf im Körper verteilt werden und sich in den lymphatischen Geweben ansiedeln. Durch Antigenstimulation, an der auch Histiocyten beteiligt sind, vermehren sich die Lymphocyten, die dann wandern und über die Zwischenstufe des Plasmoblasten zu reifen Plasmazellen werden können. Sie stehen somit funktionell in Wechselwirkung mit anderen Zellen und sind ein wichtiges Glied im Immunsystem des Menschen.

Mastzellen

Die Gewebsmastzelle kommt im lockeren Bindegewebe der Lunge, des Magens, des Darms, der Haut und im faserigen Bindegewebe der Leber- und Milzkapsel stets in Gefäßnähe vor. Die Zellen sind rund bis oval (Abb. 2.2–18). Das Cytoplasma ist vollgestopft (daher der Name) mit runden basophilen Granula. Die Granula überdecken lichtmikroskopisch den Zellkern und alle anderen Zellstrukturen. Die Zelle besitzt, elektronenmikroskopisch erkennbar, feine Ausläufer, ein nur wenig ausgeprägtes endoplasmatisches Reticulum und einen Golgi-Apparat, der mit der Entstehung der Granula in Beziehung gebracht wird. Die Granula sind von einer Membran umgrenzt. Die Innenstruktur der Granula ist bei den einzelnen Spezies sehr unterschiedlich. Sie kann homogen dicht (vgl. Abb. 2.2–18) sein oder auch fein granulär, lamellär, tubulär oder kristallin erscheinen.

Die Granula enthalten einige biologisch sehr wirksame Stoffe wie Histamin und Heparin, bei der Ratte und Maus auch Serotonin. Histamin und Serotonin sind lokal wirkende Gewebshormone. Histamin und Serotonin erweitern u. a. Kapillaren und wirken auf glatte Muskelzellen. Heparin ist ein sulfatiertes Glykosaminoglykan, das z. B. die Gerinnung des Blutes hemmt. Mastzellen tragen auf ihrer Oberfläche Rezeptoren für cytophile Immunglobuline E (JgE). Wenn der Plasmamembran von außen JgE-Antikörper aufsitzen und dann das ihnen entsprechende Antigen daran gebunden wird, werden die Gewebshormone und das Heparin freigesetzt. Die Mastzellen erscheinen als sehr labile Zellen, die leicht ihre Granula ausstoßen und daher auch nicht einfach zu fixieren sind. Man kann bei der Ratte beobachten, daß ausgestoßene Granula von anderen Bindegewebszellen aufgenommen werden, sie sind dadurch vielleicht noch weiter wirksam. Die Freisetzung der Gewebshormone kann zu einer örtlichen Antwort wie bei der Nesselsucht führen oder, wenn sich die Wirkung weiter ausbreitet, zum anaphylaktischen Schock. Die Mastzellen sind beteiligt an Entzündungsreaktionen und Allergien wie z. B. der Pollenüberempfindlichkeit. Es ist bisher noch schwierig zu erkennen, welches ihre Aufgabe unter normalen Gewebsbedingungen ist.

Die Abstammung der Mastzellen aus dem Mesenchym ist wahrscheinlich, ob aber Mastzellen von jeher ortsständig sind oder ob Vorstufen ins Gewebe eingewandert sind, ist noch offen. Auch das Verhältnis der Mastzellen zu den in vieler Hinsicht ähnlichen basophilen Granulocyten des Blutes ist noch ungeklärt.

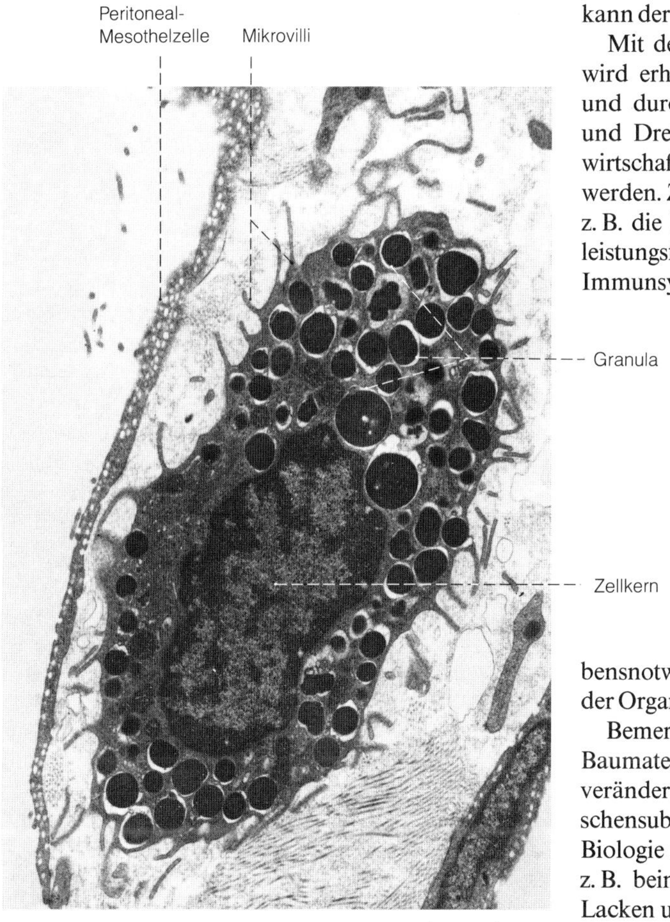

2.2.4 Verteilung und Anordnung des Bindegewebes

Der Entwicklungsschritt in der Phylogenese vom Exoskelett (Chitinpanzer, Muschelkalkschale) zum Endoskelett (Knochengerüst der Wirbeltiere) brachte eine Verbesserung der Lebenschancen für große Organismen. Damit wurden aber auch erhebliche Anforderungen an das skelettale Baumaterial gestellt, denn seine drei Grundaufgaben Verbinden, Stützen und Schützen waren nunmehr getrennt voneinander zu lösen. Der Außenpanzer kann gleichzeitig stützen – indem er weitgehend undurchdringlich ist –, schützen, und er kann der Aufhängung der inneren Organe dienen.

Mit der Verlagerung der Stützfunktion nach innen wird erheblich an Material und Gewicht eingespart, und durch geeignete Abstimmung von Schwerpunkt und Drehmomenten kann auch eine ausgiebige und wirtschaftliche Beweglichkeit des Lebewesens erreicht werden. Zum Schutz sind aber neue Einrichtungen, wie z. B. die Haut mit ihren Anhangsgebilden, sowie eine leistungsfähige Phagocytose und ein leistungsfähiges Immunsystem erforderlich. Darüber hinaus müssen le-

Peritoneal-Mesothelzelle Mikrovilli

Granula

Zellkern

├─────┤ 1 μm

Abb. 2.2–18. Gewebsmastzelle aus dem Mesenterium der Ratte. ZK = Zellkern; P = Peritoneal-Mesothelzelle; M = Mikrovilli; G = Granula.

bensnotwendige Versorgungs- und Haltefunktionen der Organe erfüllt werden.

Bemerkenswert ist nun, daß die Grundstruktur des Baumaterials hinsichtlich des Stützens und Haltens unverändert eine Mischung aus Hochpolymeren und Zwischensubstanz geblieben ist, wie sie auch außerhalb der Biologie in der Physik und der Technik zu finden ist, z. B. beim Kautschuk, bei Kunstfasern, Klebstoffen, Lacken u. v. a. Die technischen Materialen sind weitgehend eine homogene Mischung beider Phasen, während die biologischen Materialien im allgemeinen heterogene Mischungen in örtlich optimaler Anpassung sind. Die biologischen Materialien sind den technischen daher oft weit überlegen. Bei beiden ist die Außenleistung eine Folge innerer mechanischer Vorgänge. Diese Zusammenhänge werden von der Rheologie beschrieben, einem Wissenschaftszweig, der sich in der Biologie des Bindegewebes erst zu entfalten beginnt [14]. Die Rheologie befaßt sich mit der Verformung von Körpern, mit Elastizität und Viskosität, reversiblem und irreversiblem Fließen.

Für verschiedene Bindegewebsformationen sind die hochpolymeren Fibrillen mit ihrer Dicke, Packung, Ordnung, Streckung und Flexibilität und die Grundsubstanz, in die sie eingebettet sind, mit ihrer Fließeigenschaft, Fähigkeit der Verformung, der Zähigkeit und Nachgiebigkeit für die Materialeigenschaften verantwortlich. Daraus geht hervor, daß insbesondere auch zeitliche Parameter in diese Eigenschaften eingehen. Eine Herleitung aller rheologischen Eigenschaften der Bindegewebe aus den Gegebenheiten im molekularen Bereich ist im einzelnen heute noch nicht möglich. Man muß sich mit einer Gegenüberstellung wie in Tabelle 2.2–4 begnügen.

Man kann rheologisch drei Grundtypen von Bindegewebe unterscheiden: lockeres Bindegewebe, straffes Bindegewebe und zusammengesetzte Bindegewebsapparate.

2.2.4.1 Lockeres Bindegewebe

Das lockere Bindegewebe besitzt relativ wenige Fasern in einer reichlichen Grundsubstanz. Die Fasern verlaufen gewellt und sind gut in der umgebenden Masse beweglich. Die Verformungsgeschwindigkeit des Ganzen wird vor allem durch die Zähigkeit der Grundsubstanz bestimmt. Festigkeit wird dadurch gegeben, daß die Fasern sich überkreuzen und bei Verformung gegeneinander gepreßt werden.

Dieses Gewebe wird vielfach zur Umhüllung und Befestigung von Organen und Skeletteilen verwendet. Die Fibrillen verlaufen dabei immer tangential zu den Oberflächen. Die Umwicklungen sind im allgemeinen hierarchisch gestaffelt. Eine kleine Einheit, eine Muskelfaser, eine Nervenfaser, ein Chondron wird zuerst einzeln umhüllt, dann werden mehrere zu einem Bündel oder einer Gruppe zusammengefaßt. Bei der Muskulatur werden dann mehrere Bündel von Bindegewebe zu einem Muskel zusammengepackt, mehrere Muskeln erhalten eine gemeinsame Scheide und schließlich werden alle Muskeln einer Extremität wieder von einer Gliedmaßenfaszie umhüllt. Die einzelnen Bindegewebshüllen können eigene Namen tragen, z. B. Endo-, Peri-, Epimysium usw. Dieser hierarchischen Verpackung entsprechend ändert sich auch die innere Zusammensetzung des Verpackungsmaterials.

Als Umhüllungen feinster Art um Muskelfasern, Drüsenbläschen, Fettzellen und kleine Gefäße finden wir die Basallamina und die Perizellularlamina. Es schließen sich retikuläre Fasern an; außen herum sind dann Kollagenfasern vom Typ I gelegt. Bei den Hüllen höchster Ordnung, die ganze Organe umfassen, drängen sich die Fasern so dicht zusammen, daß das Binde-

gewebe weniger in sich verschieblich wird und damit in das straffe Bindegewebe übergeht.

Die Grundsubstanz des lockeren Bindegewebes hat als zweite Aufgabe die Passage von Stoffwechselprodukten zu gewährleisten. Zwischen den Organzellen und den Blutkapillaren befindet sich das lockere Bindegewebe, durch das diese Stoffe hindurch müssen. Der Ausdruck interstitielles Bindegewebe besagt, daß dieses Bindegewebe mit den Blutgefäßen, Lymphgefäßen und Nerven bis an die Organzellen heran in alle Zwischenräume hineindringt. Das lockere Bindegewebe ist für die Ernährung des Organs und seine normale Funktion daher von großer Bedeutung. Bei krankhafter Vermehrung des Kollagens (Fibrosierung, Sklerosierung) im interstitiellen Bindegewebe, etwa bei der Leber, wird die Organfunktion eingeschränkt oder sogar aufgehoben.

2.2.4.2 Straffes Bindegewebe

Das straffe Bindegewebe enthält viele Fasern mit großem Durchmesser in dichter Packung in nahezu paralleler Ordnung. Die Grundsubstanz ist nur spärlich vorhanden, fast auf eine Gleit- und Kittschicht reduziert. Für die Haupteigenschaften des Gewebes sind die Fasern verantwortlich.

Wird eine Sehne unter Zug gesetzt, so wird zunächst nur die Wellung der Fibrillen ausgeglichen, dabei spielen die Widerstände der Zwischenräume, ihre Viskosität und ihre Plastizität eine Rolle. Wird die Sehne weiter gedehnt, so gleiten die Fibrillen aneinander vorbei, strecken sich, pressen sich aneinander; dabei wirkt sich die Viskosität und Elastizität der Kittsubstanz ebenso wie die Querelastizität der Fasern aus. Bei weiterer Dehnung werden die Kräfte auf die Bindungen zwischen den Molekülen übertragen; je mehr intermolekulare Querbrücken vorhanden sind, desto stärker ist der Zusammenhalt. Für eine geringe Längenänderung ist nunmehr eine erhebliche Vergrößerung der Zugkraft erforderlich. Dies ist der Arbeitsbereich der Sehne. Überschreitet die Zugkraft die Fähigkeit der Sehne zur elastischen Speicherung, so gehen die intermolekularen Bindungen auf und das System beginnt zu fließen und zu zerreißen.

Obwohl die Fasern beim straffen Bindegewebe schon im Ruhezustand eine recht genaue Ausrichtung in Zugrichtung aufweisen, ist doch noch ein Rest von gegenseitiger Umwindung der Fibrillen und tangentialer Haftung wie beim lockeren Bindegewebe vorhanden. Dies gilt für eindimensionale Ausrichtungen wie bei Sehnen und Bändern und für zweidimensionale Zugrichtungen wie bei Aponeurosen, Kapseln von Gelenken und Organen, der Dura, der Sklera und dem Herzbeutel.

2.2.4.3 Bindegewebsapparate

Bei den bindegewebigen Apparaten sind die verschiedenen Bindegewebstypen zu einer höheren Funktionseinheit zusammengefaßt. Gelenke, Bandscheiben und das Auge mögen als Beispiele dienen. Für die bewegliche Verbindung von Körperteilen wirken Synovia, eine Interzellularsubstanz ohne Fasern, die Hyaluronsäure enthält, druckfester hyaliner Knorpel, der den Knochenenden aufsitzt, und zugfeste Gelenkkapsel aus straffem Bindegewebe zusammen. Die Gelenke stehen über Jahrzehnte unter Dauerbelastung. Sie führen komplizierte Bewegungsabläufe ohne Totgang aus.

Bandscheiben müssen als Stoßdämpfer wirken. Sie werden durch den wulstigen Rand der Wirbelkörper und kollagenen Längsbänder in ihrem Lager gehalten. Der Kern der Bandscheibe besteht aus dem gallertartigen Nucleus pulposus, der reich an Glykosaminoglykanen ist. Er wird umfaßt vom Annulus fibrosus mit einer faserknorpeligen Innenzone und einer lamellierten kollagenfaserigen Außenzone. Die Größe der Bandscheibe ist weitgehend den auftretenden Druckbelastungen angepaßt.

Für das Sehen sind rasche Bewegungen des Augapfels um drei Achsen ohne Änderungen seiner Form und seines Innendrucks notwendig. Ein Teil der Materialien muß durchsichtig sein. Die Cornea, der Glaskörper und die Sklera sind hochspezialisierte Bindegewebsformen, die die Leistungsfähigkeit des Bindegewebes besonders deutlich machen.

2.2.5 Regulation des Bindegewebes

Bei einzelligen Organismen dient die Abgabe von Proteinen und komplexen Kohlenhydraten auf die äußere Oberfläche der Regulation des Durchtritts von Ionen und Metaboliten durch die Zellmembran [39]. Diese Substanzen sind wegen ihrer besonderen histomechanischen Eigenschaften in der Evolution weiter als Stütz-, Binde- und Schutzmaterialien verwandt worden. Eine regulatorische Wirkung besitzen Kollagen, Glykosaminoglykane und strukturelle Glykoproteine aber auch noch bei den Zellen der Wirbeltiere. Sie haben während der embryonalen Entwicklung einen Einfluß auf die Zelldifferenzierung [3], [4], [24], [35], [37]. Sie regulieren Zellvermehrungen [18], Synthese von Kollagen und Proteoglykanen [13], [27] und bestimmen die Zellform und die Zellbewegungen [15]. Die Interzellularsubstanzen beeinflussen wesentlich das perizelluläre Milieu und damit auch ihre eigene Herstellung. Ort der Wechselbeziehungen zwischen Zelle und extrazellulärer Matrix ist die äußere Oberfläche der Zellmembran. Die Substanzen kontrollieren die Zugänglichkeit zu Zelloberflächenrezeptoren und den Durchtritt von Flüssigkeiten und Nährstoffen durch die Zellmembran [34].

Die Bindegewebszellen werden von Syntheseprodukten und Mediatoren benachbarter Zellen beeinflußt [33], [41], aber auch durch Hormone von einem entfernter gelegenen Ort. Wie man aus Beobachtungen bei endokrinen Störungen schließen kann, sind einige Hormone zur Aufrechterhaltung des normalen Bindegewebsstoffwechsels notwendig. Die Gewebe sind jedoch in verschiedenem Ausmaß von den Hormonen abhängig; Speziesunterschiede und Geschlechtsspezifität sind deutlich vorhanden.

Von Bedeutung für das Bindegewebe sind die Glukokortikoide, das Schilddrüsenhormon, das Wachstumshormon, Insulin, Geschlechtshormone und die auf den Knochen wirkenden Hormone Parathyrin und Kalzitonin. Um einen Hinweis auf die Bedeutung der Hormone für das Bindegewebe zu geben, sollen einige Wirkungen angeführt werden.

Die Glukokortikoide hemmen die Kollagensynthese und in höheren Konzentrationen auch die Synthese von Hyaluronsäure und von sulfatierten Glykosaminoglykanen. Beim Mangel an Schilddrüsenhormon kommt es zum Krankheitsbild des Myxödems mit einer ödematösen schleimigen Aufquellung der Haut. Im subepidermalen Bindegewebe sammelt sich vermehrt Hyaluronsäure an, vor allem weil ihr Abbau verzögert ist [26]. In den Gefäßwänden ist die Hyaluronsäure jedoch nicht vermehrt [2] vorhanden.

Das Wachstumshormon bewirkt indirekt über Somatomedine eine Zunahme der Zellgröße, Steigerung der Proliferationsrate und Aktivierung der Synthese von Interzellularsubstanzen [8], [40]. Insulin erhöht die Proteoglykansynthese wahrscheinlich über Beeinflussung des Glukosestoffwechsels [6].

Männliche Geschlechtshormone fördern mit der allgemeinen Eiweißsynthese auch die des Kollagens in der Haut [28], während Östradiol eine Abnahme des Kollagengehalts in der Haut bewirkt [29]. In der Aortenwand erhöhen Geschlechtshormone, die weiblichen mehr als die männlichen, den Umsatz und Abbau von Elastin und Kollagen [7]. Den weiblichen Geschlechtshormonen wird daher eine gewisse Schutzwirkung vor Arteriosklerosebildung zugesprochen [12].

2.2.6 Reaktionsweise des Bindegewebes

Das Bindegewebe hat die Fähigkeit, sich veränderten mechanischen Bedingungen anzupassen. Sehnen, Bänder, Aponeurosen werden bei erhöhter Zugbeanspruchung dicker und fester. Dabei nehmen die elastischen Fasern im gleichen Verhältnis wie die kollagenen Fasern zu. Eine Sehne kann sich verlängern, wenn sie ständig unter zu hoher Spannung steht, oder sie kann sich bei dauernder Entspannung verkürzen. Die Fasern streben einen mittleren Spannungszustand an. Diese Autoregulation verhindert das Auftreten von Totgang beim Bewegungsablauf. Andererseits ist zu beachten, daß bei Ruhigstellung eines Gelenks, etwa in Beugestellung, sich die Gelenkkapsel auf der Streckseite verlängert, auf der Beugeseite verkürzt und damit die Gefahr einer späteren Bewegungseinschränkung entsteht.

Das Bindegewebe hat noch im weiteren Sinn die Fähigkeit zur Selbstregulation. Es kann nach Verlust aus sich heraus regenerieren. Die Störung mag durch eine physikalische oder chemische Schädigung oder durch Mikroorganismen oder durch eine Antigen-Antikörper-Reaktion hervorgerufen sein, es kommt zu einer relativ einheitlichen Reaktion: zur Entzündung. Die Entzündungsreaktion wird von Entzündungsmediatoren ausgelöst und unterhalten, die auf die Mikrozirkulation wirken. Es kommt zur Gefäßerweiterung, erhöhter Gefäßdurchlässigkeit, Ansammlung von Blutflüssigkeit im Gewebe und Einwanderung von Zellen in das Entzündungsgebiet. Es findet eine Auseinandersetzung mit dem schädigenden Agens, eine Verflüssigung der Interzellularsubstanz und ein Abräumen der zugrunde gegangenen Zellen statt. Eine Vielzahl von Faktoren von Bindegewebszellen und Blutzellen, aus Zellen freigesetzten Mediatoren (Histamin, Serotonin, lysosomale Enzyme, Prostaglandine, Lymphokinine) und Mediatoren aus dem Blut wie die Komplementfaktoren wirken zusammen [12], [23]. Durch den akuten Entzündungsprozeß wird das umliegende Bindegewebe angeregt, sich zu vermehren. Der Heilungsprozeß verläuft in den verschiedenen Geweben im Prinzip ähnlich. Wenn ein größerer Verlust entstanden ist, bildet sich ein gut zu beobachtendes Granulationsgewebe aus. Das Granulationsgewebe entsteht durch einsprossende Kapillaren, deren Zellen sich vermehren und mit der Ablagerung von Kollagentyp IV, V und III und Glykosaminoglykanen beginnen [10]. Fibroblasten, die sich aus den Zellen der Gefäße herleiten oder aus der Umgebung abgewandert sind, vermehren sich ebenfalls und geben Interzellularsubstanzen ab. Es treten Myofibroblasten auf, die durch ihre Kontraktion die Wundränder zusammenziehen sollen und damit vielleicht helfen, den Defekt zu verschließen. Die Produktion von Kollagenfasern kann leicht über das ursprünglich vorhandene Maß hinausgehen. Die Kapillarisierung des Granulationsgewebes bildet sich zurück, und es entsteht das kollagenreiche, weißlich schimmernde Narbengewebe. Das Narbengewebe ist im allgemeinen den geforderten mechanischen Belastungen gewachsen. Der akute Entzündungsprozeß mündet jedoch nicht immer in ein ruhendes Narbenstadium ein. Der Prozeß kann entgleisen und in eine chronische Entzündung übergehen.

Literatur

[1] BIERMANN, A., D. G. v. KEYSERLINGK: Ultrastructure of reticulum cells in the bone marrow. Acta anat. 100 (1978), 34–43

[2] BROSNAN, M. E., O. V. SIREK, A. SIREK, K. PRZYBYLSKA: Action of growth hormone and thyroxine on aortas of hypophysectomized dogs. Diabetes 22 (1973), 243–250

[3] CHEN, L. B.: Alteration in cell surface LETS protein during myogenesis. Cell 10 (1977), 393–400

[4] CRITCHLEY, P. R., M. A. ENGLAND, J. WAKELY, R. O. HYNES: Distribution of fibronection in the ectoderm of gastrulating chick embryos. Nature 280 (1979), 498–500

[5] DAVID, J. R., E. J. GOETZL, K. F. AUSTEN: Immunology in Pathophysiology. The biological principles of disease (eds.: L. H. SMITH, S. O. THIER). Saunders, Philadelphia 1981, 165–266

[6] DORFMAN, A., S. SCHILLER: Effects of hormones on the metabolism of acid mucopolysaccharides of connective tissue. Recent Prog. Horm. Res. 14 (1958), 427–456

[7] FISCHER, G. M., M. L. SWAIN: In vivo effects of sex hormones on aortic elastin and collagen dynamics in

castrated and intact male rats. Endocrinology 102 (1978), 92–97

[8] FROESCH, E. R., J. ZAPF, C. MEULI, M. MÄDER, M. WALDVOGEL, U. KAUFMANN, B. MORELL: Biological properties of NSILA-S. In: R. LEVINE, R. LUFT (Hg.): Advances metabolic disorders. Acad. Press, New York 1975, Vol. 8, 211–239

[9] GAY, S.: The immunology of collagen. In: B. WAGNER, R. FLEISCHMAYER (Hg.): Monographs in Pathology. Connective tissue and diseases of connective tissue. Williams & Wilkins, Baltimore 1982, 1–9

[10] GAY, S., E. J. MILLER: Collagen in the physiology and pathology of connective tissue. Fischer, Stuttgart 1978

[11] GREILING, H.: Struktur und Stoffwechsel von Biopolymeren des Bindegewebes als Grundlage der Biomechanik von Bindegewebssystemen. In: Neue Gesichtspunkte zu den Folgen der chronischen Polyarthritis. Byk Gulden, Pharmazeutika, Konstanz 1974, 25–39

[12] GREILING, H., A. GRESSNER, K. KLEESIK: Pathobiochemie und Pathophysiologie des Bindegewebes. In: Handbuch der Inneren Medizin (im Druck)

[13] HANDLEY, C. J., P. R. BROOKS, D. A. LOWTHER: Extracellular matrix metabolism by chondrocytes. VI Concomitant depression by exogenous levels of proteoglycan of collagen and proteoglycan synthesis by chondrocytes. Biochim. Biophys. Acta 544 (1978), 441–444

[14] HARTMANN, F.: Physikalische Eigenschaften der Biopolymere von Bindegeweben als Grundlage der Biomechanik von Bindegewebssystemen. In: Neue Gesichtspunkte zu den Folgen der chronischen Polyarthritis. Byk Gulden, Pharmazeutika, Konstanz 1974, 41–59

[15] HAY, E. D.: Interaction of embryonic cell surface and cytoskeleton with extracellular matrix. Amer. J. Anat. 165 (1982) 1–12

[16] HEYDEN, V. H. W.: Die ortsständigen Knochenmarkzellen. In: W. QUEISSER (Hg.): Das Knochenmark, Morphologie-Funktion-Diagnostik. Thieme, Stuttgart 1978, 99–107

[17] KNESE, K.-H.: Stützgewebe und Skelettsystem. In: W. v. MÖLLENDORF, W. BARGMANN (Hg.): Handbuch der mikroskopischen Anatomie des Menschen. II/5. Springer, Berlin 1979, 117–224

[18] KRAEMER, P. M.: Heparan sulfate of cultured cells. II. Acidsoluble and precipitable species of different cell lines. Biochemistry 10 (1971), 1445–1451

[19] KRANE, S. M.: Connective tissue in pathophysiology. The biological principles of disease (eds.: L. H. SMITH, S. O. THIER). Saunders, Philadelphia 1981, 755–781

[20] LÜTJEN-DRECOLL, E., J. W. ROHEN: Besonderheiten bindegewebiger Strukturen im Bereich des vorderen Augensegmentes. Verh. Anat. Ges. 75 (1981), 147–155

[21] MATHEWS, M. B.: Connective tissue, macromolecular structure and evolution. In: A. KLEINZELLER, G. F. SPRINGER, H. G. WITTMANN (Hg.): Molecular Biology, Biochemistry and Biophysics 19. Springer, Berlin 1975

[22] MEURET, G.: Das monozytäre Zellsystem. In: W. QUEISSER (Hg.): Das Knochenmark. Morphologie-Funktion-Diagnostik. Thieme, Stgt. 1978, 192–208

[23] PEACOCK, E. E., W. VAN WINKLE: Wound Repair. 2. Edition. Saunders, Philadelphia 1976

[24] PENNYPACKER, J. P., J. R. HASSELL, M. K. YAMADA, R. M. PRATT: The influence of an adhesive cell surface protein on chondronergic expression in vitro. Exp. Cell Res. 121 (1979), 411–415

[25] RUOSLAHTI, E., E. ENGVALL, E. G. HAYMAN: Fibronectin: Current concepts of its structure and function. Cell Res. 1 (1981), 95–128

[26] SCHILLER, S., G. A. SLOVER, A. DORFMAN: Effect of the thyroid gland on metabolism of acid mucopolysaccharides in skin. Biochim. Biophys. Acta 58 (1962), 27–33

[27] SCHWARTZ, N. B., A. DORFMAN: Stimulation of chondroitin sulfate proteoglycan production by chondrocytes in monolayer. Connect. Tissue Res. 3 (1975), 115–122

[28] SMITH, Q. T., D. J. ALLISON: Cutaneous collagen and hexosamine and femur collagen of testosterone propionate treated rats of various ages. Biochem. Pharmacol. 14 (1965), 709–720

[29] SMITH, Q. T., D. J. ALLISON: 17β-estradiol decreases total skin collagen. Acta Endocrinol. (Kbh) 53 (1966) 598–610

[30] STAUBESAND, J.: Intracellular collagen in smooth muscle: The fine structure of artificially occluded rat artery and ureter, and of human varicose and arteriosclerotic vessels. Beitr. Path. 191 (1977), 187–193

[31] STAUBESAND, J.: Mediadysplasie und Arteriosklerose. Elektronenmikroskopische und biochemische Untersuchungen. Therapiewoche 32 (1982), 851–877

[32] STEINMAN, R. M., J. S. MELLMAN, W. A. MULLER, Z. A. COHN: Endocytosis and the recycling of plasma membrane. J. Cell Biol. 96 (1983), 1–27

[33] TAKEUCHI, J.: Growth-promoting effect of acid mucopolysaccharides on Ehrlich ascites turnover. Cancer Res. 26 (1966), 797–802

[34] TAKEUCHI, J., M. SOBNE, M. SHAMOTOT, M. YOSHEDA,

E. SATO, J. LEIGHTON: Cell surface. Glycosaminoglycans of cell line MDCK derived from canine kidney. Cancer Res. 37 (1977), 1507–1512

[35] TOOLE, B. P.: Morphogenic role of glycosaminoglycans (acid mucopolysaccharides) in brain and other tissues. In: S. H. BARONDES (ed.): Neuronal Recognition. Plenum Publishing Coop. New York 1976, 275–329

[36] TREPEL, F.: Die lymphatischen Zellen. In: W. QUEISSER (Hg.): Das Knochenmark. Morphologie-Funktion-Diagnostik. Thieme, Stuttgart 1978, 108–134

[37] WEST, C. M., R. LANZA, J. ROSENBLOOM, M. LOWE, H. HOLTZER: Fibronectin alters the phenotypic properties of cultured chick embryo chondroblast. Cell 17 (1979), 491–501

[38] WILLIAMS, P. L., R. WARWICK: Grays's Anatomy. 36th Edition. Livingstone, Edinburgh 1980

[39] WILLMER, E. N.: Cytology and Evolution. 2nd Edition. Acad. Press, New York 1970

[40] WYK, J. J. VAN, L. E. UNDERWOOD, R. L. HINTZ, D. R. CLEMMONS, S. J. VIONA, R. P. WEAVER: The somatomedins: a family of insulin like hormones under growth hormone control. In: R. O. GREEP (ed.): Recent progress in hormone research, vol. 30. Acad. Press, New York, 1974, 259–318

[41] YAMAMOTO, K., H. TERAYAMA: Comparison of cell coat acid mucopolysaccharides of normal liver and various acsites hepatoma cells. Cancer Res. 33 (1973), 2257–2264

2.3 Fettgewebe

DIEDRICH GRAF VON KEYSERLINGK

2.3.1 Einleitung

Das Gewicht des Fettes beträgt 11–17 kg bei einem normal schweren Mann von 70 kg. Bei der Frau ist der Gewichtsanteil etwa 12% höher. Das Fettgewebe enthält 80% der Energiereserven des Körpers [1]. Der hohe Energiegehalt des Fettes beruht auf dem geringen Anteil von Sauerstoff im Molekül und der kompakten Ablagerungsform als wasserfreies Neutralfett in den Fettzellen. Das Fettgewebe ist einerseits ein von der Nahrung abhängiges Stoffwechselorgan, andererseits ein wichtiges Stützgewebe im Körper.

Man unterscheidet weißes und braunes Fettgewebe. Das braune Fettgewebe kommt beim Menschen nur an einzelnen Stellen embryonal vor. Man findet es besonders bei Winterschläfern wie dem Igel und dem Eichhörnchen, aber auch bei der Ratte und der Maus.

Das sog. weiße Fett erscheint beim Menschen durch die im Fett gelösten Lipochrome gelblich.

2.3.2 Morphologie und Entwicklung

Das Fettgewebe setzt sich aus kleinen Fettläppchen zusammen, einer Einheit von Gefäßverzweigungen, Anhäufungen von Fettzellen und Interzellularsubstanzen (Abb. 2.3–1). Die Läppchen entwickeln sich im em-

bryonalen Mesenchym beim Menschen von der 26.–30. Woche an aus sog. Primitivorganen [4]. Die Primitivorgane des Fettgewebes sind ovoide Knäuel von Kapillaren, die sich vom umgebenden Bindegewebe absetzen. Zwischen den Kapillaren liegen Zellen, die

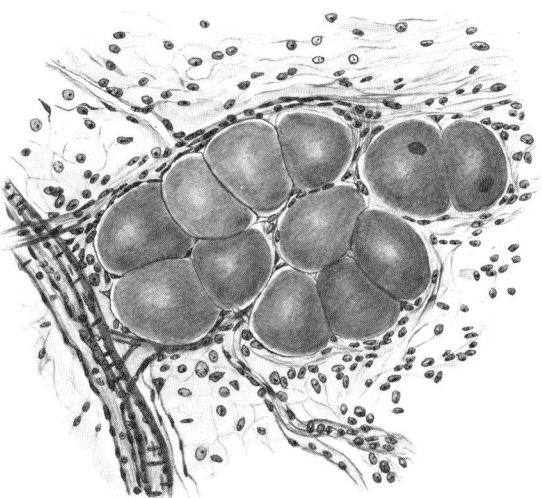

Abb. 2.3–1. Fettläppcheneinheit, bestehend aus Fettzellen, Kapillaren und Interzellularsubstanzen. Vergrößerung ca. 200fach (nach BENNINGHOFF).

sich vermehren. Die Primitivorgane haben in der Subkutis und in der Körpertiefe etwa die gleiche Größe. Mit der Differenzierung zu Fettzellen verlieren die Zellen ihre Teilungsfähigkeit. Die ersten Fettzellen treten im Zentrum des Primitivorgans auf, dann schreitet die Differenzierung von zentral nach peripher fort. Mit der Einlagerung von Fett in der Zelle bildet sich eine perizelluläre Basallamina aus. Es treten Retikulin- und Kollagenfibrillen auf. Damit sind alle Charakteristika eines Fettläppchens gegeben [3]. Benachbarte Fettläppchen stoßen bei ihrer Vergrößerung aneinander; so bilden sie geschlossene Fettkörper und Fettschichten.

Die Vergrößerung des Fettgewebes ist vor allem eine Folge der Vergrößerung der einzelnen Fettzellen. Der Durchmesser einer weißen Fettzelle kann um das 7–10fache anwachsen, dadurch steigt das Volumen des ganzen Gewebes um das 300–1000fache [1]. Die Zahl der Fettzellen im Körper ist wahrscheinlich weitgehend konstant, genetisch festgelegt, wie es ähnlich für Skelettmuskelfasern gilt. Allerdings konnte bisher noch nicht eindeutig ausgeschlossen werden, daß bei starker Fettsucht nicht doch noch neue Fettzellen hinzukommen.

Während der Embryonalzeit kann Blutbildung in den Primitivorganen stattfinden. Ein Nebeneinander von Blutbildung und Fettgewebe bleibt zeitlebens beim Erwachsenen im Knochenmark bestehen. Wenn die Knochenmarkshöhle während des Körperwachstums für den Bedarf der Hämopoese zu groß wird, füllt das Fettgewebe den nicht benötigten Raum aus. Bei Erkrankungen des blutbildenden Gewebes kann das rote Knochenmark das gelbe Fettmark verdrängen. Bei Leukämien kommt es auch zur extramedullären Blutbildung im Fettgewebe.

Wenn infolge Mangelernährung das Fettgewebe alles Fett abgegeben hat, bleibt dennoch das Grundgerüst der Läppchen mit den Kapillaren, den Interzellularsubstanzen und auch den Zellen – größer als die ursprünglichen Mesenchymzellen – lange Zeit erhalten. Bei neuem Fettangebot wird sofort wieder Fett eingelagert.

Ob es neben der beschriebenen Histogenese auch eine Fettgewebsentstehung beim Erwachsenen durch direkte Umwandlung von Bindegewebszellen in Fettzellen mit Rückbildung wieder in Bindegewebszellen gibt, entsprechend der Auffassung von FLEMMING (1879), ist bisher aber weder bewiesen noch widerlegt [4].

2.3.3 Lipocyten

Eine eindeutige Diagnose Fettzelle kann auch elektronenmikroskopisch erst erstellt werden, wenn sich Fett in der Zelle angesammelt hat; es gibt kein anderes morphologisches Merkmal. Im frühen Stadium ist die Zelle lang gestreckt, und Fetttröpfchen werden an einem Zellende sichtbar (Abb. 2.3–2). Die Zelle rundet sich ab, und die Fetteinlagerungen fließen zu größeren Tröpfchen zusammen. Beim braunen Fettgewebe ver-

bleibt der Zellkern in der Mitte, die Tröpfchen lagern sich rundum (Abb. 2.3–2): plurivakuoläre Fettzelle. Beim weißen Fettgewebe fließt das Fett lichtmikroskopisch zu einer einzigen Kugel in der Mitte zusammen, der Zellkern wird an den Rand gedrängt, und das Cytoplasma wird zu einem schmalen Saum entlang der Plasmamembran ausgezogen: univakuoläre Fettzelle. Im Übergang erscheint auch eine weiße Fettzelle plurivakuolär (Abb. 2.3–2). Eine weiße univakuoläre Fettzelle, im Äquatorialschnitt mit Zellkern getroffen, sieht wie ein Siegelring aus, insbesondere, wenn das Fett durch Xylol oder andere Fettlösungsmittel bei der histologischen Aufbereitung herausgelöst wurde.

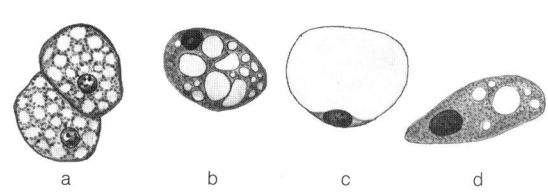

Abb. 2.3–2. Fettzellen der Ratte:
a = braunes Fett mit kleinen Fettvakuolen um den Kern; plurivakuoläres Fett
b = weiße Fettzelle in einem plurivakuolären Stadium
c = Siegelringform, univakuolär
d = Frühstadium oder entspeicherte Fettzelle (nach BENNINGHOFF).

Eine weiße Fettzelle kann einen Durchmesser bis zu 160 µm erreichen (z. B. bei der Gänsemast). Sie enthält zahlreiche Mitochondrien, endoplasmatisches Reticulum, mikropinocytotische Vesikel und im Frühstadium Glykogen. Eine braune Fettzelle enthält darüber hinaus mehr Mitochondrien und Glykogen. Das Cytochrom C in den Mitochondrien – notwendig für die Oxidation der Fette – (s. am Ende des Kap.) ist für die braune Farbe verantwortlich.

2.3.4 Stützfunktion, physikalische Eigenschaften

Die Fettzellen wirken wie kleine druckelastische Kugeln, denn sie sind im Innern prall mit Fett gefüllt und von einer relativ festen Basallamina umhüllt. Die Basallamina wird verstärkt durch die aufliegenden Retikulinfibrillen (Abb. 2.3–3). Mehrere Fettzellen werden von dickeren Kollagenfibrillen in Gruppen zusammengefaßt (Abb. 2.3–3). Im Fettgewebe sind die Fettzellen durch die enge Lagerung im allgemeinen zu Polyedern zusammengedrückt. Durch den Kontakt muß bei Verformung einer Zelle die Nachbarzelle folgen. Jede Auslenkung aus der Kugelform und dann weiter aus der Form eines gleichseitigen Polyeder bedeutet eine Oberflächenvergrößerung und damit Dehnung der Basallamina.

Wenn Druck von außen einwirkt, pflanzen sich Zelldeformation, Basallamina- und Fibrillendehnung so weit ins Innere des Gewebes fort, bis der Druck elastisch aufgefangen ist; so erklärt sich die Druckpolste-

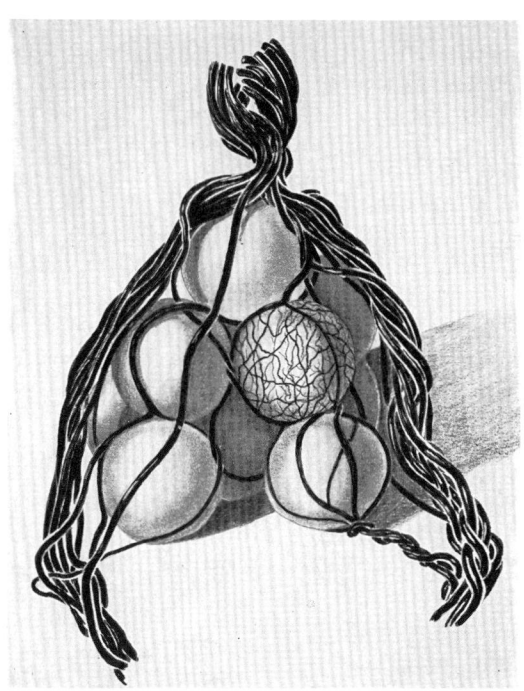

Abb. 2.3–3. Das Gefüge von Fettzellen, Retikulin auf der Zelloberfläche und Kollagenfasern (nach Laubinger).

rung des Fettgewebes. Mit dem andauernden Druck, unter dem das Gewebe steht, variiert die Ausbildung der kollagenen Umhüllungen. Das Fettgewebe an der Fußsohle ist besonders kollagenreich. Wenn die Zellen keinem hohen Druck ausgesetzt sind und sich nur gegenseitig stützen, ist das Retikulingerüst nur sehr zart ausgebildet.

Faserreiches, mechanisch belastetes Fettgewebe nennt man *Baufett*. Es kommt an der Fußsohle, im Handteller, am Kniegelenk, in der Augenhöhle und als Wangenfettpfropf bei Säuglingen vor. Baufett wird erst bei schweren Hungerzuständen für den Stoffwechsel mobilisiert.

Speicherfett dagegen füllt Nischen im Körperinnern aus und liegt als Panniculus adiposus unter der Haut. Je nach momentaner Stoffwechselsituation wird Fett in diese Gewebe eingelagert oder freigesetzt. Unter der Haut gelegen, wirkt Fett wegen seiner schlechten Wärmeleitfähigkeit auch als Kälteschutz. Das spezifische Gewicht von Fett ist relativ niedrig, was sich günstig auf das Gesamtgewicht des Organismus auswirkt.

2.3.5 Stoffwechselfunktion

Darmepithelien, Leber und Fettgewebe sind für die Aufnahme, den Umsatz und die Speicherung des Körperfettes verantwortlich. In der Nahrung und im Fettgewebe liegt das Fett vor allem als Neutralfett vor. Ein Molekül Neutralfett enthält drei Fettsäuren, häufig Palmitin-, Stearin- und Ölsäure, die an Glycerol esterartig gebunden sind. Die Neutralfette oder Triglyceride sind

wasserunlöslich und können nicht – nur ihre Spaltprodukte – in Zellen aufgenommen werden (Abb. 2.3–4). Aufgrund der Unlöslichkeit in Wasser werden die Triglyceride in einem Gemisch mit Proteinen in elektronenmikroskopisch erkennbaren Kügelchen in der Lymphe und im Blut transportiert. Die Darmepithelien verwandeln die aufgenommenen Triglycerid-Spaltprodukte wieder in Triglyceride und geben diese als Chylomikronen an die Darmlymphe ab. Die Chylomikronen, die dann ins Blut gelangen, sind Fett-Eiweiß-Kügelchen mit einem Durchmesser von 50–800 nm. Die Leberzellen synthetisieren Fett aus Kohlenhydraten und nehmen freie Fettsäuren aus dem Blut auf. Sie geben Triglyceride in Form von VLDL (*Very Low Density Lipoprotein*) ab; Kugeln mit einem Durchmesser von 30–80 nm [1], [5].

Fett gelangt in das Fettgewebe über Chylomikronen und VLDL (Abb. 2.3–4). Die Lipoprotein-Kugeln werden an der Oberfläche der Kapillarendothelien festgehalten. Eine Lipoprotein-Lipase setzt dann aus den Triglyceriden Fettsäuren frei, die durch die Endothelzellen und den Interzellularraum – elektronenmikroskopisch nicht direkt sichtbar – zu den Fettzellen gelangen. In den Fettzellen erfolgt wiederum Veresterung zu Triglyceriden, wenn Glycerol in der Zelle vorhanden ist.

Das Glycerol stammt aus Glukose, die nur mittels Insulin in die Zelle gelangen kann. Dieses Hormon ist daher für die Lipogenese ein notwendiges Hormon. Insulin fördert auch die Aktivität der Lipoprotein-Lipase.

Beim Menschen werden die Fettsäuren, die nicht unmittelbar aus der Nahrung stammen, vor allem in der Leber, weniger im Fettgewebe, synthetisiert.

Im nüchternen Zustand und bei Hunger wird das Fett im Fettgewebe wieder mobilisiert. Diese Lipolyse steht weitgehend unter dem Einfluß von Noradrenalin. Bei der Lipolyse wird das Triglycerid intrazellulär gespalten, und freie Fettsäuren werden in den Interzellularraum abgegeben. Die freien Fettsäuren werden über das Blut im Körper verteilt. Sie werden von Organzellen und Muskelzellen aufgenommen und dienen als Energielieferanten. Die Triglycerid-Lipase in den Fettzellen ist abhängig von Noradrenalin. Bei Denervation von Fettgewebe beobachtet man eine vermehrte Fettablagerung [2]. Im weißen Fettgewebe sind bisher noradrenerge Fasern nur an den Gefäßen, nicht an den Fettzellen gefunden worden. Der Reflex der Fettmobilisation verläuft über den ventromedialen Kern des Hypothalamus. In diesem Kern sind Glukoserezeptoren, die bei niedrigem Blutzuckerspiegel ansprechen. Der Gehalt an Fettsäure im Blut reicht für drei Minuten bei durchschnittlicher Stoffwechselaktivität. Die Lipolyse bei nüchternem Zustand (neun Stunden nach der letzten Mahlzeit) bei einem erwachsenen Mann beträgt etwa 9 g Fett pro Stunde. Damit wird dem Körper genügend Energie für den Ruhestoffwechsel bereitgestellt. Das Gehirn ist auf Glukose angewiesen, es kann die freien Fettsäuren nicht verbrennen.

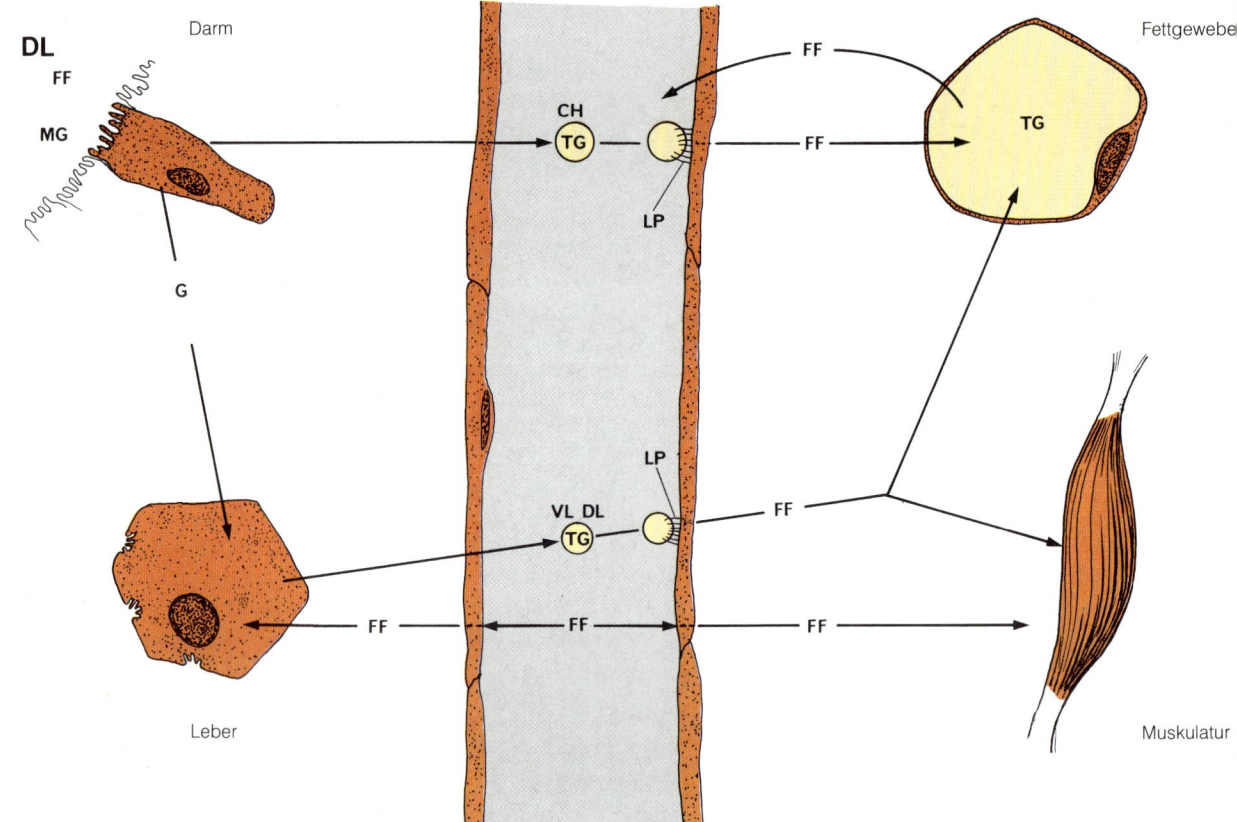

Abb. 2.3–4. Wege des Fettes im Körper. Darmepithelien nehmen freie Fettsäuren (FF) und Monoglyceride (MG) aus dem Darmlumen (DL) auf. Sie geben Triglyceride (TG) in Chylomikronen (CH) ab. Die Lipoprotein-Lipase (LP) der Kapillarendothelzellen hydrolisiert freie Fettsäuren aus den Triglyceriden der Chylomikronen, die zu den Fettzellen wandern. Leberzellen nehmen freie Fettsäuren aus dem Blut auf oder synthetisieren sie aus Glukose (G). Sie geben Triglyceride als Lipoproteine (VLDL) ab, die ebenfalls in den Kapillaren hydrolysiert werden. Fettzellen nehmen freie Fettsäuren auf, speichern sie als Triglyceride, geben bei Bedarf freie Fettsäuren wieder ab. Freie Fettsäuren werden in der Muskulatur oder der Leber zur Energiegewinnung oxidiert oder von der Leber als Triglycerid wieder abgegeben.

Braunes Fettgewebe kann als Besonderheit Fett sehr rasch intrazellulär verbrennen, wobei erhebliche Wärme frei wird. Bei winterschlafenden Tieren ist das braune Fettgewebe für das Erwachen wichtig. Da es vor allem um die Thoraxorgane gelegen ist, erwärmt es zuerst die Lunge, das Herz und das Blut und damit indirekt auch die anderen Organe. Beim braunen Fett werden die Lipocyten selbst von noradrenergen Fasern innerviert.

Literatur

[1] FELIG, P., R.J. HAVEL, L.H. SMITH: Metabolism and nutrition. In: L.H. SMITH, S.O. THIER (Hg.): Pathophysiology. The biological principles of disease. Saunders Philadelphia (1981), 479–652

[2] HAUSBERGER, F.X.: Über die Innervation der Fettorgane. Z. mikr.-anat. Forsch. 36 (1934), 231–266

[3] HAUSMANN, G.J., L.R. RICHARDSON: Histochemical and ultrastructural analysis of developing adipocytes in the fetal pig. Acta anat. 114 (1982), 228–247

[4] RENOLD, A.E., G.F. CAHILL: Adipos Tissue. In: Handbook of Physiology. Amer. Physiol. Soc., Washington 1965, 5–190

[5] UNDEUTSCH, D.: Fettstoffwechselstörungen. Physiologie und Pathophysiologie. Untersuchungsmethoden. Epidemiologie und Klinik. Schattauer, Stuttgart 1975, 33–82

2.4 Knorpelgewebe

REINHARD PUTZ

2.4.1 Allgemeine Übersicht

Das Knorpelgewebe nimmt aufgrund seiner physikalischen und chemischen Eigenschaften eine Mittelstellung zwischen Bindegewebe und Knochengewebe ein. Es ist fester und kompakter als Bindegewebe, aber dennoch leicht schneidbar. Der Knorpel ist nur in sehr geringem Ausmaß mineralisiert und besitzt eine hohe Druck- sowie eine gewisse Zugelastizität, d. h., er nimmt nach Deformierung durch äußere Kräfte seine Ausgangsgestalt wieder an.

So wie die anderen Stützgewebe ist das Knorpelgewebe aus Zellen (*Chondrocyten*) und der von ihnen abgeschiedenen *Interzellularsubstanz* (*Grundsubstanz* mit eingelagerten *Fasern*) aufgebaut. Aufgrund der quantitativen Verteilung von Zellen und Interzellularsubstanz sowie der Qualität der in die Grundsubstanz eingelagerten Fasern werden drei Arten von Knorpelgeweben unterschieden: Am häufigsten ist der *hyaline Knorpel* vertreten, weniger häufig der *Faserknorpel*, nur an wenigen Stellen tritt der *elastische Knorpel* auf.

Die einzelnen Knorpelstücke sind, abgesehen von den freien Gelenkoberflächen und den Verwachsungsbereichen mit den Knochen, von einer festen Knorpelhaut (*Perichondrium*) umhüllt, die aus einer festen, faserigen Bindegewebsschicht besteht. Vom Perichondrium aus findet während der Entwicklung die Knorpelbildung statt (= *appositionelles Wachstum*). Von hier aus ist auch im Erwachsenenalter eine gewisse Regeneration möglich. Neugebildeter Knorpel tritt zunächst als Bindegewebsknorpel mit abgeplatteten Zellen auf, die sich erst später mit zunehmender Bildung von Interzellularsubstanz zu typischen kugeligen Knorpelzellen differenzieren. Im Zusammenhang mit der Knochenbildung ist eine Proliferation von Knorpelzellen auch in den knochennahen Bereichen zu beobachten (= *interstitielles Wachstum*).

Die Zellen des Knorpelgewebes leiten sich von Mesenchymzellen ab und sind gering basophil. Ihre großen runden Kerne weisen eine lockere Struktur auf. Mit dem Beginn der Abscheidung der Zwischenzellsubstanz verlieren die Mesenchymzellen, die ursprünglich untereinander in Verbindung stehen, ihre Fortsätze und werden zu rundlichen Chondroblasten. Ihr Cytoplasma enthält als Ausdruck der hohen Produktionsrate von Proteinen ein ausgedehntes, rauhes endoplasmatisches Reticulum, darüber hinaus einen großen GOLGI-Apparat und reichlich Mitochondrien. Im Vergleich zu anderen Geweben besitzen sie besonders viele Glykogengranula.

Im wachsenden Knorpel drängen sich die Chondroblasten durch ihre hohe Bildungsleistung von Interzel-lularsubstanz rasch auseinander und liegen als Chondrocyten isoliert. Im Knorpel des Erwachsenen liegen dagegen oft mehrere Chondrocyten dicht gedrängt mit abgeplatteten Flächen aneinander.

Aufgrund des großen Wassergehalts schrumpft das Cytoplasma der Knorpelzellen bei der histologischen Behandlung. Im lichtmikroskopischen Präparat wird dadurch der Eindruck erweckt, als seien die Knorpelzellen mit der Wand der Knorpelhöhlen nur durch Fortsätze verbunden. Im lebensfrischen Zustand füllen die Chondrocyten ihren Raum innerhalb der umgebenden Interzellularsubstanz prall aus.

Das Knorpelgewebe ist sehr reich an Wasser (70%), sein Gehalt an Mineralsubstanzen beträgt nur etwa 4%. Die amorphe Grundsubstanz des hyalinen Knorpels z. B. besteht zu ca. 50% aus einer homogenen Masse (Matrix) aus Glykosaminoglykanen (Proteoglykanen), vor allem Chondroitinsulfat A und C. Diese sind mit Hyaluronsäure zu einem dreidimensionalen Netzwerk verknüpft, das sehr viel Wasser aufnehmen kann. Aufgrund dieses chemischen Aufbaus ist die Grundsubstanz des Knorpelgewebes basophil, d. h., sie färbt sich besonders gut mit basischen Farbstoffen. In der Nähe der Knorpelzellen ist diese Basophilie besonders ausgeprägt (Abb. 2.4–1). Trotz der weitgehenden Gefäßlosigkeit des Knorpelgewebes und seiner Einstufung als bradytrophes Gewebe haben die Chondrocyten eine relativ hohe – in erster Linie anaerobe – Stoffwechselaktivität. Rund um die Knorpelzellen entsteht daher ein star-

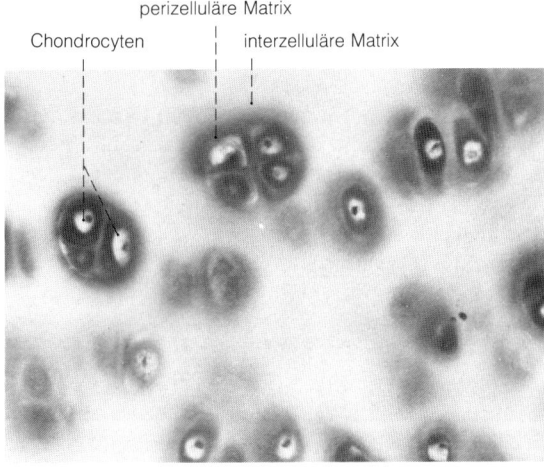

Abb. 2.4–1. Hyaliner Knorpel aus der Mitte der Nasenscheidewand eines menschlichen Fetus. Die Chondrocyten liegen einzeln oder in geradzahligen Gruppen im Zentrum der Chondrone. Die Basophilie ist im Bereich der perizellulären Matrix am intensivsten und nimmt zur interzellulären Matrix hin ab.

kes Konzentrationsgefälle der Chondroitinsulfate. Dies drückt sich in einer Verschiebung der Färbungsintensität und der Metachromasie aus. Mit zunehmendem Alter nimmt der Gesamtgehalt an Chrondroitinsulfat, gleichzeitig damit die Basophilie und die Metachromasie ab.

In die Grundsubstanz, die auch als Kittsubstanz bezeichnet wird, sind fibrilläre Elemente eingelagert. Der Vorknorpel der Ontogenese besitzt nur wenige dünne Filamente, während der fertig ausgebildete Knorpel viele dichtgepackte, dicke Fibrillen mit einem Durchmesser bis zu 0,5 µm enthält. Zum Großteil bestehen sie aus Kollagen vom Typ II. In der Nähe der Knorpelzellen selbst, im Perichondrium und im Faserknorpel findet sich auch Kollagen vom Typ I. Die flächenhafte Verteilung der verschiedenen Kollagentypen ist in den einzelnen Geweben, vor allem im Faserknorpel, nicht gleichmäßig [4]. Der elastische Knorpel ist durch seinen Reichtum an elastinhaltigen Fasern gekennzeichnet.

Um die einzelnen Knorpelzellen bzw. -zellgruppen sind die Fibrillen locker konzentrisch angeordnet, zwischen den Zellgruppen lagern sie sich zu Fasern aneinander und bauen parallel ausgerichtete Faserbündel auf, die im Faserknorpel sogar lamellenartig geschichtet sind. Schon die einzelnen noch nicht verknüpften Makromoleküle des Prokollagens bzw. Tropokollagens (s. v.) stellen sich passiv in die Hauptdehnungsrichtung des Gewebes ein, so daß schon auf molekularer Ebene eine trajektorielle Ausrichtung beginnt.

Blutgefäße finden sich im Knorpelgewebe – abgesehen von pathologischen Veränderungen nur während der Fetalzeit – in den Randzonen der Bandscheiben auch noch während der ersten Lebensmonate. Im hyalinen Knorpel der ersten Rippe sollen zeitlebens vereinzelte, kleine zentrale Gefäße bestehen bleiben [5]. Nach der Gefäßrückbildung erfolgt die Versorgung durch Diffusion aus den Kapillarnetzen der angrenzenden Gewebe (Perichondrium, subchondraler Knochen) bzw. aus der Synovialflüssigkeit. Lokale Druckschwankungen – eine gewisse Durchwalkung [3] – fördert die Diffusion. Dies gilt besonders für den Gelenkknorpel und die Bandscheibe, in der deutliche druckbedingte Flüssigkeitsverschiebungen stattfinden [7].

Daraus wird verständlich, daß Knorpelgewebe intermittierenden Druck über längere Zeit besser aushalten kann als Dauerdruck.

2.4.1.1 Funktion des Knorpelgewebes

Die physikalischen Eigenschaften des Knorpelgewebes beruhen auf seinem Aufbau aus druckelastischen Elementen, den durch zugfeste Umwicklungen unter Spannung gehaltenen Knorpelzellen und den zugfesten Bauteilen, den kollagenen Faserbündeln bzw. Faserlamellen.

Die Vernetzung der Fibrillen mit den Proteoglykanen der Grundsubstanz gewährleistet ein gewebstypisches Maß an Verformbarkeit und Elastizität. Von

BENNINGHOFF stammt ein Modell der Knorpelstruktur, das die Beziehung zwischen druck- und zugfesten Elementen besonders anschaulich verdeutlicht (Abb. 2.4–2). Kleinere Fibrillenbündel umschließen die Peripherie der einzelnen Chondrone, davon abzweigende Bündel fassen jeweils mehrere Chondrone zu größeren Einheiten zusammen. Dies geschieht schließlich unter Einbeziehung des Perichondriums, womit auch größere Knorpelstücke zu funktionellen Einheiten werden.

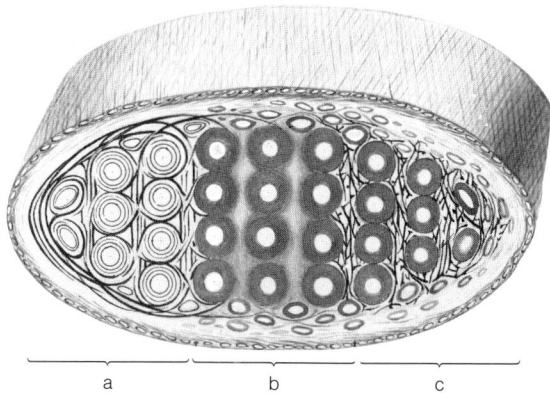

Abb. 2.4–2. Schema vom Bau des Knorpels.
Das linke Drittel a zeigt den Faserverlauf mit den Wicklungen unterschiedlicher Ordnung. Das mittlere Drittel b soll den hyalinen Knorpel darstellen, wobei der Faserverlauf durch die Glykosaminglykane der Interzellularsubstanz maskiert ist. Das rechte Drittel c stellt die Einlagerung elastischer Fasern dar (elastischer Knorpel).

Bei Änderung der Beanspruchung über längere Zeit paßt sich das Knorpelgewebe den neuen Druck- und Zugbedingungen an. Dies geschieht sowohl durch appositionelles, vielleicht auch interstitielles Wachstum als auch durch Änderung der Stoffwechselaktivität der Chondrocyten. An der Zugseite verdickt sich das Perichondrium durch Vermehrung kollagener Faserbündel, in der Druckzone nimmt dagegen die Menge der Interzellularsubstanz auf Kosten der Zelldichte zu.

2.4.1.2 Regeneration

Der Knorpel selbst zeigt nur geringe Regenerationskraft. Bei einem Knorpeldefekt wächst vom Perichondrium zunächst ein Gewebe ein, das den Charakter von Faserknorpel besitzt. Erst allmählich runden sich die Zellen und scheiden typische Interzellularsubstanz ab. Die Regeneration erfolgt also eigentlich vom Bindegewebe aus, das zeitlebens die Potenz zur Knorpelbildung besitzt [1], [8].

Der spezifische Reiz dafür ist nach PAUWELS [8] der auf einen bestimmten Gewebebezirk von allen Seiten gleichmäßig wirkende (hydrostatische) Druck.

Die Fähigkeit des Perichondriums zur Knorpelbildung kommt auch darin zum Ausdruck, daß nach Abschluß des Wachstums neue Knorpelschichten an den bestehenden Knorpel außen angelagert werden können. Beim Gelenkknorpel, der kein Perichondrium besitzt, werden die Defektränder durch eine Art primitiven Faserknorpel vereinigt. Davon unabhängig scheint vom subchondralen Knochen aus zusätzlich eine geringe Regenerationsfähigkeit des hyalinen Knorpelgewebes aufgrund interstitiellen Wachstums möglich zu sein.

Wie in vielen anderen Geweben findet auch im Knorpelgewebe ständig eine Erneuerung statt. Dieser „turn over" der zellulären und extrazellulären Anteile soll eine Halbwertzeit von 800–1000 Tagen aufweisen. Abbau und Neubildung gehen zwar sehr langsam vor sich, in diesem ständigen Austausch ist aber die Möglichkeit einer gewissen Regeneration begründet.

2.4.1.3 Altersveränderungen

Bereits im vierten Lebensjahrzehnt tritt im Knorpelgewebe eine Reihe von Veränderungen auf. Durch Abnahme des Wassergehalts und des Quellungsvermögens, auch durch Verschiebungen der Grundsubstanz sowie durch Zelltod werden stellenweise die kollagenen Faserbündel in ihrer parallelen Ausrichtung sichtbar. Am makroskopischen Schnitt sind asbestartig glänzende Flecken zu sehen, die zur Bezeichnung „Asbestfaserung" geführt haben. Dies ist Ausdruck einer „Demaskierung" der kollagenen Fasern durch die Verdrängung bzw. Abnahme von Chondroitinsulfaten.

Als Ausdruck des Nachlassens der Stoffwechselaktivität treten gelbliche Ablagerungen nicht mehr verwertbarer Produkte (Albumoidkörnchen) in der Grundsubstanz auf. Zugleich nimmt die Neigung zu Stickstoffspeicherung und Verkalkung zu. Im Knorpel der ersten Rippen sollen bei 95% der Jugendlichen Verkalkungszonen nachweisbar sein [10]. Da die Halbwertzeit der Glykosaminoglykane wesentlich geringer als die des Kollagens ist, verschiebt sich mit abnehmender Stoffwechselaktivität der Chondrocyten die Zusammensetzung der Interzellularsubstanz zugunsten der Fasern.

2.4.2 Arten der Knorpelgewebe

2.4.2.1 Hyaliner Knorpel

Hyalines Knorpelgewebe kommt an vielen Stellen des menschlichen Körpers vor. Die meisten Skelettelemente sind vor ihrer Verknöcherung aus hyalinem Knorpel aufgebaut. Mit zunehmendem Knochenwachstum wird die knorpelige Vorstufe auf die Epiphysenfuge und schließlich auf den Gelenkknorpel reduziert. Darüber hinaus sind die Rippenknorpel, die Nasenknorpel, ein Teil der Nasenscheidewand, der größte Teil des Kehlkopfskeletts, die Trachial- u. Bronchialspangen, der Schwertfortsatz des Brustbeins, z. T. das kleine Zungenbeinhorn und die Verbindung zwischen Manubrium und Sternum aus hyalinem Knorpelgewebe aufgebaut. Kleinere Gruppen von Knorpelzellen finden sich als Einlagerungen in Druckzonen von Bändern und Sehnen [1]. Auch im Ablauf der Knochenhei-

lung tritt stellenweise vorübergehend hyaliner Knorpel auf.

Der frische hyaline Knorpel besitzt ein milchig bläuliches Aussehen; dünne Rasiermesserschnitte sind durchscheinend.

Die Knorpelzellen bzw. -zellgruppen scheinen im mikroskopischen Präparat aufgrund ihrer präparationsbedingten Schrumpfung in Höhlen zu liegen („Zellhöhlen" Abb. 2.4–1). Die umgebende kapselartige Interzellularsubstanz (= perizelluläre Matrix) ist stark metachromatisch und geht ohne scharfe Grenze in den sog. Knorpelhof über (= interzelluläre Matrix). So entstehen um einzelne Zellen oder Zellgruppen Territorien, die auch als Chondrone bezeichnet werden.

In die Grundsubstanz des hyalinen Knorpelgewebes sind reichlich Kollagenfibrillen eingelagert, die durch die Einwirkung der sauren Chondroitinsulfate A und C gequollen sind. Da sie durch die Quellung den Brechungsindex der umgebenden Grundsubstanz angenommen haben, können sie mit gewöhnlichen optischen Mitteln nicht dargestellt werden, sie sind „maskiert". Aufgrund der Doppelbrechung des Kollagens können die Fasern jedoch in polarisiertem Licht sichtbar gemacht werden. An Oberflächen (Gelenkflächen) gelingt ihre Darstellung durch Einwirkung von Trypsin oder Hyaluronidase.

Jedes Chondron stellt eine Art verformbares, druckelastisches Wasserpolster dar. Durch die Faserwicklungen der Interzellularsubstanz werden jeweils mehrere Chondrone zu größeren Einheiten zusammengefaßt. Aus diesem Zusammenwirken der druckelastischen Einheiten mit den nichtelastischen kollagenen Faserwicklungen ergibt sich als charakteristische Gewebseigenschaft die hohe Druckfestigkeit in Verbindung mit einer geringen Zugfestigkeit.

Die Anordnung der kollagenen Fasern in Wicklungen verschiedener Ordnung (Abb. 2.4–2) um die vorwiegend kugeligen Chondrocyten spiegelt ihre funktionellen Eigenschaften wider [2]. Die einzelnen Chondrone nehmen allseitig wirkenden (hydrostatischen) Druck auf, die umgebenden kollagenen Fasern wirken der Druckerhöhung durch ihre Spannung entgegen. Faserwicklungen höherer Ordnung sind trajektoriell ausgerichtet. Sie fassen einerseits mehrere Chondrone zu Druckpolstern zusammen, andererseits stellen sie zusammen mit dem Perichondrium druckfeste Verspannungen für das gesamte Knorpelstück dar. Zugspannungen treten im gesamten Querschnitt z. B. bei Zugbeanspruchung, in Randbereichen des Querschnitts bei Biegung auf. Die Fasern der Zugseite stellen eine Gurtung der Knorpelmasse der Druckseite dar. Der Trachealknorpel (Abb. 2.4–3) zeigt die Anordnung der kollagenen Faserbündel in Kombination mit druckfesten Elementen besonders deutlich. In seiner Peripherie gehen die ansonsten quer ausgerichteten kollagenen Bündel bügelförmig in längsverlaufende Züge, schließlich in das Perichondrium über. Eine scharfe Grenze zwischen Perichondrium und hyalinem Knorpelgewebe ist daher nicht festzustellen. Da die Zugfestigkeit we-

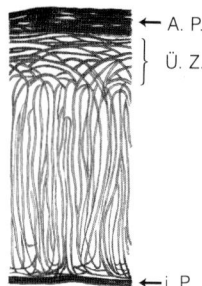

← A. P.

} Ü. Z.

← i. P.

Abb. 2.4–3. Luftröhrenknorpel vom Rind.
Schnitt quer zur Luftröhre. Darstellung der Faserzüge.
A. P. = äußeres Perichondrium, verstärkte Zuggurtung.
Ü. Z. = Übergangszone mit deutlichen Arkaden = neutrale
Schicht bei Biegung. i. P. = dünnes inneres Perichondrium.
Zwischen Ü. Z. und i. P. liegen radiäre Züge, die mit den
Chondronen auf Querdruck beansprucht werden [2].

sentlich geringer als die Druckfestigkeit ist, kann es bei
Kindern durch übermäßigen Zug an den Extremitäten
zu einer Epiphysiolysis kommen.

2.4.2.2 Faserknorpel

Das Vorkommen von Faserknorpel beschränkt sich
beim Menschen auf die Faserringe (*Annuli fibrosi*) der
Zwischenwirbelscheiben und auf den Symphysenknor-
pel. Außerdem sind Teile der Gelenkknorpel von Bindegewebsknochen (Unterkiefer und Schlüsselbein),
vereinzelte Apophysen sowie Teile der Menisci und
Disci aus diesem Gewebe aufgebaut. Schließlich finden sich kleinere faserknorpelige Einlagerungen im
Ansatzbereich vieler Sehnen [9]. Die Chondrocyten des
Faserknorpels liegen meist einzeln in Reihen hintereinander (Abb. 2.4–4). Die Anzahl der Fasern ist gegenüber der Grundsubstanz sehr stark vermehrt. Sie
sind nicht maskiert, so daß die Faserbündel bereits mit
freiem Auge sichtbar sind. Am Übergang zum Gallert-

kern treten einzelne elastische Fasernetze auf [6]. Die
Anzahl der zumeist kleinen Chondrone tritt gegenüber
der außerordentlichen Vermehrung der Interzellularsubstanz stark zurück. In den Randzonen der Menisci
sind kaum Chondrone zu finden.

Die Faserlamellen der Zwischenwirbelscheiben sind
konzentrisch um den Gallertkern angeordnet (s. auch
Abb. 4.1–22). Die einzelnen Faserbündel verbinden
spiralig die Endflächen der benachbarten Wirbelkörper. Sie strahlen teils in die Randleisten, teils in die hyalinen Knorpelplatten ein, die als Reste der Wirbelkörperepiphysen den zentralen Teil der Deck- bzw. Grundplatte bedecken. Die Richtung der Fasern aufeinanderfolgender Lamellen kreuzt sich ungefähr im rechten
Winkel. Der Aufbau des Anulus fibrosus aus zugfe-
stem, aber lamellenartig geschichtetem Faserknorpel
steht in Einklang mit der besonderen Funktion der Zwischenwirbelscheibe: ausgiebige Beweglichkeit, verbunden mit der Fähigkeit zur Druckverteilung auf die gesamten angrenzenden Flächen. Beim Faserknorpel
steht die Anpassung an Zugbeanspruchung im Vordergrund, die Spannung entsteht durch den hohen Innen-
druck (Turgor) des Gallertkerns.

2.4.2.3 Elastischer Knorpel

Elastischer Knorpel kommt beim Menschen in den
Ohrknorpeln, im Kehldeckel, im Processus vocalis der
Stellknorpel und in Knorpelstückchen der kleinen
Bronchien vor. Seine Schnittflächen erscheinen leicht
gelblich und trüb. Die Chondrocyten liegen häufig einzeln in den Zellhöhlen. In der Interzellularsubstanz,
die in ihrem Aufbau der des hyalinen Knorpels entspricht, treten neben kollagenen Fibrillen langgestreckte elastische Fasernetze auf, die sich kontinuierlich in
das Perichondrium fortsetzen (Abb. 2.4–5). Die elastischen Fasern quellen in der Grundsubstanz nicht und
sind daher nicht maskiert. Sie sind aus Elastin aufgebaut, ein Protein, das dem Kollagen sehr ähnlich ist.
Die Dicke der elastischen Fasern liegt zwischen 1 und

Faserbündel   Chondrocyten

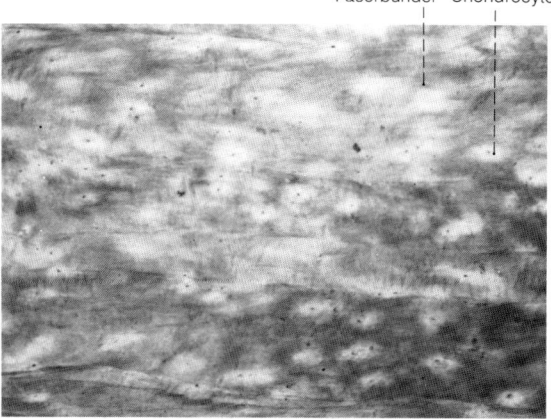

Abb. 2.4–4. Faserknorpel aus der Zwischenwirbelscheibe
des Menschen. Die Chondrone sind durch lamellenartig geschichtete Faserbündel weit voneinander getrennt.

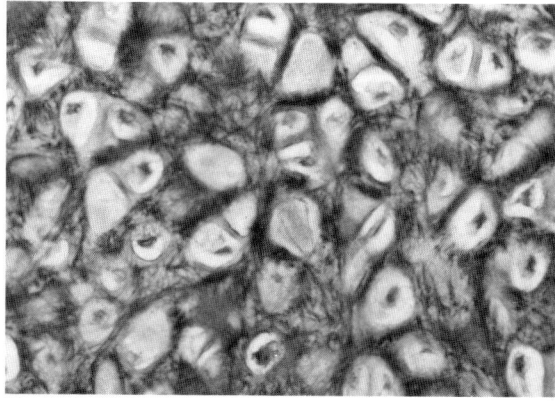

Abb. 2.4–5. Elastischer Knorpel aus der Ohrmuschel eines
Neugeborenen. Die elastischen Fasern sind durch Färbung
mit Resorzinfuchsin dargestellt.

4 µm. Sie verzweigen sich häufig und bilden Netze aus. Im entspannten Zustand sind die elastischen Fasern nahezu isotrop, im gedehnten Zustand werden sie infolge der Entfaltung und Ausrichtung der Proteinketten anisotrop (doppelbrechend). Durch besondere Färbungen (z. B. Resorzinfuchsin) können die elastischen Fasern deutlich dargestellt werden.

Der elastische Knorpel ist um einiges biegsamer und elastischer als der hyaline. In der Regel treten in ihm keine Verkalkungs- oder Verknöcherungszonen, ebenso keine Asbestfaserung auf.

2.4.2.4 Zusammenfassung

Den Knorpelgeweben ist der Aufbau aus Chondrocyten und Interzellularsubstanz gemeinsam. Druckelastische kugelige Chondrone umgeben eine oder mehrere Knorpelzellen und werden durch kollagene Fasern umwickelt. Faserwicklungen niedriger und höherer Ordnung stellen in Verbindung mit dem Perichondrium ein zugfestes Gerüst dar, das zusammen mit den druckfesten Chondronen die spezifische Druck- und Zugfestigkeit des Knorpelgewebes bewirkt. Interzellularsubstanz: Grundsubstanz (Kittsubstanz) und Fasern. Grundsubstanz: Glykosaminoglykane (Chondroitinsulfat A und C). Fasern sind aufgrund ihrer Quellung in Chondroitinsulfat maskiert.

Hyaliner Knorpel: Chondrone enthalten in Zellhöhlen einen oder mehrere Chondrocyten, bilden Knorpelkapseln aus, die in die Knorpelhöfe übergehen. Die Grundsubstanz ist basophil und metachromatisch. Faserknorpel: Spärliche Chondrone, die Grundsubstanz tritt zugunsten der unmaskierten kollagenen

Faserbündel zurück, die lamellenartig geschichtet sind. Elastischer Knorpel: ähnlich wie hyaliner Knorpel; in die Grundsubstanz sind zusätzlich elastische Fasern eingelagert (darstellbar durch Elastica-Färbung).

Literatur

[1] ALTMANN, K.: Zur kausalen Histogenese des Knorpels. Springer, Berlin-Heidelberg-New York 1964

[2] BENNINGHOFF, A.: Der funktionelle Bau des Hyalinknorpels. Ergeb. Anat. Entw. Gesch. 26 (1925), 1–54

[3] EKHOLM, R.: Nutrition of articular cartilage. Acta anat. 24 (1955), 329–388

[4] EYRE, D. R.: A Biochemical Approach for Quantifying and Localizing Collagen Types. In: H. GASTPAR (Hg.): Collagen. Platelet Interaction, 190–199. Schattauer, Stuttgart-New York 1978

[5] FISCHER, E.: Rippen und Costo-Vertebralgelenke, Hdb. d. med. Rad. Bd. 4.T.2, Springer, Berlin-Heidelberg-New York 1970, 505–545

[6] JOHNSON: The distribution and arrangement of elastic fibres in the intervertebral disc of the adult human. J. Anat. 135, 2 (1982), 301–309

[7] KRAEMER, J.: Biomechanische Veränderungen im lumbalen Bewegungssegment. Die Wirbelsäule in Forschung und Praxis, Bd. 58, Hippokrates, Stuttgart 1973

[8] PAUWELS, F.: Gesammelte Abhandlungen zur funktionellen Anatomie des Bewegungsapparates. Springer, Berlin-Heidelberg-New York 1965

[9] TILLMANN, B.: Anatomie typischer Sehnenansätze, -ursprünge und Engpässe. Orthopädische Praxis, 18 (1982), 910–917

[10] WERNER, B.: Veränderungen des knorpeligen Anteiles des ersten Rippenpaares. Anat. Anz. 144 (1978), 319–333

2.5 Knochengewebe

BERTON A. RAHN

2.5.1 Charakterisierung von Knochengewebe (Terminologie)

Knochengewebe kann nach verschiedenen, z. T. voneinander unabhängigen Kriterien unterteilt werden. Zur Charakterisierung dienen die makroskopische Erscheinung, der Ursprung und beim reifen Knochen auch die feinere Organisationsform.

Nach makroskopischem Aspekt:
Kompakta = Kortikalis: Dicht gepackte Knochensubstanz
Spongiosa: Lockere Anordnung von Bälkchen

Nach der Entwicklungsgeschichte:
desmal: Direkte Ossifikation, im Bindegewebe
chondral: Indirekte Ossifikation, Ersatzknochen, Knorpel-Vorstufe

Nach der Organisation:
Faserknochen: Bestehendes Bindegewebe in Struktur einbezogen
Lamellenknochen: Spezifisch angeordnete Struktur der kollagenen Fibrillen, Osteone

2.5.1.1 Einteilung nach makroskopischem Aspekt

Makroskopisch läßt sich im Knochen, an einem Anschnitt oder an einer Bruchfläche, die *Kompakta (Kortikalis)* von der *Spongiosa* unterscheiden (Abb. 2.5–1). Diese Ausdrücke bezeichnen die Anordnung der Knochensubstanz, sagen aber nichts über deren Herkunft und Zusammensetzung aus. Bei der Spongiosa findet man ein zusammenhängendes System von Bälkchen, deren Dimensionen und Anordnung mit Lokalisation, Beanspruchung und Alter stark variieren (Abb. 2.5–2a u. 2b). Durch Anlagerung von Knochensubstanz kön-

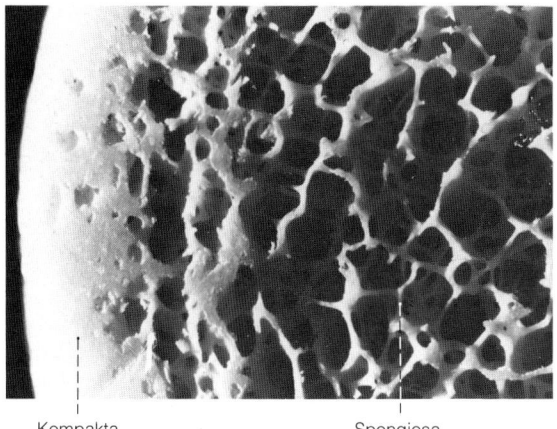

Kompakta   Spongiosa

Abb. 2.5–1. Makroskopischer Aspekt des Knochens. Auf einem Anschnitt lassen sich Kompakta und Spongiosa unterscheiden. Durch Anbauvorgänge oder Resorption kann die eine Struktur in die andere übergeführt werden.

nen die Bälkchen verstärkt werden, was zu einer Verdichtung der Spongiosa führt. Stufenlose Übergänge bis zur Kompakta sind möglich. Kompakta kann aber durch innere, lokalisierte Resorptionsvorgänge auch wieder in Spongiosa verwandelt werden.

2.5.1.2 Einteilung nach Entwicklungsablauf

Knochengewebe entwickelt sich aus zwei Vorstufen, einer bindegewebigen und einer knorpeligen. Die direkte Knochenbildung aus Bindegewebe oder Mesenchym wird als *desmale Ossifikation* bezeichnet; das so gebildete Gewebe heißt *Bindegewebsknochen.* Nach seinem ersten phylogenetischen Auftreten nennt man es auch *Deck-* oder *Belegknochen,* weil diese Knochen, z. B. bei den Stören, als Platten in der Haut das darunterliegende Knorpelskelett belegen und bedecken,

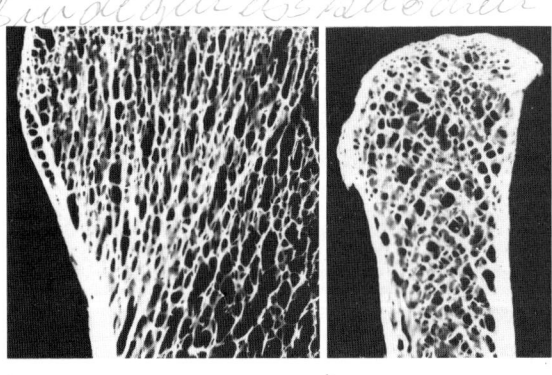

a   b

Abb. 2.5–2a u. 2b. Anordnung von Spongiosastrukturen. Je nach Lokalisation zeigt die Spongiosa unterschiedliche Aspekte. Am Tibiakopf wird die Kortikalis gegen das Gelenk zu immer dünner. In diesem Bereich ist die Spongiosa dichter und auf die Gelenkfläche zu ausgerichtet (2.5–2a). Im Beckenkamm bilden die sich überkreuzenden Bälkchen eine gewölbeartige Struktur (2.5–2b).

ohne es vollständig zu umschließen. Die desmale Ossifikation trifft man im Embryonalstadium, z. B. im Schädeldach, bei den meisten Knochen des Gesichtsschädels und beim Schlüsselbein an.

Die indirekte Entstehung von Knochen aus einem knorpeligen Vorstadium erfolgt durch die *chondrale Ossifikation.* Dabei werden die aus Knorpel vorgeformten Skelettanteile allmählich aufgelöst und durch Knochen ersetzt, daher die Bezeichnung „Ersatzknochen". Bei kurzen Skelettstücken beginnt die Verknöcherung von innen her (*enchondrale Ossifikation*), bei langen Skelettanteilen bildet sich um die Schaftmitte eine knöcherne Hülse (*perichondrale Ossifikation*). Ein typisches Beispiel für die chondrale Ossifikation bieten die langen Röhrenknochen. Die chondrale Ossifikation, vor der Geburt mengenmäßig der Hauptanteil der Knochenbildung, tritt im späteren Leben immer mehr zurück. Sie ist während der Wachstumsphase auf die Epiphysenfuge, die knorpelige Verbindung zwischen dem perichondral verknöcherten Schaft und dem enchondral verknöcherten gelenknahen Anteil, beschränkt. Beim Erwachsenen findet sich die enchondrale Knochenbildung praktisch nur noch bei Frakturheilungsprozessen (s. Kap. 3.3 u. 3.5). Der Zeitpunkt des Auftretens der verschiedenen Ossifikationszentren ist in Kapitel 3.2 beschrieben.

2.5.1.3 Einteilung nach Organisationsform

Die Feinorganisation des desmal gebildeten Knochens, des Hauptanteils des Knochengewebes beim Adulten, wird ebenfalls häufig als Charakterisierungsmerkmal verwendet. Die Anordnung der organischen Fibrillen dient dabei als Unterscheidungsmerkmal. Der Faser- oder *Geflechtknochen* enthält Fibrillen, die wie bei einem Bindegewebe angeordnet sind und auch mit dem Bindegewebe der Umgebung, dem *Periost* (Knochenhaut), in Verbindung stehen. Diese Gewebsart kann als zu Knochen erstarrtes Bindegewebe angesehen werden. Faserknochen trifft man im embryonalen Skelett an vielen Orten, später noch an den Einstrahlungsstellen von Sehnen und Bändern und bei rasch ablaufenden Reparaturprozessen.

Der *Lamellenknochen* ist eine reifere Form der Knochenbildung. Die Anordnung der Fibrillen folgt bestimmten Gesetzmäßigkeiten. In verschiedenen Schichten, z. T. abwechslungsweise in anderen Richtungen angeordnet, ergeben die Fibrillen zusammen mit dazwischen eingebautem, mineralischem Anteil ein nach funktionellen Gesichtspunkten ausgerichtetes Verbundsystem [1]. Die Verbindung zur Umgebung geschieht durch Faserbündel, die während der Knochenbildung mit eingemauert werden. Der Lamellenknochen erscheint in Form von *Haupt-* oder *Generallamellen, Osteonen* und *Schaltlamellen.* Zusammenhängende lamelläre Schichten, die die äußere Oberfläche umfassen, heißen äußere, solche, die die Kompakta gegen den Markraum abschließen, heißen innere Generallamellen. Durch einen inneren Umbau der Kompakta (s. Kap. 2.5.4) entstehen sekundäre Osteone. Es sind dies bis zu mehreren Millimetern lange, knapp einen halben Millimeter dicke Elemente, die aus konzentrisch angeordneten Lamellen bestehen und im Zentrum ein Gefäß aufweisen. Nach einem intensiven inneren Umbau bleiben von der ursprünglichen Struktur zwischen den einzelnen zirkulär orientierten Lamellen der neuen Osteone nur noch Bruchstücke übrig, die als Schaltlamellen bezeichnet werden. Die Mischung von Sekundärosteonen und Schaltlamellen, umgeben von äußeren und inneren Hauptlamellen ist charakteristisch für den adulten Knochen (Abb. 2.5–3). Der Hauptanteil sowohl der Kompakta als auch der Spongiosa besteht aus Lamellenknochen.

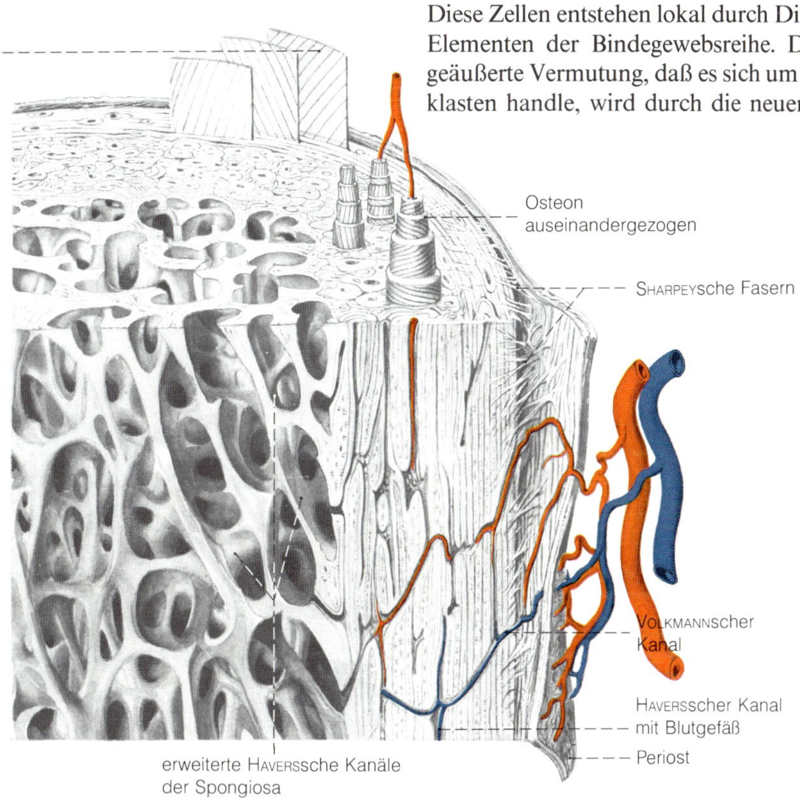

bindungen zu anderen Osteonen auf, welche in den sog. VOLKMANNschen Kanälen verlaufen. Beide Kanalsysteme enthalten meist nur ein einziges Gefäß vom Kapillartyp. Ob intrakortikale Lymphgefäße und/oder Nerven, die zwar gelegentlich erwähnt werden, überhaupt vorhanden sind, ist immer noch unklar.

2.5.2 Knochenspezifische Zellen

Osteoblasten: Knochenbildung
Osteocyten: Versorgung, Kalziumstoffwechsel
Osteoklasten: Knochenresorption

2.5.2.1 Osteoblasten

Diese Zellen entstehen lokal durch Differenzierung aus Elementen der Bindegewebsreihe. Die früher häufig geäußerte Vermutung, daß es sich um zerfallene Osteoklasten handle, wird durch die neuere Literatur nicht

einzelne Lamelle
der äußeren
Generallamellen

Osteon
auseinandergezogen

SHARPEYsche Fasern

VOLKMANNscher
Kanal

HAVERSscher Kanal
mit Blutgefäß

Periost

erweiterte HAVERSsche Kanäle
der Spongiosa

Abb. 2.5–3. Schema vom Aufbau eines Knochens. Drei Osteone sind teleskopartig auseinandergezogen, um den unterschiedlichen Steigungswinkel der Fibrillen in den Lamellen zu zeigen. Zum gleichen Zweck sind drei Lamellen der äußeren Generallamellen hochgezogen. Die Blutgefäße gelangen vom Periost durch VOLKMANNsche in die HAVERSschen Kanälchen. Die Markräume in der Spongiosa sind schon als erweiterte HAVERSsche Kanäle dargestellt. (Original: nach A. BENNINGHOFF)

Die Gefäßversorgung des Knochengewebes erfolgt vorwiegend vom Markraum, aber auch vom Periost aus, wobei die Anteile der beiden Systeme regionale Unterschiede zeigen. In der Längsachse der Röhrenknochen verlaufen die Gefäße im Zentrum der Osteone, in den HAVERSschen Kanälen. Sie weisen Querver-

mehr gestützt [4]. Osteoblasten kommen überall dort vor, wo Knochenbildung stattfindet, also bei Wachstums-, Umbau- und Reparationsvorgängen. Die Morphologie der Osteoblasten ist gekennzeichnet durch eine kuboide Form. Das Cytoplasma ist stark basophil, der Zellkern liegt asymmetrisch meist gegenüber der Knochenoberfläche plaziert und weist einen oder mehrere gut ausgeprägte Nucleoli auf. Die Osteoblasten sind epithelartig nebeneinander angeordnet und untereinander durch Cytoplasmafortsätze verbunden. Ihr größter Durchmesser beträgt ca. 20–30 µm. Ultrastrukturell [18] wird ein gut entwickelter paranukleärer GOLGI-Apparat mit Centriolen beschrieben. Die Zellen enthalten ein grobes endoplasmatisches Reticulum und viele Ribosomen. Im Cytoplasma verteilt finden sich zahlreiche Mitochondrien und Lysosomen. Die Plasmamembran entlang der Knochenoberfläche ist gefal-

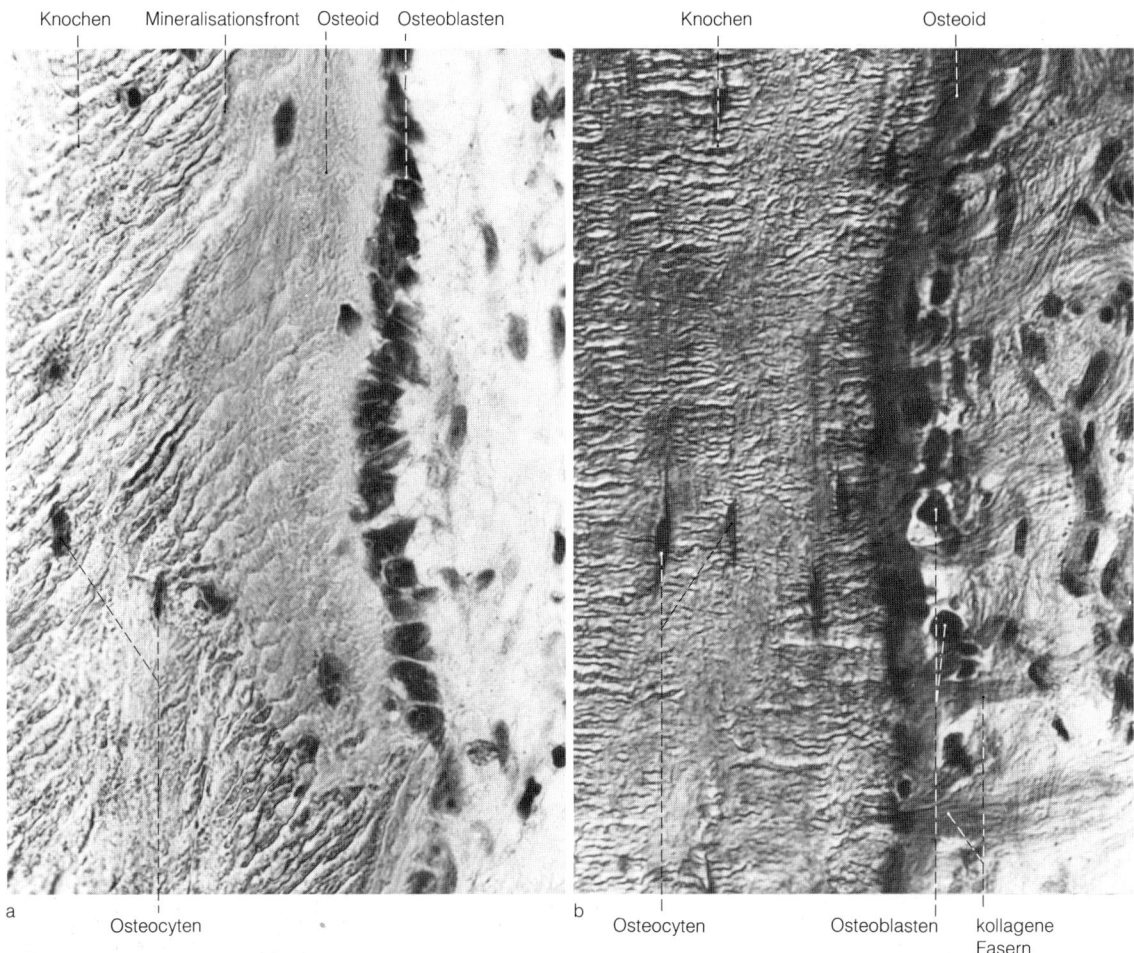

Knochen   Mineralisationsfront   Osteoid   Osteoblasten   Knochen   Osteoid

a   Osteocyten   b   Osteocyten   Osteoblasten   kollagene
                                                                                                          Fasern

Abb. 2.5–4a u. b. Osteoblasten auf einer Knochenoberfläche. Die Osteoblasten bedecken die Knochenoberfläche epithelartig. Sie produzieren Kollagen und Glykoproteide, die das organische Grundgerüst des Knochens, das Osteoid, bilden. Einzelne Osteoblasten (2.5–4a) und kollagene Fasern (2.5–4b) werden im Osteoid eingeschlossen. Im Bereich der dunkel angefärbten Osteoidschicht findet durch die Vermittlung der Osteoblasten die Einlagerung von Kalksalzen statt.

Produktion von Osteoid werden einzelne Osteoblasten eingeschlossen (Abb. 2.5–4a) und kollagene Fibrillen der Umgebung ebenfalls eingemauert (SHARPEYsche Fasern, Abb. 2.5–4b). Der Verbindung dieser einzelnen Zellen untereinander und mit den oberflächlichen Osteoblasten [21] dient ein System dünner Zellfortsätze, die in feinen Verbindungsgängen, den Knochenkanälchen, Canaliculi, verlaufen.

2.5.2.2 Osteocyten

Nach dem Einmauern der Osteoblasten werden diese Zellen Osteocyten genannt. In ihrem Aussehen verändern sie sich allmählich von der kuboiden Form der Osteoblasten zu einer flachgedrückten, längsovalen Form, die manchmal mit einem Zwetschgenstein verglichen wird. Die Cytoplasmafortsätze in den Canaliculi erstrecken sich nach allen Seiten (Abb. 2.5–5a). Die Zellen liegen in knöchernen Höhlen, den Lakunen. Deren Wände zeigen im Rasterelektronenmikroskop deutlich die Mündungen der Canaliculi (Abb. 2.5–5b). Die Knochenkanälchen haben einen Durchmesser von 1 µm oder etwas weniger und sind deutlich verästelt. Die Wände der Gefäßräume weisen ebenfalls entsprechende Öffnungen auf (Abb. 2.5–5d), so daß eine zusammenhängende Verbindung von den intrakortikalen Gefäßen über die Osteoblasten zu den

tet. Cytoplasmafortsätze lassen sich bis in die noch nicht mineralisierte Knochengrundsubstanz hinein nachweisen.

Die Aufgabe der Osteoblasten besteht im Aufbau von Knochengewebe. Sie sezernieren kollagene Fibrillen und eine glykoproteidhaltige Grundsubstanz. Dieses organische Gerüst des Knochens, das *Osteoid,* wird anschließend mineralisiert. Die Verkalkung geschieht ebenfalls durch Vermittlung der Osteoblasten. Diese nehmen Kalzium auf und geben es später wieder an das Osteoid ab. Dort wird es vorwiegend in der Form von Ca-P-Salzen, als Apatit, eingebaut. Die Anbaurate beträgt ungefähr 1–2 µm/24 h. Sie ist abhängig von der Anzahl der Zellen pro Fläche und der Aktivität der Osteoblasten, die wiederum in Beziehung zum Zellvolumen und der sezernierenden Fläche steht [10]. Bei der

Osteocyten in den verschiedenen Tiefen entsteht (Abb. 2.5–5c). Die innere Oberfläche der Gesamtheit aller Osteocytenlakunen und Canaliculi wird beim Erwachsenen auf 1300 m² geschätzt [14]. Um die Osteocyten und ihre Zellfortsätze in den Canaliculi findet sich ein extrazellulärer Raum. Unmittelbar nach Einbau gleicht die Ultrastruktur der Osteocyten noch stark derjenigen der Osteoblasten, später verlieren die der Matrixproduktion dienenden Zellorganellen an Bedeutung.

Die Funktion der Osteocyten ergibt sich aus der großen Kontaktfläche zum mineralisierten Gewebe. Diese bietet sich an für die Mobilisation von Kalzium aus dem Skelett einerseits und für das Abfangen von überflüssigem Kalzium aus dem Serum andererseits. Daß die Osteocyten und deren Fortsätze vom Zirkulationssystem aus rasch erreicht werden können, zeigt der Nachweis von Markiersubstanzen im Bereich der Osteocyten und Canaliculi bereits eine halbe Minute nach intravenöser Verabreichung.

Morphologische Hinweise auf eine Mobilisation von Kalzium aus dem Skelett bietet die *osteocytäre Osteolyse* [3], [20]. Hier zeigen sich deutlich aufgeweitete Osteocytenhöhlen, die von den Osteocyten nicht mehr vollständig ausgefüllt werden. Für den Umbau der Knochenstruktur dürfte diese osteocytäre Osteolyse aber kaum von großer Bedeutung sein. Auch für den umgekehrten Vorgang, die *periosteocytäre Mineralisation,* gibt es sichtbar zu machende Indizien. Amorphe Mineralablagerungen im perizellulären Raum der Osteocyten konnten als Kalziumphosphat identifiziert werden [15]. Gelegentlich findet man Osteocyten mit obliterierten Canaliculi [7].

2.5.2.3 Osteoklasten

Lange Zeit wurde angenommen, daß die Osteoklasten ebenso wie die Osteoblasten der Linie der Mesenchymzellen entstammen. Immer mehr aber setzt sich die Ansicht durch, daß die Osteoklasten Abkömmlinge des hämatopoetischen Systems seien, wobei Monocyten als Vorläufer betrachtet werden müßten [2], [9], [12], [19].

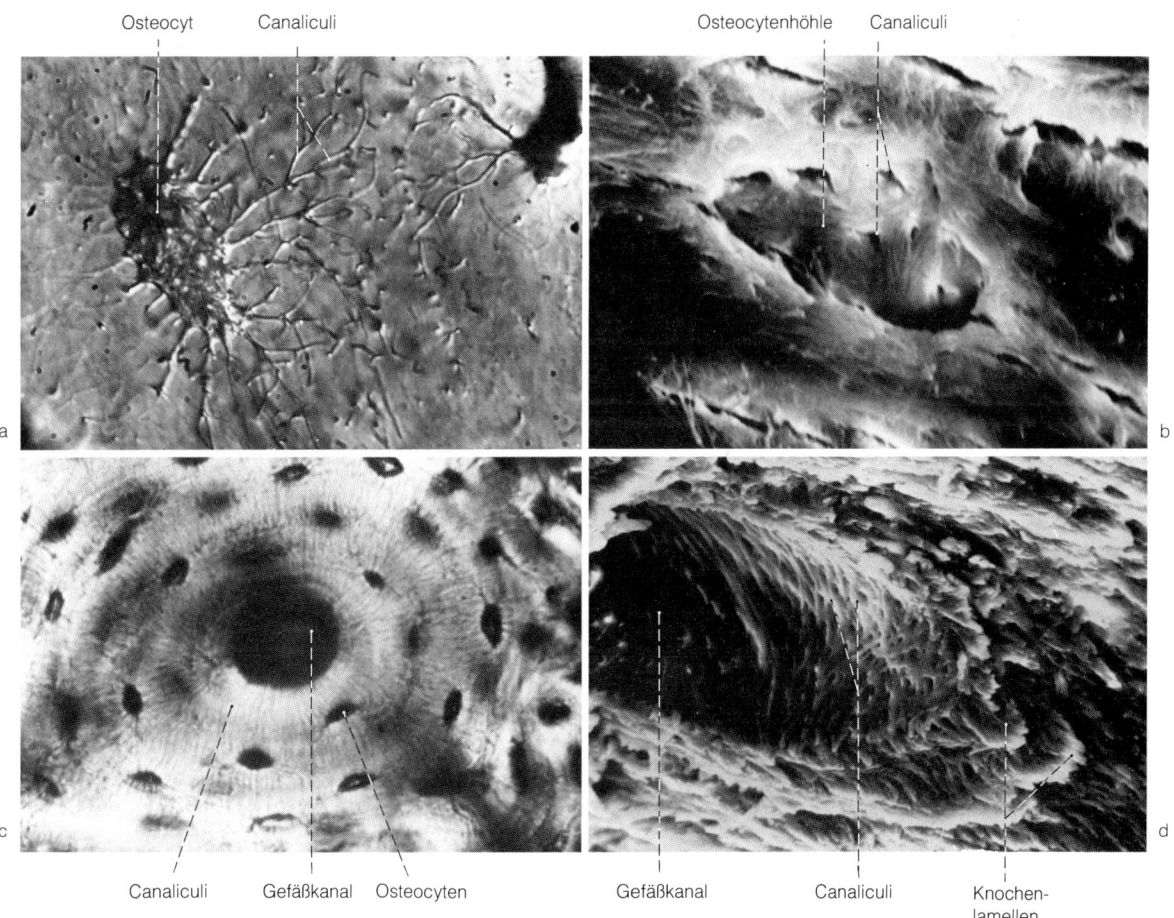

Osteocyt   Canaliculi   Osteocytenhöhle   Canaliculi

a   b

Canaliculi   Gefäßkanal   Osteocyten   Gefäßkanal   Canaliculi   Knochenlamellen

c   d

Abb. 2.5–5a-d. Osteocyten. Die Aufnahme im Interferenzkontrast bringt die Osteocytenfortsätze mit ihren Verästelungen besonders gut zur Darstellung (2.5–5a). In der rasterelektronenmikroskopischen Darstellung einer aufgebrochenen Osteocytenhöhle werden die Mündungen der Canaliculi sichtbar, in die sich die Zellfortsätze ausdehnen (2.5–5b). Die Osteocyten stehen durch ein dichtes Netzwerk von Zellfortsätzen untereinander und mit dem Gefäßkanal in Verbindung (2.5–5c). In einem aufgebrochenen Haversschen Kanal zeigen die Wände der Gefäßkanäle im Rasterelektronenmikroskop ebenfalls Mündungen der Canaliculi (2.5–5d).

Osteoklast   Bürstensaum   Vakuolen

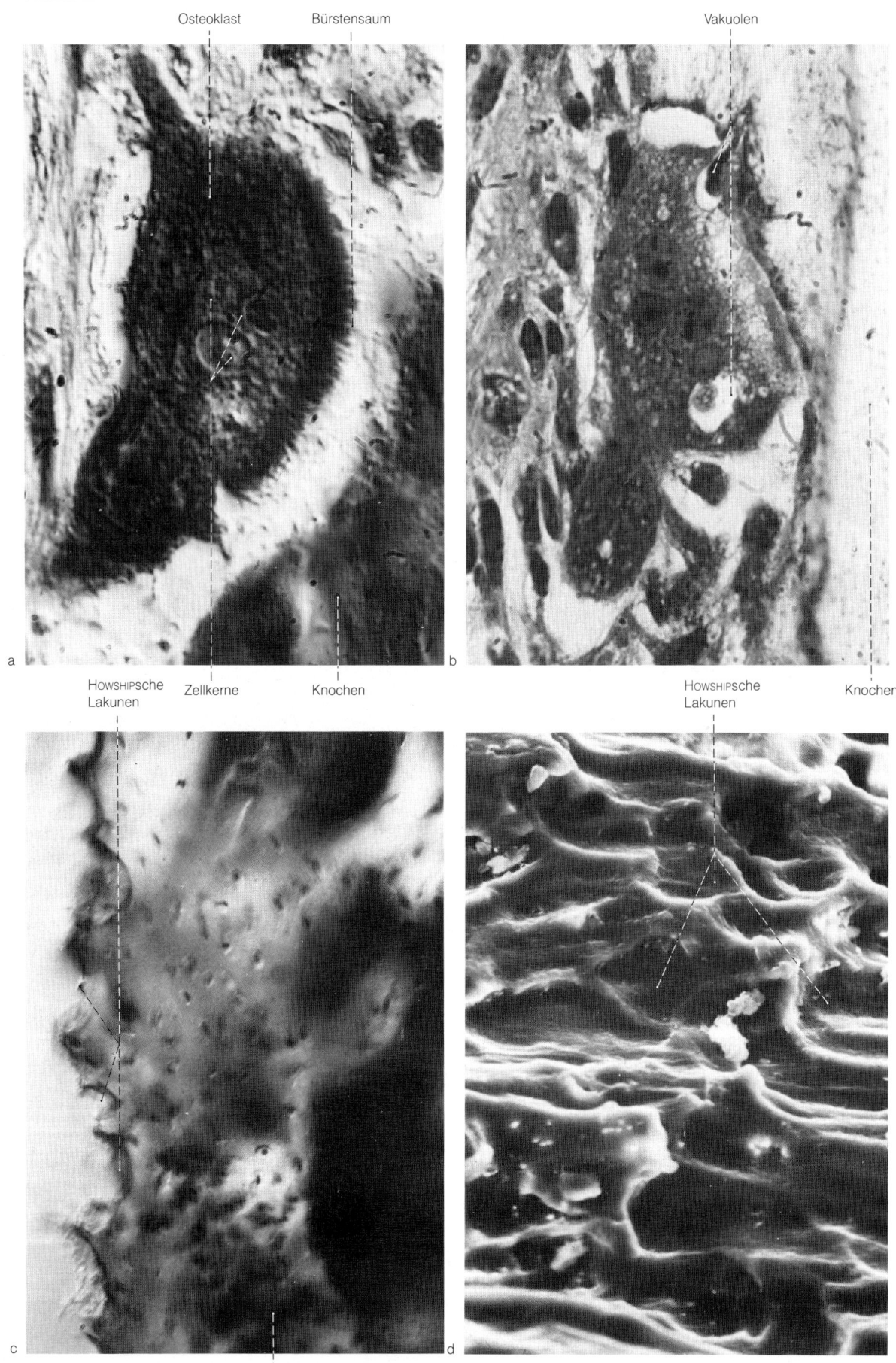

a   b

HOWSHIPsche   Zellkerne   Knochen   HOWSHIPsche   Knochen
Lakunen   Lakunen

c   d

Knochen

Monocyten [8], [11] oder auch peritoneale Makrophagen [5], [17] sind ebenfalls in der Lage, Knochen zu resorbieren.

Bei den Osteoklasten handelt es sich um Riesenzellen mit einem Durchmesser bis zu 100 µm. Sie enthalten viele Zellkerne; bis zu hundert sind beschrieben, wovon aber meist auf einem Schnitt nur wenige getroffen sind. Auf der dem Knochen zugewandten Seite läßt sich ein *Bürstensaum* nachweisen (Abb. 2.5–6a). Vakuolen im Zellinnern enthalten z. T. noch deutlich erkennbare Knochenanteile (Abb. 2.5–6b). Ihre Ultrastruktur ist durch viele Ribosomen, Mitochondrien, Lysosomen und Vakuolen gekennzeichnet. Die im Lichtmikroskop als Bürstensaum erscheinende Zone besteht aus tiefen, intracytoplasmatischen Einfaltungen des Plasmalemms. Dieses Gebiet wird abgegrenzt durch eine klare Zone, von der man annimmt, daß sie zur Abdichtung der resorptionsaktiven Auflagefläche der Zellen dient. Häufig findet man die Osteoklasten in Einbuchtungen der Knochenoberfläche, den HOWSHIPschen *Lakunen* (Abb. 2.5–6c u. 2.5–6d), manchmal auf den Enden von Knochenbälkchen aufsitzend. Ihre Lebensdauer wird als kurz angenommen, ihr weiteres Schicksal ist unbekannt [4]. Die meisten HOWSHIPschen Lakunen, als Zeichen eines regen Umbaus und damit erhöhter Resorptionstätigkeit, finden sich im Skelett des Kindes, die wenigsten unmittelbar nach Abschluß des Wachstums. Im Alter werden die Resorptionslakunen wieder etwas häufiger [16].

Den Funktionsablauf der Knochenresorption hat man sich folgendermaßen vorzustellen: Die Osteoklasten produzieren im Bereich des durch die klare Zone abgedichteten Bürstensaums Säure. Dies führt zur Auflösung des Apatits, und die anorganischen Anteile des resorbierten Knochens werden von den Osteoklasten aufgenommen und an die Blutbahn weitergegeben. Anschließend folgt die enzymatische Auflösung der organischen Grundsubstanz, wobei zur Zeit noch offen ist, ob die gleichen Zellen für Entkalkung und enzymatischen Abbau zuständig sind. Die Resorptionsleistung eines Osteoklasten beträgt ungefähr 60 µm Knochen pro Tag. Die Knochenresorption wird hormonal gesteuert. Parathormon bewirkt eine Zunahme der Osteoklastenzahl und der Resorptionstätigkeit, Thyrocalcitonin reduziert die Aktivität der Osteoklasten, wobei der Bürstensaum verlorengeht.

2.5.3 Knochenbildung

2.5.3.1 Desmale Ossifikation

Beim Beginn der embryonalen Knochenbildung im Schädelbereich findet sich im Bindegewebe am Ort der zukünftigen Knochen zuerst eine Anhäufung von Zellen mesenchymaler Abkunft, die dann allmählich die charakteristische Form und Anordnung von Osteoblasten annehmen (Abb. 2.5–7a). Im Rahmen des bestehenden Bindegewebsgerüstes wird von diesen Osteoblasten *Osteoid*, die organische Grundsubstanz, produziert. Durch Apatiteinlagerung entsteht daraus Faserknochen. Der Verkalkungsvorgang dauert mehrere Tage und findet gleichzeitig in einem größeren Gebiet statt, das im mikroskopischen Schnitt eine Ausdehnung von mehreren hundert µm aufweisen kann. Substanzen, die mit dem sich bildenden Apatit Chelatkomplexe eingehen, wie z. B. die Tetrazyklin-Antibiotika, färben daher den Faserknochen auch bei einmaliger Verabreichung diffus an (Abb. 2.5–7b). Die Bindung dieser Tetrazykline an den Knochen ist so fest, daß sie auch noch nach Jahren im Skelett nachgewiesen werden können, sofern die entsprechende Stelle nicht durch Umbauvorgänge resorbiert wurde. Der Faserknochen entsteht normalerweise nicht als Kompakta, sondern es wird vorerst ein Netzwerk von Faserknochenbälkchen aufgebaut. In einer zweiten Phase werden auf diese Bälkchenoberflächen Schichten von lamellärem Knochen aufgelagert, die zu einer Verdichtung und Verstärkung der zuerst aufgebauten Strukturen führen (Abb. 2.5–18a). Ein ähnlicher Ablauf ist bei der Bildung von Primärosteonen an der periostalen Oberfläche zu beobachten (Abb. 2.5–7c). Um ein Gefäß herum wachsen hier Faserknochenbälkchen, die miteinander verschmelzen. Die dadurch entstandenen, von Osteoblasten ausgekleideten Hohlräume werden anschließend konzentrisch durch lamellären Knochen aufgefüllt. Dieser gesamte Vorgang läuft mehr oder weniger kontinuierlich ab, so daß im Bereich der primär gebildeten Osteone im Gegensatz zu den Sekundärosteonen keine Zementlinien die Osteostruktur begrenzen. Die lamelläre Knochenbildung zeigt im histologischen Schnitt einen täglichen Zuwachs von 1–2 µm. Die intravitale Markierung mit Tetrazyklinen und anderen, ähnlich sich einlagernden Substanzen kann zur Bestimmung der Anbauraten benutzt werden. Eine einmal begonnene lamelläre Knochenbildung muß aber nicht an allen Stellen kontinuierlich verlaufen.

◄ *Abb. 2.5–6a-d.* Osteoklasten. Die Osteoklasten sind mehrkernige Riesenzellen, die auf ihrer dem Knochen zugewandten Seite einen Bürstensaum erkennen lassen (2.5–6a). Meist finden sich die Osteoklasten in kleinen, durch die Resorptionstätigkeit entstandenen Vertiefungen, den HOWSHIPschen Lakunen. Überreste des resorbierten Knochens werden von den Osteoklasten in Vakuolen im Cytoplasma aufgenommen. Die eine der Vakuolen enthält hier eine Struktur, bei der es sich um den Überrest eines Osteocyten handeln könnte (2.5–6b). Im histologischen Schnitt einer Resorptionsfläche weist der gezackte Rand, entstanden durch das Anschneiden einer Vielzahl von HOWSHIPschen Lakunen, darauf hin, daß an dieser Stelle Resorptionsvorgänge stattgefunden haben (2.5–6c). In der Aufsicht auf eine Resorptionsfläche im Rasterelektronenmikroskop läßt sich eine Vielzahl aneinandergrenzender Resorptionslakunen erkennen (2.5–6d).

Osteoid-
bälkchen

Osteo-
blasten

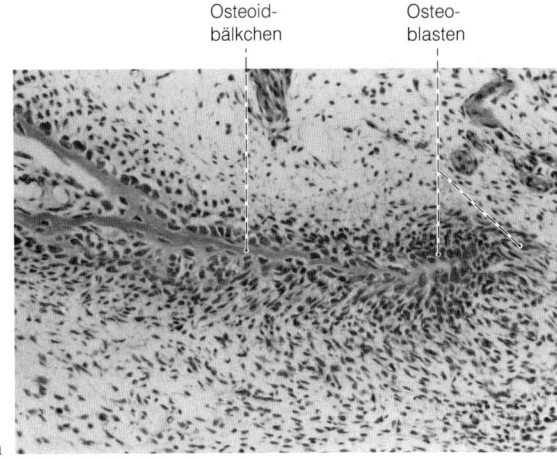

a

Tetrazyklinmarkierter
neugebildeter Faserknochen

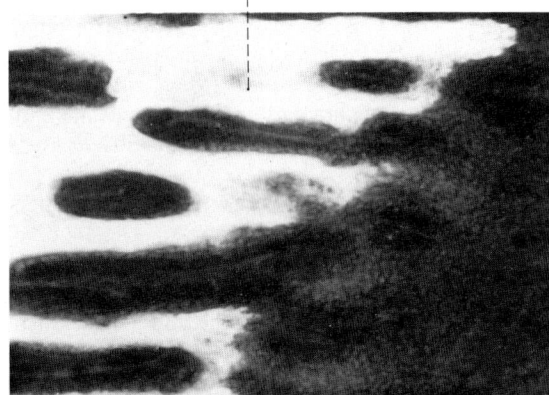

b

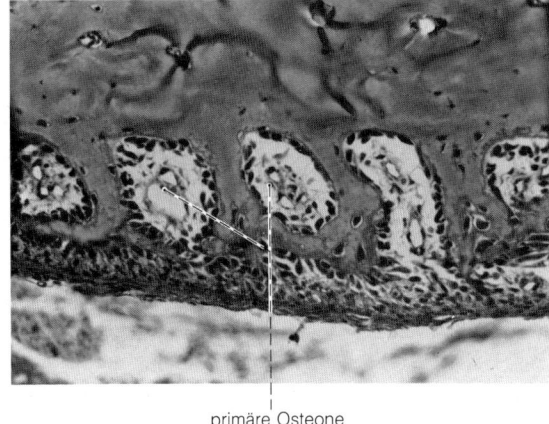

c

primäre Osteone

Abb. 2.5–7a-c. Desmale Ossifikation. Im embryonalen Bindegewebe haben sich innerhalb einer Zellverdichtung Mesenchymzellen zu Osteoblasten differenziert. Diese liegen auf
der Oberfläche eines von ihnen produzierten Osteoidbälk-
chens (2.5–7a). Die Faserknochenbildung benutzt vorhandene Bindegewebsstrukturen. Die Mineralisation kann gleichzeitig über ein größeres Gebiet stattfinden, was sich durch die
diffuse Markierung mit Tetrazyklin zeigen läßt. Diese Art der
Knochenbildung führt rasch zu knöchernen Strukturen, die
aber meist sekundär noch verstärkt oder ausgebaut werden
(2.5–7b). An der Knochenoberfläche bilden sich Faserknochenbälkchen. Sie werden durch Knochenanlagerung verbunden.
Die dadurch entstehenden, von Osteoblasten ausgekleideten
Hohlräume werden konzentrisch eingeengt. Im Zentrum bleibt
ein Lumen offen, das meist ein einzelnes Gefäß enthält. Diese
Strukturen werden Primärosteone genannt (2.5–7c).

2.5.3.2 Chondrale Ossifikation

Der Ersatz der knorpelig vorgebildeten Knochenanlage
geschieht nach zwei verschiedenen Mustern. Die perichondrale Ossifikation findet man in der Schaftmitte
von langen Knochenanlagen, den zukünftigen Röhrenknochen. Die enchondrale Verknöcherung zeigt
sich in verschiedenen Ossifikationszentren der kurzen
knorpeligen Knochenanlagen und im Bereich der
Epiphysen, den Enden der langen Knochenanlagen
(Abb. 2.5–8).

Knorpel   enchondrale Ossifikation

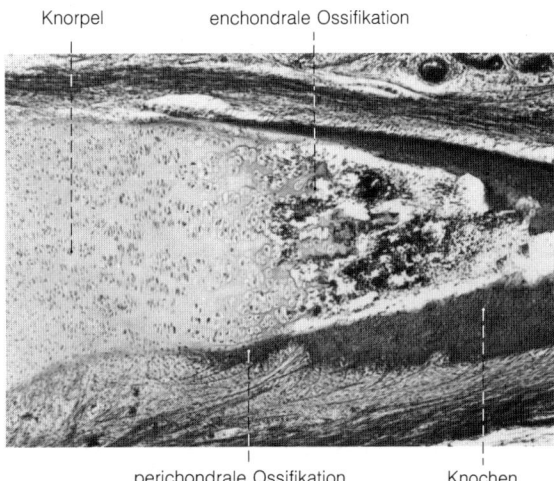

perichondrale Ossifikation   Knochen

Abb. 2.5–8. Enchondrale und perichondrale Ossifikation. Um
die Mitte des Röhrenknochens hat sich perichondral bereits
Knochen gebildet (rechts). Anstelle des Knorpels findet man
hier bereits Knochenmark. Die enchondrale Knochenbildung
spielt sich am Übergang vom rein knorpeligen zum bereits
perichondral verknöcherten Schaft ab.

Perichondrale Ossifikation

In der Schaftmitte werden im Bereich der knorpeligen
Vorstufe selbst anfänglich nur geringe Veränderungen
sichtbar. Zuweilen zeigen die Knorpelzellen in den
äußersten Schichten eine leicht abgeplattete Form, und
die Interzellularsubstanz weist ein etwas verändertes
färberisches Verhalten auf (Abb. 2.5–9a). Der eigentliche Knochenaufbau um den knorpeligen Schaft verläuft aber nach dem Muster der desmalen Knochenbildung. Auf den Knorpel wird eine dünne Schicht von
Faserknochen aufgelagert. Das Dickenwachstum geschieht durch Anbau von weiteren Faserknochenbälkchen, bis sich ein locker strukturierter knöcherner
Schaft gebildet hat (Abb. 2.5–9b). Unter der Knochenmanschette werden die Knorpelzellen allmählich
durch das primäre Knochenmark ersetzt. Die perichondrale Knochenbildung kann, um die Wachstumsrichtung zu berücksichtigen, auch asymmetrisch erfolgen (Abb. 2.5–9c).

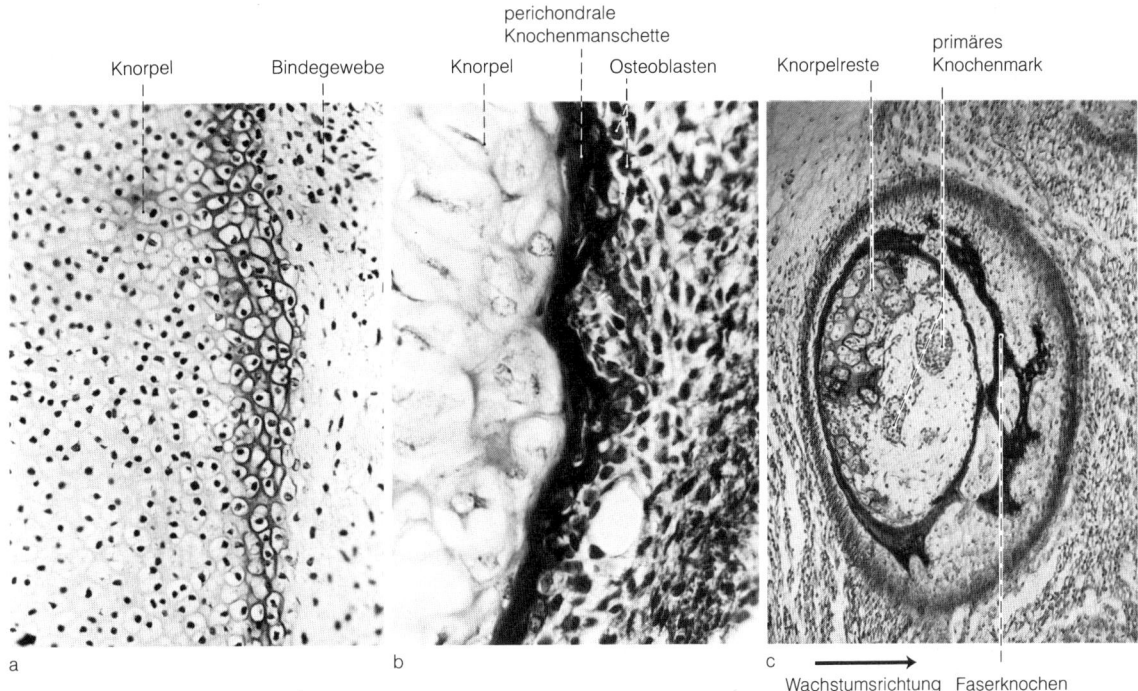

Knorpel   Bindegewebe   Knorpel | Osteoblasten   Knorpelreste   primäres Knochenmark

perichondrale Knochenmanschette

a   b   c ⟶
                                                Wachstumsrichtung Faserknochen

▲

Abb. 2.5–9a-c. Perichondrale Ossifikation. Am Anfang zeigt die Interzellularsubstanz um die äußersten Knorpelzellen eine intensivere Anfärbung z. B. mit Hämatoxylin (2.5–9a). Im weiteren Verlauf findet man erste Auflagerungen von Faserknochen, der von Osteoblasten gebildet wird (2.5–9b). In einer späteren Phase der perichondralen Ossifikation hat sich um die ursprünglich knorpelige Form eine Hülse aus Knochen gebildet. Der Knorpel im Innern ist z. T. schon aufgelöst und durch primäres Knochenmark ersetzt. Periostal angelagerte Faserknochenbälkchen sind bereits das erste Zeichen eines gerichteten Dickenwachstums (2.5–9c).

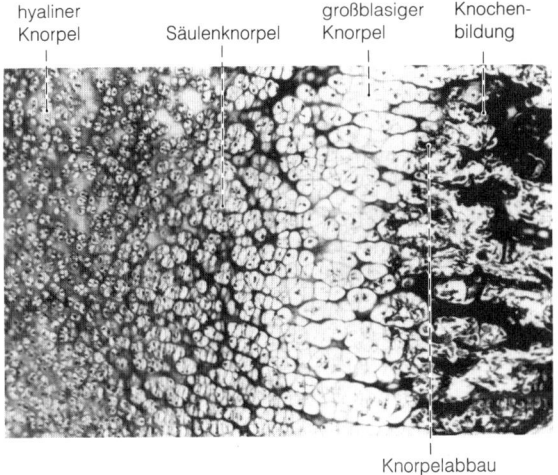

hyaliner Knorpel   Säulenknorpel   großblasiger Knorpel   Knochenbildung

Knorpelabbau

Abb. 2.5–10. Enchondrale Ossifikation. Die mehr oder weniger gleichmäßige Anordnung der Knorpelzellen im hyalinen Knorpel (von links nach rechts) geht über in eine Zone, in der die Knorpelzellen etwas größer sind und in Reihen hintereinander stehen (Säulenknorpel). Darauf folgen die Zonen des großblasigen Knorpels, des Knorpelabbaus und der Knochenbildung.

Enchondrale Ossifikation

In den knorpeligen Knochenanlagen der kurzen Knochen und in den Epiphysen der langen Knochen beginnt der Ossifikationsvorgang mit einer Mineralisation der Grundsubstanz im Innern, gefolgt von einem Einsprossen von Gefäßen in diese Zone. Die Knorpelzellen beginnen sich zu teilen. Die Längsanteile der Interzellularsubstanz werden dabei nur wenig verändert, in der Querrichtung bleibt kaum mehr Interzellularsubstanz zwischen den Zellen. Dadurch kommt es zur Ausbildung von Knorpelsäulen. Die Zellen in dieser Zone zeigen eine abgeplattete Form mit abgeplattetem Kern. Diese Kerne sind exzentrisch gelagert und weisen eine dichte Chromatinstruktur auf. Im weiteren Verlauf werden die Zellen großblasig aufgetrieben, die interzellulären Septen verkalken, die großblasigen Zellen werden eröffnet und aufgelöst. Kapillaren sprossen zwischen die Knorpelsepten ein. Chondroklasten, Zellen mit gleichem Aussehen und gleicher Funktion wie Osteoklasten, modellieren aus den verkalkten Knorpelsepten das Gerüst für die Bildung der primären Spongiosa. Auflagerung von Knochen verstärkt diese Bälkchen (Abb. 2.5–10).

Im Verlauf des Wachstums wird immer mehr Knorpel durch Knochen ersetzt. Zwischen den verknöcherten Epiphysen und dem verknöcherten Schaft bleibt aber bis zum Abschluß des Wachstums eine knorpelige Wachstumsfuge, die Epiphysenfuge, erhalten (Abb. 2.5–11). Der gleiche Mechanismus der enchondralen Ossifikation läuft hier während des ganzen Längenwachstums ab. Die strenge Längsrichtung und die große Intensität der Wachstumsvorgänge führen hier zu einem Bild, das alle Merkmale der enchondralen

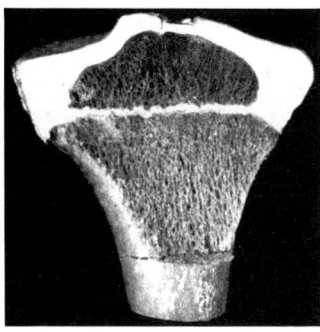

Abb. 2.5–11. Frontalschnitt durch die obere Epiphyse des Schienbeins eines sechseinhalbjährigen Knaben. Man beachte den Knochenkern und die Epiphysenfuge. Die knorpeligen Epiphysenfugen erlauben ein Längenwachstum durch enchondrale Ossifikation. Zeitlich gestaffelt für die verschiedenen Lokalisationen kommt es später zu einer knöchernen Überbrückung der Wachstumsfuge und damit zum Abschluß des Wachstums.

Knochenbildung in einem stärker ausgeprägten Maß erkennen läßt (Abb. 2.5–12). Die Auflagerung von lamellärem Knochen auf die mineralisierten Knorpelsepten (Abb. 2.5–18b) führt zum Aufbau von Spongiosa,

die, angepaßt an die entsprechenden Erfordernisse, strukturiert und umstrukturiert wird. Am Rande der Epiphysenfuge gelegene Anteile kommen in den zukünftigen Kortikalisbereich. Die Zwischenräume zwischen den ehemaligen Knorpelsepten werden hier vollständig mit Knochen ausgefüllt. Die ursprünglichen Knorpelanteile einer Kortikalis lassen sich aber auch später darstellen, z. B. mikroradiographisch durch ihren höheren Mineralgehalt.

2.5.4 Knochenumbau

Das Wachstum eines Knochens erfolgt nicht allein durch Apposition, da dies sonst bald zu grotesken Formen führen würde. Die Abstände zwischen einzelnen Knochen verändern sich ebenfalls. Man muß sich nur vorstellen, daß z. B. beide Beine eines Neugeborenen leicht im Oberschenkel eines Erwachsenen Platz finden könnten. Zudem ist das Skelettsystem imstande, sich im Verlauf des Lebens dauernd an veränderte mechanische Erfordernisse anzupassen. Daher ist es notwendig, daß neben der Neubildung auch Resorptionsvorgänge ablaufen. Bei Umbauvorgängen findet man

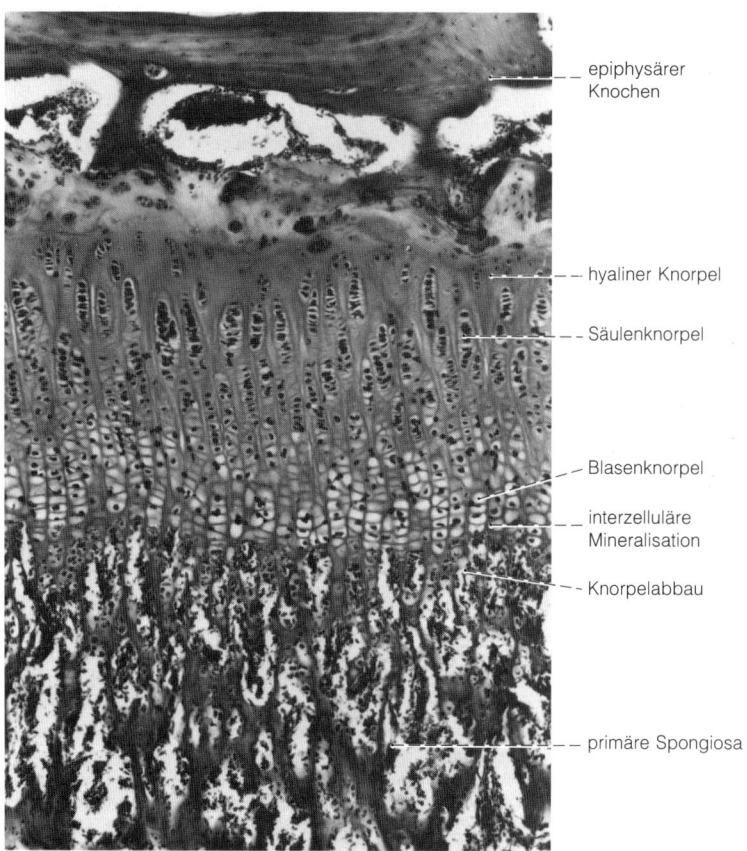

epiphysärer Knochen

hyaliner Knorpel

Säulenknorpel

Blasenknorpel

interzelluläre Mineralisation

Knorpelabbau

primäre Spongiosa

Abb. 2.5–12. Enchondrale Ossifikation in der Epiphysenfuge. Die Anordnung der Zellen entspricht derjenigen bei der embryonalen enchondralen Knochenbildung. Von oben nach unten erkennt man epiphysäre Knochenbälkchen, hyalinen Knorpel, Säulenknorpel, Blasenknorpel, die Zone der interzellulären Mineralisation und des Knorpelabbaus und die Zone der primären Spongiosa. Die verkalkten interzellulären Septen des Knorpels werden von neugebildetem Knochen umgeben (Bildung einer primären Spongiosa). Der Anbau in der Epiphysenfuge geschieht schaftwärts, nicht aber in Richtung auf das Gelenk.

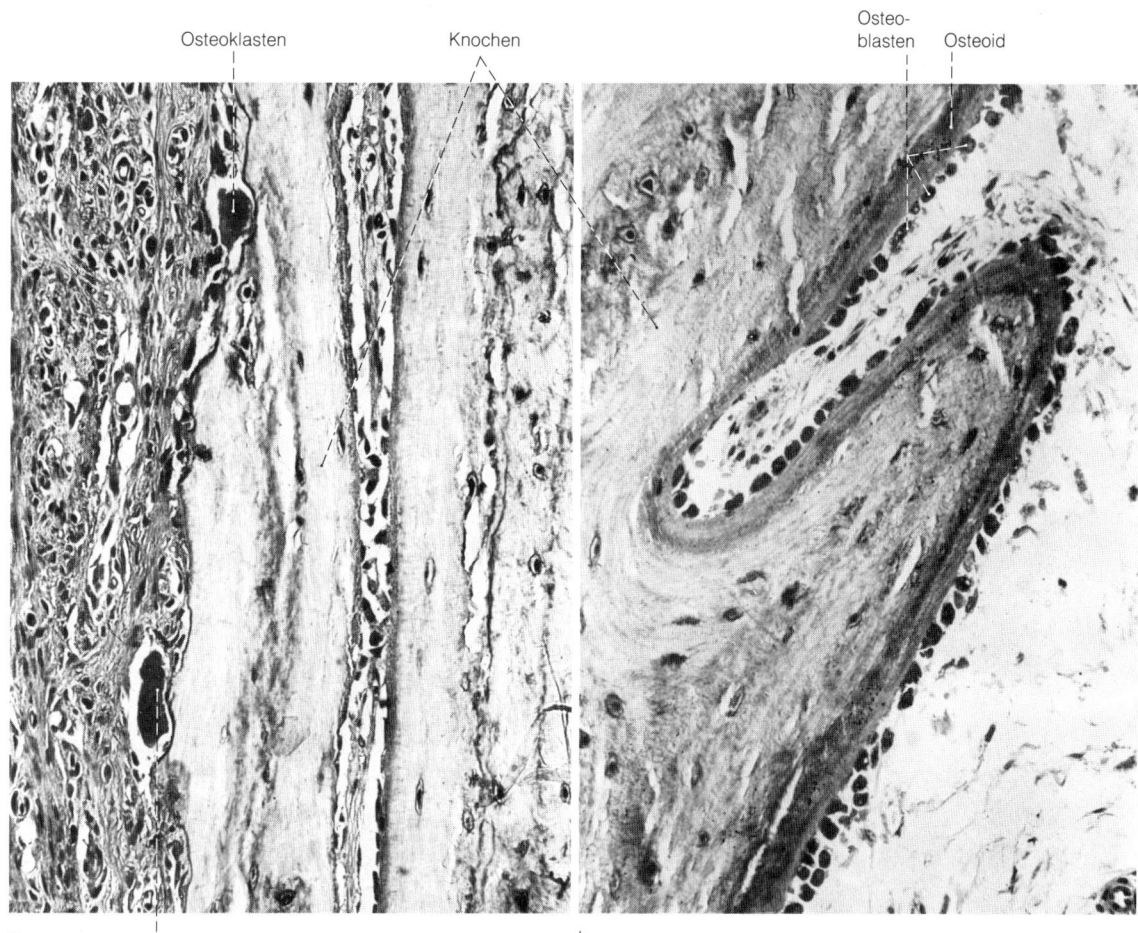

Osteoklasten   Knochen

Osteo-
blasten   Osteoid

a
Osteoklasten

b

Abb. 2.5–13a u. b. Oberflächlicher Knochenumbau. Durch ein
gesteuertes Zusammenspiel von Anbau und Resorption
kommt es zu einem Umbau der Knochenstrukturen. Während
auf der einen Seite die Osteoblasten neuen Knochen bilden,
resorbieren Osteoklasten auf der anderen Seite das Knochenbälkchen. Dies führt zu einem Verschieben, einer Drift
des Bälkchens nach rechts. Bei ausgeglichener Bilanz zwischen Anbau und Resorption finden sich verhältnismäßig
wenige Osteoklasten, die ja bis zu 60 μm Knochen pro Tag resorbieren können (2.5–13a). Die Osteoblasten, die nur
1–2 μm Knochen pro Tag produzieren, sind dicht aneinander-
gelagert, und die Oberfläche ist durch Faltung noch vergrößert (2.5–13b). Damit kann die Anbau-Resorptionsbilanz während des Driftvorgangs konstant bleiben.

Anbau

Resorption

◀

Abb. 2.5–14. Mitdriften größerer Gefäßräume. Bei der wachstumsbedingten Verschiebung des Kortikalisabschnitts können Gefäßräume der Drift folgen, indem auf der einen Seite
durch Resorption Platz geschaffen wird, während auf der anderen Seite der weichteilgefüllte Hohlraum wieder eingeengt
wird.

daher in asymmetrischer Verteilung sowohl Osteoblasten als auch Osteoklasten. Durch Anbau auf der einen Seite, Resorption auf der anderen, resultiert eine Verschiebung der Knochenstrukturen, die als *Drift* bezeichnet wird [6]. Die Anbauleistung der Osteoblasten ($1–2\,\mu m/24\,h$) ist deutlich geringer als die Resorptionsleistung der Osteoklasten ($60\,\mu m/24\,h$). Bei ausgeglichener Bilanz findet man daher weniger Osteoklasten (Abb. 2.5–13a) als Osteoblasten. Manchmal weist die Anbauseite zusätzlich eine Oberflächenvergrößerung durch Faltenbildung auf (Abb. 2.5–13b). Die Verschiebung von Knochenstrukturen läßt sich mit Hilfe von intravital verabreichten Farbmarken deutlich sichtbar machen (Abb. 2.5–18c–d). Im Knochen eingelagerte größere Gefäße können diesen Driftvorgängen folgen, indem auf der einen Seite durch Resorption Platz geschaffen und auf der anderen Seite durch Knocheneinlagerung der intrakortikale Hohlraum wieder aufgefüllt wird (Abb. 2.5–14). Auch Zähne behalten dank ähnlicher Mechanismen während des Kieferwachstums ihre Position im Alveolarkamm bei. Während eines Driftvorgangs kann das Knochengewebe verschiedene Strukturen durchlaufen (Abb. 2.5–15). So

dostalen Fläche oder Auffüllen der Maschen in der Spongiosa wird erneut Kortikalis gebildet. Diese wird sodann durch periostale Resorption auf der der Drift abgewendeten Seite in ihren Dimensionen wieder reduziert.

Umstrukturierungen im Innern der Kompakta werden dadurch erreicht, daß eine Gruppe von Osteoklasten einem Bohrkopf ähnlich einen Kanal in die Knochensubstanz bohrt. Gefäße sprossen ebenfalls mit ein. Der Bohrkanal wird hinterher wieder konzentrisch eingeengt. Die Osteoblasten sind dabei trichterförmig angeordnet, im Längsschnitt erscheint die Osteoblastenfront V-förmig (Abb. 2.5–17a). Dieser intrakortikale Umbau (HAVERSscher Umbau) führt zur Bildung von neuen Osteonen, sog. Sekundärosteonen. Diese sind der Umgebung gegenüber scharf durch eine Kittlinie abgegrenzt. Während der ersten Monate weisen die

Driftrichtung ⟶

vollständig aufgefüllte
neue Osteone   Bohrkanal

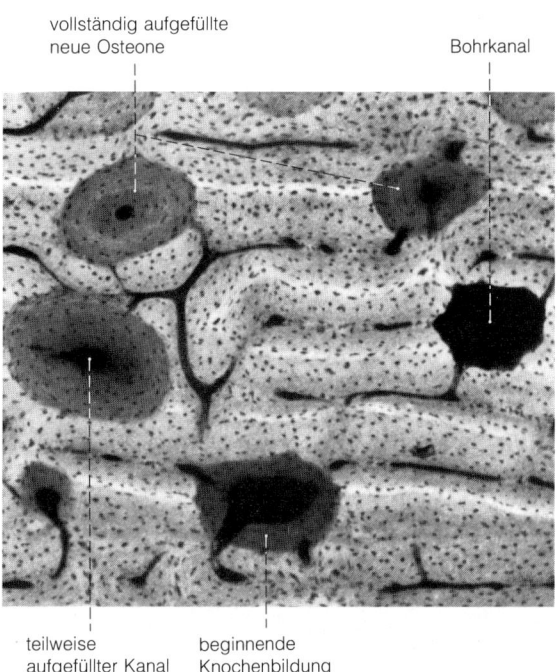

Resorption   Auffüllen   Modellieren   periostaler
              zu Kompakta   von Spongiosa   Anbau
                             durch Resorption

teilweise   beginnende
aufgefüllter Kanal   Knochenbildung

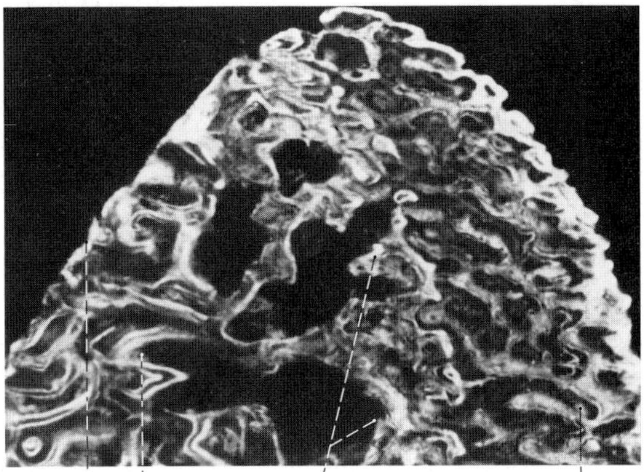

Abb. 2.5–15. Strukturumwandlung während des Driftvorgangs. Der periostale Knochenaufbau rechts führt direkt zur Bildung von Knochenkompakta. In Präparatmitte wird der neugebildete Knochen partiell resorbiert, wodurch eine Spongiosa entsteht. Deren Maschen werden links wieder zu Kompakta aufgefüllt, die wiederum am linken Rand resorbiert wird.

Abb. 2.5–16. Verschiedene Stadien des intrakortikalen (HAVERSschen) Umbaus. Die Mikroradiographie eines unentkalkten Knochenschliffs zeigt quer angeschnitten verschiedene Stadien der Osteonbildung. Rechts im Bild ist ein noch offener Bohrkanal, in der Mitte unten ist wandständig bereits neuer Knochen abgelagert, links ist das Lumen schon stärker, links oben bis auf einen engen Kanal eingeengt. Die neugebildeten Osteone sind noch weniger stark mineralisiert als der umgebende alte Knochen.

können auf der Anbauseite subperiostal entweder lamelläre Knochenschichten oder Primärosteone angelagert werden. Aus der neugebildeten Kompakta entsteht beim Verschieben in den Markhöhlenbereich durch nur teilweise Resorption eine Spongiosastruktur oder eine vollständig knochenfreie Markhöhle. Durch Knochenauflagerung auf der gegenüberliegenden en-

neugebildeten Sekundärosteone noch einen geringeren Mineralgehalt auf (Abb. 2.5–16) als die Umgebung. Sie sind aus zirkulären Lamellen aufgebaut. Innerhalb der Lamellen zeigen die Kollagenfibrillen eine klar definierte Richtung (Abb. 2.5–19), die sich nach der Beanspruchung der entsprechenden Skelettpartie zu richten scheint. Durch den HAVERSschen Umbau

Osteoblastensaum Osteoklasten

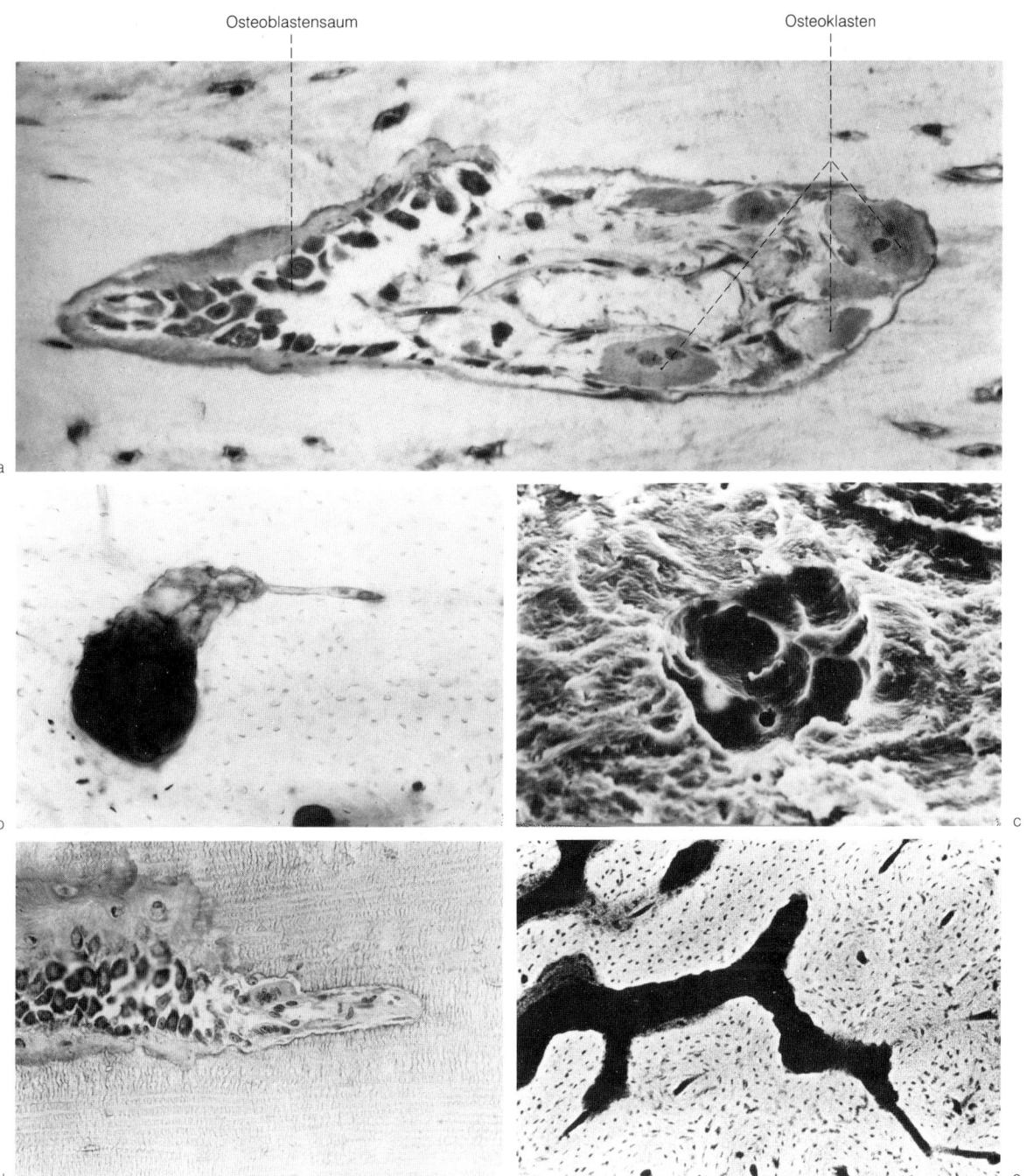

a

b

c

d

e

Abb. 2.5–17a. Intrakortikaler Knochenumbau. Durch eine Osteoklastengruppe wird im kortikalen Knochen ein Tunnel von 200–300 μm „gebohrt". Hinterher bilden Osteoblasten neuen Knochen und engen den Kanal wieder ein. (6μm-Schnitt, unentkalkt, Giemsa-Färbung).

Abb. 2.5–17b. Aufweiten intrakortikaler Gefäßräume nach lokaler Durchblutungsstörung. Ein intravital verabreichter Farbstoff beweist, daß das Gefäß nach einer experimentell verursachten Durchblutungsstörung den Wiederanschluß ans Zirkulationssystem gefunden hat. Der Gefäßraum zeigt Spuren osteoklastischer Aktivitäten, die zu einer Aufweitung geführt haben.

Abb. 2.5–17c. Die Knochenresorption verläuft entlang eines Haversschen Kanals. Das ursprüngliche Lumen ist in der

Vertiefung sichtbar, umgeben von Howshipschen Lakunen (rasterelektronenmikroskopische Aufnahme, Hunderadius in Frakturnähe).

Abb. 2.5–17d. Hinter den Osteoklasten, die sich dem bestehenden Gefäßkanal entlang vorgearbeitet haben, folgen Osteoblasten, die Osteoid einlagern (Humantibia in Frakturnähe, 6μm-Schnitt, unentkalkt, Giemsa-Färbung).

Abb. 2.5–17e. In dieser Mikroradiografie stellen sich ursprüngliches und erweitertes Lumen gut dar. Auf der linken Bildseite läßt sich im Resorptionsraum, durch seinen geringeren Mineralisationsgrad zur Umgebung kontrastierend, neugebildeter Knochen nachweisen.

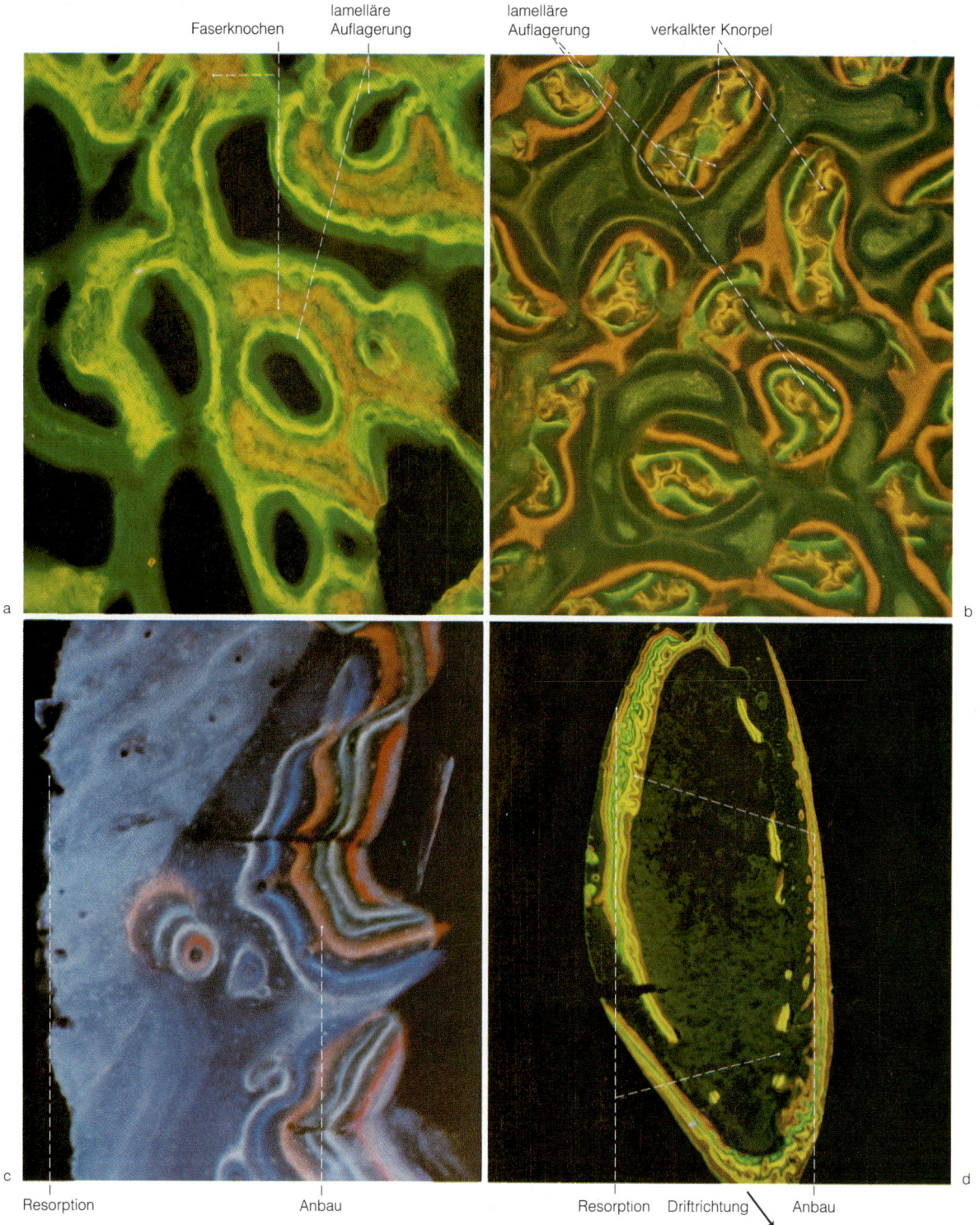

Faserknochen   lamelläre Auflagerung   lamelläre Auflagerung   verkalkter Knorpel

a   b

c   d

Resorption   Anbau   Resorption   Driftrichtung   Anbau

Abb. 2.5–18a. Verstärkung des Faserknochens durch lamelläre Einlagerung. Das Netzwerk aus Faserknochen (orangefarbene) wird durch Auf- und Einlagerung von Lamellenknochen (gelb) verstärkt.

Abb. 2.5–18b. Aufbau einer primären Spongiosa. Um die quergeschnittenen verkalkten Knorpelsepten (gezackte orangefarbene Strukturen) hat sich schichtweise neuer Knochen gelegt und dadurch Spongiosabälkchen, z. T. auch schon Kompakta gebildet. Der zeitliche Ablauf der Verkalkungsvorgänge wird durch die intravital in einwöchigen Abständen verabreichten Farbmarken dargestellt [13].

Abb. 2.5–18c. Driftende Kortikalis. Die Farbmarkierungen in einwöchigen Abständen zeigen, daß nur auf der rechten Seite Knochen angebaut wurde, während die gezackte Oberfläche der linken Seite ein Indiz für Resorptionsvorgänge ergibt.

Abb. 2.5–18d. Querschnitt einer driftenden Rippe. Während des Wachstums nehmen sowohl Länge als auch Durchmesser des Thorax zu. Die Rippen müssen sich dazu nach außen und voneinander weg verschieben. Dies geschah hier durch Anbau unten rechts periostal und oben links endostal mit Resorption an den gegenüberliegenden Flächen. Die ganze Rippe driftet dadurch nach unten rechts [aus 13].

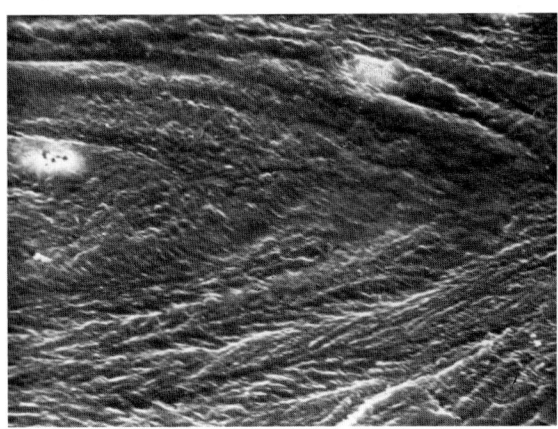

Abb. 2.5–19. Lamellärer Aufbau eines Osteons. Deutlich sichtbar ist die von Lamelle zu Lamelle wechselnde Anordnung der Fasern (rasterelektronenmikroskopische Aufnahme eines Sägeschnitts).

werden bestehende lamelläre Strukturen z. T. angeschnitten, und es entstehen daraus die sog. Schaltlamellen. Der HAVERSsche Umbau ist ein Mechanismus, der eine dauernde Erneuerung der Knochenkompakta bewirkt.

Literatur

[1] ASCENZI, A., E. BONUCCI, A. CHECCUCCI: The tensile properties of single osteons studied using microwave extensimeter. In: F. G. EVANS (Hg.): Studies on the anatomy and function of bone and joints. Springer, Berlin 1966

[2] ASH, P., J. F. LOUTIT, K. M. S. TOWNSEND: Osteoclasts derived from haematopoetic stem cells. Nature 283 (1980), 669–670

[3] BELANGER, L. F.: Ostéolyse, phénomène normal et pathologique. Laval Med 37 (1966), 537–542

[4] BONUCCI, E.: New knowledge on the origin, function and fate of osteoclasts. Clin. Orthop. 158 (1981), 252–269

[5] CHAMBERS, T. J.: Resorption of bone by mouse peritoneal macrophages. J. Pathol. 135 (1981), 295–299

[6] ENLOW, D. H.: Principles of bone remodelling. Thomas, Springfield 1963

[7] FROST, H. M.: Micropetrosis. J. Bone Jt. Surg. 42A (1960), 144–150

[8] KAHN, C. C., S. L. TEITELBAUM: Contact mediated bone resorption by human monocytes in vitro. Science 199 (1978), 988–989

[9] LOUTIT, J. F., J. PETERS, M. J. MARSHALL: Colony forming units and haematopoietic stem cells in osteoclastopoiesis. Metab. Bone Dis. 3 (1981), 131–133

[10] MAROTTI, G., A. ZAMBONIN-ZALLONE, M. LEDDA: Number, size, and arrangement of osteoblasts in osteons at different stages of formation. Calc. Tiss. Res. 21 (Suppl.) (1976), 96–101

[11] MUNDY, G. R., A. J. ALTMAN, A. J. GONDEK, J. G. BANDELIN: Direct resorption of bone by human monocytes. Science 196 (1977), 1109–1111

[12] OWEN, M.: The origin of bone cells in the postnatal organism. Arthr. Rheum. 23 (1980) 1073–1080

[13] RAHN, B. A.: Die polychrome Fluoreszenzmarkierung des Knochenanbaus. Zeiss Information 22, (1976), 36–39

[14] RASMUSSEN, H., B. BORDIER: The physiological and cellular basis of metabolic bone disease. Williams Wilkins, Baltimore 1974

[15] REMAGEN, W., H. J. HOEHLING, T. A. HALL, R. CAESAR: Electron microscopical and microprobe observations on the cell sheath of stimulated osteocytes. Calc. Tiss. Res. 4 (1969), 60

[16] SEDLIN, E. D., A. R. VILLANUEVA, H. M. FROST: Age variations in the specific surface of Howship's lacunae as an index of human bone resorption. Anat. Rec. 146 (1963), 201–207

[17] TEITELBAUM, S. T., C. C. STEWART, A. J. KAHN: Rodent peritoneal macrophages as bone resorbing cells. Calc. Tiss. Int. 27 (1979), 255–261

[18] THYBERG, J., S. NILSSON, U. FRIBERG: Electron microscopic and enzyme cytochemical studies on the guinea pig metaphysis with special reference to the lysosomal system of different cell types. Calc. Tiss. Res. 156 (1975), 273–299

[19] TINKLER, S. M. B., J. E. LINDER, D. M. WILLIAMS, N. W. JOHNSON: Formation of osteoclasts from blood monocytes during Vit D-stimulated bone resorption in mice. J. Anat. 133 (1981), 389–396

[20] VITTALI, H. P.: Phasenkontrast- und fluoreszenzoptische Untersuchungen zur Funktion der Osteocyten. Virchows Arch. path. Anat. 341 (1966), 24–36

[21] WHITSON, S. S.: Thight junction formation in the osteon. Clin. Orthop. 86 (1972), 206–213

2.6 Skelettmuskelgewebe

WOLF-GEORG FORSSMANN

2.6.1 Einleitung

Das Muskelgewebe ermöglicht dem Körper, aktiv Bewegungen auszuführen. Kontraktilität und Beweglichkeit sind zwar Grundlage vieler Zellfunktionen, wie z. B. der Mitose und Sekretion, jedoch sind nur im Muskelgewebe die kontraktilen Proteine zum Hauptbestandteil des Cytoplasmas angereichert, um als spezialisierte Funktion Kontraktionen auszulösen. Viele der kontraktilen Filamente liegen weit verbreitet in tierischen Zellen vor.

Aufgrund morphologischer und physiologischer Eigenschaften unterscheidet man drei Formen des Muskelgewebes. 1. *die glatte Muskulatur,* das ist vor allem die relativ langsam arbeitende unwillkürliche Muskulatur der Eingeweide; 2. die regelmäßig und rhythmisch sich kontrahierende *Herzmuskulatur* und 3. die nach Dauer, Kraft und Geschwindigkeit der Kontraktion bewußt regulierbare *quergestreifte* oder *Skelettmuskulatur.*

Die Elemente der Skelettmuskulatur liefern in erster Linie den Motor des gesamten Bewegungsapparats am Stamm und an den Gliedmaßen. Sie bilden darüber hinaus auch die mimische Muskulatur des Gesichts, die Kaumuskeln, die äußeren Augenmuskeln, die inneren Ohrmuskeln (M. stapedius, M. tensor tympani), die Tunica muscularis des Vorderdarms bis zur Mitte der Speiseröhre, die Muskeln des Kehlkopfes, des Beckenbodens und den M. cremaster.

Das aktive Muskelfleisch besteht aus langen, zylindrischen Fasern[1], die von einer zarten Bindegewebsschicht umgeben und durch dichtere Bindegewebssepten zu Bündeln zusammengefaßt sind. In diesem Bindegewebe verlaufen Blutgefäße und Nerven. Die Muskelenden sind durch Sehnen aus straffem Bindegewebe mit dem Knochen verbunden.

Die Skelettmuskulatur und ihre Hilfsapparate sind ein aus verschiedenen Bestandteilen aufgebautes Gewebe, das einer geregelten und harmonischen Kraftentfaltung und Kraftübertragung auf den knöchernen Bewegungsapparat dient.

Neben Bindegewebshüllen, Blutgefäßen und Nervenfasern gehören u. a. Fettpolster zwischen den Muskeln und Muskelfaserbündeln sowie sensible Endorgane (Muskelspindeln und Sehnenrezeptoren) zu den Hilfsapparaten der Muskulatur.

Wichtiger Bestandteil des Muskelgewebes sind auch die sog. Satellitenzellen, die der Muskelfaser außen ganz dicht anliegen.

2.6.2 Aufbau des Muskels

Der elementare Baustein des Skelettmuskelgewebes ist die *quergestreifte Muskelfaser* (Abb. 2.6–1a), eine zy-

linderförmige Zelle, deren Wand als Sarkolemm bezeichnet wird. Da diese Muskelfasern eine Länge bis zu 15 cm und eine Dicke bis zu 0,1 mm erreichen können, sind sie oft schon makroskopisch sichtbar.

Die Muskelfasern erstrecken sich in den meisten Muskeln über die ganze Länge der makroskopisch sichtbaren Muskelfaserbündel.

Die einzelne Muskelfaser ist von einem feinen Bindegewebsmantel umgeben, der als *Endomysium* bezeichnet wird. Gruppen von Fasern sind durch stärkere Bindegewebssepten, dem *Perimysium* zu Bündeln zusammengefaßt, und jeder einzelne anatomisch benannte Muskel besitzt eine derbe Bindegewebshaut, das *Epimysium.* Das Bindegewebe des Muskels, insbesondere am Perimysium, setzt sich am Sehnenübergang fort als Peritendineum.

Das Epimysium mit der weiter außen angelagerten Muskelfaszie hält den Muskel in seiner anatomischen Form und wird an einer Eintrittspforte, dem Muskelhilus, von Blutgefäßen und Nerven durchbrochen. Die arteriellen Blutgefäße zweigen sich in ein Kapillarnetz auf, das vorwiegend längs der Fasern angeordnet ist und über kleinere Venen in der Hilusvene drainiert wird. Die Nerven treten ebenfalls durch das Epi- und Perimysium an die Muskelfaser; meist in der Mitte der Faser (= physiologischer Querschnitt) bilden sie den synaptischen Kontakt in Form der motorischen Endplatte.

2.6.3 Aufbau der Skelettmuskelfaser

Die Muskelfasern erstrecken sich nur teilweise über die ganze Länge des Muskels; ihre Länge ist so nicht allein durch die des Muskels selbst bestimmt.

Die wesentlichen Komponenten der Muskelfasern sind die Zellmembran (inneres Sarkolemm), die Cytoplasma-Grundsubstanz (Sarkoplasma), die Mitochondrien (Sarkosomen), die kontraktilen Myofibrillen, das sarkoplasmatische Reticulum (eine Sonderform des endoplasmatischen Reticulum), die Zellkerne und als Speicherprodukte Fettvakuolen und Glykogen.

Die Muskelfaser enthält so viele *Kerne,* daß man sie nicht als Zelle zu bezeichnen pflegt. Die lang diskutierte Frage, ob sie durch Verschmelzung der Myoblasten während der Faserentwicklung, also als Syncytium, oder durch Ausbleiben der Zellteilung nach der Kernteilung, also als Plasmodium, entsteht, ist eindeutig ge-

---

[1]   In der Histologie bezeichnet der Ausdruck „Faser" verschiedene Elemente: Hier bedeutet Faser eine vielkernige zylinderförmige Zelle.

klärt (s. u.), nachdem eine Fusion der Myoblasten nachgewiesen ist. Die Kerne der Muskelfasern liegen in der Regel randständig, d. h. subsarkolemmal (Abb. 2.6–1b); viel seltener sind sie in der Mitte der Faser zu finden (z. B. in den sog. langsamen Muskelfasern der äußeren Augenmuskeln). Im lichtoptischen Bild sind die Kerne der Satellitenzellen von den Muskelfaserkernen nicht unterscheidbar.

Das *Sarkolemm,* eine mehrschichtige Membran, hat u. a. die wesentliche Funktion, das Membranpotential aufrechtzuerhalten. Dafür ist die innere Schicht des Sarkolemms (Abb. 2.6–3b u. 2.6–9), also die eigentliche Cytoplasmamembran, verantwortlich. Dieses innere Sarkolemm mißt etwa 9 nm und hat den typischen dreischichtigen Bau einer Cytoplasmamembran. Das äußere Sarkolemm wird von der inneren Sarkolemmmembran durch einen Spalt von 2–3 nm getrennt und

hat eine Dicke von 20 nm. Elektronenoptisch besteht es aus feinem filamentösem Matrial und entspricht einer Basallamina. Im Gefrierbruchverfahren lassen sich zahlreiche Membranpartikel und Mikropinocytosevesikelabschnürungen sowie das Oberflächenrelief der Muskelzelle besonders schön darstellen (Abb. 2.6–3b).

Das *Sarkoplasma* bildet die Cytoplasmagrundsubstanz (Matrix oder Grundcytoplasma) der Muskelfaser, eine wäßrige Phase, in die alle Cytoplasmaorganellen, die Myofibrillen sowie Glykogen (Abb. 2.6–9 u. 2.6–4) eingelagert sind.

2.6.4 Aufbau der Myofibrillen

Den größten Volumenanteil der Muskelfaser nehmen die kontraktilen Elemente ein. Was makroskopisch als Muskel erscheint, ist je nach verfeinerter Untersu-

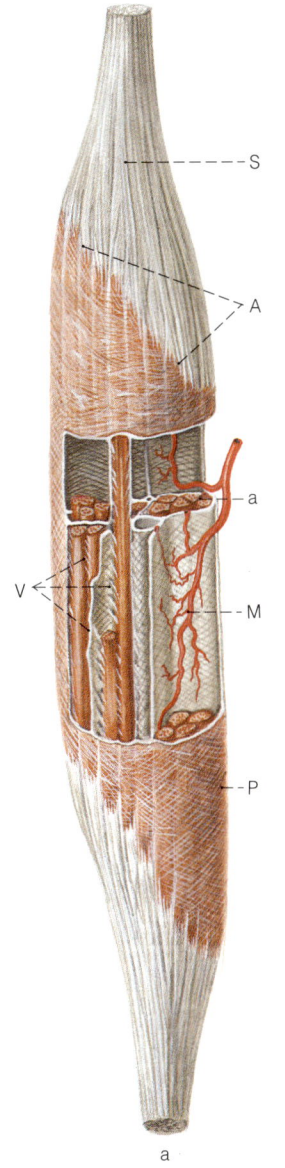

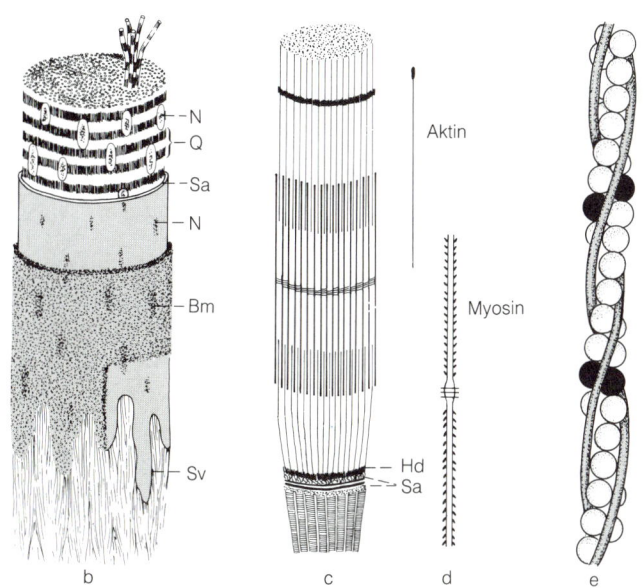

Abb. 2.6–1. Schema vom Aufbau eines Muskels. a) Muskel und Muskelfaserbündel (Schema nach Feneis), b) Muskelfaser, c) Myofibrille und d)–f) Myofilamente.
a) Am Muskel erkennt man den gestaffelten Ansatz der Fasern bzw. Faserbündel (A) an der Sehne (S). Die Faserbündel (a) sind vom Perimysium internum umgeben (V), der gesamte Muskel vom Epimysium (Perimysium externum) (P). Am Hilus des Muskels tritt ein Blutgefäß ein, das auf der membranösen Schicht des Perimysium internum weiterläuft (M).
b) Einzelne Muskelfaser mit ihrer lichtoptisch deutlichen Querstreifung (Q), Sarkolemm (Sa), Basalmembran (Bm), Muskel-Sehnen-Verbindung (Sv) und Zellkernen (N).
c) Schema einer Myofibrille mit Querstreifung (elektronenmikroskopisch). Die Myofibrillen gehen an der Muskel-Sehnen-Verbindung in Tendofibrillen über, die vom Sarkolemm (Sa) getrennt sind. Die Aktinfilamente befestigen sich an den Halbdesmosomen (Hd).
d) Die Querstreifung läßt sich durch die regelmäßige Zusammenlagerung der einzelnen, isolierten Aktin- und Myosinfäden erklären (Myofilamente) wie in der Schemazeichnung veranschaulicht ist. Die Querbrücken des Myosins sind vereinfacht gezeichnet; diese sind für die Bildung des Aktin-Myosin-Komplexes bei der Kontraktion verantwortlich.
e) Ausschnitt aus Aktinfilament mit kugelförmigen Aktinmolekülen (G-Aktin), die zu einer Doppelspirale (F-Aktin) polymerisiert sind.
f) Ausschnitt aus Myosinfilament mit sichtbaren Myosinmolekülen, deren doppelte Köpfe aus dem Faden als Querbrücken hervorstehen.

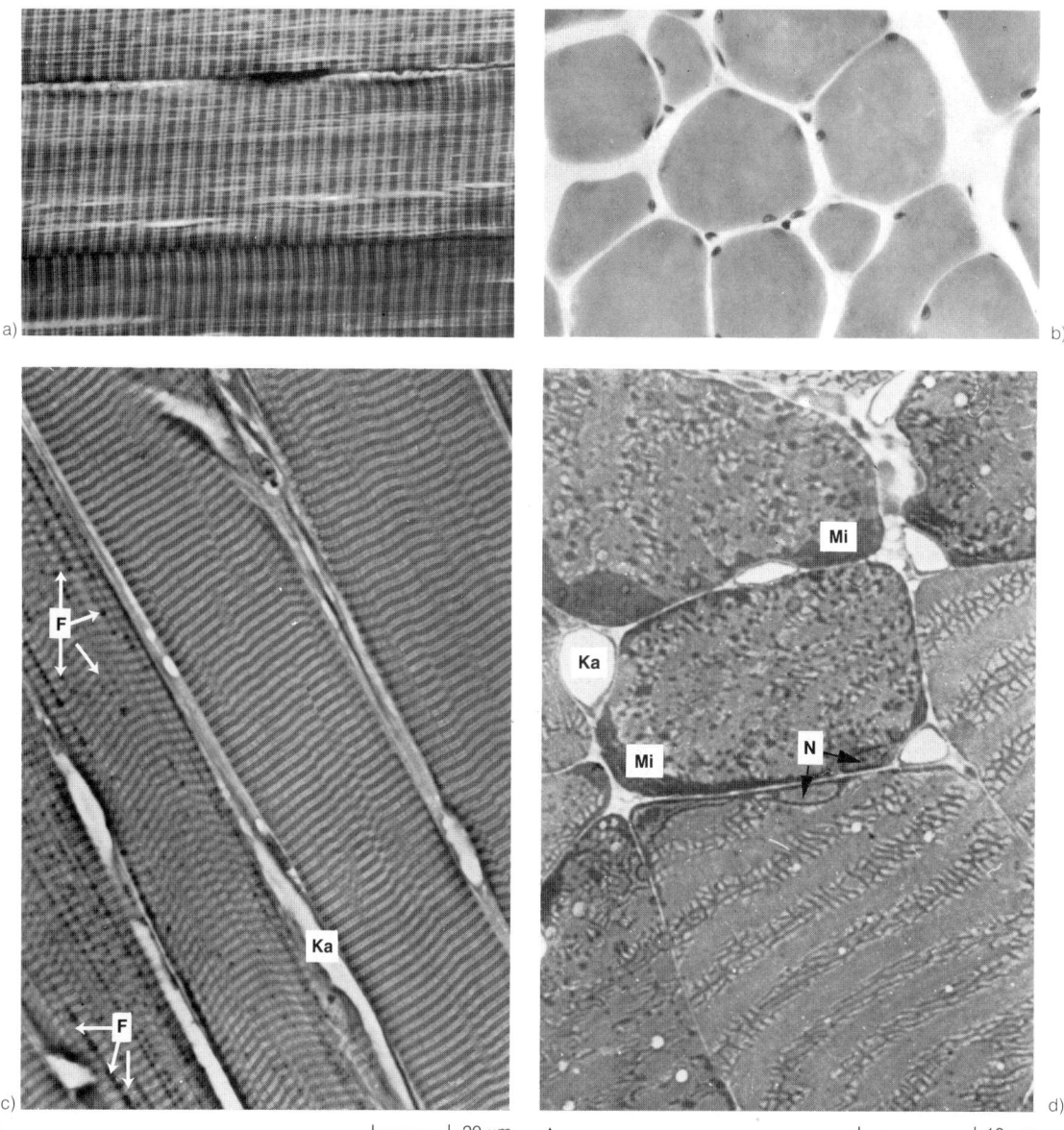

a)

b)

c)   ├───────┤ 20 µm

d)   ├───────┤ 10 µm

Abb. 2.6–2. Lichtmikroskopische Bilder von Muskelfasern bei Hämatoxylin-Eosin-Färbung (Längsschnitt: M. brachioradialis; Querschnitt: M. omohyoideus, Mensch; Präparate a) und b): Prof. Dr. J. Staubesand) sowie phasenkontrastmikroskopische Aufnahmen ungefärbter Muskelfasern:

a) und c): Man erkennt im Längsschnitt die regelmäßige Querstreifung des relaxierten Muskels, wobei die I-Streifen ungefärbt bzw. hell und die A-Streifen gefärbt bzw. dunkel erscheinen. Die schwarzen, körnigen Einschlüsse in den beiden Muskelzellen links oben sind Fetttröpfchen (F). Die Kapillaren (Ka) verlaufen großenteils in Längsrichtung mit den Muskelfasern.

b) und d): Im Querschnitt zeigen die Muskelfasern eine polygonale Form: die Kapillaren (Ka) liegen vorwiegend an den Kanten der Muskelfasern. Die Zellkerne (N) sind randständig. Das unterschiedliche Aussehen der Fasern im Querschnittsbild wird durch die Anordnung der dunklen Mitochondrien hervorgerufen. Die Mitochondrien (Mi) sind oft auch als dichte Felder am Rand einiger Muskelzellen zusammengelagert. Das Präparat stammt von einem perfusionsfixierten Rattenzwerchfell (Glutaraldehydperfusion und Nachfixierung mit Osmium, Eponeinbettung, Semidünnschnitte, Originalpräparate), daher sind die Blutgefäße gespült und enthalten keine Blutkörperchen.

Abb. 2.6–3. Elektronenmikroskopische Abbildung von Skelettmuskelfasern. ▶

a) Myofibrillen mit A-, I- und Z-Streifen, Mitochondrien (Mi) und sarkoplasmatischem Reticulum: das T-System (T) ist durch Peroxydasereaktion schwarz gefärbt, während das L-System (L) zwischen Glykogenkörnchen (G) lokalisiert ist.

b) Gefrierbruch der Zellmembran (inneres Sarkolemm) mit Membranpartikeln und Öffnungen des T-Systems (T) und der subsarkolemmalen Vesikel (sv).

chungsmethode in Muskelfasern (Lupenvergrößerung), Myofibrillen (lichtmikroskopisch) oder in Myofilamente (elektronenmikroskopisch) auflösbar (Abb. 2.6–1). Die kennzeichnende, schon im ungefärbten Präparat lichtoptisch sichtbare Querstreifung (Abb. 2.6–2) der Muskulatur erklärt sich aus der regelmäßigen Zusammenlagerung der Makromoleküle Aktin und Myosin, d. h. der Myofilamente (Abb. 2.6–9 u. 2.6–5). Durch die unterschiedliche Lichtbrechung der regelmäßig zusammengelagerten Myosin- und Aktinfilamente entstehen die anisotropen A-Streifen und isotropen bzw. schwach anisotropen I-Streifen. In der Längsachse sind die Myosin- und Aktinfilamente periodisch aneinandergereiht und bilden die sog. Sarkomere oder Myomere mit ihrer charakteristischen Querstreifung. Ein Sarkomer reicht jeweils von einem Z-Streifen bis zum nächsten Z-Streifen (Abb. 2.6–4); im Z-Streifen sind die Aktinfilamente zweier aufeinanderfolgender Sarkomere aneinandergeheftet. In der Querachse sind die beiden Filamente durch Querbrükken vernetzt; im Querschnitt zeigen sie ein hexagonales Muster (Abb. 2.6–6). Dieses regelmäßige Molekülgitter erlaubt außer mit den Methoden der Elektronenmikroskopie weitere strukturelle Einzelheiten mit Hilfe der Röntgen- und Elektronenstrahlbeugung nachzuweisen (s. Abb. 2.6–7, 2.6–8 u. 2.6–14). Die Ergebnisse dieser molekular-morphologischen Untersuchungen haben wesentlich zum Verständnis der Muskelkontrak

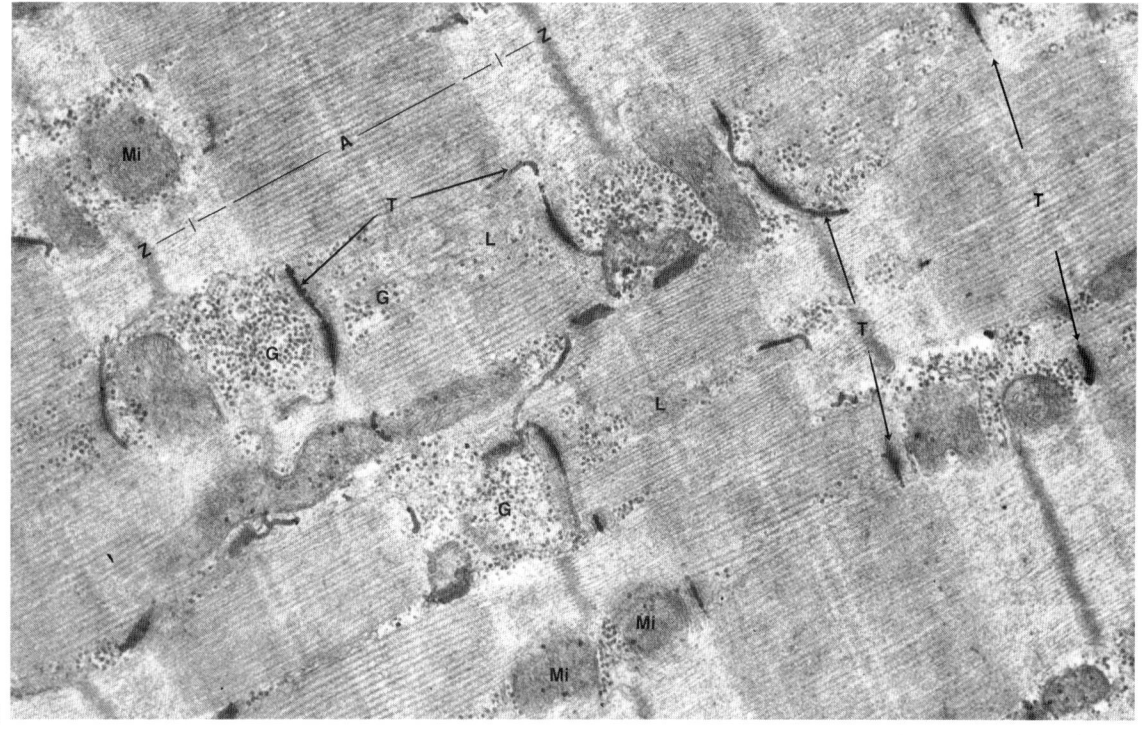

a)

⊢————————————⊣ 1 µm

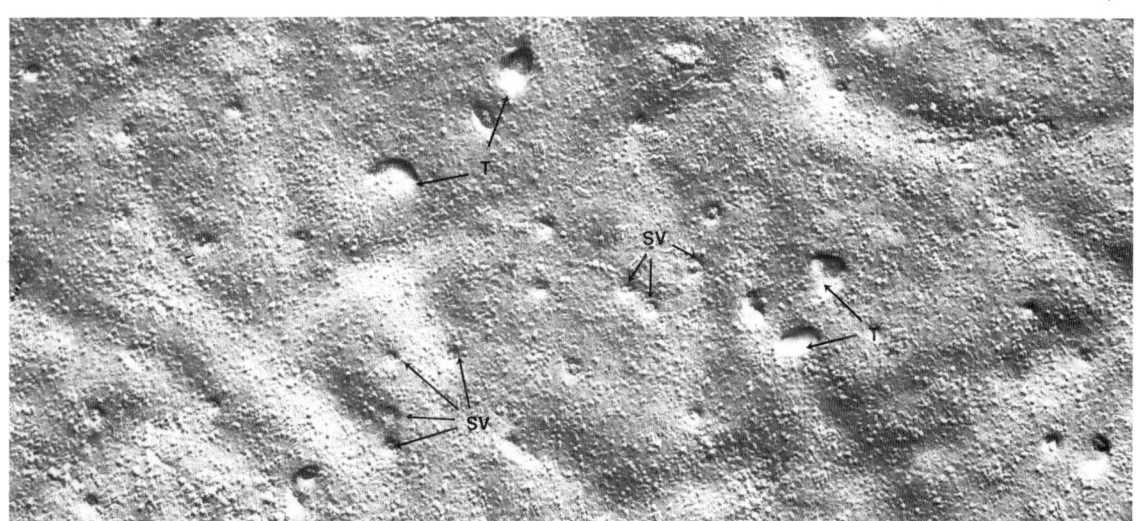

b)

Abb. 2.6–3

⊢————————————⊣ 1 µm

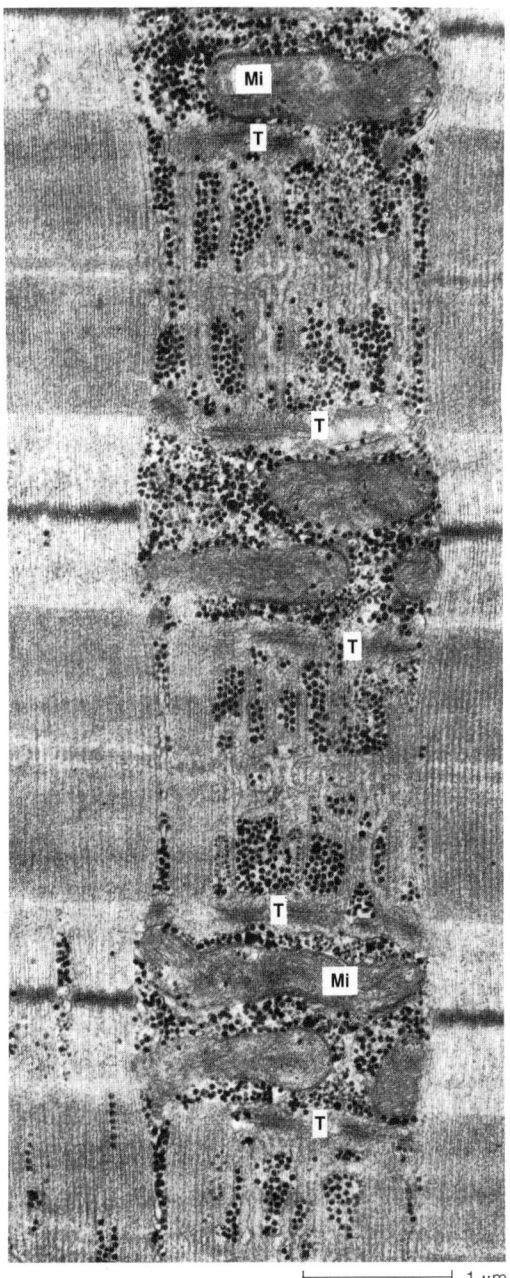

├──────────────────┤ 1 µm

tion beigetragen; sie werden im entsprechenden Abschnitt besprochen.

Das *Sarkomer* (Abb. 2.6–9) [4], die molekulare und funktionelle Einheit der Muskulatur, ist beiderseits durch den licht- und elektronenmikroskopisch nachweisbaren schmalen, dichten Z-Streifen begrenzt. Vom Z-Streifen gehen beiderseits die den I-Streifen bildenden Aktinfäden aus [9], [10]. Die Aktinfäden überlappen sich mit den Myosinfäden, die den A-Streifen bilden. Ein H-Streifen bildet sich im helleren, mittleren Teil des A-Streifens, wo keine Überlappung der Aktin- und Myosinfäden vorliegt. Der H-Streifen enthält also allein Myosin (Abb. 2.6–5). In der Mitte des Myosinfilaments ist dieses etwas dünner und glatt und weist deutliche Querbrücken auf, die das Gerüst der Myosinfilamente fest miteinander verbinden. Dort befindet sich der M-Streifen (Abb. 2.6–5).

◄ Abb. 2.6–4. Ausschnitt aus einer Muskelfaser des Zwerchfells der Ratte (elektronenmikroskopische Aufnahme). Das T-System (T) findet sich regelmäßig auf der Grenze von A- und I-Streifen. Das L-System ist von zahlreichen schwarzen Glykogenkörnern umlagert. Mitochondrien (Mi).

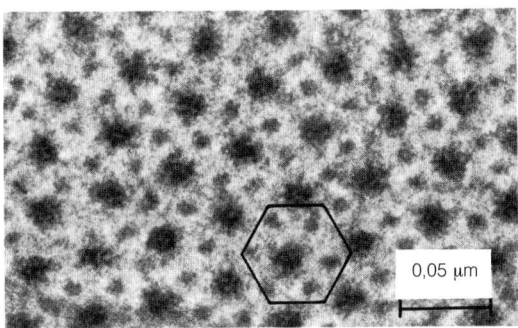

Abb. 2.6–6. Querschnitt durch eine Myofibrille in Höhe des A-Streifens mit Überlappung der Aktin- und Myosinfilamente. Die dickeren Myosinfilamente sind jeweils von sechs Aktinfilamenten umgeben (hexagonales Muster) (M. gastrocnemius, Ratte).

Abb. 2.6–5. Ausschnitt eines Sarkomers aus einer relaxierten Froschmuskelfaser (M. sartorius). Alle Elemente der Querstreifung kommen hier deutlich zum Vorschein.

▼

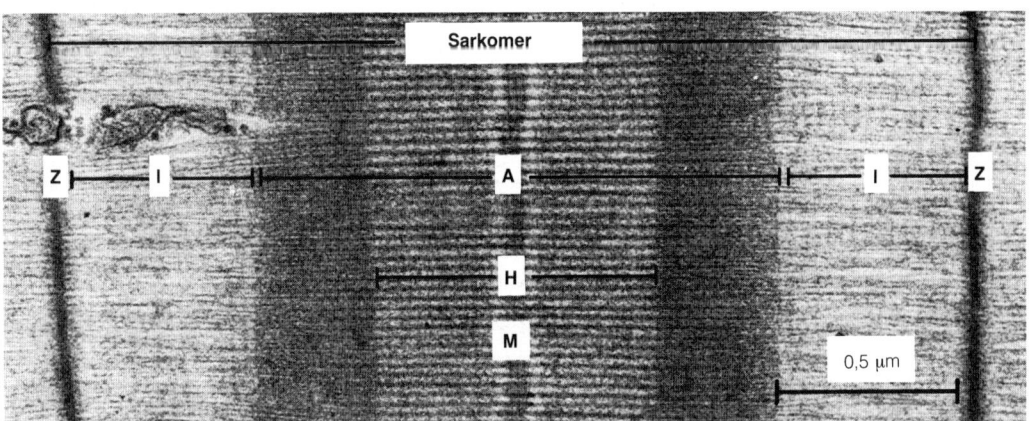

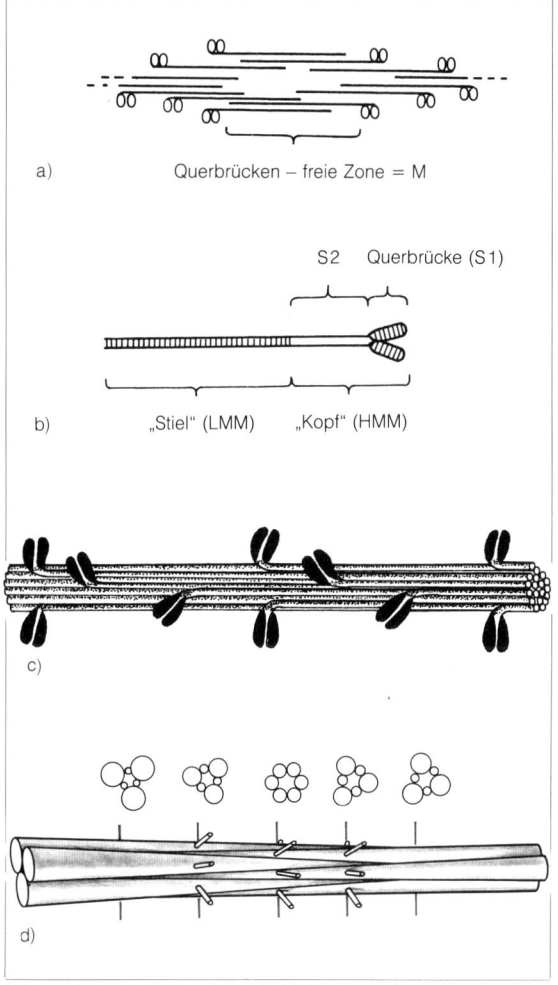

a) Querbrücken – freie Zone = M

S2 Querbrücke (S1)

b) „Stiel" (LMM) „Kopf" (HMM)

c)

d)

Im Querschnitt ist hier besonders gut zu erkennen, daß die aggregierten Myosinmoleküle eine Dreierhelix im Myosinfilament bilden, das in Abb. 2.6–7d schematisch dargestellt ist. Weitere elektronenmikroskopisch sichtbare Querstreifen entstehen durch Querbrücken zwischen den Myofilamenten oder verschiedene Dikken: der M-Streifen wird durch Verbindungen (auch Mesophragma genannt) in der Mitte des Myosinmoleküls hervorgerufen.

Zwischen den Myofibrillen liegt der sog. Interfibrillärraum, der mit sarkoplasmatischem Reticulum, Mito- chondrien und Glykogen angefüllt ist. Auf der Höhe des Z-Streifens liegen kleine Desminfilamente, die die Myofibrillen nebeneinander befestigen.

2.6.5 Sarkoplasmatisches Reticulum

Das *sarkoplasmatische Reticulum* besteht aus membranbegrenzten Hohlräumen, die längs in der Muskelfaser verlaufende Tubuli und Zisternen um die einzel-

Abb. 2.6–7. Molekular-morphologische Modellvorstellung des Aufbaus der Myosinfilamente.
a) Schema des gesamten Myosinfilaments mit der Staffelung der einzelnen Myosinmoleküle.
b) Einzelnes Myosinmolekül mit „Stiel" (LMM) und „Kopf" (HMM); letzterer besteht aus einem „Kopfstiel" (S2-Fragment) und einem doppelten „Kopfteil" (S1-Fragment).
c) Zusammenlagerung der Myosinmoleküle im dicken Filament, wo die „Myosin-Köpfchen" als spiralig angeordnete Querbrücken hervorstehen.
d) Dreidimensionales Modell der M-Streifenregion: Durch Anlagerung von sechs Struktureinheiten mit den zugespitzten Enden und Querbrücken wird der M-Streifen gebildet.

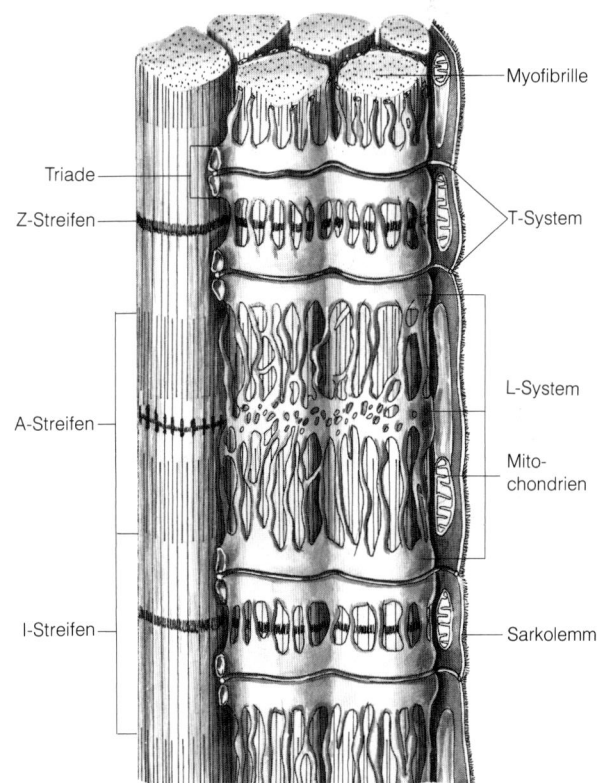

Myofibrille

Triade

Z-Streifen

T-System

A-Streifen

L-System

Mito-chondrien

I-Streifen

Sarkolemm

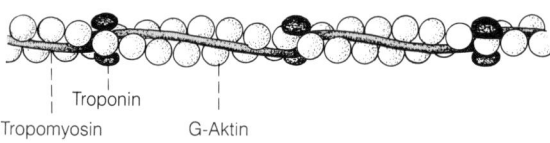

Troponin

Tropomyosin   G-Aktin

Abb. 2.6–8. Molekular-morphologische Modellvorstellung des Aufbaus der Aktinfilamente. Man erkennt die doppelt spiralige Anlagerung der G-Aktinmoleküle (Kugeln) zu einem Aktinfilament (F-Aktin), dem sich seitlich Tropomyosin (Fäden) und Troponin (dunkle Kugeln) anlagern.

Abb. 2.6–9. Schematische Darstellung vom Aufbau des sarkoplasmatischen Reticulum (T-System, L-System und Triaden) und der Myofibrillen im Skelettmuskel der Säugetiere. Man beachte das T-System: Es entspricht einer Invagination des Sarkolemms, die regelmäßig beiderseits der Z-Streifen liegt. Modifiziert nach einer Zeichnung von Sylvia Keene in BLOOM-FAWCETT: A Textbook of Histology. Saunders, Philadelphia 1968.

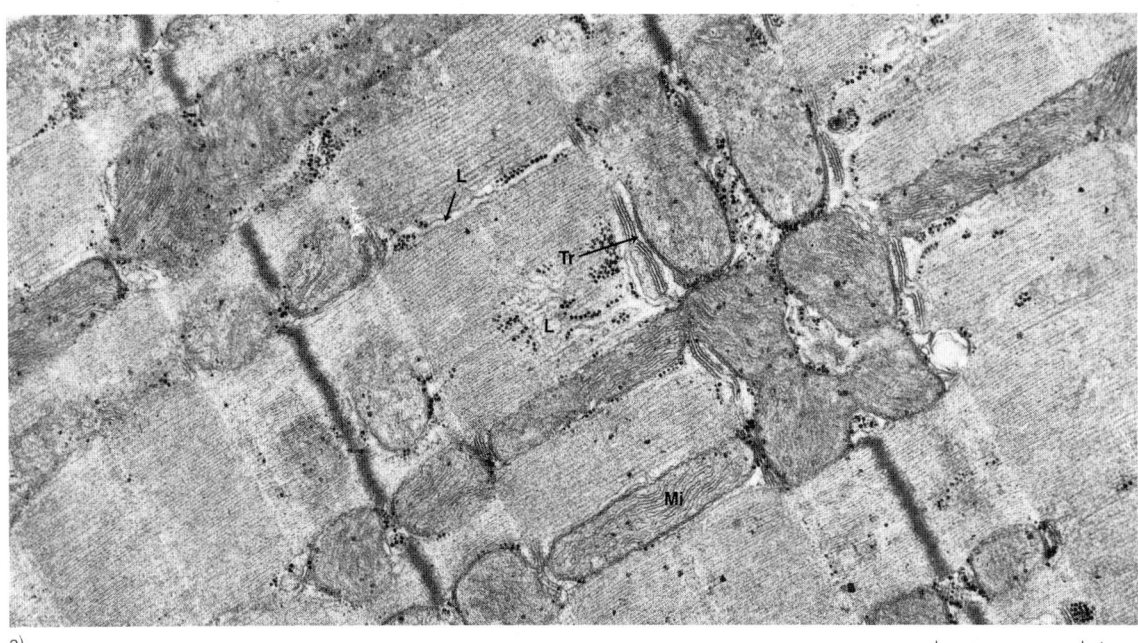

a)

├─────────────┤ 1 µm

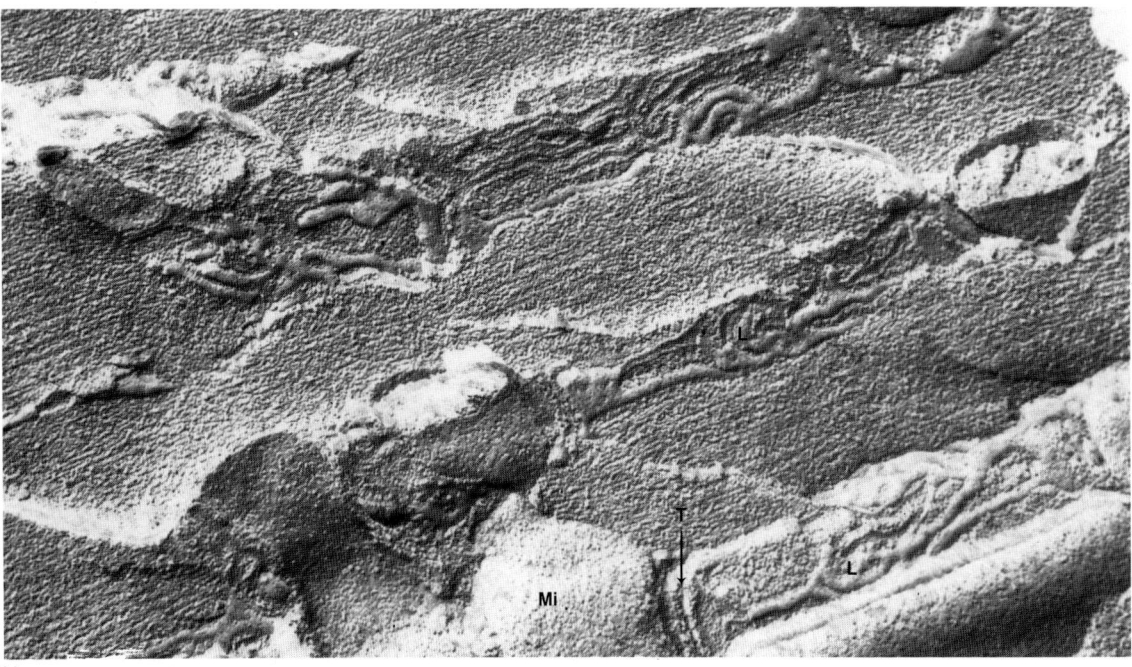

b)

▲   ├─────────────┤ 1 µm

nen Myofibrillen bilden (longitudinales oder L-System; Abb. 2.6–9 u. 2.6–13). Im weiteren Sinne rechnet man auch das T-System (transversales System) zum sarkoplasmatischen Reticulum. Das T-System besteht aus schlauchförmigen Einstülpungen des inneren Sarkolemms (Abb. 2.6–12). So ist das Lumen des T-Systems mit dem Extrazellulärraum in Verbindung; das L-System hat dagegen keine Öffnungen [8].

In der Skelettmuskelfaser der Mammalier liegen diese aus der Cytoplasmamembran gebildeten (transversalen) T-Tubuli stets beiderseits der Z-Streifen im Abstand von 0,3 µm; im relaxierten Zustand des Muskels befinden sie sich auf der Grenze zwischen I- und

Abb. 2.6–10. Skelettmuskelfaser im elektronenoptischen Längsschnittbild (a) und Gefrierbruch (b). Man erkennt die quere Anordnung des T-Systems an den Triaden (Tr) und das L-System (L) zwischen den Myofibrillen. Mitochondrien (Mi) bilden längliche Säulen oder doppelte Körper auf der Höhe des T-Streifens. Bei beiden Präparationsverfahren liegen ähnliche Bilder vor.

Abb. 2.6–12. Bild zweier Muskelfasern, die von einem ▶ schmalen Extrazellulärraum (ECR) begrenzt sind. Die Oberfläche wird von einem Geflecht retikulärer Fasern und einer undeutlichen Lamina basalis (= äußeres Sarkolemm) gebildet. In dieser Region entstehen auch die T-Tubuli (T) aus Einstülpungen der Muskelzellmembran (= inneres Sarkolemm, Doppelpfeil). Man beachte weiter die typische Querstreifung der A- und I-Bande. Myofibrillen (My).

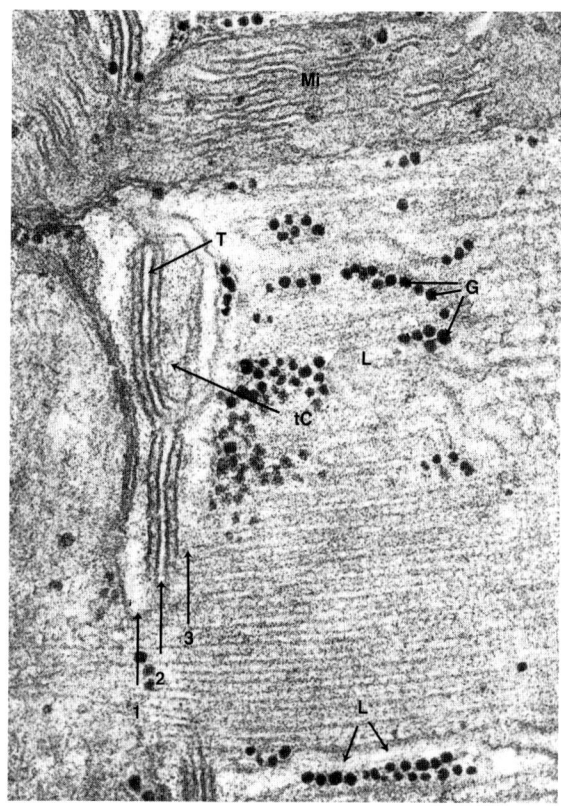

A-Streifen. Die T-Tubuli haben einen regelmäßigen Durchmesser von etwa 50 nm. Das L-System besteht aus längsverlaufenden, miteinander kommunizierenden flachen Tubuli, die nicht mit dem Sarkolemm und dem Extrazellulärraum in Verbindung sind. Die netzförmige Ausbreitung des L-Systems ist in Flachschnitten darstellbar (Abb. 2.6-4), schöner aber noch im Gefrierbruch zu erkennen (Abb. 2.6-10).

Die T-Tubuli sind an bestimmten Stellen von zwei L-Zisternen umgeben: Man nennt diese Anordnung von einem T- und zwei L-Tubuli „Triade" und die Membrananlagerung zwischen den Hohlräumen „T-L-Junktion". T-System, T-L-Junktionen und L-System sind für die Erregungsausbreitung in der Muskelzelle bedeutende Strukturen (Abb. 2.6-9) [2].

An der T-L-Junktion sind besondere Anordnungen der Membranproteine (Partikel) gefunden worden [5], die für den Weg der Erregungsausbreitung wichtig sein sollen (Abb. 2.6-13).

Die *Mitochondrien* der Muskelfasern sind zwischen den Myofibrillen entweder zu Säulen oder beiderseits der Z-Streifen an den I-Streifen gitterförmig angeordnet (Abb. 2.6-10 u. 2.6-11). Die Zahl der Mitochondrien hängt u. a. von der Faserart ab (s. Abschnitt „Muskelfasertypen").

Das *Glykogen* liegt vorwiegend im interfibrillären Sarkoplasma, also in der Nähe des L-Systems. Es besteht aus kleinen, gleichmäßigen und elektronendichten Körnchen (Abb. 2.6-11). Manchmal finden sich die Glykogenkörner auch zwischen den Myofilamenten perlschnurartig aufgereiht. Das Glykogen ist ein Reservestoff, der durch Phosphorolyse zu Glukose gespalten wird und damit für die Energiereserven verantwortlich ist.

Abb. 2.6–11. Die Membrananlagerung der Triade (1, 2, 3) besteht aus einem T-Tubulus (T) und zwei angelagerten terminalen Zisternen (tC) des L-Systems (L). Entlang der Membran des L-Systems (L) sind zahlreiche Glykogengranula (G) angelagert. Mitochondrien (Mi).

Abb. 2.6–12

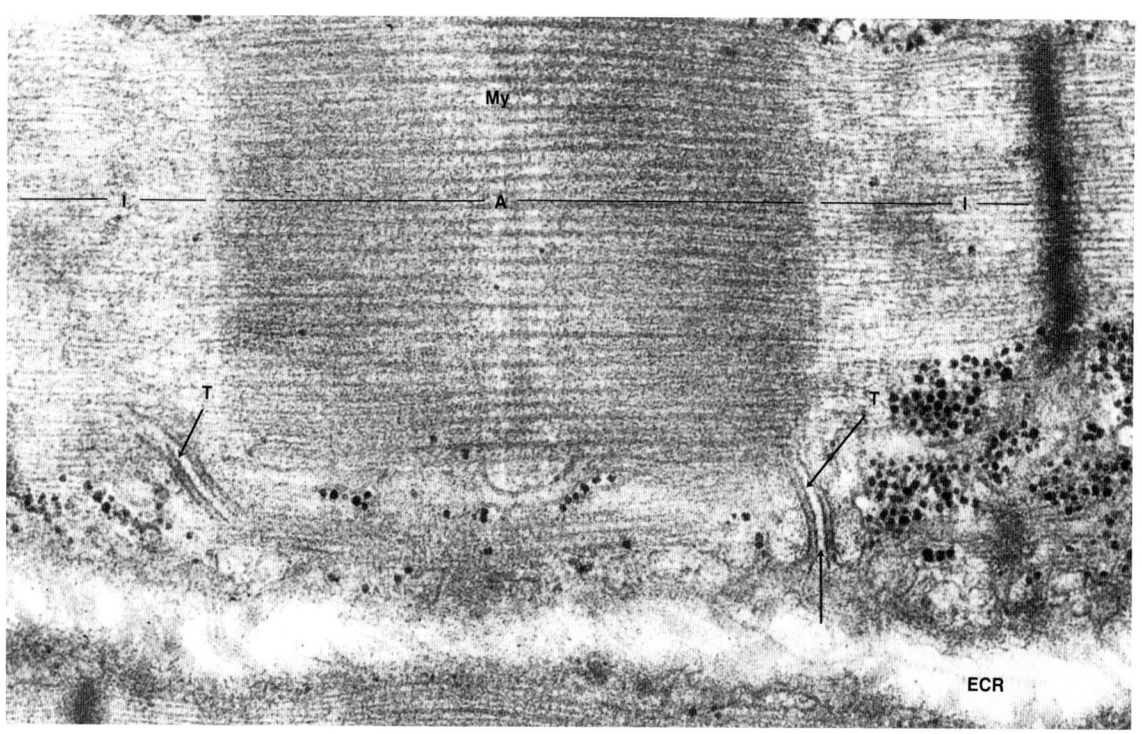

├───────────────┤ 0,5 µm

2.6.6 Kontraktionszyklus der quergestreiften Muskulatur

Unter einem Kontraktionszyklus versteht man den Vorgang der Muskelkontraktion bis zur Wiederherstellung des Erschlaffungszustands.

Folgende Vorgänge sind im Kontraktionszyklus zu unterscheiden:
1. Kontraktionsauslösung
2. mechanische Verkürzung
3. Relaxation

2.6.6.1 Kontraktionsauslösende Vorgänge

Der Muskelkontraktion liegen komplizierte Vorgänge zugrunde: Zunächst gehen der Kontraktion eine Erregungsbildung im entsprechenden Motoneuron und die Fortleitung der Erregung entlang der Nervenfaser voraus. An den Nervenendigungen, d. h. an den motorischen Endplatten oder an den multiplen Endigungen, wird die Erregung auf die postsynaptische Membran übertragen, indem Acetylcholin freigesetzt und die postsynaptische Endplattenmembran depolarisiert werden. Die Erregung breitet sich sodann auf der gesamten Zelloberfläche aus: eine Depolarisationswelle, das *Aktionspotential,* leitet sich über die Sarkolemm-Membran fort (zelluläre Erregungsausbreitung). Dann dringt die Erregungswelle von der Zelloberfläche in das Zellinnere ein (intrazelluläre Erregungsausbreitung). Dazu dient das T-System des sarkoplasmatischen Reticulum. Durch seine Kontinuität mit der Zellmembran wird diese Funktion des T-Systems gewährleistet.

Es war eine entscheidende Erkenntnis der elektronenmikroskopischen Forschung, diese Kontinuität des T-Systems mit dem Sarkolemm bewiesen zu haben. Man benutzte dazu Stoffe eines höheren Molekulargewichts als sog. *Diffusionsmarkierer:* Diese durchdringen nämlich nicht die Zellmembran, lassen sich aber innerhalb des T-Systems nachweisen. So kann das T-System wie der Extrazellulärraum mit dem Diffusionsmarkierer „angefüllt" werden (s. Abb. 2.6–10). Auch durch Serienschnitte konnte elektronenmikroskopisch die Kontinuität des T-Systems mit dem Interstitium bewiesen werden.

Durch bestimmte Versuchsanordnungen (Glyzerinisierung der Muskelfaser: Die isolierten Muskeln werden in eine Elektrolytlösung, der z. B. 400 mMol Glyzerin zugefügt wird, gebracht und dann wieder in normale Elektrolytlösung zurückgeführt) läßt sich die Kontinuität des T-Systems unterbrechen, so daß eine intrazelluläre Erregungsausbreitung unmöglich wird [2], [13]: Die Muskelfasern zeigen dann zwar noch eine normale elektrische Aktivität (Aktionspotential) des Sarkolemms, haben aber ihre Kontraktilität eingebüßt.

Den funktionellen Nachweis, daß das T-System der intrazellulären Erregungsausbreitung dient, brachten die Versuche von HUXLEY und seinen Mitarbeitern [9]. Mit einer Mikroelektrode läßt sich von der Öffnung des T-Systems her eine lokale Kontraktionsauslösung entlang des T-Systems erzeugen. Über den in Einzelheiten noch ungeklärten Vorgang der intrazellulären Erregungsausbreitung bestehen zur Zeit mehrere Hypothesen, insbesondere die einer elektrotonischen Ausbreitung und die einer fortschreitenden, wie an der Zelloberfläche ablaufenden Depolarisation.

Die Erregung wird vom T-System auf das L-System übertragen, wozu offenbar die Triaden bzw. die T-L-Junktionen dienen (Abb. 2.6–9, 2.6–11 u. 2.6–13). Am L-System wird schließlich die Permeabilität der Membran verändert, so daß die in ihm gespeicherten Kalziumionen freigesetzt werden. Die Erhöhung der Ca^{++}-Konzentration außerhalb des L-Systems auf über $5 \cdot 10^{7}$ Mol aktiviert die Myosinadenosintriphosphatase, und die Energie zur *Syneräse* (d. h. Bildung eines Aktinomyosin-Komplexes mit Verkürzung) wird freigesetzt. Die Aktin- und Myosinfäden gleiten aneinander vorbei, die Sarkomeren werden verkürzt. Der Kontraktionszustand ist normalerweise vollständig, wenn die Enden der Myosinmoleküle den Z-Streifen erreichen.

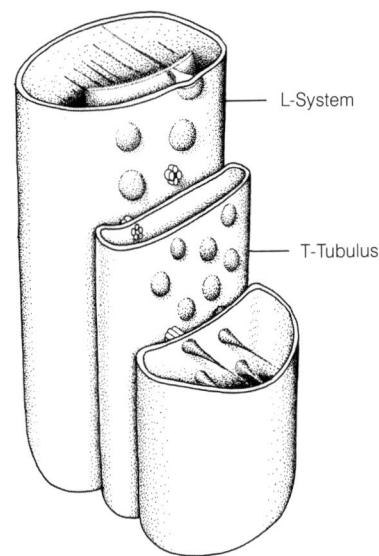

Abb. 2.6–13. Triade im Schema nach Schnitten und Gefrierbruchpräparaten. Man erkennt, daß vom T-Tubulus zum L-System in der Membran säulenförmige Verbindungen bestehen. An diesen wird die Aktivierung des L-Systems (Freisetzung von Kalzium) ausgelöst, sobald die Erregung von der Zellmembran die T-Tubuli erreicht hat.

2.6.6.2 Mechanischer Vorgang der Muskelkontraktion

Die Verkürzung der Muskelfaser wird nach der sog. *Gleittheorie* durch ein Aneinandervorbeigleiten der Aktin- und Myosinfäden bewirkt (Abb. 2.6–14). Diese Theorie gründet sich auf ein übrigens bereits 1874 von K. KAUFMANN [12] beobachtetes Verhalten der Muskelfaser bei der Kontraktion: die konstante Länge der A-Streifen (d. h. der Myosinfäden). Diese konstante

Länge der Myosinfäden während der Kontraktion wurde später elektronenmikroskopisch eindeutig nachgewiesen; lediglich bei der sog. Superkontraktion kommt es auch zu Deformierungen der Myosinfilamente. Das Aneinandervorbeigleiten der Myofilamente wird in zahlreichen, reizvollen Hypothesen diskutiert: Eindeutig scheint jedoch zu sein, daß die Muskelverkürzung auf das „Aneinandervorbeigleiten" der Aktin- und Myosinfilamente zu beziehen ist (s. Abb. 2.6–14).

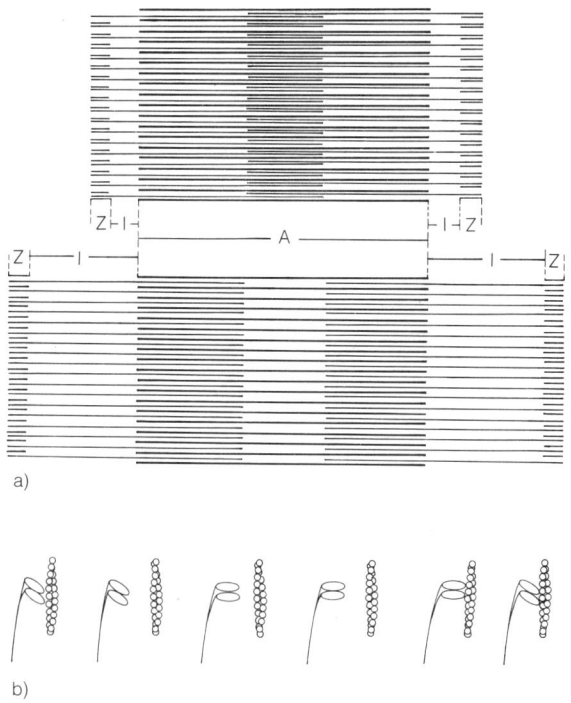

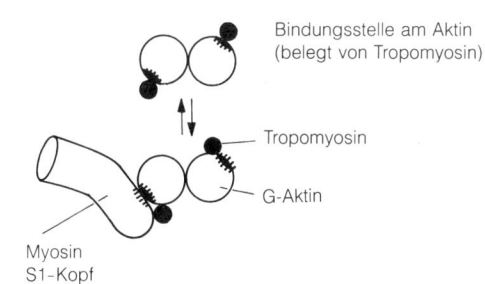

Abb. 2.6–14. Schemata zu Erklärungen der Muskelkontraktion.

a) Verkürzung des Sarkomers durch Verschiebung der Aktinfilamente in den A-Streifen; dabei werden der I-Streifen kleiner und das Sarkomer verkürzt. Aus Originalmikrographien nachgezeichnet.

b) Mechanismus der Querbrückenaktivität, die zum Gleiten des Aktins in die Sarkomerenmitte führt. Die Köpfe des Myosins binden sich an das Aktin und knicken zur Sarkomerenmitte ab. Dabei schiebt das Myosin die Aktinfilamente in das Sarkomer vor.

c) Funktion des Tropomyosins bei der Aktivierung der Muskelkontraktion. Durch Freilegung der Bindungsstelle am G-Aktin kann das S1-Fragment am Aktin angreifen.

Um den Kontraktionsvorgang zu verstehen, wurden in vielen Untersuchungen der letzten Jahre der molekulare Bau der Filamente und ihre biochemischen Eigenschaften genauer erforscht [1], [5], [9], [10], [14], [17], [18], [19].

Die *dünnen Filamente* bestehen im wesentlichen aus Aktin, das zu spiraligen Fäden polymerisiert ist. Zwei weitere Molekülarten, nämlich Troponin und Tropomyosin, sind in diesen Fäden enthalten; außerdem befindet sich Aktin an einem Ende des Molekülkomplexes und dient der Anheftung an den Z-Streifen. Die Polymerisation des globulären Grundmoleküls (G-Aktin) führt zu einer doppelten Spirale mit einer Periodizität von 380 Å; die gestreckten Tropomyosinmoleküle liegen in der Grube längs der Aktin-Doppelspirale (Abb. 2.6–8 u. 2.6–14a). Dem Tropomyosin ist das Troponin angelagert. Durch Tropomyosin wird der Anteil des F-Aktins verdeckt, der mit den Myosinquerbrücken reagiert. Troponin hat nun die regulatorische Eigenschaft, durch Ca^{++}-Bindung die Konformation von Tropomyosin so zu ändern, daß die Querbrückenreaktiven Flächen frei werden und Aktin und Myosin in Wechselwirkung treten, um den Kontraktionszyklus zu ermöglichen.

Die *dicken Filamente* bestehen aus zusammengelagerten *Myosin*molekülen. Das Myosinmolekül ist ein Komplex aus einem stabförmigen „Stiel" (vier Moleküle LMM = light meromyosin) und einem „Kopfteil" (zwei Moleküle HMM = heavy meromyosin). Der Kopfteil enthält einen gestreckten Übergang und zwei „Köpfe", die aus trennbaren Molekülen (S1- und S2-Fragment) bestehen (s. Abb. 2.6–1f, 2.6–7 u. 2.6–14c). Die Myosinmoleküle sind nun so zu Myosinfilamenten gebündelt, daß die Köpfe als Querbrücken nach außen gelagert sind. Durch die aktive Beweglichkeit dieser Querbrücken am Myosinfilament soll über einen komplizierten, weitgehend noch modellförmig vorgestellten Mechanismus die Muskelverkürzung stattfinden, indem die Aktinfilamente in einer Art Schlagbewegung in die Mitte der Sarkomere geschoben werden (Abb. 2.6–14a, b). Dabei wird ATP, das energieliefernde Substrat, am Myosinkopf gespalten.

Diese Deutung wird weiterhin daher gestützt, daß die Querbrücken im Rigor (d. h. Dauerkontraktur) in Richtung zur Sarkomerenmitte angewinkelt sind. Die Vorgänge des Schlagzyklus wurden von THORSON und WHITE [19] anschaulich dargestellt und das Modell der Beweglichkeit der Seitenbrücken von HUXLEY [9] verfeinert.

Durch bestimmte Versuchsanordnungen kann ein „synchrones Schlagen" aller dieser Querbrücken ausgelöst werden. Dann erzeugt man mechanisch erfaßbare Oszillationen, die im Rhythmus der Schlagfrequenz auftreten. Man könnte dann das Fortgleiten der Myosinfilamente mit dem rhythmischen Antrieb eines Ruderboots vergleichen, bei dem die maximale Kraft am Ende eines Schlags entfaltet wird: der maximale Wert im Mechanogramm (d. h. der Kontraktionskurve). Zur Verdeutlichung der asynchronen Schlagbewegung stelle man sich das Myosinmolekül als einen Tausendfüßler vor, der zwischen den Aktinfilamenten vorankriecht. Übrigens wurde auch die Zahl der ATP-Moleküle berechnet, die pro Brückenbewegung gespalten werden [18].

2.6.6.3 Vorgänge der Relaxation

Die Relaxation wird durch die Ca^{++}-speichernde Aktivität des L-Systems bewirkt [1], [7], [11]. Es senkt durch seine Kalziumionenpumpe wieder den Kalziumgehalt in der sarkoplasmatischen Matrix um die Myofilamente, die ATPase wird gehemmt, und die Kraftentfaltung durch Querbrückenaktivität läßt nach. Die Myofilamente gleiten passiv durch Dehnung wieder auseinander: Die Muskelzelle ist relaxiert. Die Ca-Speicherung im L-System kann morphologisch durch Präzipitate von Ca-Oxalaten nachgewiesen werden.

Die Relaxation und Dehnung des Muskels sind also von zwei Komponenten abhängig:
1. Aktivierung der Myosinquerbrücken und
2. Zug an der Muskelfaser, um die passive Längendehnung zu erreichen, was in der Regel durch Aktivierung der Antagonisten eines Muskels geschieht.

2.6.7 Muskelfasertypen

Nach Aussehen, Aufbau und Funktionsweise unterscheidet man zwei Grundtypen von Skelettmuskelfasern [3]. Schon in der klassischen Physiologie wurden „schnelle" und „langsame" Muskelfasern beim Frosch beschrieben (Abb. 2.6–15). Die schnellen Muskelfasern sind durch Einzelzuckung, Aktionspotential und Nichttetanisierbarkeit (Tetanisierbarkeit ist die Erzeugung einer anhaltenden Kontraktion durch mehrfache,

aufeinanderfolgende oder andauernde Reizung) charakterisiert. Dagegen zeigen die langsamen Muskelfasern eine Kontraktur auf Dauerreiz, sie bilden kein Aktionspotential, sondern sind nur lokal depolarisierbar. Daher kommt langsamen Fasern eine spannungsregelnde, sog. tonische Funktion zu, während schnelle Fasern für die kraftvolle Einzelzuckung verantwortlich sind. Morphologische Untersuchungen zeigen, daß bei langsamen Fasern das sarkoplasmatische Reticulum nur schwach ausgebildet ist; zum anderen ist das Myosin bei langsamen Fasern in der Mitte nicht durch das Mesophragma verbunden, das bei den schnellen Fasern den M-Streifen bildet. Das Glykogen besteht in langsamen Fasern aus feineren Partikeln.

Bei Säugetieren kommen dagegen in den meisten Muskeln drei Fasertypen vor:
1. schnelle tetanische (twitch) Fasern,
2. intermediäre tetanische und
3. langsame tetanische Fasern.

Besondere Muskeln finden wir bei Säugern, darüber hinaus u. a. in den Augenmuskeln, Ohrmuskeln und im Ösophagus [6], [15], [20].

Diese Fasertypen unterscheiden sich in kontraktilen Eigenschaften, histochemischen und biochemischen Merkmalen sowie ihrer motorischen Endplatte [3], [13], [19].

Enzymhistochemische Analysen führten zu einer inzwischen von den meisten Untersuchern adaptierten Klassifizierung in Typ-I- und Typ-II-Fasern. Typ-I-Fasern enthalten Enzyme eines vorwiegend oxidativen Stoffwechsels; sie sind dünne Fasern, reich vaskularisiert und langsam kontrahierend und ermüdungsresistent. Typ-II-Fasern sind durch glykolytischen Stoffwechsel ausgezeichnet und liegen in drei Varianten vor. Typ-II-A-Fasern sind schnelle, mittelgroße und ermüdungsresistente Fasern. Typ-II-B-Fasern sind schnelle, große und leicht ermüdende Fasern und Typ-II-C-Fasern sind intermediär zu den Typ-I-Fasern. Typ-II-C-Fasern sind in geringer Zahl (1%) in menschlichen Muskeln; sie sind durch eine sowohl glykolytische als auch oxidative Kapazität ausgezeichnet. Die Fasertypen sind neben Größe, Vaskularisierung pro Faser, Mitochondriengehalt, Fettvakuolen und sarkoplasmatisches Reticulum besonders auch durch die Zusammensetzung des Myosins unterschieden. Die Molekülform der leichten Kette des Myosins liegt in drei Varianten vor (LC 1, 2 u. 3), die beim langsamen (SM) und schnellen Myosin (FM) in verschiedener Zusammensetzung im Myosinfaden eingebaut sind.

Neuere Befunde haben gezeigt, daß die Eigenschaften bestimmter Muskelfasertypen durch Dauerreizung sehr schnell geändert werden können [13], [16]

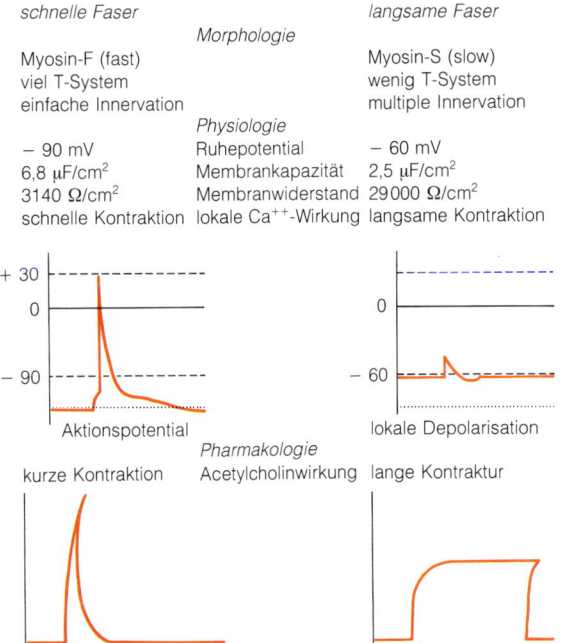

schnelle Faser		*langsame Faser*
	Morphologie	
Myosin-F (fast)		Myosin-S (slow)
viel T-System		wenig T-System
einfache Innervation		multiple Innervation
	Physiologie	
− 90 mV	Ruhepotential	− 60 mV
6,8 µF/cm²	Membrankapazität	2,5 µF/cm²
3140 Ω/cm²	Membranwiderstand	29000 Ω/cm²
schnelle Kontraktion	lokale Ca⁺⁺-Wirkung	langsame Kontraktion

Aktionspotential | lokale Depolarisation

| kurze Kontraktion | *Pharmakologie* Acetylcholinwirkung | lange Kontraktur |

Abb. 2.6–15. Unterscheidung der schnellen und langsamen Muskelfasern des Frosches nach morphologischen, physiologischen und pharmakologischen Kriterien. Oben Angaben über Myosinbau, T-System und Innervation als wichtige morphologische Eigenheiten.

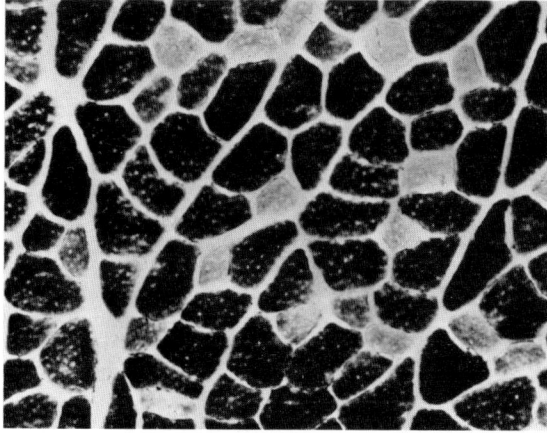

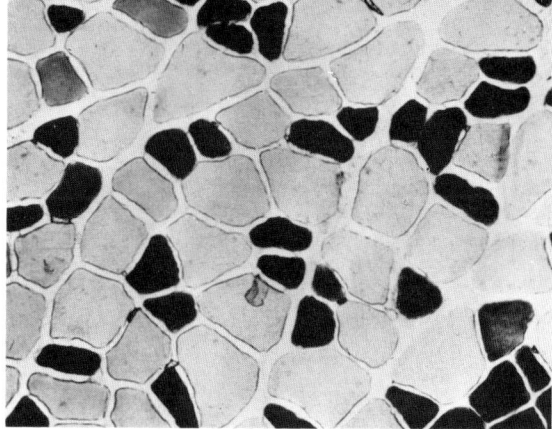

Abb. 2.6–16. Darstellung der Glykogenentleerungsreaktion bei Skelettmuskelfasern. Man erkennt oben im Bild die vorwiegend glykogenhaltigen Muskelfasern. Unten nach 30minütiger Reizung vorwiegend entleerte Muskelfasern. Vergrößerung 300fach (Präparat von Dr. H. Gruber, Wien).

(Abb. 2.6–16). Es ist anzunehmen, daß für die Ausbildung der Fasertypen die eingehenden Nervenstimuli von Wichtigkeit sind.

Durch Trainingseinflüsse werden Übergänge der Fasertypen in andere beobachtet, was die Leistungsanpassung des Muskels an bestimmte Belastungsarten erklärt[8].

Auch die Verteilung von Acetylcholinrezeptoren, die sich bei der Denervation ändert, ist ein Hinweis auf die trophische Beziehung zwischen Nervenfaser und Muskelfaser, die bei der Ausbildung eines Muskelfasertyps eine entscheidende Rolle zu spielen scheint.

Die Membraneigenschaft der langsamen Fasern des Froschmuskels bedingt eine besondere Innervationsart: Da die Zellmembran bei diesen Muskelfasern kein Aktionspotential leitet, muß durch eine multiple Innervation eine Kontraktionsauslösung über die gesamte Faser gewährleistet werden. In bestimmten Augenmuskelfasern der Säuger findet sich die gleiche Innervation, obwohl diese Muskelzellen ein Aktionspotential zu leiten scheinen. Multipel innervierte Fasern haben keine in ihrer Mitte lokalisierte motorische Endplatte, sondern zahlreiche, in verschiedenen Abständen liegende Kontakte mit Nervenfasern.

Neben der Einteilung in langsame und schnelle Fasern werden vom Aussehen her rote und weiße Muskelfasern unterschieden. Die roten Fasern sind reich an Mitochondrien und für Dauerleistungen spezialisiert (ein besonderes Beispiel ist der mitochondrienreiche Herzmuskel). Da die langsamen Muskelfasern meist Dauerleistungen bringen müssen, sind sie in der Regel rote, mitochondrienreiche Fasern, z. B. die Fasern des M. soleus.

Besondere Muskelfasertypen kommen bei Säugetieren außer in den äußeren Augenmuskeln und im Zwerchfell auch im Innenohr vor. Die bisher vorliegenden Untersuchungen zeigen eine in Einzelheiten individuelle Muskelfaserstruktur, die den unterschiedlichen funktionellen Ansprüchen gerecht wird. Schließlich sei in diesem Zusammenhang noch auf die quergestreifte Ösophagusmuskulatur mit ihrer besonderen Innervation hingewiesen, die Eigenschaften motorischer Endplatten und vegetativer Endigungen an glatten Muskelfasern zugleich aufweist[6].

Literatur

[1] EBASHI, S., M. ENDO: Calcium ion and muscle contraction. Progr. Biophys. Mol. Biol. 18 (1968), 123–182

[2] EISENBERG, B., R. S. EISENBERG: Selective disruption of the sacrotubular system in frog sartorius muscle. J. Cell Biol. 39 (1968), 451–468

[3] ELLISMAN, M. H., J. E. RASH, L. A. STAEHELIN, K. R. PORTER: Studies of excitable membranes. II. A comparison of specializations at neuromuscular junctions and nonjunctional sarcolemmas of mammalian fast and slow twitch muscle fibers. J. Cell Biol. 68 (1976), 752–774

[4] FORSSMANN, W. G.: Morphologie des Skelettmuskels und des Muskel-Sehnenüberganges. In: W. GROHER, W. NOACK (Hg.): Sportliche Belastungsfähigkeit des Haltungs- und Bewegungsapparates, Symposium 1981, 1–18. Thieme, Stuttgart 1982

[5] FRANZINI-ARMSTRONG, C., L. D. PEACHEY: Striated muscle-contractile and control mechanisms. J. Cell Biol. 91 (1981), 166–186

[6] GRUBER, M.: Über Struktur und Innervation der quergestreiften Muskulatur des Oesophagus der Ratte. Z. Zellforsch. 91 (1968), 236–247

[7] HASSELBACH, W., H. H. WEBER: Die intrazelluläre Regulation der Muskelaktivität. Naturwiss. 52 (1965), 121–128

[8] HOPPELER, H., P. LÜTHI, H. CLAASSEN, E. R. WEIBEL, H. HOWALD: The ultrastructure of the normal human skeletal muscle. Pflügers Arch. 344 (1973), 217–232

[9] HUXLEY, A. F.: Muscular contraction. J. Physiol. (London) 243, Z. 183 (1974), 1–43

[10] HUXLEY, H. E.: The mechanism of muscular contraction. Science 164 (1969), 1356–1366

[11] IKEMOTO, N.: Structure and function of the calcium pump protein of sarcoplasmic reticulum. Ann. Rev. Physiol. 44 (1982), 297–317

[12] KAUFMANN, K.: Über Contraction der Muskelfaser. Reichert und DuBois-Reymonds Arch. (1874), 273–285

[13] MABUCHI, K., D. SZVETKO, K. PINTER, F. A. SRETER: Type IIB to IIA fiber transformation in intermittently

stimulated rabbit muscles. Amer. J. Physiol. 242 (1982), C373–C381

[14] MANNHERZ, H. G., R. S. GOODY: Proteins of contractile systems. Ann. Rev. Biochem. 45 (1976), 427–465

[15] MAYR, R., L. STOCKINGER, W. ZENKER: Elektronenmikroskopische Untersuchungen an unterschiedlich innervierten Muskelfasern der äußeren Augenmuskulatur des Rhesusaffen. Z. Zellforsch. 75 (1966), 434–452

[16] PETTE, D., M. E. SMITH, H. W. STAUDTE, G. VROBA: Effects of long-term electrical stimulation on some contractile and metabolic characteristics of fast rabbit muscles. Pflügers Arch. ges. Physiol. 338 (1973), 257–272

[17] REEDY, M. K., K. C. HOLMES, R. T. TREGEAR: Induces changes in orientation of the crossbridges of glycerinated insect flight muscle. Nature 207 (1965), 1276–1280

[18] RÜEGG, J. C., R. T. TREGEAR: Mechanical factors affecting the ATPase activity of glycerol-extracted insect fibrillar flight muscle. Proc. Roy. Soc. B 165 (1966), 497–512

[19] THORSON, J., D. S. C. WHITE: Distributed representations for actin-myosin interaction in the oscillatory contraction of muscle. Biophys. J. 9 (1969), 360–390

[20] ZENKER, W., H. ANZENBACHER: On the different forms of myo-neutral junction in two types of muscle fiber from the external ocular muscles of the rhesus monkey. J. Cell Comp. Physiol. 63 (1964), 273–285

3. Entwicklung und Biologie des Bewegungsapparates

3.1 Grundzüge der Entwicklung des Bewegungsapparates und der neuromuskulären Verknüpfungen

BODO CHRIST[1]

3.1.1 Frühentwicklung

Der junge Embryo kann als eine längsovale, dreiblättrige Scheibe beschrieben werden, die dorsal vom *Ektoderm* (Anlage der Oberhaut und des Nervensystems) und ventral vom *Entoderm* (Anlage des Darmepithels und der Darmdrüsen) begrenzt wird. Dazwischen liegt das mittlere Keimblatt, das *Mesoderm,* aus dem mit Ausnahme einiger Kopfstrukturen die wesentlichen Bauelemente des Bewegungsapparates hervorgehen. Es besteht aus der median gelegenen *Chorda dorsalis,* deren Anlagematerial vorübergehend in das Entoderm einbezogen wird, und dem beiderseits angrenzenden Mesoderm.

Im medialen Bereich des Embryos verdickt sich das Ektoderm zur *Neuralplatte* und bildet die Anlage des Nervensystems (*Neuroektoderm*). Während sich die lateralen Anteile der Neuralplatte zu den paarigen Neuralfalten aufwölben, bleibt der mittlere Abschnitt des Neuroektoderms in engem Kontakt mit der Chorda dorsalis, wodurch hier eine Einsenkung entsteht (*Neuralrinne*). Die Neuralfalten werden höher, wachsen aufeinander zu und verschmelzen in der Mittellinie zum *Neuralrohr,* dessen kranialer Abschnitt die Hirn- und dessen kaudaler Abschnitt die Rückenmarksanlage darstellt. Die Neuralrinne wird dabei zu einem Kanal geschlossen, der später als Zentralkanal (Rückenmark) und als Ventrikelsystem (Gehirn) regionalspezifische Ausprägungen erfährt. Mit dem Schluß des Neuralrohrs ist im wesentlichen die Trennung des Neuroektoderms vom Körperwandektoderm (Anlage der Oberhaut) vollzogen (Abb. 3.1–2). Dieser als Neurulation bezeichnete Entwicklungsprozeß wird durch die Chorda dorsalis induziert.

Der Raumwinkel zwischen Neuralrohr und Körperwandektoderm wird auf beiden Seiten von Neuralleistenzellen besiedelt, die dem Neuroektoderm entstammen (Abb. 3.1–2). Während im Kopfbereich die Auswanderung dieser Zellen bereits im Neuralfaltenstadium beginnt, gliedern sie sich aus der Rückenmarksanlage erst dann ab, wenn diese zum Neuralrohr geschlossen ist. Im Rumpfgebiet stellt die paarige Neuralleiste u. a. das Anlagematerial für die Spinalganglien, die periphere Glia, die Zellen des vegetativen Nervensystems und die Pigmentzellen dar. Im Kopfbereich ist sie darüber hinaus an der Bildung von Mesenchym (*Mesektoderm*) beteiligt, aus dem sich auch Binde- und Stützgewebe entwickeln. Einige Zellpopulationen der Neuralleiste wandern über beträchtliche Strecken, bis sie die Zielorte erreichen, wo ihre spätere Differenzierung erfolgt [15].

Die zum mittleren Keimblatt gehörende Chorda dorsalis (Abb. 3.1–2) bleibt bei niederen Chordatieren (z. B. Amphioxus) zeitlebens das Achsenskelett des Rumpfes. Bei den Vertebraten ist sie nur in den Embryonalstadien vorhanden, hier jedoch von determinierender Bedeutung bei der *Neurulation,* der Wirbelsäulenentwicklung und der Differenzierung vegetativer Nervenzellen [15]. Sie wird später durch die Wirbelsäule ersetzt, wobei ihr Material teilweise in die Entwicklung der Bandscheiben miteinbezogen wird. Das mit der Chorda dorsalis im Bereich der Kopfanlage eng verbundene Mesenchym liefert u. a. Material für die Entwicklung der äußeren Augenmuskulatur [7].

Das im jungen Embryo durch die Chorda dorsalis getrennte, zunächst mesenchymale Mesoderm untergliedert sich auf jeder Seite in medio-lateraler Richtung in drei Abschnitte. Der dem Neuralrohr und der

---

[1] Neubearbeitung auf der Grundlage des Kapitels in der 13. Auflage (1980) Entwicklungsgeschichte des Bewegungsapparates und ontogenetische Grundzüge der Skelettmuskel-Innervation. VON HANS FISCHER.

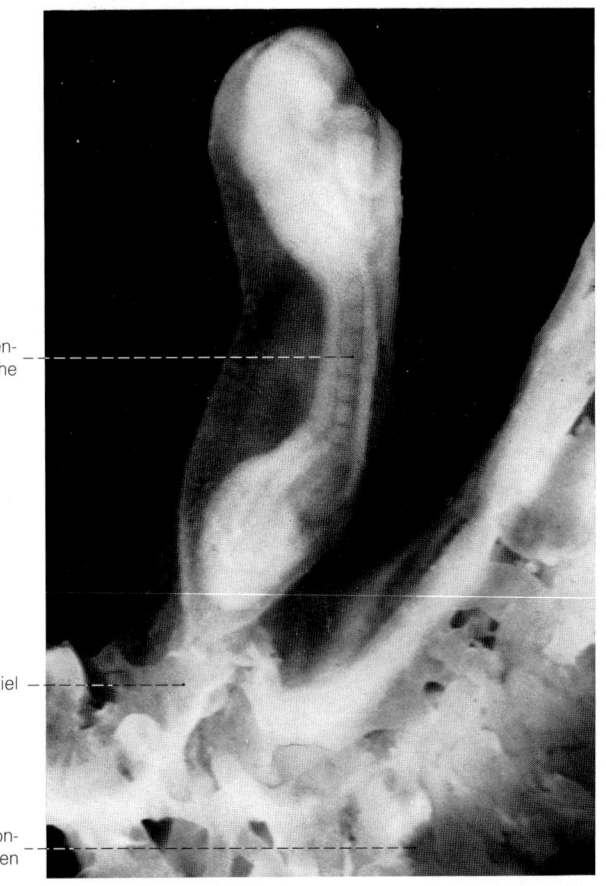

Somiten-
reihe

Haftstiel

Chorion-
zotten

Chorda dorsalis benachbarte mediale Abschnitt wird zum paraxialen Mesoderm (*Stammplatte, Segmentplatte*) und ist über das intermediäre Mesoderm, dem Anlagematerial des Urogenitalapparates, mit dem lateral gelegenen Mesoderm, der Seitenplatte, verbunden (Abb. 3.1–2). Innerhalb des Seitenplattenmesoderms entsteht ein horizontal ausgerichteter Spalt, die Anlage der Leibeshöhle (*Coelom*). Dadurch wird dieser Mesodermabschnitt in zwei Blätter unterteilt, deren Zellen sich epithelial anordnen: in die ektodermnahe *Somatopleura* und die entodermnahe *Splanchnopleura* (Abb. 3.1–2). Im weiteren Verlauf gehen aus beiden Blättern mesenchymale Zellverbände hervor (Abb. 3.1–3a, b u. 3.1–4). Die Somatopleura ist als Anlagematerial für nichtmuskuläre Strukturelemente der ventrolateralen Körperwand von Bedeutung. Das Mesenchym der Splanchnopleura bildet u. a. das Material für die Herzwand und den nichtepithelialen Teil der Darmwand. Die an die Leibeshöhle angrenzenden Zellen beider Seitenplattenblätter bleiben epithelähnlich strukturiert und bilden das spätere Mesothel der serösen Häute, wobei die aus der Somatopleura stammende parietale Serosa die Wand der Körperhöhlen auskleidet und die aus der Splanchnopleura hervorgehen-

Abb. 3.1–1. Seitliche Aufnahme eines etwa 24 Tage alten und ca. 3 mm großen menschlichen Embryos. Der Embryo ist vom Amnion umgeben und über den Haftstiel mit dem Chorion verbunden. Beachte das in Somiten untergliederte paraxiale Mesoderm. (Aus: E. BLECHSCHMIDT: Die pränatalen Organsysteme des Menschen. Hippokrates, Stuttgart 1973).

Abb. 3.1–2. Transversalschnitt durch einen ca. 3 mm menschlichen Embryo. Beachte die Gliederung des Mesoderm. Die Somiten befinden sich im Stadium der Sklerotombildung (Originalzeichnung nach einer fotografischen Aufnahme aus E. BLECHSCHMIDT: Die vorgeburtlichen Entwicklungsstadien des Menschen. Karger, Basel-New York 1960).

▼

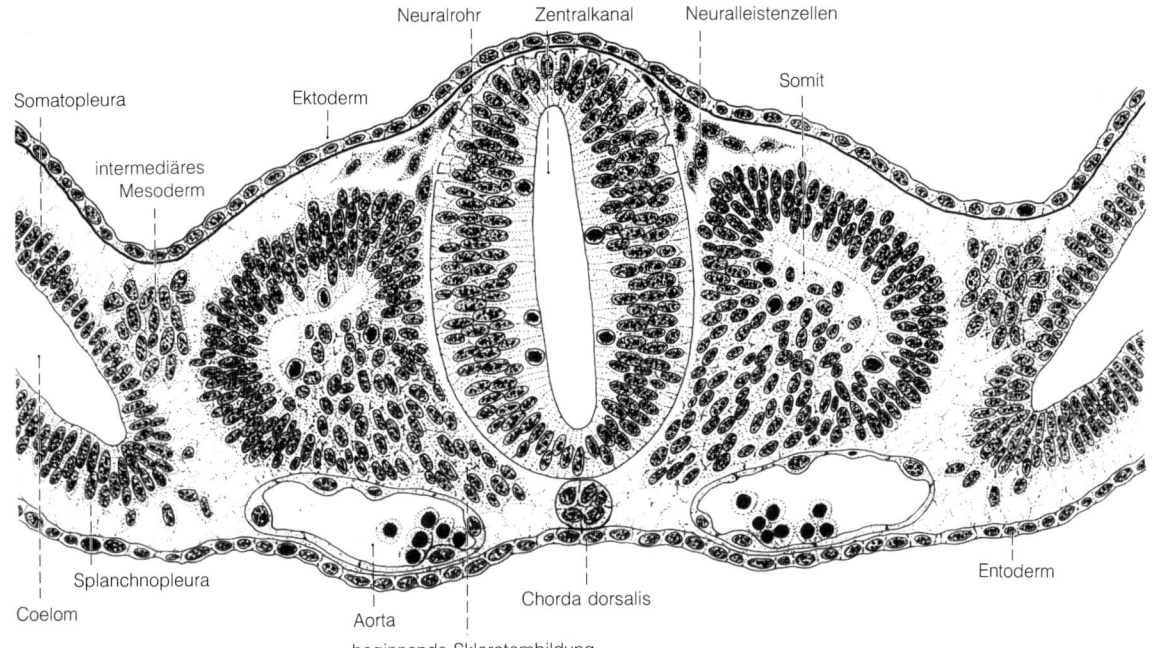

Neuralrohr   Zentralkanal   Neuralleistenzellen

Somit

Somatopleura   Ektoderm

intermediäres
Mesoderm

Splanchnopleura

Coelom

Aorta

beginnende Sklerotombildung

Chorda dorsalis

Entoderm

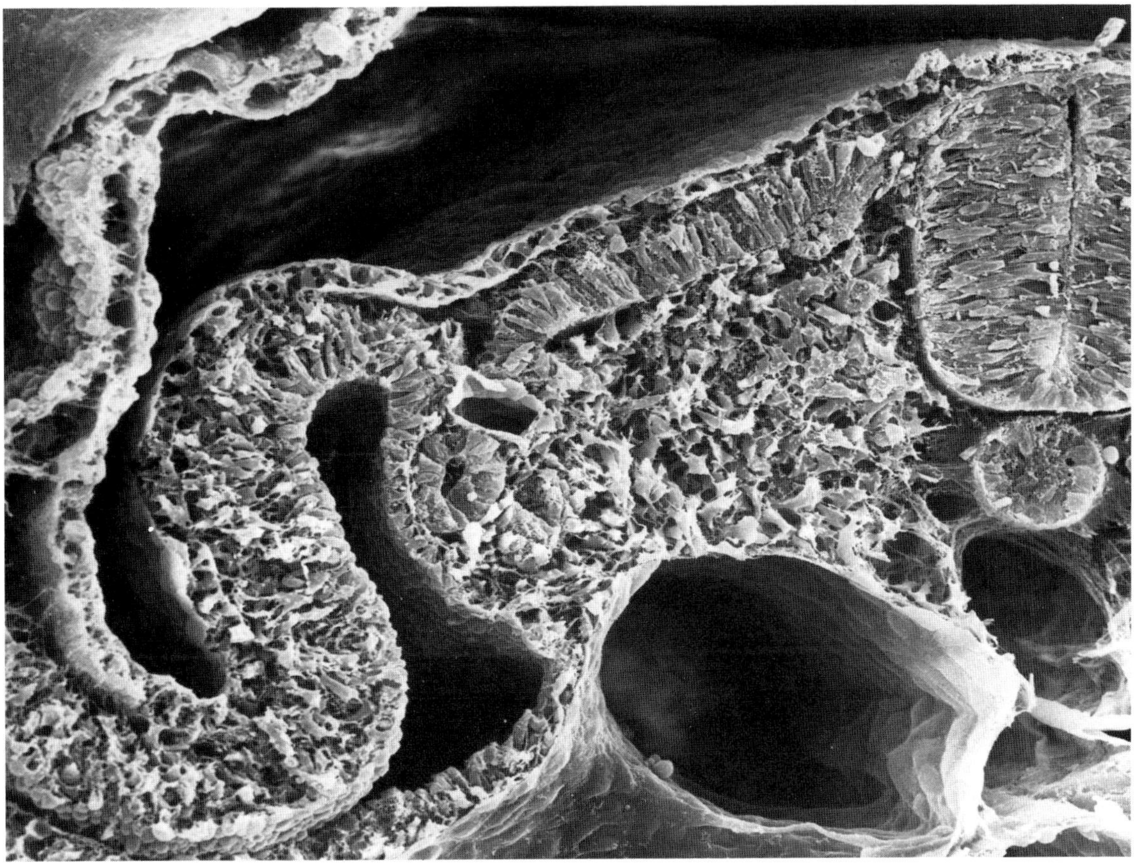

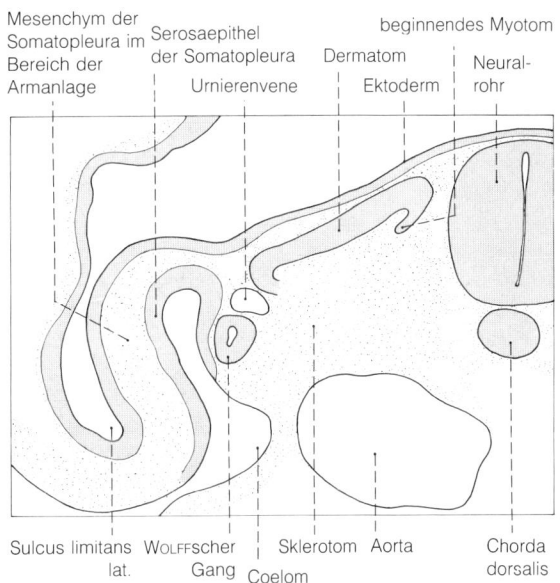

de viszerale Serosa die äußere Oberfläche der innerhalb der Leibeshöhle liegenden Organe bildet.

Besonders augenfällige Veränderungen zeigt das paraxiale Mesoderm durch die Ausprägung eines Metameriemusters (meta = nach, hinter; meros = teil). Fortschreitend von kranial nach kaudal bilden sich epithelial strukturierte Zellaggregate, die *Somiten* (Abb. 3.1–1 u. 3.1–2). Beim Menschen entsteht das erste Somitenpaar am 20.–21. Tag der Entwicklung im späteren Okzipitalbereich. Im Zusammenhang mit dem Längenwachstum des Embryos nach kaudal bilden sich dann paarweise weitere Somiten (Abb. 3.1–1 u. 3.1–9). Am 30. Entwicklungstag sind etwa 35 Somitenpaare nachweisbar. Bis zum Ende der 5. Woche hat die Somitenzahl ihr Maximum erreicht; es sind nun 42 bis 44 Paare vorhanden, von denen sich das erste okzipitale und 5 bis 7 kaudale Paare wieder zurückbilden. Experimentelle Untersuchungen an Hühnerembryonen haben gezeigt, daß der paraxiale Mesodermabschnitt bereits bei seiner Entstehung hinsichtlich der segmentalen Gliederung und deren kranio-kaudaler Abfolge determiniert ist [3].

Mit der Bildung der Somiten wird innerhalb der embryonalen Körperwand ein *Metameriemuster* etabliert, das im weiteren Entwicklungsverlauf auf angrenzende Anlagematerialien übertragen wird und für die Organisation der adulten Körperwand von prägender Bedeutung ist. Die Skelett- und Bauelemente der Wir-

▲
Abb. 3.1–3a. Hühnerembryo am Beginn des 3. Bebrütungstages. Rasterelektronenmikroskopische Aufnahme eines Querbruchs in Höhe der Armanlage [2].

Abb. 3.1–3b. Erläuterungsskizze zu Abb. 3.1-3a.

belsäule, die Rippen, die tiefen Anteile der autochthonen Körperwandmuskulatur sowie die segmentale Anordnung der Spinalnerven und bestimmter Gefäßäste sind bleibender Ausdruck dieser frühembryonalen Körperwandmetamerie [5].

Die zunächst bläschenförmigen Somiten bestehen aus einer epithelialen Wand, die das *Somitocoel* umschließt, in dem mesenchymal angeordnete Zellen liegen. Bei der weiteren Entwicklung der Somiten ist zu berücksichtigen, daß die früher gebildeten, kranial gelegenen, gegenüber den später gebildeten, kaudal gelegenen, in ihrem Differenzierungsstadium weiter fortgeschritten sind. Aus dem ventro-medialen Anteil der epithelialen Somitenwand entwickelt sich ein mesen-

chymaler Zellverband, in den auch die innerhalb des Somitocoel gelegene Zellen einbezogen werden. Dieses Somitenderivat, das im wesentlichen das Anlagematerial der Wirbelsäule und der Rippen darstellt, wird als *Sklerotom* bezeichnet (Abb. 3.1–3). Aus dem länger epithelial strukturierten dorsalen Teil des Somiten, dem *Dermomyotom*, gehen der größte Teil der Körperwand- und Extremitätenmuskulatur (somatische Muskulatur) sowie die Haut und Unterhaut des Rückens hervor. Das Dermomyotom wird dann in zwei Schichten untergliedert, die wie Doppellamellen übereinander liegen und deren Zellen gegensätzlich ausgerichtet werden: das ektodermnahe Dermatom und das Myotom (Abb. 3.1–4). Die Dermatome sind als Quellen der myogenen Stammzellen für die Zungen- und Extremitätenmuskulatur von Bedeutung. Sie bilden ferner das subektodermale Mesenchym der dorsalen Körperwand. Die Myotome stellen segmentale Muskelanlagen dar, aus denen der größte Teil der autochthonen Körperwandmuskulatur hervorgeht. An der Entwicklung der ventro-lateralen Bauchmuskeln sind sowohl die Myotome wie auch die Dermatome beteiligt [6].

Abb. 3.1–4. Späteres Stadium der Somitendifferenzierung bei einem ca. 4 mm menschlichen Embryo. Halbschematischer Querschnitt durch die untere Hälfte des ursprünglichen Segments. Aus der myotomnahen dreieckigen Verdichtungszone des Sklerotoms entwickelt sich nach dorsal der Wirbelbogen, nach medial die Bogenwurzel und nach ventral die Rippe. Vergleiche diese Abbildung auch mit dem Schema zur Wirbelsäulenentwicklung (Abb. 3.1–5).

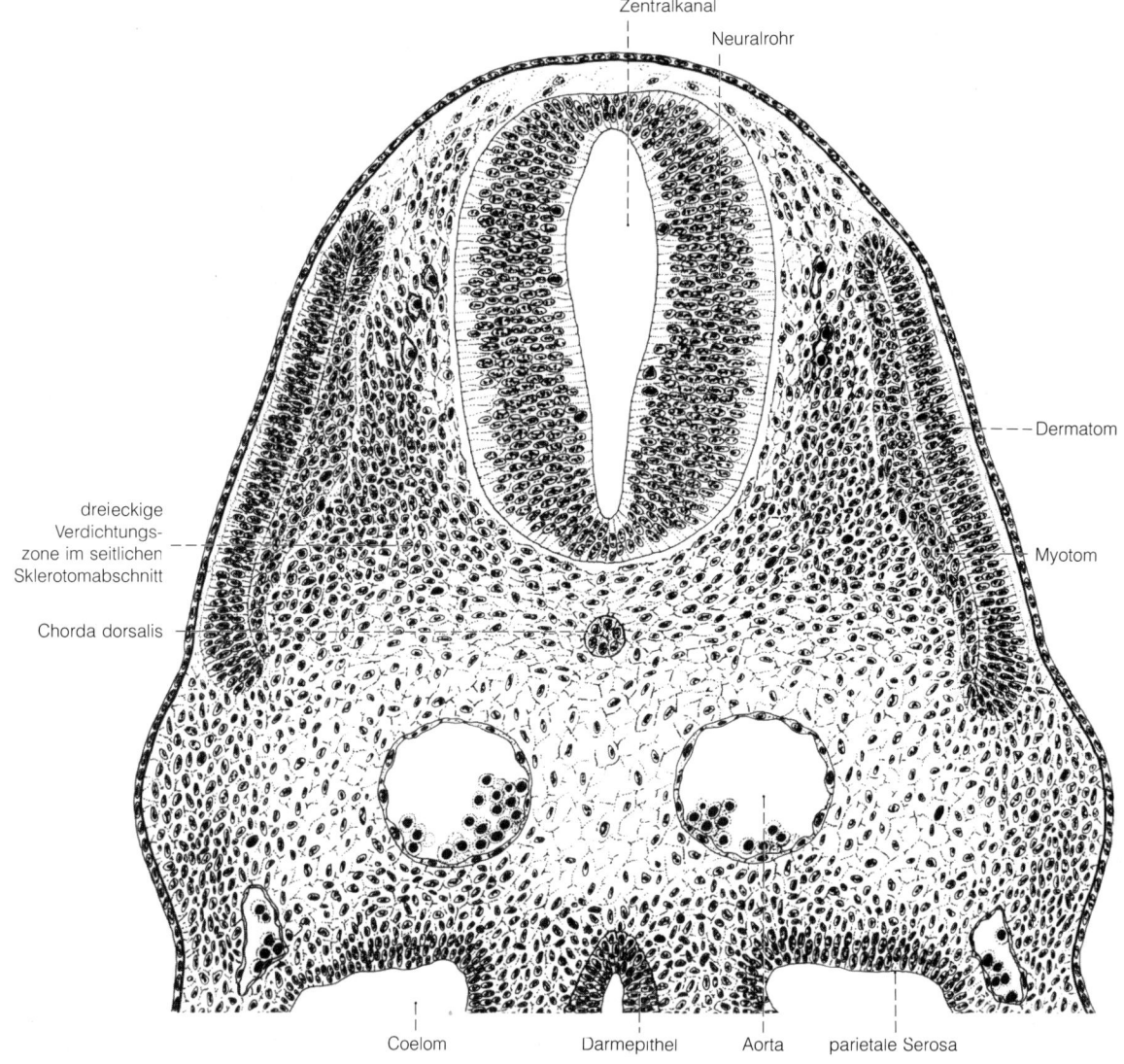

3.1.2 Entwicklung des Rückens

Bei der Frühentwicklung der Wirbelsäule von Amniotenembryonen sind trotz gewisser artspezifischer Verschiedenheiten einander entsprechende Teilschritte zu beobachten. Im Stadium der epithelialen Somiten ist der beiderseits an die Chorda dorsalis angrenzende Raum (Anlagegebiet der Wirbelkörper und Bandscheiben) zellfrei. Mit der Entwicklung des ventralen Somitenmesenchyms (Entstehung der Sklerotome) wandern Zellen in den perichordalen Raum ein und bilden ein zunächst lockeres, nicht mehr segmentiertes Blastem (Abb. 3.1–5). In diesem Zwischenstadium geben nur die metamer angeordneten Gefäßäste sowie die Myotome deutliche Hinweise auf die ursprünglichen Segmentgrenzen [5], [25].

Die Entwicklung erster definitiver Wirbelanteile beginnt in den lateralen, myotomnahen Sklerotomabschnitten. Zwischen den Anlageorten der Spinalnerven und Spinalganglien treten jeweils im kaudalen Abschnitt des ursprünglichen Segments mesenchymale Verdichtungen auf, die im Transversalschnitt dreieckig erscheinen und deren Ecken die Anlagen der Rippen (oder Rippenhomologen), der Wirbelbogen und der Bogenwurzeln darstellen (Abb. 3.1–4 u. 3.1–5).

Als erstes Anzeichen einer Gliederung im axialen Bereich bilden sich neben der Chorda dorsalis jeweils direkt oberhalb der Mitte des ursprünglichen Segments mesenchymale Verdichtungen, die als Bandscheibenanlagen die kranialen und kaudalen Grenzen der Wirbelkörper markieren (Abb. 3.1–5). Die aus den myotomnahen Verdichtungszonen nach medial gerichteten Fortsätze (Bogenwurzeln) gewinnen dann Anschluß an die kranialen Abschnitte der Wirbelkörper [25].

Die ursprünglichen Segmentgrenzen projizieren sich nunmehr in der Weise auf das Wirbelsäulenblastem, daß die einander zugekehrten Anteile benachbarter Wirbelkörper mit der dazwischenliegenden Bandscheibe einen Somiten repräsentieren. Die Wirbelbogen, Bogenwurzeln und Rippen gehen jeweils aus einem Somiten hervor.

Mit der beginnenden Verknorpelung der Wirbelkörper wird die Chorda dorsalis segmental verformt; im Bereich der Wirbelkörper verjüngt sie sich, während in Höhe der Bandscheiben Ausbuchtungen auftreten. Schließlich verschwindet das Chordagewebe völlig aus den Wirbeln und wird in die Bildung der Nuclei pulposi der Bandscheiben miteinbezogen. Die paarigen Bogenanlagen wachsen hinter dem Neuralrohr aufeinander zu und vereinigen sich in der Mittellinie, wodurch der Wirbelkanal nach dorsal geschlossen wird. Störungen dieses Entwicklungsprozesses können zum Auftreten von Wirbelbogenspalten führen. Die Verknöcherung der Wirbel beginnt am Ende des 3. Schwangerschaftsmonats.

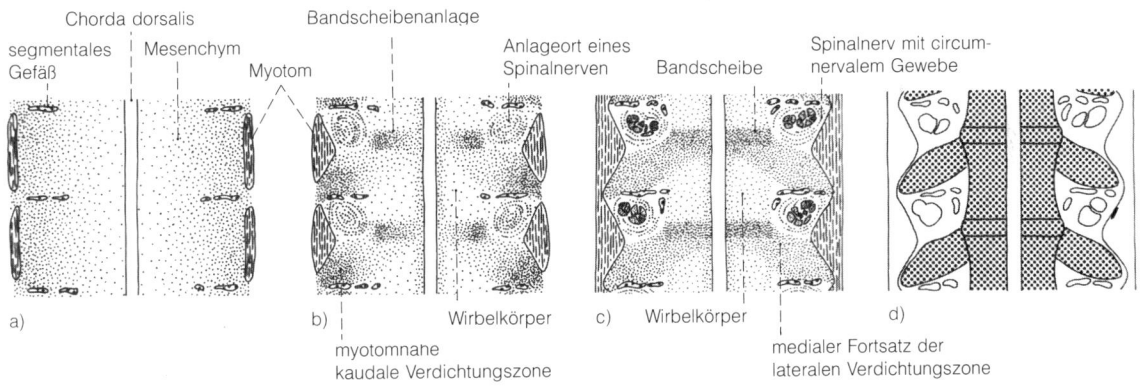

Abb. 3.1–5. Schematische Darstellung der Wirbelsäulenentwicklung nach Frontalschnitten verschiedener Entwicklungsstadien.
a) Zustand nach Bildung der Sklerotome. Das Anlagematerial der Wirbelsäule ist nicht mehr segmental gegliedert. Lateral sind die Zellen dichter gelagert als in der axialen (chordanahen) Zone. Die Gefäßanschnitte markieren die ursprünglichen Segmentgrenzen (intersomitische Spalten).
b) In den lateralen, myotomnahen Bereichen verdichtet sich das Anlagematerial jeweils im unteren Abschnitt des Segments. Wie der Vergleich mit der Abb. 3.1–4 zeigt, sind die Verdichtungszonen im Horizontalschnitt dreieckig und stellen die Anlagen des Wirbelbogens, der Bogenwurzel und der Rippen (bzw. Rippenhomologen) dar. In den oberen Abschnitten der lateralen Segmentanteile entwickeln sich die Spinalnerven mit ihren Wurzeln und Ganglien. Das Mesenchym wird hier zum circumnervalen Bindegewebe, das insbesondere in Höhe der Spinalganglien zunehmend vaskularisiert wird. Angrenzend an die Chorda dorsalis hat sich das

Mesenchym zur Perichordalröhre verdichtet. Im axialen Anlagegebiet treten unmittelbar oberhalb der ursprünglichen Segmentgrenzen mesenchymale Verdichtungszonen auf. Diese stellen die Anlage der Bandscheiben dar und begrenzen gleichzeitig die Wirbelkörperanlagen.
c) Die lateralen Verdichtungszonen haben sich den kranialen Abschnitten der Wirbelkörper angeschlossen. Die an den Wirbelfortsätzen befestigten metameren Muskelsegmente überbrücken nun die Bandscheiben und polymerisieren später mit ihren oberflächlichen Anteilen zu längeren, segmentübergreifenden Muskeleinheiten. Durch diese Entwicklungsabläufe wird auch verständlich, daß die ebenfalls aus den lateralen Verdichtungszonen hervorgehenden Rippen mit der Wirbelsäule in Höhe der Bandscheiben verbunden werden.
d) Erläuterungsskizze zu C: Die Bauelemente der Wirbelsäule sind durch ein Punktraster und deutliche Konturen gegenüber den übrigen Geweben abgegrenzt. (Originalzeichnung, modifiziert nach einer Darstellung von Dr. A. J. VERBOUT, Leiden [25].)

Wie experimentelle Befunde an Embryonen verschiedener Wirbeltierspezies zeigen, entwickelt sich das Wirbelsäulenblastem in Wechselwirkungen mit dem Neuralrohr, den Spinalnervenwurzeln und Spinalganglien sowie der Chorda dorsalis. Nach Exzision eines Neuralrohrabschnittes bleibt im Operationsbereich die Entwicklung der Wirbelbogen aus. Deren segmentale Ausprägung vollzieht sich andererseits in Abhängigkeit von der Metamerie der Spinalganglien. Die Abwesenheit der Chorda dorsalis führt zu Fehlbildungen im Anlagebereich der Wirbelkörper und Bandscheiben. Eine Exzision sowohl des Neuralrohrs als auch der Chorda dorsalis hat ein vollständiges Fehlen der Wirbelsäule zur Folge [5]. Die Gestaltung der Wirbelsäule kann daher nicht als autonom ablaufender Entwicklungsprozeß verstanden werden, was für die Interpretation von Fehlbildungen von Bedeutung ist.

In den Myotomen, die nunmehr Fortsätze zweier benachbarter Wirbel miteinander verbinden und dabei die Bandscheibe überbrücken, werden die Zellen spindelförmig, ordnen sich in Längsrichtung und differenzieren sich zu Myoblasten. Aus den Myotomen entwickelt sich die autochthone Rücken- und der größte Teil der vorderen Körperwandmuskulatur. Während in der tiefen Schicht der Rückenmuskulatur und zwischen den Rippen die segmentale Anordnung der Muskeln erhalten bleibt, verbinden sich die oberflächlichen Anteile der Myotome zu langen, segmentüberspringenden Muskeleinheiten (Polymerisation). So finden sich bei den autochthonen Rückenmuskeln alle Übergänge von kurzen monosegmentalen zu langen plurisegmentalen Individuen.

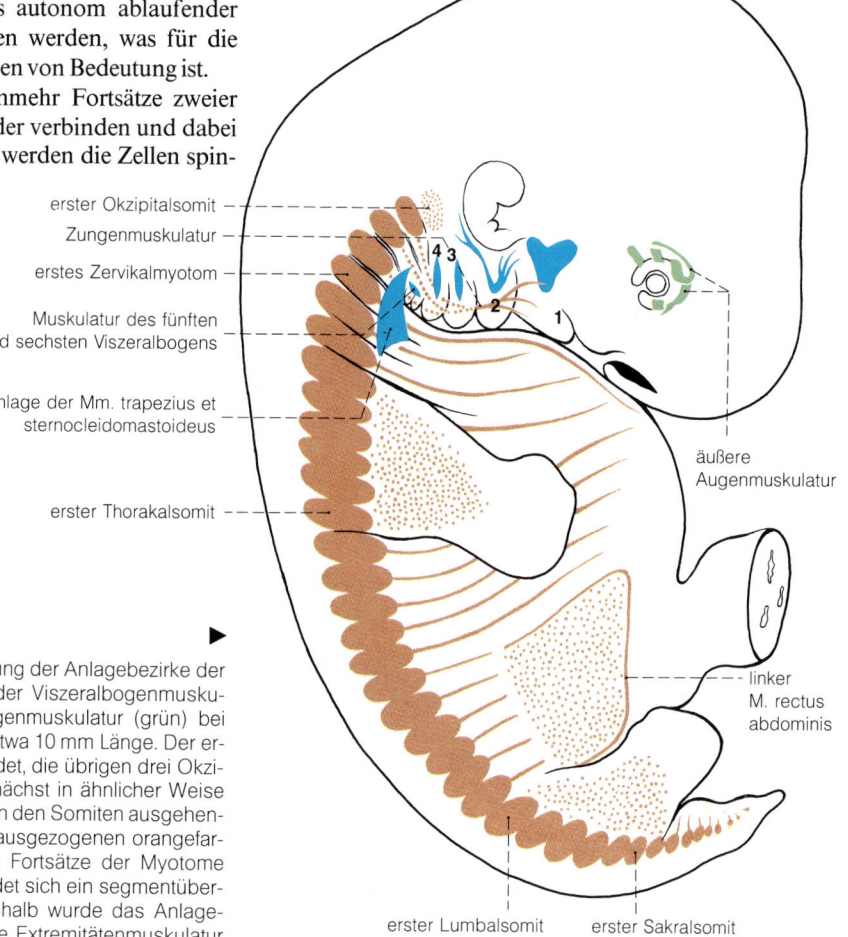

erster Okzipitalsomit
Zungenmuskulatur
erstes Zervikalmyotom
Muskulatur des fünften und sechsten Viszeralbogens
Anlage der Mm. trapezius et sternocleidomastoideus
erster Thorakalsomit
äußere Augenmuskulatur
linker M. rectus abdominis
erster Lumbalsomit   erster Sakralsomit

Abb. 3.1–6. Schematische Darstellung der Anlagebezirke der somatischen Muskulatur (braun), der Viszeralbogenmuskulatur (blau) und der äußeren Augenmuskulatur (grün) bei einem menschlichen Embryo von etwa 10 mm Länge. Der erste Okzipitalsomit wird zurückgebildet, die übrigen drei Okzipitalsomiten differenzieren sich zunächst in ähnlicher Weise wie die übrigen Ursegmente. Die von den Somiten ausgehenden, ventral verlaufenden und voll ausgezogenen orangefarbenen Linien stellen die ventralen Fortsätze der Myotome dar. Im Bereich der Bauchwand bildet sich ein segmentübergreifendes Vormuskelblastem, deshalb wurde das Anlagematerial punktiert. Die Zellen für die Extremitätenmuskulatur wandern in einem noch nicht differenzierten Zustand aus den Somiten in die Extremitätenanlagen ein; segmentale Muskelanlagen sind hier in keinem Entwicklungsstadium nachweisbar (braune Punkte). Auch in die Zungenanlage wandern noch undifferenzierte myogene Zellen ein, deshalb wurde die Anlagezone der Zungenmuskulatur mit den okzipitalen Somiten durch gestrichelte Linien verbunden. Mit arabischen Ziffern sind die ersten vier Viszeralbogen gekennzeichnet, die sich im Gegensatz zu den folgenden reliefartig aus der Körperoberfläche hervorheben (s. auch Abb. 3.1–12). Der Nerv des ersten Viszeralbogens ist der N. trigeminus, der des zweiten der N. facialis, der des dritten der N. glossopharyngeus, der des vierten und der folgenden Viszeralbogen der N. vagus (einschließlich des N. accessorius). Die Muskeln, die von den genannten Hirnnerven innerviert werden, sind Derivate der den Nerven zugeordneten Viszeralbogen.

3.1.3 Entwicklung von Brust- und Bauchwand

Die Somatopleura bildet die Matrix der ventro-lateralen Körperwand. Sie liefert das Material für die paarigen Sternalleisten, die später zum unpaaren Brustbein verschmelzen, sowie für alle bindegewebigen Bauelemente, einschließlich der Leder- und Unterhaut. Die Rippen und Zwischenrippenmuskeln wachsen als Somitenderivate von dorsal in die Somatopleura ein und schließen sich den paarigen Anlagen des Brustbeins an. Die Bauchmuskulatur entsteht aus den seitlichen, epithelial strukturierten Dermomyotomknospen thora-

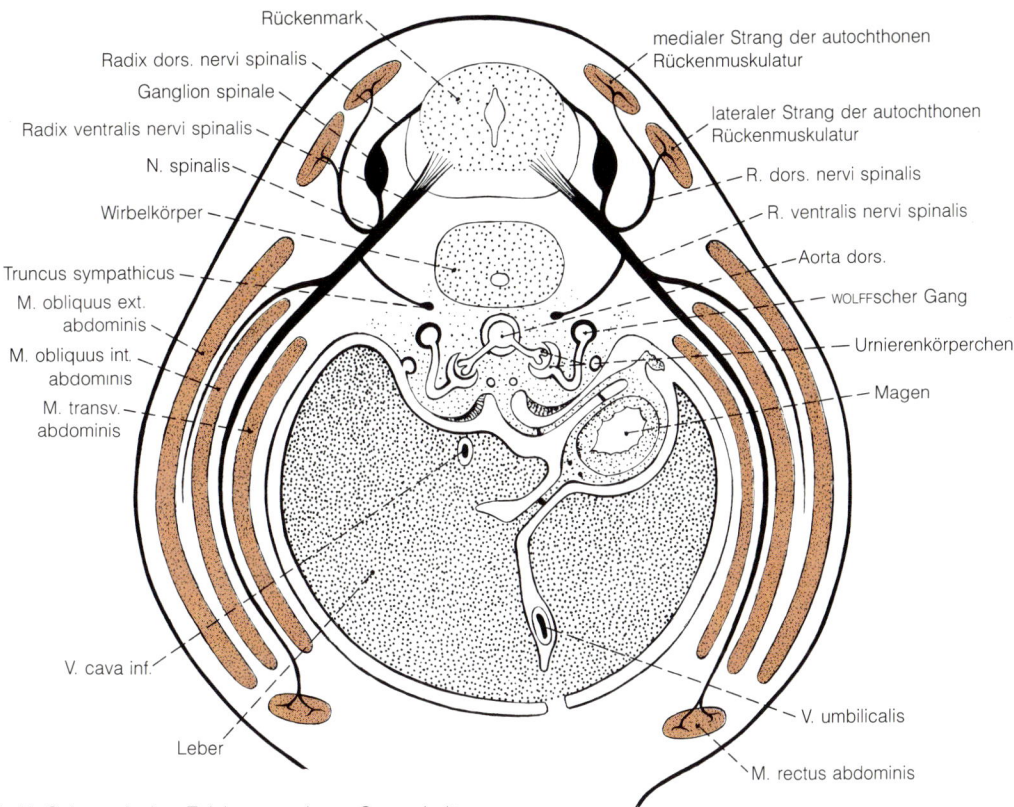

Rückenmark

Radix dors. nervi spinalis

Ganglion spinale

Radix ventralis nervi spinalis

N. spinalis

Wirbelkörper

Truncus sympathicus

M. obliquus ext. abdominis

M. obliquus int. abdominis

M. transv. abdominis

V. cava inf.

Leber

medialer Strang der autochthonen Rückenmuskulatur

lateraler Strang der autochthonen Rückenmuskulatur

R. dors. nervi spinalis

R. ventralis nervi spinalis

Aorta dors.

WOLFFscher Gang

Urnierenkörperchen

Magen

V. umbilicalis

M. rectus abdominis

Abb. 3.1–7. Schematische Zeichnung eines Querschnitts durch die Bauchregion eines menschlichen Embryos am Ende des 2. Entwicklungsmonats. Darstellung der ventralen und dorsalen Rumpfmuskulatur und der sie umgebenden Nerven (nach HAMILTON/BOYD/MOSSMANN: Human Embryology, 4. Ed., Heffer, Cambridge; Williams & Wilkins, Baltimore 1972).

kaler Somiten, die in segmentaler Folge in das Mesenchym der Somatopleura eindringen. Diese als Muskelknospen bezeichneten Somitenderivate weisen auf der Dermatomseite eine hohe mitotische Aktivität auf. Sie verlieren ihre epitheliale Struktur und bilden auf jeder Seite eine segmentüberschreitende, zunächst einheitliche Vormuskelmasse, die zunächst noch im hinteren Abschnitt der Bauchwand gelegen ist. Die paarigen Vormuskelmassen werden von einwandernden Somatopleurazellen durchsetzt und untergliedern sich in die einzelnen Bauchmuskelblasteme (Abb. 3.1–6 u. 3.1–7). Diese werden dann in ventraler Richtung bis zu ihrer definitiven Position verlagert, wobei sich das zwischen den Blastemen beider Seiten gelegene Bindegewebe zur Linea alba entwickelt. Nach experimentellen Befunden an Vogelchimären (auf das Prinzip dieser Untersuchungstechnik wird bei der Extremitätenentwicklung eingegangen) kann als gesichert gelten, daß die Muskelzellen ausschließlich aus den ventralen Dermomyotomknospen hervorgehen, während das intramuskuläre Bindegewebe, die Faszien und Aponeurosen von Somatopleurazellen gebildet werden [6]. Die regionaltypische Muskelindividuation erfolgt in Abhängigkeit von Einflüssen des ortsständigen Bindegewebes [11].

3.1.4 Entwicklung der Extremitäten

Die Extremitäten entwickeln sich als Falten der ventro-lateralen Körperwand (Abb. 3.1–3 u. 3.1–8). Beim menschlichen Embryo werden sie am Ende der 4. Entwicklungswoche nachweisbar. Sie bestehen aus einem mesenchymal strukturierten mesodermalen Kern und einer ektodermalen epithelialen Hülle, deren distaler Rand bei allen Amniotenembryonen eine deutlich verdickte Leiste aufweist (Abb. 3.1–8b). Diese als Randleiste, im angloamerikanischen Schrifttum als AER (apical ectodermal ridge) bezeichnete Struktur, steuert den distalen Zuwachs des Extremitätenmesenchyms [20], [28]. Nach Entfernung der AER hört das Wachstum der Extremitätenanlage auf, und die zum Zeitpunkt des experimentellen Eingriffs noch nicht angelegten distalen Strukturen werden nicht mehr entwickelt. Die Aktivität der AER wird wiederum durch Einflüsse von seiten des Extremitätenmesenchyms gesteuert. Nach experimentellen Befunden ist zwar die AER für die hohe Zellteilungsrate im darunter gelegenen Mesenchym verantwortlich, bestimmt aber nicht dessen weiteren Entwicklungsweg. Die Kombination von Mesenchym der Beinanlage mit Ektoderm der Armanlage führt zur Entwicklung eines typischen Beins [9]. Die Wirkung der AER ist nicht artspezifisch. Aus Kombinationen von Ektoderm der Armanlage von Rattenembryonen und Mesenchym der Flügelanlagen des Hühnchens entwickeln sich Extremitäten, die ein für den Hühnchenflügel typisches Skelettmuster aufweisen [13]. Die AER bildet sich zurück, wenn alle distalen

Strukturen angelegt sind. Über die Natur der Wechselwirkungen zwischen der AER und dem Mesenchym liegen bisher keine gesicherten Erkenntnisse vor.

Die nach ventral umbiegenden Extremitätenanlagen nehmen Paddelform an. Ihre distalen Abschnitte erscheinen als Hand- bzw. Fußteller abgeplattet und sind nunmehr von den proximalen und metaproximalen Abschnitten deutlich abgegrenzt (Abb. 3.1–9). Beim 6 Wochen alten Embryo sind am Hand- bzw. Fußteller vier radiär verlaufende Furchen zu erkennen, die den Metacarpus (Metatarsus) untergliedern und distal die Finger- bzw. Zehenanlagen gegeneinander abgrenzen (Abb. 3.1–8c).

Im Innern der Extremitätenanlagen entwickeln sich, fortschreitend von proximal nach distal, Zonen unterschiedlicher Zelldichte. In der zentralen (chondrogenen) Zone verdichtet sich das Mesenchym zum Vorknorpelblastem, aus dem im weiteren Entwicklungsverlauf über ein hyalinknorpliges Zwischenstadium die knöchernen Skelettstücke hervorgehen.

Entsprechend der in proximo-distaler Richtung zunehmenden Abflachung der Extremitätenanlagen verändert sich auch im Innern die Form des Vorknorpelblastems. Mit dem Auftreten lokaler Nekrosezonen wird dieses Blastem in radio-ulnarer (tibio-fibularer) Richtung untergliedert [9]. Während des appositionellen Wachstums der Finger und Zehen erfolgt deren Separation als Folge interdigital auftretender Nekroseherde [14]. Das Vorknorpelblastem entwickelt sich in proximo-distaler Richtung zunächst als kontinuierliche Einheit. Im Bereich der prospektiven Gelenkregionen bleibt die Knorpelbildung aus. Die hier später auftretenden Gelenkspalten kommen durch Zelldegenerationen zustande [9].

Zwischen der chondrogenen und subektodermal gelegenen haut- und unterhautbildenden Mesenchymzone liegt die myogene Zone, in der sich die Extremitätenmuskulatur entwickelt. Zunächst sind im proximalen Abschnitt der Extremitätenanlage jeweils einheitliche ventrale und dorsale Vormuskelmassen vorhanden (Abb. 3.1–10), die sich weiter nach distal ausdehnen und im weiteren Verlauf in Einzelmuskelblasteme untergliedert werden. Der Mechanismus dieser Muskelindividuation ist noch weitgehend unbekannt. Es gibt jedoch deutliche Hinweise dafür, daß dem ortsständigen Bindegewebe bei der Ausbildung des regionaltypischen Muskelmusters eine bedeutende Rolle zukommt [11].

Über die Herkunft des myogenen Zellmaterials in den Extremitäten von Amniotenembryonen bestand lange Zeit Unklarheit, da mit deskriptiven Untersuchungsmethoden eine Beteiligung der Somiten an der Extremitätenentwicklung nicht nachgewiesen werden konnte und Techniken für Langzeitmarkierungen von Zellen nicht zur Verfügung standen [1], [22]. Ein neuer experimenteller Ansatz zur Lösung dieses Problems ergab sich durch die Methode der Chimärenbildung[1] mit Wachtel- und Hühnerembryonen. Die Interphasekerne von Wachtelzellen sind durch einen besonders auffälligen Gehalt an perinucleolärem Heterochromatin gekennzeichnet und dadurch von Hühnchenzellkernen zu unterscheiden. Diese artspezifischen Unterschiede in der Struktur der Zellkerne sind der chimärischen

Abb. 3.1–8. Rasterelektronenmikroskopische Darstellung menschlicher Extremitätenanlagen.
a) Seitliche Ansicht der faltenförmigen rechten Beinanlage eines 5,5-mm-Embryos. Vergrößerung ca. 60fach.
b) Distale Aufsicht auf die paddelförmige Anlage des rechten Arms. Vergrößerung ca. 70fach.
c) Dorsalseite des rechten Handtellers von einem 17,5-mm-Embryo (Präparate aus der Sammlung von Prof. Dr. K. HINRICHSEN, Bochum; Aufnahmen: Dr. H. J. JACOB, Bochum).

---

[1]   Chimäre (gr. chimaira = Ziege): in der griechischen Sage Fabeltier aus Löwe, Ziege und Drache.

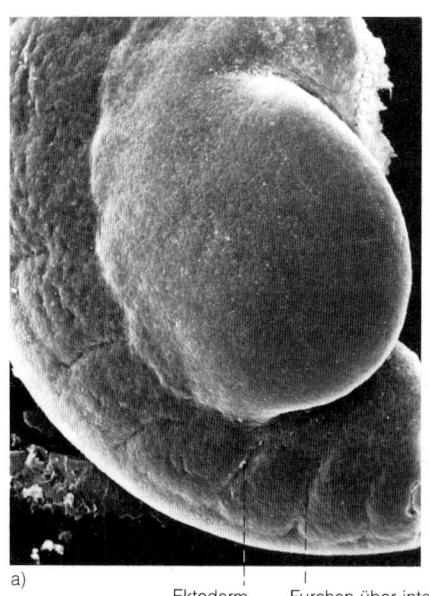
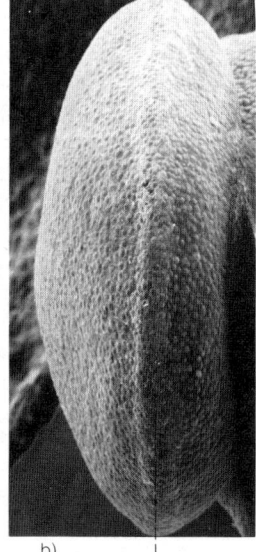
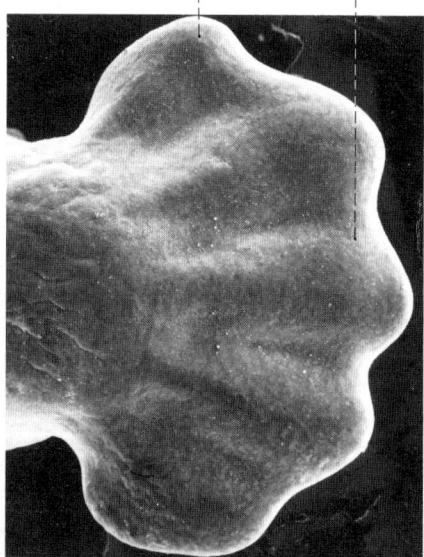

Daumenanlage   Interdigitalfurche

a)   Ektoderm   Furchen über intersomitischen Souften   b)   Randleiste   c)

Abb. 3.1–9. Menschlicher Embryo von ca. 14,5 mm aus der 7. Woche. Beachte die Körperwandmetamerie sowie die Gliederung der Extremitätenanlagen. (Aus: E. BLECHSCHMIDT: Die vorgeburtlichen Entwicklungsstadien des Menschen, Karger, Basel 1960.)

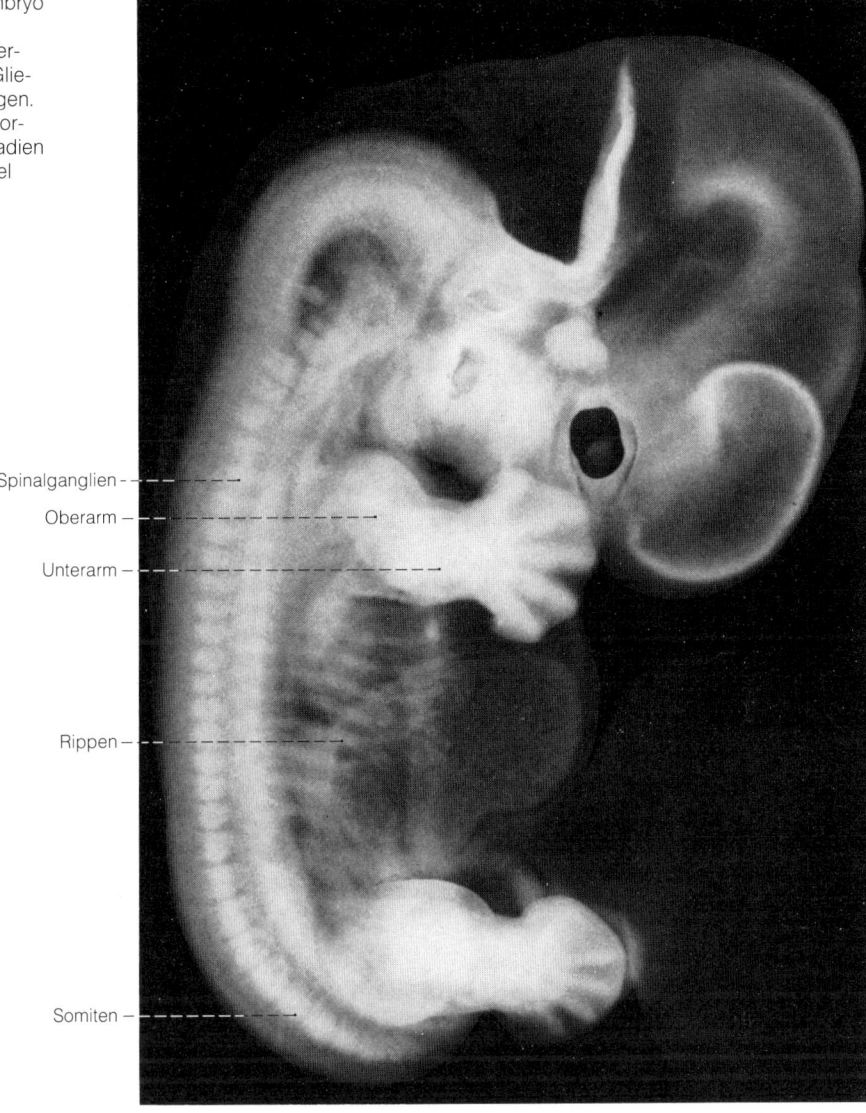

Spinalganglien

Oberarm

Unterarm

Rippen

Somiten

Hautanlage der Farbtafel (Abb. 3.1–11a) zu entnehmen, deren Ektoderm vom Hühnerembryo und deren mesenchymaler Anteil vom Wachtelembryo stammt. Damit steht eine Untersuchungsmethode zur Verfügung, die es erlaubt, Zellwanderungen während der Ontogenese über beliebig lange Zeiträume zu verfolgen [15].

Bei zwei Tage alten Hühnerembryonen wurde das schon teilweise in Somiten untergliederte paraxiale Mesoderm in Höhe der Extremitätenanlagen herausgeschnitten und durch einen entsprechenden Abschnitt gleichaltriger Wachtelembryonen ersetzt (Abb. 3.1–11b). Es zeigte sich, daß bereits in einem sehr frühen Stadium der Extremitätenentwicklung noch undifferenzierte Somitenzellen in das Mesenchym der Arm- und Beinanlagen einwandern [12]. Diese, den seitlichen Dermatomkanten entstammenden Zellen, besiedeln nach und nach in proximo-distaler Richtung die myogene Zone der Extremitätenanlagen und differenzieren sich hier nach mehreren vorausgehenden Zellteilungen zu Myoblasten und Myotuben. Die bindegewebigen Elemente der Muskeln (Perimysium, Epimysium, Faszie, Sehnen) entwickeln sich wie das Skelett und das übrige Bindegewebe der Extremitäten aus Somatopleurazellen [2], [4].

Vor der Besiedlung mit Somitenzellen isolierte und kultivierte Extremitätenanlagen entwickeln ein normal gegliedertes Skelett, regelrecht an den Fingern und Zehen inserierende Sehnen, enthalten jedoch keine Muskulatur [11]. Ein Teil des myogenen Zellmaterials der oberen Extremität gelangt sekundär in den Rücken- und Thoraxbereich und entwickelt sich dort oberflächlich von der autochthonen Körperwandmuskulatur (spino- und thorakohumerale Muskeln). Da die Zellen, aus denen die Skelettmuskelfasern für die Extremitätenmuskeln hervorgehen, zwar bereits determiniert, aber noch nicht differenziert aus den Dermatomen in die Gliedmaßenanlagen einwandern und dort in kei-

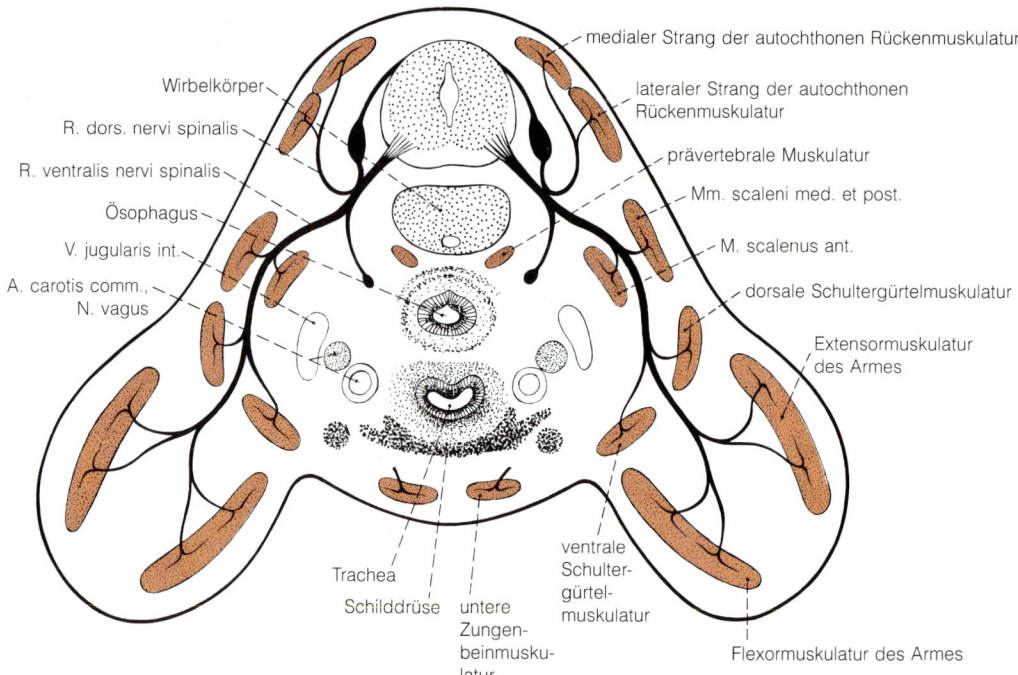

Wirbelkörper

R. dors. nervi spinalis

R. ventralis nervi spinalis

Ösophagus

V. jugularis int.

A. carotis comm., N. vagus

medialer Strang der autochthonen Rückenmuskulatur

lateraler Strang der autochthonen Rückenmuskulatur

prävertebrale Muskulatur

Mm. scaleni med. et post.

M. scalenus ant.

dorsale Schultergürtelmuskulatur

Extensormuskulatur des Armes

Trachea

Schilddrüse

untere Zungen-beinmusku-latur

ventrale Schulter-gürtel-muskulatur

Flexormuskulatur des Armes

Abb. 3.1–10. Schematische Zeichnung eines Querschnitts von einem ca. 15 mm langen menschlichen Embryo in Höhe der oberen Extremitäten. Darstellung der Muskelanlagen und der sie versorgenden Nerven (nach HAMILTON/BOYD/MOSS-MANN: Human Embryology, 4. Ed., Heffer, Cambridge; Williams & Wilkins, Baltimore 1972).

ner Phase metamer angeordnet sind, wurden sie in der Abb. 3.1–6 durch eine segmentüberschreitende Punktierung dargestellt.

In den Frühphasen ihrer Entwicklung sind die Extremitäten besonders störanfällig. Die Fälle von Thalidomidembryopathien haben gezeigt, daß die stärksten Beeinträchtigungen der Armentwicklung *(Dysmelien)* auftreten, wenn das Medikament von der Mutter relativ früh, am 25. bis 28. Tag der Embryonalentwicklung genommen worden war. Es konnten dann Arme vollständig fehlen *(Amelie)*, oder die Hände saßen unmittelbar an der Schulter (*Phokomelie* = „Robbengliedrigkeit"). Bei dieser Mißbildung fehlen die langen Röhrenknochen, oder sie sind schwer deformiert. Nach späterer Einnahme von Thalidomid waren die Fehlbildungen auf distale Extremitätenabschnitte beschränkt. So wurden Fehlbildungen des Daumens nach Einnahme des Medikaments am 36. Tag der Embryonalentwicklung beobachtet [27]. Von den genetisch bedingten Mißbildungen sei die *Polydaktylie* genannt, die durch das Vorhandensein überzähliger Finger oder Zehen gekennzeichnet ist. Bei der *Syndaktylie* sind Finger oder Zehen miteinander verwachsen. Diese Mißbildung läßt sich bei Hühnerembryonen durch die Applikation von Janusgrün kopieren. Die teratogene Wirkung dieser Substanz beruht darauf, daß die Zahl der interdigitalen Nekrosen gegenüber der Normalentwicklung deutlich reduziert wird [9].

3.1.5 Entwicklung der Hals- und Kopfmuskulatur

Wie bereits erwähnt, wird die aus den Somiten hervorgehende Muskulatur als „somatisch" bezeichnet. Sie begegnet uns im Halsbereich in Gestalt der Musculi scaleni, der prävertebralen Muskulatur (M. longus capitis, M. longus colli) und der unteren Zungenbeinmuskulatur. Diese Muskeln entwickeln sich aus ventralen Myotomabschnitten, die zu segmentübergreifenden Muskelblastemen polymerisieren.

Auch der Kopf weist somatische Muskulatur auf. Die Muskelzellen der inneren und äußeren Zungenmuskeln differenzieren sich in loco aus Zellen, die den seitlichen Dermatomkanten der okzipitalen Somiten entstammen und in das Anlagegebiet der Zunge einwandern [21]. Die bindegewebigen Strukturelemente der Zunge wurden von Neuralleistenzellen [16] gebildet. Die Entwicklung der Muskulatur der Zunge und der Extremitäten zeigt somit prinzipielle Ähnlichkeiten. In der Abb. 3.1–6 wurde der Anlagebezirk der Zunge mit den zugehörigen Somiten durch gestrichelte Linien verbunden.

Die äußeren Augenmuskeln entwickeln sich aus drei paarigen, dicht beieinanderliegenden mesenchymalen Verdichtungen, die am Ende des 4. und zu Beginn des 5. Schwangerschaftsmonats in der Nähe der Augenanlage in Erscheinung treten [7]. Sie sind den Kopfhöhlen (Prämandibular-, Mandibular- und Hyalhöhle) der niederen Vertebraten homolog [22]. Beim menschlichen Embryo ist nur in der prämandibularen Anlage, die dem prächordalen Mesenchym entstammt, vorübergehend ein epithelumgrenztes Bläschen nachweisbar [7]. Aus dem prämandibularen Anlagematerial entwickeln sich die Blasteme der Muskeln, die vom N. oculomoto-

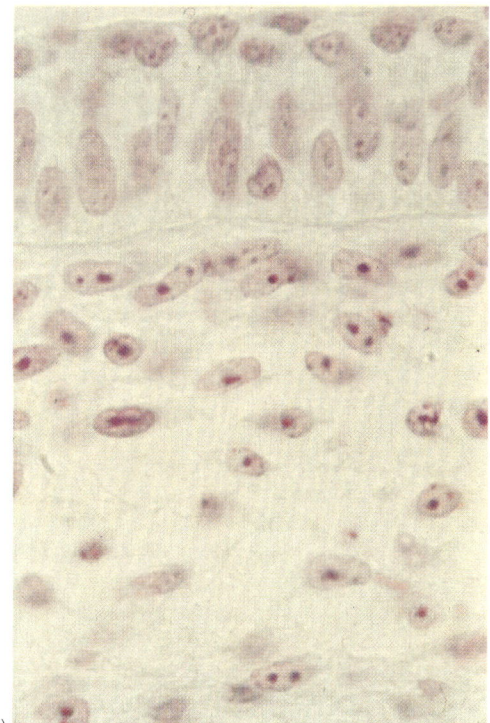

a)

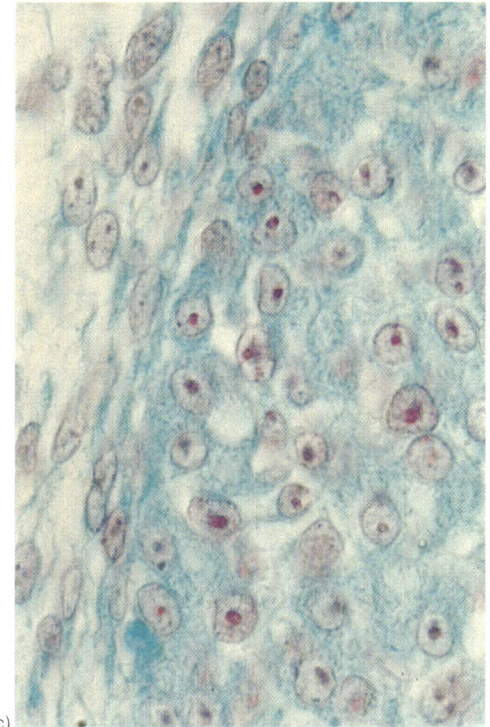

c)

Abb. 3.1–11a. Chimärische Haut mit Ektoderm vom Hühnerembryo (oben) und Mesenchym vom Wachtelembryo (links). Die Kerne der Wachtelzellen sind durch einen besonders auffälligen Gehalt an Heterochromatin charakterisiert. FEULGEN-Reaktion und Gegenfärbung mit Lichtgrün [3].

Abb. 3.1–11b. Schematische Darstellung des operativen Vorgehens bei einem 2 Tage alten Hühnerembryo. Nach Exstirpation eines Abschnitts des paraxialen Mesoderms (1) beim Hühnerembryo erfolgt die Implantation eines entsprechenden Mesodermabschnitts vom Wachtelembryo (2) in Höhe der späteren oberen Extremität.

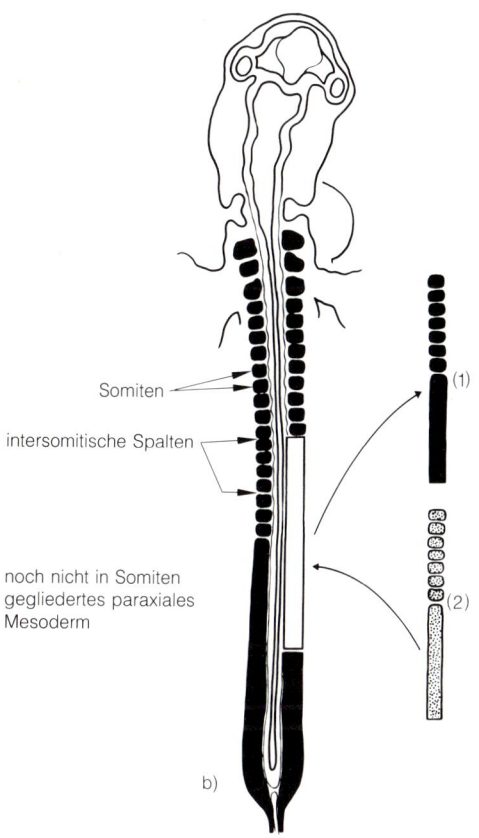

Somiten

intersomitische Spalten

noch nicht in Somiten
gegliedertes paraxiales
Mesoderm

(1)

(2)

b)

Abb. 3.1–11c. Muskelblastem aus dem Unterarm eines 6 Tage postoperativ reinkubierten Hühnerembryos nach Exstirpation der brachialen Somiten und Implantation entsprechender Somiten vom Wachtelembryo. Die Zellen des Muskelblastems enthalten Kerne vom Wachteltyp (rechts), während die Zellen des angrenzenden Bindegewebes (Faszie) durch Kerne vom Hühnchentyp gekennzeichnet sind. Färbung wie Abb. 3.1–11a [3].

rius innerviert werden. Die beiden übrigen Verdichtungen, über deren Herkunft unterschiedliche Auffassungen bestehen, bilden die Blasteme des M. obliquus superior (N. trochlearis) und des M. rectus lateralis (N. abducens). Da weder die Kopfhöhlen noch die hier beschriebenen Mesenchymverdichtungen den Somiten homolog sind, können die äußeren Augenmuskeln nicht der somatischen Muskulatur zugerechnet werden

[22]. Sie wurden daher in der Abb. 3.1–6 durch einen besonderen Farbton kenntlich gemacht.

Neben der somatischen Muskulatur und den äußeren Augenmuskeln entwickeln sich im Kopf und Hals Muskeln, die der Darmwand und damit der Splanchnopleura entstammen. Diese sog. Viszeralmuskulatur differenziert sich im Bereich des Kopfdarms bis ins mittlere Drittel der Speiseröhre als quergestreiftes

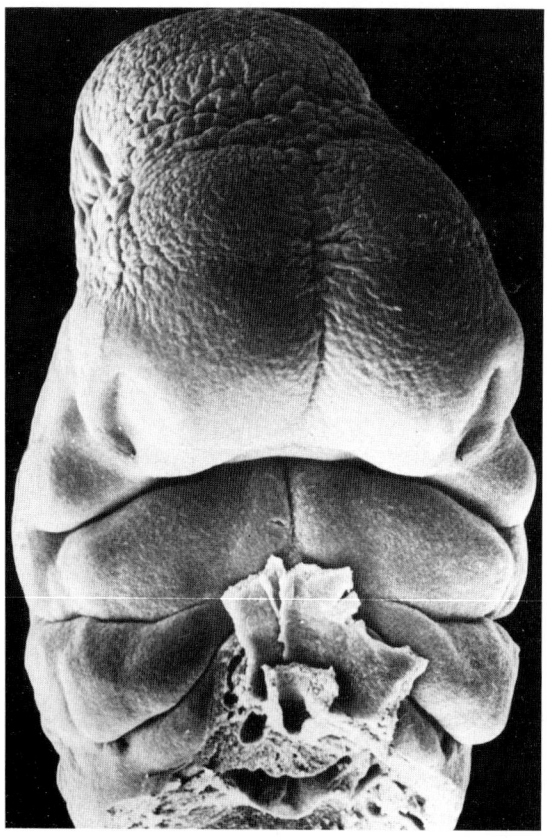

a)

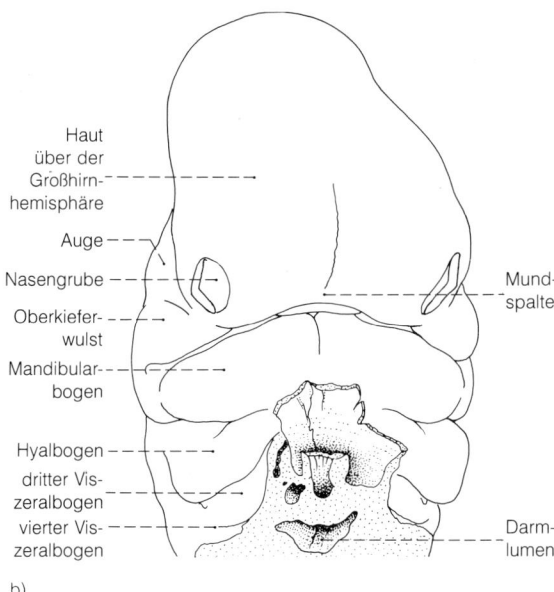

Haut
über der
Großhirn-
hemisphäre

Auge

Nasengrube

Oberkiefer-
wulst

Mandibular-
bogen

Hyalbogen

dritter Vis-
zeralbogen

vierter Vis-
zeralbogen

Mund-
spalte

Darm-
lumen

b)

Abb. 3.1–12. a) Rasterelektronenmikroskopische Aufnahme des Gesichts und der angrenzenden Viszeralbogenregion eines ca. 9,5 mm langen menschlichen Embryos.
b) Erläuterungsskizze (Original: Prof. Dr. K. HINRICHSEN, Bochum).

Muskelgewebe, während die angrenzenden Darmabschnitte nur glatte Muskulatur aufweisen. Die Wand des Kopfdarms ist bei 4–5 Wochen alten Embryonen durch das Vorhandensein bogenförmiger Verdickungen, der sog. Viszeralbogen, gekennzeichnet (Abb. 3.1–12). Das Mesenchym dieser Bogen wird von Mesoderm- und Neuralleistenzellen gebildet. Untersuchungen an Vogelchimären haben ergeben, daß die Binde- und Stützgewebe hauptsächlich aus Neuralleistenzellen hervorgehen, während sich die Muskelfasern zum größten Teil aus Mesodermzellen differenzieren [16]. Die Viszeralbogen stehen mit einzelnen Hirnnerven in Verbindung, die später die aus den zugehörigen Bogen hervorgehenden Muskeln innervieren.

Aus dem ersten Bogen (Kieferbogen) entwickeln sich die Kaumuskeln, der M. mylohyoideus, der vordere Bauch des M. digastricus sowie die Mm. tensor tympani und tensor veli palatini. Alle diese Muskeln werden aus dem N. trigeminus innerviert. Derivate des zweiten Viszeralbogens (Hyalbogen) sind der M. stapedius, der M. stylohyoideus, der hintere Bauch des M. digastricus und die gesamte mimische Muskulatur. Die Innervation erfolgt durch den N. facialis. Aus den nach kaudal angrenzenden Branchialbogen gehen im wesentlichen die Muskeln der Rachenwand und des Kehlkopfes hervor. Die zugehörigen Nerven sind der N. glossopharyngeus und der N. vagus. Ein Teil dieses Anlagematerials bildet wahrscheinlich unter Einbeziehung myogener Somitenzellen die Vormuskelmasse der Mm. trapezius und sternocleidomastoideus, die sich dann in die Einzelmuskelblasteme untergliedern [22]. Beide Muskeln werden vom N. accessorius innerviert. Die Viszeralbogenmuskulatur ist in der Abb. 3.1–6 blau dargestellt.

3.1.6 Grundzüge der neuromuskulären Verknüpfungen

Die Entwicklung des Neuralrohrs ist gekennzeichnet durch Proliferation, Migration und Differenzierung der Neuroepithelzellen. Nahe der Oberfläche des Zentralkanals sind zahlreiche Mitosefiguren zu beobachten (Abb. 3.1–2). Die aus der ventrikelnahen Keimschicht in die Peripherie des Neuroepithels auswandernden Tochterzellen differenzieren sich zu Neuroblasten und Glioblasten. Aus den Neuroblasten entwickeln sich u. a. die somato-efferenten Motoneurone, über deren Fortsätze (Axone) die Muskeln motorisch innerviert werden. Sie verlassen das Neuralrohr auf dessen ventraler Seite und bilden im wesentlichen die Vorderwurzeln der Spinalnerven (Abb. 3.1–7 u. 3.1–10). In den beiderseits vom Neuralrohr gelegenen Spinalganglien entwickeln die Neuroblasten zwei lange Fortsätze, von denen der zentrale in das Neuralrohr an dessen dorsalem Umfang einwächst und die Hinterwurzel bildet. Die peripheren Fortsätze der somato-afferenten Spinalganglienzellen vereinigen sich mit den Vorderwurzeln zu den gemischtfaserigen Spinalnerven und stellen deren sensible Anteile dar, die in der Peripherie an Rezeptoren der Haut, der Unterhaut, der Muskeln (Muskelspindeln) und der Sehnen endigen.

Die Spinalnerven teilen sich nach kurzem Verlauf in einen Ramus dorsalis und Ramus ventralis (Abb. 3.1–7 u. 3.1–10). Die Rami dorsales versorgen die autochthonen Muskeln des Rückens. Von den Rami ventrales behalten nur die des Thoraxabschnitts ihre segmentale Anordnung bei. Sie verlaufen als Nervi intercostales zwischen den Rippen und versorgen die autochthone Brustmuskulatur. Die sechs unteren Interkostalnerven ziehen dann weiter in die Bauchwand und innervieren die ventro-lateralen Bauchmuskeln (Abb. 3.1–7). Dabei gilt allgemein, daß die Innervation segmentübergreifender Muskeln aus mehreren Rückenmarkssegmenten erfolgt. Im Hals- und Lumbosakralbereich bilden die Rami ventrales Geflechte (Plexus cervicalis, brachialis und lumbosacralis), deren periphere Äste nunmehr Fasern aus verschiedenen Segmenten enthalten. Aus dem Plexus cervicalis werden die somatischen Muskeln der vorderen Halsregion und das Zwerchfell innerviert. Äste des Plexus brachialis versorgen die somatischen Muskeln des Schultergürtels und die gesamte Armmuskulatur. Die Innervation der unteren Extremität erfolgt durch Äste des Plexus lumbosacralis. Von den Hirnnerven ist lediglich der N. hypolossus mit somatischer Muskulatur verbunden. Dieser rein motorische Nerv ist entwicklungsgeschichtlich dem oberen Anteil des Plexus cervicalis zuzurechnen und innerviert die Zungenmuskulatur. Auf die Nervenversorgung der Viszeralbogenmuskulatur und der Augenmuskulatur wurde bereits früher eingegangen. Die Beziehungen zwischen dem peripheren cerebrospinalen und dem autonomen Nervensystem sind hier unberücksichtigt geblieben.

Es erhebt sich die Frage, wie das komplizierte und relativ konstante artspezifische Muster der Nerven in der Körperperipherie zustande kommt und die Verbindungen zwischen Nervenfasern und den Erfolgsorganen gebildet werden. Ausgehend von den Neuroblasten, die sich zu Motoneuronen differenzieren, wachsen erste, noch „nackte" axonale Zellfortsätze aus dem Neuralrohr aus. Diese sog. Pionierfasern sind an ihrem peripheren Ende zu Wachstumskegeln (growth cones) verbreitert, von denen feine pseudopodienähnliche Fortsätze (Filopodien) ausgehen, die sich in alle Richtungen erstrecken. Die Pionierfasern, denen sich weitere Nervenfasern anlegen, treten in enge Beziehung zu den Myotomen und bilden segmentale Bündel. Durch die Verbindung mit den peripher auswachsenden Fortsätzen der Spinalganglienzellen entstehen die gemischten Spinalnerven. Experimentelle Befunde bestätigen die Abhängigkeit der segmentalen Anordnung der Spinalnerven von der Somitenmetamerie [5, 18]. Die mit den Myotomen verbundenen Nerven folgen den Wanderungen der Myotomderivate, wobei sie sich verzweigen und verlängern.

Die den Extremitäten zugehörigen Nerven konvergieren an der Basis der Arm- und Beinanlagen. Nach einer gewissen Latenzzeit wachsen von dort Nervenfa-

sern in die Extremitätenanlagen ein, wenn die Abgrenzung der Vorknorpel- und Vormuskelanlagen begonnen hat. Es bilden sich zunächst zwei Bündel, die jeweils auf der Beuge- und Streckseite nach distal vorwachsen und sich fortschreitend in charakteristischer Weise verzweigen. Mit der Bildung der Einzelmuskelblasteme werden die individuellen Muskeläste ausgebildet. Erst nach der Differenzierung der Myoblasten zu vielkernigen, kontraktilen Zellen entwickeln sich die spezifischen neuromuskulären Kontakte (motorische Endplatten [10]). Infolge der terminalen Aufzweigung der Axone werden von einem Motoneuron mehrere Muskelfasern innerviert. Aus der Neuralleiste stammende Gliazellen (SCHWANNsche Zellen) wandern entlang der Axone aus und umgeben diese mit Hüllen, den sog. SCHWANNschen Scheiden, die in unterschiedlicher Weise axonspezifisch ausgebildet werden.

Experimentelle Untersuchungen haben die Auffassung begründet, daß die regionaltypische Musterbildung der Nerven durch periphere Einflüsse bestimmt wird. So weisen beispielsweise Hühnchenflügel, die vor dem Einwachsen von Axonen isoliert und in den Viszeralbogenbereich transplantiert werden, später ein flügeltypisches Verzweigungs- und Verlaufsmuster von Nervenstämmen auf, die aus den Nn. facialis und trigeminus hervorgegangen sind [24]. Nach Austausch des brachialen Neuralrohrabschnitts gegen nichtbrachiale Neuralrohrabschnitte verschiedener Körperregionen bildet sich ein normaler Plexus brachialis mit flügeltypischen peripheren Ästen [23]. Einen weiteren interessanten Hinweis auf die Determination des Nervenmusters geben Untersuchungen an Hühnchen, bei denen vor der Auswanderung myogener Zellen die brachialen Somiten durch Röntgenstrahlen zerstört worden sind. Unter diesen Bedingungen entwickeln sich muskelfreie Flügel mit einem in der Regel normal ausgeprägten Nervenmuster, dem nur die Rami musculares fehlen [18]. Es wird daher angenommen, daß Bindegewebselemente als Leitstrukturen für auswachsende Nervenfortsätze funktionieren.

Die Wanderungsrichtung der Axone in vitro kultivierter Neuroblasten ist abhängig von Oberflächeneigenschaften der Substrate, mit denen sie während des Auswachsens Kontakt haben [26]. Die in vivo auswachsenden Axone orientieren sich möglicherweise über die Fortsätze ihrer terminalen Ursprungskegel an besonderen Oberflächeneigenschaften ortsständiger Mesenchymzellen oder interzellulärer Strukturelemente. Über die molekularen Mechanismen dieser vermuteten Interaktionen liegen keine gesicherten Kenntnisse vor. Erwähnenswert ist, daß die zeitliche Abfolge des Axonwachstums vom Differenzierungsgrad peripherer Strukturen abhängig ist. Nach Transplantationen von älteren Extremitätenanlagen auf jüngere Wirtsembryonen zeigen die Axone ein gegenüber der Normalentwicklung beschleunigtes Wachstum [24]. Ein weiterer Hinweis für Interaktionen zwischen der Peripherie und der Rückenmarksanlage ist der Befund, daß durch experimentelle Eingriffe an peripheren Strukturen die Zahl degenerierender Moto-neurone verändert werden kann. Ein großer Teil (40–75%) der bei Amniotenembryonen im Überschuß gebildeten Motoneurone geht normalerweise wieder zugrunde [8]. Die Amputation einer frühen Extremitä-tenanlage hat eine Erhöhung der Nekroserate in den zu-gehörigen Segmenten zur Folge; nach Transplantation einer zusätzlichen Extremitätenanlage ist dagegen die Zahl der Zelluntergänge vermindert [10]. Es ist weiter-hin von Interesse, daß auch chemische Faktoren das Auswachsen der Axone beeinflussen können. So wur-de aus verschiedenen Säugergeweben ein Protein („ner-ve growth factor") isoliert, das u. a. die Entwicklung der Spinalganglien und das Auswachsen der aus ihnen hervorgehenden Axone stimuliert [17].

Literatur

[1] CARLSON, B. M.: Patten's foundations of embryology. 4. ed., McGraw-Hill, New York 1982

[2] CHRIST, B., H. J. JACOB: Über die embryonale Ent-wicklung der Gliedmaßenmuskulatur. Medizin in un-serer Zeit, 2 (1978), 166–176

[3] CHRIST, B., H. J. JACOB, M. JACOB: Experimentelle Un-tersuchungen zur Somitenentstehung beim Hühnerem-bryo. Z. Anat. Entwickl.-Gesch. 138 (1972), 82–97

[4] CHRIST, B., H. J. JACOB, M. JACOB: Experimental ana-lysis of the origin of the wing musculature in avian em-bryos. Anat. Embryol. 150 (1977), 171–186

[5] CHRIST, B., H. J. JACOB, M. JACOB: Über Gestaltungs-funktionen der Somiten bei der Entwicklung der Kör-perwand von Hühnerembryonen. Verh. Anat. Ges. 73 (1979), 509–518

[6] CHRIST, B., M. JACOB, H. J. JACOB: On the origin and development of the ventrolateral abdominal muscles in the avian embryo. An experimental and ultrastructural study. Anat. Embryol. 166 (1983), 87–101

[7] GILBERT, P. W.: The origin and development of the human extrinsic ocular muscles. Contr. Embryol. Car-neg. Inst. 36 (1957), 59–78

[8] HAMBURGER, V.: Cell death in the development of the lateral motor column in the chick embryo. J. Comp. Neurol. 160 (1975), 535–546

[9] HINCHLIFFE, J. R., D. R. JONSON: The development of the vertebrate limb. Clarendon Press, Oxford 1980

[10] HOLLYDAY, M.: Motoneuron histogenesis and the de-velopment of limb innervation: In: HUNT (Ed.): Cur-rent Topics in Developmental Biology, Vol. 15, Aca-demic Press, New York 1980, 181–215

[11] JACOB, H. J., B. CHRIST: On the formation of muscular pattern in the chick limb. In: H. J. MERKER, H. NAU, D. NEUBERT (Ed.): Teratology of the Limbs, Walter de Gruyter, Berlin 1980, 235–242

[12] JACOB, M., B. CHRIST, H. J. JACOB: On the migration of myogenic stem cells into the prospective wing region of chick embryos. A scanning and transmission electron microscope study. Anat. Embryol. 153 (1978), 179–193

[13] JORQUERA, B., E. PUGIN: Sur le comportement du mé-soderme et de l'ectoderme du bourgeon de membre dans les échanges entre le poulet et la rat. C. R. hebds. Séanc. Acad. Sci. Paris. D 272 (1971), 1522–1525

[14] KELLEY, R. O.: An electron microscope study of me-senchymal development of interdigital spaces in man. Anat. Rec. 168 (1975), 43–54

[15] LE DOUARIN, N. M.: The ontogeny of the neural crest in avian embryo chimaeras. Nature 286 (1980), 663–669

[16] LE LIÈVRE, C. S., N. M. LE DOUARIN: Mesenchymal derivatives of the neural crest: analysis of chimaeric quail and chick embryos. J. Embryol. exp. Morphol. 34 (1975), 125–154

[17] LEVI-MONTALCINI, R., R. H. ANGELETTI, P. U. ANGE-LETTI: The Nerve Growth Factor. In: G. H. BOURNE (Ed.): The Structure and Function of Nervous Tissue. Academic Press, New York-London 1972

[18] LEWIS, J., A. CHEVALLIER, M. KIENY, L. WOLPERT: Muscle nerve do not develop in chick wings devoit of muscle. J. Embryol. exp. Morphol. 64 (1981), 211–232

[19] MENKES, B., M. DELEANU: Leg differentiation and ex-perimental syndactyly in chick embryo. Rev. roum. Embryol. Cytol. 1 (1964), 69–77

[20] SAUNDERS, J. W.: The proximo-distal sequence of the origin of the parts of the chick wing and the role of the ectoderm. J. exp. Zool. 108 (1948), 363–404

[21] SCHEMAINDA, H.: Über die Entwicklung der Zungen-muskulatur. Experimentelle Untersuchungen an Wachtel- und Hühnerembryonen. Inaugural-Disserta-tion, Bochum 1982

[22] STARCK, D.: Vergleichende Anatomie der Wirbeltiere. Bd. 3. Springer, Berlin-Heidelberg-New York 1982

[23] STRAZNICKY, K.: Function of heterotopic spinal cord segments investigated in the chick. Acta biol. hung. 14 (1963), 145–155

[24] SWANSON, G. J., J. LEWIS: The time table of innervation and its control in the chick wing bud. J. Embryol. exp. Morphol. 71 (1982), 121–137

[25] VERBOUT, A. J.: Die Entwicklung der embryonalen Wirbelsäule. Z. Orthop. 119 (1981), 559–564

[26] WEISS, P.: In vivo experiments on the factors determining the course of the outgrowing nerve fiber. J. exp. Zool. 68 (1934), 393–448

[27] WILBERT, H. G., H. L. HENKEL: Klinik und Pathologie der Dysmelie. Die Fehlbildungen an den oberen Extre-mitäten bei der Thalidomid-Embryopathie. In: R. HEGGLIN, F. LEUTHARDT, R. SCHOEN, H. SCHWIEGK, A. STUDER, H. U. ZOLLINGER (Hg.): Experimentelle Medi-zin, Pathologie und Klinik. 26. Springer, Berlin-Heidel-berg-New York 1969

[28] ZWILLING, E.: Ectoderm-mesoderm relationship in the development of the chick embryo limb bud. J. exp. Zool. 128 (1955), 423–441

3.2 Postnatales Auftreten von Ossifikationszentren im Extremitätenskelett

JOCHEN STAUBESAND

Das mit Ausnahme der Clavicula knorpelig angelegte Extremitätenskelett verknöchert in einer typischen zeitlichen Folge teils prä-, teils erst postnatal. Dabei können sich sogar innerhalb *eines* Knochenstücks Verknöcherungspunkte vor und nach der Geburt entwickeln. Zum Beispiel entsteht im Primordialknorpel des späteren Schulterblatts ein Knochenkern im lateralen Teil der Platte bereits bei 30 mm langen Embryonen, während sich im Processus coracoideus scapulae im 1. Lebensjahr und in der Wurzel des Proc. coracoideus sowie in angrenzenden Teilen der Schultergelenkpfanne sogar erst im 10. Lebensjahr je ein weiterer Knochenkern ausbilden.

In den Diaphysen der meisten Gliedmaßenröhrenknochen treten Knochenkerne schon bei Embryonen von 18 und 20 mm SSL auf; in den Epi-und Apophysen

Tabelle 3.2–1. Zeitliches Auftreten der Knochenkerne in Epiphysen und Apophysen des Extremitätenskeletts [7].

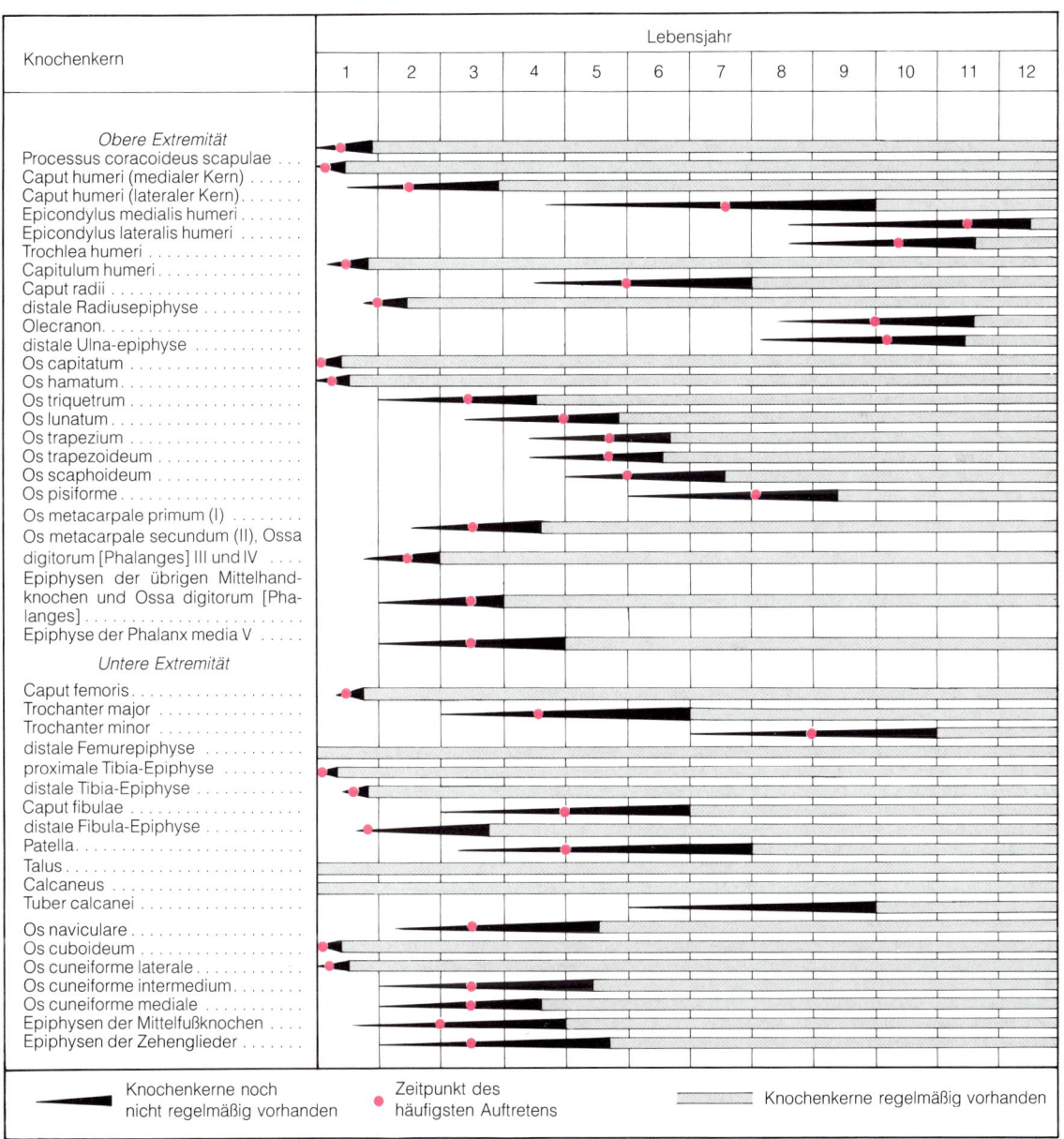

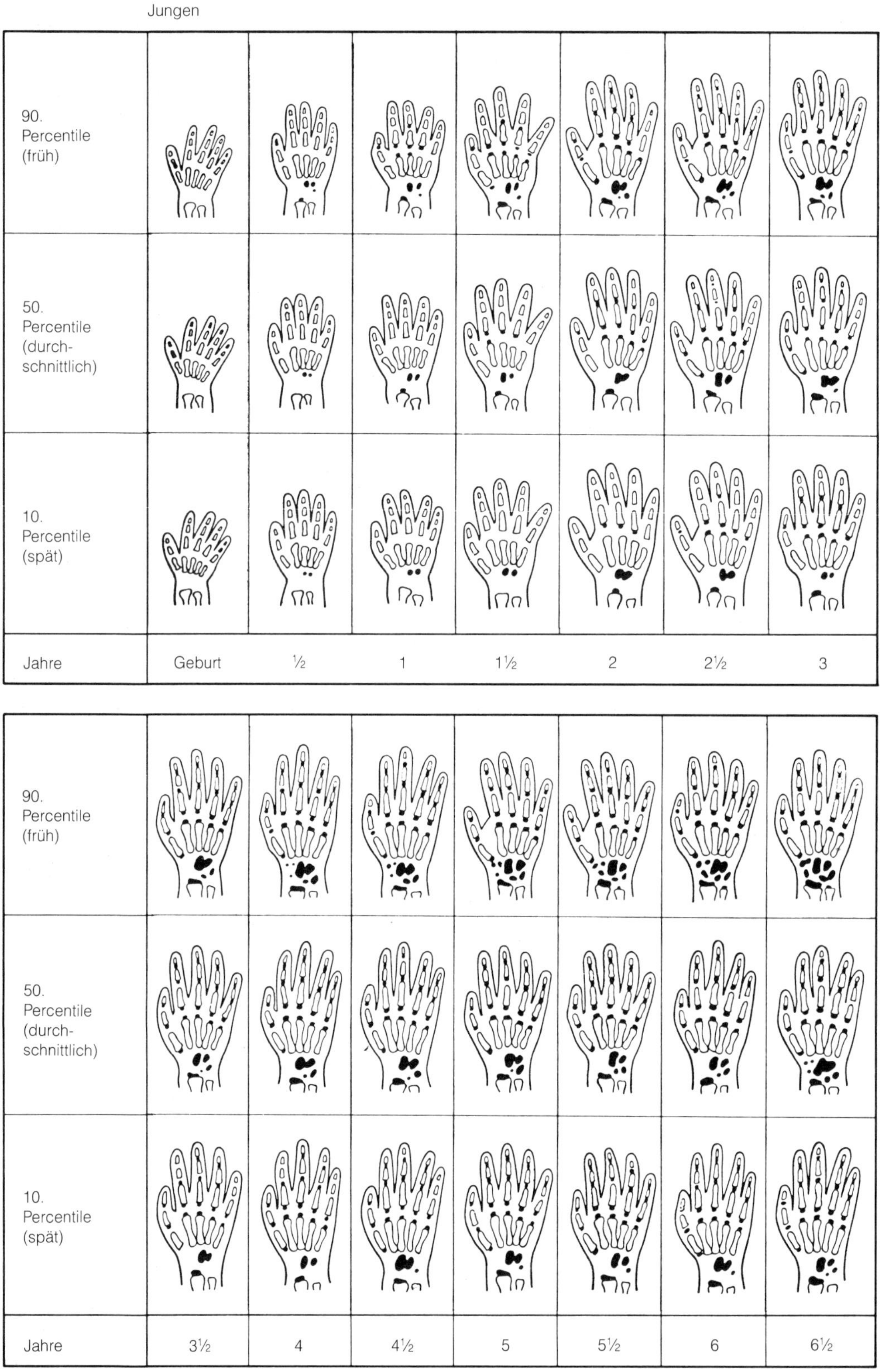

Jungen

Abb. 3.2–1. Normale Reifung des Handskeletts bei Mädchen und Jungen im Alter bis zu 6 ½ Jahren.

Während sich die Beurteilung des Knochenalters auf morphologische und metrische Kriterien stützt, zu deren sachgerechter Beurteilung große Erfahrung gehört, läßt sich bis zum Alter von 7 Jahren am Auftreten bestimmter Knochenkerne ein ungefährer Eindruck von der Skelettreife eines Kindes gewinnen. Die hier abgebildeten Skizzen geben eine Vorstellung, wie unterschiedlich die Zahl der Knochenkerne des Handskeletts bei Kindern gleichen Alters sein kann. Der Percentilenwert gibt an, bei wieviel Prozent des normalen Bezugskollektivs ein Knochenkern in einem gegebenen Alter noch nicht vorhanden ist. Aus [1], nach E. C. VOGT u. V. S. VICKERS: Radiology 31 (1938), 441.

Mädchen

	Geburt	½	1	1½	2	2½	3
90. Percentile (früh)							
50. Percentile (durchschnittlich)							
10. Percentile (spät)							
Jahre	Geburt	½	1	1½	2	2½	3

	3½	4	4½	5	5½	6	6½
90. Percentile (früh)							
50. Percentile (durchschnittlich)							
10. Percentile (spät)							
Jahre	3½	4	4½	5	5½	6	6½

beginnt die Ossifikation hingegen sehr viel später, meist erst nach der Geburt (Tab. 3.2–1).

Detaillierte Kenntnisse über Wachstum und Reifung sind für die Arbeit des Arztes bei der Betreuung von Kindern und Jugendlichen erforderlich, da diese Parameter einen wesentlichen Bestandteil der Gesundheit des heranwachsenden Menschen darstellen. Auch ist die Beurteilung der Skelettentwicklung bei manchen klinischen Problemen im Rahmen bestimmter Erkrankungen (z. B. bei *Hypo-* und *Hyperthyreosen, hypophysärem Zwerg-* und *Riesenwuchs, adrenogenitalem Syndrom* und *Pubertas praecox*) von erheblicher Bedeutung. Von der Geburt bis zur abgeschlossenen Verknöcherung des Skeletts kann die typische zeitliche Aufeinanderfolge der regionalen Ossifikationsprozesse gestört sein.

Berücksichtigt man die Tatsache, daß im Zeitraum zwischen Geburt und Pubertät über 70 Knochenkerne zu verschiedenen Zeitpunkten am Extremitätenskelett in gegenseitiger Abhängigkeit auftreten, wird verständlich, daß allein schon deren röntgenologische Auswertung wesentliche Befunde für die Diagnostik zu liefern vermag. Der Ablauf der Knochenentwicklung war deshalb schon frühzeitig nach Entdeckung der Röntgenstrahlen Gegenstand eingehender Untersuchungen. Am längsten sind Einzelheiten der Entstehung der Handwurzelknochen belegt (Abb. 3.2–1). Doch ist die Differenzierung der anderen Extremitätenknochenkerne inzwischen ebenfalls statistisch gesichert [7].

Für die häufigsten klinischen Fragestellungen haben die in Tabelle 3.2–1 zusammengefaßten Angaben als weitgehend verläßlich zu gelten. Bei der röntgenologischen Auswertung verschiedener Skelettregionen ermöglichen sie zu entscheiden, ob bestimmte Epiphysenkerne vorzeitig, zeitgemäß oder verspätet auftreten. Dabei liegt eine gewisse Variationsbreite noch innerhalb der Norm. Bei der Bewertung der Knochenentwicklung ist auch zu berücksichtigen, daß zu Beginn und während der Pubertät Mädchen ein *„Knochenalter"* aufweisen, das dem gleichaltriger Knaben um ca. 2 Jahre vorauseilt. Für eine ins einzelne gehende Bewertung des Knochenalters stehen heute spezielle Atlanten zur Verfügung [3], [4], [5], [6].

Das zeitliche Auftreten der *Pubertät* läßt sich aufgrund der Knochenentwicklung sicherer voraussagen als anhand von Körpergröße oder Lebensalter: Bei kontinuierlich rasch fortschreitendem Knochenalter setzt die Pubertät relativ früh ein. Mit dem Ossifikationsbeginn der Apophyse am Beckenkamm kann bei Mädchen die Menarche innerhalb der folgenden 6 Monate erwartet werden.

Auch zwischen der *definitiven Körpergröße* eines Individuums und dem Auftreten sowie dem Reifezustand der verschiedenen Ossifikationszentren besteht eine Abhängigkeit. So ist es z. B. schon nach dem 6. Lebensjahr aufgrund des Knochenalters und der bestehenden Längenmaße möglich, mit weitgehender Genauigkeit die zu erwartende Körpergröße des Erwachsenen vorauszusagen.

Die Verknöcherungszeiten der Epiphysenfugen an den langen Extremitätenknochen und damit der Abschluß des Längenwachstums zeigt Tabelle 3.2–1.

Körpergröße und Gewicht eines Kindes lassen bereits gewisse Rückschlüsse auf das abgelaufene Wachstum und die Geweberelationen zu. Weitere anthropometrische Parameter, wie Kopfumfang, Hautfaltendicke, Extremitäten- zu Rumpflänge u. a., erlauben differenzierte *Wachstumsanalysen.* Bestimmte Meßergebnisse lassen sich mit den entsprechenden Werten anderer gleichaltriger Kinder vergleichen, die nur einmal gewonnen wurden (Querschnittsdaten), oder man kann in bestimmten Altersintervallen vorgenommene Messungen zueinander in Beziehung setzen und sie mit wiederholten Messungen an einer Gruppe anderer Kinder vergleichen (Längsschnittsdaten) [7].

Durchschnittsnormen geben die Meßwerte von Kindern einer Bevölkerung wieder, die unter bestimmten sozialen Gegebenheiten und Lebensumständen aufwachsen. Sie müssen erneuert und neu interpretiert werden, wenn sich die Lebensverhältnisse so ändern, daß sie das Wachstum beeinflussen. Werden hingegen Kinder unter optimalen Lebensbedingungen groß und können damit ihre genetisch vorgegebene Wachstumspotenz voll entfalten, lassen sich Idealnormen aus ihren Meßdaten konstruieren. *Akzeleration* oder säkularer Trend spielen hier keine und selbst genetische Unterschiede verschiedener Bevölkerungsgruppen und Völker – von Ausnahmen abgesehen – eine geringere Rolle [1].

Aber sogar unter Idealbedingungen sind genau gleich alte, gesunde Kinder derselben Bevölkerung verschieden groß. Man kommt deshalb nicht mit einem Normalwert, etwa dem Mittelwert, aus, wenn man „Normalität" beschreiben will, sondern muß den ganzen Streubereich ihrer Körpergrößen als normal ansehen. Dieser Normalbereich läßt sich so beschreiben, daß man den niedrigsten und höchsten aller vorkommenden Werte angibt. Damit ist aber noch nichts darüber ausgesagt, wie häufig jeder einzelne Meßwert innerhalb dieses Bereichs gefunden wurde. Eine Vorstellung über die Verteilung der Meßwerte erhält man, wenn man den Mittelwert (y) und die Standardabweichung (s), die etwa der mittleren Abweichung aller vorkommenden Meßwerte vom Mittelwert entspricht, kennt. Dies gilt dann, wenn die Meßwerte in einer GAUSS-Verteilung anzuordnen sind: Am häufigsten kommt der Mittelwert als Meßergebnis vor, alle anderen Werte sind um so seltener, je weiter sie vom Mittelwert entfernt sind; positive und negative Abweichungen sind symmetrisch und glockenförmig um den Mittelwert verteilt. Die Körperlängen für jedes Alter haben etwa diese Verteilung. Beim Körpergewicht sind die Abweichungen in Richtung „schwer" ausgeprägter als die nach „leicht", d. h., die Verteilung ist asymmetrisch nach rechts verschoben. Der Mittelwert für das Körpergewicht ist dadurch größer als der Wert, der in der Mitte zwischen gleich vielen dickeren und dünneren Kindern liegt.

Der ganze Streubereich der Meßwerte läßt sich in sog. Percentilen aufgliedern, z. B. bedeutet die 10. *Percentile*, daß 10% aller Meßwerte kleiner, 90% größer sind. Werte außerhalb der 3. bzw. 97. Percentile sind als abnorm zu betrachten. [1].

Literatur

[1] BERGMANN, R., K. BERGMANN, F. KOLLMANN, R. MAASER, O. HÖVELS: Wachstum-Atlas. Gesellschaft für Target-Products, Wiesbaden 1977

[2] Documenta Geigy, Wissenschaftliche Tabellen. 7. Aufl. 1968. 1. Revidierter Nachdruck 1969 (in Zusammenarbeit mit H. J. KAUFMANN, Kinderspital Basel). Redaktion: K. DIEMU u. C. LENTNER. (Hgg.): Geigy AG, Basel

[3] GREULICH/PYLE: Radiographic Atlas of Skeletal Development of the Hand and Wrist. Stanford Univ. Press, Stanford 1950

[4] HOERR, N. L., et al.: Radiographic Atlas of Skeletal Development of the Foot and Ankle. Thomas, Springfield 1962

[5] SCHMID/MOLL: Atlas der normalen und pathologischen Handskelettentwicklung. Springer, Berlin 1960

[6] SCHMID/WEBER: Röntgendiagnostik im Kindesalter. Bergmann, München 1955

[7] SCHMIDT, F., L. HALDEN: Die postfetale Differenzierung und Größenentwicklung der Extremitätenknochenkerne. Fortschr. Röntgenstr. 71 (1949)

[8] STARCK, D.: Embryologie, 3. Aufl. Thieme, Stuttgart 1975

3.3 Mechanische Beanspruchung und biologisches Verhalten des Knochens

BENNO KUMMER[1]

Kraft und Spannung

Wirkt eine äußere Kraft auf einen festen Körper ein, so wird dieser verformt. In einfachen Fällen – und diese sollen hier nur interessieren – ist die Verformung keine dauernde. Sie verschwindet mit dem Aufhören der „Beanspruchung". Während der Krafteinwirkung treten innerhalb des Körpers „Spannungen" auf, die der einwirkenden Kraft das Gleichgewicht halten. Der Begriff „Spannungen" soll an einem einfachen Beispiel erläutert werden. Auf Abb. 3.3–1c wird eine Säule durch zwei Gewichte belastet. Die Gewichte sind so gelagert, daß sie symmetrisch zur Achse der Säule liegen. Dank dieser Anordnung wird das Gewicht der Last gleichmäßig über den Querschnitt der Säule verteilt und in Richtung der eingezeichneten Pfeile auf die Bodenplatte übertragen. Die Länge der Pfeile symbolisiert die Größe der Beanspruchung. Nach dem bisher Gesagten müssen die Pfeile parallel zur Achse der Säule verlaufen und alle gleich lang sein. Würde das Gewicht der Last verdoppelt, so würde das Material der Säule in Richtung der eingezeichneten Pfeile doppelt so stark beansprucht, und man müßte, um im Maßstab zu bleiben, auch die Länge der Pfeile verdoppeln. Bliebe das Gewicht gleich und würde der Querschnitt der Säule verdoppelt, so würde das Material der Säule in Richtung der Pfeile nur halb so stark beansprucht, weil sich nun das Gewicht der Last über einen doppelt so großen Querschnitt verteilt. In diesem Fall dürfte die Länge der Pfeile nur die Hälfte betragen. Die Größe der „Spannungen", wie man nun sagen darf, wird also durch den Quotienten Kraft: Fläche bestimmt. In Richtung der Pfeile wird das Material der Säule zusammengedrückt. Damit sind Druckspannungen definiert, deren Größe von dem Verhältnis der Last zur Querschnittsfläche abhängt.

Man kann sich die Masse der Lasten in ihrem gemeinsamen Schwerpunkt vereinigt denken. Der Schwerpunkt liegt dann genau über der Achse der Säule. Die „Wirkungslinie" der Last fällt mit der Säulenachse zusammen. In diesem Sinn wird die Säule „axial" auf Druck beansprucht.

Wäre die Säule der Abb. 3.3–1c an ihrem oberen Ende fixiert und hinge der Säulenschaft frei herab, so ließe sich die Last, wiederum symmetrisch um die Achse der Säule verteilt, am unteren freien Ende der Säule anbringen. In diesem Fall würde die Säule auf „Zug" beansprucht. Als Folge dieser Zugbelastung treten senkrecht zum Querschnitt Zugspannungen auf, die gleichmäßig über den Querschnitt verteilt sind und hier überall die gleiche Größe besitzen.

Würde man nun die druckbelastete Säule genau in einer Querschnittsebene in zwei Teile zersägen und die Teilstücke so aufeinandersetzen, daß die ursprüngliche Gestalt der Säule erhalten bleibt, so würde sich bei der hier gewählten Belastungsart die Kontinuitätstrennung nicht auswirken. Ganz andere Verhältnisse sind aber gegeben, wenn man die Säule in einer Ebene durchsägt, die *schräg* zur Achse steht. Versucht man nun die Teilstücke so zusammenzusetzen, daß die ursprüngliche Form der Säule wieder zustande kommt, so gelingt der Versuch nur dann, wenn die Schnittflächen genügend rauh sind. Die Rauhigkeit möge so beschaffen sein, daß das obere Teilstück, das zunächst unbelastet sein soll, gerade noch getragen wird. Läßt man aber noch zusätzlich die oben erwähnte Last einwirken, so würde sich das obere Teilstück gegen das untere verschieben. Durch diesen Schub würden die Säulenstücke gegeneinander abkippen, und die Last würde zu Boden stürzen. Diese Überlegung läßt den Schluß zu, daß senkrecht zur Querschnittsfläche, also in Richtung der Pfei-

---

[1] Neubearbeitung auf der Grundlage des gleichnamigen Kapitels der 13. Auflage (1980) von Hans FISCHER.

le, ausschließlich Druckspannungen auftreten, da in *dieser* Ebene die Druckspannungen nicht mit Schubspannungen kombiniert sind. Druckspannungen und Zugspannungen, denen keine Schubspannungen zugeordnet sind, bezeichnet man als „Hauptspannungen". Wäre die Säule der Abbildung in Richtung der Achse oder achsenparallel längs gespalten, so würden sich die Teilstücke genau wie bei einer Querdurchtrennung nicht verschieben. Senkrecht zur Achse treten also ebenfalls keine Schubspannungen auf, es liegt wiederum eine Hauptspannungsrichtung vor. Hauptspannungen, und das gilt nicht nur für das gewählte Beispiel, sondern ganz allgemein, stehen immer senkrecht aufeinander. Die dritte Hauptspannungsrichtung würde auf der Abb. 3.3–1c senkrecht zur Bildebene stehen. Auf der Abb. 3.3–1c wirkt senkrecht zur Säulenachse keine Kraft auf die Säule ein. Aus diesem Grund ist in dem vorliegenden, keineswegs aber in jedem Fall, die Größe der zweiten und auch der dritten Hauptspannung gleich Null. Die Säule wird zwar durch die Lasteinwirkung quergedehnt, Dehnungen sind jedoch nicht automatisch mit Spannungen verbunden. Fälschlicherweise werden leider häufig Querdehnungen mit Zugspannungen gleichgesetzt.

Biegung

In den bisherigen Beispielen lag der Schwerpunkt der Last entweder genau *über* oder genau *unter* der Säulenachse. Auf der Abb. 3.3–1a u. b liegt die Last dagegen auf einem Querbalken. Die Tatsache, daß das Gewicht der Last nur halb so groß ist wie auf der Abb. 3.3–1c, soll vorläufig unberücksichtigt bleiben. Die ein Stück weit eingezeichnete Wirkungslinie der

Last verläuft durch den Schwerpunkt des belastenden Gewichts. Sie ist parallel verschoben. Infolge der exzentrischen Belastung wird die Säule auf Biegung beansprucht. Wäre die Säule ein Gummistab, so würde sie sich zur Last hin sichtbar durchbiegen. Die Konkavität wäre dabei zur Last hingekehrt, die Konvexität würde zur Gegenseite zeigen. Auf der Seite der Konkavität wird das Material zusammengedrückt, auf der Seite der Konvexität auseinandergezogen. Auf der Seite der Konkavität treten also Druck-, auf der der Konvexität Zugspannungen auf. Die Verformung, die der Gummistab deutlich zeigt, ist bei einem Stab aus weniger biegsamen Material ebenfalls prinzipiell vorhanden. Die Größe der Biegebeanspruchung hängt nicht nur von der Größe des Gewichts, sondern auch von der Länge des Hebelarms ab. Würde die Last auf dem Querbalken weiter von der Säulenachse weg verschoben, so würden auch die „Biegespannungen" zunehmen. Man kann die Querschnittsfläche der Säule unterteilen und ein Zugfeld gegen ein Druckfeld abgrenzen. Der Übergang von der Druck- in die Zugzone vollzieht sich kontinuierlich. Das obere Diagramm (Abb. 3.3–1a), das in die Säule eingezeichnet wurde, gibt diesen Sachverhalt wieder. Im Bereich der Druckspannungen sind die Pfeile nach unten, in dem der Zugspannungen nach oben gerichtet. An der Grenzlinie, an der die Druck- in die Zugzone übergeht und die Pfeilrichtung wechselt, sind die Spannungen gleich Null. Diese Grenzlinie bezeichnet man als „neutrale Faser", sie stellt eigentlich eine Ebene dar, die senkrecht zur Ebene der Zeichnung verläuft. Die größten Spannungen auf der Druck- und auf der Zugseite treten am Rand der Säule auf („maximale Randspannungen").

Die Säule in der Abb. 3.3–1a wird nicht nur auf Biegung, sondern gleichzeitig auf Druck beansprucht. Das gleiche Biegemoment kann erzielt werden, wenn die Last verkleinert und als Ausgleich dafür das verkleinerte Gewicht auf dem Querbalken von der Säule weg verschoben und damit der wirksame Hebelarm vergrößert wird. Würde man in beiden Fällen die Säule mit Bodenplatte, Querbalken und Last auf eine Waage bringen, so würde diese in dem einen und in dem anderen Fall ein unterschiedliches Gewicht anzeigen. Die Differenz zwischen den unterschiedlichen Gewichtsangaben kommt allein durch die unterschiedliche Größe der Last zustande, da die Biegebeanspruchung von der Waage nicht registriert wird. Das Gewicht der Last wird aber letzten Endes über die Säule auf die Waagschale übertragen. Dadurch werden Druckspannungen hervorgerufen, die von der Größe der Last abhängig sind. Diese zusätzliche Druckbeanspruchung ist in dem unteren Diagramm der Abb. 3.3–1a dargestellt. Ein endgültiges Bild der Spannungsgrößen und der Spannungsverteilung über den Querschnitt würde sich erst dann ergeben, wenn man die Länge der Pfeile beider Diagramme an den Stellen, an denen die Pfeile die gleiche Richtung aufweisen, miteinander addiert und an den Stellen, an denen sie entgegengerichtet sind, voneinander subtrahiert. Nach Durchführung einer

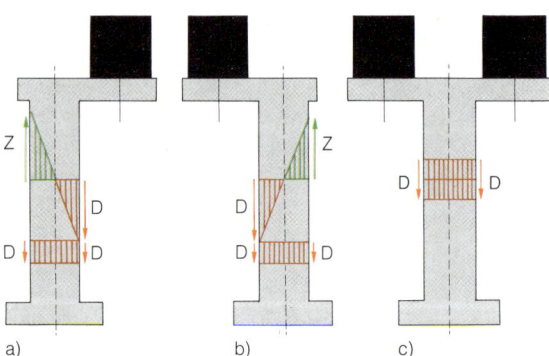

a)   b)   c)

Abb. 3.3–1. Beanspruchung einer Säule bei unterschiedlicher Lage der Last. Bei a) und b) liegt die Last exzentrisch. Die Wirkungslinie der Last verläuft parallel zur Säulenachse. Die Säule wird nicht nur auf Druck, sondern auch auf Biegung beansprucht. Die Biegebeanspruchung ruft auf der einen Seite der Säule Druckspannungen (D im oberen Diagramm), auf der anderen Seite Zugspannungen (Z im oberen Diagramm) hervor. Diese Spannungen haben am Säulenrand ihren höchsten Wert. Neben den Biegespannungen treten als Folge der Druckbelastung noch zusätzlich reine Druckspannungen auf (D im unteren Diagramm). Bei c) liegt die Last zentrisch. Die Säule wird gleichmäßig über den Querschnitt verteilt auf Druck beansprucht. Obgleich das Gewicht der Last doppelt so groß ist wie bei a) und b), sind die Spannungen bei c) kleiner [2].

derartigen Addition, die die Vorzeichen beachtet, wird die Druckzone des oberen Diagramms vergrößert, die Zugzone verkleinert. Die neutrale Faser schneidet dann nicht mehr die Achse der Säule, sondern wäre auf der Abb. 3.3–1a nach links verschoben. Auf der Abb. 3.3–5b liegt die gleiche Belastungsart vor. In dem Diagramm, das in die Säule eingezeichnet ist, ist die Linksverschiebung der neutralen Faser zu erkennen. Die maximalen Randspannungen werden auf der Druckseite vergrößert, auf der Zugseite verkleinert. Obgleich die Last in Abb. 3.3–1c doppelt so groß ist wie in Abb. 3.3–1a u. b, sind die maximalen Randspannungen einer auf Biegung beanspruchten Säule sehr viel größer als die Spannungen einer rein axial beanspruchten. Für die Bruchgefährdung einer Säule, die auf Biegung beansprucht wird, sind aber die maximalen Randspannungen allein ausschlaggebend. Ist das Material nicht genügend druckfest, kommt es auf der Seite der Konkavität, ist es nicht genügend zugfest, auf der Seite der Konvexität am Rand zu einem initialen Einriß. Am Grund dieser „Kerbe" werden durch eine Art Hebelwirkung die Spannungen noch größer als diejenigen, die zum ersten Einriß führten. Die Säule reißt zunehmend tiefer ein, die Spannungen im „Kerbgrund" werden dabei immer größer, schließlich bricht die Säule durch.

Beanspruchung der Röhrenknochen

Auf der Abb. 3.3–2 sind drei charakteristische Stellungen des Beinskeletts grobschematisch dargestellt. Die Skelettstücke sind zur Vereinfachung durch Stäbe ersetzt. Das Körpergewicht wird durch die eingezeichnete Last repräsentiert. Beim Schema des gestreckten Beins (Abb. 3.3–2a) liegen grundsätzlich die gleichen Verhältnisse vor wie bei der Abb. 3.3–1a. Die Wirkungslinie der Last hat überall den gleichen Abstand von der Achse des langen Stabes, der Femur und Tibia symbolisiert. Wegen des Parallelverlaufs der beiden Linien sind auch die Biegemomente in allen Querschnittshöhen des Stabes gleich groß. Die Größe des Biegemoments läßt sich an jeder Stelle an der Breite des Momentendiagramms ablesen. Der besseren Übersicht wegen sind die Basislinien aller Momentendiagramme parallel zur jeweiligen Säulenachse verschoben. Auf der Abb. 3.3–2a ist die Größe der Biegemomente in allen Querschnittshöhen gleich. Aus diesem Grund hat die „Momentfläche" die Gestalt eines Rechtecks. Der Biegungssinn entspricht dem Verlauf des in das Diagramm eingezeichneten Kreisbogens.

Beim Schema des leicht gebeugten Beins (Abb. 3.3–2b) entfernt sich die Wirkungslinie zunehmend mehr von der Achse des Femur. Beim Schienbein ist es umgekehrt. Die Wirkungslinie nähert sich der Tibia von oben nach unten und läuft dann schließlich durch einen Punkt, der seiner Lage nach der Achse des oberen Sprunggelenks entsprechen würde. Die Momentfläche hat für jeden der beiden Röhrenknochen die Form eines Dreiecks. Der Biegungssinn beider Knochen ist

gleich, aber umgekehrt wie bei der Abb. 3.3–2a. Beim Schema des stark gebeugten Beins (Abb. 3.3–2c) hat die Momentfläche für jeden Röhrenknochen die Gestalt eines Doppeldreiecks. Bei jedem der beiden Knochen wird die obere und untere Hälfte nach entgegengesetzter Richtung hin ausgebogen. Die Last, die das Körpergewicht simulieren soll, ist in allen drei Schemata derart gelagert, daß das vom Schwerpunkt gefällte Lot durch die Unterstützungsfläche der Füße verläuft, weil man sonst umfiele. Bei dem mittleren Schema (Abb. 3.3–2b) hat die Schwerelinie einen Verlauf, der,

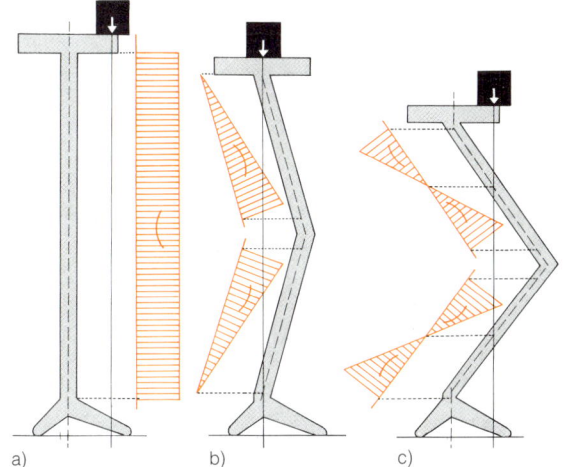

a)   b)   c)

Abb. 3.3–2. Unterschiedliche Biegebeanspruchungen des Beinskeletts durch das Körpergewicht bei drei charakteristischen Stellungen. Die Wirkungslinie des Körpergewichts hat bei a), b) und c) einen unterschiedlichen Verlauf. Von diesem Verlauf ist die Gestalt der Momentflächen (schraffiert) abhängig. Der Biegungssinn ist durch Kreisbogen markiert. Stellung b) entspricht der mittleren Phase der Standbeinperiode des Ganges [2].

auf die Verhältnisse in vivo übertragen, die Achse des Hüft- und des oberen Sprunggelenks, nicht aber die des Kniegelenks passieren würde. Eine derartige Belastung entspricht in der mittleren Phase der Standbeinperiode des Ganges. Auf dem linken Schema der Abb. 3.3–2 lassen sich die Stellen, an denen das Hüft- und das obere Sprunggelenk liegen würden, ohne Schwierigkeiten markieren. Bei dem mittleren und rechten Schema würde auch die Lagebestimmung des Kniegelenks keine Schwierigkeiten bereiten. Würde man die genannten Gelenke auf den Abbildungen als Kontinuitätstrennungen einzeichnen, so würden sich die Stäbe in den Gelenken drehen, und das ganze System würde zusammensinken. Dies könnte durch Halteseile verhindert werden. Man könnte sie beispielsweise so anbringen, daß sie in ihrer Lage, ihren Insertionen und in ihrer Länge den Muskeln entsprechen, die durch ihre Kontraktion die drei Stellungen des Beinskeletts in vivo ermöglichen. Mit dieser Feststellung läßt sich aber noch keines der Konstruktionsprinzipien erkennen, die dem Bewegungsapparat zugrunde liegen. Hierzu müssen zunächst einfachere Beispiele gewählt werden.

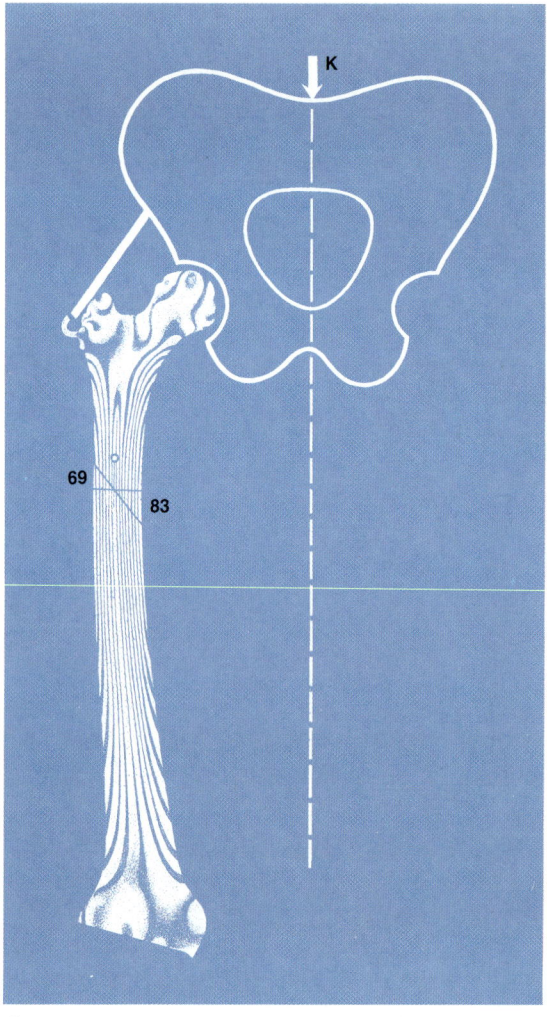

a)

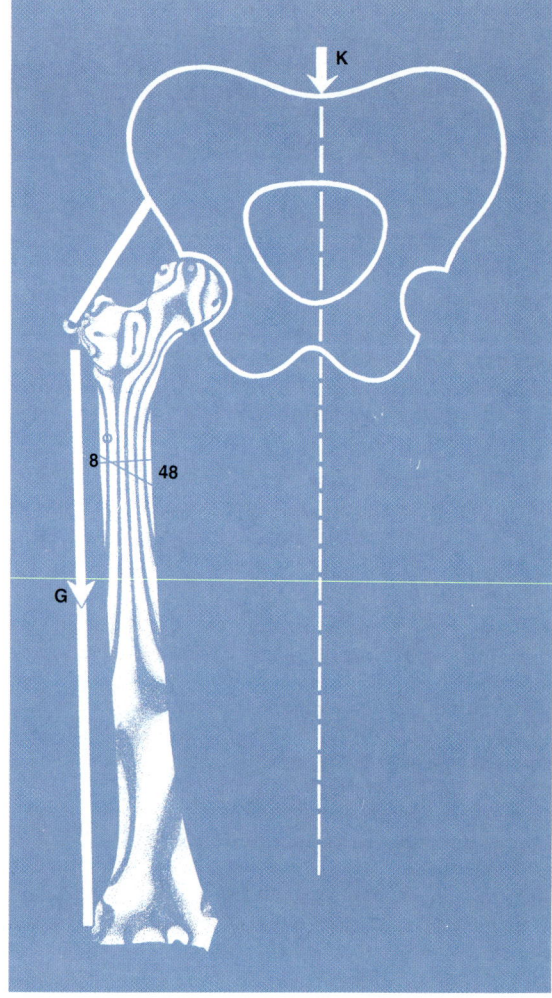

b)

Abb. 3.3–3. Spannungsoptischer Versuch zur Darstellung der Beanspruchungserniedrigung des Fermurschaftes durch die Zuggurtungswirkung des Tractus iliotibialis.
a) Hohe Druck- und Zugspannungen (große Isochromatenzahl!), wenn das Körpergewicht allein einwirkt.
b) Niedrige Druck- und Zugspannungen (kleine Isochromatenzahl!) nach dem Anbringen einer dem Tractus iliotibialis entsprechenden Zuggurtung (G). Die Zahlen geben die maximalen Randspannungen in den entsprechenden Querschnittshöhen an. Die Spannungen sind auf der Druckseite größer als auf der Zugseite [2].

Gleichgewicht am Gelenk

Bei einer Waage ist die Säule der Waage gelenkig mit dem Balken, an dem die Schalen hängen, verbunden. Belastet man eine Schale, so sinkt der Waagebalken auf dieser Seite herab. Um den Gleichgewichtszustand wiederherzustellen, könnte man statt eines Gegengewichts den Arm des Balkens, dessen Waagschale unbelastet bleibt, durch eine Schnur mit der Säule der Waage verbinden. Ein derartiger Gleichgewichtszustand ist mutatis mutandis auf der Abb. 3.3–3 wiedergegeben.

Beim Stand auf einem Bein entspricht dem oberen Teil der Säule das Femur, dem Waagebalken das Becken. Die eine Seite des Waagebalkens wird durch das Körpergewicht, dessen Wirkungslinie eingezeichnet ist, belastet. Das Halteseil, durch eine dicke weiße Linie markiert, geht vom Trochanter major des Femur aus und zieht zu dem Teil des Beckens hin, der dem Arm des Waagebalkens entspricht, an dem nicht das Körpergewicht hängt. Auf die Verhältnisse in vivo übertragen, repräsentiert das Halteseil die Mm. glutei medius und minimus. Im Bereich des Gelenks können wegen der Gleichgewichtsbedingungen nur Druckkräfte auftreten. Wird der Gleichgewichtszustand geändert, erfolgt eine Drehung. Es wirkt also kein Biegemoment, sondern ein Drehmoment ein. Sind die kleinen Glutaeen beim Menschen gelähmt, so sinkt das Becken beim Stand auf einem Bein zu der Seite hin ab, auf der die Wirkungslinie des Körpergewichts liegt (TRENDELENBURGsches Phänomen). Der Gleichgewichtszustand im Gelenkbereich wirkt sich aber nicht auf den Femurschaft aus. Die Wirkungslinie des Körpergewichts fällt nicht mit der Femurachse zusammen, sondern läuft ein Stück weit am Schaft vorbei. Die Diaphyse dieses langen Röhrenknochens wird also auf Biegung beansprucht.

Eine exzentrische Belastung des Femur liegt auch beim Stand auf einem Bein vor. Als Folge der kombinierten Druck- und Biegebeanspruchung sind die maximalen Randspannungen, die auf der Abb. 3.3–3a durch Zahlenangaben gekennzeichnet sind, auf der Druckseite größer als auf der Zugseite. Große maximale Randspannungen, die zwangsläufig die Bruchsicherheit eines Bauelements herabsetzen, sind in der Technik unerwünscht. Der Techniker nutzt alle Konstruktionsmöglichkeiten aus, um diese Spannungen zu verhindern. Es wurde bereits festgestellt, daß die maximalen Randspannungen der Säule in Abb. 3.3–1a sehr viel größer sind als die Spannungen der Säule auf der Abb. 3.3–1c, obgleich diese das doppelte Gewicht trägt. Durch das Gegengewicht wird die Biegebeanspruchung aufgehoben. Die gleiche Wirkung könnte erzielt werden, wenn statt des Gegengewichts ein Seil angebracht würde, das oben an den lastfrei gewordenen Querbalken befestigt und senkrecht darunter unten in der Bodenplatte verankert wird. Natürlich müßte das Seil in einem richtigen Ausmaß angespannt sein. Wäre die Anspannung zu stark, so würde der Ausgleich der Biegung überkompensiert, wäre sie zu schwach, so würden die Biegespannungen nicht ganz aufgehoben. Bei der Erfüllung seiner Funktion wird das Seil selbst auf Zug beansprucht. Man spricht deshalb von einer „Zuggurtung". Verläuft das Seil schräg zur Achse der Säule, so werden die Biegemomente, die durch das gespannte Seil hervorgerufen werden, mit der Vergrößerung des Seilabstands von der Säulenachse größer, mit der Verringerung dieses Abstands kleiner. Es entstehen dann Momentflächen, die nicht die Gestalt eines Rechtecks haben. Der Wirkungslinie der Last kann man eine Wirkungslinie der Kraft entgegensetzen. Letztere würde dann der Achse des gespannten Seils entsprechen. Diese Gegenüberstellung macht einen elementaren Unterschied deutlich. Die Wirkungslinie der Last verläuft immer vertikal, sie entspricht dem Lot, das vom Schwerpunkt ausgeht. Die Zugseile hingegen können prinzipiell in allen Richtungen des Raums verlaufen. Auch dann, wenn der Biegungssinn, der durch die Einwirkung der Last hervorgerufen wird, und der, der durch die Einwirkung der Kraft zustande kommt, entgegengerichtet sind, ist damit noch nicht gewährleistet, daß die Biegung durch die Gegenbiegung vollständig ausgeglichen wird. Beide Biegemomente brauchen ja nicht gleich groß zu sein. Subtrahiert man sie voneinander, kann eine Restbiegebeanspruchung übrigbleiben. Jede Herabsetzung der Biegespannungen vermindert aber bereits die Bruchgefährdung der Säule und ist mithin ein Konstruktionsvorteil. Die Abb. 3.3–3b zeigt, daß der Tractus iliotibialis als Zuggurtung wirksam ist. Die maximalen Randspannungen des Femur werden durch diese Zuggurtung erheblich herabgesetzt. Das wird sofort deutlich, wenn man die Zahlenangaben auf der Abb. 3.3–3a mit denen der Abb. 3.3–3b vergleicht. Diese Zahlenangaben beziehen sich streng genommen nur auf die Querschnittshöhen, die auf den Abbildungen markiert sind. Für alle übrigen Querschnittshöhen des Femurschaftes gilt aber im Prinzip das gleiche, durch die Zuggurtung wird die Bruchgefährdung des Femur geringer.

Spannungsoptik

Es ist sehr schwierig, in der Regel sogar unmöglich, die Spannungen, die in einem kompliziert gebauten Körper auftreten, unmittelbar zu berechnen, deswegen bedient man sich oft methodischer Hilfsmittel, wie der *Spannungsoptik*. Für die Durchführung spannungsoptischer Untersuchungen werden Modelle, die den „Originalausführungen" geometrisch ähnlich sein müssen, aus einem durchsichtigen, optisch isotropen Material hergestellt. Ebenfalls muß die äußere Beanspruchung, die Krafteinwirkung auf das Modell den tatsächlichen Gegebenheiten im Prinzip entsprechen. Die physikalischen Grundlagen der Spannungsoptik und die Gesetze der Ähnlichkeitsmechanik, die bei der Durchführung der Untersuchungen beachtet werden müssen, sollen hier nicht abgehandelt werden. Hier können nur einige kurze Hinweise gegeben werden. Es ist bekannt, daß die elastischen Fasern optisch isotrop sind. Diese Aussage gilt aber nur für die ungespannte Faser. Werden die elastischen Fasern gedehnt, so werden sie anisotrop, d. h. doppelbrechend. In ähnlicher Weise verhalten sich manche Stoffe, z. B. Glas oder bestimmte Kunstharze. Wird ein Körper aus einem derartigen Material, das sich im spannungsfreien Zustand optisch isotrop verhält, einer mechanischen Beanspruchung unterzogen, so ruft diese Doppelbrechungen hervor. Unter Beanspruchung ist jede äußere Kraft zu verstehen, die auf den Körper als Druck, Zug oder Schub einwirkt. Diese verschiedenen Beanspruchungsarten können auch miteinander kombiniert sein. Die mechanische Erzeugung der Doppelbrechung ist das Grundphänomen, auf dem die spannungsoptischen Untersuchungen beruhen.

Es wurde bereits erwähnt, daß Modell und Originalausführung geometrisch ähnlich sein müssen. Die Knochen stellen dreidimensionale Gebilde dar. Da aber der spannungsoptische Effekt außer vom lokalen Spannungszustand im Modell auch von der vom Lichtstrahl durchlaufenen Modelldicke abhängt, werden in praxi Modelle aus planparallelen Kunststoffplatten verwendet, bei denen die örtliche Spannungsgröße nunmehr die einzige Variable ist. Räumliche Spannungszustände kann man nur mit einer weitaus komplizierteren Methode ermitteln: Man läßt das belastete dreidimensionale Modell „einfrieren", d. h. so erstarren, daß sich der Zustand im Innern des Modellkörpers nicht mehr verändern kann, wenn die Beanspruchung durch Fortnahme der einwirkenden Kräfte aufgehoben wird. Das Modell wird anschließend in Scheiben zersägt. Man kann nun die einzelnen Platten der Reihe nach untersuchen und anschließend die dreidimensionalen Spannungszustände rekonstruieren.

Eine zweidimensionale Spannungsanalyse ist in der

Regel nur dann sinnvoll, wenn der Körper eine symmetrische Form aufweist und die Modellscheibe einer Ebene entspricht, die den Körper in zwei symmetrische Hälften zerlegt und außerdem die Wirkungslinien der Last und der Kraft in dieser Ebene verlaufen. Diese Voraussetzungen sind bei den Schemata der Säulen (Abb. 3.3–1) und des Beinskeletts (Abb. 3.3–2) gegeben. Die Betrachtungen, die mit Hilfe dieser Zeichnungen angestellt wurden, bezogen sich also auf ebene Spannungszustände. Alle spannungsoptischen Bilder dieses Lehrbuchs (Abb. 3.3–3, 3.3–4 u. 3.3–9) sind anhand von Profilscheiben und nicht von dreidimensionalen Modellen hergestellt worden.

Zur Grundausrüstung einer spannungsoptischen Anlage gehören zwei Polarisationsfilter (Polarisator und Analysator), die senkrecht aufeinanderstehen und gemeinsam gedreht werden können. Zwischen diese Filter wird die eingefrorene oder belastete Modellscheibe gebracht. Stimmt die Richtung einer Hauptspannung mit der Polarisationsrichtung überein, so passiert die Lichtwelle das Modell unverändert, und der Analysator, der ja senkrecht zum Polarisator steht, läßt die Welle nicht durch und ist an dieser Stelle dunkel. Man kann die Säulenschemata der Abb. 3.3–1 als Modellscheiben auffassen. Auf diesen Abbildungen wurden die Richtungen der beiden Hauptspannungen bereits bestimmt. Sie verlaufen parallel zur Achse der Säule und senkrecht dazu. Stimmt die Ebene, in der der polarisierte Lichtstrahl schwingt, mit einer der beiden genannten Richtungen überein, so läßt sich das Auslöschphänomen beobachten, das eben beschrieben wurde.

Steht die Polarisationsrichtung schräg zur Achse der Säule, so wird die Lichtwelle in zwei Teilwellen zerlegt, die in Richtung der beiden Hauptspannungen schwingen. Betrachtet man das vorliegende Lehrbuch, wenn es geschlossen ist, als Teil der Säulenmodellscheibe, würden die beiden Schmal- und die beiden Längsseiten in Richtung der Hauptspannungen liegen. Der Polarisator könnte so eingestellt werden, daß die Ebene, in der das polarisierte Licht schwingt, durch zwei schräg gegenüberliegende Ecken des Buches, z. B. von links unten nach rechts oben, verläuft. Die Länge dieser Diagonalen kann und soll die Größe des „Lichtvektors" repräsentieren. Nimmt man an, das Licht schwingt nach oben, dann würde die rechte obere Ecke der Spitze des Vektorpfeils entsprechen. Über die beiden Teilwellen, die entstehen, sind sofort mehrere Aussagen möglich. Die Ebene, in der die Teilwellen schwingen, entsprechen der linken Längs- und der unteren Schmalseite. Die Größe der Lichtvektoren der beiden Teilwellen wird durch die Länge der beiden genannten Seiten dargestellt. Die Spitzen der Vektorpfeile würden an der linken oberen und an der rechten unteren Ecke liegen. Dreht man nun das Buch so, daß die Diagonale senkrecht zur Tischkante steht und die linke untere Ecke die Tischkante berührt, so stellt letztere die Richtung dar, in der der Analysator das Licht passieren lassen kann. Projiziert man nun die linke Längsseite und die untere Schmalseite auf die Tischkante, kann man

sich bereits durch den bloßen Augenschein überzeugen, daß die Projektion der Längs- und die der Schmalseite gleich lang sind. Die Feststellung mag im ersten Augenblick verblüffend erscheinen. Der Sachverhalt ist aber unmittelbar einleuchtend, wenn man berücksichtigt, daß die Projektion der unteren Schmalseite auch als Projektion der rechten Längsseite aufgefaßt werden kann. Der Vektorpfeil an der linken oberen Ecke zeigt nach der Projektion nach links, der an der unteren rechten Ecke nach der Projektion nach rechts. Es entstehen somit durch die Projektion zwei Teilvektoren, die gleich groß, aber entgegengesetzt gerichtet sind. Überträgt man die geometrischen Überlegungen auf den physikalischen Vorgang, so läßt sich sagen, daß der Analysator nur Teilkomponenten der beiden Lichtwellen durchläßt. Diese Teilkomponenten sind gleich groß, aber entgegengesetzt gerichtet. Liegt keine Phasenverschiebung vor, so löschen sich die beiden Komponenten wegen der entgegengesetzten Richtung aus: der Analysator ist an dieser Stelle dunkel.

Die beiden Teilwellen, die in einer belasteten Modellscheibe entstehen, durcheilen diese mit unterschiedlicher Geschwindigkeit. Die Geschwindigkeitsdifferenz ist der Differenz der beiden Hauptspannungen proportional. Wenn die Lichtwellen das Modell verlassen haben, wird ihre Geschwindigkeit natürlich wieder gleich groß. Man kann den Gangunterschied der beiden Lichtwellen, wenn sie die Modellscheibe passiert haben, in Wellenlängen angeben. Der Gangunterschied kennzeichnet zunächst einmal das Ausmaß, mit dem die Berge und Täler der beiden Teilwellen gegeneinander versetzt sind. Ist der Gangunterschied gleich Null, oder entspricht er genau einer Wellenlänge oder einem ganzzahligen Vielfachen, so schwingen die Teilkomponenten im Analysator, wie es weiter oben bereits angedeutet wurde, in Gegenphase und löschen sich aus. Beträgt die Phasenverschiebung eine halbe Wellenlänge oder ist der Gangunterschied die Hälfte einer ungeraden Zahl, so ergibt sich daraus, daß sich die Wellen in größtmöglicher Weise addieren. Der Analysator zeigt an diesen Modellstellen eine maximale Helligkeit. Mit der Größe der Hauptspannungsdifferenz wird eine eindeutige quantitative Aussage über den Spannungszustand gemacht, der an einer bestimmten Stelle des belasteten Objekts besteht. Teilt man z. B. die Hauptspannungsdifferenz durch zwei, so ist damit die Größe der maximalen Schubspannungen angegeben, die an der betreffenden Objektstelle auftreten. Über die Richtung der maximalen Schubspannungen wird dabei gar keine Aussage gemacht. Wenn im folgenden von der Spannungsgröße gesprochen wird, ist damit die Hauptspannungsdifferenz gemeint.

Wird der Begriff Spannungsgröße in dem soeben definierten Sinn gebraucht, so läßt sich sagen, der Gangunterschied der Teilwellen des zerlegten Lichtstrahls ist der Spannungsgröße proportional. Nimmt man an, die Spannung einer Säule nehme von der neutralen Faser zum Rand hin kontinuierlich zu, so werden auch die Gangunterschiede entsprechend größer.

Im Bereich der neutralen Faser ist der Gangunterschied gleich Null, zum Rand hin wird er größer als Null und wächst kontinuierlich. Im Rand selbst ist er maximal. Werden die Gangunterschiede zunehmend größer, so müssen mit diesem Anstieg in der Modellscheibe Stellen auftreten, an denen der Gangunterschied $\frac{1}{2}$, 1, $1\frac{1}{2}$, 2 usw. Wellenlängen beträgt. Diese Orte interessieren besonders, weil an ihnen im Analysator entweder eine maximale Helligkeit oder ein Auslöschen der betreffenden Wellenlänge zu beobachten ist, und dieser Ort erscheint in der Komplementärfarbe. Im monochromatischen Licht sind diese Stellen dunkel. Der Abstand der hellen und dunklen Stellen wird um so geringer sein, je steiler der Spannungsanstieg ist. Die Aufeinanderfolge von dunklen und hellen Bezirken wurde bisher nur in der Dimension der Wanddicke beschrieben. Die Dimension der Säulenlänge blieb dabei unbeachtet. Die Spannungsverteilung über den Querschnitt kann bei einer Säule in allen Höhen gleichbleiben (z. B. Abb. 3.3–1a, b u. 3.3–2a). In diesem Fall liegen die dunklen und hellen Bezirke in allen Querschnittshöhen an den gleichen Stellen und vereinigen sich somit zu durchlaufenden dunklen und hellen Liniensystemen.

Die dunkle Linie, die den neutralen Fasern der Querschnitte entspricht, wird zweckmäßig als „Null-Linie" bezeichnet, weil hier keine Spannungen einwirken und keine Phasenverschiebung vorliegt. In der ersten dunklen Linie („1. Isochromate") neben der Null-Linie haben die Spannungen eine bestimmte Größe. In jeder folgenden dunklen Linie beträgt die Größe der Spannungen ein ganzzahliges Vielfaches der Spannungsgröße in der ersten Linie, und zwar haben die Spannungen in der zweiten dunklen Linie („2. Isochromate") die doppelte Größe wie in der ersten Linie, in der dritten Linie die dreifache und in der fünften Linie die fünffache Größe. Durch einfaches Abzählen der Linien, von der Null-Linie beginnend, läßt sich also die Größe der in den einzelnen Linien auftretenden Spannungen ohne weiteres ermitteln. Bei den Beispielen der Abb. 3.3–1a, b u. 2a würden die Isochromaten parallel zur Achse der Säule verlaufen, also in einer Hauptspannungsrichtung liegen. Isochromaten sind Orte gleicher Hauptspannungsdifferenzen oder auch Orte gleicher Schubspannungen, sie werden daher auch „Schubgleichen" genannt.

Funktion der Muskeln, Zuggurtung

Nicht in jedem Fall ist die Spannungsverteilung über den Querschnitt in allen Säulenhöhen gleich. Auf der Abb. 3.3–2b werden die Biegemomente des Femur von oben nach unten größer. Dementsprechend vergrößern sich auch die Spannungen in den zugeordneten Querschnitten. Die Spannungsveränderungen erfolgen allmählich. Es entstehen dann Isochromaten, die nicht achsenparallel verlaufen und deren Ordnungszahl in der Richtung zunimmt, in der die Spannungen größer werden. Betrachtet man unter diesen Aspekten die Abb. 3.3–3b, so läßt sich deutlich erkennen, daß der

Tractus iliotibialis als Zuggurtung wirksam ist und die Biegespannungen senkt. Man kann ferner sehen, daß die Biegebeanspruchung zum Knie hin geringer wird, die Isochromatenzahl nimmt in dieser Richtung ab.

In ähnlicher Weise wie der Tractus iliotibialis, der die Biegespannungen des Femur herabsetzt, wirken auch zahlreiche Muskeln. Wir sind es gewohnt, die Wirkung der Muskeln vor allem unter motorischen Gesichtspunkten zu sehen und sprechen daher von „aktiven Anteilen" des Bewegungsapparats. Um die motorischen Funktionen zu gewährleisten, müssen aktiver und passiver Bewegungsapparat aufeinander abgestimmt sein. So stellt beispielsweise der Arm mit der Hand ein Greiforgan im Blickfeld der Augen dar und hat damit ganz andere Aufgaben als die vordere Extremität bei den meisten Vierfüßern. Zur Erfüllung der motorischen Aufgaben müssen die Muskeln so angebracht und angeordnet sein, daß das feine Bewegungsspiel ermöglicht wird. Die Armmuskulatur kann auch erhebliche Kräfte entfalten, man braucht nur an die Schwerathletik zu denken. Die dicken Muskeln sitzen aber an solchen Stellen, an denen die feineren Bewegungen nicht beeinträchtigt und das Blickfeld nicht eingeengt wird. Eine plumpe obere Extremität würde dem Menschen wenig nützlich sein.

Um die genannten Aufgaben, die hier nur angedeutet wurden, zu erfüllen, müssen bestimmte Konstruktionsprinzipien eingehalten werden. Der Zusammenhang, der zwischen den Bewegungsmöglichkeiten und der Kraftleistung auf der einen Seite und der Anordnung, Größe und Gestalt der Muskeln auf der anderen besteht, ist aber nicht so beschaffen, daß die Anatomie des Arms bereits logisch abgeleitet werden könnte. Das heißt aber, daß auch andere Muskelanordnungen denkbar wären, die die gleichen Bewegungen mit dem notwendigen Kraftaufwand verrichten könnten. Trotz der Gebundenheit an bestimmte Konstruktionsprinzipien besteht auch eine Konstruktionsfreiheit, und dieser „Freiheitsgrad" wird ausgenützt. Die Muskeln liegen grundsätzlich so, daß sie bei der Ausübung von Bewegungen und Haltefunktionen zugleich die Biegebeanspruchung des Skeletts wesentlich herabsetzen. Diese statischen Funktionen sind aber der unmittelbaren Vorstellung schwerer zugänglich. Zu ihrer Analyse sind Untersuchungen notwendig, bei denen die Spannungsoptik das wesentliche Hilfsmittel ist. Man könnte heute bereits, vor allem nach den Untersuchungen von PAUWELS [2], [3] und KUMMER [1], ein umfangreiches Buch schreiben, in dem der Bewegungsapparat unter statischen Gesichtspunkten betrachtet wird. Dieser Aspekt hat keine geringere Bedeutung als eine Betrachtungsweise, die die Ausübung der Bewegungen in den Vordergrund stellt. Für die Orthopädie und die sich immer mehr ausweitende Osteosynthesetherapie ist er zweifellos von allergrößter Bedeutung. Im Rahmen dieses Lehrbuchs ist es unmöglich, die zahlreichen Einzelergebnisse anzuführen, die die statischen Untersuchungen erbracht haben. Im Bereich des Armskeletts soll wenigstens ein Beispiel angeführt werden.

Auf der Abb. 3.3–4 werden die Zuggurtwirkungen des M. biceps und des M. brachioradialis mit Hilfe spannungsoptischer Untersuchungen deutlich gemacht. Im Modellversuch wurde die Wirkung der Muskeln durch entsprechend angespannte Schnüre simuliert; diese sind auf den Abbildungen als weiße Linien dargestellt. Das Unterarmskelett wurde wesentlich vereinfacht. Radius und Ulna werden als einheitliches Skelettstück aufgefaßt. Die Profilscheibe ähnelt in ihren Konturen mehr der Ulna, sie stellt aber auch den Radius dar, wie aus der Insertion des M. brachioradialis hervorgeht. Die Vereinfachung ist natürlich nur im Rahmen der Problemstellung erlaubt und bei der Durchführung der Versuche aus Zweckmäßigkeitsgründen sogar geboten. Größe und Richtung der Last werden durch einen Vektorpfeil am distalen Ende des Unterarmskeletts angegeben. Wären die Halteseile (die „Muskeln") nicht vorhanden und wäre das Ellenbogengelenk in ähnlicher Weise ankylotisch verankert wie die Gelenke auf der Abb. 3.3–2, so würde sich das Unterarmskelett wie ein einseitig eingespannter Biegebalken verhalten und sich bei der hier gewählten Belastungsart so durchbiegen, daß die Konvexität nach oben gerichtet ist. Der Humerus würde sich so verformen, daß die Konvexität nach vorne zeigt. Die Zugspannungsseiten beider Skelettstücke sind also dem rechten Winkel, die Druckseiten dem überstumpfen Winkel zugekehrt. Ohne Zuggurtung wäre die Isochromatenzahl für den Humerus ähnlich groß wie im proximalen Bereich des Oberarmknochens auf der Abb. 3.3–4b. Die Schubgleichendarstellung für das Unterarmskelett entspräche praktisch dem Isochromatenbild, wie es sich distal des Bizepsansatzes auf der Abb. 3.3–4a darbietet. Die Abb. 3.3–4a läßt folgenden Sachverhalt erkennen. Die Biegespannungen im Bereich des Humerus würden extrem herabgesetzt, wenn der Bizeps allein die Last heben oder halten würde. Der Vorteil wäre aber wenig nütze, weil die große Biegebeanspruchung des Unterarmskeletts unbeeinflußt bliebe. Aus der Abb. 3.3–4b geht hervor, daß der M. brachioradialis die Biegespannungen des Unterarmskeletts fast optimal vermindern würde, wenn er allein vorhanden wäre. In diesem Fall müßte der Konstruktionsnachteil in Kauf genommen werden, daß die hohen Biegespannungen des Humerus erhalten bleiben. Auf der Abb. 3.3–4c wirken beide Muskeln zusammen. Die Isochromatenbilder lassen erkennen, daß die Spannungen im Bereich des Humerus kleiner sind als auf der Abb. 3.3–4b, aber größer als auf der Abb. 3.3–4a. Für das Unterarmskelett gilt die umgekehrte Aussage. Die Spannungen sind größer als auf Abb. 3.3–4b, aber kleiner als auf Abb. 3.3–4a. Die ideale Herabsetzung der Biegebeanspruchung, die für jedes einzelne Skelettstück denkbar ist, wenn jeweils nur ein Muskel einwirkt, ist also nicht möglich, wenn die Spannungen beider Skelettstücke zugleich vermindert werden sollen. Es wurde bereits erwähnt, daß die Konvexität der Durchbiegung des Unterarmskeletts nach oben gerichtet ist. Der Bizeps wirkt zwar auf den Humerus als Zuggurtung, zugleich aber auf das Unterarmskelett als

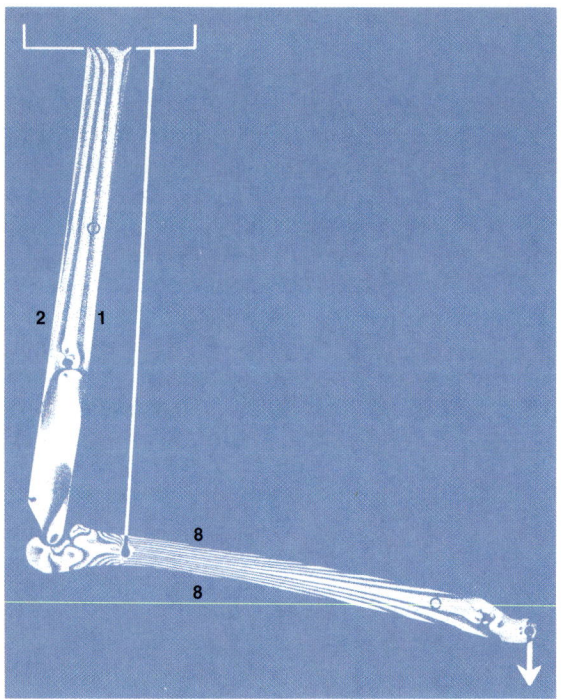

a)

Abb. 3.3–4. Darstellung der Herabsetzung der Biegebeanspruchung des Humerus und des Unterarmskeletts durch Zuggurtungswirkung des M. biceps und des M. brachioradialis. Die Last ist am Ende des Unterarmskeletts angebracht (s. Pfeil).
a)   Herabsetzung der Biegebeanspruchung des Humerus durch den Bizeps.
b)   Herabsetzung der Biegebeanspruchung des Unterarmskeletts durch den Brachioradialis.
c)   Herabsetzung der Biegebeanspruchung des Humerus und des Unterarmskeletts bei Einwirkung beider Muskeln. Die Zahlen geben die maximalen Randspannungen an [2].

Querkraft, die nach oben zieht und die mit diesem Zug die Durchbiegung des Unterarmskeletts verstärkt. Der M. brachioradialis verhält sich genau umgekehrt. Er stellt eine Zuggurtung für das Unterarmskelett dar, vergrößert aber die Durchbiegung des Humerus. Ein Vorteil wird also jeweils mit einem Nachteil erkauft. Die Gesamtbilanz ist aber positiv, wie sich aus dem Vergleich der Zahlen für die maximalen Randspannungen auf allen drei Abbildungen ergibt. Ohne die Zuggurtungen der beiden Muskeln müßten die Skelettstücke dikker und schwerer sein, wenn die gleiche Bruchsicherheit gewährleistet werden soll. Ohne die Berücksichtigung der Statik fiele es sehr schwer, die Wirkungsweise des M. brachioradialis sinnvoll zu erklären. Der Muskel setzt am distalen Ende des Radius an, wirkt also über einen langen Hebelarm und wäre deshalb in diesem Sinne ein „Lasten"-beuger. Dieser Vorteil wird aber weitgehend wieder aufgehoben, weil er mit dem Skelettstück, an dem er inseriert, einen spitzen Winkel bildet. Eine Zerlegung seiner Kraft mit Hilfe des Kräfteparallelogramms würde zeigen, daß die hebende Kom-

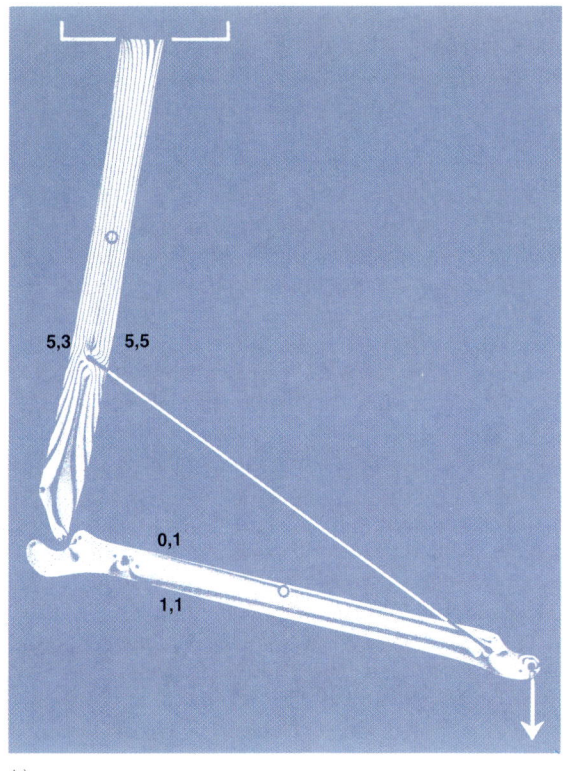

b)

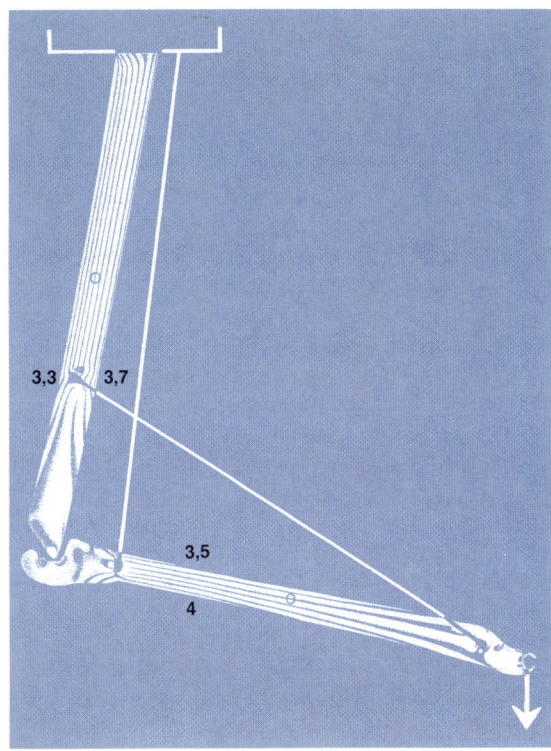

c)

ponente, die der Last entgegengerichtet ist, relativ klein ist. Als zusätzlicher Beuger wäre der Muskel entbehrlich, sein Fehlen könnte ohne weiteres durch eine Verstärkung des Biceps brachii und des Brachialis kompensiert werden. Erst dann, wenn die statische Bedeutung des M. brachioradialis für den Knochenbau in die funktionelle Betrachtung eingeschlossen wird, wird die Existenz des Muskels besser verständlich.

Arm und Hand sind in ihrer Beweglichkeit durch eine freie Kombination von Einzelmuskeln gekennzeichnet, während am Bein eine mehr automatische Gruppentätigkeit vorherrscht. Das Bein hat das Körpergewicht zu tragen. Diese Feststellungen lassen bereits erwarten, daß an der unteren Extremität die statische Wirkung der Muskelgruppen besonders deutlich erkennbar mit ihrer kinetischen gekoppelt ist. Bei der Gehbewegung wird der Rumpf abwechselnd von einem Bein getragen (Standbein), während das andere Bein am ersteren vorbeischwingt (Spielbein). Auf der Abb. 4.7–94 sind wesentliche Phasen dieser Bewegungen wiedergegeben. Bei Beginn der Standbeinperiode ist das Kniegelenk leicht gebeugt, und der Fuß steht nur mit der Ferse auf dem Boden auf. Die Wirkungslinie des Körpergewichts liegt hinter dem Schienbein und verläuft durch den Unterstützungspunkt der Ferse. Das Körpergewicht trachtet, die Tibia nach vorne konvex auszubiegen. Das Sprunggelenk wird bei erhobener Fußspitze durch die vor der Tibia wirkenden Muskeln festgestellt, in erster Linie durch den M. tibialis anterior. Dieser Streckmuskel biegt die Tibia nach hinten konvex aus, also in umgekehrter Richtung wie

das Körpergewicht. Die Biegemomente gleichen sich nicht vollkommen aus. Es bleibt eine Restbiegebeanspruchung übrig, deren Konvexität nach vorne gerichtet ist, so daß im Knochenquerschnitt hinten Druckspannungen und vorne Zugspannungen auftreten.

Die mittlere Phase der Standbeinperiode wurde anhand der Abb. 3.3–2b bereits besprochen. Der Fuß steht mit ganzer Sohle dem Boden auf. Die Wirkungslinie des Körpergewichts liegt hinter der Tibia und nähert sich in ihrem Verlauf von oben nach unten immer mehr der Achse dieses Knochens und verläuft schließlich durch das Drehzentrum des oberen Sprunggelenks. Es herrscht vorübergehend ein labiler Gleichgewichtszustand, d. h., es sind keine Muskeln zur Feststellung des oberen Sprunggelenks erforderlich. Die Momentfläche des Körpergewichts, das nun allein die Tibia beansprucht, hat die Form eines Dreiecks, so wie es auf Abb. 3.3–2b dargestellt ist. Der Biegungssinn ist wiederum durch eine Konvexität nach vorne gekennzeichnet. Die Muskeln, die vom Beginn der Standbeinperiode bis zur eben erwähnten mittleren Phase den Unterschenkel nach vorn ziehen und von denen der M. tibialis anterior der wichtigste ist, bewirken gleichzeitig eine Herabsetzung der Biegespannungen. Hierdurch wird erreicht, daß die statische Beanspruchung der Tibia trotz der Verlagerung des Körpergewichts nicht verändert wird. Nach der mittleren Phase bis zum Ende der Standbeinperiode verläuft die Wirkungslinie des Körpergewichts vor der Achse des oberen Sprunggelenks. Hierbei wird ein Zustand durchlaufen, in dem, ähnlich wie auf Abb. 3.3–2c, die Wirkungslinie die

Achse des Schienbeins schneidet. Die genannte Abbildung gibt jedoch diese Phase der Standbeinperiode nicht genau wieder. Das Kniegelenk ist nicht so stark gebeugt, wie es auf dem Schema dargestellt ist. Die Momentflächen des Körpergewichts, die der Tibia zugeordnet sind, sind daher schmaler. Der Biegungssinn wird durch diese Verschmälerung natürlich nicht verändert. Er ist daher auf der Abbildung richtig wiedergegeben. In dieser Phase der Standbeinperiode muß die Wadenmuskulatur das Körpergewicht halten. Die Muskelkraft trachtet also, die Tibia nach vorne konvex auszubiegen. Im unteren Bereich der Tibia heben sich die Biegung, die das Körpergewicht hervorruft, und die Gegenbiegung durch die Muskelkraft weitgehend auf. An dieser Stelle dominiert jedoch die Muskelkraft. Die Momentflächen des Körpergewichts und der Muskelkraft vereinigen sich zu einer Resultierenden, die, ähnlich wie in der ersten Phase der Standbeinperiode, wiederum der unteren Momentfläche auf der Abb. 3.3–2b entspricht. Auch der resultierende Biegungssinn ist wiederum gleich. Am Ende der Standbeinperiode ist das Bein nahezu gestreckt. Die Wirkungslinie des Körpergewichts liegt vor der Tibia und verläuft durch den Vorfußballen, auf dem der Fuß ruht. Das Körpergewicht biegt die Tibia nach hinten konvex aus. Die Wadenmuskulatur hat inzwischen die Ferse gegen die Körperschwere nach oben gezogen und hält im oberen Sprunggelenk das Gleichgewicht. Die kräftige Muskulatur trachtet wiederum, die Tibia nach vorne konvex auszubiegen. Die Momentfläche der Muskelkraft wird nach oben hin breiter als die Momentfläche des Körpergewichts. Infolgedessen hat die resultierende Momentfläche wieder die Form eines Dreiecks, dessen Spitze am Sprunggelenk liegt. Die resultierende Biegebeanspruchung zeigt neuerlich eine Konvexität nach vorn. Zusammenfassend sind zwei Aussagen möglich.
1. Die Größenverteilung der Biegebeanspruchung über die Knochenlänge und der Biegungssinn sind bei der Tibia in allen Phasen der Standbeinperiode gleich.
2. Die statische Wirkung der Muskeln ist mit ihrer kinetischen eng gekoppelt.

Funktionelle Knochenform

Ohne die gleichmäßige Beanspruchung in allen Phasen der Standbeinperiode müßte die Tibia in ihren Ausmaßen dicker und damit plumper und schwerer sein. Es kann bereits an dieser Stelle der Schluß gezogen werden, daß die Knochenform in entscheidender Weise durch die statische Beanspruchung bestimmt wird. Bekanntlich ist der Schaft der Tibia bei Erwachsenen dreikantig, während er bei Feten und Kindern bis zum zweiten Lebensjahr einen rundlichen Querschnitt besitzt. Werden die Unterschenkelmuskeln frühzeitig gelähmt, dann bleibt die rundliche Form bestehen, ein Zeichen dafür, daß die funktionelle Beanspruchung die dreikantige Form erzwingt.

In ähnlicher Weise wie bei der Tibia läßt sich auch die Beanspruchung des Femur in der Standbeinperiode des Ganges analysieren. In der Schlußphase der Standbeinperiode trachtet das Körpergewicht, das Femur nach hinten konvex durchzubiegen. Diese Biegung wird durch die Zuggurtungen der Beuger des Kniegelenks nicht vollständig ausgeglichen. Das Femur zeigt aber, wie es bei der speziellen Beschreibung dieses Knochens noch näher erläutert wird, in der Sagittalebene eine Krümmung, deren Konvexität nach vorne gerichtet ist. Die Biegebeanspruchung wird also durch eine Gegenbiegung ausgeglichen. Die angeführten Beispiele ließen sich durch zahlreiche weitere ergänzen. Es würde jedesmal nachgewiesen, daß Zuggurtungen die statische Beanspruchung der Röhrenknochen herabsetzen. Das Konstruktionsprinzip, das hier realisiert wird, läßt an die Leichtbauweise der Technik denken. Jedoch muß sofort auf einen Unterschied hingewiesen werden. Der Ingenieur kann dann, wenn er seine Berechnungen großzügig handhabt, bei Tragwerken zu viel Material verwenden; der Knochen hingegen wird an Stellen, an denen er nicht oder nur ungenügend beansprucht wird, in der Regel resorbiert. Die Abb. 4.9–34 zeigt den zahnlosen Unterkiefer einer Greisin. Der Alveolarfortsatz, der vorher die Zähne gehalten und getragen hatte, ist abgebaut. Über die Bedeutung der Nasennebenhöhlen wurde sehr viel diskutiert. Es wurde auch die Ansicht vertreten, daß die Nebenhöhlen der Gewichtsersparnis dienen. Dieser Ansicht wurde mit dem Hinweis widersprochen, daß die Gewichtszunahme des ganzen Schädels nur 2% betrage, wenn die Höhlen mit Spongiosa gefüllt wären. Argument und Gegenargument sind falsch, weil beide von teleologischen Gesichtspunkten ausgehen und den entscheidenden kausal-mechanischen Faktor nicht berücksichtigen, daß der Knochen an Stellen, an denen er nicht beansprucht wird, dem Abbau verfällt. Geht im Seitenzahnbereich des Oberkiefers ein Zahn verloren, dehnt sich die Kieferhöhle im Verlauf weniger Monate in den Bereich der ehemaligen Alveole hinein aus. Dem Ingenieur steht nur totes Material zur Verfügung. Er muß Regulationen, die der Knochen selbst vornimmt und die durch An- und Abbauvorgänge gekennzeichnet sind, durch planende Voraussicht ersetzen. Die konstruktive Betrachtungsweise der Technik schafft deswegen einen Zugang zum Verständnis der Knochenbeanspruchung, weil sie Einsichten vermittelt, die sonst verborgen blieben.

Auf der Abb. 3.3–5 wird eine Säule, wie oben besprochen, zentrisch auf Druck beansprucht. Hierbei haben die Spannungen im Querschnitt überall die gleiche Größe. Infolgedessen ist bei einem massiven Querschnitt das Material an jeder Stelle gleich gut zur Widerstandsleistung ausgenutzt. Bei Biegebeanspruchung sind die Spannungen dagegen, wie es bereits eingehend erläutert wurde, ungleichmäßig über den Querschnitt verteilt. Sie sind am Rand am höchsten und fallen gegen die neutrale Faser auf Null ab (Abb. 3.3–5b). Die neutrale Faser liegt auf dem Schema links der Säulenachse, weil die Biegebeanspruchung durch eine Druckbeanspruchung überlagert wird. Bei einem massiven Querschnitt ist das Material im Bereich der neutralen Faser überhaupt nicht zur Widerstandsleistung ausgenutzt, in ihrer Nähe sehr schlecht und nur in den Randpartien sehr gut, weil hier die höchsten Spannungen auftreten. Bei Biegebeanspruchung besteht deshalb die Möglichkeit, das Material besser auszunutzen, indem man es dorthin legt, wo die höchsten Spannungen wirken, und da fortläßt, wo keine oder nur kleine Spannungen vorhanden sind. Man kann also an Stelle einer massiven Säule ein Rohr verwenden, das bei einem geringeren Materialaufwand den gleichen Widerstand gegen die Biegebeanspruchung aufbietet (Abb. 3.3–5c). Bekanntlich sind die Schäfte der langen Röhrenknochen hohl *(Markhöhle)*. Sie weisen damit ein Querschnittsprofil auf, das das Auffangen von Biegebeanspruchungen bei einem geringen Materialaufwand möglich macht. Im Kapitel „Kausale Histogenese der Gewebe des Bewegungsapparates und funktionelle Anpassung" wird näher darauf eingegangen, wie die Markhöhle zustande kommt und welche Faktoren ihre Größe bestimmen.

Die Röhrenknochen weisen an ihrer äußeren Oberfläche Knochenleisten auf, die der Insertion von Muskeln dienen. Würde an der Hohlsäule der Abb. 3.3–5c im Bereich der höchsten Druck- oder Zugspannungen außen eine schmale Leiste angebracht, so würde die Biegefestigkeit der Säule nicht erhöht, sondern herabgesetzt. Die Leiste vergrößert zwar die Querschnittsfläche, die der Belastung Widerstand bietet, und wirkt in diesem Sinn spannungsvermindernd, gleichzeitig wird aber im Leistenbereich der Abstand von der neutralen Faser größer, die maximalen Randspannungen wachsen damit an. Wenn eine schmale Verstärkungsleiste die Biegefestigkeit eines Rohrs erhöhen soll, so darf sie nicht in der Biegungsebene liegen, sondern muß so angebracht sein, daß sie den Querschnitt an der Stelle der

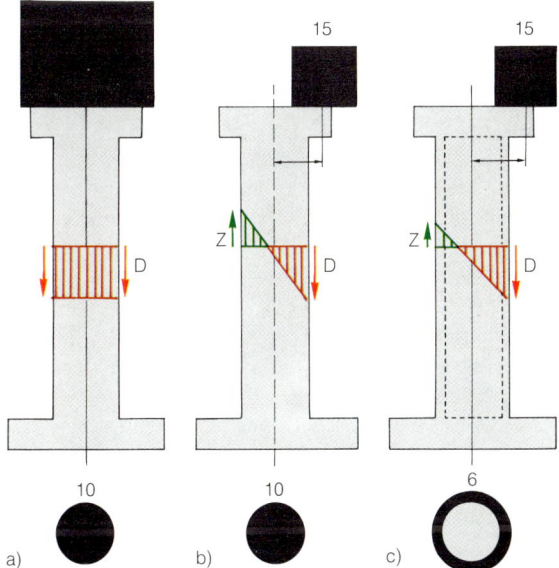

Abb. 3.3–5. Beispiel für die Materialersparnis bei Biegebeanspruchung durch zweckmäßige Materialanordnung im Querschnitt (Rohrform). Die Bruchsicherheit der Säulen ist bei a), b) und c) gleich. Im übrigen vgl. Legende zu Abb. 3.3–1 [2].

höchsten Spannungen verbreitert. Dieses Prinzip wird bei Knochenleisten realisiert. Die Linea aspera des Femur beispielsweise ist gegen die Biegungsebene um etwa 40° versetzt.

Zusammenfassung

Die langen Röhrenknochen werden dominierend auf Biegung beansprucht. Diese Biegebeanspruchungen werden durch Zuggurtungen von Muskeln und Bändern weitgehend reduziert. Die statische Wirkung der Muskeln führt nicht zu einer Beeinträchtigung ihrer kinetischen Funktionen. Statische und dynamische Wirkungen sind vielmehr eng miteinander verzahnt. Reste von Biegebeanspruchung können dadurch vermindert werden, daß der Knochen eine bestimmte Form aufweist (z. B. die Biegung des Femur). Die genannten Bauprinzipien führen zu einer Materialersparnis am Knochen. Diese wird noch dadurch vergrößert, daß die Diaphysen der langen Röhrenknochen hohl und die Knochenleisten so angebracht sind, daß sie spannungserniedrigend wirken. Das knöcherne Skelett stellt somit einen optimalen Leichtbau im Sinn der Technik dar.

Funktionelle Knochenstruktur (Trajektorientheorie)

Die funktionelle Bedeutung der Substantia spongiosa blieb bislang unberücksichtigt. Wir nehmen an, die Säulen der Abb. 3.3–1 seien durchsichtig. In ihrem Innern seien vor der Beanspruchung etliche kleine kugelförmige Gebiete durch einen Farbstoff sichtbar gemacht. Unter Einwirkung der eingezeichneten Last würde jede dieser Kugeln in ein Ellipsoid verformt. Man könnte das Schema der Abb. 3.3–1c ergänzen und die Umrisse der verformten Kugeln als Ellipsen einzeichnen. Die kleinen Achsen der Ellipsen wären dann in Richtung der Pfeile orientiert, die großen stünden senkrecht dazu. Die Achsen verlaufen also in den Hauptspannungsrichtungen. In Abb. 3.3–1a würden auf der Druckseite die kleinen Achsen in Pfeilrichtung stehen; auf der Zugseite würden die großen Achsen diese Richtung aufweisen. Verbindet man die Achsen benachbarter Verformungsellipsoide miteinander, so entsteht ein räumliches orthogonales Liniensystem, das die Hauptspannungsrichtungen *(„Spannungstrajektorien")* kennzeichnet.

Die angeführten Beispiele, von denen die Betrachtung ausging, sind einfach. Nur aus diesem Grund war es möglich, von der Vorstellung her eine Aussage über die Lage der Achsen der Verformungsellipsoide und damit auch über die räumliche Orientierung der Spannungstrajektorien zu machen. Eine Säule hat eine einfache geometrische Form. Ganz andere Verhältnisse sind aber gegeben, wenn ein unregelmäßig gestalteter Körper durch äußere Kräfte beansprucht wird, deren Richtungspfeile außerdem vielleicht noch schräg zur Oberfläche des Körpers stehen. In solchen Fällen versagen

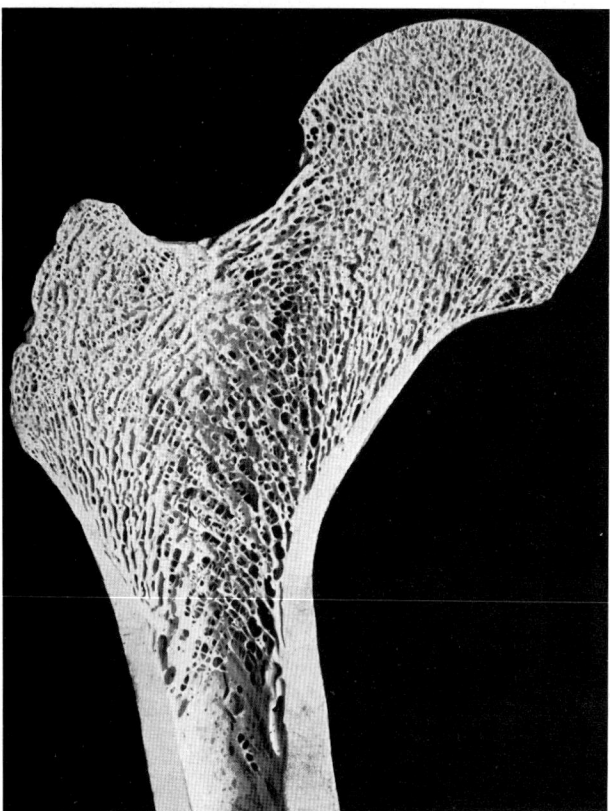

Abb. 3.3-6. Frontalschnitt durch das obere Ende des Femur. Beachte die Spongiosastruktur (Original: Prof. Dr. K. ZEIGER†).

werk. Entlang des Verlaufs einer Spannungstrajektorie kann die Größe der Hauptspannungen unterschiedlich sein. Im Epiphysenbereich werden die Röhrenknochen dicker. Diese Verdickung ist notwendig, weil die Gelenkflächen aus Knorpel bestehen. Knorpel ist weniger druckfest als Knochen. Um die Spannungen herabzusetzen, wird daher die den Druck aufnehmende Fläche vergrößert. Es würde der Leichtbauweise widersprechen, wenn unter dem Knorpel kompakte Knochensubstanz vorhanden wäre. Eine Auflockerung der Knochenstruktur ist also zu erwarten. Es wurde bereits erwähnt, daß im Gelenkbereich nur Druckkräfte auftreten. Eine Biegebeanspruchung ist hier aus Gleichgewichtsgründen unmöglich. Wird der Gleichgewichtszustand geändert, erfolgt keine Biegung, sondern eine Drehung. Treten keine Biegespannungen auf, so werden die Einzelelemente des aufgelockerten Knochens, wenn sie spannungstrajektoriell ausgerichtet sind, rein axial auf Druck belastet. Stünde das Einzelelement schräg zur Druckrichtung, wäre es also nicht spannungstrajektoriell orientiert, so müßte der Materialaufwand größer sein, um die Beanspruchung abzufangen. Das Bälkchen würde sich in diesem Fall nach und nach umbauen, bis es schließlich genau in Richtung der Druckkraft eingestellt ist (s. Kap. „Kausale Histogenese des Bewegungsapparates"). Derartige Umbauten laufen tatsächlich ab, wenn sich die äußere Beanspruchung, etwa als Folge pathologischer Vorgänge, ändert. Nach PAUWELS [2], dem wir auch hierfür grundlegende Untersuchungen verdanken, ist die Spongiosa als biegungsfreies Fachwerk mit der größten Materialersparnis gebaut. Sehr kompliziert ist die Beanspruchung des Schenkelhalses (Abb. 3.3-6). Das Trajektorienbild (Abb. 3.3-7) gibt zwar wieder, wie die Spongiosabälkchen verlaufen müssen, sagt aber nichts über die

Vorstellung und Berechnungsversuch. Spannungsoptische Modelluntersuchungen bringen jedoch Aufklärung. Es wurde bereits bei der Besprechung der Isochromaten erwähnt, daß der polarisierte Lichtstrahl das Modell unverändert passieren kann und der Analysator an dieser Stelle dunkel bleibt, wenn die Polarisationsrichtung mit der Richtung einer Hauptspannung übereinstimmt. Orte gleicher Hauptspannungsrichtungen werden *Isoklinen* genannt. Isochromaten und Isoklinen treten im spannungsoptischen Versuch häufig gleichzeitig auf. Es muß noch einmal betont werden, daß *die Isochromaten nur von der Spannungsgröße, die Isoklinen dagegen nur von der Spannungsrichtung abhängig sind*. Durch technische Kunstgriffe lassen sich Isochromaten und Isoklinen im spannungsoptischen Versuch voneinander trennen. Durch systematisches Vorgehen, bei dem der Analysator von Winkelstellung zu Winkelstellung gedreht wird, läßt sich das ganze Modell nach Isoklinen abtasten. Mit Hilfe der Isoklinen lassen sich die Spannungstrajektorien konstruieren. Letztere stellen, von einfachen Beispielen abgesehen, in der Regel keine gerade verlaufenden Linien dar. Haben sie einen gekrümmten Verlauf, so bezeichnen die Tangenten an die Kurve die Richtungen der Hauptspannungen. Die räumlichen Kurvenscharen schneiden sich, das wurde bereits erörtert, unter einem rechten Winkel. Es entsteht somit ein räumliches Fach-

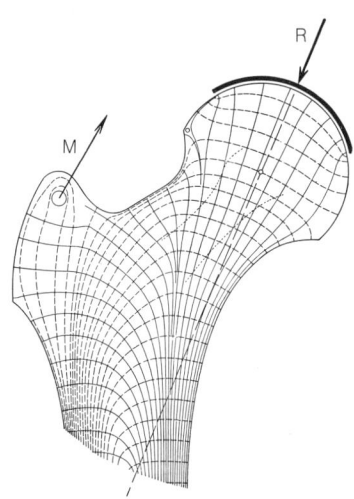

Abb. 3.3-7. Verlauf der Spannungstrajektorien im koxalen Gelenkende eines menschlichen Femur. Das Liniensystem wurde anhand spannungsoptischer Modelluntersuchungen aus dem Isoklinenverlauf konstruiert. M = Muskelzug der Abduktoren. Die resultierende Druckkraft R verläuft durch das Drehzentrum (durch einen kleinen Kreis markiert) des Gelenks [2].

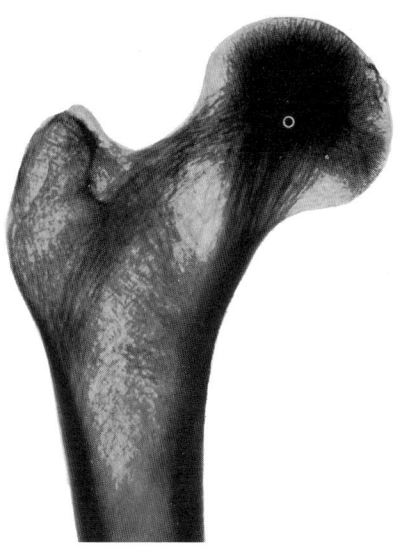

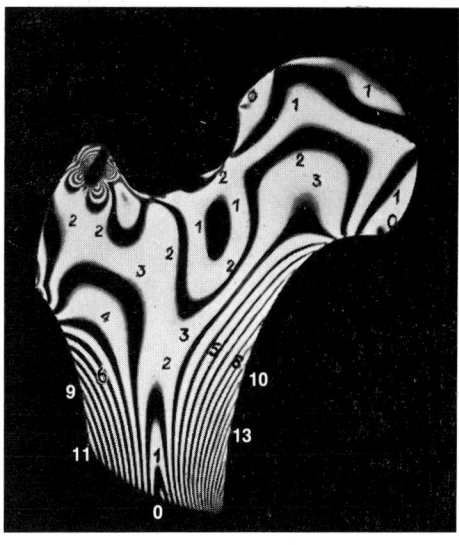

Abb. 3.3–8. Röntgenaufnahme des oberen Femurendes in frontaler Projektionsebene. Zwischen den beiden besonders dicken Spongiosapfeilern unterhalb der Kreuzung das spongiosaarme sog. WARDsche Dreieck [2].

Abb. 3.3–9. Verlauf der Isochromaten in einem Modell des koxalen Femurendes. Die Größe der Beanspruchung ist an jeder Stelle des Modells der eingetragenen Ordnungszahl der Isochromaten proportional. Die erste Isochromatenordnung im Bereich des Collum femoris (relativ breite dunkle „Linie" mit Abrundungen oben und unten) entspricht dem WARDschen Dreieck in der Abb. 3.3–8 [2].

Verteilung der Spongiosadichte aus. Diese Verteilung geht aus der Röntgenaufnahme (Abb. 3.3–8) sowie aus der mazerierten Knochenhälfte (Abb. 3.3–6) hervor. Man darf von vornherein erwarten, daß die Dichte der Spongiosa an jeder Stelle im groben der Größe der auf sie einwirkenden Spannung entspricht. Diese Erwartung würde bestätigt, wenn man zum Vergleich das Isochromatenbild heranzieht. Die Isochromaten haben in diesem Fall einen sehr unregelmäßigen Verlauf (Abb. 3.3–9). Die Auswertung eines derartigen Bildes ist so kompliziert, daß an dieser Stelle auf seine Interpretation verzichtet wird. Das Isochromaten- (Abb. 3.3–9), Trajektorien- (Abb. 3.3–7) und Röntgenbild (Abb. 3.3–8) müßten hierbei gewissermaßen auf einen Nenner gebracht werden. In einer Beziehung darf man sich jedoch keiner Illusion hingeben: Röntgenologische und spannungsoptische Untersuchungen sind letzten Endes registrierende Verfahren. Sie liefern mit den Ergebnissen die Erklärung nicht mit. Ein Isochromatenbild beispielsweise zeigt zwar, wie die Schubgleichen verlaufen, und läßt mit Hilfe von Kunstgriffen die Isochromatenordnungen erkennen, sagt aber nicht aus, warum sie so und nicht anders verlaufen und angeordnet sein müssen. Dem Untersucher bleibt die Aufgabe, den Sachverhalt theoretisch zu durchleuchten und zu erklären. Für den Fall des Schenkelhalses hat PAUWELS das getan. In der Mitte des Schenkelhalses findet sich auf der Abb. 3.3–8 eine Aufhellungszone (WARDsches Dreieck), das medial von einem Druck- und lateral von einem Zugbündel begrenzt ist. Im Bereich dieses Dreiecks treten nur minimale Schubspannungen auf.

Die Abb. 3.3–11a u. b beziehen sich auf das Präparat einer knöchernen Kniegelenksankylose. Die richtige Deutung derartiger Spongiosastrukturen war früher unmöglich. Die Abb. 3.3–11b gibt den spannungsoptisch ermittelten Trajektorienverlauf an einem Modell desselben Präparats wieder. Die Übereinstimmung beider Bilder ist bestechend. Der Geübte kann aus dem Trajektorienverlauf und der Verteilung der Spongiosadichte wesentliche Rückschlüsse ziehen und erkennen, in welcher Weise der pathologisch veränderte Knochen beansprucht worden ist.

Die dreidimensionale Anordnung der Trajektorien auf der Abb. 3.3–10 wurde auf der Basis spannungsoptischer Modellversuche gewonnen. Um den Verlauf der Spannungstrajektorien im Bereich des Schenkelhalses richtig wiederzugeben, mußte die Belastung so eingeleitet werden, daß sie den Verhältnissen in vivo, etwa beim Stand auf einem Bein, entsprach. Hierbei wird das Femur in der Frontalebene lateralkonvex durchgebogen (vgl. Abb. 3.3–3b). Verfolgt man die Trajektorien im unteren Bildbereich der Abb. 3.3–10, also im Gebiet der Diaphyse, so kann man feststellen, daß sie aus einem mehr achsenparallelen Verlauf nach vorne ausscheren und dann sich rechtwinklig kreuzende Bogen bilden, deren Spitzen nach unten gerichtet sind. Aus der Richtung dieser Bogenspitzen läßt sich schließen, daß die Biegung nach unten abnimmt. Dieser Sachverhalt stimmt auch mit dem Isochromatenbild der Abb. 3.3–3b überein, auf dem die Zahl der Schubgleichen nach unten zu kleiner wird. An den Stellen, an denen diese Spannungstrajektorien gebogen sind, führen sie nur kleine Spannungen, in den längsverlaufenden Abschnitten sind die Spannungen am höchsten. Würden die Osteonenzüge der Substantia corticalis

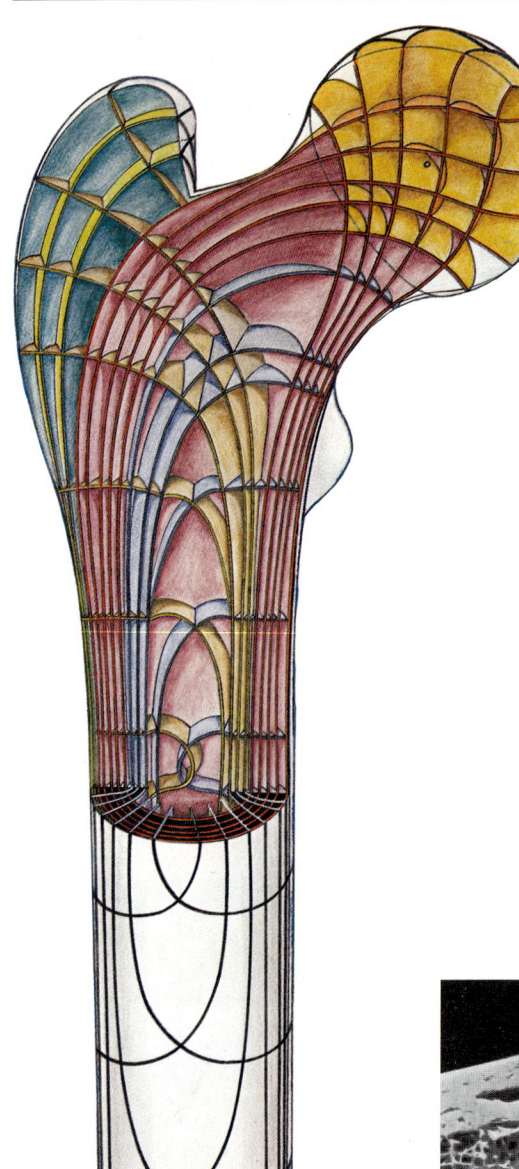

◀ *Abb. 3.3–10.* Dreidimensionale Darstellung des Trajektoriensystems im oberen Drittel des Femur auf der Basis spannungsoptischer Modellversuche (Auswertung der Isoklinenbilder). Zur besseren Übersicht wurde im oberen Bildbereich die vordere Hälfte des Knochens fortgelassen [1].

dem Bogenverlauf folgen, so wiesen sie eine ungünstige Richtung auf, weil hier die Spannungen klein sind. In den geraden Abschnitten der Trajektorien wäre eine entsprechende Ausrichtung der Osteone hingegen angebracht, weil hier die Spannungen groß sind. In der bisherigen Betrachtung blieb die wichtigste Tatsache noch unberücksichtigt: Die Ebene, in der der Röhrenknochen auf Biegung beansprucht wird, hat keine konstante Lage, sondern wechselt ihre Richtung bei der Bewegung der Glieder. Die spitzen Bogen würden dann jeweils an anderen Stellen der Zirkumferenz des Knochens liegen, die geraden Abschnitte der Trajektorien, die die höchsten Spannungen führen, verlaufen aber immer achsenparallel. Zeigen also die Osteonenzüge eine achsenparallele Orientierung, wie es die Abb. 2.5–3 zeigt, so sind sie bei jeder Lage der Biegungsebene denkbar günstig ausgerichtet. Die Ausrichtung der Osteone ist wachstumsbedingt. Sie sind nicht trajektoriell, in erweitertem Sinn aber funktionell orientiert. Die Substantia corticalis stellt schon deshalb keine zusammengeschobene Substantia spongiosa dar, weil nur letztere trajektoriell ausgerichtet ist.

Die Corticalis reagiert auf veränderte Beanspruchungen durch Änderung der Querschnittsform und der Mate-

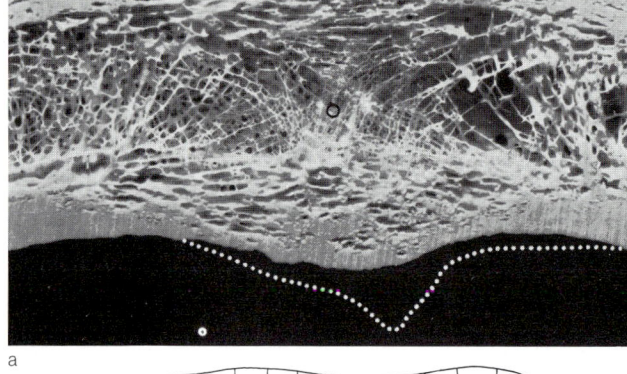

Abb. 3.3–11a. Spongiosaarchitektur einer sagittal durchschnittenen Kniegelenksankylose aus der Sammlung des Anatomischen Instituts in Würzburg. Mediale Hälfte des Präparats. ▶

a

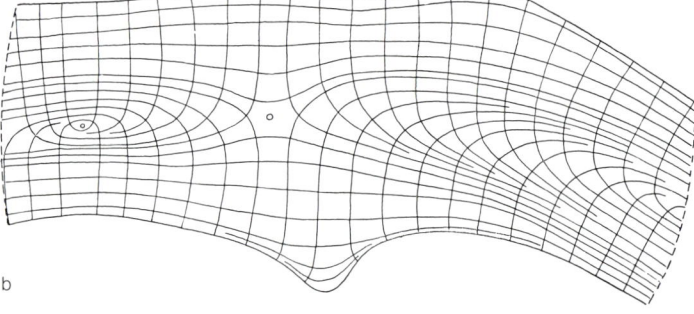

Abb. 3.3–11b. Spannungsoptisch ermittelter Trajektorienverlauf an einem Modell desselben Präparats [2]. ▶

b

rialverteilung, während sich die Spongiosa durch Umbau ihres Bälkchenfachwerks anpaßt.

Die Aussage von PAUWELS über den wachstumsbedingten Verlauf der Osteone und die funktionelle Bedeutung ihrer Ausrichtung hat ihre Gültigkeit nicht verloren, sie muß aber heute weitgehend ergänzt werden. Die *Osteosynthese*therapie und die Tierexperimente, die nötig wurden, um Einzelheiten des Heilverlaufs bei Anwendung dieser modernen operativen Frakturbehandlung zu erfassen und für den Patienten nutzbar zu machen, hat eine Fülle neuer Erkenntnisse erbracht (vgl. hierzu das Kap. „Osteosynthese und Knochenreaktion").

In diesem Kapitel wurde weiter oben die Verformung von Kugeln in Ellipsoide rein theoretisch betrachtet. Neuerdings wurde sie auch experimentell durchgeführt [6]. In ein Knochenmodell, das aus durchsichtigem Kunstharz bestand, wurden Kugeln eines anderen Kunststoffes eingegossen. Bei Modellbelastung verformen sich diese natürlich zu Ellipsoiden. Mit dem Mikroskop wird das Ausmaß der Formveränderung und deren Richtung festgestellt. Die Werte dienen zur Ermittlung der am Ort des Einschlußkörpers bestehenden Hauptspannungen und deren Orientierung. Einen

anderen Weg schlägt SCHOLTEN [4], [5] ein. Nach Verfahren, die sich im Flugzeugbau bewährt haben (Computer-Struktur-Analyse), wird mit Hilfe elektronischer Großrechner die mechanische Beanspruchung in Knochenstrukturen bestimmt.

Literatur

[1] KUMMER, B.: Bauprinzipien des Säugerskeletts. Thieme, Stuttgart 1959

[2] PAUWELS, F.: Gesammelte Abhandlungen zur funktionellen Anatomie des Bewegungsapparates. Springer, Berlin-Heidelberg-New York 1965

[3] PAUWELS, F.: Atlas zur Biomechanik der gesunden und kranken Hüfte. Springer, Berlin-Heidelberg-New York 1973

[4] SCHOLTEN, R.: Über die Berechnung der mechanischen Beanspruchung in Knochenstrukturen mittels für den Flugzeugbau entwickelter Rechenverfahren. Med. orthop. Techn. 95 (1975), 130–138

[5] SCHOLTEN, R.: Über die Berechnung der mechanischen Beanspruchung in Knochenstrukturen. Techn. Med. 6 (1976), 85–89

[6] STOCK, D.: Das Kugeldeformationsverfahren. Fortschr. Med. 95 (1977), 2675–2679

3.4 Kausale Histogenese der Gewebe des Bewegungsapparates und funktionelle Anpassung

BENNO KUMMER

Funktion

Während bei den *Protozoen* noch alle Funktionen des Lebens von einer einzigen Zelle voll und ganz wahrgenommen werden, hat bei den *Metazoen* eine Arbeitsteilung stattgefunden, indem verschiedene Zellkomplexe einzelne Funktionsbereiche bevorzugt übernahmen und sich damit in den Dienst des Gesamtorganismus stellten. Auf dieser Basis differenzierten sich die sog. „Organsysteme" der höheren Tiere als funktionelle Komplexe. Wenn nun im folgenden von *Funktion* gesprochen wird, so ist damit stets jene Leistung gemeint, die ein Gewebe, ein Organ oder ein System von Organen für den Gesamtorganismus ausübt. Dabei soll jedoch nicht übersehen werden, daß daneben noch verschiedene andere Vorgänge ablaufen können, die mehr oder weniger ausschließlich der eigenen Erhaltung des Organs dienen. In Analogie zu einer Bezeichnungsweise der Blutgefäßversorgung kann somit eine *Functio publica* von einer *Functio privata* unterschieden werden. Die Grenze zwischen beiden Begriffen ist keineswegs scharf; außerdem kann ein Organsystem auch verschiedene Functiones publicae erfüllen, wobei allerdings meist eine von ihnen ganz besonders im Vordergrund steht. In diesem Rahmen erscheint der Bewe-

gungsapparat als ein komplexes Organsystem, dessen wesentliche Functio publica die mechanische Leistung ist: Die Bauelemente des Skeletts erhalten die Körpergestalt entgegen der Belastung durch das Körpergewicht im Gravitationsfeld der Erde; die Muskeln sind ursprünglich ausschließlich Lokomotionsorgane; sie liefern die für die Fortbewegung benötigten Kräfte. Die Lokomotion erfordert nun bewegliche Verbindungen zwischen den einzelnen Skelettelementen, die Gelenke. In der Ruhehaltung des Körpers können diese Gelenkverbindungen allerdings nur unter Kraftaufwand (größtenteils durch Muskeln und nur ausnahmsweise durch Bänder) fixiert werden.

Kausale Histogenese

Seit Mitte des vergangenen Jahrhunderts wurde die Ansicht vertreten, daß die einzelnen Komponenten des Bewegungsapparats der höheren Wirbeltiere und insbesondere des Menschen durch ihren anatomischen Bau an die mechanische Funktion optimal angepaßt seien. Die Zusammenhänge zwischen Form und Funktion sind bei den Strukturen des Skeletts am augenfälligsten und wurden daher dort zuerst bemerkt und bis heute am eingehendsten untersucht. Die klassischen Arbeiten von HERMANN V. MEYER, JULIUS WOLFF, WIL-

HELM ROUX und ALFRED BENNINGHOFF sind wichtige Marksteine auf diesem Weg [8], [11], [13]. Eine erste geschlossene Darstellung der Wechselwirkungen zwischen mechanischer Funktion und morphologischer Gestaltung und die Entwicklung einer in sich widerspruchsfreien Theorie blieb jedoch FRIEDRICH PAUWELS vorbehalten, der deshalb wohl mit Recht als Begründer einer modernen *Biomechanik* angesehen werden darf [9], [10].

Das Schwergewicht dieser neuen Betrachtungsweise liegt auf der Feststellung, daß biologische Gewebe sich gegenüber mechanischer Beanspruchung grundsätzlich anders verhalten als ein Baumaterial der Technik. Während das letztere unter der Einwirkung von Kräften lediglich passiv verformt werden kann (elastische oder plastische Deformation), dabei geringeren oder größeren Widerstand leistet (Festigkeit) oder schließlich zu Bruch geht, kann das biologische „Material" darüber hinaus in einer nur ihm eigenen Weise auf die Beanspruchung aktiv reagieren. Die Reaktion nach Art eines Feed-back-Mechanismus führt zu einer derart differenzierten Anpassung an die funktionellen Erfordernisse, wie sie im technischen Bereich auch der versierteste Konstrukteur kaum zustande bringen kann.

Der Gedanke, daß die Gewebe des Stützapparats sich unter dem Einfluß spezifischer Reize differenzieren, ist grundsätzlich nicht neu, allerdings standen die älteren Erklärungsversuche, die alle im wesentlichen auf W. ROUX zurückgehen, vielfach im Widerspruch zu biologischen und klinischen Beobachtungen, oder stützten sich auf falsche Vorstellungen von den physikalischen Grundlagen. Deshalb soll hier ausschließlich die *„kausale Histogenese"* von F. PAUWELS dargestellt werden, die zur Zeit als die am besten begründete Arbeitshypothese gelten kann [2], [3], [5], [9], [10], [11].

Grundlage dieser Theorie ist die Vorstellung, daß der Zellstoffwechsel eines noch weitgehend indifferenten Muttergewebes (Mesenchym) durch mechanische Einflüsse in spezifischer Weise verändert wird, wobei sich zugleich die Zellen morphologisch umgestalten. Bei dieser Sachlage wäre es müßig, darüber zu streiten, ob die Ursachen für die Gewebsdifferenzierung in erster Linie chemische oder physikalische (mechanische) seien, da beide in der oben skizzierten Weise miteinander verknüpft sind. Ausgangsgewebe ist das *Mesenchym*, von dem sich die Binde- und Stützgewebe ableiten. Dieses Gewebe, das lediglich aus Zellen und einer Interzellularflüssigkeit besteht, kann deformierenden Kräften praktisch keinen nennenswerten Widerstand entgegensetzen.

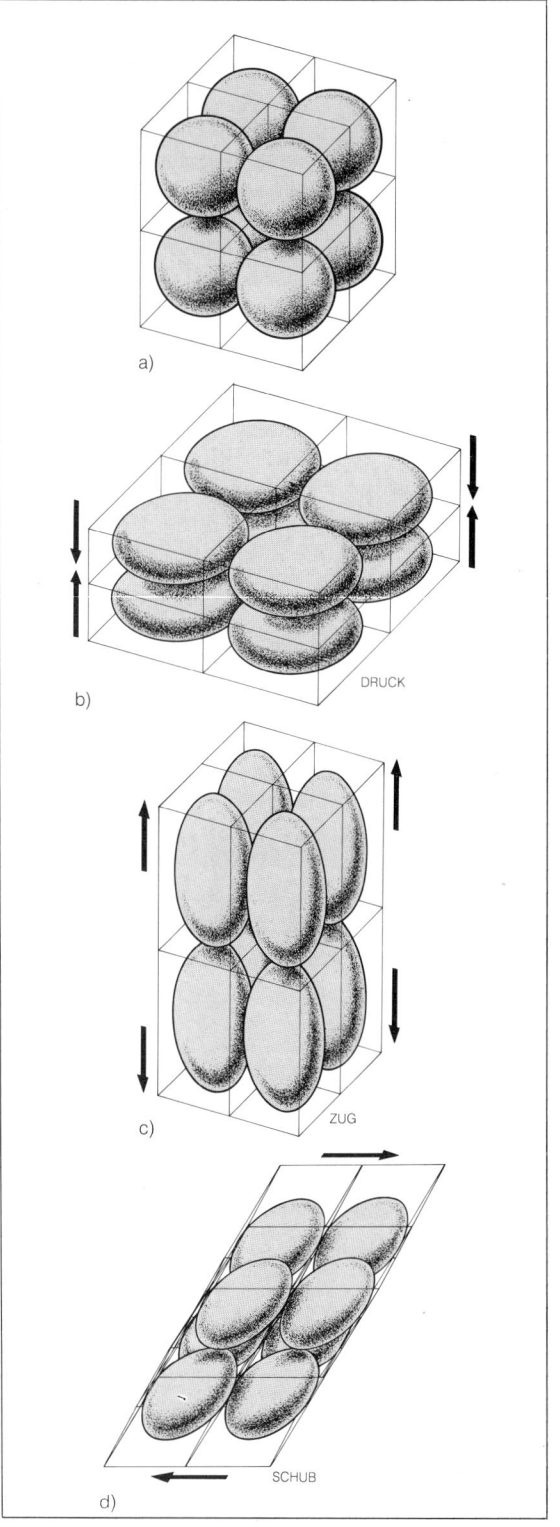

Abb. 3.4–1. Kugelförmige Elementarteilchen eines elastischen Körpers werden unter mechanischer Beanspruchung deformiert (aus [3]).
a) Gestalt der unbeanspruchten Teilchen.
b) Unter Druckbeanspruchung entstehen Rotationsellipsoide, deren (kurze) Symmetrieachse in Druckrichtung liegt.
c) Unter Zugbeanspruchung entstehen Rotationsellipsoide, deren (lange) Symmetrieachse in Zugrichtung liegt.

d) Unter Schubbeanspruchung entstehen aus Kugeln dreiachsige Ellipsoide, deren längste und kürzeste Achsen um 45° gegen die Schubrichtung geneigt sind, und zwar weist die längste Achse in Schubrichtung. Die dritte Achse entspricht dem ursprünglichen Kugeldurchmesser und steht auf den beiden anderen Achsen senkrecht.

Die von außen angreifenden Kräfte können im Gewebe zu Druck-, Zug- oder Schubbeanspruchung führen. In der Abb. 3.4–1 sind die Verformungen dargestellt, die kugelförmige Elementarteilchen eines Materials unter den drei genannten Beanspruchungsarten erleiden. Unter Druckbeanspruchung werden diese Partikel zu platten Rotationsellipsoiden verformt, deren kurze Symmetrieachse in der Druckrichtung liegt. In der Ebene senkrecht zu dieser Achse wird das Material gedehnt. Bei Zugbeanspruchung entstehen langgestreckte Rotationsellipsoide, deren lange Symmetrieachse in Zugrichtung liegt und zugleich die Richtung größter Dehnung angibt. Schubbeanspruchung verformt kugelförmige Teilchen zu dreiachsigen Ellipsoiden, deren längste Achse wiederum die Dehnungsrichtung anzeigt und gegen die Schubrichtung um 45° geneigt ist.

Für die Theorie der kausalen Histogenese ist es nun wichtig, daß bei allen drei Beanspruchungsarten – Druck, Zug und Schub – im Material Dehnungen auftreten.

Ausreifende Mesenchymzellen differenzieren sich primär zu Fibroblasten und produzieren Tropokollagen. Dabei kann zur Zeit noch nichts darüber ausgesagt werden, unter welchen (mechanischen) Bedingungen die verschiedenen Kollagentypen entstehen. Es ist aber bekannt, daß sich die fädigen Makromoleküle erst extrazellulär zur Bildung von Protofibrillen und dann zu immer dickeren Fibrillenaggregaten zusammenschließen. Deformation des Substrats unter mechanischer Einwirkung führt zur Parallelisierung der Tropokollagenmoleküle in Fließrichtung (die mit der Hauptdehnungsrichtung beanspruchter fester Materialien identisch ist) und damit zu Fibrillenbildung.

Auf diese Weise ist es verständlich, daß bereits die ersten entstehenden Kollagenfibrillen in die Dehnungsrichtung des Gewebes eingestellt sind. Da es sich beim Kollagen aber um im wesentlichen zugfestes Material handelt, werden die wachsenden Fibrillen mehr und mehr die Dehnung verhindern, wobei sie selbst unter Zugspannung geraten. Eine exakt trajektorielle Ausrichtung des Kollagenmaterials ergibt sich unter diesen Umständen von selbst. Für diese Gewebsdifferenzierung spielt es übrigens keine Rolle, ob die Deformation des Gewebes (Dehnung) durch äußere Krafteinwirkung hervorgerufen wird oder die Folge von Wachstumsvorgängen ist; in jedem Fall handelt es sich um ein mechanisches Phänomen.

Einen ganz anderen Einfluß auf das mesenchymale Gewebe haben demgegenüber Spannungen, die in allen Richtungen des Raums gleich oder nahezu gleich groß sind (Abb. 3.4–2), wie es z. B. in einer unter Druck stehenden Flüssigkeit der Fall ist. Wegen dieses Vergleichs wird dieser Zustand *hydrostatischer Druck* genannt. In der Elastizitätslehre spricht man übrigens von hydrostatischen Punkten auch bei solchen Orten in festen Körpern, an denen die Spannungen in allen Richtungen gleiche Größe haben (Abb. 3.4–3). Die Unkenntnis dieser Definition hat schon zu mancher Kontroverse Anlaß gegeben.

Aus Versuchen in der Gewebezüchtung ist bekannt, daß sich Zellen verschiedener Gewebe unter künstlich erzeugtem hydrostatischen Druck abrunden und mehr oder weniger Kugelform annehmen. Entsprechendes wird auch bei der Ausdifferenzierung von Knorpelgewebe beobachtet, und PAUWELS konnte zeigen, daß an diesen Stellen des menschlichen Körpers, an denen Knorpel entsteht, hydrostatische Orte im Sinn der Elastizitätslehre vorliegen [9].

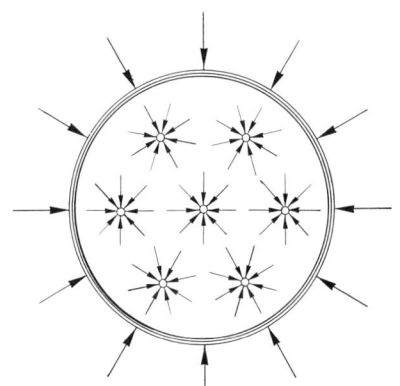

Abb. 3.4–2. In einer Flüssigkeitsblase, die in eine zugfeste Hülle eingeschlossen ist, pflanzt sich ein von außen einwirkender Druck in allen Richtungen in gleicher Größe fort: Hydrostatischer Druck [5].

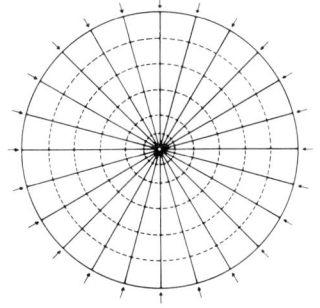

Abb. 3.4–3. Spannungstrajektorien sind Linien, die an jedem Punkt eines beanspruchten Körpers die Richtungen der Hauptspannungen angeben. An Orten, an denen keine Vorzugsrichtungen der Hauptspannungen bestehen, herrschen quasi „hydrostatische" Bedingungen (singuläre Punkte = hydrostatische Punkte). Hier treffen sich die Druckspannungstrajektorien in einem attraktiven singulären (hydrostatischen) Punkt im Zentrum der Kugel [5].

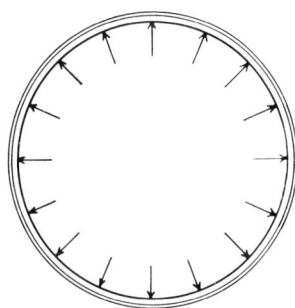

Abb. 3.4–4. Ein expandierender Gewebsbezirk, der in eine zugfeste Hülle (etwa aus kollagenen Fasern bestehend) eingeschlossen ist, erzeugt im Innern annähernd hydrostatischen Druck. Damit sind die mechanischen Grundbedingungen für die Differenzierung zu Knorpelgewebe gegeben [5].

Für die mechanische Situation ist es übrigens grundsätzlich gleich, ob der hydrostatische Druck durch von außen einwirkende Kräfte erzeugt wird oder gewissermaßen von innen heraus entsteht. Letzteres ist z. B. dann der Fall, wenn ein Gewebskomplex durch Wachstum expandiert, während er in eine zugfeste oder nur wenig nachgiebige Umhüllung eingeschlossen ist (s. Abb. 3.4–4) [3], [5].

Unter dem Gesichtspunkt der kausalen Histogenese sieht dann die Differenzierung des hyalinknorpeligen Skeletts folgendermaßen aus: Mesenchymkomplexe expandieren durch lebhafte Zellvermehrung; dadurch tritt in der Randzone und deren unmittelbarer Umgebung Dehnung auf, die zur Fibrillenbildung führt. Auf diese Weise schließt sich jeder wachsende Zellkomplex in eine immer fester werdende zugfeste Hülle ein. Bei weiterer Zellvermehrung kommt es zu einem Druckanstieg im Innern dieses Gewebebezirks und damit auch zur Gestaltänderung der Zellen. Es ist zu vermuten, daß auch die Umstellung des Stoffwechsels in diesem vorknorpeligen Blastem mit der besonderen mechanischen Situation des hydrostatischen Drucks in Zusammenhang steht, denn sie vollzieht sich parallel zu den morphologischen Veränderungen. Tatsache ist jedenfalls, daß Knorpel ein relativ bradytrophes Gewebe ist und daß zumindest in den ausdifferenzierten Knorpelgeweben des Erwachsenen Blutgefäße in der Regel fehlen.

Abb. 3.4–5. Knorpelgewebe entsteht unter dem Einfluß von hydrostatischem Druck, bleibt aber nur bei Überlagerung von Deformation in einer „optimalen" Größenordnung erhalten (mittlerer Pfeil). Ist die Deformation zu stark (Dehnung!), so tritt eine Umdifferenzierung zu Bindegewebe ein (rechte Seite des Schemas), bei zu geringer Deformation oder reinem hydrostatischen Druck verschwindet der Knorpel im Zug der chondralen Ossifikation (linke Seite) [5].

Die reichliche Produktion von Interzellularsubstanz, insbesondere der unstrukturierten Interfibrillarsubstanz (s. Kap. 2.4), führt zu weiterer Volumenausdehnung und damit zum Ansteigen des Binnendrucks im Gewebe. Darauf reagieren die Zellen mit blasiger Quellung, was weitere Erhöhung des hydrostatischen Drucks zur Folge hat. Diese Entwicklung geht so lange weiter, wie reiner hydrostatischer Druck herrscht. Am Ende stehen schließlich die Eröffnung der großen Knorpelhöhlen und der Abbau der Interzellularsubstanz durch Chondroklasten.

Beim erwachsenen Menschen bleibt Hyalinknorpel offenbar nur dort erhalten, wo der oben beschriebene Prozeß dadurch aufgehalten wird, daß der hydrostatische Druck von anderen mechanischen Beanspruchungen überlagert wird, so daß die Quellung der Knorpelzellen nicht in Gang kommt. Das ist z. B. beim Gelenkknorpel der Fall. Es ist bekannt, daß der intermittierende Druck, der bei Bewegungen und Belastung der Gelenke auftritt, für die Persistenz des Knorpelgewebes an den Gelenkflächen der Diarthrosen (Juncturae synoviales) unerläßlich ist.

Fehlt dieses „Durchwalken", so verschwindet der Gelenkknorpel unter Blasenknorpelbildung durch chondrale Ossifikation (s. diese); sind die überlagerte Beanspruchung und die damit verbundene Dehnung allerdings zu groß, so „degeneriert" der Knorpel unter Vermehrung und Veränderung der kollagenen Fibrillen („*Asbestfaserung*").

Daraus ergibt sich, daß Hyalinknorpel (vor allem an Gelenkflächen) nur unter ganz bestimmten, optimalen mechanischen Bedingungen existieren kann (s. Abb. 3.4–5). Er ist in dieser Beziehung äußerst empfindlich,

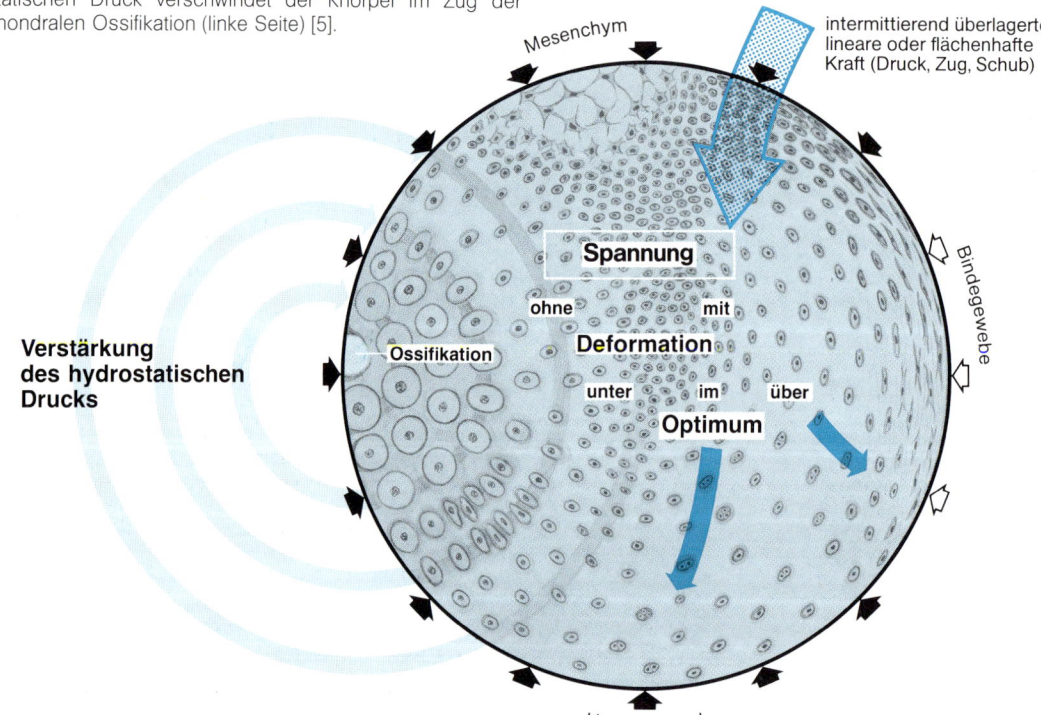

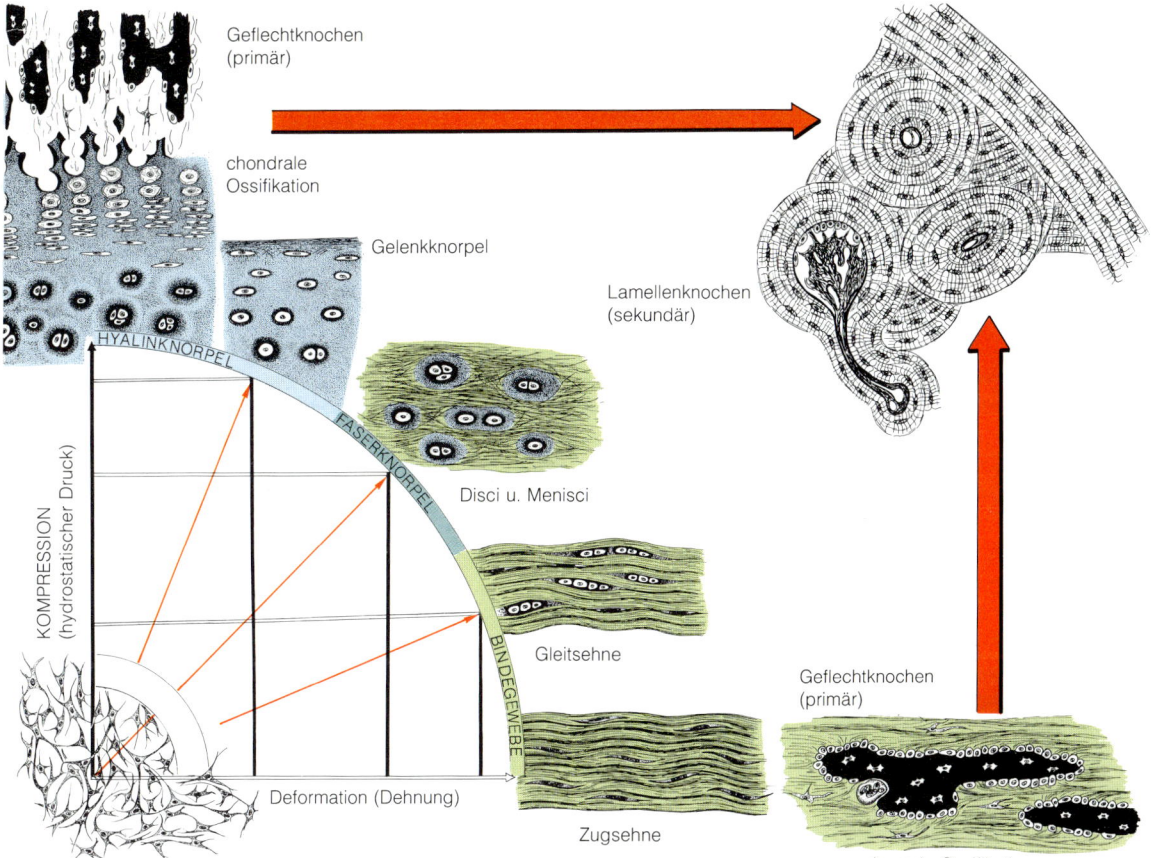

Abb. 3.4–6. Schema der „kausalen Histogenese" nach der Vorstellung von Pauwels [5].

wie auch klinische Beobachtungen eindringlich zeigen [5], [10], [12].

Im Gegensatz zu älteren Auffassungen (insbesondere der heute noch oft zitierten Rouxschen Lehre) kennt die Theorie der kausalen Histogenese von Pauwels keine besondere mechanische Beanspruchungsart für die Entstehung von Knochengewebe. Nach ihr differenziert sich Knochengewebe überall dort, wo ein bereits vorhandenes Stützgewebe ohne gröbere Deformation mechanisch beansprucht wird.

Als spezifischer Reiz für die Knochenbildung kommt offenbar die elastische Verformung in Frage, die in mikroskopischer Größenordnung liegt und über das Hookesche Gesetz mit der Spannungsgröße gekoppelt ist.

Aus der Tatsache, daß am belasteten Knochen strukturabhängige piezoelektrische Effekte nachgewiesen werden konnten, wurde geschlossen, daß elektrische oder magnetische Felder die Knochenbildung steuern. Versuche, die Knochenbruchheilung zu stimulieren haben jedoch keine eindeutig reproduzierbaren Erfolge gezeitigt und müssen daher heute wohl allgemein als gescheitert angesehen werden. Vermutlich ist der piezoelektrische Effekt, ähnlich wie bei Kristallen, eine Folge der durch die Belastung bedingten elastischen Verformung des Knochens und kein Beweis dafür, daß elektrische Phänomene ursächlich als Reiz für die Knochenbildung in Frage kommen.

Ganz offenbar ist Knochen ein *sekundäres Stützgewebe*, das nur auf der Grundlage anderer, bereits vorhandener, mechanisch belastbarer Gewebe gebildet werden kann. Die primären Gewebsarten, von denen eine Ossifikation ausgehen kann, sind Bindegewebe und Knorpel. Dementsprechend werden *desmale* und *chondrale Ossifikation* unterschieden (vgl. Kap. Knochenentwicklung). Diese Begriffe, die sich ausschließlich auf das histologische Geschehen beziehen (und deshalb nicht ohne weiteres synonym für Deckknochen und Ersatzknochen verwendet werden dürfen), umschreiben letztendlich nicht wesentlich verschiedene Vorgänge, denn schließlich entwickelt sich das Knochengewebe in beiden Fällen durch die Tätigkeit der Osteoblasten, die vom Bindegewebe abstammen. Das zunächst gebildete Knochengewebe ist Geflechtknochen. Lamellen- und insbesondere Osteonknochen entstehen erst später durch Umbau, der ebenfalls von der mechanischen Beanspruchung gesteuert wird.

Einen Gesamtüberblick über die hier beschriebenen Zusammenhänge zwischen der Differenzierung der Stützgewebe und mechanischer Beanspruchung gibt Abb. 3.4–6. Sie soll insbesondere veranschaulichen, daß Knochen ein sekundäres Stützgewebe ist und daß man seiner definitiven histologischen Struktur nicht mehr ansehen kann, auf welche Weise er entstanden ist.

Frakturheilung

Knochengewebe bildet sich demnach unter mechanischer Beanspruchung (Druck- oder Zugspannungen) bei gleichzeitiger absoluter mechanischer Ruhe. Eine Fraktur wird folglich so lange nicht knöchern verheilen können, wie die Fragmente gegeneinander bewegt werden. *Ruhigstellung* ist deshalb oberstes Gebot bei der Behandlung eines Knochenbruchs. Die notwendige mechanische Beanspruchung ist unter diesen Umständen praktisch nur unter Einwirkung von *Druck* zu erreichen. Hierauf beruht die Technik der *Osteosynthese*, die bei richtiger Anwendung eine fast kallusfreie Knochenheilung zur Folge hat. Im Gegensatz zu vielen komplizierten modernen Verfahren hat PAUWELS gezeigt, daß die natürlichen Kräfte (Körpergewicht und Muskelkräfte) durch geschicktes Anlegen einer *Zuggurtung* (im Fall der Abb. 3.4–7 durch eine Drahtschlinge) über eine Art Nußknackermechanismus zur Erzeugung von Druckkräften ausgenutzt werden können, die auf dem Frakturspalt senkrecht stehen und die Fragmente deshalb ohne verschiebende Komponente gegeneinanderpressen [9].

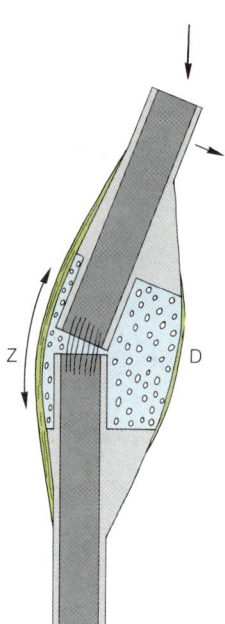

Abb. 3.4–8. Schema der mechanischen Bedingungen für die Verheilung einer winkelig gestellten Fraktur. Im Frakturwinkel bildet sich ein flüssigkeitsgefüllter Sack, in dem unter Einwirkung von hydrostatischem Druck Knorpelkallus entsteht [9].

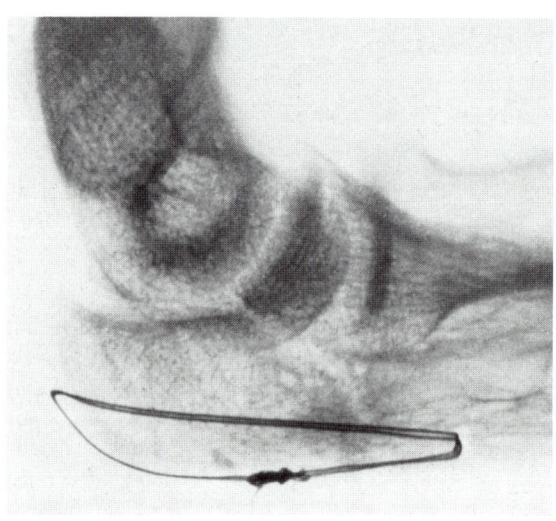

a)

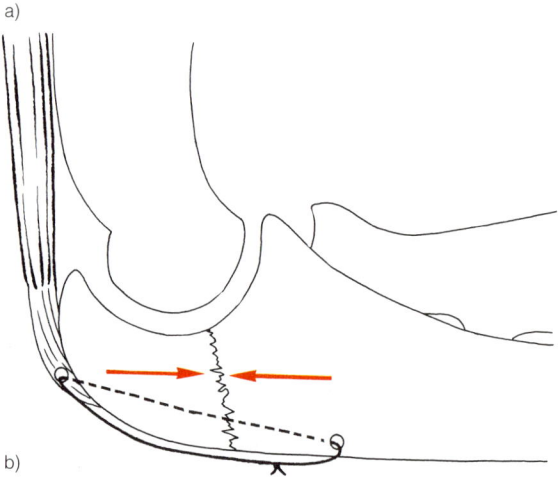

b)

Einen ähnlichen Weg geht auch die Natur, denn bei Tieren in freier Wildbahn heilen viele Knochenbrüche ohne ärztliche Behandlung. Unter diesen Umständen wird das gebrochene Skelettelement in der Regel durch Belastung und Muskelkräfte an der Frakturstelle abgeknickt, bis die Weichteile auf der Konvexseite der Biegung angespannt sind und damit eine natürliche Zuggurtung darstellen. In dem Winkel der Konkavseite sammeln sich Blut und Exsudat (Abb. 3.4–8). Dieses Hämatom wird von einer sich immer mehr verdichtenden bindegewebigen Hülle umschlossen (Dehnung!), die z. T. aus dem sich abhebenden Periost besteht. Unter der Einwirkung belastender Kräfte kommt es im Innern dieses Sackes zu hydrostatischem Druck und auf dieser Basis zur Ausbildung eines *knorpeligen Kallus*, der dann durch chondrale Ossifikation in Knochen umgewandelt wird. In den spitzen Winkeln des abgehobenen Periostes und auf der Konvex-(Zug-)Seite der gegeneinander abgeknickten Fragmente wird in der Regel desmale Ossifikation beobachtet.

Abb. 3.4–7. Das Fragment eines bei einem Unfall gebrochenen Olecranon wird durch die Zuggurtungswirkung einer Drahtschlinge in den Sehnenansatz des M. triceps brachii bei Belastung des Ellenbogengelenks fest an die Ulna gepreßt. Die Fraktur verheilt unter diesen Bedingungen in kürzester Zeit (nach MAQUET 1972).
a) Röntgenbild des klinischen Falls. Der dunkle Schatten der Drahtschlinge ist deutlich erkennbar.
b) Schematische Skizze mit eingezeichneter Trizepssehne.

Funktionelle Anpassung des Knochens

Im Gegensatz zum Knorpelgewebe, das nur unter genau definierten mechanischen Bedingungen persistieren kann und gegenüber Schwankungen der Beanspruchung eine sehr geringe Toleranzbreite besitzt, ist das Knochengewebe gegenüber Änderungen der Beanspruchung weitaus anpassungsfähiger. Es verhält sich in dieser Hinsicht wie ein technischer Regler (vgl. Abb. 3.4–9). Jede Belastung kann durch eine von außen einwirkende Kraft repräsentiert werden. Sie führt zu einer Beanspruchung des Knochens, vor allem seiner Grundsubstanz, die elastisch verformt wird und in der dementsprechend Spannungen auftreten. Wegen der durch das HOOKEsche Gesetz gegebenen Beziehungen zwischen Spannung und Deformation können den weiteren Betrachtungen die meß- und berechenbaren Spannungen zugrunde gelegt werden, obwohl die Verformungen als unmittelbarer Reiz für alle an der Knochenbildung beteiligten Zellen anzusehen sind. Die PAUWELSsche Theorie besagt nun, daß bei einer bestimmten Spannungsgröße, die wir hier „Sollspannung" nennen wollen, die stets ablaufende Apposition und Resorption von Knochengewebe sich genau die Waage halten, der Knochen als Ganzes befindet sich im *Fließgleichgewicht* [4], [5], [6].

Steigen die Spannungen über den Sollwert an, so werden zunächst mehr Kalziumsalze in das Knochengewebe eingelagert; bei längere Zeit anhaltendem Spannungsanstieg überwiegt zudem die Neubildung von Osteoid über den stets weitergehenden Knochenabbau: die Menge des Knochengewebes nimmt zu. W. ROUX bezeichnete diesen Vorgang, dessen Ablauf im Detail und dessen auslösende Ursachen er im einzelnen noch nicht kannte, als *Aktivitätshypertrophie* [11].

Durch die Apposition von neuem Knochengewebe wächst der tragende Querschnitt des Skelettelements. Hierdurch werden die Spannungen herabgesetzt, wenn inzwischen die äußere Belastung nicht weiter ansteigt.

Sinkt die aktuelle Spannung aber unter den Sollwert (etwa durch eine geringere körperliche Aktivität oder durch eine Reduktion des Körpergewichts, wie sie z. B. in ganz extremer Weise bei Astronauten im Zustand der Schwerelosigkeit auftritt), so wird der Knochen zunächst dekalzifiziert (Astronauten!), und im weiteren Verlauf überwiegt die Resorption von Knochengewebe über die (nie ganz erlöschende) Neubildung. Damit wird das Element als Ganzes sowohl schwächer (Dekalzifikation!) als auch in seiner Gesamtmasse reduziert. Durch den letzteren Vorgang wird der tragende Querschnitt verringert, und dadurch steigen die Spannungen wieder an. ROUX hatte diesen Zusammenhang auch für das Knochengewebe intuitiv erahnt und *Inaktivitätsatrophie* genannt.

Verschiedene Beobachtungen an biologischen Experimenten und den Verläufen klinischer Fälle weisen allerdings darauf hin, daß die Aktivitätshypertrophie nicht bis zu beliebig großen Spannungen ungestört abläuft. So hat man z. B. festgestellt, daß bei fortgesetztem

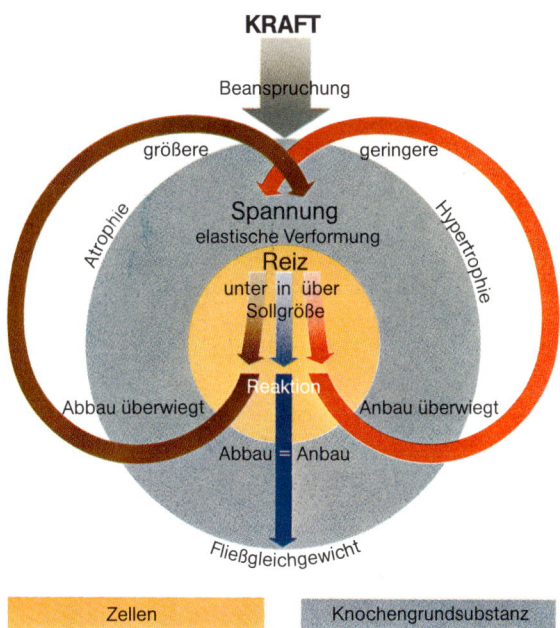

KRAFT

Abb. 3.4–9. Der Knochen reagiert auf mechanische Beanspruchung wie ein technischer Regler. Regelgröße ist die Normalspannung σ (bzw. die Deformation), Störgröße ist die Beanspruchung unter der Einwirkung äußerer Kräfte [5].

erheblichem Spannungsanstieg der Knochen nach einer ersten Phase der Kondensation (d. h. Zunahme der „Röntgendichte" durch Einlagerung von Kalziumsalzen) in eine Destruktionsphase übergeht, in der nun paradoxerweise Knochengewebe abgebaut wird. Dies ist ein deutlicher Hinweis auf eine Überlastung.

Der oben definierte Spannungssollwert, bei dem das Knochengewebe im Stadium des Fließgleichgewichts in seiner Gesamtmasse nicht verändert wird, muß durchaus nicht für alle Menschen gleich sein. Es ist noch nicht einmal sicher, ob er bei ein und demselben Individuum in den verschiedenen Lebensaltern oder auch zur selben Zeit in allen Körperregionen gleich groß ist. Zudem ist damit keineswegs ausgesagt, daß dem Knochen auf diese Weise nur gerade jene Festigkeit verliehen werde, die ausreicht, um der aktuellen Belastung standzuhalten. Vielmehr baut der Knochen stets mit einem gewissen (aber offenbar überall gleich großen) Materialüberschuß, der es ihm gestattet, auch momentanen Maximalbelastungen zu widerstehen, die das „normale" Belastungsniveau überschreiten. Auch technische Bauten werden auf diese Weise ausgeführt, und der Ingenieur spricht von einem „Sicherheitsfaktor".

Wenn man sich diese Reaktionsweise aller am Aufbau des Knochens beteiligten Gewebselemente auf die mechanische Beanspruchung nach Art eines technischen Regelsystems vor Augen hält, dann wird klar, daß das Skelett bis ins feinste an seine mechanische Funktion angepaßt sein kann, und zwar viel genauer, als dies jemals bei technischen Konstruktionen gesche-

Abb. 3.4–10. Unter der Annahme, daß sich ein Fließgleichgewicht zwischen An- und Abbau von Knochengewebe bei einer Sollspannung σ_s einstellt und daß bei höheren Absolutwerten der Spannungen die Apposition, bei geringeren Spannungen dagegen die Resorption überwiegt, hat Pauwels den Umbau eines hypothetischen Knochenbälkchens berechnet. Die Wirkungslinie der Druckkraft D-D verlaufe schräg zur Längsachse des Knochenbälkchens (s. Skizze links oben). Zu beiden Seiten des Bälkchens sind die Spannungsverteilungen über die Länge aufgetragen. In diesen Diagrammen bedeuten $\sigma_{(D)}$ Druckspannungen. Das Niveau der Sollspannung σ_s ist beiderseits punktiert eingezeichnet. Wenn nun „Knochenmaterial" überall dort zugegeben wird, wo die aktuelle Spannung ($\sigma_{(D)}$ oder $\sigma_{(Z)}$) die Sollspannung σ_s übersteigt, und wenn Material weggenommen wird, wo sie σ_s unterschreitet, dann ändert das Bälkchen seine Gestalt. Für die neue Form wurden wiederum die Spannungen berechnet und entsprechend der Über- oder Unterschreitung des Sollwerts Material an- oder abgebaut. Man sieht, daß sich das Bälkchen auf diese Weise durch fortwährenden Umbau schließlich so einstellt, daß die Wirkungslinie der beanspruchenden Kraft axial liegt [5].

▼

hen kann. Der Feed-back-Mechanismus sorgt ferner dafür, daß eine stetige Anpassung an sich etwa ändernde Beanspruchungen gewährleistet ist.

Änderungen der Architektur der Substantia spongiosa beim jungen und erwachsenen Menschen waren bereits von Wolff und Roux mit einer veränderten Funktion in Verbindung gebracht worden, aber erst Pauwels konnte sie mit seinem von der kausalen Histogenese abgeleiteten „Bauprinzip" befriedigend erklären [9], [11], [13].

Aus dem oben geschilderten Regelvorgang ergibt sich zwangsläufig, daß ein massives Knochenelement, z. B. ein Spongiosabälkchen, durch Gewebsapposition an den Stellen höherer Spannungen und durch Resorption an den Stellen geringerer Spannungen so lange umgebaut werden muß, bis die Spannungen in ihm überall gleich groß sind und dem Sollwert entsprechen. Dann ist das Bälkchen letztendlich so ausgerichtet, daß die Wirkungslinie der belastenden Kraft genau mit seiner Achse zusammenfällt: Es wird axial beansprucht und kann infolgedessen bei vorgegebenem Sicherheitsfaktor mit einem Minimum an Material gebaut sein.

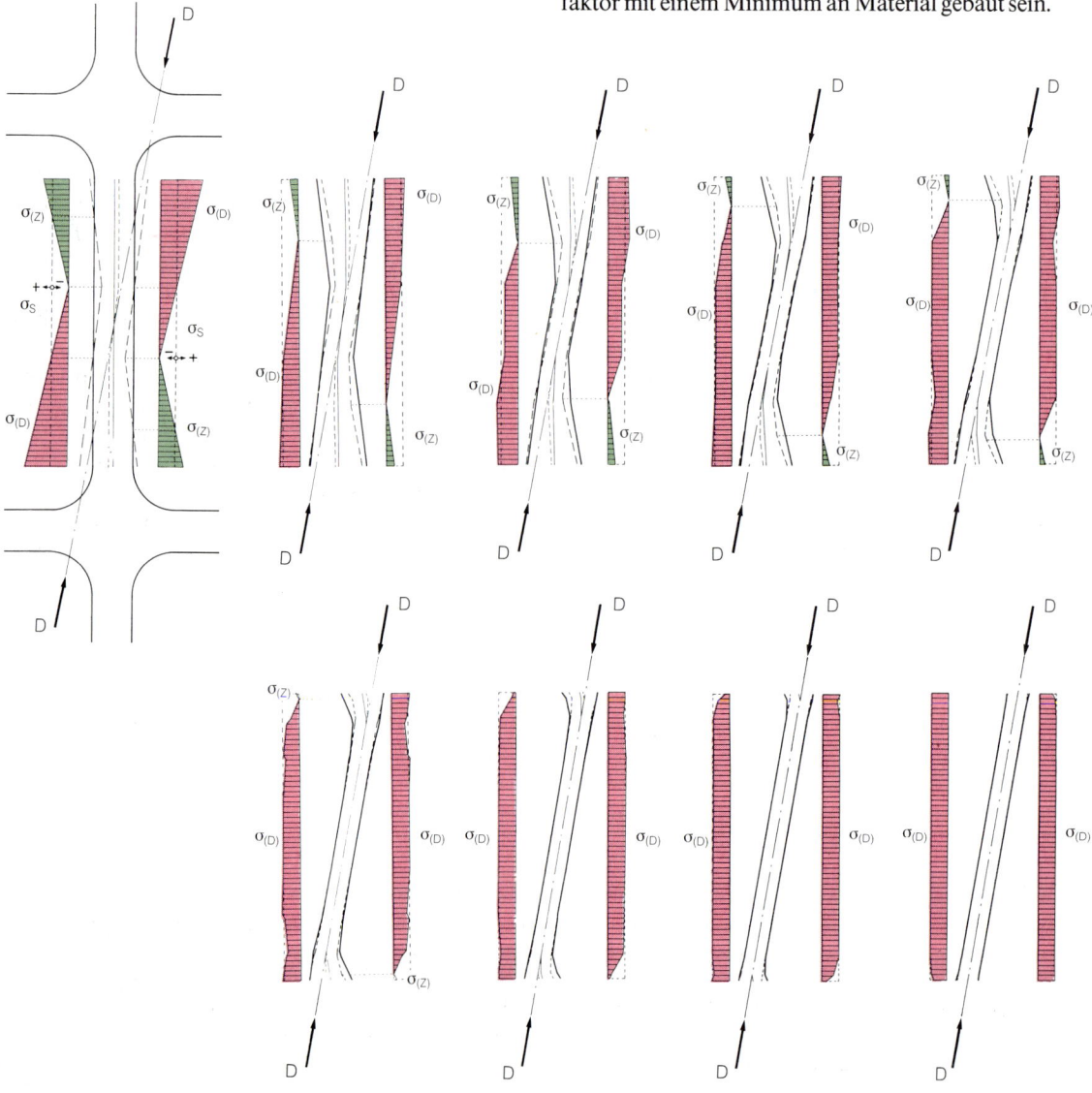

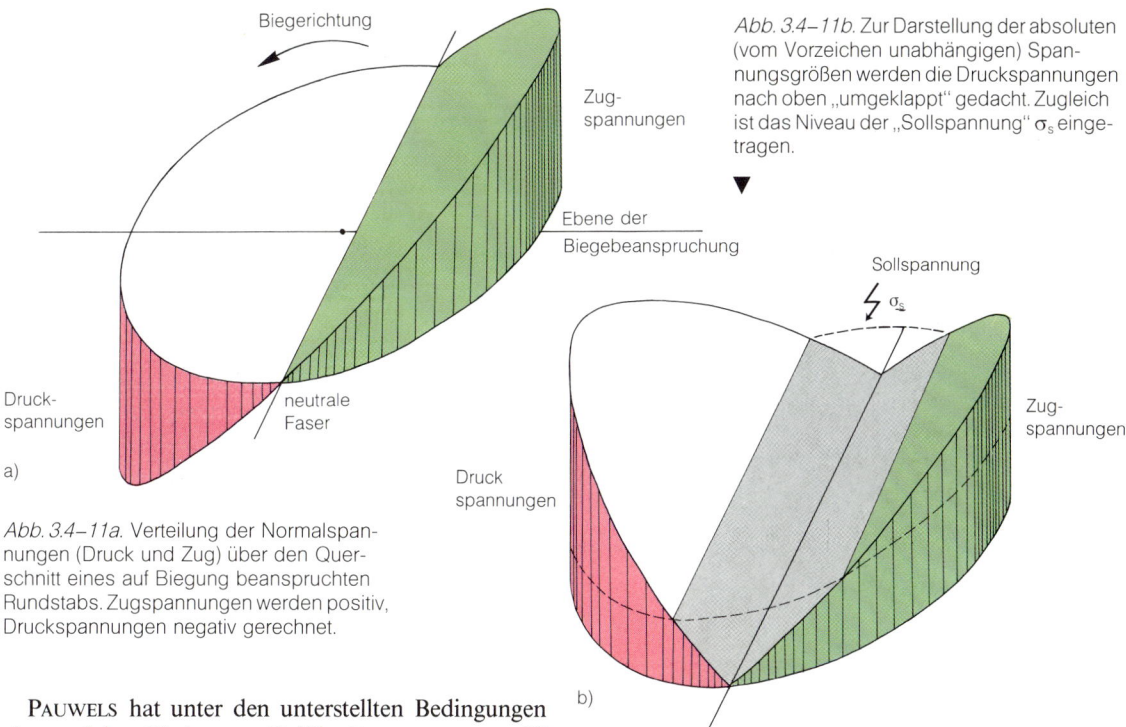

Abb. 3.4–11b. Zur Darstellung der absoluten (vom Vorzeichen unabhängigen) Spannungsgrößen werden die Druckspannungen nach oben „umgeklappt" gedacht. Zugleich ist das Niveau der „Sollspannung" σ_s eingetragen.

Abb. 3.4–11a. Verteilung der Normalspannungen (Druck und Zug) über den Querschnitt eines auf Biegung beanspruchten Rundstabs. Zugspannungen werden positiv, Druckspannungen negativ gerechnet.

PAUWELS hat unter den unterstellten Bedingungen einen solchen Umbau am Reißbrett vorgenommen [9] und damit nachgewiesen, daß sein theoretisch formuliertes Bauprinzip tatsächlich zu einer *„Minimumkonstruktion"* führt, d. h. zu einem Stützelement, das die geforderte Widerstandsleistung mit der kleinstmöglichen Materialmenge erfüllt (Abb. 3.4–10). Inzwischen sind mathematische Modelle entwickelt worden, mit denen im Elektronenrechner dieser Umbauvorgang simuliert werden kann [7].

Wenn alle Spongiosaelemente des Knochens auf diese Weise in jeweils axiale Beanspruchung eingestellt werden, so resultiert ein räumliches *trajektorielles Fachwerk* (vgl. Kap. 3.3), das auch als Ganzes die maximale Festigkeit mit einem Minimum an Baumaterial erreicht.

Unter der Voraussetzung des gleichen Umbauprinzips läßt sich auch die Ausbildung der Markhöhle eines Röhrenknochens als funktionelle Anpassung an eine Biegebeanspruchung erklären. Bei Biegung durch eine achsenparallele Längsdruckkraft mit größerer Exzentrizität entstehen in einem massiven Stab in den Randfasern erhebliche Druck- und Zugspannungen, die in der neutralen Faser auf den Wert Null abfallen (vgl. Kap. 3.3 u. Abb. 3.4–11a). Um deutlich zu machen, daß nach der PAUWELSschen Hypothese nur die absoluten Spannungsgrößen ohne Berücksichtigung ihres Vorzeichens für den Knochenumbau maßgeblich sind, kann man im Modell das Vorzeichen der Druckspannungen umkehren und zugleich das Niveau der Sollspannung σ_s einzeichnen (Abb. 3.4–11b). Wenn nun eine Resorption von Knochengewebe in jenem Bereich angenommen wird, in dem die absoluten Spannungswerte die Größe σ_s unterschreiten, dann müßte der massive Knochenbalken durch einen sich ausbildenden Längsschlitz in zwei Stäbe gespalten werden.

Nun liegt zwar die Ebene, in der die langen Skelettelemente auf Biegung beansprucht werden (Biegeebene), bei allen Stellungen der Glieder und in verschiedenen Funktionssituationen im großen und ganzen in der gleichen Richtung, bei genauerer Analyse stellt sich jedoch heraus, daß sie um eine Mittelstellung mit größeren oder kleineren Winkelausschlägen schwankt. Die Auswirkung dieser Richtungsänderung der Biegebeanspruchung kann an einem Modell mittels eines fotografischen Tricks anschaulich demonstriert werden (s. Abb. 3.4–12). Man sieht nunmehr einen zentralen „Resorptionsbereich", der rundum von knochenerhaltenden Spannungsgrößen umgeben ist. Je größer der Drehwinkel ist, um den die Biegeebene schwankt, desto kleiner und abgerundeter wird die „Markhöhle" [7].

Das einmal ausgebildete Knochenrohr (d. h. die Diaphyse eines Röhrenknochens) reagiert auf die Biegebeanspruchung mit ihrer ungleichmäßigen Spannungsverteilung ganz anders als ein massiver Stab. Hier kommt der Umbau bereits zum Stillstand, wenn sich die Wanddicke auf der lastzugewandten Seite (Druckseite) und auf der lastabgewandten Seite (Zugseite) praktisch unabhängig voneinander an die lokale Spannungsgröße angeglichen haben. PAUWELS, dem wir diese Erkenntnis verdanken, zeigt auch, daß sich dabei Lage und Gestalt der Knochenachse nur unwesentlich ändern (Abb. 3.4–13).

Des weiteren verfügt der Knochen offenbar über die Möglichkeit, auf die wechselnde Größe der mechanischen Beanspruchung mit einer lokalen Änderung seiner Materialdichte zu reagieren. Dies kann sowohl

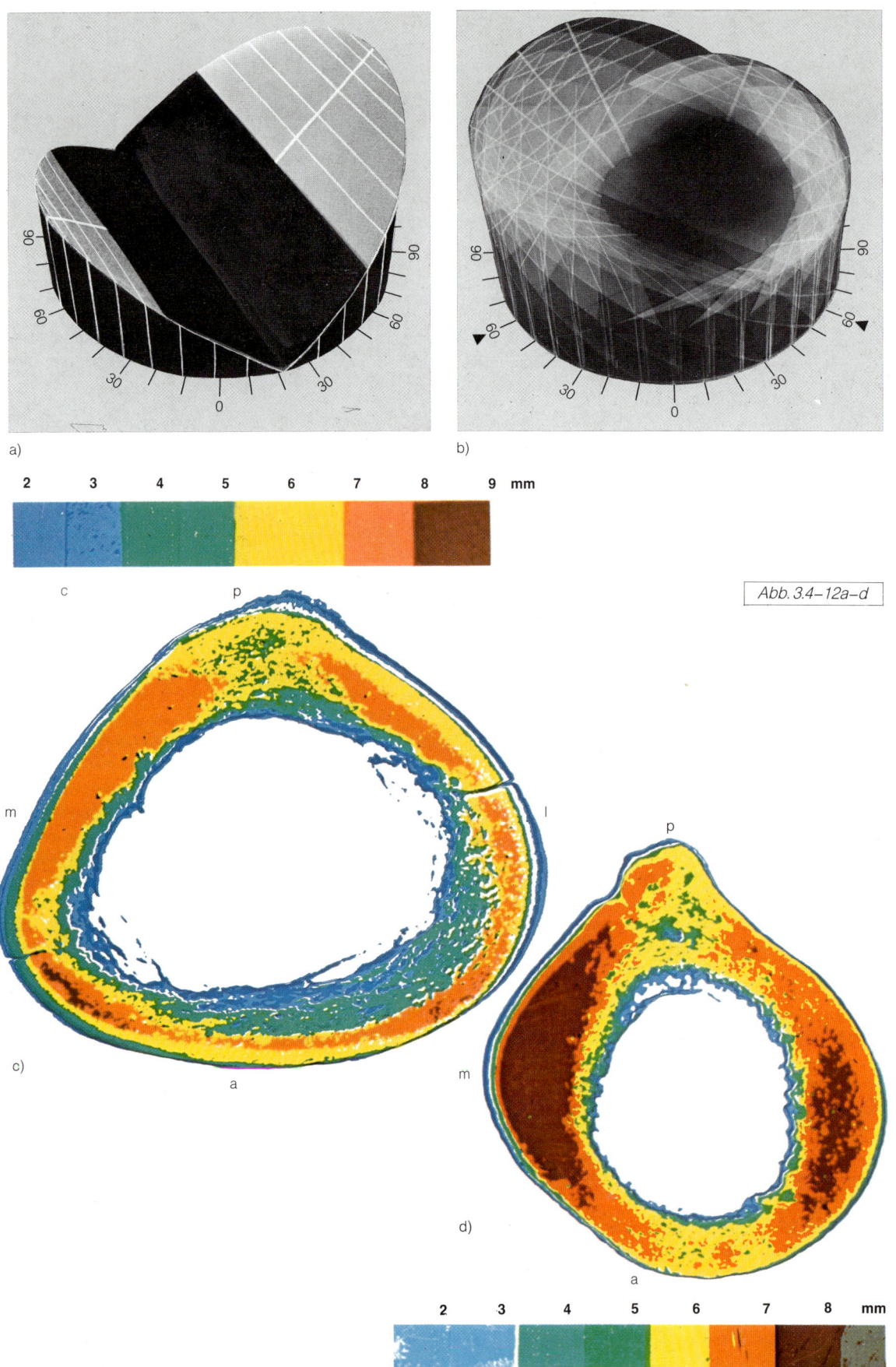

Abb. 3.4–12a–d

◀ *Abb. 3.4–12a u. b.* Modell zur fotografischen Erzeugung einer „Markhöhle".

a) In einem räumlichen Modell der absoluten Spannungsgrößenverteilung über den Querschnitt eines auf Biegung beanspruchten Rundstabs sind die Spannungswerte unterhalb des Niveaus der Sollspannung durch Schwarzfärbung „ausgelöscht".

b) Mehrfachbelichtung des oben abgebildeten Modells in verschiedenen Darstellungen (Drehung um 60° aus der Ausgangsstellung) ergibt dieses Bild: Der (schwarzgefärbte) Resorptionsbereich des Knochens rundet sich zu einer „Markhöhle" [7].

Abb. 3.4–12c u. d. Verteilung der Röntgendichte des Knochengewebes über Querschnitten aus der Femurdiaphyse. Die verschiedenen Farben kennzeichnen Zonen gleicher Röntgenstrahlenabsorption und damit gleichen Mineralgehalts. Die farbige Skala ist die Abbildung eines Stufenkeils aus Aluminium, der auf dem gleichen Röntgenfilm mit aufgenommen wurde. Die eingetragenen Zahlen geben die Höhen der Stufen in Millimetern an. Damit kann die Dichte des Knochengewebes in Millimetern Schichtdicke Aluminium ausgedrückt werden.

c) Querschnitt aus dem unteren Schaftdrittel. Die Dichteverteilung kann als Anpassung an eine nur geringe Biegung (fast axiale Druckbeanspruchung) angesehen werden.

d) Querschnitt aus der Schaftmitte. Die deutlichen, medial und lateral gelegenen Dichtemaxima können als Anpassung an eine erhebliche, von lateral nach medial gerichtete Biegebeanspruchung angesehen werden (vgl. das Spannungsdiagramm der Abb. 3.4–11a).

Die Richtungsbezeichnungen sind: a = anterior, p = posterior, m = medial, l = lateral. (Originalbilder T. Yamaguchi, Köln).

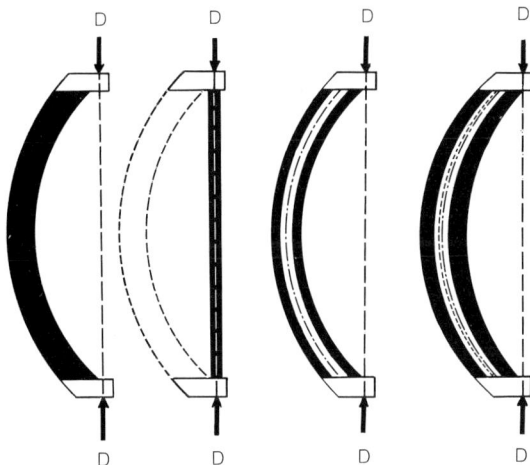

Abb. 3.4–13. Nach dem Pauwelsschen Bauprinzip des Knochens wird ein solides Bauelement, das auf Biegung beansprucht ist, letztlich genau axial in die Wirkungslinie der beanspruchenden Kraft eingestellt (beide linke Figuren), während ein Rohr unter den gleichen Bedingungen lediglich durch Ausbildung einer örtlich verschiedenen Wanddicke reagiert, ohne daß sich seine Achsenform wesentlich ändert (rechte Figuren) [5].

durch eine Veränderung der „Porosität" (Verhältnis der Hohlraumsysteme – Haverssche u. Volkmannsche Kanäle – zu Grundsubstanz) als auch durch unterschiedliche Kalksalzeinlagerung geschehen. Beides läuft letztendlich darauf hinaus, die in der Volumeneinheit des Knochengewebes enthaltene Mineralsalzmenge zu regulieren, die für die spezifische Festigkeit des Knochens im wesentlichen verantwortlich ist. Die Stärke der Röntgenstrahlenabsorption hängt zum weitaus größten Teil von der Menge der Mineralsalze ab. Deshalb kann mit der Schwärzungsmessung einer Röntgenaufnahme des Skeletts (Densitometrie) der örtliche Mineralsalzgehalt bestimmt werden. Die farbige Abb. 3.4–12c u. d zeigt, daß die Röntgendichte über den Querschnitt mehr oder weniger gleichmäßig sein kann. Dabei können Verteilungsmuster der örtlichen Materialdichte (und damit der Festigkeit) vorkommen, die als Anpassungen sowohl an eine Biegebeanspruchung als auch an eine axiale Druckbeanspruchung gedeutet werden können [1].

Wenn an anderer Stelle (s. Kap. 3.3) die Anpassung der Gesamtgestalt der langen Röhrenknochen an die spezifische (Biege-)Beanspruchung beschrieben und festgestellt wird, daß die besondere Achsenform jeweils eine Verminderung des Biegemoments zur Folge hat [2], so ergibt sich daraus die Frage nach der Art dieses Anpassungsmechanismus. Wie wir gesehen haben, ist das Pauwelssche Umbauprinzip des Knochens nicht imstande, die Achsenform eines fertigen Röhrenknochens noch wesentlich zu verändern, sie wird vielmehr in den entscheidenden Zügen in der Entwicklung festgelegt.

Funktionelle Entwicklung der Skelettelemente

Auch die grundsätzlichen Vorgänge der Knochenentwicklung verlaufen ohne Widerspruch zu der Pauwelsschen Theorie der funktionellen Anpassung und kausalen Histogenese der Stützgewebe [3], [9]. Die langen Röhrenknochen werden als knorpelige Elemente angelegt (vgl. Kap. Knochenentwicklung). Sie werden schon frühzeitig durch die Spannung des umgebenden Weichteilschlauchs und die Kontraktion der Muskeln mechanisch beansprucht. Da es sich um lange, schlanke Elemente handelt, ist es prinzipiell unwahrscheinlich, daß die Resultierende aus allen, sich im Gleichgewicht haltenden Kräften jeweils genau mit der Stabachse zusammenfällt: Das einzelne knorpelige Skelettelement wird auf Biegung beansprucht. Das maximale Biegemoment wird irgendwo mitten im Stab liegen. Dort erscheint im Trajektorienbild des Modells eines Biegestabs ein attraktiver singulärer Punkt (Abb. 3.4–14), der anzeigt, daß es sich hier um einen „hydrostatischen Punkt" im Sinn der Elastizitätstheorie handelt.

In Übereinstimmung mit der Theorie der kausalen Histogenese, nach der an Orten permanenten hydrostatischen Drucks Blasenknorpel entsteht, dem chondrale Ossifikation nachfolgt, zeigen sich auch wirklich im Niveau des Biegungsmaximums fast gleichzeitig die perichondrale Knochenmanschette und die zentrale Blasenknorpelbildung (Abb. 3.4–15). Auch die perichondrale Ossifikation ist durch dieselbe Theorie zu erklären, denn an dieser Stelle erreichen die Biegespannungen und damit die Deformation des Perichondrium ihren Höchstwert.

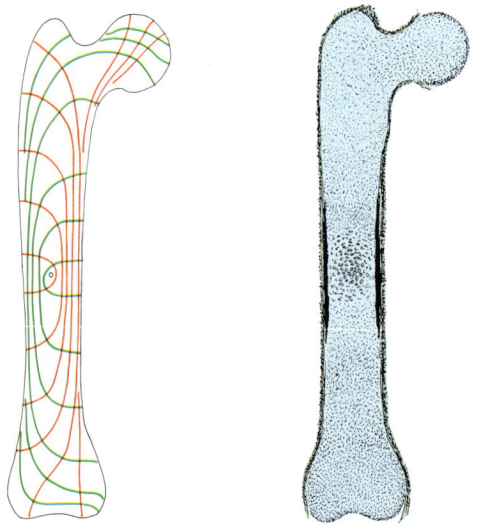

Abb. 3.4–14. Spannungstrajektorien im Modell eines embryonalen menschlichen Femur. In der Schaftmitte befindet sich ein hydrostatischer (attraktiver singulärer) Punkt.

Abb. 3.4–15. Halbschematische Zeichnung des Längsschnitts durch ein embryonales menschliches Femur bei Ausbildung der perichondralen Knochenmanschette (schwarz), unter der der Blasenknorpel entsteht.

Wenn die Ossifikation gegen die Gelenkenden vorgedrungen ist, entstehen in den Knorpelepiphysen wiederum Spannungsmuster, in denen ein oder mehrere attraktive singuläre (hydrostatische) Punkte erscheinen, an denen Blasenknorpel und enchondrale Ossifikation auftreten. Auf diese Weise entstehen die knöchernen Epiphysenkerne. Spannungsoptische Untersuchungen haben gezeigt, daß in relativ breiten und niedrigen Knorpelepiphysen, wie z. B. der distalen Femurepiphyse, zwei attraktive singuläre Punkte vorkommen, denen auch zwei Knochenanlagen entsprechen. In mehr kugelförmigen Epiphysen, etwa dem Femurkopf, liegt bei gleichmäßiger Beanspruchung dagegen nur ein zentraler attraktiver singulärer Punkt vor, und folgerichtig wird in der Norm auch nur ein knöcherner Epiphysenkern beobachtet (s. Abb. 3.4–16a, 3.4–17).

Da die unpaaren singulären Punkte Ausdruck einer allseitig genau ausgewogenen Beanspruchung sind, können sie durch Unregelmäßigkeiten der von außen einwirkenden Kräfte sehr leicht irritiert werden. Eine überlagerte größere Längsdruckkraft, wie sie etwa bei stärkerer Kontraktion der Oberschenkelmuskeln auf das Caput femoris einwirkt, führt zu einer Aufspaltung des zentralen unpaaren attraktiven singulären Punkts in eine ringförmige *„singuläre (hydrostatische) Zone"* (Abb. 3.4–16b), in deren Bereich entweder eine ringförmige Ossifikation oder mehrere Knochenkerne auftreten können. Der von der Kante gesehene Ossifikationsring erscheint im Röntgenbild wie ein „doppelter Knochenkern" (Abb. 3.4–18), eine an sich harmlose Erscheinung, die bei Säuglingen im 3. oder 4. Lebensmonat gar nicht so selten beobachtet wird.

Die gleichen gesetzmäßigen Zusammenhänge gelten auch für die Knochenkerne in den Apophysen, wie z. B.

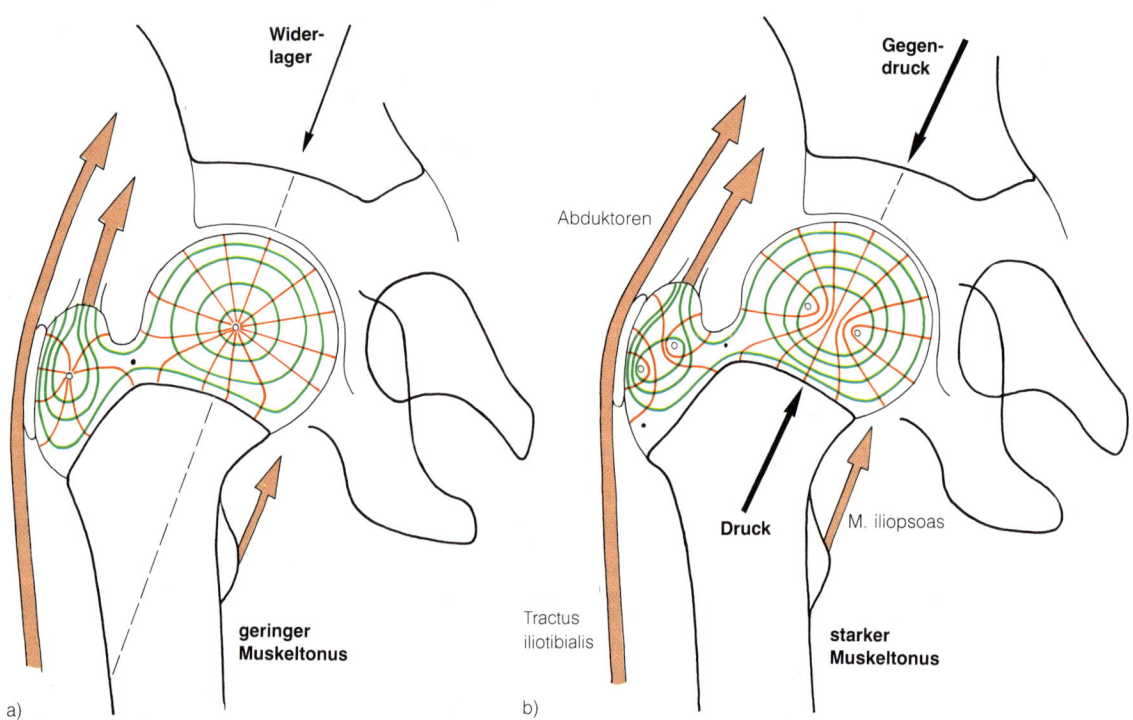

a)

Widerlager

geringer Muskeltonus

Tractus iliotibialis

b)

Gegendruck

Abduktoren

Druck   M. iliopsoas

starker Muskeltonus

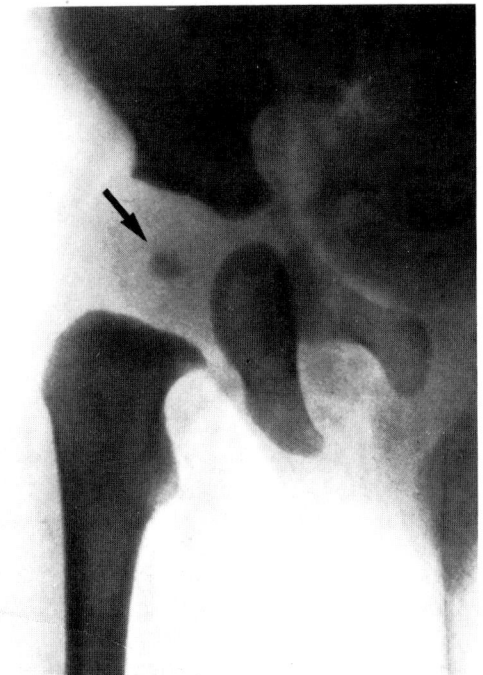

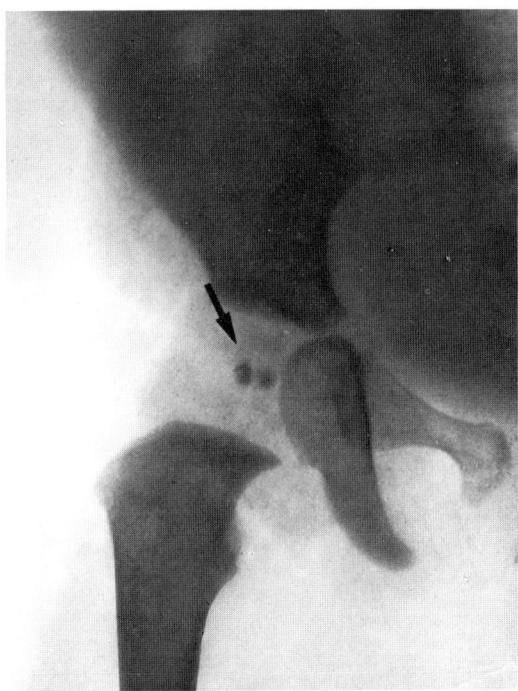

Abb. 3.4–17. Röntgenbild der Hüfte eines 4 Monate alten Säuglings. Das Knorpelgewebe gibt keinen Röntgenschatten und ist daher nicht zu sehen. Im Kopfzentrum erkennt man einen (enchondralen) Knochenkern (Pfeil).

Abb. 3.4–18. Röntgenbild der Hüfte eines 3 Monate alten Säuglings mit „doppeltem Femurkopfkern" (Pfeil).

den Trochanteren des Femur (s. dieses) oder den Tubercula des Humerus (s. diesen), die Muskelanheftungen ihre Entstehung verdanken und entwicklungsgeschichtlich wohl als Derivat mit der Diaphyse verschmolzener Sesambeine aufzufassen sind.

Der knöcherne Epiphysenkern wächst und dehnt sich damit sowohl gegen die Gelenkoberfläche als auch gegen die knöcherne Diaphyse aus. An der Gelenkfläche kommt die Ossifikation zum Stillstand, sobald hier die Knorpellage so dünn geworden ist, daß die durch Belastung des Gelenks bedingten (zeitlich und in der Größe schwankenden) Deformationen jenen Wert erreicht haben, der für die Erhaltung des Hyalinknorpels optimal ist, weil er eine weitere Blasenknorpelbildung verhindert. Diese *„optimale knorpelerhaltende Deformation"* reicht bei größeren Gelenkbelastungen naturgemäß weiter in die Tiefe als bei geringeren, weshalb bei

◀ *Abb. 3.4–16.*
a) Trajektorienmuster im Modell der proximalen knorpeligen Femurepiphyse. Im Kopfzentrum erscheint ein attraktiver singulärer (hydrostatischer) Punkt.
b) Modell des Trajektorienverlaufs in einem knorpeligen Femurkopf bei überlagertem stärkeren axialen Druck. Der normalerweise genau im Zentrum gelegene hydrostatische Punkt ist durch eine ringförmige hydrostatische Zone ersetzt, die auf diesem Frontalschnitt als verdoppelter attraktiver singulärer Punkt erscheint.

stärker beanspruchten Gelenken auch die dickeren Gelenkknorpel gefunden werden. Im Tierversuch wurde ferner nachgewiesen, daß eine künstlich erhöhte Belastung eines Beins dort zu einer meßbaren Verdickung der Gelenkknorpel führt, was darauf schließen läßt, daß die funktionelle Beanspruchung den Gelenkknorpel nicht nur erhält, sondern auch als Stimulus für seine Proliferation anzusehen ist.

Klinische Beobachtungen am Menschen haben andererseits gezeigt, daß der Knorpelbelag in für lange Zeit ruhiggestellten Gelenken schwindet. Hier kann es schließlich zu einer knöchernen Überbrückung des Gelenkspalts kommen, man spricht von einer *Ankylose* (Abb. 3.3–11).

Aus diesen Zusammenhängen ergibt sich die Konsequenz, daß die beobachtete Gestalt der überknorpelten Gelenkflächen letztendlich ein genaues Abbild der Beanspruchungsverteilung ist. Dies wurde insbesondere am Beispiel des Hüftgelenks in eingehenden Untersuchungen dargelegt [12]. So finden z. B. nicht selten anzutreffende, von der Norm abweichende Formen der überknorpelten Facies lunata ihre Erklärung jeweils in den besonderen Beanspruchungsverhältnissen (Abb. 3.4–19).

Zwischen dem knöchernen Epiphysenkern und der knöchernen Diaphyse bleibt in der Regel noch über Jahre eine Knorpelzone erhalten (Epiphysenknorpel, Wachstumsknorpel). Der mechanische Grund ist hier der gleiche wie beim Gelenkknorpel: Zwischen den beiden Knochen wird der Knorpel durch die funktionelle Belastung deformiert, was seine Ossifikation erschwert und sein Wachstum stimuliert. Auch hier führt höhere Beanspruchung zu lebhafterer Proliferation. Dies hat bei ungleichmäßiger Druckverteilung im Epiphysenknorpel auch ein ungleichmäßiges Dickenwachstum zur Folge (Abb. 3.4–20). Dadurch muß sich der Epiphysenknorpel stets so einstellen, daß seine Fläche senkrecht zur Wirkungslinie der beanspruchenden

Kraft (Gelenkresultierende) steht [2, 5, 10]. Wenn die Gelenkresultierende im Laufe der Wachstumszeit ihre Richtung ändert, so muß der Epiphysenknorpel darauf durch ein entsprechendes „Kippen" reagieren; der durch Ossifikation nachfolgende Knochen folgt der Richtung der Epiphysenfuge, und seine Achse zeigt infolgedessen charakteristische Krümmungen. PAUWELS konnte überzeugend darlegen, daß die Umgestaltung des für den Säugling typischen O-Beins *(Genu varum)* in das X-Bein *(Genu valgum)* des Kleinkindes eine Folge der veränderten Beanspruchung beim Übergang vom quadrupeden Kriechen zum bipeden Stehen und Gehen ist [9]. Er zeigt ferner im gleichen Zusammenhang, daß bei in schiefer Stellung verheilten Knochenbrüchen eine Geraderichtung der Knochenachse stattfinden kann, solange die knorpeligen Epiphysenfugen noch nicht ossifiziert sind (Abb. 3.4–21).

Auch die knorpeligen Apophysenfugen zeigen nur bei gleichmäßiger Spannungsverteilung ein gleichmäßiges Dickenwachstum. Damit wird die Gestalt der Apophysen ebenfalls durch die mechanische Beanspruchung beeinflußt.

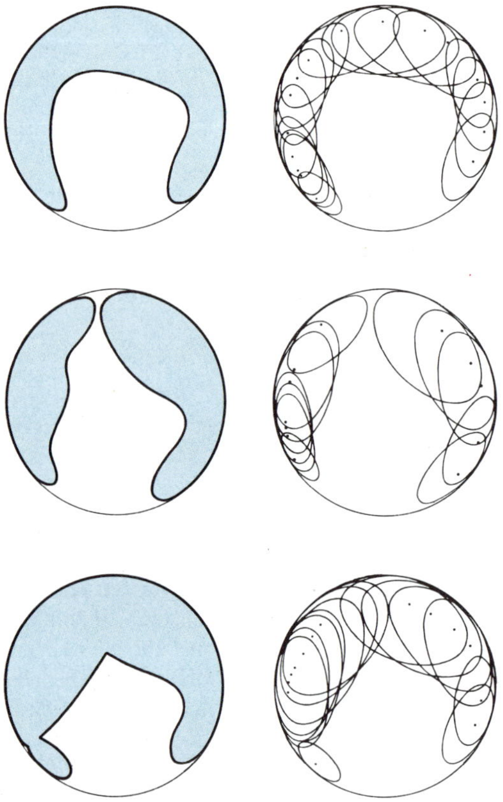

Abb. 3.4–19. Formvarianten der überknorpelten Facies lunata der Hüftgelenkspfanne. Nur jene Partien sind von Knorpel bedeckt, an denen die überlagerte Druckbeanspruchung jeweils eine bestimmte untere und obere Grenze nicht überschreitet [12].

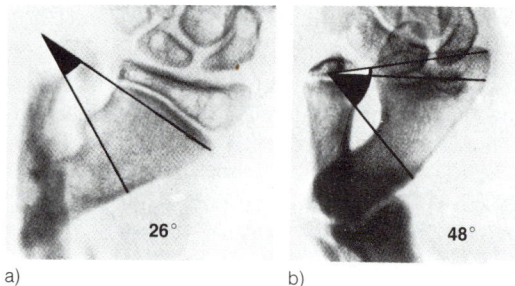

a)   b)

Abb. 3.4–21. Das distale Ende eines nach Fraktur in Winkelstellung verheilten kindlichen Radius hat sich durch keilförmigen Zuwachs wieder in Richtung der Längsachse des Unterarms eingestellt [9].

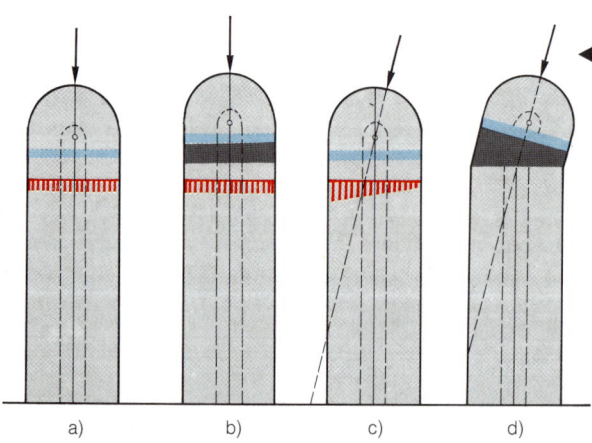

a)   b)   c)   d)

Abb. 3.4–20. Das Wachstum des Epiphysenknorpels wird durch die Spannungsverteilung gesteuert. In den schematischen Skizzen ist die knorpelige Epiphysenplatte punktiert, der enchondral gebildete Knochen schwarz und das Spannungsdiagramm schraffiert dargestellt.
a) Die beanspruchte Kraft (Pfeil) trifft den Epiphysenknorpel zentral, das Spannungsdiagramm besitzt über den gesamten Querschnitt gleiche Höhe.
b) Der enchondral gebildete Knochen wächst über den gesamten Querschnitt gleichmäßig, die Achse des Skelettelements bleibt gerade.
c) Die beanspruchende Kraft trifft schräg und exzentrisch auf den Epiphysenknorpel. Das Spannungsdiagramm ist schief.
d) Der Knochen hat entsprechend dem schiefen Spannungsdiagramm einen keilförmigen Zuwachs erfahren. Die Knochenachse ist abgeknickt, und die Epiphysenplatte ist nun wieder rechtwinklig zur beanspruchenden Kraft gestellt [2].

Literatur

[1] AMTMANN, E.: Mechanical stress, functional adaptation and the variation structure of the human femur diaphysis. Ergebn. Anat. Entwickl.-Gesch. 44 (1971), 1–89

[2] KUMMER, B.: Bauprinzipien des Säugerskelettes. Thieme, Stuttgart 1959b

[3] KUMMER, B.: Biomechanik des Säugetierskeletts. KÜKENTHALS Handbuch Zool. VIII. de Gruyter, Berlin 1959b

[4] KUMMER, B.: Funktioneller Bau und funktionelle Anpassung des Knochens. Anat. Anz. 111 (1962), 261–293

[5] KUMMER, B.: Grundlagen der Biomechanik des menschlichen Stütz- und Bewegungsapparates. IXe. Congr. Soc. Internat. Chir. orthop. Traumatol. II. Wien 1963, D-65 bis D-88

[6] KUMMER, B.: Biomechanics of bone. In: Y. C. FUNG, N. PERRONE, M. ANLIKER (Hg.): Biomechanics, its foundation and objectives. Prentice-Hall, Englewood Cliffs. N. J. 1972

[7] KUMMER, B.: Mechanische Beanspruchung und funktionelle Anpassung des Knochens. Verh. Anat. Ges. 72 (1978), 21–46

[8] v. MEYER, H.: Die Architektur der Spongiosa. Reichert u. Du Bois-Reymond's Archiv (1867), 615–628

[9] PAUWELS, F.: Gesammelte Abhandlungen zur funktionellen Anatomie des Bewegungsapparates. Springer, Berlin 1965

[10] PAUWELS, F.: Atlas zur Biomechanik der gesunden und kranken Hüfte. Springer, Berlin 1973

[11] ROUX, W.: Gesammelte Abhandlungen über Entwicklungsmechanik der Organismen. I. II. Engelmann, Leipzig 1895

[12] TILLMANN, B.: Die Beanspruchung des menschlichen Hüftgelenks. III. Die Form der Facies lunata. Z. Anat. Entwickl.-Gesch. 128 (1969), 329–349

[13] WOLFF, J.: Das Gesetz der Transformation der Knochen. Berlin 1892

3.5 Osteosynthese und Knochenreaktion

BERTON A. RAHN

3.5.1 Funktionsstörung durch Fraktur

Durch eine Fraktur wird die Funktion des Bewegungsapparats sowohl in mechanischer als auch in biologischer Hinsicht gestört.

Für die *Mechanik* des Skelettsystems bedeutet eine Kontinuitätsunterbrechung, daß die komplizierten Hebelsysteme (s. Kap. 3.3) nicht mehr in gewohnter Weise wirken können. Je nach Lage der Fraktur und des Ansatzpunktes der Muskelzüge werden die Fragmentenden verschoben. Dadurch entstehen verschiedene Typen der Dislokation, die in chirurgischen Lehrbüchern systematisiert sind. Bei frakturierten Röhrenknochen greifen äußere Kräfte und Muskelzüge oft an langen Hebelarmen an. Geringe Kräfte führen deshalb bereits zu größeren Bewegungen im Frakturbereich, die in ihrem Ausmaß durch den Weichteilmantel und das Hämatom kaum reduziert werden.

Im *biologischen* Bereich kommt den *Gefäßverletzungen* eine kardinale Bedeutung für die Frakturheilung zu. Die Verletzung von größeren Gefäßen hat je nach topographischer Lokalisation eine deutliche Verzögerung der Frakturheilung zur Folge. Meistens zeigen distal gelegene Fragmente eine schlechtere Blutversorgung, in isolierten Fragmenten kann die Zirkulation vollständig unterbrochen sein, und eine Verletzung einer Arteria nutricia an ihrer Eintrittsstelle in den Knochen kann nur schwer kompensiert werden.

Die Mikrozirkulation in den im Kortikalisinneren verlaufenden HAVERSschen Kanälen wird an den Fragmentenden ebenfalls unterbrochen. Diese feinen Gefäße zeigen im Anschluß an ein Frakturtrauma eine retrograde Thrombosierung[1], so daß die Fragmentenden bis zu einer Strecke von einigen Millimetern ohne Zirkulation sind. Als Folge von Gefäßverletzungen und Hämatomen ist die Zirkulation im Frakturgebiet sowohl auf der afferenten als auch auf der efferenten Seite allgemein verschlechtert.

3.5.2 Frakturbehandlung

Jede *Frakturbehandlung* zielt darauf ab, sowohl mechanisch wie biologisch optimale Voraussetzungen für die Frakturheilung zu schaffen. Bei den nicht operativen Verfahren der Knochenbruchbehandlung treten in bestimmten Fällen Probleme auf, die mit Hilfe der Osteosynthese reduziert oder umgangen werden sollen. Eine Hauptindikation zur Osteosynthese sind Frakturen mit Gelenkbeteiligung. Gelenke müssen anatomisch exakt reponiert und fixiert werden, denn Stufen in einer Gelenkfläche führen früher oder später zu einer Arthrose mit entsprechenden Beschwerden. Heilungsvorteile ergibt die Osteosynthese z. B. auch bei Vorderarmfrakturen, die sonst in einem gewissen Pro-

---

[1] Nach einer Verletzung von Gefäßen führt die Blutgerinnung zu einer Blutpfropfbildung, die das Gefäß verschließt. Als Folge der gestörten Strömungsverhältnisse kann der intravaskuläre Gerinnungsvorgang sich über eine gewisse Strecke weiter ausdehnen.

zentsatz zu Pseudarthrosen[1] führen. Ein weiterer Vorteil der Osteosynthese ist die Möglichkeit der frühen Mobilisation. Die Gipsbehandlung bezieht die der Fraktur benachbarten Gelenke in die Immobilisation mit ein, und damit wird auch die Muskulatur zur Inaktivität verurteilt. Dies wird vom Jugendlichen meist problemlos und ohne Spätfolgen ertragen. Die Osteosynthese dagegen bietet von Anfang an zumindest eine sog. Übungsstabilität, welche eine physikalische Therapie erlaubt. Bei älteren Patienten kann eine dadurch ermöglichte Frühmobilisation erwünscht sein, um durch Pumpwirkung der Muskulatur die Zirkulation zu verbessern, Thrombosen und Dekubitalgeschwüre zu vermeiden, Muskelatrophien auf ein Minimum zu reduzieren und eine volle Beweglichkeit in den Gelenken zu erhalten.

Die technische Grundlage der Osteosynthese besteht darin, daß mit direkt am Knochen angreifenden mechanischen Mitteln eine Reposition erzielt und diese gegen die von außen einwirkenden Kräfte und die Muskelzüge aufrechterhalten wird. Dazu stehen verschiedene technische Möglichkeiten mit unterschiedlichen Wirkungsmechanismen zur Verfügung. Ein Knochen kann bei unterbrochener Kontinuität senkrecht zur Frakturebene weiterhin Druckkräfte übertragen, während Zugkräfte sofort zu einem Öffnen des Frakturspalts führen. Osteosynthesematerialien werden deshalb in erster Linie so eingesetzt, daß sie Zugkräfte übernehmen können, während der Knochen weiterhin auf Druck beansprucht wird (Abb. 3.5–1). Zur korrekten Plazierung der Implantate[2] ist deshalb eine genaue Kenntnis der Belastung jedes einzelnen Knochens erforderlich. Zusätzlich zur Zuggurtungswirkung des Implantats kommt dem interfragmentären Druck eine große Bedeutung zu: Die Kompression wirkt gegen mögliche Distraktionskräfte und erhöht gleichzeitig die Reibung zwischen den Fragmentenden, was die gegenseitige Verschiebung erschwert oder unter physiologischer Belastung verhindern soll. Die Wirksamkeit der Druckstabilisation ist vor allem bei Schrauben und Platten so gut, daß im Frakturspalt absolut keine Bewegung der Fragmentenden gegeneinander herrscht. Bei frakturfern angreifenden Osteosynthesemitteln, z. B. beim fixateur externe[3], ist die Reposi-

tion zwar gut, aber Mikrobewegungen im Frakturbereich werden nicht verhindert. Ein Marknagel im Markraum wirkt trotz seiner Quer- und Längsverspannung in der Markhöhle vor allem als innere Schienung, und es treten häufig ebenfalls noch Mikrobewegungen auf. Wenn ein Draht als Zuggurtung eingesetzt wird (Abb. 3.4–7), kann eine sehr gute Stabilität erzielt werden; als Drahtumschlingung bei Schrägfrakturen ist die Ruhigstellung jedoch oft ungenügend.

3.5.3 Primäre Knochenheilung

Der Ausdruck „primäre Knochenheilung" wurde unseres Wissens erstmals 1914[4] in Analogie zur primären Weichteilheilung verwendet und bezeichnet eine Heilung mit einem minimalen Aufwand von Narben- bzw. Kallusgewebe für den Fall des Knochens. Radiologisch

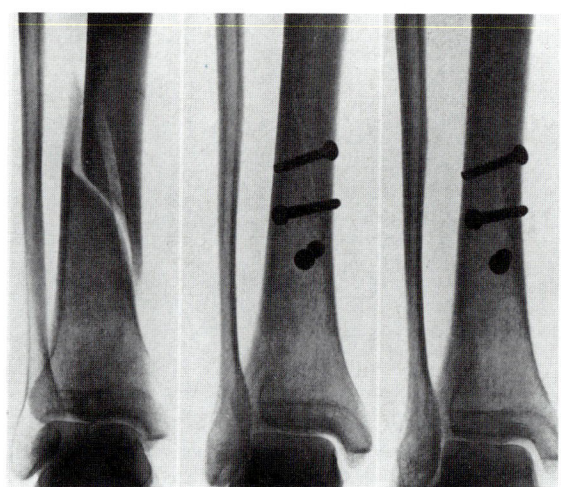

Abb. 3.5–2. Radiologischer Aspekt der Primärheilung nach Verschraubung. Die Abbildung zeigt von links nach rechts eine Spiralfraktur unmittelbar nach dem Unfall, nach 5 und nach 25 Wochen. Die Frakturspalte verschwindet, ohne daß Kallus sichtbar wird [6].

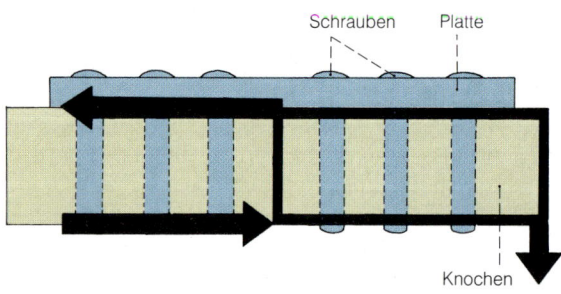

Abb. 3.5–1. Prinzip der Zuggurtung bei Plattenosteosynthese. Um eine Dislokation der Fragmente zu verhindern, soll die Platte in erster Linie Zugkräfte auffangen. Druckkräfte werden durch den reponierten Knochen übertragen.

---

[1] Pseudarthrose: Scheingelenk, Beweglichkeit an einer Stelle, die eigentlich fest sein sollte. Eine Fraktur, die nach 12 Monaten nicht verheilt ist, wird als Pseudarthrose bezeichnet. Klinisch-radiologisch ist sie dadurch charakterisiert, daß ein Knochendefekt zwischen den Fragmentenden persistiert, der Markraum an den Fragmentenden geschlossen erscheint und keine Veränderungen bei periodischen Röntgenkontrollen zu beobachten sind.

[2] Implantate: Zur operativen Frakturbehandlung werden meist metallische Hilfsmittel wie Schrauben, Platten, Nägel, Drähte usw. in den Körper „eingepflanzt" (= implantiert), wo sie bis zum Abschluß der Frakturheilung verbleiben.

[3] Fixateur externe: Die Knochenfragmente werden durch die Haut hindurch mit Nägeln oder Gewindebolzen angespießt, und anschließend werden diese Nägel außerhalb des Körpers miteinander verbunden.

ist die Primärheilung dadurch gekennzeichnet, daß die Frakturlinie zuerst verwischt wird und allmählich verschwindet (Abb. 3.5–2). Dieser Vorgang wurde mit einem Verschweißen der Fragmentenden verglichen [1]. Beim primären Heilungstyp fehlen die von der spontanen Frakturheilung her gewohnte Resorption der Fragmentenden und die Kallusbildung. Histologisch basiert die primäre Knochenheilung [12] auf einem intrakortikalen (HAVERSschen) Umbau[1]. Wenn eine Frakturspalte haarfein adaptiert und absolut ruhiggestellt ist, kann der HAVERSsche Umbau von einem in das andere Fragmentende übergreifen (Abb. 3.5–4). Damit

Osteoklasten

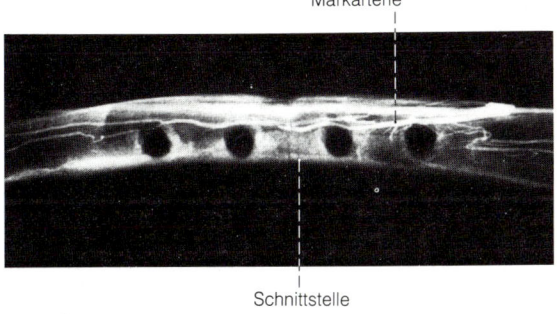

Frakturspalte

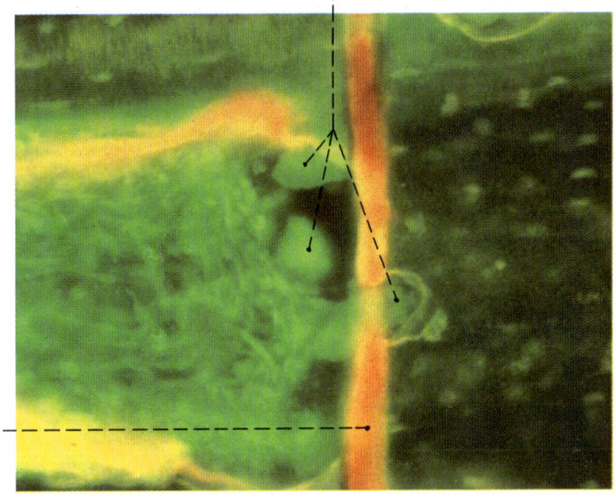

Abb. 3.5–4. Osteon am Frakturspalt. Der intrakortikale Umbau ist am ruhiggestellten Frakturspalt angelangt, ein Osteoklast liegt teilweise im Fragment jenseits des Frakturspalts. (Sägeschnitt, Blaulicht-Fluoreszenz).

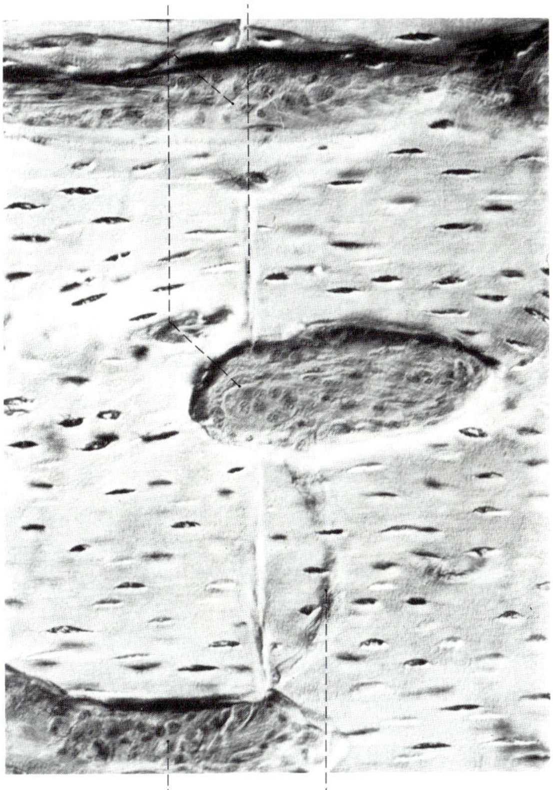

Markarterie

Schnittstelle

Abb. 3.5–3. Rasche Gefäßregeneration dank Stabilität. Schon zwei Wochen nach vollständiger Durchtrennung und Plattenversorgung einer Kaninchentibia kann wieder eine durchgängige Markarterie dargestellt werden (R. GANZ, J. BRENNWALD: L'ostéosynthèse du tibia du lapin. In: A. BOITZY: Ostéogenèse et compression. Huber, Bern 1972).

entsteht eine Überbrückung der Fraktur direkt mit Knochen, welcher in Struktur und Ausrichtung dem ursprünglichen Knochen weitgehend entspricht. Das direkte Durchwachsen von Osteonen durch eine Kontaktstelle wird als *Kontaktheilung* bezeichnet (Abb. 3.5–5, 3.5–6). Durch die lokalisierte Resorptionstätigkeit erscheinen die Fragmentenden im Röntgenbild vorübergehend weniger dicht.

Eine Fraktur ist oft nicht immer so reponierbar, daß überall Kontaktstellen erzielt werden, sondern es finden sich Stellen mit feinen Spalten. Diese Spaltstellen sind ebenfalls ruhiggestellt, sofern sie durch benachbarte Kontaktstellen abgestützt sind. In diesen Spalten kann sich lamellärer Knochen bilden (Abb. 3.5–7). In einer zweiten Phase werden dann ebenfalls wie in den Kontaktzonen neue Osteone von einem Fragmentende in das andere durchwachsen und dabei die aufgefüllte Spaltzone durchqueren (Abb. 3.5–8). Neben diesen gibt es auch Osteone, die in der aufgefüllten Spalte entspringen und in eines der Fragmente eindringen. Bei

neue Osteone   Frakturlinie

neue Osteone   knapp angeschnittener VOLKMANNscher Kanal

Abb. 3.5–5. Primäre Knochenheilung: Kontaktheilung. Neue Osteone sind durch den perfekt adaptierten und absolut ruhiggestellten Spalt durchgewachsen und verbinden die beiden Fragmentenden. Dieses direkte Durchwachsen ist von der 4. postoperativen Woche an zu beobachten (Sägeschnitt, Differential-Interferenzkontrast).

---

[1] HAVERSscher Umbau: Mechanismus, der zur Bildung von neuen Osteonen (= HAVERSschen Systemen) in bereits bestehender Kompakta führt (s. Kap. 2.5).

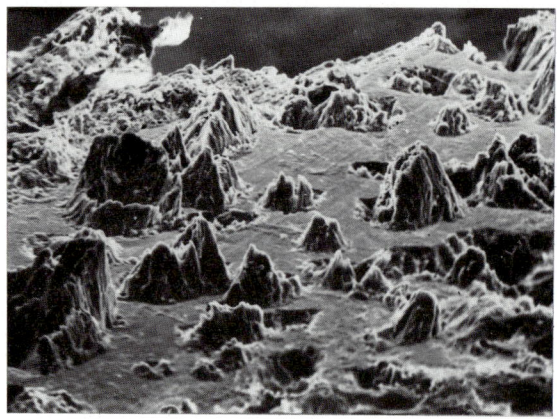

Abb. 3.5–6. Primäre Knochenheilung: Direktes Durchwachsen von neuen Osteonen durch die Frakturfläche. Nach dem Entzweibrechen einer primär heilenden Fraktur lassen sich die aus den Fragmentenden ausgerissenen neugebildeten Osteone im Rasterelektronenmikroskop gut darstellen.

größeren Spalten ist ein einzeitiges Auffüllen nicht mehr möglich. In diesem Fall wird eine Unterteilung des Spaltraums durch Faserknochenbälkchen beobachtet (Abb. 3.5–9).

Das Bild der *primären Knochenheilung* ist also bestimmt durch ein Nebeneinander der *Kontaktheilung* mit der *Spaltheilung*. Der Anteil der Spaltzonen dürfte deutlich größer als der Anteil der Kontaktzonen sein. Die primäre Frakturheilung wurde im Tierexperiment nur im Zusammenhang mit Plattenfixation oder nach Versorgung mit einem Kompressionsmarknagel nachgewiesen. Beide Methoden zielen darauf ab, eine absolute Ruhigstellung des Frakturspalts zu erreichen, und es scheint, daß dies eine Grundbedingung für die primäre Knochenheilung ist. Das Auftreten von Kallus bei einer Plattenfixation ist ein eindeutig abnormer Verlauf. Er weist darauf hin, daß das Operationsziel, d. h.

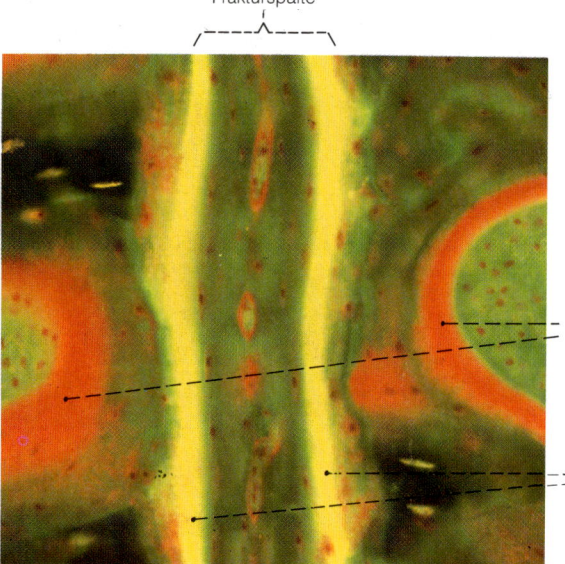

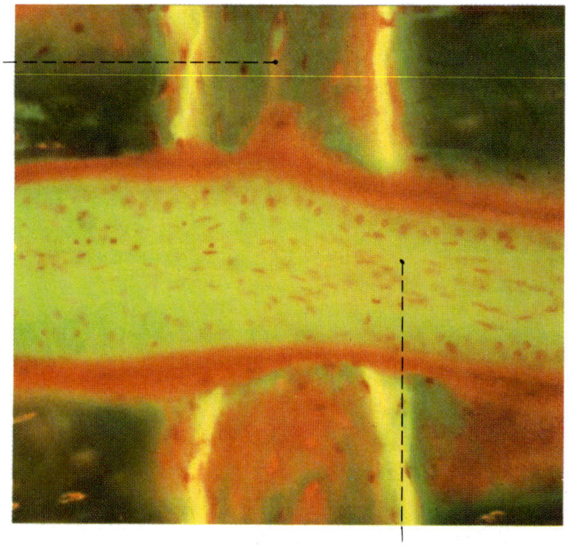

längsgerichtetes Osteon

Frakturspalte

Osteoid in neuen Osteonen

Tetrazyklinmarkierung

Abb. 3.5–7. Primäre Knochenheilung: Spaltheilung, erste Phase. Bei kleineren Inkongruenzen der Adaptation entstehen zwischen den abstützenden Kontaktstellen auch Spalträume. In diesen Spalten beginnt nach der ersten postoperativen Woche die Einlagerung von lamellärem Knochen (Sägeschnitte, Blaulicht-Fluoreszenz).

quer aufgefüllte Frakturspalte

Abb. 3.5–8. Primäre Knochenheilung: Spaltheilung, zweite Phase. Die mit lamellärem Knochen aufgefüllte Spaltzone wird in den intrakortikalen Umbau mit einbezogen und von neuen, in der Knochenlängsachse ausgerichteten Osteonen durchwachsen (Sägeschnitt, Blaulicht-Fluoreszenz).

Faserknochenbälkchen

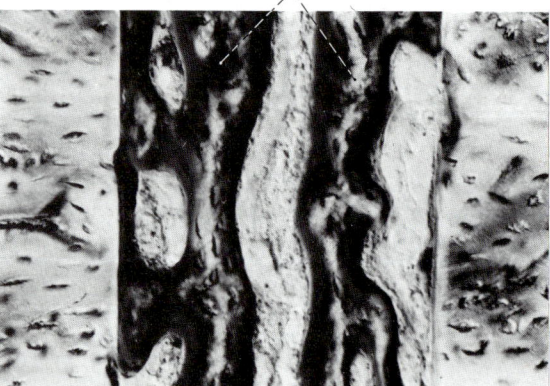

Abb. 3.5–9. Faserknochen in breiten Spalten. Breite Spalten ▶ werden zuerst durch ein Netzwerk von Faserknochenbälkchen unterteilt, anschließend können die Maschen mit lamellärem Knochen aufgefüllt werden (Sägeschnitt, Differential-Interferenzkontrast).

die absolute Ruhigstellung, nicht erreicht wurde. Experimentell konnte nachgewiesen werden, daß eine mit flexiblen Platten überbrückte Fraktur nur unter Kallusbildung abheilen kann [3]. Ein Anlegen der Platte an einer biomechanisch ungünstigen Stelle, d. h. auf der Konkavseite eines Biegebalkens, führt ebenfalls zu einer ungenügenden Stabilisierung.

3.5.4 Kallus nach Osteosynthese

Eine Heilung über Kallus wird bei einer ganzen Reihe von Osteosyntheseverfahren als normaler Verlauf angetroffen, im Gegensatz zur Plattenfixation, wo Kallus als Zeichen ungenügender Stabilität angesehen wird. Marknagel (Abb. 3.5–10), Drahtnaht und Cerclagen[1], wobei hier zusätzliche Ruhigstellung durch Gips oder Schienenverbände notwendig ist, oder der fixateur externe, der frakturfern angreift, können keine absolute Ruhigstellung im Frakturbereich gewährleisten. In der Folge beobachtet man ein Heilungsbild, das der spontanen Frakturheilung gleicht. Radiologisch läßt sich dabei während der ersten Wochen ein Abrunden der Fragmentenden beobachten. Dadurch kommt es zu einer Verbreiterung des Frakturspalts. Histologisch läßt sich für diesen Zeitpunkt an den Fragmentenden eine vermehrte Osteoklastenaktivität zeigen. Von der ersten Woche an bildet sich an den Fragmentenden noch etwas frakturfern auf der periostalen Seite eine Kallusmanschette, die allmählich auf die Fragmentenden zuwächst und sich gleichzeitig verbreitert, damit den Querschnitt im Frakturbereich vergrößernd. Der Aufbau dieses Kallus erfolgt in verschiedenen Stufen: Das initiale Hämatom wird durch Granulationsgewebe ersetzt, das dann zu kollagenem Bindegewebe ausreift. In diesem Bindegewebe entsteht ein Faserknochengerüst, das durch Einlagerung von lamellärem Knochen in den Maschen weiter versteift wird. Dieser Kallus weitet sich auf der Periostalseite bogenförmig aus, bis es zu einer Überbrückung der Frakturspalte kommt. Radiologisch äußert sich dies in einem Verwischen der Frakturspalte. Gleichzeitig wird Faserknorpel, der sich im interfragmentären Bereich gebildet hat und der durch seine Struktur sowohl Druck- als auch Zugkräfte aufnehmen kann, allmählich Verkalkungen seiner Interzellularsubstanz zeigen. Diese kommen von den Fragmentenden her und engen den Frakturspalt sukzessiv ein. Damit wird die Bewegung der Fragmente immer mehr reduziert, bis ein knöcherner Durchbau möglich ist. Ein Teil der Stabilität wird durch das Implantat aufgebracht, weshalb größere Dislokationen verhindert und die Bewegungen im Frakturbereich vermindert werden. Die Größe des Kallus und die Resorption der Fragmentenden sind deshalb meist nicht so ausgeprägt wie bei spontaner Frakturheilung oder nach Gipsschienung. Der prinzipielle Aspekt bleibt aber sehr ähnlich. Nach der Überbrückung mit

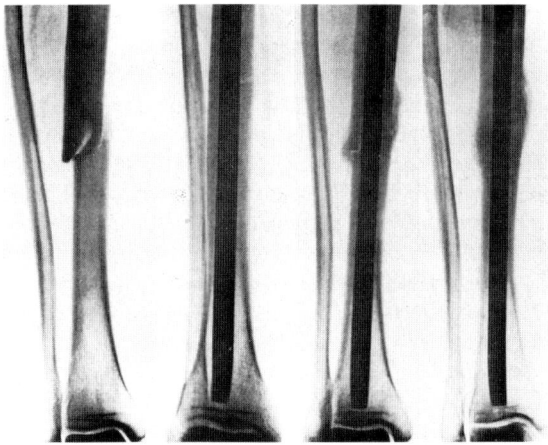

Abb. 3.5–10. Heilung mit Kallus nach Marknagelung. Der Marknagel schließt Mikrobewegungen im Frakturspalt nicht vollständig aus, die Heilung erfolgt deshalb normalerweise mit Kallusbildung [6].

Kallus ist die Frakturheilung aber noch lange nicht abgeschlossen. Durch Einlagerung von lamellärem Knochen wird das Kallusgewebe weiter konsolidiert, und im Verlauf der nächsten Monate und Jahre wird der Kallus in einem langdauernden Prozeß durch HAVERSschen Umbau umstrukturiert, bis wieder eine der ursprünglichen Knochenform entsprechende Struktur, nämlich ein Röhrenknochen mit Markraum, erreicht ist.

3.5.5 Mechanik und Heilungsbild

Im Heilungsablauf – sei die Fraktur nun operativ behandelt oder durch äußere Schienung – können im Frakturspalt verschiedene Grade von Beweglichkeit auftreten. Bei Osteosynthese wird im optimalen Fall eine absolute Stabilität erreicht, d. h., die Beweglichkeit im Frakturspalt wird auf Null reduziert. Andererseits ist die Beweglichkeit im Frakturspalt bei vollständig unbeeinflußter, spontaner Heilung sehr groß. Die Bewegung führt zu einer *Dehnung* der Gewebe im Frakturspalt. Die Gewebsdehnung im Frakturspalt wurde zur Grundlage einer theoretischen Analyse der Gewebsdifferenzierung während der Frakturheilung gemacht [8]. Sie geht davon aus, daß Gewebe unter Bedingungen, die seine mechanischen Eigenschaften, im speziellen seine Dehnbarkeit überschreiten, nicht länger existiert und auch nicht neu gebildet werden kann. Aus diesem Grund verläuft die Frakturheilung über verschiedene Stufen mit unterschiedlichen mechanischen Eigenschaften. Während für Granulationsgewebe eine Dehnbarkeit von 100% angenommen wird, erträgt ausdifferenziertes Bindegewebe, z. B. Perichondrium, nur noch eine Dehnung von ungefähr 15%, Knorpel von ungefähr 10%, während lamellärer Knochen eine Gewebsdehnung von weniger als 2% toleriert und deshalb zu seiner Bildung eine entsprechend reduzierte Beweglichkeit benötigt. Gewisse Weichgewebe lassen

---

1 Cerclage: Drahtumschlingung einer Schrägfraktur.

sich bis zur doppelten Länge dehnen, bis sie zerreißen. Zusammen mit einer Vergrößerung des Querschnitts im Frakturbereich durch die Kallusmanschette wird aber bereits eine gewisse Bewegungseinschränkung erzielt, die die Bildung der nächsten Gewebsstufe erlaubt. Diese Theorie läßt sich auf alle Arten der Frakturheilung beziehen. Bei absoluter Stabilisierung mit Hilfe von Platten wird die Dehnung im Frakturspalt kleiner als 2% sein, deshalb kann direkt Knochen gebildet werden. Bei flexibler Platte [3] ist eine größere Gewebsdehnung zugelassen; in der Folge ist direkte Knochenbildung nicht möglich, und die Heilung vollzieht sich über Kallus. Im Gegensatz dazu kann auch bei spontaner Heilung ohne Plattenimplantate eine direkte Knochenbildung erfolgen, sofern genügend Stabilität vorhanden ist. Diese Situation mag am Beispiel einer Fraktur am Kaninchen-Vorderlauf illustriert werden (Abb. 3.5–11): Bei einer Fraktur beider Vorderlaufkno-

chen resultiert eine große Beweglichkeit im Frakturspalt. Die Heilung erfolgt über Kallus mit den entsprechenden Abstufungen während des Heilungsverlaufs. Eine isolierte Radiusfraktur ist jedoch beim Kaninchen wegen der starken Verbindung zur intakten Ulna so weit geschient, daß die Bewegung im Frakturspalt minimal wird. Die Gewebsdehnung wird damit kleingehalten, und deshalb ist eine direkte Bildung von lamellärem Knochen im Frakturspalt möglich.

Wenn die Gewebsdehnung im Frakturbereich nie unter 2% sinkt, was auch immer die Gründe dafür sein mögen, ist eine Knochenbildung, die die Frakturspalte überbrückt, nicht möglich. Als Folge bildet sich eine Pseudarthrose. Sobald eine zusätzliche Stabilisierung erfolgt, wird die Gewebsdehnung im Frakturspalt reduziert, und es kommt zur Heilung (Abb. 3.5–12).

Die Anwendung der beschriebenen Theorie kann auch auf den mikroskopischen Bereich ausgedehnt werden. Bei der Bildung von Kallusgewebe wird der bindegewebige Kallus durch Einlagern von Kalzium allmählich versteift. Dabei entsteht ein Faserknochengitter, das weniger deformierbar ist als das Bindegewebe. Diese Ruhigstellung genügt nun, um die Einlagerung von lamellärem Knochen in die Maschen des Faserknochengerüsts zu erlauben

3.5.6 Probleme bei operativer Knochenbruchbehandlung

3.5.6.1 Druckanwendung

Bei der operativen Stabilisierung von Frakturen findet immer eine Druckanwendung auf den Knochen statt, sei es, daß die Fragmentenden gegeneinander oder die Implantatmaterialien gegen den Knochen komprimiert werden. Die interfragmentäre Kraft bei Plattenosteosynthesen beträgt z. B. bei der Tibia ungefähr 800 bis 1400 N[1]. Bei der Annahme einer gleichmäßigen Druckverteilung über den gesamten Knochenquerschnitt würde ein Druck von ungefähr $2–3,5 \text{ N/m}^2$ re-

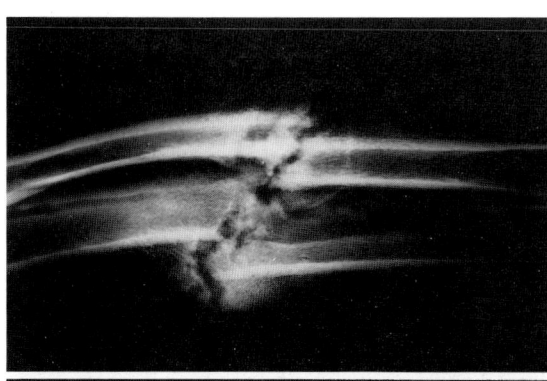

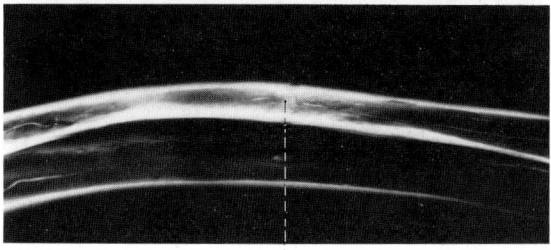

▲   Fraktur

Abb. 3.5–11. Bewegungsabhängiges Heilungsmuster. Bei einer Fraktur beider Vorderarmknochen (Kaninchen) führt die große Beweglichkeit zu massiver Kallusbildung. Bei einer isolierten Radiusfraktur genügt beim Kaninchen die Schienung durch die intakte Ulna, um ein Heilungsbild zu bewirken, das demjenigen nach operativer Versorgung gleicht.

Abb. 3.5–12. Pseudarthrosenheilung. Das ▶ Anlegen der Platte auf der Konvexseite als Zuggurtung gibt die zusätzlich notwendige Stabilität, die als alleinige Maßnahme genügt, um eine knöcherne Heilung zu erzielen (Original: Prof. Dr. S. M. PERREN, Labor f. exp. Chirurgie, Davos).

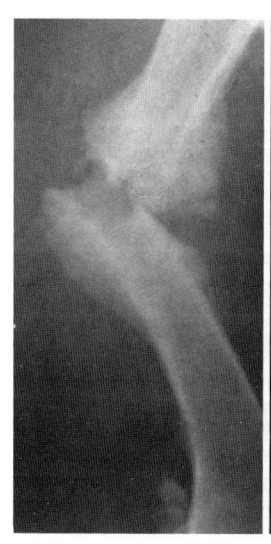
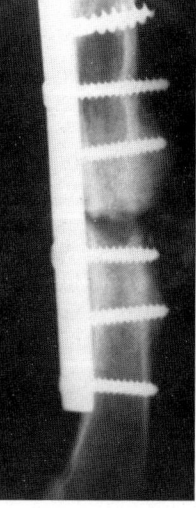
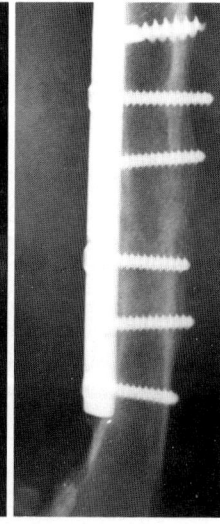

sultieren. Diese bei der Osteosynthese erreichten Durchschnittswerte betragen ungefähr ein Dreißigstel bis ein Fünfzigstel der maximalen Druckfestigkeit von kompaktem Knochen [13] und liegen innerhalb des physiologischen Belastungsbereichs. In der Frühzeit der operativen Knochenbruchbehandlung bestanden Befürchtungen, daß als Folge einer Drucknekrose eine Knochenresorption resultieren würde. Der Druckverlauf am Knochen nach Osteosynthese wurde experimentell über längere Zeit verfolgt. Dabei wurde festge-

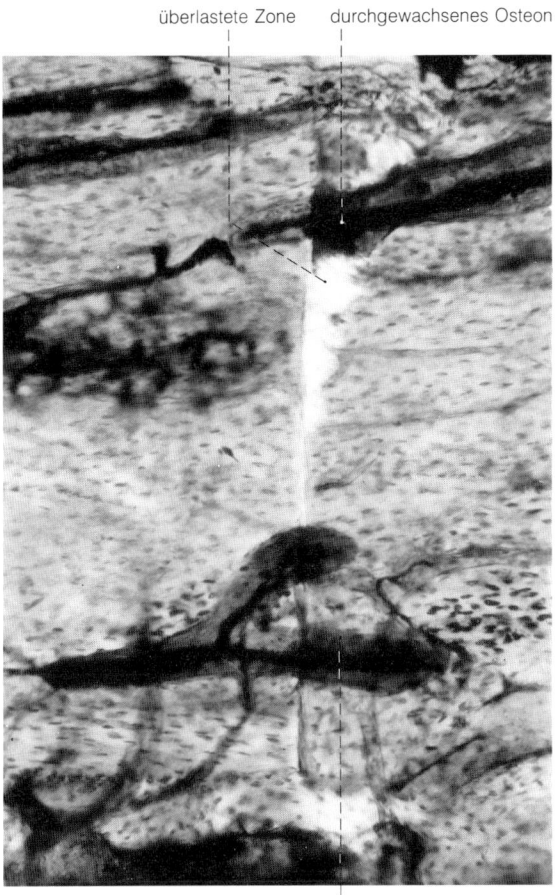

überlastete Zone   durchgewachsenes Osteon

Kontaktstelle mit durchgewachsenem Osteon

Abb. 3.5–13. Primärheilung trotz irreversibler Knochendeformation durch lokalisierte Überlastung. In einer dreieckförmigen Zone (oben rechts) wurde die Knochenstruktur durch lokalisierte Kraftkonzentration irreversibel deformiert. Die verbleibende Abstützung in der Kontaktzone genügt aber, um eine primäre Heilung zu ermöglichen. Neue Osteone wachsen nicht nur durch die intakte Kontaktzone, sondern auch durch die deformierte Zone (Sägeschnitt, polarisiertes Licht).

---

[1]   N (= NEWTON): Maß für Kraft, ersetzt das früher verwendete Kilopond (kp). 9,81 N entsprechen 1 kp.

[2]   Osteoporose: Schwund der Knochenmasse zugunsten der Markräume, z. B. im Alter. Der Abbau erfolgt meist zuerst an den mechanisch weniger bedeutungsvollen Stellen.

stellt, daß der Druck zwar allmählich abfällt, daß er aber über Wochen und sogar Monate nachweisbar ist [7]. Der Druckabfall geschieht parallel mit dem HAVERSschen Umbau. Dabei wird alter, vorgespannter Knochen Schritt für Schritt durch neuen, nicht vorgespannten Knochen ersetzt.

Es gibt aber Situationen, in denen die Druckfestigkeit des Knochens überschritten wird. Bei ungenauer Reposition entsteht eine Inkongruenz der Fragmentenden. Damit werden die bei der operativen Stabilisierung auftretenden Kräfte auf eine kleinere Fläche konzentriert, und es kann lokalisiert zu einem Überschreiten der Druckfestigkeitsgrenze kommen. In der Folge brechen die Kontaktspitzen zusammen, bis die tragende Fläche genügend groß wird, um die Belastung zu ertragen. Nach einer Verteilung der Kraft auf eine größere Fläche kann die Stabilität trotzdem erzielt werden, und eine Primärheilung wird möglich (Abb. 3.5–13). Die deformierten Zonen werden in den HAVERSschen Umbau mit einbezogen.

3.5.6.2 Porose der Kortikalis

Der Erfolg einer operativen Stabilisierung hängt stark von einer soliden Verankerung der Implantate im Knochen ab. Speziell im osteoporotischen Skelett[2], also in Fällen, in denen eine rasche Mobilisierung ausgesprochen erwünscht ist, ist mit Schwierigkeiten zu rechnen. Das Anziehen von Schrauben hat in dieser Situation sorgfältig zu geschehen, um ein Durchdrehen und Ausreißen der knöchernen Gewinde zu vermeiden. Die Festigkeit kann anhand der oberflächlichen Härte oder auch der Kortikalisdicke nur schlecht abgeschätzt werden, weil die Porose anfänglich die Kortikalis in Markraumnähe auflockert, ohne die periostale Schicht zu beeinträchtigen und ohne die Gesamtdicke der Kortikalis zu reduzieren. Es hat sich aber gezeigt, daß mit radiologischen Techniken die mechanischen Eigenschaften von porotischem Knochen abgeschätzt und die Belastung entsprechend angepaßt werden können [10].

Eine andere Art von Porose entsteht in direktem Zusammenhang mit der operativen Frakturbehandlung. Vor allem bei Plattenosteosynthesen wurde eine Porosierung des Knochens unter der Platte beobachtet [5]. Als Grund dafür kommen, möglicherweise kombiniert, eine lokale Zirkulationsstörung und eine Entlastung des Knochens durch das Implantat, eine sog. „stress protection" in Frage. Die Zirkulation wird durch eine Plattenosteosynthese in der betroffenen Extremität allgemein verbessert, weil die Beweglichkeit erhalten bleibt. Auch ist ein rascheres Wiederverheilen von Gefäßen dank der Ruhigstellung möglich (Abb. 3.5–3). Lokal ist aber unter einer Osteosyntheseplatte die Zirkulation gestört [2] (Abb. 3.5–14). Auch nach Marknagelung findet man in Implantatnähe eine beeinträchtigte Zirkulation der Kortikalis [9]. In diesen Zonen ist in der Folge eine starke Umbautätigkeit zu beobachten, die zu einer vorübergehenden Porose führt. Nach ungefähr ein bis zwei Jahren ist dieser

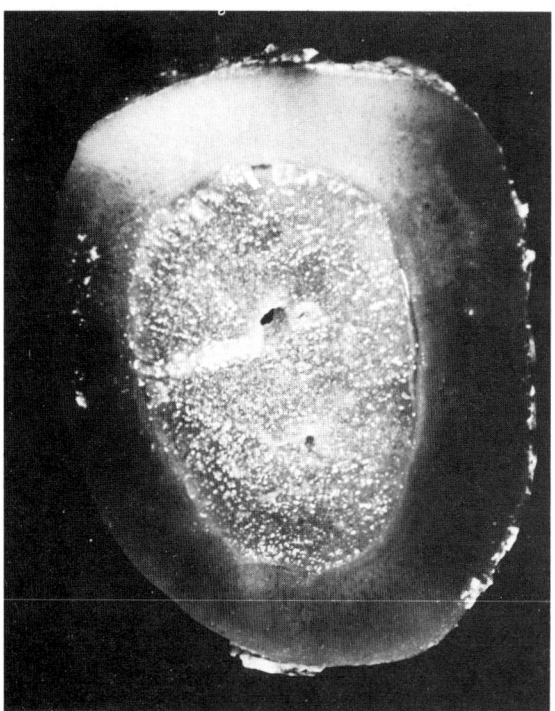

Abb. 3.5–14. Zirkulationsstörung unter Osteosyntheseplatte. Die Vorteile der operativen Frakturbehandlung müssen mit einer vorübergehenden lokalisierten Störung der Blutzirkulation erkauft werden. Die Vitalfärbung einer Kaninchentibia mit Disulfinblau zeigt in der Zone unter der Platte deutlich einen ausgesparten Bezirk [2].

Umbau aber abgeschlossen und eine annähernd normale Dichte des Knochens wiederhergestellt. Andererseits führen Implantate aber zu einer meßbaren Entlastung des Knochens, und besonders bei im Verhältnis zum Knochen massiven Implantaten wird ein großer Teil der normal belastenden Kräfte vom Implantat aufgenommen. Anschließend paßt sich der Knochen der neuen mechanischen Situation an und reduziert seine Struktur auf das aktuell Nötige. Nach der Plattenentfernung hat der Knochen noch nicht die Festigkeit, die der Norm entspricht. In Extremfällen kann dann ein relativ geringes Trauma genügen, um eine Refraktur zu bewirken. Eine derartige Refraktur geht meist nicht durch die alte Frakturlinie, sondern irgendwo durch den porotischen Bereich, wobei Porositäten und Inhomogenitäten der Struktur zu lokalisierter Stresskonzentration führen und den Frakturverlauf bestimmen.

3.5.6.3 Metallimplantation

Um den mechanischen Anforderungen an ein Implantat bezüglich Festigkeit und Duktilität zu genügen (um die Implantate den Knochenkonturen anpassen zu können), stehen praktisch nur Metalle oder Metall-Legierungen zur Verfügung. Kunststoffe kommen z. Zt. wegen ihrer Viskosität für die routinemäßige Anwendung in der Osteosynthese nicht in Frage. Gute Verträglichkeit setzt eine möglichst geringe Abgabe von Korro-

sionsprodukten ans Gewebe voraus. Sie ist durch die Auswahl spezieller Metalle oder Legierungen zu erreichen, die an der Oberfläche eine dichte und möglichst unlösliche Oxidschicht bilden. Durch diese Oxidschicht wird das Implantat vor der Elektrolytlösung der Körperflüssigkeit geschützt und gleichzeitig das Gewebe vor den Korrosionsprodukten. Deshalb sind relativ wenig Komplikationen wegen Metallunverträglichkeit von Implantaten beschrieben, obwohl bisher unzählige Osteosynthesen durchgeführt wurden. Bei schlechter Stabilität einer Fixation kann es jedoch zu einer Reibung zwischen Implantaten, z. B. Schraube und Platte, kommen. Dadurch wird die Oxidschicht dauernd verletzt und eine Korrosion ermöglicht. Dies führt lokal zu toxischen Reaktionen und begünstigt die Möglichkeit zur Entwicklung einer Metallallergie. Eine nachgewiesene Tumorinduktion durch Osteosyntheseimplantate ist aus der Literatur nicht bekannt. Bei Unverträglichkeitsreaktionen helfen nur die Entfernung des unverträglichen Metalls und der Ersatz durch andere Metalle oder der Verzicht auf eine operative Stabilisierung.

3.5.6.4 Infekte

Nach Osteosynthesen kann ein gewisser, wenn auch kleiner Prozentsatz von Infekten auftreten. Die nicht durchbluteten Kortikalisanteile werden dann durch Osteoklasten von der Umgebung isoliert. Sie bilden sog. Sequester. Diese werden z. T. abgestoßen oder müssen chirurgisch entfernt werden. Wenn ein Infekt diagnostiziert wird und die Fixation stabil ist, soll das Implantat belassen werden. Durch die gewährleistete Ruhigstellung bleibt der Infekt in Grenzen, und die Fraktur kann knöchern überbrückt werden [11]. Nach Überbrücken der Fraktur wird das Implantat entfernt, und der Infekt kann unter Bedingungen der mechanischen Ruhe leichter behandelt werden. Der Vorteil der Stabilisierung überwiegt hier eindeutig den Nachteil des Fremdkörperreizes.

Literatur

[1] DANIS, R.: Théorie et pratique de l'ostéosynthèse. Masson, Paris 1949
[2] GUNST, M. A., C. SUTER, B. A. RAHN: Die Knochendurchblutung nach Plattenosteosynthese. Helv. Chir. Acta 46 (1979), 171–175
[3] HUTZSCHENREUTER, P., S. M. PERREN, S. STEINEMANN: Some effects of rigidity of internal fixation on the healing pattern of osteotomies. Injury 1 (1969), 77–81
[4] LANE, W. A.: The operative treatment of fractures. The Medical Publishing, London 1914
[5] MATTER, P., J. BRENNWALD, S. M. PERREN: Biologische Reaktion des Knochens auf Osteosyntheseplatten. Helv. Chir. Acta Suppl. 12 (1974)
[6] MUELLER, M. E., M. ALLGOEWER, H. WILLENEGGER: Technik der operativen Frakturbehandlung. Springer, Berlin-Göttingen-Heidelberg, 1963
[7] PERREN, S. M., A. HUGGLER, M. RUSSENBERGER, M.· ALLGOEWER, R. MATHYS, R. SCHENK, H. WILLENEGGER, M. E. MUELLER: The reaction of cortical bone to compression. Acta Orthop. Scand., Suppl. 125 (1969), 17–27

[8] Perren, S. M., A. Boitzy: Cellular differentiation and bone biomechanics during the consolidation of a fracture. Anat. Clinica 1 (1978), 13–28

[9] Pfister, U., B. A. Rahn, S. M. Perden, S. Weller: Vaskularität und Knochenumbau nach Marknagelung langer Röhrenknochen. Akt. Traumatol. G (1979), 191–195

[10] Rahn, B. A., T. Matter, E. Mikuschka-Galgoczy, W. J. Ziegler, J. Cordey, S. M. Perren: Relationship between radiological density, hardness, holding power of screws, and microscopic structure in human cortical

bone. In: E. Asmussen, K. Jörgensen: Biomechanics VI-B, University Park Press, Baltimore 1978

[11] Rittmann, W. W., S. M. Perren: Corticale Knochenheilung nach Osteosynthese und Infektion. Springer, Berlin-Heidelberg-New York 1974

[12] Schenk, R., H. Willenegger: Morphological findings in primary fracture healing. Symp. Biol. Hung. 7 (1967), 75–86

[13] Yamada, H.: Strength of biological materials. Williams and Wilkins, Baltimore 1970

3.6 Allgemeine Gelenklehre, Arthrologie

Benno Kummer

Morphologie

Gelenke sind Verbin... ...wischen Skelettelementen und gehören damit unter den an... ...Oberbegriff der *Juncturen*. Im heutigen Sprachgebrauch w... ... Bezeichnung allerdings zumeist nur für diskontinuierliche Skelettverbindungen (Juncturae synoviales, Diarthrosen der älteren Nomenklatur) verwendet, und zwar ohne Rücksicht darauf, ob die solchermaßen verbundenen Skelettstücke gegeneinander bewegt werden können oder nicht.

Der systematischen Vollständigkeit wegen müssen jedoch zunächst die kontinuierlichen Verbindungen (Synarthrosen, für die es in der neuen Nomenklatur keinen Sammelbegriff gibt) beschrieben werden. Man bezeichnet sie nach der Gewebsart, die jeweils die Skelettelemente miteinander verbindet (Abb. 3.6–1).

Die *Junctura fibrosa* (Syndesmosis) ist eine bindegewebige Gewebsbrücke, wie sie z. B. bei den Schädelnähten vorliegt.

Eine knorpelige Verbindung wird als *Junctura cartilaginea* (Synchondrosis) bezeichnet, Beispiele hierfür sind die Epiphysen- und Apophysenknorpel sowie die Symphysis pubica und die Rippenknorpel.

Juncturae osseae (Synostosen) sind knöcherne Brükken, die als solche nur aufgrund ihrer Entwicklung erkannt werden können. Sie gehen im allgemeinen aus Syndesmosen oder Synchondrosen hervor. Besonders deutlich ist dies am Schädel, wo die syndesmotischen Suturen der Kalotte oder die Synchondrosen der Schädelbasis im Laufe der Zeit in Synostosen übergehen, die ehemals abgegrenzte Elemente zu größeren Knochenkomplexen verbinden.

Viele Beobachtungen weisen darauf hin, daß Syndesmosen und Synchondrosen überhaupt nur dann als solche erhalten bleiben, wenn sie durch stetige Bewegung an einer Ossifikation gehindert werden. Unter diesen Umständen kann es sogar zu Spaltbildungen kommen, wie im Innern der Symphysis pubica oder am Sternalansatz der Rippenknorpel. Damit entstehen Übergangsformen zu den Diarthrosen.

Juncturae synoviales (Diarthrosen, Abb. 3.6–2) sind dadurch definiert, daß die artikulierenden Elemente durch einen Spalt voneinander getrennt sind. Dieser, normalerweise kapillare, Gelenkspalt ist Teil einer Gelenkhöhle, die von einer Kapsel umschlossen ist und in ... ... eine Synovialflüssigkeit befindet.

Die miteinander in Kontakt stehenden Knochenenden sind mit (zumeist hyalinem) Gelenkknorpel bedeckt, der kein Perichondrium besitzt und dessen Dikke von Gelenk zu Gelenk stark wechseln kann [23]. Maximalwerte bei Jugendlichen liegen um 7 mm, im Alter nimmt die Knorpeldicke auf weniger als die Hälfte ab.

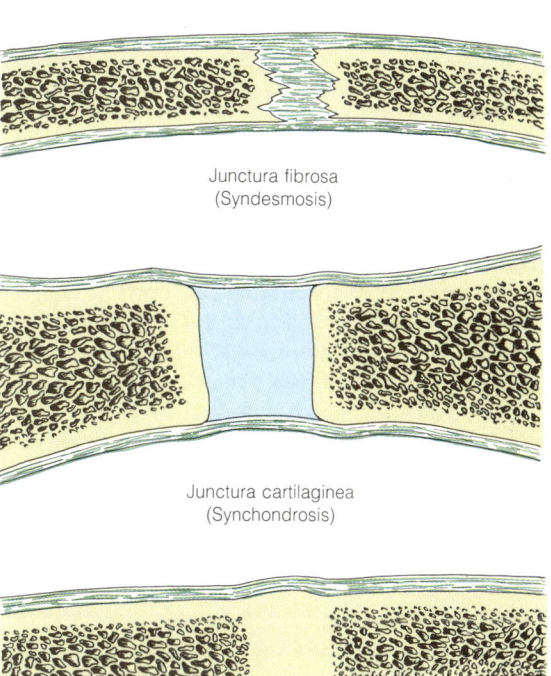

Junctura fibrosa
(Syndesmosis)

Junctura cartilaginea
(Synchondrosis)

Junctura ossea
(Synostosis)

Abb. 3.6–1. Einteilung der Juncturen (Synarthrosen) nach der Art des verbindenden Gewebes.

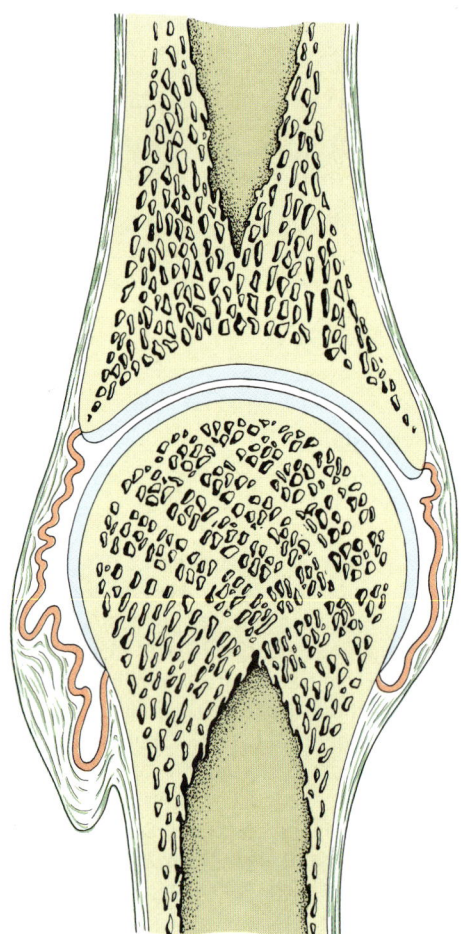

Abb. 3.6–2. Junctura synovialis (Diarthrosis). Kennzeichnend sind die Kontinuitätsunterbrechung (Gelenkspalt) und die allseitig geschlossene, mit Synovia gefüllte Gelenkkapsel.

In den kleineren Gelenken liegen die Werte oft unter 1 mm.

Im typischen hyalinen Gelenkknorpel bilden die Kollagenfibrillen eine charakteristische Architektur [1]. Sie sind in der verkalkten Basalschicht des Knorpels verankert, steigen senkrecht zur Gelenkoberfläche auf, wo sie in eine zur Oberfläche parallele Richtung umbiegen, und kehren nach mehr oder weniger weitem Verlauf (Tangentialfaserschicht) wieder zur Basis zurück. Durch diese Kollagenfaserbügel werden die Chondrone zu Säulen zusammengefaßt. Nach der Gelenkoberfläche hin wird diese Ordnung undeutlicher, die Knorpelhöhlen enthalten zumeist nur mehr eine Knorpelzelle und werden mit zunehmender Annähe-·rung an die Oberfläche immer stärker abgeplattet. Die Tangentialfasern zeigen einen geordneten Verlauf und bilden auf diese Weise für die einzelnen Gelenkflächen charakteristische Muster, die mit die Spaltlinienmethode sichtbar gemacht werden können (Abb. 3.6–3). PAUWELS [19] erbrachte den Nachweis, daß die oberflächennahen Tangentialfasern entsprechend den bei der Be-

anspruchung auftretenden Hauptdehnungstrajektorien ausgerichtet sind und damit in optimaler Weise Zugspannungen aufnehmen und eine Deformation des Gelenkknorpels verhindern können. Alle bisherigen Beobachtungen weisen darauf hin, daß diese Anpassung eine individuelle ist, so daß sich jede Änderung der Gelenkflächenform oder der Beanspruchung in einem entsprechenden spezifischen Anordnungsmuster der Tangentialfasern zu erkennen gibt. Entgegen einer früheren Auffassung haben neuere rasterelektronenmikroskopische Untersuchungen gezeigt, daß die gesunde Knorpeloberfläche glatt ist (Abb. 3.6–4).

Die stets vollständig geschlossene Gelenkhöhle wird von einer Gelenkkapsel umgeben, die aus einer äußeren *Membrana fibrosa* und einer inneren *Membrana synovialis* besteht. Die fibröse Kapsel besitzt oft verdichtete Kollagenfaserzüge, die als im allgemeinen nicht sehr scharf abgrenzbare „Kapselbänder" beschrieben werden. Ihre sehr klare Darstellung in anatomischen Atlanten ist meist ein (allerdings reproduzierbares!) präparatorisches Kunstprodukt. Darüber hinaus können sich Bandstrukturen anderer Herkunft sowie Muskelsehnen der Bindegewebskapsel anlegen und in sie einbezogen werden. An anderen Stellen kann die Membrana fibrosa wieder sehr zart sein. Ihre Bindegewebsfasern lassen stets eine systematische Struktur erkennen, was auch hier auf eine funktionelle Anpassung hinweist. Charakteristische Schwachstellen können Anlaß zu Synovialhernien („Ganglien") geben.

Weite der Kapsel und extreme Bewegungsausschläge eines Gelenks sind aufeinander abgestimmt. Bei langdauernder Ruhigstellung eines Gelenks schrumpfen die Kollagenfasern der Kapsel, dadurch kann der Bewegungsumfang u. U. erheblich eingeschränkt werden. Andererseits können die Kapselbänder durch systematisches Training gedehnt werden, wodurch sich wiederum der Bewegungsausschlag des Gelenks vergrößert. Außerdem können sowohl Kapsel- als auch Gelenkbänder durch chronische pathologische Überbeanspruchung gedehnt und dauerhaft verlängert werden, was dann letztendlich zu einem Schlottergelenk führt.

Alle diese Reaktionen beruhen auf der Eigenschaft der Kollagenfasern, ihre Länge derart einzustellen, daß stets eine bestimmte Grundspannung aufrechterhalten wird. Aufgezwungene höhere Spannungen durch den Angriff äußerer Kräfte führt auf die Dauer zu einer Verlängerung, ebenso wie eine langdauernde Entspannung eine Schrumpfung zur Folge hat, bis in beiden Fällen die Sollspannung wiederhergestellt ist.

Entsprechend der Entstehung der Gelenkhöhle durch Spaltbildung (s. Kap. 3.6.2) wird sie nicht durch ein echtes Epithel ausgekleidet. Die wahrscheinlich aus Fibrocyten hervorgegangenen Synovialzellen bilden die mehr oder weniger zusammenhängende Innenauskleidung der Gelenkkapsel [14]. Eine Basalmembran, die das Stratum synoviale von dem unterliegenden Bindegewebe abgrenzen könnte, fehlt. Manchmal werden zwei Typen von Synovialzellen beschrieben, wobei allerdings noch nicht eindeutig geklärt ist, ob es sich da-

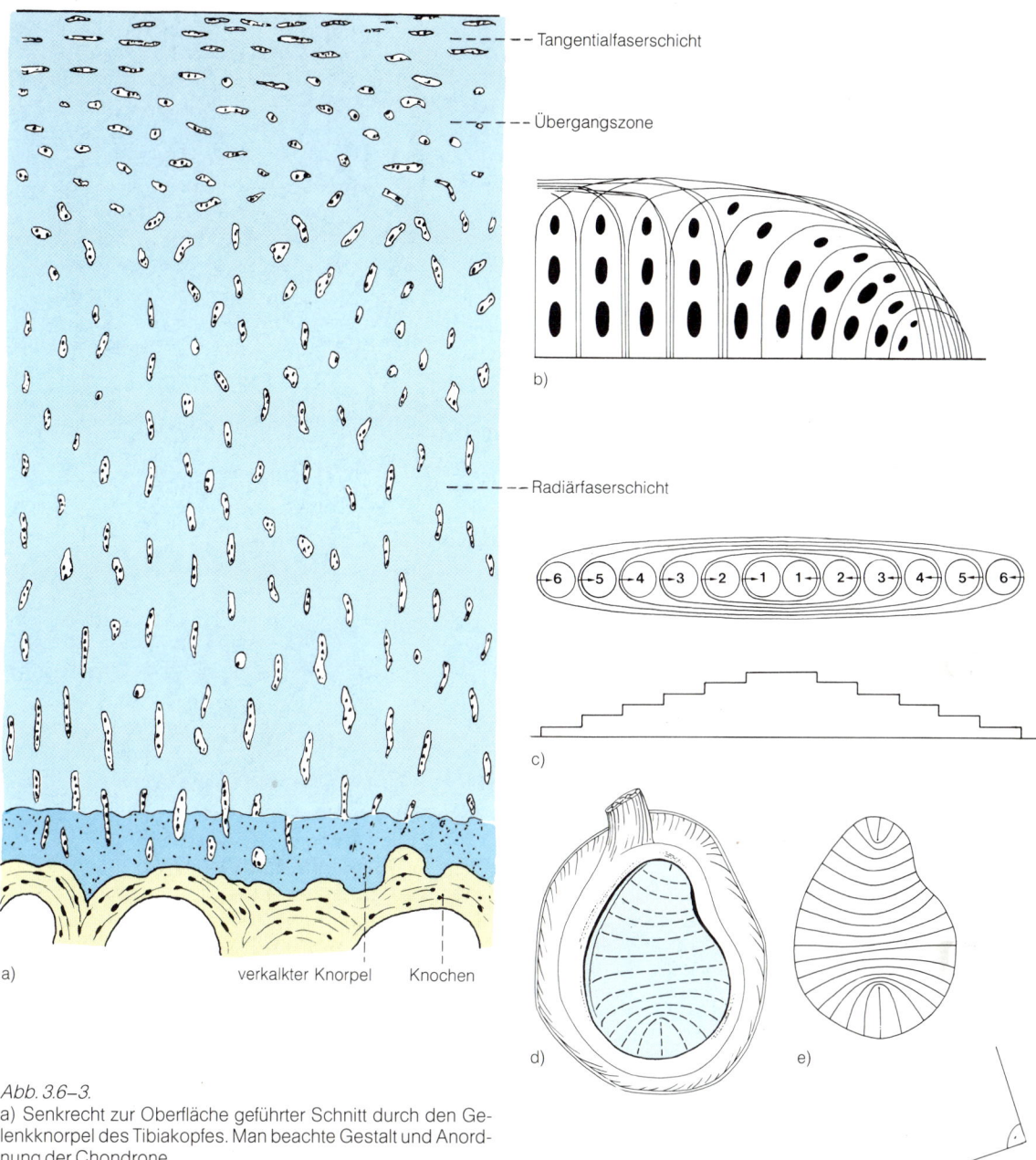

Tangentialfaserschicht

Übergangszone

b)

Radiärfaserschicht

verkalkter Knorpel   Knochen

a)

c)

d)   e)

Abb. 3.6–3.

a) Senkrecht zur Oberfläche geführter Schnitt durch den Gelenkknorpel des Tibiakopfes. Man beachte Gestalt und Anordnung der Chondrone.

b) Schema der Kollagenfaserbügel im Gelenkknorpel; die Chondrone sind schwarz dargestellt.

c) Bauschema des Hyalinknorpels. 1–6 Knorpelkugeln (Chondrone), die in verschiedenen Ordnungsstufen von gemeinsamen Kollagenfaserhüllen umschlossen werden. Die Pfeile geben die von den Kollagenfaserschlingen ausgeübten Druckkräfte an, die sich zum Zentrum hin addieren. Darunter: Diagramm des daraus resultierenden, nach dem Innern ansteigenden hydrostatischen Drucks.

d) Spaltlinien im Gelenkknorpel der Schulterpfanne; sie zeigen die Hauptrichtung der unmittelbar unter der Knorpeloberfläche gelegenen Anteile der Kollagenfaserbügel („Tangentialfasern") an.

e) Hauptzugspannungstrajektorien im Gelatinemodell eines Schulterpfannenknorpels spannungsoptisch ermittelt. Das Trajektorienmuster entspricht in seinen charakteristischen Zügen dem Spaltlinienbild, was darauf hindeutet, daß die Tangentialfasern des Gelenkknorpels trajektoriell ausgerichtet sind. (a), b) u. d) nach [1] c) u. e) nach [19].)

bei nicht nur um verschiedene Funktionszustände desselben Zelltyps handelt. Auch die Rückverwandlung in Fibrocyten scheint möglich. Die histologischen und ultrastrukturellen Befunde an den Gelenken verschiedener Säugetiere sind recht unterschiedlich, und es gibt Hinweise darauf, daß die Membrana synovialis beim Menschen in den einzelnen Gelenken Besonderheiten aufweist und sogar in verschiedenen Regionen derselben Gelenkkapsel verschiedene Struktur besitzt.

Am Rand des Gelenkknorpels geht die Membrana synovialis in das Knorpelgewebe über, wobei sie aber zunächst über eine verschieden lange Strecke der Oberfläche des Knochens folgt. In diesem Abschnitt ist sie von gefäßführendem Periost unterlagert, mit dem sie durch verhältnismäßig lockeres Bindegewebe verbun-

den ist. An vielen Gelenken – besonders an „Gelenk-
köpfen" mit einer mehr oder weniger ausgesprochenen
Ausbildung eines „Halses" – heftet sich die Membrana
fibrosa weiter entfernt vom Gelenkknorpel an, so daß
die ernährenden Blutgefäße, die an der Knorpel-Knochen-Grenze in das Skelettelement eindringen, über
eine gewisse Distanz „intrakapsulär" verlaufen. Ge-
lenknahe, intrakapsuläre Frakturen können in diesen
Fällen die Blutversorgung des betroffenen Gelenken-
des schwer gefährden, was dessen Nekrose zur Folge
haben kann. Dies ist insbesondere für hohe, mediale
Schenkelhalsfrakturen von großer klinischer Bedeutung.

Im Innern des Gelenks bildet das Stratum synoviale
oft *Plicae* und *Villi synoviales,* die „tote Räume" zwischen den Gelenkpartnern ausfüllen. Dadurch bleibt
der eigentliche Hohlraum im normalen Gelenk stets
eng und spaltförmig. Im Bereich dieser Synovialzotten
und -falten befindet sich meist reichlich Fettgewebe
und lockeres Bindegewebe zwischen der Schicht der
Synovialzellen und der Faserkapsel. Dadurch sind diese Bildungen leicht verformbar und können sich bei Gelenkbewegungen den veränderlichen Raumverhältnissen gut anpassen.

Manchmal können sich dünne, sichelförmige Falten
der Gelenkinnenhaut zwischen die überknorpelten Gelenkkörper schieben, die an Meniscusbildungen erinnern. Beim Menschen sind sie vor allem an den kleinen
Wirbelgelenken und am Schultergelenk beobachtet
worden.

Die Zellen der Synovialmembran sezernieren die
Gelenkschmiere, *Synovia,* in den Gelenkinnenraum.

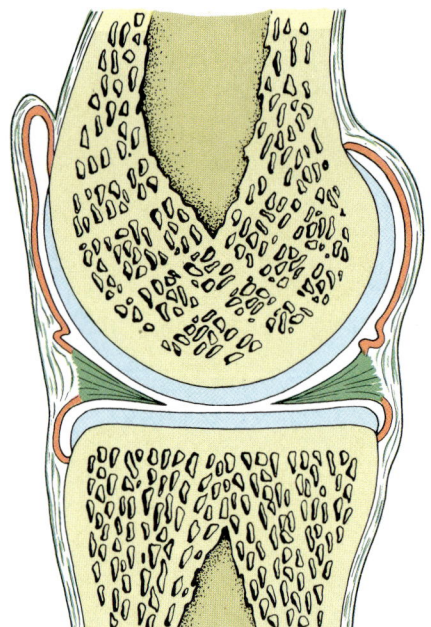
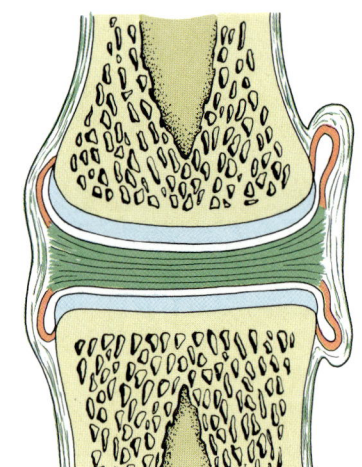

a)

b)

Abb. 3.6–5.
a) Längsschnitt durch ein Gelenk mit Meniscus. Die Gelenkhöhle wird unvollständig unterteilt.
b) Längsschnitt durch ein Gelenk, das durch einen Diskus in
zwei Gelenkhöhlen unterteilt wird.

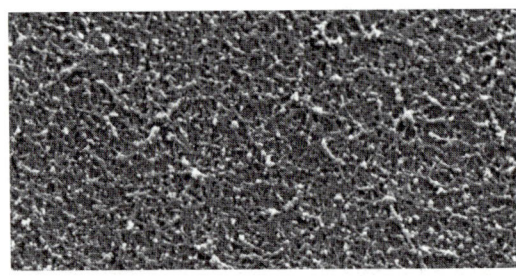

a)

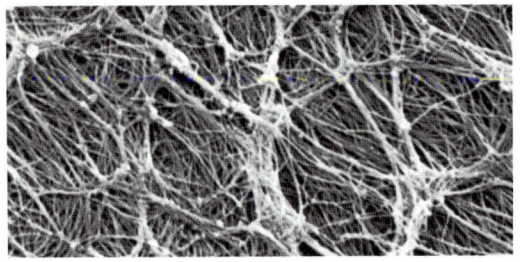

b)

Abb. 3.6–4. Rasterelektronenmikroskopische Aufnahmen der
Gelenkknorpeloberfläche (Femurcondylus).
a) Die granulären Auflagerungen auf der Knorpeloberfläche
stammen wahrscheinlich aus der Synovia. Ansonsten ist die
Oberfläche glatt.
b) Nach Auflösung der Grundsubstanz werden die oberflächlichen Tangentialfasern freigelegt. Vergrößerung 2000fach
(Original: Frau Prof. Dr. I. HESSE, Ulm).

Dabei handelt es sich um eine visköse, fadenziehende
Flüssigkeit, die Elektrolyte und niedermolekulare
Substanzen in gleicher Konzentration wie im Blutserum
enthält, darüber hinaus aber auch Proteine und Hyalu-
ronat. Es wird allgemein angenommen, daß die Synovia wie das Schmiermittel eines technischen Gelenks
zur Herabsetzung der Reibung beitrage, allerdings besteht noch keine Einigkeit darüber, welche ihrer Komponenten oder Eigenschaften hieran den größten Anteil hat (vgl. Kap. 3.6.4)[5].

Bei manchen Gelenken kann der Binnenraum durch
besonders strukturierte eingeschlagene Kapselfalten
unvollständig unterteilt sein. Wenn diese im allgemeinen sichelförmigen Falten kräftige, parallel gerichtete

Kollagenfasern enthalten, zwischen denen auch Chondrone eingelagert sein können, so werden sie als *Menisci* bezeichnet (Abb. 3.6–5a). Sie sind für das Kniegelenk charakteristisch. Die Membrana synovialis setzt an ihrem gesamten peripheren Umfang an, ohne sich allerdings auf ihre Oberfläche fortzusetzen. Vom äußeren Umfang her dringen kleinere Äste der Kapselarterien in die Menisci ein. Eine festere Verbindung mit dem Stratum fibrosum der Kapsel besteht zumeist nicht.

Einen ähnlichen Aufbau wie die Menisci besitzen die *Disci* (Abb. 3.6–5b), die ein Gelenk in zwei völlig voneinander getrennte Kammern aufteilen. Ihre Grundlage ist ebenfalls derbfaseriges Kollagengewebe, das Einschlüsse von Chondronen enthalten kann. Übergänge bis zu regelrechtem Faserknorpel sind möglich. Andererseits unterscheiden sie sich von den meisten Menisci durch ihre Entstehungsgeschichte. Während Menisci sowohl bei Abgliederungs- als auch bei Anlagerungsgelenken vorkommen (s. Kap. 3.6.2), sind Disci articulares bisher nur in Anlagerungsgelenken beobachtet worden (Kiefergelenk, Sternoclaviculargelenk).

Manche Gelenke (Hüftgelenk, Kniegelenk) besitzen intraartikuläre Bänder, die jedoch sehr verschiedene Struktur und Bedeutung haben können. Während das Lig. (teres) capitis femoris Leitstruktur für eine den Gelenkkopf ernährende Arterie darstellt, sind die Ligg. cruciata des Kniegelenks ausgesprochen gefäßarm, haben dafür aber eine entscheidende mechanische Bedeutung. In jedem Fall sind diese intraartikulären Bänder von der Membrana synovialis überzogen. Im Kniegelenk liegen sie in einer Synovialfalte, die von der hinteren Kapselwand in den Gelenkraum hineinspringt.

3.6.2 Entwicklung der Gelenke

Die eigentlichen Gelenke (Juncturae synoviales, Diarthrosen) können in der Ontogenese auf verschiedene Weise entstehen. Wenn in einem zunächst einheitlich angelegten, zumeist noch vorknorpeligen Blastem nach vorhergehender örtlicher Zellverdichtung ein Spaltraum auftritt, der die sich nun differenzierenden angrenzenden Knorpelelemente voneinander trennt, so ist dies die Bildung eines *Abgliederungsgelenks*. Nach FICK [3] und PAUWELS [20] hängt hierbei die Ausbildung eines konkaven (Pfanne) oder konvexen Gelenkkörpers (Kopf) davon ab, ob die bewegenden Muskeln an dem betreffenden Gelenkstück näher oder weiter entfernt vom entstehenden Gelenkspalt ansetzen (Abb. 3.6–6).

Demgegenüber entsteht ein *Anlagerungsgelenk* dadurch, daß zwei Skelettelemente aufeinander zuwachsen, wobei sich bei genügender Annäherung im zwischenliegenden Gewebe eine Dehiszenz bildet, die schließlich den Charakter eines synoviagefüllten Schleimbeutels annimmt. An manchen Orten bildet sich auch an der Oberfläche jedes der beiden Knochen ein eigener Schleimbeutel, und die dazwischen befindliche Gewebswand differenziert sich durch die Ausbil-

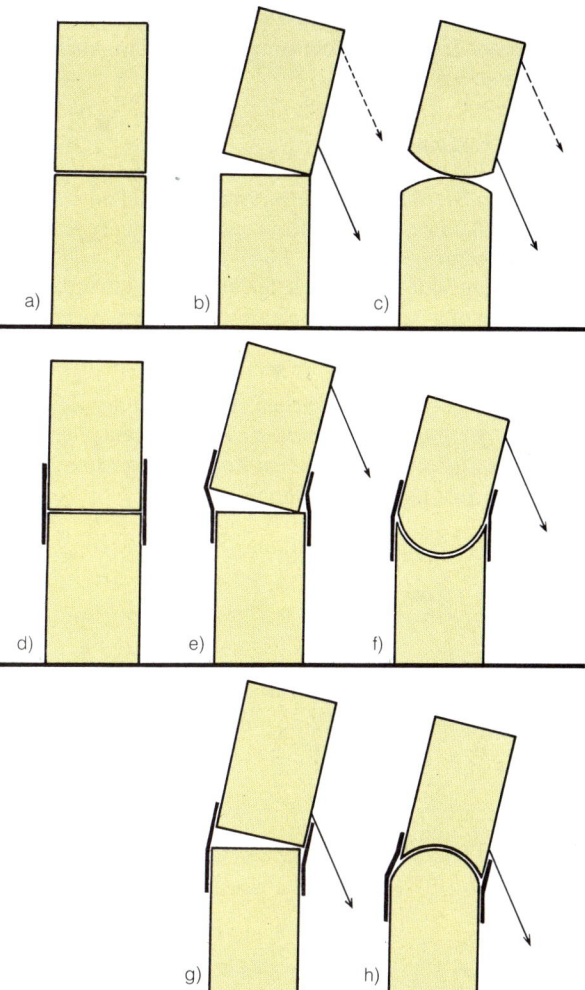

Abb. 3.6–6. Modellversuch zur Ausbildung von Kopf und Pfanne in einem Abgliederungsgelenk ([13] nach [2]).
a) Übereinandergestellte Gipsblöcke.
b) Durch Kräfte, die entweder nach Art des durchgezogenen oder des gestrichelten Pfeils angreifen, wird der obere Block nach der Seite gekippt, anschließend zurückgeführt.
c) Nach einiger Zeit der beschriebenen Bewegung sind beide Gipsblöcke konvex abgeschliffen.
d) Zur besseren Führung ist ein Gummischlauch über die Trennstelle zwischen beiden Gipsblöcken gezogen.
e) Dieses „Gelenk" wird durch eine relativ weit entfernt angreifende Kraft bewegt.
f) Bei dieser Versuchsanordnung schleift sich das obere Element konvex, das untere konkav ab.
g) Das gleiche Modell wie in d) wird jetzt durch eine in Gelenknähe angreifende Kraft bewegt.
h) Bei dieser Anordnung wird das obere Element konkav, das untere konvex abgeschliffen.

dung kräftiger Kollagenfasern oder Faserknorpel zu einem Discus articularis.

Beispiele für Anlagerungsgelenke sind das definitive (sekundäre) Kiefergelenk (Squamosodentalgelenk), das Sternoclaviculargelenk, das Iliosacralgelenk und die kleinen Wirbelgelenke („Wirbelbogengelenke").

Die weitaus größte Mehrzahl der übrigen Gelenke, insbesondere die Extremitätengelenke, sind Abgliederungsgelenke.

3.6.3 Systematik

Bei den Diarthrosen können je nach Anzahl oder Form der artikulierenden Elemente verschiedene Typen unterschieden werden (Abb. 3.6–7) [2].

Stehen nur zwei Skelettelemente miteinander in Verbindung, so liegt eine *Articulatio simplex* vor; mehr als zwei Gelenkpartner bilden eine *Articulatio composita*.

Die meisten Gelenkflächen sind mehr oder weniger stark gekrümmt, dann artikuliert im allgemeinen ein konvex gewölbter mit einem konkav gewölbten Gelenkpartner (Kopf und Pfanne).

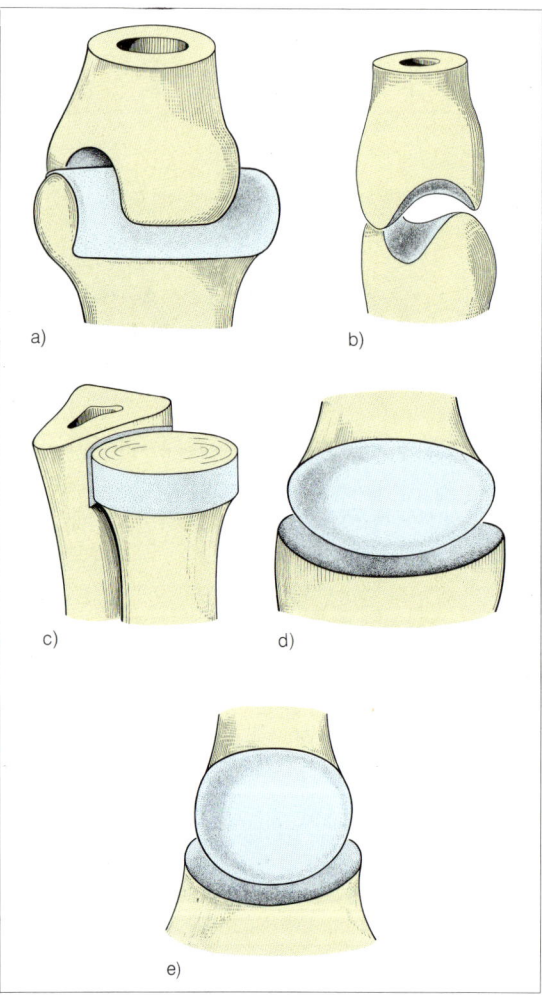

Abb. 3.6–7. Morphologische Gelenktypen (Articulatio simplex).
a) Ginglymus
b) Articulatio sellaris
c) Articulatio trochoidea
d) Articulatio ellipsoidea
e) Articulatio sphaeroidea

Ist die Flächenkrümmung sehr flach, so wird auch von einer ebenen Gelenkfläche gesprochen.

Bei den Gelenken mit stärker gewölbten Flächen kann eine Benennung nach der Gestalt vorgenommen werden, wenn diese einem bekannten geometrischen Körper in etwa ähnlich ist. Die wichtigsten seien im folgenden aufgeführt:

Ein *Scharniergelenk* (Ginglymus) liegt vor, wenn der konvexe Gelenkkörper Rollenform besitzt, er wird von dem konkaven Teil zangenförmig umgriffen. Ein typisches Beispiel dafür ist das Gelenk zwischen Humerus und Ulna (Teil des Ellenbogengelenks).

Bei einem *Sattelgelenk* (Articulatio sellaris) sind beide Gelenkflächen jeweils in einer Richtung konvex, in der Richtung rechtwinklig dazu konkav gewölbt und artikulieren derart miteinander, daß die konvexe Krümmung der einen Gelenkfläche mit der konkaven Krümmung der anderen in Kontakt steht und umgekehrt. Das Gelenk zwischen dem Os trapezium und der Basis des Os metacarpale I manus („Daumensattelgelenk") ist für diesen Typ charakteristisch.

Wenn der Umfang einer Kreisscheibe mit einem Nachbarelement artikuliert, spricht man von einem *Radgelenk* (Articulatio trochoidea). Diesem Gelenktyp gehört beispielsweise das Gelenk zwischen Caput radii und Ulna (proximales Radio-Ulnar-Gelenk) an.

Ist die Gelenkfläche in mehr als einer Richtung gleichsinnig gekrümmt – konvex oder konkav –, so wird ein Querschnitt durch das Gelenkende (rechtwinklig zur Achse des Knochens) entweder eine mehr elliptische oder mehr kreisförmige Kontur ergeben. Räumlich gesehen handelt es sich dann entweder um ein *Ellipsoidgelenk* (Articulatio ellipsoidea) oder ein *Kugelgelenk* (Articulatio sphaeroidea). Ein typisches Ellipsoidgelenk (zugleich eine Articulatio composita) ist das proximale Handgelenk (Articulatio radiocarpea), während Hüft- und Schultergelenk charakteristische Beispiele für Kugelgelenke darstellen.

3.6.4 Biomechanik der Diarthrosen

3.6.4.1 Kinematik

Unter diesem Begriff soll ausschließlich die Bewegungsgeometrie beschrieben werden.

Bei einer Gelenkbewegung ändern die artikulierenden Partner ihre Lage und Orientierung im Raum relativ zueinander.

Jedes Element befindet sich im Raum an einem ganz bestimmten Ort, der mathematisch genau als der Ort des geometrischen Mittelpunkts (oder Schwerpunkts) des Elements beschrieben werden kann. Ferner besitzt es eine bestimmte räumliche Orientierung, die durch die Richtung von Fortsätzen oder anderen Oberflächenstrukturen oder bei länglichen Elementen durch die Richtung ihrer größten Längsausdehnung („Längsachse") definiert ist.

Jede noch so komplizierte Bewegung kann auf zwei Grundbewegungselemente zurückgeführt werden:

1. Translation. Dabei handelt es sich um eine reine Ortsveränderung des gesamten Elements bei gleichbleibender Orientierung im Raum.

2. Rotation. In diesem Fall ändert das Element ausschließlich seine Orientierung im Raum, bleibt dabei aber auf der Stelle, d. h., der Schwerpunkt behält seine Ortskoordinaten.

Translation und Rotation spielen sich grundsätzlich im dreidimensionalen Raum ab. Das bedeutet zunächst für die Translation, daß Ortsveränderungen in drei zueinander senkrechten Hauptrichtungen möglich sind, die den drei Raumkoordinaten x, y und z entsprechen. Bewegungen in beliebigen Richtungen lassen sich in Teilbewegungen parallel zu den Raumkoordinaten zusammensetzen. Ein Element, das sich in allen drei Hauptrichtungen frei bewegen läßt, besitzt *drei Freiheitsgrade der Translation.* Wenn eine oder zwei der Hauptrichtungen blockiert sind, resultieren dementsprechend zwei oder nur ein Freiheitsgrad der Translation (Abb. 3.6–8a).

In entsprechender Weise lassen sich reine Rotationsbewegungen beschreiben (Abb. 3.6–8b). Eine echte Rotation erfolgt stets um eine Achse. Im dreidimensionalen Raum können nun durch einen Raumpunkt drei Hauptachsen gelegt werden, die sich dort jeweils rechtwinklig schneiden. Grundsätzlich kann jede dieser drei Hauptachsen als Rotationsachse in Frage kommen. Demnach gibt es maximal *drei Freiheitsgrade der Rotation.* Rotationsbewegungen um beliebige, schief im Raum liegende Achsen können als aus Teilbewegungen um die Hauptachsen zusammengesetzt gedacht werden.

Somit kann ein gelenkig gelagertes Skelettelement höchstens *sechs Freiheitsgrade der Beweglichkeit* besitzen. Dabei gilt als allgemeine Regel, daß Translationsbewegungen nur in sehr geringem Ausmaß möglich sind. Dies ist auch biologisch verständlich, weil die Gelenkflächen bei der Translation ihre gemeinsame Kontaktfläche verändern und infolgedessen bei größerer Verschiebung die Kontaktfläche sehr stark reduziert wird. Rotationen können demgegenüber ohne weiteres bei gleichbleibender Kontaktfläche ausgeführt werden.

Demgemäß werden Gelenke in einer funktionellen Gliederung nach der Anzahl der möglichen Freiheitsgrade der Beweglichkeit eingeteilt. Dabei wird im allgemeinen davon ausgegangen, daß die geringen Translationsbewegungen in biologischen Gelenken zu vernachlässigen seien, so daß im wesentlichen die drei Freiheitsgrade der Rotation zur Diskussion stehen.

Zwar bestehen grundsätzlich bestimmte Beziehungen zwischen Gelenkform und Beweglichkeit, es sollte jedoch stets daran gedacht werden, daß es sich hier um Einteilungsprinzipien nach durchaus verschiedenen Gesichtspunkten handelt, so daß eine vollständige Übereinstimmung nicht erwartet werden darf.

Zunächst einige Beispiele für Übereinstimmungen zwischen Gelenkform und Funktionstyp:

Das Humero-Ulnar-Gelenk ist gestaltlich ein Schar-

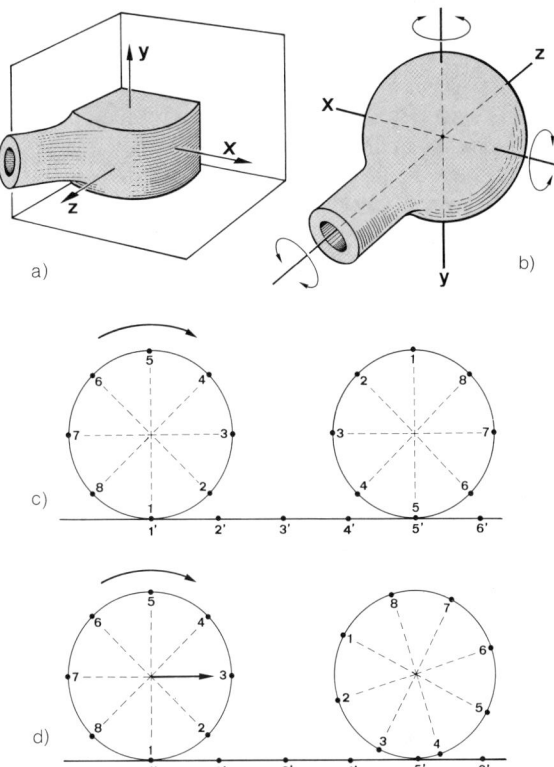

Abb. 3.6–8. Kinematik der Gelenke.

a) Drei Freiheitsgrade der Translation: der Modellkörper liegt in einer Raumecke; er kann nun, an beiden senkrechten Wänden gleitend, senkrecht in der Richtung y gehoben werden oder entlang einer Wand in den Richtungen x oder z am Boden gleiten.

b) Drei Freiheitsgrade der Rotation: Der kugelförmige Gelenkkörper kann sich um die Achsen x, y, z drehen.

c) Abrollen eines runden Gelenkkörpers. Die Punkte 1–6 des Gelenkkörpers kommen nacheinander mit den Punkten 1'–6' der Unterlage in Kontakt. Der Umfang wickelt sich auf der Unterlage ab.

d) Drehgleiten. Während sich der Gelenkkörper von 1 bis auf einen Betrag zwischen 3 und 4 gedreht hat, ist er auf der Unterlage bis 5' geglitten.

niergelenk, es hat nur eine feste Bewegungsachse (die Krümmungsachse der Trochlea humeri) und besitzt dementsprechend auch nur einen Freiheitsgrad der Beweglichkeit.

Das Radio-Carpal-Gelenk ist seiner Form nach ein Ellipsoidgelenk, es hat zwei Bewegungsachsen (den kurzen und den langen Durchmesser des elliptischen Querschnitts), in Übereinstimmung damit besitzt es zwei Freiheitsgrade der Beweglichkeit.

Das Hüftgelenk ist morphologisch ein Kugelgelenk, es besitzt ein Drehzentrum (den Mittelpunkt des Caput femoris), durch das beliebig viele Bewegungsachsen gelegt werden können.

Andererseits kann man diese unendlich vielen Drehbewegungen prinzipiell auf drei aufeinander senkrecht stehende Hauptachsen beziehen, die per conventionem festgelegt werden. Dann wird ersichtlich, daß dieses Gelenk drei Freiheitsgrade der Beweglichkeit besitzt.

Man könnte nun versucht sein, daraus zu schließen, daß ein morphologisches Kugelgelenk funktionell stets ein Gelenk mit drei Freiheitsgraden der Rotationsmöglichkeit sei, dieser Schluß ist aber unzulässig.

So sind z. B. die Fingergelenke morphologisch ebenfalls Kugelgelenke mit einem angenähert kugelförmigen Kopf und einer flachen Pfanne. Am reinen Skelettpräparat (ohne den Bandapparat) kann man auch tatsächlich drei Freiheitsgrade der Rotation vorführen, nicht aber am kompletten Gelenk in vivo! Die kräftigen Kollateralbänder dieser Gelenke verhindern nämlich Seitwärtsbewegungen (um eine dorso-volare Achse) vollständig und Rotationsbewegungen um die Längsachse des Fingers so gut wie vollständig, so daß nur mehr die Beugung – Streckung um eine quere Achse übrigbleibt. Damit wird – im Gegensatz zur Gelenkform – die Beweglichkeit auf praktisch nur einen Freiheitsgrad eingeschränkt.

Andererseits besitzt das Daumensattelgelenk entsprechend seiner Form zwei vorgegebene Bewegungsachsen, die den Achsen der konvexen Krümmungen beider Skelettelemente entsprechen. Sie stehen rechtwinklig zueinander, schneiden sich allerdings nicht, da sie in verschiedenen Ebenen liegen. Da keine Kapselbänder dies verhindern, sind somit zwei Freiheitsgrade der Beweglichkeit ohne weiteres gegeben. Die Kapsel ist allerdings so nachgiebig, daß durch passive Kräfte bei leichter Subluxation der Gelenkpartner in beschränktem Umfang auch eine Rotation um die Längsachse des Daumens ausgeführt werden kann. Damit liegt hier – wiederum abweichend von der Gelenkform – ein Gelenk mit drei Freiheitsgraden der Beweglichkeit vor.

Es gibt nun noch verschiedene Gelenke, deren Form nicht ohne weiteres durch den Vergleich mit geometrisch regelmäßigen und einfachen Körpern beschrieben werden kann. Dazu gehört u. a. das Kniegelenk, dessen konvexe Gelenkkörper, die paarigen Femurcondylen, in der sagittalen Ebene spiralig gekrümmt sind. (Es gibt mathematisch verschiedene Funktionen für diese Spiralkrümmung, die diese Gestalt mit gleich guter Näherung beschreiben). Für ein solches Gelenk wird auch die Bezeichnung *Articulatio condylaris* verwendet. Meist sind die Krümmungen des konvexen und des konkaven Gelenkkörpers nicht kongruent. In diesem speziellen Fall sind noch Menisci zwischengelagert, die für die Condylen formveränderliche Auflager bilden. Die Bewegungsmöglichkeit wird nun vollständig durch den Bandapparat kontrolliert.

Am Beispiel des Kniegelenks läßt sich das Prinzip dieses Mechanismus am besten darstellen. Die Kreuzbänder, die zwischen den Femurcondylen liegen, bestimmen den Ablauf der Beuge- und Streckbewegung. Zusammen mit den Knochenstrecken, die zwischen ihren beiden Ursprungspunkten am Femur bzw. zwischen beiden Ansatzpunkten an der Tibia liegen, bilden sie ein sog. „überschlagenes Gelenkviereck" [7, 8].

Die Länge eines jeden Kreuzbandes und die Condylenkontur sind nun derart aufeinander abgestimmt, daß beide Kreuzbänder in jeder Gelenkstellung gespannt sind, d. h., die Distanz zwischen Ursprung und Ansatz jedes Kreuzbandes bleibt gleich. In einem Modell kann man deshalb die Kreuzbänder durch starre Stäbe ersetzen. Wenn man nun davon ausgeht, daß der femorale Ursprung in Ruhe bleibt, während die Tibia bewegt wird, dann kann man den die beiden tibialen Enden der Kreuzbänder verbindenden Modellstab (der die Strecke zwischen den beiden Tibiaansätzen der Kreuzbänder repräsentiert) im technischen Sinne als „Koppel" bezeichnen (Abb. 3.6–9a). Zeichnet man nun die Lage der Koppel bei feststehendem Femurursprung für jede mögliche Bewegungsstellung des Systems auf, so ergibt sich eine Schar von Strecken, die alle als Tangenten an eine Kurve aufgefaßt werden können. Die Kurve läßt sich jetzt ohne weiteres konstruieren; sie wird „Koppelhüllkurve" genannt [15, 16]. Faßt man nun das Tibiaplateau – oder einen Sagittalschnitt durch dasselbe – als „Koppel" auf, so sind die zugehörigen Konturen der Femurcondylen die entsprechenden „Koppelhüllkurven". Das gilt auch dann, wenn die Koppel nicht wie im oben besprochenen Modell ein gerader Stab ist, sondern selbst eine von der Gerade abweichend gekrümmte Kontur besitzt. Auch dann wird die Oberfläche des konvexen Gelenkkörpers als zugehörige Koppelhüllkurve erscheinen, die allerdings von der durch eine gerade Koppel erzeugten im Detail abweicht. So ist auch das Tibiaplateau nicht eben, aber die Condylenkonturen entsprechen in jedem Fall den zugehörigen Koppelhüllkurven.

Das Prinzip gilt auch im umgekehrten Sinn. Betrachtet man den tibialen Bandansatz als feststehend und das Femur als bewegt, so ergibt sich die Kontur des Tibiaplateaus als Koppelhüllkurve des Femur [15], [16].

Wir haben guten Grund zu der Annahme, daß diese feine Abstimmung der artikulierenden Konturen das Ergebnis einer funktionellen Anpassung ist.

Das überschlagene Gelenkviereck stellt den Sonderfall einer geschlossenen Gliederkette dar. Dabei ist der Kreuzungspunkt der beiden Diagonalen (Kreuzbänder) nicht festgelegt, sondern er verschiebt sich im Laufe der Bewegung. In jeder Gelenkstellung bezeichnet er die Lage des momentanen Drehzentrums des Gelenks.

Bei jeder Bewegung in einem Gelenk beschreiben gelenkferne Gliedpunkte für diese Bewegung charakteristische Bahnen. Man kann nun diese manchmal komplizierten Raumkurven in so kleine Bahnstücke zerlegen, daß man diese mit genügender Näherung durch einen Kreisbogen ersetzen darf. Zu diesem Kreisbogen läßt sich mit einfachen geometrischen Mitteln der zugehörige Mittelpunkt bestimmen, der dann für einen sehr kleinen Bewegungsabschnitt als Rotationszentrum angesehen werden kann (Abb. 3.6–9b). Man spricht von einem *momentanen Bewegungszentrum* (Momentanzentrum) [4]. Schließlich ist der gesamte Bewegungsablauf in einem Gelenk hinreichend genau beschrieben, wenn man für jede Gelenkstellung die Lage des zugehörigen Momentanzentrums kennt. Die Lagen aller Momentanzentren einer Bewegung, bezogen auf das in Ruhe gedachte Skelettelement, ergeben zusammen charakteristische Kurven, die sich allerdings immer nur auf das ruhende Element beziehen. So sieht z. B. für das Kniegelenk die Kurve der Momentanzentren für das ruhende Femur ganz anders aus als die Kurve der Momentanzentren für die ruhende Tibia (Abb. 3.6–9a). (MENSCHIK [15], [16] spricht von einer „Rastpolkurve" und einer „Ruhepolkurve".) Beide Kurven schroten dermaßen aufeinander ab, daß sie stets einen Punkt gemeinsam haben, nämlich das momentane Bewegungszentrum für die gerade eingenommene Gliedstellung.

Zur Beschreibung von Gelenkbewegungen werden auch oft die Begriffe „Rollen" und „Gleiten" ge-

braucht. *Gleiten* ist gleichbedeutend mit reiner Translation. Hierbei verschieben sich die Gelenkkörper lediglich gegeneinander. Beim *Rollen* wickelt sich dagegen der Umfang des einen Gelenkkörpers auf der Oberfläche des anderen ab (Abb. 3.6–8c), d. h., daß jedem Punkt auf der Oberfläche des einen Gelenkkörpers auch genau ein Punkt auf der Oberfläche des anderen zugeordnet ist. Die beim Rollen sich aufeinander abwickelnden Strecken beider Gelenkoberflächen sind gleich lang.

Schließlich wird oft noch ein „Rollgleiten" oder „Drehgleiten" erwähnt (Abb. 3.6–8d). Dabei handelt es sich im Prinzip um ein Rollen, nur wickeln sich nicht mehr gleich lange Oberflächenstrecken aufeinander ab. Die Bewegung sieht dann so aus, wie die eines auf Glatteis anfahrenden oder bremsenden Wagens. Entweder „drehen die Räder durch", d. h., die vom Radumfang zurückgelegte Strecke ist größer als die Strecke am Boden, oder der Wagen „rutscht", d. h., die am Boden zurückgelegte Strecke ist größer, als dies der Radumdrehung entsprechen würde.

3.6.4.2 Körperebenen und Gliedbewegungen

Um die Bewegungen der Körperabschnitte, insbesondere aber der Gliedmaßen exakt beschreiben zu können, bedarf es eines räumlichen Orientierungssystems. Wegen der besseren Vergleichbarkeit der Bewegungen empfiehlt es sich, dieses Koordinatensystem mit dem Körper zu verbinden und nicht etwa auf die Umwelt zu

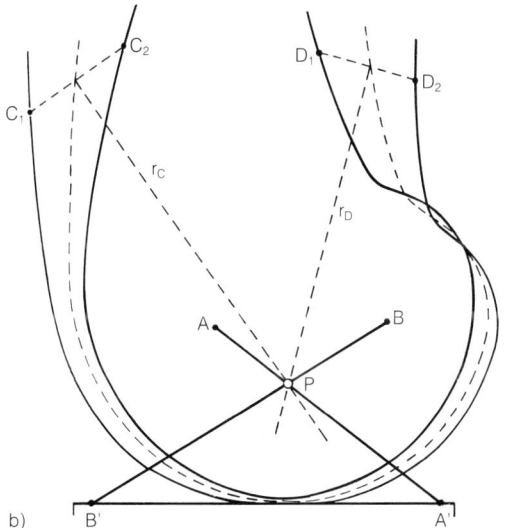

Abb. 3.6–9. Kinematik eines Condylengelenks.

a) Überschlagenes Gelenkviereck als Modell für ein Gelenk mit Kreuzbandapparat (Kniegelenk). Die Strecke AB entspricht der Distanz der Ursprünge der Kreuzbänder (Fossa intercondylaris des Femur): „Rastsystem". Die Strecke A'B' entspricht der Distanz der Ansätze (Caput tibiae): „Gangsystem", „Koppel". v bedeutet das vordere, h das hintere Kreuzband; ihr Kreuzungspunkt ist P. 1–16 sind verschiedene Stellung der Koppel A'B' bei einer Bewegung der Koppel um die Basis AB. Der Kreuzungspunkt P beschreibt während dieser Bewegung die kräftig gezeichnete Gangpolkurve. Die Koppelstellungen 1–16 umhüllen die Kontur des zur Basis AB gehörigen Gelenkkörpers (Femurcondylus): „Koppelhüllkurve". – Wenn dagegen die Strecke AB gegen die feststehende Koppel A'B' bewegt wird, beschreibt der Punkt P die feiner gezeichnete Rastpolkurve. Für jede Stellung des Systems haben Rastpolkurve und Gangpolkurve einen Punkt P gemeinsam: das momentane Drehzentrum (verändert nach MENSCHIK aus [13]).

b) An dem bewegten Teil sind in einiger Distanz vom Gelenk die beiden Punkte C und D markiert. Die Indizes 1 und 2 kennzeichnen zwei verschiedene Gliedstellungen. Unter der Annahme, daß die Wege $C_1 - C_2$ und $D_1 - D_2$ Teile von Kreisbahnen sind, läßt sich das gemeinsame Drehzentrum graphisch ermitteln. Die geraden Strecken $C_1 - C_2$ und $D_1 - D_2$ werden als Sekanten der zugehörigen Kreisbogen aufgefaßt. Auf ihnen werden die Mittelsenkrechten r_C und r_D errichtet, und deren Schnittpunkt ist das gesuchte gemeinsame Kreiszentrum. Die Skizze zeigt, daß das auf diese Weise gefundene momentane Drehzentrum mit dem Kreuzungspunkt P der beiden Kreuzbänder in einer Gelenkstellung zwischen 1 und 2 zusammenfällt.

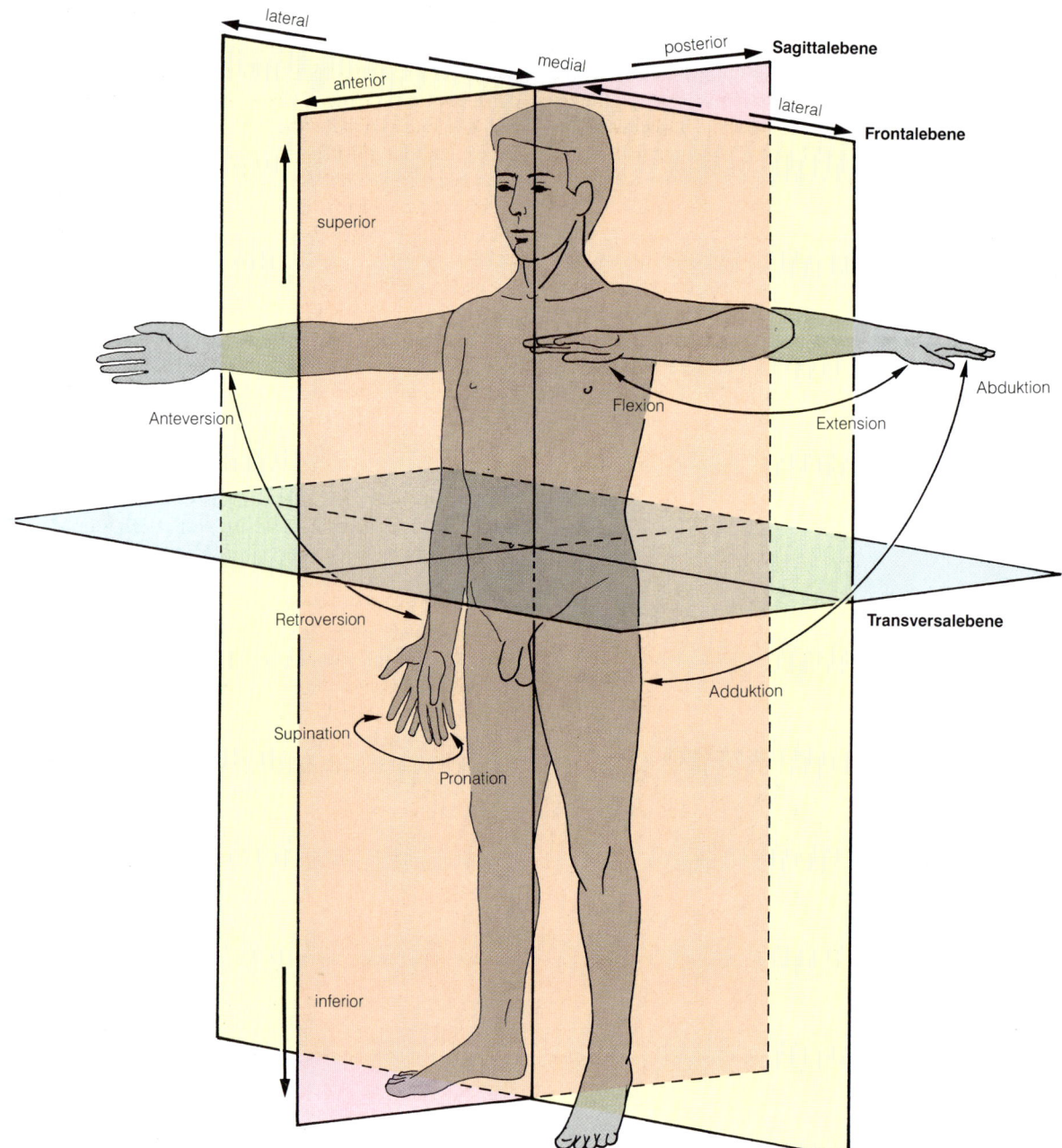

Abb. 3.6–10. Übersichtsschema über die Hauptebenen des Körpers und die Grundbewegungen der Gliedmaßen. Ausführliche Erklärung im Text.

beziehen. Begriffe wie „oben" und „unten", „horizontal" und „vertikal" haben darin begreiflicherweise keinen Platz.

Das hierfür notwendige System besteht aus drei jeweils aufeinander senkrecht stehenden Ebenen (Abb. 3.6–10).

1. Eine *Sagittalebene,* und zwar die Mediansagittale, die den Körper in eine rechte und eine linke Hälfte teilt (Symmetrieebene).

2. Eine *Frontalebene.* Sie schneidet die Sagittalebene in der Körperachse rechtwinklig und teilt den Körper in einen vorderen (ventralen) und hinteren (dorsalen) Abschnitt.

3. Eine *Transversalebene,* die die beiden vorhergehenden in der Körpermitte (halbe Höhe) rechtwinklig schneidet und den Körper in einen oberen (kranialen) und unteren (kaudalen) Abschnitt unterteilt.

Zu jeder dieser Hauptebenen können beliebig viele parallele Ebenen durch den Körper gelegt werden, die vor allem für topographische Beschreibungen von Bedeutung sind.

Jede Ebene ist durch zwei Hauptrichtungen gekennzeichnet, bei denen wiederum „positive" und „negative" Richtung im Sprachgebrauch durch verschiedene Benennungen unterschieden werden.

So enthält die *Sagittalebene* die Richtungspaare vorn – hinten (anterior – posterior = ventral – dorsal) und oben – unten (superior – inferior = kranial – kaudal).

Die *Frontalebene* enthält die Richtungspaare *superior – inferior* und *medial – lateral* (nach der Mitte hin – von der Mitte weg).

In der *Transversalebene* können folgende Richtungspaare unterschieden werden: *anterior – posterior* und *medial – lateral*.

Man sieht also, daß je zwei Ebenen ein Richtungspaar gemeinsam haben.

Sprachlich korrekt sind die Benennungen medial, lateral usw. *Lage-* und nicht Richtungsbezeichnungen. Man sollte eigentlich mediad und laterad sagen, aber diese Sprach- und Schreibweise ist heute unüblich geworden. Allenfalls kann man die Richtung durch lateral*wärts* und medial*wärts* ausdrücken.

Bei den Bewegungen unterscheiden wir grundsätzlich:

1. Bewegungen des Stammes,
2. Bewegungen der Extremitäten gegenüber dem Stamm,
3. Bewegungen der Extremitätenabschnitte gegeneinander.

Bei Bewegungen innerhalb des Stammes und innerhalb der Extremitäten werden Bewegungen um die Längs- achse – *Rotationen, Torsionen* – und Knickung oder Streckung der Achse – *Flexion* (Beugung) bzw. *Extension* (Streckung) – unterschieden.

Eine Verdrehung des Rumpfes um seine eigene Achse bezeichnet man als *Torsion*. Die Richtungsbezeichnung hängt dabei davon ab, nach welcher Seite sich der bewegte Teil wendet. Nimmt man z. B. beim aufrecht stehenden Menschen das Becken als feststehend an, so handelt es sich um eine *Rechtstorsion* des Oberkörpers, wenn dabei das Gesicht nach rechts gedreht wird. Die gleiche Bewegung kann jedoch als *Linkstorsion* des Unterkörpers beschrieben werden, wenn der Oberkörper fixiert ist, etwa wenn der betreffende Mensch mit den Armen am Reck hängt.

Bei der Beschreibung der Bewegungen von Körperteilen gegenüber dem Rumpf wird grundsätzlich der Rumpf als feststehend angenommen. Man spricht dann bei Drehbewegungen auch nicht von Torsionen, sondern von *Rotationen*.

So kann der Kopf in den Gelenken der Halswirbelsäule nach rechts oder links rotiert werden, aber auch gebeugt oder gestreckt, nach rechts oder links geneigt werden.

Die proximalen Extremitätengelenke sind Kugelgelenke mit drei Freiheitsgraden der Rotationsmöglichkeit. Diese Rotationen erfolgen um drei aufeinander senkrecht stehende Hauptachsen. Zum besseren Verständnis ihrer jeweiligen Lage im Raum ist es wichtig zu wissen, daß bei jeder Bewegung um eine dieser Hauptachsen die beiden anderen „mitgenommen" werden.

Um dies näher zu erklären, beschreiben wir zunächst die Hauptbewegungen im Hüftgelenk. Wir gehen dabei von der aufrechten Grundhaltung des stehenden Menschen aus. Eine beide Hüftgelenkszentren verbindende Achse ist als Schnittgerade einer Transversal- mit einer Frontalebene aufzufassen, sie verläuft auf jeder Körperseite von medial nach lateral. Eine Bewegung um diese Achse kann nach vorn oder nach hinten gerichtet sein. Diese beiden Möglichkeiten werden *Anteversion* (Vorhebung) oder *Retroversion* (Rückhebung) genannt. Die gleichen Bezeichnungen gelten für Bewegungen des Arms im Schultergelenk, die von der aufrechten Grundstellung mit herabhängendem Arm ausgehen. Die entsprechende Achse, um die die Bewegung erfolgt, ist eine Transversalachse, die die Zentren beider Schultergelenke verbindet.

Nur beim Bein wird die Anteversion meist als Beugung, die Retroversion als Streckung im Hüftgelenk bezeichnet.

Ferner unterscheiden wir Bewegungen um eine antero-posterior gerichtete Achse, die als Schnittgerade einer Transversal- mit einer Sagittalebene erscheint: Die *Abduktion* ist ein Abspreizen der Gliedmaße vom Körper (Bewegung nach lateral), ihr Gegenstück, die *Adduktion* bedeutet ein Heranführen an den Körper (Bewegung nach medial).

Eine Drehung um die Längsachse der Extremität (Rotation) kann nach auswärts (Rotatio externa = Auswärtsrotation) oder einwärts (Rotatio interna = Einwärtsrotation) erfolgen.

Am Arm läßt sich das „Mitnehmen" der übrigen Bewegungsachsen bei Ausführung einer bestimmten Bewegung am besten demonstrieren. In der „Grundstellung", d. h. aufrecht stehend und mit herabhängenden Armen, sind die Hauptachsen der Bewegungsmöglichkeit ebenso wie die des Hüftgelenks nach den Hauptrichtungen des Körpers orientiert: die Ab- und Adduktionsachse ist sagittal gerichtet, die Ante- und Retroversionsachse frontal und die Rotationsachse parallel zur Körperlängsachse. Wird der Arm nun um 90° abduziert, so dreht sich auch das Kreuz der zueinander rechtwinkligen Ante-Retroversions- und Rotationsachse. Nunmehr steht die Ante-Retroversionsachse parallel zur Körperachse, und die Bewegung der Ante-Retroversion, die sich aus der Grundstellung heraus in einer Sagittalebene abspielte, erfolgt nun in einer Transversalebene. Die Rotation geschieht nach wie vor um die Längsachse des Arms, doch diese liegt in der Retroversionsstellung etwa in einer Frontalebene, in der Anteversionsstellung dagegen in einer Sagittalebene (wenn für die Retro-Anteversion zu Demonstrationszwecken ein Winkelausschlag von genau 90° gewählt wird).

Es möge bei diesem einen Beispiel bleiben, denn Entsprechendes gilt auch für die anderen Bewegungen des Arms und in gleicher Weise für die Bewegungen des Beins.

Etwa in der Mitte der Extremitätenlänge besitzen wir funktionelle Scharniergelenke, die sich aus der Geradestreckung der Extremität im wesentlichen in einer Richtung (und zurück) bewegen lassen: Ellenbogen- und Kniegelenk. Nach ihrer typischen Funktion sind die Bewegungen *Flexion* und *Extension* benannt, wobei Flexion die Abwinklung des distalen Gliedabschnitts gegenüber dem proximalen und Extension die Öffnung des Winkels zwischen den Achsen beider Gliedabschnitte bis 180°, also die „Streckung" der gesamten Extremität, bezeichnet. Eine Bewegung über einen Achsenwinkel von 180° hinaus wird folgerichtig „Überstreckung" (Hyperextension) genannt. Bei Hand- und Fußwurzelgelenken, die beide sehr stark „hyperextendiert" werden können, verlieren die Begriffe „Beugung" und „Streckung" ihre allgemein verständliche Sicherheit der Information, deshalb spricht man bei ihnen besser von einer Palmar- bzw. Plantar- und einer Dorsalflexion.

Die beiden Unterarmknochen, die proximal und distal durch trochoide Gelenke miteinander verbunden sind, bei denen konvexer und konkaver Gelenkkörper vertauscht sind, können nur in beiden Gelenken gleichzeitig bewegt werden. Es handelt sich um eine Scharnierbewegung um eine Achse, die jeweils die Zentren der konvexen Gelenkkörper miteinander verbindet und deshalb diagonal über den Unterarm verläuft. Beim herabhängenden Arm ist die Handfläche in der *Supinationsstellung* des Unterarms nach vorn, in der *Pronationsstellung* gegen den Körper gewendet. Die Unterarmknochen liegen in der Supinationsstellung parallel nebeneinander und überkreuzen sich bei der Pronationsbewegung.

Am Fuß wird ein ganz anderes Bewegungspaar ebenfalls Pronation und Supination genannt. Diese Bewegungen spielen sich jedoch im Gegensatz zum Arm nicht zwischen den beiden Unterschenkelknochen, sondern zwischen Fußwurzelknochen im unteren Sprunggelenk ab. Als Supination wird hier eine Hebung des medialen Fußrands bezeichnet, wobei die Fußsohle mehr oder weniger nach innen oben gewendet wird. Pronation ist demgegenüber die Hebung des lateralen Fußrands.

3.6.4.3 Dynamik

Unter diesem Begriff werden alle Reaktionen zwischen Kräften und Massen beschrieben. Befindet sich ein System in Ruhe, dann halten sich alle angreifenden Kräfte im Gleichgewicht. Die Beschreibung solcher Zustände ist die *Statik*. Sind die Kräfte dagegen nicht im Gleichgewicht, so findet Bewegung statt. Diese Situation wird in der *Kinetik* beschrieben.

Wir beginnen mit der *Gelenkstatik*. Wenn an einem Gelenk Gleichgewicht herrschen soll, dann müssen sich die Wirkungen aller angreifenden Kräfte gegenseitig aufheben. Das soll am Beispiel der Abb. 3.6–11 näher erklärt werden [10], [11]. In dieser etwas schematisierten Skizze ist ein Hüftgelenk dargestellt. Beim Stehen auf einem Bein ist von dem betreffenden Hüftgelenk das

Körperteilgewicht G_5 zu tragen. Man kann sich die entsprechende Masse im Schwerpunkt S_5 konzentriert denken, dann wirkt das zugehörige Gewicht G_5 infolge der Erdgravitation in Richtung auf den Erdmittelpunkt, also senkrecht von S_5 ausgehend. Da seine „Wirkungslinie" (die Vertikale durch S_5) im Abstand h_G am Drehpunkt C des Hüftgelenks vorbeiläuft, besitzt die Körpermasse (die im Schwerefeld der Erde ein „Gewicht", mithin eine Kraft darstellt) auf das Gelenk eine Drehwirkung mit dem Moment $G_5 \cdot h_G$. Dieses *Drehmoment* würde das Becken – und mit ihm den ganzen Körper – im Hüftgelenk nach medial kippen, wenn dies nicht durch die Abduktionsmuskeln M verhindert würde. Um die Drehwirkung des Körpergewichts zu kompensieren, muß das Muskelmoment genau die gleiche Größe, aber entgegengesetzte Drehrichtung haben wie das Lastmoment. Oder man kann auch sagen: Bei Gleichgewicht an einem Gelenk muß die Momentensumme Null sein. Demnach ist $M \cdot h_M + G_5 \cdot h_G = O$, d. h., das Produkt aus Muskelkraft M und Hebelarm

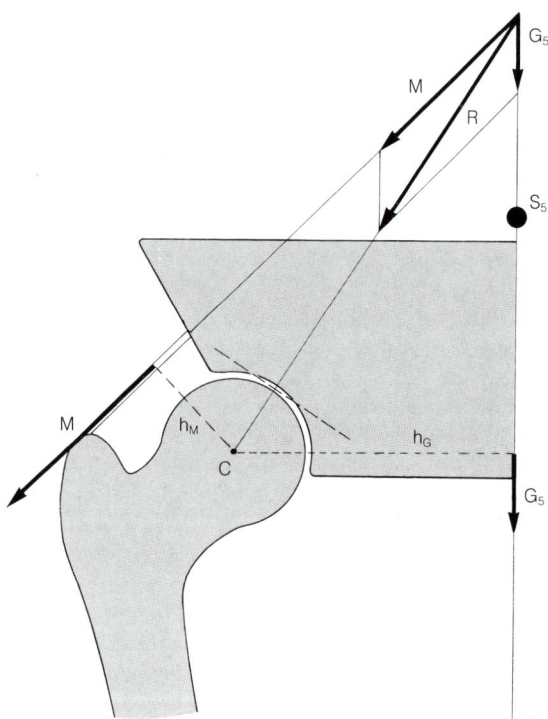

Abb. 3.6–11. Belastung des Hüftgelenks beim einbeinigen Stehen oder in der Standbeinphase des Gehens. Das vom Hüftgelenk des Standbeins zu tragende Gewicht G_5 (Körpergewicht abzüglich des Gewichts des Standbeins) ist im Teilmassenschwerpunkt S_5 konzentriert zu denken. Richtung und Lage der Muskelkraft M seien bekannt. Das Körpergewicht G_5 greift unter dem Hebelarm h_G, die Muskelkraft M unter dem Hebelarm h_M am Hüftgelenk an. Beide Drehmomente müssen sich am Drehpunkt C im Gleichgewicht halten. Verlängert man die Richtungen von M und G_5 bis zum Schnitt, so kann man dort das Kräfteparallelogramm zeichnen, aus dem sich die Gelenksresultierende R bestimmen läßt. Sie steht auf der Gelenkoberfläche senkrecht, wie die gestrichelt eingezeichnete Tangente deutlich macht. Weitere Erklärung im Text.

h_M der Muskeln (= Muskelmoment) muß das Lastmoment kompensieren, was durch eine große Kraft mit kurzem Hebelarm oder durch eine kleinere Kraft mit entsprechend langem Hebelarm geschehen kann. Wenn in unserem Beispiel nun die beiden Kräfte M und G_5 sowie der Hebelarm h_G positiv, der Hebelarm der Muskeln h_M dagegen negativ angenommen werden, ergibt sich aus dieser Momentengleichung die Muskelkraft der Abduktoren als

$$M = -G_5 \, h_G \cdot h_M$$

Die *Belastung* des Gelenks erfolgt durch die beiden Kräfte G_5 und M. Jede dieser Kräfte ist ein Vektor mit gegebener Größe und Richtung. Deshalb ist die Gesamtlast, die das Gelenk zu tragen hat, als *vektorielle Summe* von Körpergewicht und Muskelkraft definiert. Das läßt sich am einfachsten grafisch demonstrieren (Abb. 3.6–11). Bekannt sind: Größe und Richtung der Kraft des Körpergewichts G_5, Richtung (aber zunächst nicht die Kraftgröße!) der Abduktionsmuskeln M sowie die Lage des Drehpunkts C des betreffenden Gelenks. Die Aufgabe besteht nun darin, aus der (bekannten) Kraft des Gewichts G_5 und der (unbekannten) Kraft M eine resultierende Kraft R zu gewinnen, die am Gelenk C das Moment Null besitzen soll. Ein Moment (als Produkt) wird Null, wenn einer der beiden Faktoren Null ist. Da die Resultierende R, die sich ja aus durchaus von Null verschiedenen Kräften zusammensetzt, eine endliche Größe besitzt, muß folglich der Hebelarm der Resultierenden Null werden. Das heißt mit anderen Worten, daß die Resultierende genau durch den Drehpunkt C des Gelenks verlaufen muß. Damit ist die geometrische Konstruktion der Gelenkresultierenden R leicht durchzuführen: Man verbindet die Richtungen der Kräfte G_5 und M bis zum gemeinsamen Schnittpunkt (denn an dieser Stelle wird das Kräfteparallelogramm konstruiert), diesen Schnittpunkt verbindet man mit dem Gelenkdrehpunkt C (denn durch ihn verläuft die Resultierende R). Da die Kraftgröße von G_5 bekannt ist, läßt sich nun das Kräfteparallelogramm leicht zeichnen, aus dem die Größen von M und R ohne weiteres entnommen werden können. Aus dieser Zeichnung wird auch klar, daß die Gelenkresultierende R im allgemeinen kleiner ist als die arithmetische Summe von Körpergewicht und Muskelkraft. (Es gibt allerdings einen Grenzfall: Wenn die Kräfte G_5 und M genau parallel zueinander verlaufen, ist die Resultierende R ihre arithmetische Summe).

Die *Gelenkbeanspruchung* ist Last pro Flächeneinheit, sie hängt deshalb außer von der Größe der Gelenkresultierenden auch noch von der kraftaufnehmenden („tragenden") Fläche ab.

Die *Tragfläche* eines Gelenks muß keineswegs mit der anatomischen Gelenkfläche identisch sein; meist ist sie kleiner [12]. Als anatomische Gelenkfläche bezeichnet man die gesamte mit Gelenkknorpel bedeckte Oberfläche eines Skelettelements. Meist sind die zueinander gehörigen anatomischen Gelenkflächen zweier artikulierender Partner verschieden groß, dann ist die Kontaktfläche des Gelenks in den verschiedenen möglichen Gelenkstellungen höchstens so groß wie die kleinere der anatomischen Gelenkflächen, stets aber kleiner als die größere. Es versteht sich von selbst, daß Kräfte nur im Bereich der Kontaktfläche eines Gelenks übertragen werden können – andererseits findet nicht immer auf der gesamten Kontaktfläche Kraftübertragung statt.

Gegeben sei ein Kugelgelenk, in dem die Pfanne etwa die Hälfte des Kugelkopfes bedeckt. Die Kontaktfläche hat also die Größe einer Halbkugel und entspricht damit der Gelenkfläche der Pfanne. Die Gelenkresultierende möge aber nun nicht in der Mitte der Pfanne, sondern exzentrisch dazu liegen. Dann ermittelt man die Größen der örtlich von einer Gelenkfläche auf die anderen übertragenen Kräfte, indem man zunächst die Resultierende über eine ebene Fläche verteilt, die rechtwinklig zu ihrer Wirkungslinie steht. Man kommt dann zu vielen, auf die jeweilige Flächeneinheit (z. B. cm^2) bezogenen Teilkräften p_i, die alle zusammen die Größe R ergeben und zu dieser parallel verlaufen. Auf die gewölbte Gelenkoberfläche treffen diese Teilkräfte p_i unter verschiedenen Winkeln auf. Nun können aber von einer Gelenkfläche auf die andere nur normale (d. h. auf die Oberfläche senkrecht auftreffende) Kräfte übertragen werden; das bedeutet, daß von jeder auf die Gelenkoberfläche gerichteten Teilkraft p_i nur eine Komponente, die Normalkomponente p_{in} aufgenommen wird. Bei der entsprechenden grafischen Zerlegung der Einzelkräfte p_i zeigt sich, daß außer der Normalkraft p_{in} stets auch eine zur Oberfläche parallele Tangentialkraft p_{it} entsteht, die – für sich allein genommen – eine Rotation im Gelenk bewirken würde. Es liegt aber nun im Prinzip dieser Kraftzerlegung, daß sich die Tangentialkräfte p_{it}, die zu beiden Seiten der Resultierenden R in entgegengesetzter Richtung drehen, gegenseitig aufheben, so daß keine Bewegung zustande kommt und nur die über den Gelenkspalt hinweg übertragenen Normalkräfte p_{in} wirksam werden.

Man sieht aus Abb. 3.6–12, daß die Normalkräfte p_{in}, die in ihrer Gesamtheit die eigentliche Gelenkbeanspruchung repräsentieren, je nach einem Winkel, unter dem die zugehörige Teilkraft p_i auf die Gelenkfläche auftrifft, sehr verschieden groß sind [11], [13]. An der Stelle des Durchstoßpunktes der Wirkungslinie der Resultierenden durch die Gelenkoberfläche, den man „Zenit" nennen kann, steht die Teilkraft p_i selbst senkrecht zur Gelenkfläche, infolgedessen ist hier $p_{in} = p_i$ und $p_{it} = 0$. Am Großkreis auf der Kugeloberfläche, der in einer zur Wirkungslinie von R rechtwinkligen Ebene liegt und den wir „Horizont" nennen wollen, verläuft dagegen die Teilkraft p_i parallel zur Gelenkoberfläche, und dort ist infolgedessen: $p_{in} = 0$ und $p_{it} = p_i$. Das bedeutet mit anderen Worten, daß die im Gelenk tatsächlich übertragenen Normalkräfte im Zenit (Durchstoßpunkt von R) am größten sind und zum Horizontkreis hin bis auf Null abfallen. Unterhalb des Horizontkreises werden daher gar keine Kräfte von einer Gelenkfläche auf die andere übertragen.

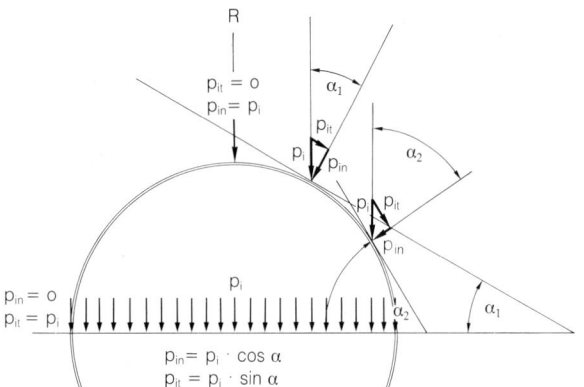

Abb. 3.6–12. Bestimmung der Druckübertragung an gewölbten Gelenkflächen. Die Gelenksresultierende R liegt zentrisch in der Gelenkfläche und wird in die Teilkräfte p_i aufgelöst, die über den Querschnitt des Gelenkkörpers gleichmäßig verteilt sind. Von einer Gelenkfläche auf die andere können nur Normalkräfte (p_{in}) übertragen werden. In der rechten Bildhälfte sind die Kräftezerlegungen für zwei Stellen der Gelenkoberfläche vorgenommen worden, an denen die Gelenkfläche gegen die zur Resultierenden rechtwinklige Basisebene unter den Winkeln α_1 und α_2 geneigt ist. An jeder Stelle wird die einzelne Teilkraft p_i in eine Normalkomponente p_{in} und eine Tangentialkomponente p_{it} zerlegt. Wie die unten stehenden Formeln zeigen, hängt ihre Größe jeweils vom Winkel α ab. Am Durchstoßpunkt der Resultierenden (Zenit) wird die Tangentialkomponente Null (Zentrum, oben), im Niveau der Horizontebene wird die Normalkomponente Null (linker Rand). Weitere ausführliche Erklärung im Text.

Dehnt sich die Kontaktfläche eines Kugelgelenks wie in unserem Beispiel bis unterhalb des Horizontkreises aus, so umfaßt die tatsächliche Tragfläche des Gelenks nur einen Teil der Kontaktfläche, nämlich jenen Anteil, der „oberhalb" des Horizontkreises liegt. Das macht deutlich, daß die Tragfläche eines Gelenks maximal die Größe der Kontaktfläche hat, allerdings durchaus auch kleiner sein kann.

Die größte mögliche Tragfläche besitzt ein Kugelgelenk mit halbkugeliger Pfanne dann, wenn die Resultierende genau im Zentrum der Pfanne liegt. Die maximale übertragene Kraft p_{in} (= Gelenkbeanspruchung) liegt dann am Durchstoßpunkt von R (Zenit) und entspricht der Größe von p_i. In diesem Fall sind alle Teilkräfte p_i untereinander gleich, und zwar $p_i = R : F$, wenn F die kreisförmige Querschnittsfläche des Kugelgelenks ist.

Bei exzentrischer Lage der Resultierenden im Gelenk ergibt sich die ungleiche Verteilung der Teilkräfte p_i aus der Gleichgewichtsbedingung, indem nämlich die Summen aller Momente der p_i (d. h. ihr jeweiliger Größenwert, multipliziert mit ihrem Abstand vom Durchstoßpunkt von R) im „Zenit" (Durchstoßpunkt von R) das Gleichgewicht halten müssen. Wenn sich nun bei großer Exzentrizität die Lage der Gelenksresultierenden R einem Rand der Gelenkfläche stark nähert, kommt es deswegen an diesem Rand zu sehr hohen Teilkräften p_i und folglich auch zu außerordentlich gro-

ßen Normalkräften p_{in}. Wegen der bereits erwähnten Gleichgewichtsbedingungen fallen dann die im Gelenk übertragenen Kräfte nach der Tiefe der Gelenkpfanne hin bereits auf Null ab, lange bevor der Horizontkreis erreicht ist. PAUWELS [21] gibt als Faustregel hierfür an, daß sich die Tragfläche eines Gelenks „ge-

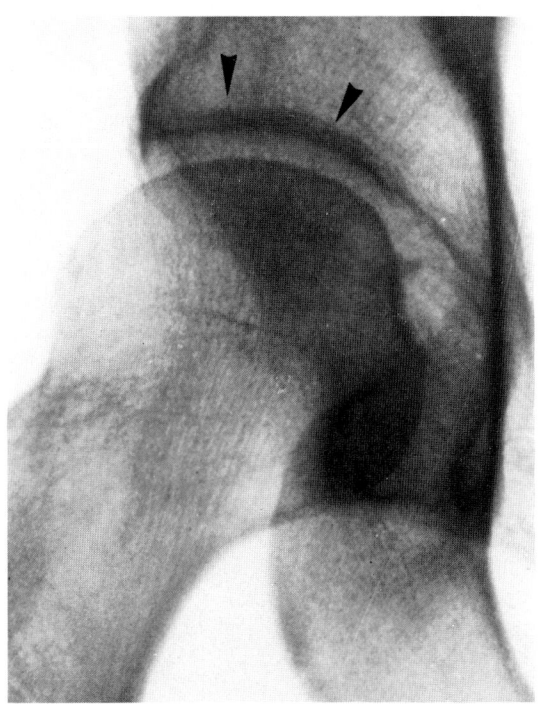

a)

Abb. 3.6–13. Repräsentation der Gelenkbeanspruchung durch die subchondrale Knochenverdichtung, demonstriert an Röntgenbildern des Hüftgelenks (a) Original: Prof. Dr. B. KUMMER, b) und c) nach [21]).
a)   Normales Hüftgelenk. Im Pfannendach weist ein nahezu gleich breiter Verdichtungsstreifen (Pfeilspitzen) auf eine gleichmäßige Gelenkbeanspruchung hin.
b)   Belastungskonzentration an der „Pfannenecke" (Ausdruck einer Arthrose): Die Verdichtungszone im Pfannendach nimmt Dreiecksform an (PAUWELSsches Dreieck). Zugleich sieht man, daß der (nicht Röntgenschatten gebende) Gelenkknorpel durch die Druckkonzentration geschädigt wurde, da sich die Knochenkonturen von Kopf und Pfanne (Knorpel-Knochen-Grenze) einander stark genähert haben.
c)   Bei noch stärkerer Überlastung ist der Gelenkknorpel fast ganz geschwunden, und im Knochen treten rundliche Resorptionscyten auf (dunkel konturierte aufgehellte Flecken).

lenkeinwärts" nicht weiter erstrecken kann als auf das Doppelte des Abstands der Resultierenden vom Gelenkrand.

Das bedeutet, daß bei großer Exzentrizität der Gelenksresultierenden in Randnähe der Gelenkfläche schnell so große Beanspruchungen auftreten können, daß dadurch der Gelenkknorpel zugrunde geht und auch der unterliegende Knochen geschädigt werden kann.

PAUWELS [21] hat außerdem gezeigt, daß sich die Beanspruchungsverteilung in einem Gelenk sehr gut in der Gestalt der Verdichtungszone im subchondralen (d. h. unter dem Gelenkknorpel gelegenen) Knochen zu erkennen ist, die geradezu ein sichtbar gewordenes Beanspruchungsdiagramm darstellt. Im normal bean-

spruchten Gelenk ist diese Verdichtungszone (Sklerose) im Röntgenbild als gleich breiter Streifen in der Gelenkpfanne zu sehen (Abb. 3.6–13a) [17]. Rückt die Resultierende näher an den Gelenkrand, so zeigt die dreieckige Knochenverdichtung im Röntgenbild die nach dem Rand der Gelenkfläche ansteigende Beanspruchungsgröße an (Abb. 3.6–13c). Bei noch größerer Randnähe der Resultierenden wird die Beanspruchung schließlich so groß, daß der Gelenkknorpel zerstört wird und das überlastete Knochengewebe resorbiert wird (Abb. 3.6–13c).

Eine *kinetische Gelenkbeanspruchung* kommt zustande, wenn die Gelenksresultierende nicht genau durch den Drehpunkt verläuft. Unter dem nun entstandenen Hebelarm entwickelt sie ein Drehmoment, das die Gelenkpartner so lange gegeneinander bewegt, bis die damit einhergehende Richtungsänderung der Muskelkraft oder eine gewollte Änderung der Kraft selbst die Resultierende wieder genau in den Drehpunkt bringt. Ihr Moment wird dann Null, und die Bewegung kommt zum Stillstand.

Da insbesondere bei der Einleitung von Bewegungen die Massenträgheit der zu bewegenden Körperabschnitte überwunden werden muß, sind die kinetischen Beanspruchungen meist größer als die statischen.

Bei einer Gelenkbewegung kommen nacheinander verschiedene Bereiche des Gelenkknorpels unter die Einwirkung der komprimierenden Gelenksresultierenden. Diesem „Durchwalken" spricht BENNINGHOFF [1] die entscheidende Wirkung für die Erhaltung des Gelenkknorpels zu. Man hat ferner festgestellt, daß es dabei zu einer kurzfristigen Quellung des Gelenkknorpels (wahrscheinlich durch Wasseraufnahme) kommt [6], [9]. Hierdurch entsteht außerdem eine geringe Inkongruenz der Gelenkflächen, die zu einer etwas stärkeren Belastung des Gelenkrandes und zu einer relativen Entlastung der zentralen Partien führt. Dies soll zur gleichmäßigen Verteilung der Gelenkbeanspruchung beitragen [11], [18].

Im allgemeinen wird unterstellt, daß die Bewegungen in einem gesunden Gelenk praktisch reibungsfrei ablaufen. Damit würde es dann auch nicht zu Schubbeanspruchungen im Gelenkknorpel kommen, wie früher angenommen wurde.

Die Herabsetzung der Reibung beruht einmal auf der glatten Oberfläche des Gelenkknorpels, zum wesentlichen Teil aber wohl auf der guten Schmierung des Gelenks, an der die Synovia sicher einen erheblichen Anteil hat. Bis heute sind die Zusammenhänge allerdings noch nicht eindeutig geklärt. Auch die Rolle des Hyaluronats in der Synovialflüssigkeit ist noch umstritten, denn eine hyaluronatfreie Fraktion soll denselben Schmiereffekt haben [22].

Sicher ist lediglich, daß die Schmierung darauf beruht, daß sich zwischen beiden Gelenkflächen ein nirgends unterbrochener Synovialfilm befindet. Ein Abreißen des Synovialfilms führt zu einer Schädigung des Gelenkknorpels.

Bei Gelenkerkrankungen (Arthrosen) findet man

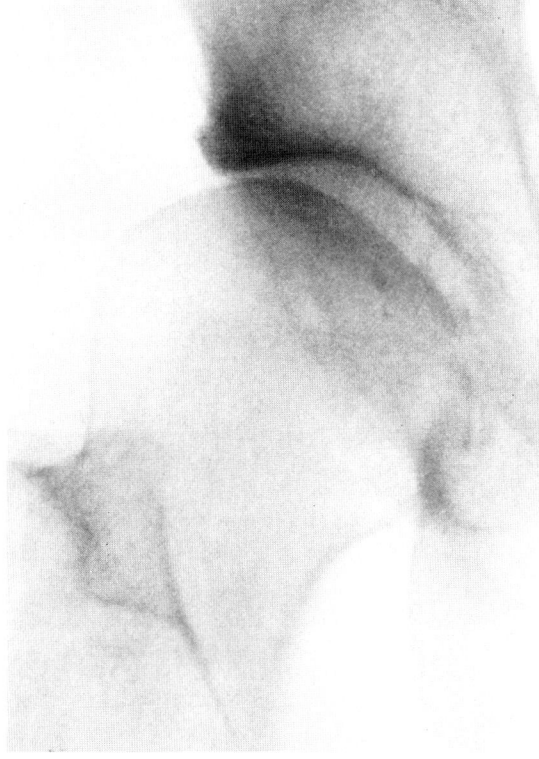

b)

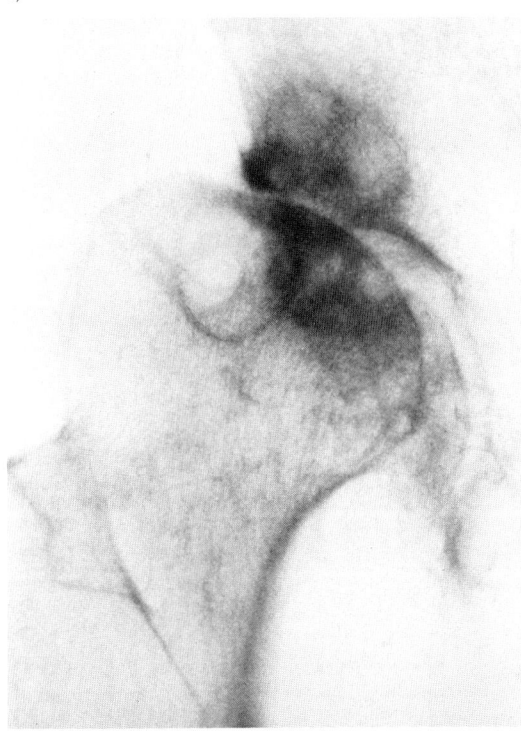

c)

eine veränderte Zusammensetzung der Synovia. Es ist aber noch unklar, ob diese chemische Veränderung Ursache oder Folge der Erkrankung ist.

Literatur

[1] BENNINGHOFF, A.: Der funktionelle Bau des Hyalinknorpels. Ergebn. Anat. Entwickl.-Gesch. 26 (1925), 1

[2] FICK, R.: Allgemeine Gelenk- und Muskelmechanik. In: Handbuch der Anatomie und Mechanik der Gelenke, Fischer, Jena 1910

[3] FICK, R.: Über die Entstehung der Gelenkformen mit Tierversuchen. Abh. Preuss. Akad. Wiss. phys.-math. Kl. 2 (1921), 1

[4] FRANKEL, V. H., A. H. BURSTEIN: Orthopaedic biomechanics. The application of engineering to the musculoskeletal system. Lea & Febinger, Philadelphia 1970

[5] GREILING, H.: Biorheological properties and the proteohyaluronate content of synovial fluid. In: F. HARTMANN, CH. HARTUNG, H. ZEIDLER (Hg.): Biopolymere and Biomechanik von Bindegewebssystemen. Springer, Berlin 1974

[6] HOLMDAHL, D. E., B. E. INGELMARK: Der Bau des Gelenkknorpels unter verschiedenen funktionellen Verhältnissen. Acta Anat. 6 (1948), 309

[7] HUSON, A.: La chaine cinématique fermée. Bull. Ass. Anat. (Nancy) 57 (1973), 887

[8] HUSON, A.: Biomechanische Probleme des Kniegelenks. Orthopäde 3 (1974), 119

[9] INGELMARK, B. E., R. EKHOLM: A study on variations in the thickness of articular cartilage in association with rest and periodical load. Upsala Läk.-Fören. Förh. 53 (1948), 61

[10] KUMMER, B.: Die Beanspruchung der Gelenke, dargestellt am Beispiel des menschlichen Hüftgelenks. Verh. Dtsch. Orthop. Ges. 55. Kongreß, Kassel 1968 (1969), 301

[11] KUMMER, B.: Biomechanik der Gelenke (Diarthrosen). Die Beanspruchung des Gelenkknorpels. Biopolymere und Biomechanik von Bindegewebssystemen. 7. Wiss. Konf. Deutsch. Nat.-forsch. Ärzte. Springer, Berlin-Heidelberg-New York 1974, 19–28

[12] KUMMER, B.: Die Tragfläche des Hüftgelenks. Z. Orthop. (1979), 693

[13] KUMMER, B.: Form und Funktion. In: Orthopädie in Klinik und Praxis, 2., neubearb. Aufl., Bd. I: Allgemeine Orthopädie (Biomechanik-Genetik-Ökologie). Thieme, Stuttgart

[14] LANG, J.: Die Gelenkinnenhaut, ihre Aufbau- und Abbauvorgänge. Morph. Jb. 98 (1975), 387

[15] MENSCHIK, A.: Mechanik des Kniegelenks. 1. Z. Orthop. (1974), 481

[16] MENSCHIK, A.: Mechanik des Kniegelenks. 2. Z. Orthop. (1975), 388

[17] OBERLÄNDER, W.: Die Beanspruchung des menschlichen Hüftgelenks. 5. Die Verteilung der Knochendichte im Acetabulum. Z. Anat. Entwickl.-Gesch. 140 (1973), 367

[18] OBERLÄNDER, W.: Über den Einfluß der funktionellen Knorpelquellung auf die Mechanik kongruenter Gelenke. Verh. Anat. Ges. 72 (1978), 157

[19] PAUWELS, F.: Die Struktur der Tangentialfaserschicht des Gelenkknorpels der Schulterpfanne als Beispiel für ein verkörpertes Spannungsfeld. 9. Beitrag zur funktionellen Anatomie und kausalen Morphologie des Stützapparates. Z. Anat. Entwickl.-Gesch. 121 (1959), 188

[20] PAUWELS, F.: Gesammelte Abhandlungen zur funktionellen Anatomie des Bewegungsapparates. Springer, Berlin

[21] PAUWELS, F.: Atlas zur Biomechanik der gesunden und kranken Hüfte. Springer, Berlin 1973

[22] SWANN, D. A., E. L. RADIN: The molecular basis of articular lubrication. J. biol. Chem. 247 (1972), 8069

[23] TILLMANN, B.: Die Gestalt der Gelenkflächen als Ausdruck ihrer Beanspruchung. Verh. Anat. Ges. 46 (1972), 483

3.7 Allgemeine Muskellehre

WOLF-GEORG FORSSMANN

3.7.1 Innervation der Muskelfasern

3.7.1.1 Die motorische Endplatte

Die Skelettmuskelfaser wird an einer spezialisierten Zone, der motorischen Endplatte, innerviert [3], [4], [6], [7], [13], [16]. Dort tritt ein Fortsatz der sich aufzweigenden Nervenfaser in enge Beziehung zur Muskelzellmembran (Abb. 3.7–1 bis 3.7–4). An der Stelle der motorischen Endplatte ist die Muskelfaser plateauförmig verbreitert, da Nervenfasern und Zellen der Teloglia (Hüllzellen des peripheren Nervensystems) auf die Muskelfaser aufgelegt sind. An isolierten Zupfpräparaten und nach histochemischer Reaktion auf Acetylcholinesterase kann die Endplatte in ihrer charakteristischen Form abgebildet werden (Abb. 3.7–2a u. b).

Nachdem die motorische Nervenfaser (Abb. 3.7–4) ihre Myelinscheide verloren hat, verzweigen sich meist

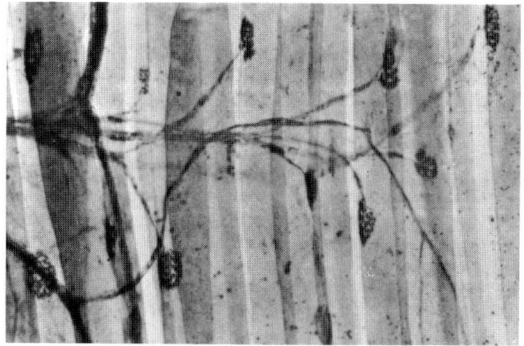

Abb. 3.7–1. Motorische Endplatten (Zwerchfell, Ratte) mehrerer Muskelfasern mit den sich aufzweigenden motorischen Nerven (Original: Prof. Dr. J. STAUBESAND).

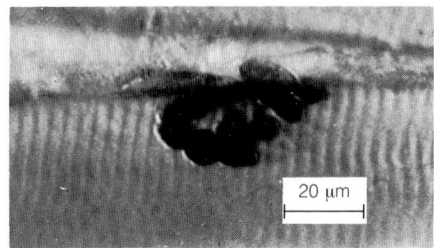

Abb. 3.7–2a. Motorische Endplatte nach Acetylcholinesterasedarstellung (Zupfpräparat, Zwerchfell, Ratte). Nur der terminale, verzweigte Bereich der Endplatte, nicht aber die Nervenfaser ist dargestellt.

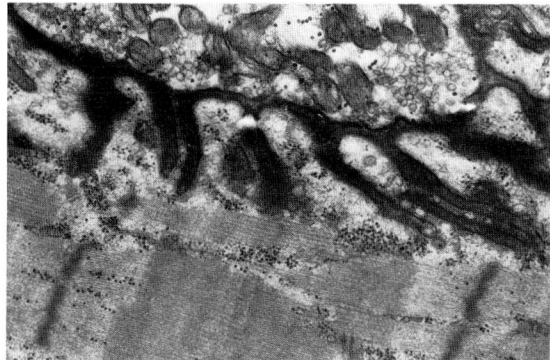

Abb. 3.7–2b. Darstellung der motorischen Endplatte durch Acetylcholinesterasereaktion im Schnitt (Zwerchfell, Ratte) bei elektronmikroskopischer Untersuchung. Man erkennt, daß nur die Synapsenspalten vom Reaktionsprodukt angefüllt sind. Für weitere Erklärung vgl. auch mit Abb. 3.7–4.

mehrere Endigungen kranzförmig, jedoch kommen zahlreiche Formvarianten vor, deren funktionelle Bedeutung noch nicht geklärt ist. Die zur Endplatte gehörenden Strukturen sind die terminale Nervenfaser, die plateauförmige Muskelfaserregion und die Satellitenzellen der Teloglia. Insbesondere durch die Satellitenzellen ist die Endplattenregion kernreich (Abb. 3.7–3a). Einige größere Zellkerne in der Nähe der Endplatte gehören der Muskelfaser an.

Die Nervenendigungen enthalten entlang der präsynaptischen Membran (Membran der Nervenfaser) und im Axoplasma (Cytoplasmagrundsubstanz der Nervenfaser) zahlreiche kleine Vesikel (Abb. 3.7–3b u. c); diese Synapsenvesikel sollen Acetylcholin speichern, das zur Erregungsübertragung freigesetzt wird [3]. Außerdem finden sich im präsynaptischen Axon relativ viele Mitochondrien, Mikrotubuli und Mikrofilamente.

Zwischen der präsynaptischen, zur Nervenfaser gehörenden Membran und dem spezialisierten, zur Muskelfaser gehörenden Sarkolemm, liegt ein Spalt von etwa 100 nm, der primäre Synapsenspalt (Abb. 3.7–3b u. 3.7–4). Die postsynaptische Membran, das ist das an der Endplatte spezialisierte Sarkolemm, besitzt zahlrei-

che Einfaltungen, die lichtmikroskopisch als „Lamellen" erscheinen. Sie werden als sekundäre Synapsenspalten bezeichnet. Die primären und sekundären Synapsenspalten sind mit einer feingranulären Substanz angefüllt, die dem Material der Basalmembran, also der äußeren Sarkolemm-Membran, entspricht. Die postsynaptische Membran unterscheidet sich funktionell und morphologisch vom übrigen Sarkolemm [4], [6], [13]. Das kommt elektronenmikroskopisch durch eine Membranverdichtung zum Ausdruck. Physiologisch zeigt sich, daß hier das Sarkolemm durch Acetylcholin depolarisierbar ist. Die lichtmikroskopische Darstellung der motorischen Endplatte durch den histochemischen Nachweis der Acetylcholinesterase beruht lediglich auf einer Bildung eines Reaktionsprodukts in den Synapsenspalten (Abb. 3.7–2a, b).

Das Enzym Acetylcholinesterase soll in der postsynaptischen Membran lokalisiert sein.

Die Erregungsübertragung an der Synapse stellt man sich so vor, daß durch die an der Nervenendigung eintreffende Depolarisationswelle Acetylcholin aus den Vesikeln freigesetzt wird. Diese Überträgersubstanz soll durch den Synapsenspalt diffundieren und die Permeabilität der postsynaptischen Membran für Ionen erhöhen. Die entstehende Depolarisation erzeugt dann eine Depolarisationswelle, die sich, von der Endplatte ausgehend, über die ganze Muskelfaser ausbreitet. Die Acetylcholinesterase baut die freigesetzte Überträgersubstanz jeweils schnell wieder ab, so daß nur eine kurzdauernde Depolarisation der Endplattenmembran eintritt.

Der Nachweis, daß sich die Vesikel bei der motorischen Endplatte entleeren, gelingt auch mit Diffusionstracern, die bei der Entladung der Vesikel in die sich öffnenden Vesikel diffundieren. Im Gefrierbruchbild erscheinen die Vesikelöffnungen als sog. „Stomata" [8], [25], die an den „aktiven Zonen" der Endplattenmembran gefunden werden. Bei starker Stimulation nimmt weiterhin die Zahl der Vesikel auch beträchtlich ab.

3.7.1.2 Multipel innervierte Muskelfasern

Einige Muskelfasern besitzen Membraneigenschaften, die keine fortgeleitete Erregung ermöglichen. Dadurch führt nur eine lokale Depolarisierung von den Nervenendigungen zu einer Kontraktion. Aus diesem Grund muß die Muskelfaser zahlreiche motorische Nervenendigungen besitzen, um sich in ihrer ganzen Länge kontrahieren zu können: Man nennt sie multipel innervierte Fasern [12], [16]. Jede Nervenendigung an diesen Muskelzellen ist feiner, meist traubenförmig, so daß man auch von Endtrauben oder „terminaisons en grappe" gegenüber den Endplatten „terminaisons en plaque" spricht.

Zu den multipel innervierten Muskelfasern führen efferente Nervenfasern von geringerem Durchmesser. An den Synapsen fehlen die sekundären Synapsenspalten (Abb. 3.7–3c). Funktionell sind die Fasern durch eine lokale Depolarisation dauerhaft kontra-

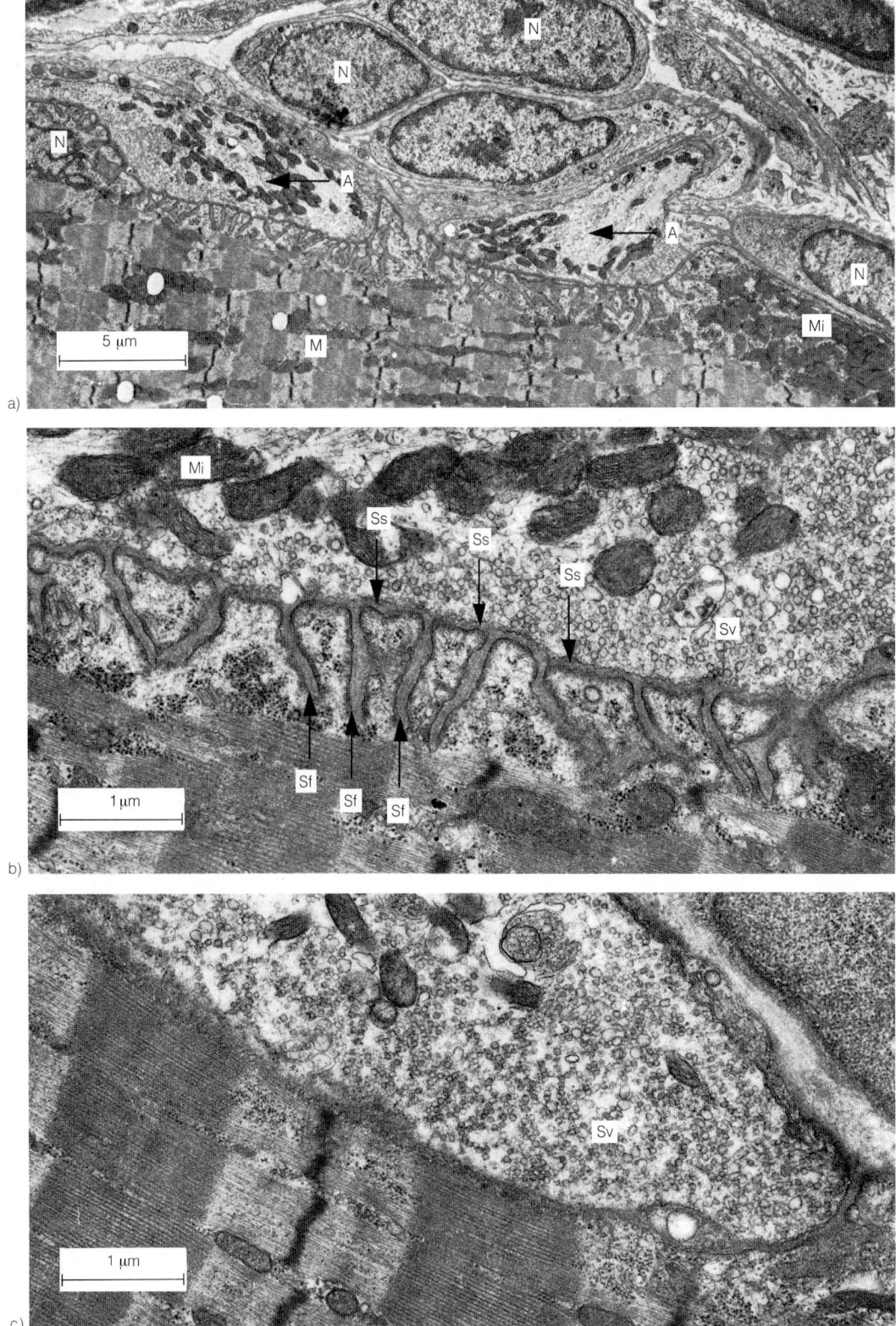

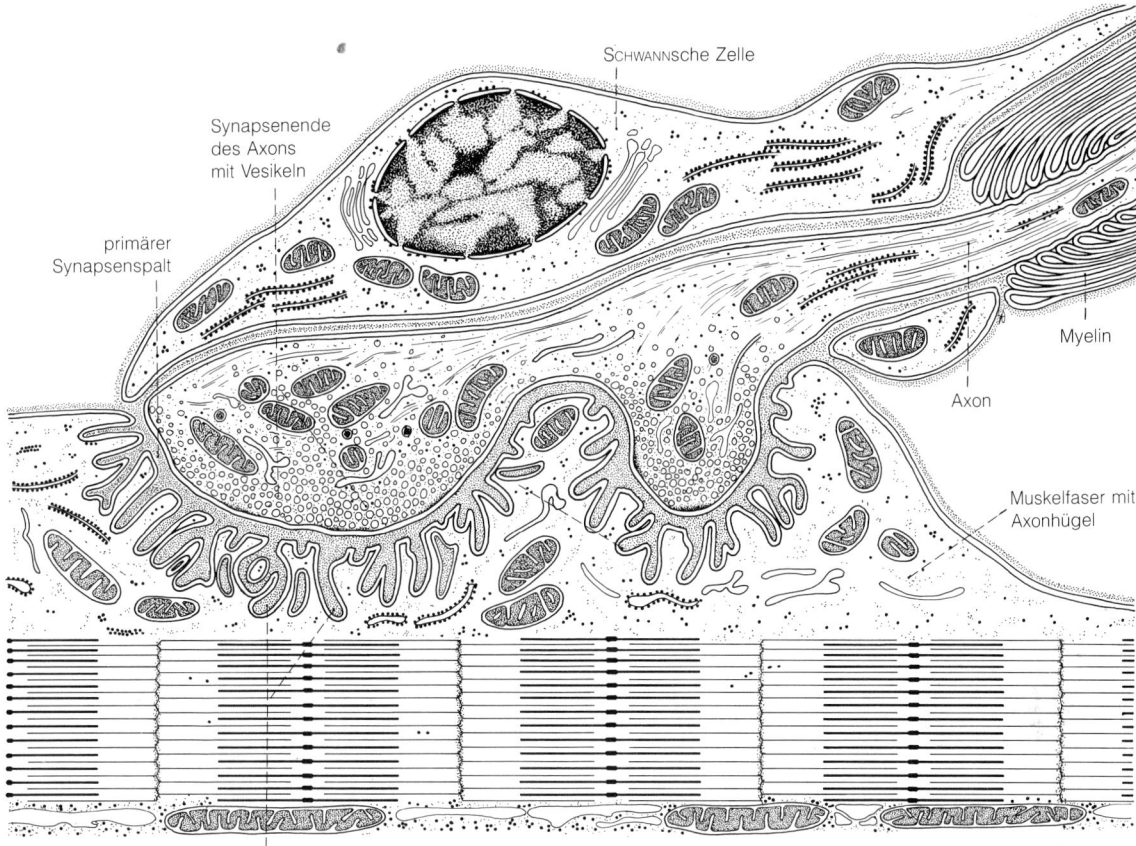

Schwannsche Zelle

Synapsenende
des Axons
mit Vesikeln

primärer
Synapsenspalt

Myelin

Axon

Muskelfaser mit
Axonhügel

sekundärer Synapsenspalt

Abb. 3.7–3. Innervation der Muskelfasern (elektronenoptisch).
a) Motorische Endplatte bei schwacher Vergrößerung
(Zwerchfell, Ratte). Man erkennt zwei Anschnitte des marklo-
sen, terminalen Axons, Satellitenzellen der Teloglia sowie die
Synapsenfalten. Mitochondrien und Zellkerne.

b) Ausschnitt aus Abb. 3.7–3a mit Synapsenvesikeln und
Mitochondrien im terminalen Axon. Der primäre Synapsenspalt und Synapsenfalten (sekundärer Synapsenspalt) mit
der verdickten postsynaptischen Membran sind zu erkennen.

c) Neuromuskuläre Verbindung bei einer multipel innervierten
Faser (Augenmuskel, M. rectus superior der Ratte). Das terminale Axon gleicht weitgehend dem in Abb. 3.7– 3b; es finden
sich jedoch auf der Seite der Muskelfasern keine sekundären
Synapsenfalten.

A = terminales Axon   Sf = Synapsenfalten
M = Muskelfasern   Ss = primärer Synapsenspalt
Mi = Mitochondrien   Sv = Synapsenvesikel
N = Zellkerne

Abb. 3.7–4. Schema einer motorischen Endplatte.
Der Neurit der motorischen Vorderhornzelle des Rückenmarks hat sich mit einer Aufzweigung der Muskelfaser angenähert, die Myelinscheide endet, und das Axon tritt mit mehreren Verdickungen an die Muskelfaser. Das Axon ist von Satellitenzellen (= Schwannzellen) bedeckt und enthält Mitochondrien sowie Anhäufungen von acetylcholinhaltigen Vesikeln (= synaptische Vesikel). Die Muskelzellmembran (=
subsynaptische Membran) enthält die typischen Formationen der Synapseneinfaltungen mit primärem und sekundä-
rem Synapsenspalt.

hierbar: Es sind tonische Muskelfasern. Weiterhin löst
Acetylcholin bei diesen Fasern keine kurze Einzelzuk-
kung, sondern eine Kontraktur aus. Muskelspindelfa-
sern besitzen ebenfalls eine motorische Innervation
dieses Typs.

3.7.1.3 Die motorische Einheit

Die motorische Einheit besteht aus einem Motoneuron
und allen von ihm innervierten Muskelfasern
(Abb. 3.7–5). Das Motoneuron liegt im Rückenmarks-
vorderhorn und erreicht mit seinem langen Neurit

(Hauptfortsatz) über die Vorderwurzel, den Spinal-
nerv und den peripheren Nerv den Muskel. Besonders
im Endverlauf nach dem Muskelhilus zweigt sich die
Faser vielfach auf und bildet mit den Muskelfasern motorische Endplatten: Bei einer Erregung eines Moto-
neurons kontrahiert sich also stets die gesamte Gruppe
der versorgten Muskelfasern. Die Zahl der Muskelfasern pro Motoneuron variiert in den verschiedenen
Muskeln je nach Notwendigkeit einer Fein- oder Grob-
regulation der abgestuften Bewegung. In den äußeren
Augenmuskeln gehören etwa zehn Muskelfasern zu
einer motorischen Einheit, bei groben Muskeln wie M.
gluteus maximus oder M. biceps brachii werden etwa
tausend Muskelfasern von einem Motoneuron innerviert.

Der motorischen Einheit ist die Spindelfaserversor-
gung zugeordnet. Wir sprechen von einer α-Innervation
des α-Motoneurons, das die extrafusalen Fasern ver-

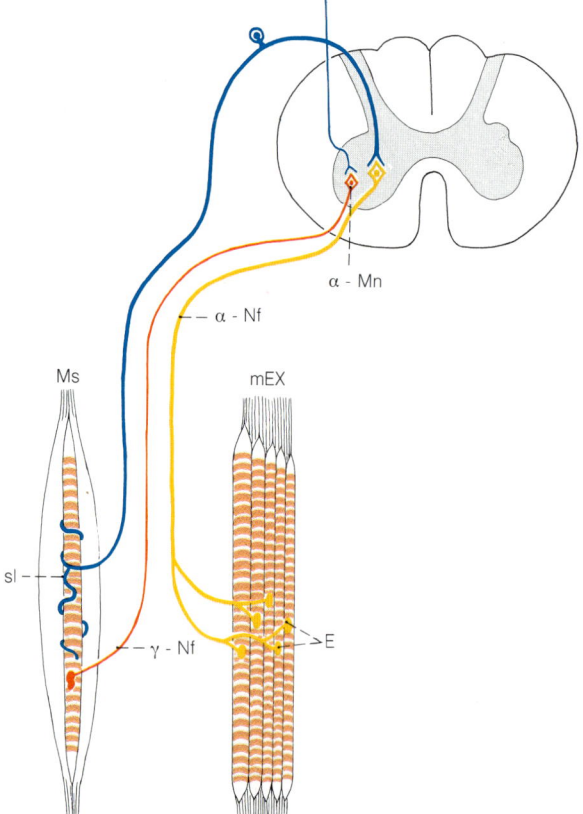

Abb. 3.7–5. Stark vereinfachte Darstellung einer motorischen Einheit mit einem α-Motoneuron (α-Mn), α-Nervenfaser (α-Nf), deren Aufzweigung und Bildung von mehreren motorischen Endplatten (E) am Muskelfaserbündel. Über die sensible Innervation (sI) an der Muskelspindel (Ms) kann eine Stimulation der motorischen Einheit (mEX) bewirkt werden, je nach Vorspannung der Spindel, die wieder von der motorischen Innervation der Spindelfaser (γ-Motoneuron mit dünner Nervenfaser, γ-Nf) abhängt. Die zentrale Innervation der motorischen Einheit ist nicht eingezeichnet.

sorgt und einer γ-Innervation der Spindel-γ-fasern durch kleinere γ-Motoneurone. Die γ-Innervation hat die Bedeutung, daß eine Kontraktion nicht nur über eine direkte Stimulation der α-Motoneurone, sondern auch über die sog. γ-Spindelschleife erfolgen kann (= Innervation des γ-Motoneurons – Erregung der Spindelfaser – Erregung der sensiblen Ia-Faser – Erregung des α-Motoneurons). Neuerdings sind auch Motoneurone gefunden worden, die gleichzeitig intra-und extrafusale Fasern innervieren (β-Innervation); ihre Bedeutung ist noch nicht vollkommen geklärt [10].

Die asynchrone Aktivierung der motorischen Einheiten eines Muskels ist die Voraussetzung für geschmeidig ablaufende Muskelbewegungen.

Abb. 3.7–6. Phasenkontrastoptische Aufnahme einer Muskelspindel im Querschnitt. Man erkennt zwei intrafusale Fasern (iF), eine mit sensiblen Nervenendigungen (sN). Der Schnitt durch den äquatorialen Abschnitt zeigt den inneren und äußeren Kapselraum sowie die innere (iK) und äußere (äK) Kapsel. Myelinhaltige Nervenfasern (Nf), Kapillaren (Ka) und extrafusale Muskelzellen (eF).

3.7.2 Hilfsapparate der Muskulatur

3.7.2.1 Muskelspindeln

Muskelspindeln sind Gruppen besonders differenzierter Muskelfasern, die in eine Kapsel gehüllt sind und neben einer motorischen Innervation sensible Nervenendigungen besitzen [5, 10]. Sie dienen als Rezeptoren der Tiefensensibilität und liefern Informationen über den Spannungszustand der Muskeln.

Die Muskelspindeln werden von einer bindegewebigen und zellulären Hülle umgeben, deren äußere Schicht dem Endomysium entspricht (Abb. 3.7–7). Die beiden Enden der Spindel sind am inneren bindegewebigen Teil des Muskels oder an der Sehne befestigt. Die zwei bis fünf intrafusalen Fasern werden an ihren *Polen* von einem äußeren Kapselraum und der äußeren Kapsel umgeben. Die Schichten der äußeren Kapsel entsprechen einer inneren, perineuralen Zellschicht (das Perineurium ist die äußere Hülle der Nerven, die aus flachen, endothel-ähnlichen Zellen besteht) und einer äußeren endomysialen Bindegewebsschicht. Der äquatoriale, mittlere Abschnitt der intrafusalen Fasern ist noch von der weiteren, lockeren Zellschicht der inneren Kapsel umgeben, die einen inneren Kapselraum bildet (Abb. 3.7–6 u. 3.7–7).

Die Spindelfasern unterteilt man in zwei Typen, die sog. Kernkettenfasern und die sog. Kernhaufenfasern, die man je nach der Lagerung der Zellkerne im äquatorialen, sensiblen Abschnitt erkennt. Den beiden intrafusalen Fasertypen soll eine unterschiedliche Funktion zukommen, da sie in Innervation und Ultrastruktur verschieden sind. Aufgrund der licht- und elektronenmikroskopischen Beschreibung erscheint die Innervation der Spindelfasern recht kompliziert. Es werden bis zu

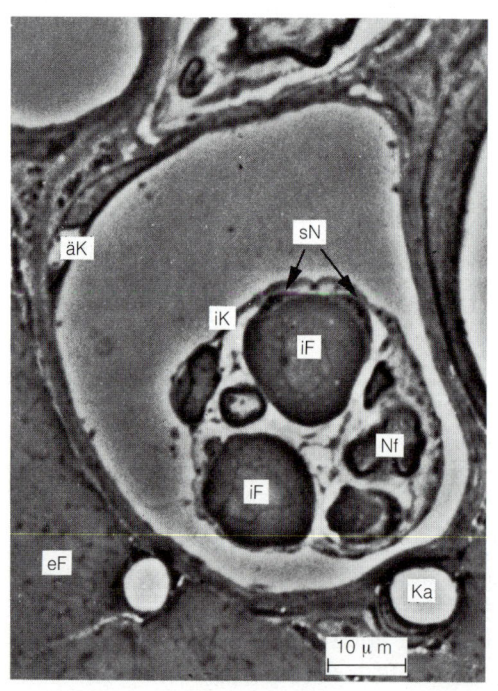

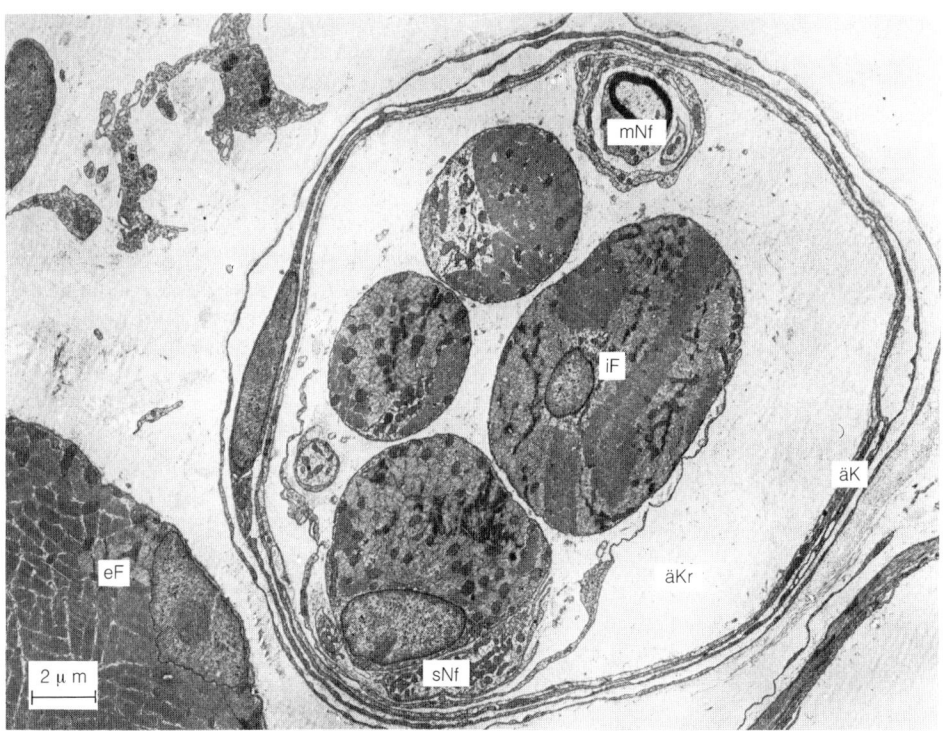

Abb. 3.7–7. Elektronenmikroskopische Aufnahme einer Muskelspindel im Querschnitt. Die von flachen Zellen gebildete äußere Kapsel (äK) umgibt den äußeren Kapselraum (äKr), einige flache Zellen im Kapselraum stammen von der inneren Kapsel, die in dieser paraäquatorialen Region unvollständig ist. Eine der vier intrafusalen Fasern (iF) besitzt eine sensible Nervenfaser (sNf). Weiterhin sieht man eine myelinhaltige, vom Perineurium umgebene Nervenfaser (mNf); eF = extrafusale Fasern (Original: Prof. Dr. F. Hammersen, München).

fünf Innervationsarten, drei motorische und zwei sensible angegeben. Die Innervation der intrafusalen Fasern ist daher aus didaktischen Gründen vereinfacht besprochen:

Die Kernkettenfasern sind „dunkle" Zellen mit einem M-Streifen ihrer Myofibrillen. Je ein afferenter dicker Nerv (Aα-Faser) bildet ein verzweigtes, teils spiraliges und teils längsverlaufendes Geflecht sensorischer Kontaktstellen, die auf den äquatorialen Abschnitt der Muskelspindel beschränkt sind. Die Muskelfaser und die sensible, terminale Nervenfaser[1] liegen gemeinsam in einer nur aus einer Basalmembran bestehenden Hülle. An einem Pol der Kernkettenfaser findet sich eine kleine Endplatte, so daß dieser intrafu-

salen Faserart eine einfache motorische Innervation ähnlich der einer schnellen Muskelfaser zugeschrieben wird, jedoch ist die Nervenfaser vom Typ Aγ.

Unter Kernhaufenfasern versteht man „hellere" Zellen ohne M-Streifen. Sie zeigen eine gleichartige sensible Innervation wie die Kernkettenfasern, während die motorische Innervation bei dieser Faser anscheinend komplizierter ist: Man findet sowohl größere lockere Endplatten als auch multiple Endigungen.

Über die Unterscheidung in sog. primäre und sekundäre sensible Endigungen liegen keineswegs klare morphologische Kriterien vor; die Reaktion der primären sensiblen Endigungen auf Zugbelastung und der sekundären auf Druckveränderungen in der Spindelkapsel wird diskutiert.

Die Bedeutung der sensiblen Innervation der Spindel liegt in ihrer Empfindlichkeit auf Dehnungsreize. Die gedehnte Spindel erzeugt Rezeptorpotentiale, die in den sensiblen Fasern geleitet werden, und zwar in einer mit der Dehnung zunehmenden Frequenz. Im gestreckten Muskel findet man eine gesteigerte sensible Aktivität; diese führt zu einer Regulation, indem die zugehörigen Muskeln kontrahiert werden. Die Kontraktion des Muskels führt andererseits zu einem Aussetzen der sensiblen Aktivität. Die abgestufte und geschmeidige Reaktion der Muskelgruppen ist damit von diesem sensiblen Apparat der Muskulatur abhängig (Abb. 3.7–5).

Neben den Muskelspindeln sind die sog. Golgischen Sehnenapparate an der Regulation der Muskelspannung beteiligt. Die Ultrastruktur dieser Rezeptoren der Muskelspannung ist neuerdings analysiert worden.

---

[1] Die Nervenfasern werden in die Gruppen A, B und C eingeteilt: A- und B-Fasern besitzen eine Myelinscheide, die C-Fasern sind marklos. Unter den A-Fasern teilt man wieder je nach Dicke des Faserdurchmessers in Aα-, Aβ-, Aγ- und Aδ-Fasern ein. Die dicksten Fasern (Aα) leiten die Erregung am schnellsten; sie innervieren die extrafusalen Muskelzellen, und gleichartige Nerven bilden die sensiblen Fasern der Muskelspindel.

3.7.2.2 Muskel-Sehnen-Verbindungen

Die Übertragung der Muskelkraft auf die Sehnen erfolgt am Muskelfaserende, also nicht über eine Anspannung des sog. Faserschlauches, d. h. der zarten bindegewebigen Hülle der Muskelfaser. Letztere besitzt eine langgestreckte, fast zylindrische Gestalt, und die Myofibrillen verlaufen in ihr im wesentlichen kontinuierlich von einem Faserende zum anderen. Die Bildung eines Muskelbauchs rührt also nicht von einer zunehmenden Verdickung in der Mitte ihrer einzelnen Muskelfasern her, sondern von ungleich langen Muskelfasern.

An ihren Enden ist die einzelne Muskelfaser entweder abgerundet, schräg oder stufenförmig. Der Aufbau des Sehnenübergangs ist in den verschiedenen Größenordnungen in Abb. 3.7–8 zu ersehen. Dort befinden sich die Verankerungen zwischen den krafterzeugenden Myofibrillen und den kraftübertragenden Tendofibrillen, Verankerungen, die erst elektronenoptisch genauer analysiert werden konnten. Das Sarkolemm ist an den Muskel-Sehnen-Verbindungen besonders stark eingefaltet: Die zahlreichen, fingerförmigen Fortsätze erzeugen eine beträchtliche Oberflächenvergrößerung (s. Abb. 3.7–8 u. 3.7–9). Das innere Sarkolemm ist hier durch eine Substanzanlagerung zu *Halbdesmosomen* (s. diese) verdichtet, in die die Aktinfilamente einstrahlen. Das äußere Sarkolemm (d. h. die Basalmembran) folgt allen Einfaltungen und ist dicht mit den Kollagenfibrillen der Sehne verfilzt. Die Muskel-Sehnen-Verbindung zeigt demnach eine strenge Trennung der Myofibrillen (intrazellulär) von den Tendofibrillen (extrazellulär). In diesem Zusammenhang sei darauf hingewiesen, daß die Insertion der Aktinfilamente an den Halbdesmosomen der Befestigung der Aktinfilamente am Glanzstreifen der Herzmuskulatur entspricht (s. Bd. 2 dieses Lehrbuchs).

3.7.2.3 Die innere Organisation des Muskels und des Sehnenapparats

Makroskopisch erkennt man, daß der einzelne Muskel von einer straffen Bindegewebsschicht, dem Epimysium (oder Perimysium externum bzw. der äußeren Faszie), umgeben ist (s. Abb. 2.6–1a), das sich als Epitendineum (Abb. 3.7–8a u. 3.7–11) um die Sehnen fortsetzt. Größere Bündel von Muskelfasern im Muskel werden durch mehr oder weniger dicke Bindegewebssepten, Perimysium internum, unterteilt, von dem wieder die feineren Bindegewebsfasern des Endomysiums ausgehen (Abb. 2.6–1a). Das Endomysium schließt jede einzelne Muskelfaser in eine eigene Hülle, den sog. Faserstrumpf oder die Gitterfaserhülle, ein. Es bildet ein bindegewebiges, interstitielle Zellen enthaltendes Stroma zwischen Muskelfasern, Kapillaren und Nerven, zu dem auch die Basalmembran gehört.

Die Sehne (Abb. 3.7–10 u. 3.7–11) ist nicht nur der feste, weiße Strang, der an den Muskelenden sichtbar ist, sondern sie setzt sich auch in das Innere des Muskels fort und verbindet sich dort mit dem interstitiellen Bindegewebe. Dadurch wird die Haftfläche zwischen Sehne und Muskel außerordentlich vergrößert. So findet man in den Sehnen die gleiche Aufteilung in Sehnenfaserbündel, die vom Epitendineum (oder Peritenonium externum) und Peritendineum (oder Peritenonium internum) umhüllt sind (Abb. 3.7–11). Der gesamte Bindegewebsapparat des Muskels gibt diesem einen inneren Halt und gewährleistet zugleich eine Verschieblichkeit zwischen den Faserbündeln. Durch besondere Gruppenfaszien werden größere Muskelgruppen zusammengefaßt. Bei schraubenartig verlaufenden Mus-

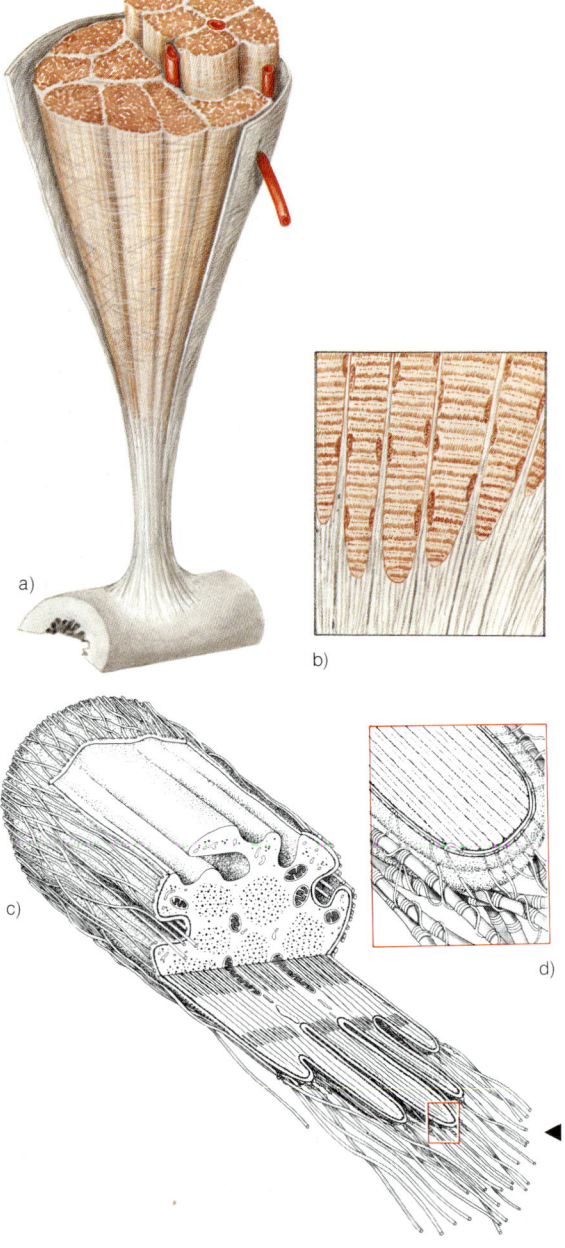

a)

b)

c)

d)

◄ *Abb. 3.7–8.* Muskelsehnenübergang in makroskopischer Dimension (a), im histologischen Bild (b) und in elektronenoptischer Auflösung (c u. d). Die Sehnenfasern gehen diskontinuierlich von den Myofibrillen aus dem äußeren Sarkolemm hervor (aus [6a]).

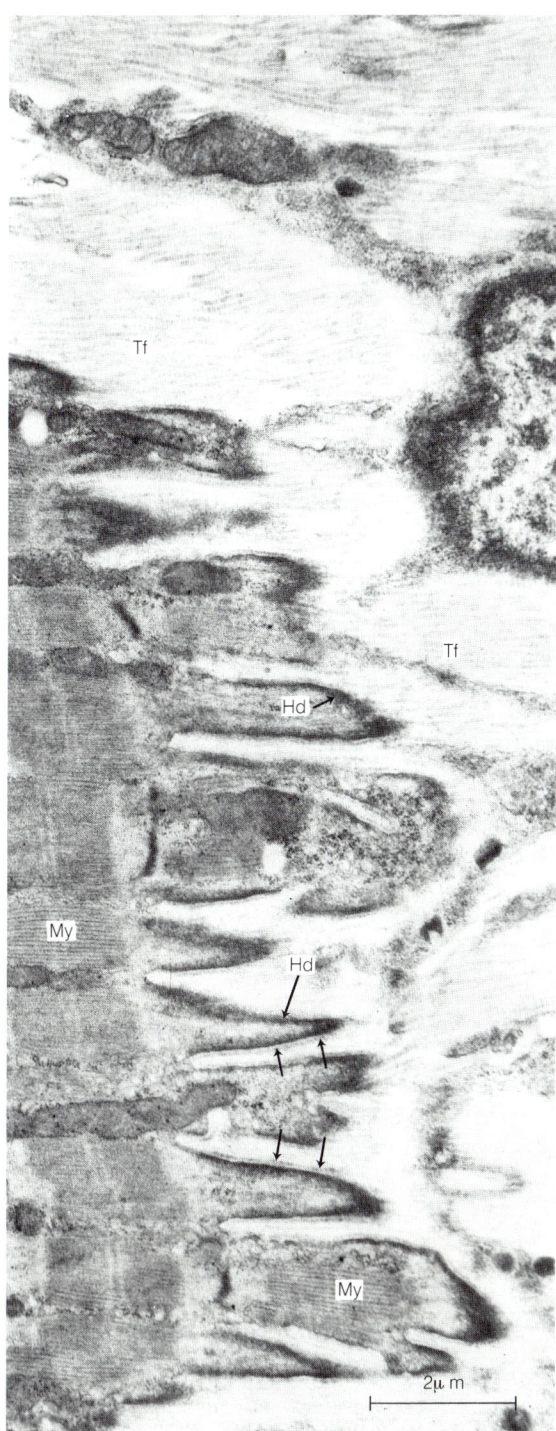

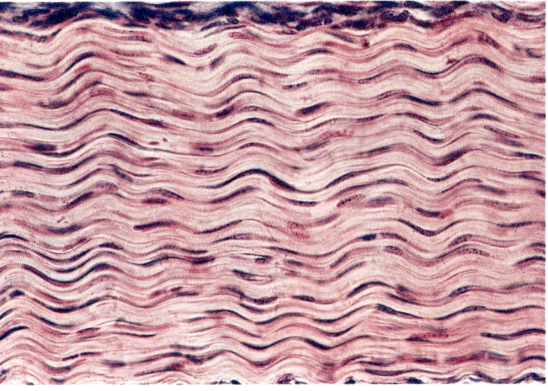

Abb. 3.7–10. Längsschnitt durch eine Sehne, Mensch (Original: Prof. Dr. J. STAUBESAND). Man sieht den leicht gewellten Verlauf der kollagenen Fibrillen. Vergrößerung 190mal.

keln (z. B. M. sartorius, M. sternocleidomastoideus) dienen Faszienlogen zur Führung bei der Kontraktion.

3.7.2.4 Schleimbeutel

Die Schleimbeutel stellen Gewebsspalten dar, die von einer Bindegewebskapsel umgeben sind. Sie erreichen eine verschiedene Größe und sind gelegentlich gekammert. In ihrem Innern befindet sich eine schlüpfrige Flüssigkeit (Synovia), die teils von der interstitiellen Flüssigkeit stammt, teils von der Synovialmembran abgesondert wird. Schleimbeutel sind kleinen Wasserkissen vergleichbar, die den Druck der Sehnen verteilen. Die Schleimbeutel ermöglichen große Schichtverschiebungen bei geringer Reibung, wo Muskeln oder Sehnen über den Knochen laufen. Man trifft sie daher dort, wo örtliche Druckeinwirkungen mit starken Verschiebungen auftreten, zwischen Knochen und Haut (z. B. an der Kniescheibe). Neue Schleimbeutel bilden sich, wenn unter der Haut liegende Knochenpunkte, die nicht durch Fettpolster geschützt sind, wiederholt einem stärkeren Druck mit seitlicher Verschiebung ausgesetzt werden (z. B. bei Sackträgern auf den druckbelasteten Teilen des Schulterblatts).

Die Struktur der *Synovialmembran* ist aus Untersuchungen der gleichartig aufgebauten Schicht der Gelenkkapsel bekannt. Sie wird aus einer mehrschichtigen, epithelartigen Anlagerung von fibrocytären Zellen ge-

Abb. 3.7–9. Muskelsehnenübergang im elektronenoptischen Bild. Man erkennt die ausgezipfelten Muskelfaserenden, die in die Kollagenfasern der Sehnen einstrahlen. Die Myofibrillen (My) enden an den Halbdesmosomen (Hd) des inneren Sarkolemm, und die Tendofibrillen (Tf) setzen an der Basalmembran (= äußeres Sarkolemm, Pfeile) der Muskelfaser im Extrazellulärraum an.

Abb. 3.7–11. Querschnitt durch Sehnen, fetaler Katzenschwanz (Original Prof. Dr. F. HAMMERSEN, München). Die Sehnenbündel sind vom Peritendineum umhüllt. Die Sehnenzellen sind regelmäßig zwischen den Sehnenfasern gelagert und deutlich angefärbt. Vergrößerung 190mal.

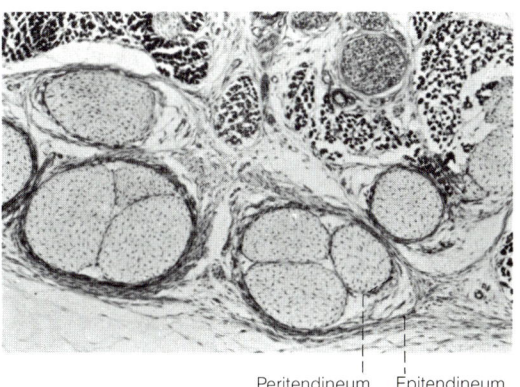

Peritendineum   Epitendineum

bildet, die in zwei Typen eingeteilt werden. Die eine Zellart enthält plumpe Fortsätze mit zahlreichen Vakuolen, in denen sich die vom GOLGI-Apparat gebildeten Substanzen der Synovialflüssigkeit befinden sollen. Die zweite Zellart besitzt ein reichlich entwickeltes Ergastoplasma. Ob den Zellen der Synovialmembran eine aktive Transportfunktion oder die Bildung einer Diffusionsbarriere zukommt, ist nicht geklärt. Die Synovialmembran ist jedoch nicht einem echten Epithel vergleichbar, da ihr die abdichtenden Zonulae occludentes (s. diese) fehlen und durch die weiten interzellulären Räume, die zwischen den Zellen der Synovialmembran beobachtet werden, ein freier Stoffdurchtritt gewährleistet zu sein scheint.

3.7.2.5 Sehnenscheiden

Den Schleimbeuteln ähnliche Einrichtungen an den Sehnen sind die Sehnenscheiden (Abb. 3.7–12). Es sind Bindegewebsschläuche um die Sehnen, die die Reibung und den Druck auf das umliegende Gewebe vermindern. Man findet sie daher an allen Stellen, wo die Sehnen von ihrem geraden Verlauf abbiegen und auf Knochen und Bänder einen stärkeren Druck ausüben. An beiden Enden ist die Sehnenscheide durch lockeres

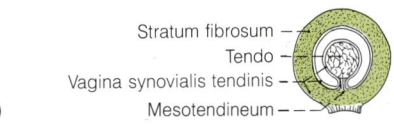

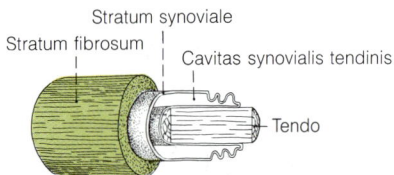

Abb. 3.7–12. Schema einer Sehnenscheide
a) Querschnitt,
b) Eröffnung durch einen Längsschnitt.

Bindegewebe, das sich in das Peritendineum fortsetzt, verschlossen, andernfalls würde die Gleitflüssigkeit (Synovia) ausfließen. Der Gleitspalt ist von einer Synovialmembran ausgekleidet, die sowohl die fibröse Scheide als auch die Sehnen überzieht und die Synovia absondert. Beide Blätter der Synovialhaut können durch eine Art Gekröse (Mesotendineum) ineinander übergehen. Diese führt Gefäße und Nerven zur Sehne hin. An den Beugesehnen der Finger und Zehen heißen diese Verbindungen, die stellenweise unterbrochen sind, Vincula tendinum. In einigen Fällen wird die Wand der Sehnenscheide durch Bänder verstärkt und an den Knochen geheftet (z. B. bei den Beugesehnen der Finger); so entstehen osteofibröse Kanäle.

Solche osteofibrösen Kanäle können zu einem „Engpaß" werden, wenn Schwellungs- und Wachstumsvorgänge im umliegenden Gewebe ablaufen. Die daraus entstehenden Kompressionssyndrome sind von großer klinischer Bedeutung.

3.7.2.6 Blutversorgung

Die Eintrittspforte der Gefäße und Nerven in die Muskeln wird als Hilus bezeichnet (s. Abb. 2.6–1a). Der Hilus liegt oft auf der Höhe des geometrischen Mittelpunkts des Muskels (SCHWALBEsche Regel). Die größeren Blutgefäße verlaufen zwischen den Muskelfaserbündeln meist in Längsrichtung mit den Bündeln (Abb. 3.7–13, 3.7–14 u. 3.7–15). Von den größeren Gefäßen gehen quer zur Muskelfaserrichtung verlaufende Äste ab, die sich wieder in Längsrichtung aufzweigen [8]. Dieses Aufteilungsprinzip liegt bis zu den Kapillaren vor, so daß in den Querschnitten des Mus-

Abb. 3.7–13. Blutversorgung der Skelettmuskulatur: Am „Hilus" des Muskels finden sich jeweils eine Arterie und zwei Venen (a); b) zeigt das Aufteilungsprinzip der Endstrombahn um die Muskelfaserbündel; aus c) und d) gehen die Beziehungen der Kapillaren zu einzelnen Muskelfasern hervor [10]. Vgl. mit Abb. 3.7–15.

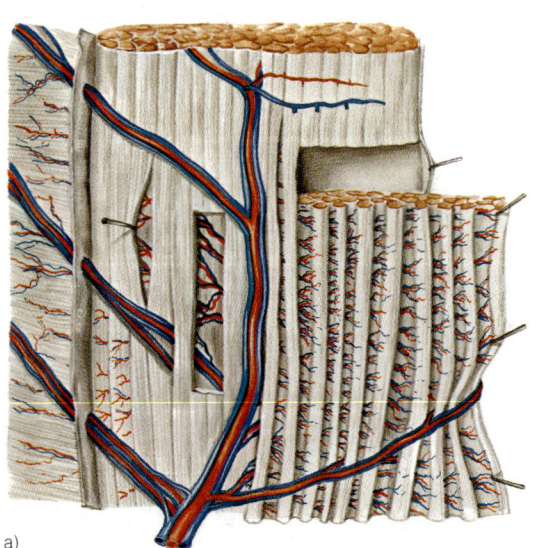

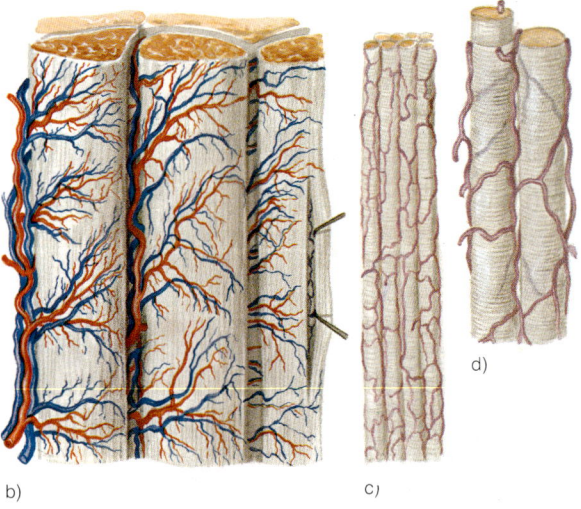

kels ebenfalls fast nur quergeschnittene Kapillaren zu finden sind (s. Abb. 2.6–2d). Bei den verschiedenen Muskelarten umgeben vier bis acht Kapillaren eine einzelne Muskelfaser; um dünne Fasern finden sich meist mehr Kapillaren als um dicke. Da jedoch eine Kapillare jeweils mindestens zwei Muskelfasern berührt, ist das absolute Verhältnis der Kapillarquerschnitte pro Muskelfaser immer geringer. Bei lebensgetreuer Fixation durch Perfusion sind diese Verhältnisse besonders anschaulich dargestellt: Sie zeigen, daß die Muskelbündel aus kompakt zusammengelagerten Kapillaren und Muskelfasern bestehen (s. Abb. 2.6–2d). Die Muskelfasern erscheinen unter diesen Bedingungen nicht rund, sondern polygonal, und an den Kanten der Muskelfasern liegen die Kapillaren (Abb. 3.7–15) [1], [8].

Die Wände der *Muskelkapillaren* werden von einem *kontinuierlichen Endothel* und einer Basalmembran gebildet (Abb. 3.7–14). Die Endothelzelle mißt 100 bis 200 nm und ist am Zellkern verdickt. Die Mikropinocytosebläschen sind als Transportvesikel in den Muskelkapillaren besonders zahlreich. Während der Transport von versorgenden Stoffen durch die Mikropinocytosevesikel einen aktiven, energieabhängigen Stoffaustausch darstellt, findet zwischen den Endothelzellfugen eine passive Diffusion der Filtration in geringem Umfang statt.

Die Pericyten sind charakteristische Bauelemente der Muskelkapillaren. Sie bilden eine diskontinuierliche Schicht flacher Zellen, die die Endothelzellen halbmondförmig umgeben. Ihre Fortsätze sind stellenweise mit den Endothelzellen innig verzahnt, jedoch meist durch eine die Pericyten umhüllende Basalmembran von den Endothelzellen getrennt. Die Basalmembran

Endothel
im Abbruch   Gefäßlumen

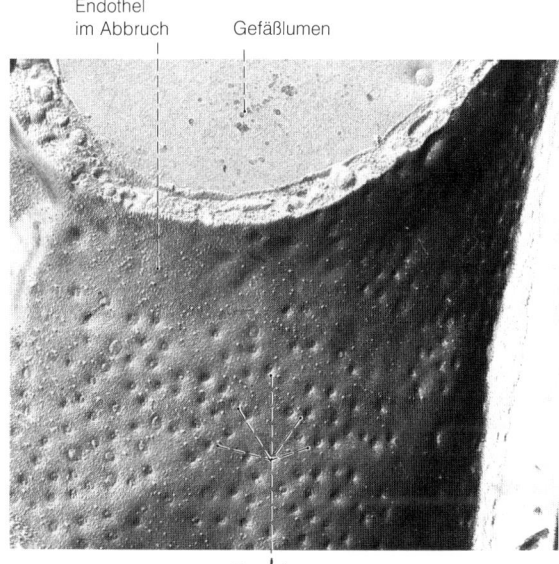

Caveolae

Abb. 3.7–14. Darstellung einer Muskelkapillare im Gefrierbruchbild. Man erkennt das Gefäßlumen. Endothel im Abbruch und die zahlreichen Mikropinocytosevesikelabschnürungen, die auf einen regen Stoffaustausch schließen lassen (Vergrößerung 19 000mal).

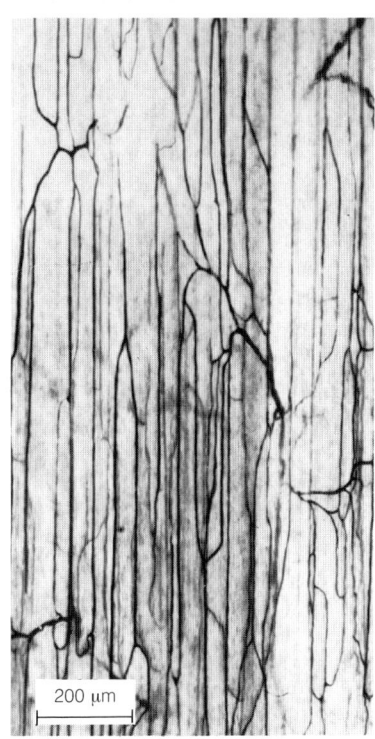

200 µm

Abb. 3.7–15. Darstellung der terminalen Gefäßnetze im M. rectus abdominis, Kaninchen (Original: Prof. Dr. F. HAMMERSEN, München, Berlinerblau-Gelatine, MAYER'S, Haemalaun). Beachte die vorwiegend in Längsrichtung orientierten Kapillaren.

ist für die Pericyten typisch, so daß sie leicht von anderen Zellen, wie z. B. Fibrocyten, unterschieden werden können. Die Pericyten sollen nach neueren Untersuchungen den glatten Muskelzellen verwandt sein und mit den ebenfalls kontraktilen Endothelzellen die Weite des Kapillarlumens regeln.

3.7.3 Entwicklung, Degeneration, Regeneration und Adaptation von Muskelfasern

Die Entwicklung der vielkernigen, großen Muskelzellen verläuft in vier Stadien [2].
1. Zunächst liegt eine undifferenzierte einkernige Mesenchymzelle vor, die noch keine kontraktilen Filamente bildet. Diese *Prämyoblasten* sind klein und rundlich gebaut.
2. Wenn die Prämyoblasten beginnen, kontraktiles Material zu synthetisieren, sprechen wir von *Myoblasten*. Die Bildung der Myosin- und Aktinfilamentbestandteile verläuft dabei asynchron.
3. Die Myoblasten lagern sich zusammen, verschmelzen und bilden die langgestreckten *Myotubi*. Diese sind durch mehrere im Zentrum der Zelle angeordnete Kerne, ein helles, glykogenreiches Zentrum und randständige, organisierte Myofibrillen gekennzeichnet, die deutliche Querstreifung aufweisen. Es beginnt auch die Bildung von sarkoplasmatischem Reticulum. Myotubi enthalten

enorm viel Glykogen und noch reichlich Ribosomen und Ergastoplasma.

4. Durch weitere Fusion von Myotubi entstehen die endgültigen Muskelfasern mit vorwiegend Myofibrillen, Mitochondrien und sarkoplasmatischem Reticulum sowie randständigen Kernen. Außerdem bildet sich die Basalmembran als äußeres Sarkolemm.

Auffällige Vorgänge bei der Entwicklung sind auch der schnelle Abbau des embryonalen Glykogens nach der Geburt durch Autophagolyse sowie die gleichzeitige Ausbildung der Membranpartikel in den L-System-Vesikeln mit Auftreten der sarkoplasmatischen Kalziumpumpe.

Die Muskelfaser entsteht offensichtlich durch Verschmelzung von Zellen. Einige der undifferenzierten Zellen bleiben erhalten und liegen als sog. Satellitenzellen dicht am inneren Sarkolemm und unter der Basalmembran (äußeres Sarkolemm) der Muskelfasern (Abb. 3.7–16). Sie spielen eine wichtige Rolle bei der Regeneration.

Durch verschiedene Einflüsse (Druck, Durchblutungsmangel, Gifte) kann es zu lokaler Degeneration von Muskelgewebe kommen. Als allgemeine Reaktion werden dann innerhalb weniger Stunden eine Autophagolyse beobachtet und anschließend der Abbau durch Makrophagen (Heterophagolyse). Trotz scheinbar vollständigen Abbaus kommt es nach einigen Tagen wieder zu vollständiger Neubildung von Muskelgewebe, was allerdings davon abhängt, ob die Satellitenzellen erhalten bleiben. Es wurde neuerdings im Experiment gezeigt, daß die Satellitenzellen sich dann in Myoblasten umwandeln und der gleichartige Vorgang, der in der Embryogenese stattfindet, auch bei der Regeneration beobachtet wird.

Bei der Degeneration von Muskelfasern ist von wesentlicher Bedeutung, inwieweit die Strukturen des Faserstrumpfs des Endomysiums erhalten bleiben. Die Neubildung nach starker mechanischer Alteration (Muskelriß, Faserriß) ist meist mit Vernarbung verbunden. Bei Erhaltung der inneren Form kann z. B. ein durch toxische Einflüsse zerstörter Muskel vollständig aus Satellitenzellen regenerieren, wobei zuerst dünne Fasern in einem Faserstrumpf entstehen, die dann bei

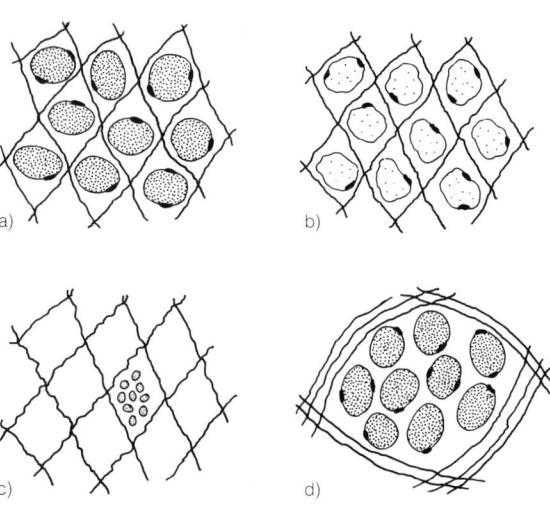

Abb. 3.7–17. Vorgänge bei der Degeneration und Regeneration der Muskelfasern.
a) Normalzustand: Um jede einzelne Muskelzelle ist ein Faserstrumpf zu sehen, der die Muskelfasern als kontinuierlicher Schlauch umgibt.
b) Auflösung der Muskelfasern während einer Schädigung, die zur Nekrose führt.
c) Neubildung mehrerer Muskelfasern im Faserstrumpf; diese haben zunächst einen sehr dünnen Durchmesser.
d) Nach Dickenzunahme und Regeneration der Muskelfasern bildet sich ein gemeinsamer verdickter Faserstrumpf um eine Gruppe von Muskelfasern.

Abb. 3.7–16. Satellitenzelle im Diaphragma der Ratte. Man erkennt den gelappten Zellkern (N) und einen relativ undifferenzierten, schmalen Saum von Cytoplasma. Die Zelle liegt wie eingebettet in die mitochondrienreiche (Mi) Muskelfaser; oben eine Kapillare mit Endothel (E). Vergrößerung 14 000mal.

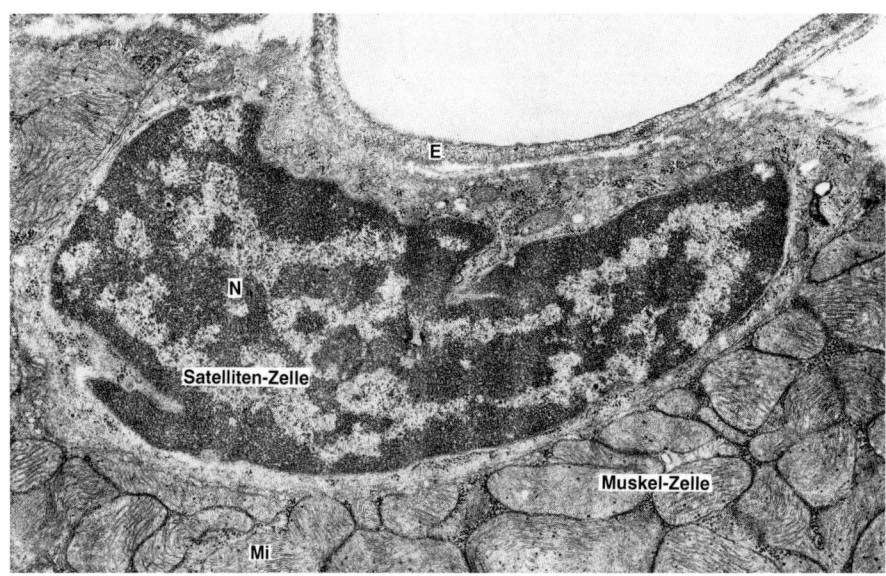

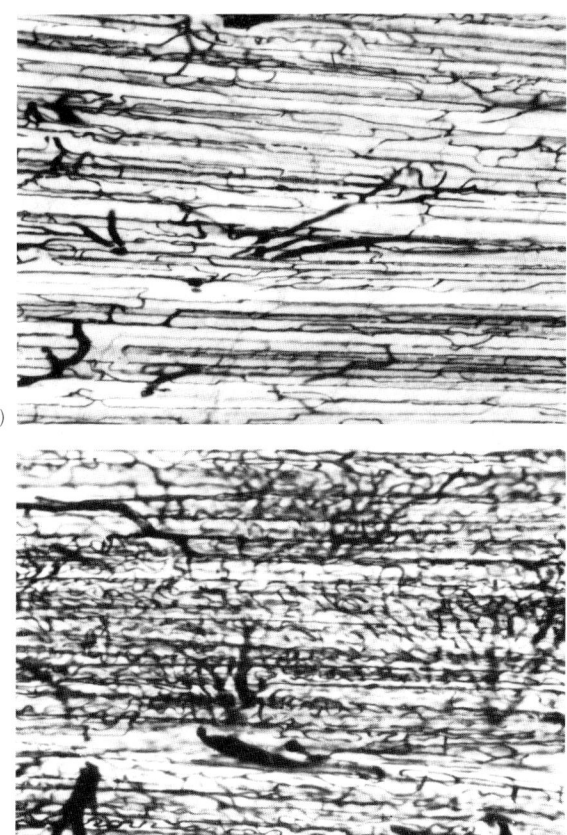

a)

b)

Abb. 3.7–18. Adaptation des Muskelgewebes auf Training. Beim Höhentraining (Sauerstoffarmut) erfolgt schon nach zwei Wochen eine deutliche Vermehrung der Kapillaren [1].
a) Kontrolle,
b) M. tibialis anterior der japanischen Tanzmaus nach zwei Wochen „Höhentraining". Die Adaptation ist auch von der Umwandlung der Fasertypen begleitet (s. Text).

Auswachsen ihr eigenes Endomysium erhalten. Allerdings entsprechen die Strukturen nicht vollständig dem ursprünglichen Muskelaufbau (s. Abb. 3.7–17).

Die Stärke der Muskulatur ist besonders vom Trainingszustand abhängig. Bei Einstellen der Bewegung kommt es zur Atrophie, die bei Denervation besonders ausgeprägt ist. Bei der Atrophie werden eine Abnahme von Muskelfasern, Muskelfaserdicke, Muskelkapillaren sowie eine desorganisierte Myofibrillenanlagerung beobachtet. Die bei der starken und andauernden Belastung (Training) beobachtete Massenzunahme (Hyperplasie) ist umgekehrt auf Zunahme der Faserzahl, Faserdicke und Kapillarversorgung (Abb. 3.7–18) zu beziehen [1], [9], [11], [14].

3.7.4 Makroskopischer Bau der Muskulatur

Bei makroskopischer Betrachtung erkennt man, daß die Muskelfasern im allgemeinen staffelförmig unter einem mehr oder minder großen Winkel am Sehnenblatt oder mit kurzen Sehnen am Knochen ansetzen

(s. Abb. 2.6–1a). Die verschiedenen Muskelformen sind in Abb. 3.7–19 u. 3.7–20 dargestellt. Bei einem deutlich sichtbaren Ansatzwinkel sprechen wir von *einseitig* oder *doppelseitig gefiederten* Muskeln. *Parallelfaserige* Muskeln mit einem Muskelsehnenübergang an der gleichen Querschnittshöhe kommen im allgemeinen nicht vor; allerdings gibt es Muskeln, die parallelfaserig sind und sich daher bei der Kontraktion ohne beträchtliche Scherung verdicken. Das sind jedoch nur dünnbauchige oder flache Muskeln.

Die Muskelfasern dickerer Muskeln setzen meist spitzwinklig am Sehnenblatt oder an der Knochenfläche an, so daß der Muskel Raum für seine mit der Kontraktion einhergehende Dickenzunahme gewinnt, indem sich der Ansatzwinkel vergrößert (Abb. 3.7–21). Durch diese sog. *mechanische Selbststeuerung* wird verhindert, daß die im Innern der Muskeln und die zwischen den Muskeln verlaufenden Nerven und Blutgefäße bei der Muskelkontraktion komprimiert werden; die Interstitien werden im Gegenteil erweitert, so daß die Kapillardurchblutung verbessert wird und die dünnwandigen Venen sich öffnen. Die wechselnde Zusammenziehung und Erschlaffung der Muskeln steuert somit auch zur Durchblutungsverbesserung bei, die über die aktiven Regelkreise des arteriellen Systems hinaus eine große Rolle spielen.

Muskelbauch und Sehne ergeben erst das mit einem Namen versehene anatomische Muskelindividuum. Man unterscheidet dessen Ursprung, *Origo,* von seinem Ansatz, *Insertio.* Was Ursprung und was Ansatz sei, ist konventionell festgelegt. Gewöhnlich wird das proximale, d.h. das der Körpermitte näher liegende Muskelende, als Ursprung bezeichnet; das distale Ende ist der Ansatz.

Ein Muskel mit seiner Sehne kann, je nachdem wie viele Gelenke er überspringt, an mehr oder weniger komplizierten Bewegungen beteiligt sein. Man spricht von *ein- und mehrgelenkigen Muskeln.* Andere Muskeln haben überhaupt keine Beziehung zu den Gelenken (z. B. Gesichtsmuskulatur, Augenmuskeln).

Manche Muskeln entspringen oder setzen nicht am Knochen, sondern an derben Bindegewebshäuten an, die als Bindegewebsskelett eine Fortsetzung des knöchernen Skeletts darstellen, z. B. die Membrana interossea zwischen den beiden Unterarm- und Unterschenkelknochen. Ferner dienen Faszien und die Septa intermuscularia, die zwischen Muskelgruppen und Knochen liegen, als Ursprung oder Ansatz.

Beim *Ansatz der Sehne am Knochen* (oder Knorpel) strahlen die Sehnenfasern in das Periost (bzw. Perichondrium) ein; die Bindegewebsfasern setzen sich als SHARPEYsche Fasern in den Knochen fort. Die auf den Knochen übertragene Kraft wird auf eine möglichst große Oberfläche verteilt. Andere Sehnen, wie die Achillessehne, die Sehne des M. pectoralis major, die des M. biceps brachii usw., treffen die Knochenoberfläche in einem stumpfen oder spitzen Winkel und befestigen sich auf Knochenerhebungen. Dabei sind die Sehnenbündel oberflächlich in den Knochen eingekittet,

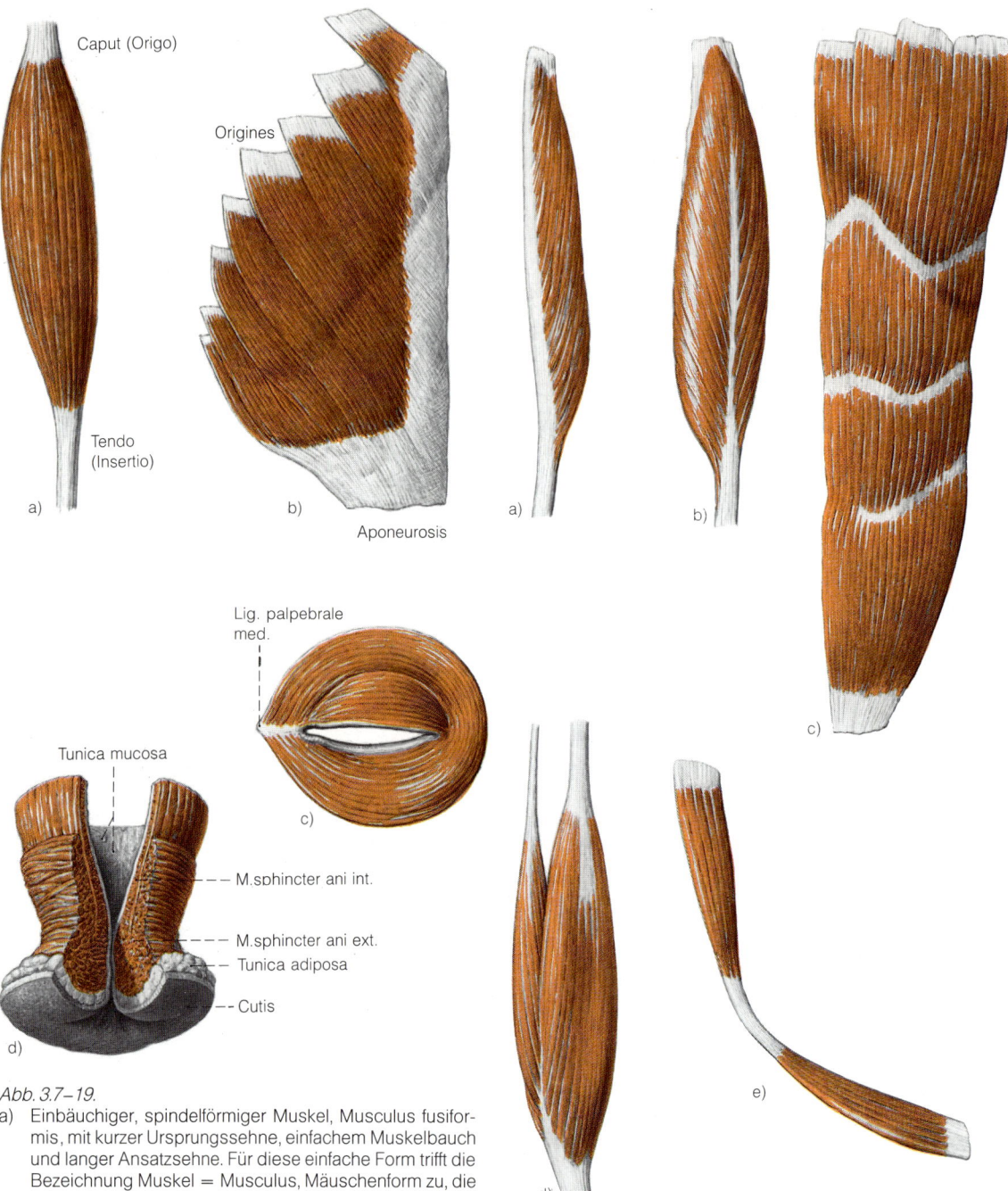

Abb. 3.7–19.

a) Einbäuchiger, spindelförmiger Muskel, Musculus fusiformis, mit kurzer Ursprungssehne, einfachem Muskelbauch und langer Ansatzsehne. Für diese einfache Form trifft die Bezeichnung Muskel = Musculus, Mäuschenform zu, die zur allgemeinen Bezeichnung der Muskeln geworden ist.

b) Platter Muskel. Musculus planus, mit mehreren Ursprüngen und einheitlichem, sehnigem Ansatz. Die einzelnen Muskelzacken entspringen jeweils gesondert, z. B. von je einer Rippe, kurzsehnig oder rein fleischig und bilden eine geschlossene Muskelplatte, die in eine breite Sehne, Aponeurosis, übergeht. Beispiel: M. obliquus externus abdominis.

c) Ringförmiger Muskel, Musculus orbicularis, mit spaltförmiger Öffnung und einseitiger Sehne am medialen Rand. Beispiel: M. orbicularis oculi.

d) Ringförmiger Muskel als Schließmuskel: M. sphincter ani. Ein keilförmiger Bezirk, aus der pars analis recti ausgeschnitten, zeigt die kräftige Ausbildung des Schließmuskels mit vorwiegend zirkulären Faserbündeln, die sich spitzwinklig überlagern (aus Sobotta/Becher, Atlas der Anatomie des Menschen. 16. Aufl. Urban & Schwarzenberg München-Berlin-Wien 1967).

Abb. 3.7–20. Weitere Formen der Anordnung von Muskelfasern in verschiedenen Muskeln:

a) einseitig gefiedert,

b) doppelseitig gefiedert,

c) mit Zwischensehnen (Beispiel: M. rectus abdominis),

d) mit zwei Ursprungsköpfen (Beispiel: M. biceps brachii),

e) mit zwei durch eine Zwischensehne verbundenen Bäuchen (Beispiel: M. digastricus) (aus Sobotta/Becher 1967).

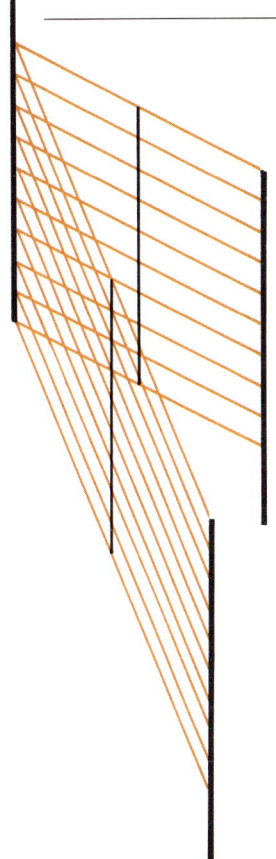

Abb. 3.7–21. Schema für die mechanische Selbststeuerung des Muskels. Dicke vertikale Linien entsprechen den Sehnen. Bei der Kontraktion wird der Fiederungswinkel größer und damit der Raum für die Dickenentfaltung der Muskelfasern freigegeben. Im Interesse der Übersichtlichkeit sind die kontrahierten Fasern zu lang gehalten (nach BENNINGHOFF 1939).

so wie ein flach gedrückter Pinsel im erkalteten Leimtopf haftet. In anderen Fällen wird die Sehne vor ihrem Ansatz durch Bänder (Retinacula), knöcherne Sehnenanteile (Sesambeine) oder Knochenfortsätze (Hypomochlien) so abgelenkt, daß der Sehnenansatzwinkel bei der Bewegung sich nicht ändert (z. B. die langen Beuger und Strecker an Hand und Fuß).

Die Sehnen, die in Weichteile ausstrahlen, wie z. B. die Sehnen der Muskeln des Gesichts, in der Haut oder jene Zungenmuskeln, die in das Sehnenblatt des Zungenrückens einstrahlen, besitzen zahlreiche elastische Fasern. Diese elastischen Sehnen strahlen pinselförmig in die Weichteile aus und können diese in eine erhöhte Spannung versetzen.

3.7.5 Mechanische Eigenschaften des Muskels

Die *Hubhöhe* des Muskels ist der Länge der Muskelfaserbündel und der Änderung ihres Ansatzwinkels proportional. Aufgrund des Gleitmechanismus der Myofilamente kann eine stärkere Verkürzung als auf 50% der maximalen Dehnungslänge nicht vorkommen. Nach eigenen Beobachtungen liegt die ultrastrukturell feststellbare Längenveränderung *in vivo* bei 25%–30%; das entspricht auch makroskopischen Beobachtungen (vgl. hierzu Abb. 2.6–14a).

Gefiederte Muskeln mit verschiedenen Ansatzwinkeln ihrer Fasern an der Sehne haben auch Fasern von ungleicher Länge, so daß trotz der unterschiedlichen Fiederungswinkel bei einer Verkürzung eine gleiche Hubhöhe an der Sehne erzielt wird.

Die *Kraft* des Muskels hängt von der Summe der Querschnitte der Fasern und von ihrem Ansatzwinkel ab. Gewöhnlich erreicht ein Muskel eine Kraft von 3–5 kg/cm^2. Diese Muskelkrafteinheit ist individuell wechselnd; Alter sowie Konzentration des Willens spielen dabei eine besondere Rolle. Die *Arbeit* eines Muskels (Kraft mal Weg) ist vom Faserquerschnitt und von der Hubhöhe abhängig. Die *Leistung* entspricht der Schnelligkeit der Kontraktionen (Kraft mal Hubhöhe pro Zeit).

3.7.6 Die natürlichen Bewegungsabläufe

Der mit einem Namen (z. B. M. latissimus dorsi) versehene „Muskel" der systematischen Anatomie ist ein infolge seiner Bindegewebshüllen isoliert darstellbares Gebilde.

An natürlichen Bewegungen sind immer zahlreiche Muskeln zugleich oder nacheinander beteiligt: sie wirken entweder gleichsinnig, *Synergisten,* oder gegensinnig, *Antagonisten.* Nur bei äußerster Anstrengung kontrahieren sich *alle* Muskelfasern eines Muskels gleichzeitig. An allen platten, großflächigen und ausgedehnten Muskeln (z. B. in der Bauchwand, in der langen tiefen Rückenmuskulatur) treten bei natürlichen Bewegungen und mäßiger Anstrengung nur bestimmte Streifen oder Faserrichtungen des Gesamtmuskels in Tätigkeit, und zwar solche Streifen oder Faserzüge, die sich im Rahmen eines bestimmten Bewegungsablaufs in die jeweils angespannte Muskelkette einfügen.

Beim Bewegungsablauf erkennt man ein *Punctum fixum* und ein *Punctum mobile* des Bewegungsapparats. Die schematischen Angaben über Muskelfunktionen beziehen sich im allgemeinen darauf, daß der Ursprung der Punctum *fixum* der Ansatz das Punctum *mobile* sei. Das ist in Wirklichkeit aber nur selten der Fall.

Was Punctum fixum oder mobile ist, muß nämlich aufgrund des beobachteten natürlichen Bewegungsablaufs analysiert werden. Als Punctum fixum bezeichnet man in der Regel eine Stelle des Bewegungsapparats, die in bezug auf eine feste Unterlage oder auf den Rumpf des Körpers unbewegt ist. Das Punctum mobile ist aufgrund der geringeren Masse der bewegte Teil. Die Bezeichnungen Punctum fixum et mobile sind ebenso wie die der Muskelansätze (*Origo et Insertio*) willkürlich oder relativ auf den Bewegungsvorgang und die Topographie des Muskels bezogen.

Die meisten natürlichen Bewegungen (z. B. Atmen, Gehen) laufen rhythmisch unter abwechselnder Kontraktion und Erschlaffung antagonistischer Muskelgruppen ab. In der Ruhe befindet sich der Muskel bereits in einem Spannungszustand, der deutlich wird, wenn ein Knochen gebrochen ist und die gespannten Muskeln die Bruchenenden gegeneinander verschieben. Dieser Spannungszustand des Muskels heißt *Tonus*. Nach Durchschneidung der zuführenden Nerven und in tiefer Narkose wird der Tonus stark herabgesetzt. Der Tonus beruht auf einer reflektorischen Dauererregung über die Muskelspindeln. Er ist konstitutionell verschieden. Die Muskeln, die gewohnheitsmäßig am meisten gebraucht werden, sollen einen höheren Tonus besitzen. Mit der wechselnden Körperhaltung ändert sich auch der Spannungszustand eines jeden Muskels. Die Spannung des Muskels wächst mit der Ruhedehnung entsprechend der Ruhedehnungskurve und in Abhängigkeit von der Regulation über die Muskelspindeln.

Bei vielen Muskeln ist die Aufrechterhaltung eines bestimmten Tonus die eigentliche Funktion; man spricht von *Haltemuskeln,* die sich nur wenig verkürzen (z. B. bei den kurzen Fußmuskeln, die das Fußgewölbe verspannen). Für die Haltefunktion sind im allgemeinen gefiederte, fischgrätenartig gebaute Muskeln mit einem großen Ansatzwinkel geeignet. Stark spitzwinklig gefiederte Muskeln dienen gewöhnlich Bewegungsfunktionen.

Die Dehnung im Bewegungsablauf wird durch die *Antagonisten* oder durch die *Schwerkraft* von Körperteilen bewirkt; eine aktive Verlängerung ist beim Muskel nicht möglich, wie aus dem Gleitmechanismus hervorgeht (einsinniger Schlagzyklus der Seitenbrücken des Myosins). So fällt das erhobene Bein durch seine eigene Schwere abwärts, wenn die Spannung der Muskeln nachläßt, die das Bein in die gehobene Stellung gebracht haben; die gleichen Muskeln werden dabei gedehnt. Die Schwerkraft ist bei vielen Bewegungen für den Richtungsablauf ausschlaggebend.

Eine sichtbare Bewegung einer Gliedmaße beginnt erst, wenn ein anfänglicher Widerstand gegen den Tonus der Antagonisten und gegen die Schwerkraft überwunden ist; diese anfängliche Kontraktion der Muskelfasern ohne Verkürzung des Muskels selbst erhöht seinen Spannungszustand. Eine solche Kraftentfaltung wird als *isometrische* Kontraktion bezeichnet. Nach der isometrischen Kontraktion (z. B. Anspannen des Muskels, um einen Wassereimer zu heben) beginnt der Bewegungsablauf bei gleichbleibender Spannung mit einer Verkürzung (isotonische Kontraktion). Alle Bewegungen entstehen aus einem gleichmäßigen Übergang von isometrischer in isotonische Kontraktion.

Die Mechanik des Muskels an Gelenken folgt dem Hebelgesetz: In bezug auf den Ansatz an den Gelenken unterscheiden wir einarmige und zweiarmige Hebel.

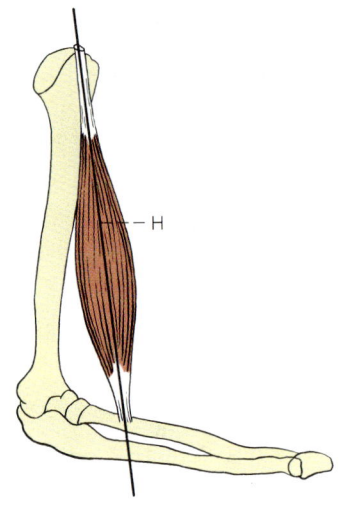

Abb. 3.7–22. Verlauf der Hauptlinie (H) durch einen Muskelbauch.

Der M. biceps brachii wirkt z. B. auf das Ellenbogengelenk als einarmiger Hebel, da der Lastarm (Unterarm) und der Kraftarm (Unterarm bis zum Ansatz des M. biceps) auf der gleichen Seite des Drehpunkts liegen; der M. triceps brachii ist in bezug auf das gleiche Gelenk als ein zweiarmiger Hebel wirksam. Da bei der Muskelarbeit mit Übersetzung gearbeitet wird (Lastarm länger als Kraftarm), ist die entwickelte Kraft am Sehnenansatz um ein Vielfaches höher als das am Lastarm bewegte Gewicht.

Die Hauptrichtung der Kraftentfaltung geht bei vielen Muskeln durch die Längsachse des Muskels und der Sehne: Man spricht von *Hauptlinie* (Abb. 3.7–22). Manche Muskeln besitzen mehrere oder wechselnde Hauptlinien, je nach Bewegungsablauf, wie insbesondere bei fächerförmigen Muskeln. Während des Bewegungsablaufs wechseln also die mechanischen Verhältnisse der Wirkung eines Muskels; so kann der gleiche, anatomisch definierte Muskel sein eigener Antagonist sein (z. B. M. deltoideus in seiner Funktion auf das Schultergelenk). Durch Überstreckung eines Gelenks wandert die Hauptachse gelegentlich über den Drehpunkt, so daß ein Beuger als Strecker wirken kann (z. B. der M. brachioradialis).

Wenn die Hauptlinie eines Muskels durch den Drehpunkt eines Gelenks verläuft, entwickelt der Muskel eine stauchende Kraft und belastet das Gelenk, ohne eine Drehwirkung zu erzeugen. Die maximale Drehwirkung auf ein Glied tritt bei einem rechtwinkligen Ansatz des Muskels auf. Da während der Muskelkontraktion der Verlauf der Hauptlinie in bezug auf den Drehpunkt des Gelenks sowie der Ansatzwinkel am Knochen wechseln, variieren auch die Belastung auf das Gelenk und der Nutzeffekt des Muskels.

Literatur

[1] APPELL, H.-J.: Morphological studies on skeletal muscle capillaries under conditions of high altitude training. Int. J. Sports Med. 1 (1980), 103–109

[2] BISCHOFF, R., H. HOLTZER: Radioautographic study of the relation between mitosis and the subsequent fusion of myogenic cells in vitro. J. Cell Biol. 41 (1969), 188–200

[2a] BRÖDEL, M.: Anatomy of the rectus abdominis muscle. Bull. Johns Hopkins Hosp. 61, 295–316 (1937)

[3] CECCARELLI, F., W. P. HURLBUT, A. MAURO: Turnover of transmitter and synaptic vesicles at the frog neuromuscular junction. J. Cell Biol. 57 (1973), 499–524

[4] COUTEAUX, R.: Structure of the subsynaptic sarcoplasm in the interfolds of the frog neuromuscular junction. J. Neurocytology 10 (1981), 947–962

[5] DÜHRING, M. v., K. H. ANDRES: Zur Feinstruktur der Muskelspindel von Mammalia. Anat. Anz. 124 (1969), 566–573

[6] ELLISMAN, M. H., J. E. RASH, L. A. STAEHELIN, K. R. PORTER: Studies of excitable membranes. II. A comparison of spezializations at neuromuscular junctions and nonjunctional sarcolemmas of mammalian fast and slow twitch muscle fibers. J. Cell Biol. 68 (1976), 752–774

[6a] FORSSMANN, W.-G.: Morphologie des Skelettmuskels und des Muskel-Sehnenübergangs. In W. GROHER und W. NOACK (Hgg.). Sportliche Belastungsfähigkeit des Haltungs- und Bewegungsapparates, Thieme, Stuttgart 1982

[7] GRUBER, M.: Über Struktur und Innervation der quergestreiften Muskulatur des Oesophagus der Ratte. Z. Zellforsch. 91 (1968), 236–247

[8] HAMMERSEN, F.: Das Gefäßmuster der Skelettmuskulatur. In: L. DELIUS, E. WITZLER (Hg.): Probleme der Haut- und Muskeldurchblutung. Bad Oeynhausener Gespräche, VI. Springer, Berlin 1964

[9] HOPPELER, H., P. LÜTHI, H. CLAASSEN, E. R. WEIBEL, H. HOWALD: The ultrastructure of the normal human skeletal muscle. Pflügers Arch. 344 (1973), 217–232

[10] KUCERA, J., R. HUGHES: Histological study of motor innervation to long nuclear chain intrafusal fibers in the muscle spindle of the cat. Cell Tissue Res. 228 (1983), 535–547

[11] MABUCHI, K., D. SZVETKO, K. PINTER, F. A. SRETER: Type II B to II A fiber transformation in intermittently stimulated rabbit muscles. Amer. J. Physiol. 242 (1982), C 373–C 381

[12] MAYR, R., L. STOCKINGER, W. ZENKER: Elektronenmikroskopische Untersuchungen an unterschiedlich innervierten Muskelfasern der äußeren Augenmuskulatur des Rhesusaffen. Z. Zellforsch. 75 (1966), 434–452

[13] PEPER, K., F. DREYER, C. SANDRI, K. AKERT, H. MOOR: Structure and ultrastructure of the frog motor endplate. A freeze-etching study. Cell Tiss. Res. 149 (1974), 437–455

[14] PETTE, D., M. E. SMITH, H. W. STAUDTE, G. VROBA: Effects of long-term electrical stimulation on some contractile and metabolic characteristics of fast rabbit muscles. Pflügers Arch. ges. Physiol. 338 (1973), 257–272

[15] TILLMANN, B., W. THOMAS: Anatomie typischer Sehnenansätze, -ursprünge und Engpässe. Orthop. Praxis 12 (1982), 910–917

[16] ZENKER, W., H. ATZENBACHER: On the different forms of myo-neural junction in two types of muscle fiber from external ocular muscles of the rhesus monkey. J. Cell Comp. Physiol. 63 (1964), 273–285

4. Makroskopische Anatomie des Bewegungsapparats

4.1 Wirbelsäule, Columna vertebralis

REINHARD PUTZ

4.1.1 Übersicht

4.1.1.1 Entwicklung und Gliederung des Achsenorgans

Im Lauf der Evolution wird die Chorda dorsalis durch eine höher differenzierte Konstruktion ersetzt, die aus gegeneinander beweglichen Teilstücken, den Wirbeln, *Vertebrae*, und ihren Verbindungen besteht. Die Wirbelanlagen besitzen typische topographische Beziehungen zu Chorda und Rückenmark. Sie gehen aus dem perichordalen gegliederten Mesenchym (Sklerotome) hervor und verdrängen die Chorda bis auf einen Rest, der im Bereich der Zwischenwirbelscheiben, *Disci intervertebrales*, erhalten bleibt. Nach dorsal wird das Rückenmark von segmentalen Bogen (Neuralspangen) umschlossen, die durch Bänder und Gelenkfortsätze (Zygapophysen) untereinander in Verbindung stehen. So entsteht ein vom Foramen magnum des Schädels bis zum Hiatus sacralis des Kreuzbeins führender Kanal, *Canalis vertebralis*, der neben dem Rückenmark und seinen Hüllen u. a. die Wurzeln der Rückenmarksnerven und Venengeflechte enthält. Zwischen den Wirbelbogen bleiben seitlich Öffnungen zum Durchtritt der Rückenmarksnerven, *Nervi spinales*, bestehen.

Im Brustbereich steht die Wirbelsäule seitlich mit 12 beweglichen Spangenpaaren in Verbindung, die sich als Rippen ventral mit dem median gelegenen Brustbein vereinigen. Durch die Anfügung der Rippen wird an der Wirbelsäule eine Brustregion von einer Hals- und Lendenregion unterscheidbar. In diesen Regionen sind die entsprechenden seitlichen Spangenanlagen (Parietalspangen) in unterschiedlicher Weise in das Baumaterial der Wirbel einbezogen. So entsteht die charakteristische Form der sieben Halswirbel, *Vertebrae cervicales*, der zwölf Brustwirbel, *Vertebrae thoracicae*, und der fünf Lendenwirbel, *Vertebrae lumbales [lumbares]*. Die nach kaudal anschließenden 5 Wirbel-

anlagen sind zum Kreuzbein, *Os sacrum [sacrale]* (Vertebrae sacrales I–V), verschmolzen. Das unterste Ende der Wirbelsäule bilden 3–6 Knochenstücke, die zusammen als Steißbein, *Os coccygis [Coccyx] [Vertebrae coccygeae I–IV]*, bezeichnet werden. Somit besteht die Wirbelsäule des Erwachsenen unter Berücksichtigung der Synostosierung der Kreuzbeinanteile aus 28 bis 31 knöchernen Elementen (Abb. 4.1–1).

Mit dem Rumpfskelett verbindet sich das Skelett der Gliedmaßen durch Schulter- und Beckengürtel.

> **Kurze Zusammenfassung**
> Chorda dorsalis, Sklerotome, Neuralspangen. Wirbelkanal mit Rückenmark und Hüllen. Hals-, Brust- und Lendenwirbelsäule, Kreuzbein, Steißbein.

4.1.1.2 Grundform des Wirbels

Die einzelnen Wirbel haben eine gemeinsame Grundform, die in den verschiedenen Regionen abgewandelt wird. Noch beim Neugeborenen sind die Wirbel ziemlich gleichartig. Bis zum Abschluß des Wachstums prägen sich eine Reihe von charakteristischen Merkmalen aus.

Am Beispiel eines Brustwirbels (Abb. 4.1–2) zeigt sich die Grundform des einzelnen Wirbels besonders deutlich. Man kann an ihm den Wirbelkörper, *Corpus vertebrae [vertebralis]*, und den Wirbelbogen, *Arcus vertebrae [vertebralis]*, mit seinen Fortsätzen, *Processus*, unterscheiden. Der Wirbelkörper trägt, vor allem in der Brust- und Lendenregion, einen Großteil der Körperlast. Querfortsätze, *Processus transversi*, und Dornfortsatz, *Processus spinosus*, werden von zahlreichen Muskeln als Muskelhebel benutzt. Nach kranial und kau-

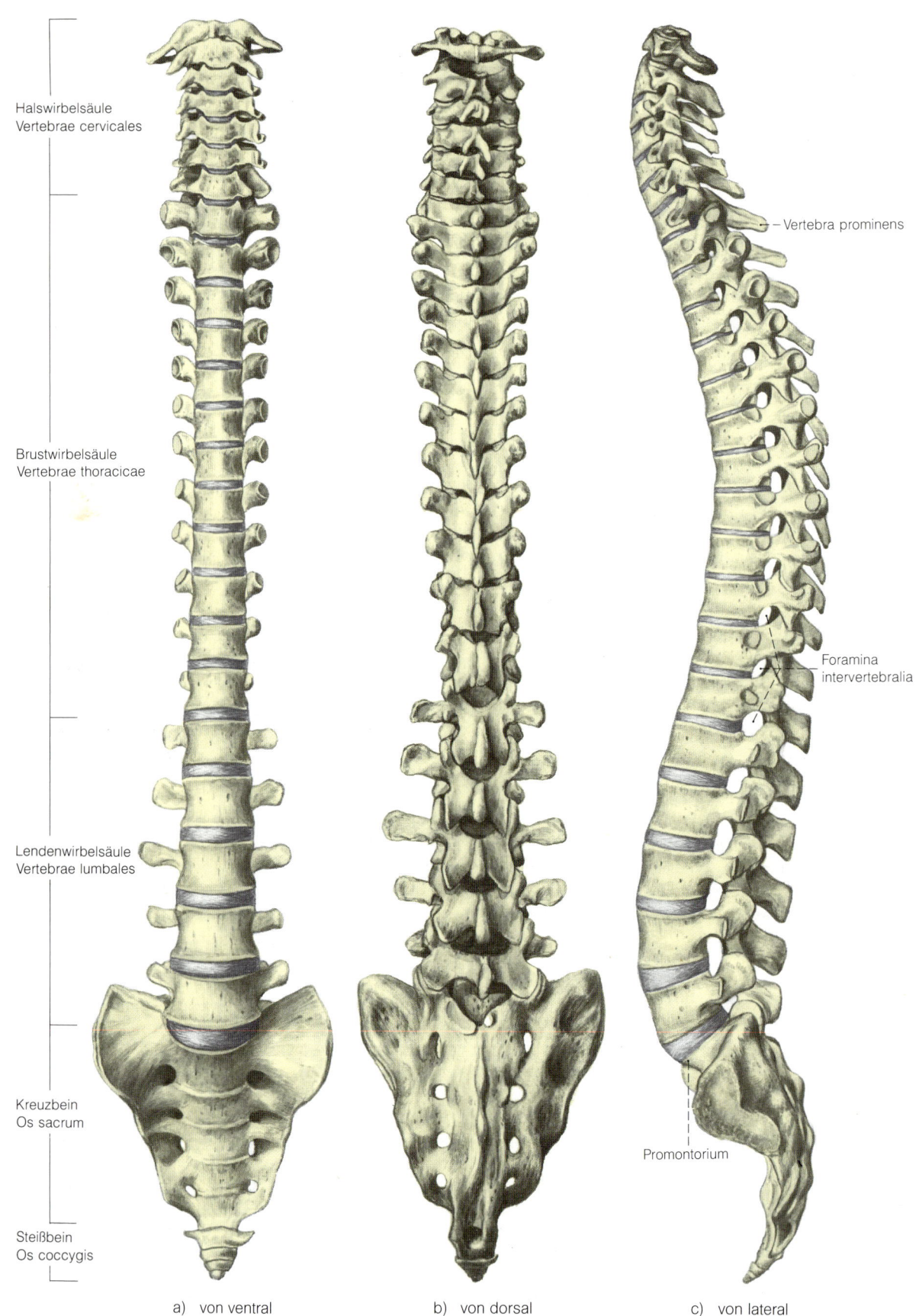

Halswirbelsäule
Vertebrae cervicales

Brustwirbelsäule
Vertebrae thoracicae

Lendenwirbelsäule
Vertebrae lumbales

Kreuzbein
Os sacrum

Steißbein
Os coccygis

Vertebra prominens

Foramina
intervertebralia

Promontorium

a) von ventral   b) von dorsal   c) von lateral

Abb. 4.1–1. Wirbelsäule, Columna vertebralis.

dal ragen je zwei Gelenkfortsätze, *Processus articulares [Zygapophyses] superiores et inferiores*, vor. Wirbelkörper und -bogen umgeben das Wirbelloch, *Foramen vertebrale*, den Raum für das Rückenmark mit seinen Hüllen, den Blutgefäßen und Nerven.

Der Körper des einzelnen Wirbels hat die Form eines kurzen Zylinderstücks und ist mit Spongiosa gefüllt. An seinen Endflächen (*Deckplatte* - kranial, *Grundplatte* - kaudal) tritt diese mit Ausnahme einer Randzone (*Randleiste*) zutage und wird nur mit einer hyalinen Knorpelplatte, dem unverknöcherten Anteil der Wirbelkörperepiphyse, bedeckt.

Mit diesen Flächen sind die Zwischenwirbelscheiben (= Bandscheiben) fest verbunden.

Der Zylindermantel wird von einer dünnen Compacta gebildet, in die vor allem das vordere Längsband einstrahlt.

Seitlich trägt der Körper kranial und kaudal je eine kleine überknorpelte Gelenkgrube, *Foveae costales superior et inferior*. Die benachbarten Gelenkgruben zweier Wirbel nehmen zusammen den Kopf einer Rippe auf.

Die Bogen sind durch Ligamenta untereinander verbunden und umschließen den Wirbelkanal, *Canalis vertebralis*, der jederseits zwischen zwei Wirbeln eine Öffnung zum Durchtritt der Nerven besitzt, *Foramen intervertebrale*. Dieser Durchlaß wird knöchern begrenzt durch die Wurzelstücke, *Pediculi*, der angrenzenden Wirbelbogen, die hier kranial und kaudal jeweils etwas eingezogen sind, *Incisurae vertebrales inferior et superior*. Vom abgeplatteten Anteil des Wirbelbogens, *Lamina arcus vertebrae*, gehen nach oben und unten je zwei Gelenkfortsätze, *Processus articulares [Zygapophyses] superiores et inferiores*, aus, die eine überknorpelte Gelenkfläche tragen. Auf diese Weise kommt jeder Wirbel mit seinem Nachbarn in vierfache gelenkige Verbindung. Da die Wirbel um die Dicke einer Zwischenwirbelscheibe voneinander entfernt sind, müssen die Gelenkfortsätze so lang sein, daß sie über diese Entfernung hinweg miteinander in Berührung bleiben. Durch die relativ kleinen Wirbelbogengelenke werden die Bewegungen der Wirbelsäule z. T. geführt und in ihrem Ausmaß begrenzt.

Der seitlich vom Bogen abgehende Querfortsatz, *Processus transversus*, trägt am 1. bis 10. Brustwirbel eine Gelenkfläche, *Fovea costalis processus transversi*, für das Rippenhöckerchen. Am 11. und 12. Brustwirbel fehlt die Gelenkfläche. Ein mittlerer Fortsatz, *Processus spinosus*, deckt im Bereich der Hals- und Brustwirbelsäule den Wirbelkanal nach dorsal. Die Dornfortsätze sind in der Regel vom 6. Halswirbel an durch die Haut zu tasten; sie bilden wichtige Marken für die Orientierung an der Körperoberfläche und die Lagebestimmung innerer Organe.

Kurze Zusammenfassung

Gemeinsame Merkmale der Wirbel: Corpus vertebrae, Grund- und Deckplatten mit Randleisten. Arcus vertebrae, bestehend aus Pediculi und Lamina arcus vertebrae [vertebralis]. Vom Wirbelbogen aus ragen die Procc. transversi, die Procc. articulares [Zygapophyses] und der Proc. spinosus vor. Foramina intervertebralia seitlich zwischen den Pediculi.

4.1.1.3 Gesamtform der Wirbelsäule

Die aus dem Körper herausgelöste Wirbelsäule hat eine Eigengestalt, deren Krümmung durch die Gewichte der Rumpfmasse und den Tonus der Muskeln verstärkt wird. Charakteristisch für die menschliche Wirbelsäule ist der scharfe Knick zwischen Kreuzbein und Lendenwirbelsäule, das sog. *Promontorium*. Dieses ist zugleich der am weitesten vorspringende Punkt des Beckeneingangs und wird von der Vorderkante der Basis ossis sacri gebildet. Der Lumbosakralwinkel beträgt im Durchschnitt 129° (120°–164°). Um das Auftreten dieses Winkels zu verstehen, vergleiche man die Wirbelsäule des Menschen mit der eines Vierfüßers, bei dem die Lasten anders verteilt sind (Abb. 4.1–3), da die Wirbelsäule hier einem verspannten Brückenbogen gleicht, der im Schultergürtel beweglich, im Beckenring straff aufgehängt ist. Mit der Aufrichtung des Rumpfes hat das Promontorium seine stärkste Ausbildung erreicht.

Die Sakralregion der Wirbelsäule wird als Bestandteil des Beckens teilweise in ihrer ursprünglichen Stellung gehalten, während die präsakrale Wirbelsäule aufgerichtet wird. Dadurch entstehen die Abknickung des Promontoriums und die Vorwärtswölbung der Lendenwirbelsäule, die als *Lendenlordose* bezeichnet wird. Es wird auf diese Weise ein gebogener, federnder Lendenstiel gebildet, der den Rumpf trägt. Die oberen Lendenwirbel leiten über zu einer entgegengesetzten Krümmung, der *Brustkyphose*, die sämtliche Brustwirbel und die untersten Halswirbel umfaßt.

Die charakteristischen Krümmungen der Wirbelsäule sind beim Neugeborenen erst angedeutet (Abb. 4.1–4) und können nur durch starke Streckung im

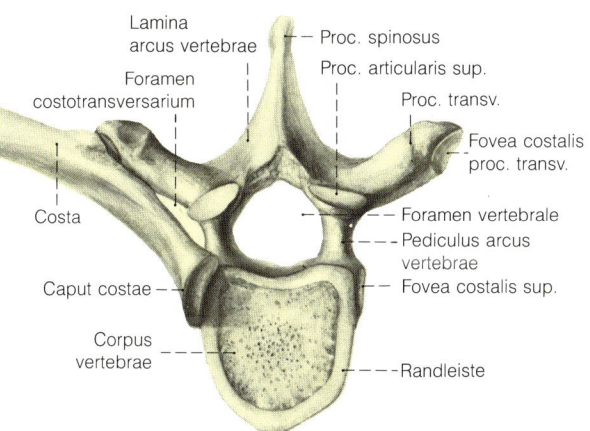

Abb. 4.1–2. 4. Brustwirbel und Rippe, Ansicht von kranial.

Lamina arcus vertebrae — Proc. spinosus
Foramen costotransversarium — Proc. articularis sup.
— Proc. transv.
— Fovea costalis proc. transv.
Costa — Foramen vertebrale
— Pediculus arcus vertebrae
Caput costae — Fovea costalis sup.
Corpus vertebrae — Randleiste

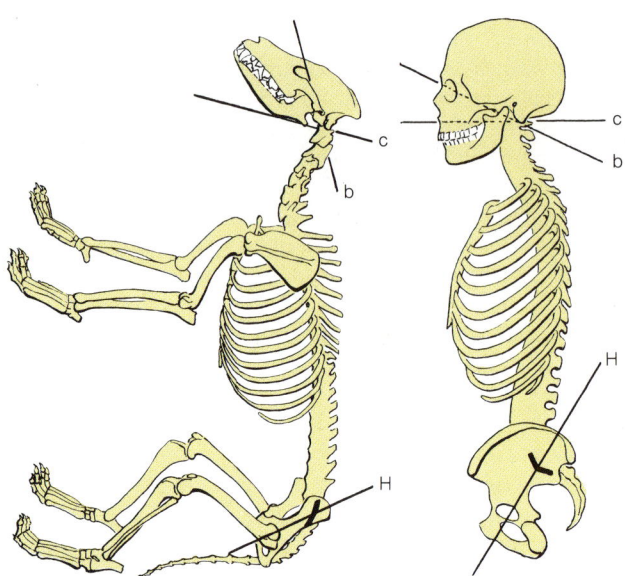

Abb. 4.1–3. Stammskelett des Menschen und Skelett eines Wolfs in übereinstimmender Orientierung.

H = Ebene des Hauptbalkens der Hüftbeine, b = Ebene der Schädelbasis, c = Hauptebene des Atlas [10]: verkleinert

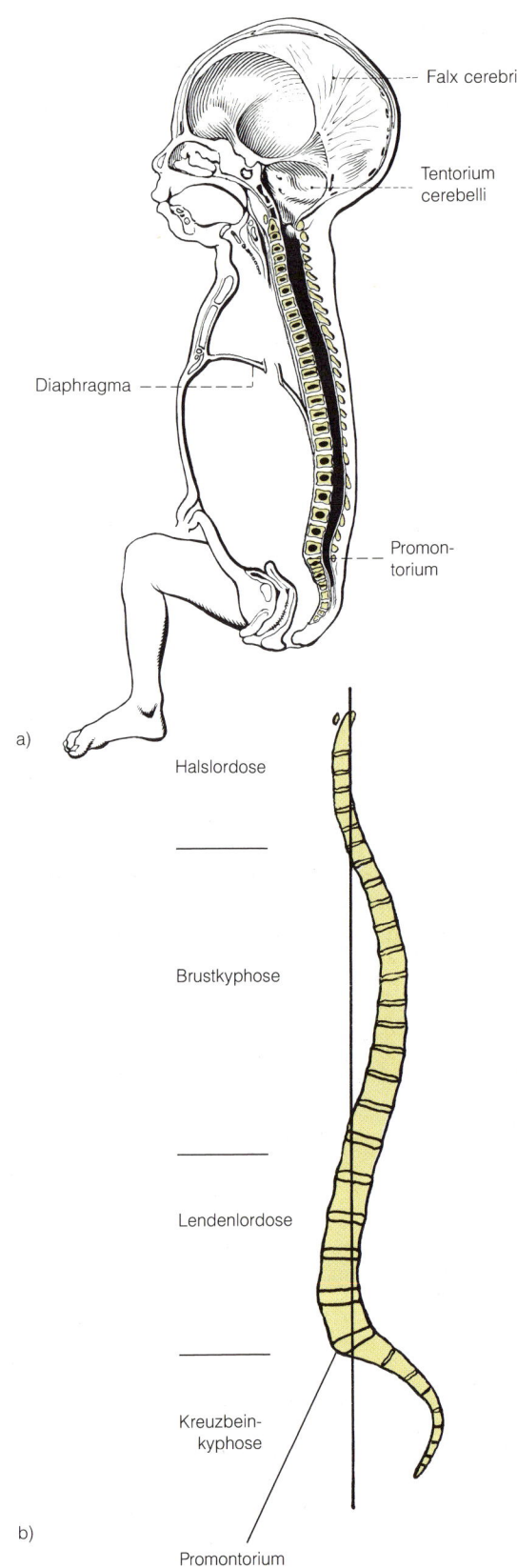

a)

Falx cerebri

Tentorium cerebelli

Diaphragma

Promontorium

Halslordose

Brustkyphose

Lendenlordose

Kreuzbeinkyphose

b)

Promontorium

Abb. 4.1–4. Entwicklung der Krümmung der Wirbelsäule.
a) Medianschnitt durch einen siebenmonatigen Embryo. Die Krümmungen der Wirbelsäule sind erst angedeutet.
b) Wirbelsäule eines Erwachsenen mit Schwerelot.

Hüftgelenk passiv hergestellt werden. Beim aufrechten Sitzen des Kleinkindes bildet die Wirbelsäule zunächst noch einen nach vorn konkaven Bogen. Erst später wird ein Sitzen mit gerader Rücken- und aufrechter Kopfhaltung möglich. Dabei entsteht die *Halslordose*. Mit dem Erlernen des Stehens und Gehens kommt es im Laufe von Jahren zu den typischen Krümmungen, die zunächst nur funktionell und vorübergehend bei Belastung auftreten. Daraus kann man schließen, daß die aufrechte Haltung die Ausbildung der Wirbelsäulenkrümmungen mit ihren individuellen Besonderheiten (Abb. 4.1–5) entscheidend beeinflußt.

Im allgemeinen ist die Wirbelsäule des Erwachsenen auch gering seitlich gebogen (*Skoliose*, als Folge der Asymmetrie des Körpers, Abb. 4.1–6). Beim Rechtshänder finden sich im Lendenbereich eine nach links konvexe und im Brustbereich eine nach rechts konvexe Ausbiegung. Während der frühen Kindheit fehlt jede Krümmung der Wirbelsäule in der Frontalebene. Sie entwickelt sich erst zwischen dem 7. und 10. Lebensjahr und ist meist noch nicht S-förmig, da zunächst eine reine Brustskoliose oder nur eine Lendenskoliose auftritt. Erst später kommt die S-Form (zusammengesetzte Skoliose) zustande. Wenn man im Tierversuch eine seitliche Biegung der Wirbelsäule längere Zeit fixiert, entsteht auch hier zunächst eine Totalkrümmung der Wirbelsäule. Nach einiger Zeit treten kompensatorische Gegenkrümmungen auf.

Stärkere seitliche Biegungen sind fast immer krankhaft und sollten so frühzeitig wie möglich behandelt werden. Ihre Ursache kann z. B. eine Fehlbildung im Bereich der Wirbelkörperanlagen, der Rippen oder der Rückenmuskulatur sein.

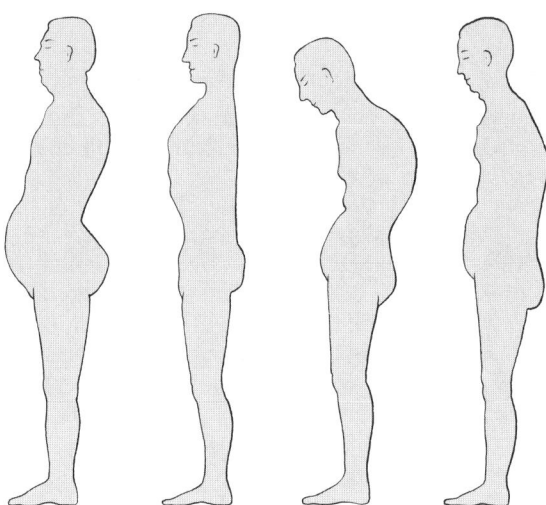

Abb. 4.1–5. Individualtypische Haltungen. Beachte die unterschiedliche Ausprägung von Brustkyphose und Lendenlordose [8].

Sog. *statische Skoliosen* gehen auf eine Schiefstellung des Beckens zurück, wie sie z. B. durch Längenunterschiede der unteren Gliedmaßen oder angeborene Hüftluxationen entstehen können. Bei den krankhaften Skoliosen sind meist neben Seitbiegungen der Wirbelsäule Drehungen um die Längsachse vorhanden. Die Dornfortsätze sind dabei nach der Seite der Konkavität gerichtet.

Abweichungen von der normalen Form der Wirbelsäule, die durch Anspannung der Muskulatur korrigierbar sind, werden als *Fehlhaltungen* bezeichnet. Unter *Fehlform* versteht man eine fixierte Veränderung der gesamten Form der Wirbelsäule.

Im Alter wird die Wirbelsäule kürzer, da die Bandscheiben durch den Flüssigkeitsverlust ihres Gallertkerns an Höhe abnehmen und die Wirbelkörper einer Altersatrophie unterliegen. Dabei können Deck- und Grundplatte der Wirbelkörper konkav ausgehöhlt und die vorderen und seitlichen Bandscheibenanteile der Brustwirbelsäule durch Gewebsschwund niedriger werden bzw. sogar verknöchern, wodurch die Kyphose dieses Abschnitts verstärkt wird (Alterskyphose).

Kurze Zusammenfassung

Wirbelsäule ist S-förmig federnd gekrümmt: Halslordose, Brustkyphose und Lendenlordose. Promontorium. Seitliche Krümmungen, Skoliosen. Fehlhaltung, reversibel; Fehlform, fixiert. Alterskyphose.

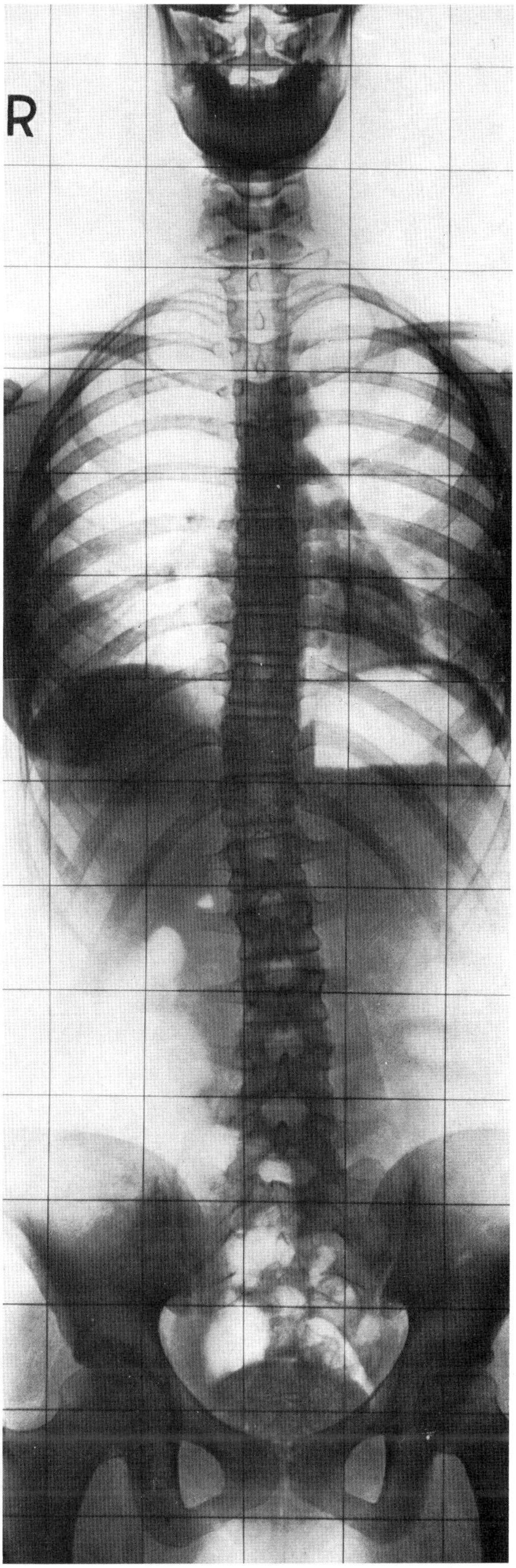

Abb. 4.1–6. Röntgenaufnahme der Wirbelsäule eines fünfzehnjährigen Mädchens (aus R. BIRKNER: Das typische Röntgenbild des Skeletts. Standardbefunde und Varietäten vom Erwachsenen und Kind. Urban & Schwarzenberg, München 1977).

Abb. 4.1–6.

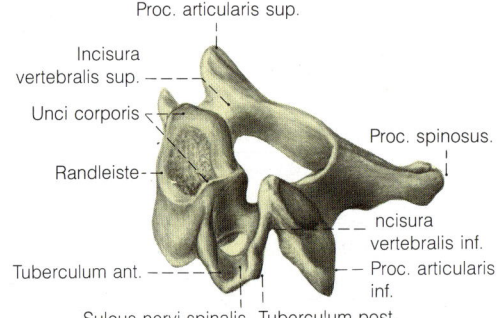

a) Atlas [C I] von kaudal

b) Axis [C II] von dorsal

c) 5. Halswirbel [C V] von kranial

d) 4. Halswirbel [C IV] von schräg lateral

Abb. 4.1–7. Verschiedene Halswirbel.

4.1.2 Wirbel

4.1.2.1 Hals-, Brust- und Lendenwirbel

Die Wirbel der verschiedenen Regionen der Wirbelsäule unterscheiden sich sowohl durch ihre Größe als auch durch bestimmte kennzeichnende Merkmale: An den Grenzen der Regionen treten Übergangsformen auf. Die Wirbelkörper haben vom Schädel gegen das Becken hin fortschreitend eine immer größere Last zu tragen. Dementsprechend nimmt auch ihr Durchmesser und ihre Höhe nach kaudal zu. Bei den vierfüßigen Säugern, bei denen die Wirbelsäule in etwas anderer Weise als bei den Menschen belastet wird, ist die Querschnittszunahme der Wirbelkörper viel geringer, und ihre Gestalt bleibt gleichartig. Beim Menschen dagegen wandelt sich die Form. Sie ist beim Halswirbelkörper annähernd viereckig, beim Brustwirbel etwa dreieckig, beim Lendenwirbel bohnenförmig.

Die beiden ersten Halswirbel, *Atlas und Axis* (Abb. 4.1–7, 4.1–33), nehmen die Last des Kopfes auf und ermöglichen durch ihren Bau die Bewegung des Kopfes wie in einem Kugelgelenk. Sie weichen stark von der typischen Grundform der Wirbel ab. Der Atlas besitzt an Stelle eines Körpers nur einen vorderen Bogen, *Arcus anterior*, der außen das *Tuberculum anterius* und an seiner Innenseite eine Gelenkfläche, *Fovea dentis*, für eine entsprechende Gelenkfläche des Zahns des Axis, *Dens axis*, trägt, der seinerseits das charakteristische Merkmal des 2. Halswirbels ist. Seitlich schließen sich die *Massae laterales* an, die die Verbindung zum hinteren Bogen, *Arcus posterior*, herstellen. An der Innenfläche der Massae laterales des Atlas ist eine grubige Vertiefung zu sehen, an der derbe Faserzüge befestigt sind, die als *Ligamentum transversum atlantis* dorsal vom Dens axis zur Gegenseite ziehen und diesen in einer Art Zapfengelenk beweglich festhalten. An den Massae laterales finden sich kranial Gelenkflächen, *Foveae articulares superiores*, zur gelenkigen Verbindung mit dem Hinterhauptbein, kaudal die *Foveae articulares inferiores* zur Artikulation mit dem Axis. Nach lateral ragen von den Massae laterales – entsprechend den übrigen Halswirbeln – Querfortsätze vor, die von dem *Foramen processus transversi* [vertebra-arteriale] durchbrochen sind. Sie laden erheblich weiter nach der Seite aus als die der folgenden Halswirbel und lassen sich zwischen Warzenfortsatz und Kieferwinkel gut tasten (Abb. 4.1–8). Von den Querfortsätzen führt eine flache Rinne über das Wurzelstück des hinteren Atlasbogens nach medial, in der die Arteria vertebralis liegt, *Sulcus arteriae vertebralis* (Abb. 4.1–33). Dieser Sulcus kann mitunter zu einem Kanal, *Canalis arteriae vertebralis*, geschlossen sein. Von der Mitte des hinteren Umfangs des Arcus posterior ragt das Tuberculum posterius vor. Der Körper des Axis ist nach kranial ausgezogen zum *Dens axis*. Um ihn als Achse kann der Kopf mit dem Atlas rotiert werden (Abb. 4.1–33). An seiner Vorderfläche befinden sich die *Facies articularis anterior*, an der Hinterfläche die *Facies articularis posterior*, der die ebenfalls knorpelige Innenfläche des *Ligamentum transversum atlantis* anliegt. Der Zahn des Axis ist häufig etwas nach hinten abgebogen (Abb. 4.1–33), dies steht in Zusammenhang mit der Ausbildung des Schädelbasiswinkels [4]. Von der Basis des Zahns ziehen die beiden *Processus articulares [Zygapophyses] superiores* in einem flachen Winkel nach dorsolateral. Sie sind bis auf einen kleinen medialen Bereich flach konkav, besitzen aber vor allem zentral eine dicke Knorpelauflagerung. So entsteht ein nach lateral auslaufender First, der für die Funktion der Atlas-Axis-Verbindung von Bedeutung ist. Im Gegensatz zu den übrigen Halswirbeln ragt vom Axis schließlich nach dorsal ein besonders mächtiger Dornfortsatz vor, der nach kaudal in zwei starke Vorsprünge ausläuft.

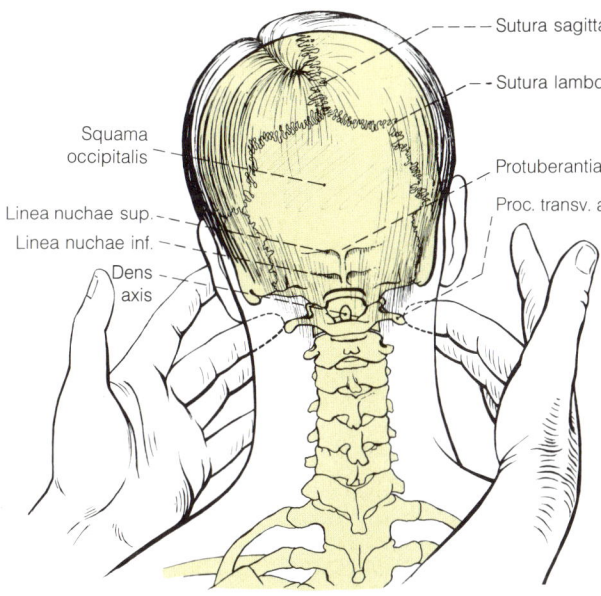

Abb. 4.1–8. Handgriff zur Palpation der Querfortsätze des Atlas etwas vor und unter dem Proc. mastoideus bzw. hinter dem Kieferwinkel. Durch beidhändige Betastung und leichte Bewegungen läßt sich ein Bild von der räumlichen Position des Atlas gewinnen. (Unter Verwendungen von Abbildungen aus [8] und PERNKOPF, FERNER: Atlas der topographischen und angewandten Anatomie des Menschen. Bd. 1. Urban & Schwarzenberg, München-Berlin 1963).

Abweichend von den übrigen Wirbeln sind die Endflächen der Körper des 2. bis 7. Halswirbels gewölbt. Die obere ist jeweils in transversaler Richtung konkav und läuft nach lateral in die Hakenfortsätze, *Unci corporis* (Abb. 4.1–9), aus. Sie stehen bei den oberen Wirbeln steiler als bei den unteren, wo sie eher nach dorsal rücken. Entwicklungsgeschichtlich sind sie Teil der Wirbelbogen, die erst etwa bis zum 6. Lebensjahr mit den Wirbelkörpern verschmelzen. Die Grundplatte ist in sagittaler Richtung konkav (Abb. 4.1–9).

Abgesehen vom 1. (manchmal auch 2.) Brustwirbel, an dessen Deckplatte je ein kleiner Uncus corporis zu finden ist, sind die Endflächen der Brustwirbel und der

oberen vier Lendenwirbel ungefähr parallel zueinander ausgerichtet. Der 5. Lendenwirbel ist vorne wesentlich höher als hinten. Er ist schon an der Bildung des Promontoriums mitbeteiligt. Die Anordnung seiner Spongiosabälkchen – als Ausdruck der Anpassung an die Druckübertragung jeweils senkrecht zu den Endflächen – läßt sich besonders eindrucksvoll am Medianschnitt darstellen (Abb. 4.1–10).

Zentral tritt an den Endflächen aller Wirbel die poröse Grenzfläche der Spongiosa zutage. Sie wird hier von einer hyalinen Knorpelplatte, der Wirbelkörperepiphyse, bedeckt, deren ringförmig verknöcherter Anteil als *Randleiste* mit dem Körperkern synostosiert.

Der Raum zwischen zwei Wirbelkörpern wird von regional unterschiedlich geformten Zwischenwirbelscheiben ausgefüllt. Von ihnen wird die Belastung gleichmäßig auf die angrenzenden Endflächen verteilt. Dementsprechend ist die Spongiosa der Wirbelkörper zur Aufnahme longitudinalen Drucks angeordnet. Aus dem in den Wirbeln befindlichen roten Knochenmark führt nach dorsal die *Vena basivertebralis* im gleichnamigen Foramen das Blut ab (Abb. 4.1–11).

Auch das Wirbelloch wechselt seine Form: Es ist bei den Halswirbeln und Lendenwirbeln dreiseitig, bei den Brustwirbeln rund. Im mittleren Brustbereich sind die Durchmesser am kleinsten, da das Brustmark der dünnste Teil des Rückenmarks ist, während es im unteren Hals- und oberen Lendenbereich Anschwellungen besitzt. Die Querschnitte von Rückenmark und Wirbelkanal sind also aufeinander abgestimmt. Dies wird besonders deutlich an einem Längsschnitt durch die Wirbelsäule des Neugeborenen, bei dem der Wirbelkanal entsprechend den Anschwellungen des Rückenmarks spindelförmige Erweiterungen zeigt (Abb. 4.1–4).

Die Querfortsätze dienen in der Brustwirbelsäule zur Stützung der 1. bis 10. Rippen (Abb. 4.1–2). In der Regel erreicht jeder Rippenkopf die einander zugewandten Ränder zweier Wirbelkörper, ausgenommen die 1., 11. und 12. Rippe, die nur je eine Gelenkverbindung mit dem Körper des entsprechenden Wirbels haben.

Die *Fovea costalis processus transversi* ist am 1., 6. bis 10. Brustwirbel plan, am 2. bis 5. konkav geformt. Am 11. und 12. Brustwirbel fehlen die Gelenkflächen an den Querfortsätzen.

In den übrigen Abschnitten der Wirbelsäule sind die Rippen weitgehend zurückgebildet. Es werden damit der Hals- und Lendenteil der Wirbelsäule zu frei beweglichen Stielen. Nur die Reste der Rippen verbleiben

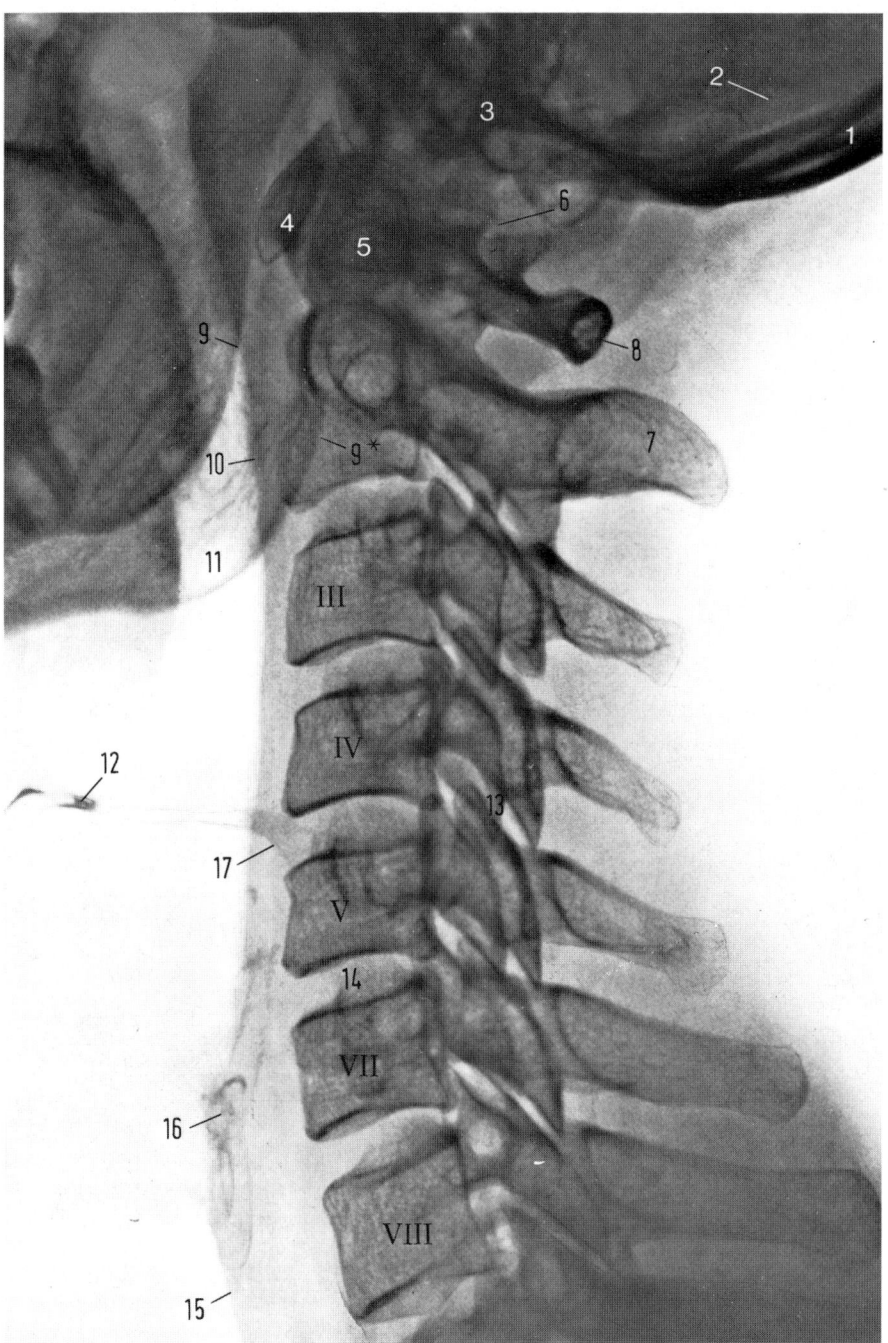

Abb. 4.1–9a. Röntgenaufnahme der Halswirbelsäule.
Seitliche Fernaufnahme (aus R. Birkner: Das typische
Röntgenbild des Skeletts. Standardbefunde und Varietäten vom Erwachsenen und Kind. Urban & Schwarzenberg, München 1977).

Erläuterungen:

III–VII = 3.–7. Halswir-
        belkörper

1 = Squama ossis occipitalis
2 = Sutura lambdoidea
3 = Gegend des
    Foramen magnum
4 = Tuberculum anterius atlan-
    tis
5 = Dens axis
6 = Articulatio atlanto-occipita-
    lis (hinteres Ende)

7 = Proc. spinosus
8 = Tuberculum poste-
    rius atlantis
9,9* = hintere Konturen
    der beiden Rami mandibulae
10 = hintere Pharynxmuskulatur
11 = Luftraum im Hypopharynx
12 = Os hyoideum
13 = Intervertebralgelenkspal-
    ten
14 = Uncus corporis
15 = Proc. transversus
16 = Kehlkopfskelett
17 = Luftraum der Trachea

Abb. 4.1–10. Verschiedene Brust- und Lendenwirbel. ▶

am Hals- und Lendenstiel; sie verwachsen im wesentlichen mit dem Querfortsatz (Abb. 4.1–16). Besonders groß und variabel ausgebildet ist der Rippenrest, *Processus costalis*, an den Lendenwirbeln. Dies ist der „Querfortsatz" (Lateralfortsatz) im Sprachgebrauch des Klinikers. Der eigentliche Querfortsatz der Lendenwirbel wird nur durch eine kleine Erhebung dargestellt, *Processus accessorius*. An den oberen Gelenkfortsatz angelehnt, findet sich ein Muskelhöcker, *der Processus mamillaris*. Er ist schon beim 12. Brustwirbel vorhanden und nur an den oberen Lendenwirbeln deutlich ausgeprägt.

Auch in die Halswirbel ist ein Rippenrudiment einbezogen und baut den vorderen Teil des Processus transversus auf (Abb. 4.1–16). Dadurch entsteht eine Öffnung, *Foramen processus transversi [F. vertebra-arteriale]*. In diesem verläuft vom 6. bis 1. Halswirbel die Arteria vertebralis, vom 1. bis zum 7. das Geflecht der Vena vertebralis. An ihren seitlichen Endungen tragen die Processus transversi der Halswirbel je zwei Höckerchen, ein *Tuberculum anterius* und ein *Tuberculum posterius*. Zwischen beiden findet sich eine Rinne für den segmentalen Rückenmarksnerv, *Sulcus nervi spinalis*.

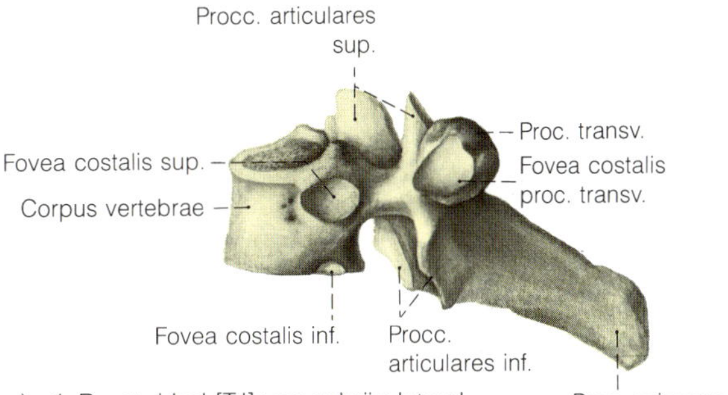

Procc. articulares sup.

Fovea costalis sup.

Corpus vertebrae

Proc. transv.

Fovea costalis proc. transv.

Fovea costalis inf.

Procc. articulares inf.

Proc. spinosus

a) 1. Brustwirbel [T I] von schräg lateral

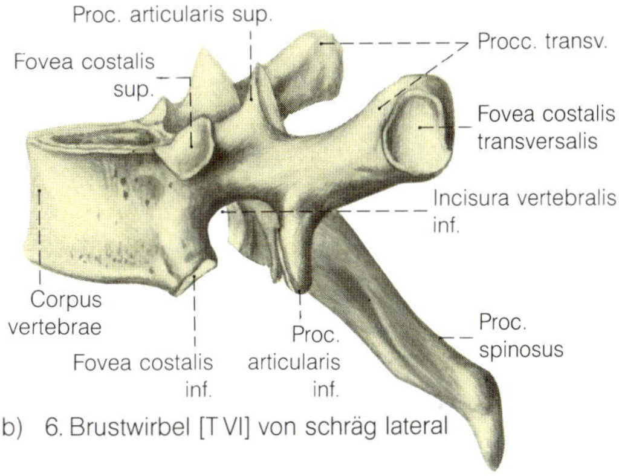

Proc. articularis sup.

Fovea costalis sup.

Procc. transv.

Fovea costalis transversalis

Incisura vertebralis inf.

Corpus vertebrae

Fovea costalis inf.

Proc. articularis inf.

Proc. spinosus

b) 6. Brustwirbel [T VI] von schräg lateral

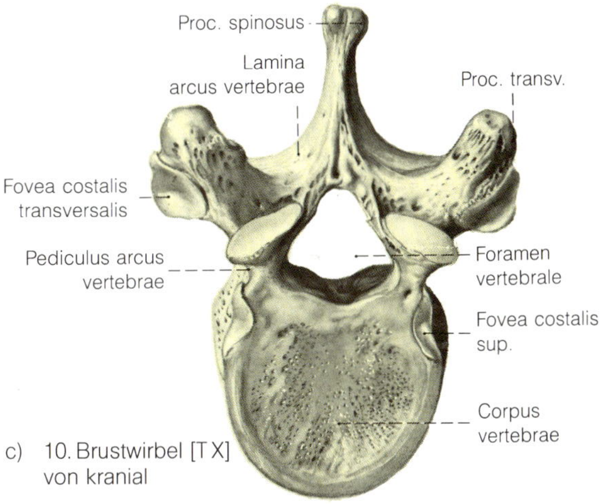

Proc. spinosus

Lamina arcus vertebrae

Proc. transv.

Fovea costalis transversalis

Pediculus arcus vertebrae

Foramen vertebrale

Fovea costalis sup.

Corpus vertebrae

c) 10. Brustwirbel [T X] von kranial

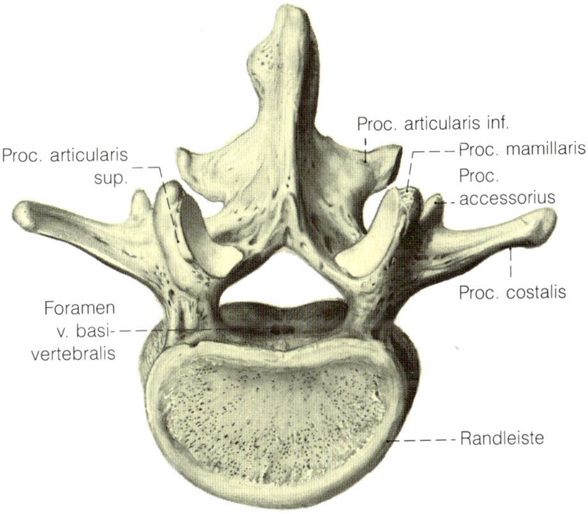

Proc. articularis sup.

Proc. articularis inf.

Proc. mamillaris

Proc. accessorius

Proc. costalis

Foramen v. basivertebralis

Randleiste

d) 3. Lendenwirbel [L III] von kranial

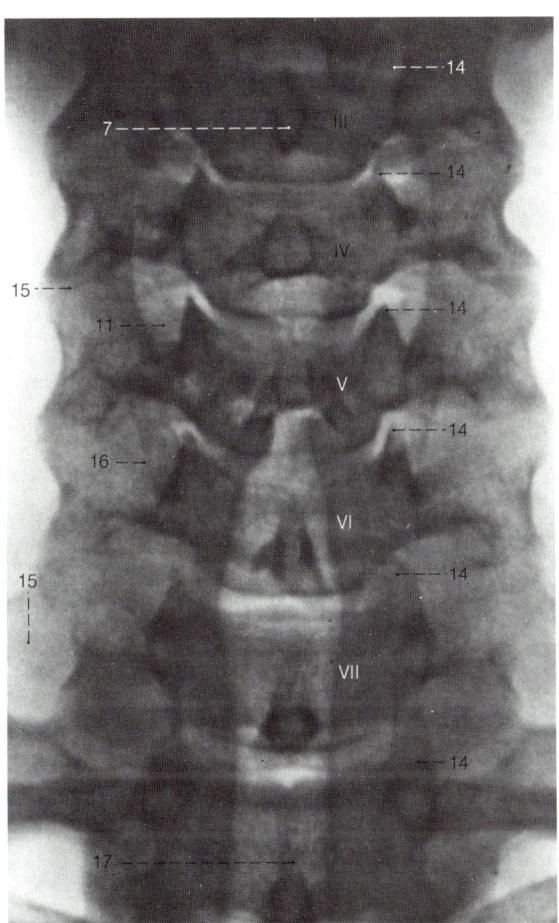

Abb. 4.1–9b. Röntgenaufnahme der Halswirbelsäule. Frontale Fernaufnahme (Original: Prof. Dr. W. WENZ, Freiburg i. Br.)

Beim 7. Halswirbel ist gewöhnlich das vordere Höckerchen sehr klein, beim 6. Halswirbel dagegen kräftig und daher durch die Haut zur Seite des unteren Schildknorpelrands zu fühlen. Über dieses Höckerchen, *Tuberculum caroticum*, zieht die Arteria carotis communis, die hier bei Blutungen im Bereich ihrer Äste (z. B. bei Gesichtsverletzungen) kurzzeitig durch Druck von außen komprimiert werden kann.

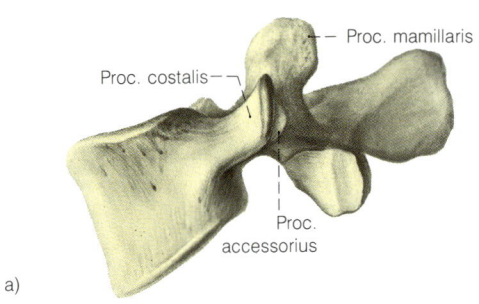

a)

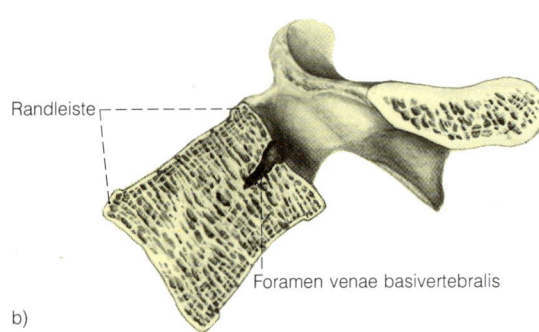

b)

Abb. 4.1–11. 5. Lendenwirbel [L V].
a) Seitenansicht.
b) Medianschnitt. Beachte die Anordnung der Spongiosabälkchen senkrecht zu Grund- und Deckplatte.

Die Gelenkfortsätze sind in den einzelnen Wirbelsäulenregionen sehr unterschiedlich ausgebildet, sie werden im Detail bei den Verbindungen der Wirbel beschrieben.

Der Dornfortsatz des Axis ist in der Tiefe des Nakkens verborgen, die Dornfortsätze der übrigen Halswirbel nehmen kaudalwärts an Länge zu und sind gegabelt (Abb. 4.1–1). Der 7. (nicht gegabelte) Dornfortsatz ist der oberste, der gut durch die Haut sichtbar ist. Der Wirbel wird deshalb *Vertebra prominens* genannt. Von hier an lassen sich die Dornfortsätze durch Tasten abzählen. Der am stärksten vorspringende Dornfortsatz ist in der Regel der des 1. Brustwirbels. Die Dornfortsätze der mittleren Brustwirbelsäule sind lang und decken sich dachziegelförmig, so daß die Spitze jeweils in Höhe des übernächsten kaudalen Querfortsatzes liegt.

Im Bereich der Lendenwirbelsäule sind die Dornfortsätze kräftig entwickelt, seitlich abgeplattet und gerade nach hinten gerichtet (Abb. 4.1–1). Bei der Lumbalpunktion wird zur Gewinnung von Hirn- und Rückenmarksflüssigkeit, *Liquor cerebrospinalis*, zwischen dem 3. und 4. oder dem 4. und 5. Lendenwirbelfortsatz bis in den Duralsack eingestochen.

Kurze Zusammenfassung

7 Hals-, 12 Brust-, 5 Lendenwirbel. Atlas, Träger des Kopfes, hat keinen Wirbelkörper, Arcus anterior und posterior, seitlich die Massae laterales. Foveae articulares superiores et inferiores, Proc. transversus weit ausladend, Sulcus arteriae vertebralis. Der Körper des Axis trägt den Dens axis. Wirbelkörper nehmen von kranial nach kaudal an Größe zu. Wirbellöcher entsprechen der Rükkenmarksform.

Wirbelbogen bestehen aus Pediculi und Lamina. Davon gehen Procc. transversi, Procc. articulares und Proc. spinosus aus. Querfortsätze im Brustbereich mit Gelenkflächen zur Artikulation mit den Rippenhöckerchen. Im Lendenbereich Rippenrudiment in Form der Procc. costales. Im Halsbereich sind Rippenrudimente mit dem Querfortsatz zum Proc. transversus verschmolzen, Tubercula anterius et posterius und Foramen proc. transversi [vertebra-arteriale].

4.1.2.2 Kreuzbein (Abb. 4.1–12, 4.1–13)

Das Kreuzbein, *Os sacrum [sacrale]*, (s. auch Kap. Kreuzbein als Teil des Beckens) entwickelt sich aus 5 Wirbeln und den zugehörigen Rippenanlagen (Abb. 4.1–16). Es hat eine dreieckige Form mit nach kranial gerichteter Basis und verschmälert sich kaudalwärts zum *Apex ossis sacri*. Die Neigung der *Basis ossis sacri* gegen die Transversalebene beträgt im Mittel 47°. Sie bleibt auch dann ziemlich konstant, wenn die Kreuzbeinachse erhebliche Abweichungen ihrer Verlaufsrichtung zeigt. Auf der konkav gekrümmten Vorderfläche, *Facies pelvica*, sind die Verschmelzungszonen der benachbarten Deckplatten und der Zwischenwirbelscheibe als rauhe Querlinien, *Lineae transversae*, erkennbar. Die verschmolzenen Wirbelbogen umgeben den *Canalis sacralis*. Er ist dorsoventral abgeplattet, hat seine engste Stelle auf Höhe des 3. Kreuzbeinsegments und öffnet sich kaudal mit dem *Hiatus sacralis*. An dieser Stelle wird der Wirbelkanal dorsal nur durch Bandmassen geschlossen, so daß man hier für die Epiduralanästhesie (Betäubung der Nervenwurzeln, die innerhalb des Canalis sacralis aus dem Duralsack austreten – verwendet bei Operationen im Bereich des kleinen Beckens) leicht mit der Punktionsnadel eindringen kann.

Entsprechend der Gesamtform des Beckens weist das Kreuzbein typische Geschlechtsunterschiede auf. Bei der Frau ist es etwas kürzer und breiter, seine Facies pelvica ist nicht so stark gekrümmt.

Die Dornfortsätze bilden auf der Facies dorsalis einen gezackten Kamm, *Crista sacralis mediana*. Die Gelenkfortsätze sind seitlich davon zu je einer niedrigen *Crista sacralis intermedia* verschmolzen.

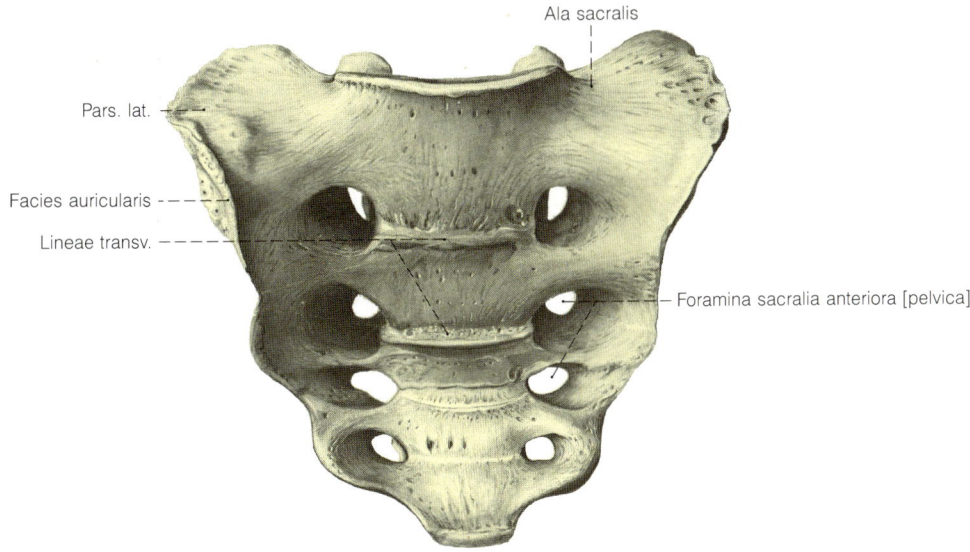

Ala sacralis

Pars. lat.

Facies auricularis

Lineae transv.

Foramina sacralia anteriora [pelvica]

a) von ventral, Facies pelvica

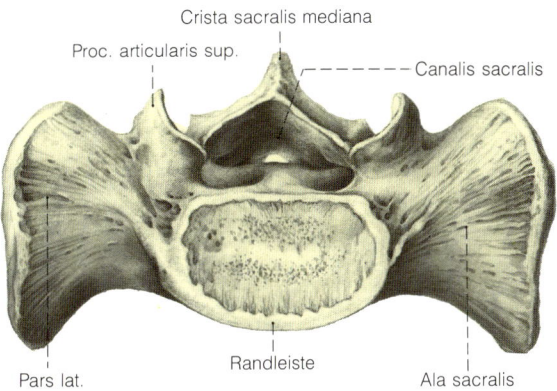

Crista sacralis mediana

Proc. articularis sup.

Canalis sacralis

Pars lat.

Randleiste

Ala sacralis

b) von kranial

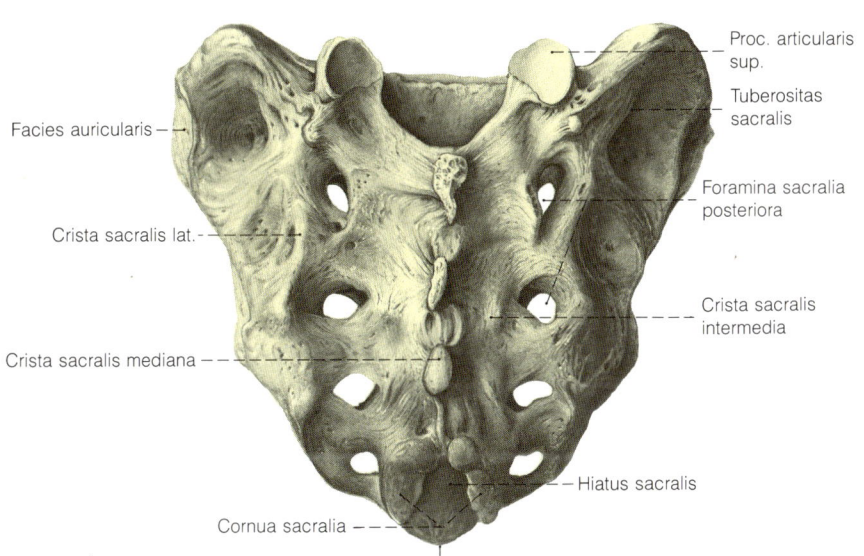

Proc. articularis sup.

Tuberositas sacralis

Facies auricularis

Foramina sacralia posteriora

Crista sacralis lat.

Crista sacralis intermedia

Crista sacralis mediana

Hiatus sacralis

Cornua sacralia

Apex ossis sacri

c) von dorsal, Facies dorsalis

Abb. 4.1–12. Kreuzbein, ♀.

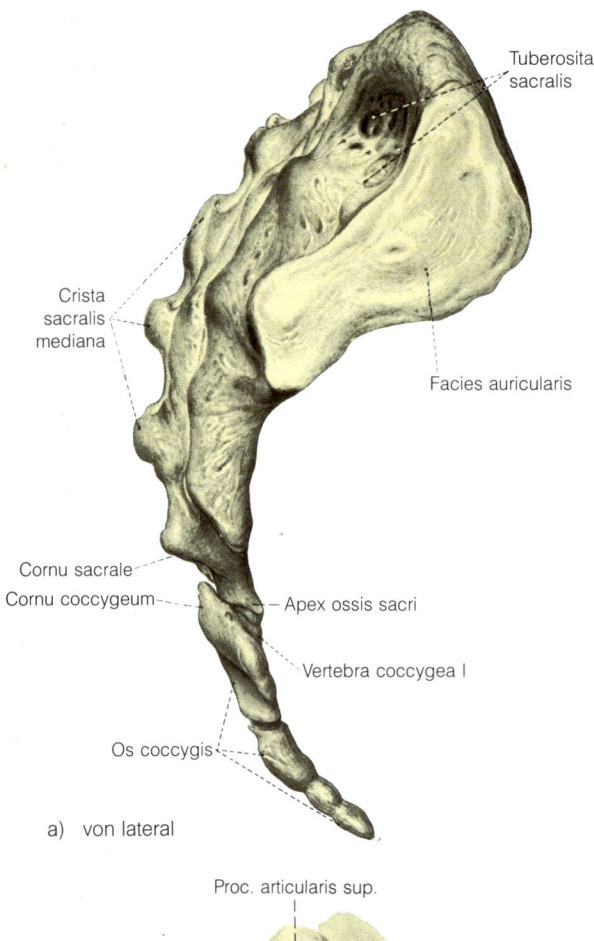

Tuberositas sacralis

Crista sacralis mediana

Facies auricularis

Cornu sacrale

Cornu coccygeum

Apex ossis sacri

Vertebra coccygea I

Os coccygis

a) von lateral

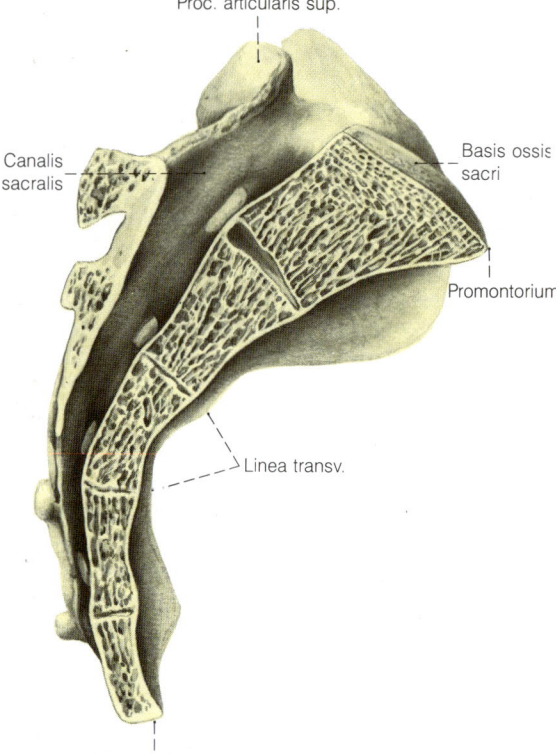

Proc. articularis sup.

Canalis sacralis

Basis ossis sacri

Promontorium

Linea transv.

Apex ossis sacri

b) Medianschnitt

Abb. 4.1–13. Kreuzbein, ♀.

Rippenrudimente und Querfortsätze bilden die kräftigen Seitenteile, *Partes laterales*, die an ihrer Gelenkfläche, *Facies auricularis*, mit der entsprechenden Gelenkfläche der Darmbeinschaufeln artikulieren. Dorsal tragen die Seitenteile ein rauhes Feld zum Ansatz von Muskeln, *Tuberositas sacralis*. Den verschmolzenen Processus accessorii entspricht die Höckerreihe der *Crista sacralis lateralis*.

Vom Os sacrum gehen nach kranial zwei nach seitlich und dorsal gerichtete Gelenkfortsätze aus, die vor allem bei der Drehung auf Biegung beansprucht werden, Procc. articulares superiores. Zwischen den Gelenkfortsätzen des letzten Lendenwirbels und des Os sacrum kann eine große scherende Wirkung auftreten. Diese Fortsätze hindern wie Sperrzähne die Lendenwirbel daran, nach ventral abzugleiten (s. dort).

Vom Sakralkanal gelangt man in Seitenkanäle, die den Zwischenwirbellöchern entsprechen und zu den *Foramina sacralia anteriora [pelvica] et dorsalia* auf der Vorder-und Rückseite des Kreuzbeins führen. Durch diese Löcher treten Nerven und Gefäße hindurch.

Kurze Zusammenfassung

5 verschmolzene Wirbel bilden das Kreuzbein. Nahtstellen der Wirbelkörper, Lineae transversae; verschmolzene Dornfortsätze, Crista sacralis mediana; Gelenkfortsätze, Crista sacralis intermedia; Procc. articulares, Crista sacralis lateralis; Seitenteile, Partes laterales mit Gelenkfläche, Facies auricularis. Canalis sacralis öffnet sich kaudal im Hiatus sacralis, vorn und hinten mit Foramina sacralia anteriora [pelvica] et dorsalia.

4.1.2.3 Steißbein (Abb. 4.1–14)

Das ursprünglich auch bei menschlichen Feten segmentiert angelegte Schwanzskelett wird während des 2. Monats weitgehend zurückgebildet. Nur sein proximaler Abschnitt bleibt als Steißbein, das aus Resten von 3 bis 5 Wirbeln zusammengesetzt ist, erhalten. Der rudimentäre Charakter des Knochens erklärt seine Variabilität. Die Bezeichnung *Os coccygis [Coccyx] [Vertebrae coccygeae I–IV]* wird auf die Gestalt des Knochenstücks zurückgeführt, das sich wie ein Kuckucksschnabel (kokkyx, gr. = Kuckuck) nach ventral krümmen kann.

Nur der 1. Steißwirbel läßt kranial mit den *Cornua coccygea* Reste oberer Gelenkfortsätze und Reste von Querfortsätzen erkennen. Die übrigen Steißwirbel sind als kleine würfelförmige Körper vorhanden, deren distales Teilstück, Vertebra coccygea III–V, am unteren Pol eine seichte Rinne aufweist. In ihr liegt als kümmelkornähnliches Gebilde das von einem Endast der A. sacralis mediana gespeiste Corpus coccygeum (früher Glomus coccygeum; vgl. Bd. 2 dieses Lehrbuchs).

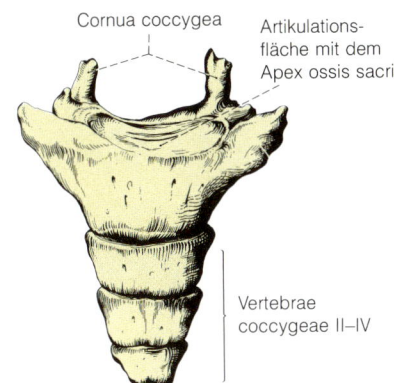

Abb. 4.1.–14. Steißbein von ventral.

Cornua coccygea

Artikulations-
fläche mit dem
Apex ossis sacri

Vertebrae
coccygeae II–IV

Die ventrale Fläche des Steißbeins ist durch rektale Untersuchung, die dorsale Fläche durch die Haut in der Gesäßfurche oberhalb des Anus tastbar.

4.1.2.4 Verknöcherung der Wirbel

Die Verknöcherung der Wirbel beginnt im 3. Fetalmonat. In den knorpeligen Wirbelanlagen treten primär drei Knochenkerne auf (Abb. 4.1–15), einer im Körper (endochondral) und je einer im Anfangsstück des Bogens (perichondral). Die beiden Bogenkerne synostosieren im 1. bis 2. Lebensjahr. Die Vereinigung des Bogenstücks mit dem Körper erfolgt im 3. bis 6. Jahr.

In den epiphysären Knorpelplatten, die den Wirbelkörpern kranial und kaudal aufliegen, entstehen etwa ab dem 8. Lebensjahr platte ringförmige Knochenkerne (Abb. 4.1–15), die ab dem 18. Lebensjahr mit dem Körperkern synostosieren und die sog. Randleisten bilden.

An den Spitzen der Processus spinosi und Processus transversi bzw. der ihnen entsprechenden Fortsätze der Lendenwirbel sowie an Processus costales und mamillares der Lendenwirbel treten ab dem 12. Lebensjahr sekundäre apophysäre Knochenkerne auf. Diese synostosieren erst mit Abschluß des Wachstums und geben manchmal Anlaß zu Fehldiagnosen, wenn sie mit Knochenabsprengungen verwechselt werden.

Die regionalen Verschiedenheiten der Wirbel kommen besonders durch die unterschiedliche Einbeziehung von Parietalspangenmaterial zustande (Abb. 4.1–16). Im Brustbereich entwickeln sich daraus die Rippen, an den Hals- und Lendenwirbeln bilden sich statt dessen seitlich Anlagerungen aus. Die Processus transversi der Halswirbel erhalten dadurch an ihren Spitzen je ein Tuberculum anterius und posterius, an den Lendenwirbeln bleiben sie als Processus costales erhalten. Vergrößerte Fortsätze, die mitunter auch gelenkig mit den zugehörigen Wirbeln in Verbindung stehen, bezeichnet man als Hals- bzw. Lendenrippen. Ein Teil des Kreuzbeins, die Partes laterales, geht ebenfalls aus Parietalspangenmaterial hervor.

Die Knochenkerne des Dens axis verschmelzen im 5. bis 6. Lebensjahr. An seiner Spitze tritt häufig zusätzlich ein Ossiculum terminale auf, das erst nach dem 20. Lebensjahr synostosiert.

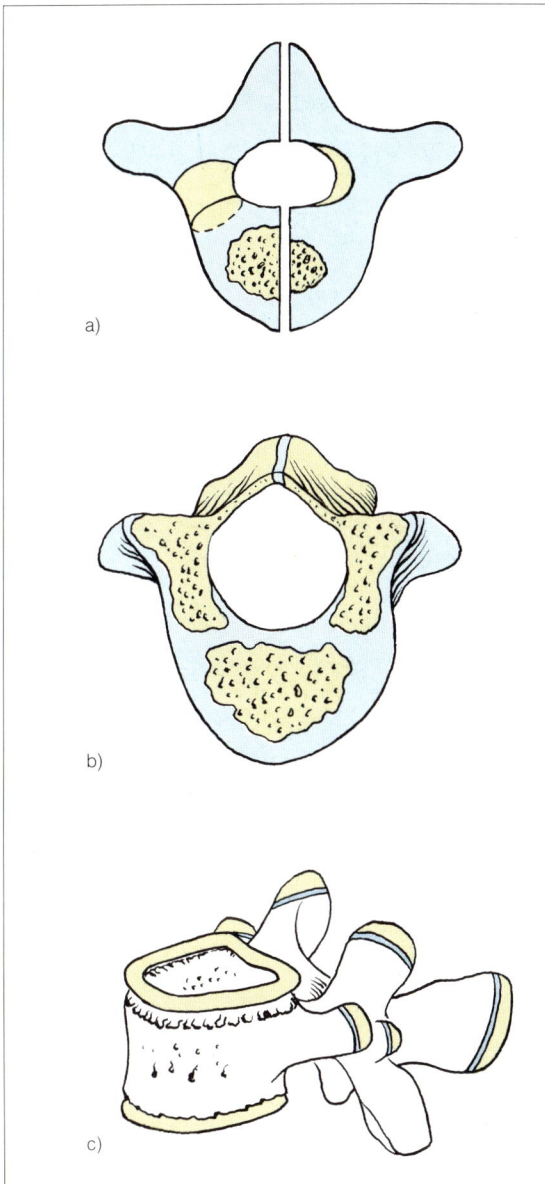

a)

b)

c)

Abb. 4.1–15. Wirbelverknöcherung.
a) Zwei Entwicklungsstufen der primären Wirbelkerne: Links endochondrale Anlage im Wirbelkörper, perichondrale Anlage an der Innenseite des Pediculus des Wirbelbogens (3. Fetalmonat). Rechts: Körperkern vergrößert, Bogenkern zu einer Manschette geschlossen (4. Fetalmonat).
b) Schnitt durch einen oberen Lendenwirbel (Beginn des 1. Lebensjahres), deutliche Fugen bleiben zwischen den Bogenkernen und dem Körperkern bestehen.
c) Schematische Darstellung eines oberen Lendenwirbels von schräg lateral (ca. 15.–18. Lebensjahr); in den Wirbelkörperepiphysen sind ringförmige Knochenkerne aufgetreten. An den Spitzen einiger Fortsätze bilden sich apophysäre Knochenkerne aus.

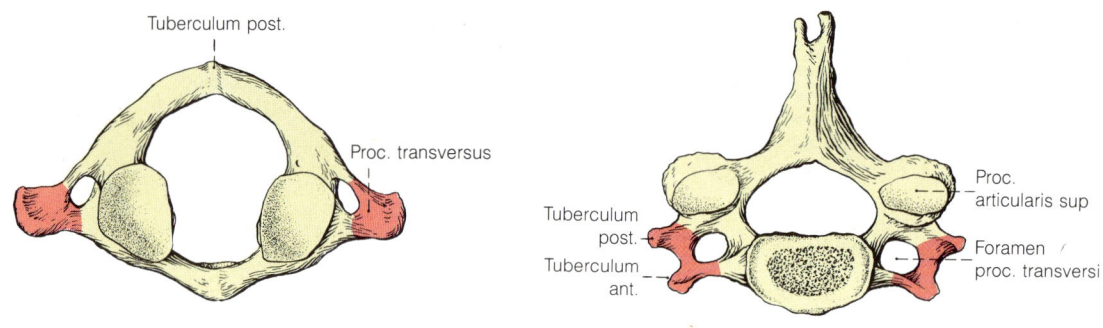

a) Atlas

b) 6. Halswirbel

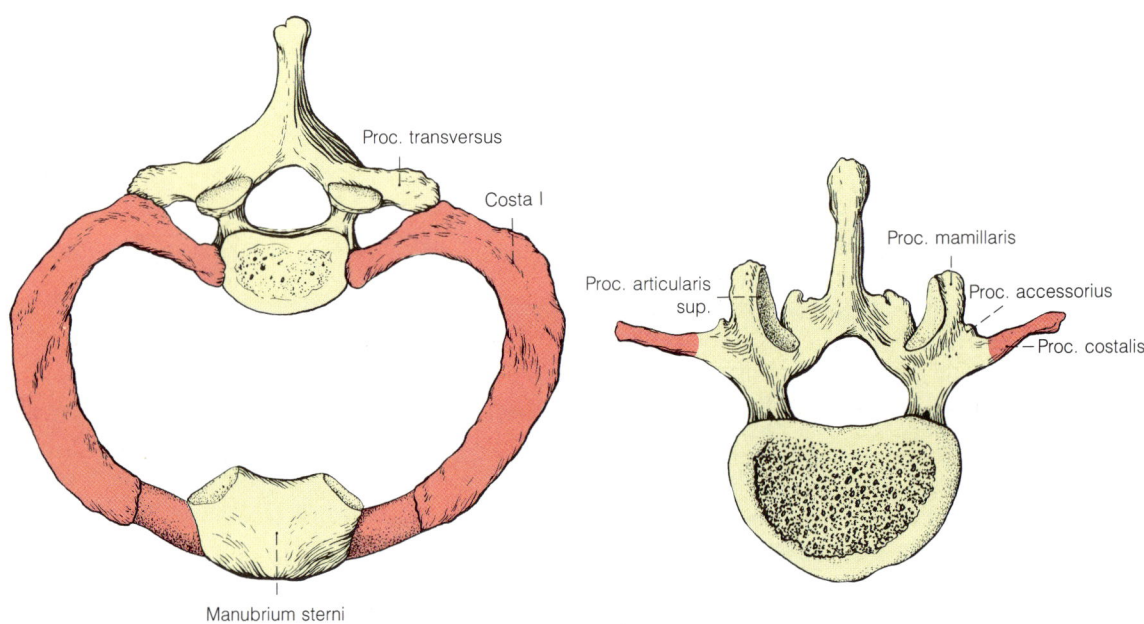

c) 1. Brustwirbel mit rechter und linker 1. Rippe und Manu-
    brium sterni

d) 2. Lendenwirbel

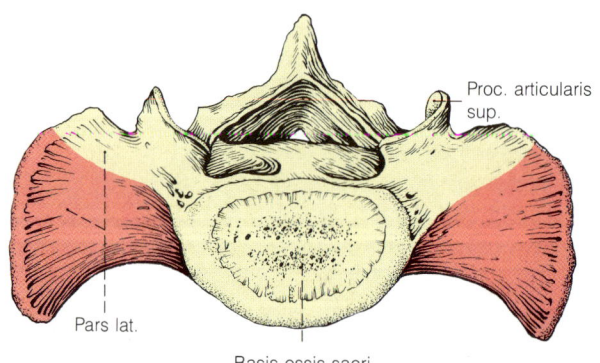

e) Kreuzbein

Abb. 4.1–16. Entwicklung der Parietalspangen (Rippenanla-
gen rot). Alle Ansichten von kranial (nach G. D. THANE, in:
Quain's Elements of Anatomy. 10. Aufl. II/1. Longmans, Green
& Co., London/New York 1893).

Variationen und Fehlbildungen der Wirbelsäule

Die verschiedenen Regionen der Wirbelsäule weisen nicht immer die typische Wirbelzahl auf. Wenn die Gesamtzahl der Wirbel vermehrt bzw. vermindert ist, wird in der Regel das kraniale oder kaudale Ende der Columna vertebralis betroffen. Variationen der Gesamtwirbelzahl hängen damit zusammen, daß entweder mehr Ursegmente angelegt werden, als normalerweise Wirbel entstehen, oder daß Schwanzsegmente zurückgebildet werden. Die Zahl der Steißwirbel (normalerweise 3 bis 6) ist von der Zahl der reduzierten Segmente abhängig. Die Normalzahl von 24 präsakralen Wirbeln bezieht sich nur auf 92 bis 95% der Menschen.

Gegenseitige numerische Variationen der Wirbelsäulenregionen stellen sich zumeist als Verschiebung einiger für bestimmte Regionen typischer Merkmale dar. Man unterscheidet dabei *Kranial- und Kaudalvariationen.*

An den unteren Hals- und oberen Lendenwirbeln finden sich bei ca. 1% aller Menschen in den Bereichen Veränderungen, die aus Parietalspangen (Abb. 4.1–16) hervorgegangen sind. *Halsrippen* treten als Vergrößerungen des Tuberculum anterius des 7. (seltener 6. bis

4.) Halswirbels oder als frei bewegliche zusätzliche Rippen auf (Abb. 4.1–17). Da sie in die Scalenuslücke (s. Kap. 4.) hineinragen, durch die das Armgeflecht, Plexus brachialis und die Arteria subclavia ziehen, können sie durch deren Kompression Durchblutungs- und Sensibilitätsstörungen des Arms verursachen. In vielen Fällen führt ihre operative Entfernung zu einer schlagartigen Beseitigung der Beschwerden. Als Zufallsbefund werden fallweise *Lendenrippen* anstelle von Processus costales festgestellt.

Im Gegensatz zu derartigen Abgliederungen kommen vor allem in den Grenzregionen der Wirbelsäule Assimilationen vor. Die Einbeziehung des 5. Lendenwirbels in das Kreuzbein wird als *Sakralisation* bezeichnet, eine Abgliederung des 1. Sakralwirbels als *Lumbalisation.* Da diagnostisch nicht immer sicher zu beurteilen ist, ob eine Assimilation ganz oder teilweise ausgebildet ist, spricht man auch von einem *lumbosakralen Übergangswirbel* (Abb. 4.–18).

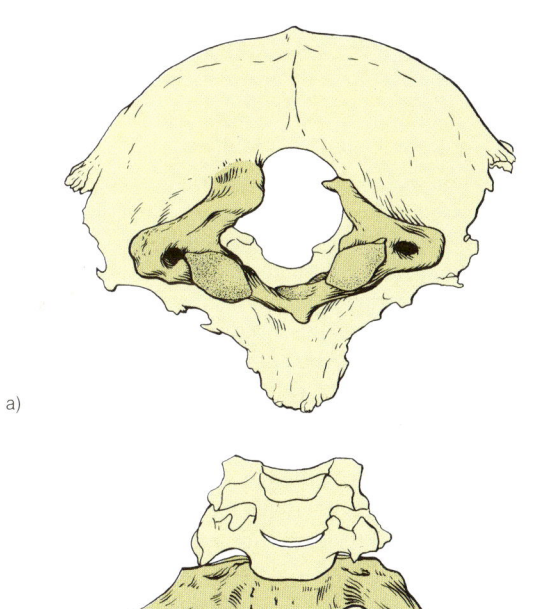

a)

b)

Abb. 4.1–17.
a) Assimilation des Atlas,
b) Halsrippe, beiderseits vom 7. Halswirbel ausgehend, rechts mit der 1. Brustrippe verbunden.

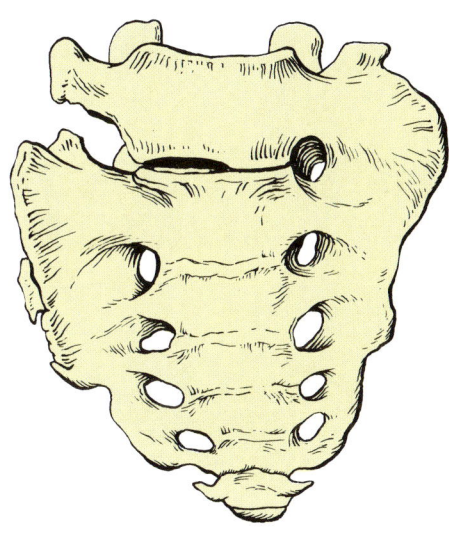

Abb. 4.1–18. Teilweise Assimilation des 5. Lendenwirbels an das Kreuzbein (Übergangswirbel). Links ist die Verschmelzung komplett, rechts bleibt der Processus costalis frei.

Klinische Bedeutung haben diese Assimilationsstörungen deshalb, weil Übergangswirbel zu Beschwerden führen können. Die unter einem Übergangswirbel liegende Bandscheibe ist meist erniedrigt bzw. hypoplastisch, wodurch nicht selten Osteochondrosen verursacht werden. Die Einbeziehung des 5. Lendenwirbels in das Kreuzbein ist meist mit dessen geringerer Neigung verbunden und verlängert die Form des Geburtskanals (sog. Assimilationskanalbecken).

Am kranialen Ende der Wirbelsäule bestehen besondere Verhältnisse, da die ersten 3 bis 4 Ursegmente Material bereitstellen, das bei normaler Entwicklung in den Schädel einbezogen wird. Im atlanto-occipitalen Übergangsbereich können verschiedene Formen der

Einbeziehung des 1. Halswirbels in den Schädel, *Atlasassimilation* (Abb. 4.1–17), auftreten. Bei normal ausgebildetem Atlas findet man andererseits manchmal in der Umgebung des Foramen magnum rudimentäre Bogen- oder Querfortsatzteile als Manifestation des untersten, normalerweise in den Schädel einbezogenen Wirbels. Diese können u. U. mit traumatischen Absprengungen verwechselt werden.

Besonders am Kreuzbein, seltener kranial davon, finden sich dorsale Spaltbildungen, *Spina bifida* (Abb.4.1–19), die durch den unvollständigen Schluß der Bogenfugen zustande kommen. Bleibt eine derartige Entwicklungshemmung auf die Wirbelsäule begrenzt (*Spina bifida occulta* – häufig zugleich örtliche Hypertrichose!), so sind damit im allgemeinen keine wesentlichen Störungen verbunden. Manchmal erstreckt sich jedoch die Mißbildung auch auf das Rückenmark und seine Hüllen (Rachischisis, s. Lehrbücher der Embryologie).

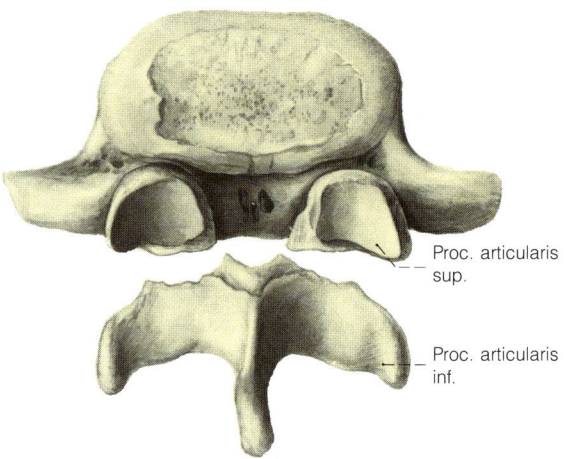

Proc. articularis sup.

Proc. articularis inf.

Abb. 4.1–20. 5. Lendenwirbel von dorsokranial. Rechts und links ist die Interarticularportion (Isthmus) der Lamina des Wirbelbogens unterbrochen. Aufgrund dieser Spondylolyse kann sich eine Spondylolisthesis entwickeln.

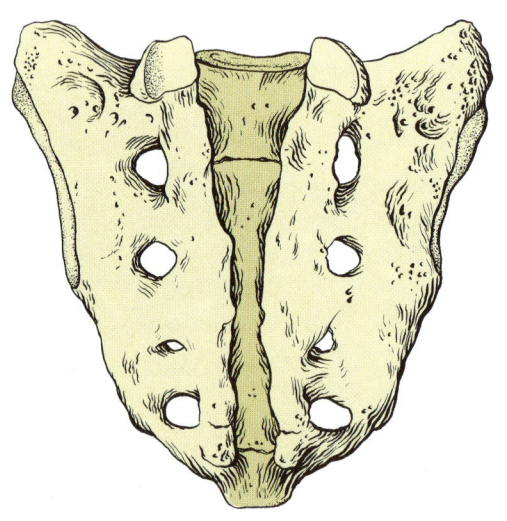

Abb. 4.1– 19. Spaltbildung der dorsalen Fläche des Kreuzbeins (Spina bifida).

Mitunter werden zwischen den oberen und unteren Gelenkfortsätzen eines Wirbels Spalten entdeckt (Isthmusspalten). Diese als *Spondylolysen* bezeichneten Veränderungen finden sich am häufigsten am 5. oder 4. Lendenwirbel und können zu einem Abgleiten des betroffenen Wirbels und mit ihm der ganzen Wirbelsäule nach vorn führen (*Spondylolisthesis*, Abb. 4.1–20). Vor allem aufgrund der Untersuchungen von TÖNDURY [9] kann die Spondylolyse nicht als Entwicklungsstörung aufgefaßt werden. Sie ist eher Ausdruck eines mechanischen Geschehens. Die Kontinuitätsunterbrechung der Interarticularportion (Isthmus, Abb. 4.1–10, 4.1–11) tritt an der Stelle der Lamina arcus auf, die den größten Scherbeanspruchungen ausgesetzt ist [6].

Die Variationsbreite der verschiedenen Merkmale der Wirbel ist besonders groß. Einzelne Abweichungen bleiben oft ohne Symptome und werden nur als Zufallsbefund entdeckt. Dies ist daraus zu erklären, daß innerhalb des komplexen Aufbaus des „Organs" Wirbelsäule Kompensationen gut möglich sind.

4.1.3 Verbindungen der Wirbel

Voraussetzung für das Verständnis der Funktion der Wirbelsäule sowie der klinischen Erscheinungen und Verläufe vieler Wirbelsäulenerkrankungen ist die genaue Kenntnis des Zusammenspiels aller beteiligten anatomischen Strukturen, die JUNGHANNS [3] im Begriff des „Bewegungssegments" zusammengefaßt hat. Ein Bewegungssegment (Abb. 4.1–21) besteht aus dem gesamten Bereich zweier benachbarter Wirbel, die die knöcherne Grundlage des Segments bilden und funktionell durch die Zwischenwirbelscheiben, die Wirbelbogengelenke und eine Reihe von Bändern miteinander verbunden sind. Innerhalb des Bewegungssegments liegen die Zwischenwirbellöcher mit ihrem Inhalt, den Nervenwurzeln der Rückenmarksnerven mit ihren zugehörigen Begleitgefäßen. Zum Bewegungssegment sind auch die wirkenden Muskeln bzw. Muskelteile zu rechnen.

4.1.3.1 Verbindungen der Wirbelkörper

Länge und Eigenform der Wirbelsäule werden wesentlich von der Form der Zwischenwirbelscheiben, *Disci intervertebrales*, bestimmt. Sie machen zusammen etwa ein Viertel der Gesamtlänge aus und bilden durch ihren Querschnitt die Grundlage für die typische Form der Wirbelsäule. Die Höhe der Scheiben verringert sich innerhalb von Brust- und Lendenwirbelsäule nach unten zu. Die Scheiben tragen zur normalen Krümmung der Wirbelsäule bei, da sie nicht plan parallel, sondern schwach keilförmig gestaltet sind. In der Hals- und der Lendenwirbelsäule sind sie vorn höher als hinten. Am stärksten verjüngt sich die lumbosakrale Bandscheibe nach hinten (Abb. 4.1–1). In der Brustwirbelsäule sind die Wirbelkörper, weniger die Zwischenwirbelscheiben, vorn etwas niedriger als hinten.

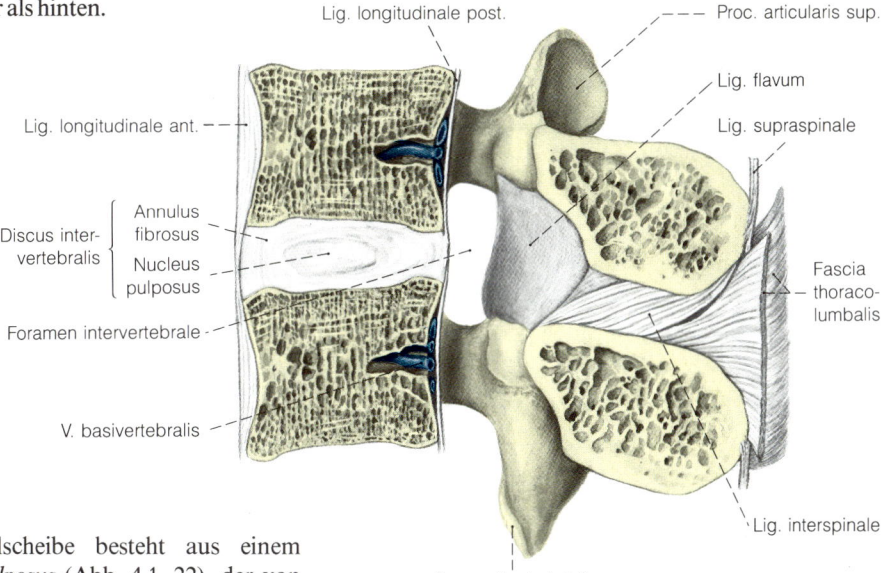

Abb. 4.1–21. Darstellung der Anteile eines lumbalen Bewegungssegments.

Jede Zwischenwirbelscheibe besteht aus einem Gallertkern, *Nucleus pulposus* (Abb. 4.1–22), der von Fasermassen umgeben ist, *Annulus [Anulus] fibrosus*. Die während der Entwicklung bis etwa zum 2. Lebensjahr Blutgefäße enthaltenden Zwischenwirbelscheiben werden später avaskulär, so daß ihr Stoffwechsel ausschließlich durch Diffusion erfolgt („bradytrophes Gewebe"). Nur unter pathologischen Umständen sprossen sekundär Blutgefäße in das Bandscheibenmaterial ein.

Die Außenzonen der Bandscheiben gehen kontinuierlich in den hyalinen Knorpelbelag der Wirbeldeckplatten über, wobei sich die Kollagenfasern des Annulus [Anulus] fibrosus im Faserfilz der hyalinknorpeligen Interzellularsubstanz verankern. Es besteht also eine synochondrotische Verbindung der Wirbelkörper. Die Fasern des Anulus fibrosus verlaufen in schräger Richtung schraubig zur Längsachse der Wirbelsäule und kreuzen sich in 10 bis 15 aufeinanderfolgenden Schichten (= Lamellen, Abb. 4.2–22). Auf dieser Anordnung beruht hauptsächlich die Hemmung stärkerer Bewegungen der Wirbel untereinander.

Infolge des ständigen Drucks des Körpergewichts während der aufrechten Körperhaltung am Tag werden die Zwischenwirbelscheiben durch Abpressen einer geringen Menge von Gewebsflüssigkeit etwas niedriger. Daher kann die gesamte Körperlänge am Abend bis zu 3 cm geringer sein als am Morgen nach der Bettruhe. Im Alter sind diese Schwankungen geringer, da die Zwischenwirbelscheiben durch Wasserverlust von vornherein schmäler sind und damit auch ihre Nachgiebigkeit reduziert ist.

Wenn man eine Zwischenwirbelscheibe aufschneidet, quillt der Gallertkern hervor (Abb. 4.1–21). Er steht normalerweise unter Druck und versucht die Wirbel

auseinanderzutreiben. Gehindert wird er daran durch den Annulus [Anulus] fibrosus und durch Bänder, die Wirbelkörper und Bandscheiben in der ganzen Länge der Wirbelsäule vorn und hinten verbinden, *Ligamenta longitudinalia anterius et posterius* (Abb. 4.1–21, 4.1–23).

Das vordere Längsband verbindet die Wirbelkörper und überspannt die Zwischenwirbelscheiben, ohne sich mit diesen fester zu verbinden. Umgekehrt haftet das

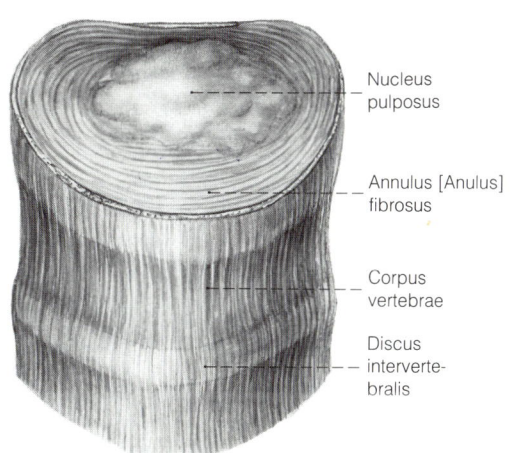

Abb. 4.1–22. Flächenansicht eines horizontal durchgeschnittenen Discus intervertebralis aus dem Bereich der Lendenwirbelsäule. Der Nucleus pulposus ist über die Schnittfläche herausgequollen. Wirbelkörper und Disci intervertebrales ventral vom Lig. longitudinale anterius bedeckt.

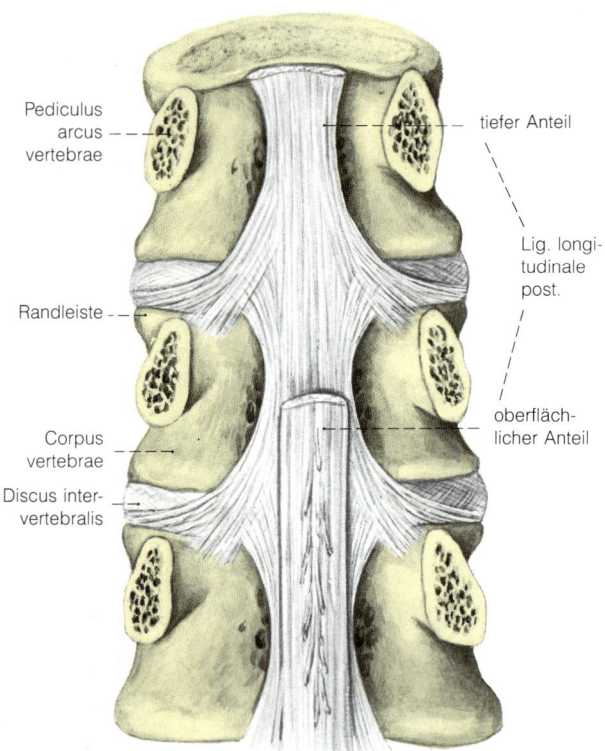

Pediculus arcus vertebrae

tiefer Anteil

Lig. longitudinale post.

Randleiste

oberflächlicher Anteil

Corpus vertebrae

Discus intervertebralis

Abb. 4.1–23. Ligamentum longitudinale posterius im Bereich des dorso-lumbalen Übergangs.

hintere Längsband fest an den Zwischenwirbelscheiben und überspringt die etwas ausgehöhlte Mitte der Wirbelkörper, wo die Austrittslöcher der Venea basivertebrales sind, und strahlt zusätzlich in die obere Randleiste und in das Periost der Pediculi ein. Die Bänder werden durch den inneren Druck der Zwischenwirbelscheiben in Spannung gehalten. Erst dadurch wird die Wirbelsäule zu einem elastischen Stab, der nach einer Verbiegung wiederum eine gewisse Eigenform anstrebt. Trägt man die Längsbänder ab und entfernt gleichzeitig die Wirbelbogen, so gehen die Krümmungen der verbliebenen „Wirbelkörper – Bandscheiben – Säule" verloren. Die Längsbänder sind also an der Aufrechterhaltung der Wirbelsäulenkrümmung beteiligt.

Beugt man die Wirbelsäule, so werden die Zwischenwirbelscheiben auf der konkaven Seite niedriger und auf der entgegengesetzten Seite höher (Abb. 4.1–24). Der Gallertkern wirkt bei der Belastung als ein nicht komprimierbares Wasserkissen, das nach allen Seiten gleichmäßig den Druck verteilt und die Kollagenfasern des Annulus [Anulus] fibrosus dabei in Spannung versetzt. In der Ruhelage liegt der Gallertkern in der Mitte des Rings oder mehr nach dorsal verschoben (im Brust- und Lendenbereich). Bei der Biegung verschiebt er sich etwas nach der Seite der Dehnung. Auf der Druckseite wird der Faserring zusammengepreßt, auf der Zugseite gedehnt.

Der Nucleus pulposus ist aufgrund seines hohen Wassergehalts praktisch nicht komprimierbar und kann im Zusammenwirken mit dem umgebenden Annulus [Anulus] fibrosus den Druck gleichmäßig auf die gesamten angrenzenden Wirbelkörperendflächen übertragen. Dies auch dann, wenn sich der Abstand zwischen den Wirbelkörpern bei Bewegungen ungleich verändert.

Bei Störungen des Aufbaus der hyalinen Knorpelplatten, die den Wirbelkörperendflächen innerhalb der Randleisten aufliegen, kann Bandscheibenmaterial bis zu Erbsengröße in die Spongiosa der Wirbelkörper eingepreßt werden (sog. „Knorpelknötchen" nach SCHMORL bei SCHEUERMANNscher Krankheit [7]).

In den Zwischenwirbelscheiben der Halswirbelsäule treten – häufig schon gegen Ende des 1. Lebensjahrzehnts – seitlich im Bereich der Unci corporis Spalten auf (Abb. 4.1–25). Sie unterteilen den Annulus [Anulus] fibrosus mehr oder weniger weitgehend und durchtrennen gelegentlich quer den gesamten Discus. Diese sog. LUSCHKAschen Gelenke (auch Hemiarthroses laterales oder Unkovertebralartikulationen – TROLARD) sind fast regelmäßig vorkommende Spaltbildungen der Zwischenwirbelscheiben im Bereich der Halswirbelsäule, die jedoch keinen Gelenkcharakter besitzen. Sie entstehen offensichtlich durch die besonderen mechanischen Verhältnisse innerhalb des jeweiligen Discus zwischen den Hakenfortsätzen und den kranial zugehörigen Wirbelkörperbereichen. Sie stehen im Zusammenhang mit der schon sehr frühzeitig einsetzenden Alterung der Bandscheiben und können einen Vorfall (Prolaps) des Nucleus pulposus begünstigen [1, 9].

Im Annulus [Anulus] fibrosus entwickeln sich relativ früh regressive Veränderungen, überwiegend zwischen

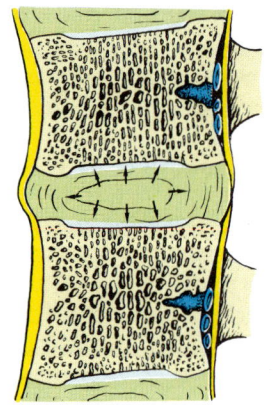
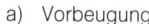
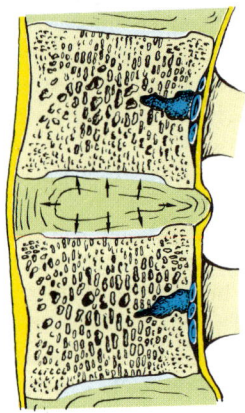

a) Vorbeugung

b) Rückbeugung

Abb. 4.1–24. Halbschematische Darstellung der Funktion des Nucleus pulposus. Infolge seines hohen Wassergehalts ist er zwar verformbar, nicht aber komprimierbar. Dadurch hält er den Bandapparat sowohl bei longitudinalem Druck als auch bei Verschiebung benachbarter Wirbel zueinander gespannt und überträgt die Druckbelastung gleichmäßig auf die angrenzenden Wirbelkörperendflächen.

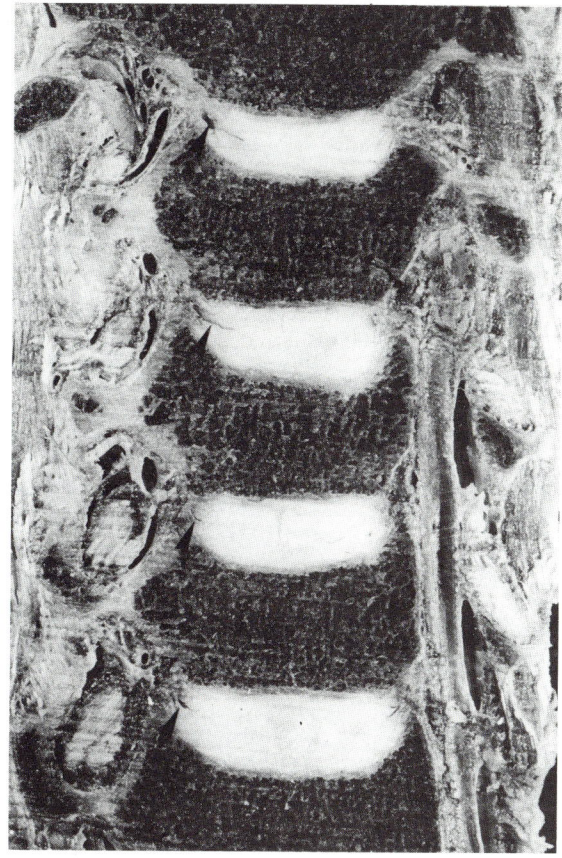

a)

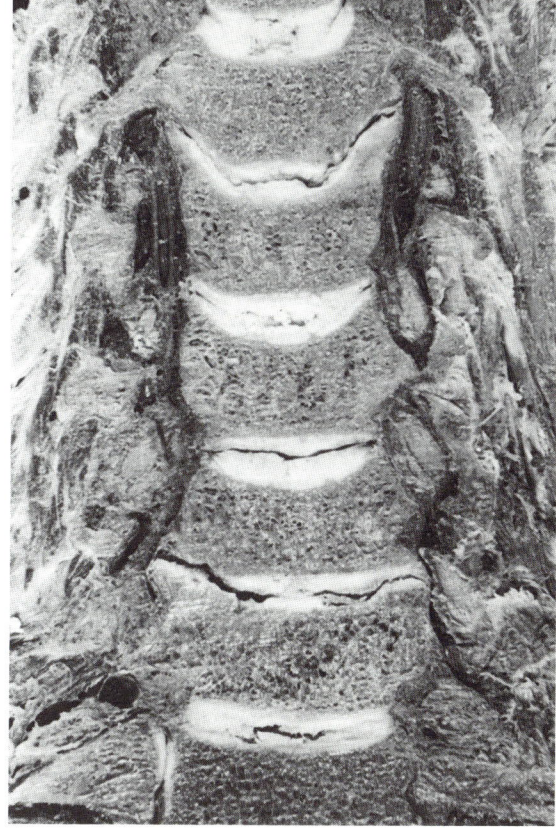

b)

▲

dem 20. und 30. Lebensjahr. Der unter Druck stehende Gallertkern drängt unter Entleerung der Gallertkernhöhle den geschwächten Faserring nach außen, es kommt zur Bandscheibenprotrusion oder zur Discushernie (Abb. 4.1–26). Bricht der Faserring schließlich ganz auf, so entsteht durch den austretenden Nucleus, begleitet von Teilen des Faserrings, der Bandscheibenprolaps (Abb. 4.1–27).

Protrusion und Prolaps können den Inhalt des Foramen intervertebrale, die Nervenwurzeln und die Begleitgefäße komprimieren (Abb. 4.1–28). Da vorwiegend die letzten Lumbalsegmente betroffen sind, können schmerzhafte Verspannungen der Rückenmuskulatur, Sensibilitätsstörungen und bei schweren Fällen Lähmungen an den unteren Extremitäten die Folge sein. Der „reflektorische Muskelhartspann" führt seinerseits wieder zu einer verstärkten Einengung des betroffenen Segments. Am Ende dieses Circulus vitiosus steht schließlich die komplette irreversible Schädigung der Nervenwurzel.

Dieses Geschehen darf nicht als isolierte Veränderung der Bandscheibe gesehen werden, sondern muß im Rahmen des Bewegungssegments verstanden werden. Durch die regressiven Veränderungen kommt es zu einer Lockerung im Bewegungssegment, welche die in Abb. 4.1–27 gezeigten Stadien der Verlagerung von Bandscheibenmaterial erlaubt. Die Lockerung führt zur kompensatorischen Überbeanspruchung der übri-

Abb. 4.1–25. Frontalschnitte durch die Halswirbelsäule mit Darstellung der unkovertebralen Spalten.
a) Geringe Ausprägung (Anfang des 3. Lebensjahrzehnts),
b) starke Ausprägung (5. Lebensjahrzehnt).

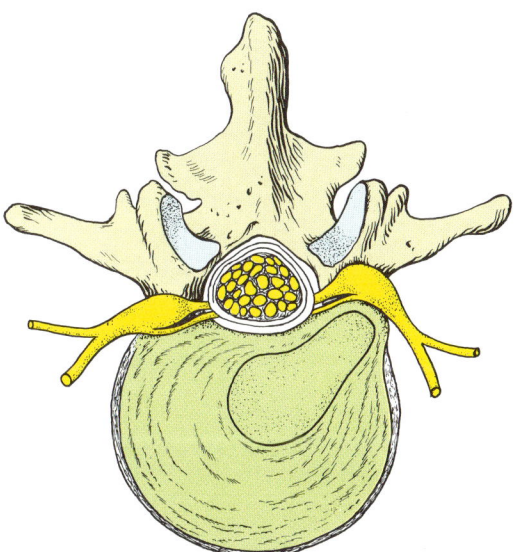

Abb. 4.1–26. Laterale Bandscheibenprotrusion zwischen dem 3. und 4. Lendenwirbelkörper. Im Canalis vertebralis die quergetroffene Cauda equina.

Abb. 4.1–28. Sagittalschnitt durch die Lendenwirbelsäule auf Höhe der Foramina intervertebralia. Schon geringgradige Einengungen des Foramen selbst oder seiner trichterförmigen Öffnung zum Wirbelkanal hin (Recessus lateralis in der Röntgenologie) kann zu Störungen des Nervus spinalis führen.   ▶

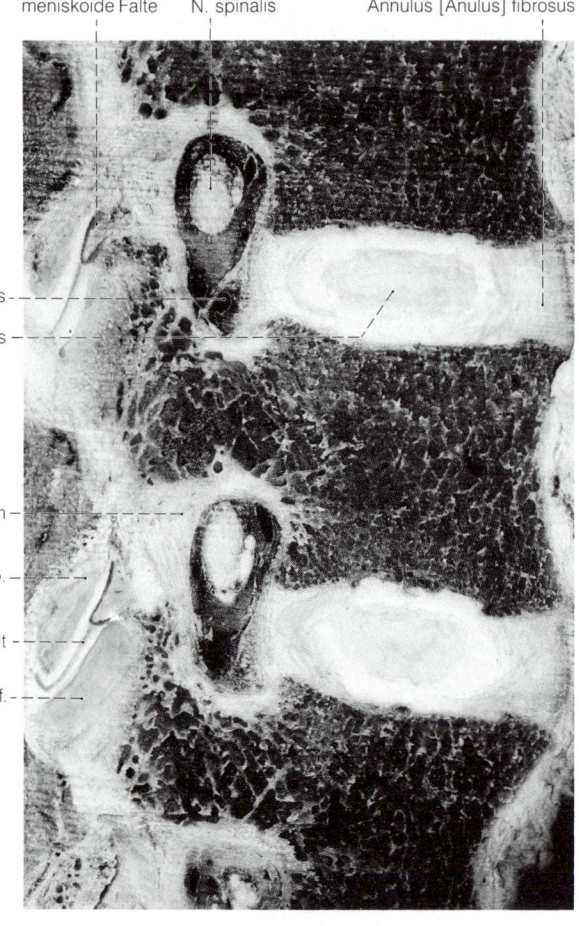

meniskoide Falte   N. spinalis   Annulus [Anulus] fibrosus

Plexus venosus

Nucleus pulposus

Lig. flavum

Proc. articularis sup.

Gelenkspalt

Proc. articularis inf.

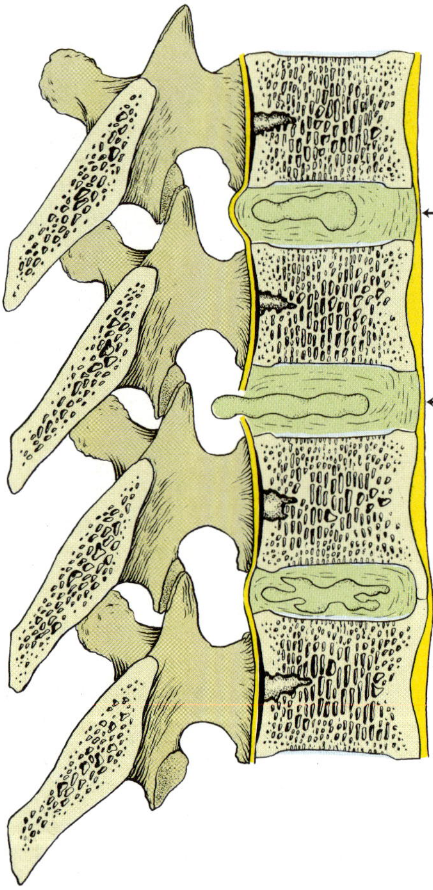

← Protrusion

← Prolaps

← „verblühter" Prolaps

Abb. 4.1–27. Verschiedene Stadien der Bandscheibendegeneration. Oben: Protrusion der Bandscheibe mit beginnender Einengung des Foramen intervertebrale. Mitte: Prolaps nach Aufbrechen des Faserrings. Unten: Verschmälerung des Zwischenwirbelraums und stützende Spangenbildungen an Grund- und Deckplatte der beiden begrenzenden Wirbelkörper als reaktive Veränderungen nach sog. „verblühtem" Bandscheibenprolaps (nach einer Skizze von Prof. Dr. W. Beck, Freiburg i. Br.).

gen Anteile des Segments. Der Bandscheibenschaden selbst heilt mit reaktiven Veränderungen an den Endflächen der benachbarten Wirbel aus. Häufig treten kräftige, teilweise den Zwischenwirbelraum überbrückende knöcherne Randzacken oder Spangenbildungen auf, die als Abstützversuch des gelockerten Bewegungssegments aufgefaßt werden können. Zusammen mit der durch den Verlust des Gallertkerns eintretenden Verschmälerung des Zwischenwirbelraums erinnern sie im Röntgenbild an den „verblühten Prolaps".

Der „Bandscheibenschaden" ist von großer praktischer Bedeutung, so daß man fast von einem Zivilisationsleiden sprechen kann. Allerdings werden fälschlicherweise zahllose Beschwerden auf Wirbelsäulen- bzw. Bandscheibenveränderungen bezogen, die häufig objektiv nicht nachweisbar sind. Umgekehrt betonen Sachkenner, daß viele Menschen trotz starker röntgenologisch nachweisbarer Veränderungen keinerlei Beschwerden angeben.

4.1.3.2 Verbindungen der Wirbelbogen

Die Wirbelbogen stehen durch die paarigen Wirbelbogengelenke, *Juncturae zygapophyseales*, und einige Bänder in Verbindung.

Durch die Gelenkfortsätze, *Processus articulares [Zygapophyses] superiores et inferiores*, werden die

Zu Drehungen seitliche Neigung?
Hu = zu Seiten
Lw = Neigung

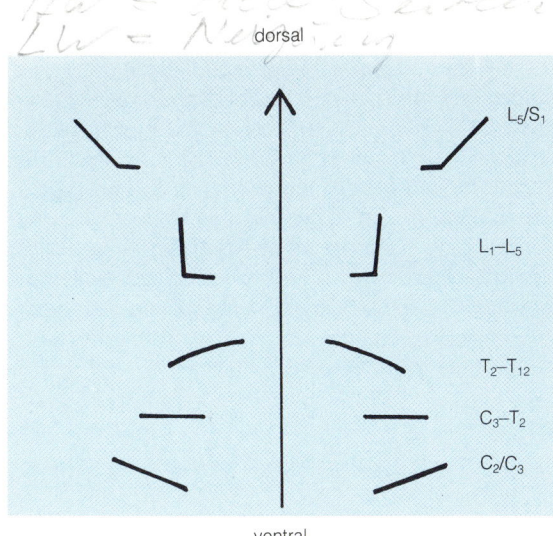

dorsal

L₅/S₁

L₁–L₅

T₂–T₁₂

C₃–T₂

C₂/C₃

ventral

Abb. 4.1–29. Schema der Ausrichtung der Wirbelbogengelenke in der Transversalebene (unter Verwendung einer Abbildung aus [5]).

Bewegungen geführt und in bestimmten Richtungen eingeschränkt. Sie zeigen in den drei Abschnitten der Wirbelsäule Baueigentümlichkeiten bezüglich ihrer Stellung und ihrer Oberflächenkrümmung (Abb. 4.1–29). Im allgemeinen ist ihre Knorpelauflagerung zentral dicker und über die freien Ränder etwas vorgewulstet. Bei den Halswirbeln, die ausgiebige Bewegungen nach fast allen Seiten gestatten, sind die Gelenkflächen plan und von ca. 50° (3. Halswirbel) bis ca. 35° (7. Halswirbel) gegen die Transversalebene von vorn oben nach hinten unten geneigt. Die beiden segmentalen Gelenkflächen liegen meist in einer Ebene, nur am

Abb. 4.1–30. Querschnitte durch die Lendenwirbelsäule.
a) Anatomischer Querschnitt,
b) computertomographischer Querschnitt.

3. Halswirbel schließen sie nach dorsal einen Winkel von etwa 145° ein, wodurch die Drehung zwischen 2. und 3. Halswirbel im Vergleich zur übrigen Halswirbelsäule eingeschränkt wird.

Bei den Brustwirbeln sind die Gelenkflächen eher frontal gestellt und leicht konvex gekrümmt. Während die Wirbelsäule hier nur in geringem Maß gebeugt und gestreckt werden kann, sind Drehung und seitliche Neigung gut möglich. Die Lateralflexion ist allerdings mit einer gleichzeitigen zwangsläufigen Rotation verbunden. Alle Bewegungen der Brustwirbelsäule sind durch die Rippen und ihre Verbindungen eingeschränkt.

In der Lendenwirbelsäule sind die Gelenkflächen sehr variabel geformt. Meist ist ihr kleinerer vorderer Anteil eher frontal eingestellt und damit in der Lage, ventral gerichtete Schubkräfte aufzunehmen. Die hinteren Anteile sind eher nach sagittal ausgerichtet und begrenzen damit die Drehung und Seitneigung. Das Ausmaß der Drehung ist abhängig vom Grad der Vorbeugung (Ventralflexion), dies vor allem dann, wenn die dorsalen Anteile der Gelenkflächen nicht genau parallel sind, sondern nach hinten divergieren.

Die Gelenkflächen der *Lumbosakralgelenke* schließen miteinander nach dorsal einen Winkel von ca. 100° ein, wodurch wiederum größere Drehungen möglich werden.

In nahezu allen Wirbelbogengelenken findet man *meniskoide Falten*, die sichelförmig von der Membrana synovialis aus in die Gelenkspalte hineinragen. Sie stehen mit dem extrakapsulären Gewebe in Verbindung und sind von recht unterschiedlichem Aufbau. So finden sich etwa feste bindegewebige Falten mit vereinzelten Knorpeleinlagerungen neben weichen lappigen Fettfortsätzen (Abb. 4.1–28). Die meisten dieser Vorstülpungen der synovialen Gelenkkapseln gleichen als verformbares Gewebe die Inkongruenz der Gelenkflächen aus. Die festeren meniskoiden Falten spielen wahrscheinlich eine gewisse mechanische Rolle bei der Druckübertragung.

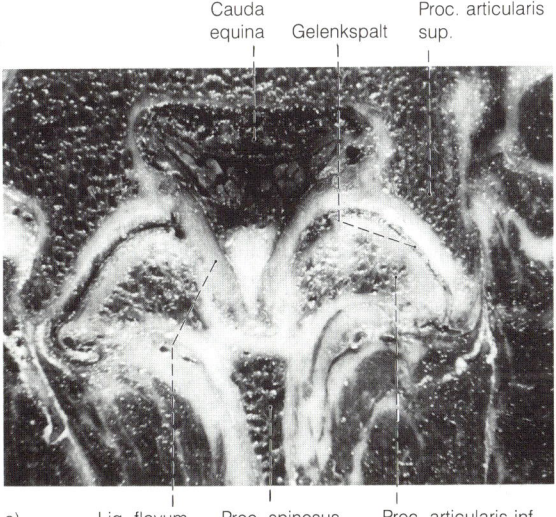

Cauda equina   Gelenkspalt   Proc. articularis sup.

a)   Lig. flavum   Proc. spinosus   Proc. articularis inf.

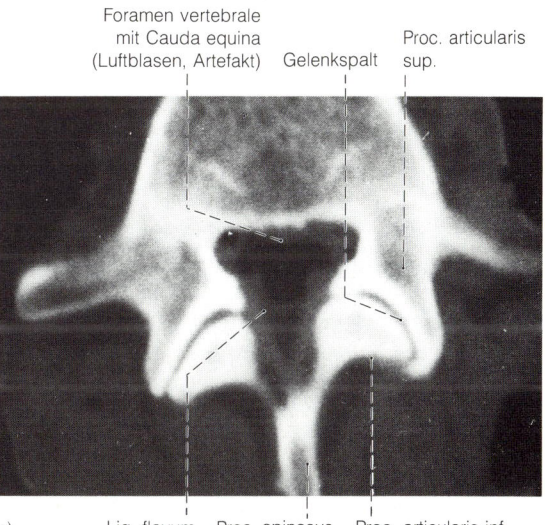

Foramen vertebrale mit Cauda equina (Luftblasen, Artefakt)   Gelenkspalt   Proc. articularis sup.

b)   Lig. flavum   Proc. spinosus   Proc. articularis inf.

Die Membrana fibrosa der Lendenwirbelgelenke ist durch sehr feste transversale Bündel kollagener Fasern verstärkt. Diese Verstärkungsbänder ziehen von der Hinterfläche der unteren zur Außenkante der zugehörigen oberen Gelenkfortsätze (Abb. 4.1–30) und engen das Bewegungsausmaß der unteren Gelenkfortsätze ein.

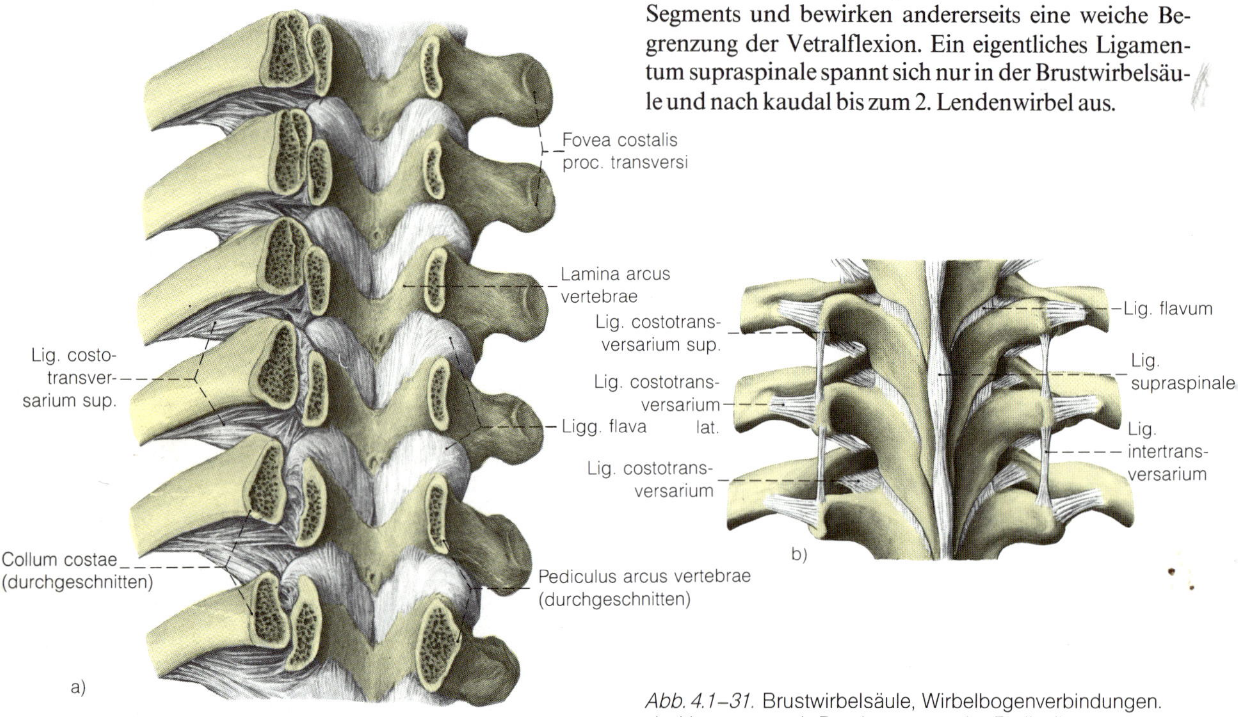

entfernt, die ihrerseits durch das *Ligamentum supraspinale* und die *Ligamenta interspinalia* miteinander verbunden sind (Abb. 4.1–21). In diese Bänder strahlen Fasern der Fascia thoracolumbalis ein. Die Ligamenta interspinalia der Lendenwirbelsäule haben in den Zwischendornräumen einen schräg nach hinten ansteigenden Verlauf. Dadurch verhindern sie einerseits eine Dorsalverschiebung der jeweils kranialen Wirbel eines Segments und bewirken andererseits eine weiche Begrenzung der Vetralflexion. Ein eigentliches Ligamentum supraspinale spannt sich nur in der Brustwirbelsäule und nach kaudal bis zum 2. Lendenwirbel aus.

Abb. 4.1–31. Brustwirbelsäule, Wirbelbogenverbindungen.
a)   Von vorn nach Durchtrennung der Pediculi,
b)   von dorsal.

Dem elastischen System der durch Bänder verspannten Wirbelkörper – Bandscheiben – Säule stehen die *Ligamenta flava* gegenüber (Abb. 4.1–31), die sich zwischen den Bogen der Wirbel ausspannen. Sie bestehen vorwiegend aus elastischen Fasern und sind deshalb von gelblicher Farbe. Am längsten und kräftigsten sind diese Bänder zwischen den Lendenwirbeln, am dünnsten im Halsteil. Sie verlaufen eng neben den Wirbelgelenken; im Lendenbereich (Abb. 4.1–30) umgreifen sie diese auch ventral und wölben sich mitunter weit in den Wirbelkanal vor. Solange die Sakralwirbel noch nicht verschmolzen sind, kommen sie auch hier vor.

Die Ligamenta flava stehen unter einer starken Längsspannung, die die Wirbelsäule nach hinten zu strecken sucht. Andererseits aber zieht das Gewicht des Rumpfes und die vordere Rumpfmuskulatur den Körper nach vorn. Diesem Zug wirken diese elastischen Bänder gemeinsam mit den langen Rückenmuskeln entgegen. Bei der Wiederaufrichtung der nach ventral gebeugten Wirbelsäule entlasten sie wesentlich die Rückenmuskulatur.

Bei der Vorbeugung der Wirbelsäule werden mit den Wirbelbogen auch die Wirbeldorne etwas voneinander

In der Halswirbelsäule geht aus den Ligamenta interspinalia das Ligamentum nuchae hervor. Es spannt sich als dünne mediane Platte über die Dornfortsätze nach dorsal zwischen Protuberantia occipitalis externa und der Vertebra prominens aus und trennt rechten und linken Wulst der Nackenmuskulatur.

Bei bestimmten Säugetieren, besonders solchen mit langem Hals oder bei Geweih- und Gehörnträgern, spielt es als mächtig entwickeltes elastisches Band eine ähnliche Rolle für den Kopf wie die Ligamenta flava des Menschen für den Rumpf. Das Band befindet sich durch die Last des Kopfes, der nicht wie beim Menschen von der Wirbelsäule aufrecht getragen wird, im Zustand der Spannung. Dadurch wird Muskelarbeit gespart. Die kräftige Entwicklung der Nacken- und kranialen Rückenmuskeln sowie das Ligamentum nuchae haben eine entsprechende Ausbildung ihrer Insertionen an den Dornfortsätzen bewirkt. So ist etwa der Dornfortsatz des 2. Brustwirbels beim amerikanischen Bison 50 cm lang bei einer Gesamthöhe des Tieres von 165 cm am Widerrist. Für den gewaltigen Schädel ist eine entsprechende Befestigung an der Wirbelsäule vorhanden.

Die Processus transversi bzw. die ihnen entsprechenden Processus accessorii der Lendenwirbel werden durch die dünnen *Ligamenta intertransversaria* verbunden (Abb. 4.1–31). Sie werden vor allem bei Seitneigung und Drehung gespannt.

Kurze Zusammenfassung

Disci intervertebrales mit Nucleus pulposus und Annulus (Anulus) fibrosus verbinden die Wirbelkörper synchondrotisch und werden durch die Ligg. longitudinalia anterius et posterius unter Spannung gehalten. Die elastischen Ligg. flava strecken die Wirbelsäule nach dorsal. Ligg. interspinalia und supraspinale verbinden die Wirbeldornen. Lig. nuchae am Hals. Ligg. intertransversaria.

Juncturae zygapophyseales: Procc. articulares [Zygapophyses] im Halsbereich um 50 bis 35° gegen die Transversalebene geneigt, im Brustbereich frontalstehend, im Lendenbereich abgewinkelt mit nach dorsal ausgerichteten Anteilen (beugungsabhängige Einschränkung der Drehung).

4.1.3.3 Verbindungen der Wirbelsäule mit dem Schädel (Kopfgelenke) (Abb. 4.1–32 bis 36)

Hinterhauptbein, *Os occipitale*, *Atlas* und *Axis* bilden ein eigenes Bewegungssystem, in dem sechs Gelenke und eine Reihe von Bändern zusammenwirken. Das obere Kopfgelenk, *Articulatio atlanto-occipitalis*, wird von den Gelenkfortsätzen von Hinterhauptbein und Atlas gebildet. Das untere Kopfgelenk wird in die *Articulatio atlanto-axialis lateralis* und die *Articulatio atlanto-axialis mediana* unterteilt. Lateral artikulieren die seitlichen Gelenkfortsätze von Atlas und Axis, in der Mitte ist der Zahn des Axis sowohl nach vorn mit dem vorderen Atlasbogen als auch nach hinten mit dem *Ligamentum transversum atlantis* gelenkig verbunden, das die Massae laterales des Atlas quer verbindet.

Zum besseren Verständnis dieser Gelenke wird kurz auf das *Os occipitale* eingegangen (Abb. 4.1–32), eine systematische Beschreibung erfolgt im Zusammenhang mit den Schädelknochen. In der Fortsetzung des Wirbelkanals liegt das *Foramen magnum*, durch das das verlängerte Mark zieht. Diese Öffnung wird von einem schuppenförmigen Anteil, *Squama occipitalis*, zu beiden Seiten von den *Partes laterales* und vorn von der kleinen *Pars basilaris ossis occipitalis* begrenzt. Ursprünglich sind diese Abschnitte hauptsächlich synchondrotisch verbunden, die Knorpelfugen synostosieren jedoch später. Die Unterfläche der aufgewulsteten Partes laterales trägt die *Condyli occipitales*, zwei elliptisch gestaltete, konvexe Körper, deren Längsachsen nach vorn konvergieren. Diese Condylen ruhen auf den oberen Gelenkgruben des Atlas.

Hinter den Condylen liegen als grubige Vertiefungen die *Fossae condylares*. Auf der Außenfläche des unteren Schuppenteils finden sich mehrere Knochenleisten, in der Mitte verläuft die *Crista occipitalis externa*. Wo diese mit der Linea nuchae superior zusammentrifft, liegt die *Protuberantia occipitalis externa*, ein von außen gut tastbarer und deshalb wichtiger Orientierungspunkt.

Die *Foveae articulares superiores* des Atlas sind konkav und in zwei Ebenen gekrümmt. Die flachere Krümmung ist sagittal, die stärkere Krümmung transversal ausgerichtet. Die lateralen Ränder der Gruben stehen höher als die medialen. Die Gestalt dieser Gelenkverbindung schließt eine Drehung des Schädels gegen den Atlas aus. Die Gelenkflächen an der Unterseite der Massae laterales, *Foveae articulares inferiores* (Abb. 4.1–7), treten zu den entsprechenden *Processus articulares superiores* des Axis in Beziehung. Am knöchernen Präparat erscheinen diese Gelenkflächen des Atlas flach konkav und divergieren mit ihrer Längsachse nach seitlich und dorsal. Ihre Knorpelauflagerungen gleichen die Konkavität weitgehend aus.

Die korrespondierenden Gelenkflächen des Axis (Abb. 4.1–7) zeigen gegen den *Dens axis*, also nach medial hin, eine transversal ausgerichtete firstartige Aufwölbung, die nach lateral flach ausläuft. Der hyali-

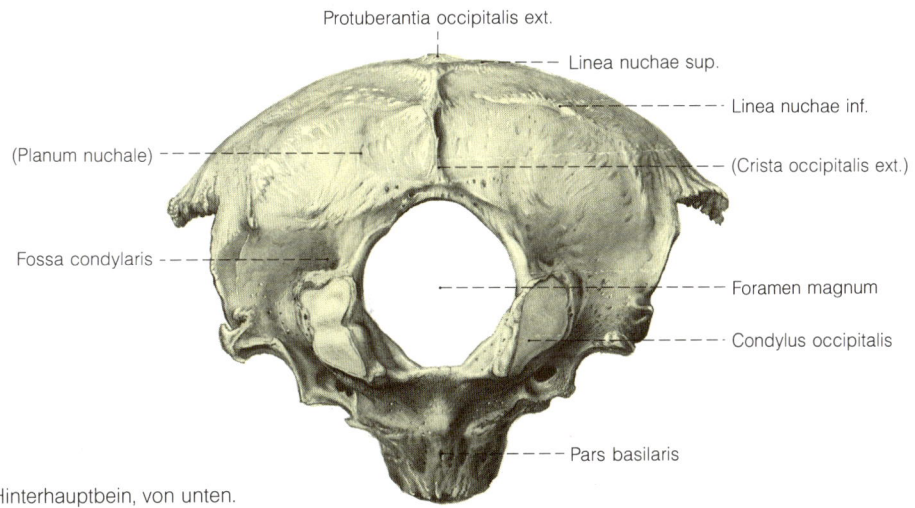

Protuberantia occipitalis ext.

Linea nuchae sup.

Linea nuchae inf.

(Planum nuchale)

(Crista occipitalis ext.)

Fossa condylaris

Foramen magnum

Condylus occipitalis

Pars basilaris

Abb.4.1–32. Hinterhauptbein, von unten.

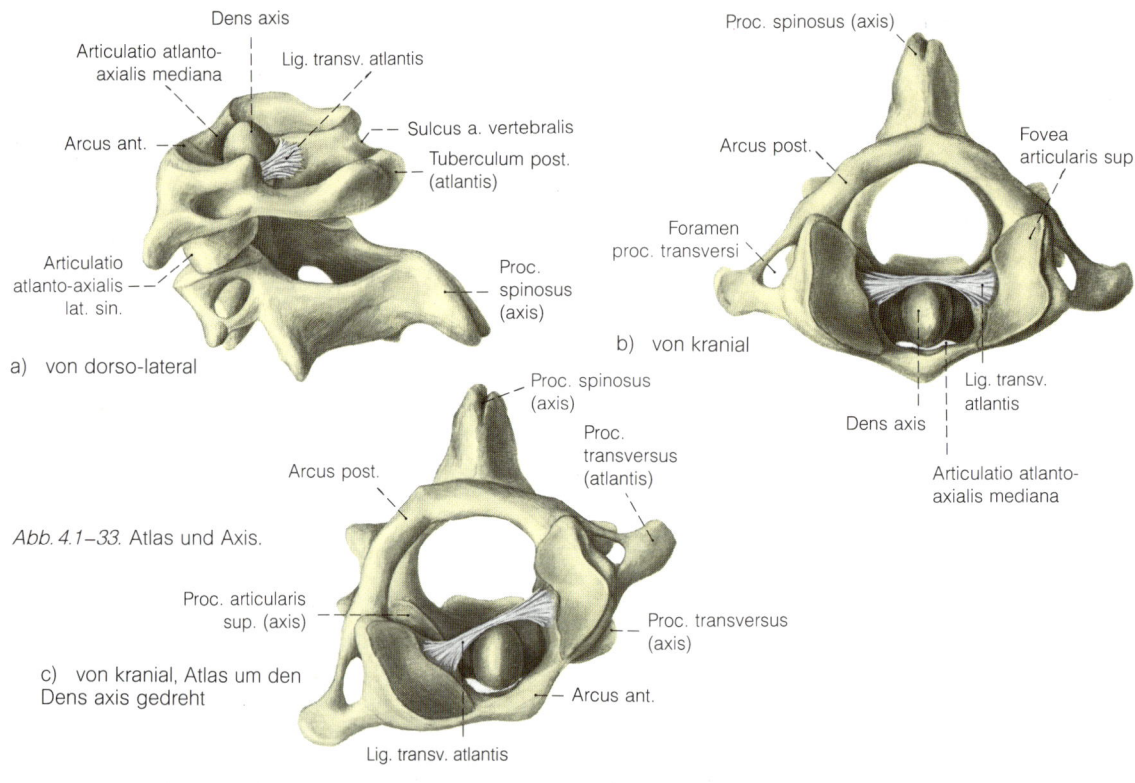

Dens axis

Articulatio atlanto-
axialis mediana

Lig. transv. atlantis

Arcus ant.

Sulcus a. vertebralis

Tuberculum post.
(atlantis)

Articulatio
atlanto-axialis
lat. sin.

Proc.
spinosus
(axis)

a) von dorso-lateral

Proc. spinosus (axis)

Arcus post.

Fovea
articularis sup.

Foramen
proc. transversi

b) von kranial

Dens axis

Lig. transv.
atlantis

Articulatio atlanto-
axialis mediana

Abb. 4.1–33. Atlas und Axis.

Proc. spinosus
(axis)

Arcus post.

Proc.
transversus
(atlantis)

Proc. articularis
sup. (axis)

Proc. transversus
(axis)

c) von kranial, Atlas um den
Dens axis gedreht

Arcus ant.

Lig. transv. atlantis

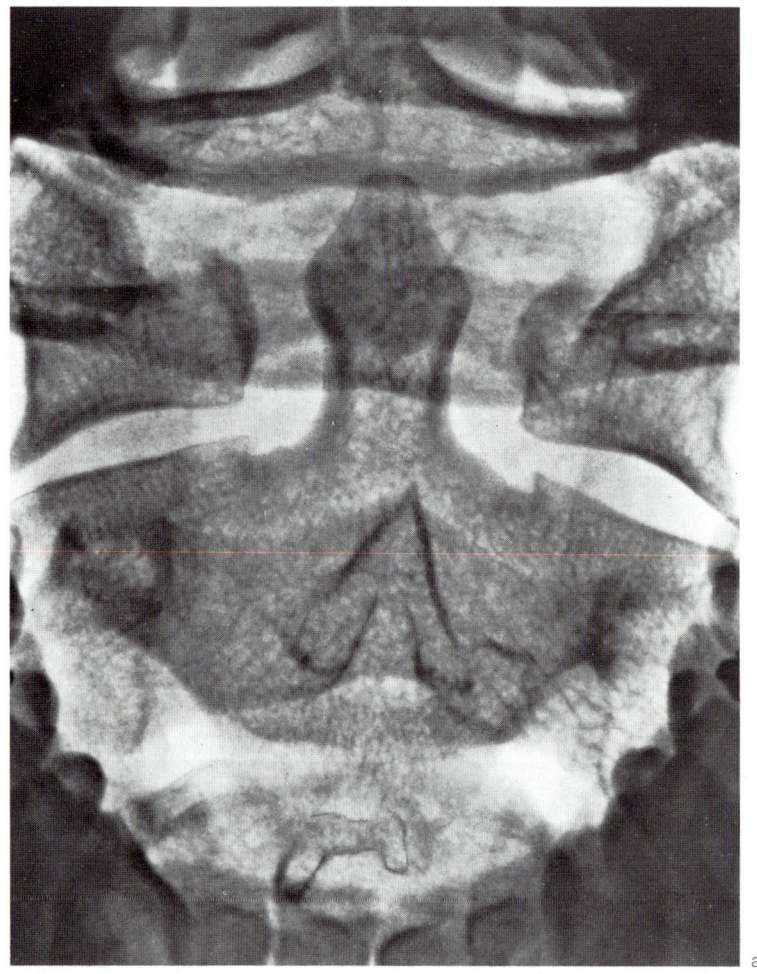

a)

Abb. 4.1–34. a) Feinstfokus-
aufnahme des Atlas und des
Axis durch geöffneten Mund.
Sagittaler Strahlengang (aus
R. Birkner: Das typische
Röntgenbild des Skeletts.
Standardbefunde und Varie-
täten vom Erwachsenen und
Kind. Urban & Schwarzen-
berg, München 1977).

ne Knorpelüberzug dieser Gelenkfläche ist zentral erheblich dicker, so daß sich in Normalhaltung nur linienhafte, schmale Flächenbereiche berühren. Nach ventral und dorsal entstehen dadurch freie Räume zwischen den Gelenkflächen, die bei der Sagittalflexion ein geringes Kippen des Atlas auf dem Axis erlauben und durch keilförmige meniskoide Falten erfüllt werden. Diese Falten werden bei den verschiedenen Kopfbewegungen des Atlas auf dem Axis in begrenztem Umfang verschoben und können einen Teil des wirkenden Gelenkdrucks übernehmen. In der Endphase der Drehung (Rotation, Kreiselung) sollen die Gelenkflächen etwas vom First herunterrutschen; dadurch kann der Kopf ein wenig tiefer sinken. Der Zahn als Achse des Drehgelenks ist durch mehrfache Bandverbindungen gesichert. Besonders fest ist das innen überknorpelte *Ligamentum transversum atlantis*, das durch Längszüge, *Fasciculi longitudinales*, zum Kreuzband, *Ligamentum cruciforme atlantis* (Abb. 4.1–36), ergänzt wird. Der obere Zügel geht zur vorderen Umrahmung des Hinterhauptlochs, der untere schwächere, endet teilweise am Körper des Axis und geht in den tiefen Anteil des *Ligamentum longitudinale posterius* über. Dieser Kreuzverband, der den Zahn von dorsal deckt, wird erst sichtbar, nachdem man eine derbe Membran, *Membrana*

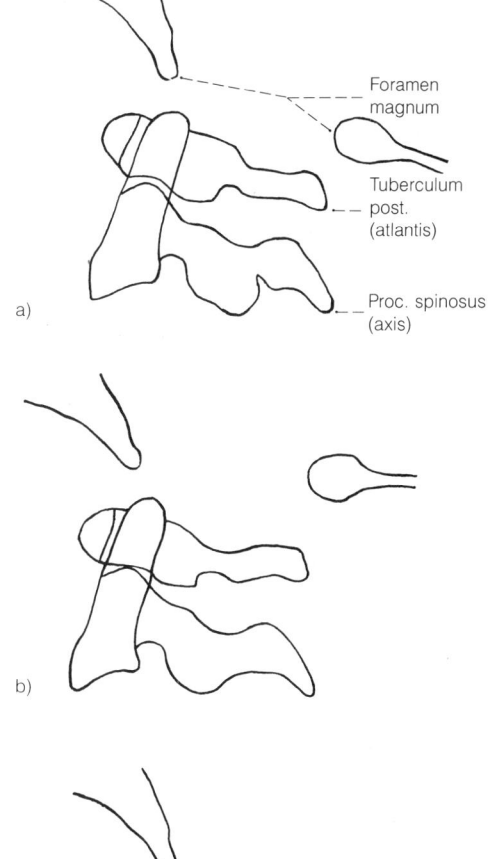

a)

b)

c)

Foramen magnum

Tuberculum post. (atlantis)

Proc. spinosus (axis)

Abb. 4.1–35. Skizzen nach Röntgenaufnahmen der Kopfgelenke von lateral.
a) Aufrechte Haltung,
b) Anziehen des Kinns an den Kehlkopf,
c) Anziehen des Kinns an das Brustbein. Beachte die unterschiedlichen Abstandsveränderungen zwischen Hinterhauptbein, hinterem Atlasbogen und Dornfortsatz des Axis.

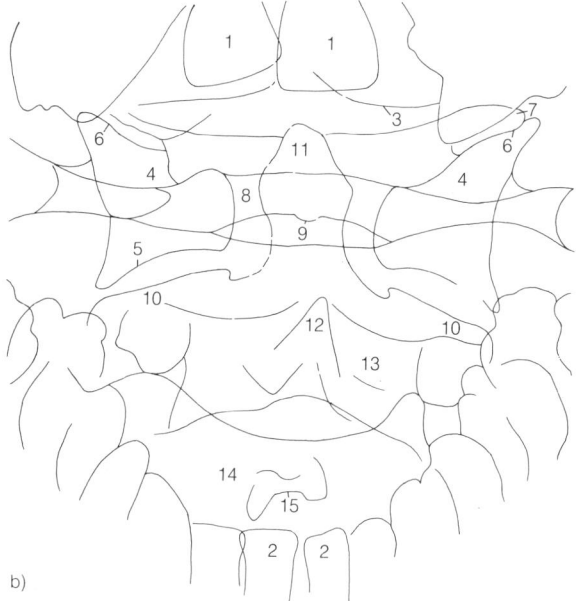

b)

Abb. 4.1–34. b)

1 = obere Schneidezähne
2 = untere Schneidezähne
3 = untere Begrenzung des Hirnhauptes
4 = Massa lateralis des Atlas mit Proc. transversus
5 = Fovea articularis inferior atlantis
6 = Fovea articularis superior atlantis
7 = Articulatio atlanto-occipitalis

8 = Arcus anterior atlantis
9 = Tuberculum anterius
10 = Proc. articularis superior axis
11 = Dens
12 = Proc. spinosus axis
13 = Arcus axis
14 = Corpus vertebrae cervicalis III
15 = Proc. spinosus vertebrae cervicalis III

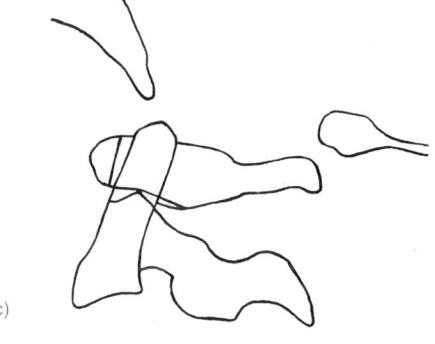

tectoria, entfernt hat, die eine Fortsetzung und Verstärkung des oberflächlichen Teils des Ligamentum longitudinale posterius darstellt. Sie ist etwa 1 cm weit auf der Schädelbasis innen zu verfolgen. Der ganze Bandapparat wird schließlich von der Dura mater spinalis bedeckt. Alle Faserzüge, die über den Dens hinweg zum Os occipitale ziehen, hemmen die Beugung des Kopfes nach vorn.

Das Ligamentum transversum atlantis verhindert zugleich, daß der Zahn gegen den Wirbelkanal bewegt werden kann, wo das verlängerte Mark, *Medulla oblongata*, mit seinen lebenswichtigen Zentren liegt. Reißt dieses Band bei einer schweren Verletzung oder beim Erhängen, so hat das den Tod zur Folge („Genickbruch").

Ein mittleres dünnes *Ligamentum apicis dentis* verbindet die Spitze des Zahns mit dem vorderen Rand des Hinterhauptlochs. Es läßt sich als umgewandelter Rest der Chorda dorsalis auffassen, die hier in den Schädel zog und sehr variabel ausgebildet ist. Viel stärker sind die *Ligamenta alaria*, die wie erhobene Flügel von der Seite des Dens ausgehen und am Seitenrand des Hinterhauptlochs befestigt sind. Diese Bänder hemmen Drehung und Seitneigung des Kopfes.

Die Verbindung des Atlas mit dem Schädel erfolgt ventral durch eine Membran, die in Fortsetzung des Ligamentum longitudinale anterius der Wirbelsäule vom oberen Rand des vorderen Atlasbogens zur Schädelbasis verläuft. Diese derbe Faserhaut, *Membrana atlanto-occipitalis anterior*, hemmt die Rückbeugung des Kopfes.

Eine entsprechende Membran zieht vom hinteren Atlasbogen aus zur hinteren Umrandung des Foramen magnum, *Membrana atlanto-occipitalis posterior*. Sie ist lockerer als die vordere und wird seitlich von der Arteria vertebralis durchsetzt, die hier in das Innere des Wirbelkanals gelangt.

Bei der *Subokzipitalpunktion* („Okzipitalstich") zur routinemäßigen Gewinnung von Gehirn-Rückenmarksflüssigkeit, *Liquor cerebrospinalis*, sticht man in der Mitte der Verbindungslinie zwischen Protuberantia occipitalis externa und Processus spinosus axis etwa 7 bis 8 cm in die Tiefe. Dabei gleitet die Nadel an der hinteren Umrandung des Foramen magnum durch den deutlich fühlbaren, federnden Widerstand der Membrana atlanto-occipitalis posterior und der Dura mater in die mit Liquor cerebrospinalis gefüllte Cisterna cerebellomedullaris.

Für die Beschreibung der Kopfbewegungen geht man zweckmäßigerweise von einer Mittelstellung aus, bei der die oberen Ränder der äußeren Ohröffnung und die unteren Augenhöhlenränder in einer Ebene (sog. deutsche Horizontale) liegen. Hier befindet sich auch die transversale Hauptachse des oberen Kopfgelenks, die dicht hinter dem äußeren Gehörgang durch die

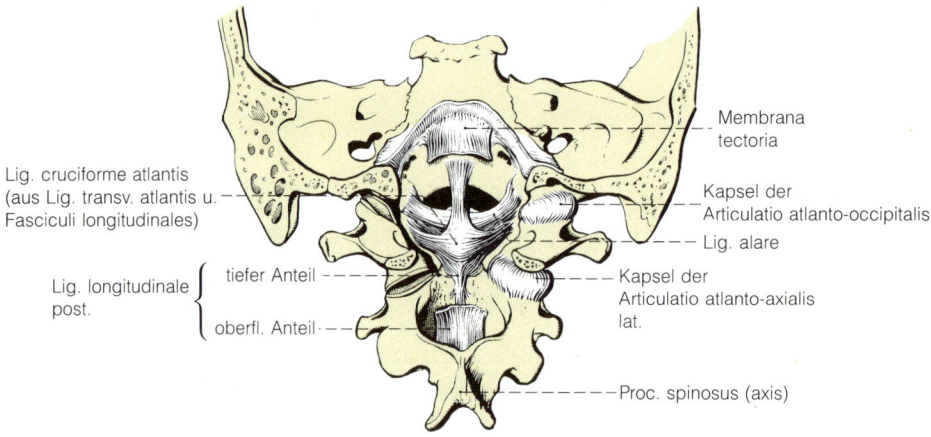

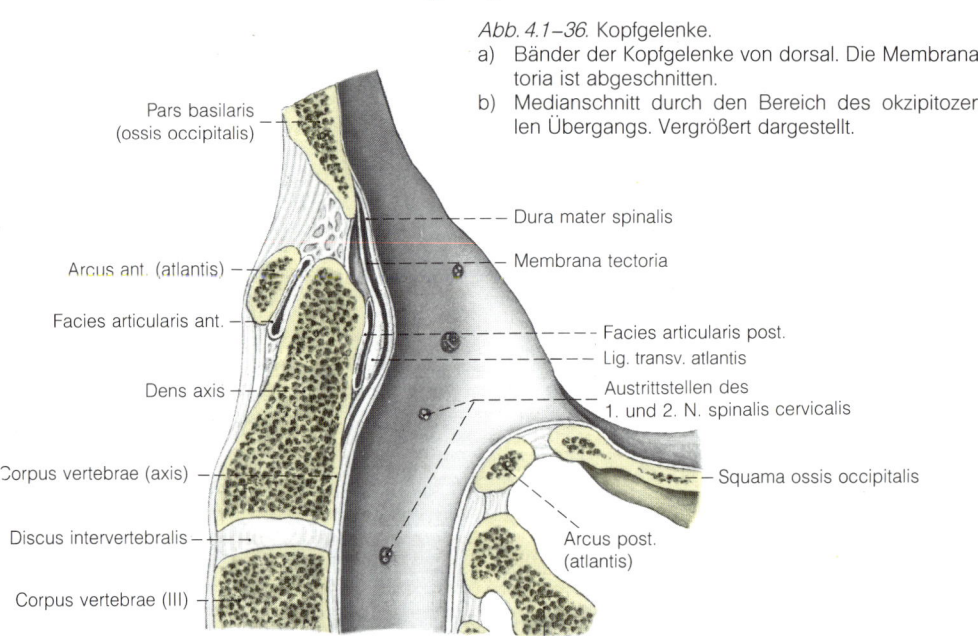

Abb. 4.1–36. Kopfgelenke.
a) Bänder der Kopfgelenke von dorsal. Die Membrana tectoria ist abgeschnitten.
b) Medianschnitt durch den Bereich des okzipitozervikalen Übergangs. Vergrößert dargestellt.

vorderen Ränder der Warzenfortsätze verläuft und um die die Masse des Kopfes so verteilt ist, daß der Schwerpunkt kurz vor der Achse liegt. Der Kopf fiele also vornüber, wenn er nicht durch die hinter der Achse ansetzenden Muskeln im Gleichgewicht gehalten würde. Wenn im Sitzen der Tonus der Muskulatur nachläßt, wie beim Einschlafen oder bei der Ohnmacht, sinkt der Kopf vornüber.

Beim Säugling hingegen liegt der Schwerpunkt hinter der Achse, da der Gesichtsschädel im Verhältnis zum Gehirnschädel noch gering entfaltet ist. Infolgedessen kippt der Kopf leichter nach hinten.

Die Bewegungen im oberen und im unteren Kopfgelenk können nicht isoliert voneinander durchgeführt werden. Der Atlas stellt ein knöchernes Zwischenstück zwischen Axis und Os occipitale dar, das sich, von Bändern geführt, bei der Druckübertragung im Ablauf der verschiedenen Bewegungen unterschiedlich verschiebt. Diese differenzierte Beweglichkeit des Atlas auf dem Axis wird dadurch möglich, daß das Bewegungsausmaß des Axis selbst, vor allem die Rotation, auf dem 3. Halswirbel geringer als in der übrigen Halswirbelsäule ist. So stellt die Gelenkkette zwischen 3. Halswirbel und Kopf eine in sich funktionell geschlossene Bewegungsregion dar.

Die *Sagittalflexion* erreicht in beiden Kopfgelenken ein Ausmaß von etwa 20 bis 35°. Sie setzt sich aus der Bewegung im oberen Kopfgelenk um eine transversale Achse und der in sehr unterschiedlicher Weise ablaufenden Kippbewegung des Atlas auf dem Axis zusammen. Wird das Kinn bei der Vorbeugung an den Hals gezogen, so werden die Abstände der dorsalen Knochenpunkte von Hinterhauptbein, Atlas und Axis gleichmäßig größer. Zieht man aber das Kinn an das Brustbein, so kippt der Atlas „paradox" nach vorn; dies ist in Abb. 4.1–35 nach einer Röntgenaufnahme dargestellt. Die *Rotation* (Kopfwendung) findet fast ausschließlich im unteren Kopfgelenk statt. Dabei dreht sich der Schädel mitsamt dem Atlas um den Zahn des Axis (Abb. 4.1–33). Der Kreiselungsumfang beträgt nach jeder Seite etwa 30°.

Im oberen Kopfgelenk sind ferner geringe Bewegungen um eine sagittale Achse, *Lateralflexion*, Seitwärtsneigung, möglich. Dabei wird der Atlas wie eine Schaltscheibe zwischen Hinterhaupt und Axis hin- und hergeschoben. In beiden Gelenken kann diese Bewegung zusammen 10 bis 15° erreichen. Es tritt dabei eine zwangsläufige Rotation des Atlas um einige Grad auf.

Es bedarf einer besonderen Übung, um die Bewegungen auf die Kopfgelenke zu beschränken und die Halswirbelsäule zugleich ruhigzustellen. Die Bewegungen sehen unnatürlich aus und wirken „stocksteif". Normalerweise ergänzt die Halswirbelsäule die Bewegungen des Kopfes.

Kurze Zusammenfassung

Atlas dreht sich um den Dens axis. Lig. transversum atlantis verbindet Massae laterales dorsal vom Dens axis = querer Schenkel des Lig. cruciforme atlantis. Lig. alaria verbinden Dens und Seitenränder des Foramen magnum. Membrana atlanto-occipitalis anterior und posterior verbinden die Atlasbogen mit dem Os occipitale.
Oberes Kopfgelenk: Sagittalflexion; unteres Kopfgelenk: Rotation und geringe Sagittalflexion (Kippen des Atlas). In beiden Kopfgelenken etwas Lateralflexion.

4.1.3.4 Kreuzbein-Steißbeingelenk

Mit der Rückbildung der Steißbeinwirbel ist eine Vereinfachung der Bandverbindungen an der *Articulatio sacrococcygea* einhergegangen. Man unterscheidet vordere, seitliche und hintere Längsbänder (Abb. 4.5–3), *Ligamenta sacrococcygea anterius* [ventrale], *laterale et posterius (dorsale)*.

Von der Steißbeinspitze verläuft ein Faserzug zur Haut und bewirkt hier nicht selten ein Grübchen, *Foveola coccygea*.

Die Beweglichkeit des Steißbeins ist besonders bei der Frau während des Geburtsakts von Bedeutung. Meist verschmelzen die Steißbeinwirbel im Alter miteinander. Der erste ist dann gelegentlich mit dem Kreuzbein knöchern verbunden.

4.1.3.5 Verbindung der Wirbelsäule mit dem Beckengürtel (Abb. 4.1–37, 4.5–3, 4.5–4)

Die Wirbelsäule ist mit dem Beckengürtel durch die beiden Kreuzbein-Darmbein-Gelenke, *Articulationes sacroiliacae*, und durch einige Bänder sehr fest verbunden (s. Kap. 4.7.1.3, Gelenke und Bänder des Beckenrings). Hier soll nur auf die *Ligamenta iliolumbalia*

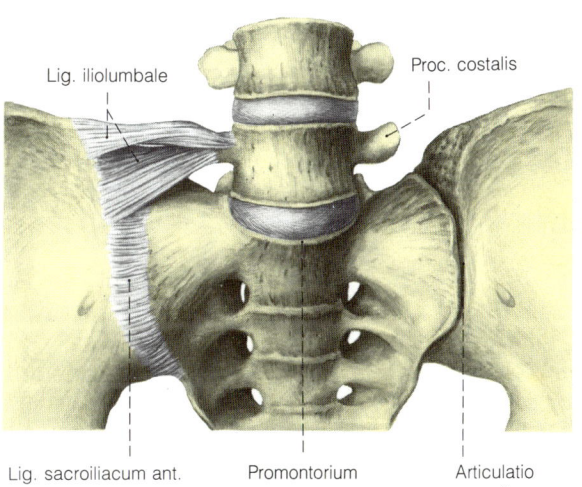

Lig. iliolumbale   Proc. costalis

Lig. sacroiliacum ant.   Promontorium   Articulatio sacroiliaca

Abb. 4.1–37. Iliolumbale und iliosakrale Bänder von vorn.

eingegangen werden. Sie ziehen beiderseits von den Kanten und der Spitze des Processus costalis des 5. Lendenwirbels zum Darmbein, Os ilium. Normalerweise fächern sie sich nach lateral auf. Der obere Teil verläuft transversal eingestellt zur Darmbeinkante, Crista iliaca, der untere hingegen strahlt nach schräg abwärts in die Gelenkkapsel des Kreuzbein-Darmbein-Gelenks ein und erreicht die Darmbeinschaufel. Vom Processus costalis des 4. Lendenwirbels zieht nur ein Fascienstreifen, aber kein selbständiges Band zur Darmbeinkante.

Die Ligamenta iliolumbalia stellen eine wichtige Ergänzung zur lumbosakralen Verbindung dar, die aufgrund ihrer entwicklungsgeschichtlichen Abknickung besonderen Belastungen und Beanspruchungen unterliegt (s. auch Fehlbildungen: Spondylolysis). Sie bilden einen festen Zügel, der einer ventral gerichteten Schubkraft, wie sie beim Tragen schwerer Lasten oder in weit vorgebeugter Haltung auftreten kann, entgegenwirkt. Sie werden sicher auch bei Seitbeugung gespannt, ebenso bei unsymmetrischer Belastung der Hüftgelenke (Einbeinstand; alternierend beim Gehen).

Kurze Zusammenfassung

Articulatio sacrococcygea durch Längsbänder verstärkt. Lig. iliolumbale, Ergänzung der lumbosakralen Verbindung, verspannt den 5. Lendenwirbel im Beckenring.

4.1.4 Funktion der Wirbelsäule als Ganzheit

Nach der Beschreibung der Bauelemente soll nun auf einige grundsätzliche funktionelle Aspekte der Wirbelsäule als Organ (Achsenorgan) eingegangen werden. An die Wirbelsäule werden verschiedenartige Ansprüche gestellt. Einerseits erfüllt sie, etwa zur Beibehaltung bestimmter Körperhaltungen, eine *statische Funktion*, bei der ihre Anteile gegeneinander zeitweise sehr wenig bewegt werden. Andererseits bildet sie die Grundlage für die Beweglichkeit des Stamms und erfüllt damit *kinematische* und *dynamische Funktionen*. Dazu gehört als besondere Beanspruchung die *Aufnahme und Weiterleitung von Stößen*, wie sie in vielfältiger Weise schon bei jedem Schritt, beim Laufen und Springen, aber auch passiv, etwa bei der Fortbewegung in Fahrzeugen, auf sie einwirken. Zu all dem ist sie eine wirksame Schutzhülle für das Rückenmark und die davon ausgehenden Nerven.

Die normale Funktion der Wirbelsäule kann nur im gemeinsamen Zusammenspiel all ihrer Anteile ablaufen. Dies gilt für die Funktion der Wirbelsäule als Ganzheit genauso wie für die Funktion im Bereich zweier aufeinanderfolgender Wirbel. Die kleinste funktionelle Einheit innerhalb der Wirbelsäule zur Übertragung statischer und dynamischer Einwirkungen stellt das „Bewegungssegment" [3] dar (Abb. 4.1–21). Die isolierte Störung etwa des Discus oder

eines Bandes wirkt sich unweigerlich auf die übrigen Anteile des Bewegungssegments aus, wenn auch manche Störung zumindest eine Zeitlang kompensiert werden kann.

Von der Zwischenwirbelscheibe und den Wirbelbogengelenken wird gemeinsam, allerdings in regional und haltungsabhängig unterschiedlicher Aufteilung, der jeweils kranial lastende Druck aufgenommen. Die Druckverteilung innerhalb des Bewegungssegments hängt vom Abstand aller druckaufnehmenden Anteile, vom Winkel der Gelenkfläche zu den Deckplatten der Wirbelkörper sowie von der Haltung ab. Die Bänder stellen in den Endstellungen der Bewegungen passive Verspannungen, Zuggurtungen, dar.

Wesentliche Voraussetzung für die Vermeidung von Schädigungen ist die Aufrechterhaltung eines ausreichenden Bewegungsspiels (Joint play) der Wirbel untereinander. Dabei erfüllen vor allem die kleinen, tiefen Rückenmuskeln eine wichtige Aufgabe. Die Endstellungen der Bewegungen in den Segmenten müssen möglichst weich erreicht werden, so daß die Bänder nicht ruckartig angespannt und Gelenke nicht ohne Ausweichmöglichkeit hart belastet werden.

Innerhalb des einzelnen Zwischenwirbelraums wird dies – abgesehen von der „Feineinstellung" durch Mm. rotatores und M. multifidus – durch die Verschiebung der Bewegungsachsen in der Endphase der einzelnen Bewegungen erreicht. Damit ändern sich die Hebelarme der an den Fortsätzen und Wirbelkörpern angreifenden Kräfte, die Bewegungen können bis zur Endstellung hin weich gebremst werden.

Besonderen Gefahren ist die Wirbelsäule bei Auffahrunfällen ausgesetzt. Dabei kann es je nach Richtung der Gewalteinwirkung zu einem plötzlichen Kippen des Schädels in den Nacken (Hyperextension) und kompensatorisch zu einem starken Gegenschlag nach vorn (Hyperflexion) oder umgekehrt, ähnlich einem Peitschenschlag (Whip-lash injury, Schleudertrauma) kommen. Die Verletzungen – vorwiegend Weichteilschäden in Form von Zerreißungen und Blutungen in die anliegenden Muskeln und in die Wirbelbogengelenke – betreffen besonders die Verankerungszonen der Halswirbelsäule am Kopf und am Brustkorb.

Die Wirbelsäule besitzt nicht in allen Abschnitten gleiche Beweglichkeit. Sie beruht zum größten Teil auf der Verschiedenheit im Bau der Wirbelbogengelenke, aber auch auf der Form der Zwischenwirbelscheiben. Das Bewegungsspiel des Einzelsegments läuft im Rahmen ganzer „Bewegungsregionen" ab, zu denen man Bereiche unterschiedlicher Beweglichkeit zusammenfassen kann [5].

Zwischen benachbarten Wirbeln besteht – mit Ausnahme der Kopfgelenke – meist nur eine geringe Beweglichkeit. Erst die Summe dieser kleinen Ausschläge ermöglicht die verhältnismäßig freie Wirbelsäulenbeweglichkeit. Ihr individuelles Ausmaß wird durch konstitutionelle Komponenten, wie z. B. die Beckenneigung, durch Geschlecht und Alter ebenso wie durch Beruf und etwaiges Training bestimmt.

Derartige segmentale Bewegungseinschränkungen („Blockierungen") können zu Schmerzzuständen führen, die über die Wirbelsäule hinaus in den Rumpf und die Extremitäten ausstrahlen. Bei der differentialdiagnostischen Abklärung von Schmerzursachen muß dies berücksichtigt werden (z. B. pseudo-anginöser Schmerz und echte Angina pectoris).

Beschwerden an der Wirbelsäule, die mit Veränderungen bzw. Einschränkungen der Beweglichkeit einzelner Bewegungssegmente oder Bewegungsregionen einhergehen, können mit bestimmten „Handgriffen" behandelt werden. Die sog. „Manuelle Medizin" befaßt sich mit der Lehre von den pathophysiologischen Grundlagen von Bewegungsstörungen an Gelenken der Wirbelsäule (auch der Extremitäten) und ihrer Therapie durch direkte Mobilisierung betroffener Bewegungssegmente.

Vor- und Rückbeugung (Sagittalflexion: Ventralflexion, Dorsalflexion) findet um transversale Achsen statt. Um sagittale Achsen erfolgt *Seitneigung* (Lateralflexion), um die Längsachse *Drehung* (Rotation). Die Lage der Achsen verschiebt sich während des Bewegungsablaufs. In den Endstellungen vieler Bewegungen verlaufen die Achsen durch die Wirbelbogengelenke. Dabei klafft die Gelenkspalte, abgesehen von schmalen Berührungszonen (Hebelpunkte), oft keilförmig weit auseinander. Die deutlichsten Ausschläge der Hebelarme liegen an ihren freien Enden, also an den Spitzen der Fortsätze und an der Vorderfläche der Wirbelkörper. Am stärksten werden daher das Ligamentum longitudinale anterius und das am langen Hebelarm der Processus spinosi entlangziehende Ligamentum supraspinale gedehnt. Die Ligamenta flava und das Ligamentum longitudinale posterius liegen nahe der Drehachse, sind also nicht so starken Dehnungen ausgesetzt. Die Längsbänder wirken als Zuggurte bei den Verbiegungen der Wirbelsäule.

Bei der Vorbeugung werden Hals- und Lendenstiel gerade gestreckt (Abb. 4.1–38), während bei der Rückbeugung Hals- und Lendenlordose verstärkt werden und sich die Krümmung der Brustwirbelsäule abflacht,

ohne ganz zu verschwinden. Die größten Ausschläge finden sich im oberen (Kopfgelenke) und unteren Halsbereich, an der Übergangsstelle von Brust- zu Lendenwirbelsäule sowie an der Grenze zum Kreuzbein, die geringsten in der unteren Brustwirbelsäule.

Es ist auch möglich, daß einzelne Abschnitte eine Vorbeugung, andere gleichzeitig eine Rückbeugung ausführen. Somit kann z. B. die Rumpfbeugung hauptsächlich im Lendenstiel erfolgen, während Hals-und obere Brustwirbelsäule dabei zurückgebeugt werden. Für Arbeiten in gebückter Stellung ist diese Haltung offenbar günstig, weil bei ihr der Brustkorb nicht eingeengt wird.

Bei der Seitneigung der Wirbelsäule können verschiedene Krümmungsformen auftreten, je nachdem, wie stark die Brustwirbelsäule beteiligt ist. Diese kann annähernd gerade bleiben, während Hals- und Lendenstiel seitlich abgeknickt erscheinen. Biegt sie sich jedoch mit, dann entsteht ein fast gleichmäßiger Bogen. In der Lendenwirbelsäule erfolgen die stärksten Ausschläge zwischen 3. und 4. sowie 4. und 5. Wirbel.

Die Drehung der Wirbelsäule und damit des Rumpfes um die Längsachse ist in der Halswirbelsäule am stärksten möglich und nimmt nach kaudal ab. In der Lendenwirbelsäule ist sie in aufrechter Haltung bis auf wenige Grad im einzelnen Bewegungssegment eingeschränkt, bei Ventralflexion wird ihr Ausmaß aufgrund des Auseinanderweichens der Gelenkfortsätze etwas größer [2]. Durch den wenig drehbaren Lendenstiel wird bei Rumpfdrehung das Becken mitgenommen (Abb. 4.3–17).

Die Bedeutung der Beweglichkeit der Wirbelsäule wird klar, wenn man Menschen mit versteifter Wirbelsäule beobachtet. Sie bewegen sich, als hätten sie einen Stock im Rücken. Auch die Bewegung des Kopfes wirkt dabei unnatürlich, da dessen Stellung weitgehend von der des Rumpfes abhängig ist. Dieser Eindruck wird weiter verstärkt, wenn die Halswirbelsäule mitbetroffen ist.

Eine mehrfach gekrümmte Säule besitzt gegenüber einer einfach gebogenen deutliche Vorteile: Bei letzterer

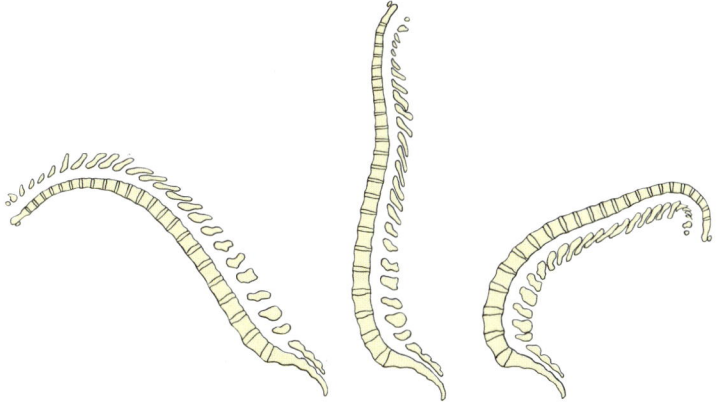

Abb. 4.1–38. Wirbelsäule in Mittelstellung sowie äußerster Vor- und Rückbeugung nach einem Bänderpräparat.

führt eine Zunahme der Belastung zu einer stärkeren Biegung, wodurch Druck und Zug im Bereich des einzigen Krümmungsscheitels und die damit verbundene mechanische Beanspruchung der betroffenen Skelettstücke relativ hoch werden. Demgegenüber wird eine S-förmig gebogene Säule bei gleicher Belastung an mehreren Krümmungsscheiteln verformt. Hinzu kommt, daß das elastische Gleichgewicht einer S-förmig gekrümmten Säule – verglichen mit einer einfach gebogenen – stabiler ist und durch weniger Muskelarbeit aufrechterhalten werden kann. Die Besonderheiten der Wirbelsäule als federndes Achsenskelett werden noch klarer, wenn man sie mit anderen Gliederketten vergleicht. Die meisten Gelenke haben an sich keine Gleichgewichtslage, vom geringen Widerstand der Kapsel abgesehen. Bei der Wirbelsäule sind die Wirbelbogengelenke mit der elastischen Bremse der Zwischenwirbelscheiben gekoppelt. Jede Änderung der Form stößt sofort auf federnde Widerstände, während die Gliederketten mit Gelenken nur in den Grenzlagen die Bewegungen abbremsen. Was also die leicht beweglichen Skelettverbände nur durch Mitwirkung von Muskeln erreichen, nämlich die Feststellung in verschiedenen Lagen, das leistet die Wirbelsäule bereits weitgehend durch ihre Konstruktion.

Diese funktionelle Abstimmung zwischen der Reaktion im einzelnen Bewegungssegment und der Formänderung der Wirbelsäule als Ganzes bildet auch die Grundlage für die Verarbeitung von Stoßbelastungen. Derartige Einwirkungen entstehen vor allem durch das Abbremsen des Körpergewichts beim Springen und Laufen, aber auch schon beim Gehen. Stärkere Stöße können im einzelnen Bewegungssegment fast nicht gebremst (gedämpft) werden, da der Faserring der Bandscheibe trotz seines Lamellenaufbaus nur eine sehr geringe Elastizität besitzt und der Nucleus pulposus überhaupt nicht komprimierbar ist. Die Hauptaufgabe der Bandscheibe besteht in der gleichmäßigen Druckverteilung zwischen den angrenzenden Wirbelkörpern. Stoßdämpfung in größerem Ausmaß, wie sie bei jedem Sprung, bei vielen Sportarten (Turnen, Leichtathletik, Skilauf u. a.) notwendig ist, wird in erster Linie durch die Ausbiegung der Wirbelsäule nach dorsal erzielt. Durch die dabei notwendige Dehnung der Rückenmuskulatur (und der Ligamenta flava) wird Stoßenergie verbraucht und damit eine Dämpfung herbeigeführt. Den Wirbelbogengelenken kommt dabei vor allem bei größeren Bewegungsausschlägen die Rolle von Hebelpunkten innerhalb der Bewegungssegmente zu.

Kurze Zusammenfassung

Kleinste funktionelle Einheit der Wirbelsäule: Bewegungssegment. Statische Funktion: Druckübertragung innerhalb der Wirbelsäule bei verschiedenen Ruhehaltungen. Kinematische und dynamische Funktion: Neuromuskulär gesteuerter Bewegungsablauf innerhalb des einzelnen Bewegungssegments. Aufgrund der anatomischen Verhältnisse ergibt sich eine Verschiebung der Bewegungsachsen in der Endphase der einzelnen Bewegungen, wodurch eine weiche Bremsung der Endstellung innerhalb der Bewegungssegmente herbeigeführt wird. Stoßeinwirkung auf die Wirbelsäule: Stoßdämpfung weniger durch Energieverbrauch bei der Kompression des einzelnen Bewegungssegments, sondern vielmehr durch die Verstärkung der Biegungen der Wirbelsäule, vor allem nach dorsal. Bewegungsspiel (Joint play) notwendig zur Verhinderung von Belastungsspitzen.

Literatur

[1] ECKLIN, U.: Die Altersveränderungen der Wirbelsäule. Springer, Berlin 1960
[2] GREGERSEN, G., D. B. LUCAS: An in vivo study of the axial rotation of the human thoracolumbar spine. J. Bone Jt. Surg. 49-A 1967, 247–262
[3] JUNGHANNS, H.: Nomenclatura Columnae vertebralis. Die Wirbelsäule in Forschung und Praxis, Bd. 75, Hippokrates, Stuttgart 1977
[4] KRMPOTIĆ-NEMANIĆ, J.: Funktionale Bedeutung der Adaptation des Dens axis beim Menschen. Verh. Anat. Ges. 67, 1973, 393–397
[5] PUTZ, R.: Funktionelle Anatomie der Wirbelgelenke. Normale und Pathologische Anatomie, Bd. 43, Thieme, Stuttgart-New York 1981
[6] SCHLÜTER, K.: Form und Struktur des normalen und des pathologisch veränderten Wirbels. Wirbelsäule in Forschung und Praxis, Bd. 30, Hippokrates, Stuttgart 1965
[7] SCHMORL, G., H. JUNGHANNS: Die gesunde und kranke Wirbelsäule in Röntgenbild und Klinik. 5. Aufl., Thieme, Stuttgart 1968
[8] STROHAL, R.: Manuelle Therapie bei Wirbelsäulenerkrankungen. Urban & Schwarzenberg, München-Berlin-Wien 1973
[9] TÖNDURY, G.: Entwicklungsgeschichte und Fehlbildungen der Wirbelsäule. Hippokrates, Stuttgart 1958
[10] STRASSER, H.: Lehrbuch der Muskel- und Gelenkmechanik. Springer, Berlin 1913

4.2 Brustkorb, Compages thoracis

Reinhard Putz

4.2.1 Übersicht

Brustwirbelsäule (s. Kap. 4.1), Rippen und Brustbein bilden gemeinsam als knorpelig-knöcherne Grundlage den Brustkorb, *Compages thoracis*. Sie werden von einer Reihe von Bändern (*Articulationes fibrosae, Syndesmosen*), Knorpelverbindungen (*Articulationes cartilagineae, Synchondrosen*) und Gelenken (*Articulationes synoviales, Diarthrosen*) beweglich miteinander verbunden und durch Muskeln verspannt.

Der vom Spangengerüst der Rippen umschlossene Raum besitzt einen oberen und einen unteren Zugang: *Aperturae thoracis superior et inferior.* Die obere Thoraxapertur wird vom 1. Rippenpaar, dem 1. Brustwirbelkörper und dem oberen Sternalrand umrahmt. Das Brustbein zeigt am oberen Rand einen Einschnitt, *Incisura jugularis.* Hier sinkt die Haut zur Drosselgrube ein. Die obere Thoraxapertur liegt beim Erwachsenen normalerweise in einer ventralwärts geneigten Ebene, so daß eine durch die Incisura jugularis gelegte Horizontale die Brustwirbelsäule nicht in Höhe des 1., sondern erst etwa in Höhe des 3. Brustwirbels erreicht (Abb. 4.2–4).

Die *Apertura thoracis inferior* ist bedeutend weiter und wird vom Rippenbogen und den freien Rippen, von der Wirbelsäule und vom Brustbein gebildet. Vorn entsteht aus den beiderseitigen Rippenbogen ein nach kaudal offener Winkel, der *Angulus infrasternalis.*

Die Zwischenrippenräume sind an der Grenze von Knorpel und Knochen am weitesten. Ihre absolute Weite variiert nach der Thoraxform. Im Gegensatz zu den Verhältnissen beim Erwachsenen ist der Querdurchmesser des Neugeborenen-Brustkorbs relativ klein, der sagittale Durchmesser jedoch verhältnismäßig groß (Abb. 4.2–6). Die Rippen haben eine sehr geringe Neigung; sie stehen annähernd horizontal, d. h. in einer Position, die der Inspirationsstellung des Erwachsenen fast entspricht. Mit zunehmendem Alter formt sich der Brustkorb um, da sich die Rippen stärker senken. Der senile Brustkorb wird dadurch abgeflacht und der Umfang der unteren Thoraxapertur verringert (sog. flacher Emphysemthorax). Der weibliche Thorax ist in der Regel schmäler und kürzer als der männliche.

Kurze Zusammenfassung

Obere Thoraxapertur, Apertura thoracis superior, schräggestellt; untere Thoraxapertur, Apertura thoracis inferior, vom Rippenbogen umrahmt. Thorax des Neugeborenen faßförmig mit fast horizontalen Rippen. Im Alter Senkung der Rippen und Umformung des Thorax.

4.2.2 Rippen

Die Rippen, *Costae*, sind bei niederen Wirbeltieren über die ganze Rumpfwirbelsäule gleichmäßig verteilt. Beim Menschen wird ein Teil rudimentär und verschmilzt mit den Wirbeln (Abb. 4.1–1). Im allgemeinen bleiben 12 Paare als Brustrippen erhalten. Jede Rippe setzt sich aus dem Rippenknochen, *Os costale (Costa)*, und dem nach vorn medial anschließenden Rippenknorpel, *Cartilago costalis*, zusammen. Durch die von kranial nach kaudal fortschreitende Verkürzung der letzten 5 Rippen wird die Beweglichkeit der Lendenwirbelsäule erhöht.

Nur 7 der 12 Rippenpaare erreichen als *Costae verae* das Brustbein direkt. Von den übrigen 5 Rippenpaaren, *Costae spuriae*, sind 3 Paare indirekt am Sternum befestigt, in dem sich ihr Knorpelstück an das des nächsthöheren anlagert (Abb. 4.2–2, 4.2–5); sie bilden dabei den Rippenbogen, *Arcus costalis.* Die beiden letzten Rippen, *costae fluitantes*, oft schon die 10. Rippe, gewinnen diesen Anschluß nicht mehr, sondern enden frei in

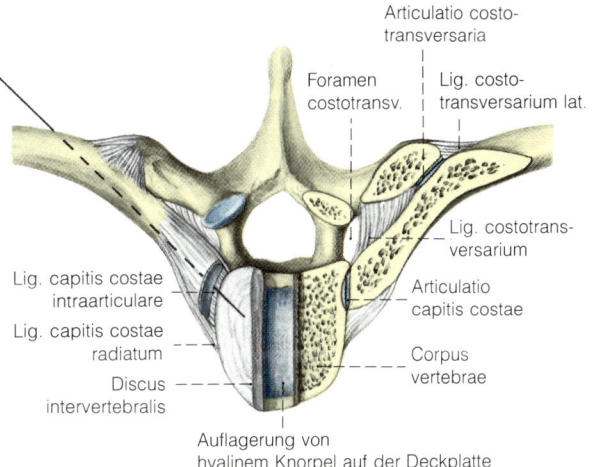

Abb. 4.2–1. Stufenschnitt durch 4. Brustwirbel und seine Verbindungen zu den angrenzenden Rippen. Die Bewegungsachse durch das Collum costae ist eingezeichnet.

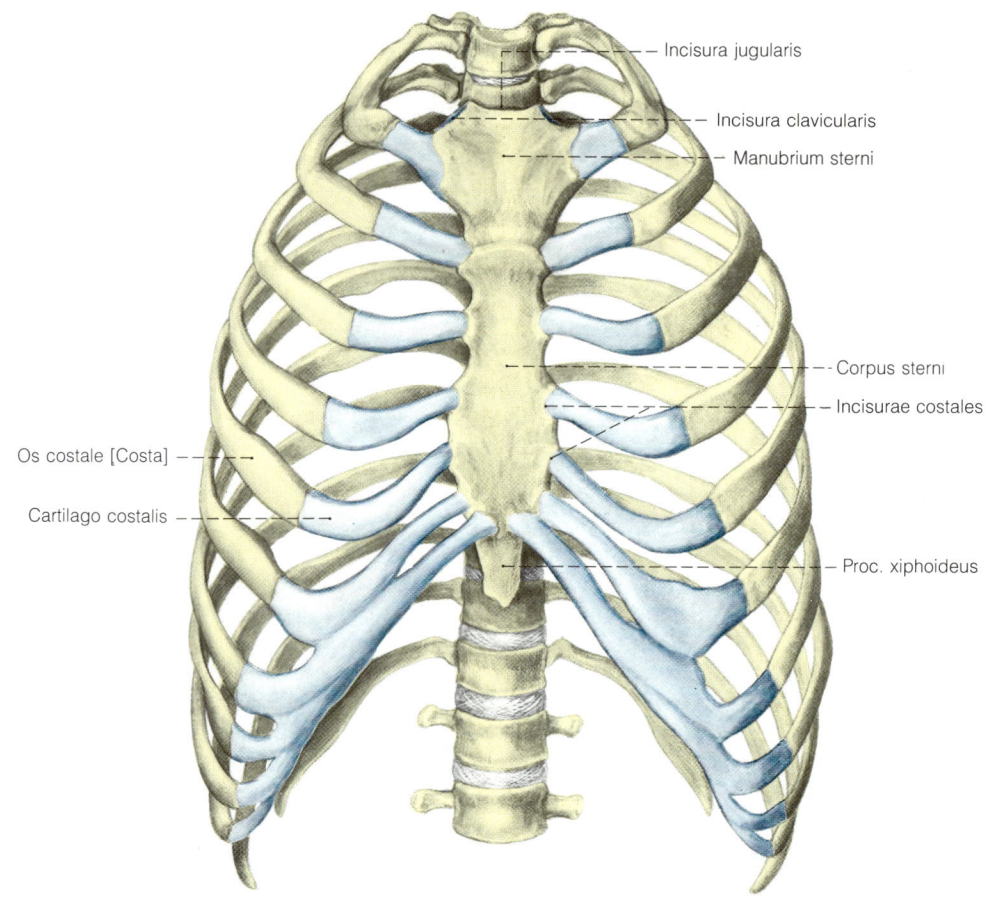

Incisura jugularis

Incisura clavicularis

Manubrium sterni

Corpus sterni

Incisurae costales

Os costale [Costa]

Cartilago costalis

Proc. xiphoideus

Abb. 4.2–2. Brustkorb von vorn.

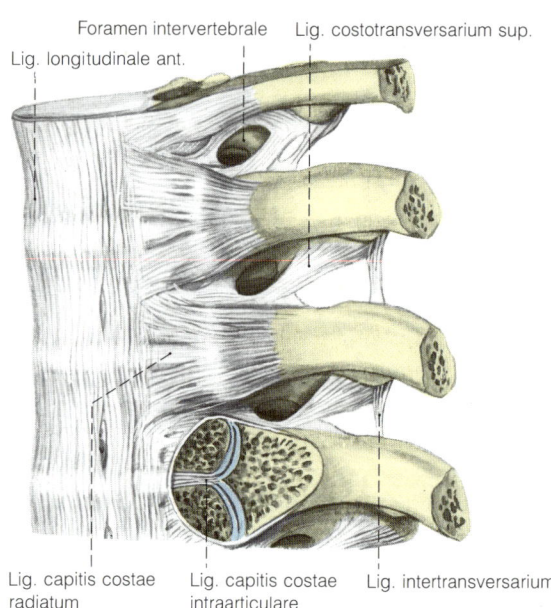

Foramen intervertebrale

Lig. longitudinale ant.

Lig. costotransversarium sup.

Lig. capitis costae radiatum

Lig. capitis costae intraarticulare

Lig. intertransversarium

Abb. 4.2–3. Seitenansicht eines Abschnitts der Brustwirbelsäule mit den Rippenwirbelverbindungen.

der Bauchwand (Abb. 4.2–4). Die 12. Rippe ist sehr unterschiedlich ausgebildet. Sie kann ganz fehlen oder bei
gleichzeitigem Auftreten einer Lendenrippe so lang
wie eine 11. Rippe sein (Kaudalvariation). Bei ca. 10%
der Menschen kommen jederseits 8 Sternalrippen vor.
Gelegentlich werden Brückenbildungen zwischen den
Rippen, Gabelrippen oder unvollständig ausgebildete
Rippenspangen (Lochrippen, Fensterrippen) beobachtet, die differentialdiagnostisch im Röntgenbild berücksichtigt werden müssen.

Der Rippenkopf, *Caput costae*, liegt gelenkig den
Wirbelkörpern an und hat meist zwei durch eine Kante,
Crista capitis costae, geschiedene Gelenkfacetten, *Facies
articularis capitis costae*, da er sich mit zwei Wirbelkörpern verbindet. Dies ist in der Regel bei der 2. bis
10. (oder 11.) Rippe der Fall (Abb. 4.1–1, 4.2–1, 4.2–3),
Articulatio capitis costae.

Die Gelenkkapsel zwischen Rippenkopf und Wirbelkörpern wird vorn durch das *Ligamentum capitis
costae radiatum* verstärkt. Der Teil des Rippenkopfes,
der an die Zwischenwirbelscheibe stößt, verbindet sich
mit letzterer durch das *Ligamentum capitis costae intraarticulare*, das den Gelenkraum in zwei Kammern
unterteilt. Der Rippenhals ist vom Querfortsatz durch
einen Spalt getrennt, den das *Ligamentum costotrans-*

versarium so überbrückt, daß medial das *Foramen costotransversarium* freibleibt.

Die zweite Gelenkverbindung besitzt die Rippe an ihrem *Tuberculum costae*, das sich dem Querfortsatz des Wirbels anlagert. Von der 10. Rippe an fehlt die Gelenkfläche, das Tuberculum ist entsprechend undeutlich ausgebildet. Die Strecke zwischen Kopf und Höckerchen wird als *Collum costae* bezeichnet. In der Längsrichtung des Rippenhalses liegt die Bewegungsachse der Rippe (Abb. 4.2–1). Bei den Kostotransversalgelenken mit planen Gelenkflächen (s. Kap. 4.1.2.1) ist zusätzlich eine flächenhafte Verschiebung möglich (s. auch Kap. 4.6).

Die Kapsel des Rippenhöckerchengelenks, *Articulatio costotransversaria*, ist an der Spitze des Querfortsatzes durch das *Ligamentum costotransversarium laterale* verstärkt. Zusätzlich ist der Rippenhals durch ein Band am nächsthöheren Querfortsatz aufgehängt, dem *Ligamentum costotransversarium superius.*

Die Rippe setzt sich nach dem Collum costae als Rippenkörper fort und biegt im *Angulus costae* nach vorn um. Dieser liegt bei der 1. Rippe dicht am Tuberculum, rückt an den folgenden Rippen weiter nach lateral (Abb. 4.2–4) und ist an den letzten Rippen nicht mehr ausgeprägt.

Durch diesen Verlauf der Rippen entsteht im Brustkorb rechts und links der Wirbelsäule je eine tiefe Rinne, die oben schmal ist und durch das Seitwärtsrücken der Rippenwinkel nach unten an Breite gewinnt. Da sie einen Teil der Lunge aufnimmt, heißt sie *Lungenrinne, Sulcus pulmonalis* (Abb. 4.2–5). Auf diese Weise ist die Wirbelsäule in den Thorax hinein vorgelagert. Der Abstand zwischen Wirbelsäule und Brustbein wird geringer, der Querschnitt des Brustraums etwa nierenförmig, und Eingeweide können rechts und links der Wirbelsäule Platz finden. Dies ist als Ergebnis des phylowie ontogenetischen Aufrichtungsvorgangs zu sehen (Abb. 4.1–4), in dessen Ablauf die Wirbelsäule in ihrer Längsausdehnung dem Körperschwerpunkt genähert wird. Das vordere Ende jeder knöchernen Rippe geht in die *Cartilago costalis* über, durch die die Verbindung mit dem Brustbein hergestellt wird.

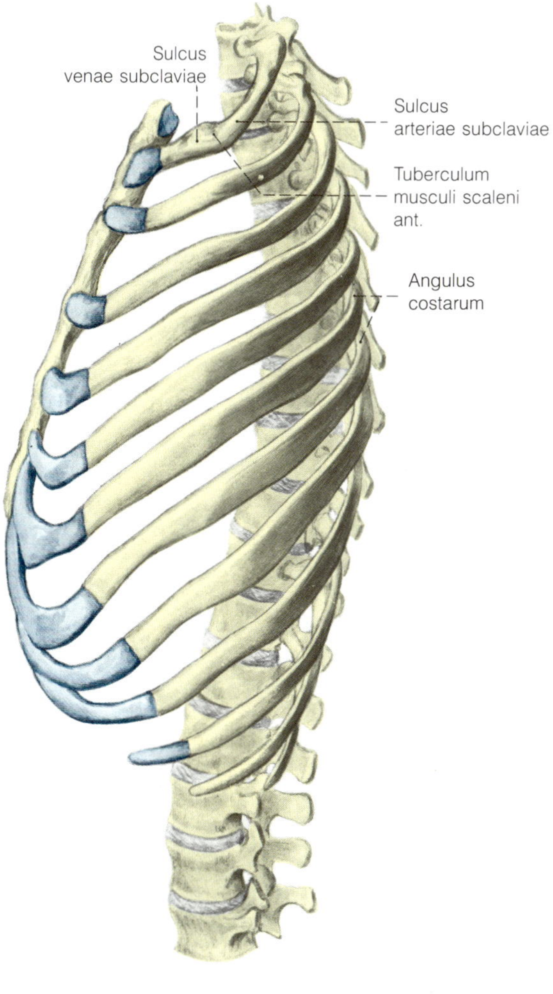

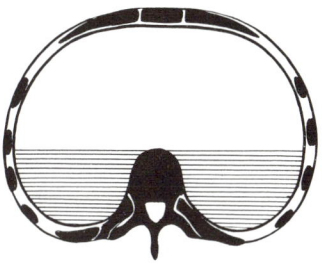

Abb. 4.2–5. Schematisierter Transversalschnitt durch den Thorax. Lungenrinnen schraffiert.

Die charakteristische Form der Rippen beruht auf der Krümmung ihrer Kanten und ihrer Flächen. Während die 1. Rippe nur eine *Kantenkrümmung* aufweist, kommt bei den übrigen Rippen noch eine *Flächenkrümmung* dazu, so daß ihr vertebrales Ende höher steht als das sternale (Abb. 4.2–4). Dadurch bekommt der Brustkorb die Form eines stumpfen Kegels, der dorso-ventral etwas abgeplattet ist. Die Schrägstellung der Rippen ist schließlich mit einer schraubigen Krümmung um die eigene Längsachse verbunden (*Torsion*).

Die Länge der Rippen nimmt bis zur 7. (8.) Rippe zu; von da ab werden die Rippen wieder kürzer. Infolge der Rippenneigung, die bei der 9. Rippe am stärksten ist, liegt z. B. das vordere Ende des 7. Rippenknochens kaudal vom Brustbein. Um von hier aus das Sternum zu erreichen, verläuft der Rippenknorpel in einem Bogen aufwärts. So ist nicht nur die Länge, sondern auch die Krümmung der Rippenknorpel verschieden. Der Knorpel der 1. Rippe läuft gegen das Brustbein leicht kaudalwärts, der der 2. Rippe setzt annähernd die Richtung des Rippenknochens fort und trifft fast senkrecht auf das Brustbein. Die Knorpel der 3. und 7. Rippe

Sulcus
venae subclaviae

Sulcus
arteriae subclaviae

Tuberculum
musculi scaleni
ant.

Angulus
costarum

Abb. 4.2–4. Brustkorb von lateral.

sind in zunehmendem Maß über die Kante nach aufwärts gekrümmt; sie haben einen längeren Weg und bilden einen nach kaudal offenen Winkel mit dem Brustbein (Knorpelansatzwinkel). Bei den Atmungsbewegungen des Brustkorbs ändern sich dieser Winkel und
die Krümmung der Rippenknorpel.

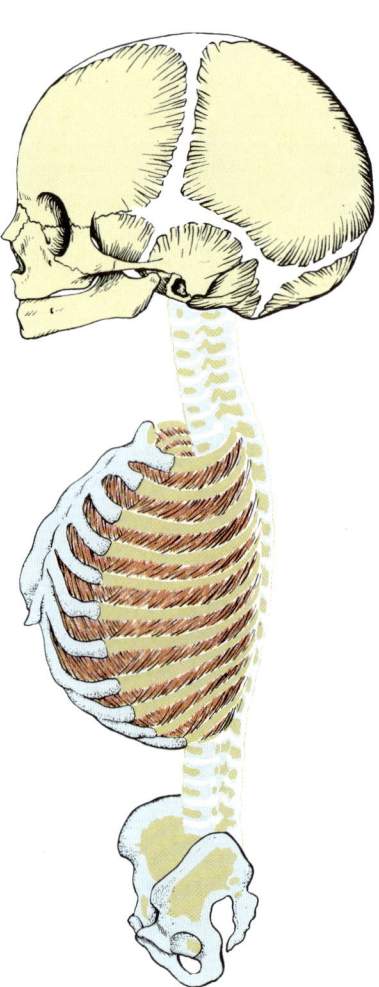

Abb. 4.2–6. Siebenmonatiger Embryo. Knochenanlagen gelb
(nach Spanner).

An der 1. Rippe unterscheidet man eine obere und
eine untere Fläche. Von der 3. Rippe an nehmen die
Flächen eine senkrechte Stellung ein, so daß eine äußere
und innere unterschieden werden kann. Auf der oberen
Fläche der 1. Rippe finden sich zwei flache Eindrücke
für die großen Blutgefäße, die aus der oberen
Thoraxapertur kommen und zum Arm abbiegen. Die
Arteria subclavia erzeugt den *Sulcus arteriae subclaviae*
(Abb. 4.2–4), ventral davon liegt der *Sulcus venae sub-*
claviae. Zwischen beiden erhebt sich das *Tuberculum*
musculi scaleni anterioris für den Ansatz des Musculus
scalenus anterior. Dorsal davon liegt eine flache Rau-

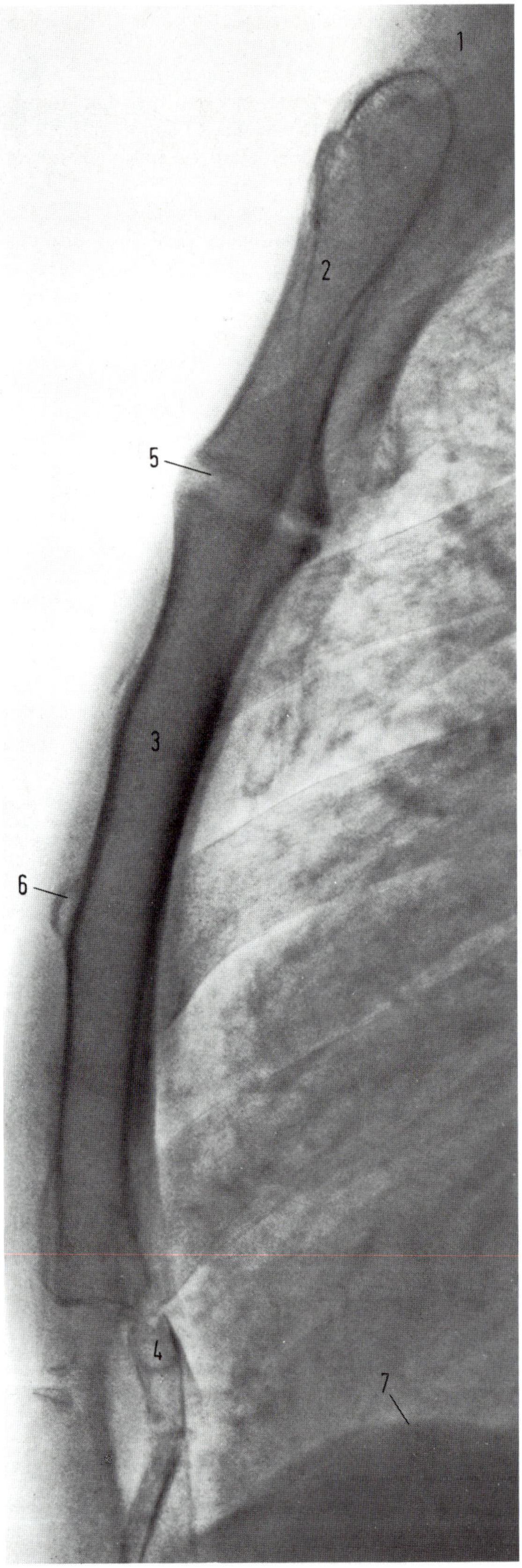

Abb. 4.2–7.

higkeit für den Musculus scalenus medius. An der Außenseite der 2. Rippe findet sich als größere rauhe Fläche die *Tuberositas musculi serrati anterioris.*

Am unteren Rand der Rippeninnenfläche verläuft der *Sulcus costae,* dem entlang Interkostalgefäße und -nerven ziehen (Abb. 4.4–16). Nur die 11. und 12. Rippe besitzen keine Furche.

Die Rippenknorpel sind weniger abgeplattet als die Knochen. Je länger die wahren Rippen sind, desto länger sind ihre Knorpel. Die Knorpel der 6. und 7. Rippe, seltener die der 5. und 6. oder 7. und 8., sind durch Querbrücken miteinander verbunden, wobei es zu Gelenkbildungen kommen kann, *Articulationes interchondrales.* Das Perichondrium der Rippenknorpel hat eine sehnige Beschaffenheit und läßt sich im Gegensatz zum Perichondrium anderer Knorpel leicht ablösen.

Die hyalinen Rippenknorpel haben mit zunehmendem Alter die Tendenz, in individuell typischer Weise zu verkalken und zu verknöchern. Voran soll dabei der 1. Rippenknorpel gehen [1]. Die übrigen Rippenknorpel verknöchern später, indem sich meist perichondral von beiden Enden her Knochenauflagerungen an der oberen und unteren Kante spornartig vorschieben. Endochondrale Verknöcherung ist seltener, durch diese Prozesse wird der Thorax erheblich starrer.

Ontogenetisch entstehen die Rippen als strangförmige Blasteme seitlich der Wirbelsäulenanlage. Die freien Enden der 2. bis 7. Rippenanlage verbinden sich schon beim Embryo von 15 mm Länge jederseits zu den Sternalleisten, aus denen von kranial nach kaudal die knorpelige Brustbeinanlage wird (Abb. 4.2–9). Die Verknöcherung beginnt am Ende des 2. Fetalmonats mit einem Knochenkern am vertebralen Rippenende. Von hier aus schiebt sich die enchondrale Verknöcherung gegen das Brustbein vor, ohne jedoch das ventrale Ende der Rippe zu erreichen (Abb. 4.2–6). Die vorderen Abschnitte der Rippen bleiben hyalinknorpelig. Zur Zeit der Pubertät bilden sich epiphysäre Verknöcherungspunkte aus, von denen einer im Rippenkopf, zwei im Tuberculum liegen.

◀ *Abb. 4.2–7.* Röntgenbild des Brustbeins im seitlichen Strahlengang (aus R. BIRKNER: Das typische Röntgenbild des Skeletts. Standardbefunde und Varietäten vom Erwachsenen und Kind. Urban & Schwarzenberg, München 1977).

1 = Schatten der beiden Claviculae
2 = Manubrium sterni
3 = Corpus sterni
4 = Proc. xiphoideus (nicht mit dem Corpus sterni verschmolzen)
5 = Symphysis manubriosternalis
6 = verkalkter Rippenknorpel
7 = Zwerchfell

Kurze Zusammenfassung

7 Costae verae erreichen das Sternum direkt. 5 Costae spuriae, Rippenkopf; Caput costae; Rippenhöckerchen, Tuberculum costae; Rippenwinkel, Angulus costae. Im Sulcus costae Blutgefäße und Nerven. Die Rippenköpfe mit zwei Wirbelkörpern gelenkig verbunden. Verstärkungsband: Lig. capitis costae radiatum. Am Rippenhals Lig. costotransversarium superius.

Das Rippenhöckerchen artikuliert mit dem Querfortsatz, Lig. costotransversarium laterale. Die 1., 6. und 7. Rippe synchondrotisch verbunden, die übrigen sternalen Rippen meist mit Gelenkspalt. Ligg. sternocostalia radiata.

4.2.3 Brustbein

Man unterscheidet am *Sternum* das *Manubrium,* das sich anschließende *Corpus* und einen kleinen, meist knorpelig auslaufenden Schwertfortsatz, *Processus xiphoideus* (Abb. 4.2–2, 4.2–7).

Das Manubrium besitzt jederseits eine Gelenkverbindung mit den Schlüsselbeinen, die sich oben seitlich in je einer Grube, den *Incisurae claviculares* anheften. Bei Säugetieren, denen die Clavicula fehlt, ist das Manubrium relativ kleiner. Zwischen den beiden Schlüsselbeingruben liegt die mediane *Incisura jugularis.* Am Seitenrand findet sich eine rauhe Stelle für die Verbindung mit dem Knorpel der 1. Rippe. An den lateralen Kanten des Brustbeins artikulieren die kaudal dicht zusammengedrängten *Incisurae costales* mit den Knorpeln der 1. bis 7. Rippe. Die 2. Rippe trifft auf die Verbindungsstelle zwischen Manubrium und Corpus (Abb. 4.2–3). Hier besteht eine Synchondrose, *Symphysis manubriosternalis,* oder bei ca. 10% der Erwachsenen eine Synostose. Die Fuge ist als Querleiste durch die Haut zu fühlen, besonders dann, wenn Corpus und Manubrium im *Angulus sterni [sternalis]* (LUDOVICI) etwas gegeneinander abgeknickt sind. Von hier aus kann die Lage der Rippen am Lebenden bestimmt werden. Die 1. Rippe ist nicht tastbar, da sie durch das Schlüsselbein verdeckt ist. Der Schwertfortsatz trägt keine Rippen und ist der variabelste Abschnitt des Brustbeins. Lange Zeit bleibt er ganz oder teilweise knorpelig; im Alter wird er mit dem Corpus synostotisch verbunden. Zuweilen ist er durchlöchert oder gegabelt; beides wird durch seine Entstehung aus einer paarigen Anlage verständlich (Abb. 4.2–9).

Die sternokostale Verbindung erfolgt bei der 1., 6. und 7. Rippe durch Synchondrosen. Bei der 2. bis 5. Rippe ist in der Regel ein Gelenkspalt ausgebildet, *Articulationes sternocostales.* Das Gelenk der 2. Rippe besitzt meist eine geteilte Höhle, in der ein trennendes Band von der Rippe zum Sternum verläuft, *Lig. sternocostale intraarticulare.* Seltener trifft man ein solches Band an der 3. bis 5. Rippe. Rippenknochen, Rippen-

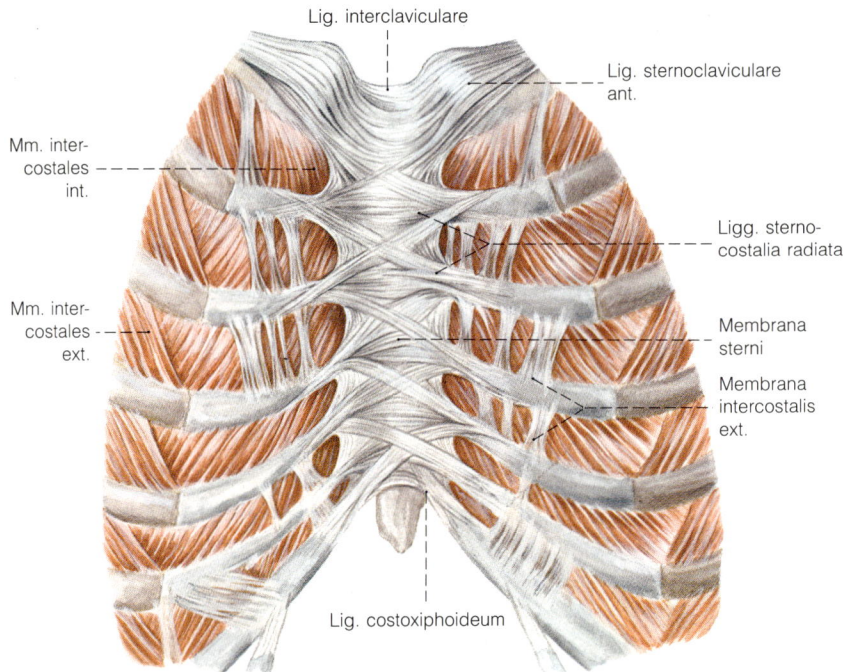

Abb. 4.2–8. Ventrale Wand des Brustkorbs mit Bändern. Ansicht von vorn.

knorpel und Brustbein werden durch Fasersysteme verbunden. Diese beginnen als Periost auf dem Rippenknochen, setzen sich kontinuierlich auf den Knorpel fort, bilden die Gelenkkapsel der Rippenbrustbeingelenke und erscheinen auf Vorder- und Rückseite des Brustbeins als Bänder, *Ligg. sternocostalia* (Abb. 4.2–8). Vorn entsteht dadurch die *Membrana sterni.*

Die Entwicklung des Brustbeins beginnt mit der Ausbildung der zwei Sternalleisten aus den ventralen Enden der Rippenanlagen (Abb. 4.2–9). Wird die Verschmelzung dieser Leisten gehemmt, so entsteht als seltene Mißbildung die *Fissura sterni congenita.*

Die Verknöcherung des Brustbeins beginnt im 6. Fetalmonat mit einem Kern im Manubrium, dem sich 2

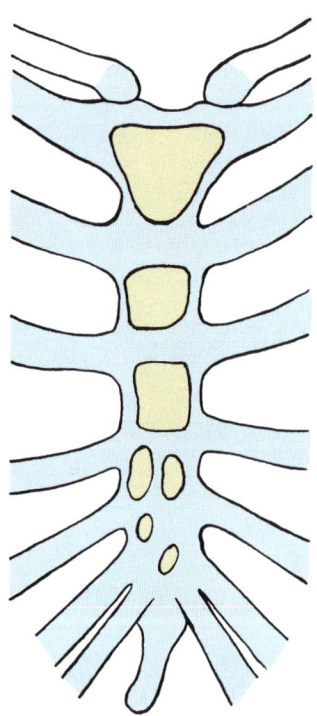

Abb. 4.2–10. Brustbein eines etwa neunjährigen Kindes mit Knochenkernen.

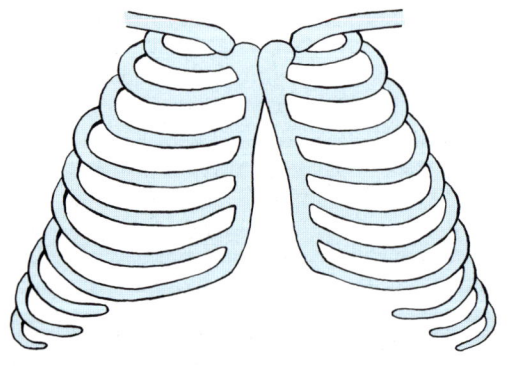

Abb. 4.2–9. Sternalleisten am Ende des 2. Embryonalmonats. Beginnender Zusammenschluß.

bis 3 kleinere zugesellen können. Im Körper treten 6 bis 13 Kerne auf, die vom 6. bis 12. Lebensjahr 3 bis 5 größere Knochenplatten bilden (Abb. 4.2–10). Durch Verschmelzung dieser größeren Knochenkerne entstehen die erwähnten Querleisten an der Vorderseite des Corpus sterni. Ähnliche Querleisten wie am Angulus sterni können sich auch zwischen den beiderseitigen Incisurae costales finden. Auch hier erklären sie sich durch eine Verschmelzung ursprünglich getrennter Knochenkerne.

Auf dem oberen Rand des Manubriums finden sich gelegentlich zwei *Ossa suprasternalia*. An ihre Stelle können auch *Tubercula* oder *Tubera suprasternalia* treten. Dies wird damit in Zusammenhang gebracht, daß der obere Rand und die Mitte des Manubriums nicht aus den Sternalleisten, sondern aus einem zwischen den Schlüsselbeinanlagen gelegenen Blastem entstehen.

> ### Kurze Zusammenfassung
>
> Sternum ist aus Manubrium, Corpus und Proc. xiphoideus aufgebaut. Seitlich Incisurae claviculares, Incisurae costales. Angulus sterni [sternalis], Symphysis manubriosternalis. 1., 6. und 7. Rippe synchondrotisch, 2. bis 5. Rippe gelenkig mit dem Sternum verbunden. Ligg. sternocostalia, Membrana sterni. Entwicklung des Sternum aus Sternalleisten, Verknöcherung ab 6. bis 12. Lebensjahr.

Literatur

[1] SATERNUS, K. S., KOEBKE, J.: Identifizierungsmöglichkeiten an der Ossifikationsgrenze des Corpus costae. Beitr. Gerichtl. Med. 40, 1982, 213–219

4.3 Rückenmuskeln, Allgemeines

REINHARD PUTZ

Die Muskelmasse des Rückens besteht aus zwei Gruppen von Muskeln, die sich in ihrer Funktion ergänzen, aber von unterschiedlicher Herkunft sind.

Die oberflächliche Muskelgruppe ist von ventral, größtenteils von der Extremitätenanlage her zum Rücken eingewandert und wird entsprechend ihrer Herkunft von den Rami ventrales der zugehörigen Spinalnerven versorgt, der M. trapezius zusätzlich vom N. accessorius. Sie gliedert sich in die Rumpf-Armmuskeln, die Rumpf-Schultergürtelmuskeln (spinohumerale Muskeln im engeren und weiteren Sinn, s. Tab. 4.3–2) sowie in die Rumpf-Rippenmuskeln (spinokostale Muskeln, s. Tab. 4.3–2). Die einzelnen Muskeln dieser Gruppe entspringen meist von den Dornfortsätzen der Wirbel und ziehen zum Humerus bzw. den Knochen des Schultergürtels oder zu den Rippen.

Die tiefe Gruppe ist aus dorsalen Myotomen hervorgegangen, hat sich ortsständig (autochthon) entwickelt und wird dementsprechend von den Rami dorsales der Spinalnerven C_1-S_1 innerviert.

4.3.1 Autochthone Rückenmuskeln

Die autochthone Rückenmuskulatur bildet in ihrer Gesamtheit zwei dicke Stränge, die in den Furchen rechts und links der Dornfortsätze eingebettet sind (Abb. 4.3–1) und als *M. erector spinae* bezeichnet werden; ein Name, der allerdings nur eine bestimmte, wenn auch sehr wesentliche Gesamtleistung dieser

Abb. 4.3–1. Querschnitt auf Höhe des 2. Lendenwirbels. Das oberflächliche und das tiefe Blatt der Fascia thoracolumbalis bilden gemeinsam mit der Wirbelsäule eine osteofibröse Röhre, in der die autochthone Rückenmuskulatur liegt (s. auch Abb. 4.4–18).

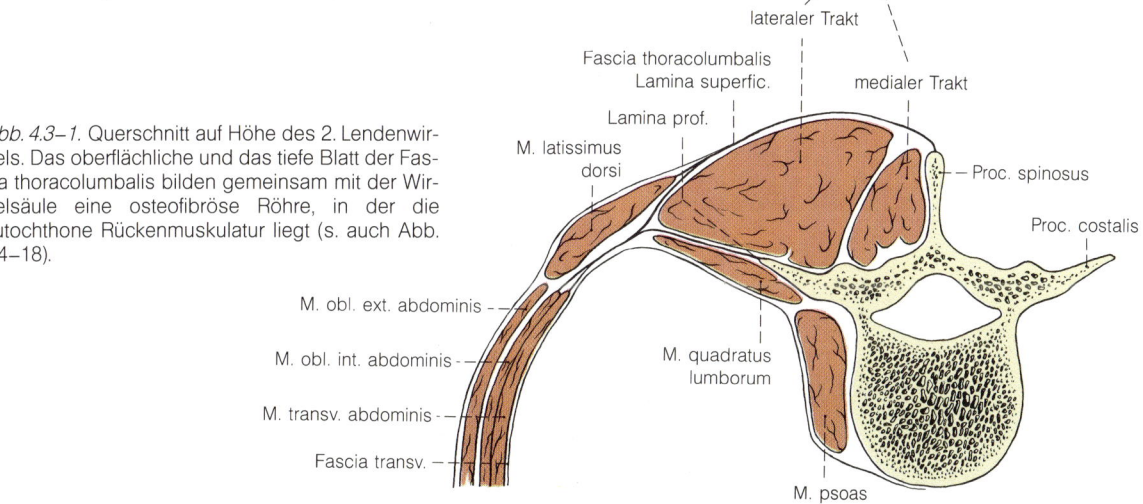

Tabelle 4.3–1. Autochthone Muskulatur, M. erector spinae
(dorsale Herkunft: von Rami dorsales der Spinalnerven versorgt).

I. *Medialer Trakt des M. erector spinae*

1. Spinales System
    Mm. interspinales
      M. interspinalis lumborum
      M. interspinalis thoracis
      M. interspinalis cervicis
      M. sacrococcygeus dorsalis
    M. spinalis
      M. spinalis thoracis
      M. spinalis cervicis
      (M. spinalis capitis)

2. Transversospinales System
    Mm. rotatores breves/longi
      Mm. rotatores lumborum
      Mm. rotatores thoracis
      Mm. rotatores cervicis
    M. multifidus
    M. semispinalis
      M. semispinalis thoracis
      M. semispinalis cervicis
      M. semispinalis capitis

II. *Lateraler Trakt des M. erector spinae*

1. Sakrospinales System
    M. longissimus
      M. longissimus thoracis
      M. longissimus cervicis
      M. longissimus capitis
    M. iliocostalis
      M. iliocostalis lumborum
      M. iliocostalis thoracis
      M. iliocostalis cervicis

2. Spinotransversales System
    Mm. splenii
      M. splenius cervicis
      M. splenius capitis

3. Intertransversales System
    Mm. intertransversarii
      Mm. intertransversarii laterales lumborum
        (ventrale Herkunft)
      Mm. intertransversarii mediales lumborum
      Mm. intertransversarii thoracis
      Mm. intertransversarii posteriores cervicis
      Mm. intertransversarii anteriores cervicis
        (ventrale Herkunft)

III. *Mm. capitis*

1. Spinales System medialer Trakt
    M. rectus capitis posterior major
    M. rectus capitis posterior minor

2. Intertransversales System
    M. obliquus capitis superior
      (lateraler Trakt)
    M. rectus capitis lateralis
      (ventrale Herkunft)

3. Spinotransversales System
    M. obliquus capitis inferior
      (medialer Trakt)

4. Mm. levatores costarum
    Mm. levatores costarum breves
    Mm. levatores costarum longi

Tabelle 4.3–2. Nichtautochthone Muskulatur
(ventrale Herkunft: von Rami ventrales der Spinalnerven versorgt)[1].

I. *Spinokostale Muskeln*

  M. serratus posterior superior
  M. serratus posterior inferior

II. *Spinohumerale Muskeln*

1. Rumpf-Armmuskeln[2]
    M. latissimus dorsi (s. S. 430ff.)

2. Rumpf-Schultergürtelmuskeln[3] (s. S. 430ff.)
    M. rhomboideus major
    M. rhomboideus minor
    M. levator scapulae
    M. trapezius

---

[1] Einige nichtautochthone Muskeln wurden aus funktionellen und topografischen Gründen bereits unter der autochthonen Muskulatur genannt (Muskeln ventraler Herkunft – s. S. 297ff.).

[2] Zu den Rumpf-Armmuskeln gehört auch der von der ventralen Rumpfwand entspringenden M. pectoralis major.

[3] Zu den Rumpf-Schultergürtelmuskeln gehört auch der von der ventralen Brustwand entspringende
M. pectoralis minor (s. S. 433ff.).

Muskulatur in den Vordergrund stellt. Für das Verständnis seiner weiteren Funktion ist es zweckmäßig, den M. erector spinae in seine kleineren Einzelmuskeln zu gliedern, deren Abgrenzung z. T. willkürlich erfolgen muß. Nach Lage und Verlauf zu Systemen zusammengefaßt, stellen die autochthonen Muskeln eigentlich vielgliedrige Muskelgruppen dar, die maßgeblich die Beweglichkeit der Wirbelsäule bestimmen.

Im Zusammenhang mit der freieren Beweglichkeit des Kopfes gliedern sich am oberen Nacken die Systeme deutlich in Muskelindividuen. Im Lendenbereich erreichen die Muskelzüge zwar ihre größte Mächtigkeit, doch lassen sie sich hier entsprechend den groben Bewegungen der Lendenwirbelsäule nur schlecht voneinander abgrenzen. Mit der Präzision der Bewegungen differenzieren sich also einzelne Muskeln aus der Gesamtmasse der Stränge.

Zum besseren Verständnis der Rückenmuskeln des Menschen gelangt man durch den Vergleich mit primitiveren Zuständen, wie sie z. B. bei Fischen, Urodelen und Anuren vorliegen, deren gesamte Rückenmuskulatur noch metamer gegliedert ist. Dieser Zustand findet sich beim Menschen nur in den tiefsten Lagen, wo man von Wirbel zu Wirbel ziehende Muskelzüge antrifft. In den oberflächlichen Schichten hingegen werden die Muskelzüge fortschreitend länger, indem sie zunächst einen, dann mehrere Wirbel überspringen. Diese Muskeln bestehen somit aus hintereinandergeschalteten, zu höheren Einheiten verschmolzenen Segmenten.

Auf diese Weise werden größere Bereiche der Wirbelsäule von zusammenhängenden Muskelbündeln überspannt und zu einheitlicher Funktion zusammengefaßt.

Die Rinnen beiderseits der Dornfortsätze, in denen der M. erector spinae liegt, werden durch die *Fascia thoracolumbalis* zu je einem osteofibrösen Kanal ergänzt (Abb. 4.3–1, 4.4–9). Das oberflächliche Blatt dieser Faszie wird von Ursprungssehnen einzelner Muskeln aponeurotisch verstärkt und ist an den Processus spinosi der unteren Brustwirbelsäule und der Lendenwirbelsäule sowie an der Facies dorsalis ossis sacri befestigt. Kranial wird dieses Blatt deutlich dünner. Das tiefe Blatt spannt sich zwischen den Processus costales der Lendenwirbel, den letzten Rippen und dem Darmbeinkamm aus. Wegen seiner aponeurotischen Beschaffenheit wird der Teil des tiefen Blatts, der die 12. Rippe mit dem Processus costalis des 1. Lendenwirbels verbindet, als Lig. lumbocostale bezeichnet. Bei operativen Eingriffen am Rücken, z. B. beim dorsalen Zugang zur Niere, stellt das tiefe Blatt der Fascia thoracocolumbalis eine wichtige Orientierungsschicht dar.

Am seitlichen Rand der tiefen Rückenmuskeln vereinigen sich oberflächliches und tiefes Blatt der Fascia thoracolumbalis miteinander (Abb. 4.3–1).

Die innerhalb der osteofibrösen Kanäle rechts und links liegenden Muskelstränge lassen sich in zwei Anteile gliedern: den tiefer gelegenen *medialen Trakt*, der die Nische zwischen den Processus spinosi und den Wirbelbogen bis zu den Processus tranversi ausfüllt,

und den oberflächlich gelegenen *lateralen Trakt* (Abb. 4.3–2). Aufgrund ihrer Lage in der Tiefe des Nackens und ihres funktionellen Zusammenwirkens bei der Feinsteuerung der Beweglichkeit des Kopfes können einige kleine Muskeln als eigene Gruppe, *Mm. capitis*, zusammengefaßt werden. Ihrer Herkunft nach gehören sie teils dem medialen oder lateralen Trakt der autochthonen Rückenmuskulatur, teils ventralen Muskelgruppen an.

Die Fasern des medialen Trakts, der von den medialen Ästen der Rr. dorsales innerviert wird, verlaufen entweder von Dornfortsätzen zu Dornfortsätzen (= *spinales System*) oder schräg aufsteigend von Querfortsätzen zu Dornfortsätzen (= *transversospinales System*). Der laterale Trakt, dessen Innervation über die lateralen Äste der Rr. dorsales erfolgt, besteht am Rükken vorwiegend aus langen Muskelzügen, die von Os sacrum und Os ilium zu den Rippen und zum Kopf aufsteigen (= *sakrospinales System*). Im Nackenbereich liegen ihnen nach kranial divergierende platte Muskeln auf, die alle tiefer gelegenen Anteile des M. erector spinae fest umhüllen (= *spinotransversales System*). Zum lateralen Trakt werden auch die Muskeln gerechnet, die sich zwischen den Querfortsätzen ausspannen (= *intertransversales* System) und schließlich die nur im Thoraxbereich auftretenden *Mm. levatores costarum*.

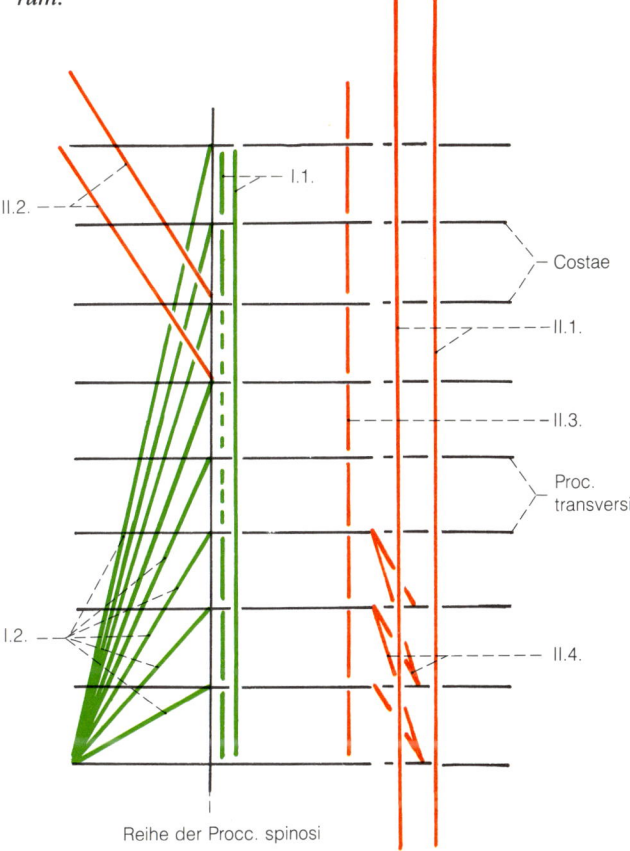

Abb. 4.3–2. Schema des Faserverlaufs der Systeme der autochthonen Rückenmuskulatur. Medialer Trakt, grün; Lateraler Trakt, rot. Nähere Erläuterungen siehe Tab. 4.3–1.

Zum Zweck eines besseren Verständnisses der Wirkung der autochthonen Rückenmuskulatur auf das Achsenskelett hat man die Wirbelsäule, ihre Verankerung im Beckenring und die an ihr wirkenden Muskeln mit einem Schiffsmast und seiner Verspannung verglichen. Der zum Vergleich in diesem Bild benutzte Schiffsmast ist allerdings beweglich, entsprechend dem Aufbau der Wirbelsäule aus Wirbeln und Zwischenwirbelscheiben. Die Muskeln stellen aktive Verspannungszüge dar, die an den Wirbelbogenfortsätzen (Rahen des Schiffsmastes) ansetzen.

Innerhalb des aktiven Anteils dieses Systems unterscheidet man kurze Züge, die benachbarte Fortsätze gerade oder schräg aufwärts verlaufend miteinander verbinden und den metameren Muskeln entsprechen. Die schrägen Züge, die einige Glieder überspringen,

eines Muskels oder eines Muskelzugs), so müssen zur Erhaltung des Gleichgewichts alle anderen Seilzüge (Muskeln) verstellt werden. Jede Änderung eines Glieds innerhalb des Systems Rückenmuskulatur/Becken/Wirbelsäule/Rippen bedingt eine Neuregulierung aller übrigen Anteile.

Bei der durch eine deutliche Lendenlordose gekennzeichneten Wirbelsäule des Menschen ist dorsal und kaudal der Lendenwirbelsäule Platz für ausgedehnte Muskelursprungsflächen. Der laterale Trakt, der hier seinen Ausgang nimmt, kann durch seine Lage hinter der Wirbelsäule auch als kräftiger Strecker wirken. Er

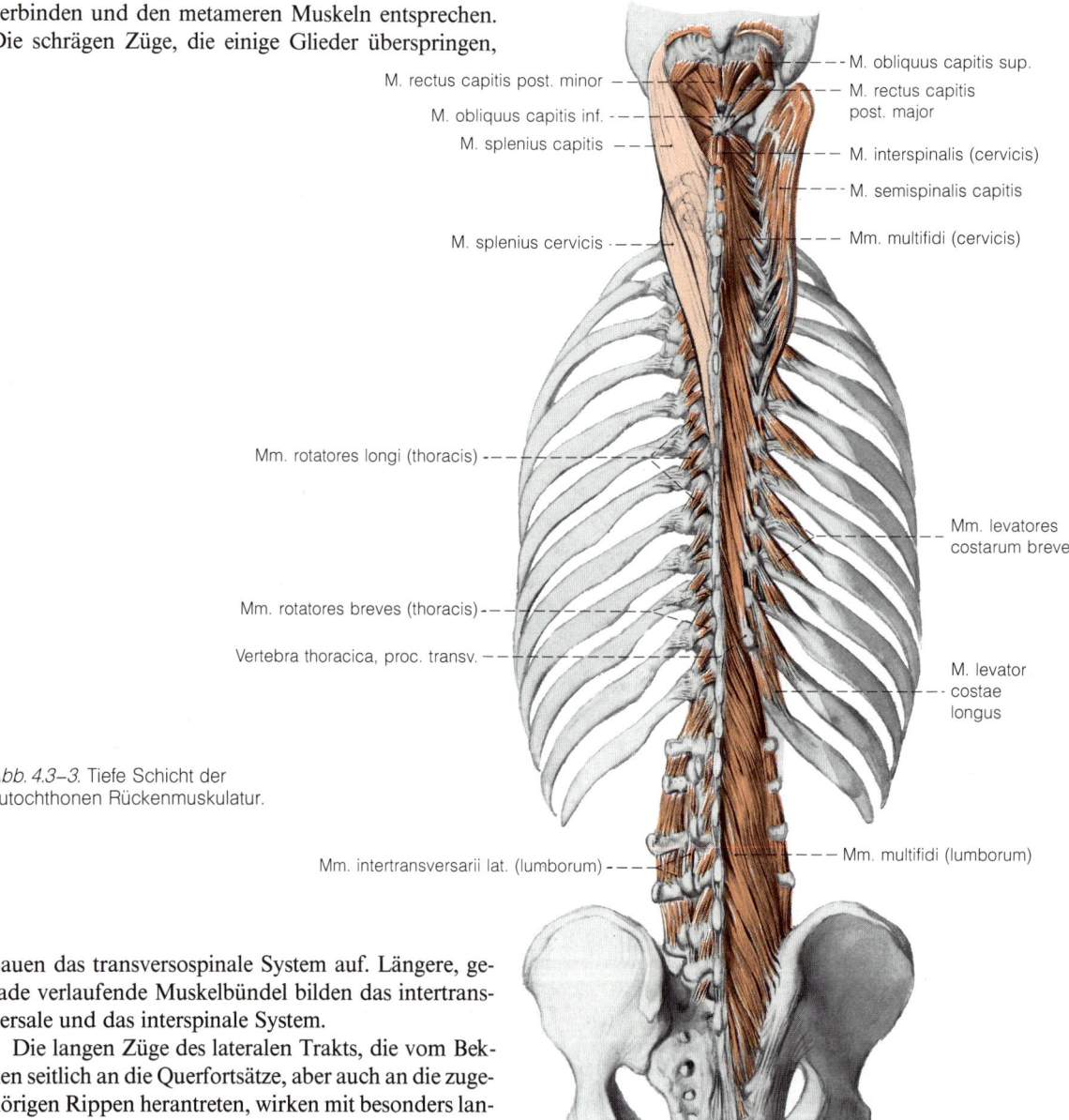

M. rectus capitis post. minor

M. obliquus capitis inf.

M. splenius capitis

M. splenius cervicis

M. obliquus capitis sup.

M. rectus capitis post. major

M. interspinalis (cervicis)

M. semispinalis capitis

Mm. multifidi (cervicis)

Mm. rotatores longi (thoracis)

Mm. levatores costarum breves

Mm. rotatores breves (thoracis)

Vertebra thoracica, proc. transv.

M. levator costae longus

Abb. 4.3–3. Tiefe Schicht der autochthonen Rückenmuskulatur.

Mm. intertransversarii lat. (lumborum)

Mm. multifidi (lumborum)

bauen das transversospinale System auf. Längere, gerade verlaufende Muskelbündel bilden das intertransversale und das interspinale System.

Die langen Züge des lateralen Trakts, die vom Becken seitlich an die Querfortsätze, aber auch an die zugehörigen Rippen herantreten, wirken mit besonders langen Hebelarmen auf die Wirbelsäule.

Wenn sich alle Seilzüge am Schiffsmast im Zustand der Ruhespannung befinden (dem entspräche der Tonus der Muskulatur), so ist das System im Gleichgewicht. Wird aber ein Seilzug verkürzt (= Kontraktion

füllt die Grube aus, die durch das Auftreten des Lumbosakralwinkels in der Phylogenese entstanden ist. Ebenso ist im Bereich der Halslordose die Muskulatur stärker entwickelt. Die relativ besser beweglichen Abschnitte der Wirbelsäule sind also von der kräftigsten Muskulatur umgeben.

4.3.1.1 Medialer Trakt der autochthonen Rückenmuskulatur

Der mediale Trakt erfüllt die Tiefe der Rinnen beiderseits der Dornfortsätze und ist häufig durch eine locke

re Bindegewebsschicht nach dorso-lateral abgegrenzt. Die kürzesten Faserbündel liegen der Wirbelsäule direkt auf und werden von längeren bedeckt (Abb. 4.3–3, 4.3–4).

Spinales System

Zum spinalen System sind eine Reihe von kürzeren und längeren Muskeln zusammengefaßt, die gerade verlaufend die Dornfortsätze verbinden.

Mm. interspinales, Zwischendornmuskeln (Abb. 4.3–4). Die kleinen paarigen Muskeln verbinden im

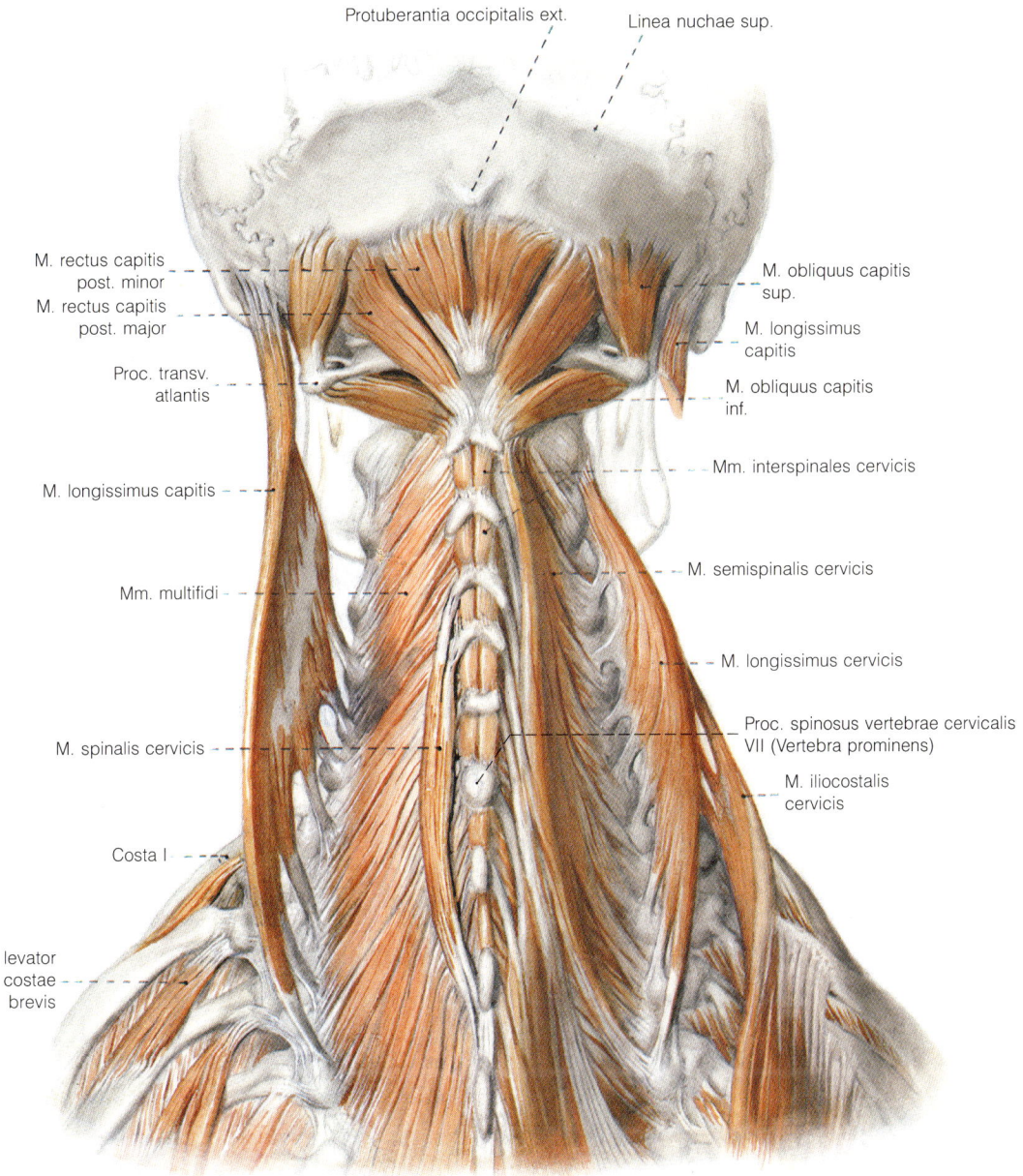

Abb. 4.3–4. Tiefe Hals- und Nackenmuskeln.

Bereich der Halswirbelsäule als *Mm. interspinales cervicis* die gegabelten Spitzen benachbarter Dornfortsätze und flankieren Anteile des Ligamentum nuchae. Beim Menschen sind sie hier deutlich ausgeprägt. Auch zwischen den Dornfortsätzen der Lendenwirbelsäule sind die *Mm. interspinales lumborum* meist kräftig entwickelt, während *thorakale Interspinalmuskeln* zwischen den engstehenden Spitzen der Dornfortsätze nur selten

nachweisbar sind. Die Mm. interspinales wirken als reine Strecker der Wirbelsäule.

Am kaudalen Ende der menschlichen Wirbelsäule finden sich nur noch Spuren von Muskulatur. Oft ist hier ein *M. sacrococcygeus dorsalis* mit einigen dünnen, teilweise sehnigen Zügen ausgebildet. Er kann als Rest eines bei geschwänzten Säugetieren kräftig entwickelten M. levator caudae aufgefaßt werden, in den Anteile metamerer Muskeln, wie der Mm. interspinales, eingegliedert sind. (Auf der Vorderfläche des Steißbeins entspricht ihm ein *M. sacrococcygeus ventralis*, der nicht zur Rückenmuskulatur zählt und von ventralen Spinalnervenästen versorgt wird.)

M. spinalis, Dornmuskel (Abb. 4.3–5). Er findet sich hauptsächlich im Brustbereich, *M. spinalis thoracis*, wo er unter Überspringen mehrerer Segmente seitlich von Dornfortsatz zu Dornfortsatz zieht. Zusammen mit dem M. longissimus entspringt er von den Processus spinosi der oberen 2 bis 3 Lenden- und unteren 2 Brustwirbel. Seine Ansätze reichen vom 9. bis zum 3. Brustwirbeldornfortsatz, wo er meist mit dem M. multifidus verwachsen ist. Als nicht immer konstant ausgebildeter

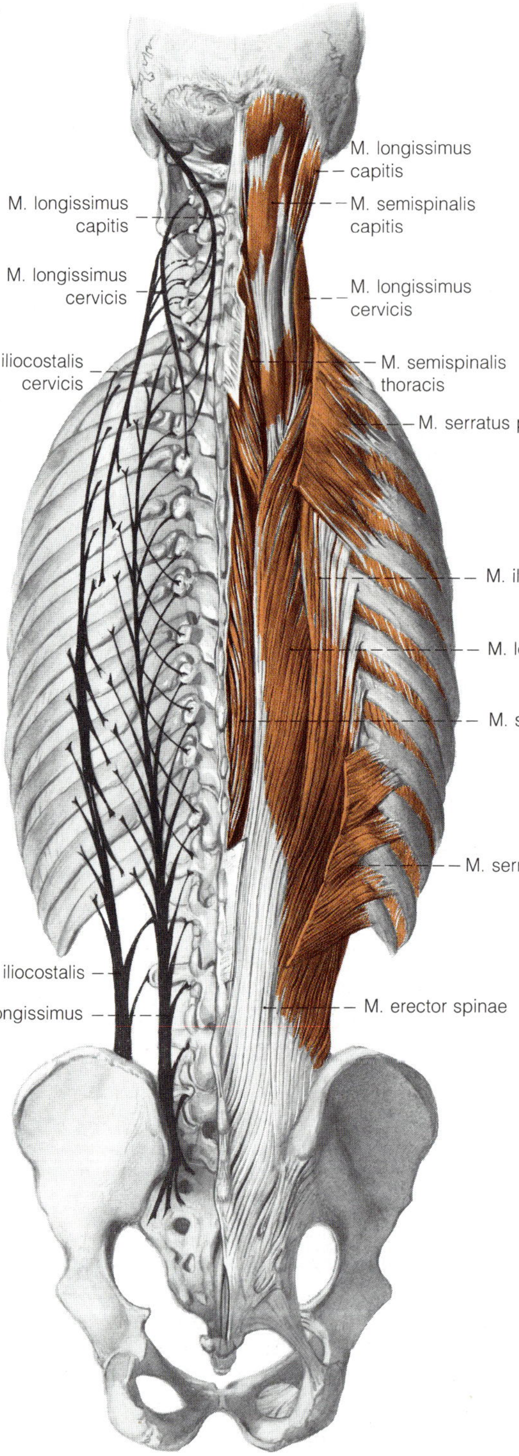

Abb. 4.3–5. Lateraler Trakt der autochthonen Rückenmuskulatur. Auf der linken Seite sind der M. longissimus und der M. iliocostalis mit Ursprüngen und Ansätzen schematisch dargestellt.

M. spinalis cervicis (Abb. 4.3–4) verbindet er die Dornfortsätze der beiden oberen Brustwirbel sowie des 7. und 6. Halswirbels mit denen des 4. bis 2. Halswirbels.

Der seltener vorhandene *M. spinalis capitis* zieht von den Dornfortsätzen der oberen Brust- und unteren Halswirbel zusammen mit dem M. semispinalis capitis zum Ansatzgebiet zwischen Linea nuchae superior und inferior der Squama des Os occipitale.

Die Funktion des M. spinalis gleicht der der Mm. interspinales. Bei einseitiger Innervation bewirkt er eine geringe Seitneigung, bei beidseitiger Kontraktion eine Streckung der Wirbelsäule.

Transversospinales System

Die Anteile dieses Systems ziehen nach kranial konvergierend von Querfortsätzen zu Dornfortsätzen und führen je nach der Zahl der übersprungenen Wirbel verschiedene Namen.

Mm. rotatores, Drehmuskeln (Abb. 4.3–3, 4.3–6). Sie finden sich vor allem im Brustbereich, *Mm. rotatores thoracis*, seltener bzw. weniger deutlich ausgebildet an der Hals- und Lendenwirbelsäule, *Mm. rotatores cervicis et lumborum*, und verlaufen von den Querfortsätzen zu den Wurzeln der Dornfortsätze.

Am tiefsten liegen die *Mm. rotatores breves*, die nahezu transversal eingestellt, benachbarte Wirbel miteinander verbinden. Über zwei Segmente hinweg ziehen die *Mm. rotatores longi*.

M. multifidus (Abb. 4.3–3). Er ist im Lendenbereich am stärksten ausgebildet. Seine tieferen Faserbündel ziehen schräg aufwärts über 2 bis 3 Wirbel, die oberflächlichen Bündel über 3 bis 5 Wirbel hinweg. Seine Ursprünge liegen an der Facies dorsalis ossis sacri sowie an den Querfortsätzen der Lenden-, Brust- und kaudalen Halswirbel. Der M. multifidus setzt an den Dornfortsätzen der Lenden-, Brust- und Halswirbel bis zum Axis an.

M. semispinalis, Halbdornmuskel (Abb. 4.3–4, 4.3–5). Seine Muskelfasern liegen innerhalb des transversospinalen Systems zuoberst und überspringen 4 bis 6, seltener 7 Wirbel. Er ist im Lendenbereich nicht ausgebildet, seine Ursprünge beginnen am 11. bis 7. Brustwirbel.

Von hier aus zieht er als *M. semispinalis thoracis* zu den Dornfortsätzen der oberen 3 Brust- und unteren 2 Halswirbel. Als *M. semispinalis cervicis* werden die letzten und kräftigsten Zacken bezeichnet, die an den Dornfortsätzen der Halswirbel bis zum Axis inserieren.

Der M. semispinalis cervicis wird völlig vom *M. semispinalis capitis* bedeckt, der von den Querfortsätzen und – vor allem weiter kranial – von den lateralen Flächen der Processus articulares inferiores des 6. Brust- bis 3. Halswirbels entspringt und zwischen Linea nuchae superior und inferior des Os occipitale ansetzt. Der Muskel enthält eine oder zwei Zwischensehnen und ist oft längs gespalten. Beim Lebenden ist er als rundlicher Strang neben der Mittellinie am Nacken zu erkennen. Besonders deutlich springt er hervor, wenn der Kopf nach vorn bewegt wird und eine weitere Neigung verhindert werden soll. Der M. semispinalis capitis kann auch als selbständiger Muskel der Nackengegend aufgefaßt werden. Er wurde deshalb früher als M. transverso-occipitalis bezeichnet.

Die verschiedenen Anteile des transversospinalen Systems dienen vor allem der Streckung (= Dorsalflexion) der Wirbelsäule; bei einseitiger Innervation werden Seitneigung (besonders vom M. multifidus und M. semispinalis) und Drehung (besonders von den Mm. rotatores und M. multifidus) der Wirbelsäule unterstützt. Je mehr die Fasern des transversospinalen Systems transversal eingestellt sind, desto größer wird ihr drehendes Moment.

Die maßgebliche Wirkung der tief gelegenen kleineren Muskelbündel des transversospinalen Systems liegt jedoch zweifellos in der Feinsteuerung der Beweglichkeit (Joint play) benachbarter Wirbel (s. Kap. 4.1–4, Funktion der Wirbelsäule). Sie wirken in den einzelnen Bewegungssegmenten darüber hinaus als aktive Bremse beim Erreichen der Endstellungen verschiedener Bewegungen.

4.3.1.2 Lateraler Trakt der autochthonen Rückenmuskulatur

Der laterale Trakt bildet in seiner unteren Partie eine gemeinsame Muskelmasse, die von der Rückfläche des Kreuzbeins, aus der von Bändern erfüllten Grube zwischen Kreuzbein und Darmbeinschaufel und von der angrenzenden Seitenfläche des Os ilium bis zum Darmbeinkamm hin entspringt. Außerdem geht die gemeinsame, oberflächliche Ursprungsaponeurose von den Dornfortsätzen der Lendenwirbel und von der Crista sacralis mediana aus.

Sakrospinales System

Schon im Lendenteil trennt sich die Muskelmasse in den lateralen M. ilicostalis und den medialen M. longissimus. Dazwischen treten die Rr. cutanei laterales der Rr. dorsales der Spinalnerven hindurch. Beide Muskeln erschöpfen sich kranial. Nur der M. longissimus erreicht mit einem schmalen Bündel den Schädel und nimmt teil an der Bildung der Nackenmuskeln.

M. longissimus (Abb. 4.3–5). Der von seinem Ursprungsgebiet aus aufsteigende Muskel gibt im Lenden- und Brustbereich mediale und laterale Zacken ab, *M. longissimus thoracis*. Die medialen inserieren an den Processus accessorii der Lendenwirbel und den Processus transversi der Brustwirbel. Die lateralen Zacken verlaufen in der Lendenwirbelsäule zu den Processus costales, im Brustbereich zum medial vom jeweiligen Angulus costae gelegenen Bereich der 12. bis 2. Rippe.

Der M. longissimus cervicis geht von Ursprüngen an den Querfortsätzen fast aller Brustwirbel aus und zieht

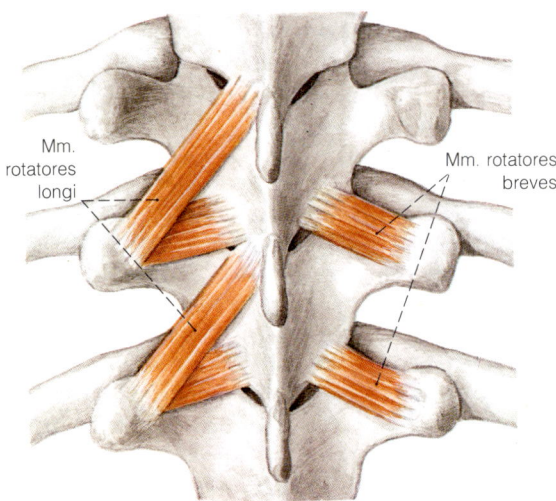

Abb. 4.3–6. Mm. rotatores breves und longi der Brustwirbelsäule.

Mm. rotatores longi

Mm. rotatores breves

mit seinen Endzacken zu den Tubercula posteriora der Querfortsätze des 5. bis 2. Halswirbels.

Der Kopfteil schließlich entspringt als *M. longissimus capitis* an den Querfortsätzen der ersten 3 Brustwirbel sowie den Querfortsätzen und Gelenkfortsätzen des 7. bis 4. Halswirbels. Der Muskel besitzt häufig eine Zwischensehne und endet am Processus mastoideus des Os temporale.

Die oberflächlichen Teile des M. longissimus thoracis bedecken den medialen Trakt und sind ausgedehnt mit dem M. spinalis verwachsen. Seine tiefen Fasern entsprechen ebenso wie die des M. longissimus cervicis denen der Mm. intertransversarii.

Da der Muskel einerseits an den periphersten Teilen der Wirbelfortsätze, die vom medialen Trakt freigelassen werden, befestigt ist und seitlich an den Rippen angreift, andererseits eng an den M. spinalis angelagert ist, gewinnt er für die Seitneigung lange Hebelarme. Vor allem aber besitzt er ein günstigeres Moment für die Streckung (Dorsalflexion) als der mediale Trakt. Er bildet zusammen mit dem M. iliocostalis die Sehne des Bogens, der infolge der Aufrichtung zwischen Kreuzbein und Lendenwirbelsäule entstanden ist. In aufrechter und vorgebeugter Haltung ist er der maßgebliche Antagonist der auf den Thorax wirkenden Schwerkraft. Der M. longissimus capitis zieht den Kopf rückwärts, neigt und dreht ihn nach der gleichen Seite.

M. iliocostalis (Abb. 4.3–5). Die Fasern des untersten Abschnitts, *M. iliocostalis lumborum*, entspringen im wesentlichen vom Darmbeinkamm und ziehen zu den Rippenwinkeln der 6 bis 9 unteren Rippen.

Neue, medial von den Ansätzen an den unteren Rippen herkommende Fasern führen den Muskel weiter kranial zu Insertionen an den oberen 6 Rippen. Dieser Zug kann aus dem Gesamtsystem als *M. iliocostalis thoracis* herausgelöst werden.

Das als *M. iliocostalis cervicis* bezeichnete obere Ende des Muskels bildet sich aus Ursprungszacken, die von der 7. bis 3. Rippe kommen und zu den Querfortsätzen des 6. bis 7. Halswirbels ziehen.

Da der M. iliocostalis am weitesten lateral liegt, umgreift er mit seinem Halsteil die übrigen Nackenmuskeln von der Seite her und kommt so wieder an die Wirbelsäule heran, von der er im Brustteil abgedrängt war. Der Muskel senkt die unteren Rippen und wirkt über sie auf die Wirbelsäule ein. Kontrahieren sich die Muskeln beider Seiten, wird die Wirbelsäule gestreckt; bei einseitiger Wirkung wird sie zur Seite geneigt.

Spinotransversales System

Die Muskelbündel des spinotransversalen Systems setzen die Richtung der Muskeln des transversospinalen Systems der Gegenseite fort – über die Dornfortsätze des Ursprungsbereichs hinweg. Diese beiden Systeme ergänzen sich also zu einem Muskelzug, der, von den Dornfortsätzen unterbrochen, die Wirbelsäule überkreuzt und z. B. bei Drehung der Halswirbelsäule eine gemeinsame Wirkung entfaltet. Verfolgt man die Richtung dieser Muskelzüge nach kaudal, so findet man

weitere schräggestellte Muskelteile und gelangt schließlich nach Unterbrechungen durch die Rippen zur schrägen Bauchdeckenmuskulatur. Damit ergeben sich spiralig in die Rumpfwand eingebaute Muskelschlingen, die aufgrund ihrer langen Hebelarme sehr wirksam für die Rumpfdrehung eingesetzt werden können.

Das spinotransversale System wird durch die Mm. splenii cervicis et capitis repräsentiert. Die *Mm. splenii*, Riemenmuskeln, bilden ein Muskelband, das sich am Nacken schräg aufsteigend um die tieferen Muskeln, vor allem um den M. semispinalis, schlingt (Abb. 4.3–3). Der kleinere *M. splenius cervicis* entspringt von den Dornfortsätzen des 6. bis 3. Brustwirbels, zieht am seitlichen Rand des M. splenius capitis in die Tiefe und inseriert an den Tubercula posteriora der Querfortsätze des 3. bis 1. Halswirbels.

Der größere *M. splenius capitis* kommt von den Dornfortsätzen des 3. Brust- bis 7. Halswirbels sowie vom Lig. nuchae und ist an der lateralen Hälfte der Linea nuchae superior bis hin zum Processus mastoideus des Os temporale befestigt.

Die Mm. splenii strecken bei beidseitiger Kontraktion die Halswirbelsäule und ziehen den Kopf nach hinten. Bei einseitiger Innervation drehen sie nach der gleichen Seite. Die Splenii erhöhen die Wirksamkeit der darunterliegenden Muskeln, indem sie diese bei ihrer Funktion an die Halswirbelsäule pressen (Riemenmuskeln).

Die Mm. splenii können je nach Ausgangslage Synergisten wie auch Antagonisten des M. sternocleidomastoideus sein (Abb. 4.9–45).

Intertransversales System

Die kurzen metameren Muskeln, *Mm. intertransversarii*, spannen sich zwischen den seitlichen Fortsätzen der Wirbel aus. Da diese Fortsätze im Hals- und Lendenbereich je zwei Anteile haben, lassen sich hier jeweils auch zwei verschiedene Muskeln unterscheiden: die Mm. intertransversarii laterales lumborum (ventraler Herkunft) und die Mm. intertransversarii mediales lumborum (dorsaler Herkunft) bzw. die Mm. intertransversarii anteriores cervicis (ventraler Herkunft) und die Mm. intertransversarii posteriores cervicis (dorsaler Herkunft) (Abb. 4.3–3).

Die *Mm. intertransversarii mediales lumborum* spannen sich zwischen den Processus mamillares aus, die *Mm. intertransversarii laterales lumborum* zwischen den Processus costales, den mit den Wirbeln verschmolzenen Rippenrudimenten. Damit entsprechen sie Zwischenrippenmuskeln. In vergleichbarer Weise verbinden die *Mm. intertransversarii anteriores cervicis* die Tubercula anteriora, die *Mm. intertransversarii posteriores cervicis* die Tubercula posteriora der Halswirbelquerfortsätze. Im Brustbereich sind die *Mm. intertransversarii thoracis* überwiegend sehnig ausgebildet.

Auch bei den Mm. intertransversarii gibt es segmentübergreifende Züge, die mehrere Wirbel überspringen und die Querfortsätze untereinander verklammern.

Diese Bündel, die ebenso wie beim M. spinalis nicht selbständig sind, stecken im M. longissimus und bilden dessen mediale Komponente. Am klarsten tritt diese als M. longissimus cervicis hervor, der nichts anderes ist als ein polysegmentaler M. intertransversarius. Er verknüpft obere Brustwirbelquerfortsätze mit solchen der Halswirbel. Auch im M. longissimus thoracis steckt ein solcher Anteil. Die Mm. intertransversarii bewirken bei einseitiger Innervation Seitneigung, bei beidseitiger Kontraktion Streckung (Dorsalflexion) der Wirbelsäule.

Mm. levatores costarum

Diese Muskeln (Abb. 4.3–4) stammen zum Großteil vom lateralen Trakt der autochthonen Rückenmuskulatur ab und werden vornehmlich durch die lateralen Äste der entsprechenden Rr. dorsales innerviert[1]. Sie liegen unter den langen Rückenmuskeln und entspringen von den Querfortsätzen des 7. Halswirbels und der oberen Brustwirbel.

Als *Mm. levatores costarum breves* verlaufen sie zu den nächstunteren Rippen. Im kaudalen Brustbereich kommen auch längere, eine Rippe überspringende Muskelzüge vor, *Mm. levatores costarum longi.*

Beide Muskelgruppen wirken im Gegensatz zu ihrem Namen weniger auf die Rippen als auf die Wirbelsäule, die sie im Sinn von Streckung, Seitneigung und Drehung bewegen können.

4.3.1.3 Mm. capitis

Unter den Muskeln, die sich nur zwischen Hinterhaupt und den beiden obersten Halswirbeln ausspannen, finden sich Vertreter des spinalen, des intertransversalen und des spinotransversalen Systems. Sie wirken im Gegensatz zu den langen, über die Kopfgelenke hinwegziehenden Muskeln auf deren Feinsteuerung und sind als eigenständige Muskelindividuen gut abgrenzbar (Abb. 4.3–4). (Noch bei den Reptilien, die keinen freien Halsstiel besitzen und bei denen die Bewegungen des Kopfes gegen die Wirbelsäule deshalb nicht mit der Freiheit und Feinheit erfolgen wie bei den Säugern, findet sich hier eine nahezu ungegliederte Muskulatur.) Die Mm. capitis werden mit Ausnahme des M. rectus capitis lateralis (R. ventralis aus C_1) vom N. suboccipitalis, dem dorsalen Ast des obersten Zervikalnerven, innerviert.

Spinales System

Der *M. rectus capitis posterior major* entspringt mit kurzer Sehne vom Dornfortsatz des Axis, fächert sich breit auf und inseriert an der Linea nuchae inferior. Der *M. rectus capitis posterior minor* zieht als oberster M. interspinalis vom Tuberculum posterius atlantis zum Occiput, wo er medial vom erstgenannten Muskel unter-

---

halb der Linea nuchae inferior ansetzt. Beide Muskeln sind dem medialen Trakt zuzuordnen. Sie bewirken gemeinsam eine Dorsalflexion in den Kopfgelenken; der M. rectus capitis posterior major hat bei einseitiger Innervation zusätzlich eine zur gleichen Seite drehende Wirkung.

Intertransversales System

Der *M. obliquus capitis superior* gehört dem lateralen Trakt an, entspricht also einem obersten M. intertransversarius posterior und verbindet den Querfortsatz des Atlas mit der Squama des Os occipitale, an der er etwas oberhalb des M. rectus capitis posterior major entlang der Linea nuchae inferior ansetzt. Er wirkt als Strecker und bei einseitiger Kontraktion als Seitneiger des Kopfes. Der *M. rectus capitis lateralis* setzt die Reihe der ventralen Mm. intertransversarii fort. Er entspringt von der vorderen Spange des Atlasquerfortsatzes und zieht aufwärts zum Os occipitale, wo er lateral vom Foramen jugulare am Proccesus jugularis inseriert. Bei einseitiger Innervation führt er zur Seitneigung des Kopfes.

Spinotransversales System

Der *M. obliquus capitis inferior* verbindet den Dornfortsatz des Axis mit dem Querfortsatz des Atlas. Der Muskel ist Anteil des medialen Trakts, erreicht aber nicht den Kopf, wie man aus seinem Namen schließen könnte. Beidseitige Kontraktion des Muskels stabilisiert das Gelenk zwischen Axis und Atlas, einseitige Innervation führt zu einer kräftigen Drehung von Atlas und Kopf zur gleichen Seite. In der Tiefe der dreieckigen Lücke zwischen M. obliquus capitis inferior, M. obliquus capitis superior und M. rectus capitis posterior major findet sich dem Atlasbogen aufliegend die Arteria vertebralis.

4.3.2 Nicht autochthone Rückenmuskeln

Diese Muskulatur gliedert sich in Anteile, die sich zwischen Wirbelsäule und Rippen ausspannen, *spinokostale Muskeln,* und solche, die die Wirbelsäule mit den Knochen des Schultergürtels bzw. mit dem Oberarm verbinden, *spinohumerale Muskeln.* Alle diese Muskeln sind sekundär in den Rückenbereich eingewandert und werden von ventralen Spinalnervenästen innerviert.

Da die Wirkung der spinohumeralen Muskulatur nur verstanden werden kann, wenn Knochen und Gelenke des Schultergürtels und der Schulter bekannt sind, werden diese Muskeln im Zusammenhang mit der oberen Extremität besprochen.

Spinokostale Muskeln

Der *M. serratus posterior superior,* hinterer oberer Sägemuskel (Abb. 4.3–5), ein meist sehr dünner Muskel, entspringt mit einer zarten Sehnenplatte von den Dornfortsätzen der beiden unteren Hals- und der beiden oberen Brustwirbel. Er ist in seiner Ausbildung recht variabel, zieht schräg abwärts zur 2. bis 5. Rippe und setzt seitlich der Rippenwinkel an. Der Muskel hebt die 2. bis 5. Rippe, unterstützt die Inspiration und hilft bei der Streckung der Brustwirbelsäule mit.

Innervation: Ventrale Äste der Spinalnerven C_6–C_8 sowie Äste der obersten Interkostalnerven.

Der M. serratus posterior inferior, hinterer unterer Sägemuskel (Abb. 4.3–5), besitzt ein ähnliches Aussehen. Er entspringt von der Fascia thoracolumbalis in Höhe der beiden oberen Lenden- und der beiden unteren Brustwirbel, verläuft schräg aufwärts und inseriert mit sich überdeckenden Zacken am jeweils unteren Rand der letzten 4 Rippen. Der Muskel kann einerseits die Rippen senken, andererseits zieht er sie nach lateral und wird damit zum Antagonisten des Zwerchfells (s. Kap. 4.4).

Innervation: Äste aus den 11. und 12. Interkostalnerven sowie ventrale Äste der Spinalnerven L_1 und L_2.

Zwischen beiden auf der autochthonen Rückenmuskulatur liegenden Muskeln ist meist ein sehniges Verbindungsstück vorhanden, das in die Fascia thoracolumbalis eingefügt ist und einzelne Muskelfasern enthalten kann. Beide Serrati können durch eine Bindegewebsplatte ersetzt sein.

4.3.3 Wirkung der Rückenmuskeln

Im ganzen beeinflußt die Rückenmuskulatur – und zwar einschließlich der später zu besprechenden spinohumeralen Muskeln – die Haltung des Körpers und die Bewegungen des Rumpfes. Ihre Antagonisten sind die Bauch- und vorderen Halsmuskeln, der M. psoas, bei vielen Haltungen aber die Schwerkraft. Der M. erector spinae wirkt für sich allein – beidseitig als Ganzheit innerviert – im Sinne der Streckung (Dorsalflexion), bei einseitiger Kontraktion im Sinne einer Seitneigung (Lateralflexion) mit gleichzeitiger Drehung (Rotation) zur Gegenseite.

Aus der unterschiedlichen Beweglichkeit in den einzelnen Bewegungssegmenten (s. Kap. 4.1.3) und ihrer Steuerung durch die mono- und polysegmentalen Anteile des M. erector spinae ergibt sich eine funktionelle Gliederung der Wirbelsäule in Bewegungsregionen (s. Kap. 4.1). Damit kann die Zusammengehörigkeit von Bewegungssegmenten größerer Beweglichkeit und von solchen geringerer Beweglichkeit zu sinnvollen Funktionsbereichen hervorgehoben werden.

Neben der aktiven Beweglichkeit kommt der gesamten Rückenmuskulatur eine große Bedeutung für die Beibehaltung bestimmter Haltungen zu. Neigt man etwa den Rumpf nach vorn, so wird er allein durch die Schwerkraft weiter gebeugt. Die Rückenmuskeln werden dabei gedehnt und flachen sich bei starker Beugung ab, so daß die Dornfortsätze der Lendenwirbelsäule stärker hervortreten. Die Muskeln kontrahieren sich dabei derart, daß entweder der Rumpf in gebeugter Stellung gehalten wird oder durch Nachlassen der kontrahierenden Kräfte eine weitere Ventralflexion erfolgt. Die Rumpfbeugung wird also durch die Rücken-

muskeln reguliert, obwohl sie als Rückenstrecker benannt werden. Bei ihrer Lähmung ist es weder möglich, in etwas vorgeneigter Stellung die Brust- und Lendenwirbelsäule festzuhalten, noch diese allein durch Muskeln des Stammes wieder aufzurichten. Derartige Patienten lehnen im Stand den Oberkörper mit tiefer Lendenlordose zurück, so daß der Schwerpunkt genügend weit hinten liegt (Abb. 4.3–7). Was an aktiver Muskelleistung am Rücken fehlt, wird durch die Schwere des rückverlagerten Rumpfes ersetzt, die damit als Gegengewicht zur Spannung der vorderen Beugemuskeln wirkt. Damit Kopf und Schultern eine möglichst normale Stellung einnehmen, werden die Krümmung der oberen Brustwirbelsäule verstärkt und der Hals vorgebeugt. Beim Aufstehen nach dem Sitzen müssen sich diese Kranken mit den Händen an den Oberschenkeln hochstemmen und den Körper nach hinten werfen.

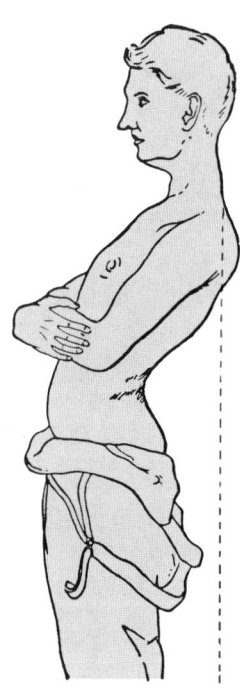

Abb. 4.3–7. Lähmung des M. erector spinae. Rücklagerung des Oberkörpers mit tiefer Lendenlordose (nach Du-CHENNE). Vgl. mit Abb. 4.4–9.

Die stärksten Muskelmassen liegen in den Konkavitäten des Lenden- und Halsstiels der Wirbelsäule. Die hier verlaufenden Züge regulieren und sichern die Krümmungen dieser Bereiche. Der wichtigste Abschnitt für die Aufrechterhaltung des Gleichgewichts beim Stehen und Gehen ist die Lendenwirbelsäule.

Schon beim Stehen machen die leichten Schwankungen des Körpers über der kleinen Unterstützungsfläche der Füße dauernd Regulationsbewegungen der Rückenmuskeln erforderlich. Die gegenläufige Drehung der Lendenwirbelsäule bei jedem Schritt wird ebenso von den tiefen Rückenmuskeln kontrolliert.

Die kyphotische Krümmung der Brustwirbelsäule kann durch die vorderen und seitlichen Rumpfmuskeln verstärkt werden. Die antagonistisch wirkenden Extensoren über und neben der nach dorsal gewölbten Brustwirbelsäule sind relativ schwach entwickelt. Die Streckung dieses Abschnitts wird durch die langen oberflächlichen Züge des Lenden- und Halsbereichs und durch die Rippenheber mitbewirkt.

Die Rückwärtsbeugung (Streckung) der Wirbelsäule, die am ausgiebigsten in den mit der stärksten Muskulatur versehenen Lenden- und Halsbereichen möglich ist, kann von einem bestimmten Neigungswinkel an durch die Schwere des rückwärts verlagerten Rumpfes weitergeführt werden.

Für die Seitwärtsbeugung sind die Züge am besten geeignet, die mit dem längsten Hebelarm unter Vermittlung der Rippen auf die Wirbelsäule wirken. Das ist unter den Rückenmuskeln der laterale Trakt. Nachdem die seitliche Rumpfbeugung durch Muskelkontraktion eingeleitet worden ist, kommt die Schwere des Rumpfes hinzu und führt die Biegung weiter; die Muskelzüge der konvexen Körperseite werden dabei gedehnt und bremsen die Bewegung durch den Grad ihrer Anspannung.

Bei einseitiger Lähmung des Erector spinae entsteht eine seitliche Verbiegung der Wirbelsäule, *Skoliose*, mit der Konvexität nach der gelähmten Seite, da auf der gesunden Seite vor allem die Muskeln des lateralen Trakts wegen ihres längeren Hebelarms den kranialen Teil der Wirbelsäule nach der gesunden Seite ziehen.

Zur Behandlung einer gestörten Streckfunktion sowie bei schlechter oder krankhafter Haltung (Haltungsschwäche) werden zur Kräftigung der Rückenmuskulatur Kriech- und Balancierübungen verordnet.

Erkrankt das Muskelsystem des Erector spinae, vor allem im Bereich seiner lumbalen und zervikalen Anteile, z. B. bei rheumatischen Schüben, so wird dem Kranken die Beteiligung dieser Muskulatur bei nahezu allen Körperbewegungen schmerzhaft bewußt.

4.3.4 Begrenzung und Oberflächenrelief des Rückens

Die Form des Rückens ist abhängig von Lebensalter, Geschlecht (vgl. Abb. 4.3–8 und 4.3–9), Konstitutionstyp und individuellen Besonderheiten.

Der Rücken wird nach kranial durch eine Horizontale begrenzt, die die Spitze des 7. Halswirbeldornfortsatzes (Vertebra prominens) jederseits mit der Schulterblatthöhe, Acromion, verbindet. Schulterblattregionen und hintere Teile der Schulter fallen also noch in den Bereich des Rückens. Nach kaudal liegt seine Grenze zur Regio glutaea im Bereich der Darmbeinkämme und ihres Übergangs in die Iliosakralgelenke sowie – median – in der Gesäßfurche an der tastbaren Steißbeinspitze. Eine Linie, die durch den proximalen

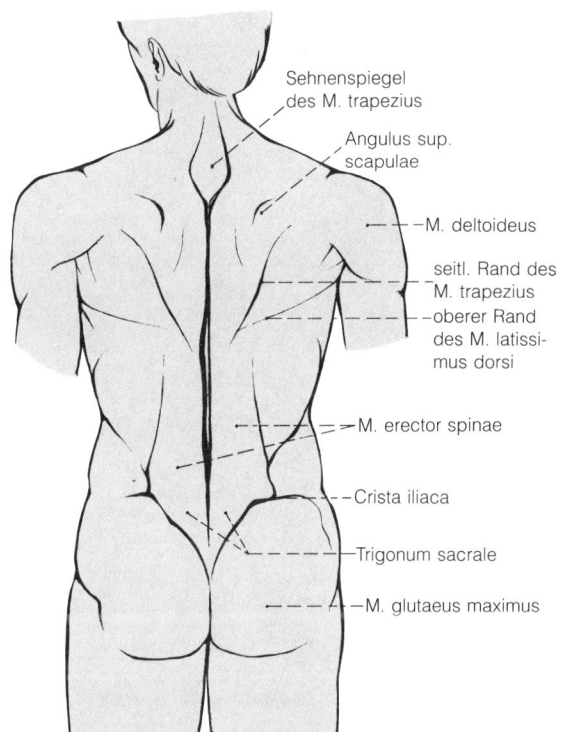

Abb. 4.3–8. Oberflächenrelief des Rückens (♂). Vgl. Abb. 4.8–19.

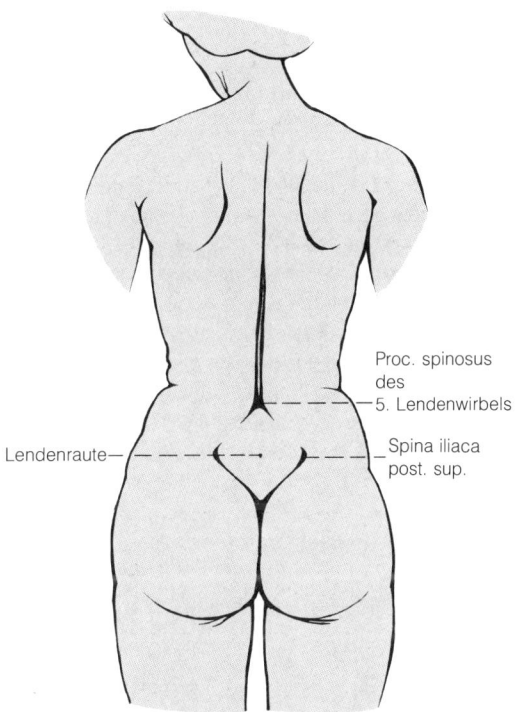

Abb. 4.3–9. Oberflächenrelief des Rückens (♀).

Ansatz der hinteren Achselfalte verläuft, trennt den Rücken von der seitlichen Rumpfwand.

Ein auffallendes Merkmal des Rückens ist eine mehr oder weniger tiefe mediane Furche, die sog. Mittelfurche, die von den beiden Muskelwülsten des Erector spinae flankiert wird und vom Processus spinalis des 7. Halswirbels über die tastbaren Dornfortsätze der Brust- und Lendenwirbelsäule bis zum Kreuzbein zu verfolgen ist, wo sie sich in Höhe des flachen Sakraldreiecks verliert (Abb. 4.3–8). Die Basis dieses Dreiecks bildet eine Linie, die die beiden Spinae iliacae posteriores superiores miteinander verbindet. Die Spitze des Dreiecks weist in die Gesäßfurche.

Die Seitenränder der an der Hinterfläche der Brustwand durch Muskeln beweglich aufgehängten Schulterblätter sind in der Regel gut zu tasten. Durch die Haut zeichnen sich meist die Form des Angulus inferior scapulae und die Kontur des unteren inneren Schulterblattrandes deutlich ab, während die Spinae scapulae nur bei mageren Individuen von außen sichtbar sind. Unterhalb der Scapulae tritt die Walzenform des Rumpfes wieder in Erscheinung. Sie plattet sich erst in der Gegend des Kreuzbeins nochmals ab. Oben liegt die größte Abflachung des Rückens seitlich der Mittelfurche, unten tritt eine ebene Fläche an die Stelle der mittleren Rinne. Zwischen diesen beiden Bereichen senkt sich die Mittelfurche am tiefsten ein, und zwar

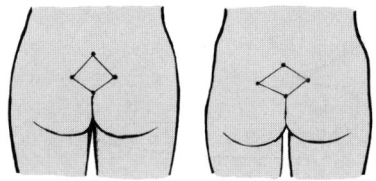

Abb. 4.3–10. MICHAELISsche Raute zwischen dem Proc. spinosus des 5. Lendenwirbels, dem Beginn der Gesäßfurche und jederseits der Spina iliaca posterior bei normaler Beckenform (links) und bei plattrachitischem Becken (rechts) (modifiziert nach PSCHYREMBEL: Klinisches Wörterbuch, 254°. De Gruyter, Berlin 1981).

um so mehr, je weniger vorgeneigt die Haltung und je entwickelter die Muskulatur des Erector spinae ist.

Über den Spinae iliacae posteriores superiores kann die Haut grübchenförmig eingezogen sein. Wenn – besonders deutlich bei Kindern und Frauen – auch über dem Dornfortsatz des letzten Lendenwirbels eine kleine Grube vorhanden ist, wird das Sakraldreieck zur sog. *Lendenraute* (= MICHAELIS*sche Raute*) ausgedehnt (Abb. 4.3–9), deren Form Hinweise auf die Gestalt des Beckens und auch der Wirbelsäule liefern kann: bei plattrachitischen Becken z. B. verlängert sich ihre Querachse (Abb. 4.3–10), während sie bei einer Skoliose asymmetrisch wird.

4.4 Das Gefüge der Bauchwand

JOCHEN STAUBESAND

Der untere Rand des Thorax und der obere Rand des Beckens sind durch einen Muskelgürtel verbunden, der hinten bis zum Lendenstiel der Wirbelsäule reicht. Mit Ausnahme der Streckung kann dieser nachgiebige und verstellbare Gürtel durch Vermittlung der Rippen alle Bewegungen auf die Wirbelsäule übertragen, wie Vorwärtsneigung, Seitwärtsneigung und Drehung. Dieser Muskelgürtel bildet die Grundlage der weichen Bauchdecke und besteht aus Muskel- und Sehnenplatten. Seitlich bauen zwei Muskeln mit schräger und einer mit querer Faserrichtung eine kreuzweise Verspannung auf. Durch diesen Wechsel der Faserrichtung wird eine

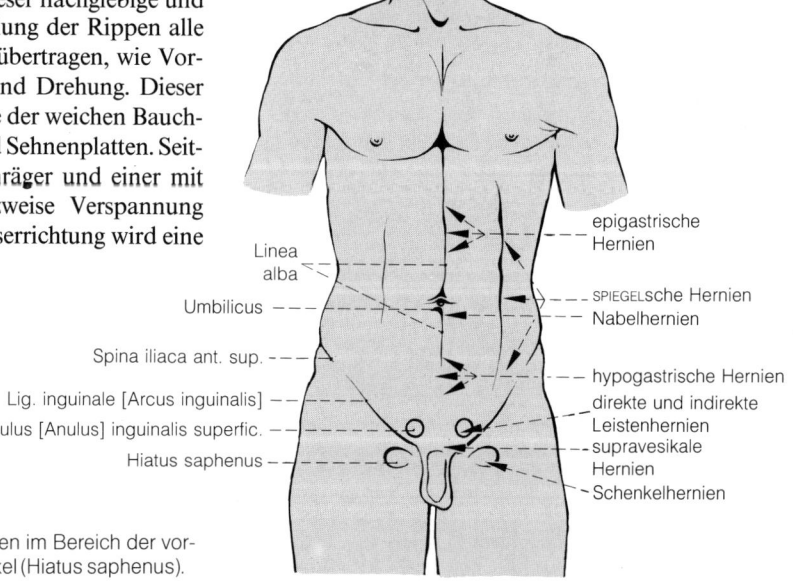

Linea alba

Umbilicus

Spina iliaca ant. sup.

Lig. inguinale [Arcus inguinalis]

Annulus [Anulus] inguinalis superfic.

Hiatus saphenus

epigastrische Hernien

SPIEGELsche Hernien
Nabelhernien

hypogastrische Hernien
direkte und indirekte Leistenhernien
supravesikale Hernien
Schenkelhernien

Abb. 4.4–1. Die wichtigsten Bruchpforten im Bereich der vorderen Bauchwand und am Oberschenkel (Hiatus saphenus).

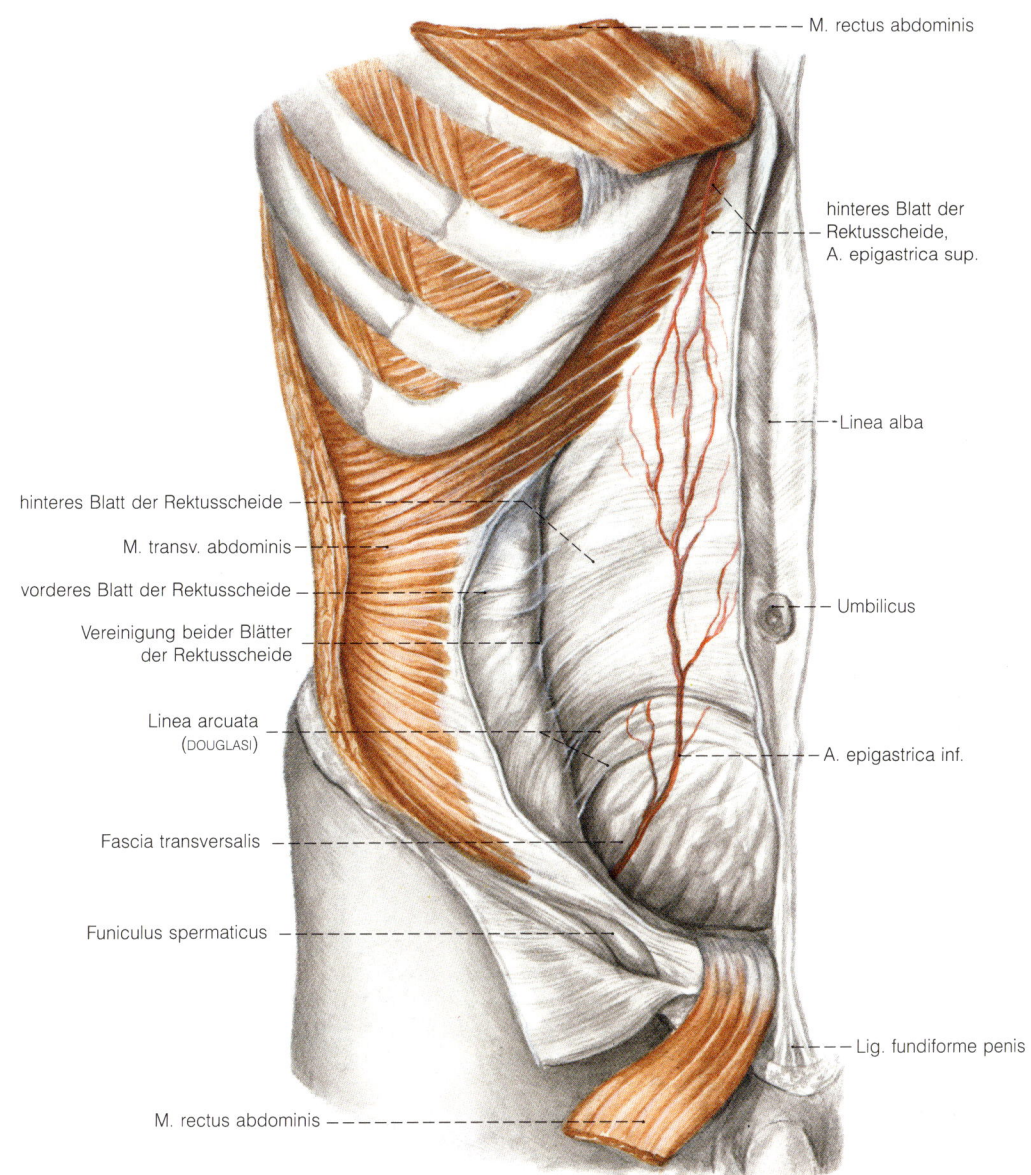

M. rectus abdominis

hinteres Blatt der
Rektusscheide,
A. epigastrica sup.

Linea alba

Umbilicus

A. epigastrica inf.

Lig. fundiforme penis

hinteres Blatt der Rektusscheide

M. transv. abdominis

vorderes Blatt der Rektusscheide

Vereinigung beider Blätter
der Rektusscheide

Linea arcuata
(DOUGLASI)

Fascia transversalis

Funiculus spermaticus

M. rectus abdominis

Abb. 4.4–2. Tiefe Schicht der vorderen Bauchmuskeln. Der M. rectus abdominis ist durchgeschnitten und zurückgelegt. Das vordere Blatt der rechten Rektusscheide ist zur Seite geklappt. Man sieht auf den M. transversus abdominis und das hintere Blatt der Rektusscheide.

erhöhte Widerstandsfähigkeit erzielt. Der Chirurg vermeidet, wenn möglich, beim Bauchschnitt dieses Gefüge zu zerstören, indem er jede Muskellage in deren Längsrichtung spaltet („Wechselschnitt"). Auch die Sehnenplatten bestehen aus sich kreuzenden Fasern. Sowohl ventral als auch dorsal ist in diese Sehnenplatten je ein Längsmuskelpaar eingescheidet (Abb. 4.3–1).

Bei der dorsalen Scheide handelt es sich um die beiden Blätter der Fascia thoracolumbalis, die den M. erector spinae umfassen (Abb. 4.3–1).

Die ventrale Scheide umgibt als Rektusscheide, *Vagina musculi recti abdominis*, den geraden Bauchmus-

kel *M. rectus abdominis* (Abb. 4.4–2), der dem Erector spinae als wirksamster Antagonist gegenübersteht.

In diesem Gürtel aus kreuzweise verspannten Muskeln und Sehnenplatten bleiben nur wenige Stellen, an denen Muskeln fehlen. Dies sind zumeist Orte geringen Widerstands, wo durch die Baucheingeweide die Wand zu Eingeweidebrüchen ausgewölbt werden kann.

4.4.1 Vordere Bauchmuskeln

M. transversus abdominis, M. obliquus internus abdominis, M. obliquus externus abdominis, M. rectus abdominis, M. pyramidalis.

M. transversus abdominis, querer Bauchmuskel (Abb. 4.3–1, 4.4–2 u. 4.4–15). Seine Ursprungslinie beginnt an der Innenfläche des 6. oder 7. Rippenknorpels und reicht entlang dem Ursprungsgebiet der Pars costalis des Zwerchfells bis zur Spitze der 12. Rippe. Sie läuft von hier über das tiefe Blatt der Fascia thoracolumbalis zu den Processus costales der Lendenwirbel, gelangt dann auf das Labium internum cristae iliacae und setzt sich auf das laterale Drittel des Leistenbandes fort. Der Übergang in die aponeurotische Endsehne erfolgt in einer medianwärts konkaven Linie (klinisch: SPIEGELsche Linie) (Abb. 4.4–1 u. 4.4–15). Die Aponeurose beteiligt sich an der Bildung der Rektusscheide. Im Bereich der SPIEGELschen Linie können sich Brüche (Hernien) in die Bauchdecken oder bis unter die Haut entwickeln, *Hernia ventralis lateralis* oder SPIEGELsche Hernie (Abb. 4.4–1).

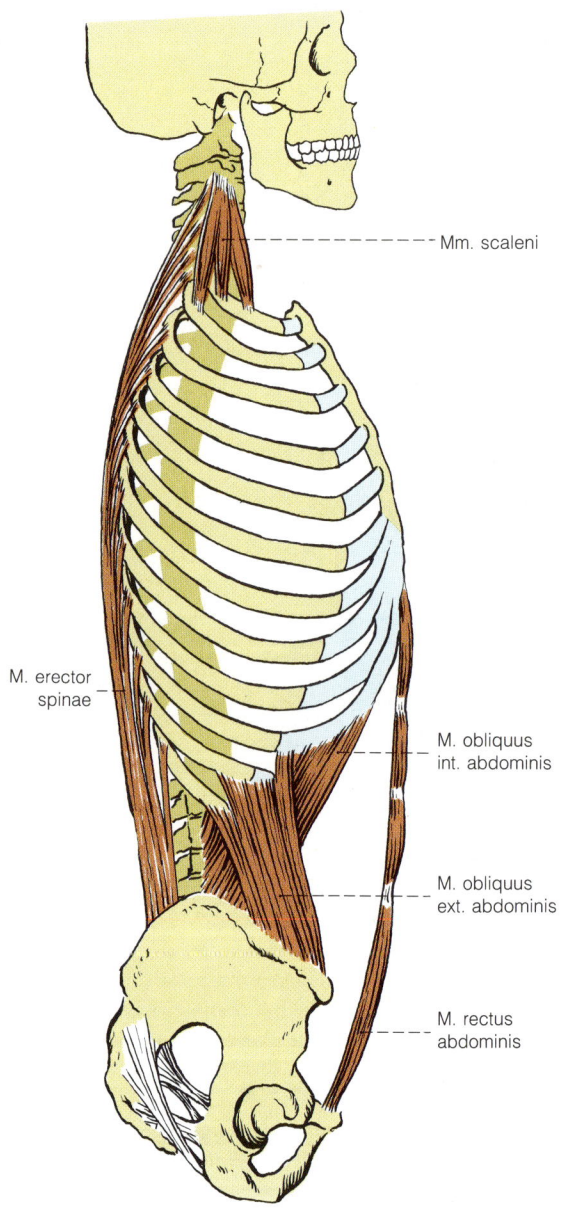

M. erector spinae

M. obliquus int. abdominis

M. obliquus ext. abdominis

M. rectus abdominis

Abb. 4.4–3. Mm. erector spinae und rectus abdominis zur Verdeutlichung ihrer antagonistischen Wirkung. Teile der Mm. obliquus externus abdominis und obliquus internus abdominis zur Verdeutlichung ihrer synergistischen Wirkung.

Die Muskelfasern des Transversus abdominis sind in dem Teil am längsten, der von der Fascia thoracolumbalis kommt. Nach oben und unten hin werden sie kürzer. Die langen Fasern beider Seiten können wie ein Gürtel die Taille einschnüren, sie wirken als „Constrictor abdominis"; die oberen, die erst nach Wegnahme des Rectus abdominis zum Vorschein kommen, nähern die beiden Rippenbogen einander; die unteren können zusammen mit den fast gleich gerichteten Fasern des Obliquus internus abdominis nur die Abflachung der unteren Bauchwand bewirken.

Innervation: Kaudale Interkostalnerven und Äste aus dem Plexus lumbalis (N. iliohypogastricus, N. ilioinguinalis, N. genitofemoralis).

M. obliquus internus abdominis, innerer schräger Bauchmuskel (Abb. 4.4–3 u. 4.4–15). Die lange Ursprungslinie des Muskels beginnt hinten an der Fascia thoracolumbalis, verläuft über die Linea intermedia cristae iliacae und reicht vorn bis über die Mitte des Leistenbands. Von dieser gekrümmten Ursprungslinie strahlen die Muskelfasern fächerförmig aus. Die hintersten Bündel setzen schräg aufwärtsziehend an den letzten drei Rippen an und gehen hier ohne scharfe Grenze in die innere Interkostalmuskulatur über. Die folgenden Bündel steigen ebenfalls schräg aufwärts; von der Spina iliaca anterior superior an laufen sie horizontal, vom Leistenband aus sogar nach abwärts, fast parallel zu den Fasern des darunterliegenden Transversus abdominis. Alle diese Fasern gehen in die Rektusscheide über.

Vom unteren Muskelrand zweigen als *M. cremaster*, Hodenheber (Abb. 4.4–5), Fasern ab, die in der bindegewebigen Hülle des Samenstranges zum Hoden absteigen und diesen umgreifen. Gelegentlich wird der Cremaster noch durch Fasern aus dem Transversus abdominis verstärkt. Bei der Frau gehen entsprechende Fasern auf das Lig. teres uteri über.

Innervation: Kaudale Interkostalnerven, Äste aus dem Plexus lumbalis (N. iliohypogastricus, N. ilio-inguinalis).

M. obliquus externus abdominis, äußerer schräger Bauchmuskel (Abb. 4.4–4, 4.4–5). Seine Fasern verlaufen wie die der äußeren Interkostalmuskulatur von hinten oben nach vorn unten und kreuzen dabei fast senkrecht die Fasern des inneren schrägen Bauchmuskels (Abb. 4.4–3). Mit 7 bis 8 fleischigen Zacken entspringt er von der Außenfläche der 5. oder 6. bis 12. Rippe und bedeckt dabei einen Streifen der unteren Thoraxwand. Die oberen 4 bis 5 Zacken verzahnen sich mit den Ursprungszacken des M. serratus anterior (Abb. 4.4–4), die unteren Zacken mit denen des M. latissimus dorsi. Seine kaudalen Zacken verlaufen steil abwärts und erreichen das Labium externum cristae iliacae von der Mitte des Darmbeinkamms bis zur Spina iliaca anterior superior. Der Muskel bildet im schlaffen Zustand einen charakteristischen Weichteilwulst über dem Beckenkamm (Abb. 4.4–6). Die übrigen Fasern gehen längs einer fast geraden Linie am seitlichen Rand des geraden Bauchmuskels in die vordere Rek-

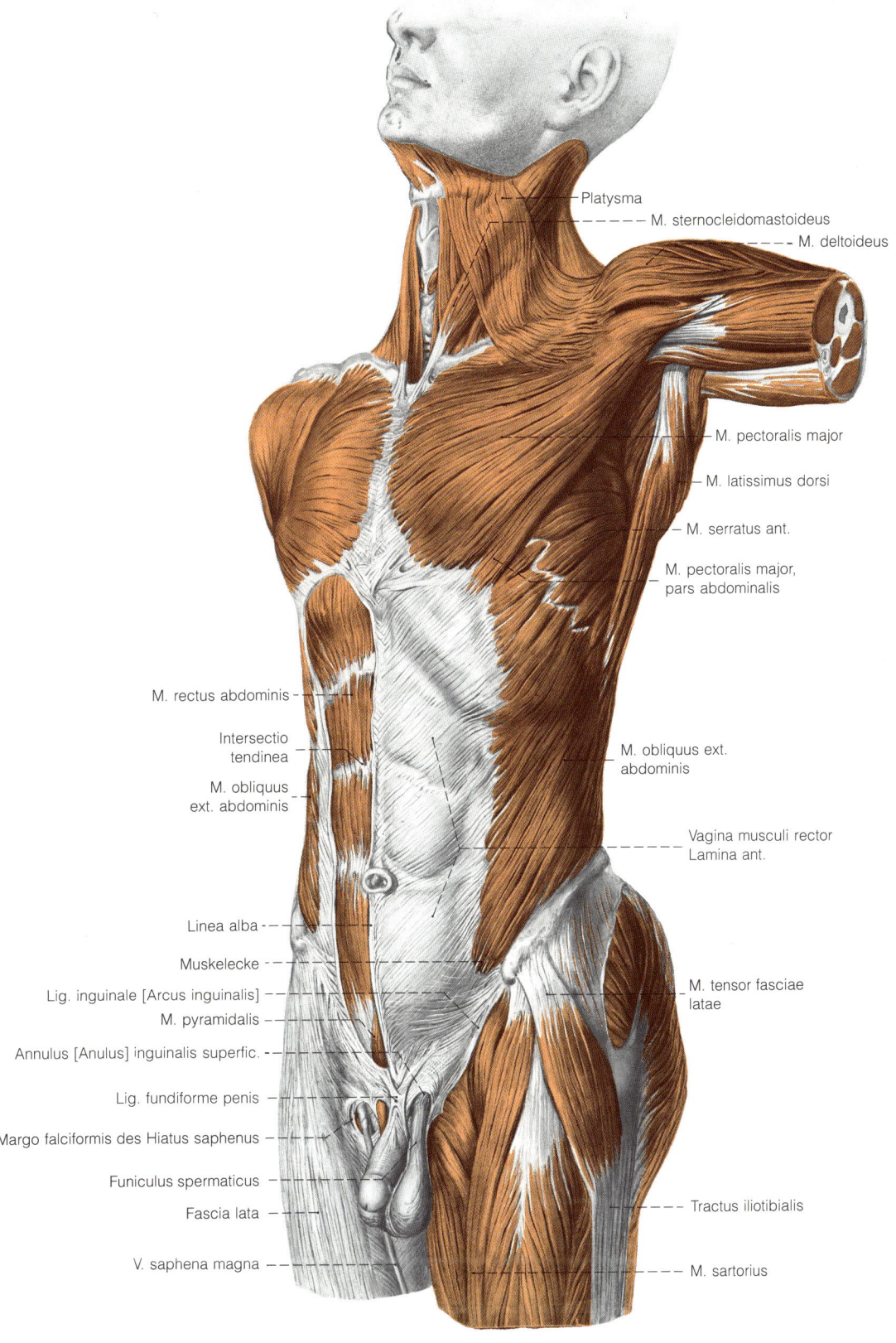

Platysma
M. sternocleidomastoideus
M. deltoideus
M. pectoralis major
M. latissimus dorsi
M. serratus ant.
M. pectoralis major, pars abdominalis
M. rectus abdominis
Intersectio tendinea
M. obliquus ext. abdominis
M. obliquus ext. abdominis
Vagina musculi rector Lamina ant.
Linea alba
Muskelecke
Lig. inguinale [Arcus inguinalis]
M. pyramidalis
Annulus [Anulus] inguinalis superfic.
M. tensor fasciae latae
Lig. fundiforme penis
Margo falciformis des Hiatus saphenus
Funiculus spermaticus
Fascia lata
Tractus iliotibialis
V. saphena magna
M. sartorius

Abb. 4.4–4. Rumpf schräg von vorn seitlich. Vorderes Blatt der rechten Rektusscheide entfernt.

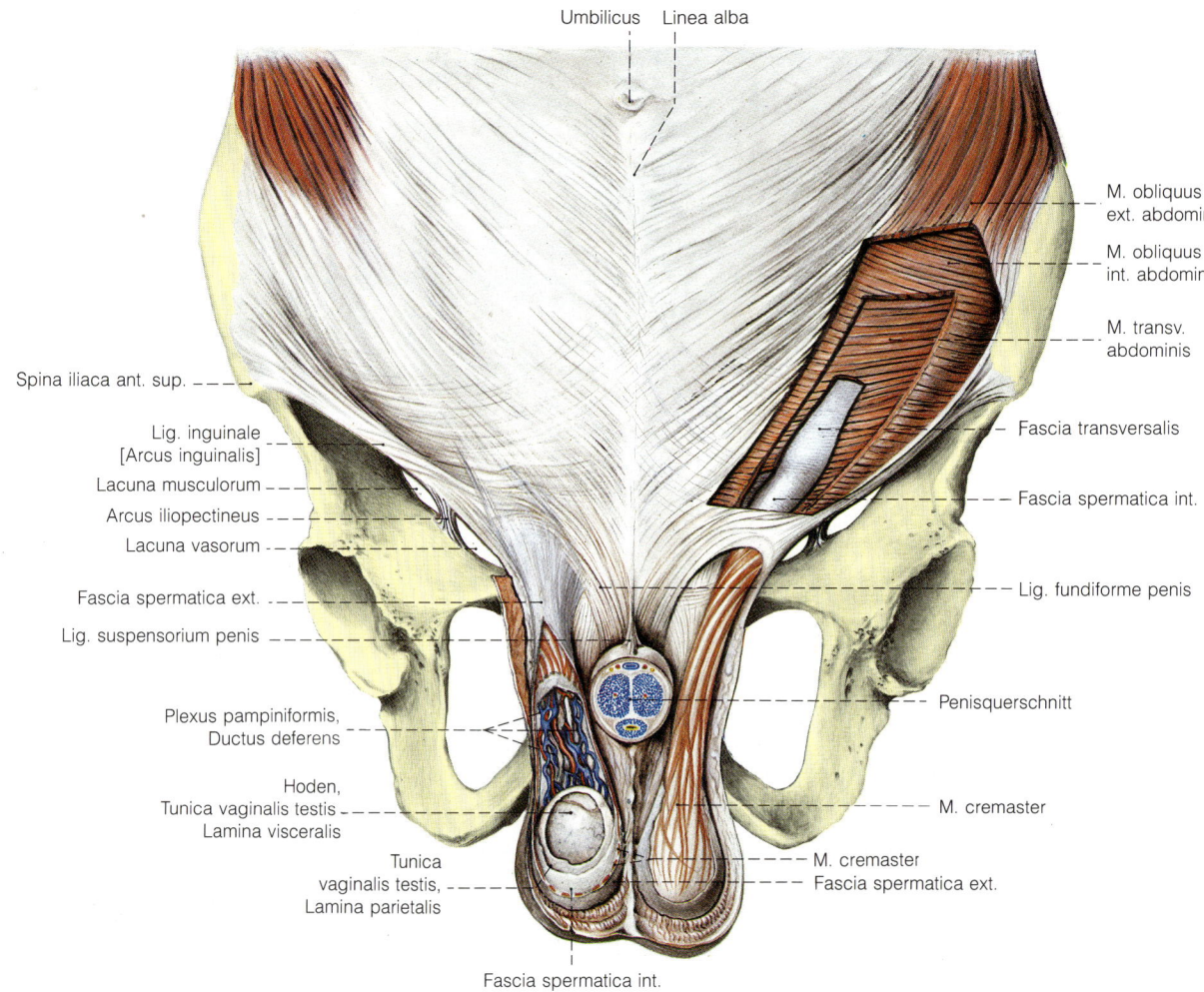

Umbilicus   Linea alba

M. obliquus
ext. abdominis

M. obliquus
int. abdominis

M. transv.
abdominis

Fascia transversalis

Fascia spermatica int.

Lig. fundiforme penis

Penisquerschnitt

M. cremaster

M. cremaster
Fascia spermatica ext.

Spina iliaca ant. sup.

Lig. inguinale
[Arcus inguinalis]

Lacuna musculorum

Arcus iliopectineus

Lacuna vasorum

Fascia spermatica ext.

Lig. suspensorium penis

Plexus pampiniformis,
Ductus deferens

Hoden,
Tunica vaginalis testis
Lamina visceralis

Tunica
vaginalis testis,
Lamina parietalis

Fascia spermatica int.

Abb. 4.4–5. Schichten der Bauchdecken und des Samenstrangs sowie Hodenhüllen, vgl. mit Tab. 4.4–4.

tusscheide über. Dieser vertikale Muskelrand läuft bis in die Höhe des Darmbeinkamms nach abwärts und biegt unter Bildung einer „Muskelecke" horizontal um (Abb. 4.4–4, 4.4–6).

Die Muskelecke des Obliquus externus abdominis liegt auf der Linie zwischen Nabel und vorderem oberen Darmbeinstachel an der Grenze zwischen äußerem und mittlerem Drittel. Auf diese Stelle projiziert sich häufig der Abgang des Wurmfortsatzes vom Blinddarm (MᴄBᴜʀɴᴇʏscher Punkt), so daß bei einer Entzündung des Wurmfortsatzes diese Stelle besonders druckschmerzhaft sein kann.

Etwas über der Mitte des Leistenbandes spalten sich die Fasern der Aponeurose des Externus in Crus mediale und Crus laterale und bilden die äußere Öffnung des Leistenkanals, *Annulus [Anulus] inguinalis superficialis* des *Canalis inguinalis.* Die sehr dünn gewordene Aponeurose und seine Faszie setzen sich als Fascia spermatica externa, die von der Fascia cremasterica

präparatorisch nicht zu trennen ist, auf dessen Inhalt fort.

Innervation: Kaudale Interkostalnerven.

M. rectus abdominis (Abb. 4.4–4 u. 4.4–15). Der gerade Bauchmuskel bildet ein Muskelband, das jederseits der Mittellinie Becken und Brustkorb verbindet. Bei den meisten Säugetieren erstreckt er sich über die Vorderfläche des Thorax bis zur 1. Rippe. Am Hals findet dieses System ventraler Längsmuskeln seine Fortsetzung.

Beim Menschen reichen seine fleischigen Zacken über den Processus xiphoideus zur Außenfläche der 7. bis 5. Rippenknorpel und zu den Ligamenta costoxiphoidea. Zum Ansatz am Becken, wo er mit einer kurzen kräftigen Sehne am kranialen Rand des Schambeins zwischen Tuberculum pubicum und Symphyse ansetzt, verschmälert er sich stark. Unterhalb des Nabels strahlen schon einige Muskelfasern in die Linea alba ein.

Faserbündel beider Endsehnen zusammen mit Anteilen der Linea alba überkreuzen sich vor der Schamfuge und bilden das *Lig. suspensorium penis* (Abb. 4.4–5). Bei der Frau ziehen entsprechende Fasern zur Klitoris.

Die vordere Schicht des Muskels wird durch 3 bis 4 unregelmäßig gestaltete Schaltsehnen, *Intersectiones tendineae*, quer unterteilt (Abb. 4.4–4), die mit dem vorderen Blatt der Rektusscheide fest verwachsen sind. Durch die Intersectiones wird der Eindruck einer metameren Gliederung erweckt. Tatsächlich aber enthält jeder Muskelbauch Material aus mehreren Myotomen. Das hintere Blatt zieht meist ohne Unterbrechung vom Arcus costalis bis zum Becken. Gelegentlich können die Zwischensehnen auch die ganze Dicke des Muskels durchsetzen. Drei Intersectiones tendineae liegen oberhalb des Nabels, davon eine fast in Nabelhöhe. Die vierte, seltenere, verläuft unterhalb des Nabels.

Bei fettarmer Haut sind die Schaltsehnen am Lebenden zu sehen (Abb. 4.4–6). Sie bilden zugleich die Stellen besonderer Abknickung des Muskels, teils durch den Brustkorbrand (beim ersten Einschnitt), teils als Beugungsknickung bei der Vorbeugung des Rumpfes (2. und 3. Einschnitt). Oberhalb des Nabels sinkt die Haut zwischen den beiden Recti in der Medianlinie ein und bildet bei kräftiger Muskulatur und geringem Fettpolster eine Rinne.

Innervation: Kaudale Interkostalnerven, seltener auch kraniale Lumbalnerven.

M. pyramidalis (Abb. 4.4–4). Ein kleiner dreieckiger, sehr variabel ausgebildeter Muskel, der vor der Insertion des Rektus am Schambein entspringt, neben der Linea alba aufwärts verläuft und in deren Längsfasern sehnig wird. Der Muskel liegt hinter der Sehnenplatte der Rektusscheide und strahlt in die Linea alba ein, als deren Spanner er wirken kann.

Bei Monotremen und Beuteltieren ist er mächtig entfaltet und entspringt an dem Beutelknochen. Er hilft die Wand des Beutels bilden, in dem die Eier oder die Jungen aufbewahrt werden.

Innervation: Kaudale Interkostalnerven.

4.4.2 Hinterer Bauchmuskel

Der M. quadratus lumborum, vierseitiger Lendenmuskel (Abb. 4.7–17), verspannt den Raum zwischen der letzten Rippe und dem Darmbeinkamm seitlich der Lendenwirbelsäule. Hinten wird er vom tiefen Blatt der Fascia thoracolumbalis, vorn von einem dünneren Blatt, der Fascia transversalis, überdeckt. Er zieht die 12. Rippe abwärts, versteift die hintere Bauchwand und hilft bei der Fixierung der Lendenwirbelsäule und ihrer Seitneigung. Bei einseitiger Lähmung entsteht eine Skoliose der Lendenwirbelsäule. Auf der nicht gelähmten Seite ist der Darmbeinkamm dem unteren Thoraxrand stärker angenähert.

An dem Muskel kann man einen ventralen und einen dorsalen Abschnitt unterscheiden, die unvollständig voneinander getrennt sind. Die ventralen Fasern ziehen vom Darmbeinkamm zur 12. Rippe, die dorsalen zu den Seitenfortsätzen des 1. bis 4. Lendenwirbels. Daneben kommen Fasern vor, die die Querfortsätze der Lendenwirbel mit der 12. Rippe verbinden. Auffallend ist die Tatsache, daß im M. quadratus lumborum mit seinem komplizierten Fasergefüge, das den Lendenstiel mit der 12. Rippe und dem Darmbein-

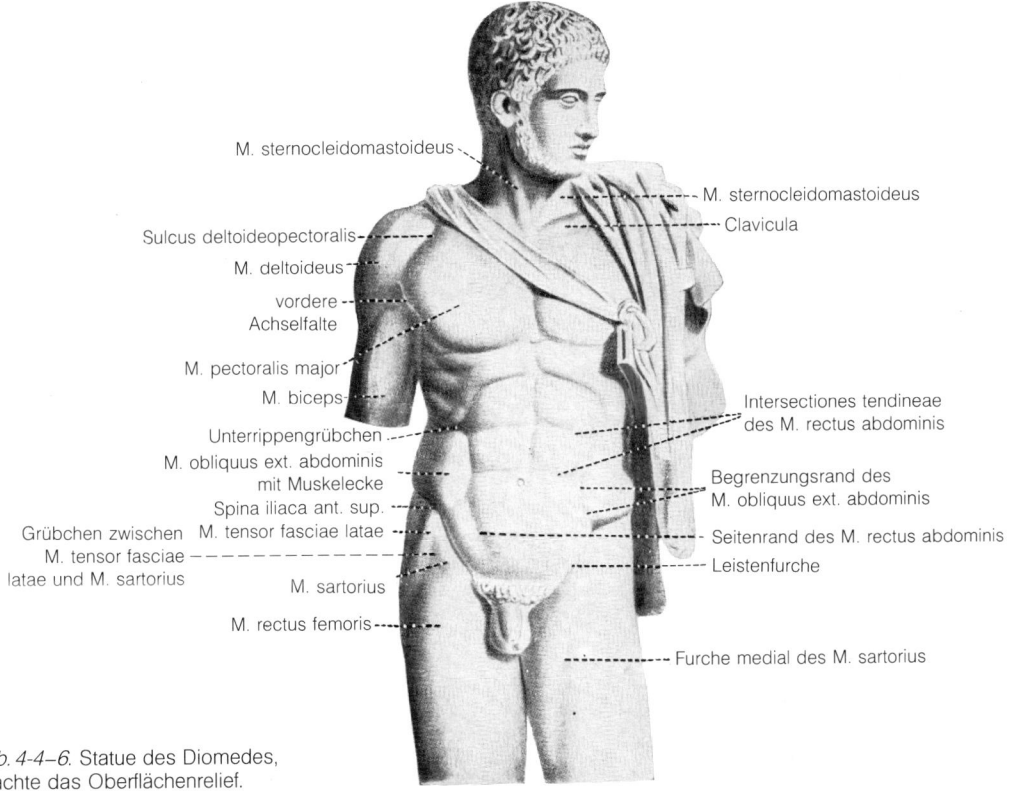

M. sternocleidomastoideus

M. sternocleidomastoideus

Clavicula

Sulcus deltoideopectoralis

M. deltoideus

vordere Achselfalte

M. pectoralis major

M. biceps

Intersectiones tendineae des M. rectus abdominis

Unterrippengrübchen

M. obliquus ext. abdominis mit Muskelecke

Spina iliaca ant. sup.

Begrenzungsrand des M. obliquus ext. abdominis

Grübchen zwischen M. tensor fasciae latae

M. tensor fasciae latae und M. sartorius

Seitenrand des M. rectus abdominis

Leistenfurche

M. sartorius

M. rectus femoris

Furche medial des M. sartorius

Abb. 4-4–6. Statue des Diomedes, beachte das Oberflächenrelief.

kamm verbindet, überdurchschnittlich viele Muskelspindeln vorkommen.

Innervation: Kaudale Interkostal- und kraniale
Lumbalnerven.

4.4.3 Das Sehnenfeld der vorderen Bauchwand

Durch die zentrale Sehnenplatte der vorderen Bauchwand werden die vorderen Bauchmuskeln zu gemeinsamer Wirkung verknüpft. In diese sehnige Gurtung
sind auch die beiden Rekti eingelassen, indem die Sehnenblätter zur Bildung der Rektusscheide auseinanderweichen. Während sich oberhalb des Nabels die Aponeurosen der drei seitlichen Bauchmuskeln zu gleichen
Anteilen vor und hinter den Rectus abdominis verteilen (Abb. 4.4–8 u. 4.4–15) und je ein vorderes und hinteres Blatt der Rektusscheide, *Lamina anterior* und *Lamina posterior* der *Vagina musculi recti abdominis*, bilden, verschmelzen sie etwa 4 cm unterhalb des Nabels
zu einem einzigen Blatt, das vor den Rektus zieht. Der
sehnige Anteil des hinteren Blatts der Rektusscheide endet also unterhalb des Nabels in einem nach abwärts
konkaven Bogen, *Linea arcuata* (= DOUGLASsche Linie). Diese Bogenlinie (Abb. 4.4–2, 4.4–15, 4.4–8) ist
oft undeutlich und rückt zuweilen bis dicht an das
Schambein. Sie entsteht erst nach der Geburt, vielleicht
unter der Einwirkung der Atembewegungen. Von der
Zone dieser Bogenfasern an ist die bindegewebige Be-

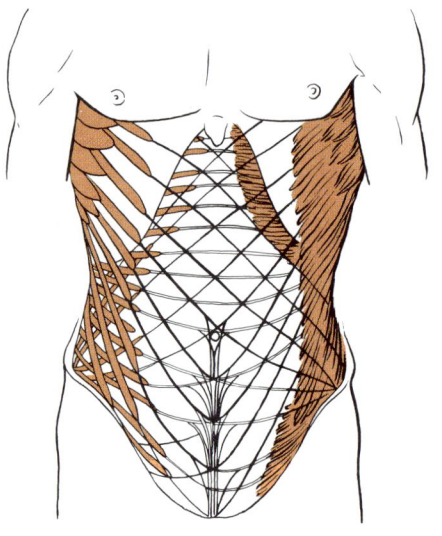

Abb. 4.4–7. Schema des Gefüges der Bauchwand. Muskelzüge als rote, Sehnenzüge als schwarze Linien gezeichnet
(aus MOLLIER: Die Konstruktion der vorderen weichen Bauchwand des menschlichen Körpers. Z. Anat. 93, 1930).

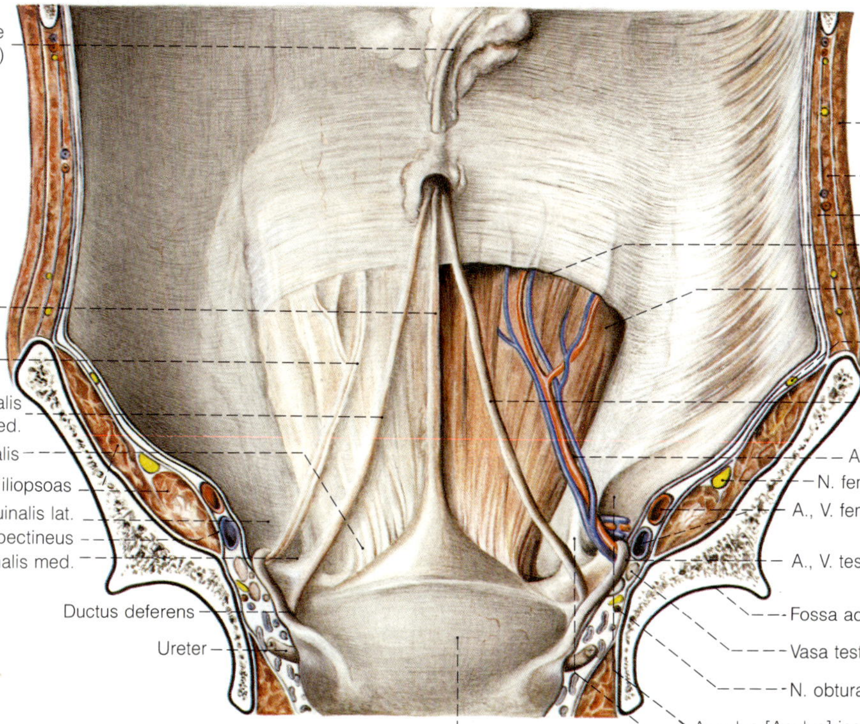

deckung der hinteren Rektusoberfläche so dünn, daß
nach Wegnahme der Muskeln die Baucheingeweide
durchschimmern (Abb. 4.4–2). Sie enthält Faserzüge

Lig. falciforme
(hepatis)

Plica umbilicalis
mediana

Plica umbilicalis
lat.

Plica umbilicalis
med.

Fossa supravesicalis

M. iliopsoas

Fossa inguinalis lat.

Arcus iliopectineus

Fossa inguinalis med.

Ductus deferens

Ureter

M. obliquus
ext. abd.

M. obliquus
int. abd.

M. transv. abd.

Linea arcuata

M. rectus
abdominis

N. cutaneus
femoris lat.

Lig. umbilicale med
(A. umbilicalis,
Pars occlusa)

A., V. epigastrica inf.

N. femoralis

A., V. femoralis

A., V. testicularis

Fossa acetabuli

Vasa testicularia

N. obturatorius

Annulus [Anulus] inguinalis prof.

Lig. interfoveolare

Vesica urinaria

Abb. 4.4–8. Vordere Bauchwand mit Nabelbändern und Lei-
stengruben von dorsal. Becken frontal in Höhe der Hüftge-
lenkpfannen durchgesägt. Rechts im Bild sind parietales Peritoneum und Fascia transversalis zur Darstellung des Lig. umbilicale mediale und der A., V. epigastrica inferior entfernt.

aus der Fascia transversalis und ist innen vom Peritoneum bedeckt.

Die Rektusscheide ist auch in ihrem vorderen Blatt oberhalb der ersten Schaltsehne sehr dünn, so daß sie hier vor allem bei der Präparation des Ursprungs der Pars abdominalis des M. pectoralis major leicht verletzt wird.

Durch die Verwachsung der Intersectiones tendineae mit dem vorderen Blatt der Rektusscheide wird eine Seitverschiebung des Rektus bei der Seitneigung des Rumpfes verhindert. Sind in der Schwangerschaft, bei Adipositas oder Ascites die Bauchdecken dauernd stark gespannt, so können die Rekti aufgrund des Nachgebens des Gewebes der Linea alba auseinanderweichen, und es kommt zum Bild der sog. *„Rektusdiastase"*.

Durch die Rektusscheide wird die Wirkung des M. rectus maßgeblich beeinflußt. Bei Vorbeugung des Rumpfes werden die Rekti durch die Querverspannung der seitlichen Bauchmuskeln vor allem oberhalb des Nabels nach hinten gehalten. Umgekehrt können die Rekti bei eingezogenem Leib durch ihre Kontraktion die seitlichen Bauchmuskeln wieder in die Ausgangsstellung zurückleiten. Die Rektusscheide ermöglicht somit das Zusammenwirken der Rekti mit den übrigen Bauchdeckenmuskeln.

Die Untersuchung des Faserverlaufs in der Rektusscheide ergibt, daß jeder Muskel in Sehnenzüge übergeht, die die Richtung der Muskelfasern fortsetzen und über die Mittellinie hinweg in gleichgerichtete Muskelfasern der Gegenseite einbiegen (Abb. 4.4–7).

Einfach liegt der Fall für die beiden Mm. transversi abdominis, die durch quere Sehnenfasern in der Sehnenplatte zu einer Quergurtung ergänzt werden. Verfolgt man aber die oberen Rippenzacken des Obliquus externus der linken Seite in das Sehnenfeld hinein, so gelangt man auf Sehnenzüge, die schräg über die Mittellinie hinweg ihre Fortsetzung finden in Muskelfasern des Obliquus internus der rechten Seite. Auch die Pars abdominalis des M. pectoralis major kann durch Züge des Sehnenfeldes mit dem Obliquus internus der Gegenseite in Verbindung treten (Abb. 4.4–9). Durch diese gekreuzten Muskelsehnenbänder erhält die Bauchwand zu der Quergurtung noch Schräggurte. Dadurch wird verständlich, daß der Obliquus externus der einen Seite mit dem Obliquus internus der anderen Seite, z. B. bei Drehung des Rumpfes, zusammenwirkt.

In dem Feld unterhalb des Nabels können die Faserzüge des Obliquus externus der einen Seite die Züge des Obliquus internus der anderen Seite nicht mehr in gerader Linie erreichen, da die letzteren zusammen mit den Transversusfasern in diesem Gebiet nur noch horizontal oder schräg abwärts verlaufen. Der Übergang wird dadurch hergestellt, daß die Verbindungszüge in der Sehnenplatte einen Bogen beschreiben (Abb. 4.4–7). Diese Faserbogen müßten bei ihrer Spannung das Bestreben haben, sich geradezustrecken. Sie werden durch das feste Gefüge der Sehnenplatte daran gehindert, ferner dadurch, daß sie mit ihren nach abwärts

gekehrten Scheiteln besonders verankert sind, indem von ihnen in der Mittellinie Fasern abzweigen, die senkrecht nach abwärts zur Symphyse verlaufen.

Dieses vertikale Faserbündel bildet den Hauptbestandteil der Linea alba (Abb. 4.4–2, 4.4–4 u. 4.4–7) und stellt eine zugfeste Verknüpfung dar. Zudem besitzt dieser Abschnitt der Linea alba einen eigenen Spannmuskel, den *M. pyramidalis*, der den Faserstrang raffen kann.

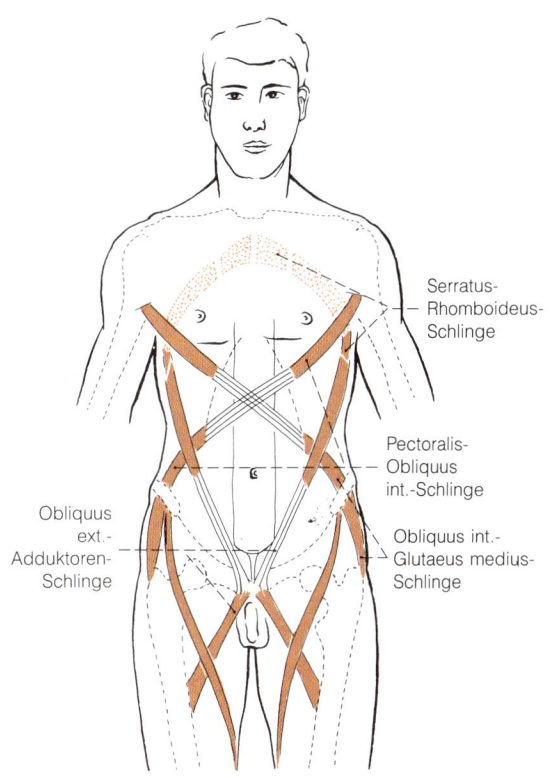

Abb. 4.4–9. Ausgewählte Muskelschlingen zwischen Rumpf und Extremitäten.

Der Nabel wird durch Ringfasern umkreist, *Annulus [Anulus] umbilicalis.* Oberhalb des Nabels ist die Linea alba etwas breiter (1 bis 2,5 cm), entsprechend dem hier größeren Abstand der medialen Ränder der beiden Rekti voneinander; sie zeigt hier auch eine andere Zusammensetzung: Sie besitzt keine Längszüge, sondern besteht aus einer dichten Aneinanderfügung der Fasermaschen, die das ganze Sehnenfeld oberhalb des Nabels bilden. Eine Reihe kleiner Öffnungen in den Maschen dient dem Durchtritt von Venen. Diese Lücken können sich pathologischerweise erweitern und den Durchtritt von Bauchhöhleninhalt ermöglichen. Brüche, die durch Bruchpforten im Bereich der Linea alba ziehen, werden als *Herniae lineae albae* bezeichnet. Sind sie zwischen Schwertfortsatz und Nabel lokalisiert, nennt man sie *epigastrische*, liegen sie unterhalb des Nabels, *hypogastrische*, verlaufen sie oberhalb der Symphyse durch die Linea alba, *supravesikale* Hernien (Abb. 4.4–1).

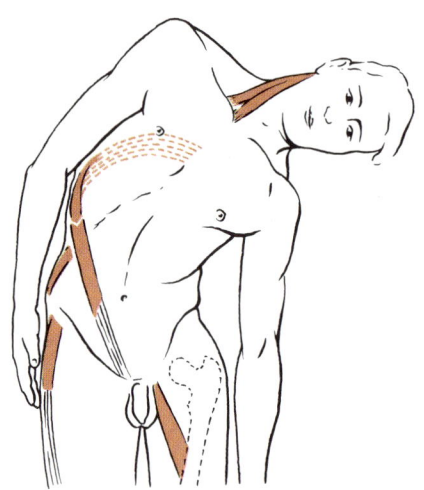

Abb. 4.4–10. Bei Seitneigung des Rumpfes ist eine Muskelschlinge gedehnt, die aus den Adduktoren des linken Oberschenkels sowie den Mm. obliquus externus abdominis, serratus anterior und rhomboidei der rechten Körperseite besteht.

Die Bauchmuskeln sind Bestandteile von sog. „Muskelschlingen", durch die die vordere Rumpfwand mit den Gliedmaßen verknüpft wird (Abb. 4.4–9). Solche Muskelsysteme zeigen, daß eine Bewegung nie durch Einzelmuskeln zustande kommt. Abgesehen von der Schrägverbindung zwischen Pectoralis major und Obliquus internus der Gegenseite zieht ein langes, durch Knochen unterbrochenes Muskelband von einem Oberschenkel (Mm. adductores) schräg über den Bauch (Obliquus externus) bis zur Wirbelsäule unter Zwischenschaltung des Schulterblatts (Serratus anterior, Rhomboidei) (Abb. 4.4–10).

Kurze Zusammenfassung

Rektusscheide gebildet von den Aponeurosen der drei seitlichen Bauchmuskeln, die sich oberhalb des Nabels symmetrisch um den Rektus verteilen. Hinteres Blatt reicht bis zur Linea arcuata unterhalb des Nabels, vorderes Blatt mit den Intersectiones tendineae des Rektus verbunden. Rektusdiastase. Epigastrische Hernien. Annulus [Anulus] umbilicalis. Muskelschlingen verbinden vordere Bauchwand mit den Extremitäten.

4.4.4 Wirkung der Bauchmuskeln

Da die Bauchmuskeln den Brustkorb mit dem Becken verbinden, können sie beide gegeneinander bewegen oder feststellen. Wird das Becken beim aufrechten Stand fixiert, kann der Oberkörper nach vorn oder nach der Seite gebeugt oder durch die Tätigkeit der schrägen Muskeln gedreht werden. Bei der Vorneigung

sind die geraden Bauchmuskeln die Antagonisten der langen Rückenmuskeln (Abb. 4.4–3). Wenn man plötzlich nach hinten zu fallen droht, kann die Spannung der Mm. recti abdominis so hoch werden, daß Muskelrisse entstehen.

Bei der Seitneigung wirken die lateralen Anteile der beiden schrägen Bauchmuskeln, die hier am steilsten verlaufen (Abb. 4.4–3), zusammen. Es gibt an der seitlichen Rumpfwand keine längsverlaufenden Muskeln, wie sie ventral und dorsal vorhanden sind.

Bei festgestellter Wirbelsäule können die geraden Bauchmuskeln die Rippen senken; sie werden dadurch zu sehr wirksamen Ausatmungsmuskeln.

Wenn man im Hang die Beine in die Waagrechte zu bringen versucht, so wird dies erst möglich, wenn das Becken durch die Bauchmuskeln am Abwärtskippen gehindert wird.

Sitzt man mit gestreckten Beinen auf dem Boden und läßt man den Oberkörper zurücksinken, werden durch das Gewicht des Rumpfes die Bauchmuskeln gedehnt. Sie regeln durch ihren Kontraktionsgrad die Geschwindigkeit des Zurücksinkens, halten den Oberkörper fest oder richten ihn unter starker Anspannung wieder auf. Ohne Mitwirkung des M. iliopsoas (Beuger im Hüftgelenk) ist die Aufrichtung des Rumpfes allerdings nicht möglich.

Auch bei Überstreckung des Rumpfes (Abb. 4.4–12) werden die Bauchmuskeln gedehnt. Beim Liegestütz

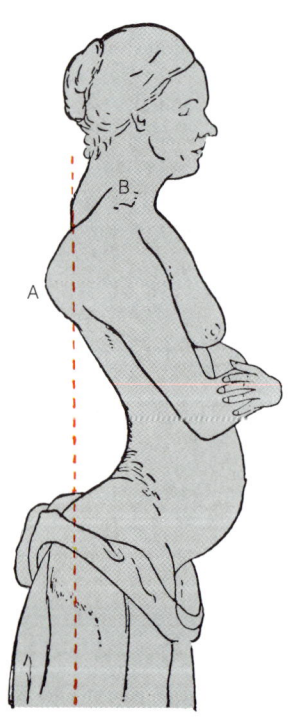

Abb. 4.4–11. Lähmung der Bauchmuskeln. Starke Lendenlordose mit Vorneigung des Beckens (nach DUCHENNE). Vgl. Abb. 4.3–7.

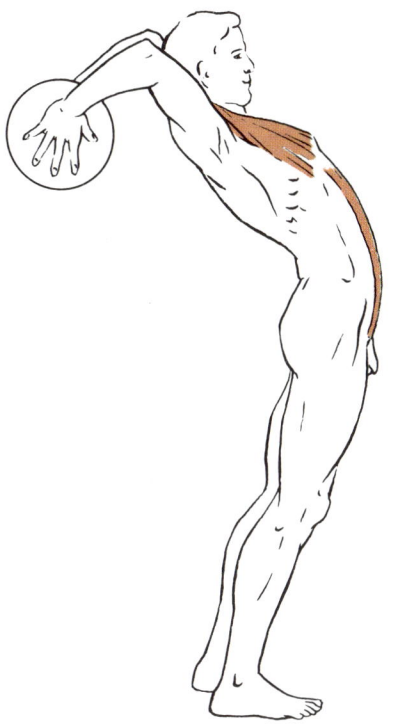

Abb. 4.4–12. Zurückbiegen des Oberkörpers beim Ausholen zum Wurf. Eingezeichnet sind als stark gedehnte Muskeln der Rectus abdominis und der Pectoralis major.

den, ohne daß dadurch der Thorax herabgezogen wird. Sie sind am schrägstehenden Beckenrand verankert. Je mehr aber mittlere und obere Teile der Bauchmuskeln belastet werden, um so stärker ist auch die gleichzeitige Zugwirkung am Thorax nach unten. Beim Stehen ist dieser Zug, der den Thorax in die Ausatmungsstellung zu bringen sucht, immer vorhanden, gleichgültig, ob die Bauchdecken straff oder schlaff sind. Der Inhaltsdruck ändert sich dadurch nicht, sondern nur die Bauchform, indem bei schwacher Bauchmuskulatur ein Hängebauch oder ein Spitzbauch entstehen.

Wird der Brustkorb gehoben, z. B. durch eine Strekkung der Wirbelsäule oder durch eine kräftige Einatmungsbewegung, kommt es zu einem neuen Gleichgewichtszustand. Mit der Druckverminderung im Oberbauch durch den subphrenischen Sog wird auch der Unterbauch entlastet. Wenn beim Liegen die Bauchdecken entspannt werden, federn die Rippen nach oben in die Einatmungsstellung.

Beim Neugeborenen und beim Säugling befindet sich der Thorax bis zur Aufrichtung des Rumpfes in dieser Position. Das durch die Größe der kindlichen Leber beträchtlich vergrößerte Bauchvolumen führt auch in Rückenlage zu einer Vorwölbung der Bauch-

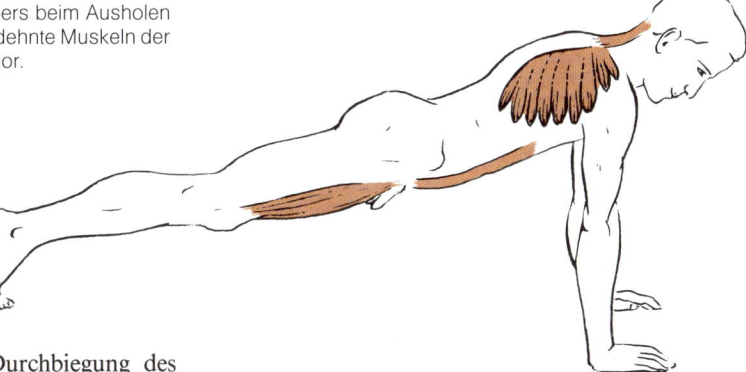

(Abb. 4.4–13) verhindern sie die Durchbiegung des Lendenstiels.

Die Spannung der Bauchdecken ist reflektorisch so geregelt, daß sie normalerweise dem jeweiligen Inhaltsdruck der Baucheingeweide die Waage hält. Dieser ist im Stehen etwas unter dem Zwerchfell etwa gleich dem Atmosphärendruck und über dem Beckenboden deutlich höher (Abb. 4.6–1). Der Inhaltsdruck, und ihm entsprechend die Belastung der Bauchdecken, wechselt je nach Körperhaltung und Körperlage. Beim Liegen auf dem Rücken ist die vordere Bauchwand völlig entspannt, in Knie-Ellenbogen-Lage ist sie im Oberbauch am stärksten belastet, ähnlich wie bei Vierfüßern. Bei diesen wird die Bauchdecke wie eine Hängematte beansprucht. Dem an ihrer Aufhängung wirkenden Zug stemmt sich die Wirbelsäule entgegen. Die Konstruktion der menschlichen Bauchwand ist dem Stehen angepaßt.

Im untersten Feld der vorderen Bauchwand verlaufen die Verspannungszüge des M. obliquus internus und des M. transversus abdominis nahezu quer (Abb. 4.4–7). Diese Züge können also angespannt wer-

Abb. 4.4–13. Liegestütz. Als gespannte Muskeln sind eingetragen der Rectus abdominis, die Strecker des Knies, der Serratus anterior und Nackenmuskeln.

decke. Derselbe Fall tritt beim Erwachsenen ein bei übermäßiger Fettansammlung und bei Ergüssen oder Geschwülsten in der Bauchhöhle.

Die Bauchdeckenspannung paßt sich aber nicht nur ständig dem Inhaltsdruck und der verschiedenen Füllung des Bauchraums an, sondern auch der Tätigkeit des Zwerchfells. Dieses ist bedeutend schwächer als die Bauchmuskeln. Da der Bauchinhalt (abgesehen von den Darmgasen) nicht komprimierbar ist, müssen die Bauchdecken nachgeben, wenn sich das Zwerchfell kontrahiert und nach unten bewegt. Das gleiche gilt umgekehrt bei der Ausatmung. Auch diese antagonistische Zusammenarbeit ist reflektorisch geregelt. Von ihrem außerordentlich wechselvollen Spiel kann man sich am eigenen Körper leicht überzeugen, wenn man die Spitzen der gespreizten Finger an seine Bauchwand legt. Bei Lähmung der Bauchmuskeln fehlt die Gegenwirkung zum Erector spinae. Dann verstärken sich die Lendenlordose und die Vorneigung des Beckens (Abb. 4.4–11).

Kontraktion der Bauchmuskeln, besonders des Transversus, verschiebt den Bauchinhalt gegen das nachgebende Zwerchfell in die Höhe.

Führt man nach tiefster Exspiration bei geschlossener Stimmritze eine tiefe und schnelle Einatmungsbewegung durch (MÜLLERscher Versuch), wird anstelle der am Eintritt in die Lungen verhinderten Luft der gesamte verschiebliche Bauchinhalt mit der Bauchwand in den Brustkorb eingesaugt (Abb. 4.4–14). Die Bauchwand muß bei diesem Versuch völlig entspannt sein (s. die leicht gebeugte Stellung der Versuchsperson in Abb. 4.4–14). Der M. rectus abdominis liegt dann beinahe unmittelbar auf der Wirbelsäule.

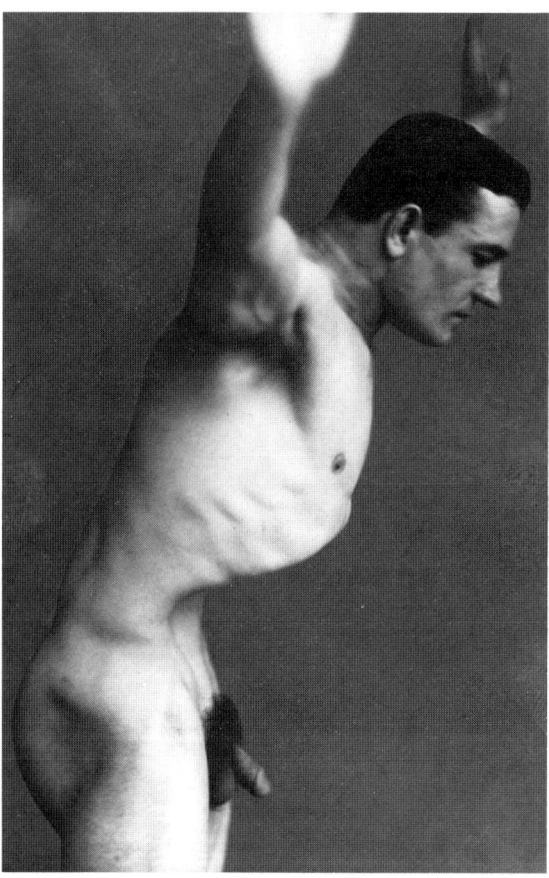

Abb. 4.4–14. Kahnförmiges Einziehen der Bauchwand (aus MOLLIER: Plastische Anatomie. Bergmann, München 1924).

Bei der Kot- und Harnentleerung, beim Austreiben des Kindes aus dem Geburtskanal und beim Heben schwerer Lasten wird der Inhalt der Bauch- und Beckenhöhle durch Kontraktion der gesamten Wandmus-

kulatur unter Druck gesetzt: *Bauchpresse.* Sie wird auch zur Entlastung der Wirbelsäule beim Heben schwerer Lasten benutzt. Dabei kontrahieren sich auch die Beckenbodenmuskeln und das Zwerchfell. Weil aber das Zwerchfell schwächer ist als die Bauchmuskeln, und der Bauchinhalt bis auf die Darmgase nicht komprimierbar ist, würde das Zwerchfell bei der Bauchpresse trotz seiner Anspannung weit in die Brusthöhle emporgedrückt werden. Das wird reflektorisch dadurch verhindert, daß man vorher tief einatmet, dann die Stimmritze schließt und die Ausatmungsmuskulatur des Brustkorbs kontrahiert. Die Luft, die nun nicht mehr aus den Lungen entweichen kann, wirkt wie ein Luftkissen, das so weit zusammengedrückt wird, bis in Brust- und Bauchhöhle Druckgleichgewicht besteht.

Die gestrafften Bauchmuskeln können einen Schlag oder Stoß elastisch abfangen. Ohne eine *reflektorische Bauchdeckenspannung* würden die Baucheingeweide durch jede äußere Gewalteinwirkung, wie durch eine nachgiebige Decke hindurch, unmittelbar getroffen. In der Abwehrstellung wird gewöhnlich bei gespannten Bauchdecken noch eine leicht gebückte Haltung eingenommen, um die Angriffsfläche von Brust und Bauch zu verkleinern.

Auch bei einer Entzündung in der Bauchhöhle werden die Bauchdecken gespannt, besonders, wenn die schmerzhaften Stellen betastet werden. Dadurch wird das Eindrücken der Bauchwand abgewehrt.

Die Bauchdeckenmuskeln wirken meist nicht als einzelne Muskelindividuen, sondern regional zusammen. Man gelangt also nicht zum Verständnis der Mechanik der Bauchwand, wenn man sich nur Ursprung, Ansatz und Wirkung der einzelnen Muskeln einprägt. Die Summe dieses Wissens ergibt noch keinen sinnvollen Zusammenhang. Es ist vielmehr zu beachten, daß das Sehnenfeld mit der Rektusscheide alle vorderen Bauchmuskeln zu einem System verknüpft.

4.4.5 Leistenband und Bruchpforten
(Abb. 4.4–15 u. 4.4–5)

Am vorderen Beckenrand werden zwei vorspringende Punkte, die Spina iliaca anterior superior und das Tuberculum pubicum, durch das Leistenband, *Lig. inguinale* [Arcus inguinalis] (klinisch: POUPARTsches Band), miteinander verbunden. Fasern der Aponeurose des M. obliquus externus abdominis, die den gleichen Weg nehmen, strahlen in das Band ein. Von außen her verbindet sich mit ihm die Haut durch die Retinacula cutis, von der Bauchhöhlenseite her ist die Fascia transversalis mit ihm verwachsen, vom Bein geht die Fascia lata in das Band über (Abb. 4.4–4, 4.4–5, 4.4–16). So bildet das Leistenband den zentralen Strang des Bindegewebsapparats der Leistengegend und kann nur künstlich dargestellt werden. Unter dem Leistenband gelangen Muskeln und die großen Leitungsbahnen aus dem Beckenraum zum Bein. Der seitlich liegende M. iliopsoas ist von der Fascia iliaca bedeckt, die dort, wo sie dem

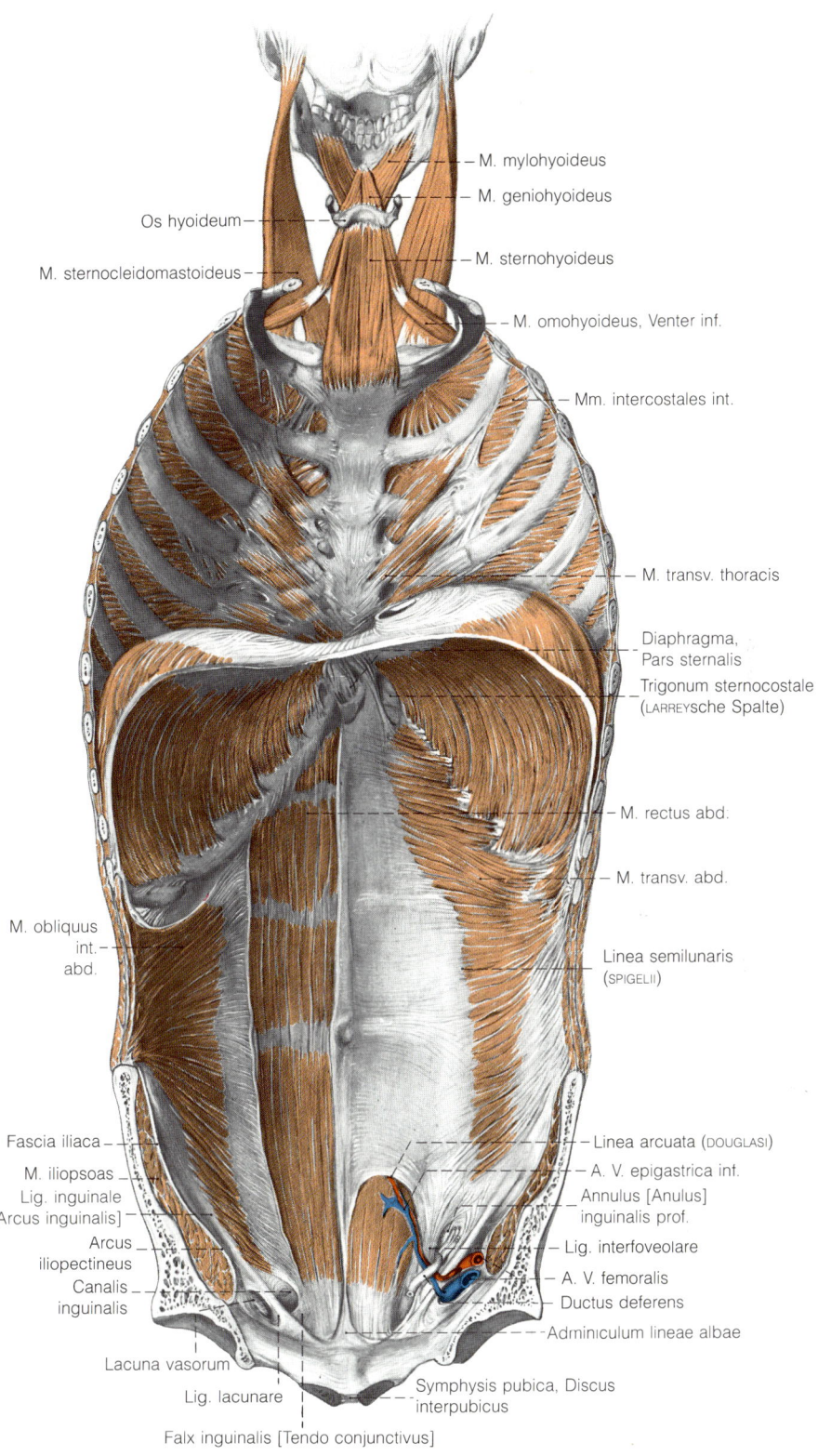

M. mylohyoideus

M. geniohyoideus

Os hyoideum

M. sternohyoideus

M. sternocleidomastoideus

M. omohyoideus, Venter inf.

Mm. intercostales int.

M. transv. thoracis

Diaphragma,
Pars sternalis

Trigonum sternocostale
(LARREYsche Spalte)

M. rectus abd.

M. transv. abd.

M. obliquus
int.
abd.

Linea semilunaris
(SPIGELII)

Fascia iliaca

Linea arcuata (DOUGLASI)

M. iliopsoas

A. V. epigastrica inf.

Lig. inguinale
[Arcus inguinalis]

Annulus [Anulus]
inguinalis prof.

Arcus
iliopectineus

Lig. interfoveolare

Canalis
inguinalis

A. V. femoralis

Ductus deferens

Adrniniculum lineae albae

Lacuna vasorum

Symphysis pubica, Discus
interpubicus

Lig. lacunare

Falx inguinalis [Tendo conjunctivus]

Abb. 4.4–15. Vordere Bauch- und Brustwand von dorsal. Das
Bauchfell ist entfernt. Auf der linken Seite sind die hintere
Rektusscheide und der M. transversus abdominis abgetra-
gen.

Muskel folgend das Becken verläßt, mit der Unterfläche des Leistenbandes verwachsen ist. Am medialen Muskelrand bildet sie zwischen Leistenband und Eminentia iliopubica des Ramus superior ossis pubis den *Arcus iliopectineus*, der das laterale Muskelfach, Lacuna musculorum, vom medialen Gefäßfach, der Lacuna vasorum, trennt (Abb. 4.4–8, 4.4–16). In der *Lacuna musculorum* verlaufen der M. iliopsoas und der N. femoralis, in der *Lacuna vasorum* die A. und V. femoralis sowie der kleine Ramus femoralis des N. genitofemoralis. Innerhalb des Faszienschlauchs des M. iliopsoas können sich Abszesse, die von der Wirbelsäule ihren Ausgang nehmen und in die Faszienhülle des Muskels eindringen, bis unter das Leistenband senken.

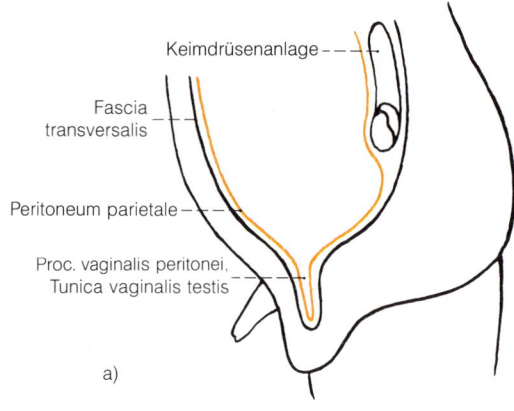

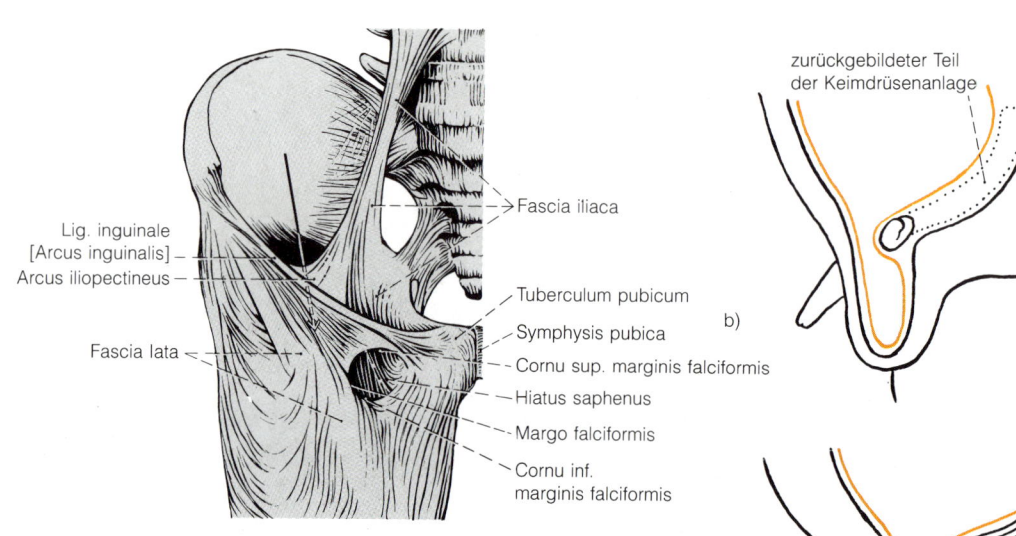

Abb. 4.4–16. Faszienverhältnisse unter dem Lig. inguinale. Pfeil in der Lacuna musculorum. Fascia iliaca nur teilweise erhalten (nach SCHULZE/LUBOSCH: Atlas und kurzgefaßtes Lehrbuch der Anatomie. Lehmann, München 1935).

Die Lacuna vasorum wird nach medial hin von sichelförmigen Faserzügen begrenzt, die vom Leistenband ausgehen und zum Pecten ossis pubis verlaufen, *Lig. lacunare* (klinisch: GIMBERNATIsches Band) (Abb. 4.4–5, 4.4–15, 4.4–16). Diese Faserplatte rundet den spitzen Ansatzwinkel des Leistenbandes aus und ist bei aufrechtem Stand nahezu horizontal orientiert.

Auf dem Kamm des Schambeins setzen sich die Fasern des *Lig. lacunare* im *Lig. pectineale* fort. Auf diese Weise wird die Lacuna vasorum vollständig von Faser-

▶

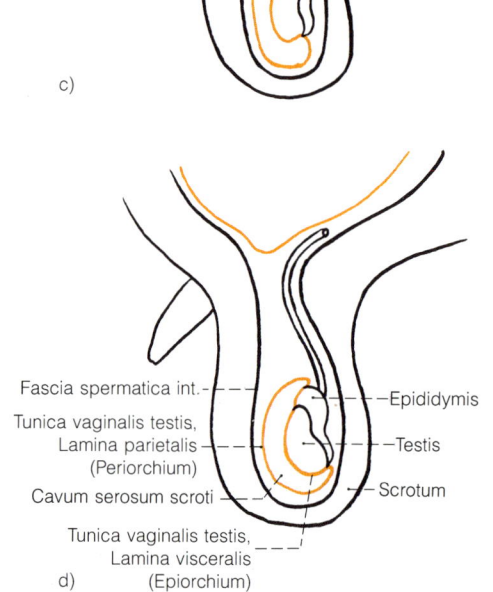

Abb. 4.4–17. Schema zur Verlagerung des Hodens aus der Bauchhöhle in das Skrotum (vier aufeinanderfolgende Stadien). Ausbildung des Proc. vaginalis peritonei und der Tunica vaginalis testis (unter Verwendung von Abbildungen aus RUGE/FELIX: Anleitungen zu den Präparierübungen an der menschlichen Leiche. 5. Aufl. Engelmann, Leipzig 1921, und SCHULZE/LUBOSCH: Atlas und kurzgefaßtes Lehrbuch der topographischen und angewandten Anatomie. Lehmann, München 1935).

zügen umrahmt, deren einzelne Abschnitte verschiedene Namen tragen.

Zwischen dem Lig. lacunare und der Schenkelvene verbleibt eine Lücke in dem straffen Faserwerk, die von lockerem Bindegewebe, dem *Septum femorale* (CLOQUETI), Lymphgefäßen und gelegentlich durch einen Lymphknoten, dem sog. ROSENMÜLLERschen Lymphknoten (= Nodus lacunaris medialis), ausgefüllt ist. Die Umgrenzung dieses Raums wird bei einem vorliegenden Schenkelbruch, *Hernia femoralis*, zum sog. Schenkelring, *Annulus [Anulus] femoralis*, verdichtet. Nach der Bauchhöhle zu ist die Lacuna vasorum von der Fascia transversalis und vom Peritoneum bedeckt. Die Faszie ist hier mit den bindegewebigen Scheiden der beiden großen Gefäße verwachsen. Der Schenkelbruch liegt also unter dem Lig. inguinale und in der Regel medial von den Schenkelgefäßen. Er kann durch den scharfen Rand des Lig. lacunare eingeklemmt werden. Bei weiterem Vordringen gelangen die Brüche unter die Fascia lata und bilden dabei den sog. Schenkelkanal, *Canalis femoralis*, aus. Unterhalb des Leistenbandes liegt eine dünnere Stelle in der Oberschenkelfaszie, die von einem verstärkten Rand, *Margo falciformis*, umfaßt wird, und die als *Hiatus saphenus* u. a. dem Durchtritt der V. saphena magna aus ihrer epifaszialen Lage zur subfaszial gelegenen V. femoralis dient (Abb. 4.4–4). Diese Öffnung kann die Austrittspforte der Schenkelhernien sein (Abb. 4.4–1), die damit unter die Haut gelangen. Der Schenkelkanal reicht also vom Schenkelring bis zum Margo falciformis.

Herniae femorales kommen bei der Frau häufiger vor als beim Mann.

Kurze Zusammenfassung

Leistenband, Lig. inguinale, von der Spina iliaca ant. sup. zum Tuberculum pubicum. Unter ihm lateral Lacuna musculorum für M. iliopsoas und N. femoralis, medial Lacuna vasorum für Schenkelgefäße, beide getrennt durch Arcus iliopectineus, der zur Eminentia iliopectinea zieht. Annulus [Anulus] femoralis zwischen den Schenkelgefäßen und dem Lig. lacunare, Durchtritt der Schenkelhernien, die unter die Fascia lata des Oberschenkels gelangen.

4.4.6 Leistenkanal (Abb. 4.4–18)

Oberhalb des Leistenbandes wird die Bauchwand in schräger Richtung vom Leistenkanal, *Canalis inguinalis*, durchsetzt, der von hinten lateral nach vorn medial verläuft und 4 bis 5 cm lang ist. Den gleichen Weg benutzt in der Entwicklung der Hoden, um hinter dem Bauchfell entlang der dorsalen Bauchwand in den Hodensack zu gelangen, sog. *Descensus testis* (Abb. 4.4–17). Bei diesem Vorgang haben Hoden, *Testis*, und Samenleiter, *Ductus deferens*, die innere und äußere Faszie der Bauchwand, *Fascia transversalis* und *Fascie des M. obliquus externus abdominis* mit *Fascia superficialis* als Hüllen erhalten. Hinzu kommt der *M. cremaster*, der sich von den inneren Schichten der Bauchdekkenmuskeln (M. obliquus internus abdominis und M. transversus abdominis) abgezweigt hat. Alle diese Hüllen umgeben den Ductus deferens mit begleitenden Gefäßen *(A. testicularis, Plexus pampiniformis, A. ductus deferentis, A. cremasterica)* und Nerven. Leitungsbahnen, interstitielles Bindegewebe und Hüllen bilden zusammen den Samenstrang, *Funiculus spermaticus*, der den Leistenkanal bündig ausfüllt. Auf dem Weg von innen nach außen gewinnt der Funiculus spermaticus Bestandteile, die als Hüllen von den Schichten der Bauchwand abstammen (vgl. Tab. über Hodenhüllen und Schichten der Bauchwand). Bei der Frau ist der Leistenkanal kürzer und von geringerem Durchmesser. Er enthält das runde Mutterband, *Lig. teres uteri*, das sich innen am Tubenwinkel und außen im Corium der großen Schamlippen, *Labia majora pudendi*, befestigt. Dieses Band wird von der A. lig. teretis uteri und Lymphgefäßen begleitet, über die der Lymphabfluß vom Fundus uteri zu den Nodi lymphatici inguinales superficiales erfolgt.

Die äußere Mündung des Leistenkanals, *Annulus [Anulus] inguinalis superficialis*, öffnet sich etwa fingerbreit lateral vom Ansatz des Leistenbandes am Tuberculum pubicum durch eine Lücke in der Sehnenplatte des M. obliquus externus abdominis (Abb. 4.4–4, 4.4–5). Diese Aponeurose bildet die Vorderwand des Leistenkanals. Die auseinanderweichenden Sehnenfasern, die als medialer und lateraler Schenkel, *Crus mediale* und *laterale*, unterschieden werden, sind oben durch querverlaufende Fasern, *Fibrae intercrurales*, die den Spalt überbrücken, zusammengehalten (Abb. 4.4–5). Der Boden des äußeren Leistenrings wird durch Faserzüge, die sich vom Leistenband nach oben hin zurückbiegen, ausgerundet, *Lig. reflexum*, und bilden damit ein Gegenstück zu dem nach abwärts strahlenden *Lig. lacunare*.

Der äußere Leistenring ist beim Mann durch die Haut zu tasten, wenn man mit der Fingerkuppe dem Samenstrang folgt und die verschiebliche Haut der Hodensackwurzel einstülpt.

Die Wände des Leistenkanals bestehen im wesentlichen aus sehnigem Material. Von Muskeln reicht nur die untere Kante des Obliquus internus und des Transversus an die obere Wand des Leistenkanals, so daß in der Nähe der inneren Mündung die obere Wand fleischig begrenzt wird. Die hintere Wand wird von der Fascia transversalis gebildet.

Die Fasern des Lig. reflexum lassen sich ebenso wie die Fibrae intercrurales oft bis zur Linea alba verfolgen.

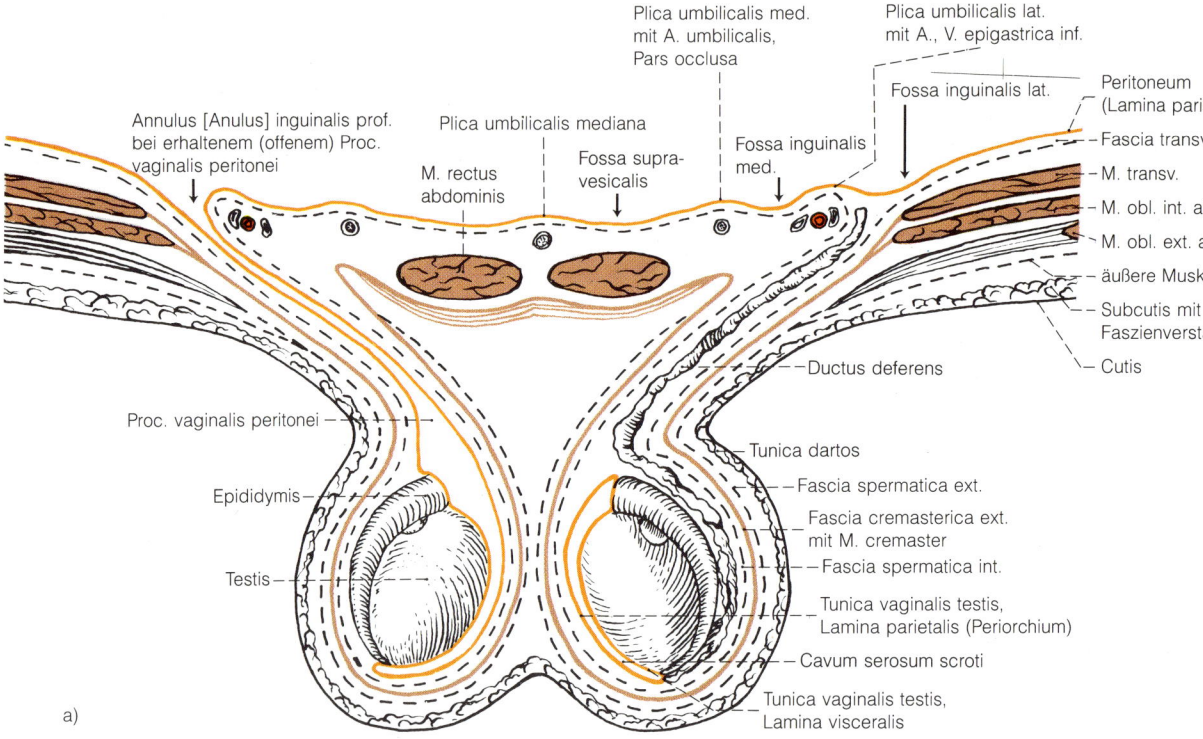

Plica umbilicalis med.
mit A. umbilicalis,
Pars occlusa

Plica umbilicalis lat.
mit A., V. epigastrica inf.

Fossa inguinalis lat.

Peritoneum
(Lamina parietal

Annulus [Anulus] inguinalis prof.
bei erhaltenem (offenem) Proc.
vaginalis peritonei

Plica umbilicalis mediana

M. rectus
abdominis

Fossa supra-
vesicalis

Fossa inguinalis
med.

Fascia transv.

M. transv.

M. obl. int. abd.

M. obl. ext. abd

äußere Muskelfa

Subcutis mit zus
Faszienverstärk

Cutis

Ductus deferens

Proc. vaginalis peritonei

Tunica dartos

Epididymis

Fascia spermatica ext.

Fascia cremasterica ext.
mit M. cremaster

Fascia spermatica int.

Testis

Tunica vaginalis testis,
Lamina parietalis (Periorchium)

Cavum serosum scroti

Tunica vaginalis testis,
Lamina visceralis

a)

Abb. 4.4–18. Schemata zur Anatomie des Leistenkanals, der Hodenhüllen und der direkten und indirekten Leistenbrüche (nach Schulze/Lubosch: Atlas und kurzgefaßtes Lehrbuch der topographischen und angewandten Anatomie. Lehmann, München 1935).
Transversalschnitte durch die vordere Bauchwand jeweils in Höhe des Leistenkanals; Skrotum aus didaktischen Gründen in diese Ebene mit einbezogen.
a) Linke Bildhälfte: Der Proc. vaginalis peritonei ist vollständig erhalten, so daß Cavum peritonei und Cavum serosum scroti frei miteinander kommunizieren. Die Entstehung einer angeborenen (Kanal-)Hernie ist präformiert.
Rechte Bildhälfte: Regelfall; vom Proc. vaginalis peritonei sind nur die Laminae parietalis et visceralis der Tunica vaginalis testis erhalten geblieben, die das in sich geschlossene, d. h. von der Bauchhöhe völlig getrennte Cavum serosum scroti begrenzen.
b) Linke Bildhälfte: Proc. vaginalis peritonei teilweise erhalten, doch getrennt von der Tunica vaginalis testis. Der In-

halt einer Kanalhernie ist in diesem Fall vom Hoden durch drei seröse Blätter getrennt.
Rechte Bildhälfte: Proc. vaginalis vom Peritoneum zwar abgetrennt, aber innerhalb des Leistenkanals und des Skrotum in Resten erhalten.
c) Kanalhernien. Linke Bildhälfte: äußere, laterale, indirekte oder angeborene Hernie bei vollständig erhaltenem Proc. vaginalis peritonei.
Rechte Bildhälfte: Kanalhernie bei teilweise erhaltenem Proc. vaginalis bzw. bei sekundär durch einen Bruchsack in Leistenkanal und Skrotum geschobenem Peritonealsack. Cavum serosum scroti vom Cavum peritonei getrennt. Arteria epigastrica inferior jeweils *medial* des durch den inneren Leistenring ziehenden Bruchsacks tastbar.
d) Innerer, medialer, direkter oder erworbener Leistenbruch. Innere Bruchpforte: Fossa inguinalis medialis. Arteria epigastrica inferior *lateral* des reponierten Bruchsacks tastbar.

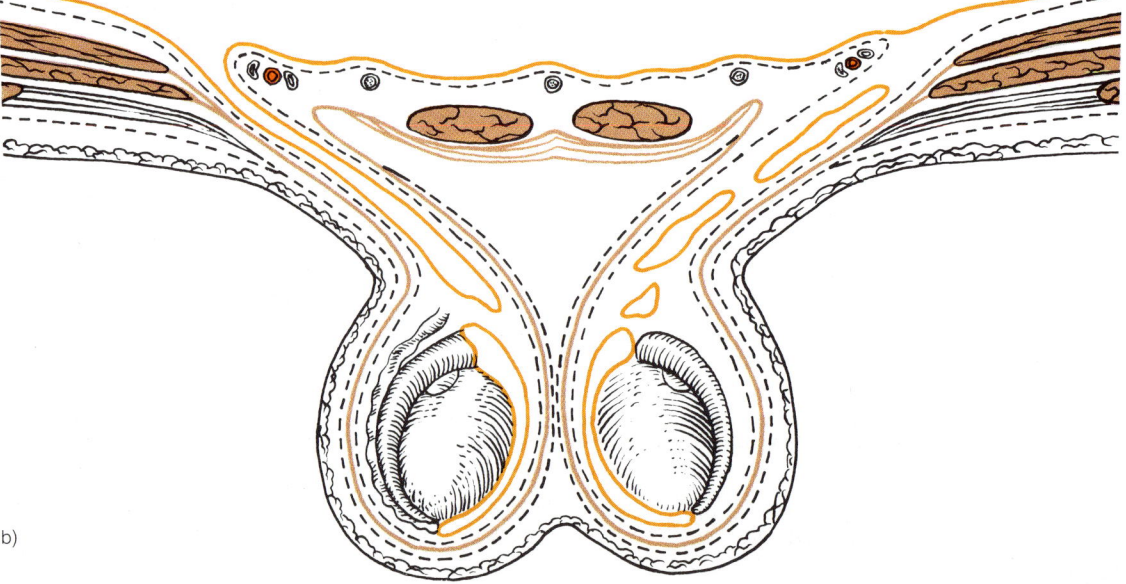

b)

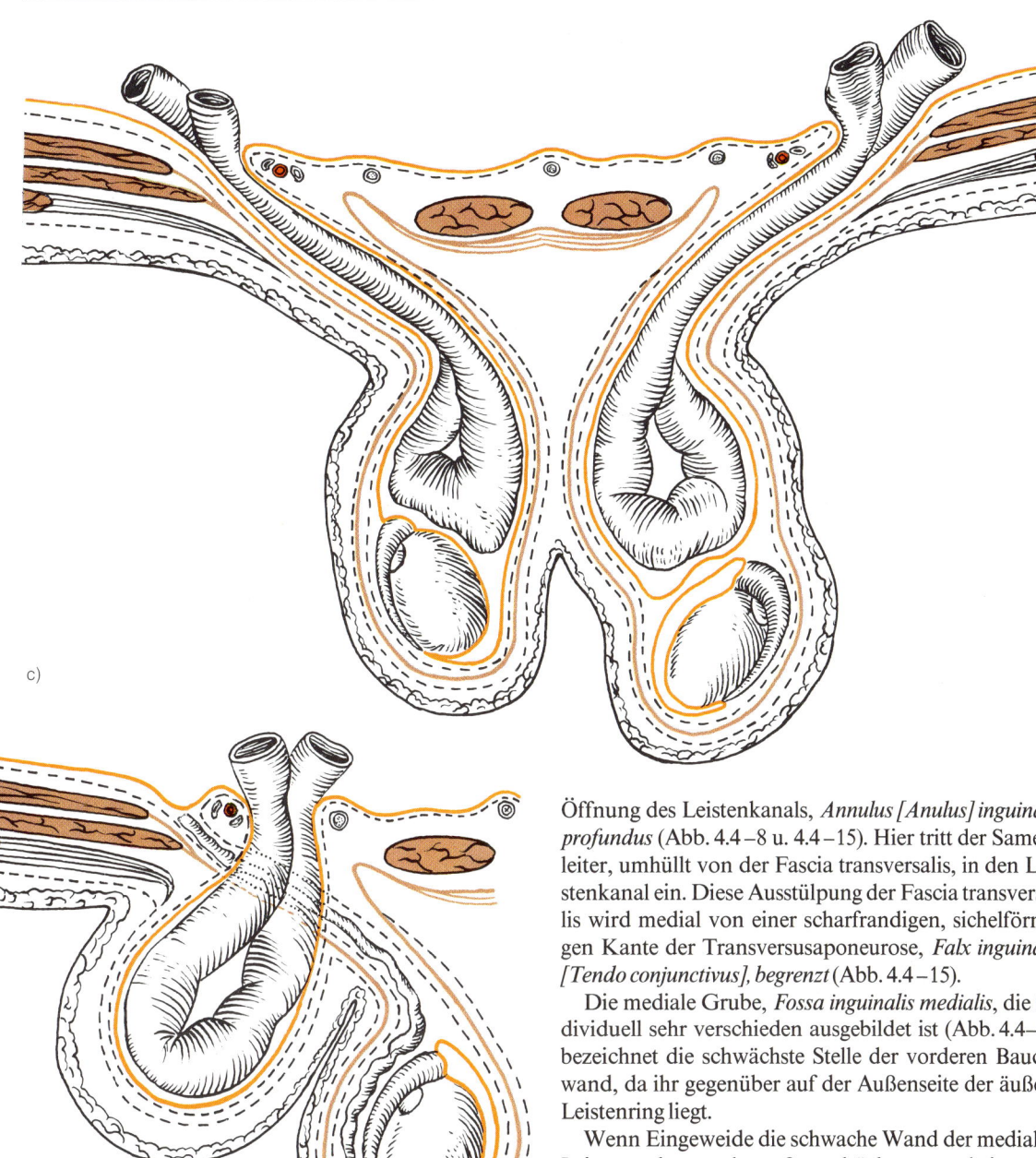

c)

d)

4.4.7 Das Innenrelief der vorderen Bauchwand
(Abb. 4.4–8 u. 4.4–15)

Die hintere Wand des Leistenkanals ist dünner als die vordere und besteht, abgesehen vom Bauchfell, aus der Fascia transversalis, die hier Verstärkungszüge besitzt. Der kräftigste, der auch durch Muskelfasern verstärkt sein kann, ist das *Lig. interfoveolare* (Abb. 4.4–8, 4.4–15), so genannt, weil das darüberliegende Bauchfell sich zu beiden Seiten grubig vertieft. Unter der seitlichen Grube, *Fossa inguinalis lateralis*, liegt die innere

Öffnung des Leistenkanals, *Annulus [Anulus] inguinalis profundus* (Abb. 4.4–8 u. 4.4–15). Hier tritt der Samenleiter, umhüllt von der Fascia transversalis, in den Leistenkanal ein. Diese Ausstülpung der Fascia transversalis wird medial von einer scharfrandigen, sichelförmigen Kante der Transversusaponeurose, *Falx inguinalis [Tendo conjunctivus]*, begrenzt (Abb. 4.4–15).

Die mediale Grube, *Fossa inguinalis medialis*, die individuell sehr verschieden ausgebildet ist (Abb. 4.4–8), bezeichnet die schwächste Stelle der vorderen Bauchwand, da ihr gegenüber auf der Außenseite der äußere Leistenring liegt.

Wenn Eingeweide die schwache Wand der medialen Leistengrube nach außen drücken, erscheint der Bruchsack am äußeren Leistenring und gelangt hier zunächst unter die Haut. Bei weiterer Vergrößerung kann er neben dem Samenstrang in den Hodensack vordringen. Diese Leistenbrüche nennt man *innere, mediale* oder *direkte, Herniae inguinales internae sive mediales sive directae* (Abb. 4.4–18). Dringen hingegen von der Fossa inguinalis lateralis Baucheingeweide vor, so folgen sie dem schräg verlaufenden Leistenkanal und können auf diesem Weg, im oder am Samenstrang liegend, in den Hodensack gelangen. Eine wichtige Grenzmarke zwischen medialen und lateralen Leistenbrüchen bilden die Vasa epigastrica, die das Bauchfell zu einer niedrigen Falte, *Plica umbilicalis lateralis*, anheben und zwischen der Fossa inguinalis medialis und lateralis in die Höhe steigen (Abb. 4.4–8). Bei *direkten* Leistenbrüchen liegt der Bruchhals medial, bei *indirekten* lateral dieser Gefäße (Abb. 4.4–15).

Tabelle 4.4.–1. Zuordnung der Hodenhüllen zu den Schichten der Bauchwand

Bauchwand	Hodenhüllen
Cutis Tela subcutanea	Cutis Tunica dartos
Fascia superficialis Fascia m. obl. ext. abd.	Fascia spermatica ext.
M. obl. int. abd. M. transversus abd.	M. cremaster
Fascia transversalis	Fascia spermatica int.
Peritoneum	Tunica vaginalis testis Lamina parietalis (Periorchium) Lamina visceralis (Epiorchium)

Während nun die medialen, direkten Leistenbrüche stets erworben sind, können die *äußeren, lateralen* oder *indirekten Hernien, Herniae externae sive laterales sive indirectae,* erworben oder angeboren sein. Zum Verständnis dieser Tatsache sei daran erinnert, daß in der Embryonalzeit der peritoneale *Processus vaginalis* im Skrotum liegt, und daß der Hoden hinter dieser Bauchfellausstülpung aus seiner primär retroperitonealen und intraabdominalen Lage in das Skrotum verlagert wird (Abb. 4.4–17). In der Regel bleibt nur der dem Hoden unmittelbar anliegende Teil des Bauchfells mit einem inneren und einem äußeren Blatt, *Laminae parietalis et visceralis tunicae vaginalis testis,* erhalten, während der obere Verbindungsteil zum Peritonealsack resorbiert wird (Abb. 4.4–17). Bleibt hingegen der Processus vaginalis peritonei als kontinuierliche Verbindung zwischen Cavitas peritonei und Cavitas serosum scroti oder partiell erhalten, besteht eine angeborene Bruchanlage. Sie kann sich zur Bruchpforte ausweiten, wenn Eingeweideteile (wie Dünndarm, Caecum, Appendix vermiformis, Omentum majus) in sie eindringen und sich skrotalwärts vorschieben (Abb. 4.4–18). Entsteht eine Kanalhernie bei resorbiertem Processus vaginalis peritonei, nimmt der Bruch den gleichen Weg, nur muß der Bruchinhalt einen neuen Peritonealsack vor sich herschieben. In diesem Fall ist der Hoden vom Hernieninhalt durch *drei* Peritonealblätter getrennt (Abb. 4.4–18), ähnlich wie beim direkten Bruch; nur folgt bei letzterem der Bruchsack nicht dem Samenstrang und schiebt sich nicht durch die Fossa inguinalis lateralis, sondern durch die Fossa inguinalis medialis zum äußeren Leistenring vor (Abb. 4.4–18). Im Gegensatz zu den Schenkelbrüchen sind Leistenbrüche beim Mann häufiger als bei der Frau. Der laterale, indirekte Leistenbruch ist der am häufigsten vorkommende Bruch überhaupt.

Schenkelbrüche liegen unterhalb, Leistenbrüche oberhalb des Lig. inguinale [Arcus inguinalis].

Alle Stellen im Gefüge der Bauchwand, an denen Muskellücken vorhanden sind, können als Orte geringeren Widerstands zu Bruchpforten werden. So können besonders bei Kindern durch den Nabelring Brü-

che hervortreten. Auch kleinere Lücken im Bereich der Linea alba oberhalb und unterhalb des Nabels werden gelegentlich zu Bruchpforten ausgeweitet (Abb. 4.4–1).

Hier sei auch das Trigonum lumbale erwähnt, das am Rücken durch das Auseinanderweichen der Muskelränder des M. obliquus externus abdominis und des M. latissimus dorsi mehr oder weniger ausgedehnt vorhanden ist. Die Basis dieses Dreiecks wird vom Beckenkamm gebildet; seine Spitze weist nach kranial, in seiner Tiefe kommt nach Entfernung eines Fettpolsters der M. obliquus internus abdominis zum Vorschein. Auch durch das Trigonum lumbale können selten sog. Lumbalhernien (PETITsche Hernien) hindurchtreten.

Lücken in der Wand des kleinen Beckens können ebenfalls zu Bruchpforten erweitert werden *(Herniae obturatoria, ischiadica und perinealis).*

Betrachtet man bei erhaltenem Peritoneum die vordere Bauchwand von der Innenseite (Abb. 4.4–8), sieht man drei Bauchfellfalten, die durch die drei Nabelbänder verursacht werden und ein gleichschenkliges Dreieck, dessen Spitze im Nabel liegt, bilden. Die Schenkel des Dreiecks sind *jederseits eine Plica umbilicalis medialis,* die aus den obliterierten Nabelarterien (,,Chordae aa. umbilicalium") hervorgegangen sind und medial von der Plica umbilicalis lateralis mit den Vasa epigastrica inferiora liegen. In der Medianebene auf der Innenseite der vorderen Bauchwand verläuft zwischen Harnblase und Nabel die *Plica umbilicalis mediana* mit dem obliterierten Stiel der Allantoisblase (,,Chorda urachi").

Die drei Nabelbänder stellen keineswegs bedeutungslos gewordene Restgebilde fetaler Leitungswege dar, sondern ihnen kommt eine nicht unbeträchtliche mechanische Bedeutung im Sinn von Längsgurten zur Verstärkung der vorderen Bauchwand zu, der hier das hintere Blatt der Rektusscheide fehlt (Abb. 4.4–8).

Kurze Zusammenfassung

Leistenkanal, Canalis inguinalis, durchsetzt über dem Leistenband schräg die Bauchwand; Inhalt: Bei ♂ Samenstrang, Funiculus spermaticus; bei ♀ rundes Mutterband, Lig. teres uteri mit Lymphgefäßen. Annulus [Anulus] inguinalis superficialis mit Crus mediale et laterale sowie Fibrae intercrurales, Annulus [Anulus] inguinalis profundus in der Fossa inguinalis lateralis seitlich der Plica umbilicalis lateralis. Indirekte und direkte Leistenbrüche. Fossa inguinalis medialis gegenüber dem äußeren Leistenring, Eintrittsstelle der direkten Leistenhernien. Kanalhernien bei offenem Processus vaginalis peritonei oft angeboren. Fünf Nabelfalten: Plica umbilicalis mediana mit „Chorda urachi", Plicae umbilicales mediales mit „Chordae aa. umbilicalium", seitlich davon die Plicae umbilicales laterales mit Aa. und Vv. epigastricae inferiores.

4.5 Muskeln des Thorax

Jochen Staubesand

4.5.1 Zwerchfell

In ähnlicher Weise wie durch die weiche muskulöse Bauchdecke nach vorn ist die Bauchhöhle auch nach oben durch eine verschiebliche Muskelplatte, das Zwerchfell, *Diaphragma*, abgeschlossen. Eine solche muskulöse Scheidewand besitzen nur die Säugetiere. Da sich das Zwerchfell jedoch kuppelförmig gegen die Brusthöhle vorwölbt, kann es sich zwischen Brust- und Bauchhöhle hin und her bewegen, also die eine Höhle auf Kosten der anderen vergrößern.

Ohne die Existenz eines Zwerchfells müßte die Verkleinerung der gemeinschaftlichen Leibeshöhle, z. B. durch die Wirkung der Bauchmuskeln, zu einer Druckerhöhung im ganzen Raum führen und direkt auf die Lungen im Sinn einer Ausatmung wirken. Durch die Teilung der Leibeshöhle in zwei vom Zwerchfell geschiedene Kammern kann aber in der Brusthöhle ein geringerer Druck aufrechterhalten werden als in der Bauchhöhle. Dieses Druckgefälle bedeutet eine Begünstigung des Kreislaufs durch Entlastung des Herzens (vgl. Kap. 4.6).

Stammesgeschichtlich und vielleicht auch ontogenetisch gehört das Diaphragma zur Halsmuskulatur. Das Muskelmaterial soll vor allem aus dem 3. bis 5. Zervikalsegment stammen und zusammen mit dem Herzen in den Thorax einwandern. Die Versorgung des Zwerchfells erfolgt daher aus einem Halsnerven, dem *N. phrenicus*, der bei der Wanderung mitgenommen wird und dadurch seinen langen Verlauf bekommt. So erklärt sich die große Entfernung des Muskels von der Abgangsstelle seines Nerven aus dem Halsmark.

Das Zwerchfell haftet am gesamten Umfang der unteren Thoraxapertur, *Apertura thoracis inferior*; es entspringt also an der Wirbelsäule, den Rippen und dem Schwertfortsatz des Brustbeins (Abb. 4.5–1). Danach

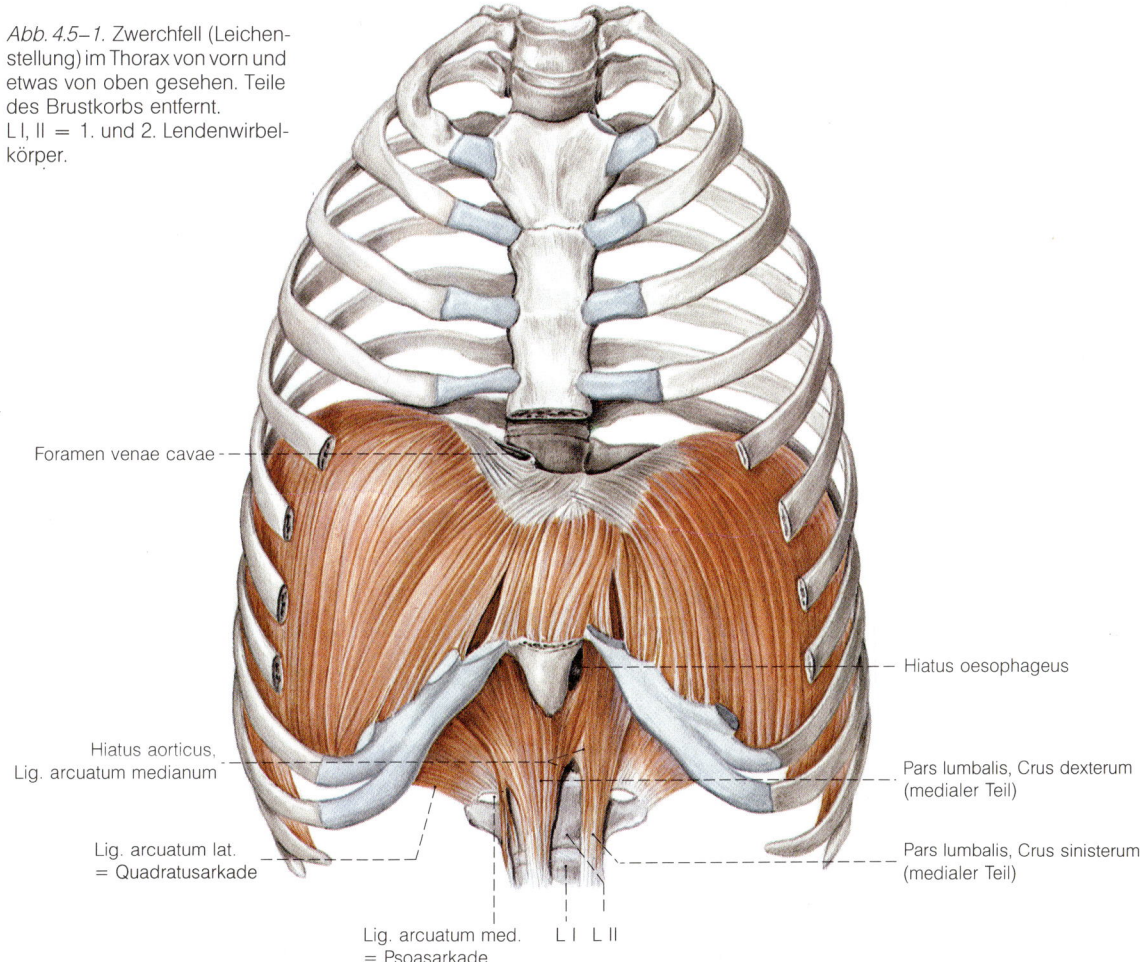

Abb. 4.5–1. Zwerchfell (Leichenstellung) im Thorax von vorn und etwas von oben gesehen. Teile des Brustkorbs entfernt. L I, II = 1. und 2. Lendenwirbelkörper.

Foramen venae cavae

Hiatus oesophageus

Hiatus aorticus, Lig. arcuatum medianum

Pars lumbalis, Crus dexterum (medialer Teil)

Lig. arcuatum lat. = Quadratusarkade

Pars lumbalis, Crus sinisterum (medialer Teil)

Lig. arcuatum med. = Psoasarkade

L I L II

unterscheidet man an ihm eine *Pars lumbalis*, eine *Pars costalis* und eine *Pars sternalis*. Von dem genannten Skelettrahmen aus streben die Muskelfasern aufwärts und krümmen sich zu einer zentralen sehnigen Platte, dem *Centrum tendineum*. Die Kuppel des Diaphragma ist in der Mitte leicht eingedellt, wodurch zwei Erhebungen, die größere rechte und kleinere linke Zwerchfellkuppel, entstehen. Die mittlere Abflachung ist teilweise durch das aufliegende Herz hervorgerufen (Herzsattel). Unter der rechten Zwerchfellkuppel findet der größere Teil der Leber Platz. So entspricht die Asymmetrie des Zwerchfells der Asymmetrie der benachbarten Eingeweide.

Die Konkavität des Zwerchfells weist ähnlich wie die Ausrichtung der unteren Thoraxapertur nicht genau nach kaudal, sondern nach vorn und unten. Sein Ursprungsgebiet reicht dementsprechend dorsal weiter abwärts. Die das Zwerchfell passierenden Leitungsbahnen sind in wenigen Durchlässen zusammengedrängt, wodurch eine vielfache Durchlöcherung des Zwerchfells vermieden wird.

Die Pars lumbalis entspringt mit dem *Crus dextrum* und dem *Crus sinistrum* von der Lendenwirbelsäule und der letzten Rippe. Der mediale Teil des Crus sinistrum kommt von den Körpern des 3. bis 1. Lendenwirbels und den dazwischenliegenden Disci intervertebra-

der Crura gelangt der Grenzstrang des Sympathicus, *Truncus sympaticus*, aus dem Brust- in den Bauchraum.

Die medialen Ursprungssehnen der Pars lumbalis des rechten und linken Zwerchfellschenkels lassen oft jeweils zwei Anteile erkennen, zwischen denen die Nn. splanchnici major et minor sowie rechts die V. azygos bzw. links die V. hemiazygos verlaufen. Die von der Wirbelsäule kommenden Fasern des Crus dextrum und des Crus sinistrum der Pars lumbalis vereinigen sich nach kranial zu einem sehnigen Bogen, dem *Lig. arcuatum medianum*, und bilden in Höhe des 1. Lendenwirbels den Aortenschlitz, *Hiatus aorticus*, für den Durchtritt der *Aorta* und des dorsal von ihr liegenden Milchbrustgangs, *Ductus thoracius*. Ventral des Aortenschlitzes können sich die Muskelfasern überkreuzen und nach kurzem Verlauf wieder auseinanderweichen.

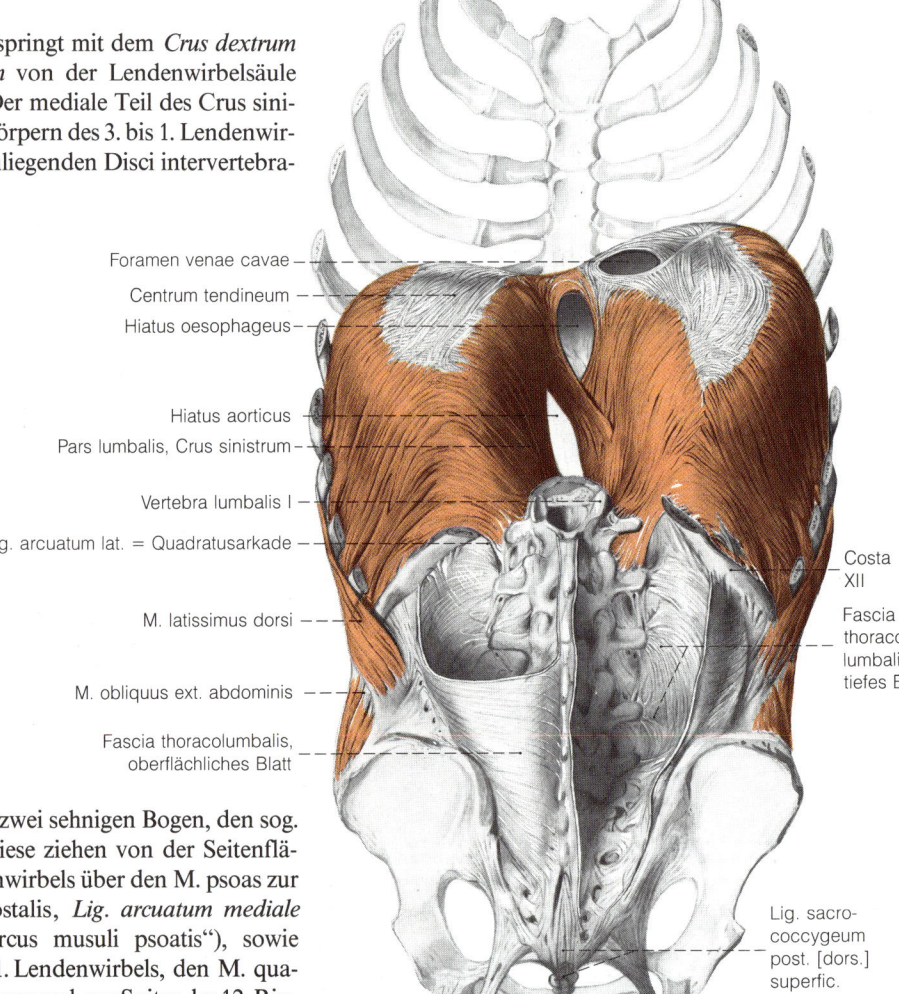

Foramen venae cavae

Centrum tendineum

Hiatus oesophageus

Hiatus aorticus

Pars lumbalis, Crus sinistrum

Vertebra lumbalis I

Lig. arcuatum lat. = Quadratusarkade

M. latissimus dorsi

M. obliquus ext. abdominis

Fascia thoracolumbalis, oberflächliches Blatt

Costa XII

Fascia thoracolumbalis, tiefes Bla

Lig. sacrococcygeum post. [dors.] superfic.

les, der laterale Teil von zwei sehnigen Bogen, den sog. HALLERschen Bogen. Diese ziehen von der Seitenfläche des 1. oder 2. Lendenwirbels über den M. psoas zur Spitze des Processus costalis, *Lig. arcuatum mediale* („Psoasarkade" = „Arcus musuli psoatis"), sowie vom Seitenfortsatz des 1. Lendenwirbels, den M. quadratus lumborum überspannend, zur Spitze der 12. Rippe, *Lig. arcuatum laterale* („Quadratusarkade").

Das Crus dextrum der Pars lumbalis entspringt mit seinem medialen Teil meist um einen Lendenwirbel tiefer als das Crus sinistrum.

Zwischen den medialen und lateralen Ursprüngen

Abb. 4.5–2. Zwerchfell von dorsal. Wirbelsäule bis zum 1. Lendenwirbel entfernt. Faszienumscheidung des Erector spinae.

Sie umrahmen so eine weitere Durchtrittsöffnung, den *Hiatus oesophageus*, für Speiseröhre, *Oesophagus* und die beiden Vagusstämme, *Truncus vagalis anterior et posterior*.

Die Pars costalis entspringt von der Knorpelinnenfläche der 6 kaudalen Rippen und greift dabei zwischen die Ursprungszacken des Transversus abdominis (Abb. 4.4–15). Die von der 8. bis 9. Rippe kommenden Muskelfasern sind die längsten; sie können eine im Röntgenbild sichtbare Furche auf der gerundeten Zwerchfelloberfläche erzeugen.

Die Pars sternalis (Abb. 4.5–1) ist die kleinste und kürzeste Portion, sie entspringt von der Rückfläche des Schwertfortsatzes und dem hinteren Blatt der Rektusscheide. Zwischen Pars sternalis und Pars costalis bleibt das kleine muskelfreie *Trigonum sternocostale*, das auch als LARREYsche Spalte bezeichnet wird (Abb. 4.4–15). Hier sind die *A.* und *V. thoracica interna* zu finden, die nach ihrem Durchtritt durch das Zwerchfell als *A.* bzw. *V. epigastrica superior* weiterverlaufen.

Das Centrum tendineum besitzt die Form eines Kleeblatts, auf dessen vorderem Anteil das Herz mit dem Herzbeutel ruht. Zwischen rechtem und vorderem Blatt umrahmen die Sehnenfasern eine Öffnung für den Durchtritt der unteren Hohlvene, *Foramen venae cavae*.

Die Sehnenfasern des Centrum tendineum verbinden die gegenüberstehenden Muskelfasern untereinander. Durch die Kleeblattform kommt es zu fast rechtwinkligen Überschneidungen und teilweise kurvenförmigem Verlauf der Sehnenfasern (Abb. 4.5–2).

Die zur Brusthöhle wie die zur Bauchhöhle gewandten Oberflächen des Zwerchfellmuskels sind von je einer Faszie bedeckt, der *Fascia phrenicopleuralis* und der *Fascia phrenicosubperitonealis*, die ihrerseits – bestimmte Zonen ausgenommen – durch seröse Häute, kranial die *Pleura diaphragmatica* und kaudal das *Peritoneum parietale*, abgedichtet werden.

Zwerchfellhernien, *Hernia diaphragmaticae*, können durch den Hiatus oesophageus („Hiatushernien"), durch das Trigonum sternocostale (LARREYsche Hernien) oder durch angeborene Lücken in der Zwerchfellmuskulatur von der Bauchhöhle in die Brusthöhle gleiten. Aufgrund ihrer Häufigkeit sind vor allem Hiatushernien von Bedeutung. Sie sind meist als Gleithernien reversibel und führen zu unangenehmen Schmerzen, die als Brennen und Druck hinter dem Sternum empfunden werden. Unter Schluckauf, *Singultus*, versteht man unwillkürliche krampfhafte Zuckungen der Zwerchfellmuskulatur, die mit einem unverkennbaren Einatmungsgeräusch einhergehen. Zu anhaltendem Singultus kann es bei entzündlichen Reizungen des Zwerchfells (z. B. bei Pleuritis und Peritonitis), auch bei bestimmten Virusinfektionen und bei Erkrankungen des Atemzentrums kommen.

Innervation: N. phrenicus aus dem Plexus cervicalis, C_4 (C_3–C_5). Außer dem Hauptstamm des N. phrenicus gibt es Fälle mit sog. *Nebenphrenici*, die z. T. vom N. subclavius abstammen. Zur Ruhigstellung einer Zwerchfellseite (z. B. bei Lungentuberkulose) wurde früher der entsprechende N. phrenicus auf dem M. scalenus anterior aufgesucht und durchgetrennt *(Phrenicotomie)* oder mit einer Klemme gequetscht. Dadurch kam es vorübergehend zum Hochstand der gelähmten Zwerchfellhälfte in maximaler Exspirationsstellung und zur Ruhigstellung einer Lunge mit Kompression ihres Unterlappens. Dauernde und vollständige Lähmung einer Zwerchfellhälfte wurde durch die *Phrenicusexairese* erreicht, bei der der N. phrenicus durchgeschnitten und ein Stück seines distalen Endes herausgezogen wurde.

4.5.2 Zwischenrippenmuskeln

Die vordere Brustwand enthält genau wie die Bauchwand ein dreischichtiges Muskelsystem.

Die Mm. intercostales sind metamere Muskeln, in denen sich die alte Myotomgliederung noch deutlich zeigt. Sie schließen an die kurzen, ebenfalls metameren Wirbelsäulenmuskeln an, zu denen sich auch Übergänge zeigen. So können die Mm. intertransversarii des Hals- und Lendenbereichs, *Mm. intertransversarii anteriores cervicis* und *Mm. intertransversarii laterales lumborum*, als Interkostalmuskeln betrachtet werden, deren rudimentäre Rippen mit den Wirbeln verschmolzen sind.

Mm. intercostales externi (Abb. 4.5–3 u. 4.2–8) verlaufen in den Zwischenrippenräumen schräg von hinten oben nach vorn unten, also in der Richtung der Fa-

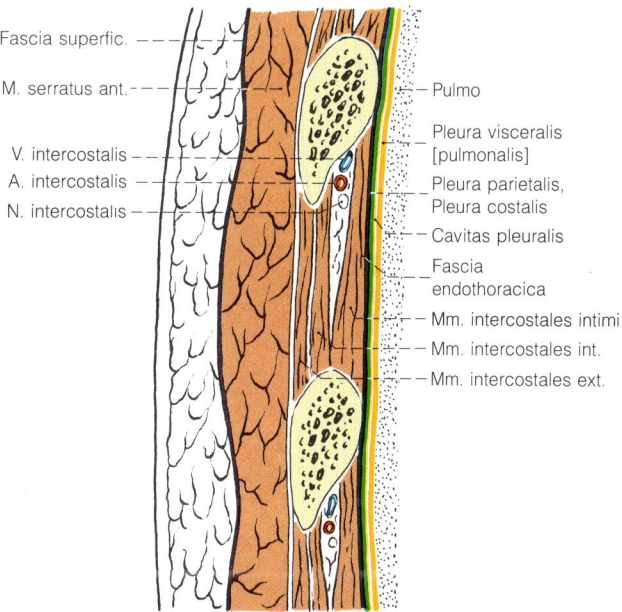

Fascia superfic.

M. serratus ant.

V. intercostalis

A. intercostalis

N. intercostalis

Pulmo

Pleura visceralis [pulmonalis]

Pleura parietalis, Pleura costalis

Cavitas pleuralis

Fascia endothoracica

Mm. intercostales intimi

Mm. intercostales int.

Mm. intercostales ext.

Abb. 4.5–3. Bau der Brustwand. Beachte die Lage des Nervus, der Arteria und der Vena intercostalis im Sulcus costae. Die Stämme der interkostalen Leistenbahnen verlaufen zwischen den Mm. intercostales intimi und den Mm. intercostales interni (In Anlehnung an O. SCHULZE: Topographische Anatomie. 3. Aufl. Lehmann, München 1921).

serung des Obliquus externus abdominis. Sie beginnen hinten an den Tubercula costarum und enden vorn am Beginn der Rippenknorpel, indem sie zugleich an Masse abnehmen. Zwischen den Knorpeln werden sie zu sehnigen Streifen, *Membrana intercostalis externa.*

Mm. intercostales interni (Abb. 4.5–3 u. 4.2–8) verlaufen senkrecht dazu, also gleichsinnig mit der Faserung des Obliquus internus abdominis, in den sie sich häufig ohne Unterbrechung fortsetzen. Vorn reichen sie bis zum Brustbein, hinten werden sie dünner und enden an den Rippenwinkeln. Von hier bis zur Wirbelsäule hin findet sich nur eine aponeurotische Membran, durch die die Mm. intercostales externi sowie die interkostalen Blutgefäße und Nerven durchschimmern.

Durch einen bindegewebigen Spaltraum, in dem die Interkostalgefäße und der N. intercostalis verlaufen, sind von den Mm. intercostales interni die *Mm. intercostales intimi* abgetrennt. Die Grenze zwischen den beiden im Grunde zusammengehörenden Muskeln ist also stets durch die Lage der interkostalen Leitungsbahnen bestimmbar (Abb. 4.5–3). In der Richtung ihres Verlaufs entsprechen sie den Fasern der Mm. intercostales interni.

Mm. subcostales. Sofern die Intercostales interni 1 bis 2 Rippen überspringen, entstehen längere Muskelplatten, die meist nur in der Nähe der Rippenwinkel vorhanden sind und als *Mm. subcostales* bezeichnet werden.

Innervation: entsprechende Interkostalnerven.

M. transversus thoracis (Abb. 4.4–15). Er kann als Fortsetzung des M. transversus abdominis auf die Hin-terfläche der vorderen Brustwand betrachtet werden. Jedoch verlaufen nur die untersten Fasern quer; die obersten, die bis zur 2. Rippe reichen, ziehen in der Längsrichtung, zwischen beiden finden sich schräge Züge. Die Muskelzacken strahlen von der Innenfläche des Brustbeins aus und divergieren zu den Rippen; im ganzen bilden sie eine dreieckige Platte.

Innervation: 2. bis 6. Interkostalnerv.

Auch die Muskeln der Scalenusgruppe, *Mm. scaleni anterior, medius et posterior* (Abb. 4.5–4), können zu den Zwischenrippenmuskeln gezählt werden, da sie von den Rippenresten in den Querfortsätzen der Halswirbelsäule entspringen und zu echten Rippen ziehen. Reste einer metameren Gliederung, wie sie bei den äußeren und inneren Interkostalmuskeln so deutlich in Erscheinung tritt, lassen sie nur noch in den Ausnahmefällen, in denen sehnige Einschüsse vorhanden sind, erkennen.

Die Mm. scaleni bilden ein spitzes Dach, das die obere Thoraxapertur teilweise abschließt und unter dem die Pleurakuppeln und die Lungenspitzen liegen.

Der *M. scalenus anterior* (Abb. 4.5–4) entspringt von den vorderen Höckern der Querfortsätze des 3. bis 6. Halswirbels und verläuft zum *Tuberculum m. scaleni anterioris* der 1. Rippe.

Der stärkste Muskel der Gruppe ist der *M. scalenus medius* (Abb. 4.5–4). Er entspringt von den vorderen Höckern des 3. bis 7., gelegentlich auch aller Halswirbel und inseriert hinter dem *Sulcus arteriae subclaviae* an der 1. Rippe. Einzelne Bündel reichen bis zur 2. Rippe.

Zwischen Scalenus anterior und medius findet sich

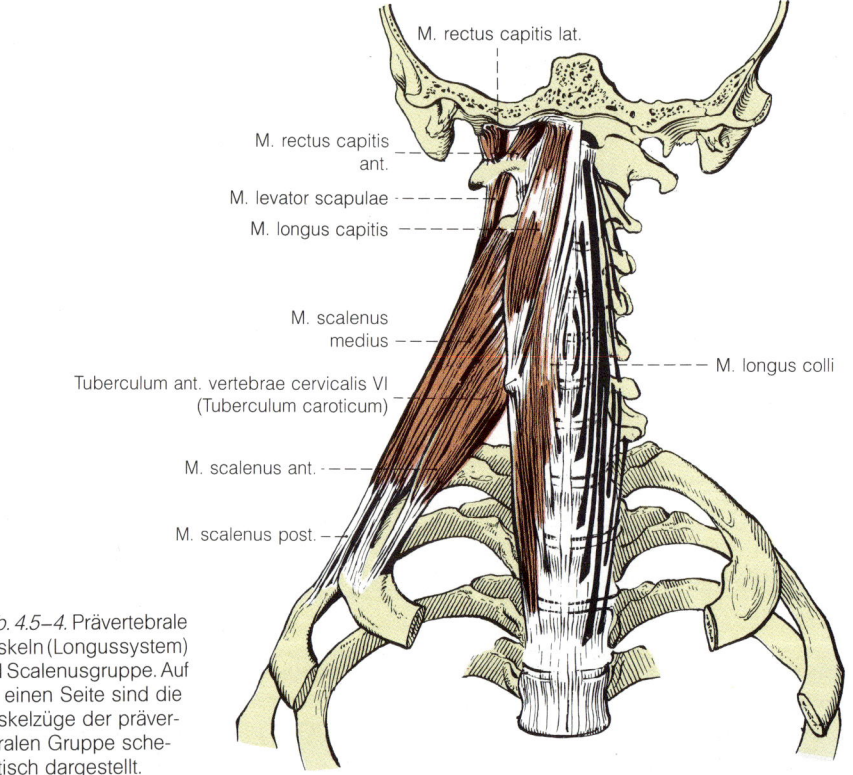

M. rectus capitis lat.

M. rectus capitis ant.

M. levator scapulae

M. longus capitis

M. scalenus medius

Tuberculum ant. vertebrae cervicalis VI (Tuberculum caroticum)

M. scalenus ant.

M. scalenus post.

M. longus colli

Abb. 4.5–4. Prävertebrale Muskeln (Longussystem) und Scalenusgruppe. Auf der einen Seite sind die Muskelzüge der prävertebralen Gruppe schematisch dargestellt.

ein Spalt, die sog. *Scalenuslücke*, durch die das Arm-nervengeflecht, *Plexus brachialis*, und an der Basis im Sulcus arteriae subclaviae die *A. subclavia* ziehen. Die mächtige *V. subclavia* verläuft vor dem M. scalenus anterior und hinter dem klavikulären Ursprung des M. sternocleidomastoideus.

M. scalenus posterior (Abb. 4.5 – 4). Er entspringt von den hinteren Höckern der Querfortsätze des 4. bis 6. Halswirbels und setzt an der 2. (3.) Rippe an. Der Muskel schließt sich dicht an den Scalenus medius an und ist nur künstlich von ihm zu trennen; er kann ganz oder teilweise fehlen. Seine Sehnenfasern strahlen mehr oder weniger weit in die Interkostalräume, *Spatia intercostalia*, aus.

Die Mm. scaleni heben bei festgestellter Halswirbelsäule durch ihre Wirkung auf das 1. und 2. Rippenpaar etwas den Thorax. Sie verkürzen sich bei ruhiger Rippenatmung. Im übrigen wirken sie wie ein elastisches, verstellbares Aufhängeband des Thorax. Man hat sie daher auch als Rippenhalter bezeichnet. Ihre Ausschaltung bewirkt keine wesentliche Einschränkung der Atembewegungen.

Eine beugende Wirkung auf die Halswirbelsäule hat nur der Scalenus anterior. Der Scalenus medius liegt genau seitlich (Abb. 4.4 – 3) und kann aus der Normalstellung weder beugen noch strecken. Größere Ausschläge erzielen die Scaleni bei der Seitwärtsbeugung der Halswirbelsäule.

Unter dem *Scalenussyndrom* versteht man Durchblutungsstörungen des Arms und ziehende Schmerzen, die vom Hals auf die mediale Seite des Oberarms sowie herzwärts ausstrahlen können[1]. Sie werden durch Kompression der A. subclavia und des Plexus brachialis in der Scalenuslücke zwischen M. scalenus anterior, M. scalenus medius und 1. Rippe verursacht. Da die V. subclavia vor dem M. scalenus anterior, also außerhalb der Scalenuslücke, verläuft, bleibt sie bei diesem Syndrom unbeteiligt.

Innervation: Plexus cervicalis und Plexus brachialis.

---

[1] RAU, G.: Mechanische Faktoren: Arterien. In: W. ROTTER, H. KIEF, D. GROSS (Hgg.): Lokalisierende Faktoren für Arterien- und Venenverschlüsse. Schattauer, Stuttgart-New York 1970.

4.6 Atemmechanismus

REINHARD PUTZ[1]

Unter Atemmechanismus versteht man im engeren Sinn die Mechanik der Atmungsbewegungen, also das Zusammenwirken aller Anteile des Bewegungsapparats und aller Kräfte, die an Einatmung (*Inspiration*) und Ausatmung (*Exspiration*) beteiligt sind. Im weiteren Sinn kann darunter ein vielgliedriger Transportmechanismus verstanden werden, an dem die Lunge, der Bewegungsapparat des Rumpfes und das Herz-Kreislauf-System beteiligt sind. Damit das Blut während der Durchströmung der Lunge mit Sauerstoff beladen und von überschüssigem Kohlendioxyd befreit werden kann, sind Respirationsbewegungen der Brustkorb- und Bauchmuskulatur erforderlich, die eine Luftströmung in den Atemwegen erzeugen und damit über die Belüftung (*Ventilation*) der Lungenbläschen für einen ausreichenden Gaswechsel sorgen.

Bei ruhiger Atmung erfolgen 16 bis 20 Atemzüge in der Minute. Wird das Sauerstoffbedürfnis größer, nehmen die *Atemfrequenz* und die *Atemzugtiefe* und so das *Atemminutenvolumen* zu. Eine zu hohe Atemfrequenz kann zur *Hypoventilation* führen, da nur in den oberen Atemwegen relativ viel Luft (Totraumluft) bewegt

wird, die Lungenbläschen aber nicht ausreichend belüftet werden. Eine Steigerung des Atemminutenvolumens über einen Durchschnittswert hinaus führt zur *Hyperventilation*. Das maximale Atemvolumen (*Vitalkapazität*) beträgt etwa 3,5 l und kann durch gezieltes Training (Sportler, Sänger) beträchtlich vergrößert werden. Bei normaler ruhiger Atmung beobachten wir gleichmäßiges inspiratorisches Vor- und exspiratorisches Rückschwingen der Bauchwand (Abb. 4.6 – 1, linke Figur). Bei tieferer Einatmung hebt und erweitert sich zusätzlich der Thorax und kehrt bei der Ausatmung wieder in die Ausgangslage zurück (Abb. 4.6 – 2).

Je nachdem, ob nun im Atmungsablauf die thorakale oder die abdominale Komponente im Vordergrund steht, läßt sich eine Bauchatmung (*Zwerchfellatmung*) von einer Brustatmung (*Rippenatmung*) unterscheiden. Das normale Atemzugvolumen, bei Ruheatmung etwa 500 ml, läßt sich sowohl durch bevorzugt abdominale als auch durch bevorzugt thorakale Atmung erreichen, so kann etwa bei abdominaler oder thorakaler Bewegungseinschränkung (z. B. bei verschiedenen Körperstellungen, während der Schwangerschaft oder beim Ausheilen eines Thoraxtraumas) ein Ausgleich geschaffen werden.

Da bei den Atmungsbewegungen Massenverschiebungen stattfinden, unterliegen sie den Gesetzen der Schwerkraft und der Massenträgheit. Beim Lachen z. B.

---

[1] Neubearbeitung auf der Grundlage des gleichnamigen Kapitels der 13. Auflage (1980) von EDUARD AMTMANN †.

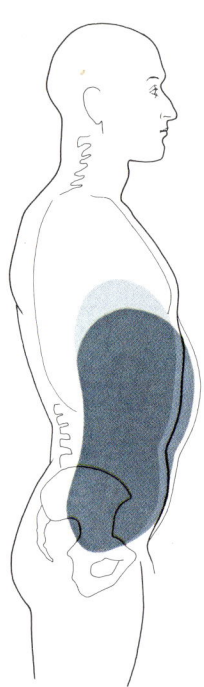

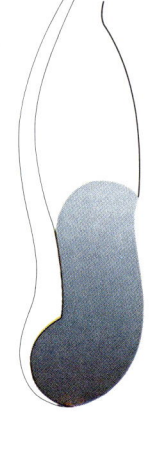

Stand belastet der Schultergürtel den Thorax. Sein Gewicht wird letzlich von der Wirbelsäule und den das Gleichgewicht haltenden Rückenmuskeln getragen. Bei Erschöpfungszuständen oder starken Atmungsbehinderungen (Emphysem, Asthma, Atemwegsobstruktionen) stützen daher Patienten die Arme auf. Sie entlasten dabei z. T. den Thorax vom Gewicht des Schulter-

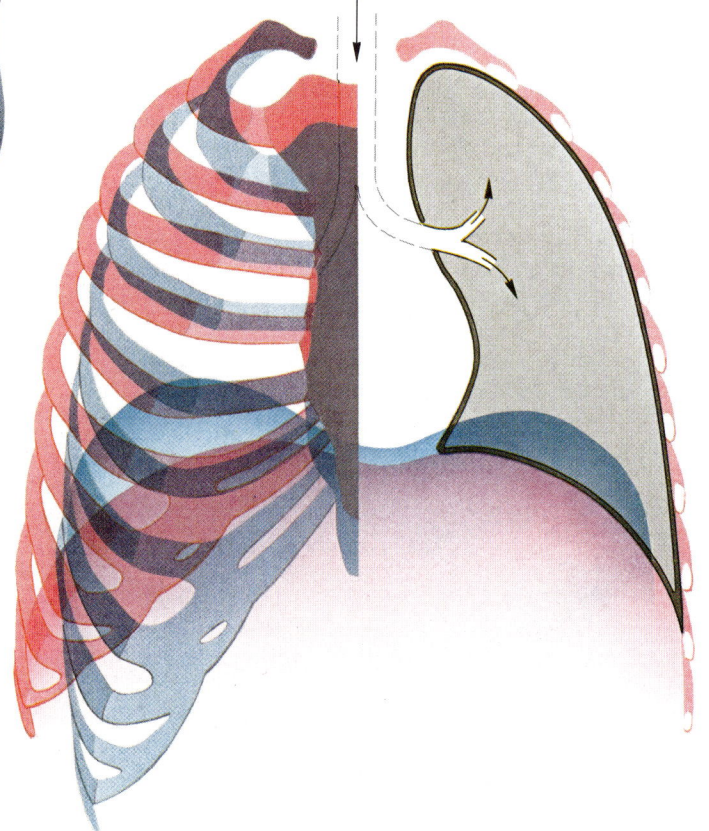

Abb. 4.6–1. Bei der Inspiration senken sich die Zwerchfellkuppeln (linke Figur). Der Inhalt der Bauchhöhle weicht dabei gegen die Bauchdecken hin aus (Bauchatmung). Sie verhält sich bei verschiedenen Körperstellungen wie eine wassergefüllte Blase mit einer erdwärts steigenden Druckschichtung (rechte Figur). Im aufrechten Stand herrscht bis zu 4 cm unter dem Zwerchfell unteratmosphärischer Druck, der in Atemruhelage oberhalb des Bauchnabels die Bauchdecke einwärts zieht.

erfolgen Ein- und Ausatmungsbewegungen in hoher Frequenz. Durch betontes, stoßweises Ausatmen wird der typische Laut erzeugt. Die Einatmung ist dagegen sehr kurz und flach, aber geräuschlos. Man hebt dabei im aufrechten Stand mit Hilfe der spinohumeralen Muskeln den massigen Schultergürtel nach oben, der sonst wegen seiner Massenträgheit den abrupten, rhythmischen Bewegungen nicht folgen könnte. Anschließend müssen wir für die nächste Lachsalve kurz Luft schöpfen, um die Lungenbläschen ausreichend zu belüften. Ähnliches wird beim Husten, Niesen und Seufzen beobachtet. Beim Hustenstoß wird bei geschlossener Stimmritze durch kräftigen Einsatz der Ausatmungsmuskulatur der intrapulmonale Druck derart gesteigert, daß schließlich die Stimmritze gesprengt wird und Luft mit hoher Geschwindigkeit (bis etwa 280 m/sec) ausströmt. Beim Seufzen folgt umgekehrt auf eine stoßweise Ausatmung eine tiefe, lange Einatmung. Auch bei normaler Atmung im aufrechten

Abb. 4.6–2. Schema der Bewegungen des Thorax, des Zwerchfells und der linken Lunge bei der Atmung. Ausatmungsstellung blau, Einatmungsstellung rot. Bei der Inspiration dehnt sich die Lunge in die sich vergrößernden Lungenhöhlen aus. Dadurch wird Luft durch die Atemwege eingesaugt. Der Recessus costodiaphragmaticus öffnet sich.

gürtels und die Rückenmuskulatur von der Aufgabe, Gleichgewicht zu halten. Die Leistung der spinokostalen Muskelschlingen (s. unten) kommt damit zur Gänze der Atmung zugute. Das ist besonders wichtig, wenn das Zwerchfell durch Verminderung des Lungenzugs tief steht, wie z. B. bei der Lungenblähung (Emphysem), und das notwendige Atemzugvolumen nur durch extreme Zwerchfell- und Rippenatmungsbewegungen erreicht werden kann.

Die der Tätigkeit der Atemmuskulatur entgegengerichteten Kräfte sind

a) die elastischen Kräfte der Lunge, des Thorax und des Abdomens,

b) Reibungs- und Strömungswiderstände in den Atemwegen,

c) die Trägheitskräfte der zu bewegenden Atemluft und der Gewebe und

d) die Schwerkraft.

Ein großer Teil der von der Muskulatur aufgebrachten Energie wird als Verformungsenergie in den intra- und extrapulmonalen Geweben gespeichert und bei der Exspiration als Bewegungsenergie für die Herstellung der Ausgangsposition wieder freigesetzt. Wie ein gespanntes Gummiband bei Nachlassen der äußeren Zugkräfte wieder in seine Ruhelage zurückkehrt, wird die normale Ausatemlage (*Atemruhelage*) durch die elastischen Kräfte wieder herbeigeführt. Die Exspiration läuft also bei ruhiger Atmung fast ausschließlich passiv ab.

Bei rascher (forcierter) Ausatmung kann die Kraft der eingesetzten Muskulatur nicht voll ausgenutzt werden, da ein zu hoher Druck die Strömungsgeschwindigkeit der Luft in den Atemwegen so erhöht, daß nach innen weisende Kräfte auftreten, die die Atemwege verengen. Das kann man sich an zwei parallel zueinander gehaltenen Papierblättern klarmachen. Bläst man forciert zwischen ihnen durch, bewegen sich die Blätter nicht auseinander, sondern flatternd zusammen. Bei großer Strömungsgeschwindigkeit kippt die laminare Strömung in den Luftwegen in eine turbulente um, und der Strömungswiderstand steigt an. Er wächst nicht mehr linear, sondern mit dem Quadrat der Stromstärke. Patienten mit Atemwegsobstruktionen können diese Prinzipien nutzen, indem sie die Exspirationsluft durch Spitzen der Lippen verlangsamt ausströmen lassen. Auch das Zwerchfell wirkt durch seine ausklingen-

de exspiratorische Aktivität in diesem Sinn (s. auch Abb. 4.6–5). Der M. rectus abdominis hat für die Exspiration eine sehr geringe Bedeutung; selbst bei forcierter, maximaler Exspiration wird er individuell verschieden nur sehr schwach eingesetzt.

4.6.1 Mechanik der Rippenatmung

An der Rippenatmung (thorakale Atmung, Brustatmung) sind in einem komplizierten Wechselspiel eine Reihe von Muskeln beteiligt, die den Thorax inspiratorisch durch Anheben der Rippen oben mehr in sagittaler und unten mehr in transversaler Richtung erweitern (Abb. 4.6–3).

Um diese Umformung zu verstehen, kann man vom Bewegungsmechanismus der einzelnen mit dem Brustbein verbundenen Rippenpaare ausgehen. Jeder derartige Rippenring ist gegen die Wirbelsäule in seinen Gelenken verstellbar. Die Bewegungsachse, die in der Richtung des Rippenhalses verläuft, steht bei der 1. Rippe nahezu quer; die Bewegungsachsen beider 1. Rippen schließen einen nach hinten offenen Winkel von etwa 150° ein. Wird der 1. Rippenring aus seiner Schräglage gehoben, muß sich der Abstand des Brustbeins von der Wirbelsäule in sagittaler Richtung vergrößern.

Dieser Bewegungsvorgang kann gut demonstriert werden, indem man die herabhängenden Arme durch Falten der Hände zu einem Ring schließt und damit den Rippenring nachahmt. Hebt man den gesenkten Armring im Schultergelenk um eine transversale Achse, wird der Abstand der Hände vom Körper größer. Das entspricht der Erweiterung des Thorax in sagittaler Richtung. Will man den Querdurchmesser des Armrings vergrößern, muß man die gebeugten Ellenbogen nach lateral führen. Dabei heben sich die Oberarme nach vorn und seitlich. Eine ähnliche Bewegung können die unteren Rippen ausführen, wodurch es im unteren Bereich zu einer Erweiterung des Thorax nach lateral kommt (sog. Flankenatmung). Die Bewegungsachsen der 9. und 10. Rippe schließen einen nach hinten offenen Winkel von etwa 80° ein.

Der 1. Rippenring ist in der Ruhestellung des Thorax um etwa 45° gegen die Transversalebene gesenkt und

Abb. 4.6–3. Formänderung des Thorax und Verformung der Rippenknorpel bei der Atmung.
a) Ausatmungsstellung
b) Einatmungsstellung
c) beide Stellungen von der Seite (Ausatmungsstellung, dicke Konturen; Einatmungsstellung, dünne Konturen; unter Verwendung einer Abb. von MOLLIER 1924)
Die Wirkung der Rippenheber und der transversospinalen Bündel der autochthonen Rückenmuskulatur als Strecker der Brustwirbelsäule ist durch schräge Pfeile dargestellt.

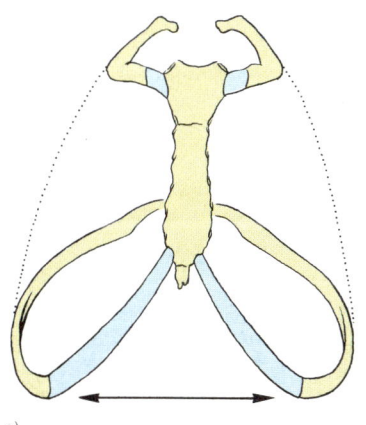
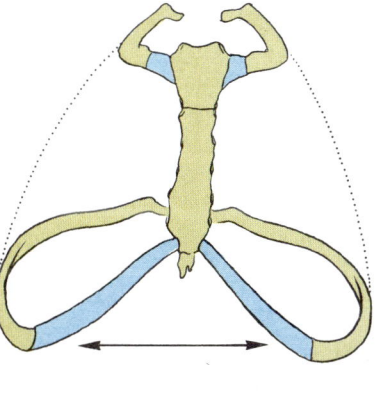
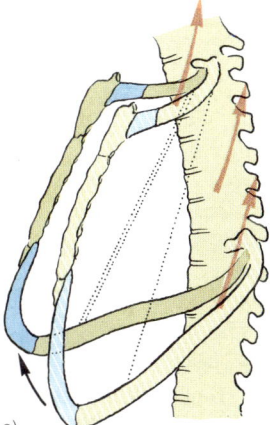

a)   b)   c)

kann um etwa 24° inspiratorisch gehoben werden. Die kaudalwärts folgenden Rippen drehen sich wegen ihrer zunehmenden Länge entsprechend weniger stark, die 7. Rippe etwa nur um 14°. Beim Neugeborenen stehen die Rippen noch zu waagrecht (Abb. 4.2–6).

Bei der inspiratorischen Hebung der ventralen Rippenenden werden die unteren Rippenknorpel, die in gesenktem Zustand winklig gebogen sind, gestreckt und der Länge nach gespannt. Durch diese Verformung und die Stellungsänderung der Rippenknorpel flacht sich der Spitzbogen, den die beiderseitigen Rippenbogen bilden, bei der Hebung des Thorax ab (Abb. 4.6–3).

Aktivität des M. serratus posterior superior (Abb. 4.3–5) und der Mm. levatores costarum (Abb. 4.3–3, 4.3–4) ist nicht zweifelsfrei erwiesen. Bei forcierter Ausatmung werden die Rippenzacken des M. latissimus dorsi (Abb. 4.8–23) aktiviert („Hustenmuskel") und vermutlich auch der M. iliocostalis. Bei Kindern kann es daher bei Keuchhusten zu spontanen Rippenfrakturen kommen. Da alle diese Muskeln reflektorisch gesteuert als Antagonisten-Bremse wirken und ein Teil von ihnen, wie auch das Diaphragma und der M. quadratus lumborum, zu Anfang der Exspirationsphase aktiviert sind, war man sich lange über die Wertigkeit der Funktion der Atemmuskeln uneinig.

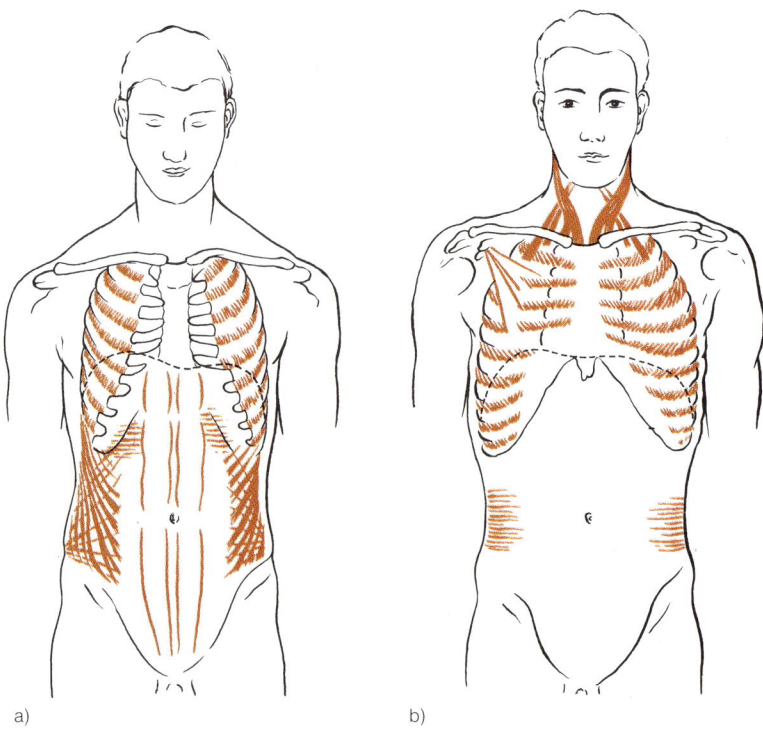

Abb. 4.6–4. Muskeln der Rippenatmung.
a) Ausatmung: Mm. obliqui abdominis externi, Mm. obliqui abdominis interni, Mm. transversi abdominis, Mm. intercostales interni.
b) Einatmung: Mm. scaleni, Mm. intercostales externi, M. sternocleidomastoideus (bei tiefer Inspiration).

a)   b)

Durch Drehung, Biegung und Verwindung der Rippenknorpel entstehen in ihnen, sobald sie aus ihrer Gleichgewichtslage gebracht werden, elastische Widerstände. Die Gleichgewichtslage des Thorax wird von allen auf den Thorax wirkenden Kräften bestimmt und ist damit auch von Körperhaltung und -stellung abhängig.

Auf die Rippen wirken inspiratorisch die Mm. scaleni, die Mm. intercostales externi und der parasternale Teil der Mm. intercostales interni (Mm. intercartilaginei), bei tiefer Inspiration (ab etwa 3,4 l) auch der M. sternocleidomastoideus (Abb. 4.6–4). Die Basis der exspiratorisch wirkenden Kräfte bildet die inspiratorisch im Thorax gespeicherte Verformungsenergie (z. B. durch Torsion der Rippenknorpel). Als aktive Exspiratoren wirken die Mm. intercostales interni, die Mm. subcostales, die Mm. transversus thoracis (Abb. 4.4–15) und abdominis und bei forcierter Ausatmung auch die schrägen Bauchmuskeln. Die inspiratorische

Bei ruhiger Einatmung werden die M. scaleni (Abb. 4.5–3) regelmäßig eingesetzt, und zwar unmittelbar nach der ersten Aktivierung des Zwerchfells. In den Zwischenrippenräumen sind zunächst nur die parasternalen Fasern der Mm. intercostales interni tätig. Ihre Aktivität breitet sich erst mit steigendem Atemzugvolumen vom 1. Interkostalspatium auf die folgenden aus, um schließlich auf die äußere Zwischenrippenmuskulatur in laterokaudaler Richtung überzugreifen. Bei großem Atemminutenvolumen soll schließlich die gesamte äußere Interkostalmuskulatur inspiratorisch mit der exspiratorischen inneren Zwischenrippenmuskulatur alternierend tätig sein. Die Zwischenrippenräume werden dabei den intrathorakalen Druckschwankungen entsprechend verspannt. Sind zwei Rippen unbeweglich durch eine Knochenspange verbunden, atrophiert die Zwischenrippenmuskulatur nicht; die passive und aktive Verspannung bleibt erhalten. Da mit zunehmender Atemtiefe neben Diaphragma und Interkostalmuskeln die genannten weiteren Atemmuskeln „helfend" in die Atembewegungen eingreifen, hat man diese vereinfacht als „Atemhilfsmuskeln" (*auxiliäre Atemmuskeln*) bezeichnet. Zu den Atemhilfsmuskeln sollen auch die Mm. pectorales major et minor und der M. serratus ant. gehören, was sich elektromyographisch aber nicht beweisen läßt[1].

Mit zunehmender Atmung steigen die allgemeine Erregung und damit auch der Tonus der nicht an der Atmung beteiligten Muskulatur an. Bei extremer Atemnot hat es den Anschein, als ob fast der ganze Körper die Atmung zu erzwingen suche, man „ringt nach Luft". Doch werden selbst dabei die äußersten Bewegungsmöglichkeiten, die ein reines Skelett-Bänderpräparat zulassen würde, infolge der reflektorisch gesteuerten Antagonisten-Bremse nicht voll ausgenutzt.

Kurze Zusammenfassung

Bei der Rippenatmung wird der Thorax durch Heben der Rippen oben mehr in sagittaler und unten mehr in transversaler Richtung erweitert. Die Inspiration erfolgt durch die Mm. scaleni, intercostales externi und die parasternalen intercostales interni, bei tiefer Einatmung auch durch die Mm. sternocleidomastoidei. Die inspiratorisch im Thorax gespeicherte Verformungsenergie und die Mm. intercostales interni, subcostales und transversus thoracis bewirken die Expiration. Bei ruhiger Atmung sind nur die Mm. scaleni, mit zunehmendem Atemvolumen auch die Mm. intercostales in den oberen und schließlich in allen Zwischenrippenräumen aktiv. Die Mm. intercostales verspannen dabei passiv und aktiv die Zwischenrippenräume. Im aufrechten Stand hemmt die Last des Schultergürtels die thorakalen Inspirationsbewegungen. Beim Lachen und bei pathologischer Atmungsbehinderung wird durch Anspannung der spinohumeralen Muskeln bzw. Aufstützen der Arme mehr Atemfreiheit gewonnen.

4.6.2 Mechanik der Zwerchfellatmung

Bei der Zwerchfellatmung wird die Volumenänderung des Brustraums vorwiegend durch die Verschiebung des Zwerchfells erreicht. Dieses ist in die Thoraxapertur eingelassen (s. Kap. 4.5.1) und bildet in Form einer Doppelkuppel eine Trennwand zwischen Brust- und Bauchraum. Bei seiner Kontraktion (Inspiration) flachen beide Kuppeln ab und führen damit zur Erweiterung des Brustraums. Als direkte Folge des Tiefertretens der Zwerchfellkuppeln werden die Oberbauchorgane nach unten gedrängt und wölben die Bauchwand vor allem oberhalb des Nabels vor (Abb. 4.6–1). Dies hat zur Bezeichnung Bauchatmung geführt. Da das inspiratorische und exspiratorische Kräftespiel in der unteren Thoraxapertur sowohl die kostalen als auch die

diaphragmalen Komponenten einbezieht, spricht man auch von kostodiaphragmaler oder kostoabdominaler Atmung. Das Zwerchfell soll wie die kurzen Fingermuskeln und die Augenmuskeln ziemlich fein innerviert sein. Bei Labortieren wurden 25 bis 120 Muskelfasern je motorischer Einheit beobachtet [2]. Es kontrahieren sich immer alle Teile des Zwerchfells gleichzeitig (Abb. 4.6–5). Bei ruhiger Atmung senkt sich das

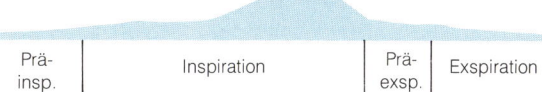

| Prä-insp. | Inspiration | Prä-exsp. | Exspiration |

Abb. 4.6–5. Intensität der Zwerchfellinnervation während der Atemphasen. Intensität = Zahl und Entladungsfrequenz der tätigen Motoneurone. Die Aktivität des Zwerchfells klingt erst während der Exspirationsphase aus. Einatmungs- und Ausatmungsphasen sind durch kurze Pausen getrennt [2].

Zwerchfell mit beiden Kuppeln um etwa 1,5 bis 2 cm, bei tiefer Atmung um 6 bis 10 cm. Da der Herzbeutel mit dem Centrum tendineum des Zwerchfells verwachsen ist, hebt und senkt sich das Herz mit den Atembewegungen, während die elastischen Kräfte der mediastinalen Gewebe die Bewegungsfreiheit des medialen Zwerchfellabschnitts einschränken. Die Rundung der Zwerchfellkuppeln ändert sich bei der Kontraktion zunächst nicht wesentlich. Auch der spitzwinklige Spalt zwischen Zwerchfell und Thoraxwand, *Recessus costodiaphragmaticus* (Sinus phrenicocostalis), öffnet sich bei ruhiger Atmung kaum. Erst bei tiefer Atmung löst sich das Zwerchfell von der Thoraxwand und kann mit ihr bei Maximalkontraktion schließlich einen Winkel bis 80° bilden. Bei sehr tiefer Einatmung sinkt die Zentralsehne unter das Niveau des Schwertfortsatzes herab, wobei die etwa 3 bis 5 cm langen Muskelzüge der Pars sternalis nach kaudal umgeklappt werden.

Der Inhalt der Bauchhöhle verhält sich wie eine wassergefüllte, verformbare Blase und verändert die Atemexkursionen des Zwerchfells bei verschiedenen Körperstellungen. Bei Seit- und Rückenlage drängt der Bauchinhalt die Zwerchfellkuppel der aufliegenden Seite kranialwärts. Während diese Seite in der Rippenatmung behindert ist, wird sie in der Zwerchfellatmung dadurch begünstigt, daß die gedehnte Zwerchfellkuppel größere Exkursionen ausführen kann. So ergibt sich ein Ausgleich, so daß beide Lungen fast gleich stark beatmet werden können.

Bei tiefer Inspiration werden zusätzlich die schrägen Bauchmuskeln gedehnt. Ihre Spannung begrenzt die Ausweichmöglichkeit der Baucheingeweide und wirkt damit dem Zug des Zwerchfells bei der Inspiration entgegen. Durch Kontraktion der Bauchmuskulatur wird ein Druck auf den Inhalt der Bauchhöhle ausgeübt, das Zwerchfell u. U. sehr kräftig und schnell kranialwärts gedrängt und die Atemluft ausgetrieben. Allerdings werden die Bauchmuskeln erst bei einem Atemvolumen ab etwa 40 l/Min. exspiratorisch eingesetzt. Eine große Aktivität wird bei einem Atemvolumen von 70 bis 90 l/Min. beobachtet.

Da die unteren Rippen nach dorsolateral eine ziemlich große Bewegungsfreiheit haben, erweitert sich in der Regel die untere Thoraxapertur durch den Zug dieser Muskeln zugleich mit der Senkung der Zwerchfellkuppeln. Der M. quadratus lumborum und vermutlich auch der M. serratus posterior inferior werden zeitgleich mit dem Diaphragma eingesetzt, offenbar auch während der Exspirationsphase. Die auf die unteren Rippen inspiratorisch und exspiratorisch wirkende mediokraniale Zugkomponente des Zwerchfells wird dadurch kraft- und richtungsabhängig kompensiert. Wenn die Rippen hochstehen – z. B. bei kleinen Kindern oder allgemein bei tiefer Inspiration –, übt das Zwerchfell mit zunehmender Anspannung einen wachsenden Zug nach innen auf die Rippen aus.

Bei einer Lähmung der auf die untere Thoraxapertur wirkenden thorakalen Atemmuskeln (z. B. infolge von Kinderlähmung) fehlt die dorsolaterale, dem Zwerchfellzug entgegenwirkende Zugkomponente. Als Folge kommt es zu einer verhängnisvollen inspiratorischen Einziehung des unteren Thoraxumfangs, und das Zwerchfell kann sich nicht ausreichend senken. Bei einer Lähmung des Zwerchfells kann die Atmung durch die thorakalen Atemmuskeln (s. oben) aufrechterhalten werden. Man beobachtet dann eine widersinnige (paradoxe) Beweglichkeit, da sich das atonische Zwerchfell infolge des intrathorakalen Druckabfalls während der Inspiration nach kranial statt nach kaudal verschiebt.

Bei Patienten mit chronischer Obstruktion der Atemwege wird ebenso bei forcierten Bauchatmungsübungen eine „paradoxe" inspiratorische Einziehung der unteren Thoraxapertur beobachtet. Bei rachitischen Kindern mit ihrer knöchern schlecht versteiften Thoraxwand kann dabei eine sog. HARRISONsche Furche auftreten, die sich als Einziehung in Höhe der Rippenursprünge des Zwerchfells im Augenblick der Einatmung abzeichnet.

Der Zwerchfellstand (Höhe der Zwerchfellkuppeln bezogen auf die Thoraxwand) hängt in erster Linie von der Thoraxform ab, die ihrerseits alters-, geschlechts- und konstitutionsbedingt ist. Der eher faßförmige Thorax des Säuglings hat einen großen sagittalen Durchmesser und nahezu horizontal eingestellte Rippen, deren Rippenwinkel noch nicht voll ausgebildet sind. Da durch Hebung der so eingestellten Rippen (Rippenatmung) nur eine geringe Volumenzunahme des Thorax erzielt werden kann, bleibt die Atmung daher beim Säugling zunächst abdominal (Bauchatmung). Im Lauf der ersten Lebensjahre bildet sich der kindliche Thorax so um, daß er der Form des Erwachsenen ähnlich wird. Der Übergang von der Bauch- zur Rippenatmung erfolgt zwischen dem 3. bis 7. Lebensjahr; dabei

rückt das Zwerchfell tiefer. Während beide Kuppeln im 1. Lebensjahr in Höhe des 8. bis 9. Brustwirbels stehen, sinken sie im 3. bis 7. Jahr bis zum 9. bis 10. Brustwirbel ab. Im Alter erfolgt eine weitere Senkung der Rippen; die Elastizität der Rippenknorpel läßt nach, ebenso die der Lunge. Das Zwerchfell sinkt tiefer und wird flacher, die untere Thoraxapertur verengt sich. Bei Frauen steht das Zwerchfell weniger hoch als bei Männern; in der Schwangerschaft hingegen steigt es höher. Da die Zwerchfellatmung dann behindert sein kann, tritt die Rippenatmung stärker hervor. Jede ungewöhnliche Vermehrung des Bauchinhalts führt zu einem Hochstand des Zwerchfells (s. Abschnitt „Wirkung der Bauchmuskeln"). Verminderung des elastischen Lungenzugs hat einen Tiefstand zur Folge. Dies ist z. B. bei der Lungenblähung (Emphysem) der Fall. Ebenso steht bei schlaffen Bauchdecken das Zwerchfell tiefer als bei straffen. Erstarrt der Thorax durch Verknöcherung der Rippenknorpel, kann nur noch Zwerchfellatmung erfolgen. In diesen Fällen kann die Zwerchfellkontraktion so stark werden, daß sich seine beiden Kuppeln nahezu vollständig abflachen. Bei der Leiche steht das erschlaffte Zwerchfell in extremer Exspirationsstellung, einerseits durch die Baucheingeweide nach oben gedrängt, andererseits durch den Zug des elastischen Lungengewebes gespannt.

Kurze Zusammenfassung

Das Zwerchfell ist der Hauptmuskel der Einatmung. Bei ruhiger Atmung leistet es beinahe das gesamte und bei maximaler Atmung bis zu 70% des Atemzugvolumens. Bei der Einatmung können sich die Zwerchfellkuppeln um 1,5 bis 10 cm nach unten senken und den Bauchinhalt nach unten drängen. Vorwölbung der Bauchwand, Bauch- atmung. Das Zwerchfell ist während der Inspiration, aber auch während der ersten Phase der Exspiration (bis zu 98% der Ausatmungsphase) aktiv. Es bremst eine zu forcierte Ausatmung, die als stoßartige Anfangsphase hauptsächlich durch inspiratorisch gespeicherte Gewebespannungen (Lunge, Brust- und Bauchwand) herbeigeführt wird. Die Mm. quadratus lumborum und serratus post. inf. wirken bei der Ein- und Ausatmung dem kraniomedialen Zug des Zwerchfells auf seine Rippenursprünge kompensatorisch entgegen.

→ Zwerchfellhochstand: Vermehrter Bauchinhalt, Zwerchfellähmung, straffe Bauchmuskeln im Liegen.

→ Zwerchfelltiefstand: Nachlassen der Bauchmuskulatur und Lungenspannung (im Alter Emphysem), im Stehen und Sitzen.

4.6.3 Atmung und Wirbelsäule

Beim Atmen wird die Wirbelsäule rhythmisch mitbewegt. Das geschieht reflektorisch, also ohne willkürliche Beeinflussung. Jedoch kann Willkürmotorik jederzeit die reflektorischen Mitbewegungen der Wirbelsäule überlagern und ergänzen. Bei der Einatmung wird die Wirbelsäule gestreckt, bei der Ausatmung gebeugt. Dieser Zusammenhang ist nicht nur mechanisch zu erklären, denn die Bewegungen der Rippen sind von der Biegung der Wirbelsäule relativ unabhängig. Er wird durch Vermittlung des Nervensystems hergestellt, da die Streckmuskulatur bei der Einatmung stets mitkontrahiert wird.

Durch die Streckung der Brustwirbelsäule wird eine Vergrößerung des Thoraxvolumens ermöglicht. Das ist bei behinderter Bauchatmung während der Schwangerschaft oder bei behinderter Rippenatmung (z. B. durch zu enge Kleidungsstücke oder durch Erkrankung) von besonderer Bedeutung. Ist die Wirbelsäulenstreckung nicht möglich, arbeitet das Zwerchfell vermehrt. Es kommt zur Zwerchfell-Flankenatmung (kostoabdominale Atmung).

Die Kombination von Rippenhebung und Streckung der Brustwirbelsäule ist durch die Ausbildung spinokostaler Muskelschlingen bedingt. Dazu gehören neben den Mm. intercostales externi die Mm. scaleni, levatores costarum und serrati posteriores superiores. Erst diese Muskeln geben den in den einzelnen Interkostalräumen linear hintereinander geschalteten Muskelbündeln der äußeren Zwischenrippenmuskulatur einen Fixpunkt an der Wirbelsäule (Abb. 4.6–3). Die Kraft der äußeren Zwischenrippenmuskeln wird dadurch auf die Wirbelsäule übertragen, und die Rippenwirbelgelenke bleiben ständig kraftschlüssig. Das Drehmoment der spinokostalen Muskelschlingen nimmt nach kaudal hin zu.

Auch bei ruhiger Atmung, wenn die Interkostalmuskulatur nicht aktiviert ist, treten durch intrathorakale Druckschwankungen Zugspannungen in den Interkostalräumen auf. Diese Kräfte werden über den kostospinalen Bandapparat (z. B. Ligg. costotransversaria, Abb. 4.1–31) auf die Wirbelsäule übertragen. Klinisch wird dieser Mechanismus bedeutsam, wenn bei einseitiger Lähmung der Interkostalmuskulatur auf der gesunden Seite ständig größere Kräfte auf die Wirbelsäule übertragen werden als auf der kranken. Im Wachstumsalter kann die ungleichmäßige Druckverteilung in den Wirbelkörpern zur Wachstumsstimulation auf der höher belasteten und Wachstumsinhibition auf der weniger belasteten Wirbelseite führen (s. Kap. Kausale Histogenese der Gewebe des Bewegungsapparats). Dies erzeugt eine skoliotische Krümmung der Wirbelsäule zur gesunden Seite hin.

Die geschilderten Muskelschlingen setzen sich im transversospinalen System der autochthonen Rückenmuskulatur fort (Abb. 4.3–3). Mit dieser gemeinsam können sie daher bei der Einatmung die kranial anschließenden Wirbel um transversale Achsen nach hinten hebeln und so eine Streckung der Brustwirbelsäule herbeiführen.

Kurze Zusammenfassung

Die Kraft der Zwischenrippenmuskeln wird über die Mm. scaleni, serratus post. sup. und levatores costarum auf die Wirbelsäule übertragen (spinokostale Muskelschlingen). Die Wirbelsäule streckt sich bei der Einatmung. Störung des Kräftespiels kann zu Skoliose führen.

Literatur

[1] Basmajian, J. V.: Muscles alive. Their functions revealed by electromyography. Williams & Wilkins, Baltimore 1967

[2] Campbell, E. J., Agostini, E., Davis, J. N.: The Respiratory Muscles: Mechanism and Neural Control. Lloyd-Luke Ltd., London 1970

4.7 Untere Gliedmaßen

JOCHEN STAUBESAND

4.7.1 Becken

Der Beckengürtel, *Cingulum membri inferioris [Cingulum pelvicum]*, besteht aus dem Kreuzbein, *Os sacrum [Sacrale]*, und den beiden Hüftbeinen, *Ossa coxae [Pelvica]*. Er verbindet den Rumpf mit den unteren Gliedmaßen. Die beiden bogenförmigen Hüftbeine, die an das hinten liegende Kreuzbein angefügt sind, vereinigen sich vorn in der Schamfuge, *Symphysis pubica*. So entsteht ein Ring, der die Belastung der Wirbelsäule auf die Beine überträgt. Durch die Zusammenfügung des Beckens aus drei Teilstücken, den beiden Hüftbeinen und dem Kreuzbein, die in straffen Gelenken oder Fugen zusammenstoßen, besteht eine gewisse Nachgiebigkeit, ohne daß dadurch der Ring an Festigkeit verlöre. Daher erfolgt die Lastübertragung mit Federung, also schonender als bei einer festen Verbindung, was besonders bei dynamischer Beanspruchung, wie beim Laufen und Springen, von Bedeutung ist.

4.7.1.1 Allgemeine Form

Die eigentümliche Gestalt des Beckens ist leichter verständlich, wenn sie in räumliche Beziehung zur Eingeweidefüllung gesetzt wird. Dieser Eingeweidezylinder verjüngt sich im Bereich des Beckens und knickt am Promontorium nach dorsal ab. Eine Linie, die von hier auf der Beckenwand entlang zur Symphyse verläuft, bezeichnet einen starken Knochenring, der die Grenze zwischen dem sog. kleinen und großen Becken bildet.

Der Abschnitt des Beckens, der sich kaudalwärts an den Ring anschließt, heißt kleines Becken, *Pelvis minor*, der kranialwärts liegende Teil großes Becken, *Pelvis major*. Im Bereich der dorsalen zwei Drittel des Rings sind die Knochenmassen am stärksten; dieser Teil wird daher als Hauptbalken bezeichnet. An ihn fügt sich nach kranial eine flügelförmige Knochenplatte, die Darmbeinschaufel, an, die den Eingeweidezylinder von dorsal und lateral umfaßt. Jede dieser Platten stellt eine Rahmenkonstruktion dar, bei der die Ränder verstärkt sind und die Mitte verdünnt ist. Der untere Rahmen enthält das *Foramen obturatum [obturatorium]*, das durch eine sehnige Platte, *Membrana obturatoria*, verschlossen ist. Im oberen Rahmen ist die Mitte papierdünn. Die von beiden Knochenrahmen umschlossenen Felder dienen dem Ansatz von Muskeln. Da für den aufrechten Gang große Muskelmassen erforderlich sind, um der Schwere entgegenzuwirken, müssen diese Ursprungsfelder groß sein; der Rahmen muß weiter gespannt werden als bei Vierfüßern.

Auf der Außenseite ist in das schmale, aber kräftige Mittelstück zwischen beiden Rahmen die Hüftpfanne eingelassen. Den schwächsten Teil des knöchernen Beckenrings bilden die Schambeinäste, *Ramus inferior* und *Ramus superior ossis pubis*, besonders der obere, der auch am häufigsten bei sog. Ringfrakturen des Beckens bricht.

4.7.1.2 Hüftbein

Das Hüftbein, *Os coxae [Pelvicum]*, besteht aus drei bereits erwähnten, bis zum Ausgang der Pubertät getrennten Einzelknochen: dem Darmbein, *Os ilii [Ilium]*, dem Sitzbein, *Os ischii [Ischium]*, und dem Schambein, *Os pubis [Pubis]*. Beim Kind sind die drei Knochen in der Hüftpfanne (Abb. 4.7–1) durch eine Y-förmige Knorpelfuge vereinigt. Bei Verdacht auf eine Hüftluxation dient diese Y-Linie im Röntgenbild als Orientierung. Normalerweise steht der Hüftkopf in der Mitte der Y-förmigen Figur, bei einer Luxation jedoch ober- und außerhalb davon. Im Röntgenbild muß im Kindesalter bei normalem Zustand der Oberschenkelkopf in der Mitte dieser Y-förmigen Figur stehen. Beim Erwachsenen sind die Grenzen der drei Knochen nicht deutlich zu erkennen.

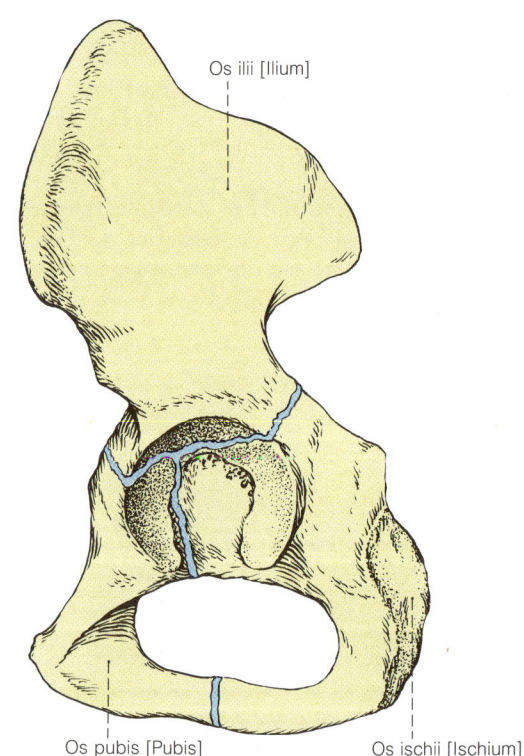

Abb. 4.7–1. Hüftbein eines vierzehnjährigen Kindes von lateral.

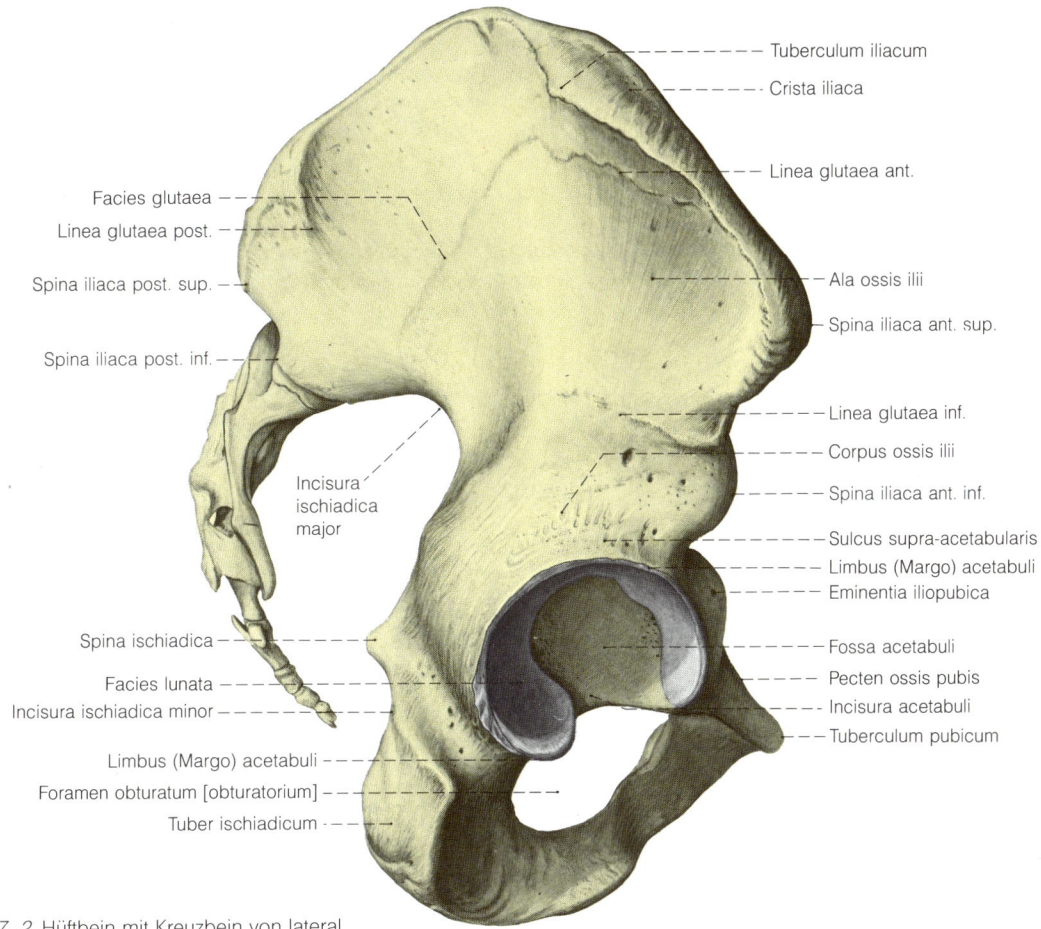

Tuberculum iliacum

Crista iliaca

Linea glutaea ant.

Facies glutaea

Linea glutaea post.

Spina iliaca post. sup.

Spina iliaca post. inf.

Ala ossis ilii

Spina iliaca ant. sup.

Linea glutaea inf.

Corpus ossis ilii

Spina iliaca ant. inf.

Incisura ischiadica major

Sulcus supra-acetabularis

Limbus (Margo) acetabuli

Eminentia iliopubica

Spina ischiadica

Facies lunata

Incisura ischiadica minor

Fossa acetabuli

Pecten ossis pubis

Incisura acetabuli

Tuberculum pubicum

Limbus (Margo) acetabuli

Foramen obturatum [obturatorium]

Tuber ischiadicum

Abb. 4.7–2. Hüftbein mit Kreuzbein von lateral.

Das Darmbein, *Os ilii [Ilium]* (Abb. 4.7–2 u. 4.7–5), umgrenzt mit einem dicken, kräftigen Fortsatz von oben her die Hüftpfanne. Die Darmbeinschaufel, *Ala ossis ilii*, die innen leicht gehöhlt ist, *Fossa iliaca*, beteiligt sich mit einem Knochenwulst, *Linea arcuata*, an dem vorerwähnten Hauptbalken, der zur Gelenkfläche für das Kreuzbein führt. Hinter dieser ohrenförmigen Gelenkfläche, *Facies auricularis* der Facies sacropelvica, liegt ein mächtiger Knochenwulst, *Tuberositas iliaca*, dessen Oberfläche durch den Ansatz der kräftigen Tragbänder des Kreuzbeins aufgerauht ist, medial neben der *Spina iliaca posterior superior* (Abb. 4.7–3). Der freie Rand der Darmbeinschaufel bildet den Darmbeinkamm, *Crista iliaca*, der für den Ansatz der drei platten Bauchmuskeln nicht immer deutlich eine äußere und innere Lippe, *Labium externum* und *internum*, dazwischen einen Mittelstreif, *Linea intermedia*, trägt. Vorn läuft die Crista in den vorderen Darmbeinstachel, *Spina iliaca anterior superior*, aus, der eine der wichtigsten Knochenmarken des Beckens darstellt. Nach abwärts folgen die *Spina iliaca anterior inferior*, Ursprung des M. rectus femoris, und an der Verbindungsstelle mit dem Schambein der flache Vorsprung der *Eminentia iliopubica*. In der flachen Bucht zwischen dieser Erhebung und der Spina iliaca anterior inferior zieht der M. iliopsoas aus dem Becken zum Bein.

Auch der hintere Darmbeinrand hat zwei wenig vorspringende Stacheln: *Spina iliaca posterior superior et inferior*. Die Außenfläche des Darmbeins zeigt zwischen den Ursprungsfeldern der Gesäßmuskeln Grenzlinien, die sehr verschieden stark ausgeprägt sind: *Linea glutaea anterior, Linea glutaea posterior und Linea glutaea inferior* (Abb. 4.7–2).

Das Sitzbein, *Os ischii [Ischium]*, bildet im Anschluß an das Darmbein ein Bogenstück, das hinten unten das Foramen obturatum [obturatorium] umrahmt. Am Scheitel des Bogens liegt der Sitzhöcker, *Tuber ischiadicum [ischiale]* (Abb. 4.7–2), dessen oberer Abschnitt der ischiokruralen Muskelgruppe zum Ursprung dient (Abb. 4.7–20), während der untere Teil beim Sitzen einen Stützpunkt bildet, der vom Fettkissen der Haut unterpolstert ist. Beim Stehen schiebt sich der M. glutaeus maximus über den Sitzhöcker. Oberhalb des Sitzhöckers ragt nach medial und hinten die *Spina ischiadica [ischialis]*, die zwei Einschnitte voneinander trennt, einen größeren oberen, die *Incisura ischiadica [ischialis] major*, und einen kleineren unteren, die *Incisura ischiadica [ischialis] minor*.

Das Schambein, *Os pubis [Pubis]*, bildet den vorderen Sektor der Hüftpfanne und besitzt an der Grenze zum Darmbein die oben erwähnte *Eminentia iliopectinea*. Von hier aus erhebt sich am Ramus superior ossis pubis der scharfrandige Schambeinkamm, *Pecten ossis pubis*, bis zum *Tuberculum pubicum*, das sich lateral von der Symphyse, *Symphysis pubica*, erhebt (Abb. 4.7–2). Das Schambein bildet das vordere Bogenstück für die Begrenzung des Foramen obturatum [obturatorium]. Nach der Bildung der Symphyse weichen die unteren Schambeinäste, *Rami inferiores ossis pubis*, beider Seiten auseinander und schließen den *Angulus subpubicus* ♂ bzw. *Arcus pubis [pubicus]* ♀ ein, die beim Menschen besonders groß sind (Abb. 4.7–6). Bei Vögeln fehlt eine Symphyse, der Beckenring ist ventral offen.

ta, und überträgt die Rumpflast auf den Oberschenkelknochen. Bei entsprechender fortgeleiteter Gewalteinwirkung gegen das ausgestreckte Bein oder das im Sitzen abgewinkelte Knie (Verkehrsunfall) können der dünnwandige Pfannenboden einbrechen und der Oberschenkelkopf durch den frakturierten Pfannenboden in das Beckeninnere treten (sog. „zentrale Hüftluxation").

Die im Zusammenhang mit der Körperaufrichtung in Erscheinung tretenden Merkmale am Becken bestehen erstens in der scharfen Abknickung des Kreuz-

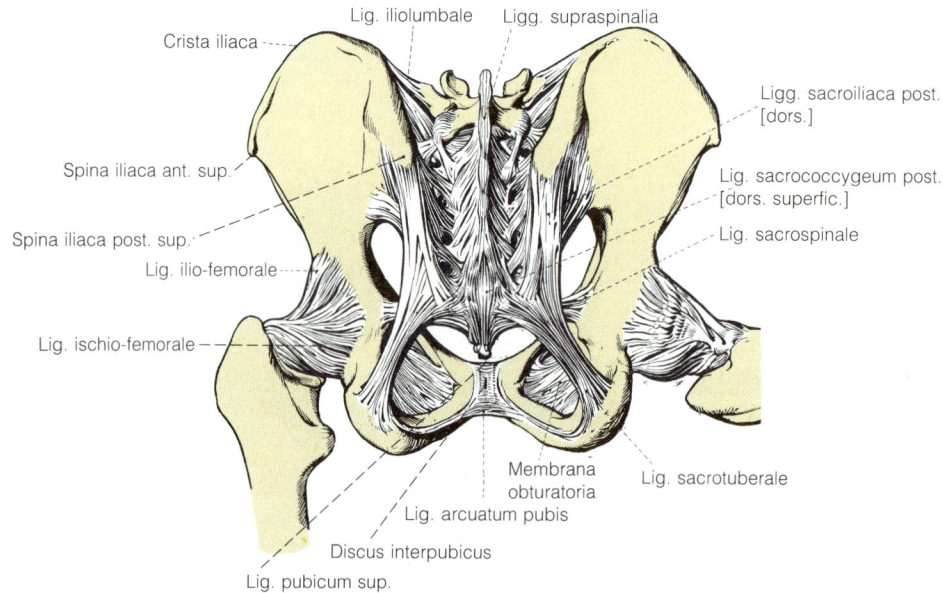

Abb. 4.7–3. Bänder des Beckengürtels und des Hüftgelenks von dorsal.

Das „verstopfte" Loch, *Foramen obturatum [obturatorium]*, wird durch eine sehnige Haut, *Membrana obturatoria*, die aus meist quer verlaufenden Zügen besteht, verschlossen (Abb. 4.7–3 u. 4.7–10). Die Membran bildet eine Fortsetzung der Faserung des Periostes und besitzt oben medial eine Aussparung, die durch eine gegenüberliegende Knochenrinne, *Sulcus obturatorius*, zum *Canalis obturatorius* ergänzt wird. Der Kanal ist die Austrittspforte für Gefäße und Nerven und kann auch durch Eindringen von Eingeweiden zu einer Bruchpforte werden.

Die Hüftpfanne, *Acetabulum* (= Essignäpfchen), ist in die dickste Stelle des Hüftbeins als halbkugelige Vertiefung mit etwas überhöhtem Rand *[Limbus Margo acetabuli)* eingelassen (Abb. 4.7–2). Dieser Knochenrand ist am unteren Umfang unterbrochen durch die *Incisura acetabuli*. Wenn man ein isoliertes Becken in die natürliche Stellung bringen will, muß die Incisura acetabuli nach abwärts schauen. Der Boden der Pfanne, *Fossa acetabuli*, ist dünnwandig, nur der obere Umfang ist in einem halbmondförmigen Streifen als druckübertragende Gelenkfläche überknorpelt, *Facies luna-*

beins gegen die Lendenwirbelsäule (Promontorium, s. Kap. 4.1), zweitens in der Umgestaltung der Hüftbeine, die niedriger und breiter werden bei gleichzeitiger Vertiefung der bei den übrigen Primaten flachen Incisura ischiadica [ischialis] major.

Die Incisura ischiadica [ischialis] major wird vertieft durch die kräftige Ausbildung der Spina ischiadica [ischialis], die sich vermutlich durch den starken Zug am Ligamentum sacrospinale verlängert hat. Dieses Band vor allem gerät in Spannung, wenn die Rumpflast auf den ersten Kreuzwirbel drückt und das ganze Kreuzbein dabei um eine Querachse so gedreht wird, daß die Spitze nach dorsal zeigt.

Die *Verknöcherung* beginnt perichondral am Darmbein im 2. bis 3. Fetalmonat, später am Sitz- und Schambein (Abb. 4.2–6). Die Verknöcherung rückt von diesen drei Teilen aus gegen die Pfanne vor, bis es hier zur Bildung der Y-förmigen Figur kommt. Die Hüftpfanne ist demnach bei der Geburt noch keineswegs „ausgereift". Bleibt die Pfanne im Säuglingsalter auf dieser Stufe stehen oder entwickelt sie sich nur unzureichend weiter, so entsteht das Bild der „Pfannendysplasie". Der Hüftkopf findet keinen ausreichenden Halt und kann durch den bloßen Muskelzug luxieren. Bei der sog. „angeborenen" Hüftluxation ist also nur der Keimfehler der Pfanne angeboren, nicht die Luxation selbst. In diesem Knorpel treten später noch Schaltknochen auf (Ossa acetabuli). Außerdem führen besondere Knochenkerne zur Bildung von Epiphysen. Solche epiphysären Verknöcherungen finden sich im Darmbeinkamm und Sitzhöcker, im Symphysenende des Schambeins und der Spina iliaca anterior inferior und können mit Bruchlinien verwechselt werden. Diese Kerne verschmelzen nebst anderen inkonstanten mit dem Hauptstück erst im 22. bis 25. Lebensjahr.

4.7.1.3 Gelenke und Bänder des Beckenrings

Bei aufrechtem Stand verläuft das Kreuzbein schräg, sein oberer Teil steht mitunter sogar waagrecht (Abb. 4.7–5). In dem Kreuz-Darmbeingelenk, *Articulatio sacroiliaca*, kann es um eine Querachse eine ganz geringe Schaukelbewegung ausführen, wobei der obere Teil als kurzer Hebelarm nach unten sinkt, während sich die Kreuzbeinspitze als Ende des langen Hebelarms hebt und aus dem Becken herauspendelt. Diese Bewegung des langen Hebelarms wird durch zwei starke Bänder, die zum Kreuz-Darmbeingelenk gehören, gebremst:

1. Das *Lig. sacrotuberale* entspringt in langer Linie am Seitenrand des Steiß- und Kreuzbeins bis dicht unterhalb des Darmbeinkamms. Nach schräger Überkreuzung der Fasern befestigt sich der Stiel des Fächers am Sitzhöcker. Ein Fortsatz läuft am medialen Rand des Sitzbeins in den *Proc. falciformis* aus, der in die Fascia obturatoria übergeht.

2. Das *Lig. sacrospinale*, das vom Seitenrand des Kreuzbeins und Steißbeins entspringend vor dem Lig. sacrotuberale hinwegzieht und in die Spina ischiadica einstrahlt.

Durch die beiden Bänder werden die Incisurae ischiadicae zu Löchern abgeschlossen: *Foramen ischiadicum [sciaticum] majus et minus.* Durch jedes Foramen verläßt ein Muskel das Innere des Beckens. Das Foramen ischiadicum [sciaticum] majus benutzt der M. piriformis zum Durchtritt, dabei bleibt an sei-nem oberen und unteren Rand je ein Spalt: *Foramen suprapiriforme* und *infrapiriforme.* Diese Spalten werden von Nerven und Gefäßen durchzogen. Durch das Foramen ischiadicum [sciaticum] minus verläuft der M. obturatorius internus nebst Gefäßen und Nerven (Abb. 4.7–20).

Das Kreuz-Darmbeingelenk, *Articulatio sacroiliaca* (Abb. 4.7–11), ist ein straffes Gelenk und besitzt in den ohrenförmigen Gelenkflächen von Darm- und Kreuzbein die Druckübertragungsflächen. Beim Sitzen steht der Beckenring fast horizontal (Abb. 4.7–7). Das Kreuzbein bildet durch seine Keilform einen Schlußstein des Gewölbes, beim Tiefertreten würde es sich mit der breiteren Basis immer mehr zwischen die Hüftbeine einkeilen. Beim Stehen aber liegen das Kreuzbein schräg, die Gelenkflächen mit ihrer Längsachse nahezu horizontal, so daß die von der Basis bis zur Spitze verjüngte Keilform nicht zur Geltung kommen kann. Legt man aber in der Frontalebene einen Schnitt durch das Gelenk (Abb. 4.7–4), kann man in vielen Fällen auch in dieser Richtung eine für einen Schlußstein passende Keilgestalt mit dorsal breiterer Basis feststellen. Bei manchen Becken aber, bei denen die Kreuzbeinbänder durchgeschnitten sind, fällt das Kreuzbein durch sein eigenes Gewicht oder durch geringe Belastung in den Beckenring hinein, wenn man diesem die natürliche Stellung gibt. Die wechselnde Keilform in der Frontalebene kann also für die Übertragung der Rumpflast nicht entscheidend sein, es müssen vielmehr Bänder hinzukommen, die das Kreuzbein am Becken aufhängen.

Die Gelenkflächen sind nach Größe, Form und Oberflächengestaltung individuell sehr verschieden. Der Knorpelbelag, der an der Kreuzbeinfläche bedeutend dicker ist als an der Darmbeinfläche, ist in der Oberfläche faserig, in der Tiefe, wie stets in solchen Fällen, hyalin. Die Gelenkflächen können teilweise durch Faserzüge miteinander verbunden sein, so daß ein Mittelding zwischen einer Fuge und einem echten Gelenk

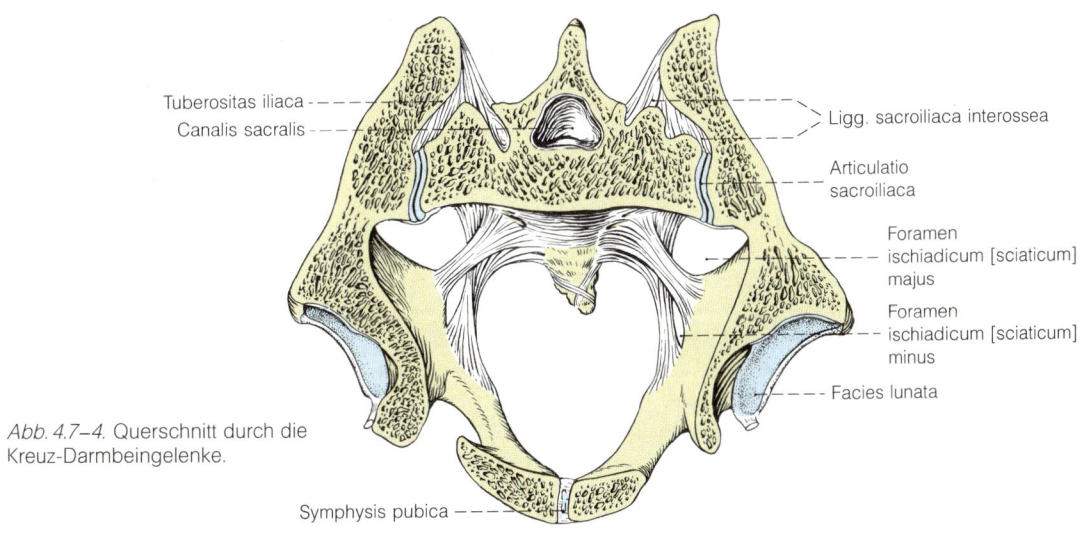

Abb. 4.7–4. Querschnitt durch die Kreuz-Darmbeingelenke.

Tuberositas iliaca

Canalis sacralis

Ligg. sacroiliaca interossea

Articulatio sacroiliaca

Foramen ischiadicum [sciaticum] majus

Foramen ischiadicum [sciaticum] minus

Facies lunata

Symphysis pubica

vorliegt. Die Gelenkoberfläche ist unregelmäßig höckerig, manchmal trägt der Hüftknochen einen bogenförmigen Wulst, der in eine entsprechende Vertiefung der Kreuzbeinfläche hineinfaßt. Dieses Ineinandergreifen von Höckern und Furchen (Abb. 4.7–4) hat man als eine Verzahnung aufgefaßt, die das Abgleiten des Kreuzbeins bei der Belastung verhindern soll. Indessen widerspricht es aller Erfahrung, daß eine hohe Belastung auf die kleine Fläche der Sperrzähne sich lokalisieren könne, es würde an diesen Stellen eine Druckatrophie auftreten.

Entscheidend ist die Tatsache, daß die Rumpflast nicht allein durch die Gelenkflächen, sondern auch durch die Bänder, in denen das Kreuzbein hängt, übertragen wird. Von diesen Tragbändern überbrücken die schwächeren *Ligg. sacroiliaca anteriora [ventralia]* den Gelenkspalt auf der Vorderseite. Viel mächtiger sind die *Ligg. sacroiliaca posteriora [dorsalia].* Sie erfüllen als *Ligg. sacroiliaca interossea* (Abb. 4.7–4) die tiefe Bucht zwischen der Tuberositas iliaca und der gegenüberliegenden Kreuzbeinfläche, indem sie vom Darmbein schräg abwärts ziehen, also wie ein Aufhängeband verlaufen (Abb. 4.7–3). Zwischen diesen tiefen kurzen Fasermassen verbleiben auch Spalten, die mit Fett und lockerem Bindegewebe gefüllt sind. Die oberflächlichen Züge bilden eine geschlossene Fasermasse, die steiler verläuft und mit Muskelursprüngen sowie der Fascia thoracolumbalis zusammenhängt.

Kranialwärts werden die Kreuzbeinbänder fortgesetzt durch das *Lig. iliolumbale,* das vom Proc. costarius des 5. Lendenwirbels zum Darmbeinkamm und den Nachbargebieten verläuft. So wird die Rumpflast teils als Druck über die Gelenkflächen geleitet, teils aber am Hüftbein durch die Bänder aufgehängt und auf eine große Übertragungsfläche ausgebreitet. Die Wirbelsäule ist mit dem Kreuzbein in den Beckenring eingepflanzt und durch Bänder mit ihm verwurzelt. Der Teil der Last, der durch Bänder auf das Becken übertragen wird, setzt sich im Knochen ebenso als Druck fort wie jener Teil, der über die Gelenkfläche geleitet wird.

Faßte man das Becken als einfaches auf den Femurköpfen ruhendes Gewölbe auf, würden bei der Belastung im Stehen die Gewölbeschenkel nach beiden Seiten auseinanderzuweichen suchen. Das Beckengewölbe erhält aber ventral eine starke Verklammerung durch die vereinigten Schambeine, die somit den Horizontalschub beim Stehen aufnehmen.

Beim Liegen auf dem Rücken, auf der Seite oder beim Stehen auf einem Bein ändert sich die Beanspruchung des Beckens. Das Bild vom Gewölbebau des Beckens gilt nur für den aufrechten Stand bei symmetrischer Verteilung der Last.

Die Schamfuge, *Symphysis pubica,* muß beim Stand der queren Zugspannung Widerstand leisten. Beim Stehen wird sie auf Querdruck beansprucht, da der Abstand zwischen den beiden Tubera ischiadica [ischialia] kleiner ist als der Abstand beider Kreuzbein-Darmbeinfugen, durch welche der Druck der Körperlast übertragen wird. Beim Stehen auf einem Bein kann hierzu noch eine Abscherung treten. Die angrenzenden Knochenflächen der Schamfuge sind von einer dünnen Schicht hyalinen Knorpels überzogen, in der sich die faserknorpelige Zwischenscheibe, *Discus interpubicus,* befestigt. Diese enthält einen mit Synovia gefüllten Hohlraum, der in seiner Ausbildung sehr wechselnd ist.

Über die Symphyse hinaus setzen sich sehnige Querfaserzüge fort, die am unteren Rand als kräftiger Bandzug den Schambeinwinkel ausrunden, *Lig. arcuatum pubis,* am oberen Rand als *Lig. pubicum superius* weit nach der Seite strahlen (Abb. 4.7–3).

Die Beweglichkeit in der Schamfuge ist sehr gering, schon deshalb, weil die Kreuz-Darmbeingelenke wenig Spielraum geben. In der Schwangerschaft wird die Symphyse etwas aufgelockert. Beim Meerschweinchen verbreitert sich die Symphyse in der Schwangerschaft ganz außerordentlich. Die Veränderung wird hormonal gesteuert; man kann bei diesen Tieren deshalb durch Injektion von weiblichen Geschlechtshormonen eine Verbreiterung der Symphyse erzielen. Die Lockerung der Schamfuge ist eine Vorbereitung für den Geburts- akt, ebenso wie die Lockerung in den Bandverbindungen des Kreuzbeins.

Für den Geburtsakt ist auch die Beweglichkeit des Steißbeins von Bedeutung, das beim Durchtritt des kindlichen Kopfes nach außen gedrängt wird. Die Bewegungen finden meist in der Bandscheibe zwischen Kreuz- und Steißbein statt, gelegentlich auch zwischen 1. und 2. Steißbeinwirbel. Längs- und schrägverlaufende Kreuz-Steißbeinbänder sichern den Zusammenhalt. Vom 30. Jahr ab, bei Frauen später, verwachsen alle Steißbeinwirbel untereinander und zuletzt auch mit dem Kreuzbein. In der Schwangerschaft werden auch diese Verbindungen etwas aufgelockert. Ein unbewegliches Steißbein kann zu einem Geburtshindernis werden. Brüche oder Risse im Steißbein können beim Fall auf das Gesäß auftreten, sie sind sehr schmerzhaft und können die sog. *Kokzygodynie* zur Folge haben.

Kurze Zusammenfassung

Durch die *Ligg. sacrotuberale* und *sacrospinale* werden die *Foramina ischiadicum [sciaticum] majus* und *minus* abgeschlossen. Kreuz-Darmbeingelenk ein straffes Gelenk. Die Rumpflast z. T. übertragen durch die starken *Ligg. sacroiliaca posteriora [dorsalia],* weniger durch die ventralen, da das Kreuzbein kein Schlußstein des Beckengewölbes. Schamfuge, *Symphysis pubica,* mit zentralem Hohlraum erleidet Zug-, Druck- und Scherspannungen. Steißbein etwas beweglich.

4.7.1.4 Das Becken als Ganzes

Becken und äußere Körperform

Das knöcherne Becken wird innerhalb des Körpers so von Muskeln und Fett umlagert, daß nur Teile des Knochenrahmens durch die Haut zu tasten sind. In der Höhe des Hüftgelenks erreichen diese Muskelmassen ihre größte Dicke.

Eine der wichtigsten Knochenmarken am Lebenden ist die *Spina iliaca anterior superior*, die meist sichtbar, stets aber tastbar ist. Folgt man von hier aus dem Bekkenkamm, gelangt man hinten an eine leichte Einziehung der Haut, unter der die *Spina iliaca posterior superior* zu fühlen ist. Dieses untere laterale Lendengrübchen, das in zwei Dritteln der Fälle sichtbar ist, liegt in Höhe des Kreuz-Darmbeingelenks; 3 bis 4 cm oberhalb ist die Grenze zwischen letztem Lendenwirbel und Kreuzbein zu suchen (vgl. Abb. 4.3–8 u. 4.3–9).

Ein wichtiger Knochenpunkt ist ferner der Sitzbeinhöcker, *Tuber ischiadicum [ischiale]*, der im Stand durch den großen Gesäßmuskel hindurch zu tasten ist. Vom Schambein sind der obere Schambeinrand und die Symphyse durch das dicke Fettpolster zu tasten. Bei der Frau bilden in diesem Feld die subkutanen Fettmassen den Schamberg, *Mons pubis*, der nach oben durch eine Querfalte der Haut begrenzt ist. Vom Mastdarm und der Scheide aus ist die *Spina ischiadica [ischiale]* als wichtiger Orientierungspunkt zu tasten. Von der Symphyse abwärts ist nach beiden Seiten der Schambeinbogen zu fühlen.

Abb. 4.7–5. Medianschnitt durch das Becken einer erwachsenen Frau mit Angabe geburtshilflich wichtiger Durchmesser. Die Conjugata anatomica bildet mit der Horizontalen einen Winkel von ca. 60°, Inclinatio pelvis. Im klinischen Sprachgebrauch wird die Conjugata („vera") auch als Conjugata vera obstetrica bezeichnet.

Beckenmessung

Von den tastbaren Knochenpunkten aus kann eine Beckenmessung vorgenommen werden, die bei der Frau von größter Bedeutung ist, wenn es gilt, festzustellen, ob die Beckenhöhle genügend weit ist, um den Durchtritt des kindlichen Körpers bei der Geburt zu gestatten. Von besonderer Wichtigkeit sind Größe und Gestalt des kleinen Beckens. Die Grenzlinie zwischen großem und kleinem Becken, die *Linea terminalis* (Abb. 4.7–5), verläuft vom Promontorium entlang der *Linea arcuata* zum oberen Rand der Symphyse und umrahmt den Beckeneingang, *Apertura pelvis superior*, der nur aus Knochen und Knochenfugen besteht und daher in seinem Größenverhältnis für den Geburtsakt am wichtigsten ist. Die durch den Beckeneingang gelegte Ebene ist die Beckeneingangsebene. Von besonderem Einfluß auf die Gestalt des Beckeneingangs sind Lage und Form des *Promontorium*. Der Beckeneingang ist beim Menschen meist queroval bis rund, bei Vierfüßern einschließlich der Menschenaffen längsoval. Der Beckenausgang, *Apertura pelvis inferior*, ist hinten von der Steißbeinspitze, seitlich von den Sitzhöckern, vorn vom Unterrand der Schamfuge und dem anschließenden Schambeinwinkel begrenzt. Schaut man von oben her durch die Höhle des kleinen Beckens (Abb. 4.7–4 u. 4.7–11), sieht man, daß der Raum eingeengt wird durch die Steißbeinspitze und die einwärts geneigten Spitzen der rechten und linken Spina ischiadica [ischialis].

Unter den *inneren* Beckenmaßen hat der gerade Durchmesser des Beckeneingangs, der *Diameter conjugata* (= „Conjugata vera"), das ist der kürzeste Abstand des Promontoriums vom hinteren Rand der Symphyse (Abb. 4.7–5), die größte praktische Bedeutung.

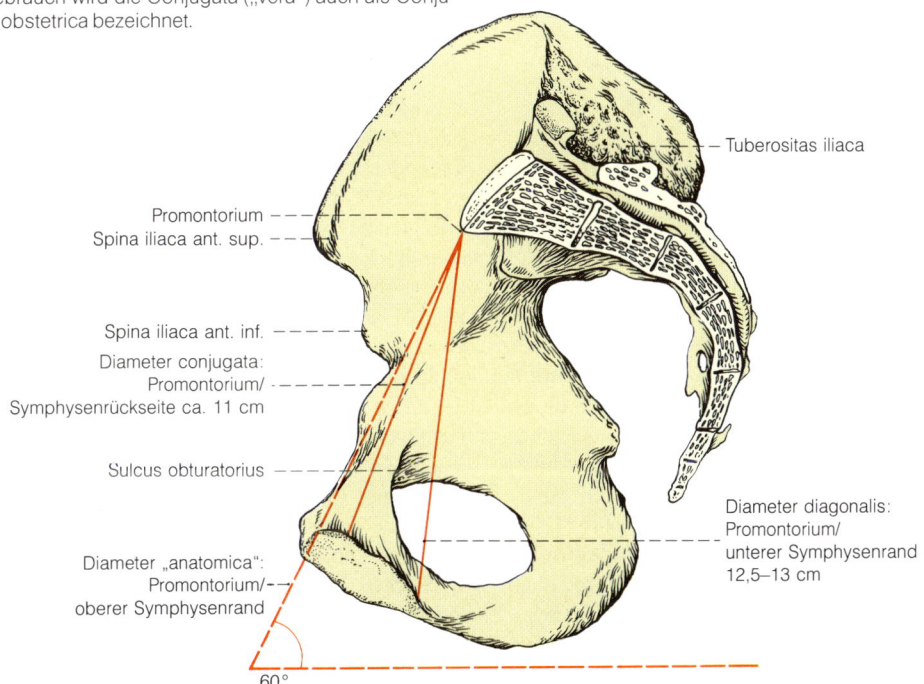

Tuberositas iliaca

Promontorium
Spina iliaca ant. sup.

Spina iliaca ant. inf.
Diameter conjugata:
Promontorium/
Symphysenrückseite ca. 11 cm

Sulcus obturatorius

Diameter „anatomica":
Promontorium/
oberer Symphysenrand

Diameter diagonalis:
Promontorium/
unterer Symphysenrand
12,5–13 cm

60°

Der Diameter conjugata mißt bei der Frau durchschnittlich 11 cm, beim Mann ist das Maß meist etwas kleiner. Sinkt der Durchmesser unter 10 cm, können Geburtshindernisse auftreten, bei einem Durchmesser unter 6 cm liegt ein absolutes Geburtshindernis vor. Die anatomische Terminologie (Nomina anatomica, 5th Ed. 1983) kennt außer dem Diameter conjugata nur noch den *Diameter transversa* als den Querdurchmesser des Beckeneingangs und den Schrägdurchmesser, *Diameter obliqua*, der die Verbindungslinie von der Articulatio sacroiliaca zur Eminentia iliopubica der anderen Seite darstellt (Abb. 4.7–6). Der 1. schräge Durchmesser verläuft von hinten links vorn, der 2. schräge Durchmesser kreuzt den ersten.

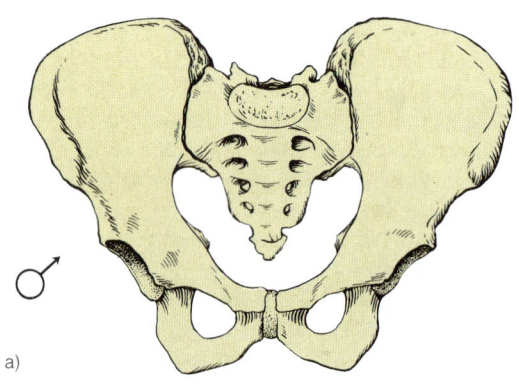

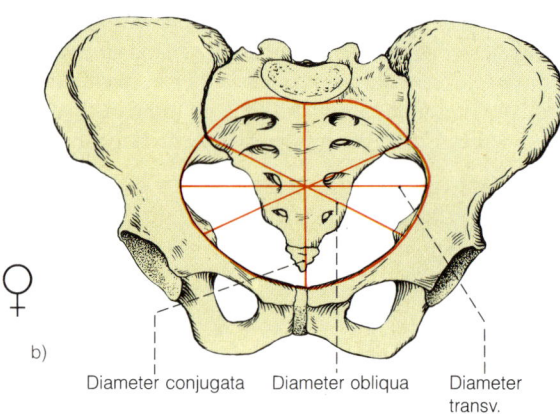

Abb. 4.7–6. a) Männliches, b) weibliches Becken.

Die inneren Beckendurchmesser sind von großer klinischer, in Sonderheit geburtshilflicher Bedeutung. Da die drei anatomischen Durchmesserbezeichnungen für die klinischen Erfordernisse längst nicht ausreichen, werden in der Geburtshilfe noch folgende Längsdurchmesser unterschieden:

Conjugata (vera) anatomica   11 bis 11,5 cm
  vom Oberrand der Symphyse zum Promontorium,
Conjugata vera (obstetrica)   10 bis 11 cm
  (= Diameter conjugata der Nomina anatomica),
Conjugata diagonalis   12,5 bis 13 cm
  vom Unterrand der Symphyse zum Promontorium,

Diameter sagittalis der Beckenweite   12 bis 12,5 cm
  von der Rückseite der Symphyse zur Facies pelvina [pelvica] des Kreuzbeins in weitestem Abstand,
Diameter sagittalis der Beckenenge   11 bis 11,5 cm
  vom Unterrand der Symphyse zur Facies pelvina [pelvica] des Kreuzbeins in engstem Abstand,
Distantia sacropubica   11 bis 12 cm
  vom Unterrand der Symphyse zum Apex ossis sacri,
Diameter sagittalis des Beckenausgangs   9 bis 10 cm
  (Distantia pubococcygea) vom Unterrand der Symphyse zur Steißbeinspitze.

Beim Durchtritt durch den Beckenkanal führt der kindliche Kopf eine schraubige Drehung um 90° aus, da er mit seinem längsten, sagittalen Durchmesser, dem geringsten Zwang folgend, sich in den jeweils größten Durchmesser des kleinen Beckens einstellt. Im Beckeneingang ist das der quere, im Beckenausgang der gerade. Sobald der Kopf mit seinem tiefsten Teil den Beckenboden erreicht hat, dreht er über den schrägen in den geraden Durchmesser. Der Geburtskanal im kleinen Becken ist also einem fast rechtwinklig um die Symphyse gebogenen Rohr vergleichbar, das an seinem Eingang queroval ist, am Ausgang längsoval wird.

Klinisch werden außerdem folgende *äußere* Beckenmaße, die bei der lebenden Frau gemessen werden, verwendet:

1. *Distantia spinarum* = Entfernung zwischen beiden Spinae iliacae ant. sup.: 27,6 bis 23,8 cm.
2. *Distantia cristarum* = größte Entfernung zwischen beiden äußeren Lippen der Darmbeinkämme (sog. Beckenbreite): 30,8 bis 27,3 cm.
3. *Distantia trochanterica* = Abstand zwischen den beiden großen Trochanteren: 34,2 bis 30,8 cm.
4. *Conjugata externa* = Abstand zwischen Symphyse und 5. Lendenwirbeldorn: 22,1 bis 19,3 cm.

Mit zunehmender Körpergröße verlängern sich auch die Beckenmaße.

Geschlechtsunterschiede der Becken

Wir haben nun gesehen, daß während der Schwangerschaft durch hormonale Einflüsse die Fugen des Beckens eine gewisse Lockerung erfahren, wodurch der Geburtsakt erleichtert wird. In viel größerem Maßstab erfolgt eine derart gerichtete Anpassung des weiblichen Beckens zur Zeit der Pubertät durch die Wirkung der weiblichen Keimdrüsen. Während in früher Kindheit bei beiden Geschlechtern das Becken ungefähr die gleiche Form hat, werden zur Zeit der Pubertät Geschlechtsunterschiede deutlich. Wenn bei Tieren vor der Geschlechtsreife die weiblichen Keimdrüsen entfernt werden, verharrt das Becken in dem indifferenten Zustand; eine Kastration nach der Geschlechtsreife hat keinen Einfluß mehr. Im ganzen Habitus ist das weibliche Becken flacher und weiter, das männliche steiler und enger (Abb. 4.7–6). Im einzelnen sind beim weiblichen Becken die Darmbeine weitergestellt, das Promontorium flacher, die Schamfuge niedriger, der Schambeinwinkel größer, der Abstand der Sitzbeinhöcker größer, der Beckeneingang queroval. Das weibliche Becken erscheint somit abgeflacht und der Quere nach auseinandergezogen. Die hormonal gesteuerte Umformung bewirkt im ganzen eine Anpassung an den künftigen Geburtsakt.

Das Becken zeigt wie alle Körperteile eine große individuelle Variationsbreite, durch die die Geschlechtsunterschiede verwischt sein können.

Beckenneigung, Inclinatio pelvis

Ursprünglich herrschte die Vorstellung, daß die Ebene des Beckeneingangs beim aufrecht stehenden Menschen horizontal stünde: Daher auch der alte Name horizontaler statt oberer Schambeinast, *Ramus superior ossis pubis.* Diese Annahme machen auch viele Anfänger, ausgehend von der Beobachtung eines knöchernen Beckens, das auf dem Tisch steht. In Wahrheit aber ist die Beckeneingangsebene gegen den Horizont geneigt und bildet mit ihm einen Winkel von 60 bis 70° (Abb. 4.7–5). Dabei ist die Incisura acetabuli gerade nach unten gerichtet, und die Spina iliaca anterior superior liegt mit dem Schambeinhöcker ungefähr in einer Frontalebene.

Diese Beckenstellung ist aber labil, sie ist bezogen auf die „Normalstellung" des Körpers (Abb. 4.7–28), bei der die Mitte des Schulter-, Hüft-, Knie- und oberen Sprunggelenks in einer Vertikalen übereinandergebaut ist. In dieser Vertikalen liegt auch der Gesamtschwerpunkt des Körpers kurz oberhalb der queren Hüftgelenkachse. In diesem System kann das Becken mit dem Kreuzbein sich drehen, also seine Neigung verändern, ohne daß die aufrechte Stellung aufgegeben wird. Wird das Becken steiler gestellt, indem die Schambeine sich senken, müßte der Oberkörper sich vorneigen, wenn nicht der Lenden-Kreuzbeinwinkel sich verkleinerte und die Abknickung der Wirbelsäule gegen das Kreuzbein sich vergrößerte oder schließlich die Lendenlordose zunähme (Abb. 4.7–29). Während sich also das Becken um die quere Hüftgelenkachse dreht, korrigiert der biegsame Stab der Wirbelsäule die aufrechte Haltung.

Eine umgekehrte Einstellung muß die Wirbelsäule vornehmen, wenn das Becken flacher gestellt wird und die Schambeine sich heben. Dieser Rückneigung des Beckens wird aber nach einem Spielraum von 13 bis 20° ein Ziel gesetzt durch die Anpassung des kräftigen *Lig. iliofemorale.* Dann ist eine stabile Beckenneigung erreicht, die Rumpflast wird von dem gespannten Lig. iliofemorale getragen. Beim Sitzen nähert sich die Beckeneingangsebene mehr der Horizontalen, der Sitzbeinhöcker ist nach abwärts gerichtet (Abb. 4.7–7).

Die individuell verschiedene Beckenneigung kommt auch in der äußeren Gestalt des Körpers zum Ausdruck. Bei flachstehendem, also wenig geneigtem Becken stehen die Schambeine höher, es werden die hier entspringenden Muskeln nach vorn gezogen und bewirken einen volleren Schluß der Schenkel als bei steilstehendem Becken.

Auch am Becken besteht eine normale Asymmetrie geringen Grades, die darin zum Ausdruck kommt, daß

in der Regel das Promontorium ein wenig nach rechts, die Symphyse nach links verschoben sind. Da das Becken ein Zwischenstück zwischen der Wirbelsäule und den Beinen darstellt, ist seine Asymmetrie auch nur eine Teilerscheinung des im ganzen asymmetrischen Systems. Das linke Bein, das als Standbein bevorzugt wird, ist gewöhnlich um 1 cm länger als das rechte, und die Wirbelsäule besitzt eine leichte Skoliose. Ist ein Bein stärker verkürzt oder durch eine Erkrankung im Gebrauch behindert, wird das Becken einseitig stärker belastet, es kann ein skoliotisches Becken mit starker asymmetrischer Verzerrung auftreten. Auch krankhafte Wirbelsäulenskoliosen sind mit Beckenskoliosen gekoppelt.

Das Wachstum des kindlichen Beckens erfolgt während der Entwicklungszeit nicht gleichmäßig, sondern insofern verschiedenartig, als es sich zu bestimmter Zeit der Quere nach verbreitert und zu anderer Zeit mehr an Tiefe gewinnt. Treten Störungen ein, die die Entwicklung in der Kindheit hemmen, können die für die jeweilige Entwicklungsperiode charakteristischen Beckenveränderungen ausbleiben und dadurch einen Zustand konservieren, der sich in Form einer Abplattung oder einer queren Verengung später zeigen kann. Es liegt dann eine Entwicklungshemmung vor in bezug auf die typische Ausformung des weiblichen Beckens. Ähnliche Veränderungen des Beckens, z. B. die allgemeine gleichmäßige Verengung oder auch die Abplattung ebenso wie die Einknickung des Beckens (Kartenherzbecken), das schräg verengte Becken u. a., können sowohl durch Störungen der allgemeinen Entwicklung als auch durch bestimmte Erkrankungen im Knochenwachstum (*Rachitis, Osteomalazie, Osteodystrophie*) hervorgerufen werden. Solche Beckenveränderungen, die meist als verengtes Becken auftreten, spielen beim Geburtsvorgang eine große Rolle und können zur Schnittentbindung durch die Bauchdecken (Kaiserschnitt) Veranlassung geben.

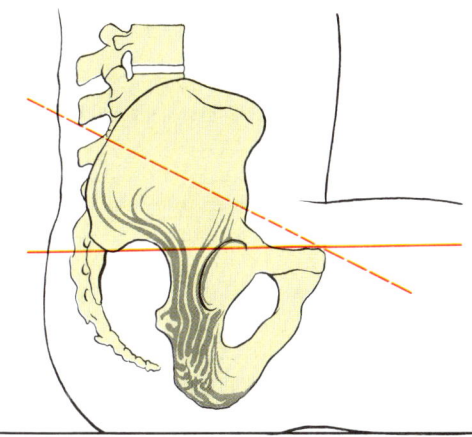

Abb. 4.7–7. Beckenneigung beim Sitzen. Die gestrichelte Linie bezeichnet die Beckeneingangsebene, die ausgezogene ist die „Hüftbeinneigungslinie" (nach R. FICK); sie verbindet den hinteren oberen Darmbeinstachel mit dem Oberrand der Symphyse. Die vom Sitzbein zum Kreuzbein verlaufenden Knochenzüge, die die Last übertragen, sind hervorgehoben.

Kurze Zusammenfassung

Beckeneingang umrahmt von der *Linea terminalis; Beckenausgang. Diameter conjugata* = klinisch *„Conjugata vera (obstetrica)"* vom Promontorium zum Hinterrand der Symphyse 10 bis 11 cm. Meßbar im Leben von der Scheide aus als *Conjugata diagonalis* vom Unterrand der Symphyse zum Promontorium 12,5 bis 13 cm. *Diameter transversa* 13,5 cm, *Diameter obliqua* 12,5 cm. Der erste schräge Durchmesser von rechts hinten nach links vorn, der zweite kreuzt diesen. Schraubige Drehung des kindlichen Kopfes bei der Geburt. *Weibliches Becken* flacher und weiter als das männliche. Umformung in der Pubertät durch Hormone. Die Beckenneigung, *Inclinatio pelvis,* ist der Winkel, den die Beckeneingangsebene mit der Horizontalen bildet = 60 bis 70°. Diese ist veränderlich. Bei starker Neigung Vertiefung der Lendenlordose. Geringe Asymmetrie des Beckens. Verengtes Becken Bedeutung für den Geburtsakt.

4.7.2 Das Bein

4.7.2.1 Schenkelbein, Femur [Os femoris] (Abb. 4.7–8)

Dieser längste Knochen des Körpers, der am meisten die individuelle Körpergröße bestimmt, ist mit seinem kräftigen Schaft leicht nach vorn gebogen. Er trägt auf seiner konkaven Rückseite einen längsverlaufenden Pfeiler, dessen Oberfläche aufgerauht ist, *Linea aspera.* Wenn bei Rachitis durch mangelnde Verkalkung die Knochen erweichen, kann diese Krümmung durch die Belastung sehr stark werden, der Knochen plattet sich dabei seitlich ab, der Pfeiler wird zu einem hohen Kamm. Auch normalerweise wirkt die Linea aspera (wie die Leisten an einem profilierten Träger in der Technik) querschnittsparend. Die Linea aspera bildet für Muskelursprünge eine mediale und laterale Lippe, *Labium mediale et Labium laterale,* die nach distal und proximal auseinanderweichen. Die beiden Enden des Knochens sind zur gelenkigen Verbindung und zum Ansatz von Muskeln besonders ausgestaltet.

Der Gelenkkopf, *Caput ossis femoris,* ist kugelförmig und trägt unterhalb seiner Mitte eine kleine Grube, *Fovea capitis ossis femoris,* in der das *Lig. capitis femoris* ansetzt; der schräg aufwärts gerichtete Schenkelhals, *Collum ossis femoris,* verbindet den Kopf mit dem Schaft und bildet ein mechanisch wichtiges Tragglied.

Der Winkel, den die Längsachse des Schenkelhalses mit der Schaftachse bildet, *Collum-Diaphysenwinkel,* beträgt 120 bis 130°, die Variationsbreite etwa 23°. Fällt die Muskelwirkung aus, z. B. durch Lähmung der Abduktionsmuskeln, fehlt auch die Druckkomponente dieser Muskeln auf das Gelenk, und es bildet sich eine Steilstellung des Schenkelhalses: *Coxa valga.* Umge-

kehrt findet sich ein über die Norm verkleinerter Hals-Schaftwinkel (*Coxa vara*) meist bei kräftiger Muskulatur und kräftigem Knochenbau. Tritt im Kindesalter infolge von Rachitis eine Erweichung der Knochen auf, drückt die Last den Schenkelhals nach abwärts, es entsteht eine Coxa vara. Diese Schenkelhalsfehlstellungen haben außerordentlich große klinische Bedeutung. Die Belastungsverhältnisse im Hüftgelenk werden hierdurch entscheidend geändert, was vorzeitige Abnutzungs- und Aufbrauchsveränderungen des Gelenks zur Folge hat (*Arthrosis deformans*). Je stärker die Schenkelhalsfehlstellung – also die „präarthrotische Deformität" – ausgeprägt ist, desto eher stellt sich das Gelenkleiden ein.

Die Geschlechtsunterschiede am Hals-Schaftwinkel sind entgegen früheren Angaben nur gering. Beim weiblichen Geschlecht ist in den Mittelwerten der Winkel um einige Grade größer und nicht wesentlich kleiner, wie früher behauptet wurde. Links ist der Winkel etwas kleiner als rechts.

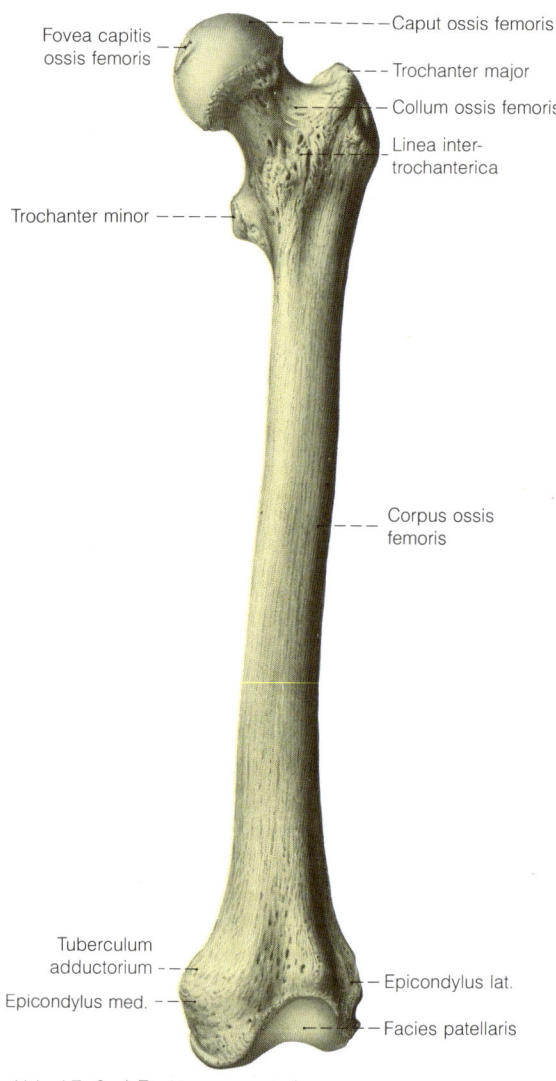

Abb. 4.7–8. a) Femur von ventral.

Dort, wo der Schenkelhals sich vergrößernd in den Schaft übergeht, ist der Knochen ringsum von einem Kranz von Rauhigkeiten und Muskelhöckern umgeben, die im Strahlungsmittelpunkt des Kegels der Hüftmuskeln liegen. Unter diesen ragen auf der Rückseite zwei mächtige Knochenhebel, die Rollhügel, *Trochanter major* und *minor*, hervor, die hinten durch eine Knochenleiste, *Crista intertrochanterica*, vorn durch die niedrige *Linea intertrochanterica* verbunden sind. Die letzte setzt sich unter dem Trochanter minor in das Labium mediale der *Linea aspera* fort. An der medialen Fläche des großen Rollhügels liegt eine Grube, die *Fossa trochanterica*.

Die laterale Lippe der Linea aspera nimmt die Richtung auf den Trochanter major und erhebt sich zur *Tuberositas glutaea* für den Ansatz des M. glutaeus maximus. In einigen Fällen kann sich diese Rauhigkeit zu einem *Trochanter tertius* verstärken.

Am distalen Ende des Femur löst sich die Compacta des Schaftes in einen breiten spongiösen Knochenkörper auf, dessen Rinde sehr dünn ist und von zahlreichen kleinen Gefäßen durchsetzt wird. Zwei überknorpelte Femurknorren, *Condylus medialis und Condylus lateralis*, die durch einen Einschnitt, *Fossa intercondylaris*, voneinander getrennt sind, bilden als Gelenkrollen die Drucküberträger. Auf der Vorderfläche setzt sich der Gelenkknorpelbelag auf die Kniescheibenrinne, *Facies patellaris*, fort. Seitlich sind die Condylen überhöht durch den *Epicondylus medialis* und den *Epicondylus lateralis*, die Muskeln und Bändern zum Ansatz dienen. Hinten bildet die Condylengrenze die Basis der dreieckigen *Facies poplitea*, die seitlich von den beiden Lippen der Linea aspera begrenzt wird.

Bei senkrechter Haltung des Femur reicht der mediale Condylus tiefer herab als der laterale. Stellt man das Femur mit den Condylen auf die Tischplatte, steht es schräg. Diese Stellung ist die natürliche, da die Hüftgelenke weiter auseinanderliegen als die Kniegelenke und die Femora gegen die Kniegelenke konvergieren müssen. Bei der Frau ist diese Schrägstellung etwas stärker ausgeprägt, da das Becken breiter ist und die Oberschenkel durchschnittlich kürzer sind.

Im Lauf seiner Entwicklung erleidet der Femurschaft eine *Torsion* im Sinne einer Einwärtsdrehung des distalen Femurendes. Diese Schaftdrehung ist individuell sehr verschieden ausgeprägt. Sie spielt eine wichtige Rolle für die gemeinsame Mechanik (Verhältnis der Achsen der Gelenke zueinander) von Hüft-, Knie- und Fußgelenken beim Gehen.

Zum Nachweis der Torsion legt man eine horizontale Tangente durch die Rückfläche beider Condylen. Sie bildet mit der Schenkelhalsachse einen Winkel, den sog. Torsionswinkel, der beträchtlich schwankt und im Mittel 12° beträgt (Abb. 4.7–47). Auch das Schienbein zeigt eine Verwindung, die aber umgekehrt eine Auswärtskreiselung des unteren Endes mit dem Fuß zur Folge hat.

Die Verknöcherung der Femurdiaphyse erfolgt in der 7. bis 8. Woche. Der Knochenkern in der distalen

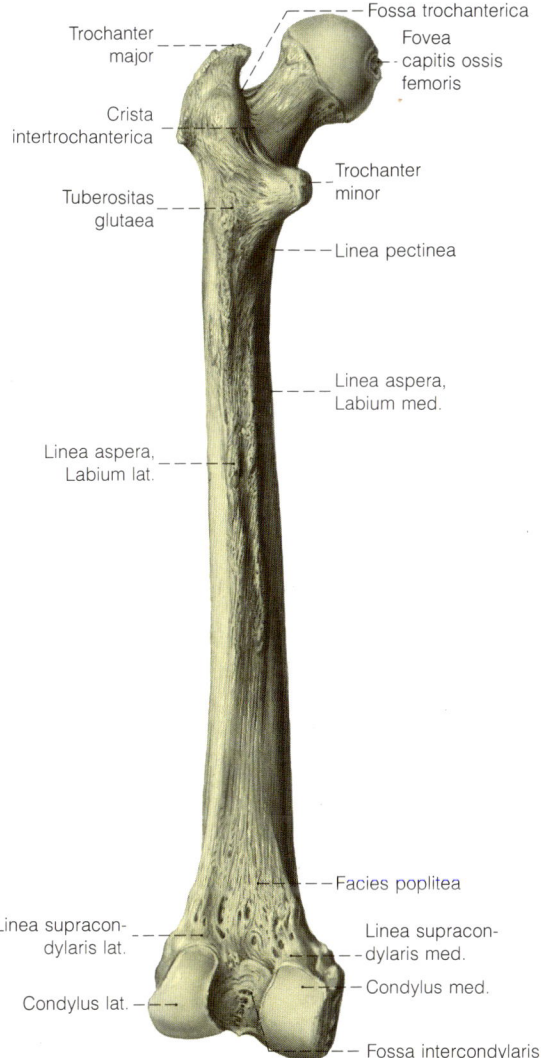

Trochanter major

Crista intertrochanterica

Tuberositas glutaea

Linea aspera, Labium lat.

Fossa trochanterica

Fovea capitis ossis femoris

Trochanter minor

Linea pectinea

Linea aspera, Labium med.

Facies poplitea

Linea supracondylaris lat.

Condylus lat.

Linea supracondylaris med.

Condylus med.

Fossa intercondylaris

Abb. 4.7–8. b) Femur von dorsal.

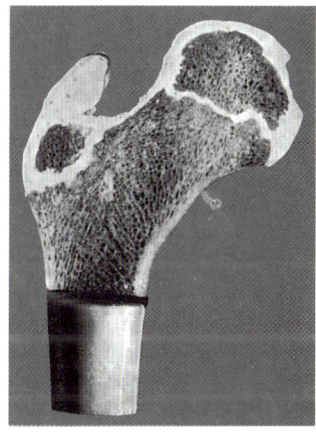

Abb. 4.7–9. Frontalschnitt durch die Epiphyse des proximalen Femurendes eines sechseinhalbjährigen Kindes. Beachte die Epiphysenlinien zwischen Femurkopf und -hals sowie unter dem Trochanter major.

Epiphyse entsteht in der Mitte des 9. Fetalmonats, er gilt als Zeichen der Reife des Kindes und hat daher forensische Bedeutung. In der proximalen Epiphyse erscheint der Knochenkern um die Mitte des 1. Lebensjahres, im Trochanter major erscheint im 3. oder 4. Jahr ein Kern, im Trochanter minor bildet er sich erst im 7. bis 14. Jahr. Die Lage der Epiphysenlinien zeigt Abb. 4.7–9. Von Bedeutung ist eine in der Pubertät – wahrscheinlich durch hormonelle Einflüsse – eintretende Auflockerung der Wachstumsfuge des Schenkelhalses. Entsprechend der großen Beanspruchung dieses tragenden Gelenks kann der Hüftkopf in dieser Zeit schleichend, in Ausnahmefällen auch ganz akut nach dorsal und kaudal in der Epiphysenfuge abgleiten (Coxa vara epiphysaria). Heilt der Prozeß mit dieser Hüftkopffehlstellung aus, so bleibt eine ganz erhebliche „präarthrotische Deformität" zurück, die bereits in jungen Jahren über die veränderte Gelenkmechanik zu Abnutzungs- und Aufbrauchsveränderungen (*Arthrosis deformans*) führt. Die Verschmelzung der proximalen Knochenkerne mit dem Schaft erfolgt im 17. Jahr, bei den distalen im 20. bis 24. Jahr.

4.7.2.2 Kniescheibe, *Patella* (Abb. 4.7–17, 4.7–34, 4.7–35)

Die Kniescheibe ist als Sesambein in die Sehnen des M. quadriceps femoris eingebettet. Die proximalen Sehnenfasern konvergieren zur Patella, überkreuzen sich dabei teilweise und verlassen die Patella an ihrer unteren Spitze, *Apex patellae*, als Kniescheibenband, das zur Tuberositas tibiae zieht. Die Patella liegt also im Knotenpunkt dieser Fasermassen. Die überknorpelte Rückfläche, *Facies articularis*, schleift in der Kniescheibenrinne und zeigt in Anpassung an dieses Bett einen längsverlaufenden First, der eine große laterale von einer kleineren medialen Delle scheidet.

Nach operativer Entfernung der Patella schleift die Quadrizeps-Sehne direkt auf dem Gelenkknorpel des Femur und erzeugt dabei Schleiffurchen. Die Kniescheibe ist also zugleich eine Einrichtung zur Verteilung des Drucks auf das Gelenk.

4.7.3 Hüftgelenk, Articulatio coxae

4.7.3.1 Bau des Hüftgelenks

Die Hüftpfanne, *Acetabulum*, des Os coxae [Pelvicum] bildet einen Ausschnitt einer Kugelschale und besitzt im Bereich der überknorpelten *Facies lunata* ihre Druckübertragungs- und Führungsfläche. Die Knorpelsichel ist am breitesten am Pfannendach, wo auch der Knochen am stärksten ist und die hauptsächliche Druckübertragung stattfindet. Der dünnere Pfannenboden ist mit Bindegewebe und Fett ausgepolstert. Gegen dieses nachgiebige Polster wird das *Lig. capitis femoris* angedrückt, das neben der *Incisura acetabuli* entspringt und innerhalb des Gelenks zur *Fovea capitis ossis femoris* verläuft. Auf diese Weise kann das Lig. capitis femoris nicht zwischen Kopf und Pfanne einge-

klemmt werden und den Kontakt der Gelenkflächen stören.

Der Rand der Hüftpfanne wird überhöht durch einen faserknorpeligen Reif, *Labrum acetabulare*, der auch die Incisura acetabuli überbrückt und hier mit dem tieferliegenden *Lig. transversum acetabuli* verschmilzt. Durch das Labrum acetabulare wird die Hüftpfanne auf mehr als die Hälfte einer Hohlkugel vertieft, es entsteht dadurch ein *Nußgelenk*. Wenn in seltenen Fällen die Gelenklippe verknöchert, kann am Skelett der Kopf nicht mehr aus der Pfanne herausfallen.

Die Gelenklippe schafft nicht nur eine Vertiefung der Pfanne, sondern bildet zugleich ein nachgiebiges Polster am Pfannenrand, wodurch der Bewegungsumfang größer wird, als wenn die Lippe verknöchert wäre. Die Hüftpfanne, die frühembryonal verhältnismäßig tief ist, flacht sich bis zur Geburt ab und wird später wieder tiefer. Die gefährliche Periode für eine Verrenkung im Hüftgelenk liegt also in der Zeit vor und nach der Geburt, wo die Pfanne am flachsten ist. Die angeborenen Verrenkungen treten aber vermutlich nur dann auf, wenn in der vererbten Anlage ein besonderes Mißverhältnis zwischen Kopf und Pfanne besteht, das mit dem Wachstum zur Zeit der Geburt zum Vorschein kommt.

Der Schenkelkopf, *Caput ossis femoris*, ist fast genau kugelig und hat einen Krümmungsradius von durchschnittlich 2,5 cm. Die überknorpelte Fläche bildet etwa zwei Drittel einer Kugel und wird in der Normalstellung von der Pfanne nicht voll bedeckt, so daß besonders vorn und seitlich ein Teil der Gelenkfläche unter der Kapsel liegt. Dieses Feld verschwindet bei Beugung und Abduktion in der Pfanne, während auf der Rückseite ein anderer Teil die Pfanne verläßt.

Die Kapsel, *Capsula articularis*, umhüllt den Kopf und den größten Teil des Schenkelhalses, von dem nur hinten das seitliche Drittel frei bleibt. Somit liegt auch bis zum Abschluß des Wachstums die Epiphyse des Kopfes in der Gelenkhöhle, *Cavitas articularis*. Im einzelnen entspringt die Kapsel am knöchernen Rand der Hüftpfanne sowie dem Lig. transversum acetabuli, so daß die Gelenklippe frei in das Gelenk hineinragt. Die Kapsel befestigt sich vorn am Trochanter major und der Linea intertrochanterica, hinten bleibt ihre Haftlinie etwa 1,5 cm von der Crista intertrochanterica entfernt. Die Kapsel ist am meisten entspannt, wenn der Oberschenkel etwas angehoben, nach außen geführt und auswärts gedreht ist. Diese Entspannungslage wird reflektorisch eingenommen, wenn eine Entzündung des Hüftgelenks (*Coxitis*) auftritt.

Da der Kapselschlauch den Kopf und den größten Teil des Schenkelhalses umschließt, sind diese Teile frei von Muskelansätzen und vor allem auf direktem Weg den ernährenden Blutgefäßen nicht zugänglich. Der Kopf befindet sich in bezug auf die Blutgefäßzufuhr in einer kritischen Lage, die sofort offenbar wird, wenn er durch einen Bruch abgetrennt wird (*intrakapsuläre Schenkelhalsfraktur*). In diesem Fall ist der Kopf nur noch durch das Lig. capitis femoris mit der Umgebung verbunden. Das Band führt während der Wachstumsperiode Blutgefäße an den Schenkelkopf, die aus der Arteria obturatoria kommend durch ein kleines Fenster unter dem Lig. transversum acetabuli als Ramus acetabularis das Band erreichen. Beim Erwachsenen aber scheinen diese Gefäße nicht immer auszureichen. Ein zweiter Ernährungsweg geht durch Blutgefäße, die dem Periost folgend vom Femur her in das Gelenk gelangen, hier durch kleine Gefäßlöcher in den Schenkelhals eindringen und den Kopf an den Stellen erreichen können, wo er vom Gelenkknorpel frei bleibt. Für die Heilung der Schenkelhalsfraktur spielt auch die Lage der Bruchlinie eine Rolle, indem senkrechte Bruchlinien ohne operativen Eingriff keine Heilungsaussichten bieten, während schräge und vor allem horizontale nicht so sehr der Abscherung ausgesetzt sind und besser heilen. Da der Schenkelhals stellenweise periostfrei ist, kann dort auch kein periostaler Kallus gebildet werden. Aus diesen Gründen, vor allem jedoch wegen der außerordentlich großen Gefahr einer Hüftkopfnekrose als Folge der Ernährungsstörungen wird beim Schenkelhalsbruch im höheren Lebensalter in zunehmendem Maß der sofortige operative Hüftkopfersatz durch eine Endoprothese vorgenommen.

Das Lig. capitis femoris hat also zum mindesten in der Wachstumszeit ernährende Bedeutung. Es ist von Gelenkinnenhaut, Membrana synovialis [Stratum synoviale], überzogen und könnte bei Bewegungen die Synovia verteilen. Als Hemmungsband spielt es nur eine untergeordnete Rolle. Auf keinen Fall hat es etwa

Abb. 4.7–10. Bänder der Hüftgelenke und des Beckengürtels von ventral. Die Bänder des linken Hüftgelenks sind schematisiert. Der linke Oberschenkelhals und -kopf sind entfernt, um den Verlauf des Ligamentum ischiofemorale zeigen zu können.

die Aufgabe, den Gelenkkopf an die Pfanne zu binden. Für den Zusammenhalt der Gelenkenden kommen andere Kräfte in Frage.

Die äußeren Verstärkungsbänder des Hüftgelenks entspringen im Umkreis der Hüftpfanne von den Knochen des Hüftbeins, dem Darmbein, Schambein und Sitzbein und heißen demgemäß *Lig. iliofemorale, pubofemorale* und *ischiofemorale*. Die beiden letzten Bänder enden z. T. in der Kapsel. Sofern sie aber mit eigenen Zügen den Schenkelhals erreichen, geschieht es auf der Vorderseite im Anschluß an die Insertion des Lig. iliofemorale an der Linea intertrochanterica. Damit würden alle drei Bänder mit ihren Enden auf der Vorderseite des Femur zusammenlaufen, indem sie einen schraubigen Verlauf nehmen (Abb. 4.7–10). Zugleich sind die Bandmassen in der vorderen und oberen Wand der Gelenkkapsel am kräftigsten. Dieses Verhalten weist bereits auf ihre wichtigste Bedeutung hin: Sie hemmen alle die Streckung des Beins oder das Hintenüberkippen des Beckens. Hätten nach dieser Richtung die Hüftgelenke freies Spiel, so könnte es nur noch durch Muskelwirkung verhindert werden, daß beim Stand das Becken mit dem Rumpf um die quere Hüftachse nach hinten sinkt. Die Bänder haben somit als Sicherung des aufrechten Stands eine große Bedeutung. Bei der äußersten Streckung im Hüftgelenk werden die schraubig verlaufenden Bänder gespannt und pressen den Kopf in die Pfanne, die Bänderschraube wird zugedreht, das Gelenk wird festgestellt. In dieser Stellung überträgt es am sichersten den Vorstoß des Beins, wenn sich beim Gehen das Standbein vom Boden abstößt und den Körper vorwärts schiebt. Findet eine Beugung im Hüftgelenk statt, dreht sich die Bänderschraube wieder auf, die Bänder erschlaffen (Abb. 4.7–3), das Gelenk wird frei für Bewegungen in den Wirkraum hinein.

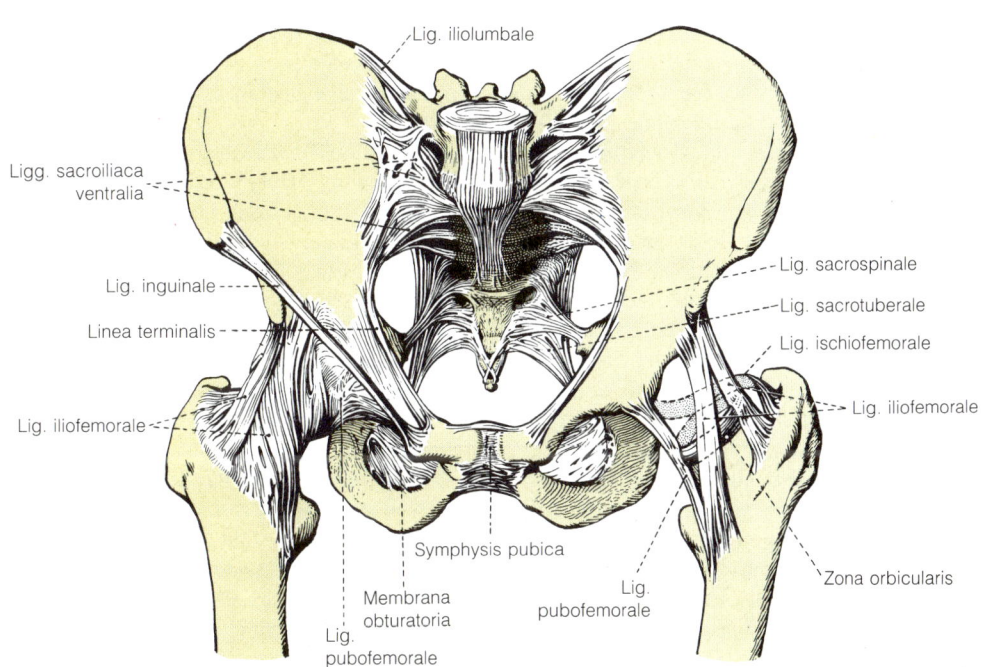

Lig. iliolumbale

Ligg. sacroiliaca ventralia

Lig. inguinale

Linea terminalis

Lig. iliofemorale

Lig. sacrospinale

Lig. sacrotuberale

Lig. ischiofemorale

Lig. iliofemorale

Symphysis pubica

Membrana obturatoria

Lig. pubofemorale

Lig. pubofemorale

Zona orbicularis

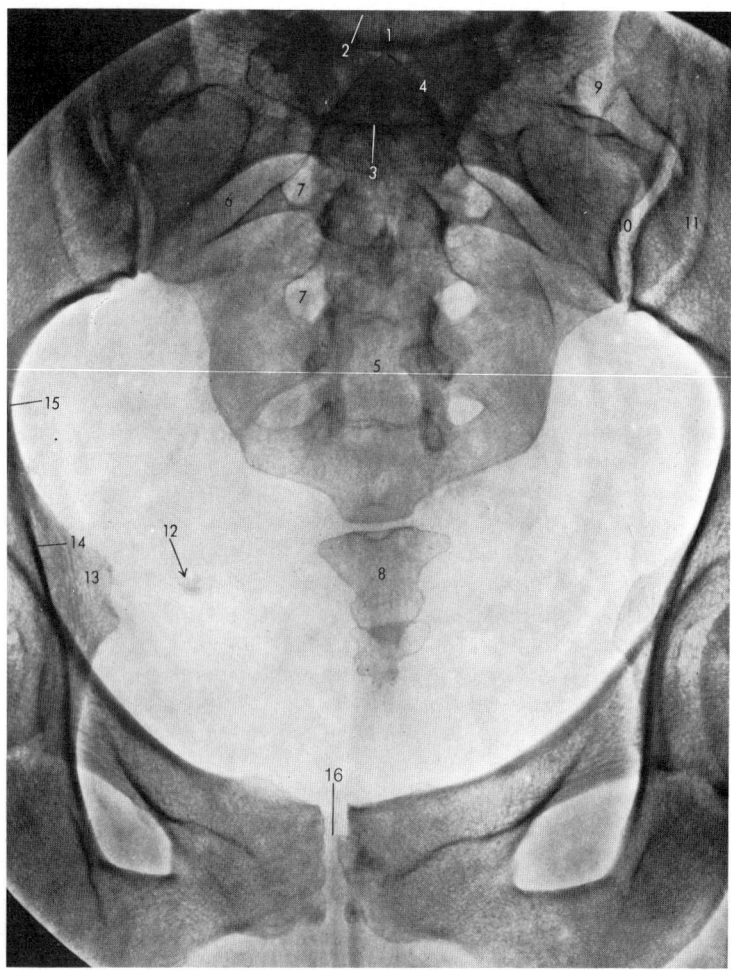

Abb. 4.7–11. Röntgenbild des Beckenrings mit Apertura pelvis superior, Kreuz- und Steißbein, sagittaler Strahlengang (aus BIRKNER, 1971).

1 = Vordere untere Kante des 5. Lendenwirbels
2 = hintere obere Kante der Basis ossis sacri
3 = vordere obere Kante des 1. Sakralwirbels
4 = Promontorium
5 = Hiatus sacralis
6 = Crista sacralis lateralis
7 = Foramina sacralia
8 = 1. Steißbeinwirbel (hier nicht mit dem Kreuzbein verschmolzen)
9 = von der Facies sacropelvina ossis ilii und Teilen der Tuberositas sacralis verursachte Aufhellung
10, 11 = Articulatio sacroiliaca
12 (Pfeil) = Uretersteine oder Phlebolithen (= sog. Venensteine, verkalkte Thromben)
13 = Spina ischiadica
14 = seitliche Beckenwand
15 = Linea terminalis
16 = Symphysis pubica (durch den Strahlengang scheinbar erweitert)

Im einzelnen entspringt das *Lig. iliofemorale* (BERTINI) von der Spina iliaca anterior inferior und strahlt fächerförmig zur Linea intertrochanterica. Die beiden Randstrahlen des Fächers sind die kräftigsten. Als Ganzes hemmt das Band die Streckung; der obere Schenkel aber, der zum oberen Ende der Linie zieht, ist das stärkste Band des menschlichen Körpers und hat noch eine andere Aufgabe. Dieser Bandzug hemmt das Anziehen (= Adduktion) des Beins, und was noch wichtiger ist, er hemmt bei feststehendem Bein die seitliche Neigung des Beckens. Beim aufrechten Stand ruht das Becken auf beiden Beinen. Wenn ein Fuß den Boden verläßt, fehlt dem Becken auf der Seite dieses sog. *Spielbeins* die Unterstützung, es sucht, der Schwere folgend, nach der entlasteten Seite abzusinken. Daran wird es gewöhnlich durch Muskeln gehindert. Können diese Muskeln aber aus irgendeinem Grund nicht in Tätigkeit treten, wird als letzte Hemmung der obere Schenkel des Lig. iliofemorale wirksam, die Rumpflast hängt jetzt an diesem Band. Daraus wird verständlich, daß gerade dieser Bandzug so stark ist. Schließlich hemmt der obere Schenkel des Lig. iliofemorale noch die Außenrollung.

Das *Lig. pubofemorale* entspringt vom oberen Schambeinast und geht in den unteren Schenkel des Lig. iliofemorale über, mit dem es das Femur erreicht. Bei dieser Lage hemmt es die Abduktion des Oberschenkels.

Das *Lig. ischiofemorale* ist stärker als das vorige; es entspringt vom Sitzbein und zieht an der Hinterwand der Kapsel fast horizontal bis zum oberen Ansatz des Lig. iliofemorale. Um hierhin zu gelangen, muß es im letzten Teil seines Verlaufs eine schraubige Drehung ausführen (Abb. 4.7–10). Infolge dieser Lage beteiligt sich das Band an der Hemmung für die äußerste Streckung, zugleich hemmt es die Einwärtsrollung des Oberschenkels. Würde das Band mit seiner Insertion am Femur hinten bleiben, so könnte es sich nicht an der Streckhemmung beteiligen.

Die drei genannten Bänder werden durch Ringfaserzüge miteinander verknüpft, die der Gelenkinnenhaut zunächst liegen und sich an der dünnsten Stelle des Schenkelhalses zu einem Ringband, *Zona orbicularis* (Abb. 4.7–10), verdichten. Durch dieses Ringband ist der Kopf wie durch eine Schlinge hindurchgesteckt, wodurch eine weitere Sicherung für das Haften des

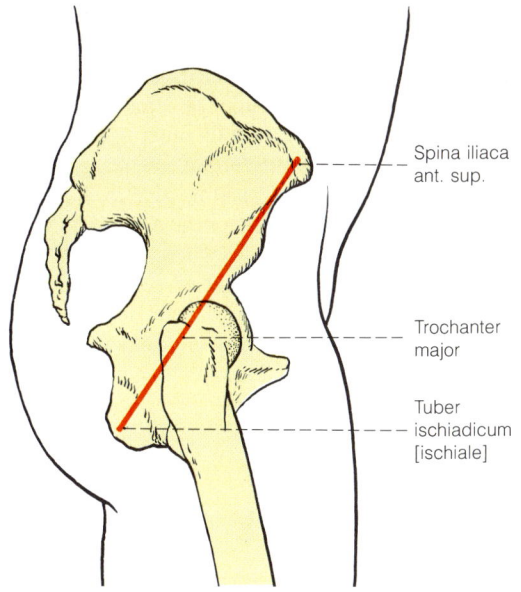

Abb. 4.7–12. Verlauf der Roser-Nélatonschen Linie.

Kopfes in der Pfanne gegeben ist. Man könnte also sagen, daß der Kapselschlauch durch innere Ring- und äußere Schraubenfasern verstärkt ist.

Zwischen den starken Außenbändern des Gelenks bleiben schwache Stellen der Kapsel. Eine solche findet

sich vorn in dem Dreieck zwischen Ligg. iliofemorale und pubofemorale. Hier gleitet zugleich der M. iliopsoas, der durch einen Schleimbeutel, *Bursa iliopectinea*, von der Gelenkkapsel getrennt ist. In 10% der Fälle kann beim Erwachsenen dieser Schleimbeutel mit dem Gelenk in offener Verbindung stehen. Am wichtigsten ist die Schwäche der unteren Kapselwand zwischen Lig. pubo- und ischiofemorale. Durch diese schwache Stelle pflegt in der Regel der Kopf bei einer Verrenkung im Hüftgelenk die Pfanne zu verlassen, zumal der Knochenrand der Hüftpfanne hier unterbrochen ist. Die Verrenkung tritt also bei starker Abduktion des Beins ein. Dabei zerreißt das Lig. capitis femoris, das starke Lig. iliofemorale bleibt erhalten, und an diesen Zügel gefesselt rutscht der Kopf nach hinten oder vorn. Hinten lagert er sich auf das Darmbein (*Luxatio iliaca*) oder auf den oberen Teil des Sitzbeins (*Luxatio ischiadica*). Das Bein steht einwärts rotiert und adduziert und ist durch das Lig. iliofemorale federnd fixiert. Bei der Reposition muß ein Zug an dem gebeugten Oberschenkel ausgeübt werden, da bei dieser Stellung die noch erhaltenen Bänder am meisten entspannt sind. Seltener sind Luxationen nach vorn in die Schambeingegend (*Luxatio suprapubica* und *infrapubica*), hierbei ist eine deutliche Auswärtsdrehung und Abduktion des Beins vorhanden.

Bei der versteckten Lage des Hüftgelenks ist es schwierig, sich beim Lebenden durch Betasten über die

Abb. 4.7–13. Röntgenbild des Hüftgelenks in Normalstellung, sagittaler Strahlengang (aus Birkner 1971).

 1 = Ala ossis ilii
 2 = Spina iliaca anterior superior
 3 = Articulatio sacroiliaca
 4 = sog. Pfannendach
 5 = vorderer
 5*= hinterer Pfannenrand
 6 = Gelenkspalt
 7 = Caput femoris
 8 = scheinbare Erweiterung des Gelenkspalts (Pfeil = Fovea capitis femoris)
 9 = Grenze zwischen Caput und Collum femoris
10 = Collum femoris
11 = Spina ischiadica
12 = Pecten ossis pubis
13 = seitliche Beckenwandlinie
14 = sog. Köhlersche Tränenfigur (entspricht dem Pfannengrund)
15 = Ramus superior ossis pubis
16 = Foramen obturatum
17 = Tuber ischiadicum
18 = Trochanter major
19 = Crista intertrochanterica
20 = Trochanter minor
21 = Caput femoris
22 = Phlebolithen (= sog. Venensteine, verkalkte Thromben)
23 = arteriosklerotische Verkalkungen in Beckenarterien
24 = lateraler Rand der Glutaealmuskulatur

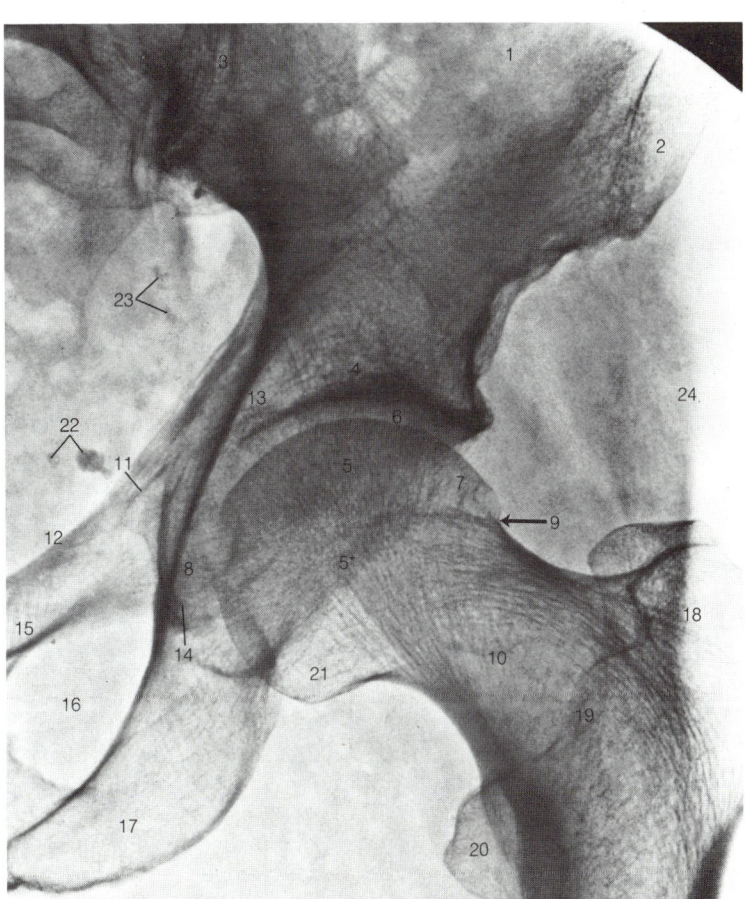

Stellung des Schenkelkopfs zu unterrichten. Bei mageren Menschen kann man unterhalb des Leistenbands durch den M. iliopsoas hindurch den Schenkelkopf tasten (Abb. 4.7–17). Leicht zu fühlen ist der große Rollhügel, der dicht unter der Haut liegt und den einzigen Punkt darstellt, der von Muskelbedeckung freigelassen wird. Denkt man sich in der Normalstellung durch die Trochanterspitze senkrecht zur Haut eine Linie gezogen, so schneidet diese ungefähr den Mittelpunkt des Schenkelkopfs und stellt die quere Drehachse des Gelenks dar (Abb. 4.7–21). Vom Trochanter aus kann man sich über die Stellung des Schenkelkopfs durch eine Hilfslinie unterrichten. Verbindet man z. B. mit einem Band den vorderen oberen Darmbeinstachel und den Sitzbeinhöcker über das Gesäß hinweg, schneidet die Linie die Spitze des Trochanter major. Man nennt diese Hilfslinie die ROSER-NÉLATONsche Linie (Abb. 4.7–12). Das Bein darf bei der Untersuchung nicht in Abduktion oder Adduktion stehen, da hierbei die Trochanterspitze über oder unter die Linie wandert. Die Bestimmung gibt nur einen ungefähren Anhalt und ist nicht absolut zuverlässig. Bei Schenkelhalsbrüchen oder bei einer Luxation fällt die Trochanterspitze aus der Linie heraus, oder es fehlt der Trochantervorsprung. Vom Orthopäden wird häufiger eine andere Methode gewählt, bei der in Bauchlage des Kranken der Abstand der Trochanterspitze vom horizontalen Darmbeinkamm gemessen und mit dem Abstand auf der gesunden Seite verglichen wird.

Kurze Zusammenfassung

Acetabulum nur im Bereich der *Facies lunata* überknorpelt. Incisura acetabuli durch *Lig. transversum acetabuli* überbrückt, Pfannenrand durch *Labrum acetabulare* zum Nußgelenk überhöht. Von der Fovea capitis zur Incisura acetabuli zieht das *Lig. capitis femoris*, das nur ernährende Bedeutung hat. Gelenkkapsel läßt nur hinten einen Teil des Schenkelhalses frei (Schenkelhalsbruch). *Lig. iliofemorale* ist stärkstes Band von der Spina iliaca anterior inferior zur Linea intertrochanterica. *Ligg. pubofemorale* und *ischiofemorale*, dazu *Zona orbicularis*. Schraubiger Verlauf. Hemmen alle die Streckung. Entspannungslage bei Entzündung: leichte Beugung, Abduktion und Außenrollung. Schwache Kapselstelle medial, Pforte für Luxationen. ROSER-NÉLATONsche Linie: Spina iliaca anterior superior zum Tuber ischiadicum [ischiale] schneidet die Spitze des Trochanter major.

4.7.3.2 Verkehrsraum des Hüftgelenks

Allgemeines

Die Bewegungsfreiheit des Hüftgelenks wird durch Bänder beträchtlich eingeschränkt. Es erhebt sich die Frage, welchen Sinn diese Einengung des Verkehrsraums hat; wäre es nicht vorteilhafter, wenn alle Möglichkeiten, die das Gelenk an sich ohne Bänder bietet, ausgenutzt werden könnten? Die Einschränkung der Freiheit des Gelenks erfolgt im Interesse des ganzen Körpers. Werden z. B. bei der äußersten Streckung im Hüftgelenk die Bänder gespannt, wird in diesen Bändern die Last des Oberkörpers aufgehängt und Muskelarbeit gespart.

Die Bänder sind gleichzeitig so eingestellt, daß sie beim Versagen der Muskeln das gefährliche Hintenüberkippen des Oberkörpers oder das zu starke Absinken des Beckens auf die Seite des Spielbeins hemmen. Damit wird die Hemmung zu einer Sicherung; sie ist nicht negativ als Lücke im Bewegungsraum, sondern positiv zu bewerten.

Der Verkehrsraum ist außerdem so abgestimmt, daß die freigegebenen Bewegungen die biologisch wichtigen darstellen. Um davon eine Vorstellung zu vermitteln, soll einmal angenommen werden, die Hemmungsbänder wären umgekehrt geschraubt und würden nicht nach vorn auf die Linea intertrochanterica, sondern nach hinten auf die Crista intertrochanterica zusammenstrahlen, dann wären die Beugung gehemmt und die Streckung frei. In diesem Fall könnten wir wohl mächtig nach hinten ausschreiten und sogar den Oberschenkel an den Rücken legen, sofern die Muskeln das zuließen, die Vorwärtsbewegung jedoch könnte nur in kurzen Schrittchen erfolgen. Wir könnten auch nur vom Boden ergreifen, was hinter uns und nicht, was vor uns in unserem Blickfeld liegt. Eine solche Vorstellung wirkt widersinnig, sie zeigt aber, daß wir das Sinnvolle und Natürliche leicht hinnehmen, ohne es zu begründen. Der natürliche Bewegungsraum der Beine ist also nach dem Blickfeld eingestellt und wird erst dann verständlich, wenn wir ihn auf die Betätigung des ganzen Körpers beziehen.

Gelenkachse und Bahnkugel

Als Kugelgelenk ist das Hüftgelenk um unendlich viele Achsen beweglich, die durch den Mittelpunkt der Kugel (den Drehpunkt) gehen. Da aber die Bewegungsbahnen nicht willkürlich gewählt werden können, sondern durch die Vielfalt der Muskelwirkungen und die Führung des Bänderapparats bestimmt werden, läßt es sich nur annähernd mit einem entsprechenden Gelenk der Technik vergleichen. Die Betrachtung wird vereinfacht, wenn man die Bewegungen zerlegt, indem man sie auf ein Kreuz von drei Achsen bezieht. Die Kenntnis dieser Achsen ist für das Verständnis der Muskelwirkung grundlegend. Die erste Achse ist die schon erwähnte quere Achse, die die Mittelpunkte beider Schenkelköpfe verbindet (Abb. 4.7–21). Die Bewegungen um die Achse sind: Heben oder Beugen und Strecken des Beins oder, bei feststehendem Bein, Rumpfbeugen und Rumpfstrecken.

Die zweite Achse geht in sagittaler Richtung durch die Kugelmitte, sie wird auch Abduktionsachse genannt. Die Bewegungen um diese Achse sind: Abziehen

= Abduktion und Anziehen = Adduktion des Beins oder, bei feststehendem Bein, Seitwärtsneigen des Beckens. Die dritte Achse ist die in der Längsrichtung des Beins stehende Kreiselungsachse, die vom Mittelpunkt des Schenkelkopfs zum Mittelpunkt des Kniegelenks verläuft und der sog. Traglinie entspricht. Um diese Achse finden das Einwärts- und Auswärtskreiseln des Beins statt oder, bei stehendem Bein, die Wendungen des Beckens aus der Stirnebene heraus, wie z. B. bei Wurfbewegungen (Kugelstoßen); auch beim Gehen, wenn das Spielbein vorgebracht wird, während das Standbein sich hinten abstößt. Man sieht die Kreiselbe-

Vertikal-achse

Frontalachse

Polachse

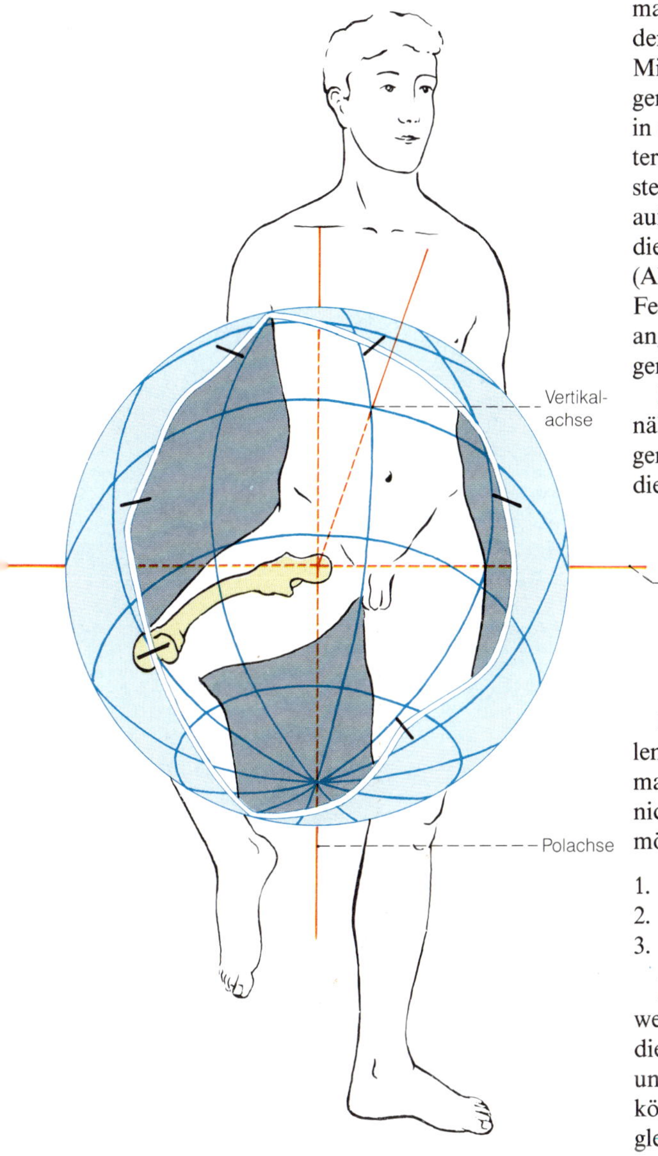

Abb. 4.7–14. Bewegungsumfang des Hüftgelenks. Das Bewegungsfeld ist auf der Bahnkugel ausgeschnitten (weißer Schnittrand). Mittelpunkte von Schenkelkopf und Hüftpfanne fallen mit dem Mittelpunkt der Bahnkugel zusammen. Die Polachse der Bahnkugel stimmt mit der Längsachse des Körpers, ihr O-Meridian mit seiner Frontalebene überein (nach v. Lanz/Wachsmuth: Praktische Anatomie. Band I/4, Springer, Berlin 1938).

wegungen am besten, wenn man den Unterschenkel gegen den Oberschenkel rechtwinklig biegt und dann den Oberschenkel kreiselt.

Es ist selbstverständlich, daß die Kreiselungsachse ebenso wie die Abduktionsachse bei den Bewegungen des Oberschenkels mitwandern, während die Querachse zum Becken feststeht.

Da auch Schiebebewegungen im Hüftgelenk stattfinden, sind die Bewegungsbahnen unregelmäßig. Sie sind z. T. weniger gekrümmt, als es der Femurlänge als Radius entspricht.

Wenn man den Bewegungsumfang des Hüftgelenks genau ermitteln will, bringt man das Becken in Normalstellung in einen Globus mit Gradnetzeinteilung, derart, daß der Drehpunkt eines Hüftgelenks mit dem Mittelpunkt des Globus zusammenfällt. Der herabhängende Oberschenkel steht mit seiner Kreiselungsachse in der Polachse. Führt man nun den Oberschenkel unter voller Ausnutzung des Hüftgelenks bis in die äußersten Randstellungen, zeichnet das distale Femurende auf der Innenfläche des Globus eine Grenzlinie auf, die das Verkehrsgebiet des Hüftgelenks angibt (Abb. 4.7–14). Steckt man noch quer durch das distale Femurende einen Stab, wird auch die Kreiselstellung angegeben, die zwangsläufig mit den Randbewegungen verknüpft ist.

Die Längsachse des ovalen Bewegungsfelds steht annähernd senkrecht, d.h., die Beuge-Streck-Bewegungen besitzen ein größeres Ausmaß im Hüftgelenk als die Abduktions-Adduktions-Bewegungen.

Eine genaue Analyse der Bewegungen eines Hüftgelenks mit Hilfe der Bahnkugel ergab, daß von der Normalstellung aus, bei der das Lig. iliofemorale noch nicht völlig gespannt ist, die folgenden Bewegungen möglich waren:

1. Streckung 13°, Beugung 122°
2. Adduktion 10°, Abduktion 40°
3. Außenrollung 13°, Innenrollung 36°

Findet aber im Hüftgelenk eine Beugung statt, dann werden mit dem Aufdrehen der Bänderschraube auch die Bewegungen um die beiden anderen Achsen freier und können fast den doppelten Betrag erreichen. Wir können somit die Beine stärker spreizen, wenn wir gleichzeitig im Hüftgelenk beugen, also das Becken vorneigen. Bei stärkster Seitgrätsche der Beine üben die vorn gelegenen Hüftgelenkbänder einen Zug am Becken aus; wird das Becken dem Zug folgend vorgeneigt, kann durch geringe Entspannung dieser Bänder die Spreizbewegung wachsen.

Wenn wir den Bewegungsumfang des Beins im Hüftgelenk beim Lebenden betrachten, sind die Ausschläge scheinbar größer als beim Bänderpräparat. Das beruht darauf, daß fast alle Bewegungen des Beins durch Mitbewegungen des Beckens unterstützt und verstärkt werden. Da das Becken aber mit der Wirbelsäule verbunden ist, muß jede Veränderung der Beckenneigung, sei es nach vorn, nach hinten oder nach der Seite, eine ausgleichende Krümmung der Wirbelsäule zur Folge haben, solange die gerade Haltung beibehalten werden soll. Dadurch, daß die Wirbelsäule durch ihre ausgleichenden Biegungen die Stellungsänderungen des Beckens korrigiert, bleiben die Beckenstellungen dem Unkundigen leicht verborgen. Wir haben gesehen, daß von der Normalstellung aus nur eine geringe Streckung von 13° möglich ist, da die Spannung des Lig. iliofemorale eine weitere Streckung ausschließt. Trotzdem kann man das Bein weiter nach hinten heben; dabei dreht sich aber das Becken um den Schenkelkopf des Standbeins nach vorn, während sich gleichzeitig die Lendenlordose vertieft, um den Oberkörper möglichst geradezuhalten (Abb. 4.7–15). Dabei findet auch eine stärkere Abknickung in der Verbindung zwischen 5. Lendenwirbel und Kreuzbein statt. Umgekehrt schließt sich das Becken bei äußerster Vorhebung des Beins (Abb. 4.7–32) dieser Bewegung an, es führt eine geringe Rückneigung aus, der Rücken rundet sich durch Ausgleich der Lendenkrümmung. Schließlich kann die Abduktion eines Beins dadurch eine scheinbare Vergrößerung erfahren, daß das Becken auf dem Standbein die Bewegung weiterführt. Dann muß die Wirbelsäule durch eine seitliche Krümmung (Skoliose) den Oberkörper wieder senkrecht stellen.

Dieses Zusammenspiel von Beckenbewegung und Wirbelsäulenkrümmung ist auch praktisch von großer Wichtigkeit. So wird, wie wir sahen, bei einer Hüftgelenkentzündung das Bein zunächst in die Stellung gebracht, bei der die Bänder und Muskeln am wenigsten gespannt sind, das ist eine leichte Beugestellung, verbunden mit Abduktion und Außenrollung. Ein bettlägriger Patient müßte also das kranke Bein gebeugt halten (Abb. 4.7–16). Statt dessen kann er aber das Becken durch eine Drehung um den gesunden Schenkelkopf so weit nach vorn neigen, bis das kranke Bein horizontal neben dem gesunden Bein liegt, dann muß aber zwangsläufig eine ausgleichende Lendenlordose entstehen, der Patient liegt mit „hohlem Kreuz", was man durch einen Griff unter die Lendengegend leicht feststellen kann (Abb. 4.7–16). Gleicht man das hohle Kreuz aus, so kommt das kranke Bein wieder in die Höhe.

Ist ein Bein in Beugestellung fixiert, erreicht es beim Stehen und Gehen nicht mehr den Boden. Um das Bein mit der Fußspitze auf den Boden zu bringen, kann erstens das Knie gebeugt und die Fußspitze gesenkt wer-

Abb. 4.7–16. Ausgleichende Lendenlordose bei Hüftgelenksentzündung (*Coxitis*).
a) Das kranke Bein ist in die Entspannungslage vorgehoben. Die vertikale Hilfslinie bezeichnet eine Horizontalebene des Beckens beim Stehen.
b) Wird das kranke Bein ausgestreckt, erfolgt die Entspannung des Hüftgelenks durch Vorneigung des Beckens (beachte den Verlauf der Hilfslinie), wobei zum Ausgleich die Lendenlordose verstärkt wird.

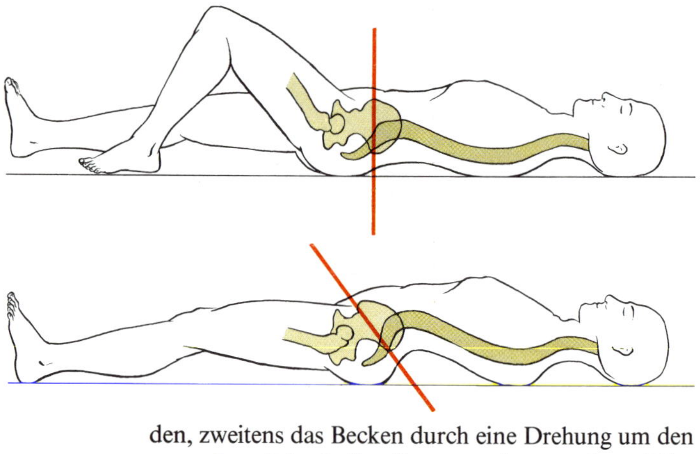

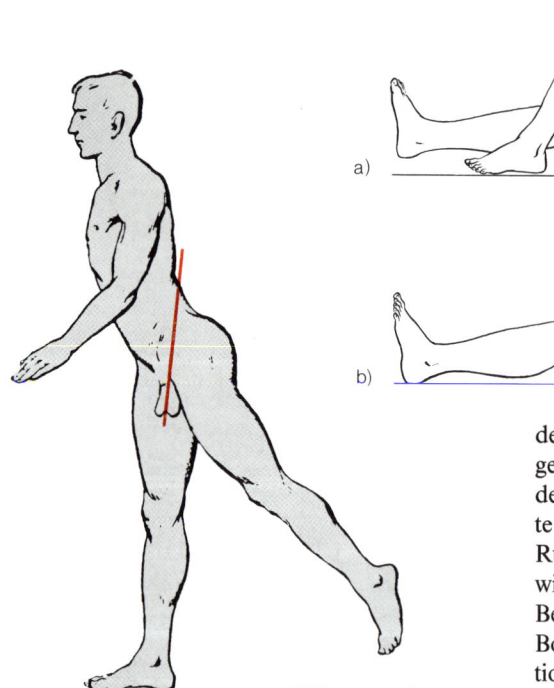

den, zweitens das Becken durch eine Drehung um den gesunden Schenkelkopf vorgeneigt werden. Wiederum muß dabei der Oberkörper durch eine verstärkte Lendenlordose zurückgenommen werden, wodurch Rückenmuskelschmerzen entstehen können. Ist die wirkliche Länge eines Beins verkürzt, kann sich das Becken nach der kranken Seite neigen, bis der Fuß den Boden berührt. Diese Neigung erfolgt um die Abduktionsachse des gesunden Schenkelkopfs und hat eine ausgleichende Lendenskoliose zur Folge, die durch eine Seitneigung des Oberkörpers wieder ausgeglichen wird. Schließlich kann auch eine Adduktionsstellung,

Abb. 4.7–15. Rückführen des linken Beins durch Vorneigen des Beckens und Vertiefung der Lendenlordose.

die in späteren Stadien der Coxitis auftritt, dadurch korrigiert werden, daß der Patient das Becken auf der kranken Seite so lange hebt, bis die Beine parallel stehen. Auch hier folgt wieder zwangsläufig eine Lendenskoliose, die den Oberkörper geradestellt.

Kurze Zusammenfassung

Drei Bewegungsachsen durch die Mitte des Schenkelkopfs. 1. *Quere Achse* für Beugen und Strecken. 2. *Sagittale Achse* für Abduktion und Adduktion. 3. *Kreiselungsachse* von der Kopfmitte zur Mitte des Kniegelenks. Von der Grundstellung aus nur geringe Streckung, Adduktion und Außenrollung möglich. *Mitbewegungen des Beckens* bei stärkeren Beinbewegungen führen zu ausgleichenden Biegungen der Wirbelsäule, z. B. Überstreckung des Beins hat Vorneigung des Beckens und vertiefte Lendenlordose zur Folge. Verkürzung eines Beins führt im Stand zur Seitneigung des Beckens und Skoliose der Wirbelsäule.

4.7.4 Muskeln der Hüfte

4.7.4.1 Allgemeines

Das Hüftgelenk ist völlig von Muskeln umgeben, so daß es in der Tiefe versteckt liegt. Die Hüftmuskeln sind fast alle kurze Muskeln, die, vom Becken kommend, in der Nachbarschaft des Hüftgelenks an den großen Knochenhebeln und Rauhigkeiten des Femur ansetzen und hierhin konvergieren. Auf diese Weise kommt eine Anhäufung von Muskeln zustande wie sonst an keiner Stelle des Körpers. Diese kurzen Muskeln entfalten durch ihren großen Querschnitt eine erhebliche Kraft bei relativ geringer Hubhöhe. Die große Kraft ist erforderlich, um im Hüftgelenk einerseits das Becken mit dem Rumpf und andererseits das ganze Bein zu bewegen. Neben den eigentlichen Hüftmuskeln entspringen am Becken lange Muskeln, die außer dem Hüftgelenk auch das Kniegelenk überspringen und daher auf beide wirken. Diese Muskeln inserieren am Unterschenkel, sie werden später betrachtet.

Der Muskelmantel, der rings das Hüftgelenk umgibt, kann ohne Rücksicht auf den Zerfall in einzelne Muskelindividuen auf die drei Achsen des Hüftgelenks bezogen werden. Es müssen danach die Beuger vorn, die Strecker hinten liegen, die Abduktoren lateral und die Adduktoren medial. Die Rollmuskeln müssen die in der Längsrichtung des Oberschenkels verlaufende Kreiselungsachse überqueren. Die Berechtigung einer solchen Einteilung ergibt sich daraus, daß in einem Muskelindividuum zwei verschieden wirkende Teile stecken können, daß ferner mit der Verlagerung während der Bewegung der Muskel durch die Überwanderung einer Achse seine Wirkung auf das Gelenk umkehren kann.

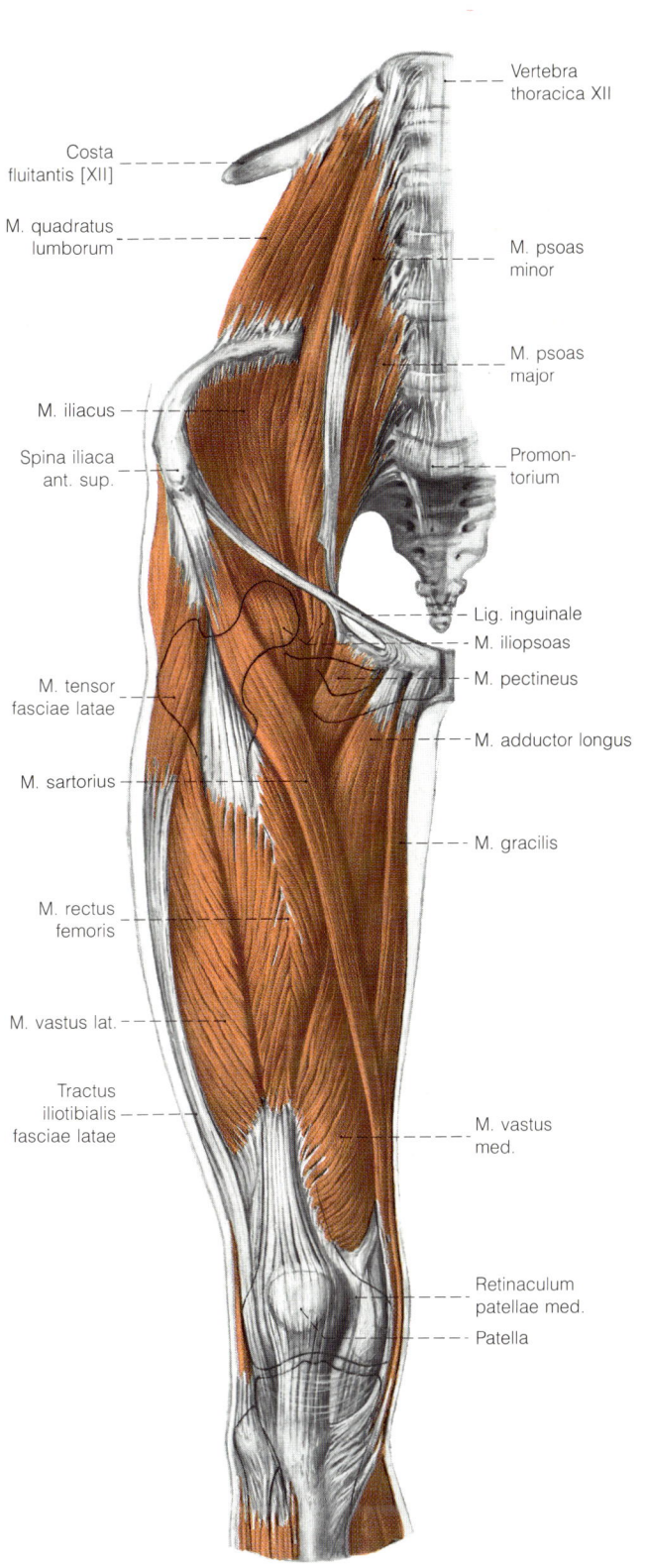

Abb. 4.7–17. Muskeln der Vorderseite des Oberschenkels und der Hüfte.

4.7.4.2 Innere Hüftmuskeln

Der *M. iliopsoas* (Abb. 4.7–17) besitzt zwei Teile. Der erste ist der große Lendenmuskel, *M. psoas major,* der von den Körpern des letzten Brust- und der ersten vier Lendenwirbel, ferner von den Querfortsätzen aller Lendenwirbel entspringt. Zwischen beiden Muskelschichten liegt der größte Teil eines Nervengeflechts des Plexus lumbalis. Die Sehne verschmilzt mit der des M. iliacus und setzt am Trochanter minor an.

In weniger als der Hälfte der Fälle entspringt ein selbständiger kleiner Lendenmuskel (*M. psoas minor*) von der Vorderfläche des 12. Brust- und 1. Lendenwirbels. Er geht mit seiner Sehne in die derbe Faszie über, die den Iliopsoas einschließt.

Der zweite Anteil des Iliopsoas ist der *M. iliacus*. Er entspringt von der Innenfläche der Darmbeinschaufel, *Fossa iliaca,* und zieht mit dem Psoas major verschmolzen zum Trochanter minor. Wo er auf der Hüftgelenkkapsel reibt, liegt ein Schleimbeutel (*Bursa iliopectinea*).

Der Iliopsoas besitzt eine derbe Faszie, *Fascia iliaca* und *Fascia psoica,* mit der zusammen er den seitlichen Raum unter dem Leistenband durchsetzt. Die Faszie verwächst mit dem Leistenband, strahlt aber am medialen Rand des Muskels vom Leistenband zur Eminentia iliopubica und wird hier als *Arcus iliopectineus* bezeichnet. Dieses Band teilt den Raum unter dem Leistenband in die seitliche *Lacuna musculorum* und die medial gelegene *Lacuna vasorum* (Abb. 4.4–15 u. 4.4–5). Die Fascia iliaca begleitet den Muskel in seinem weiteren Verlauf, wird aber dabei dünner. Im Faszienschlauch des Iliopsoas liegt der *N. femoralis,* der auf

diese Weise durch die Lacuna musculorum geführt wird. Abszesse, die von der Wirbelsäule ihren Ursprung nehmen, können sich im Faszienschlauch bis unter das Leistenband senken (*Senkungsabszesse*); dabei steht das Bein durch die Reizung des Iliopsoas leicht gebeugt und außenrotiert.

Einzelne Muskelbündel inserieren am Periost der Linea terminalis, andere gehen zur Fascia iliaca und erreichen die Scheide der Schenkelgefäße. Mit dem Psoas minor wirken sie als Faszienspanner.

Der Iliopsoas ist der einzige Hüftmuskel, der über das Becken nach oben reicht und Ursprünge an der Wirbelsäule besitzt. Er bewegt also auch den Lendenstiel der Wirbelsäule. Da er ventral über die quere Achse des Hüftgelenks hinwegzieht, ist er ein Beugemuskel (Abb. 4.7–18); gleichzeitig rollt er den Oberschenkel etwas auswärts. Der Iliacus soll auch einwärts rollen können. Wenn er gelähmt ist, wird das Gehen erschwert, da das Bein nicht genügend vorwärtsgebracht werden kann. Er ist zugleich ein Seitenbeuger der Lendenwirbelsäule. Bei zunehmender Vorneigung der Lendenwirbelsäule wird seine Wirkung auf das Bein geringer. Der Iliopsoas ist der stärkste Beuger des Hüftgelenks und ein wichtiger Muskel für die Aufrichtung des Rumpfes aus der horizontalen Rückenlage, die durch eine Beugung im Hüftgelenk erfolgt. Bei doppelseitiger Lähmung ist diese Aufrichtung nicht mehr möglich.

Innervation: Kurze Äste des Plexus lumbalis und des N. femoralis.

4.7.4.3 Äußere Hüftmuskeln

M. glutaeus maximus
M. glutaeus medius
M. glutaeus minimus
M. tensor fasciae latae
M. piriformis
M. obturator internus   ⎫
M. gemellus superior   │
M. gemellus inferior   ⎬ *Außenroller*
M. quadratus femoris   │
M. obturator externus   ⎭

Von den äußeren Hüftmuskeln strahlen die dorsal gelegenen von der Außenfläche der Darmbeinschaufel fächerförmig in die Umgebung des Trochanter major und erhalten noch Zuzug durch Muskeln, die im Innern des kleinen Beckens entspringen, durch die Pforten im Becken auf die Außenseite gelangen und sich dem Fächer anschließen. So werden neben den Außenflächen auch die Innenflächen des Beckens für die Hüftmuskeln nutzbar gemacht. Im Verhältnis zum schmalen Ansatz am Oberschenkel haben die Muskeln ein ausgedehntes Ursprungsfeld an der Außen- und Innenfläche des Beckens. Der Muskelfächer (Abb. 4.7–27) beginnt mit seinem vordersten Strahl an der Spina iliaca anterior superior, also an einem Punkt, der ventral vom Hüftgelenk liegt. Es folgen Fasern, die beim

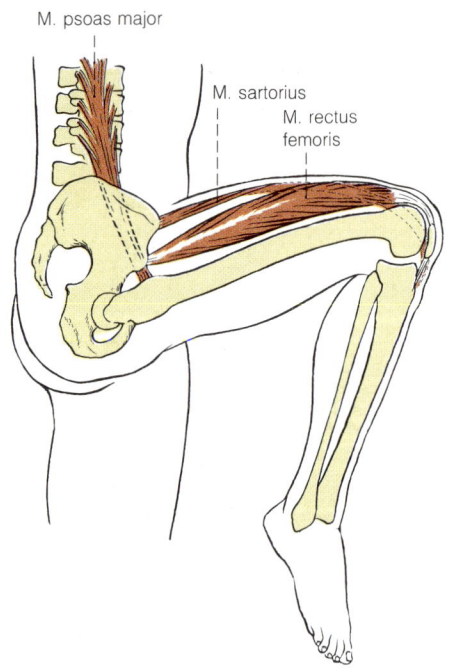

M. psoas major

M. sartorius

M. rectus femoris

Abb. 4.7–18. Die wichtigsten Hüftbeuger: Mm. iliopsoas, rectus femoris und sartorius.

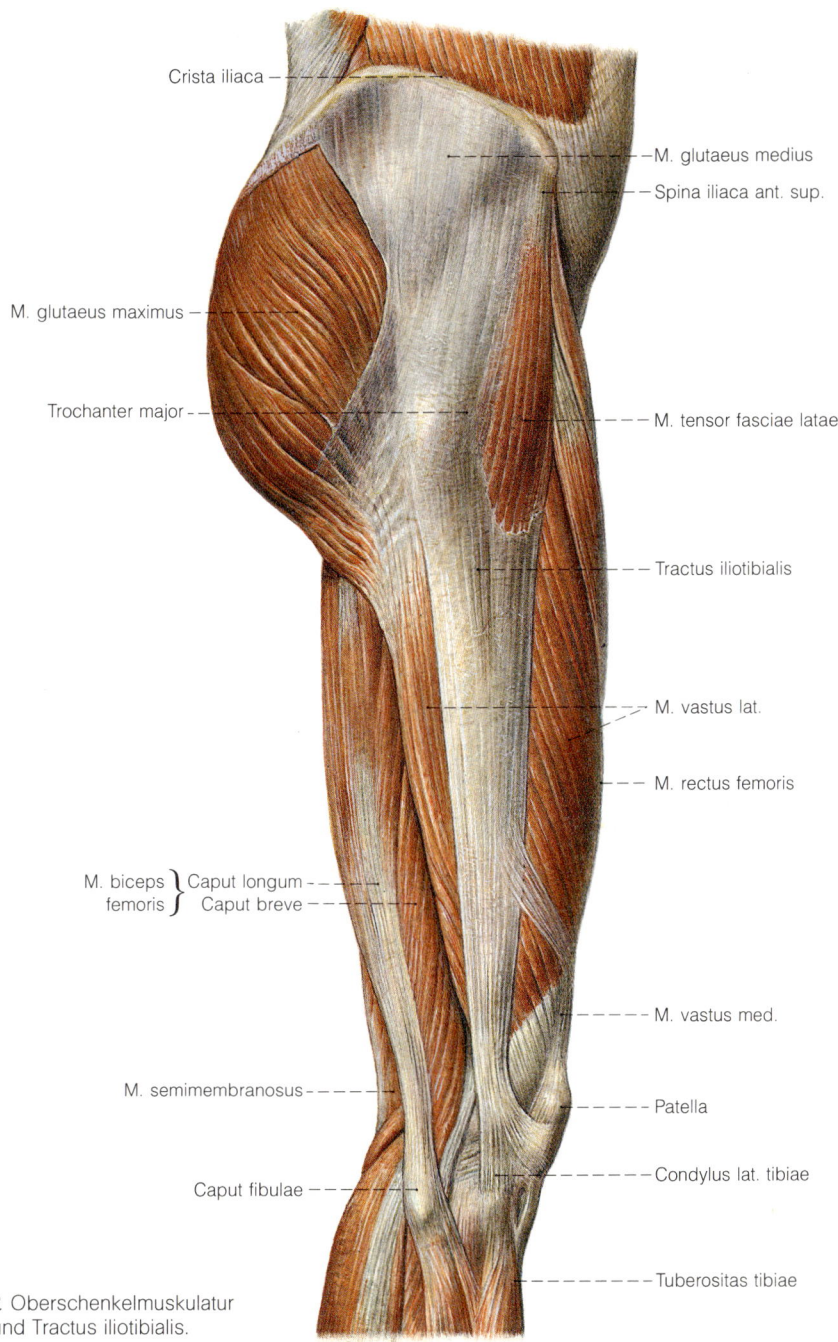

Crista iliaca

M. glutaeus medius

Spina iliaca ant. sup.

M. glutaeus maximus

Trochanter major

M. tensor fasciae latae

Tractus iliotibialis

M. vastus lat.

M. rectus femoris

M. biceps femoris } Caput longum
Caput breve

M. vastus med.

M. semimembranosus

Patella

Caput fibulae

Condylus lat. tibiae

Tuberositas tibiae

Abb. 4.7–19. Oberschenkelmuskulatur von lateral und Tractus iliotibialis.

aufrechten Stand senkrecht nach abwärts zum Trochanter major verlaufen (Abduktoren). Die nächstfolgenden Strahlen des Fächers laufen in die Fossa trochanterica und nehmen schließlich absteigend ihren Weg in die Fascia lata.

Der Fächer ist nicht in einer Ebene ausgebreitet, sondern krümmt sich von vorn nach hinten. Die hinteren Hüftmuskeln greifen also seitlich um das Hüftgelenk herum, sie werden damit zu Abduktoren und, vorn angelangt, zu Beugern. Ferner liegen die Muskeln in drei Schichten so übereinander, daß sich die längsten Fasern außen, die kürzesten innen befinden.

M. glutaeus maximus, großer Gesäßmuskel (Abb. 4.7–25). Dieser kräftige grobfaserige Muskel entspringt hinten auf der Grenze zwischen Darm- und Kreuzbein und den dort lagernden Bandmassen: Unterster Teil des Darmbeinkamms über der Spina iliaca posterior superior, Seitenrand des Kreuzbeins, Fascia thoracolumbalis und Lig. sacrotuberale. Die schräg absteigenden Fasern gehen seitlich in eine breite Endsehne über, die in ihrem oberen Teil in die Fascia lata ausstrahlt, in dem folgenden Abschnitt das Femur an der Tuberositas glutaea erreicht und mit den untersten Fasern in das *Septum intermusculare laterale* übergeht,

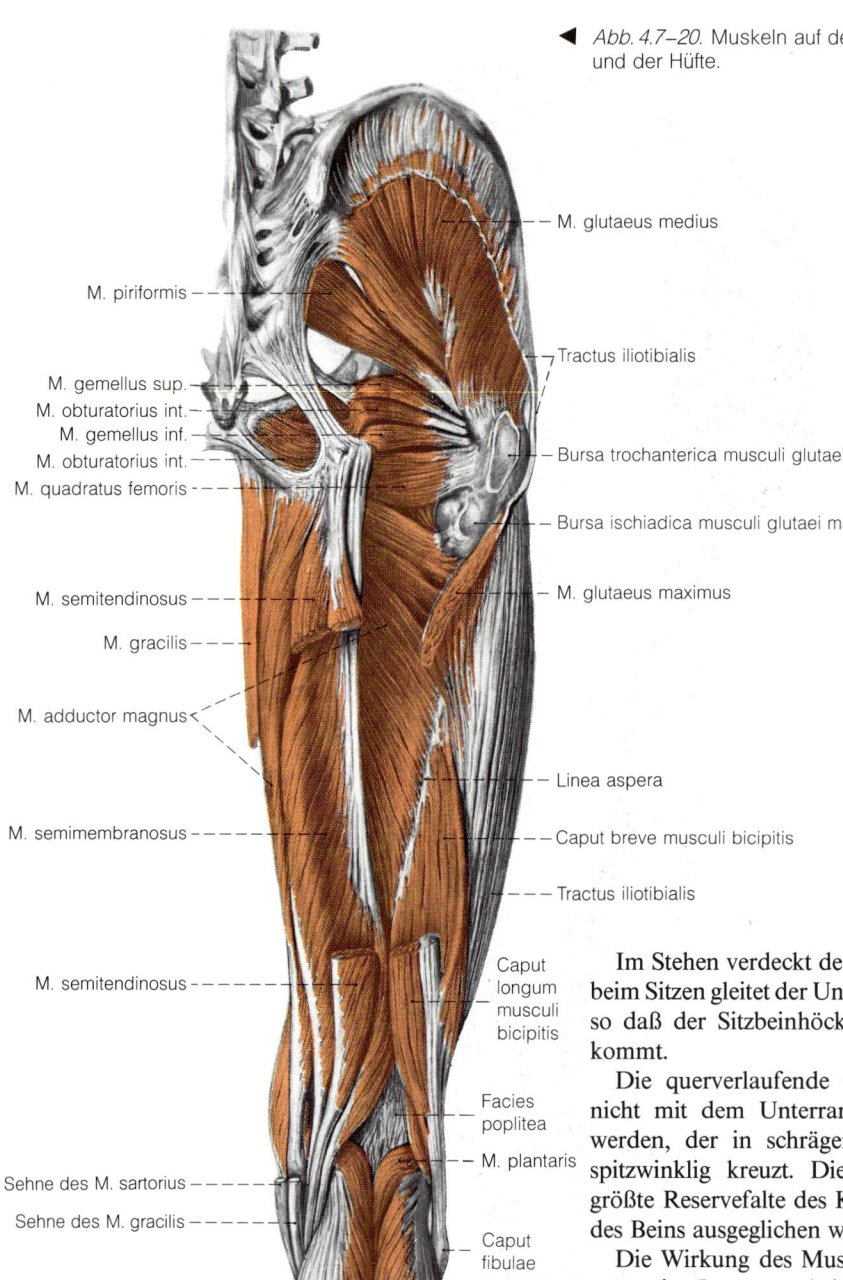

◄ *Abb. 4.7–20.* Muskeln auf der Rückseite des Oberschenkels und der Hüfte.

M. glutaeus medius

M. piriformis

M. gemellus sup.
M. obturatorius int.
M. gemellus inf.
M. obturatorius int.
M. quadratus femoris

M. semitendinosus

M. gracilis

M. adductor magnus

M. semimembranosus

M. semitendinosus

Sehne des M. sartorius
Sehne des M. gracilis

M. gastrocnemius

Tractus iliotibialis

Bursa trochanterica musculi glutaei maximi

Bursa ischiadica musculi glutaei maximi

M. glutaeus maximus

Linea aspera

Caput breve musculi bicipitis

Tractus iliotibialis

Caput longum musculi bicipitis

Facies poplitea

M. plantaris

Caput fibulae

das von der Fascia lata aus zwischen Beuge- und Streckmuskulatur zum Knochen (seitliche Lippe der Linea aspera) verläuft. Somit strahlt die Sehne des Glutaeus maximus weit aus und erfaßt nicht nur den Knochen, sondern auch den Faszienapparat des Oberschenkels und gewinnt damit eine breite Angriffsfläche.

Die Stärke des Muskels ist proportional der Femurlänge und gewöhnlich links beträchtlicher als rechts.

Wo die Sehne über dem Trochanter major gleitet, liegt ein großer Schleimbeutel, Bursa trochanterica musculi glutaei maximi (Abb. 4.7–20).

Im Stehen verdeckt der Muskel den Sitzbeinhöcker, beim Sitzen gleitet der Unterrand des Muskels zur Seite, so daß der Sitzbeinhöcker unter die Haut zu liegen kommt.

Die querverlaufende Gesäßfurche der Haut darf nicht mit dem Unterrand des Muskels verwechselt werden, der in schrägem Verlauf die Gesäßfurche spitzwinklig kreuzt. Die Gesäßfurche begrenzt die größte Reservefalte des Körpers, die bei der Beugung des Beins ausgeglichen wird.

Die Wirkung des Muskels wird verständlich, wenn man seine Lage zum Achsenkreuz des Hüftgelenks berücksichtigt. Dabei ergibt sich, daß erstens der Muskel hinter der Querachse liegt, er ist somit ein Strecker; zweitens liegt ein Teil der Fasern unterhalb des Drehpunkts bzw. der Abduktionsachse, dieser Teil wirkt somit anziehend, die oberen Fasern wirken abziehend; drittens überquert der Muskel hinten die längsgestellte Kreiselungsachse, er ist damit ein Außenroller. Die Streckwirkung auf das Hüftgelenk wird besonders deutlich, wenn der Muskel das Becken und damit den Oberkörper am Vornüberkippen im Hüftgelenk bewahren muß. Das ist der Fall beim Aufstehen aus dem Sitz, beim Treppensteigen, Bergsteigen und Springen. Alle diese Bewegungen werden unmöglich, wenn der Glutaeus maximus gelähmt ist. Ruhiges Gehen und Stehen sind auch ohne Glutaeus maximus möglich. Bei doppelseitiger Lähmung des Muskels sucht der Kranke durch eine vertiefte Lendenlordose die Schwerlinie des Rumpfes hinter das Hüftgelenk zu bringen, auch führt er beim Gehen die Arme nach rückwärts, um den Schwerpunkt weiter nach hinten zu verlegen. Ganz wesentlich ist die Bedeutung des Muskels für die Aufrecht- - erhaltung des Körpers. Er gerät sofort in Spannung, wenn sich der Körperschwerpunkt nach vorn verlagert (Abb. 4.7–28). Der Muskel hemmt jedes weitere Überkippen des Oberkörpers nach vorn, er bremst wie ein verstellbares Band die Vorneigung des Beckens; er ist damit ein Gegenstück zu dem zugfesten Lig. iliofemorale.

Der Muskel wird mit dem Erwerb der aufrechten Stellung beim Menschen besonders mächtig. Er spielt auch als Abduktor eine große Rolle, wenn sein oberer Anteil zusammen mit dem Tensor fasciae latae wirkt. Der Glutaeus maximus kann bei einer Quadrizeps-Lähmung durch Hüftstreckung die Gefahr des Zusammenknickens im Knie vermindern.

Innervation: N. glutaeus inferior.

M. tensor fasciae latae (Abb. 4.7–17 u. 4.7–19). Der Muskel ist eine Abspaltung des Glutaeus medius und wird daher vom selben Nerven versorgt. Er stellt die am weitesten nach vorn geschobene Portion der Gesäßmuskeln dar und entspringt lateral vom vorderen oberen Darmbeinstachel. Der platte Muskelbauch geht in die Fascia lata über, die damit zur Endsehne des Muskels wird und an der lateralen Seite des Oberschenkels als starkes Sehnenband bis zum Schienbein reicht. Dieser Zug heißt Tractus iliotibialis.

Da der Muskel vor der queren Hüftachse vorbeizieht, hebt er den Oberschenkel nach vorn oder neigt das Becken nach vorn; die Bewegung wird durch eine Einwärtsdrehung eingeleitet. Bei Lähmung des Hauptbeugers, des Iliopsoas, kann er dessen Ausfall nur zum geringen Teil decken, er wird dabei durch Mehrarbeit hypertroph. Er sichert das gestreckte Knie, ohne es aktiv strecken zu können. Wenn er gelähmt ist, setzt sich bei der Beugung des Oberschenkels die auswärtsrollende Wirkung des Iliopsoas durch, die Fußspitze des Schwungbeins weist nach auswärts.

Innervation: N. glutaeus superior.

Der *Tractus iliotibialis* (Abb. 4.7–19) hat einen dreifachen Ursprung. Von vorn her strahlt in den Tractus der Tensor fasciae latae, von hinten der obere Teil des Glutaeus maximus. Beide Muskelzüge gehören zu jenem System, das die Beckenneigung reguliert (Abb. 4.7–30). Die dreieckige Faserplatte zwischen beiden Muskeln reicht bis zum Darmbeinkamm hinauf und bedeckt dabei den M. glutaeus medius. Dieser Mittelstreif verbindet somit das Becken mit dem Unterschenkel und spannt sich über zwei Gelenke aus. Er wirkt bei gestrecktem Knie als weiche Hemmung für die Adduktion, bei seiner Spannung drückt er auf das darunterliegende Muskelpolster. Umgekehrt könnte das Muskelpolster durch seine Verdickung, die bei der Streckung des Knies auftritt, den Tractus spannen und damit automatisch die Feststellung des Knies weiter sichern. Bei gebeugtem Knie wird er entspannt. Bei der

Biegung des Femur wirkt er als Zuggurtung und vermindert dessen Beanspruchung.

Der bei Verlagerung des Körpergewichts auf das Standbein durch die seitliche Beckenmuskulatur gespannte Tractus wirkt auf den Femurschaft im Sinne einer Gegenbiegung. Diese wirkt spannungsherabsetzend während der hohen Biegungsbeanspruchung des Knochens durch das Körpergewicht. (Zu dieser grundsätzlich wichtigen Wirkung des Tractus iliotibialis vgl. Kap. 3.3.)

Der Tractus iliotibialis setzt sich nach innen in Gestalt des Septum intermusculare femoris laterale bis an die Linea aspera fort (Abb. 4.7–20). Septum und Tractus zusammen bilden eine breite, hinten durch Anheftung an der Linea aspera geschlossene Rinne, welche fast vollständig den M. vastus lateralis umgibt.

M. glutaeus medius, mittlerer Gesäßmuskel (Abb. 4.7–19 u. 4.7–20). Der dicke, kräftige Muskel hat die Form eines Fächers, dessen Spitze im großen Rollhügel liegt. Die sichelförmige Ursprungsfläche auf der Außenseite des Darmbeins beginnt vorn in direktem Anschluß an den Tensor fasciae latae und läuft unter dem Darmbeinkamm entlang nach hinten. Auf der Grenze zum Glutaeus minimus liegt im Knochen die Linea glutaea anterior. In seinem hinteren Abschnitt wird der Muskel vom Glutaeus maximus bedeckt. Seit-

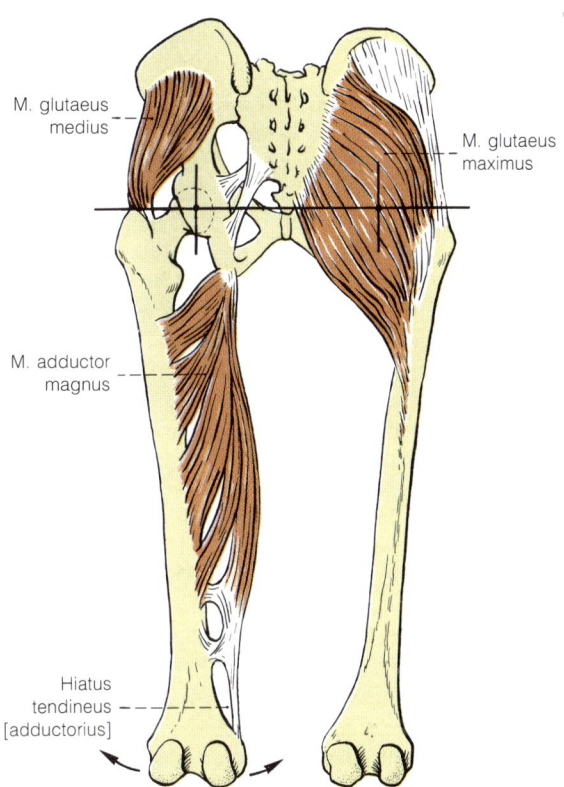

Abb. 4.7–21. Muskeln zur Abduktion und Adduktion des Oberschenkels. Ansicht von dorsal.

lich gewinnt der Muskel noch Ursprünge von dem Teil der Fascia lata, der als Tractus iliotibialis beschrieben wurde. Kurz vor der Insertion überkreuzen die vorderen Fasern die hinteren, sie bekommen damit einen günstigeren Winkel zur Kreiselungsachse. Zwischen der Sehne und dem oberen Teil des Trochanter major liegt ein Schleimbeutel, die *Bursa trochanterica musculi glutaei medii*, ebenso dort, wo die Sehne des M. piriformis benachbart ist, *Bursa musculi piriformis*.

Innervation: N. glutaeus superior.

M. glutaeus minimus, kleiner Gesäßmuskel (Abb. 4.7–20), kann als verkleinertes Abbild des vorigen betrachtet werden, unter dem er völlig versteckt liegt. Sein Ursprungsfeld ist weiter nach der Hüftpfanne zu verschoben und reicht von der Incisura ischiadica [ischialis] major bis nahe an die Spina iliaca anterior superior. Ein oberflächlicher Sehnenspiegel sammelt die Fasern zur Insertion am Vorderrand des Trochanter major. Zwischen Sehne und Trochanterspitze liegt ein Schleimbeutel, die *Bursa trochanterica musculi glutaei minimi*.

Innervation: N. glutaeus superior.

Bei der Wirkung des mittleren und kleinen Gesäßmuskels ist zu beachten, daß die vorderen Randstrahlen des Fächers bis an den Tensor fasciae latae heranreichen und damit vor der queren Beugeachse des Hüftgelenks vorbeiziehen; sie wirken daher beugend, während die hinteren Randstrahlen des Glutaeus medius strecken. Ferner überqueren die vorderen Randstrahlen die längsgestellte Kreiselungsachse an der Vorderseite; sie sind demnach Einwärtsroller, während die hinteren Züge auswärts rollen.

Die wichtigsten Funktionen sind die *Abduktion* des Spielbeins oder das Festhalten des Beckens vom Standbein aus, an denen sich alle Abschnitte beteiligen, am wirkungsvollsten jene Züge, die vom Darmbeinkamm senkrecht nach abwärts zum Trochanter major verlaufen (Abb. 4.7–21, 4.7–27 u. 4.7–30). Viel bedeutsamer als das Seitheben des Beins ist die Fixierung des Beckens, die bei jedem Schritt auftritt. Wenn man die Handflächen seitlich an die Hüften legt, fühlt man deutlich das Vortreten der kontrahierten Abduktoren auf der Seite des Standbeins, noch bevor das Spielbein den Boden verlassen hat. Die kleinen Glutaeen verhindern durch ihre Kontraktion vom Standbein aus, daß das Becken auf die Seite des Spielbeins heruntersinkt, ja sie neigen das Becken etwas auf die Seite des Standbeins, um das Oberkörpergewicht über die Unterstützungsfläche zu ziehen und gleichzeitig dem Spielbein mehr Bodenfreiheit zu geben. Sind die Abduktoren gelähmt oder durch eine angeborene Hüftgelenksluxation so zusammengeschoben, daß sie nicht richtig arbeiten können, muß das Becken auf die Spielbeinseite hinunterkippen. Der Gang wird watschelnd wie bei einer Ente (Trendelenburgsches Symptom). Da bei *Coxa vara* der Trochanter major höher rückt, werden die kleinen Glutaeen insuffizient und bewirken das Symptom. Daraus geht hervor, daß sie als Abduktoren für den normalen Gang unersetzlich sind.

Die hinteren Strahlen des Muskelfächers, die sich an den hinteren Rand der kleinen Glutaeen anschließen, werden durch eine Gruppe kleinerer Muskeln dargestellt, die mit ihren Endstrecken fast horizontal verlaufen und ihrer gemeinsamen Wirkung nach als Außenroller bezeichnet werden. Da sie vom Becken zur Trochantergegend ziehen, nennt man sie auch kleine pelvitrochantere Muskeln.

M. piriformis, birnförmiger Muskel (Abb. 4.7–20). Der Muskel wandert in der ontogenetischen Entwicklung durch das Foramen ischiadicum [sciaticum] majus in das kleine Becken und gewinnt hier Ursprünge an der Vorderseite des Kreuzbeins am 2. bis 4. Kreuzbeinwirbel (Abb. 4.7–26). Die Foramina sacralia anteriora [pelvica] werden für den Austritt der Nerven vom Muskel freigehalten. Die Sehne geht zur Spitze des Trochanter major, oben durch einen Schleimbeutel, die *Bursa musculi piriformis*, getrennt.

Wie bereits erwähnt, zerlegt der Muskel das Foramen ischiadicum [sciaticum] majus in ein *Foramen suprapiriforme* und ein *Foramen infrapiriforme*.

Innervation: N. ischiadicus [sciaticus] und/oder direkte Äste aus dem Plexus sacralis.

M. obturator internus, innerer Hüftlochmuskel (Abb. 4.7–20 u. 4.7–26), ist gleich dem vorigen in die Beckenhöhe eingewandert und benutzt als Durchlaß das Foramen ischiadicum [sciaticum] minus. Im Becken erreicht er ein großes Ursprungsfeld an der Membrana obturatoria und deren Knochenrahmen. Beim Verlassen des Beckens biegt er spitzwinklig um den überknorpelten Knochenrand der Incisura ischiadica [ischialis] minor und schickt seine Sehne an die Innenseite des großen Rollhügels nahe der Spitze. An der Umbiegungsstelle reibt der Muskel, der hier bereits sehnig ist, unter großem Druck auf dem Knochen. Die Reibung wird herabgesetzt durch einen Schleimbeutel, die *Bursa ischiadica [sciatica] musculi obturatoris interni*, und durch die Glättung des Knochenrandes, der von Faserknorpel überzogen ist. Die der Beckenhöhle zugekehrte Fläche des Muskels ist von der derben Fascia obturatoria überzogen.

Beim Austritt aus dem Foramen ischiadicum [sciaticum] minus gesellen sich dem Obturator internus die Zwillingsmuskeln bei:

M. gemellus superior, oberer Zwillingsmuskel (Abb. 4.7–20), entspringt von der Spina ischiadica [ischialis].

M. gemellus inferior, unterer Zwillingsmuskel (Abb. 4.7–20), entspringt vom obersten Feld des Sitzbeinhöckers.

Beide Muskeln verbinden sich mit der Endsehne des Obturator internus.

Innervation der drei vorstehenden Muskeln durch direkte Äste des Plexus sacralis.

M. quadratus femoris, vierseitiger Schenkelmuskel (Abb. 4.7–20). Er schließt sich dem unteren Rand des M. gemellus inferior an, entspringt lateral am Sitzbeinhöcker, läuft quer über das Femur und inseriert unterhalb des Trochanter major an der Crista intertrochanterica. Er hat als Außenroller die günstigste Lage.

Innervation: N. ischiadicus [sciaticus].

M. obturator externus, äußerer Hüftlochmuskel (Abb. 4.7–20 u. 4.7–22). Dieser Muskel gehört funktionell mehr zu den Außenrollern als zu den Adduktoren, schließt sich aber mit seinem Muskelfleisch den Adduktoren an, mit denen er auch eine gemeinsame Nervenversorgung teilt (N. obturatorius). Er zieht also aus der Adduktorengegend nach hinten zu den Außenrollern und liegt dabei so versteckt, daß man nicht leicht eine räumliche Vorstellung seines Verlaufs bekommt. Das Ursprungsfeld liegt auf der Außenseite der Membrana obturatoria und dem unteren medialen Teil des Knochenrahmens um das Foramen obturatum [obturatorium]. Zur Insertion in der Fossa trochanterica verjüngt sich der Muskel konisch und liegt dabei unmittelbar auf der Hinterseite des Hüftgelenks (Abb. 4.7–22). Die Endsehne wird erst sichtbar, wenn man Gemellus inferior und Quadratus femoris auseinanderdrängt. Durch diese entscheidende Endstrecke wird der Muskel zum Außenroller. Da der Muskel schräg unter dem Schenkelkopf vorbeizieht, kann er diesem Halt verleihen.

Innervation: N. obturatorius.

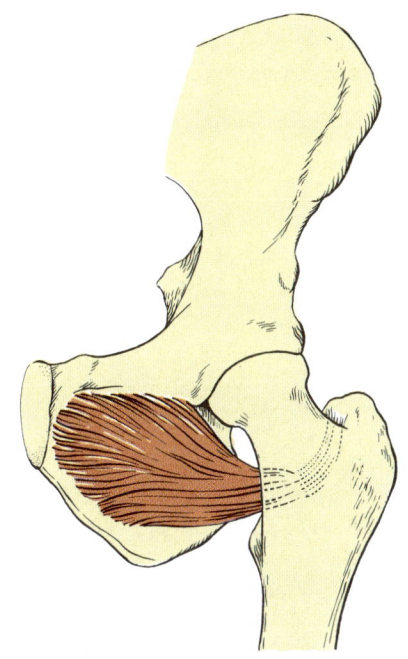

Abb. 4.7–22. Linke Beckenhälfte mit M. obturatorius externus von ventral.

4.7.4.4 Die Adduktorengruppe

M. pectineus
M. adductor longus
M. gracilis
M. adductor brevis
M. adductor magnus

Die Muskeln liegen medial vom Hüftgelenk und füllen den in der Vorderansicht dreieckigen Raum zwischen dem unteren Abschnitt des Beckens und dem Femur aus. Durch die seitliche Ausladung des Schenkelhalses und die Schrägstellung des Femur wird dieser Raum vergrößert. Mit ihren Ursprüngen umziehen sie wie zwei konzentrische Muskelschalen das Foramen mit einem nach lateral offenen Bogen. Dieser Ursprungsbogen liegt am äußeren Umfang des Knochenrahmens um das Foramen obturatum [obturatorium] und beginnt am oberen Schambeinast, um am Sitzbeinhöcker zu enden. Die Muskeln greifen also vor und hinter die quere Hüftachse. Sie sind demnach nicht nur Adduktoren bzw. Festhalter des Beckens in seitlicher Richtung, sondern können auch im Sinne der Beugung und Streckung das Becken auf den Schenkelköpfen balancieren. Mit Ausnahme des Gracilis, der bis zum Unterschenkel reicht, inserieren sie alle an der medialen Lippe der Linea aspera bis herab zum Epicondylus medialis. Die Muskelfasern werden von oben nach unten immer länger, entsprechend dem vergrößerten Hub, der mit der Verlängerung des Hebelarms notwendig wird. Mit zunehmender Verkürzung werden die Ansatzwinkel am Femur immer größer, wodurch Raum für die Dickenentfaltung gewonnen wird.

Der *M. pectineus*, Kammuskel (Abb. 4.7–17), gehört entwicklungsgeschichtlich zum Iliopsoas, dessen Endabschnitt er sich lateral anschließt. Er entspringt vom Pecten ossis pubis und einem darunterliegenden Knochenstreifen und erreicht im Anschluß an den Trochanter minor die Linea pectinea. Unter dem Ansatz liegt ein Schleimbeutel, die *Bursa iliopectinea*.

Innervation: N. femoralis und/oder N. obturatorius.

Da der Muskel, vom oberen Schambeinast kommend, in die Tiefe strahlt, entsteht zwischen ihm und dem Iliopsoas eine Grube, die von der Fascia pectinea ausgekleidet ist und die großen Schenkelgefäße aufnimmt. Der Pectineus wirkt auf den Oberschenkel wie sein Nachbarmuskel, der Iliopsoas, hinzu kommt die Adduktion.

M. adductor longus (Abb. 4.7–17). In der äußeren Muskelschale folgt nach medial der Adductor longus, der unterhalb des Tuberculum pubicum teils an den Fasermassen der Symphyse entspringt. Er strahlt, sich nach abwärts verbreiternd, zum mittleren Drittel der Linea aspera.

Innervation: N. obturatorius, Ramus anterior.

Der *M. gracilis*, schlanker Muskel (Abb. 4.7–17), entspringt mit einer platten Sehne von der medialen Kante des unteren Schambeinastes und zieht als bandförmiger Muskel längs der medialen Fläche des Oberschenkels. Die lange runde Endsehne verläuft hinter dem Condylus medialis des Femur und erreicht die Tuberositas tibiae mit einer plattenförmigen Verbreiterung, die auch mit der Unterschenkelfaszie, *Fascia cruris*, verwachsen ist.

Vor der Gracilissehne liegt die Sartoriussehne, hinter ihr die des Semitendinosus; alle drei streben sich verbreiternd dem gleichen Ansatz zu und verwachsen dabei untereinander. Diese Bildung bezeichnete man früher als Gänsefuß, *Pes anserinus* (Abb. 4.7–17).

Bei gestrecktem Knie ist der Gracilis ein reiner Adduktor; außerdem kann er im Knie beugen und den Unterschenkel einwärts rollen. Der Gracilis ist der einzige zweigelenkige Adduktor.

Innervation: N. obturatorius, Ramus anterior.

M. adductor brevis (Abb. 4.7–26). Dieser Muskel liegt in der tieferen Schicht der Muskelschale und wird erst sichtbar, wenn man die bisher genannten Adduktoren abträgt. In der bogenförmigen Ursprungslinie der Adduktoren ist sein Platz lateral vom Ursprung des Gracilis am unteren Schambeinast. Seine Insertion an der Linea aspera liegt meist proximal von der des Adductor longus.

Innervation: N. obturatorius, Ramus anterior.

Der *M. adductor magnus* (Abb. 4.7–20 u. 4.7–21), entspringt in langer Ursprungslinie vom unteren Schambeinast bis zum Sitzbeinhöcker. Vom Schambein gehen die oberen Fasern dieses fächerförmigen Muskels aus, die als Adductor minimus besonders benannt werden. Vom Sitzbeinhöcker, also weiter hinten, entspringt der stärkste Teil des Muskels, der steil abwärtslaufend mit einer langen Sehne den Epicondylus medialis femoris erreicht. Die anderen Fasern strahlen in langer Ausdehnung zur medialen Lippe der Linea aspera. An ihrem Beginn besitzt die kräftige Endsehne eine Lücke, den Adduktorenschlitz, *Hiatus tendineus* [adductorius] (Abb. 4.7–21), durch den die Schenkelgefäße von der vorderen Seite des Oberschenkels zur Kniekehle gelangen. Oberhalb des Adduktorenschlitzes werden die Gefäße durch eine sehnige Platte bedeckt, die sich vom Adductor magnus und longus zum benachbarten M. vastus medialis hinüberspannt und den Adduktorenschlitz zum Adduktorenkanal, *Canalis adductorius*, ergänzt.

Die Insertion des Adductor magnus an der Linea aspera wird ebenfalls durch mehrere kleine Schlitze unterbrochen, die zu Sehnenbogen ausgestaltet sind. Durch diese Schlitze ziehen u. a. die Arteriae perforantes aus der A. profunda femoris mit ihren Begleitvenen, den Venae perforantes[1].

Die hinteren Portionen des Adductor magnus stellen die Fortsetzung des Glutaeus maximus nach abwärts dar, was in der Ansicht von hinten sehr deutlich wird.

Er liegt näher an der Beugeachse als der Glutaeus maximus, seine Streckwirkung ist daher geringer. Aber die Adduktion, die schon von den unteren Teilen des Glutaeus ausgeübt wurde, nimmt mit der Entfernung von der sagittalen Adduktionsachse zu.

Innervation: N. obturatorius, Ramus posterior für den an der Linea aspera ansetzenden Teil; der Rest, der vom Sitzbeinhöcker kommt, N. tibialis.

Die zum Epicondylus medialis verlaufende Sehne des Adductor magnus ist mit ihrer Insertion gegenüber der Linea aspera weiter nach ventral geschoben, außerdem inseriert ein Teil der Muskelfasern unter Vermittlung der den Adduktorenkanal bedeckenden Sehnenplatte ebenfalls weiter ventral. Der untere Teil des Muskels kann daher entgegen den anderen Adduktoren den Oberschenkel einwärtsrollen. Es wird neuerdings behauptet, daß auch der Adductor longus einwärtsrolle, so daß alle langen eingelenkigen Adduktoren Einwärtsdreher, die kurzen Auswärtsdreher seien. Bei Lähmung der Adduktoren steht das Bein bei Rückenlage des Kranken in auswärts gekreiselter Stellung. Die hinteren Portionen des Adductor magnus bilden einen der wichtigsten Strecker des Hüftgelenks, im Gegensatz zu den anderen Adduktoren, die beugen.

Die zuführende Wirkung sämtlicher Adduktoren kommt besonders zur Geltung, wenn die Muskeln gegen einen Widerstand arbeiten wie beim Andrücken der Schenkel im Reitsitz. Ihr Übergewicht über die Adduktoren verdanken sie ihrer vielseitigen Tätigkeit. Als

---

[1]   Diese müssen unterschieden werden von den gleichnamigen Venen, die das oberflächliche (= epifasziale) mit dem tiefen (= subfaszialen) Venensystem verbinden und bei der Entwicklung von Krampfadern (Varizen) klinisch eine große Rolle spielen.

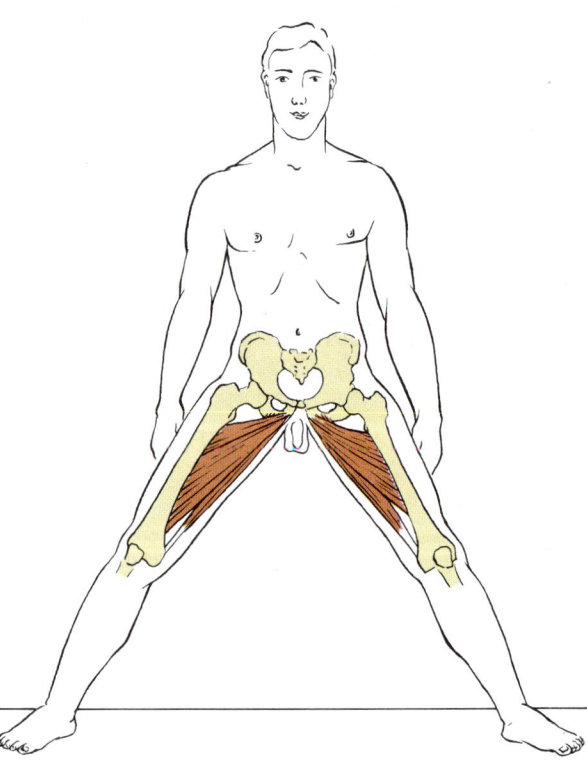

Abb. 4.7–23. Die Adduktoren bremsen den Schub der gespreizten Beine.

Beuger und Strecker des Hüftgelenks wirken sie vor allem auf die Balance des Beckens. Sie bremsen den Schub der gespreizten Beine (Abb. 4.7–23) und helfen beim Aufrichten aus der Kniebeuge, wobei sie gegen die Schwere arbeiten müssen; sie sichern das Hüftgelenk außerdem gegen Beugung und Streckung und haben schließlich rollende Wirkung. Die Bedeutung der Adduktoren wird aber erst ins rechte Licht gesetzt, wenn man ihren Einfluß auf das Becken und damit auf die Körperstellung berücksichtigt. Bei der spastischen Lähmung nach frühkindlichem Hirnschaden (*Morbus* Little) ist das Überwiegen der Adduktoren zum Adduktorenspasmus gesteigert, es entsteht das sog. „Kreuzungsphänomen" der Beine; Stehen und Gehen sind dann unmöglich.

4.7.5 Muskeln des Oberschenkels

Alle hier zu besprechenden Muskeln inserieren am Unterschenkel, wirken also auf das Kniegelenk; ein großer Teil der Muskeln entspringt am Becken, ist somit zweigelenkig und wirkt auf das Hüft- und Kniegelenk.

Die vorderen Schenkelmuskeln sind Hüftbeuger und Kniestrecker (Ausnahme s. unten). Sie werden mit Rücksicht auf ihre Wirkung auf das Kniegelenk auch Extensorengruppe genannt.

Die hinteren Schenkelmuskeln sind Hüftstrecker und Kniebeuger und werden bei alleiniger Berücksichtigung der letzten Wirkung als Flexorengruppe beschrieben. Da das Kniegelenk aus dem Stand schon durch die Schwerkraft gebeugt werden kann, sind die Strecker, die gegen die Schwerkraft arbeiten, wesentlich stärker als die Beuger.

Das Femur liegt nicht in der Achse des Muskelmantels, sondern steckt schräg in ihm, derart, daß die Adduktoren einen dreieckigen Raum erfüllen.

4.7.5.1 Vordere Muskeln des Oberschenkels

M. sartorius
M. rectus femoris
M. vastus intermedius ⎫
M. vastus medialis   ⎬ *M. quadriceps femoris*
M. vastus lateralis   ⎭

M. sartorius, Schneidermuskel (Abb. 4.7–17), ein langer riemenförmiger Muskel, der dicht unter der Spina iliaca anterior superior entspringt und bei seinem absteigenden Verlauf über den Oberschenkel schließlich so weit nach medial gerät, daß er hinter der queren Beugeachse des Kniegelenks vorbeizieht. An dieser Stelle entwickelt sich seine Endsehne, die in einer bogenförmigen Wendung nach vorn die mediale Fläche des Schienbeins erreicht. Der Endabschnitt der Sehne ist verbreitert und nimmt an der früher als *Pes anserinus* bezeichneten Bildung teil, in den, durch Schleimbeutel, *Bursae anserinae,* voneinander getrennt, auch die Sehnen des Gracilis und Semitendinosus einstrahlen. Könnte der Muskel sich frei über den Oberschenkel verschieben, würde er bei der Kontraktion seine Krüm-

mungen ausgleichen, ohne einen Bewegungserfolg zu erzielen. Der Muskel liegt aber in einem Kanal der Fascia lata (Abb. 4.7–26), der ihn wie eine Führungsröhre in seiner Lage hält.

Durch den Umweg hinter die Achse des Kniegelenks ist der Sartorius der einzige vordere Schenkelmuskel, der zugleich im Hüft- und Kniegelenk beugt, wobei er am Hüftgelenk fast die doppelte Arbeit leistet wie am Kniegelenk; er kann aber nicht die Schwere des horizontal liegenden Beins überwinden. Den Unterschenkel adduziert er und rollt ihn bei gebeugtem Knie einwärts, den Oberschenkel rollt er auswärts.

Der Ausdruck Schneidermuskel rührt daher, daß der Muskel im Schneidersitz (Beugung in Hüft- und Kniegelenk, Innenrotation im Kniegelenk) angespannt und verkürzt ist.

Der Sartorius bildet die äußere Begrenzung eines dreieckigen Felds, dessen Basis vom Leistenband, dessen mediale Seite vom Adductor longus gebildet wird und den Namen *Trigonum femorale (Scarpae)* trägt. Die Spitze des Dreiecks führt in eine vom Sartorius gedeckte Muskelrinne, die sich in den Adduktorenkanal fortsetzt und die Schenkelgefäße, Arteria und Vena femoralis, enthält.

Innervation: N. femoralis.

M. quadriceps femoris, vierköpfiger Schenkelmuskel (Abb. 4.7–17). Der aus vier Ursprungsköpfen sich sammelnde Muskel strahlt zu einer gemeinsamen Endsehne zusammen, in deren Knotenpunkt die Kniescheibe als Sesambein eingebettet ist. Das *Lig. patellae* ist die Fortsetzung dieser Sehne zur Tuberositas tibiae.

Innervation: N. femoralis.

1. *M. rectus femoris* (Abb. 4.7–17). Von der zweigeteilten Ursprungssehne befestigt sich der gerade Zipfel, *Caput rectum,* an der Spina iliaca anterior inferior, der querverlaufende Zipfel, *Caput reflexum,* reicht zum oberen Rand der Hüftgelenkpfanne und zur Gelenkkapsel. Die Ursprungssehne verbreitert sich auf der Vorderfläche, sendet auch ein Blatt ins Muskelinnere. Von hier strahlen die Muskelfasern federförmig aus und werden von dem hinten liegenden Blatt der Endsehne aufgenommen.

Die freie Endsehne geht z. T. in geradem Verlauf über die Vorder- und Seitenfläche der Kniescheibe in das Lig. patellae über.

2. *M. vastus intermedius.* Unmittelbar unter dem Rektus gelegen, entspringt er von der vorderen und lateralen Fläche des Femur unterhalb der Linea intertrochanterica. Die Muskelfasern ziehen schräg in das auf der Vorderfläche des Muskels gelegene Sehnenblatt, gegen das der darüberliegende Rektus sich verschieben kann. Die Endsehne geht oberhalb der Patella in die gemeinsame Strecksehne über.

Die untersten Bündel des Vastus intermedius inserieren an der Kapsel des Kniegelenks und werden als *M. articularis genus* bezeichnet. Sie sollen die Kapsel spannen bzw. das Einklemmen der Kapselwand bei der Streckung verhindern.

3. Der *M. vastus medialis* (Abb. 4.7–17) entspringt von der medialen Lippe der Linea aspera und vom distalen Ende der Linea intertrochanterica, wobei es bemerkenswert ist, daß eine so mächtige Muskelmasse eine so schmale Ursprungslinie besitzt. Ursprünge greifen auch auf die starke Endsehne des Adductor magnus über. Von dieser langen Ursprungslinie verlaufen die Muskelbündel schräg von hinten oben nach vorn unten und reichen von allen Muskelzügen des Quadrizeps am weitesten gegen das Knie nach abwärts, wobei ihr Ansatzwinkel sich vergrößert und die Muskelmasse stärker wird. Hier kann der erschlaffte Muskel die verdünnte Fascia lata ausbeuteln, so daß ein in der Oberfläche sichtbarer Wulst entsteht. Die medial gelegene Endsehne vereinigt sich früher oder später mit der des Vastus intermedius, wodurch beide Muskeln in einen mehr oder minder engen Zusammenhang geraten und oberhalb der Patella ein gemeinsames Sehnenfeld bilden. Von der untersten Muskelpartie gehen Sehnenfasern zum medialen Kniescheibenrand.

4. *M. vastus lateralis* (Abb. 4.7–17). Die Ursprungslinie reicht von der Basis des Trochanter major über den größten Teil der lateralen Lippe der Linea aspera. Vom Trochanter major aus entwickelt sich seitlich ein großes Sehnenblatt, das weiteren Muskelfasern zum Ursprung dient und zugleich das Reibefeld für den bedeckenden Tractus iliotibialis darstellt. Dieser kräftige Kopf des M. quadriceps schickt seine schräg verlaufenden Muskelfasern in das Sehnenfeld oberhalb der Kniescheibe.

Die beiden Vasti bilden zwei mächtige Muskelschalen, die auf der Hinterfläche des Femur entspringen, sich seitlich um den Knochen wölben und auf der Vorderseite ein tiefes Bett für Rectus femoris und Vastus intermedius freilassen.

Von den vier Köpfen des Quadrizeps entspringt nur der Rektus am Becken und ist daher zweigelenkig. Er leistet aber mehr Arbeit am Knie als an der Hüfte und hilft am stärksten bei der Kniestreckung, wenn er vorher gedehnt wird, also bei Streckung der Hüfte. Umgekehrt wird er beim Gehen, Laufen und Springen den Oberschenkel am besten vorheben können, wenn das Knie dabei gebeugt ist.

Die Muskelfasern der vier Köpfe, die alle gegen die Längsachse des Beins eine verschiedene Neigung haben, müssen nach Richtung und Stärke so gegeneinander ausgewogen sein, daß sie eine geradlinige Bewegung der Kniescheibe in ihrer Gleitrinne zur Folge haben. Ist dieses Gleichgewicht gestört, z. B. durch Unterentwicklung des Vastus medialis, aber auch durch Abflachung der Gleitrinne der Patella nach lateral, kann es zu einer gewohnheitsmäßigen Luxation der Patella nach außen kommen.

Die Kniescheibe vergrößert den Abstand der Quadrizeps-Sehne von der Drehachse des Kniegelenks und erhöht damit das Moment des Muskels, womit eine weitere Bedeutung der Patella gegeben ist.

Bei einer Lähmung des Quadrizeps kann die Beugung des Knies nicht gebremst werden; die Patienten fallen hin, wenn das Knie einknickt. Beim Stehen nutzen sie die Körperlast als Streckmoment aus, indem sie das Knie möglichst durchdrücken und den Oberkörper vorbeugen (Abb. 4.7–24). Will man einen Ersatz schaffen, muß man durch einen Gummizug oder durch eine Feder, die vorn über das Knie läuft, dafür sorgen, daß nach jeder Beugung automatisch wieder das Knie gestreckt wird. Die Kranken drücken mit der Hand auf das Knie, um es in Streckstellung zu bringen, z. B. beim Aufstehen aus dem Sitz.

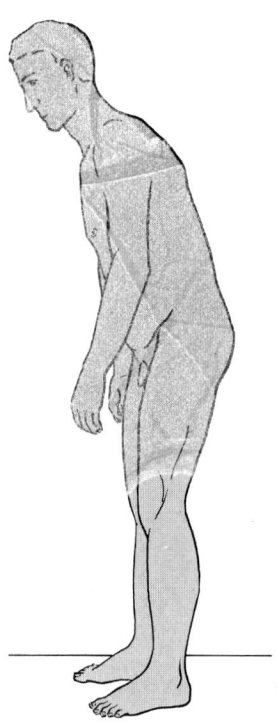

Abb. 4.7–24. Haltungsanomalie nach einer doppelseitigen Quadrizeps-Lähmung. Geringe Beugekontraktur des Knies, der Oberkörper ist stark vorgeneigt. Das Schwerelot fällt vor die Knieachse (nach O. Foerster: Spezielle Physiologie und spezielle funktionelle Pathologie der quergestreiften Muskeln. In: Bumke/Foerster (Hg.): Handbuch der Neurologie. Bd. 3. Springer, Berlin 1937).

4.7.5.2 Hintere Muskeln des Oberschenkels, ischiokrurale Muskelgruppe

M. biceps femoris
M. semitendinosus
M. semimembranosus

Diese Muskeln sind zweigelenkig; sie beugen das Knie und strecken die Hüfte. Mit der Bezeichnung *ischiokrurale* Muskelgruppe ist zum Ausdruck gebracht, daß sie vom gemeinsamen Ursprung, vom Tuber ischiadicum [ischiale], zum Unterschenkel verlaufen. Um zu den beiden Unterschenkelknochen zu gelangen, weichen sie im unteren Drittel ihres Verlaufs nach beiden Seiten auseinander und begrenzen die Kniekehle, *Fossa poplitea,* von proximal. Dabei liegen lateral der Biceps femoris, medial Semitendinosus und Semimembranosus.

Die Fasern des Caput longum des M. biceps femoris sowie die des M. semitendinosus, nicht jedoch die des M. semimembranosus, können auch vom Lig. sacrotuberale entspringen.

M. biceps femoris, zweiköpfiger Schenkelmuskel (Abb. 4.7–20 u. 4.7–25). Der lange Kopf hängt am Sitzbeinhöcker mit dem Ursprung des Semitendinosus zusammen und nimmt im letzten Drittel seines Verlaufs den kurzen Kopf auf. Dieser entspringt vom mittleren Teil der Linea aspera gegenüber dem Ansatz des Adductor magnus, dessen Faserrichtung er nach abwärts fortsetzt. Die gemeinsame Endsehne beider Köpfe inseriert am Kopf des Wadenbeins und ist leicht durch die Haut zu fühlen.

Die Sehne besitzt Ausstrahlung in die Unterschenkelfaszie, *Fascia cruris,* ferner horizontale Züge, die medial vom lateralen Seitenband des Kniegelenks, *Lig. collaterale fibulare,* vorbeiziehen und sich an dem Schienbeinteller anheften. Zwischen der Sehne und dem Lig. collaterale fibulare liegt ein Schleimbeutel, die *Bursa musculi bicipitis femoris inferior.*

Innervation: Caput longum, N. tibialis; Caput breve, N. peroneus.

M. semitendinosus, halbsehniger Muskel (Abb. 4.7–25). Der am Ursprung platte Muskel wird alsbald drehrund und geht noch oberhalb des Kniegelenks in die freie Endsehne über, die hinter der Gracilis-Sehne zur Tuberositas tibiae ausstrahlt („Pes anserinus"). Nach dieser langen Endsehne, die z. T. auf dem Muskelbauch des darunterliegenden Semimembranosus verläuft, hat der Muskel seinen Namen. Durch eine schräge Zwischensehne kann der Muskelbauch in zwei Teile geschieden werden.

Von jeder der drei Muskelgruppen des Oberschenkels schickt ein Muskel seine Sehne in den sog. Pes anserinus in der Reihenfolge von vorn nach hinten: Sartorius, Gracilis und Semitendinosus. Zwischen den Sehnen der beiden letzten Muskeln und dem Knochen liegt eine *Bursa anserina.*

M. semimembranosus, halbhäutiger Muskel (Abb. 4.7–25). Bei diesem Muskel ist es vor allem die lange, platte Ursprungssehne, die ihm den Namen gab. Sie bildet zusammen mit dem Muskelbauch eine Halbrinne zur Aufnahme des M. semitendinosus. Der Muskelbauch reicht weiter herab als beim Semitendinosus und begrenzt oben und medial die Kniekehle. Die ebenfalls platte Endsehne strahlt in drei Stränge aus (Abb. 4.7–42), von denen der mittlere die Richtung des Muskels fortsetzt und an die Tibia gelangt. Der vordere geht unter dem medialen Seitenband des Kniegelenks an den oberen Rand der Tibia, der dritte gelangt unterhalb des Condylus medialis femoris zur Hinterwand der Kniegelenkkapsel. Hier steigt er rückläufig als *Lig. popliteum obliquum* im Kreuzverband der Kapselwand zum lateralen Condylus auf (Abb. 4.7–42). Dieser Zug

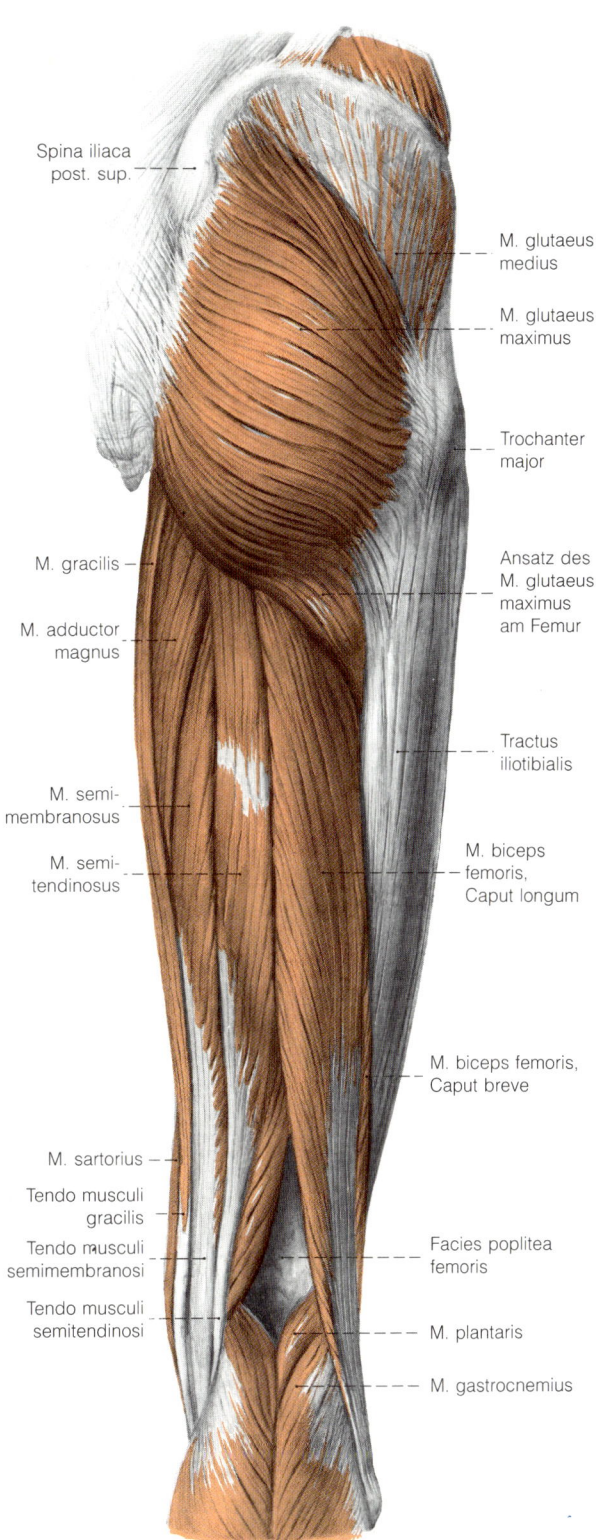

Spina iliaca post. sup.

M. glutaeus medius

M. glutaeus maximus

Trochanter major

Ansatz des M. glutaeus maximus am Femur

Tractus iliotibialis

M. gracilis

M. adductor magnus

M. semimembranosus

M. semitendinosus

M. biceps femoris, Caput longum

M. biceps femoris, Caput breve

M. sartorius

Tendo musculi gracilis

Tendo musculi semimembranosi

Facies poplitea femoris

Tendo musculi semitendinosi

M. plantaris

M. gastrocnemius

Abb. 4.7–25. Muskeln der Hüfte und des Oberschenkels von dorsal.

wird gespannt, wenn das Knie gebeugt ist, während dabei der mittlere Zug außer Tätigkeit tritt.

Innervation: N. tibialis.

Nur beim Menschen inserieren die Kniebeuger so hoch oben an den Unterschenkelknochen, bei Tieren greifen sie in der Regel weiter distalwärts und gewinnen damit am Unterschenkel einen größeren Hebelarm. Mit dem Erwerb des aufrechten Gangs sind die Streckung des Knies und die Sicherung des gebeugten Knies gegen das Einknicken (Abb. 4.7–84) zur Hauptsache geworden, daher überwiegen die Strecker (Quadrizeps).

Die ischiokruralen Muskeln beugen das Knie und strecken die Hüfte

Der Bizeps rollt den gebeugten Unterschenkel auswärts, Semitendinosus und Semimembranosus rollen ihn einwärts. Die Muskeln können aber nicht gleichzeitig im Hüft- und im Kniegelenk maximale Ausschläge erzielen, weil ihre Verkürzungsgröße hierzu nicht ausreicht. Diese „aktive Insuffizienz" der Muskeln kommt zum Vorschein, wenn man aus dem Stand ein Kniegelenk beugt; es gelingt dann nicht, den Hacken an das Gesäß zu bringen. Wohl aber kann diese „muskeltote" Strecke überwunden werden, wenn man passiv, etwa mit der Hand, den Unterschenkel weiter hochzieht. Andererseits sind die Muskeln nicht lang genug, um gleichzeitig bei völlig gebeugtem Hüftgelenk ein völlig gestrecktes Knie zu gestatten. Wenn man das Bein mit gestrecktem Knie vorschwingt, fühlt man die gespannten Stränge der ischiokruralen Muskelgruppe (Abb. 4.7–32). Je weiter man das Bein vorhebt, desto stärker wird die Spannung; schließlich wird die Bewegung gehemmt, die ischiokruralen Muskeln sind jetzt passiv insuffizient. Man kann aber den Oberschenkel weiterheben, wenn dabei das Knie gebeugt wird. Ebenso macht es Mühe, beim Rumpfneigen vorwärts die Knie gestreckt zu halten, da die gespannten ischiokruralen Muskeln die Beugung zu erzwingen suchen (Abb. 4.3–7). In der bequemen Liegestellung, z. B. im Liegestuhl, werden die Knie und das Hüftgelenk leicht gebeugt, da bei dieser Mittellage die ischiokruralen Muskeln entspannt sind. Aus dem gleichen Grund werden auch Oberschenkelbrüche in leichter Beugestellung des Knies eingeschient. Die Dehnbarkeit der Muskeln kann durch Anpassung gesteigert werden, und darauf beruht die zunehmende „Gelenkigkeit" der Glieder bei entsprechender Übung. Aktive und passive Insuffizienz sind aber keine Mängel, wie der Name ausdrückt, da es nicht darauf ankommt, daß jede Muskelgruppe an den Gelenken den größtmöglichen Ausschlag erzielt, sondern darauf, daß sie dem Ganzen dienlich ist. So kommt die muskeltote Strecke biologisch nicht in Betracht, und die passive Insuffizienz bewirkt koordinierte Bewegungen in Hüfte und Knie, die durchaus sinnvoll sind, sog. muskuläre Koordination. Wenn z. B. beim Vorheben des Oberschenkels das Knie durch die gedehnten ischiokruralen Muskeln automatisch gebeugt wird, ist dieser Automatismus für

den Gehakt durchaus vorteilhaft, da jeder zwangsläufige Vorgang die notwendige Koordination erleichtert. Welches Glied von den ischiokruralen Muskeln bewegt wird, hängt ganz von den mechanischen Bedingungen im Gliedersystem ab. Sie können das Becken oder den Unterschenkel bewegen, sie können auch Oberschenkel und Unterschenkel im Hüftgelenk oder Oberschenkel und Becken im Kniegelenk bewegen. Vom Standbein aus, solange das Kniegelenk durch den Quadrizeps festgestellt ist, verhindern die ischiokruralen Muskeln, wie auch der Glutaeus maximus, ein Vornüberkippen des Beckens. Bei einer Lähmung der Muskeln bleiben das Stehen, Gehen, Aufstehen und Treppensteigen fast ungestört, solange nur der Glutaeus maximus erhalten ist. Am Kniegelenk kommt es zu einer Überstreckung (*Genu recurvatum*), die von den übrigen Kniebeugern nicht verhindert werden kann.

4.7.5.3 Fascia lata

Die *Fascia lata* ist ein bindegewebiges Rohr, das die Oberschenkelmuskeln zusammenhält und stellenweise als Aponeurose dient. Dieses Rohr haftet proximal am Leistenband, am Darmbeinkamm, am Kreuzbein und dem unteren Schambeinast und setzt sich am Knie in die Unterschenkelfaszie fort. Das Rohr hat eine blattförmige Verbindung nach innen an das Femur in Gestalt des *Septum intermusculare femoris laterale*.

Die Fascia lata ist an der Außenseite des Oberschenkels am stärksten, wo sie als Sehne von Tensor fasciae latae und Glutaeus maximus die Wirkung dieser Muskeln auf den Unterschenkel überträgt (*Tractus iliotibialis*, Abb. 4.7–19 u. 4.7–20). Als Hülle besteht sie vorwiegend aus spitzwinklig sich kreuzenden Fasern, die sich dem Ringverlauf nähern. In diese Hüllfasern sind die verstärkten Längszüge des Tractus iliotibialis eingewebt. An der medialen Seite über dem Vastus medialis und den Adduktoren ist die Faszie sehr dünn und verschieblich, so daß sie durch das Gewicht der Muskeln ausgebeutet werden kann. Hier verliert sie den Charakter eines straffen Rohrs, das sonst den Muskeln als Führung dienen kann. Würde die Fascia lata auch an der medialen Seite einen straffen Bandzug besitzen, dann würde durch diesen die Abduktion gehemmt. Sie hemmt mit dem Tractus iliotibialis die Adduktion; mit ihren verschieblichen und dehnbaren Teilen über den Adduktoren und dem Glutaeus maximus gibt sie Abduktion und Beugung frei. Wir stellen somit fest, daß auch die Faszie mit ihren straffen und verschieblichen Teilen auf die Bänder und damit auf den Verkehrsraum des Hüftgelenks abgestimmt ist. Die Faszie enthält Bänder, die den Gelenkbändern parallel geschaltet sind.

Von der Binde gehen Scheidewände, *Septa intermuscularia femoris,* an das Femur und bilden damit besondere Muskelfächer. Diese Scheidewände folgen zu beiden Seiten den hinteren Rändern der Mm. vasti und grenzen die Extensoren von den Flexoren und Adduktoren ab. Das stärkere Septum intermusculare femoris laterale dient zugleich als Aponeurose der unteren Fasern des Glutaeus maximus und anderer angrenzender Muskeln. Das Septum intermusculare femoris mediale fließt mit der Sehne des Adductor magnus zusammen.

Innerhalb dieser Muskellogen gibt es wieder Führungsröhren für einzelne Muskeln (Abb. 4.7–26). Besonders ausgeprägt sind diese Hüllen an Sartorius, Tensor fasciae latae und Gracilis. Diese Einzelhüllen wirken wie Gleitschienen, die den Muskel in seiner Lage halten und seine spezifische Wirkung sichern, wie das für den Sartorius beschrieben wurde. Das tiefe Blatt dieser Einzelhüllen ist meist unvollkommen. Der Muskel kann sich mit seiner Eigenfaszie, *Epimysium*, um

einen gewissen Betrag gegen den Faszienschlauch verschieben. Beim Einriß der Faszie kann der Muskel hernienartig aus der Lücke vorquellen, ein Zeichen dafür, daß er gegen die Faszie einen Seitendruck ausübt. Zwischen den Ursprüngen des Sartorius und des Tensor fasciae latae dringt ein ungewöhnlich starker Bindegewebskeil von der Faszie aus in die Tiefe.

Die Fascia lata bildet nicht nur für die Muskeln, sondern auch für die großen Schenkelgefäße mit einem oberflächlichen und einem tiefen Blatt eine besondere Loge. Diese Gefäßloge findet sich im Anschluß an die *Lacuna vasorum,* aus der die Schenkelgefäße unter dem Leistenband aus dem Becken heraustreten. Die Gefäße gelangen von hier in die Grube zwischen Iliopsoas und Pectineus (Abb. 4.7–17). Der Boden der Grube ist ausgekleidet von der Fascia pectinea, die auf dem gleichnamigen Muskel liegt und auch als tiefes Blatt der Fascia lata bezeichnet wird. Das oberflächliche Blatt wird in dem *Hiatus saphenus* durchsetzt von der Mündungskrümmung (klinisch: „Crosse"), der *Vena saphena magna,* die als sog. Hautvene auf der Faszie liegt und unterhalb des Leistenbands in die Schenkelvene, Vena femoralis, einmündet. Die Durchtrittsstelle der Vene wird umrahmt von einem sichelförmigen Ausschnitt der Fascia lata, *Margo falciformis* (Abb. 4.7–15). Das obere Sichelhorn, *Cornu superius,* kann bis zum Leistenband reichen, das untere, *Cornu inferius,* geht in die Fascia pectinea über. In der Tiefe der vom Margo falciformis umfaßten Grube werden die Schenkelgefäße sichtbar. Der Hiatus saphenus ist von einer siebartig durchbrochenen Membran bedeckt, der sog. *Fascia cri-*

brosa, durch die zahlreiche kleine Gefäße und Nerven hindurchtreten. Der Margo falciformis muß künstlich aus seiner Verbindung mit der Fascia cribrosa herauspräpariert werden, da das ganze Bindegewebsgefüge eine Einheit darstellt. Die Bedeutung des Hiatus saphenus als Austrittsstelle der Schenkelhernien wurde früher erwähnt.

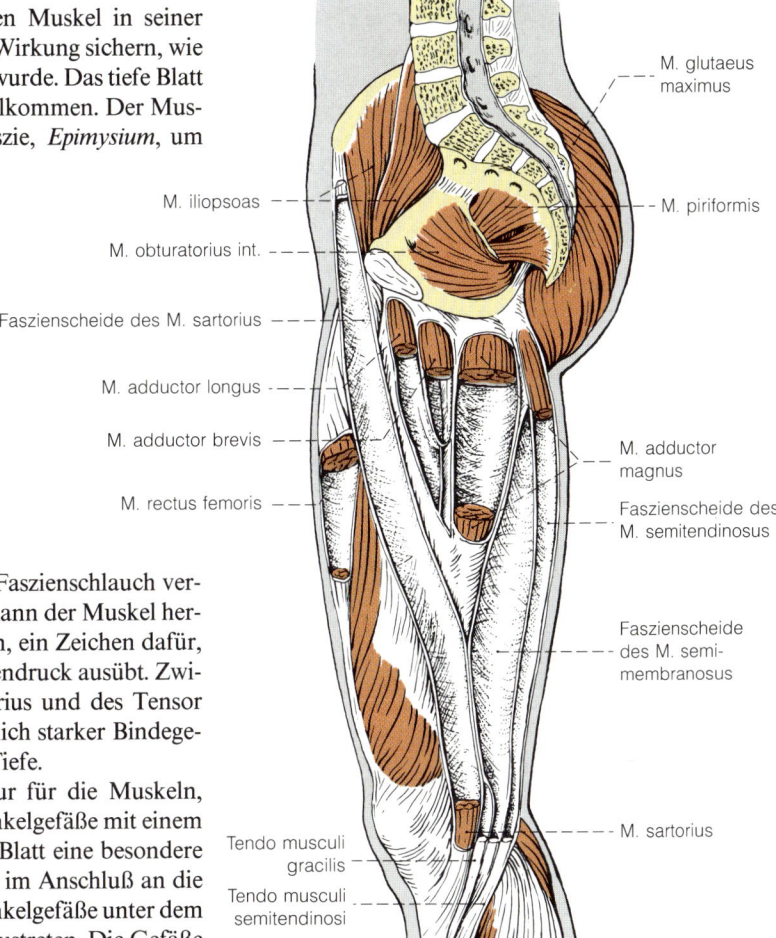

M. glutaeus maximus

M. iliopsoas

M. obturatorius int.

Faszienscheide des M. sartorius

M. adductor longus

M. adductor brevis

M. rectus femoris

M. piriformis

M. adductor magnus

Faszienscheide des M. semitendinosus

Faszienscheide des M. semimembranosus

M. sartorius

Tendo musculi gracilis

Tendo musculi semitendinosi

Abb. 4.7–26. Faszienröhren des Oberschenkels von medial. Die Faszienschläuche sind schematisiert herausgehoben.

Kurze Zusammenfassung

Fascia lata an der lateralen Seite durch einen Längszug = *Tractus iliotibialis* verstärkt. Schwache Stellen medial und über dem Glutaeus maximus (Bewegungsfreiheit). Septa intermuscularia. Faszienröhren für Sartorius und andere Muskeln. *Hiatus saphenus* umrahmt von der *Margo falciformis,* verschlossen von der *Fascia cribrosa:* Durchtritt der Mündungskrümmung („Crosse") der Vena saphena magna in die Vena femoralis.

4.7.6 Hüfte und Oberschenkel im ganzen

4.7.6.1 Das Zusammenspiel von aktiven und passiven Bewegungsgliedern

Wie bereits dargelegt wurde, werden die allseitigen Bewegungsmöglichkeiten, die das Kugelgelenk an sich bietet, nicht voll ausgenützt, sondern durch Bandhemmungen zu einem bestimmten Verkehrsraum eingegrenzt, dessen sinnvolle Lage wir früher begründet haben. Auf diesen Verkehrsraum müssen auch die Muskeln ihrer Länge wie ihrer Stärke nach abgestimmt sein, da es nutzlos wäre, wenn sie z. B. gegen die Bandhemmungen arbeiten würden. Die Muskeln sind vielmehr so beschaffen, daß sie Beine und Becken in den freien Verkehrsraum hinein bewegen und an den Grenzen des Verkehrsraums als Antagonisten die Bewegung bremsen. Im allgemeinen nützen die Muskeln den vom Bändergelenk freigegebenen Verkehrsraum nicht ganz aus, ihr Verkehrsfeld ist etwas kleiner; sie bremsen also schon die Bewegung, ehe die Bandhemmung erreicht ist.

Aber auch ihrer Stärke nach sind die Muskelmassen so um das Hüftgelenk verteilt, daß sie zu den passiven Hemmungsbändern in Beziehung stehen. Die stärksten Muskeln liegen dort, wo die Bandhemmung am schwächsten ist; sie stehen auf den Lücken der starken Bänder und ergänzen durch ihre Bremswirkung die Bandhemmung.

So steht den Beugemuskeln bei ihrer Dehnung der vordere Teil des Lig. iliofemorale zur Verfügung, der beim Anschlag jede weitere Streckung hemmt. Ein solches Sicherungsband fehlt den Streckern, sie sind dafür stärker als die Beuger und halten das Becken fest beim Vornüberbeugen. Eine Lähmung der Strecker, vor allem des Glutaeus maximus, ist daher sehr schwerwiegend.

Die Adduktoren haben ein um die Hälfte größeres Moment als die Abduktoren; ihnen fehlt bei der Dehnung eine starke passive Sicherung, sie müssen diese schwache Stelle im Bändergelenk decken. So nehmen alle Luxationen ihren Weg durch die schwache Stelle an der unteren Kapselwand, dabei muß die Spannung der Adduktoren gewaltsam überwunden werden.

Schließlich haben die Außenroller ein dreimal so starkes Moment wie die Innenroller, das frei herabhängende Bein steht daher etwas auswärts gekreiselt. Allerdings steht auch bei Lähmung aller Hüftgelenkmuskeln das liegende Bein in Außenrotation, da die Schwerkraft in dieser Stellung auswärtskreiselnd wirkt. Auch bei der Schenkelhalsfraktur steht das Bein in Außenrotation (wichtiges Symptom). Da die Einwärtskreiselung durch Bänder später gehemmt wird als die Auswärtskreiselung, stehen die starken und zahlreichen Außenroller in Bereitschaft, um bei der Einwärtskreiselung in jeder Stellung hemmend und sichernd einzugreifen. Alle drei Gruppen: Strecker, Adduktoren und Außenroller, die stärker sind als ihre Antagonisten, haben von der Grundstellung aus nur einen kleinen Spielraum. Ihre Hauptwirkung setzt erst ein, wenn

die Hüfte die Normalstellung durch eine bewegende Kraft, sei es die Schwerkraft oder die Antagonisten, verlassen hat. Dann sichern sie die neue Stellung oder stellen die aufrechte Haltung wieder her. Sie wirken jetzt aus der gedehnten Stellung.

Die Verteilung der Muskeln um das Achsenkreuz des Hüftgelenks ändert sich aber bei jeder Bewegung, indem einzelne Muskelteile ihren Abstand von ihrer Achse vergrößern oder verkleinern und schließlich eine Achse überwandern können, wodurch sich die Wirkung in das Gegenteil verkehrt.

Das Verständnis für diese Verlagerungen stellt größere Anforderungen an das räumliche Vorstellungsvermögen; es seien nur einige Beispiele aufgeführt.

Mit zunehmender Beugung werden die vordersten Züge des Glutaeus maximus und schließlich alle Abschnitte der kleinen Glutaeen vor die quere Drehachse geführt. Der Glutaeus maximus wird mit den vordersten Zügen, die vor der Beugeachse verlaufen, zum Beuger und verliert an Streckkraft. Es gewinnen aber gleichzeitig an Streckkraft der Adductor magnus und die ischiokruralen Muskeln. Gerade in der Beugestellung ist es wichtig, daß die Streckkraft zum mindesten voll erhalten bleibt.

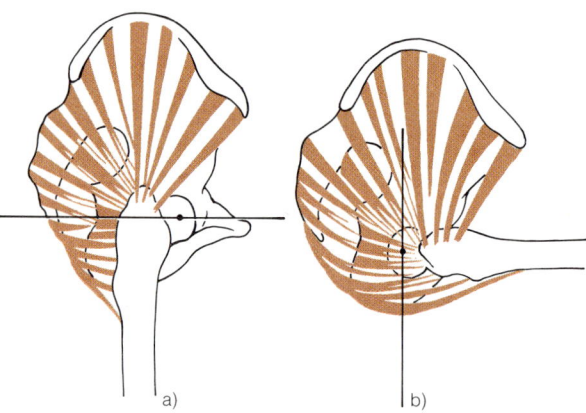

Abb. 4.7–27. Der Muskelfächer der äußeren Hüftmuskeln in seiner Lage zu den Achsen des Hüftgelenks bei Streck- (a) und Beugestellung (b). Die Abduktionsachse ist punktiert.

Bei der Beugung wandert mit dem Oberschenkel auch die Abduktionsachse, sie dreht sich unter dem Muskelfächer der hinteren Hüftmuskeln (Abb. 4.7–27). Dabei wandern immer mehr Fasern des Glutaeus maximus über die Achse und werden zu Abduktoren. Mit zunehmender Beugung steigt also die Abduktionskraft des Glutaeus maximus. In demselben Maß aber sind Fasern des Glutaeus medius und minimus zu Adduktoren geworden. Schließlich bekommen bei der Beugung auch die Einwärtsroller einen Zuwachs aus den Fasern von Glutaeus medius und minimus.

Im allgemeinen wird wahrscheinlich bei den Bewegungen der Wirkungsverlust der einen Muskelgruppe

durch einen Wirkungszuwachs einer anderen ausgeglichen, so daß keine Störung im natürlichen Gleichgewicht der Kräfte durch Verlagerung von Muskeln zustande kommt. Es ist aber auch möglich, daß sich das
Kräfteverhältnis zweier Antagonistengruppen verschiebt in Anpassung an die neue Körperstellung, bei
der ein Wirkungszuwachs einer Gruppe vorteilhaft
sein könnte.

4.7.6.2 Normalstellung des Körpers (Abb. 4.5–28)

Wir betrachten jetzt die Bewegungen des Beckens gegen
das feststehende Bein und gehen von der sog. Normalstellung aus. Dabei liegt der Schwerpunkt des ganzen
Körpers senkrecht über der queren Drehachse durch
beide Hüftgelenke etwa in Höhe des dritten Kreuzbeinwirbels. Das vom Schwerpunkt gefällte Lot geht durch
die Drehachse der oberen Sprunggelenke. In der Stirnebene, die durch das Lot und die quere Drehachse des
Hüftgelenks gelegt werden kann, befinden sich auch
die Drehpunkte für das Knie, den Oberarm und den
Kopf. Die Körperteile sind so übereinandergebaut,
daß sie im labilen Gleichgewicht stehen. Die Stirnebene, in der sich der Schwerpunkt befindet, hat nicht bei
allen Menschen die gleiche Lage.

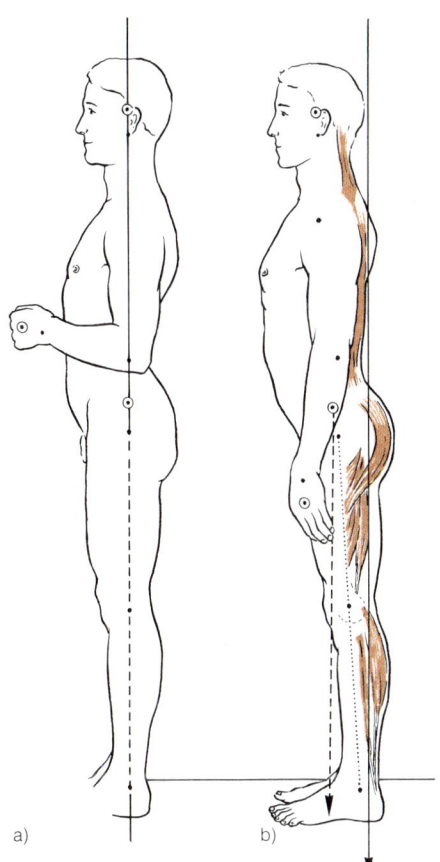

Abb. 4.7–28. a) Normalstellung des Körpers.
b) Sog. stramme Haltung. Die gespannten Muskeln auf der
Rückseite des Körpers sind angedeutet.

Um die Querachse beider Hüftgelenke kann das
Becken wie ein Waagebalken gedreht werden. Der
Rückneigung wird eine Grenze gesetzt durch die Anspannung des Lig. iliofemorale. Bei dieser Haltung wird
der Oberkörper zurückgenommen, der Bauch tritt etwas vor. Diese Stellung wird beim Ausruhen eingenommen, da bei ihr die Muskulatur wenig angestrengt wird.
Durch die Spannung der Ligg. iliofemoralia wird die
Beugemuskulatur entlastet, die Bandhemmung tritt an
die Stelle der Muskelhemmung.

4.7.6.3 Balance des Beckens

Wird das Becken vorgeneigt, müssen die am vorderen
Ende des Waagebalkens nach abwärts verlaufenden
Muskelzüge, also die Hüftbeuger, sich verkürzen,
ebenso die Rückenstrecker, die am hinteren Ende des
Waagebalkens aufwärtsziehen (Abb. 4.7–29). Die

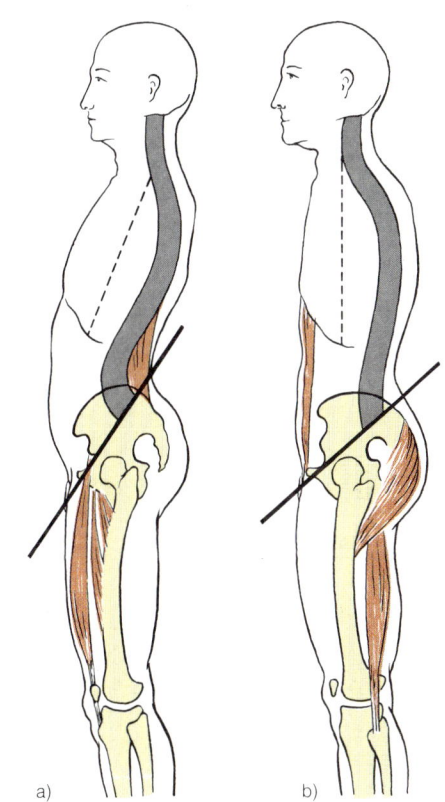

Abb. 4.7–29. Antagonistische Muskelzüge am Becken:
a) Vorneigung des Beckens mit Verstärkung der Lendenlordose
b) Rückneigung des Beckens mit Abschwächung der Lendenlordose

Rückenstrecker verstärken gleichzeitig die Lendenlordose, sie wirken in diesem Fall zweiseitig auf Becken
und Wirbelsäule. So können die Rückenstrecker in
einem Akt die Beckenneigung verstärken und die ausgleichende Lendenlordose vertiefen. Sofern der iliopsoas die Lendenwirbelsäule nach vorn zieht, kann er
die zweiseitige Wirkung auf das Becken und die Wirbelsäule unterstützen.

Wird umgekehrt das Becken rückwärts geneigt, geht das vordere Ende des Waagebalkens in die Höhe, das hintere nach abwärts. Es verkürzen sich jetzt die Bauchmuskeln, besonders die geraden, sie bewegen das Becken und gleichen die Lendenlordose aus; sie verkoppeln also die Beckenneigung mit der ausgleichenden Wirbelsäulenkrümmung (Abb. 4.7–29). Ferner verkürzen sich die vom hinteren Ende des Waagebalkens abwärts ziehenden Hüftstrecker. Sind die Bauchmuskeln gelähmt, kann der überwiegende Zug des Erector spinae eine tiefe Lendenlordose mit entsprechender Beckenneigung erzeugen (Abb. 4.7–22).

So sind an jedem Ende des Waagebalkens aufwärtige und abwärtige Muskelzüge vorhanden, die die Beckenneigung einstellen und festhalten, indem je zwei Gruppen sich verkürzen und die Antagonisten dehnen.

Besonders reich gegliedert sind die abwärts verlaufenden Muskelzüge. In der seitlichen Ansicht (Abb. 4.7–19) erkennt man, daß die vom vorderen und hinteren Ende des Waagebalkens kommenden Muskeln auf dem Oberschenkel zusammenstrahlen und dabei V- bzw. Y-förmige Züge bilden, die mit ihren Insertionen vom Trochanter major bis an den Unterschenkel nach abwärts reichen. Die kürzeste V-förmige Muskelschlinge bilden die ventralen und dorsalen Strahlen der kleinen Glutaeen. Es folgt der Tensor fasciae latae zusammen mit Fasern des Glutaeus maxi-

mus, die mit dem Tractus iliotibialis als Y-förmige Schlinge bis zum Unterschenkel reichen. Weiter nach abwärts schließen sich die vor und hinter der queren Hüftachse verteilten Adduktoren an. Schließlich bilden ventral der Rectus femoris und dorsal die ischiokruralen Muskeln die längsten Muskelbänder, die auch noch das Kniegelenk überspringen.

So ist das Becken eingespannt in Muskelschlingen, die auf dem Oberschenkel zusammenstrahlen und beide Knochen gegeneinander bewegen oder in jeder Lage feststellen können (Abb. 4.7–30).

Wir betrachten jetzt die Drehung des Beckens um die sagittale Achse eines Hüftgelenks, also die seitlichen Neigungen des Beckens, die man in der Ansicht von vorn oder hinten erkennt. Sie treten auf, wenn der Körper nur auf einem Bein ruht, während z. B. das Spielbein in Hüfte und Knie leicht eingeknickt ist und mit der Fußspitze sich so viel auf den Boden stützt, daß gerade das Gewicht des Beins getragen wird. Dabei kann das Becken nach der Seite des Spielbeins so tief heruntersinken, bis der seitliche Schenkel des Lig. iliofemorale auf der Standbeinseite gespannt ist. Jetzt hängt die

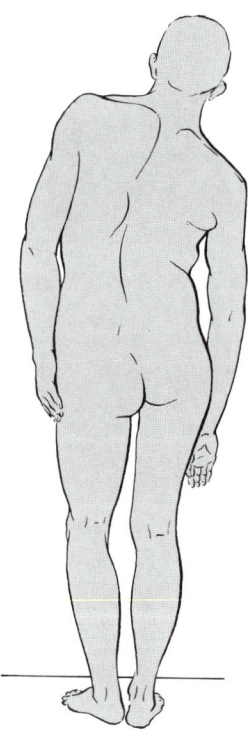

Abb. 4.7–31. Nach einer Lähmung des linken Glutaeus maximus ist eine Beugekontraktur im linken Hüftgelenk eingetreten. Relative Verkürzung des linken Beins, Neigung des Beckens nach links, kompensatorische Neigung der Wirbelsäule nach rechts (nach FOERSTER 1937). Die Abbildung zeigt außerdem ein typisches klinisches Zeichen für eine Wirbelsäulenseitverbiegung (Skoliose): die Veränderung des sog. „Taillendreiecks", das von Rumpf und herabhängendem Arm gebildet wird. Auf der Seite der Wirbelsäulenkonvexität ist das Taillendreieck verstrichen, auf der Seite der Konkavität deutlich verstärkt.

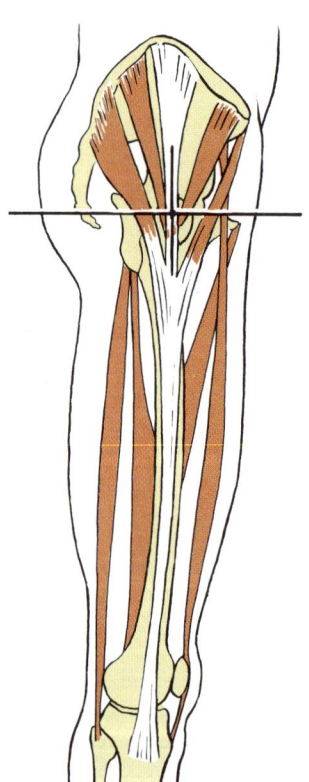

Abb. 4.7–30. Schemata der abwärtsgerichteten Muskelzüge für die Balance des Beckens, von der Seite gesehen.

Last des Oberkörpers an dem Band, und die Muskeln können weitgehend entspannt werden. Die seitliche Neigung des Beckens macht eine ausgleichende Seitenkrümmung der Wirbelsäule nötig, die den Oberkörper geraderichtet. Wir lernen damit eine neue Ruhestellung kennen, die viel häufiger eingenommen wird als die oben geschilderte, bei der das Becken auf beiden Beinen rückgeneigt wird.

Auch die Künstler bevorzugen diese Haltung bei der Darstellung des stehenden menschlichen Körpers. Der ganze Körper bekommt in dieser Ruhehaltung etwas Gelöstes, wodurch das Ausruhen unmittelbar zum Ausdruck kommt. Das Geradlinige und Straffe des aufgerichteten Körpers ist entspannt zugunsten einer weich geschwungenen Linie. Bei der Balance auf einem Bein bremsen die Adduktoren die Neigung des Beckens nach außen. Bei Lähmung der Adduktoren ist die Gefahr des Überfallens nach der Standbeinseite vorhanden.

Es ist unglücklich, daß die Namen „Adduktoren" und „Abduktoren" nur die Funktion am Spielbein erfassen. Der nicht turnende Mensch ab- und adduziert nur selten ausgiebig. Dagegen braucht jeder Mensch, solange er überhaupt nur noch gehen kann, bei jedem Schritt, nämlich vom Standbein aus, die Adduktoren und Abduktoren zur seitlichen Beckenbalance. Daher kommt es, daß die Adduktoren auch bei nicht turnenden Menschen erst nach längerer Bettlägrigkeit atrophieren. Ähnliches gilt für den Quadrizeps, der ständig zum Gestreckthalten des Kniegelenks gebraucht wird, und für den Glutaeus maximus.

Bei einseitiger Lähmung des Glutaeus maximus (Abb. 4.7–31) geraten die Hüftbeuger der gelähmten Seite in eine Verkürzung (Beugekontraktur), dadurch wird das Bein relativ zu kurz; daher neigt sich das Becken zur kranken Seite, und die Wirbelsäule macht eine kompensatorische Seitenkrümmung.

Schließlich betrachten wir die Kreiselung des Beckens gegen das Standbein. Sie kommt zustande, wenn beim Gehen und Laufen die Hüfte des Schwungbeins aus der Frontalebene des Körpers nach vorn wandert. Dabei dreht sich das Becken um die Kreiselungsachse des Standbeins im Sinne einer Einwärtsrollung. Wird aus dem Stand ein Bein zurückgesetzt, dreht sich das Becken um den Schenkelkopf des Standbeins im Sinne einer Auswärtskreiselung.

Die bisher besprochenen Muskeln werden zu den größten Wirkungsgemeinschaften zusammengefaßt, wenn der Rumpf nach vorn oder hinten geneigt wird. Wenn man mit gestreckten Beinen auf dem Boden sitzt und den Oberkörper weit nach vorn neigt, werden die Strecker des Halses, des Rückens und der Hüfte gleichzeitig gedehnt (Abb. 4.3–7). Die ganze Strecklinie vom Kopf bis zum Unterschenkel erscheint wie eine Muskelschlinge, die durch zwischengeschaltete Knochen unterbrochen ist. Eine gedehnte Muskelschlinge, die vom Oberarm über den Rücken und die Hüfte zum Unterschenkel reicht, zeigt Abb. 4.7–32. Umgekehrt wird die Beugerlinie gedehnt, wenn man z. B. auf der

Erde kniet und den Oberkörper zurückbiegt. Gegen die Schwere des rücksinkenden Oberkörpers wirken die Halsmuskeln, die Scaleni, die geraden und schrägen Bauchmuskeln und die Hüftbeuger.

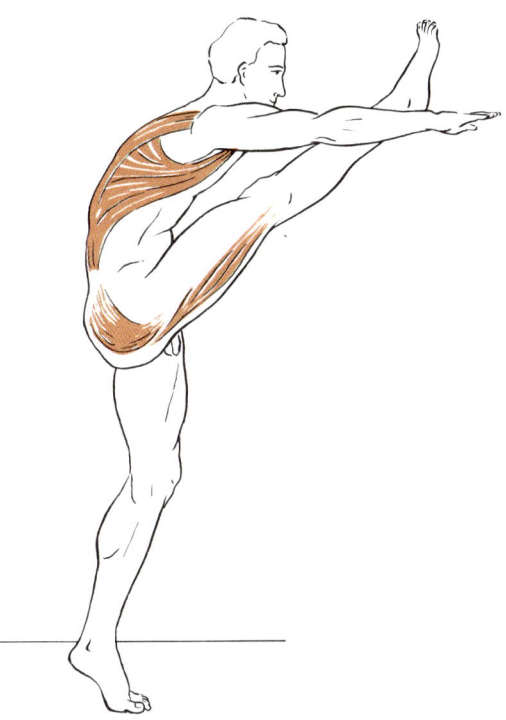

Abb. 4.7–32. Die gedehnte Muskelschlinge, bestehend aus Trapezius, Latissimus dorsi, Glutaeus maximus und ischiokruraler Muskulatur, zieht vom Oberarm zum Unterschenkel.

Kurze Zusammenfassung

Beuger: Iliopsoas, Rectus femoris, die ventralen Adduktoren, Tensor fasciae latae, Sartorius. *Strecker:* Glutaeen, ischiokrurale Muskelgruppe, Adductor magnus (hinterer Teil). *Abduktion:* Glutaeus medius und minimus. *Adduktion:* Adductor magnus, longus, brevis, Glutaeus maximus, Pectineus, Gracilis. *Auswärtsroller:* Glutaeus maximus, Quadratus femoris, Piriformis, Obturator internus, Gemelli, Obturator externus. *Einwärtsroller:* Glutaeus medius und minimus (vordere Abschnitte). Die Strecker, die Adduktoren und die Außenroller sind stärker als ihre Gegenwirker. Bei starker Beugung kann der Glutaeus maximus mit den vordersten Fasern die Querachse überwandern und zum Beuger werden. *Normalstellung:* Schwerpunkt über der queren Hüftachse in Höhe des 3. Kreuzbeinwirbels, das Schwere-Lot schneidet die Drehachse vom Knie- und oberen Sprunggelenk. Vorneigung des Beckens durch Hüftbeuger und Rückenstrecker (Lendenlordose). Rückneigung durch Hüftstrecker und Bauchmuskeln bis zur Spannung des Lig. iliofemorale. Bei Seitneigung des Beckens wird dieses Band auch gespannt: Ruhestellung. Praktisch wichtigste Funktion der Hüftgelenkmuskeln: Das Becken wird im Hüftgelenk auf dem Standbein balanciert. Adduktoren verhindern Kippen des Beckens (und des Oberkörpers) nach außen, Abduktoren verhindern Kippen nach innen, Beuger verhindern Kippen nach hinten, Strecker des Hüftgelenks verhindern Vornüberkippen. Kreiselung des Beckens gegen das Standbein beim Gehen.

4.7.7 Kniegelenk

4.7.7.1 Bau des Gelenks

Das Kniegelenk, *Articulatio genus,* ist das größte Gelenk des Körpers und zugleich eines der empfindlichsten [1]. Auch die Epiphysen erkranken relativ so häufig, als ob ein schwacher Punkt in der Konstruktion vorläge. In der Gelenkverbindung zwischen Femur und Tibia finden Beugung und Streckung, gleichzeitig aber auch bei gebeugtem Knie eine Kreiselung statt. Läge ein reines zwangsläufiges Scharniergelenk vor, wäre die Kreiselung ausgeschlossen. Es fragt sich also, wie in dem gleichen Gelenk beide Aufgaben vereinigt werden. Betrachten wir zunächst die Oberschenkelrollen von der Seite (Abb. 4.7–38), ergibt sich, daß sie nicht kreisförmig gekrümmt sind, sondern spiralig; die stärkere Krümmung ist hinten, die schwächere vorn. Das

Mit zunehmender Beugung gelangen dagegen immer stärker gekrümmte Abschnitte der Femurrollen auf die Schienbeinpfannen, die Berührungsflächen zwischen beiden Knochen werden schmäler, die Gelenkkörper passen schlechter aufeinander, und die Seitenbänder werden durch die Einstellung des kleineren Krümmungsradius gelockert. Damit werden auch ausgiebigere Kreiselungen möglich. Die spiralig gekrümmten Rollen können gar nicht in allen Stellungen auf die flachen Schienbeinpfannen passen.

Zur Sicherung bekommen die Pfannen noch eine verschiebliche Ergänzung durch die beiden *Menisci* (Abb. 4.7–37 u. 4.7–38). Es sind das C-förmig gebogenen Faserringe von keilförmigem Querschnitt; der Rücken des Keils schaut nach außen und ist mit der Gelenkkapsel verwachsen, die Unterfläche ist plan, die obere Fläche so ausgehöhlt, daß sie sich den Femurrollen anschmiegt. Die freien Enden des C sind in dem Feld zwischen den beiden Schienbeinpfannen verankert. Dabei ist der laterale Meniskus mehr kreisförmig, seine Haftstellen liegen dicht beieinander am Grunde der Eminentia intercondylaris. Der mediale Meniskus ist mehr halbmondförmig, seine beiden Enden kommen nicht so dicht zusammen, sondern umgreifen vorn und hinten die Haftstellen des lateralen Miniskus, um in den Knochen auszustrahlen (Abb. 4.7–37, 4.7–38).

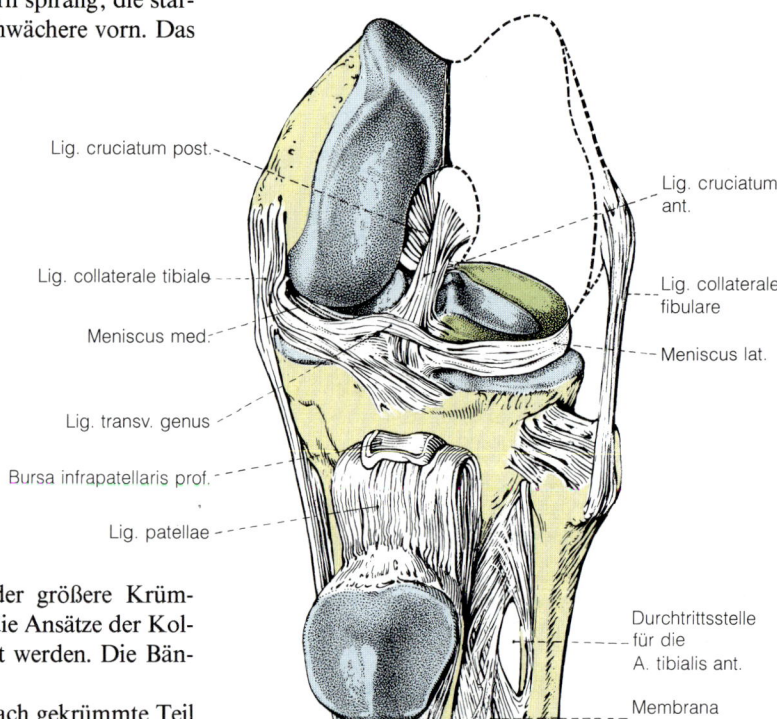

Lig. cruciatum post.

Lig. collaterale tibiale

Meniscus med.

Lig. transv. genus

Bursa infrapatellaris prof.

Lig. patellae

Lig. cruciatum ant.

Lig. collaterale fibulare

Meniscus lat.

Durchtrittsstelle für die A. tibialis ant.

Membrana interossea cruris

Abb. 4.7–33. Linkes Kniegelenk von ventral. Lateraler Femur-Condylus zur Darstellung des lateralen Meniskus (grün) nur in Umrissen gezeichnet (vgl. mit Abb. 4.7–42).

bedeutet, daß in Streckstellung der größere Krümmungsradius eingestellt wird und die Ansätze der Kollateralbänder voneinander entfernt werden. Die Bänder werden gespannt.

In der Streckstellung liegt der flach gekrümmte Teil der Rollen breit auf den Schienbeinpfannen, beim Stehen mit gestrecktem Knie ist somit die Berührungsfläche zwischen Femur und Tibia am größten, es ist der beste Schluß der Gelenkflächen vorhanden. Die Druckübertragung erfolgt über die größtmögliche Fläche.

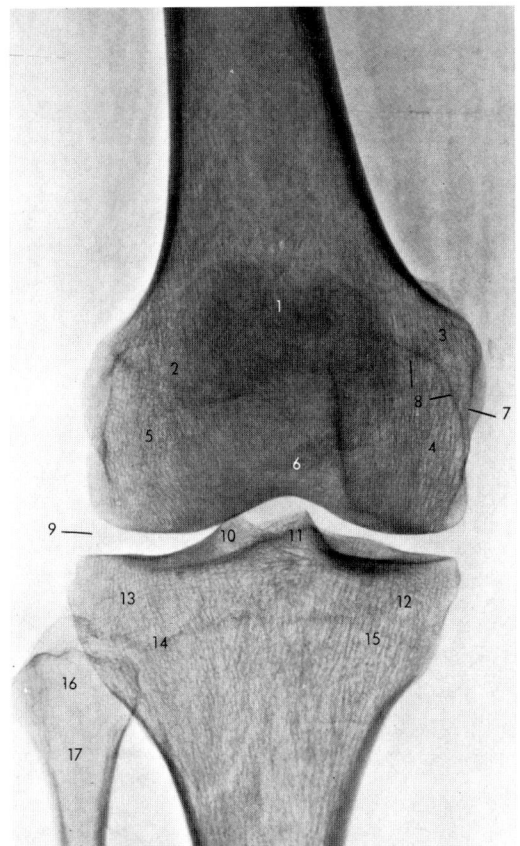

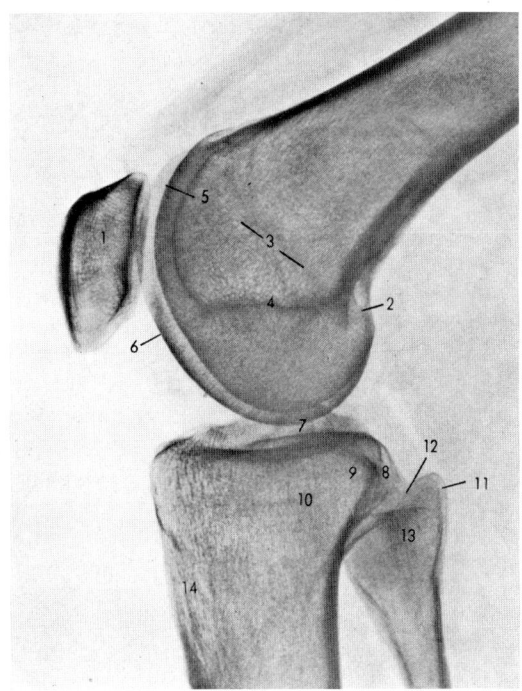

Bei völliger Streckung (Abb. 4.7–38a) werden die Menisken flachgedrückt und bilden ein nachgiebiges Randpolster der Pfanne, das sich vorn auf der Gelenkfläche des Femur als Grenzfurche zwischen der Kniescheibenrinne und den Femurrollen abzeichnet.

Bei starker Beugung werden die Menisken auf den Schienbeintellern passiv nach hinten geschoben (Abb. 4.7–38b), wobei der laterale Meniskus als der freiere den größeren Weg macht. Sie bilden in dieser Stellung eine neue kleinere Pfanne für die stärker gekrümmten hinteren Abschnitte der Femurrollen. Auch bei der Kreiselung folgen die Menisken dem Femurknorren. Im ganzen bilden sie also eine verformbare Ergänzung der Pfanne, sie schieben sich als Keile in den Gelenkspalt ein und vergrößern damit in allen Stellungen das Berührungsfeld der Gelenkkörper. Am normalen Gelenk sind sie nicht zu fühlen.

Meniskus-Verletzungen betreffen am häufigsten den medialen Meniskus, der am stärksten gefesselt ist. Die Ursache scheint eine gewaltsame Auswärtsrollung des Schienbeins bei gebeugtem Knie zu sein. Hierbei wird die vordere Insertion am stärksten gezerrt. Seltener

Abb. 4.7–34. Röntgenbild des rechten Kniegelenks in Streckstellung bei ventrodorsalem Strahlengang (aus Birkner: Das typische Röntgenbild des Skeletts. Standardbefunde und Varietäten vom Erwachsenen und Kind. Urban & Schwarzenberg, München 1977).
1 = Patella, 2–3 = Epiphysenlinie, 4 = Condylus medialis femoris, 5 = Condylus lateralis femoris, 6 = unterer Rand der Patella, 7 = vorderer Rand des überknorpelten Condylus medialis femoris, 8 = hinterer Rand des überknorpelten Condylus medialis femoris, 9 = Gelenkspalt mit lateralem Meniskus, 10 = Tuberculum intercondylare laterale, 11 = Tuberculum intercondylare mediale, 12 = Condylus medialis tibiae, 13 = Condylus lateralis tibiae, 14–15 = Epiphysenlinie der Tibia, 16 = Caput fibulae, 17 = „Collum" fibulae.

Schon aus diesem Grund ist er nicht so verschieblich wie der laterale Meniskus. Der mediale Meniskus ist außerdem mit dem breiten medialen Seitenband des Kniegelenks verbunden und auch dadurch in seiner Verschieblichkeit gehemmt gegenüber dem lateralen Meniskus, der keine solche Fesselung aufweist, da das laterale Seitenband durch den abstehenden Wadenbeinkopf vom Schienbeinteller abgehoben ist.

Vorn können beide Menisken durch ein Querband, *Lig. transversum genus* (Abb. 4.7–37), verbunden sein, vorn und hinten sendet der laterale Meniskus wechselnd starke Faserstreifen zum vorderen bzw. hinteren Kreuzband, *Lig. meniscofemorale anterius* und *Lig. meniscofemorale posterius.*

Abb. 4.7–35. Röntgenbild des Kniegelenks in leichter Beugestellung bei tibiofibularem Strahlengang (aus Birkner: Das typische Röntgenbild des Skeletts. Standardbefunde und Varietäten vom Erwachsenen und Kind. Urban & Schwarzenberg, München 1977).
1 = Patella, 2 = Fossa intercondylaris, 3 = Epiphysenlinie, 4 = innere Condylenkontur gegen die Fossa intercondylaris, 5 = Condylus lateralis femoris, 6 = Condylus medialis femoris, 7 = Eminentia intercondylaris, 8 = Facies articularis fibularis tibiae, 9 = proximale Tibiaepiphyse, 10 = Epiphysenlinie, 11 = Apex capitis fibulae, 12 = Articulatio tibiofibularis, 13 = Caput fibulae, 14 = Tuberositas tibiae.

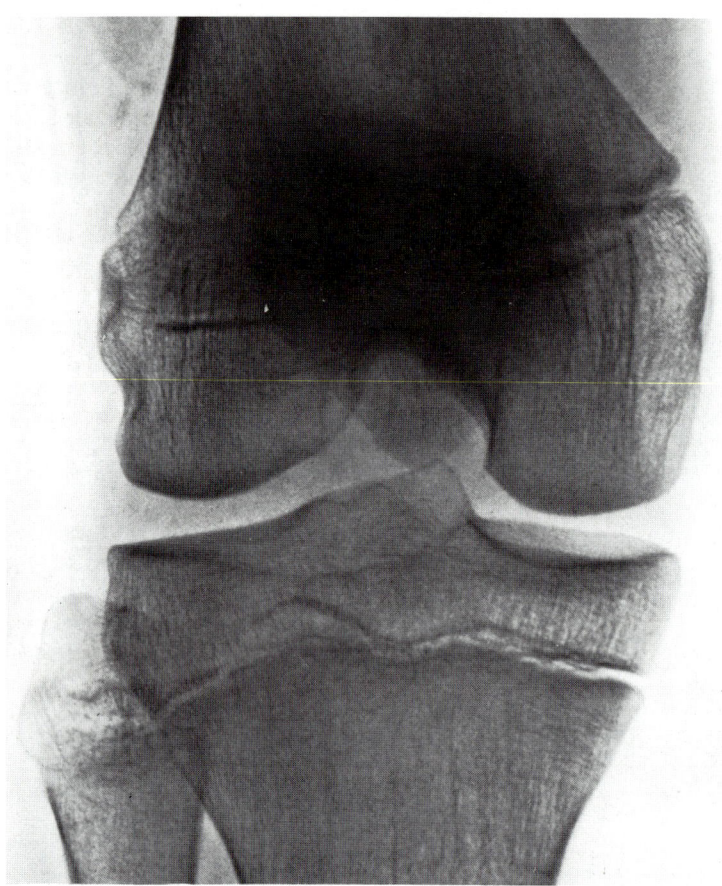

Abb. 4.7–36. Röntgenbild des rechten Kniegelenks in leichter Beugestellung bei dorsoventralem Strahlengang. Noch nicht abgeschlossenes Längenwachstum, daher deutliche Epiphysenlinien an Femur, Tibia und Fibula (aus Birkner, 1977).

kommen Abrisse von der Kapsel vor, die daraus verständlich werden, daß bei der genannten Bewegung der Meniskus die Kapsel etwas in das Gelenk hineinzieht. Wird bei gebeugtem Knie und außengerolltem Unterschenkel eine plötzliche Streckung ausgeführt, könnte der Meniskus eingeklemmt werden und von der Kapsel abreißen. Eingeklemmte Menisken sind außerordentlich schmerzhaft; ein Zeichen dafür, wie vollkommen der normale Meniskus den Druck verteilt. Der Schmerz tritt meist beim Strecken auf.

Nach Entfernung der Menisken sind die Bewegungsstörungen gering, da offenbar die Muskeln für den sicheren Schluß der Gelenkenden eintreten. Es scheint aber die Kniestreckung bei Berg- und Treppensteigen erschwert zu sein. In einigen Fällen wurde eine Regeneration des Meniskus beobachtet.

Wenn die Menisken besonders beansprucht werden, wie beim Arbeiten in kniender Stellung, werden sie stärker aufgebraucht, sie zeigen Fetteinlagerungen und Auffaserungen. Schon nach dem dreißigsten Jahr treten degenerative Aufbruchserscheinungen auf, die im Alter zunehmen. Gar nicht so selten scheint der *Scheiben-Meniskus* zu sein, eine angeborene Variante des normalen C-förmigen Meniskus. Man unterscheidet eine primitive, intermediäre und infantile Form. Fast stets handelt es sich um den lateralen Meniskus. Der Scheiben-Meniskus kann abgesehen von einem typischen Knak-

ken vor den Endstellungen des Gelenks symptomlos bleiben, führt jedoch oft schon im jugendlichen Alter zu hartnäckigen Beschwerden bis zur Streckhemmung und muß dann operativ entfernt werden.

Die Kreuzbänder, *Ligg. cruciata genus,* stellen einen Bandapparat dar, der von hinten her in die Fossa intercondylaris eingetreten ist und dabei das Stratum syn-

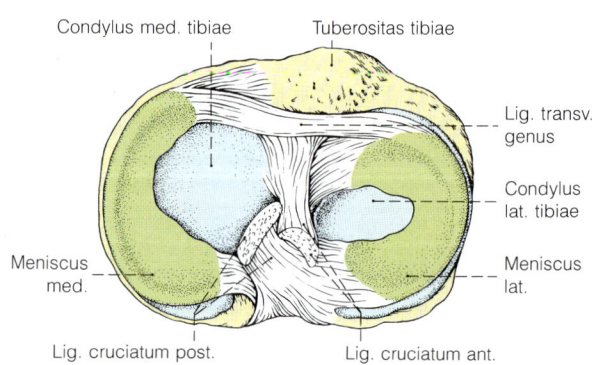

Abb. 4.7–37. Condylen der rechten Tibia, Menisci und Ligamenta cruciata genus in der Ansicht von proximal (vgl. mit Abb. 4.7–46).

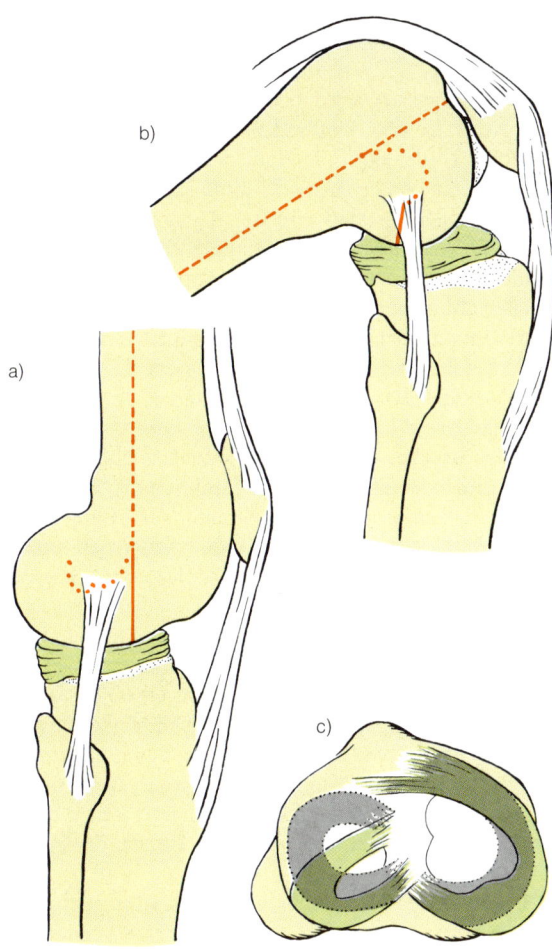

Abb. 4.7–38.
a) Rechtes Kniegelenk in Streckstellung von lateral
b) In Beugestellung
c) Aufblick auf den linken Schienbeinteller. Menisci bei Streckstellung punktiert, bei Beugestellung grün.

ten zur Insertion in die *Area intercondylaris posterior* der Tibia.

Die Kreuzbänder sind so gelagert, daß in fast allen Stellungen Teile von ihnen in Spannung geraten; sie bilden also eine wesentliche Sicherung des Kniegelenks, besonders bei der Beugung. Beim Abriß der Kreuzbänder, der meist unter Absprengung des Zwischenhökkers am Schienbein erfolgt, können die Knochen nach vorn und hinten gegeneinander verschoben werden: Schiebladebewegungen. Bei der Streckung spannen sich der vordere Anteil des vorderen Kreuzbands und der hintere Anteil des hinteren Kreuzbands. Bei der Beugung werden umgekehrt die einander zugekehrten Faserstreifen gespannt. Durch dieses Verhalten ergänzen sie nur den übrigen Bandapparat, ohne für sich allein die Beugungs- oder Streckhemmung darzustellen. Das gleiche gilt für die Hemmung der Ab- oder Adduktion zwischen Ober- und Unterschenkel. Bei der Einwärtskreiselung des Unterschenkels wickeln sich die Kreuzbänder umeinander; sie wird dabei gehemmt, während die Auswärtskreiselung die einzige Bewegung ist, die von den sich abwickelnden Kreuzbändern völlig freigegeben ist.

Die Gelenkkapsel, *Capsula articularis,* entspringt vorn am Oberschenkel etwa 1 bis 2 cm von der Knorpelgrenze entfernt, läßt seitlich die Epicondylen frei und nähert sich hinten mehr der Gelenkfläche. Am

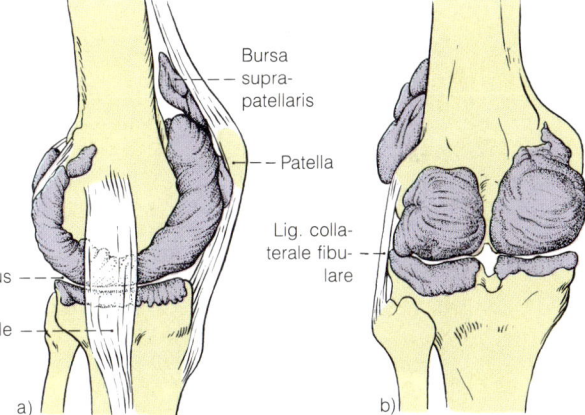

Abb. 4.7–39. Ausguß des linken Kniegelenks mit einer erstarrenden Masse
a) von medial
b) von dorsal. Die Patella ist durch die Injektionsmasse wie bei einem Erguß von der Unterlage abgehoben.

oviale der Gelenkkapsel mitgenommen hat. Sie bilden den Rest einer vertikalen Scheidewand, der auf Injektionspräparaten (Abb. 4.7–39) in der Ansicht von hinten deutlich erkennbar ist.

Das vordere Kreuzband entspringt an der inneren Fläche der lateralen Femurrolle und befestigt sich vorn zwischen den Schienbeintellern (*Area intercondylaris anterior* des Schienbeins). Es verläuft also schräg von oben hinten lateral nach unten vorn medial in gleicher Streichrichtung wie der M. obliquus externus abdominis und die Intercostales externi.

Das hintere Kreuzband entspringt von der Innenfläche der medialen Femurrolle und zieht schräg nach hinten

Schienbein befestigt sie sich in geringerer Entfernung vom Knorpelrand, ohne das Gelenk des Wadenbeinkopfes mit einzuschließen.

In die Vorderwand der Gelenkkapsel ist die Strecksehne des Quadrizeps mit der Kniescheibe eingelassen, wodurch besondere Einrichtungen nötig werden. Dort, wo die Sehne auf dem Knochen gleitet und drückt, ist in Gestalt von Schleimbeuteln ein Verschiebespalt geschaffen. So liegt oberhalb der Gelenkfläche des Femur zwischen der Sehne und dem Knochen die *Bursa suprapatellaris* (Abb. 4.7–39), die embryonal selbständig angelegt wird, später aber in der Regel mit der Gelenkhöhle in wechselnder Ausdehnung zusammenfließt. Ferner findet sich zwischen dem Kniescheibenband und dem Schienbeinknochen dicht oberhalb der Tuberositas tibiae die *Bursa infrapatellaris profunda,* die nur sehr selten mit dem Gelenk in Verbindung steht (Abb. 4.7–33). Da im Bereich des straffen Kniescheibenbands die Kapselwand den Gestaltsänderungen der Gelenkhöhle bei den Bewegungen nicht folgen kann, ist zum Ausgleich ein Fettpolster, *Corpus adiposum infrapatellare,* in den toten Winkel zwischen Band und Gelenkhöhle eingeschaltet (Abb. 4.7–40). Dieser in der Synovialhaut liegende Fettwulst umrahmt mit zwei Flügelfalten den unteren Umfang der Kniescheibe und ist durch ein dünnes, frei durch das Gelenk ziehendes Band, *Plica synovialis infrapatellaris* (Abb. 4.7–40), meist an das vordere Kreuzband gefesselt. Dieses Band ist der vordere Rest jener medialen Scheidewand, deren dorsaler Abschnitt mit den Kreuzbän-

dern in das Gelenk eingedrungen ist. Zuweilen erhält sich auch der vordere Teil der Scheidewand in größerer Ausdehnung.

Das Fettpolster wird bei der Beugung durch den Luftdruck in den klaffenden Gelenkspalt hineingeschoben. Dabei sinkt die Haut neben dem Kniescheibenband ein. Zugleich wird Blut in die Synovialfalten hineingesogen, so daß von der normal ausgenutzten Beweglichkeit des Kniegelenks auch die ausreichende Ernährung und Durchsaftung der knorpeligen Gelenkflächen abhängt. Bei der Beugung nähert sich das Kniescheibenband der vorn schräg abgestutzten Tibia und schiebt dabei das Fettpolster aus diesem Raum in die Gelenkhöhle. Die vordere Abschrägung der Tibia ist also eine Anpassung an die Beugung. Bei geradem Verlauf der Strecke oberhalb der Tuberositas tibiae müßte das Kniescheibenband auf den Knochen drücken. Das straffe Kniescheibenband, das eine Verformung bei der Öffnung des Gelenkspalts nicht mitmachen kann, ist auf seiner Rückseite mit einem plastischen Kissen versehen.

Die Gelenkkapsel faßt den größten Inhalt bei einer leichten Beugestellung von 20 bis 30°. In diese Lage gerät das Gelenk von selbst, wenn man eine Flüssigkeit einspritzt oder wenn ein krankhafter Flüssigkeitserguß auftritt. Im letzten Fall wird eine hufeisenförmige Schwellung um die Kniescheibe sichtbar, diese selbst schwimmt auf dem Flüssigkeitskissen und weicht beim Druck aus, das Symptom wird als „Tanzen der Patella" bezeichnet.

Die Außenbänder des Kniegelenks sind so geordnet, daß sie vorn und seitlich in der Längsrichtung verlaufen und sich in der Hinterwand der Gelenkkapsel schräg kreuzen (Abb. 4.7–41).

Rechts und links der Kniescheibe und des Kniescheibenbands lassen sich derbe Faserstreifen künstlich begrenzen, die proximal mit dem Sehnenspiegel des Quadrizeps zusammenhängen, distal zum Schienbein verlaufen und als *Retinacula patellae mediale et laterale* bezeichnet werden. In der Tiefe enthalten die Retinacula auch horizontale Faserzüge, die am Seitenrand der Kniescheibe ansetzen. Die ganze Vorderwand der Kapsel mit Bändern und Sehnen wirkt als Zuggurtung bei gebeugtem Knie, die Fasern sind alle an den Quadrizeps geschaltet.

So ist es möglich, daß die Retinacula, z. B. bei einem Patella-Riß, als Reservestreckapparat in Tätigkeit treten. Ihre Wirkungsmöglichkeit ist allerdings sehr beschränkt.

Das *Lig. collaterale tibiale* ist das breitere der beiden Seitenbänder und verläuft vom Epicondylus medialis femoris zum medialen und hinteren Rand des Schienbeins, wobei die hinteren Faserzüge kürzer sind. Letztere werden auch bei der Beugung nicht ganz entspannt. Dieser Umstand sowie die Tatsache, daß das mediale Seitenband mit der Kapsel und dem Meniscus medialis fest verwachsen ist, haben zur Folge, daß der mediale Gelenkknorren in der Beugestellung weniger Spielraum hat als der laterale. Bei willkürlichen Kreiselbewe-

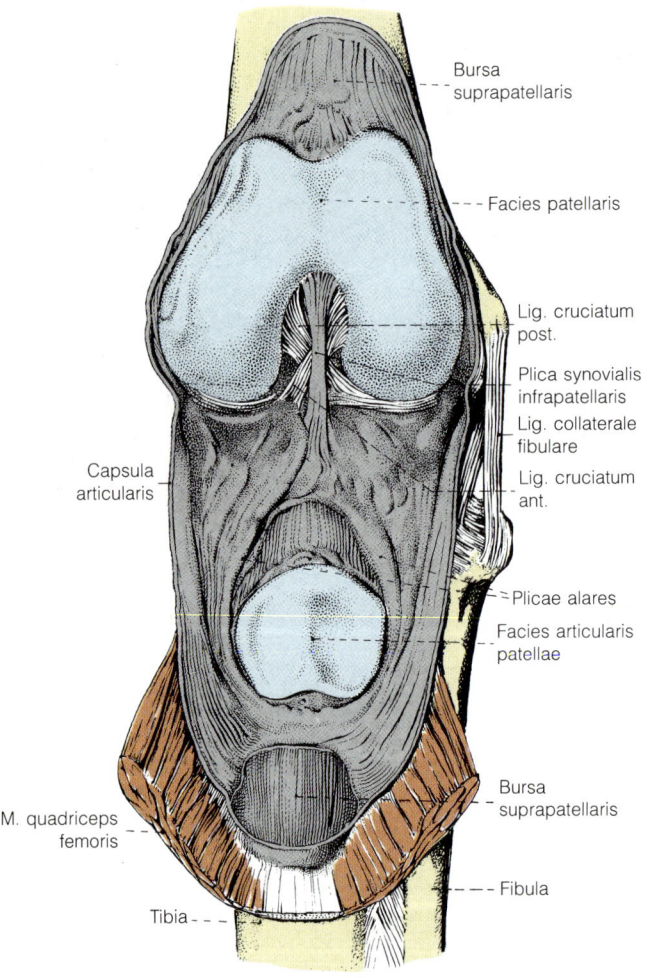

Bursa suprapatellaris

Facies patellaris

Lig. cruciatum post.

Plica synovialis infrapatellaris

Lig. collaterale fibulare

Lig. cruciatum ant.

Capsula articularis

Plicae alares

Facies articularis patellae

Bursa suprapatellaris

M. quadriceps femoris

Fibula

Tibia

Abb. 4.7–40. Linkes Kniegelenk, von ventral eröffnet. Vorderwand der Gelenkkapsel mit Patella nach unten geklappt.

gungen macht der laterale Gelenkknorren den größeren Weg, die Kreiselungsachse liegt daher exzentrisch nach der medialen Seite verschoben.

Das *Lig. collaterale fibulare* zieht als runder Strang vom Epicondylus lateralis femoris zu dem seitlich abstehenden Wadenbeinkopf und wird durch diese Insertion von der Gelenkkapsel abgehoben. Durch den Spalt treten oben die Sehne des Popliteus, unten ein Ansatzbündel des Biceps femoralis (Abb. 4.7–42).

Die beiden Seitenbänder sind die wichtigsten Bänder des Scharniers, sie werden bei Streckung gespannt und stellen das Knie fest. Bei Beugung erschlaffen sie bis auf Teile des medialen Seitenbandes und geben dann Kreiselbewegungen frei. Sie hindern die Seitenbewegung.

Trotzdem sind bei gebeugtem und entlastetem Knie passiv auch Lateralbewegungen im Sinne der Abduktion und Adduktion möglich, in sehr geringem Ausmaß allerdings und mit großen individuellen Unterschieden. Diese Bewegungsform ist höchstwahrscheinlich die Ursache vieler Bandverletzungen. Nur in Strecklage ist das Knie praktisch seitenfest.

Der Bandapparat ist eben nicht nur für Scharnierbewegungen eingerichtet. Gerade deshalb sind Leistungsfähigkeit und Präzision der Bewegungen im normalen Kniegelenk so erstaunlich, weil sie ohne Knochenführung, nur durch die wechselnde Einstellung des Bandapparats und der Muskulatur bewerkstelligt werden.

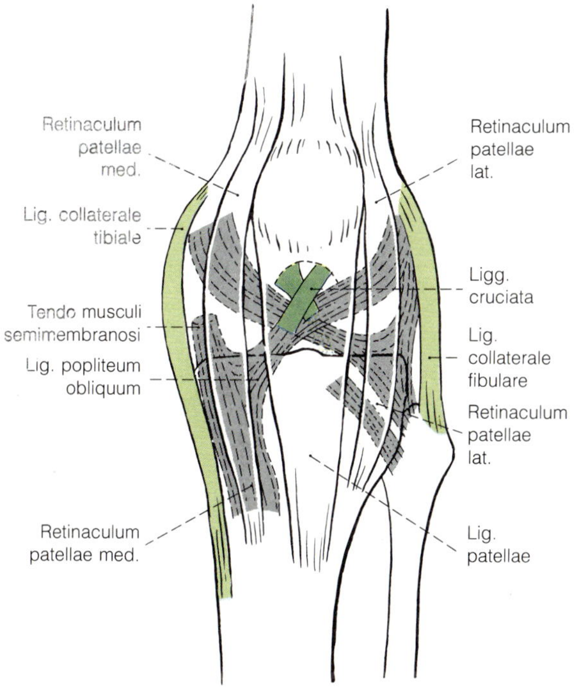
Retinaculum patellae med.
Lig. collaterale tibiale
Tendo musculi semimembranosi
Lig. popliteum obliquum
Retinaculum patellae med.
Retinaculum patellae lat.
Ligg. cruciata
Lig. collaterale fibulare
Retinaculum patellae lat.
Lig. patellae

Abb. 4.7–41. Schema der Kniegelenkbänder. Das Gelenk ist durchsichtig gezeichnet.

Die Hinterwand der Kapsel ist durch schräg verlaufende, sich kreuzende Faserzüge verspannt (Abb. 4.7–41 u. 4.7–42), die bei der Überstreckung und Kreiselung hemmend eingreifen.

In dieses System biegt ein Sehnenstreif des M. semimembranosus ein, der als *Lig. popliteum obliquum* besonders benannt wird. Der kreuzende Faserzug, der von der lateralen Seite kommt und auch Verbindungen zum Fibulakopf hat, wird als *Lig. popliteum arcuatum* beschrieben. Aber auch Verstärkungsfasern der Articulatio tibiofibularis, ferner Sehnenzüge der Gastrocnemius-Köpfe strahlen in diesen Kreuzverband ein, so daß es nebensächlich ist, ob man einzelne Züge besonders benennen will.

Von der großen Anzahl von Schleimbeuteln, *Bursae synoviales,* die an allen Reibestellen das Gelenk umgeben, sind diejenigen besonders bemerkenswert, die mit der Gelenkhöhle zusammenhängen. Erwähnt wurde bereits die *Bursa suprapatellaris*, die einen oberen Recessus des Gelenks bildet und mit ihrer schlaffen Wand den Bewegungen der Kniescheibe folgen kann. Eine weitere Ausbuchtung des Kniegelenks findet sich dort, wo die Sehne des M. popliteus über den lateralen Meniskus hinwegzieht. Dieser *Recessus subpopliteus* kann auch mit der Articulatio tibiofibularis zusammenhängen und damit beide Gelenke in Zusammenhang bringen. Ferner verbinden sich die Schleimbeutel unter der Sehne des Semimembranosus und unterhalb des Ursprungs des medialen Gastrocnemius-Kopfes in der Regel mit der Gelenkhöhle. Eine andere Gruppe von Schleimbeuteln liegt auf vorspringenden Knochenpunkten und schützt sie wie kleine Wasserkissen vor Druck und Reibung. So liegt vor der Kniescheibe die *Bursa praepatellaris,* die in verschiedener Tiefe angetroffen wird, entweder direkt unter der Haut, *Bursa subcutanea praepatellaris*, unterhalb der Faszie, *Bursa subfaszialis praepatellaris*, oder dicht auf der Knochenfläche, subtendinös, *Bursa subtendinea praepatellaris.* Meist ist nur einer von den drei möglichen Schleimbeuteln ausgebildet. Die Kniescheibe berührt den Boden beim Knien nur dann, wenn das Knie nicht zu stark gebeugt ist, also der Oberkörper mit den Armen unterstützt wird. So kann z. B. beim Scheuern von Fußböden, wobei diese Stellung eingenommen wird, der Schleimbeutel sich entzünden. Da er nie mit der Gelenkhöhle zusammenhängt, bleibt die Entzündung zunächst örtlich begrenzt. Auch vor der Tuberositas tibiae findet sich ein Schleimbeutel, *Bursa infrapatellaris profunda.*

Kurze Zusammenfassung

Menisken als verschiebliche Pfannen. Lateraler Meniskus enger und leichter verschieblich, medialer mit dem medialen Seitenband verwachsen. Bei Beugung verschieben sich die Menisken nach hinten. Verletzung meist am medialen. *Ligg. cruciata* zwischen den Condylen geben Festigkeit besonders in Beugelagen. Bei Abriß Schiebladenbewegung. In der Vorderwand Kniescheibe mit *Lig. patellae* und *Retinacula patellae*. Oberer Gelenkrecessus = *Bursa suprapatellaris*. Fettpolster im toten Winkel, verschiebt sich bei Beugung und Streckung. *Lig. collaterale tibiale et fibulare*. Erstes breit, letztes rund, hemmen die Seitenbewegungen. *Bursa infrapatellaris profunda* und *Bursa praepatellaris* ohne Zusammenhang mit dem Gelenk. Entspannungsstellung: leichte Beugung.

4.7.7.2 Obere und untere Tibiofibularverbindung

Die *Articulatio tibiofibularis* (Abb. 4.7–33, 4.7–35 u. 4.7–42) enthält je eine ovale, fast ebene Gelenkfläche am Wadenbeinkopf und am Schienbein. Die letzte befindet sich unterhalb des Rands der Schienbeinteller und liegt völlig im Bereich der Epiphyse. Die eigene Gelenkkapsel ist durch Bänder verstärkt: *Ligg. capitis fibulae anterius et posterius*. Die Gelenkhöhle ist in einem Fünftel der Fälle durch den Recessus subpopliteus mit dem Kniegelenk verbunden. In dem straffen Gelenk, einer Amphiarthrose, sind nur unbedeutende Gleitbewegungen nach vorn und hinten möglich.

Die untere Tibiofibularverbindung, *Syndesmosis [Articulatio] tibiofibularis* (Abb. 4.7–44) läßt als Syndesmose ebenfalls nur geringe Bewegungen zu. Im Bereich dieser Verbindung finden sich zwei kräftige Bänder, *Ligg. tibiofibularia anterius et posterius* (Abb. 4.7–67 u. 4.7–68), die die sog. Malleolengabel verklammern und deshalb auch als Gabelbänder bezeichnet werden.

4.7.7.3 Mechanik des Kniegelenks

Für die Scharnierbewegungen kann eine fast quer durch die Condylen verlaufende Drehachse angenommen werden. In der ersten Phase der Bewegung findet allerdings eine Abwicklung der Gelenkenden statt, der Gelenkspalt klafft vorn, das Femur kippt nach hinten. Bei etwa 20° Beugung hemmen die Kreuzbänder ein weiteres Kippen des Femur; von jetzt ab drehen sich die Femurrollen an Ort und Stelle und gleiten bis zur vollen Beugung, die durch Muskelkraft 130° erreicht, passiv aber auf 150° gesteigert werden kann. Durch Muskelwirkung können also die Hacken nicht an das Gesäß geführt werden, die Beuger sind für diese Strecke insuffizient.

Die Kniescheibe legt im Verlauf der Beugung und Streckung einen Weg von 5 bis 7 cm zurück. In Streckstellung berührt die Kniescheibe nur mit ihrem unteren Gelenkrand die Gelenkfläche des Femur, im übrigen liegt sie auf der Bursa suprapatellaris. Mit zunehmender Beugung gelangt sie in die Gleitbahn zwischen den Oberschenkelrollen, wo sie am besten auf ihre Unterlage paßt; bei spitzwinkliger Beugung liegt sie wie ein Deckel auf den Femurrollen vor der Area intercondylaris, in welcher Stellung sie am wenigsten nach außen vorspringt (Abb. 4.7–38). Je tiefer die Gleitrinne zwischen den Femurrollen ist, desto stumpfer wirkt das Knie, je flacher die Gleitrinne, desto spitzer erscheint es.

Das sog. Femoropatellar-Gelenk ist in Statik und Dynamik des gesamten Kniegelenks integriert. Gelenkpartner sind die überknorpelte Rückfläche der Knie-

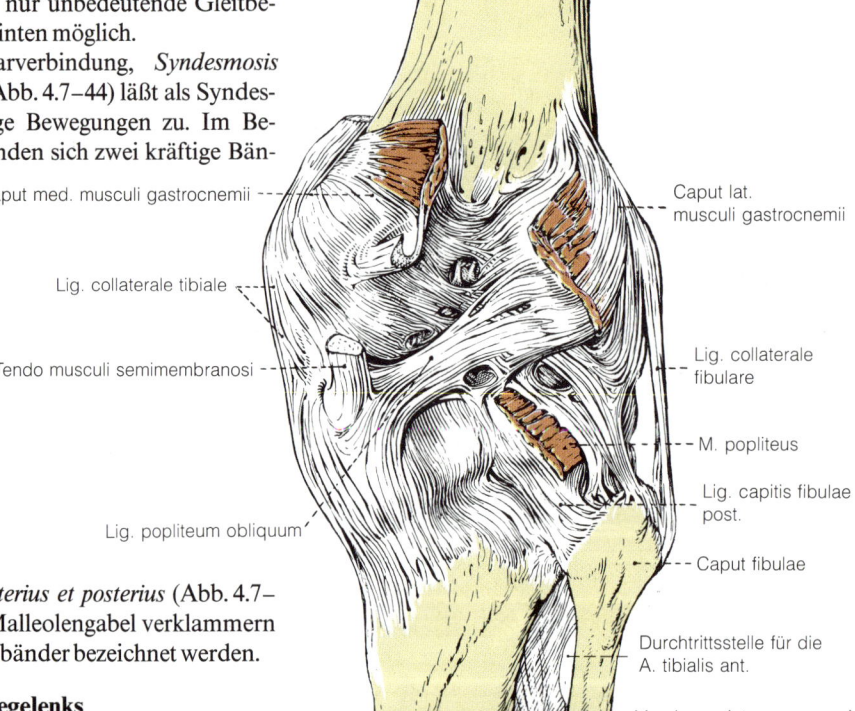

Caput med. musculi gastrocnemii

Lig. collaterale tibiale

Tendo musculi semimembranosi

Lig. popliteum obliquum

Caput lat. musculi gastrocnemii

Lig. collaterale fibulare

M. popliteus

Lig. capitis fibulae post.

Caput fibulae

Durchtrittsstelle für die A. tibialis ant.

Membrana interossea cruris

Abb. 4.7–42. Rechtes Kniegelenk von dorsal (vgl. mit Abb. 4.7–33).

scheibe und die ihr zugekehrte Seite der Gleitfurche zwischen den Femurcondylen. Als stark beanspruchter Teil des Kniegelenks erkrankt das Femoropatellar-Gelenk aufgrund angeborener oder erworbener Führungsstörungen der Kniescheibe im Gleitweg. Funktionelle und morphologische Störungen können zu einer Femoropatellar-Arthrose führen [2].

In der Streckstellung kann man bei erschlafftem Quadrizeps die Patella verschieben, aber nicht von ihrer Unterlage abheben, da sie durch den Luftdruck angepreßt wird.

In der Beugestellung kann die Kniescheibe einen sehr hohen Druck auf ihre Unterlage ausüben. So soll beim Hinzukommen der Stoßkraft, die etwa beim Springen auftritt, der Druck der Kniescheibe gegen die Unterlage nach Berechnung ungefähr 45 Zentner betragen. Auch bei der statischen Belastung, wie in der Kniebeuge, muß die Patella mit erheblichem Druck das Femur nach hinten zu schieben versuchen, was durch die Kreuzbänder verhindert wird. Mit der Beugung gelangt somit die Kniescheibe auf ihr natürliches Drucklager, das in der Streckstellung entbehrt werden kann. Zwar ist in der Beugestellung (Abb. 4.7–38b) die Berührungsfläche zwischen Femur und Tibia verkleinert, jedoch wird nicht die ganze Rumpflast auf diese Fläche übertragen, sondern auch durch Vermittlung der Patella auf das Gleitlager. Im ganzen gesehen verschieben sich also die Druckübertragungsflächen, ohne wesentlich kleiner zu werden. Daher können Angehörige mancher Völkerschaften die ganze Nacht in Hockstellung schlafend verbringen.

Die Streckung kann unter Mitbenutzung der Schlußkreiselung in der Regel so weit durchgeführt werden, daß Ober- und Unterschenkel eine Gerade bilden, also einen Winkel von 180°. Bei Neugeborenen ist das Knie nicht voll streckungsfähig, da die Beuger noch zu kurz sind. Bei manchen Personen, vor allem bei Kindern, kann eine Überstreckung bis 200° stattfinden, die Knie sind nach hinten durchgedrückt (*Genu recurvatum*).

Jedoch ist die Überstreckbarkeit eine Teilerscheinung einer Systemerkrankung aller Gelenke, die eine abnorme Beweglichkeit aufweisen. Auch die angeborene Patellarluxation gehört als sinnfälligstes Symptom in diese erblich bedingte Systemstörung.

Bei dauernder Streckung des Knies, die bei fehlerhafter Lagerung von Beinverletzten auftreten kann, gibt der gedehnte Teil des Bandapparats allmählich nach, wodurch es zu abnormer Beweglichkeit des Kniegelenks kommen kann.

Bei der Streckung wird das Knie versteift, so daß Ober- und Unterschenkel eine feste Tragsäule bilden. Gespannt sind die Seitenbänder, Anteile der Kreuzbänder und die hintere Kapselwand. Zur Feststellung trägt der Tensor fasciae latae mit dem Tractus iliotibialis bei. Die Fähigkeit zur Feststellung des Knies im Stand gehört zu den wesentlichen Leistungen des Kniegelenks. Daher ist ein in Streckstellung knöchern versteiftes Knie für die Gebrauchsfähigkeit des Beins noch

günstiger als ein Schlottergelenk, das keine Heilungsaussichten bietet. In solchen Fällen wird durch Abtragen der Gelenkflächen eine synostotische Versteifung künstlich herbeigeführt. Das geschieht erfahrungsgemäß am besten in einer Beugestellung von 10 bis 20°. Die dadurch bedingte leichte Verkürzung ist beim Gehen für das Spielbein ein Vorteil. Beim Standbein kann sie durch Anheben der Ferse ausgeglichen werden.

Die Hemmung der Streckung tritt plötzlich auf durch Anschlagen des Oberschenkels an den Vorderrand der beiden Menisken. Der Abdruck der gespannten Menisken auf der Gelenkfläche des Femur, der oben als Grenzrinne beschrieben wurde, ist beim Kind kaum ausgeprägt, bei alten Leuten ist er meist vertieft, der Gelenkknorpel ist verdünnt und faserig geworden. Auch das vordere Kreuzband kann in seltenen Fällen am First der Fossa intercondylaris anschlagen und hier eine Rinne im Knorpel erzeugen. Schließlich kann die Eminentia intercondylaris am inneren Rand der lateralen Femurrolle in der Streckstellung eine Impression hervorrufen, wobei die Fasersysteme der Tangentialschicht des Gelenkknorpels sich radiär auf dieses Druckzentrum einstellen. Der Knorpel ist verdünnt, und am mazerierten Knochen läßt sich oft an dieser Stelle eine kleine Grube feststellen. Diese feineren Modellierungen des Knorpelreliefs sind durch die Funktion erworben und führen zu einem genaueren Einpassen der Teile. Sie kommen zustande, wenn durch kleine individuelle Variationen im Gelenkbau an umschriebenen Stellen ein spezifisch hoher Druck auftritt, der den Knorpel so lange zum Umbau und Abbau bringt, bis der örtliche Druckinsult aufhört. Diese Druckstellen bekommen einen geringen Wassergehalt.

Die Beugehemmung erfolgt im wesentlichen durch die Kreuzbänder.

Die äußerste Streckung im Kniegelenk kann nur erreicht werden, wenn gleichzeitig eine Außenrollung der Tibia oder beim Stand eine Einwärtsrollung des Femur erfolgt. Diese sog. *Schlußrotation* beträgt etwa 5° und erlaubt ein weiteres Strecken von etwa 10°. Aus dieser Stellung kann die Beugung nicht eher erfolgen, als bis die Schlußrotation rückgängig gemacht ist; dadurch ist eine weitere Sicherung des gestreckten Knies gegeben. Durch die Schlußrotation wird also das Kniegelenk in Streckstellung zugeschraubt. Umgekehrt scheint bei äußerster Beugung der Unterschenkel im Kniegelenk nach innen gekreiselt zu werden. Wenn bei rückgeneigtem Becken das Lig. iliofemorale gespannt wird, sucht der obere Teil des Bandes das Femur einwärts zu rollen und damit die Schlußrotation festzuhalten. So stellt das rückgeneigte Becken das Kniegelenk in einer gegen Beugung gesicherten Lage fest.

Diese Zwangskreiselungen in den Grenzstellungen sind keine Besonderheit des Kniegelenks, sondern finden sich bei allen Gelenken von mindestens zwei Graden der Freiheit (s. Hüft- und Schultergelenk).

Der Mechanismus der Schlußrotation kommt dadurch zustande, daß das vordere Kreuzband bei äußerster Streckung überspannt wird. Entsprechend seiner schrägen Verlaufsrichtung, welche die Rotationsachse medialwärts überkreuzt, muß es dabei den Unterschenkel nach außen kreiseln.

Die willkürliche Kreiselung des Unterschenkels ist in der Streckstellung unmöglich, nimmt aber mit fortschreitender Beugung an Umfang stetig zu. Dabei ist die Einwärtskreiselung des Unterschenkels beschränkt auf 5 bis 10°, der Umfang der Auswärtskreiselung ist etwa drei- bis fünfmal so groß. Die längsgestellte Kreiselungsachse liegt nach medial verschoben im Gebiet des medialen Schienbeintellers und bewegt sich mit der Tibia. Es legt also der laterale Schienbeinknorren einen größeren Weg zurück als der mediale, und dem entspricht die größere Verschieblichkeit des lateralen Seitenbands und des lateralen Meniskus.

Bei gestrecktem Knie kann somit nur das Bein als Ganzes im Hüftgelenk gekreiselt werden. Wenn aber das Bein als Tragsäule einknickt, übernimmt das Kniegelenk die Kreiselung des Unterschenkels, was z. B. beim Gehen in schwierigem Gelände von Vorteil ist, wo man stets mit etwas gebeugten Knien geht, um dem Unterschenkel und Fuß mehr Freiheit zur Einstellung zu geben. Im allgemeinen werden die aktiven willkürlichen Kreiselungen im Knie bei unbelastetem Bein ausgeführt, wenn beim Gehen oder Klettern der Fuß die geeignete Unterstützungsfläche sucht. Starke Kreiselungen des Ober- und Unterschenkels kann man beim Fußballspiel beobachten.

Will man sich den Vorgang der Kreiselung des Oberschenkels gegen den Unterschenkel anschaulich machen, stelle man einen Fuß mit gebeugtem Knie auf einen Stuhl und drehe den ganzen übrigen Körper durch Hüpfen auf dem Standbein um die Längsachse der Tibia. Um sich klarzumachen, daß eine Kreiselung im Hüftgelenk und eine solche im Kniegelenk verschiedene Bewegungen sind, hebe man den Oberschenkel und lasse den Unterschenkel senkrecht nach abwärts hängen. Führt man jetzt eine Kreiselung im Hüftgelenk aus, dann muß der Unterschenkel wie ein Pendel nach rechts und links gehen, also adduziert und abduziert werden. Aus jeder dieser Stellungen kann man den Unterschenkel für sich kreiseln. Es ist zu bedenken, daß die Kreiselungsachsen des Femur und der Tibia mit der Längsrichtung beider Knochen festliegen und daher bei der Kniebeugung mitwandern und Beugungswinkel einschließen. Würde man beim Gehen und Laufen in der Hüfte stark auswärtskreiseln, müßte der Fuß des Schwungbeins an das Standbein anschlagen. Die aktive Ausrichtung der Fußspitze, die wir als Zeiger betrachten, wird also bei gestrecktem Knie, abgesehen von der Schlußrotation, vom Hüftgelenk regiert, bei der Beugung aber nur vom Kniegelenk.

Wenn man also im Stand die Fußspitze stark nach auswärts stellt, geschieht das durch eine Außenrollung des Beins im Hüftgelenk. Macht man aus dieser Stellung eine Kniebeuge, kann man auch den Unterschenkel infolge Erschlaffung der Seitenbänder nach auswärts rollen, bis die Füße einen Winkel von fast 180° einschließen. Wenn man jetzt die Knie streckt, muß die Auswärtsrollung des Unterschenkels bis auf den kleinen Betrag der Schlußrotation rückgängig gemacht werden, die Fußspitzen gehen zwangsweise um den gleichen Betrag nach einwärts. Wenn beim Kniebeugen mit auswärtsstehenden Fußspitzen die Knie auseinanderweichen, beruht das auf der auswärtsgerollten Stellung des Femur, bei der die Drehachsen der Kniegelenke schräg gestellt werden, derart, daß ihre Verlängerungen sich vor dem Körper schneiden. Umgekehrt kann man mit stark einwärtsgestellten Fußspitzen nur eine geringe Kniebeuge ausführen, so lange, bis die Knie zusammenstoßen. Bei den angeführten Bewegungen ist nicht die Torsion von Femur und Tibia berücksichtigt, deren Bedeutung später erläuert wird.

Kurze Zusammenfassung

Scharniergelenk mit querer Achse, 130° Beugung durch Muskeln, Kniescheibe gleitet 5 bis 7 cm, bei Streckung vor der Bursa suprapatellaris stehend. Bei *Streckung* bilden Femur und Tibia 180°, Überstreckung = Genu recurvatum. Versteifung des gestreckten Knies zur *Tragsäule* (Spannung der Seitenbänder, von Teilen der Kreuzbänder und der hinteren Kapselwand). *Schlußrotation* (5°) = Außenrollung der Tibia oder Innenrollung des Femur am Schluß der Streckung erlaubt weitere Streckung. Willkürliche *Kreiselung* des Unterschenkels nur bei gebeugtem Knie, Kreiselungsachse nach medial verschoben.

4.7.7.4 Bewegende Kräfte am Knie

Schon die Schwere kann ein streckendes Moment haben, wenn bei vorgeneigtem Rumpf die Schwerlinie vor der queren Drehachse des Kniegelenks vorbeiläuft (Abb. 4.7–28b). Bei gelähmten Streckmuskeln kann daher das Stehen noch möglich bleiben, wenn der Unterschenkel durch die Schwere gestreckt wird (Abb. 4.7–24). Bei rückgeneigtem Rumpf fällt das Schwere-Lot hinter die Achse des Kniegelenks, die Schwere hat jetzt ein beugendes Moment. Das gleiche ist der Fall, wenn man aus der Normalstellung in die Kniebeuge geht. Je größer dabei der Abstand der Schwerlinie von der Kniegelenkachse wird, desto größer wird das Drehmoment der Schwere, desto größer muß die Spannung des Quadrizeps werden, um das System im Gleichgewicht zu halten (Abb. 4.7–43). Den größten Abstand hat die Schwerlinie von der Knieachse, wenn der Oberschenkel horizontal steht. Wenn der Quadrizeps sich aus dieser Stellung verkürzt, muß er durch seine erhöhte Spannung die Schwere überwinden. Dieses Bild gibt uns eine Anschauung von der Hauptwirkung der Strecker und zugleich das Verständnis für die Tatsache, daß die gegen die Schwere arbeitenden Strecker stärker sein müssen als die Beuger.

Beim Aufrichten aus der Kniebeuge werden Ober- und Unterschenkel im Knie gegeneinander bewegt. Ist aber der Oberschenkel festgestellt, wie beim Sitzen auf dem Stuhl, dann ist das Ende der Gliederkette des Beins frei, und bei der Streckung durch den Quadrizeps wird nur der Unterschenkel gegen den festliegenden Oberschenkel bewegt. Während die Streckung dem Quadrizeps zufällt und der Tensor fasciae latae das Knie in Streckstellung fixiert, wirken beugend auf den Unterschenkel: Bizeps, Semitendinosus, Semimembranosus, Sartorius, Gracilis und Gastrocnemius.

Da das Kniegelenk im wesentlichen von den Muskeln des Oberschenkels beherrscht wird, die größtenteils auch auf das Hüftgelenk wirken, werden durch diese zweigelenkigen Muskeln in den Grenzstellungen auch beide Gelenke zwangsweise verkoppelt. Diese zweigelenkigen Muskeln sind hinten die ischiokrurale Muskelgruppe, vorn im wesentlichen der Rectus femoris. Die aktive und passive Insuffizienz der ischiokruralen Muskeln wurde schon früher erörtert. Wenn man bei gestrecktem Knie den Rumpf im Hüftgelenk vorbeugt, werden die ischiokruralen Muskeln gedehnt und suchen das Knie zu beugen (Abb. 4.3–7), während auf der Vorderseite der Rektus entspannt ist. Wird umgekehrt der Rumpf durch Strecken im Hüftgelenk rückgeneigt, dann wird der Rektus gedehnt (Abb. 4.4–12) und steigert seine Streckwirkung auf das Knie, während die ischiokruralen Muskeln sich relativ entspannen. In den Grenzstellungen werden also Beugung der Hüfte mit Beugung des Knies und Streckung der Hüfte

mit Streckung des Knies verkoppelt. Diese Verkopplung ist für den Gang bzw. Lauf von Bedeutung, man nennt sie allgemein muskuläre Koordination.

Eine Streckbewegung ist auch bei Lähmung des Quadrizeps möglich, wenn der Patient mit gebeugtem Knie auf dem Rücken liegt. Dann kann der Glutaeus maximus durch Streckung in der Hüfte auch das Knie strecken, wenn die aufliegende Ferse nach distal ohne Widerstand verschoben werden kann.

Als Kreiselmuskeln kommen die Kniebeuger in Betracht, von denen die lateral am Unterschenkel inserierenden Auswärtskreiseler, die medial inserierenden Einwärtskreiseler sind. Auswärtskreiseler sind somit der Bizeps femoris, der etwas vom Tensor fasciae latae unterstützt wird. Einwärtskreiseler sind, der Wirksamkeit nach geordnet: Semimembranosus, Semitendinosus, Sartorius, Popliteus und Gracilis. Die kreiselnde Wirkung der Muskeln wächst mit zunehmender Beugung, bei der gleichzeitig der Kreiselungsumfang größer wird. In gebeugter Stellung stehen die Rotatoren mehr senkrecht zur Längsachse des Unterschenkels, in der die Kreiselungsachse liegt, und bekommen dadurch ein günstigeres Moment. Die Einwärtskreiseler haben über die Auswärtskreiseler ein Übergewicht, die Verhältnisse liegen also umgekehrt wie beim Hüftgelenk. Der im Knie gebeugte, frei herabhängende Unterschenkel steht daher leicht einwärtsgedreht. Dabei ist der Umfang der Einwärtskreiselung wesentlich geringer als jener der Auswärtskreiselung. Wiederum liegen die Verhältnisse so, daß für den kleineren Bewegungsumfang aus der Mittelstellung heraus die stärkeren Muskeln zur Verfügung stehen, die erst nach der Dehnung durch ihre Antagonisten die größte Arbeit leisten, indem sie die Mittelstellung wiederherstellen. Die Muskelgruppen, die in die aufrechte Körperhaltung zurückführen, sind also jeweils stärker als ihre Antagonisten.

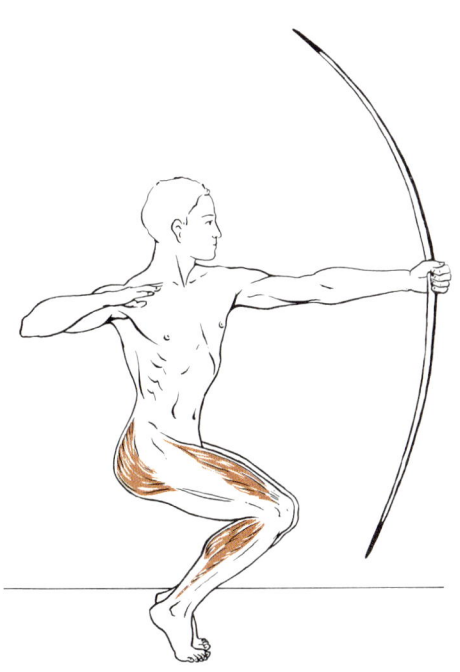

Abb. 4.7–43. Schematische Darstellung wichtiger Muskeln (Mm. glutaeus maximus, quadriceps femoris und triceps surae), die den Körper bei Kniebeuge und Zehenstand halten.

> ### Kurze Zusammenfassung
> Bei Rückneigung fällt das Schwere-Lot hinter die Knieachse und bewirkt Beugung, umgekehrt bei Vorneigung. Ischiokrurale Muskeln bedingen bei Beugung der Hüfte Beugung des Knies und umgekehrt = *muskuläre Koordination. Beuger:* Ischiokrurale Muskeln, Sartorius, Gracilis, Gastrocnemius. *Strecker:* Quadriceps femoris. *Auswärtskreiseler:* Biceps femoris. *Einwärtskreiseler:* Semimembranosus, Semitendinosus, Sartorius, Popliteus, Gracilis.

Literatur

[1] Baumgartl, E.: Das Kniegelenk. Springer, Berlin 1964
[2] Holland, Ch.: Erkrankungen des Femoropatellar-Gelenks. Dtsch. Ärztebl. 71 (1974)

4.7.8 Skelett des Unterschenkels und des Fußes[1]

4.7.8.1 Knochen des Unterschenkels

Die beiden Knochen des Unterschenkels, das Schienbein, *Tibia,* und das Wadenbein, *Fibula,* sind in frühen Entwicklungsstadien von fast gleicher Stärke und stehen ursprünglich beide in Verbindung mit dem Femur. Allmählich gewinnt die Tibia das Übergewicht und wird zum tragenden Skeletteil, während die Fibula vom Femur abgedrängt wird, so daß sie schließlich im oberen Teil lateral hinten liegt und ferner gegen die Tibia nach abwärts verschoben ist. Bei manchen Tieren ist die Fibula fast ganz geschwunden, indem zunächst der Schaft sich rückbildet, dann von den beiden Enden das proximale fehlt, während das distale noch eine Bedeutung für die Gelenkverbindung mit dem Fuß behalten kann.

Die *Tibia* (Abb. 4.7–44, 4.7–45 u. 4.7–46) ist in ihrem proximalen Ende kolbig aufgetrieben und trägt auf den beiden Knorren *Condylus medialis et Condylus lateralis,* die *Facies articularis superior,* in Form von zwei annähernd ovalen Flächen zur gelenkigen Verbindung mit den Femurrollen. Zwischen den beiden Gelenkflächen, von denen die laterale weniger gehöhlt und sagittal kürzer ist als die mediale, befindet sich ein breites Feld, das vorn und hinten vertieft ist *Areae intercondylaris anterior et posterior,* und hinter der Mitte eine Erhebung trägt, an welche die beiderseitigen Gelenkflächen heranreichen. Diese *Eminentia intercondylaris* ist demnach jederseits in einen erhöhten Zacken, *Tuberculum intercondylare mediale et laterale,* ausgezogen, von denen der mediale mit einem schrägen Abhang in die Gelenkfläche übergeht. Der an beide Gelenkflächen angrenzende Knochenrand geht vorn allmählich auf die erhöhte *Tuberositas tibiae* über, wodurch im Sagittalschnitt die Tibia schräg abgestutzt erscheint. Der überhängende hintere Teil des seitlichen Knorrens trägt die kleine ovale Gelenkfläche zur Verbindung mit der Fibula.

Der Schaft der Tibia ist bei Erwachsenen dreikantig, während er bei Feten und Kindern bis zum zweiten Lebensjahr noch einen rundlichen Querschnitt besitzt. Werden die Unterschenkelmuskeln frühzeitig gelähmt, bleibt die rundliche Form bestehen, ein Zeichen dafür, daß die Tätigkeit der Muskeln die dreikantige Form erzwingt. Mit der vorderen Schienbeinkante, *Margo anterior,* hat jeder schon schmerzliche Erfahrungen gemacht, da sie zusammen mit der medialen Fläche dicht unter der Haut liegt und ohne Vorschaltung einer druckverteilenden Einrichtung zur Aufnahme von Druck und Stoß gänzlich ungeeignet ist. Durch die Empfindlichkeit wird jeder gewarnt, den Knochen an einer solch ungeschützten Stelle zu belasten. Die beiden anderen Kanten springen weniger scharf vor. Der

laterale *Margo interosseus* dient der Anheftung der *Membrana interossea cruris,* der mediale ist stumpf. Von den Kanten werden drei Schienbeinflächen abgegrenzt. An der hinteren Fläche, *Facies posterior,* verläuft im proximalen Abschnitt eine schräge Linie, *Linea musculi solei,* und unterhalb derselben führt ein *Foramen nutricium (nutriens)* schräg in distaler Richtung in den Markraum des Knochens. Der Schaft der Tibia erleidet während der Entwicklung eine Torsion in dem Sinne, daß das distale Ende der Tibia auswärts gedreht wird.

Das distale Endstück ist weniger verbreitert und nach medial zu dem starken inneren Knöchel, *Malleolus medialis,* ausgezogen. Es trägt die in sagittaler Richtung konkave Gelenkfläche, *Facies articularis inferior,* die sich auf die Innenseite des Knöchels, *Facies articularis malleoli,* fortsetzt und zusammen mit dem lateralen Knöchel der Fibula eine Gabel bildet, in der sich das Fußskelett gegen die Unterschenkelknochen bewegt. Wo sich die Fibula an die Tibia anlagert, besteht ein leicht gehöhlter Ausschnitt, *Incisura fibularis.*

Auf der Rückfläche des Malleolus medialis sind einige Sehnenfurchen ausgeprägt, von denen die tiefste, *Sulcus malleolaris,* für die Sehnen von M. tibialis posterior und M. flexor digitorum longus bestimmt ist (Abb. 4.7–68).

Das Wadenbein, *Fibula* (griechisch: Perone; Abb. 4.7–44), ist ein schlanker, biegsamer Knochen, der gegen die Tibia nach abwärts geschoben erscheint, so daß der proximale Wadenbeinkopf das Kniegelenk nicht erreicht, der distale dagegen als lateraler Knöchel, *Malleolus lateralis,* den medialen Knöchel überragt. Der Knochen ist von Muskeln umhüllt, daher der Name Wadenbein, jedoch sind das proximale Ende und ein großes Stück des distalen durch die Haut leicht zu tasten. Der Wadenbeinkopf, *Caput fibulae,* ist zu einer Spitze, *Apex capitis fibulae,* ausgezogen und besitzt eine kleine ovale Gelenkfläche zur Verbindung mit der Tibia, *Facies articularis capitis fibulae.* Der Malleolus lateralis trägt an seiner medialen Seite eine Gelenkfläche zur Anlagerung an das Sprungbein, *Facies articularis malleoli,* und ist hinten gefurcht, *Sulcus malleolaris,* durch die Sehnen der Wadenbeinmuskeln, *Mm. peronei.* Am Schaft lassen sich vier Kanten unterscheiden, von denen die eine, *Margo interosseus,* zum Ansatz der Membrana interossea cruris dient.

Die Fibula ist ein federnder Stab, der sich bei manchen Fußbewegungen etwas verbiegt. Wenn das Sprungbein durch Umknicken des Fußes nach außen gegen die durch Bänder zusammengehaltene Malleolengabel andrängt, verbiegt sich der Fibulaschaft, *Corpus fibulae,* als der längere Hebel nach einwärts gegen die Tibia. Bei Einwirkung stärkerer Gewalten kann hierbei die Fibula oberhalb des Knöchels brechen. Gegenüber der Tibia führt die Fibula bei den normalen Ausschlägen im oberen Sprunggelenk (*Plantarflexion* und *Dorsalextension*) zusätzlich noch sagittale, transversale, vertikale und rotatorische Bewegungen durch. Diese werden durch die Keilform der Trochlea tali so-

---

[1]　Herrn Prof. Dr. H.-M. SCHMIDT, Würzburg, danke ich für seine wertvolle, kenntnisreiche Mithilfe bei der Überarbeitung der Kapitel 4.7–8 und 4.7–9 sowie für die Überlassung neuer Abbildungen.

wie die schraubenartige Gestaltung der seitlichen Rollengelenkfläche kompensatorisch erzwungen [7].

Die *Membrana interossea cruris* (Abb. 4.7–33) ist ein Bestandteil der Syndesmosis tibiofibularis und spannt sich als sehnige Haut zwischen den Margines interosseae beider Unterschenkelknochen aus. Sie ist oben breit und dünn, nach unten wird sie schmäler und stärker und geht hier, wo die stärkere Beanspruchung stattfindet, in die kräftigen Bänder über, die den lateralen Knöchel an die Tibia heften, *Ligamentum tibiofibulare anterius et posterius* (Abb. 4.7–68 u. 4.7–69). Die Membran hat auch die gleiche Faserrichtung wie diese Bänder, d. h. von der Tibia schräg abwärts zur Fibula.

Von beiden Seiten der Membran nehmen Muskeln ihren Ursprung, so daß man die Zwischenknochenhaut als eine Fortsetzung der Knochen in ein sehniges Skelett auffassen kann. Im proximalen Teil findet sich eine ovale Öffnung für den Durchtritt der A. und V. tibialis anterior (Abb. 4.7–33).

Die Verknöcherung der Tibia beginnt fast gleichzeitig mit jener des Femur; in der proximalen Epiphyse erscheint der Kern um die Zeit der Geburt, in der distalen Epiphyse einige Monate später. Die letztere verschmilzt früher mit der Diaphyse als die erstere, die Tibia wächst etwas stärker in ihrem proximalen Teil (Abb. 4.7–36 u. 4.7–45). Die Tuberositas tibiae entsteht im 11. bis 12. Jahr von der proximalen Epiphyse aus, kann aber einen selbständigen Kern besitzen. Sie bleibt dann durch eine Grenzlinie vom Schaft geschieden. Störungen in der Verknöcherung, die mit einer Verkalkung des Sehnenansatzes einhergehen, führen zu Schmerzen an der verdickten Tuberositas tibiae (*Osgood-Schlattersche Krankheit* der Tibiaapophyse).

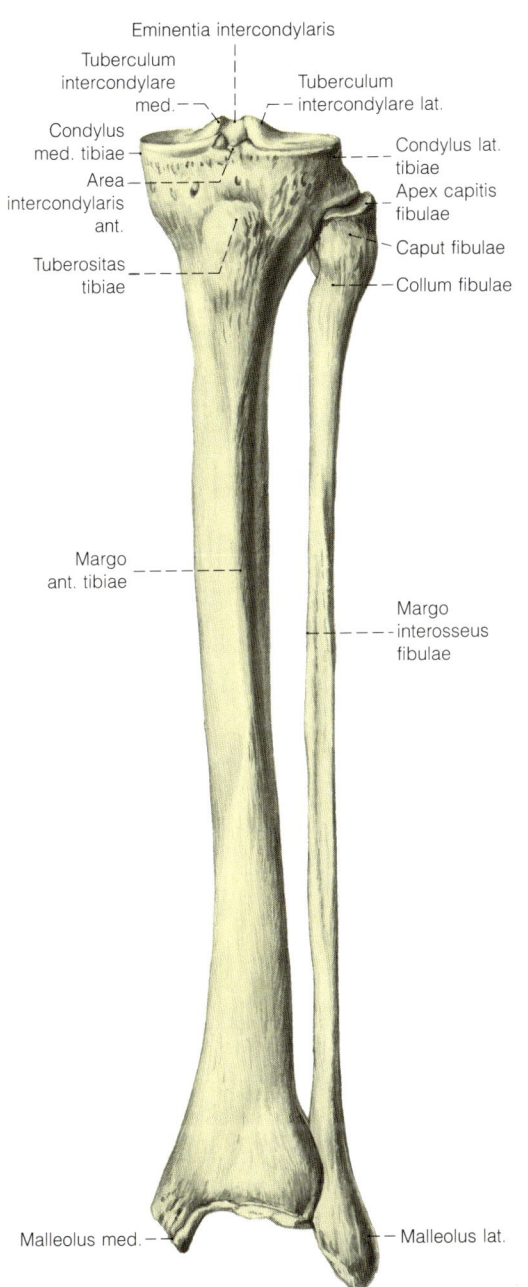

Abb. 4.7–44. Linke Tibia und Fibula von ventral.

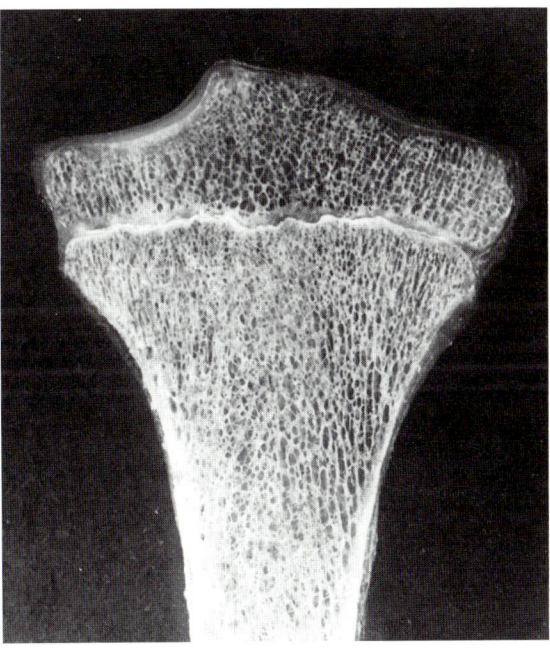

Abb. 4.7–45. Frontalschnitt durch das proximale Ende der Tibia eines achtzehnjährigen jungen Mannes. Beachte die noch deutliche Epiphysenlinie.

Die Verknöcherung der Fibula erfolgt später als die der Tibia. Die distale Epiphysenfuge liegt in der gleichen Höhe wie die Endfläche der Tibia.

4.7.8.2 Skelett des Beins im Zusammenhang

Hier seien einige Besonderheiten der Knochen, die nur aus dem Zusammenhang verstanden werden können, erwähnt.

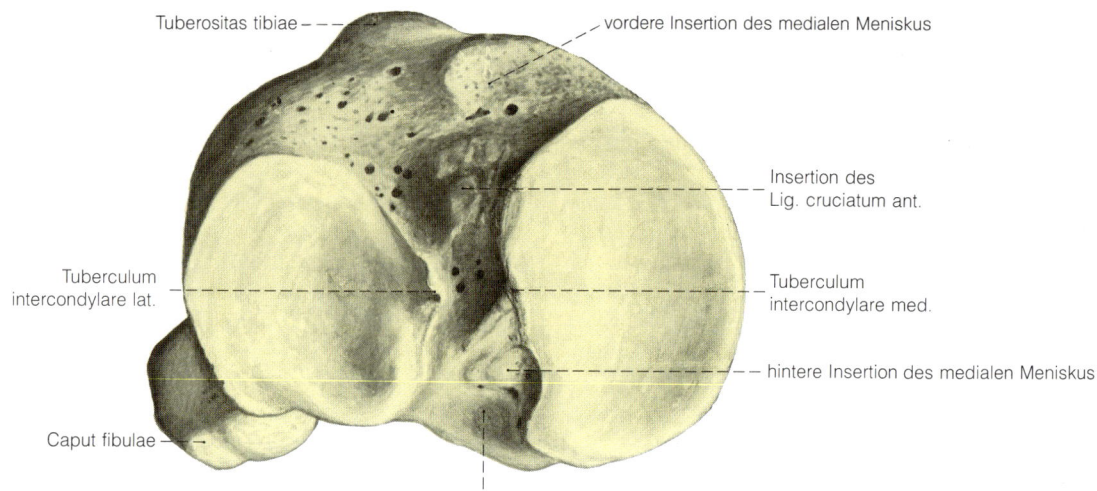

Abb. 4.7–46. Linker Tibiakopf von proximal (vgl. mit Abb. 4.7–37).

Als *Retroversio tibiae* bezeichnet man die Rückneigung des Tibiakopfes gegen den Schaft. Sie entsteht ontogenetisch aus dem gerade gestreckten Zustand als Wachstumsergebnis gleichzeitig mit der zunehmenden Beugestellung im Kniegelenk, die Beine wachsen in die gebeugte Stellung hinein. Wenn nach der Geburt die Beine gestreckt werden, bildet sich die Retroversio zurück bis auf einen Winkel von 7,6 bis 14,2°. Die stärkere Retroversio in der Fetalzeit kann also nicht als phylogenetisch bedingt angesehen werden. Bei Menschen, die in Hockstellung zu sitzen pflegen, bleibt eine starke Retroversio bestehen, dazu kommt eine besondere Ausbreitung der distalen Gelenkfläche über den Vorderrand des Knochens zum Kontakt mit dem Talushals, Höckerfacette, „orientalischer Typus". Die Retroversio begünstigt somit die Beugestellung des Kniegelenks und findet sich auch stark ausgeprägt bei Menschenaffen. Auch bei einer Rückneigung des Tibiakopfes kann die Gelenkfläche im Stand horizontal liegen, wenn der gegen das Lot nach hinten abgewinkelte Schaft schräg steht und damit das obere Sprunggelenk in eine Dorsalstreckung gerät.

Unter *Torsion der Tibia* versteht man eine Verwindung des Knochens, durch die das distale Knochenende gegen das proximale nach außen gedreht ist. Beim Ungeborenen ist diese Verdrehung noch nicht vorhanden, da sonst die Fußspitzen nach auswärts gestellt und aus der Kontur der zusammengekauerten Fruchtwalze herausragen würden. Beim Erwachsenen beträgt die Torsion in zwei Dritteln der Fälle 5 bis 20°, im Durchschnitt etwa ebensoviel wie die Torsion des Femur, die aber stärker wechselt. Eine negative Torsion mit Einwärtsdrehung des unteren Endes gegen das obere kommt nur in krankhaften Fällen vor, so bei hochgradigem Plattfuß.

Die Torsionen von Femur und Tibia können nicht als selbständige Erscheinungen verstanden werden, sondern müssen untereinander in Korrelation stehen. Die Verdrehung ist so gerichtet, als ob am Knie eine

Einwärtsdrehung beider Knochen um etwa 5 bis 20° stattgefunden hätte, wenn dabei der Schenkelhals und die quere Knöchelachse in einer Frontalstellung festgehalten würden, wie das in Abb. 4.7–47 schematisch dargestellt ist. Setzt man also die Füße geradeaus und damit die Knöchelachse frontal, muß die Kniegelenkachse durchschnittlich um 5 bis 20° einwärtsgedreht stehen, wenn man von der Schlußrotation absieht. Dabei

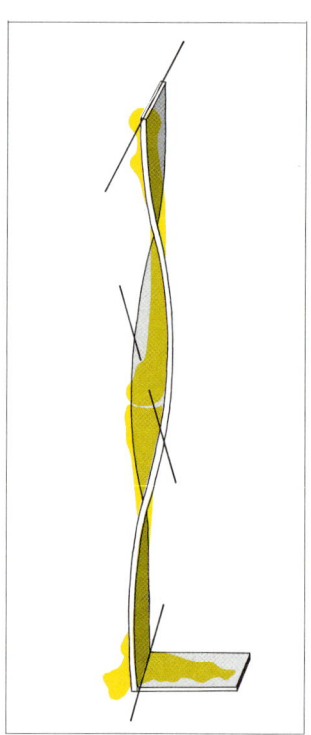

Abb. 4.7–47. Schema zur Torsion von Femur und Tibia. Die Torsionsebenen sind durch eine Platte dargestellt, in die das Skelett der unteren Gliedmaße als punktierte Kontur eingezeichnet ist. Die Querachsen des Hüftgelenks, des Kniegelenks und des oberen Sprunggelenks sind, perspektivisch verzerrt, eingetragen.

steht auch in der Regel der Schenkelhals ungefähr frontal. Stellt man die Schenkelhalsachse frontal, sind genaugenommen die Füße um die Differenz zwischen dem Verdrehungswinkel von Femur und Tibia nach außen bzw. nach einwärts gestellt. Stellt man die Knieachse frontal, sind die Füße um so viel auswärtsgedreht, wie der Drehungswinkel des Schienbeins beträgt, also etwa um 5 bis 20°. Die großen individuellen Unterschiede in der ungezwungenen Fußstellung sind größtenteils auf das individuell sehr verschiedene Ausmaß der Torquiertheit von Femur und Tibia zurückzuführen. Wie unterschiedlich in sich gedreht die Beine bei den Menschen sind, sieht man am deutlichsten, wenn sie laufen oder radfahren. Wichtig ist für das Laufen die Tatsache, daß die Knieachse im allgemeinen bei geradeaus gestellten Füßen einwärts gedreht ist. Bei einer Beugung geht deshalb der Unterschenkel nach außen, er beugt sich vom Standbein

weg. Wenn man beim Laufen die Füße geradeaus setzt, kann daher der gebeugte Unterschenkel des Schwungbeins unbehindert am Standbein vorbeigeführt werden, ohne anzuschlagen. Selbst beim Laufen mit leicht auswärtsgesetzten Füßen steht die Knieachse noch frontal, und der Unterschenkel pendelt parallel zur Medianebene. Bei starken Abweichungen von dem gewöhnlichen Ausmaß der Torsion ist das schnelle Laufen gestört, weil die Knie nicht mehr in einer Sagittalebene geführt werden können.

Beim Laufen mit stark auswärtsgesetzten Füßen müßte in der Regel im Hüftgelenk eine aktive Außenrollung stattfinden, wodurch der gebeugte Unterschenkel eher in Gefahr gerät, in Konflikt mit dem Standbein zu kommen. Daher müßte gleichzeitig im Hüftgelenk abduziert werden, um das Schwungbein unbehindert an dem Standbein vorbeizuführen. Es wäre also Muskelarbeit nötig, die nicht der Fortbewegung des Körpers zugute kommt. Deshalb laufen Sportler stets mit geradeaus gestellten Füßen. Beim gewöhnlichen Gehen wird die Fußspitze in individuell verschiedener Weise auswärtsgesetzt, meist der rechte Fuß stärker als der linke. Kinder, die gehen lernen, „fallen über ihre eigenen Füße", die infolge der geringen Tibia-Torsion oft noch einwärtsgestellt sind. Außerdem ist die Supinationsform der Füße des Ungeborenen noch nicht überwunden.

Abb. 4.7–48. Die Konstruktion des menschlichen Beins a) Vorderansicht, b) Seitenansicht, c) Rückansicht. Zur Erläuterung: ausgezogene rote Linie = Tragelinie; gestrichelte rote Linie = Schaftachse des Oberschenkels.

Der Richtungsverlauf der Tragelinien von Ober- und Unterschenkel läßt ein Dreieck erkennen, das an den Füßen auf der Spitze steht. Damit wird der im Beckenraum liegende Schwerpunkt des Körpers bei der Erhaltung des aufrechten Standes wirksam unterstützt. Schaftachse des Oberschenkels und Tragelinie des Unterschenkels bilden zusammen den Außenwinkel des Beins, der an der Kniebasis gemessen etwa 174° beträgt.

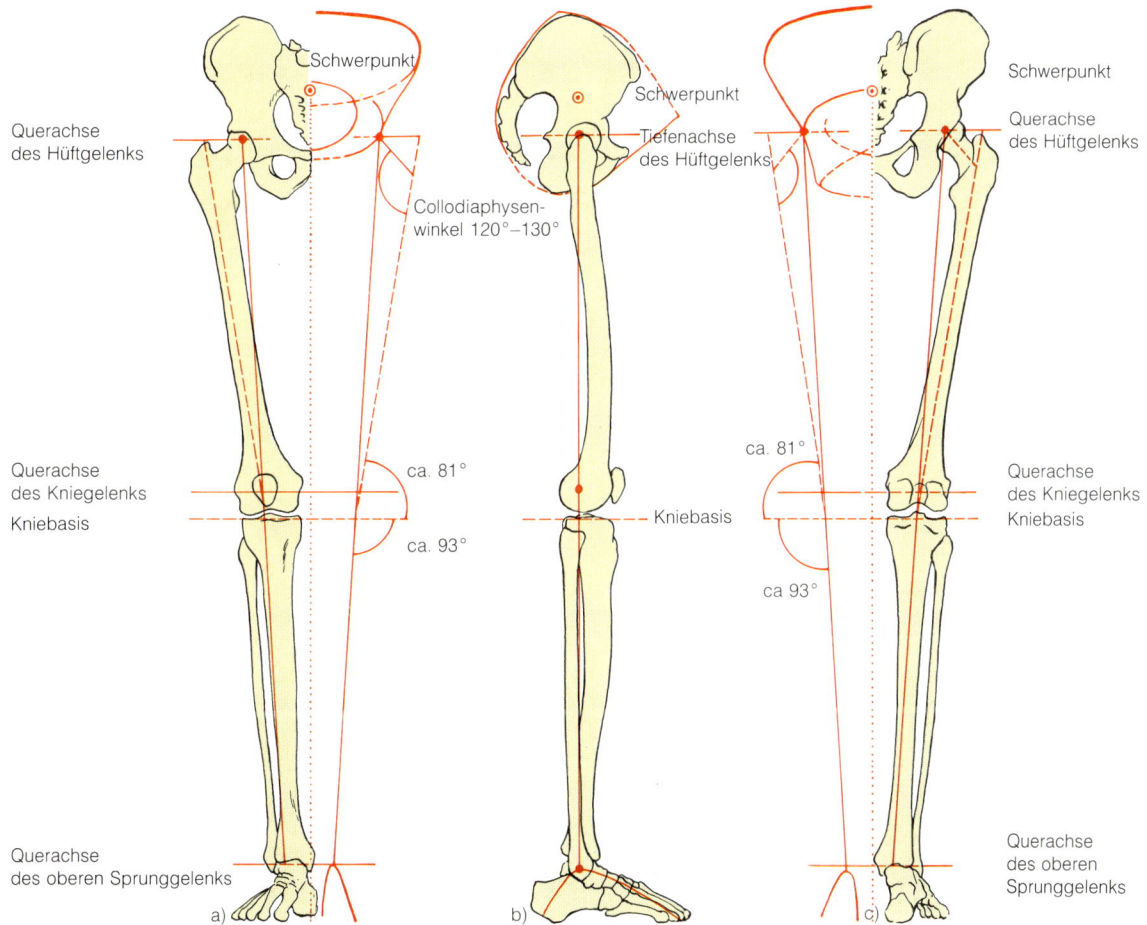

Schwerpunkt

Querachse des Hüftgelenks

Collodiaphysen-winkel 120°–130°

Tiefenachse des Hüftgelenks

Schwerpunkt

Querachse des Hüftgelenks

ca. 81°

Querachse des Kniegelenks

Kniebasis

ca. 93°

ca. 81°

Kniebasis

ca 93°

Querachse des Kniegelenks

Kniebasis

Querachse des oberen Sprunggelenks

Querachse des oberen Sprunggelenks

a)   b)   c)

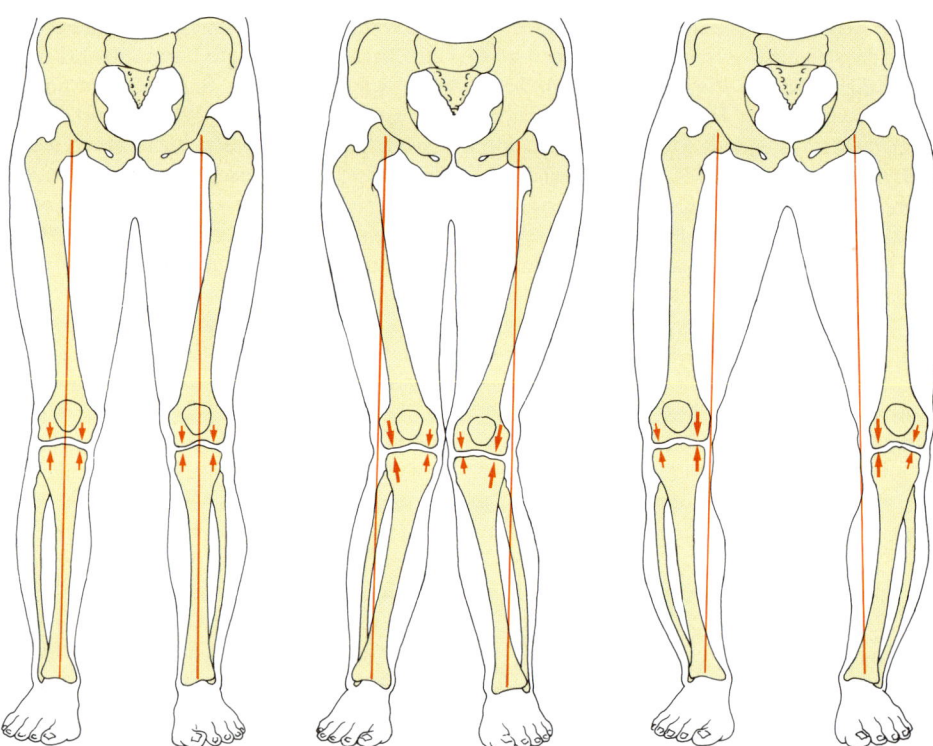

Abb. 4.7–49. Belastungsverteilung an unterschiedlich geformten Kniegelenken. Links normales Bein: Gelenkflächen und Bänder des Kniegelenks werden annähernd gleichmäßig belastet. Mitte Genu valgum (X-Bein): Überlastung der lateralen Schenkelrolle der lateralen Schienbeinkopf-Gelenkfläche und des lateralen Meniskus, Dehnung des medialen Kollateralbands. Rechts Genu varum (O-Bein): Überlastung der medialen Schenkelrolle der medialen Schienbeinkopf-Gelenkfläche und des medialen Meniskus. Dehnung des lateralen Kollateralbands (aus BAUMGARTL 1964).

Zur Entwicklung [1]

Beim neugeborenen Säugling stehen Ober- und Unterschenkel noch gebeugt, das Femur nach außen gedreht und abduziert. Die Patellargegend schaut schräg nach außen, die Füße sind erst mehr, dann weniger dorsalflektiert und die Sohlenflächen einander supinatorisch zugewandt. Obwohl der Säugling den Fuß viel und kräftig bewegt, ist ihm die Pronations-Supinations-Bewegung noch nicht vollständig möglich. Sie gelingt erst unter der Last des sich spontan aufrichtenden Kindes, das sich dann bald in den Zehenstand erhebt und sich früher oder später für längere Zeit im Zehengang fortbewegt. Die Ausdrücke Zehenstand und Zehengang sind üblich, aber nicht präzise. Präziser ist Vorfußstand und Vorfußgang (gegenüber dem Zehenspitzenstand der Tänzer).

Diese Aufrichtung auf den Vorfuß ist für die Entwicklung der unteren Extremität offenbar von großer Bedeutung. Im Gegensatz zur insgesamt supinatorischen Ruhestellung des Säuglingsfußes führt die Aufrichtung zu einer pronatorischen Gegenbewegung des Vorfußes zum Rückfuß, der die supinatorische Stellung noch verstärkt (Abb. 4.7–50). Charakteristisch ist die Belastung des Großzehenballens bei Entlastung (Auftrittsverlust) des Außenballens.

Diese nur dem Menschenfuß eigene Fähigkeit der Gegenbewegung des Vorfußes zum Rückfuß schafft eine der Voraussetzungen für den aufrechten Stand und Gang. Sie wird bei Betrachtung des Skelettfußes im Zehenstand [12a] verständlich: Die Körperlast ruht auf dem 1. Strahl, dem medialen oder Großzehenstrahl, der mit Kahnbein und 2. Keilbein in der Verlängerung der Schienbeinachse steht und zu Boden führt; die Mittelfußknochen [II bis V] fallen schräg ein, und ihre Köpfe verbleiben über dem Niveau der Auftrittsfläche (Abb. 4.7–51). Nur der mediale Fußstrahl eignet sich für eine Dauerbelastung. Sein Mittelfußknochen ist nicht nur massiver als die anderen, sondern im Gegensatz zu ihnen auch in sich torquiert, und zwar im gleichen Sinne wie der Fuß bei der Aufrichtung zum Zehenstand oder bei der Abwicklung zum Schritt: Der proximale Teil steht supiniert, der distale proniert (Abb. 4.7–52). Der in sich „verwrungene" Knochen ist auf Biegebeanspruchung hin gut gerüstet.

Dazu hat nur der mediale Fußstrahl Sesambeine, die das Großzehengrundgelenk im Verein mit dem Polster des Großzehenballens vom Boden trennen. Sie bilden überdies in Verbindung mit dem umgebenden Bindegewebe einen stabilen Kanal, der die nach vorn führende lange Beugersehne vor dem Bodendruck schützt.

[1]   Herrn Prof. Dr. ERNE MAIER, Köln, danke ich für wertvolle Hinweise bei der Überarbeitung dieses Unterkapitels.

Kein anderer Mittelfußknochenkopf ist so auf Dauerdruck eingerichtet.

Das „Krabbelkind" erhebt sich aus dem „Vierfüßerstand" auf Säuglingsbeine mit physiologischem Genu varum. Die O-Krümmung des 1. und 2. Lebensjahres gleicht sich – individuell verschieden schnell – nach der Aufrichtung des Kindes aus und führt bei vielen Kindern, individuell verschieden stark, über die Streckung hinaus zum Gegenstück, dem physiologischen Genu valgum [6c], bis sich auch das X-Bein des Kleinkindes wieder gestreckt hat.

Beim Neugeborenen steht der Fuß supiniert, während im Verlauf der Umformung zum erwachsenen Fuß eine Rückdrehung des Calcaneus und der distal anschließenden Knochen bis zur Pronationsstellung erfolgt und der in der Malleolengabel fixierte Talus gleichzeitig eine Wanderung im Sinne der Supination vornehmen muß, um seine Höhenlage zu behalten (Abb. 4.7–58). Bei der Ausbildung zum erwachsenen Fuß handelt es sich aber nicht nur um Stellungsänderungen des Knochens, sondern um eine Umformung des ganzen Gefüges durch Wachstum. So ist z. B. der Talushals beim Neugeborenen verhältnismäßig lang und medialwärts gerichtet.

Der schwache Punkt im Gefüge des menschlichen Fußes scheint in der Pronationsstellung des Calcaneus zu liegen, die sich beim Versagen der Haltevorrichtungen, wie Bänder, Muskeln und Sehnen, unter der Belastung verstärken und damit den Talus zum Abrutschen bringen kann. Diese häufige Erkrankung, bei der die Patienten mit ganzer Sohle auftreten, ist der *Plattfuß* oder *Senkfuß*. Bei dieser Stellung ist neben der Längswölbung des Fußes auch die Querwölbung nicht mehr erhalten, die außer durch den kräftigen Bandapparat auch aktiv durch die Unterzüge von Sehnen langer und kräftiger Muskeln verklammert ist (Abb. 4.7–59).

Die für das Säuglings- und Kleinkindalter charakteristischen Torsionsabläufe werden von Spannungsänderungen der Muskulatur und des Bindegewebes begleitet. Der Kleinkindfuß ist weicher und lockerer als der Fuß des Erwachsenen. Bei Belastung im Stand sinkt er nach innen und unten mit Abflachung der Längswölbung und Pronation des Rückfußes. Die Tatsache eines physiologischen kleinkindlichen „Knick-Senkfußes" wird bei Aufrichtung des Kindes in den Zehenstand offenbar: Die Pronation des Rückfußes verwandelt sich bei einem gesunden Kleinkindfuß zur Supination, und die Längswölbung verstärkt sich, der me-

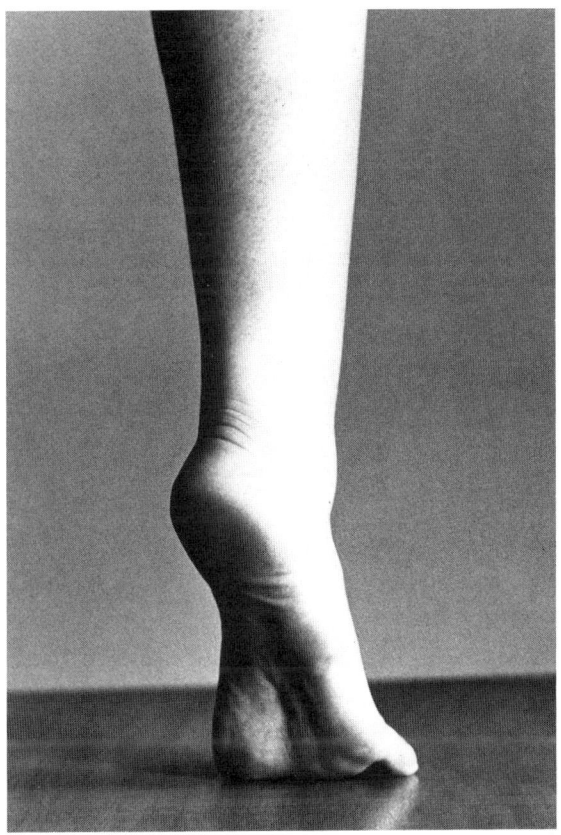

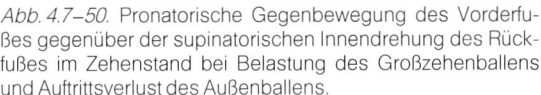

Abb. 4.7–50. Pronatorische Gegenbewegung des Vorderfußes gegenüber der supinatorischen Innendrehung des Rückfußes im Zehenstand bei Belastung des Großzehenballens und Auftrittsverlust des Außenballens.

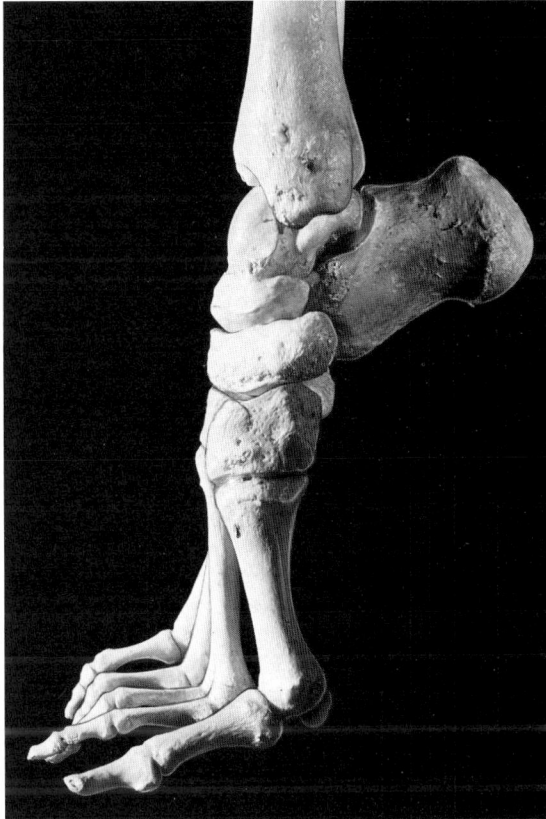

Abb. 4.7–51. Skelettfuß im Zehenstand. Präparation „nach Form" im Sinne von H. Virchow: Die Körperlast ruht allein auf dem medialen Fußstrahl.

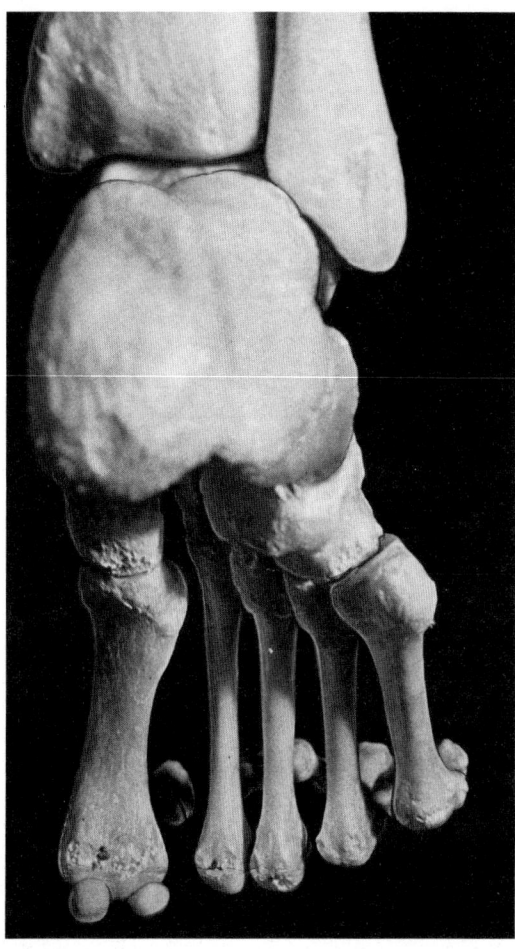

Abb. 4.7–52. Skelettfuß (wie in Abb. 4.7–51) im Zehenstand: Die Torsion des 1. Mittelfußknochens schützt vor Biegebeanspruchung, die Sesambeine schützen vor Bodendruck.

Ober- und Unterschenkel bilden mit den Längsachsen ihrer Knochenschäfte keine gerade Linie, sondern schließen den lateral offenen *Seiten-* oder *Abduktionswinkel* (Abb. 4.7–48) ein, der im Durchschnitt 174° beträgt. Er zerfällt in einen Winkel von 81°, den die Femurschaftachse mit der Horizontalen des Kniegelenks bildet und der die Schräglage des Femur ausdrückt, und einen Winkel von durchschnittlich 93°, den die Schienbeinachse mit der Kniebasis bildet. Auch das Kniescheibenband, das an der Knickstelle liegt, folgt der Abduktion der Tibia.

Die Verbindungslinie zwischen der Mitte des Hüftgelenks und der Knöchelachse bezeichnet man als Traglinie des Beins (Abb. 4.7–48). Sie geht durch die Mitte des Kniegelenks und überträgt die Rumpfschwere auf den Fuß. Rückt das Kniegelenk nach lateral neben die Traglinie, liegt eine O-Bein-Stellung vor, *Genu varum* (varus = auseinandergebogen); im umgekehrten Fall besteht eine X-Bein-Stellung, *Genu valgum* (valgus = auswärtsgedreht), bei der die Abbiegung meist in der Diaphyse, nicht an der Epiphysengrenze liegt (Abb. 4.7–49). Wenn sich die inneren Femurcondylen beim Stand berühren, sollten auch die inneren Knöchel aneinanderstoßen. Beim X-Bein ist das nicht der Fall.

Torsionsfehler im Sinne erheblicher Abweichungen der Ober- und Unterschenkeltorsion aus dem Bereich der Norm waren in Zeiten fehlender Rachitisprophylaxe sehr häufig und wie andere rachitogene Wuchsfehler des Stütz- und Bewegungsapparats einer der Hauptanlässe, die Orthopädie als Spezialgebiet zu fördern. Im vorigen Jahrhundert war die Rachitis ein „klinischer Riese"; heute sehen wir nur noch dort Einzelfäl-

diale Fußstrahl übernimmt die Körperlast. Bei Kleinkindern unterstützen wir den Vorgang der Aufrichtung durch Außenstellung der Fußspitzen bei sich eben berührenden Fersen, da im Kleinkindalter die den Aufrichtungsvorgang begünstigende Außendrehung der Knöchelgabel im Zuge der nach außen gerichteten Tibiatorsion noch nicht abgeschlossen ist.

Gangspuren derselben Kinder, in verschiedenen Altersphasen gewonnen, illustrieren die „reifende Funktion". Die Fähigkeit des Fußes zur Aufrichtung und kraftvollen Abwicklung zum Schritt nimmt bei gesunden Kindern, individuell unterschiedlich schnell, mit dem Alter zu (Abb. 4.7–53).

Mit der Einführung von Früherkennungsuntersuchungen im Säuglings- und Kleinkindalter richtet sich die Aufmerksamkeit des Arztes vermehrt auch auf den Fuß. Vor allem bei der „Basisneugeborenenuntersuchung" und den Untersuchungen zur Zeit des Laufbeginns sollten behandlungsbedürftige Fußfehler erkannt und die Behandlung eingeleitet werden, gesunde Kinderfüße aber vor überflüssiger Behandlung bewahrt bleiben [6a], [6b].

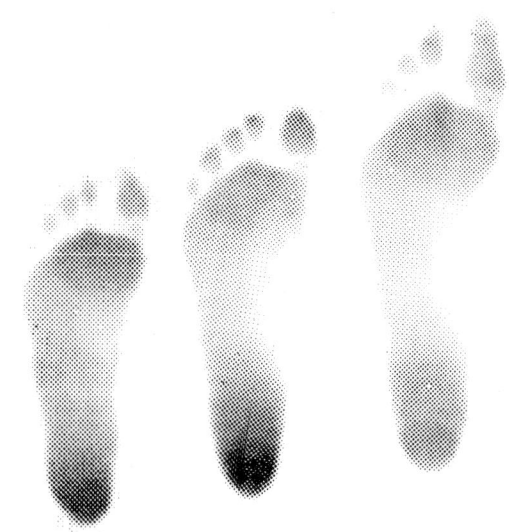

Abb. 4.7–53. Gangspurbildung desselben Fußes eines Mädchens (Doris) im Alter von 3;8 und 4;9 und 7;1 (Jahren; Monaten): Zunehmend kraftvollere Abwicklung über den medialen Fußstrahl mit Verschmälerung der Gangspur im Bereich der Längswölbung [6], [12].

le, wo keine Prophylaxe erfolgte. Geblieben sind andere Ursachen der Stellungsanomalien. Erhebliche Veränderungen im Sinne des O-Beins und des X-Beins, insbesondere bei Seitenungleichheit, müssen Anlaß geben, die Ätiologie der Abweichung zu klären. Das
X-Bein findet man ebenso wie die Coxa valga meist zusammen mit Muskelschwäche, während das O-Bein
und die Coxa vara meist bei kräftigen Muskeln auftreten. Diese Achsenabweichungen bedingen stets unphy-
siologische Belastungsverhältnisse im Kniegelenk
(Abb. 4.7–49) und führen so verfrüht zu Gelenkknor-
pelschäden *(Arthrosis deformans)*. O-Bein und X-Bein
stellen also, wie dies bereits für Coxa vara und Coxa
valga erklärt wurde, typische „präarthrotische Deformitäten" dar. Die Frühbehandlung ist daher außerordentlich wichtig. Nach Abschluß des Wachstums kommen nur noch korrigierende Osteotomien in Betracht.

Achsenabweichungen können besonders bei längerem Stehen und Zunahme des Körpergewichts typische
Beschwerden erzeugen, die als Abnutzungserschei-
nungen der Gelenke aufgefaßt werden müssen. Das
O-Bein schmerzt besonders am inneren Gelenkspalt,
das X-Bein am äußeren. Wenn ein Bein verkürzt ist,
kann das andere durch O-Verbiegungen den Längen-
unterschied etwas ausgleichen. Bei allen sog. Bela-
stungsverformungen (= statische Deformitäten) muß
man zu erkennen versuchen, ob sie nicht in ihrer Anlage
angeboren sind und mit dem Wachstum zum Vorschein
kommen.

Beim Menschen wächst nach der Geburt der Oberschenkel zunächst nur langsam, in der Zeit der Pubertät
um etwa 2,5 bis 3 cm pro Jahr. Beim Femur erfolgt der
größere Zuwachs am distalen Ende, bei der Tibia am
proximalen Ende, jedoch sind bei der Tibia die Unterschiede gering.

4.7.8.3 Skelett des Fußes

Der Bauplan

Hand und Fuß lassen sich bei den landlebenden Wirbeltieren auf einen gemeinsamen fünfstrahligen Bauplan zurückführen. Am Skelett des Fußes unterscheidet
man Fußwurzelknochen, *Ossa tarsi [Tarsalia]*, Mittelfußknochen, *Ossa metatarsi [Metatarsalia]*, und
Ossa digitorum [Phalanges] der Zehen (Abb. 4.7–54 bis
4.7–57). Bei der Hand heißen die entsprechenden Fol-
gestücke Handwurzelknochen, *Ossa carpi [Carpalia]*,
Mittelhandknochen, *Ossa metacarpi [Metacarpalia]*
und in den Fingern ebenfalls *Ossa digitorum [Phalan-
ges]*. Während Phalangen und Mittelfuß- bzw. Mittelhandknochen in *fünf* Strahlen gegliedert sind, zeigt die
distale Reihe der Fußwurzel- und Handwurzelknochen eine Reduktion auf *vier* Bausteine. Bei manchen
Reptilien bleiben aber auch hier fünf Knochen erhalten. Die distale Reihe besteht, am Innenrand (tibial-
wärts) beginnend, aus den Keilbeinen, *Ossa cuneiformia mediale, intermedium, laterale* und dem Würfelbein, *Os cuboideum*, das an zwei Metatarsalknochen
angrenzt. Noch stärker zusammengeschmolzen ist die
proximale Reihe, die an der Hand drei, beim Fuß nur
zwei große Knochen besitzt: das Sprungbein, *Talus*,
und das Fersenbein, *Calcaneus*. Der Talus ist aus der
Verschmelzung zweier Knochen entstanden, von denen einer in der Verlängerung der Tibia lag und ein
zweiter zwischen beiden Unterschenkelknochen als Intermedium sich befand, also in einer Lage, in der die
Talusrolle dauernd verbleibt. Auf den Talus folgt distal
das *Os naviculare*, das einem der menschlichen Hand
fehlenden Knochen, dem Os centrale, entspricht. Auch
das Centrale findet sich in der Ein- oder Mehrzahl bei

Kurze Zusammenfassung

Retroversio tibiae = Rückneigung des Tibiakopfes, bildet sich nach der Geburt fast ganz zurück.
Torsion der Tibia = das distale Knochenende gegen das proximale um 5 bis 20° nach außen gedreht. Im Zusammenhang mit der Femurtorsion
ergibt sich eine Einwärtsdrehung der Knieachse,
wodurch bei der Beugung der Unterschenkel
nach außen abweicht. Vorteil für den Gang. *Abduktionswinkel* 174° = nach lateral offener Winkel zwischen Femur und Tibia. *Traglinie* = Verbindungslinie von der Hüftkopfmitte zur Mitte
der Knöchelachse. O- und X-Beine. Aufrichtung
des Fußes = pronatorische Gegenbewegung des
Vorfußes gegenüber dem Rückfuß.

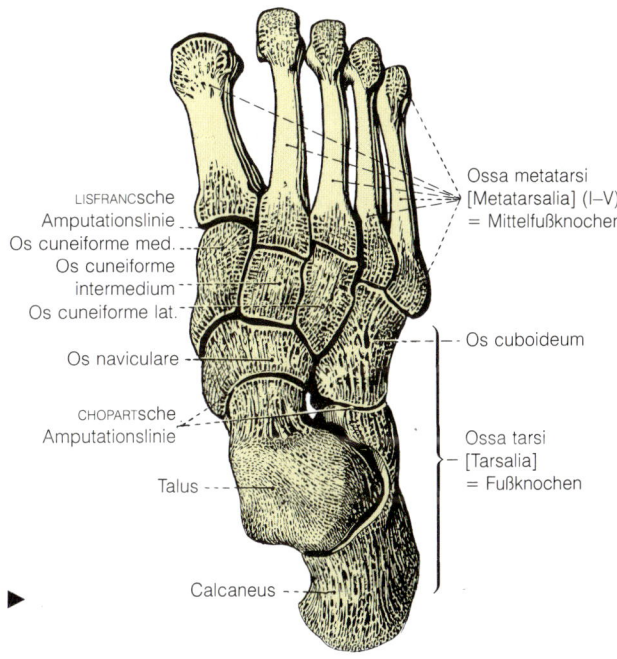

LISFRANCsche
Amputationslinie
Os cuneiforme med.
Os cuneiforme
intermedium
Os cuneiforme lat.

Os naviculare

CHOPARTsche
Amputationslinie

Talus

Calcaneus

Ossa metatarsi
[Metatarsalia] (I–V)
= Mittelfußknochen

Os cuboideum

Ossa tarsi
[Tarsalia]
= Fußknochen

Abb. 4.7–54. Skelett des rechten Fußes ohne Phalangen von
oben. Um die Spongiosa-Architektur zu zeigen, ist die Substantia corticalis entfernt. ▶

vielen Reptilien und Säugern und gehört zum ursprünglichen Bauplan.

Die Hand ist zum Greiforgan, der Fuß zum Stützorgan geworden, und diese Sonderung aus einem gleichartigen Zustand ist beim Menschen so weit gegangen wie bei keinem anderen Wirbeltier (vgl. hierzu Kap. 5.1). Noch die anthropoiden Affen, die zeitweilig aufrecht gehen können, benutzen die Hand als Stütze und den Fuß zum Greifen. Neugeborene können den Fuß viel ausgiebiger als Greifwerkzeug benutzen, auch kann bei Verlust beider Arme der Fuß durch Übung und Anpassung erstaunliche Verrichtungen ausführen, das ändert aber nichts an der Tatsache, daß die Aufgaben zwischen Hand und Fuß geteilt sind.

Beide stehen beim Menschen am Ende einer langen phylogenetischen Entwicklungsreihe. Aber das Bein dient wie bei allen vierfüßigen Tieren auch beim Menschen der Fortbewegung, wenn es auch im Zusammenhang mit der Entwicklung des aufrechten Gangs umkonstruiert worden ist. Gegenüber dem Affenfuß ist der menschliche Fuß durch Verlust der Greiffunktion gekennzeichnet. Er hat einen Teil seiner ursprünglich gegebenen Bewegungsmöglichkeiten eingebüßt, so daß nur die reine Stützfunktion übriggeblieben ist. Die Umkonstruktion des Beins im Zusammenhang mit der Entwicklung des aufrechten Gangs hat deshalb auch für die Entwicklung des Nervensystems eine viel weniger einschneidende Bedeutung als die Entwicklung der menschlichen Hand. Diese hat sich vom Boden gelöst und ist im Blickfeld der Augen zum reinen Greiforgan geworden, mit Hilfe dessen der Mensch seine Umwelt durch „Begreifen" nicht nur sehr viel besser kennenlernen kann als jedes Tier, sondern mit der es ihm auch gelungen ist, diese Umwelt durch selbst erdachte Werkzeuge mehr und mehr zu manipulieren und zu beherrschen. Diese Beziehung der Hand als vorzüglichstes Werkzeug des menschlichen Geistes kommt auch in der Entwicklung des Großhirns zum Ausdruck. Beim

Fuß drückt sich der Verlust an Greiffunktion in der Verkümmerung der Phalangen aus; den Ausbau zur Stützfunktion erkennt man besonders in der mächtigen Entfaltung der Fußwurzelknochen, von denen der Talus mit seiner Rolle gelenkig in die Malleolengabel eingefügt ist und die Körperlast aufnimmt, schließlich in der Verstärkung des inneren Fußrands, wobei der erste Strahl seine Beweglichkeit einbüßt. Die Festigkeit des ersten Strahls ist für den Stand und Gang notwendig. Auch die Stellung des Fußes zum Unterschenkel ist auf die Funktion bezogen. Zur Gewinnung einer Unterstützungsfläche, die nach dem Fortfall der Stützfunktion der Arme entsprechend vergrößert werden muß, ist der Fuß rechtwinklig zum Unterschenkel gestellt, so daß die Sohlfläche, *Planta [Regio plantaris] pedis,* mit dem Boden in Berührung kommt; damit ist der Mensch ein Sohlengänger. Verglichen mit der Hand, steht der Fuß in einer Dorsalextension und ist als doppelarmiger Hebel ausgebildet, der beim Gehen, Laufen und Springen das Abstoßen vom Boden begünstigt.

Einen ganz anderen Gang nimmt die Entwicklung bei vielen Vierfüßern, bei denen der Fuß in die Längsachse der Gliedmaßen eingestellt ist, so daß schließlich die durch den Fuß verlängerten Gliedmaßen den Boden nur mit den Zehen berühren, Zehengänger. Am weitesten ist die Entwicklung bei den Einhufern getrieben, bei denen nur ein Strahl die Stütze übernimmt, während die übrigen fehlen bzw. verkümmern. Dadurch werden das ganze Hebelsystem verlängert und gleichzeitig die reibende Stützfläche auf dem Boden verringert, aber die spezifische Belastung wird erhöht, daher der Hornschuh. Die Vorwärtsbewegung wird um so schneller, je länger die Hebelstücke und je kleiner ihre Endflächen sind. Auch unter den Raubtieren sind die Zehengänger rascher als die Sohlengänger. Bei allen Vierfüßern findet sich eine Arbeitsteilung zwischen Vorder- und Hinterextremität, die darin besteht, daß die erstere mehr das Traggeschäft versieht, während die letztere außerdem den Hauptanteil bei der Fortbewegung leistet.

Dem Organisationsplan des Fußes ist die größte Wichtigkeit beizumessen, da nur aus ihm heraus krankhafte Umbildungen zu verstehen sind.

Die Gabel der Unterschenkelknochen verbindet sich nur mit dem Talus (Abb. 4.7–56). Das ist möglich, da die beiden proximalen Fußwurzelknochen nicht nebeneinander liegen wie im ursprünglichen Zustand, sondern übereinander. Der Talus ruht auf seinem ursprünglichen Nachbarn, dem Calcaneus. Wir haben also, von hinten betrachtet, zwei Stockwerke Fußwurzelknochen (Abb. 4.7–55). Erst der an den Talus sich distal anschließende Großzehenstrahl berührt mit seinem Kopf den Boden. So kommt medial eine hohe Fußwölbung zustande, die von dem erhöht gelegenen Talus ihren Ausgang nimmt, während lateral nur ein flacher Wölbungsbogen besteht. Auch in querer Richtung ist eine Wölbung ausgebildet (Abb. 4.7–57).

Verfolgt man die fünf Strahlen des Fußes in die Fußwurzelknochen hinein, gelangt man von den drei

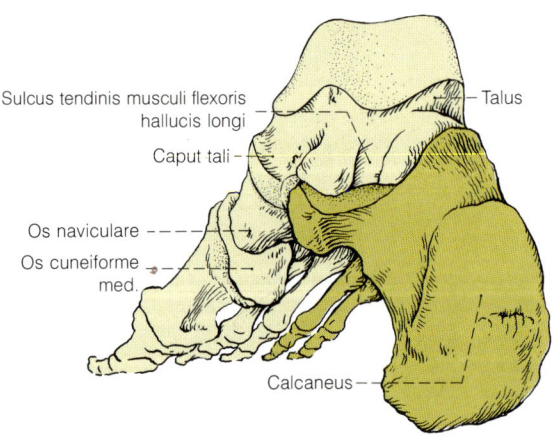

Sulcus tendinis musculi flexoris
hallucis longi

Caput tali

Os naviculare

Os cuneiforme
med.

Talus

Calcaneus

Abb. 4.7–55. Rechtes Fußskelett in der Ansicht von medial und hinten. Laterale Knochenreihe dunkel. Man sieht von ihr nur den Calcaneus und einen Teil der Zehenstrahlen IV und V. Mediale Knochenreihe hell. Hier ist nur der 1. Zehenstrahl vollständig zu überblicken (vgl. Abb. 4.7–54).

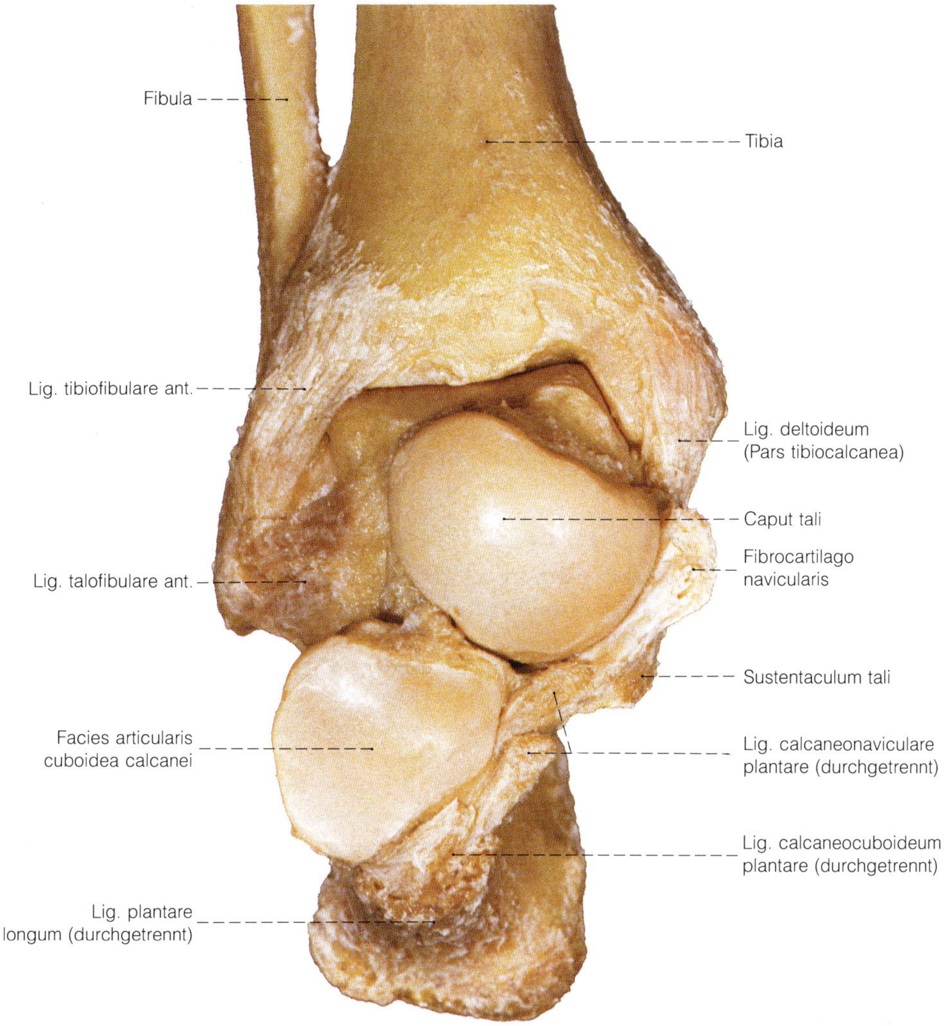

Fibula

Tibia

Lig. tibiofibulare ant.

Lig. deltoideum
(Pars tibiocalcanea)

Caput tali

Fibrocartilago
navicularis

Lig. talofibulare ant.

Sustentaculum tali

Facies articularis
cuboidea calcanei

Lig. calcaneonaviculare
plantare (durchgetrennt)

Lig. calcaneocuboideum
plantare (durchgetrennt)

Lig. plantare
longum (durchgetrennt)

Abb. 4.7–56. Bandsysteme des oberen und unteren Sprunggelenks in der Ansicht von vorn (Vorfuß in der Articulatio tarsi
transversa CHOPART abgesetzt; Originalpräparat: Prof. Dr.
H.-M. SCHMIDT, Würzburg).

medialen Strahlen über die drei Keilbeine und das
Naviculare aufwärts zum Talus, während sich die beiden lateralen Strahlen über das Cuboid zum tiefer gelegenen Calcaneus verfolgen lassen (Abb. 4.7–55 u.
4.7–60). Dieses Verhalten spiegelt sich auch in der
Spongiosaarchitektur wider, deren Hauptzüge in der
Ansicht von oben in Abb. 4.7–54 dargestellt sind. Aus
Form und Architektur des lateralen Keilbeins läßt sich
erkennen, daß es den dritten Strahl zumeist über das
Naviculare zum Talus, z. T. aber auch über das Kuboid
zum Calcaneus weiterführt.

Man nennt die Hebung des medialen Fußrands *Supination,* die des lateralen *Pronation.* In dieser Aus-
drucksweise, die eine Auflösung der Gesamttorsion in
Einzelanalysen gestattet, würde die Beschreibung lau-
ten: Der Calcaneus steht proniert, der Talus supiniert.
Die Drehung des Calcaneus läßt sich während der On-

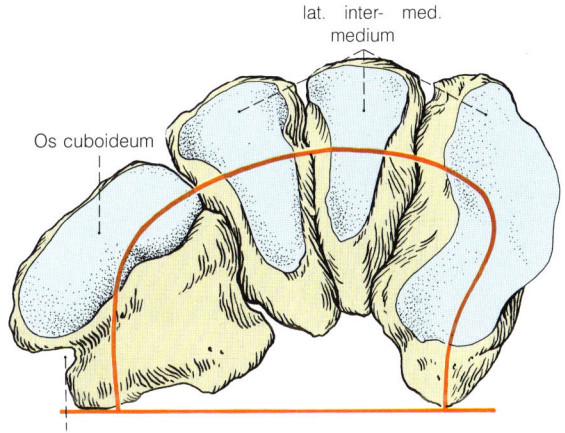

Ossa cuneiformia
lat. inter- med.
medium

Os cuboideum

Sulcus tendinis
musculi peronei longi

Abb. 4.7–57. Querwölbung des rechten Fußes von distal. Die
fünf Metatarsalknochen entlang der LISFRANCschen Linie
(Abb. 4.7–54) abgetragen. Die Schlußknochen der Wölbung
(Cuneiforme intermedium und laterale) besitzen Keilform (vgl.
Abb. 4.7–58).

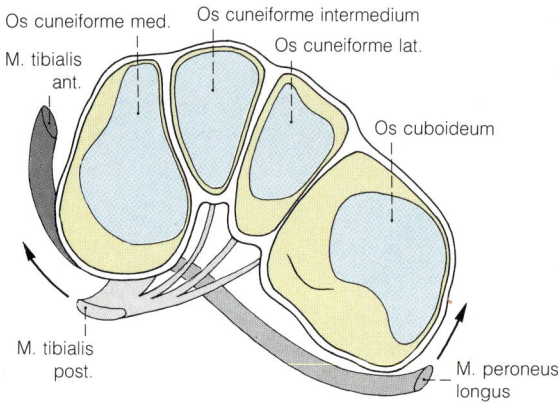

Os cuneiforme med.
Os cuneiforme intermedium
Os cuneiforme lat.
M. tibialis ant.
Os cuboideum
M. tibialis post.
M. peroneus longus

Abb. 4.7–58. Die Verklammerung der Querwölbung des Vorfußes (vgl. Abb. 4.7–57) durch Sehnenzüge [6].

togenese schrittweise verfolgen (Abb. 4.7–59). Wenn man den Fuß eines Anthropoiden, eines prähistorischen und eines rezenten Menschen nebeneinanderstellt, erhält man eine entsprechende Entwicklungsreihe.

Beim Neugeborenen steht der Fuß supiniert, während im Verlauf der Umformung zum erwachsenen Fuß eine Rückdrehung des Calcaneus und der distal anschließenden Knochen bis zur Pronationsstellung erfolgt und der in der Malleolengabel fixierte Talus gleichzeitig eine Wanderung im Sinne der Supination vornehmen muß, um seine Höhenlage zu behalten

Abb. 4.7–59. Entwicklung der Fersenstellung von dorsal:
a) beim Neugeborenen,
b) beim zweijährigen Kind,
c) beim Erwachsenen [6]. Der Längsdurchmesser des Fersenbeinhöckers dreht sich (pronatorisch) auf die Mittellinie zu, von a bis c nahezu bis zur Vertikalen. Gleichzeitig wird die Gelenkfläche des Sprungbeins in umgekehrter Richtung (supinatorisch) bis zur Horizontalen gedreht. Beim Neugeborenen (a) steht die Traglinie des Beins noch nicht vertikal.

(Abb. 4.7–59). Bei der Ausbildung zum erwachsenen Fuß handelt es sich aber nicht nur um Stellungsänderungen des Knochens, sondern um eine Umformung des ganzen Gefüges durch Wachstum. So ist z. B. der Talushals beim Neugeborenen verhältnismäßig lang und medialwärts gerichtet.

Der schwache Punkt im Gefüge des menschlichen Fußes scheint in der Pronationsstellung des Calcaneus zu liegen, die sich beim Versagen der Haltevorrichtungen, wie Bänder, Muskeln und Sehnen, unter der Belastung verstärkt, und damit den Talus zum Abrutschen bringen kann. Diese häufige Erkrankung, bei der die Patienten mit ganzer Sohle auftreten, ist der *Plattfuß* oder *Senkfuß*. Bei dieser Stellung ist neben der Längswölbung des Fußes auch die Querwölbung nicht mehr erhalten, die außer durch den kräftigen Bandapparat auch aktiv durch die Unterzüge von Sehnen langer und kräftiger Muskeln verklammert ist (Abb. 4.7–58). Dadurch werden auch die bei Plattfüßen auftretenden Schmerzen in der Wadenmuskulatur verständlich. Die Behandlung des Plattfußes muß zum Ziel haben, die Gesamtdrehung des Fußes wiederherzustellen, also die Ferse in leichte Supination, den Fuß in Pronation zu bringen.

Im Gegensatz zum Plattfuß ist beim *Hohlfuß* die Gesamttorsion verstärkt. Die Ferse ist leicht supiniert, der Vorfuß stark proniert und plantar gebeugt; dabei muß zwangsläufig die Fußwölbung zu einer tiefen Höhle werden.

Auch beim *Klumpfuß* stehen in leichten Fällen die Ferse in Supination, der Vorfuß, der voll auftritt, in Pronation. Therapeutisch muß dann versucht werden, die normale Torsion des Gesamtfußes wiederherzustellen.

Der angeborene Klumpfuß ist die häufigste Extremitätenmißbildung des Menschen. Sie beeinträchtigt unbehandelt und insbesondere unvollkommen behandelt das Gehvermögen schwer. Die Erkennung unmittelbar nach der Geburt und die Abgrenzung gegenüber anderen Formen von Fußmißbildungen bereitet meistens keine Schwierigkeiten. Die Behandlung

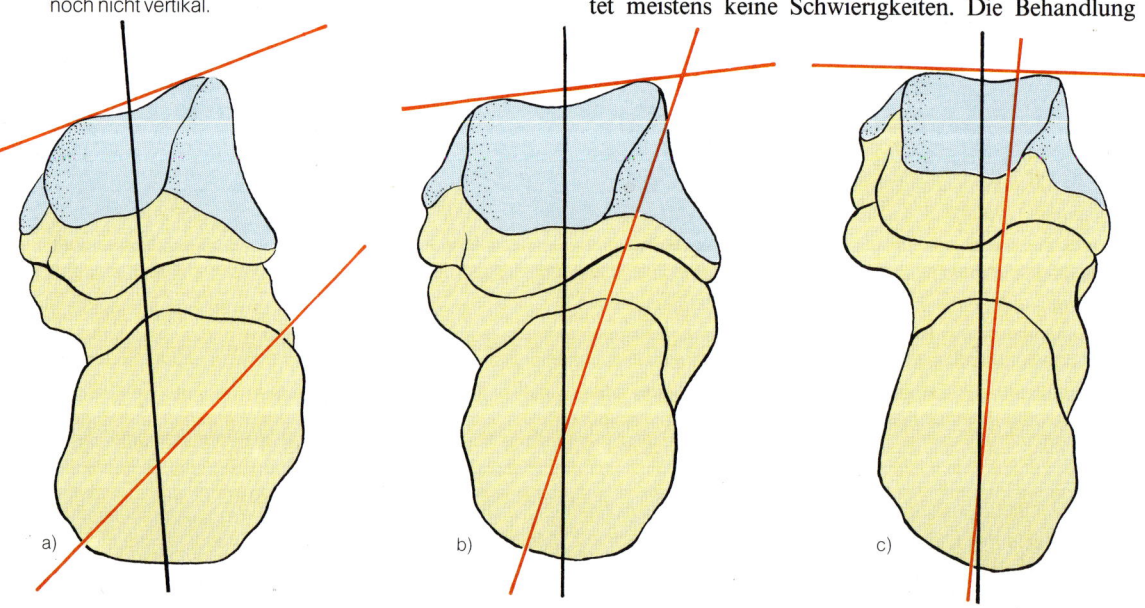

a)   b)   c)

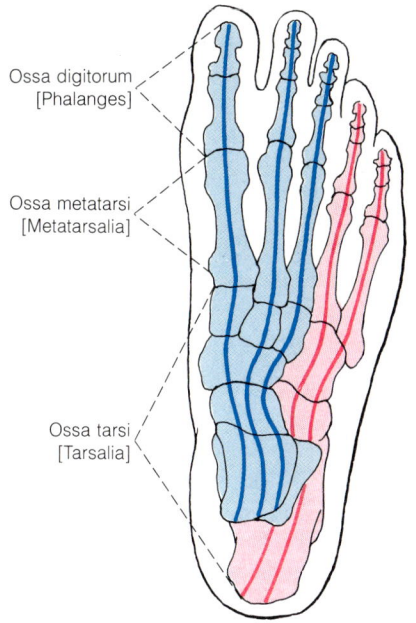

Ossa digitorum
[Phalanges]

Ossa metatarsi
[Metatarsalia]

Ossa tarsi
[Tarsalia]

Abb. 4.7–60. Skelett des rechten Fußes. Zwei (rot gefärbte) Strahlen lassen sich zum Calcaneus, drei (blau gefärbte) zum Talus verfolgen.

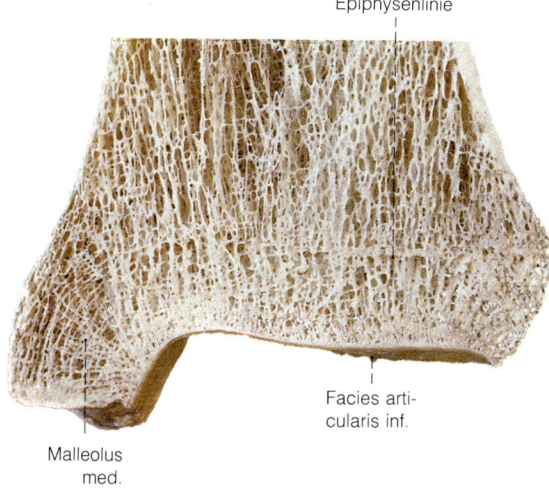

Epiphysenlinie

Facies articularis inf.

Malleolus med.

Abb. 4.7–61. Frontalschnitt durch das distale Ende der Tibia eines Erwachsenen (Originalpräparat: Prof. Dr. H.-M. SCHMIDT, Würzburg).

soll sofort nach der Geburt einsetzen und hat die Umformung des Fußes zum Ziel [4a].

An keinem Glied des Körpers kann man so deutlich die Abstimmung eines funktionellen Systems von Knochen, Bändern, Muskeln und Sehnen beobachten wie am Fuß. Jeder Teil trägt und stützt den anderen, jede Störung des Gleichgewichtszustands, wie z. B. die Lähmung eines Muskels, führt zu Stellungsänderungen und in der Folge zu Verformungen des ganzen Fußes.

Bei diesen Fehlformen des Fußes handelt es sich nicht allein um Verschiebungen, sondern bei längerem Bestehen auch um Formveränderungen der Knochen.

Die normale Spongiosaarchitektur zeigt Abb. 4.7–64. Von der Rolle des Talus, auf der die Körperlast aufsetzt, gehen zwei Systeme von Druckspannungslinien aus, die zu den Unterstützungspunkten im Fersenhöcker und den Köpfen der Metatarsalia hinstreben. Diese Druckspannungslinien verhalten sich so, als ob Knochengrenzen nicht vorhanden wären.

> ### Kurze Zusammenfassung
> Von dem *fünfstrahligen Bauplan* weicht der Fuß dadurch ab, daß die distale Reihe der Fußwurzelknochen auf vier reduziert ist und die proximale auf zwei (Talus und Calcaneus), dazwischen das Naviculare, das einem Centrale entspricht. Entwicklung vom Greiforgan zum *Stützorgan* zeigt sich u. a. in Verkümmerung der Phalangen. Verstärkung der Fußwurzel und des ersten Strahls. Bildung der *Fußwölbung*, die am medialen Fußrand am höchsten ist, mit dem Talus als Schlußstück. Der schwache Punkt im Gefüge ist die Pronation des Calcaneus, durch dessen Verstärkung die mediale Fußwölbung einsinkt (Plattfuß).

4.7.8.4 Die einzelnen Fußknochen

Fußwurzel, Tarsus (Abb. 4.7–62 bis 4.7–66)

Das Sprungbein, *Talus,* trägt auf seinem Körper eine Gelenkrolle, *Trochlea tali,* die sich von vorn nach hinten etwas verschmälert und von der Gabel der Unterschenkelknochen umfaßt wird. Der Malleolus der Fibula liegt der annähernd dreieckig begrenzten seitlichen Knöchelgelenkfläche an, *Facies malleolaris lateralis.* Ihre nach unten weisende Spitze lädt nach der Seite aus und bildet eine überknorpelte Unterstützung für den fibularen Knöchel. Der Malleolus der Tibia berührt die im Umriß einem liegenden Komma ähnelnde *Facies malleolaris medialis.*

An der hinteren Seite des Knochens besteht ein Fortsatz, *Processus posterior tali,* mit einer Schleiffurche für die Sehne des M. flexor hallucis longus, *Sulcus tendinis musculi flexoris hallucis longi,* die beiderseits von einem Höckerchen, *Tuberculum mediale* und *Tuberculum laterale,* begrenzt wird. Das größere *Tuberculum laterale* bekommt einen selbständigen Knochenkern, kann vom Talus abgegliedert sein und dann im Röntgenbild zu einer Verwechslung mit einer Talusfraktur Anlaß geben. Die Unterfläche des Taluskörpers (Abb. 4.7–70) trägt eine konkave, schräg zur Fußlängsachse orientierte Gelenkfläche zur Verbindung mit dem Calcaneus und bildet den hinteren Abschnitt des unteren Sprunggelenks. Der Kopf des Talus, *Caput tali,* ist durch ein Halsstück, *Collum tali,* vom Körper

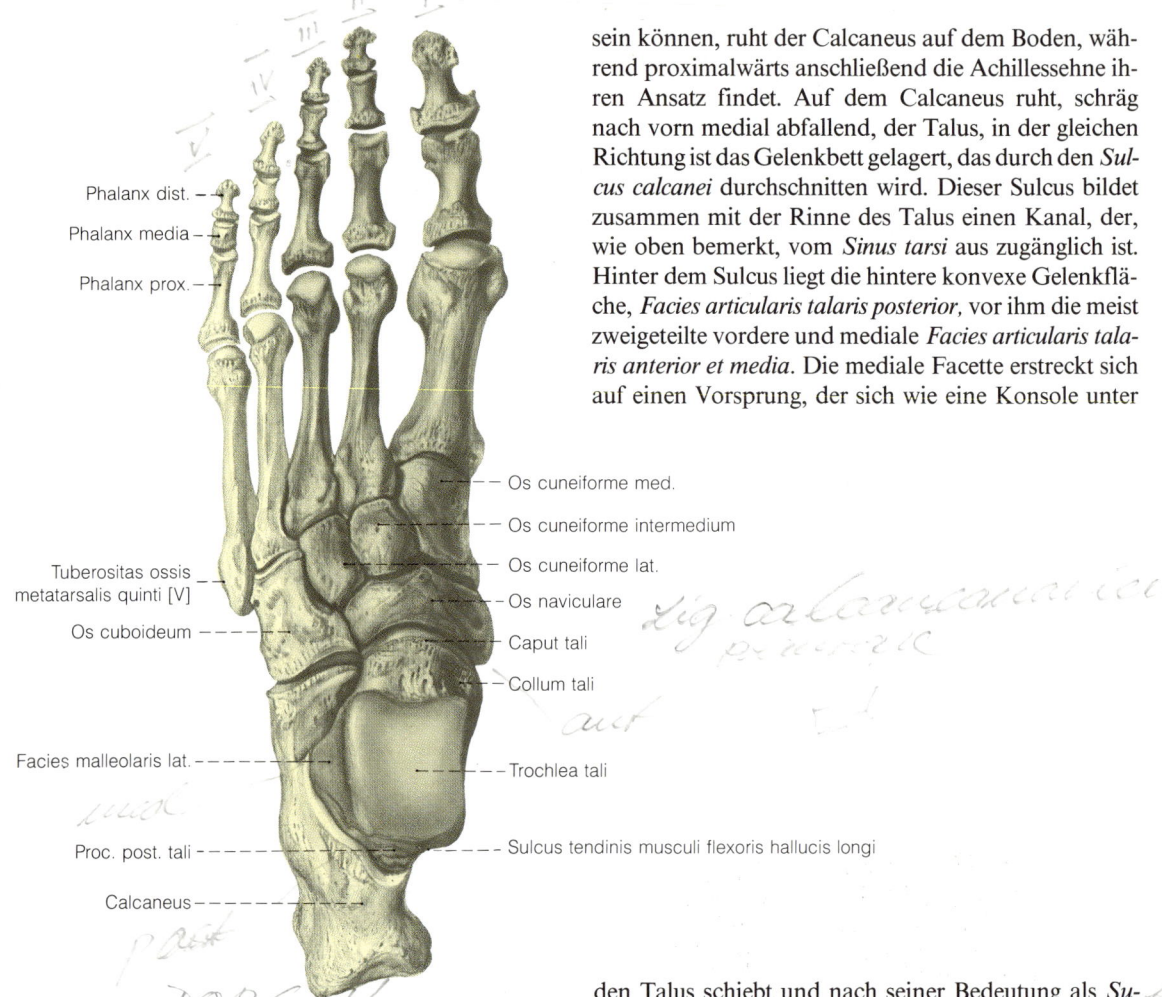

Phalanx dist.

Phalanx media

Phalanx prox.

Tuberositas ossis
metatarsalis quinti [V]

Os cuboideum

Facies malleolaris lat.

Proc. post. tali

Calcaneus

Os cuneiforme med.

Os cuneiforme intermedium

Os cuneiforme lat.

Os naviculare

Caput tali

Collum tali

Trochlea tali

Sulcus tendinis musculi flexoris hallucis longi

Abb. 4.7–62. Skelett des linken Fußes von oben. Die beiden vom Calcaneus ausgehenden lateralen Strahlen heller getönt.

sein können, ruht der Calcaneus auf dem Boden, während proximalwärts anschließend die Achillessehne ihren Ansatz findet. Auf dem Calcaneus ruht, schräg nach vorn medial abfallend, der Talus, in der gleichen Richtung ist das Gelenkbett gelagert, das durch den *Sulcus calcanei* durchschnitten wird. Dieser Sulcus bildet zusammen mit der Rinne des Talus einen Kanal, der, wie oben bemerkt, vom *Sinus tarsi* aus zugänglich ist. Hinter dem Sulcus liegt die hintere konvexe Gelenkfläche, *Facies articularis talaris posterior,* vor ihm die meist zweigeteilte vordere und mediale *Facies articularis talaris anterior et media.* Die mediale Facette erstreckt sich auf einen Vorsprung, der sich wie eine Konsole unter

abgesetzt und mit einem Knorpelbelag versehen, der weit auf die plantare Fläche übergreift. Der größte Teil der Stirnfläche des Taluskopfs fügt sich in die Pfanne des Naviculare, die durch einen Bandapparat, *Lig. calcaneonaviculare plantare,* ergänzt wird. Plantarwärts schließen sich zwei Facetten an, die der Verbindung mit dem Calcaneus dienen, *Facies articularis calcanea anterior* und *media,* und durch eine tiefe Furche, *Sulcus tali,* von der hinteren Gelenkfläche geschieden werden. Die Furche wird durch eine entsprechende Rinne des Calcaneus zu einem Kanal ergänzt, der sich vorn lateralwärts zum *Sinus tarsi* erweitert.

Das Fersenbein, *Calcaneus* (Calx = Ferse), ist der größte Knochen der Fußwurzel, der, länglich, fast vierseitig gestaltet, mit seinem hinteren Teil den kurzen Arm des Fußhebels darstellt. Die Hinterfläche dieser Hacke bildet das plantar vorspringende *Tuber calcanei,* das besonders medial in ein Höckerchen ausläuft, *Processus medialis tuberis calcanei.* Mit diesen basalen Höckerchen, die zugleich den Plantarmuskeln als Ursprung dienen und gelegentlich spornartig verlängert

den Talus schiebt und nach seiner Bedeutung als *Sustentaculum tali* bezeichnet wird. Unter dem Sustentaculum verläuft in einer Rinne, *Sulcus tendinis musculi flexoris hallucis longi,* die Sehne des M. flexor hallucis longus. Während das Gelenkbett für den Talus schräg zur Achse des Calcaneus liegt, befindet sich an der vorderen Stirnseite des Knochens eine Verbindungsfläche zum Kuboid, *Facies articularis cuboidea.* Am lateralen Knochenrand findet sich eine Rinne, *Sulcus tendinis musculi peronei [fibularis] longi,* für die Peroneussehnen, die oft durch einen kurzen Fortsatz, *Trochlea peronealis [fibularis],* zurückgehalten werden. In seltenen Fällen wird die Trochlea peronealis abnorm groß und macht dann Beschwerden. Eine Buckelbildung an der Hinterfläche des Calcaneus kann durch Reibung am Schuhwerk zu entzündlichen Schwellungen führen.

Das Kahnbein, *Os naviculare,* ist mit entsprechenden Gelenken zwischen den Kopf des Talus, das *Os cuboideum,* und die drei Keilbeine geschaltet. Die am Fußrücken gewölbte Fläche des kurzen Knochens geht medial in einen stumpfen Vorsprung über, der am Innenrand des Fußes zu tasten ist: *Tuberositas ossis navicularis.* Diesem liegt in etwa 11% der Fälle ein akzessorisches Knochenstück an, das *Os tibiale externum,* das Beziehung zur Sehne des Tibialis posterior besitzt und äußerlich am medialen Fußrand vortreten und zu Beschwerden Anlaß geben kann.

Die drei Keilbeine, *Ossa cuneiformia mediale, intermedium et laterale* (Abb. 4.7–57 u. 4.7–62), tragen ihren Namen deshalb, weil wenigstens das zweite und dritte einem Keil gleicht, dessen Schneide plantarwärts gerichtet ist. Solche keilförmigen Bausteine sind notwendig, um die Querwölbung aufzubauen. Das erste, mediale Keilbein, das den Großzehenstrahl trägt, ist das größte. Es ist allein plantarwärts verdickt. Das zweite, mittlere ist das kleinste und kürzeste, so daß es distal gegen seine Nachbarn zurückspringt und auch nach der Fußsohle zu weniger vorragt. Daher liegt der Scheitel der Querwölbung in Höhe des zweiten Strahls. Jedes Keilbein hat eine Gelenkfläche für das Naviculare und

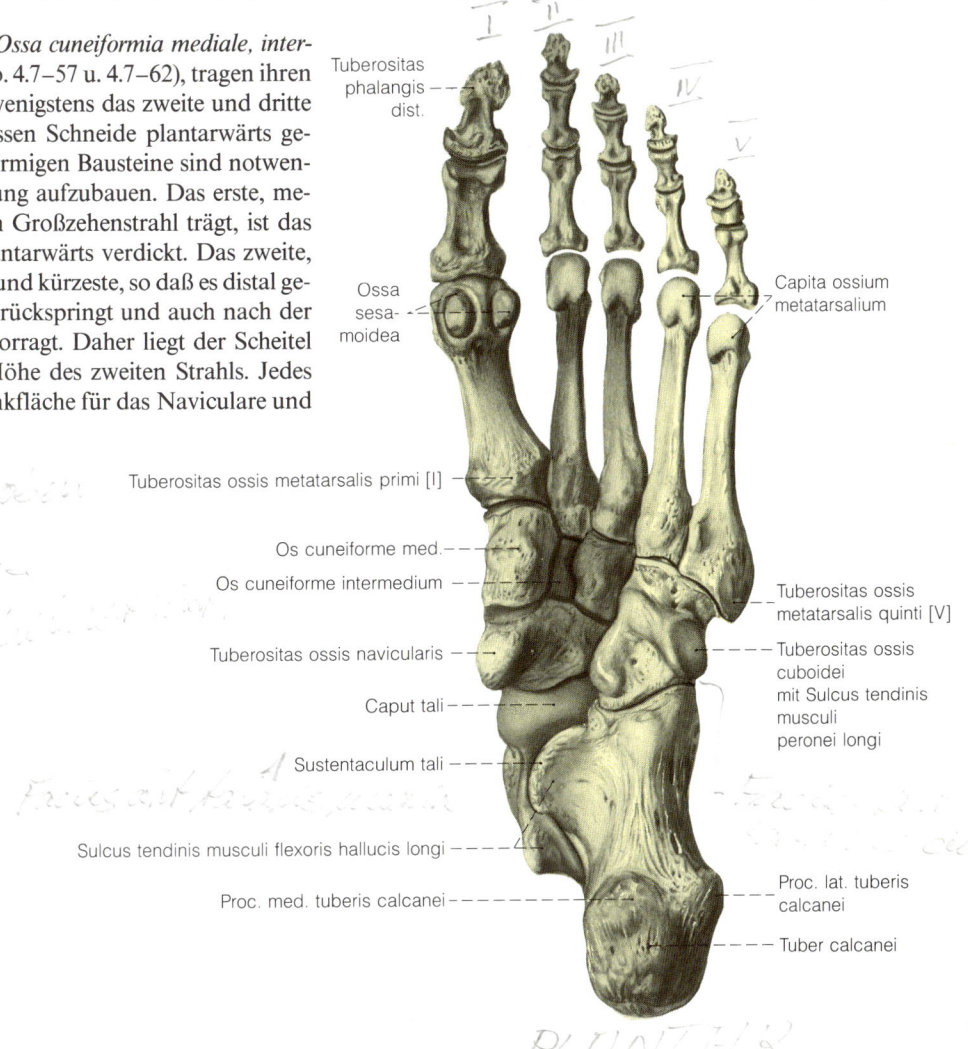

Abb. 4.7–63. Skelett des linken Fußes von plantar. Die beiden vom Calcaneus ausgehenden Randstrahlen heller getönt.

eine für den Nachbarn. Das dritte, laterale Keilbein hat lateral eine Gelenkfläche gegen das Kuboid, auch erreicht es seitlich die Basis des Metatarsale IV.

Das Würfelbein, *Os cuboideum,* verbindet sich proximal über eine konkav-konvexe Fläche mit dem Calcaneus, distal mit dem Metatarsale IV und V, so daß am lateralen Fußrand nur zwei Fußwurzelknochen hintereinandergeschaltet sind (Abb. 4.7–59). An der medialen Seite besteht, dem oberen Rand genähert, eine Gelenkfläche für das Cuneiforme laterale, dahinter schließt sich oft eine kleine Facette für das Naviculare an. An der kurzen lateralen Fläche beginnt ein Einschnitt, der sich plantar in eine Rinne, *Sulcus tendinis musculi peronei longi,* für die Sehne des gleichnamigen Muskels fortsetzt. Nach hinten zu wird der Sulcus abgedämmt durch die *Tuberositas ossis cuboidei.*

Wenn man den Fußrücken mit der Sohle vergleicht, erkennt man, daß fast alle Tuberositäten, ob sie besonders benannt sind oder nicht, an der Konkavität der Wölbung vorragen, während der Rücken verhältnismäßig glatt ist. Diese Rauhigkeiten dienen den Muskeln und Bändern der Fußsohle, die zahlreicher sind als die des Fußrückens, zum Ansatz und bieten somit Angriffspunkte zur Verklammerung der Fußwölbung.

Mittelfuß, Metatarsus (Abb. 4.7–62 bis 4.7–66)

Von den fünf Mittelfußknochen, *Ossa metatarsalia I bis V,* ist jener, der die Großzehe trägt, der stärkste. Das erklärt sich aus der Tatsache, daß beim Gehen der erste Strahl bei der Abwicklung des Fußes vom Boden am meisten beansprucht wird und schon beim Stehen etwa den doppelten Druck auszuhalten hat wie die übrigen. Die folgenden vier Knochen sind schlanker, jedoch ist der fünfte stärker als seine beiden Vorgänger. Die Basis jedes Metatarsale wendet je eine Gelenkfläche zu den Ossa tarsi [Tarsalia]: Cuneiformia und Cuboideum, und hat seitliche Gelenkflächen für die Nachbarn. Da das zweite Keilbein zurückspringt, schiebt sich das zweite Metatarsale ein kurzes Stück in die Reihe der Tarsalia hinein und gerät in gelenkige Berührung mit dem ersten Keilbein statt mit dem ersten Metatarsale. Eine kleine Facette reicht auch an das dritte

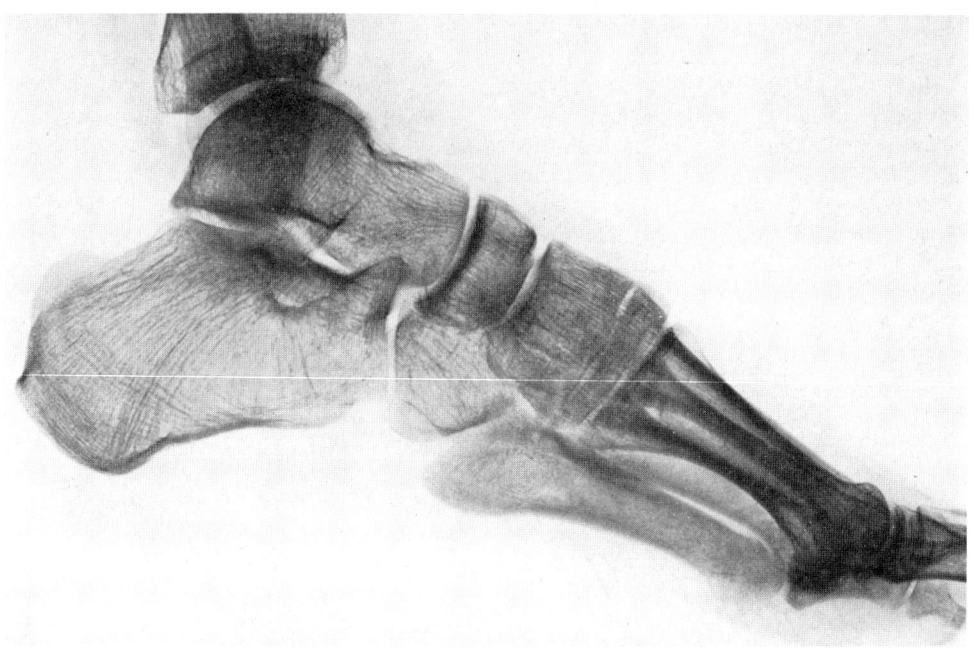

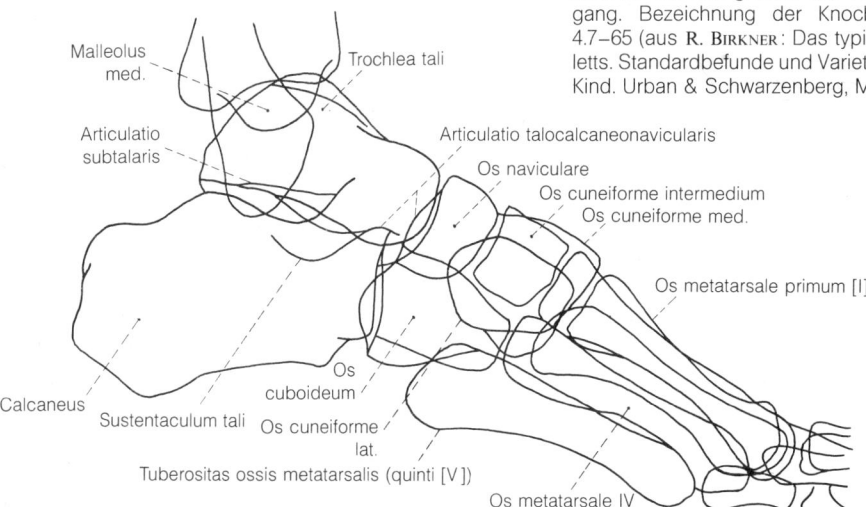

Abb. 4.7–64. Röntgenbild des Fußes, tibiofibularer Strahlengang. Bezeichnung der Knochenpunkte s. Abb. 4.7–64, 4.7–65 (aus R. BIRKNER: Das typische Röntgenbild des Skeletts. Standardbefunde und Varietäten vom Erwachsenen und Kind. Urban & Schwarzenberg, München 1977).

Malleolus med.

Trochlea tali

Articulatio subtalaris

Articulatio talocalcaneonavicularis

Os naviculare

Os cuneiforme intermedium

Os cuneiforme med.

Os metatarsale primum [I]

Calcaneus

Os cuboideum

Sustentaculum tali   Os cuneiforme lat.

Tuberositas ossis metatarsalis (quinti [V])

Os metatarsale IV

Abb. 4.7–65. Skizze zu Abb. 4.7–64. Röntgenbild des Fußes.

Keilbein. Durch diese Staffelung bekommt die sog. LIS-FRANCsche Linie (Abb. 4.7–54) eine charakteristische Unterbrechung. Entsprechend dem Cuneiforme intermedium ist auch die Basis des Metatarsale II deutlich keilförmig gestaltet und wird in der Ansicht von plantar (Abb. 4.5–63) durch eine Tuberositas des Metatarsale I teilweise noch überlagert, so daß sie im ganzen von der Sohlfläche abgedrängt erscheint und den Scheitel der Fußwölbung bildet. Die Basis des fünften Metatarsale hat lateral eine *Tuberositas ossis metatarsalis (quinti [V])* für den Ansatz des M. peroneus brevis. Dieser Vorsprung ist ein deutlich tastbarer Merkpunkt am äußeren Fußrand.

Die Mittelstücke der Metatarsalia sind bei II bis IV dreikantig mit einer dorsal gerichteten Leiste. Ähnlich wie beim Schienbein ist diese Form vermutlich durch seitlich anlagernde Muskeln (Mm. interossei dorsales et plantares) bedingt. Die Köpfe, *Capita metatarsalia*, er-

strecken sich mit ihrer Gelenkfläche auch auf die Plantarseite. An den abgeflachten Seitenflächen finden sich Grübchen und Höckerchen zur Befestigung von Bändern. Auf der plantaren Gelenkfläche des ersten Metatarsale schleifen in zwei Rinnen zwei im Bandapparat entstandene Sesambeine. Auch in der Gelenkkapsel des fünften Metatarsale findet sich zuweilen ein unpaares Sesambein.

Die langgestreckten Mittelfußknochen werden bei Ermüdung der Muskulatur, die als Zuggurtung wirkt, verstärkt auf Biegung beansprucht. Denn die Plantaraponeurose kann die aus einer Insuffizienz der kurzen Fußmuskeln resultierende große Belastung nur für kurze Zeit übernehmen. Dann aber wird sie gedehnt

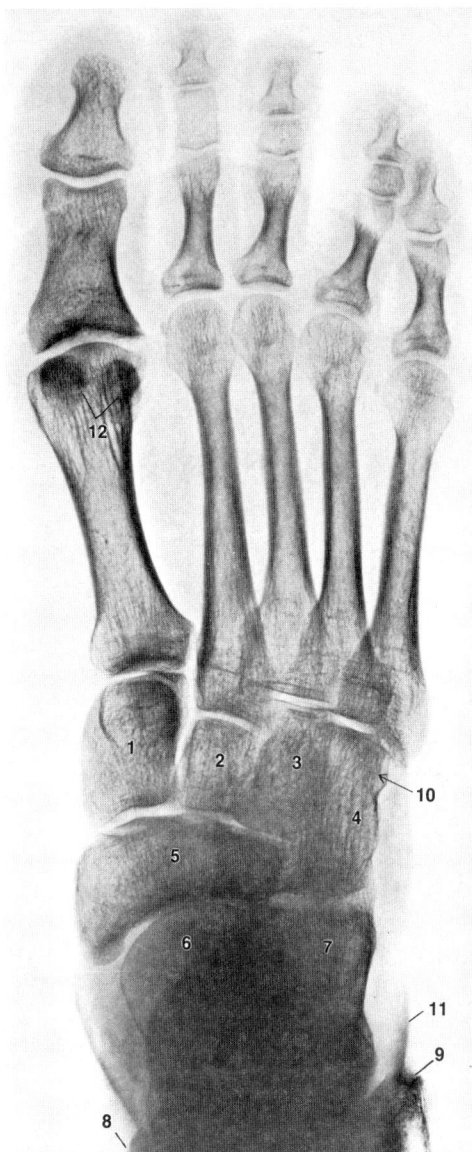

Abb. 4.7–66. Röntgenbild des Fußes, plantodorsaler Strahlengang. Vgl. mit Abb. 4.7–63 (aus BIRKNER: Das typische Röntgenbild des Skeletts. Standardbefunde und Varietäten vom Erwachsenen und Kind. Urban & Schwarzenberg, München 1977). 1–3 = Ossa cuneiformia, 4 = Os cuboideum, 5 = Os naviculare, 6 = Caput tali, 7 = Calcaneus, 8 = Spitze des Malleolus medialis, 9 = Spitze des Malleolus lateralis, 10 = Sulcus tendinis m. peronei longi, 11 = Weichteilkontur, 12 = Ossa sesamoidea.

und damit die Verspannung von dem tieferliegenden Lig. plantare longum übernommen. In diesem Fall kommt es bei jedem Schritt zu einer erheblichen Beanspruchung der Mittelfußknochen. Da die Metatarsalia aber nicht an starke Biegebelastung angepaßt sind, wird an den überbeanspruchten Stellen eine Knochenresorption eintreten können, wodurch die Voraussetzungen für eine *Ermüdungs-* oder *Marschfraktur* gegeben sind.

Bei einer langsameren Entwicklung der Insuffizienz der kurzen Fußmuskeln und einer weniger akuten Be-

anspruchung der Metatarsalia wird Zeit für einen Knochenumbau gewonnen. Allerdings ist das Lig. plantare longum der dabei auftretenden Zugspannung auf die Dauer nicht gewachsen. Seine Dehnung leitet die Ausbildung eines *Pes planus* ein [5a].

Zehen, Digiti (Abb. 4.7–62, 4.7–63, 4.7–66)

Im Vergleich mit den Fingern der Hand und den Zehen des Greiffußes der Primaten sind die Zehen des menschlichen Fußes mit dem Verlust der Greiffunktion rückgebildet. Man unterscheidet die Grund-, Mittel- und Endphalanx, *Phalanx proximalis, media et distalis,* wovon die Grundphalanx die längste ist und gegen die *Ossa metatarsi* [Metatarsalia] nach dorsal gestreckt gehalten wird. Die Großzehe, *Hallux [Digitus primus (I)],* besitzt wie der Daumen, *Pollex [Digitus primus (I)],* nur zwei Phalangen, die entsprechend der größeren Beanspruchung an Stärke die Phalangen der anderen Zehen bedeutend übertreffen. Auch ist die Großzehe bei Erwachsenen gewöhnlich die längste, während bei Kindern oft die zweite Zehe, *Digitus secundus (II),* länger ist. Auch bei antiken Bildwerken wird mit Vorliebe die zweite Zehe als die längste dargestellt. Die fünfte Zehe, *Digitus minimus [quintus (V)],* ist offenbar noch in weiterer Rückbildung begriffen, da bereits in 36 bis 50% die Mittel- und Endphalanx miteinander verwachsen sind und auch im Knorpelzustand keine Trennung mehr erkennen lassen.

4.7.9 Verbindungen des Fußskeletts

4.7.9.1 Allgemeines

Am Fuß unterscheiden wir zwei Hauptgelenke (Abb. 4.7–67). Davon stellt das eine als oberes Sprunggelenk, *Articulatio talocruralis,* die Verbindung zwischen den Unterschenkelknochen und dem Talus dar. In diesem „Scharnier" erfolgen das Heben und Senken der Fußspitze. Will man diese Bewegungen als Beugung und Streckung bezeichnen, ist zu beachten, daß der Fuß senkrecht zum Unterschenkel steht und die genannten Bewegungen mit denen der Hand nicht ohne weiteres verglichen werden können. Eine Bezeichnung, die auch Rücksicht auf die Benennung der entsprechenden Muskeln nimmt, wäre *Dorsalextension* und *Plantarflexion.* Statt des Ausdrucks Dorsalextension wird aber auch die Bezeichnung Dorsalflexion angewandt.

Das andere Hauptgelenk ist das untere Sprunggelenk, *Articulatio talocalcaneonavicularis* (Abb. 4.7–70a), das zwar anatomisch in Unterabteilungen zerfällt, funktionell aber eine Einheit bildet. In diesem Gelenk bewegt sich der Fuß gegen den Talus im Sinne einer Hebung des medialen Fußrandes = *Supination,* und einer Hebung des lateralen Fußrandes = *Pronation.*

Mit der Pronation sind zwangsläufig eine Abduktion + Dorsalextension, mit der Supination eine Adduktion + Plantarflexion verbunden. Der Kürze halber wird diese Mischbewegung nach der hervorstehenden Komponente als Pro- und Supination bezeichnet. Nach

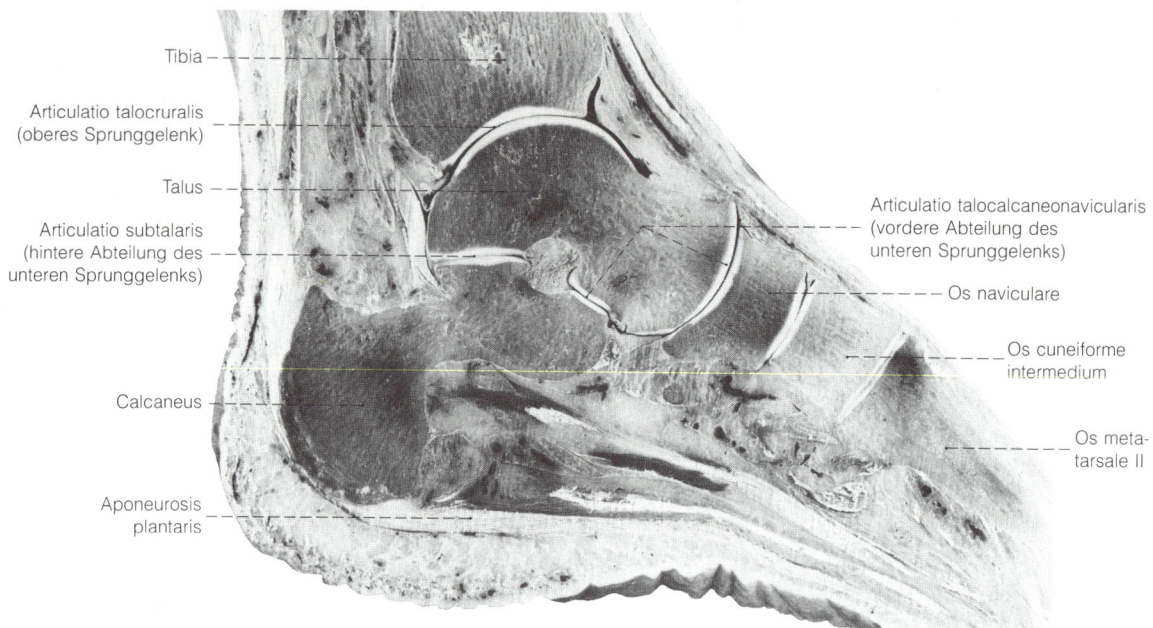

Tibia

Articulatio talocruralis
(oberes Sprunggelenk)

Talus

Articulatio subtalaris
(hintere Abteilung des
unteren Sprunggelenks)

Calcaneus

Aponeurosis
plantaris

Articulatio talocalcaneonavicularis
(vordere Abteilung des
unteren Sprunggelenks)

Os naviculare

Os cuneiforme
intermedium

Os meta-
tarsale II

Abb. 4.7–67. Sagittalschnitt durch den Fuß eines Erwachsenen in Höhe des zweiten Zehenstrahls (Originalpräparat: Prof. Dr. H.-M. Schmidt, Würzburg).

einem Vorschlag von Debrunner [3] heißen Bewegungen im unteren Sprunggelenk

Eversion
und   } des Rückfußes,
Inversion

während diejenige Kombinationsbewegung in den Tarsalgelenken und vor allem in den Metatarsalgelenken, welche den inneren bzw. den äußeren Fußrand hebt, als *Pro/Supination des Vorfußes* bezeichnet wird.

Verglichen mit den Sprunggelenken, die, wie der Name ausdrückt, über und unter dem Sprungbein liegen, treten die übrigen Fußwurzelgelenke an Bedeutung zurück. Eine stärkere Beweglichkeit einzelner Tarsalia oder Metatarsalia würde das Gefüge des Stützfußes lockern, ein knöcherner Verband würde andererseits

eine starre Fußplatte schaffen, die keine federnde Anpassungsfähigkeit besäße. Nur die Zehenglieder bewahren einen größeren Bewegungsumfang.

4.7.9.2 Oberes Sprunggelenk, *Articulatio talocruralis*

Die distalen Enden der Unterschenkelknochen umfassen die Talusrolle wie eine Klammer (Abb. 4.7–68). Dadurch erhält das Gelenk eine große Festigkeit und Sicherheit. Die beiden Knochen der Klammer sind in einer *Articulatio fibrosa* durch straffes Bindegewebe in der *Syndesmosis [Articulatio] tibiofibularis* federnd ver-

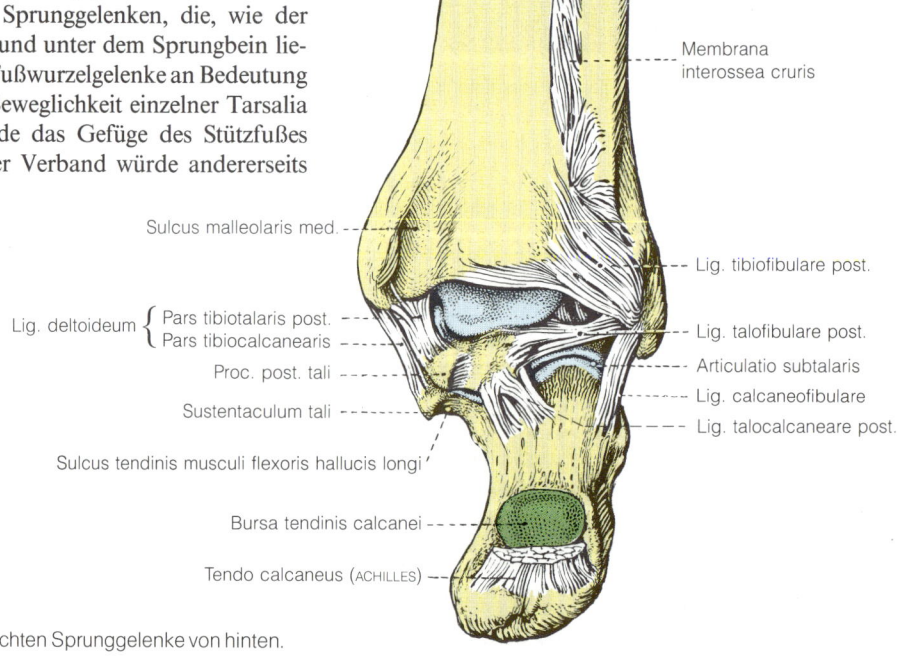

Membrana
interossea cruris

Sulcus malleolaris med.

Lig. deltoideum { Pars tibiotalaris post.
                  Pars tibiocalcanearis

Proc. post. tali

Sustentaculum tali

Sulcus tendinis musculi flexoris hallucis longi

Bursa tendinis calcanei

Tendo calcaneus (ACHILLES)

Lig. tibiofibulare post.

Lig. talofibulare post.

Articulatio subtalaris

Lig. calcaneofibulare

Lig. talocalcaneare post.

Abb. 4.7–68. Bänder der rechten Sprunggelenke von hinten.

einigt. Diese Federung kommt zur Geltung, wenn bei der Hebung des Fußes der nach vorn verbreiterte Teil der Sprungbeinrolle sich der Mitte des Rollendachs nähert und dabei die Knöchelgabel um 2 bis 3 mm auseinanderdrängt. Bei der Abdrängung des Malleolus lateralis öffnet sich zwischen ihm und der Tibia ein kleiner Spalt, der in der Ruhelage von einer Synovialfalte ausgefüllt ist. An der Federung beteiligt sich nicht nur die Bandhaft, es wird vielmehr auch der Fibulaschaft um ein geringes nach medial eingebogen.

Beim gehobenen Fuß sind mithin der Gelenkschluß am festesten und die Sicherheit für das Abstoßen des Körpers beim Gehen am größten. Das abstoßende Bein, das durch die Streckung im Hüft- und Kniegelenk zu einer Säule verfestigt ist, wird in dieser Stellung auch gegen die Fußplatte fixiert. Auch die Hockstellung, z. B. beim Skifahren, sichert die Festigkeit der Fußgelenke. Umgekehrt federt bei gesenktem Fuß die Fibula in ihre Ruhelage zurück, das Sprungbein bekommt einen größeren Spielraum in der Knochengabel, der vordere Teil der Talusrolle tritt aus der Knochengabel hervor und ist beim Lebenden zu tasten. Diese Stellung wird beim Aufspringen bevorzugt, weil der Stoß in ihr durch die Spannung der Muskulatur elastisch federnd abgefangen werden kann. Die Gelenkkapsel, *Capsula articularis*, entspringt vom Umfang der Gelenkränder und greift nur vorn ein Stück weit auf den Talushals über. Die Knöchel bleiben außerhalb des Gelenks. Vorn und hinten ist die Kapsel schlaff und dünn, so daß sie bei der Präparation leicht verletzt wird. Bei Gelenkergüssen wird eine Schwellung vor allem vorn vor den Knöcheln sichtbar. Die Sehnenscheiden der Extensoren sind mit der Vorderwand verlötet und bewahren sie vor dem Einklemmen.

Von den Verstärkungsbändern verbinden die sog. Gabelbänder als *Ligg. tibiofibulare anterius et posterius* (Abb. 4.7–56, 4.7–68 u. 4.7–69) die beiden Unterschenkelknochen. Sie haben die gleiche Streichrichtung wie die Membrana interossea cruris. Bandmassen dringen auch in den Spalt zwischen beide Knochen ein. Das hintere Band schleift auf einer kleinen Facette der Talusrolle.

Wie jedes Scharniergelenk hat auch das obere Sprunggelenk Seitenbänder, die nahe der Spitze der Knöchel fächerförmig ausstrahlen und auf den Talus und Calcaneus treffen [4], [11]. Die zum Calcaneus ziehenden mittleren Stränge beider Seiten- oder Knöchelbänder überspringen beide Sprunggelenke.

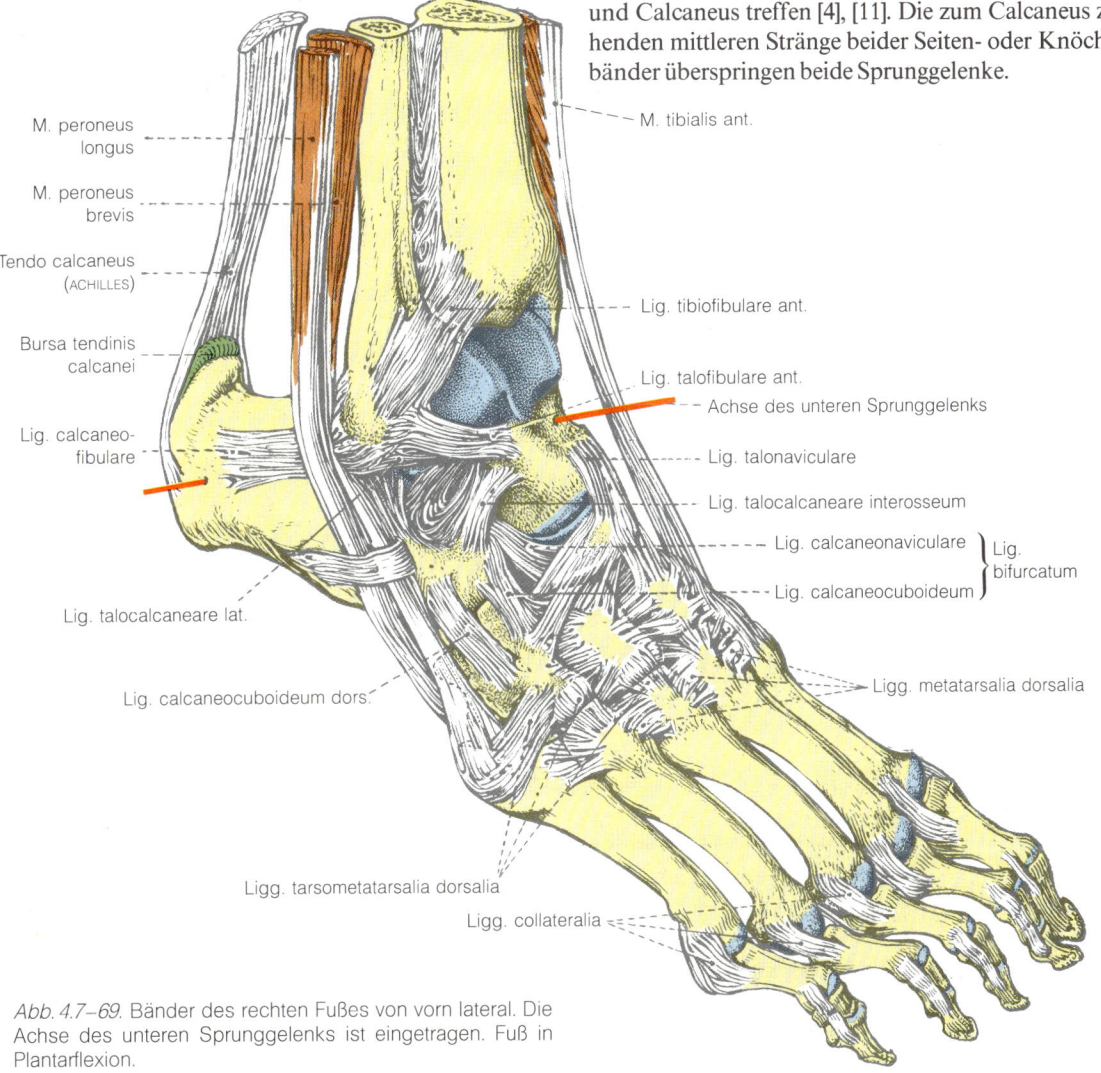

M. peroneus longus

M. peroneus brevis

Tendo calcaneus (ACHILLES)

Bursa tendinis calcanei

Lig. calcaneofibulare

Lig. talocalcaneare lat.

Lig. calcaneocuboideum dors.

Ligg. tarsometatarsalia dorsalia

Ligg. collateralia

M. tibialis ant.

Lig. tibiofibulare ant.

Lig. talofibulare ant.

Achse des unteren Sprunggelenks

Lig. talonaviculare

Lig. talocalcaneare interosseum

Lig. calcaneonaviculare ⎫
Lig. bifurcatum
Lig. calcaneocuboideum ⎭

Ligg. metatarsalia dorsalia

Abb. 4.7–69. Bänder des rechten Fußes von vorn lateral. Die Achse des unteren Sprunggelenks ist eingetragen. Fuß in Plantarflexion.

Medial werden die kräftigen Faserzüge in ihrer Gesamtheit als *Lig. mediale [deltoideum]* (Abb. 4.7–71) bezeichnet. Sie befestigen sich an der medialen Seite des Talus, greifen darüber hinaus nach vorn zum Naviculare, nach abwärts zum Sustentaculum tali. Einzelne Bandzüge werden unterschieden als Partes tibiotalaris

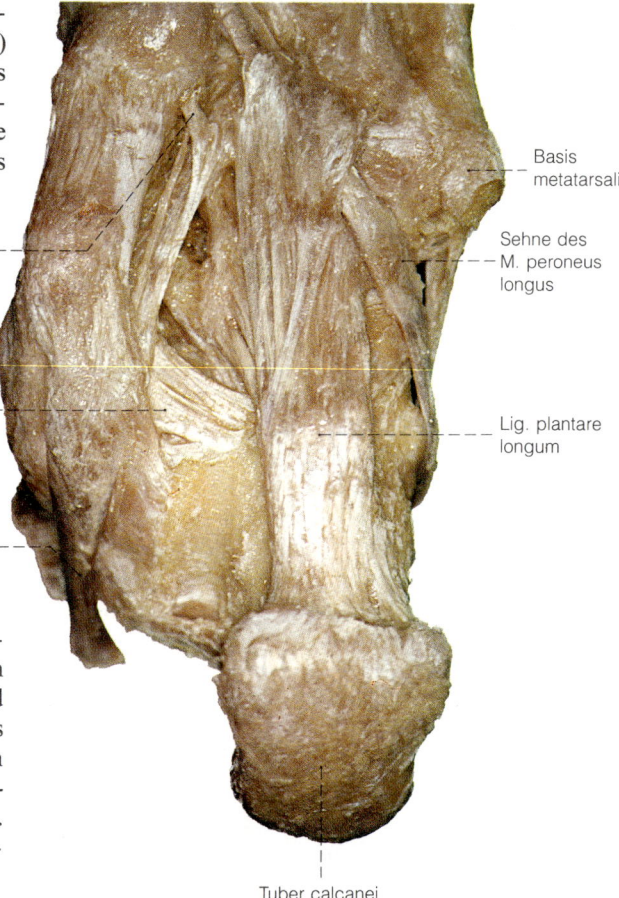

Basis metatarsalis V

Sehne des M. peroneus longus

Ursprungssehne des M. flexor hallucis brevis

Lig. calcaneonaviculare plantare

Lig. plantare longum

Sehne des M. tibialis post.

Tuber calcanei

Abb. 4.7–70. Band- und Sehnenstrukturen der linken Regio plantaris proximalis (Originalpräparat: Prof. Dr. H.-M. Schmidt, Würzburg).

anterior et posterior, Pars tibionavicularis und Pars tibiocalcaneus. Das laterale Seitenband zerfällt deutlich in getrennte Züge, von denen je einer nach vorn und hinten zum Talus, ein dritter, mittlerer Strang abwärts zum Calcaneus verläuft. Die Einzelbänder heißen nach den verbundenen Knochen: *Ligg. talofibulare anterius et posterius, Lig. calcaneofibulare* (Abb. 4.7–69). Das Lig. talofibulare posterius ist in der Regel streifenartig in die Gelenkkapsel eingewoben.

Durch diese Anordnung ist gewährleistet, daß immer ein Teil beider Seitenbänder bei allen Bewegungen im oberen Sprunggelenk gespannt bleibt, so daß eine sichere Führung zustande kommt. Die stärkste Beanspruchung erleiden die Seitenbänder, wenn der Fuß z. B. in einer Wegfurche, zwischen Steinen oder am Ski hängen bleibt und der Körper nach medial oder lateral umfällt. Bei diesem Umkippen halten oft die Bänder stand, während ein Knochenstück am Bandansatz abreißt. Diese Rißbrüche der Knöchel sind ein Zeichen für die Festigkeit der Bänder. Da die mittleren Stränge beider Seitenbänder auch das untere Sprunggelenk überbrücken, wird bei ihrer Verletzung auch das untere Sprunggelenk in Mitleidenschaft gezogen. Wenn sich bei festgestelltem Fuß der Unterschenkel mit dem Körper gewaltsam dreht, kann es auch zu Beschädigungen des Bandapparats kommen, gelegentlich unter Sprengung der Malleolengabel.

Das obere Sprunggelenk wird ständig beim Gehen gebraucht. Die Drehachse der Articulatio talocruralis verläuft schräg von medial-proximal nach lateral-distal unterhalb der beiden Knöchelspitzen [5]. Aus der Normalstellung, in der der Fuß mit dem Unterschenkel einen rechten Winkel bildet, sind eine aktive Hebung um etwa 20° und eine Senkung um 40° bis 50° [3] möglich. Beim Gehen auf einer Ebene, deren Steigungsgrad größer als 20 bis 30° ist, muß sich der hintere Teil der Fußsohle vom Boden abheben, da der Fuß eine stärkere Dorsalerhebung nicht gestattet.

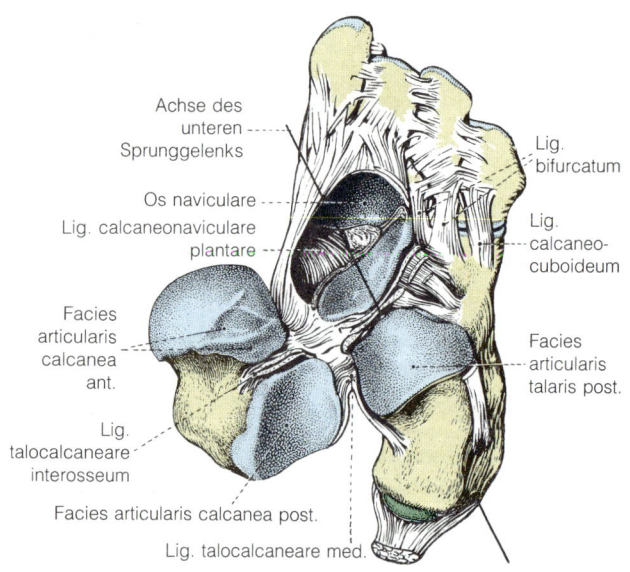

Achse des unteren Sprunggelenks

Os naviculare

Lig. calcaneonaviculare plantare

Facies articularis calcanea ant.

Lig. talocalcaneare interosseum

Lig. bifurcatum

Lig. calcaneocuboideum

Facies articularis talaris post.

Facies articularis calcanea post.

Lig. talocalcaneare med.

Abb. 4.7–70a. Einblick in das untere Sprunggelenk von oben, Talus nach medial umgeschlagen.

4.7.9.3 Unteres Sprunggelenk, *Articulation talocalcaneonavicularis*

Der Talus als Schlußstück des Fußskeletts überträgt die Körperlast auf den lateral und unter ihm liegenden Calcaneus und das medial vor ihm liegende Naviculare (Abb. 4.7–67). Das untere Sprunggelenk enthält die überknorpelten Druckaufnahmeflächen und gestattet zugleich eine Bewegung des Fußes in sich, die oben als Auswärts- und Einwärtskantung beschrieben wurde. Das Mosaik der Gelenkflächen wird durch die Kapselbandsysteme im Sinus und Canalis tarsi [8] in eine hintere und eine vordere Kammer geschieden (Abb. 4.7–67, 4.7–70a u. 4.7–72).

Das hintere Gelenk, *Articulatio subtalaris*, besteht aus der schwach konvexen hinteren Gelenkfläche des Calcaneus und der entsprechend konkaven des Taluskörpers.

dererseits von größter Bedeutung. Eine Funktion im Sinne des „Tragens" des Taluskopfes kommt ihm nicht zu [13a] (Abb. 4.7–74). Die Spannung des Bandes ist also wichtig für den Zusammenhalt des Gelenkbetts. Bei einer Erschlaffung des Bandes, die allerdings niemals isoliert auftritt, werden das Abrutschen und Tiefertreten des Talus, also die Bildung des Plattfußes, begünstigt („Plattfußband"). Durch die Zusammenfügung aus zwei Knochen und einem Band wird die Pfan-

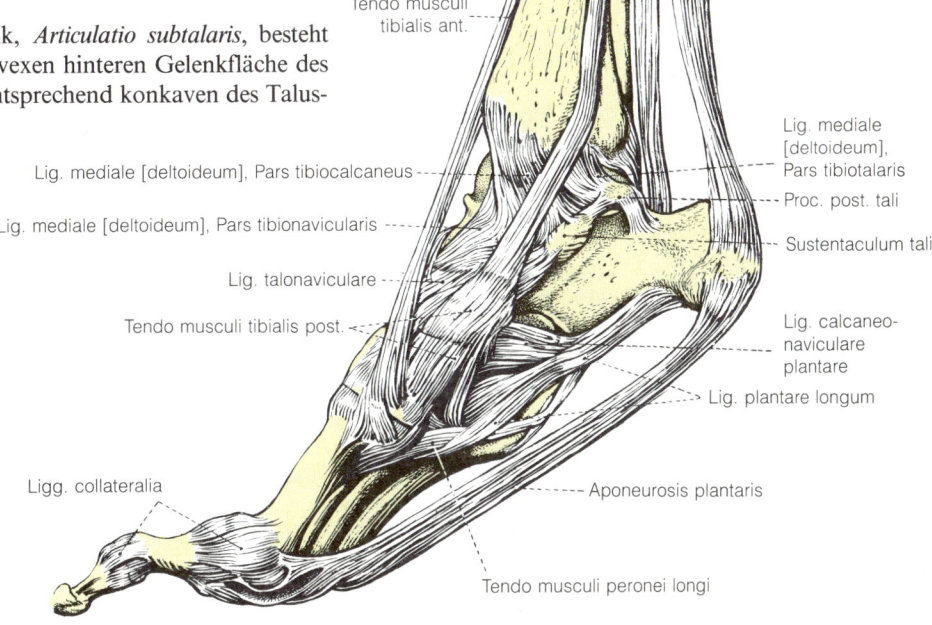

Tendo musculi tibialis ant.

Lig. mediale [deltoideum], Pars tibiocalcaneus

Lig. mediale [deltoideum], Pars tibionavicularis

Lig. talonaviculare

Tendo musculi tibialis post.

Ligg. collateralia

Lig. mediale [deltoideum], Pars tibiotalaris

Proc. post. tali

Sustentaculum tali

Lig. calcaneonaviculare plantare

Lig. plantare longum

Aponeurosis plantaris

Tendo musculi peronei longi

Abb. 4.7–71. Bänder des Fußes von medial unten, Fuß in Plantarflexion.

Das vordere Gelenk, *Articulatio talocalcaneonavicularis,* bildet aus mehreren Gelenkflächen eine Pfanne um den Taluskopf. An der Bildung dieses Gelenkbetts beteiligen sich die vordere und mediale Gelenkfläche des Calcaneus, die schräg auf das Sustentaculum tali heraufreichen und oft zusammenhängen. In letztem Fall nennt man die Fläche *Facies articularis talaris anterior (bipartita).* Nach vorn folgt die eiförmige Pfanne des Naviculare. Die noch bestehende Lücke im Knochengerüst wird plantarwärts geschlossen durch das Pfannenband, *Lig. calcaneonaviculare plantare,* das nach dem Gelenk hin eine überknorpelte Schleiffläche besitzt (Abb. 4.7–73). Das Pfannenband fesselt das Naviculare an den Calcaneus, so daß beide Knochen nicht durch den Taluskopf auseinandergedrängt werden können. Das Band bewirkt eine Längsverspannung des Fußes im Bereich der größten Höhe und der primär belasteten und konstruktiv heikelsten Region der tibialseitigen Längswölbung. Es ist als passives Element für den Gelenkschluß zwischen Talus und Calcaneus einerseits, zwischen Talus und Naviculare an-

ne etwas nachgiebig, so daß sie kleine Inkongruenzen zwischen Kopf und Pfanne, die bei der Bewegung auftreten, ausgleichen und den festen Schluß im Gelenk gewährleisten kann.

Die Kapseln umschließen jede Kammer des unteren Sprunggelenks für sich und sind an der Peripherie der Gelenkflächen befestigt. Die Scheidewand bilden verschiedene Fasersysteme des Lig. talocalcaneare interosseum und der Retinacula musculorum extensorum inferius, die nahezu im rechten Winkel zur Bewegungsachse des unteren Sprunggelenks ausgerichtet sind (Abb. 4.7–67, 4.7–72 u. 4.7–75). Sie schließen lateral zusammen mit dem M. extensor digitorum brevis den Eingang in den Sinus tarsi ab und dringen medial bis zum Ende des Canalis tarsi vor. Die schrägen Faserbündel verlaufen unterschiedlich gestaffelt zwischen Talus und Calcaneus, ohne die normalen Bewegungen im unteren Sprunggelenk zu beeinträchtigen. Sie verhindern ein Abgleiten des auf dem Calcaneus exzentrisch gelagerten Talus nach medial und hemmen außerdem durch Anspannung der seitlichen Faserzüge die Einwärtskantung. Das im Canalis tali verheftete Band schränkt dagegen die Auswärtskantung ein.

In der Kapselwand lassen sich zudem Faserbündel abgrenzen, die den ungefähr würfelförmigen Taluskörper an den übrigen drei Seiten mit dem Calcaneus verbinden. Diese Bänder liegen medial, lateral und hinten. Am längsten ist das Lig. talocalcaneare laterale, während das Lig. talocalcaneare mediale zur Hälfte kürzer, im Gegensatz dazu jedoch fast doppelt so dick ist. Die an den Fußkanten liegenden Bänder müssen so gerichtet sein, daß sie die Bewegungen erst in den Grenzstellungen hemmen. Daher verlaufen das mediale und laterale Band schräg [8], [11].

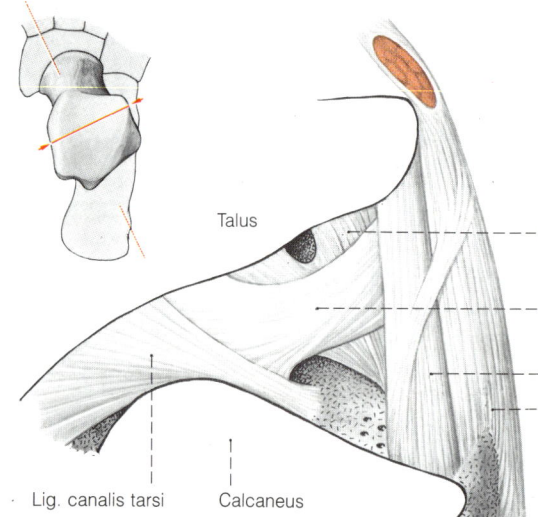

Talus

Lig. talocalcaneum obliquum

Retinaculum musculorum extensorum inf. (Pars med.)

Retinaculum musculorum extensorum inf. (Pars intermedia)
Retinaculum musculorum extensorum inf. (Pars lat.)

Lig. canalis tarsi   Calcaneus

Abb. 4.7–72. Fasersysteme des Sinus und Canalis tarsi eines rechten Fußes von dorsal (Lig. talocalcaneum interosseum). – Insert: Schnittrichtung [Pfeile] zur Eröffnung des Sinus und Canalis tarsi. Achse des unteren Sprunggelenks gepunktet [8] (Originalpräparat: Prof. Dr. H.-M. Schmidt, Würzburg).

Der Körper des Talus ist durch zahlreichere Bänder an den Calcaneus gefesselt als der Kopf, dessen Plantarfläche überknorpelt ist und nur noch am dorsalen Rand der Gelenkfläche eine Haltstelle für das Lig. talonaviculare freiläßt. Im ganzen sind die stärksten Bänder des Fußes um die Sprunggelenke konzentriert. Wichtiger als die genannten Kapselverstärkungen sind jene Anteile der Seitenbänder des oberen Sprunggelenks, die am Calcaneus und am Naviculare haften,

Pars tibiocalcaneus, Lig. calcaneofibulare und *Pars tibionavicularis.* Außerdem sichern das Lig. calcaneonaviculare mediale (sive „neglectum") sowie das in 42% vorkommende Lig. calcaneonaviculare laterale die Bewegungen im unteren Sprunggelenk [11].

Bei den Bewegungen im unteren Sprunggelenk sind alle zugehörigen Gelenkflächen beteiligt. Die einzelnen Teilbewegungen kann man auf eine gemeinsame „Kompromißachse" beziehen, die vorn medial in den Sprungbeinhals eintritt, den Sinus tarsi kreuzt und an der lateralen Seite des Fersenbeinhöckers wieder herauskommt (Abb. 4.7–69 u. 4.7–72). Die Achse steht in jeder Hinsicht schräg, und ihre genaue Lage wechselt bei verschiedenen Individuen. Bei der Drehung um eine derart schräge Achse bewegt sich der Calcaneus mit dem übrigen Fuß so, daß immer mit einer Adduk-

tion eine Supination und Plantarsenkung verbunden sind. Nach der anderen Richtung sind Abduktion, Pronation und Hebung der Fußspitze zu einer Mischbewegung verkoppelt. Die Hebung und Senkung der Fußspitze können durch Mitbewegungen im oberen Sprunggelenk und den vorderen Fußgelenken verdeckt werden. Wie bei einer „Maulschellenbewegung" der Hand wird der Fuß um den Talus herumgeführt. Wenn der Fuß aufgesetzt ist, kann die Bewegung auch umgekehrt stattfinden, derart, daß sich der Talus mit dem Unterschenkel gegen den übrigen Fuß in gleichem Sinne wie oben bewegt. Eine gute Vorstellung vom Charakter der Bewegungen in beiden Sprunggelenken erhält man, wenn man in der Fechterstellung den Körper auf den feststehenden Füßen vor- und zurücknimmt. Dabei finden beim vorgestellten Fuß Bewegungen im oberen Sprunggelenk, beim hinteren Fuß Bewegungen im unteren Sprunggelenk statt.

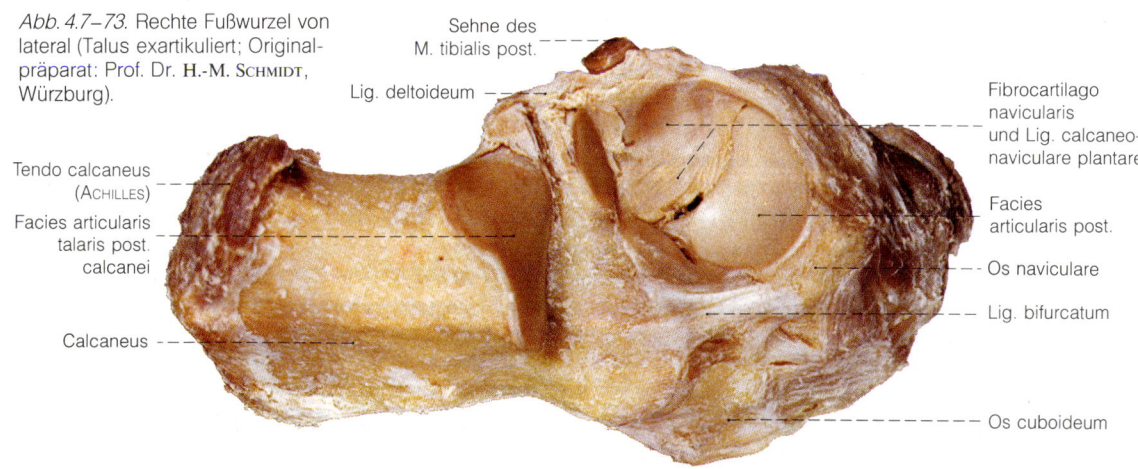

Abb. 4.7–73. Rechte Fußwurzel von lateral (Talus exartikuliert; Originalpräparat: Prof. Dr. H.-M. Schmidt, Würzburg).

Sehne des
M. tibialis post.

Lig. deltoideum

Fibrocartilago navicularis und Lig. calcaneonaviculare plantare

Tendo calcaneus (Achilles)

Facies articularis talaris post. calcanei

Facies articularis post.

Os naviculare

Lig. bifurcatum

Calcaneus

Os cuboideum

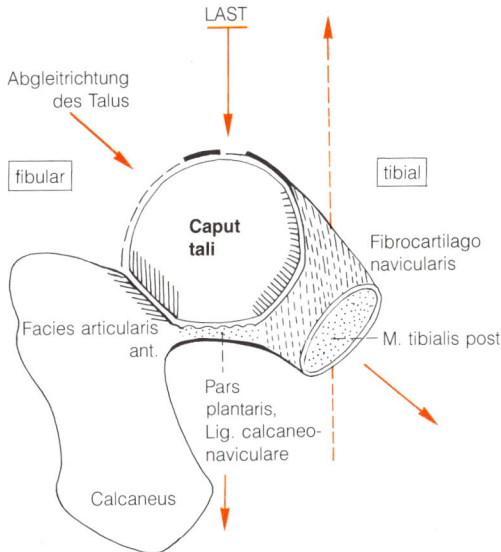

LAST

Abgleitrichtung
des Talus

fibular

tibial

Caput
tali

Facies articularis
ant.

Fibrocartilago
navicularis

M. tibialis post.

Pars
plantaris,
Lig. calcaneo-
naviculare

Calcaneus

Abb. 4.7–74. Schematischer Querschnitt durch den Fuß in Höhe des Taluskopfes. Plantarer Abschnitt des Lig. calcaneonaviculare plantare. Belastete Teile: schraffiert. Synoviales Fettpolster: gewellt. Beachte die tibialseitige Abflachung des Taluskopfes und die Einstellung der entsprechenden Fläche der Fibrocartilago navicularis als Widerlager [13a].

Der Bewegungsumfang im unteren Sprunggelenk wird erweitert durch Mitbewegungen in der gleich zu besprechenden Articulatio tarsi transversa (CHOPARTsche Gelenklinie). Durch diese Ergänzung kann der Fuß u. U. so weit einwärtsgekantet werden, daß der mediale Fußrand senkrecht über dem lateralen steht.

Bei der Einwärtskantung wird die Fußwölbung vertieft, der Höcker des Naviculare nähert sich dem Sustentaculum tali, am Fußrücken treten Taluskopf und Vorderrand des Calcaneus stärker hervor.

Kurze Zusammenfassung

Die Malleolengabel des *oberen Sprunggelenks*, verbunden durch die *Lig. tibiofibulare anterius et posterius*, umfaßt die Talusrolle. Das tibiale Kollateralband = *Lig. mediale [deltoideum]*, das fibulare = *Ligg. talofibulare anterius et posterius* und *Lig. calcaneofibulare*. *Scharnier* mit schräger Drehachse. Dorsalextension und Plantarflexion. Unteres Sprunggelenk zwischen Talus, Calcaneus, Naviculare und *Lig. calcaneonaviculare plantare* (Pfannenband), durch das *Lig. talocalcaneare interosseum* im Sinus tarsi in eine vordere und hintere Kammer geschieden. Bewegungen um eine schräge Kompromißachse, die vom Hals des Talus durch den Sinus tarsi zur lateralen Seite des Fersenhöckers verläuft. *Supination* = Hebung des medialen Fußrandes, *Pronation* = Hebung des lateralen. Der Fuß dreht sich um den Talus. Bei Supination zugleich Adduktion und Plantarsenkung, bei Pronation Abduktion und Hebung der Fußspitze („Maulschellenbewegung").

4.7.9.4 Übrige Fußgelenke (Abb. 4.7–62 bis 4.7–66)

Die *Articulatio calcaneocuboidea* besitzt schwach sattelförmige Gelenkflächen und eine eigene Gelenkkapsel, die dorsal und plantar durch Bänder verstärkt ist. Zusammen mit der Articulatio talonavicularis bildet sie die S-förmig geschwungene Articulatio tarsi transversa (CHOPARTsche Gelenklinie) (Abb. 4.7–54), die auch als Amputationslinie von Bedeutung ist (Abb. 4.7–59). Man kommt in den Gelenkspalt hinein, wenn man unmittelbar hinter dem vorspringenden Naviculare am medialen Fußrand einschneidet. Bei der Ausführung der Operation wird erst nach dem Durchtrennen des in der Tiefe seitlich versteckt liegenden *Lig. bifurcatum* die Abtragung des distalen Fußes möglich (Abb. 4.7–73). Das Band wird daher als Schlüsselband der CHOPARTschen Gelenklinie bezeichnet. Es entspringt am vorderen Rand des Calcaneus und teilt sich am Ursprung in einen medialen Strang, der als *Lig. calcaneonaviculare* zur benachbarten Ecke des Naviculare verläuft, und einen lateralen Teil, *Lig. calcaneocuboideum*, der die Dorsalfläche des Kuboids erreicht. Erst nach dem Zerschneiden oberflächlicher Bandzüge und dem Ausräumen von Fett wird das Band in der Regel sichtbar.

Die *Articulatio cuneonavicularis* vermittelt die Verbindung des Naviculare mit den drei Keilbeinen. Nicht selten besteht auch eine Gelenkverbindung zwischen Naviculare und Cuboideum. Die einander zugekehrten Seiten der vier distalen Tarsalia besitzen ebenfalls Gelenke, die aber durch *Ligg. tarsi interossea (Lig. cuneocuboideum interosseum, Ligg. intercuneiformia interossea)* beträchtlich eingeengt sind.

Eine praktisch wichtige Gelenklinie besteht zwischen den Stirnseiten der vier distalen Tarsalia und den Metatarsalia: *Articulationes tarsometatarsales*. Die Gelenkspalten setzen sich auch zwischen die Seitenflächen des zweiten bis fünften Metatarsale fort und bilden dabei die Intermetatarsalgelenke. Die Gelenklinie ist nicht durchlaufend; erstens deshalb, weil, mit Ausnahme des ersten, je zwei Metatarsalia eine gemeinsame Gelenkkapsel besitzen, zweitens, weil die Linie mehrfach geknickt ist. Besonders springt der Kopf des zweiten Metatarsale nach proximal aus der Reihe (Abb. 4.7–54 u. 4.7–66). Ferner ist zu beachten, daß man am äußeren Fußrand hinter dem sichtbaren Höcker des Metatarsale V schräg nach vorn einschneiden muß, um in die Gelenkspalten hineinzugelangen. Die Gelenkreihe wird klinisch als LISFRANCsche Amputationslinie bezeichnet.

Die Beweglichkeit in den vorderen Fußgelenken ist gering; es handelt sich um straffe Gelenke, die meist passiv beim Aufsetzen des Fußes bewegt werden. Durch das Mosaik verschieblicher Knochen wird der Fuß zu einer federnden Platte, die sich auch den Unebenheiten des Bodens anpassen kann. Von den Metatarsalia sind nur die Randstrahlen etwas beweglich, ihnen stehen auch die größten Muskelmassen der Fußsohle zur Verfügung.

Verwindungsgelenke des Fußes: Trotz der relativ geringen Beweglichkeit in den vorderen Fußgelenken (Fußwurzel und Fußwurzel-Mittelfußgelenken) summiert sich die Beweglichkeit von Calcaneus, Naviculare, Cuneiformia, Cuboid und den fünf Metatarsalia gegeneinander dahingehend, daß die Verwringung (Torsion) des Fußes im Sinne der Gegenbewegung des Vorfußes zum Rückfuß (Abb. 4.7–47) in beachtlichem Maße möglich ist. Man überzeugt sich am lebenden Fuß von dieser Verwindungsmöglichkeit, indem man mit der einen Hand den Calcaneus am Verkanten hindert und mit der anderen die Gegend des Ballens um die Längsachse des Fußes gegen den Calcaneus verdreht. Diese Verwindung des Fußes findet bei jedem Schritt, beim Abwickeln des belasteten Fußes auf dem Boden, statt. Am wichtigsten ist die letzte Phase der Bewegung vor dem Abheben des Rückfußes vom Boden: Fußballen und Vorfuß sind jetzt dem Boden angedrückt und gegen den Rückfuß proniert, der Calcaneus wird durch den Zug des Triceps surae gegen den Vorfuß in den Verwindungsgelenken zunehmend supiniert, bis der Fuß vom Boden abgehoben und als Spielbein nach vorn geschwungen wird. Die isolierte Supination des Rückfußes findet aus gleichen Gründen beim hohen Zehenstand statt. Ist die Verwindung des Fußes in einem der vielen beteiligten Gelenke gestört, treten Schmerzen und Gehstörungen auf. Hieraus ergibt sich die Wichtigkeit der vielen kleinen Gelenke des Mittelfußes und der Fußwurzel, obwohl ihre Beweglichkeit, für sich genommen, geringfügig ist im Vergleich zu den großen Exkursionen im oberen und unteren Sprunggelenk. Die Verwindung des Fußes beim Gehen ist an Menschen, die barfuß laufen, sehr leicht zu beobachten, weniger leicht, wenn der Fuß im Schuh steckt. Daß die Verwindung aber auch im Schuh stattfindet und die Verwindungskräfte größer sind als die Festigkeit des Leders, beweist die Form länger getragener Schuhe.

Die Zehengrundgelenke, *Articulationes metatarsophalangeales,* umfassen die Köpfe der Mittelfußknochen und die verhältnismäßig kleinen Pfannen der Grundphalangen. Es handelt sich um Kugelgelenke. Die Zehenpfannen gleiten fast nur auf dem dorsalen Abschnitt der Mittelfußköpfe; der ventrale Teil der letzten wird von einer faserknorpeligen Bandscheibe bedeckt, die, in die Kapsel eingewebt, gewissermaßen die Pfanne plantarwärts vergrößert und bei der Großzehe regelmäßig zwei Sesambeine enthält.

Die Mittel- und Endgelenke der Zehen stellen Scharniere dar, bei denen die distalen Gelenkkörper mit einer Führungsrinne versehene Platten bilden, während die Basen der Mittel- und Endphalangen Pfannen mit Führungsleisten besitzen. An der Plantarseite enthält die Kapsel ähnliche Verstärkungen wie bei den Grundgelenken.

Alle drei Zehengelenke besitzen Seitenbänder, *Ligg. collateralia,* die Köpfe der Mittelfußknochen haben Querverbindungen, die als *Lig. metatarsale transversum profundum* im wesentlichen den Horizontalschub hemmen.

Beim aufrechten Stand befinden sich die Zehen in den Grundgelenken in leichter Dorsalextension, so daß die unterpolsterten Köpfe der Mittelfußknochen als Stützpunkte freigegeben werden (Abb. 4.7–71). In den Mittel- und Endgelenken besteht eine leichte Plantarbeugung, wodurch die Zehenballen wieder zur Erde abgebogen werden. Im ganzen folgt daraus eine Art Klauenstellung, die bei der üblichen Skelettdarstellung meist nicht berücksichtigt wird. Aus dieser Stellung können die Zehen in den Grundgelenken erheblich weiter nach dorsal als nach plantar gebeugt werden.

Das Kugelgelenk wird nicht voll ausgenutzt, weil das Spreizen und Annähern der Zehen bei Erwachsenen nur unvollkommen möglich ist, während bei Kindern eine größere Beweglichkeit besteht. Bei Dorsalextension findet ein unwillkürliches Spreizen statt. Bei der Großzehe ist eine aktive Seitenbewegung stark eingeschränkt. In den Mittelgelenken der Zehen ist von der Normalstellung aus nur eine Plantarbeugung möglich, in den Endgelenken sind Dorsal- und Plantarbewegung ausführbar, an der kleinen Zehe ist das Endglied infolge der Synchondrose oder Synostose in der Hälfte der Fälle unbeweglich. Bei der Hammer- oder Krallenzehe verschiebt sich das Grundglied auf den Rücken des Metatarsalkopfes. Die schmerzhafte Erkrankung ist meist eine Folge anderer Störungen im Gefüge des Fußes.

Trotz der wenig ausgiebigen Bewegungen sind die Zehen äußerst wichtig für das Gehen. Patienten ohne Zehen sind beim Gehen sehr behindert. Die um das Zehenstück verkürzte Fußplatte bietet beim Stehen eine kleinere Unterstützungsfläche und verliert beim Gehen ein Hebelstück für das Abstoßen vom Boden.

Kurze Zusammenfassung

Articulatio tarsi transversa (= CHOPARTsche *Gelenklinie*): eine Amputationslinie, beachte das *Lig. bifurcatum.* LISFRANCsche *Amputationslinie* zwischen den distalen Tarsalia und den Metatarsalia. Verwindung des Fußes beim Gehen (Supination des Rückfußes). *Zehengrundgelenke:* Kugelgelenke, *Mittel- und Endgelenke* der Zehen: Scharniere mit *Kollateralbändern.*

4.7.9.5 Weitere Bänder des Fußes

Außer den bei den Sprunggelenken und Zehen aufgeführten Bändern sind die Bausteine des Fußes durch zahlreiche Einzelbänder verklammert. Es ist wichtiger, das Prinzip und die allgemeine Bedeutung dieses Bandapparats zu kennen, als jedes Band für sich zu betrachten.

Die stärksten Bänder finden sich plantar, Ligg. tarsi plantaria, wo sie mit ihren kräftigsten Anteilen in der Längsrichtung verlaufend die Fußwölbung verklammern (Abb. 4.7–71). Die hohen Knochenvorsprünge der plantaren Seite werden, soweit sie nicht von Sehnenansätzen besetzt sind, zu Ansätzen oder Sammelpunkten von Bändern. Dabei liegen die langen Bänder oberflächlich und verdecken teilweise die kurzen tiefen. Demgegenüber ist das Skelett des Fußrückens mehr ausgeebnet, die kurzen Bänder überspringen in der Regel senkrecht den Gelenkspalt und zeichnen damit den Verlauf der Spongiosaarchitektur (Abb. 4.7–54) nach. Aus den Namen der verbundenen Knochen ergibt sich die Bezeichnung der Bänder. Schließlich kann man als drittes System die Zwischenknochenbänder unterscheiden, die teilweise schon genannt wurden. Sie verbinden die Knochen mit Ausnahme der Zehen der Quere nach.

Da die Bänder von der Gestalt der verbundenen Knochen abhängig sind, wird eine Verformung der Knochengestalt von einer Änderung in der Anordnung des Bandapparats begleitet. Daher sind viele individuelle Variationen möglich.

Das lange Sohlenband, *Lig. plantare longum* (Abb. 4.7–70 u. 4.7–71), ist das längste Band des Fußes. Es entspringt von der Plantarfläche des Fersenbeins, liegt immer seitlich der Fußlängsachse und erreicht mit seinen oberflächlichen Bündeln die Basen der Metatarsalia II bis V, nachdem die Fasern die Rinne für die Sehne des M. peroneus longus überbrückt haben. Die tieferen Teile bleiben an der Tuberositas ossis cuboidei. Die kürzesten Fasern, die vom distalen Ende des Calcaneus kommen, strahlen nur bis zur Unterfläche des Kuboids und werden als *Lig. calcaneocuboideum plantare* besonders benannt. Sie verlaufen wesentlich schräger als die tiefen Fasern des langen Fußsohlenbands [9].

Das *Lig. calcaneonaviculare plantare* erstreckt sich vom Sustentaculum tali zum Naviculare und ergänzt als Pfannenband die Pfanne für den Taluskopf. An der Schleifstelle liegt ein leicht gebogenes dreieckiges Feld, das überknorpelt ist *(„Fibrocartilago navicularis")*. An der Unterfläche des Bandes schleift in einer Rinne die Sehne des M. tibialis posterior (Abb. 4.7–71).

Der Längszug des kräftigen Lig. plantare longum läßt den medialen Fußrand frei (Abb. 4.7–70). Hier gibt es keine durchlaufenden Bänder, dafür wird aber der mediale Fußrand zum Zentrum für den Angriff dreier Sehnen, die zum Naviculare (M. tibialis posterior), zum Cuneiforme mediale (M. tibialis anterior) und zur Basis des Metatarsale I (M. peroneus longus und vorige) hinstrahlen und die passive Verklammerung durch eine aktive Verspannung ersetzen (Abb. 4.7–58 u. 4.7–93). Damit wird die Wölbung am medialen Fußrand mehr durch Muskeln als durch Bänder verspannt. Auch die Plantaraponeurose (Abb. 4.7–82) und die oberflächlichen kurzen Fußmuskeln (vor allem der M. flexor digitorum brevis und der M. abductor hallucis) haben für die Längsverspannung der Fußwölbung eine erhebliche Bedeutung. Diese Verspannung hat gegenüber den tiefer in der Fußsohle gelegenen langen Flexorensehnen und dem Lig. plantare longum den Vorteil, daß sie einen größeren Abstand von den im Gleichgewicht zu haltenden Gelenken und damit einen längeren Hebelarm besitzen. Infolgedessen erzielen sie das erforderliche Moment mit einer geringeren Kraft.

Wenn man das Längsband und die Sehnen abträgt, werden kurze Bänder sichtbar, von denen nur folgende genannt seien: *Ligg. tarsometatarsea plantaria, Ligg. metatarsea plantaria.* Der Vorsprung des Cuneiforme laterale wird zum Mittelpunkt mehrerer Bandzüge, die im einzelnen nicht erwähnenswert sind.

Die dorsalen Bandzüge sind schwächer und überbrücken in der Regel senkrecht die Gelenkspalten (Abb. 4.7–69). Es seien folgende Einzelzüge aufgeführt: *Lig. calcaneocuboideum, Lig. talonaviculare, Ligg. tarsometatarsea dorsalia, Ligg. metatarsea dorsalia.* Die meisten dieser Bänder entsprechen den gleichnamigen kurzen Bändern der Plantarseite. Mit wenigen Ausnahmen kann man die dorsalen Bänder rekonstruieren, wenn man die Gelenkspalten senkrecht überbrückt. Wenn man die Bandstücke untereinander in fortlaufende Verbindung bringt, läßt sich mit einiger Genauigkeit ein laterales und ein mediales Bändersystem ableiten, die beide bogenförmig über dem Fußrücken zur Überkreuzung gelangen. Der laterale Bogen beginnt im Lig. calcaneocuboideum, der mediale im Lig. calcaneonaviculare.

Die dorsalen Bänder werden besonders gespannt, wenn die Fußwölbung sich verstärkt. Das ist der Fall beim Zehenstand, genauer beim Stand auf den Mittelfußköpfen, bei dem der Wölbungsbogen des Fußes in seiner Längsrichtung wie eine gebogene Säule die Last überträgt und durch die dorsalen Bänder federnd festgestellt wird.

Die starken Zwischenknochenbänder, *Ligg. metatarsalia interossea,* des Fußes werden erst sichtbar, wenn die Gelenkspalten eröffnet sind. Fast alle verbinden sie die Knochen der Quere nach. Proximal beginnend wäre das früher beschriebene *Lig. talocalcaneare interosseum* im Sinus tarsi zu nennen; auch das *Lig. bifurcatum* kann hierzu gerechnet werden. Es folgt eine Querverbindung zwischen Naviculare und Kuboid, dann Verbindungen zwischen den vier distalen Tarsalia, ferner zwischen den Basen der Metatarsalia. Das Metatarsale I ist von der Querverbindung ausgeschlossen, da das Band des zweiten Metatarsale zum Os cuneiforme mediale herüberreicht. Schließlich sind die Köpfe der Metatarsalia durch das *Lig. metatarsale transversum profundum* verknüpft. Diesen binnenständigen Bändern entsprechen größtenteils plantar und dorsal gleichnamige äußere Bänder.

Kurze Zusammenfassung

Langes Sohlenband, *Lig. plantare longum,* vom Fersenbein zu den Metatarsalia II–V. Medialer Fußrand von Muskeln gestützt. Die kurzen Fußbänder heißen nach den verbundenen Knochen. Ligg. interossea verbinden die Knochen der Quere nach.

Literatur

[1] BAMMES, G.: Die Gestalt des Menschen. 2. Aufl. Maier, Ravensburg 1977

[2] BOJSEN-MŒLLER, F.: Calcaneocuboid joint and stability of the longitudinal arch of the foot at high and low gear push off. J. Anat. 129 (1979), 165–176

[3] DEBRUNNER, H. U.: Gelenkmessung (Neutral-O-Methode), Längenmessung, Umfangmessung. Bulletin, Offizielles Organ der Arbeitsgemeinschaft für Osteosynthesefragen 1971

[4] DRAENERT, K., M. E. MÜLLER: Morphologie und Klinik des fibularen Bandapparates am oberen Sprunggelenk. Anat. Anz. 147 (1980), 188–200

[4a] HENKEL, H.-L.: Die Behandlung des angeborenen Klumpfußes im Säuglings- und Kindesalter. Enke, Stuttgart 1974

[5] INMAN, V. T.: The joints of the ankle. Williams & Wilkins, Baltimore 1976

[5a] KUMMER, B.: Funktionelle Anatomie des Vorfußes. Verh. Dtsch. Orthop. Ges. 63 (1966), 482–493

[6] LANZ, T. v., W. WACHSMUTH: Praktische Anatomie. 1. Bd. 4. Teil. In: J. LANG, W. WACHSMUTH (Hgg.): Bein und Statik, 2. Aufl., Springer, Berlin-Heidelberg-New York 1972

[6a] MAIER, E.: Der nicht-behandlungsbedürftige Kinderfuß. Z. Orthop. 105 (1968), 565–575

[6b] MAU, H.: Der behandlungsbedürftige Kinderfuß. Z. Orthop. 105 (1968), 576–591

[6c] PAUWELS, F.: Gesammelte Abhandlungen zur funktionellen Anatomie des Bewegungsapparates. Springer, Berlin 1965

[7] REIMANN, R., F. ANDERHUBER: Kompensationsbewegung der Fibula, die durch die Keilform der Trochlea tali erzwungen werden. Acta anat. 108 (1980), 60–67

[8] SCHMIDT, H.-M.: Gestalt und Befestigung der Bandsysteme im Sinus und Canalis tarsi des Menschen. Acta anat. 102 (1978), 184–194

[9] SCHMIDT, H.-M.: The plantar ligaments of the human proximal tarsus. Folia morph. (Prag) 28 (1980), 159–161

[10] SCHMIDT, H.-M.: Die Artikulationsflächen der menschlichen Sprunggelenke. Adv. Anat. Embryol. Cell Biol. 66 (1981), 1–81

[11] SCHMIDT, H.-M., E. GRÜNWALD: Untersuchungen an den Bandsystemen der talocruralen und intertarsalen Gelenke des Menschen. Gegenbaurs morph. Jb. 127 (1981), 792–831

[12] STRAUSS, F.: Gedanken zur Fußstatik. Acta anat. 78 (1971), 412–424

[12a] VIRCHOW, H.: Die Zusammensetzung des Fußskelettes nach Form. Arch. Orthop. Unfall-Chir. 25 (1927), 421–439

[13] VOLKMANN, R. v.: Ein Ligamentum „neglectum" pedis. Verh. Anat. Ges. 64. Vers.; Erg.-H. Anat. Anz. 126 (1970), 483–489

[13a] VOLKMANN, R. v.: Zur Anatomie und Mechanik des Lig. calcaneonaviculare plantare sensu strictiori. Anat. Anz. (1973), 460–470

[14] VOLKMANN, R. v.: Übersehenes und Verkanntes am anatomischen Substrat der Senkfußentstehung. Z. Orthop. 113 (1975), 229–236

[15] WEINERT, C. R. jr., J. H. MCMASTER, R. J. FERGUSON: Dynamic function of the human fibula. Amer. J. Anat. 138 (1973), 145–150

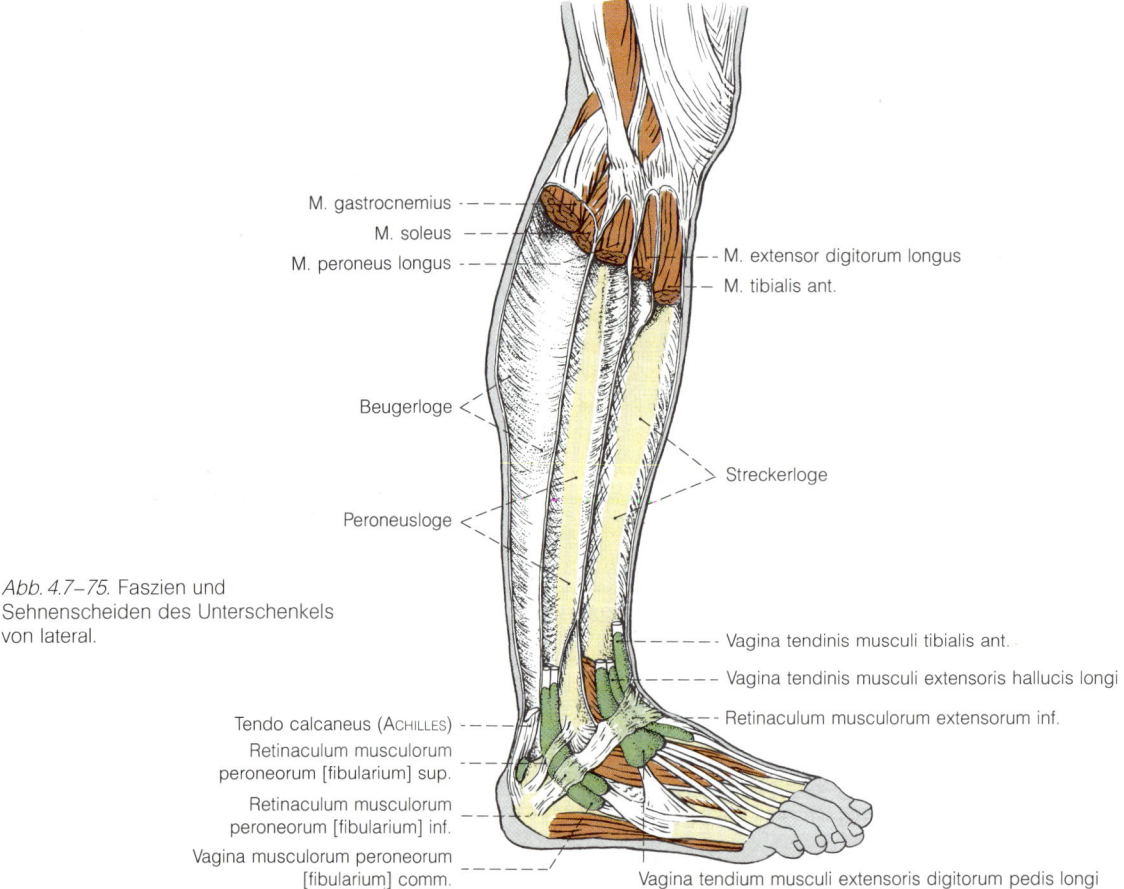

M. gastrocnemius

M. soleus

M. peroneus longus

M. extensor digitorum longus

M. tibialis ant.

Beugerloge

Streckerloge

Peroneusloge

Abb. 4.7–75. Faszien und Sehnenscheiden des Unterschenkels von lateral.

Vagina tendinis musculi tibialis ant.

Vagina tendinis musculi extensoris hallucis longi

Retinaculum musculorum extensorum inf.

Tendo calcaneus (ACHILLES)

Retinaculum musculorum peroneorum [fibularium] sup.

Retinaculum musculorum peroneorum [fibularium] inf.

Vagina musculorum peroneorum [fibularium] comm.

Vagina tendium musculi extensoris digitorum pedis longi

4.7.10 Muskeln des Unterschenkels

4.7.10.1 Allgemeines

Bei den Muskeln des Unterschenkels liegen ähnlich wie am Unterarm die Muskelbäuche proximal, wodurch sich die Gestalt des Unterschenkels gegen die Fesseln verjüngt und die Peripherie entlastet wird.

Die Muskeln bilden drei Gruppen: 1. Vordere oder Extensorengruppe, 2. laterale oder Peroneusgruppe, 3. hintere oder Flexorengruppe. Die Flexoren besitzen im Triceps surae einen mächtigen Muskel, der den Fußhebel gegen die Körperschwere bewegt und auf der Extensorenseite kein Gegenstück hat. Durch diese Muskelmasse wird die Vorwölbung der Wade, *Sura [Regio cruralis]*, bedingt.

Die Muskeln des Unterschenkels und des Fußes zeigen besonders deutlich die Unterschiede einer Bewegungsfunktion und einer Haltefunktion. Bei der Haltefunktion wirken sie als elastisch verstellbare Zügel des belasteten Fußgerüstes und ergänzen dadurch den Bandapparat.

Die drei Muskelgruppen sind eingeschaltet in einen Faszienapparat, der in Fortsetzung des knöchernen Skeletts den Muskeln im proximalen Teil Ursprünge bietet, im übrigen als Hüll- und Halteeinrichtung wirkt (Abb. 4.7–75).

Die äußere Hülle ist die Unterschenkelfaszie, *Fascia cruris*, die mit den frei unter der Haut liegenden Knochenflächen und -kanten fest verbunden ist und auch mit dem Ursprung der Extensoren zusammenhängt. Von dem Faszienrohr strahlen *Septa intermuscularia cruris anterius et posterius* in die Tiefe zur Fibula und grenzen die Peroneusloge von der Strecker- und Beugerloge ab (Abb. 4.7–75). Ferner spannt sich zwischen dem Triceps surae und den tiefen Beugern ein tiefes Blatt der Fascia cruris aus, das Gefäße führt und das sich dort, wo sich die Achillessehne von der tiefen Muskelgruppe abhebt, zu einem kräftigen Querzug verstärkt.

Oberhalb der Malleolen ist die Fascia cruris auf der Streckseite durch quer verlaufende Fasern zum *Retinaculum musculorum extensorum superius* ausgebildet, das künstlich aus dem Zusammenhang isoliert werden kann (Abb. 4.7–76).

Weiter distal, auf den Fußrücken übertretend, folgt das *Retinaculum musculorum extensorum inferius*, dessen Faserzüge, von den beiden Malleolen ausgehend, nach Überkreuzung zum medialen und lateralen Fußrand strahlen. Indes fehlt häufig der vom lateralen Malleolus kommende Schenkel, wodurch das Band Y-förmig gestaltet wird. Die Rückenfaszie des Fußes, *Fascia dorsalis pedis*, schließt sich unmittelbar an. Durch ihren Ansatz an den Rändern des Fußes umhüllt sie ein Spatium dorsale, dessen Inhalt sich bei einer Schwellung nicht über die Grenzen hinaus seitlich ausbreiten kann. Durch die Bänder werden die Sehnen der vorderen Muskeln, die sich in freiem Spiel bei der Kontraktion von der Unterlage abheben würden, gegen das Skelett zurückgehalten. Die Bänder werden also bei der Kontraktion der Muskeln durch die andrängenden Sehnen gespannt und übertragen diese Spannung auf das Skelett. So erhält bei dorsal bewegtem Fuß die Fußwurzel eine zusätzliche Verspannung durch das Kreuzband, das auch beim Zehenstand gespannt werden kann.

4.7.10.2 Vordere oder Extensorengruppe

> *M. tibialis anterior*
> *M. extensor hallucis longus*
> *M. extensor digitorum longus*
> *M. peroneus [fibularis] tertius*

Die Muskeln liegen in dem Raum zwischen Tibia und Fibula, der in der Tiefe von der Membrana interossea cruris abgeschlossen ist. Sie werden vom *N. peroneus profundus* versorgt.

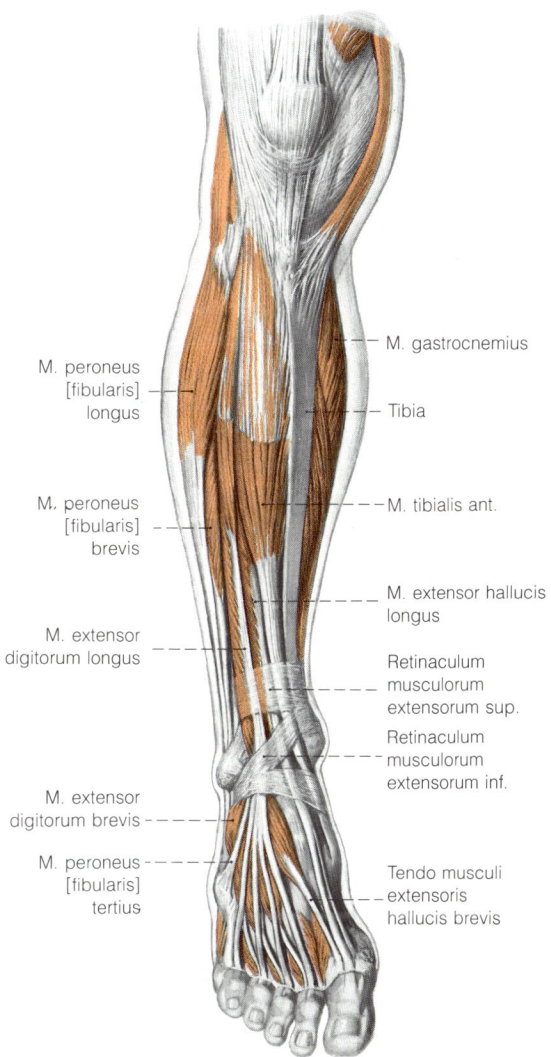

M. peroneus [fibularis] longus

M. peroneus [fibularis] brevis

M. extensor digitorum longus

M. extensor digitorum brevis

M. peroneus [fibularis] tertius

M. gastrocnemius

Tibia

M. tibialis ant.

M. extensor hallucis longus

Retinaculum musculorum extensorum sup.

Retinaculum musculorum extensorum inf.

Tendo musculi extensoris hallucis brevis

Abb. 4.7–76. Muskeln des rechten Unterschenkels und Fußes von vorn.

Der vordere Schienbeinmuskel, *M. tibialis anterior*, (Abb. 4.7–76), entspringt von der lateralen Fläche der Tibia, der Membrana interossea cruris und im obersten Teil von der Fascia cruris. Im unteren Drittel des Unterschenkels erscheint an der Oberfläche eine starke Sehne, die, von einer Sehnenscheide, *Vagina tendinis musculi tibialis anterioris*, umgeben, durch das mediale Fach des Retinaculum musculorum extensorum inferius tritt und am Innenrand des Fußes zur plantaren Fläche von Cuneiforme mediale und Metatarsale I verläuft (Abb. 4.7–57 u. 4.7–93). Zwischen der Sehne und den beiden Knochen liegt ein Schleimbeutel, die *Bursa subtendinea musculi tibialis anterioris*. Bei der Kontraktion quillt der Muskelbauch über das Niveau der vorderen Schienbeinkante vor, und die Sehne ist dann als dikker Strang am Fußrücken sichtbar. Beim statischen Plattknickfuß ist sie oft gespannt.

Die Wirkung des Muskels ergibt sich aus seiner Lage zu den Achsen der Sprunggelenke (Abb. 4.7–92). Daraus folgt, daß er zunächst ein *Dorsalextensor* ist, der sowohl die freie Fußspitze hebt als auch beim Standbein im Gehen den Unterschenkel dem Fußrücken nähert. Beim Stehen auf einem Fuß verhindert der Tibialis anterior ein Umfallen nach hinten außen. Nach langen Märschen wird die Extensorengruppe durch Überanstrengung schmerzhaft, man stolpert leichter, da die Fußspitze des Schwingbeins nicht mehr genügend gehoben wird. Da seine Sehne auf die Plantarseite übergreift und dadurch den Großzehenstrahl dorsalwärts dreht, ist die Supinationswirkung größer, als sie der Lage der Sehne, dicht medial neben der Achse des unteren Sprunggelenks, entsprechen würde.

Beim ruhigen Stehen ist er nicht gespannt, wohl aber, wenn der Körperschwerpunkt sich nach hinten verlagert. Bei einer Lähmung dieses stärksten Dorsalextensors sinkt die Fußspitze herab in Spitzfußstellung, eine gerade Dorsalextension des Fußes ist nicht mehr möglich, da die verbliebenen Dorsalextensoren ihre abduktorisch-pronatorische Komponente zur Geltung bringen. Ferner kann in dorsalgehobener Stellung der Fuß nicht mehr supiniert werden.

Die Sehnenscheide, *Vagina tendinis musculi tibialis anterioris*, ist etwa 9 cm lang und reicht bis zur CHOPARTschen Gelenklinie. An beiden Enden umgreift sie die Sehne nur auf deren Vorderfläche.

Langer Großzehenstrecker, *M. extensor hallucis longus* (Abb. 4.7–76). Der Ursprung des Muskels ist von seinen beiden Nachbarn verdeckt und befindet sich am Mittelstück der Fibula und der Membrana interossea cruris. Die an der Vorderseite des halbgefiederten Muskels freiwerdende Sehne dringt, von einer Sehnenscheide, der *Vagina tendinis musculi extensoris longi*, umhüllt, durch das mittlere Fach des Kreuzbands, *Retinaculum musculorum extensorum inferius*, und verläuft etwas schräg nach medial zum Großzehenstrahl. Hier inseriert sie an der Basis der Nagelphalanx, geht aber auch schwächere Verbindungen mit der Grundphalanx ein. Eine Dorsalaponeurose ist bei der Großzehe nicht ausgebildet.

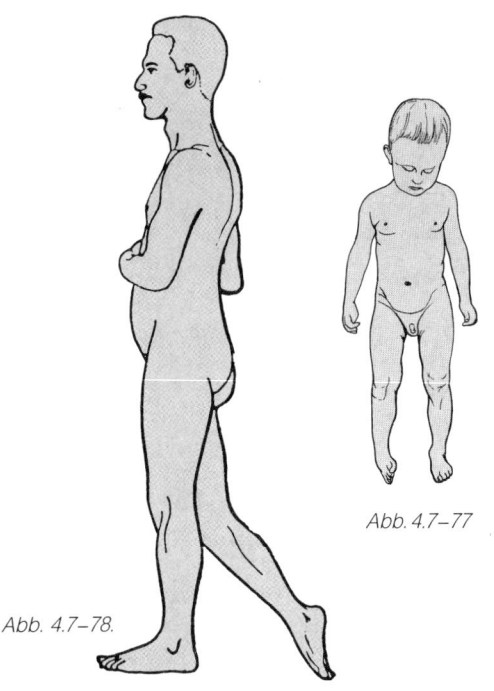

Abb. 4.7–78.

Abb. 4.7–77

Abb. 4.7–77. Lähmung des rechten M. extensor digitorum longus. Der Fuß wird beim Vorführen des Schwungbeins beim Gang unter starker supinatorischer Kantung plantarflektiert und in Varusstellung dem Boden aufgesetzt [2].

Abb. 4.7–78. Ausfall der Extensoren (Lähmung des rechten N. peroneus communis). Der Fuß schleift während der Schwungphase in Plantarflexion über den Boden [2].

Die Wirkung besteht in einer Dorsalstreckung beider Phalangen der Großzehe, aber auch in einer Hebung der Fußspitze.

Besteht ein sog. *Hallux valgus*, rutscht die Sehne an den lateralen Rand des ersten Strahls und verstärkt den Zustand.

Der lange Zehenstrecker, *M. extensor digitorum longus*, (Abb. 4.7–76), liegt proximal neben dem Tibialis anterior, von dem er durch ein sehniges Blatt getrennt ist; distalwärts schiebt sich zwischen beide Muskeln der Extensor hallucis longus ein. Die Ursprünge reichen vom Condylus lateralis tibiae über die vordere Kante der Fibula zur Membrana interossea cruris. Auch die aponeurotische Fascia cruris bietet Ursprünge. Die an der Vorderfläche entstehende Sehne spaltet sich noch am Unterschenkel in vier Sehnen für die lateralen Zehen. Diese treten, von einer Sehnenscheide, der *Vagina tendinum musculi extensoris digitorum pedis longi*, umhüllt, durch ein besonderes Fach des sog. Kreuzbandes, *Retinaculum musculorum extensorum inferius*, und verbreitern sich auf dem Rücken der zweiten bis fünften Zehe zu einer Dorsalaponeurose.

Besteht noch eine fünfte Sehne, tritt diese zum lateralen Fußrand und erreicht hier die Basis des Metatarsale IV oder V. Hierin erblicken wir das erste Stadium der Sonderung eines neuen Muskels: *Peroneus [Fibularis] tertius*. Die Abspaltung eines besonderen Muskelbauchs aus dem des Extensor digitorum longus kann unter Bildung eines Verschiebespalts bis zur völligen Selbständigkeit führen, so daß der Peroneus [Fibularis] tertius viele Stufen seiner Ausbildung zeigen kann [3].

Gelegentlich bekommen auch die anderen Sehnen getrennte Muskelbäuche, wodurch eine größere Selbständigkeit in den Bewegungen der Einzelzehen möglich wird. Wir haben hier Beispiele einer zu- und abnehmenden Sonderung eines Muskelsystems.

Dort, wo die Sehnen unter dem sog. Kreuzband, *Retinaculum musculorum extensorum inferius*, laufen, werden sie durch eine Schlinge umfaßt, die in der Gegend des Sinus tarsi am Calcaneus wurzelt und die Sehnen an den Fußrücken fesselt.

Die Wirkung des Extensor digitorum longus besteht in der Dorsalstreckung der zweiten bis fünften Zehe und des ganzen Fußes. Dabei wirkt er pronierend und abduzierend auf den Fuß, wobei der Peroneus [Fibularis] tertius das günstigste Moment hat. Bei einer Lähmung erfolgt durch Überwiegen der Beuger und Supinatoren Plantarflexion des Fußes mit supinatorischer Kantung (Abb. 4.7–77). Der Fuß wird beim Gehen mit dem äußeren Fußrand aufgesetzt (Abb. 4.7–78). Störend wirkt die Lähmung der Zehenstrecker auch beim Anziehen des Strumpfes oder Stiefels, da die Zehen leicht plantarwärts umklappen.

4.7.10.3 Laterale oder Peroneusgruppe

M. peroneus [fibularis] longus
M. peroneus [fibularis] brevis

Sie bedecken das Wadenbein (griechisch: Perone und lateinisch: Fibula) mit ihren Ursprüngen und lassen nur das distale Ende frei. Die Muskeln haben eine eigene Faszienloge und einen eigenen Nerven: *N. fibularis [peroneus] superficialis*. Durch den Verlauf ihrer Sehnen hinter dem Knöchel gelangen sie hinter die Achse des oberen Sprunggelenks und verstärken damit die Plantarflexoren (Abb. 4.7–92). Dieser Zuwachs der Plantarflexoren, die gegen die Körperschwere arbeiten müssen, ist für den aufrechten Gang von Wichtigkeit, zumal bei manchen Tieren die Peronei vor dem lateralen Knöchel verlaufen und damit zu Extensoren werden. Durch ihre Lage am lateralen Fußrand werden sie zu Pronatoren.

Langer Wadenbeinmuskel, *M. peroneus [fibularis] longus* (Abb. 4.7–85). Der doppelt gefiederte Muskel entspringt vom Kopf und oberen Schaftende der Fibula sowie von den fibrösen Wänden seiner Loge (Septa intermuscularia cruris anterius et posterius und Fascia cruris). Seine Sehne gleitet zunächst in einer Furche des Peroneus [Fibularis] brevis, bedeckt die Sehne des letzteren und begibt sich mit ihr zusammen hinter den Malleolus lateralis. Dort werden beide Sehnen von einer gemeinsamen Scheide, *Vagina musculorum peroneorum*

[fibularium] communis, umhüllt und durch einen Bandzug, *Retinaculum musculorum peroneorum [fibularium] superius*, festgehalten. Die Sehne des Peroneus [Fibularis] longus verläuft dann im Bogen zur Seite des Calcaneus, wo sie unterhalb eines kleinen Knochenfortsatzes des Calcaneus, der Trochlea peronealis [fibularis], eine zweite Fessel durch das *Retinaculum musculorum peroneorum [fibularium] inferius* erhält. Am Kuboid biegt die Sehne um den lateralen Fußrand zur Fußsohle, verläuft hier schräg nach vorn zum medialen Fußrand und heftet sich an die Basis des Metatarsale I und Cuneiforme mediale (Abb. 4.7–57 u. 4.7–90). Die dabei wirkende Kraft weist eine Quer- und eine Längskomponente auf (Abb. 4.7–79). Unter den in der Tiefe der Fußsohle gelegenen langen Sehnen nimmt die Sehne des M. peroneus [fibularis] longus eine besondere Stellung ein, weil sie schräg unter dem Vorfuß hinwegzieht und damit als einzige eine beträchtliche Querkomponente besitzt, die zur Verspannung der Querwölbung des Fußes beiträgt (Abb. 4.7–79 u. 4.7–93). Die Querwölbung des Fußes wird also wie ein Bogen durch seine Sehne verspannt und nicht durch eine Art Steigbügel gehalten.

Beim Umbiegen auf die Fußsohle wird die Sehne auf einer faserknorpeligen Facette der Tuberositas ossis cuboidei in den osteofibrösen Kanal geleitet, der vom Lig. plantare longum überbrückt wird. Die Druckstelle

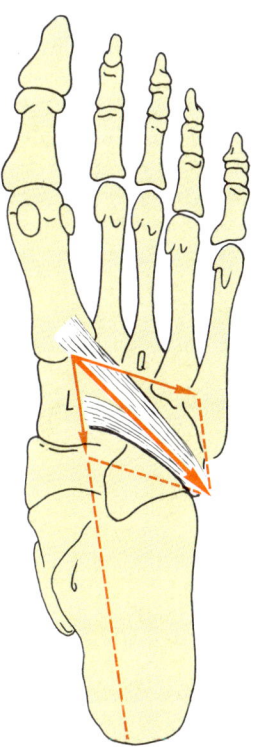

Abb. 4.7–79. Verspannung der Fußwölbungen durch die Sehne des M. peroneus longus. Ansicht des Fußskeletts von plantar. Die in der Verlaufsrichtung der Sehne wirkende Kraft kann in eine Querkomponente (Q) und in eine Längskomponente (L) zerlegt werden. Mit der Querkomponente wird die Querwölbung im Bereich des Vorfußes verspannt [4].

der Sehne am Hypomochlion des Kuboids ist verbreitert, offenbar durch eine knorpelartige Umwandlung. An solchen Druckstellen müssen die Sehnenfasern besonders geglättet und vor dem queren Auseinanderweichen geschützt werden. Die verbreiterte Druckstelle wird ihrem physikalischen Verhalten nach als Sesamknorpel bezeichnet, in seltenen Fällen findet sich ein Sesamknochen. Auf der Fußsohle ist die Sehne von neuem in eine Sehnenscheide, *Vagina tendinis musculi peronei [fibularis] longi plantaris*, eingebettet.

Bei häufigem Umkippen des Fußes nach innen können durch ruckartige Dehnung der Peronei die oberen Retinacula gelockert oder zerrissen werden, so daß es zu einer gewohnheitsmäßigen Luxation der Peroneus-Sehne über den äußeren Knöchel nach vorn kommt. Diese krankhafte Erscheinung zeigt uns die Bedeutung der Retinacula.

Kurzer Wadenbeinmuskel, *M. peroneus [fibularis] brevis* (Abb. 4.7–85). Im Vergleich zum Peroneus [Fibularis] longus erscheint der Peroneus [Fibularis] brevis mit seinen Ursprüngen in der Loge nach abwärts gerutscht, indem er nur von dem distalen Teil der Fibula bis in die Nähe des Malleolus entspringt. Das oberflächliche Sehnenblatt dient dem Longus als Gleitschiene. Die freie Sehne läuft zu der an der Hinterfläche des Malleolus lateralis befindlichen Furche und zieht in der gemeinsamen Sehnenscheide, *Vagina musculorum peroneorum [fibularium] communis,* von da ab vor die Endsehne des Longus zum lateralen Fußrand, wo sie sich an dem vorspringenden Höcker der Tuberositas ossis metatarsalis (quinti [V]) befestigt (Abb. 4.7–85). Eine dünne Fortsetzung der Sehne läuft in der Regel bis zur Dorsalaponeurose der fünften Zehe.

Die Wirkung der Peronei ergibt sich aus ihrer Lage zu den Achsen der Sprunggelenke (Abb. 4.7–92). Sie liegen hinter der Achse des oberen Sprunggelenks und sind demnach *Senker der Fußspitze*, sie liegen lateral von der Achse des unteren Sprunggelenks und werden damit zu *Pronatoren* (Abb. 4.7–80). Wie früher beschrieben, ist die Pronation verbunden mit einer Ab-

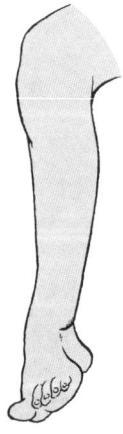

Abb. 4.7–80. Wirkung des M. peroneus longus bei Lähmung aller anderen Plantarflexoren. Der Fuß wird pronatorisch gekantet [2].

duktion des Vorfußes. Werden diese Muskeln gelähmt, was als Folge der spinalen Kinderlähmung vorkommt, wird der Fuß durch das Übergewicht der Supinatoren einwärtsgekantet (*Pes varus*, Abb. 4.7–77). Am Standfuß ziehen die Peronei den Unterschenkel nach hinten außen bzw. verhindern ein Umfallen des Körpers nach vorn innen.

Da der Peroneus [Fibularis] longus bei der Plantarflexion gleichzeitig proniert und abduziert, hält er der supinatorischen Komponente des Triceps surae das Gleichgewicht und bewirkt mit ihm zusammen eine gerade Plantarflexion. Der Peroneus [Fibularis] brevis allein kann die supinatorische Komponente der anderen Plantarflexoren nicht überwinden.

4.7.10.4 Hintere oder Flexorengruppe

> *M. tibialis posterior*
> *M. flexor hallucis longus*
> *M. flexor digitorum longus*
> *M. popliteus*

Da die drei tiefen Muskeln dieser Gruppe den vorn gelegenen drei Extensoren entsprechen, seien sie zuerst aufgeführt. Ihre Sehnen gelangen alle von medial her auf die Fußsohle, indem sie hinter dem Schienbeinknöchel herabziehen und die mediale Hohlkehle der Fußwurzel als Durchlaß und Widerlager benutzen. Diese natürliche Eintrittspforte dient auch den Blutgefäßen und Nerven. Die Sehnen untergurten auf diesem Weg den Talus und das Sustentaculum tali und stützen dabei eine kritische Stelle im Gefüge des Fußes. Indem sie von medial her die Achse des unteren Sprunggelenks überschneiden, werden sie alle zu Supinatoren des Fußes. Da der Flexor digitorum longus mit seinem Ursprungsfeld am weitesten medial, mit seiner Insertion an den Zehen am weitesten lateral reicht, muß er auf seinem schrägen Verlauf unterkreuzt werden von den beiden anderen Muskeln, die am medialen Fußrand inserieren, aber weiter lateral entspringen. Die Unterkreuzung durch den Tibialis posterior findet schon am Unterschenkel statt, diejenige durch den Flexor hallucis longus erfolgt auf der Fußsohle. Vermutlich werden durch diesen schrägen Verlauf die Sehnen in ihren Gleitrinnen gegen ein Abrutschen nach medial oben besser gesichert, vor allem aber gewinnt der Großzehenbeuger ein günstigeres Beugemoment durch seinen erhöhten Abstand von der Knöchelachse. Ferner kommen auf diese Weise die Beuger von medial, die Strecker von lateral an die Zehen und überkreuzen sich ihrer Richtung nach, wenn man sie aufeinander projiziert.

Innervation: N. tibialis.

Hinterer Schienbeinmuskel, *M. tibialis posterior* (Abb. 4.7–82). Er nimmt im Ursprungsrahmen der tiefen Beuger das mittlere Feld ein, indem er den Raum zwischen den beiden Unterschenkelknochen füllt. Obwohl er Schienbeinmuskel heißt, hat er am Schienbein nur ein kleines, proximal gelegenes Ursprungsfeld, von dem aus er die Membrana interossea cruris bis zur Fibula besetzt.

Der obere Ursprungsrand bildet für den Durchtritt von Gefäßen einen Ausschnitt, dem eine Lücke im Zwischenknochenband entspricht. Die Sehne des gefiederten Muskels unterkreuzt den Flexor digitorum longus, biegt im Sulcus malleolaris medialis um den Knöchel und erreicht als oberste der drei Beugesehnen den medialen Fußrand. Hier wird sie auf dem Lig. mediale [deltoideum] durch ein Verstärkungsband der Fascia cruris, das sich vom inneren Knöchel zum Calcaneus ausspannt, festgehalten, *Retinaculum musculorum flexorum* (Abb. 4.7–82 u. 4.7–88), und von einer Sehnenscheide, *Vagina tendinum musculi flexoris digitorum pedis longi,* umhüllt.

Der Hauptstrang befestigt sich an der Tuberositas des Naviculare und strahlt weiter zum Cuneiforme mediale; andere Bündel strahlen in schräger Richtung fächerartig durch die Fußsohle (sog. Ramus plantaris) und erreichen das Cuneiforme intermedium und laterale, oft noch weiter reichend (Abb. 4.7–90). Eine weitere Sehne geht als reichlich zentimeterbreite, kurze, aber kräftige Faserplatte vom selben Abschnitt der Hauptsehne ab wie der plantare Ast. Er inseriert mit seinen tieferen Fasern unmittelbar am Sustentaculum tali, mit den oberflächlicheren an der Sehnenscheide des Flexor digitorum longus, die ihrerseits am Sustentaculum befestigt ist. Die Abzweigung dieses Ansatzes am Sustentaculum tali erfolgt rückläufig in einem Winkel von 120° zum plantaren Sehnenast [7]. Im ganzen gesehen wickelt sich die Sehne um den medialen Fußrand

Abb. 4.7–82. Tiefe Schicht der Flexoren des rechten Unterschenkels. ▶

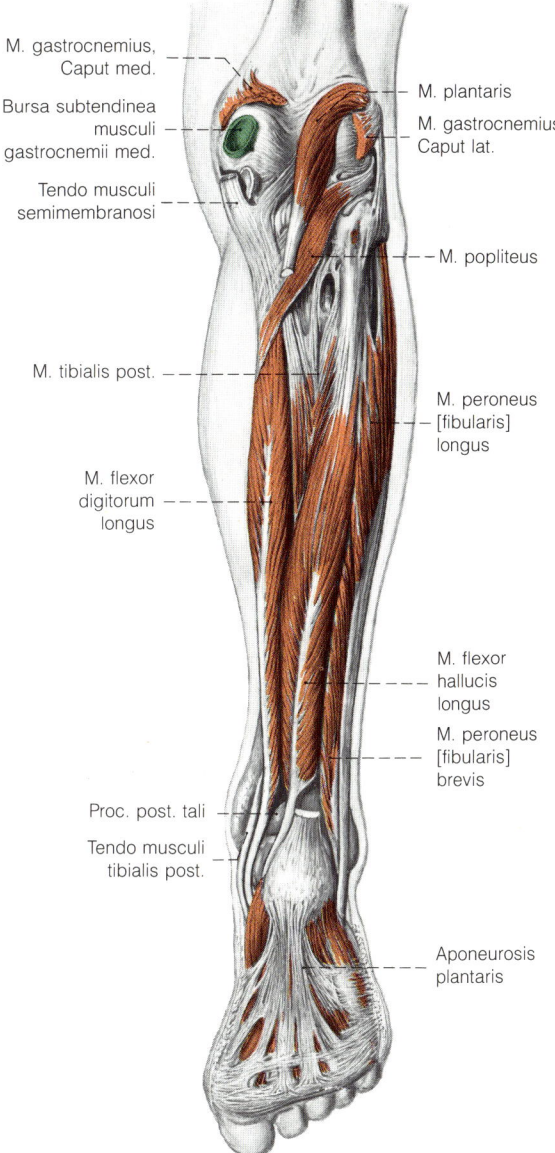

M. gastrocnemius, Caput med.
Bursa subtendinea musculi gastrocnemii med.
Tendo musculi semimembranosi
M. tibialis post.
M. flexor digitorum longus
Proc. post. tali
Tendo musculi tibialis post.
M. plantaris
M. gastrocnemius, Caput lat.
M. popliteus
M. peroneus [fibularis] longus
M. flexor hallucis longus
M. peroneus [fibularis] brevis
Aponeurosis plantaris

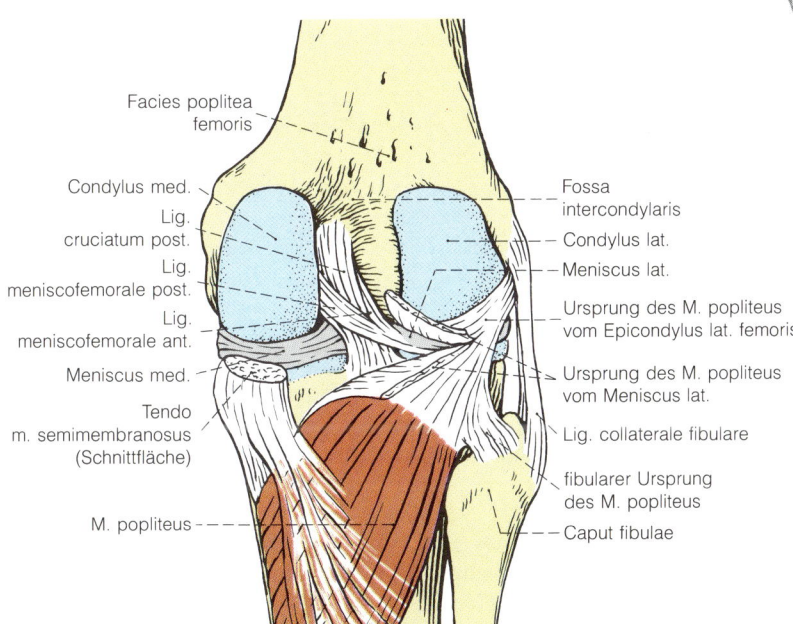

Facies poplitea femoris
Condylus med.
Lig. cruciatum post.
Lig. meniscofemorale post.
Lig. meniscofemorale ant.
Meniscus med.
Tendo m. semimembranosus (Schnittfläche)
M. popliteus
Fossa intercondylaris
Condylus lat.
Meniscus lat.
Ursprung des M. popliteus vom Epicondylus lat. femoris
Ursprung des M. popliteus vom Meniscus lat.
Lig. collaterale fibulare
fibularer Ursprung des M. popliteus
Caput fibulae

Abb. 4.7–81. M. popliteus mit seinen drei Ursprüngen: vom Epicondylus lateralis femoris, vom hinteren Horn des lateralen Meniskus und vom Caput fibulae. Kapsel des Kniegelenks entfernt. Teile der Ursprungssehne des M. popliteus aufgeschnitten und auseinandergeklappt zur Darstellung des lateralen Meniskus. Ansicht von dorsal (vgl. mit Abb. 4.7.6–10 [5]).

und erfaßt mit ihren Strahlen fast alle distalen Tarsalia. Sie kreuzt dabei die Sehne des Peroneus [Fibularis] longus, die, vom äußeren Fußrand kommend, die Sohle ebenfalls schräg durchsetzt. Der Insertionsfächer der Sehne des Tibialis posterior kreuzt sich mit dem Lig. calcaneonaviculare plantare und stützt von hinten her den Taluskopf (Abb. 4.7–57, 4.7–71 u. 4.7–87). Die zum Sustentaculum tali ziehenden Sehnenfasern des M. tibialis posterior bilden eine nach rückwärts gewandte Verlängerung der Längskomponente seines plantaren Sehnenfächers (Abb. 4.7–83). Beide Sehnenäste stellen sich als ein abgewinkeltes System dar, das sich zwischen Sustentaculum tali und den mittleren Metatarsalia ausspannt. Dieses System bildet eine zusätzliche Längsverspannung der Fußwölbung, die durch die Hauptsehne des M. tibialis posterior, an der der Knickungsscheitel des Verspannungssystems aufgehängt und fixiert ist, unter zusätzliche Spannung gesetzt werden kann.

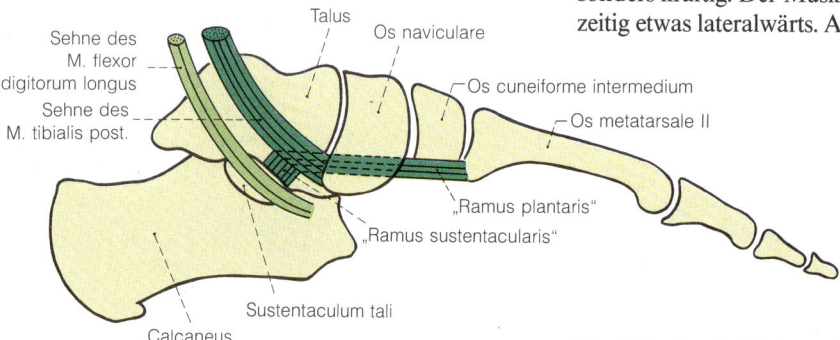

Abb. 4.7–83. Schema der Sehnen des M. tibialis posterior. Längskomponente mit Ansatz am Sustentaculum tali (sog. Ramus sustentacularis) und an der Basis des Metatarsale II (sog. Ramus plantaris [7]).

Der Tibialis posterior ist von den tiefen Beugern der stärkste Supinator und Adduktor des Vorderfußes, aber der schwächste Plantarflexor.

Ist er isoliert gelähmt oder geschädigt, so kommt es bereits zum Knickfuß *(Pes valgus)*, bei dem in der Ansicht von hinten die Längsachse des Unterschenkels im Bereich der Ferse nach außen abgeknickt ist. Dabei finden in der Fußwurzel jene Verdrehungen statt, die früher als verstärkte Pronation des Rückfußes geschildert wurden und zur Abflachung der Fußwölbung führen.

Zusammen mit dem Peroneus [Fibularis] longus bildet er einen wirksamen Kreuzverband unter der Fußwurzel, durch den die Wölbung verspannt wird.

Der lange Großzehenbeuger, *M. flexor hallucis longus* (Abb. 4.7–82) entspringt als stärkster Muskel der tiefen Gruppe am weitesten distal an der Fibula und der Membrana interossea cruris. Der gefiederte Muskelbauch reicht bis zum Knöchel nach abwärts. Die Sehne wird in einer besonderen Rinne des Talus wie des Sustentaculum tali von einer Sehnenscheide, *Vagina tendinis musculi flexoris hallucis longi*, umhüllt zur Fußsohle geleitet und befestigt sich an der Endphalanx der großen Zehe. Auf der Fußsohle unterkreuzt sie die Sehne des Flexor digitorum longus und geht mit ihr Verbindungen ein (Abb. 4.7–89).

Meist zweigen sich an der Kreuzungsstelle vom Flexor hallucis longus Sehnenbündel ab, die sich den Sehnen des Flexor digitorum longus anschließen und mit ihnen zur zweiten bis dritten, seltener auch vierten Zehe gelangen. Auf diese Weise wird der Flexor digitorum longus durch Abzweigungen des Flexor hallucis longus verstärkt, so daß der letztere sich nicht auf die Großzehe beschränkt, sondern wie ein zweiter Zehenbeuger erscheint.

Die Wirkung des Muskels kommt zur Geltung beim Abwickeln des Fußes vom Boden. Dabei hat die Großzehe eine besondere Bedeutung, sie wird an den Boden gepreßt, und der Muskel leistet Widerstand, wenn die Abrollung über den ersten Mittelfußkopf erfolgt. So sind die Großzehe und ihr Beugemuskel besonders kräftig. Der Muskel zieht die Großzehe gleichzeitig etwas lateralwärts. Auf den ganzen Fuß wirkt der Muskel wie alle hinteren Muskeln des Unterschenkels als *Plantarflexor* und *Supinator*.

Seine Haltefunktion kommt dem medialen Fußrand zugute. Er zieht das Sustentaculum tali nach oben und verhindert damit das Umkippen des Calcaneus nach innen. Der Flexor hallucis longus verspannt den medialen Fußrand in der Längsrichtung. Dabei wird er unterstützt vom Tibialis posterior, dessen Sehne aber kürzer ist. Dem lateralen Fußrand fehlt eine solche Längsverspannung durch lange Sehnen, dafür besitzt er das Lig. plantare longum. Der erhöhte mediale Fußrand wird mehr durch aktive, der laterale mehr durch passive Faktoren gestützt.

Langer Zehenbeuger, *M. flexor digitorum longus* (Abb. 4.7–82). Er entspringt von der Rückseite der Tibia distal vom M. soleus. Meist greift er auf die Faszie des benachbarten Tibialis posterior über und erreicht auf dieser Brücke die Fibula. Oberhalb des inneren Knöchels wird seine Sehne unterkreuzt von der Sehne des Tibialis posterior; sie umgibt sich alsdann mit einer Sehnenscheide, *Vagina tendinis musculi tibialis posterioris*, und zieht am Sustentaculum tali vorbei auf die Fußsohle. Hier erfolgen die früher beschriebene Unterkreuzung durch die dorsal liegende Sehne des Flexor hallucis longus und anschließend die Aufteilung in vier Sehnenzipfel, die sich nach schrägem Verlauf an den Basen der Endphalangen festsetzen (Abb. 4.7–89). Vor der Insertion durchbohren sie die oberflächlich liegenden Sehnen des kurzen Zehenbeugers.

Am inneren Knöchel, in der sog. Regio malleolaris medialis, liegen in der Richtung von dorsal nach plantar die Sehnen in folgender Reihenfolge: 1. Tibialis posterior, 2. Flexor digitorum longus, 3. Flexor hallucis longus. In dieser Reihenfolge vergrößert sich auch ihr Abstand von der Knöchelachse. Jede für sich ist an dieser Reibestelle von einer Sehnenscheide, Vagina tendinis, umgeben, alle drei werden umfaßt durch das Retinaculum musculorum flexorum. An den Zehen liegen die Beugesehnen in Sehnenscheiden, deren Wand durch Ring- und Kreuzfaserzüge verstärkt ist.

Die Wirkung des Muskels besteht in der Anklammerung der Zehen an den Boden, besonders bei der Abwicklung des Fußes, jedoch ist seine Kraft geringer als die des Großzehenbeugers, wodurch wiederum die Bedeutung der Großzehe betont wird. Auf den freibeweglichen Fuß im ganzen wirkt er als *Plantarflexor* und *Supinator,* im zweiten Sinne stärker als im ersten. Seine Haltefunktion bei der Unterstützung der Fußwölbung ergibt sich aus der Lage seiner Sehnen.

Kniekehlenmuskel, *M. popliteus* (Abb. 4.7–81). Der Muskel wird aus topographischen und historischen Gründen hier genannt, obwohl er funktionell zum Kniegelenk gehört. Seine Beziehungen zum Kniegelenk sind sekundär, er verbindet noch bei Nichtsäugern die beiden Unterschenkelknochen, bei den Säugern verschiebt sich sein Ansatz von der Fibula auf das Femur. Die Nervenversorgung ist die gleiche wie bei den tiefen Beugern.

Der Muskel liegt versteckt in der Tiefe der Kniekehle und entspringt, bedeckt vom lateralen Seitenband des Kniegelenks, aus einer Grube am Condylus lateralis femoris, vom Caput fibulae sowie über die Kapsel des Kniegelenks vom hinteren Horn des lateralen Meniskus [5] (Abb. 4.7–82). Er verläuft schräg abwärts zur Tibia, wo er unterhalb des medialen Condylus bis herab zur Linea musculi solei seinen Ansatz findet. Unter der Ursprungssehne liegt ein Schleimbeutel, *Recessus subpopliteus,* der stets mit der Kniegelenkhöhle zusammenhängt. Der Muskel rollt bei gebeugtem Knie den Unterschenkel einwärts; ob er das Knie beugen kann, ist zweifelhaft.

4.7.10.5 Wadenmuskeln

M. gastrocnemius
M. soleus
M. plantaris

Wenn die Fußsenker insgesamt mehr als viermal soviel Arbeit leisten wie die Fußheber, beruht dieses große Übergewicht auf dem Triceps surae. Zusammen mit dem Glutaeus maximus und dem Quadriceps femoris entwickelt er sich mächtig mit dem Erwerb des aufrechten Gangs und bremst gemeinsam mit diesen Muskeln das Einknicken der Beinsäule (Abb. 4.7–84) oder stößt den Körper vom Boden ab. Der großen Muskelmasse entspricht die starke Achillessehne, Tendo calcaneus

(Achilles), die am Fersenhöcker als dem kurzen Arm des Fußhebels ansetzt. Der Muskel leistet die grobe Arbeit am Fußhebel, während die feinere Einstellung beim Senken des vorderen Hebelarms den übrigen Plantarflexoren überlassen ist, die für sich allein im wesentlichen nur den Vorfuß herabdrücken, sofern er gegen den hinteren Fußteil genügend beweglich ist. Am kurzen Hebelarm, der nur durch einen Knochenvorsprung gebildet wird, greift von den langen Muskeln nur der Triceps surae an, während der lange Hebelarm ein Knochenmosaik darstellt, das von vielen Einzelmuskeln beherrscht wird. Daher kann bei der Lähmung der Wadenmuskeln der Vorfuß gegen den Calcaneus plantarwärts abgeknickt werden.

Innervation: N. tibialis.

Äußerer Wadenmuskel, *M. gastrocnemius* (Abb. 4.7–85). Er entspringt von den Condyli femoris mit zwei Köpfen, die sich unter spitzem Winkel treffen und dabei von unten her die Kniekehle begrenzen. Die Ursprungssehnen bedecken hinten seitlich die Muskelbäuche und bieten den vorbeistreichenden Sehnen der ischiokruralen Muskulatur eine glatte Verschiebefläche, die jederseits noch durch einen Schleimbeutel, *Bursa subtendinea musculi gastrocnemii medialis,* geschützt wird. Nach der Verschmelzung der Muskelbäuche entsteht auf der Vorderfläche eine breite Endsehne, die mit der des Soleus verschmilzt und die Achillessehne (Tendo calcaneus) bilden hilft. Die Abgrenzung des

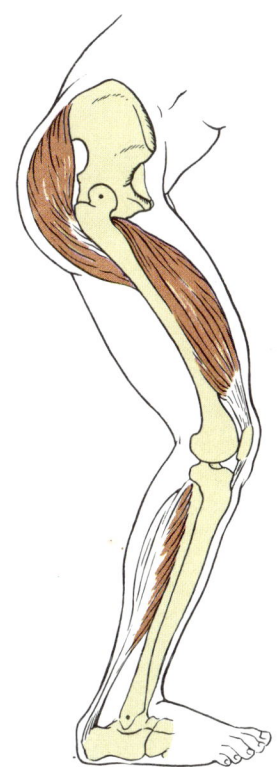

Abb. 4.7–84. Schematische Darstellung wichtiger Muskeln (Mm. glutaeus maximus, quadriceps femoris und soleus), die das Einknicken der Beinsäule bremsen.

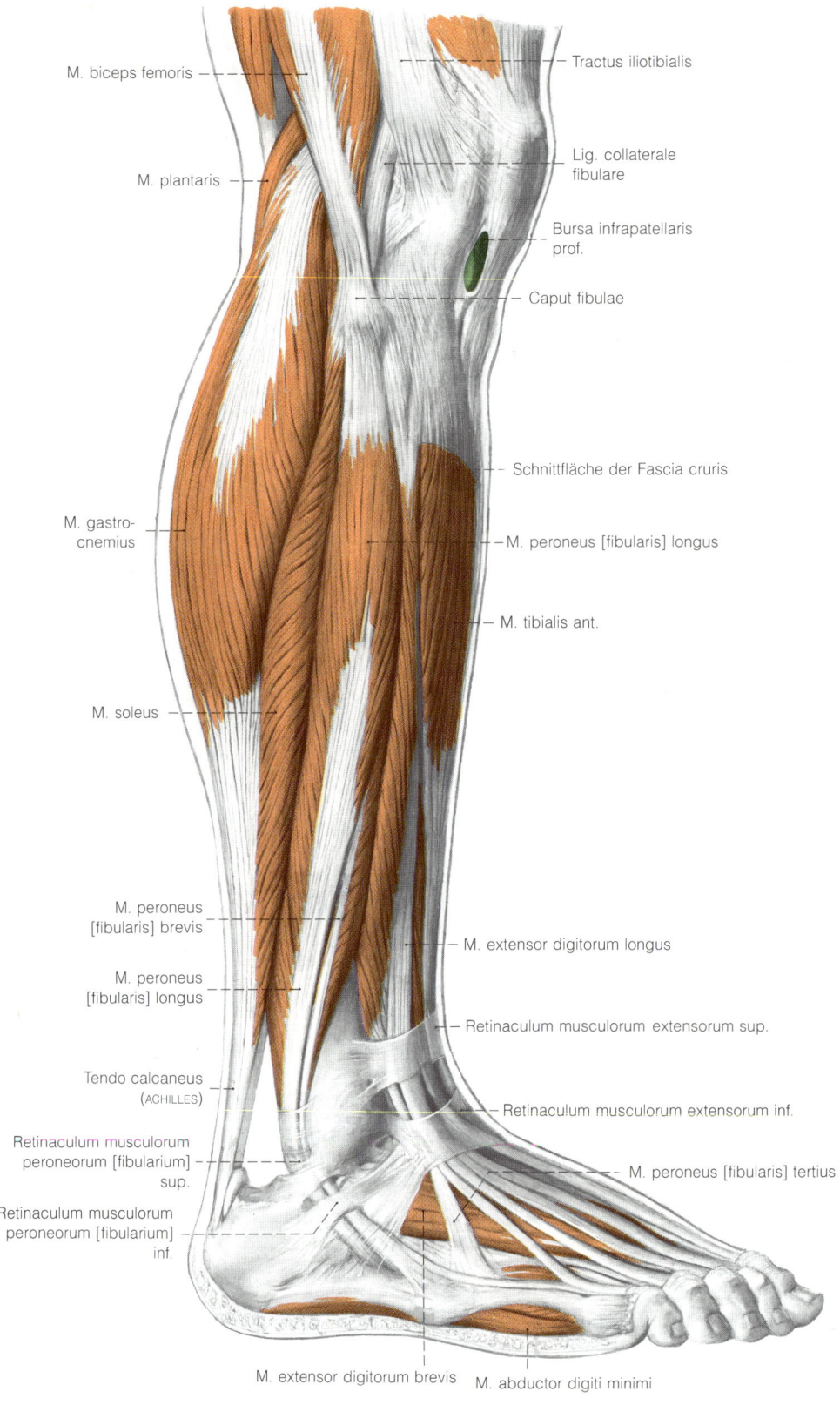

M. biceps femoris

M. plantaris

M. gastro-
cnemius

M. soleus

M. peroneus
[fibularis] brevis

M. peroneus
[fibularis] longus

Tendo calcaneus
(ACHILLES)

Retinaculum musculorum
peroneorum [fibularium]
sup.

Retinaculum musculorum
peroneorum [fibularium]
inf.

Tractus iliotibialis

Lig. collaterale
fibulare

Bursa infrapatellaris
prof.

Caput fibulae

Schnittfläche der Fascia cruris

M. peroneus [fibularis] longus

M. tibialis ant.

M. extensor digitorum longus

Retinaculum musculorum extensorum sup.

Retinaculum musculorum extensorum inf.

M. peroneus [fibularis] tertius

M. extensor digitorum brevis   M. abductor digiti minimi

Abb. 4.7–85. Muskeln des rechten Unterschenkels von lateral.

Muskelfleisches gegen die Endsehne tritt beim Lebenden hervor.

Der mediale Kopf, Caput mediale, ist der kräftigere und hat sich in der Entwicklung vom lateralen Kopf abgespalten. Der laterale Kopf, Caput laterale, enthält in einem Drittel der Fälle ein Sesambein (*Fabella*). Beim Bruch des Femur oberhalb der (Kondylen ziehen die Gastrocnemiusköpfe das untere Bruchstück im Sinne einer Beugung nach hinten (Abb. 4.7–87). Bei spitzwinkliger Kniebeugung erzeugt die Sehne des Semitendinosus eine tiefe Furche auf dem medialen Kopf.

Schollenmuskel, *M. soleus* (Abb. 4.7–85). Er entspringt vom Kopf und dem oberen Drittel der Fibula sowie von der Tibia. Der Zwischenraum zwischen diesen Haftpunkten (Linea musculi solei) wird überbrückt durch eine Muskelarkade, die einen sehnigen Rand besitzt und einen Durchlaß, *Arcus tendineus musculi solei*, für A. et V. poplitea und N. tibialis freigibt. Der kräftige Muskelbauch quillt unter den Seitenrändern des Gastrocnemius vor und reicht weiter nach abwärts als der letztere. Ein Teil seiner Endsehne wird auf der Oberfläche sichtbar und verbindet sich mit jener des Gastrocnemius zur Achillessehne.

Das innere Gefüge des Muskels ist dadurch kompliziert, daß sich Sehnenblätter auch in das Innere des Muskels einschieben, wodurch eine Unterteilung in kürzere Faserabschnitte mit verschiedenen Ursprungswinkeln zustande kommt. Für eine grobe Einteilung lassen sich eine oberflächliche und eine tiefe Lage unterscheiden.

Die Achillessehne, *Tendo calcaneus*, zieht als die stärkste Sehne des Körpers an der Hinterfläche des Calcaneus herab, verbreitert sich kappenförmig und findet ihren Ansatz am unteren Rand des Fersenhökkers. Zwischen dem oberen glatten Teil des Tuber und der Sehne befindet sich ein Schleimbeutel, *Bursa tendinis calcanei*, (Abb. 4.7–68). Selbst diese starke Sehne kann beim Vorliegen einer angeborenen oder erworbenen „Dysplasie" ihrer kollagenen Fibrillenbündel auch unter den Bedingungen einer noch physiologischen Beanspruchung reißen *(„spontane Achillessehnenruptur")*[6a].

Von den tiefer liegenden Muskeln steht die Achillessehne weiter ab, so daß unter ihr ein Raum entsteht, der von einem Fettkörper und lockerem Bindegewebe erfüllt ist. Diese Fettmassen dienen als verschiebliches Gleitlager, das sich den wechselnden Raumverhältnissen anpaßt. So hebt sich die Sehne vom Unterschenkel weiter ab, wenn man sich bei gebeugtem Knie auf die Zehen erhebt. Dabei wird der fetterfüllte Raum tiefer und schmaler. Ähnlich wirkt der Schleimbeutel zwischen Fersenbein und Achillessehne.

Langer Sohlenmuskel, *M. plantaris* (Abb. 4.7–82 u. 4.7–85). Seine Ausbildung ist wechselnd, er kann ganz fehlen. Der kurze schlanke Muskelbauch entspringt vom Condylus lateralis femoris und der Gelenkkapsel in der Höhe des lateralen Gastrocnemiuskopfes, dem er sich anschmiegt. Die schmale, aber sehr lange Endsehne verläuft zwischen Gastrocnemius und Soleus medial-

wärts herab und endet früher oder später in der Faszie oder erreicht den Calcaneus, selten die Plantaraponeurose.

Bei niederen Affen und Halbaffen erreicht die Endsehne des ansehnlichen Muskels über den Calcaneus hinweg die Plantaraponeurose und verhält sich damit ähnlich wie der Palmaris longus an der Hand. Der Muskel war ursprünglich ein Sohlenspanner. Der Ansatz am Calcaneus beim Menschen hat den ursprünglichen Zusammenhang unterbrochen.

Die mächtige Entwicklung des Calcaneus ist nicht nur aus seiner Stützfunktion zu verstehen, sondern auch aus der Tatsache, daß an ihm die Wadenmuskeln und ein Großteil der Sohlenmuskeln mit der Plantaraponeurose zusammenstrahlen. Während der Calcaneus mit seinem Höcker zu einem Zentrum für Muskelinsertionen wird, ist der Talus völlig frei von Muskelansätzen. Der Talus wurde daher auch mit einem Meniskus verglichen, der im Verband der Sprunggelenke liegt.

Der Triceps surae ist der kräftigste Fußsenker. Er preßt die Sohle an den Boden, bewirkt das Erheben auf die Zehenspitzen und das Abhebeln des Fußes vom Boden beim Gehen, Laufen, Springen. Bei Lähmung der Wadenmuskeln wird der Gang erschwert, die Kraft der übrigen Plantarflexoren reicht nicht aus, um die Körperlast auf die Fußspitzen zu erheben. Der Fuß des Schwungbeins wird in abnormer Dorsalextension nach vorn gebracht (Abb. 4.7–86).

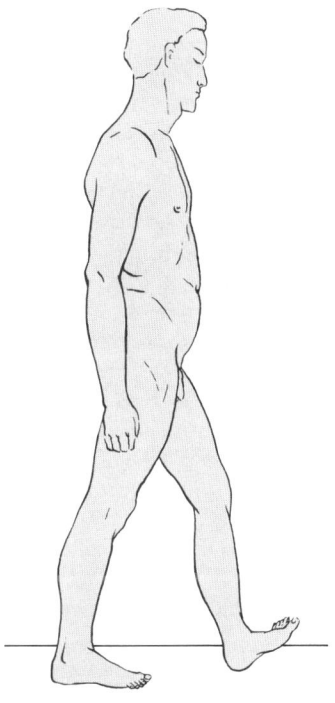

Abb. 4.7–86. Extreme Dorsalflexion des Fußes beim Aufsetzen des Schwungbeins auf den Boden infolge Lähmung des Triceps surae und Überwiegen der Extensoren des Fußes [2].

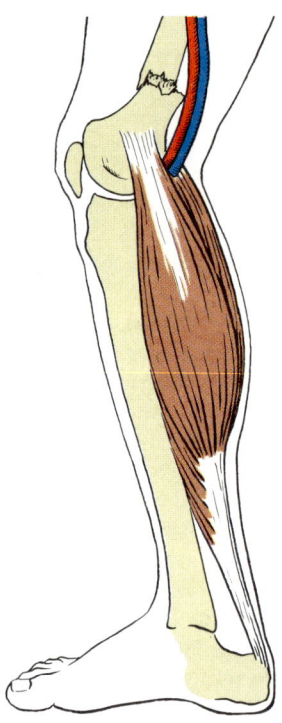

Abb. 4.7–87. Bei einer suprakondylären Femurfraktion kann das Bruchende durch den Zug der Gastrocnemius-Köpfe nach dorsal verlagert werden und die Blutgefäße der Kniekehle (A. und V. poplitea) gefährden.

Da er medial an der Achse des unteren Sprunggelenks vorbeizieht (Abb. 4.7–92), wird er zum *Supinator* mit der zugehörigen Adduktionswirkung; so haben die übrigen Supinatoren den Trizeps auf ihrer Seite und erhalten dadurch ein Übergewicht über die Pronatoren. Er kann allein den Peronei das Gleichgewicht halten.

Die Wirkung des Soleus beschränkt sich auf den Fußhebel. Er verhindert das Einknicken des Unterschenkels nach vorn und sichert damit den Stand (Abb. 4.7–84). Dazu ist der *Gastrocnemius* als zweigelenkiger Muskel nicht immer imstande, da er in seiner Wirkung von der Stellung des Kniegelenks abhängig ist. Wird das Kniegelenk durch den Quadriceps femoris in Streckstellung fixiert, geht seine ganze Wirkung auf den Fußhebel. Aus dieser Stellung kann er die größte Arbeit am Fuß leisten. Daher wird in dem Augenblick die größte Kraft beim Abstoßen vom Boden entwickelt, in dem das Kniegelenk in Streckstellung fixiert ist. Mit zunehmender Streckung des Kniehebels durch den Quadrizeps steigt also die senkende Kraft auf den Fußhebel. Dieses Ineinandergreifen ist für das Laufen und Springen biologisch sinnvoll. Umgekehrt kann bei spitzwinkliger Kniestellung der Gastrocnemius eine Plantarflexion des Fußes nur noch in geringem Umfang ausführen, er muß das zum großen Teil dem Soleus

überlassen. Daraus ergibt sich die Arbeitsteilung zwischen Gastrocnemius und Soleus.

Als zweigelenkiger Muskel zeigt der Gastrocnemius auch eine sog. passive Insuffizienz. Wenn bei gestrecktem Knie der Fuß gehoben wird, wird der Gastrocnemius gedehnt und ist zu kurz, um die höchste Erhebung zu gestatten.

Der Soleus kann durch zweiseitige Wirkung auch eine Streckbewegung im Knie hervorrufen. Bei aufgesetztem Fuß kann er den Unterschenkel nach hinten ziehen und dabei das Knie strecken, wenn dem Becken etwa durch Anlehnung des Rückens an eine Wand ein Widerstand geboten und so die Gliederkette geschlossen wird.

Wird der hintere Hebelarm des Fußes länger, kann die Wadenmuskulatur schwächer werden, bei gleichbleibender Wirkung. Das ist der Fall beim Neger, der einen längeren Fersenhöcker besitzt und deshalb eine dünnere Wadenmuskulatur haben kann.

Durch das Hochziehen des Tuber calcanei würde der Trizeps für sich bei belastetem Fuß die Fußwölbung abflachen; dem steht aber die Verspannung der Fußsohle durch andere Muskeln entgegen. Ist der Trizeps gelähmt oder ausgeschaltet, überwiegt der Zug der Sohlenmuskulatur. Der Calcaneus wird schließlich steil gestellt, die Wölbung wird hoch, der Hacken ist gesenkt, die Fußspitze gehoben (Hackenfuß, *Pes calcaneus*, Abb. 4.7–86). Da durch den Ausfall des Trizeps die Pronatoren das Übergewicht bekommen, wird der Fuß auf den medialen Rand gekantet *(Pes calcaneovalgocavus)*. Der Kranke tritt nur mit dem Calcaneus auf, eine Abwicklung ist nicht mehr möglich, besonders dann nicht, wenn durch den überwiegenden Zug der Dorsalextensoren die Fußspitze gehoben wird.

Wenn das Gefüge des Fußes sich beim Plattfußprozeß verschiebt, kann der Trizeps durch die verstärkte Pronation des Calcaneus seine supinierende Wirkung einbüßen. Das Leiden wird dann durch seine Wirkung verstärkt.

Die Aktionen des M. triceps surae wirken sich auch auf die Venen bzw. auf den Rücktransport des venösen Bluts in der unteren Extremität aus: Bei Kontraktion des Trizeps wird das venöse Blut herzwärts gepreßt, und bei der folgenden Erschlaffung kommt es zu einem Druckabfall in den Muskelvenen. Dadurch wird ein Sog auf die epifaszialen Venen ausgeübt, die sich über die Vv. perforantes in die tiefen Venen entleeren. Dieses System wird als *Wadenmuskelpumpe* bezeichnet. Es ist freilich an zwei Voraussetzungen geknüpft: an suffiziente Venenklappen und an eine angemessene funktionelle Beanspruchung des Bewegungsapparats, d. h. an den natürlichen Gebrauch des Beins nicht nur zum Stehen, sondern auch als Werkzeug der Fortbewegung. Muskel- und Gelenkpumpen wirken als wesentliche Hilfseinrichtungen in der unteren Extremität (s. Kap. 1.2.6 im 2. Band dieses Lehrbuchs) [6b].

4.7.11 Kurze Fußmuskeln und Plantaraponeurose

4.7.11.1 Allgemeines

Zahl und Masse der kurzen Fußmuskeln sind sehr beträchtlich. Es überwiegen weitaus die plantaren Muskeln, die den Raum zwischen der Plantaraponeurose und dem Knochengerüst ausfüllen (Abb. 4.7–88). Durch eine starke Entwicklung der kurzen Sohlenmuskeln kann die Fußwölbung niedrig erscheinen, der Fuß wird dann „fleischig". Obwohl fast alle kurzen Fußmuskeln den Zehen zugeteilt sind, kann ihre Hauptwirkung nicht in der Bewegung der Zehen bestehen.

Wir haben vielmehr den Fall vor uns, in dem die Bewegungsfunktion zurücktritt hinter die Haltefunktion, es handelt sich im wesentlichen um Spannungsmuskeln der Fußwölbung, die bei der Belastung gegen die Körperschwere arbeiten. Anders ist es bei der Hand, wo die entsprechenden Muskeln in der Hauptsache die frei beweglichen Finger bedienen. Indem der Fuß zum Stützorgan wurde und die verkürzten Zehen an Beweglichkeit verloren, sind auch die Muskeln in den Dienst des Stützorgans getreten und zu Spannmuskeln geworden.

Die Sohlenmuskeln werden bedeckt von einer derben, sehnigen Haut, der *Aponeurosis plantaris*. Diese hat sich aus ihren ursprünglichen Beziehungen zum M. plantaris gelöst und eine Befestigung am Calcaneus erworben, um als passive Verspannung der Fußwölbung zu dienen.

Auch hier wieder vollzog sich der gleiche Prozeß, die Ablösung der Bewegungsfunktion durch die Haltefunktion, eine Sehne gliedert sich von ihrem Muskel ab und wird zum Band.

Die Plantaraponeurose, *Aponeurosis plantaris* (Abb. 4.7–71 u. 4.7–82), verläuft von ihrem Ursprung am Calcaneus bis zu den Zehen, wo sie, in fünf Zipfel gespalten, an den Bandverstärkungen der Sehnenscheiden und der Gelenkkapseln der Metatarsophalangealgelenke ansetzt. Im Gegensatz zur Hand, wo der Daumen freibleibt, erhält auch die Großzehe einen Zipfel und wird damit den übrigen Zehen gleichgestellt.

Breite Querfaserzüge, *Fasciculi transversi*, verknüpfen die fünf Strahlen untereinander und ragen etwas in die interdigitalen Hautfalten hinein, die wie Schwimmhäute die Zehen verbinden. An der Plantarseite stecken die Zehen tief in ihren Weichteilhüllen und erscheinen dadurch besonders kurz.

Oft geht ein besonderer Faserzug vom Calcaneus zum Höcker des Metatarsale V, wodurch die Längsverspannung des lateralen Fußrands, die schon durch das Lig. plantare longum bevorzugt war, noch mehr betont wird (Abb. 4.7–88).

Von der Plantaraponeurose strahlen Faserzüge ab, die die Fettkammern des Sohlenpolsters umschnüren, andererseits gehen von ihr zwei Scheidewände aus, die in die Tiefe der Muskulatur dringen und diese in drei Gruppen zerlegen. So entstehen drei Logen für die Muskeln der Großzehe, der Kleinzehe und die Muskeln der Sohlenmitte. Die mittlere Loge hängt mit der tiefen Muskelloge der Wade zusammen. Die Plantaraponeurose wird damit zu einem dreidimensionalen System von Faserzügen, das die ganze Fußsohle durchsetzt. Wenn daher die Plantaraponeurose als Faserplatte präpariert wird, ist damit nur der stärkste Teil eines bindegewebigen Skeletts der Fußsohle dargestellt. Die kurzen Sohlenmuskeln, die z. T. von ihr entspringen, werden in den Logen zusammengehalten und geführt. Umgekehrt wird die Plantaraponeurose von den anhaftenden Muskeln gespannt. So sind aktive und passive Faktoren zu einer Wirkungsgemeinschaft anatomisch verknüpft. Diese sehnig-muskulösen Verspannungszüge sind um so wirksamer, je näher sie der Sehne des Gewölbebogens liegen.

In ihrer geringen Bewegungsfunktion arbeiten die kurzen Sohlenmuskeln gemeinsam mit den Wadenmuskeln bei der Abwicklung des Fußes. Bei ihrer Haltefunktion werden sie unterstützt vom bindegewebigen Skelett der Fußsohle und stehen in einem Antagonismus zu den Wadenmuskeln, die durch den Zug an der Hacke die Fußwölbung abzuflachen suchen. So stehen die beiden Systeme, die sich an der Ferse treffen, in einem Gleichgewichtszustand, der sofort offenbar wird, wenn eines der beiden Systeme gestört ist. Wird die Plantaraponeurose durchgeschnitten, sinkt die Fußwölbung etwas ein. Diese Operation wird beim Hohlfuß *(Pes cavus)* ausgeführt. Wird die Achillessehne z. B. bei einem Unfall durchgetrennt oder der Muskel gelähmt, wird in der Folge die Fußwölbung höher, indem besonders der Calcaneus durch den überwiegenden Zug der Sohlenmuskeln sich steiler stellt. Dabei schrumpft allmählich das bindegewebige Skelett, es entsteht der Hackenfuß (*Pes calcaneus*), bei dem zugleich der Vorfuß gegen den Hinterfuß plantarwärts abgeknickt ist (*Pes calcaneocavus*). Beim Plattfußprozeß werden die Muskeln und die Aponeurose überdehnt und in Endstadien atrophisch. Durch Verschiebung des Knochengefüges werden auch die kurzen Fußmuskeln teilweise verlagert, wodurch sich der Zustand weiter verschlechtert.

4.7.11.2 Übersicht über die kurzen Fußmuskeln

Die Muskeln des Fußrückens (Abb. 4.7–76) bestehen aus dem *M. extensor hallucis brevis* und dem *M. extensor digitorum brevis*. Am Sinus tarsi vom Calcaneus entspringend, gehen die Endsehnen in schräger Richtung zur Dorsalaponeurose der Zehen, die fünfte Sehne fehlt meist. Der Extensor hallucis brevis streckt und bewegt die Grundphalanx nach der lateralen Seite.

Innervation: N. peroneus [fibularis] profundus.

Muskeln der Fußsohle (Abb. 4.7–88 u. 4.7–89). Vom Calcaneus entspringen die beiden randständigen Abduktoren, die eine V-förmige Figur bilden und die beiden mittelständigen Muskeln, *Flexor digitorum brevis* und *Quadratus plantae* [M. flexor accessorius], einrahmen. Die übrigen Muskeln sind kürzer und besetzen mit ihren Ursprüngen die distalen Tarsalia sowie die Metatarsalia, vor allem deren Bandapparate.

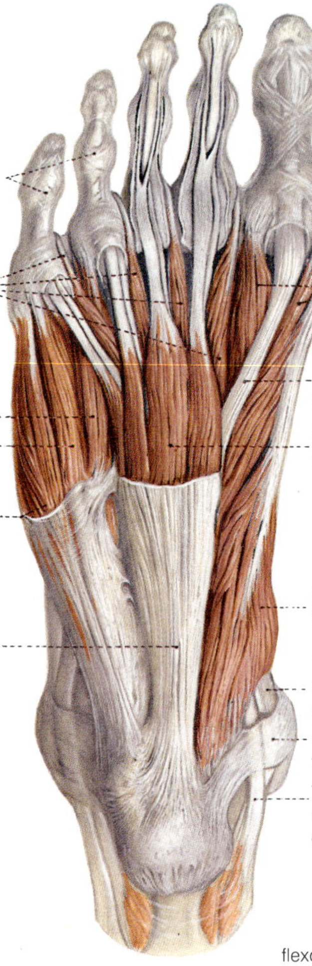

1. Die Muskeln des Großzehenballens sind kräftig entwickelt und umschließen als *Mm. abductor hallucis, flexor hallucis brevis* und *adductor hallucis* den ersten Strahl schalenartig. Der Adduktor liegt unter dem Flexor digitorum longus und brevis (Abb. 4.7–90) und zerfällt in ein mehr längs verlaufendes *Caput obliquum* und ein quer gelagertes *Caput transversum*. Alle drei beugen die Grundphalanx der Großzehe, während sie die Endphalanx strecken, der Adduktor zieht sie kleinzehenwärts, der Abduktor in entgegengesetzter Richtung. Das Caput transversum bildet die einzige muskulöse Querverspannung der Metatarsalia. Die Sehnen der Muskeln gehen zu den beiden Sesambeinen an der Plantarseite des ersten Metatarsalkopfes.

Innervation: N. plantaris medialis, mit Ausnahme des lateralen Kopfes des Flexor und des Adduktor, die vom N. plantaris lateralis versorgt werden.

2. Schwächer sind die Muskeln des Kleinzehenballens: der lange *M. abductor digiti minimi* und der *M. flexor digiti minimi brevis*. Das laterale Bündel des Flexor wird als *M. opponens digiti minimi* beschrieben. Sie beugen die Grundphalanx und strecken die Mittel- und Endphalanx, außerdem ziehen sie die fünfte Zehe lateralwärts.

Innervation: N. plantaris lateralis.

Abb. 4.7–88. Muskeln der Fußsohle des rechten Fußes, oberflächliche Schicht. Aponeurosis plantaris in der distalen Hälfte der Fußsohle entfernt.

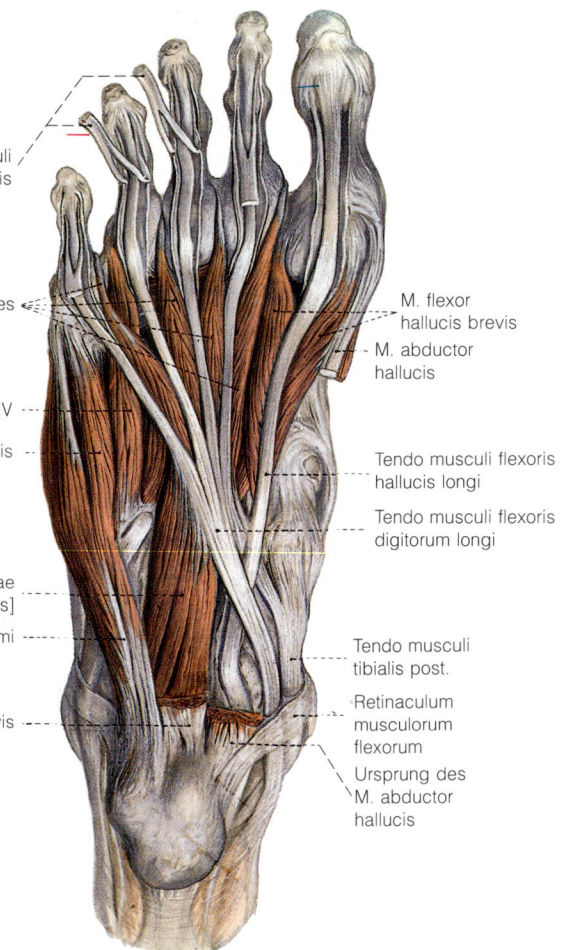

Abb. 4.7–89. Muskeln der rechten Fußsohle nach Entfernung des M. flexor digitorum brevis und des M. abductor hallucis.

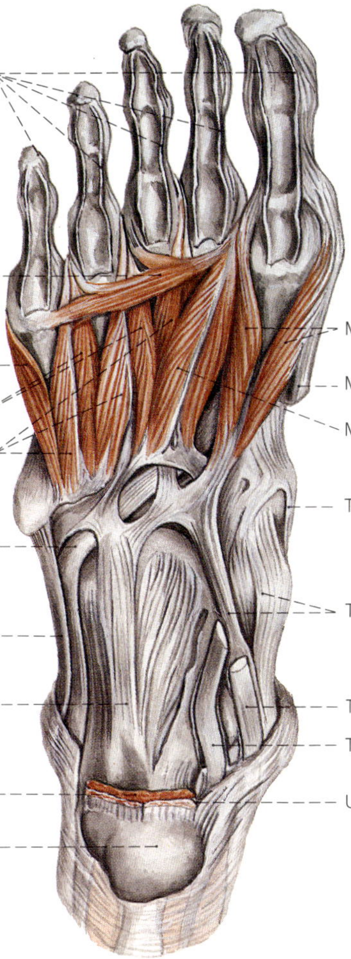

Vaginae fibrosae
digitorum pedis

M. adductor hallucis, Caput transv.

M. opponens digiti minimi

Mm. interossei dors.

Mm. interossei plantares

Tendo musculi peronei [fibularis] longi

Tendo musculi peronei [fibularis] brevis

Lig. plantare longum

Ursprung des M. flexor digitorum brevis

Tuber calcanei

M. flexor hallucis brevis

M. abductor hallucis

M. adductor hallucis, Caput obliquum

Tendo musculi tibialis ant.

Tendo musculi tibialis post.

Tendo musculi flexoris digitorum longi

Tendo musculi flexoris hallucis longi

Ursprung des M. abductor hallucis

Abb. 4.7–90. Muskeln der rechten Fußsohle, tiefste Schicht.
Mm. interossei plantares heller.

3. Von den mittleren Muskeln liegt oberflächlich der
M. flexor digitorum brevis. Vom Tuber calcanei entspringend, gehen die Sehnen zu den Mittelgliedern der
vier lateralen Zehen, nachdem die Longussehnen sie
durchbohrt haben.

Innervation: N. plantaris medialis.

Der *M. quadratus plantae (M. flexor accessorius)* setzt
sich an die Sehne des langen Zehenbeugers und korrigiert als Hilfsmuskel die Zugrichtung der Sehnen.

Innervation: N. plantaris lateralis.

Von den gleichen Sehnen entspringen die vier
Lumbricales; der erste einköpfig, die anderen zweiköpfig. Sie ziehen zur Grundphalanx und beugen diese. Da
sie die Dorsalaponeurose nicht wie bei den Fingern immer erreichen, haben sie oft keine Streckwirkung auf
die beiden distalen Glieder.

Innervation: Die beiden medialen vom N. plantaris
medialis, die beiden lateralen vom N. plantaris lateralis.

Am tiefsten liegen die *Mm. interossei,* die den Zwi-
schenraum zwischen den Metatarsalia füllen. Die drei
Interossei plantares entspringen einköpfig und treten
medial zur Grundgelenkkapsel der dritten bis fünften
Zehe, verlaufen also divergierend zur Achse der zweiten
Zehe (Abb. 4.7–91). Die vier zweiköpfigen *Interossei*

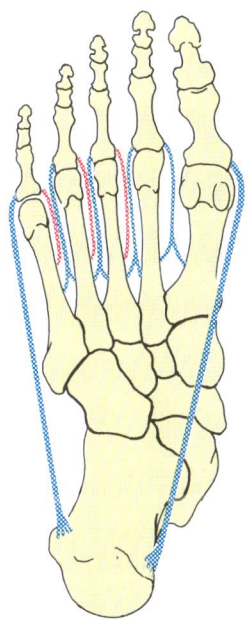

Abb. 4.7–91. Schema der Mm. interossei und der Abduktoren
der Zehen in der Ansicht von plantar. Mm. interossei plantares
rot.

dorsales setzen an der Basis des Grundgliedes der zweiten bis vierten Zehe an, verlaufen also konvergent zur Achse der zweiten Zehe. Sie beugen die Grundglieder, können aber nicht immer, wie an den Fingern, die Mittel- und Endglieder strecken. Eine Spreizung und Annäherung der lateralen Zehen sind durch die Interossei nur unvollkommen möglich.

Innervation: N. plantaris lateralis.

Im ganzen sind die willkürlichen Seitenbewegungen der Zehen fast verlorengegangen. Auch die Streckwirkung, die mittels der Dorsalaponeurose die Interossei, Lumbricales und Abduktoren der Hand auf die Mittel- und Endglieder ausüben, ist beim Fuß verkümmert. Die Beugekomponente dieser Muskeln, die für den Fuß besonders wichtig ist, hat sich erhalten. Die wenigsten Menschen können isolierte Bewegungen einzelner Zehen ausführen, erst recht nicht sind isolierte Bewegungen einzelner Zehenglieder möglich.

4.7.12 Der Fuß als Ganzes im Gebrauch

4.7.12.1 Verhalten des Fußes beim Stand

Wenn wir von der statischen Beanspruchung des Fußes ausgehen, wäre zuerst das Sohlenpolster zu erwähnen, ohne dessen druckverteilende Wirkung das Stehen so schmerzhaft sein müßte, daß der Gebrauch des Fußes unmöglich würde. Das Sohlenpolster wird von einem Fettkörper gebildet, der das Fersenbein kappenartig umgibt und sich nach vorn in die Gegend der Metatarsalköpfe und der Zehenballen erstreckt. Unter der medialen Fußwölbung ist das Fettkissen am dünnsten, unter dem Calcaneus am dicksten, hier erreicht es eine Höhe von fast 2 cm. Das schon so oft erwähnte Konstruktionsprinzip des Körpers, den Kraftangriff zu verteilen, um örtlich hohe Spannungen zu vermeiden, findet im Sohlenpolster einen deutlichen Ausdruck.

Direkt unter der Haut liegt eine kleinblasige Randzone; es folgt ein System gröberer Septen, die sich in bogigem Verlauf zwischen der Plantaraponeurose und der Randzone segelartig ausspannen und größere Fettkammern abgrenzen. Diese starken Septen haben in der Umgebung des Calcaneus einen wirbelförmigen Verlauf. Auf der schmäleren Außenseite stehen die Septen dichter. Bei der Belastung flacht sich das Polster ab, bei Kindern stärker als bei Erwachsenen; der Abstand des medialen Fersenhöckers vom Boden beträgt dann 7 bis 10 mm, der laterale Höcker steht etwas höher. Dabei werden die plantaren Kammern flachgedrückt, der mediale Rand des Fersenpolsters verformt sich stärker als der septenreiche laterale, der letztere ist also widerstandsfähiger. Das Sohlenpolster kann nicht mit einem einheitlichen Wasserkissen verglichen werden, weil dabei der Druck an allen Stellen gleich hoch sein müßte. Das ist aber nicht der Fall. Die Kammerung des Fettkissens kann örtliche Druckunterschiede in einem gewissen Umfang aufrechterhalten. Man hat das Sohlenpolster auch mit einer gesteppten Matratze verglichen.

Die Lage der vorderen Stützpunkte des Fußes war lange umstritten. Nach neueren Ergebnissen scheint die alte Auffassung wieder zur Geltung zu kommen, daß außer der Ferse der Kopf des ersten Strahles die Hauptlast übernimmt. Nach dem fünften Strahl hin fällt die Belastung ab. Jedoch gelten diese Befunde nur für den ruhigen Stand auf ebener Unterlage. Der Fuß in Bewegung auf unebenem Gelände zeigt eine wechselnde Druckverteilung. Schließlich finden sich bei Fußveränderungen abweichende Druckbilder; so verschiebt sich beim Spreizfuß der größte Druck auf die Metatarsalköpfe des zweiten bis fünften Strahls, die auf Dauerdruck nicht eingestellt sind.

Eine zweite viel besprochene Frage ist die, wie sich die Fußwölbung bei Belastung verhält. Wir müssen daran erinnern, daß die Fußwölbung nicht nur durch Bänder gesichert ist, sondern auch durch Muskeln. Diese verleihen dem Fuß die aktive Anpassungsfähigkeit an die Unebenheiten des Bodens und geben ihm die Möglichkeit, die Verspannung seiner Wölbung aktiv zu ändern. Es ist also nicht so, daß die Knochen und Bänder tragen und die Muskeln nur bewegen. Durch die Berührung wird reflektorisch eine wechselnde Spannung der Fußmuskeln ausgelöst. Die Sohle des Schuhwerks fängt aber die kleinen Unebenheiten ab und nimmt dem Fuß einen großen Teil der normalen Funktionsreize; der Muskelgebrauch wird eintönig. Infolgedessen verliert der Fuß im Schuh an aktiver Anpassungsfähigkeit, insbesondere scheinen die Zehenbeuger zu leiden. Daraus mag es verständlich werden, daß die Befunde über das Verhalten der Fußwölbung im Stand nicht einheitlich sind. Während die einen mit der Röntgendurchleuchtung feststellen, daß die Wölbung länger und im Bereich der Mittelfußknochen breiter wird, finden andere sogar eine Verkürzung und Verschmälerung durch die Anspannung der Muskeln. Es ist wahrscheinlich, daß der muskelschwache Fuß sich anders verhält als der muskelstarke. Bei Untersuchungen an Sportlern wurde der Fuß so belastet, daß bei nach vorn gebeugtem Unterschenkel die ganze Körperlast auf ihm ruhte. Es ergab sich, daß die Fußwurzelknochen tiefer treten (das Naviculare durchschnittlich 6,5 mm), jedoch trat eine wesentliche Verschiebung einzelner Knochen gegeneinander nicht ein, auch wurde der belastete Fuß nicht auseinandergedrängt. So viel kann jedenfalls behauptet werden, daß der belastete Fuß nicht in den gespannten Bändern der Fußsohle hängt, sondern auch vom Tonus der Sohlenmuskeln getragen wird, es fragt sich nur, wie hoch dieser Tonus bei den einzelnen Individuen ist. Auch erfolgt bei der Belastung des Fußes eine leichte Pronationsbewegung im unteren Sprunggelenk, ferner werden die Zehen gebeugt. Das letztere geschieht entweder durch Anspannung der Plantaraponeurose oder durch Muskelkontraktion, falls die Fußwölbung sich verkürzt. Beim Stehen auf einem Bein wird die Schwere mehr auf den lateralen Fußrand, beim Stehen auf zwei Beinen mehr auf den medialen Fußrand verlegt.

Beim Zehenstand (Vorfußstand) ruht die Last bei gesunden Füßen auf dem ersten Strahl, der von den beiden Sesambeinen unterlagert ist. Die Längswölbung verstärkt sich. Die Zehen werden durch ihre Flexoren an den Boden gepreßt. Daher wird der Zehenstand auch als Übung zur Stärkung dieser Muskeln angewandt.

Kurze Zusammenfassung

Fettkörper der Fußsohle als Sohlenpolster unter dem Calcaneus am höchsten. Druckverteilende Wirkung. Hauptstützpunkte beim ruhigen Stand unter dem Calcaneus und dem Kopf des Metatarsale I.

4.7.12.2 Bewegungen des Fußes

Der Verkehrsraum des freibeweglichen Fußes ist, wenn man von den Zehenbewegungen absieht, ähnlich wie bei einem Kugelgelenk. Die Fußspitze bestreicht auf einer Kugeloberfläche ein hochstehendes, ovalbegrenztes Feld. Bei Säuglingen füllt dieses Feld fast eine Halbkugel, mit zunehmendem Alter engt es sich immer mehr ein, so daß man von einer fortschreitenden Erstarrung des Fußes reden könnte. Diese Einengung des Verkehrsraums findet sich weniger deutlich auch bei anderen Gliedern. Die Bewegungsumfänge stellen sich im Alter auf jenes Maß ein, das gewohnheitsmäßig gebraucht wird. Die Bewegungs- und Haltungsformen

Abb. 4.7–92. Lage der Sehnen zu den Achsen der Sprunggelenke.
a) Oberes Sprunggelenk. Die Extensorensehnen rot, die Flektorensehnen blau.
b) Unteres Sprunggelenk. Die Sehnen der Pronatoren rot, die der Supinatoren blau [6].

des Greises zeigen diesen Schrumpfungsprozeß deutlich. Durch entsprechende Übung läßt sich diese Einengung aufhalten.

Die Bewegungen im oberen und unteren Sprunggelenk können auch voneinander subtrahiert werden. So kann der Zwangslauf der „Maulschellenbewegung" im unteren Sprunggelenk insofern abgeändert werden, als die zugehörige Hebung oder Senkung der Fußspitze durch eine entgegengesetzte Bewegung im oberen Sprunggelenk in ihr Gegenteil verkehrt wird. Schließlich können bei gebeugtem Kniegelenk der Ab- und Adduktionsumfang der Fußspitze erweitert werden durch eine zusätzliche Kreiselung des Unterschenkels. Das Hüftgelenk hingegen kann die Fußbewegungen auf der Bahnkugel nur unterstützen, wenn das Kniegelenk gestreckt ist. Alsdann wird durch Rollung des ganzen Beins die Fußspitze nach außen oder innen geführt. Ist beim Zehenstand der Fuß so weit plantar gebeugt, daß er die Längsachse des Beins verlängert, wird er mit diesem zusammen wie eine Säule im Hüftgelenk gekreiselt (Ballettanzen). Wie früher bemerkt, wird bei gebeugtem Knie der Unterschenkel durch Kreiselung des Oberschenkels wie ein Pendel hin und her geschwungen. Bei gestrecktem Knie aber gewinnt das Hüftgelenk Einfluß auf die Stellung der Fußspitze.

Über die Muskelwirkung vergleiche man die Schemata in Abb. 4.7–92. Es ergibt sich, daß alle Muskeln, die vor der Knöchelachse verlaufen, Fußheber, die hinter ihr liegen, Fußsenker sind. Alle Muskeln, die lateral an der Achse des unteren Sprunggelenks vorbeiziehen, sind Auswärtskanter, die medial liegenden Einwärtskanter. Auch die langen Zehenmuskeln wirken demnach auf die Sprunggelenke. Ob im Einzelfall die Muskelkontraktion an den Zehen oder am ganzen Fuß wirkt, hängt davon ab, welche Bewegung im Augenblick den geringsten Widerstand bietet.

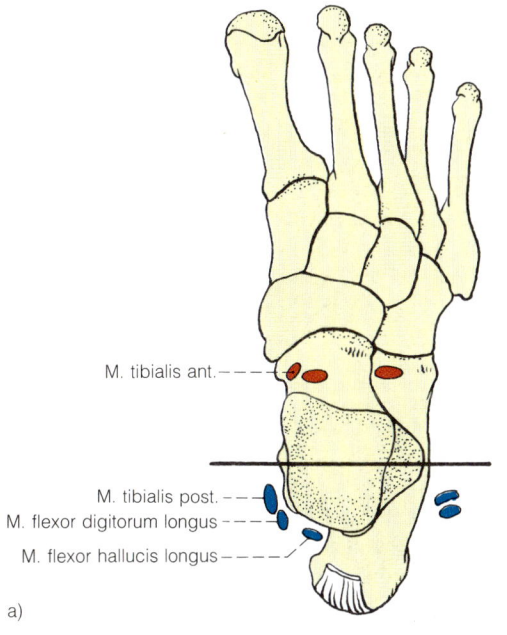

M. tibialis ant.

M. tibialis post.
M. flexor digitorum longus
M. flexor hallucis longus

a)

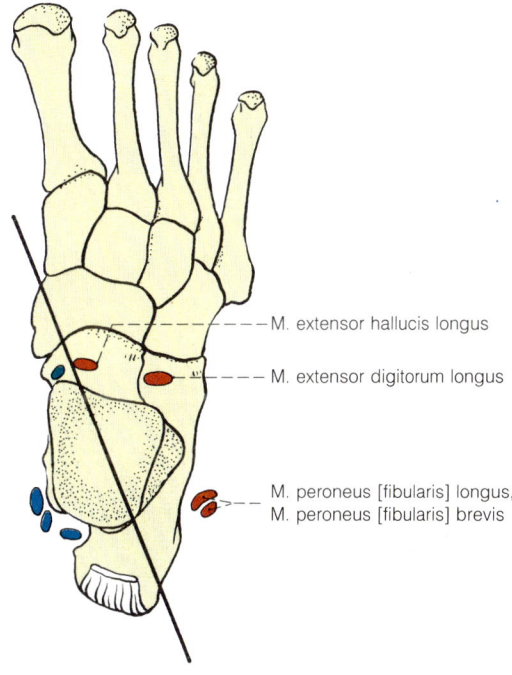

M. extensor hallucis longus

M. extensor digitorum longus

M. peroneus [fibularis] longus,
M. peroneus [fibularis] brevis

b)

Die vier Fußheber sind in der Reihenfolge ihrer Arbeitsleistung: Tibialis anterior, Extensor digitorum longus, Extensor hallucis longus, Peroneus [Fibularis] tertius. Ihnen stehen sieben Fußsenker gegenüber: Gastrocnemius, Soleus, Flexor hallucis longus, Peroneus [Fibularis] longus, Tibialis posterior, Flexor digitorum longus, Peroneus [Fibularis] brevis. Die Fußsenker leisten mehr als viermal soviel wie die Heber, daran hat der Triceps surae weitaus den größten Anteil. Für das Stehen und Gehen sind die Fußsenker weit wichtiger, da sie gegen die Körperschwere arbeiten, während die Fußhebung beim Gehen am Schwungbein wenig Kraft erfordert und am Standbein durch die vorgeschobene Körperlast erfolgt. Bei einer Lähmung der Extensoren hängt die Fußspitze herab (Abb. 4.7–78), es muß durch vermehrte Hüft- und Kniebeugung dafür gesorgt werden, daß die Fußspitze des Schwungbeins nicht am Boden schleift (sog. *„Steppergang"*).

Beim Stehen halten alle langen Fuß- und Zehenmuskeln vom Fuß aus das Bein im Gleichgewicht (Puncta fixa distal!).

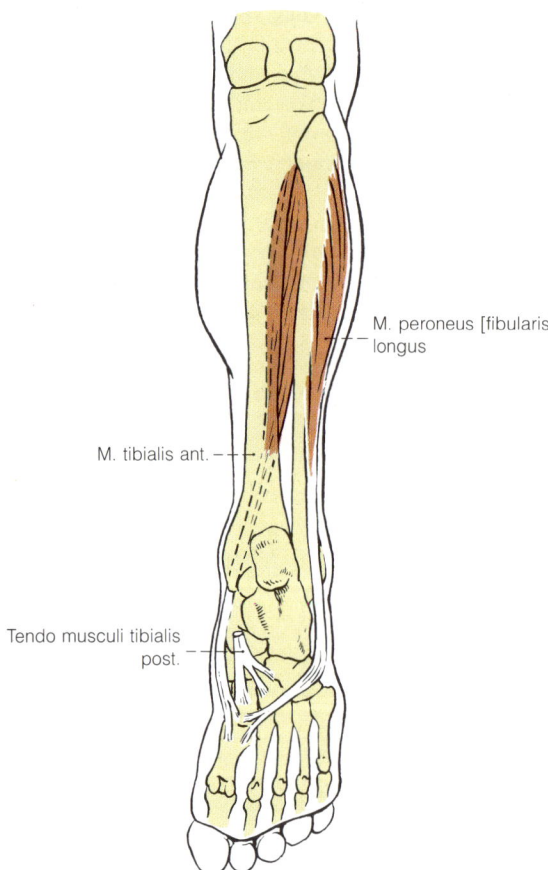

M. peroneus [fibularis] longus

M. tibialis ant.

Tendo musculi tibialis post.

Abb. 4.7–93. M. peroneus longus und M. tibialis anterior bilden eine Schlinge unter der Fußsohle, deren Querwölbung wie ein Bogen durch die Sehnen verspannt ist. Ansicht des Unterschenkels und Fußes von hinten bzw. von plantar.

Wenn beim Stehen die Schwerlinie des ganzen Körpers vor die Knöchelachse fällt, muß die Spannung des Trizeps der Schwere Widerstand leisten (Abb. 4.7–28). Auch bei den Zehen ist das Übergewicht der Beuger aus dem gleichen Grund erheblich. Die langen Zehenbeuger sind dreimal so stark wie die langen Zehenstrecker. Der kräftigste ist der Flexor hallucis longus, der beim Abwickeln des Fußes die Großzehe als letzte vom Boden abstößt. Nimmt man noch die kurzen Zehenmuskeln hinzu, wird das Übergewicht der Beuger noch größer.

Vergleicht man die Zehen mit den Fingern, kann man bei den gleichen Muskeln eine Verkümmerung der Streckwirkung feststellen. So erreichen die Lumbricales und Interossei des Fußes nicht immer die Dorsalaponeurose der Zehen, wodurch ihre Streckwirkung auf die Mittel- und Endglieder gelegentlich fehlt. Ferner ist bei den Zehenstreckern die Arbeitsleistung an den Fußgelenken größer als an den Zehengelenken. Sind die Interossei und Lumbricales gelähmt, wird das Grundglied überstreckt, das Mittel- und Endglied unter dem ungebremsten Zug der Flexoren gebeugt. Bei Spitzfußstellung kann diese „Klauenstellung" auftreten, indem die Grundglieder durch den Dehnungswiderstand der Strecker in Streckstellung gezogen werden. Dadurch werden die Beuger gedehnt, die somit die Mittel- und Endglieder beugen. Bei Lähmung des Abductor hallucis kommt es durch den überwiegenden Zug des Adduktors zu einer Neigung der Großzehe lateralwärts (*Hallux valgus*); die Großzehe kann so schief stehen, daß sie die zweite Zehe überkreuzt.

Die Einwärtskanter (Supinatoren) sind in der Reihenfolge ihrer Arbeitsleistung: Triceps surae, Tibialis posterior, Flexor hallucis longus, Flexor digitorum longus und Tibialis anterior. Nur der letzte wirkt dorsalextendierend, die übrigen sind zugleich Plantarflexoren. Die Auswärtskanter (Pronatoren) ordnen sich nach der Arbeitsleistung in folgende Reihe: Peroneus [Fibularis] longus, Peroneus [Fibularis] brevis, Extensor digitorum longus, Peroneus [Fibularis] tertius und Extensor hallucis longus. Die beiden ersten sind zugleich Plantarflexoren, die beiden letzten Dorsalextensoren. Die Arbeitsleistung der Supinatoren ist mehr als doppelt so groß wie die der Pronatoren. Das beruht darauf, daß die Supinatoren den starken Trizeps auf ihrer Seite haben. Seine Verkürzung bei der Supination ist zwar gering, sein Querschnitt aber sehr groß. Für sich allein würde er nur den Calcaneus supinieren. Der wichtigste Supinator des Vorfußes ist der Tibialis posterior. Durch das Übergewicht, das die Wadenmuskeln den Fußsenkern und den Supinatoren verleihen, steht der frei herabhängende Fuß leicht supiniert und plantargebeugt. Wird der Fuß belastet, gerät er in eine leicht pronierte Stellung, die von den gedehnten Supinatoren mit Ausnahme des Trizeps aufgefangen wird. Besonders bei unebenem Boden hindern sie den Fuß am Umknicken. Die Supinatoren arbeiten also gegen die Körperschwere und müssen daher stärker sein als die Pronatoren. Wird der belastete Fuß beim Gang vom Boden abgerollt, erfolgt eine leichte Supination. Sie entsteht, weil die beiden medialen Zehenstrahlen des Fußes länger sind als die lateralen. Verlängert man den fünften Strahl durch eine Schiene, wird diese Supinationsbewegung beim Abrollen, die den Abstoßeffekt ungünstig beeinflußt, aufgehoben.

Die tonische Stützfunktion der Muskeln an der Fußwölbung ist bei der Einzelbesprechung der Muskeln angegeben. Hier sei nochmals zusammengefaßt, daß der mediale Fußrand wesentlich stärker unterstützt wird als der laterale, sowohl durch die langen als auch durch die kurzen Fußmuskeln. Die Hauptbedeutung kommt dem Tibialis posterior und dem Peroneus [Fibularis] longus zu, deren Sehnen wie zwei sich kreuzende Traggurte die Fußwölbung verschnüren (Abb. 4.7–57). Ferner kommt als reine Längsverspannung des medialen Fußrandes die Sehne des Flexor hallucis longus in Betracht. Auch die übrigen Zehenmuskeln der Fußsohle sind vor allem Spannmuskeln der Fußwölbung. Die Antagonisten, die für sich allein auf eine Abflachung der Wölbung hinwirken, sind: Triceps surae, Tibialis anterior, Extensor digitorum longus, Peroneus [Fibularis] tertius und Extensor hallucis longus.

Die Bewegungsfunktion wie die Haltefunktion der Muskeln treten besonders deutlich zutage, wenn einzelne Muskelgruppen etwa durch Lähmung ausgeschaltet sind. Mit der Lähmung verlieren die Muskeln ihre tonische Spannung, und es überwiegen die Antagonisten, die den Fuß in eine typische Haltungsanomalie bringen. Es seien folgende Beispiele aufgeführt:

1. Am häufigsten ist die isolierte Lähmung der Peronei. Durch das Überwiegen der Supinatoren wird der Fuß einwärts gekantet, die Fußspitze weist medianwärts, es entsteht die Klumpfußstellung (*Pes varus*). Wird außer den Pronatoren noch der Tibialis anterior gelähmt, tritt durch das Überwiegen der Senker eine Spitzfußstellung hinzu (*Pes equinovarus*).
2. Bei Lähmung der Supinatoren erzeugen die Pronatoren die Knickfußstellung *(Pes valgus)*. Die Fußwurzel erscheint proniert und in der Ansicht von hinten lateralwärts abgenickt. Dabei wird zumeist die Fußwölbung abgeflacht, es entsteht der Plattknickfuß (*Pes planus et valgus*).
3. Fehlt den Fußsenkern das Gegengewicht der Fußheber, so gerät der Fuß in Zehenstand, Spitzfuß (*Pes equinus*).
4. Bei Ausfall der Plantarflexoren überwiegen die Dorsalextensoren, es entsteht der Hackenfuß (*Pes calcaneus*).
5. Sind die Muskeln mit gewölberhaltender Wirkung: Peroneus [Fibularis] longus, Tibialis posterior, Flexor digitorum longus, Flexor hallucis longus und die Sohlenmuskeln gelähmt.

Da die nichtgelähmten Antagonisten bei diesen Haltungsanomalien sich dauernd verkürzen, kommt es leicht zu einer Schrumpfung. Ebenso schrumpfen die entspannten Bandapparate, während die dauernd gedehnten Anteile erschlaffen und länger werden. Schließlich kann es zur Umformung und Verschiebung einzelner Knochen kommen, so daß die ursprünglich funktionelle Haltungsanomalie zu einer anatomischen erstarrt.

Nach den Erfahrungen der Orthopäden müssen mindestens die folgenden drei Stellen des Fußes mit kräftigen Muskeln versorgt sein, um noch eine Dorsal- und Plantarflexion, eventuell auch eine Supination und Pronation zu gewährleisten. Es sind dies die Ansätze der Achillessehne, des Tibialis anterior und des Peroneus [Fibularis] tertius.

Unterschiedliche Krankheitsbilder zeigen, daß die Lähmung eines Muskels genügen kann, um den Gleichgewichtsstand des ganzen Gefüges zu stören. Auch ist bei den Fehlformen des Fußes zu bedenken, daß keine Konstruktion des Körpers auf Dauerbelastung eingerichtet ist. Alles ist auf rhythmische Belastung angelegt. Das zeigt sich auch am Fuß, der, durch das Schuhwerk geschwächt, langes Stehen auf unelastischem Boden ohne Wechsel der Beanspruchung aushalten muß. Hier stellen sich leicht Überlastungsbeschwerden ein, die zum Plattfuß führen. Die die Wölbung erhaltenden Faktoren sind im Kampf gegen die Schwere unterlegen.

Kurze Zusammenfassung

Auf der Bahnkugel bestreicht die Fußspitze ein hochstehendes Oval. Fußheber liegen vor der Knöchelachse, die viermal stärkeren Fußsenker dahinter. Lateral der Achse des unteren Sprunggelenks liegen die Pronatoren, medial die stärkeren Supinatoren. *Fußheber:* Tibialis anterior, Extensor digitorum longus, Extensor hallucis longus, Peroneus [Fibularis] tertius. *Fußsenker:* Triceps surae, Flexor hallucis longus, Peroneus [Fibularis] longus et brevis, Flexor digitorum longus, Tibialis posterior. *Supinatoren:* Triceps surae, Tibialis posterior, Flexor hallucis longus, Flexor digitorum longus, Tibialis anterior. *Pronatoren:* Peroneus [Fibularis] longus et brevis, Extensor digitorum longus, Peroneus [Fibularis] tertius, Extensor hallucis longus. Stützfunktion der Muskeln an der Fußwölbung. Bei Lähmung der Pronatoren entsteht Supinationsstellung (Klumpfuß, *Pes varus*), bei Lähmung der Supinatoren Knickfuß *(Pes valgus)*, bei Lähmung der Fußheber Spitzfuß *(Pes equinus)*, bei Lähmung der Fußsenker Hackenfuß *(Pes calcaneus)*.

4.7.12.3 Gehen und Laufen

Bei der Gangbewegung wird der Rumpf abwechselnd von einem Bein getragen *(Standbein)*, während das andere Bein am ersten vorbeischwingt *(Schwingbein oder Spielbein*, Abb. 4.7–94). In dem Augenblick, in dem das hinten befindliche Bein sich vom Boden abwickelt, berührt das vorgestreckte Schwingbein den Boden zuerst mit der Ferse und wird damit zum Standbein, so daß in dieser „Phase der doppelten Unterstützung" beide Beine den Boden berühren. Von der Ferse aus wird, oft über den lateralen Fußrand, der Vorfuß aufgesetzt, während das Bein in eine senkrechte Stellung übergeht. Zur Vorbewegung des Rumpfes neigt sich das Standbein vornüber und wickelt sich mit dem Fuß vom Boden ab, indem die Ferse sich hebt und der Vorfuß mit der Kraft und Beweglichkeit des medialen Strahls den Körper vom Boden abstößt, bis zuletzt die Großzehe den Boden verläßt. Dadurch wird der Körper vorgestoßen und gleichzeitig das Bein durch den plantarflektierten Fuß verlängert, so daß der Rumpf fast in gleicher Höhe bleibt. Beim gewöhnlichen Gang wird das Knie des Standbeins meist nicht völlig gestreckt, wohl aber beim sportlichen Lauf in der Phase des Abstoßens. Nur bei gestrecktem Knie wird die Arbeitsmöglichkeit des Gastrocnemius voll ausgenutzt. Dabei kommt es fast immer zu einer mehr oder weniger vollständigen Schlußrotation.

Wenn das Standbein sich vom Boden löst, wird es zum Schwingbein, das mit gebeugtem Knie nach vorn geführt wird, um durch diese Verkürzung den Boden nicht zu berühren. Dieses Vorschwingen ist keine passive Pendelbewegung, sondern geschieht unter Mitwirkung der Beugemuskeln des Hüftgelenks, die aus dem gedehnten Zustand heraus wirken. Würde die Schwerkraft allein das Pendel in Bewegung setzen, müßte der Unterschenkel dem Oberschenkel vorauseilen. Daß der Unterschenkel zurückbleibt, ist also den Kniebeugern zuzuschreiben.

Da beim Gehen der Körper zeitweise nur vom Standbein gestützt wird, muß dieses Bein die Körperlast tragen. Infolgedessen kommen seitliche Schwankungen des Körpers zustande. Das Absinken des Beckens auf die Spielbeinseite wird durch die Abduktoren: Glutaeus medius und minimus, verhindert, die das Becken annähernd in horizontaler Lage halten. Die Anspannung der beiden Muskeln kann man leicht fühlen, wenn man beim Gehen die Hände seitlich auf die Hüften legt. Daß bei Ausschaltung dieser Muskeln der Gang watschelnd wird, wurde früher gezeigt. Gleichzeitig gerät dabei das vorschwingende Bein in eine abnorme Adduktionsstellung.

Während der Standbeinperiode wird kein rein statisches Gleichgewicht erreicht, es bleibt bei einem dynamischen. So fällt das Schwerelot dicht medial von der unterstützenden Fußsohle.

Zur Erhaltung des Gleichgewichts tragen auch die Pendelbewegungen der Arme bei, indem jeder Arm nach rückwärts pendelt, wenn das Bein seiner Seite vorgesetzt wird, und umgekehrt. Beim Laufen wird das Armpendel durch Beugung im Ellenbogen verkürzt und schwingt entsprechend schneller.

Das Gehen ist ein fortwährendes Auffangen des Fallens. Die Art dieser Bewegung ist genau wie das Sprechen, der Gebrauch der Hand und wie die Handschrift ein charakteristischer Ausdruck der Gesamtpersönlichkeit.

Der Gesamtschwerpunkt des Körpers wird in der Bewegungsrichtung abwechselnd beschleunigt und verzögert weitergeschoben, ferner hebt und senkt er sich bei der Gangbewegung um etwa 4 cm. Er beschreibt also eine Wellenbewegung. Die vertikale Beschleunigung bei der Verlagerung des Schwerpunkts, das Hochstoßen des Körpers, wächst mit der Zahl der Schritte in der Zeiteinheit, so daß bei Erhöhung der Schrittzahl der Augenblick kommt, in dem beide Beine vom Boden frei sind und der Körper eine kurze Zeit in der Luft schwebt. Das ist der Lauf (Abb. 4.7–95). Beim Lauf sind alle Bewegungen weiter ausgreifend, auch treten neue Bewegungselemente auf, die beim Gang meist nur angedeutet sind. Beim Gang liegt der Schwerpunkt am tiefsten, wenn beide Beine gespreizt sind, während er beim Lauf in diesem Augenblick die höchste Lage hat.

Wenn bei einem Schritt das eine Bein schräg nach hinten gestellt wird, kann es in diese Lage nur dadurch gebracht werden, daß eine Vorneigung des Beckens

Abb. 4.7–94. Die Bewegung des Beins bei einem Schritt.
a) Phasen des Standbeins (hell) und erste Phase des Spielbeins (dunkel).
b) Phasen des Spielbeins und erste Phase des Standbeins.

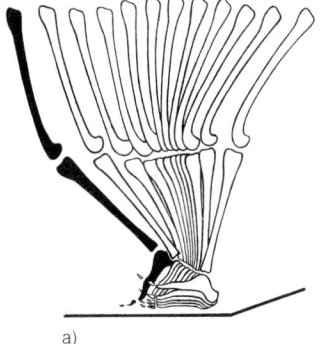
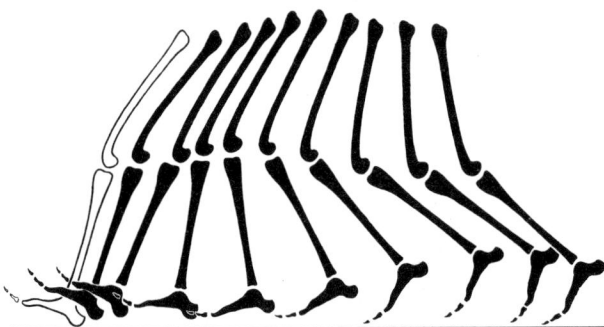

a)   b)

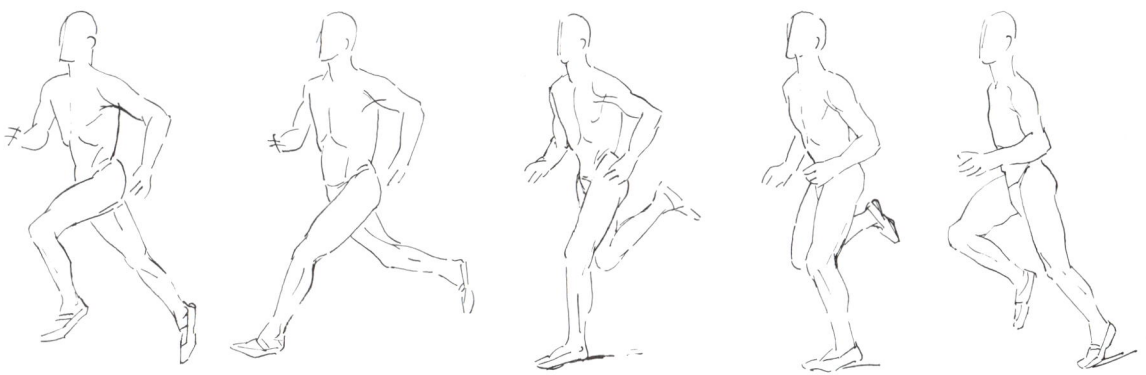

Abb. 4.7–95. Phasen des Laufs. Skizzen nach Filmaufnahmen.

stattfindet, da die Streckung im Hüftgelenk schon vorher beendet war. Soll nun der Rumpf aufgerichtet werden, muß die Wirbelsäule durch eine Vertiefung der Lendenlordose sich gleichzeitig zurückbiegen, wodurch die Gangbewegung über den ganzen Rumpf ausstrahlt. Diese Bewegung kann der Erector spinae in einem Akt vollführen (Abb. 4.7–29). Weit ausgreifende Schritte können nur durch eine entsprechende Beckenneigung ermöglicht werden.

Die Mitbeteiligung des Erector spinae an der Gangbewegung verrät sich sehr deutlich, wenn der Muskel beim Hexenschuß schmerzhaft wird. Dann sucht man ihn zu schonen, indem man die Neigung des Oberschenkels nach hinten durch kurze Schritte vermeidet und den Oberkörper vorneigt. Überhaupt werden beim Gehen zu starke Ausschläge der Oberschenkel oft vermieden, besonders bei Frauen. Dadurch entsteht ein trippelnder Gang, bei dem das Knie des abstoßenden Beins nicht gestreckt werden kann.

Schließlich dreht sich das Becken noch um die Längsachse des Standbeins im Sinne einer Einwärtsrollung, so daß diese Beckendrehung das schwingende Bein begleitet. Bei einer Lähmung der Hüftbeuger und Kniestrecker kann dieser Hüftschwung durch einen Stoß das Bein voranbringen.

Kurze Zusammenfassung

Standbein – Schwingbein – Phase der doppelten Unterstützung. Abwicklung des Fußes von der Ferse über den lateralen Fußrand bis zur Großzehe. Das Schwingbein wird durch Muskelwirkung mit gebeugtem Knie vorgebracht. Fixierung des Beckens durch die kleinen Glutaeen. Pendeln der Arme. Beim Lauf schwebt der Körper kurze Zeit in der Luft. Hüftschwung. Durch die Einwärtsdrehung der Knieachse schwingt der gebeugte Unterschenkel nach außen und vermeidet so den Zusammenstoß mit dem Standbein.

4.7.13 Deformierende Schädigungen des Fußes durch die Fußbekleidung

ERNE MAIER

Erworbene Fußschäden werden von angeborenen Fehlstellungen oder sich im Lauf von Kindheit, Jugend und Alter entwickelnden Folgen von Fehlbildungen oder Krankheiten unterschieden. Häufigste Ursache einer deformierenden Schädigung des Vorfußes ist das anhaltende Tragen nicht-passender Schuhe. Im Einzelfall kann der Nachweis, daß bestimmte Schäden auf bestimmte Bekleidungsfehler zurückgehen, schwerfallen. So spielen bei der Entstehung der Schiefzehe (*Hallux valgus*) auch familiär gehäuft vorkommende Besonderheiten des anatomischen Bauplans oder Krankheiten, z. B. die primär chronische Polyarthritis, eine oft bedeutsame Rolle. Sonst aber ist das Bild des Schuh-geschädigten Vorfußes unverkennbar (Abb. 4.7–96).

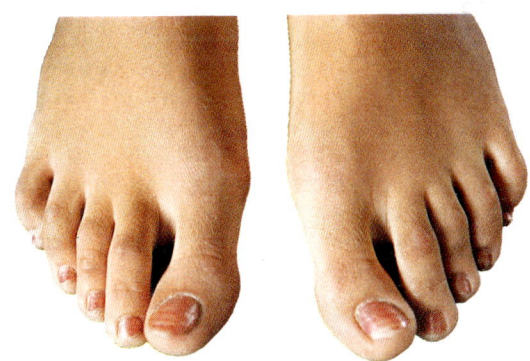

Abb. 4.7–96. Vorfuß einer Jugendlichen mit Schuh-bedingten Schädigungen der Zehen (Original; Prof. Dr. E. MAIER, Köln).

Schädigend ist das anhaltende Tragen von Schuhen, die zur Stauchung (Druck in Längsrichtung) oder Pferchung (seitlicher Druck) der Zehen oder zur Verkürzung der Wadenmuskulatur (bei hohen Absätzen) führen [1].

Nur anhaltendes Tragen nicht-passender Schuhe schädigt. Das gilt insbesondere für den wachsenden

Abb. 4.7–97. Schema der Flexus lumbalis, sacralis u. coccygeus.

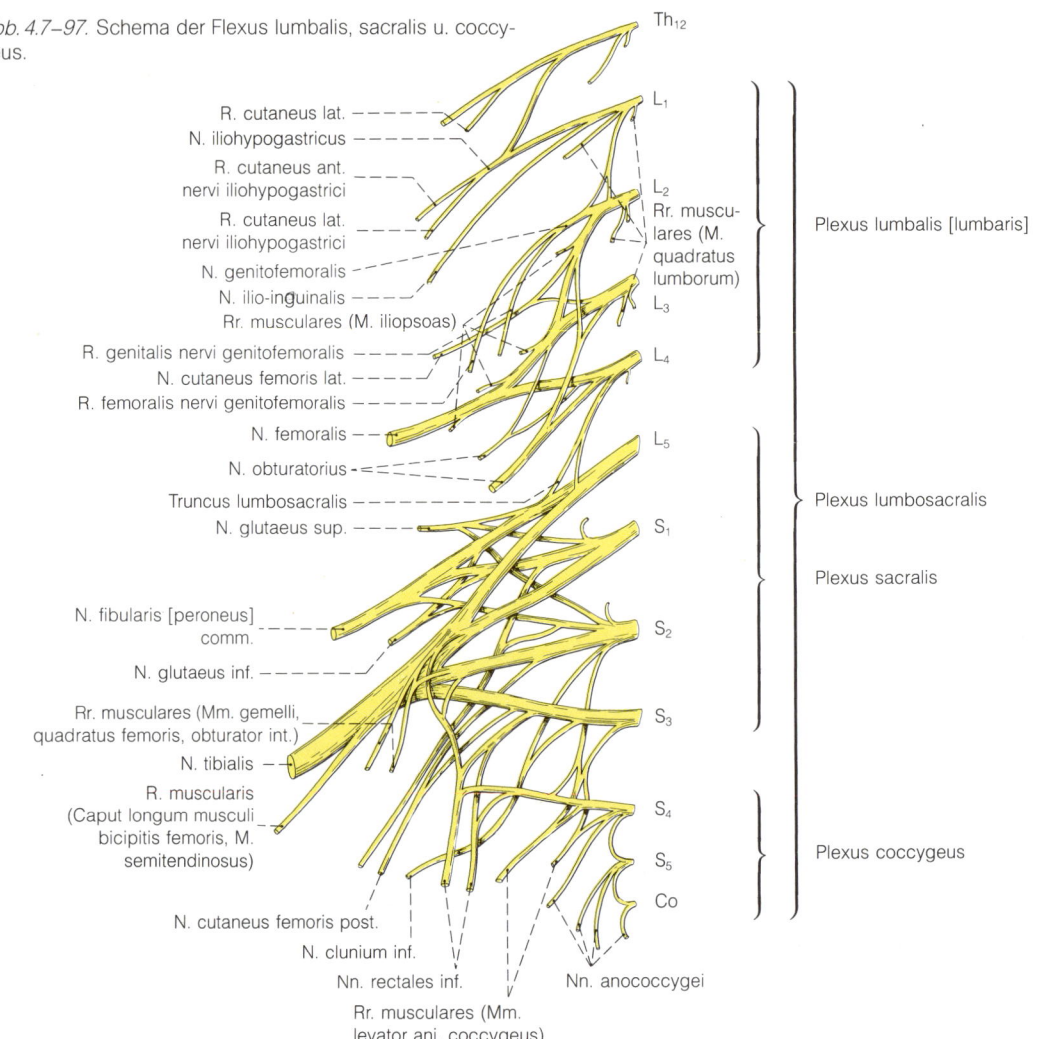

Th₁₂

R. cutaneus lat.
N. iliohypogastricus
R. cutaneus ant. nervi iliohypogastrici
R. cutaneus lat. nervi iliohypogastrici
N. genitofemoralis
N. ilio-inguinalis
Rr. musculares (M. iliopsoas)
R. genitalis nervi genitofemoralis
N. cutaneus femoris lat.
R. femoralis nervi genitofemoralis
N. femoralis
N. obturatorius
Truncus lumbosacralis
N. glutaeus sup.

N. fibularis [peroneus] comm.
N. glutaeus inf.
Rr. musculares (Mm. gemelli, quadratus femoris, obturator int.)
N. tibialis
R. muscularis (Caput longum musculi bicipitis femoris, M. semitendinosus)
N. cutaneus femoris post.
N. clunium inf.
Nn. rectales inf.
Rr. musculares (Mm. levator ani, coccygeus)
Nn. anococcygei

L₁
L₂
Rr. musculares (M. quadratus lumborum)
L₃
L₄
L₅
S₁
S₂
S₃
S₄
S₅
Co

Plexus lumbalis [lumbaris]

Plexus lumbosacralis

Plexus sacralis

Plexus coccygeus

Fuß des Kindes. Da Jahrzehnte von der Zeit der Schädigung im Kleinkindalter bis zum Auftreten der Beschwerden im Erwachsenenalter vergehen können, wird der Zusammenhang zwischen Schädigung und Schädigungsfolge leicht verkannt. Als Regel gilt: Schwache, unmerklich ansetzende, aber anhaltend wirkende Kräfte verändern und deformieren stärker als große, kurzfristig einflußnehmende.

Stauchung und Pferchung sind die Folge zu kurzer, zu spitzer und zu weiter Schuhe. Die Weite bezieht sich beim Schuh auf den Vorspann- und Ballenbereich. Zusätzlich schädigend wirkt die Anhebung der Ferse durch den Absatz. Fehlerkombinationen verstärken die Wirksamkeit (z. B. bei hochhackigen, spitzen und zugleich tief ausgeschnittenen, zu kurzen Damenschuhen).

Schädigungsfolgen sind Varianten des Spreizfußes (mit Fehlstellungen der Zehen zwei bis vier, der dazugehörigen Mittelfußknochen und ihrer Spreizung bei Abflachung bis hin zum Verlust der Querwölbung), des Hallux valgus sowie Durchblutungsstörungen, insbesondere bei Kontrakturen der Wadenmuskulatur.

Wichtigste Forderung ist der Verzicht auf das anhaltende Tragen schädigender Schuhe. Wichtigste Forderung beim wachsenden Kinderfuß ist das korrekte Anpassen im Fachhandel. Im Gegensatz zu den meisten europäischen Ländern gibt es in der Bundesrepublik (ähnlich in den Niederlanden und Großbritannien) Schuhfachgeschäfte (etwa ein Viertel aller Schuhfachgeschäfte), die sich verpflichtet haben, Kinderschuhe in drei Weiten (WMS = weit, mittel und schwach) vorrätig zu halten und stets korrekt beide Füße im Stehen unter Belastung durch geschultes Personal messen zu lassen [1].

4.7.14 Übersicht über die Muskeln der unteren Gliedmaßen und ihre Innervation

An der Innervation der unteren Extremitäten beteiligen sich die ventralen Äste vom 1. Lendennerven bis zum 3. Kreuznerven (L 1 bis S 3, s. Abb. 4.7–97).

L1 bis L 4 bilden den *Plexus lumbalis [lumbaris]*,
L 5 bis S 3 den *Plexus sacralis.*

Beide werden durch den 4. Lendennerven zum *Plexus lumbosacralis* verbunden. Dieser Nerv ist gegabelt

Abb. 4.7–98. Die Astfolge der motorischen Äste der Nn. femoralis, obturatorius, tibialis und fibularis [peroneus] communis.

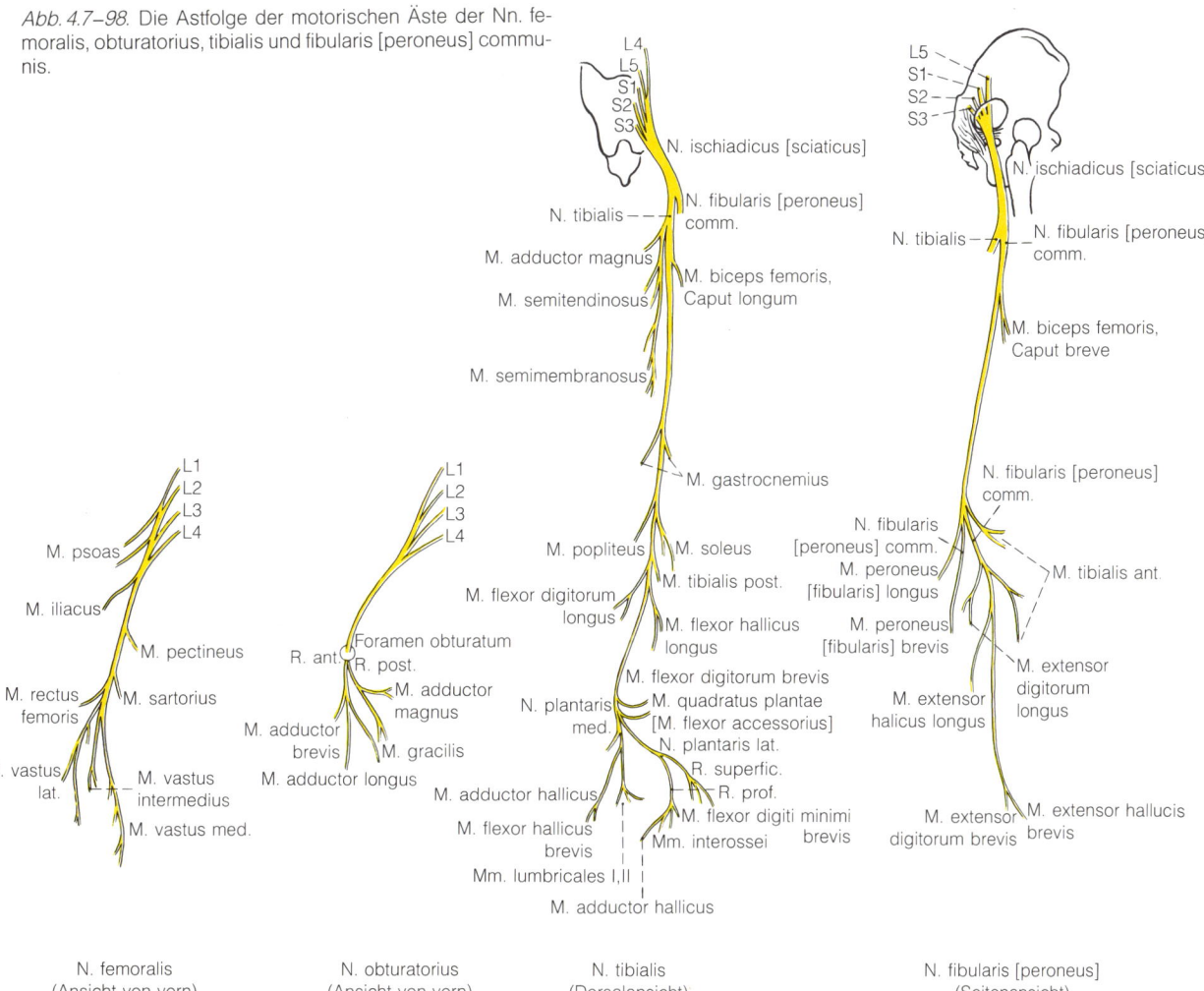

N. femoralis
(Ansicht von vorn)

N. obturatorius
(Ansicht von vorn)

N. tibialis
(Dorsalansicht)

N. fibularis [peroneus]
(Seitenansicht)

und gehört sowohl zum Plexus lumbalis [lumbaris] als auch zum Plexus sacralis.

Aus dem Plexus lumbalis [lumbaris] entspringen die *Nn. femoralis* und *obturatorius*. Sie verlaufen vor dem Hüftgelenk auf der ventralen Seite jeder Extremität.

Der erste verläßt das Becken durch die Lacuna musculorum und gelangt in das Trigonum femorale. Der zweite tritt an der Seitenwand des kleinen Beckens in den Canalis obturatorius ein und zieht über den kranialen Rand des M. obturator externus zum Bein.

Aus dem Sakralplexus entsteht als mächtigster Nerv des Körpers der *N. ischiadicus [sciaticus]*. Er verläuft hinter dem Hüftgelenk auf der dorsalen Seite des Oberschenkels und teilt sich nach seinem Austritt aus dem Becken durch das Foramen infrapiriforme in den *N. tibialis* und den *N. peroneus [fibularis] communis*.

Literatur

[1] Arbeitsberichte der Forschungsstelle für Leisten- und Schuhbau der Deutschen Gesellschaft für Orthopädie und Traumatologie. Z. Orthop. 80 (1951), 693–696 u. 95 (1961), 281–288

[2] FOERSTER, O.: Spezielle Physiologie und spezielle funktionelle Pathologie der quergestreiften Muskeln. In: O. BUNKE, O. FOERSTER (Hgg.): Handbuch der Neurologie III, Springer, Berlin 1937

[3] KRAMMER, E. B., et al.: Gross anatomy and evolutionary significance of the human peroneus III. Anat. Embryol. 155 (1979), 291–302

[4] KUMMER, B.: Funktionelle Anatomie des Vorfußes. Verh. Dtsch. Orthop. Ges., 53. Kongr. Hamburg 1966, 482–493 (1967)

[5] LOVEJOY, jr., J. F., TH. P. HARDEN: Popliteus muscle in man. Anat. Rec. 169 (1971), 727–730

[6] MOLLIER, S.: Plastische Anatomie. 2. Aufl. Bergmann, München 1938

[6a] STAUBESAND, J.: Dysplastische kollagene Fibrillen bei Umbauvorgängen der Gefäßwand und des Bindegewebes. Verh. Anat. Ges. 75 (1981), 167–182

[6b] STAUBESAND, J.: Die Bedeutung der Sprunggelenkpumpe für die Thromboseprophylaxe. Die Sprunggelenkpumpe als Glied in der Kette auxiliärer Förderungsvorrichtungen für den Rückstrom in den Venen des Beines. In W. HACH und G. SALZMANN (Hgg.): Die Chirurgie der Venen. Erg. Angiol. 25, Schattauer, Stuttgart-New York 1982

[7] VOLKMANN, R. v.: Wer trägt den Taluskopf wirklich, und inwiefern ist der plantare Sehnenast des M. tibialis posterior als Bandsystem aufzufassen? Anat. Anz. 131 (1972), 425–432

Tabelle 4.7–1. Die Muskeln der unteren Extremität und ihre Innervation. (Bezüglich der Muskelwirkung sind nur sehr allgemeine Aussagen möglich, da die Gliedstellung und die Lage des Punctum fixum sich ändern können.)

Funktion – Systematik	*Muskeln*	*Nerven*
Innere Hüftmuskeln Außenroller und Beuger	Psoas major Psoas minor Iliacus	⎱Direkte kurze Äste aus ⎰*Plexus lumbalis [lumbaris]*
Äußere Hüftmuskeln (Gesäßmuskeln) Strecker und Außenrotatoren	Glutaeus medius Glutaeus minimus Tensor fasciae latae Glutaeus maximus Piriformis Obturatorius internus Gemelli Quadratus femoris Obturatorius externus	}*N. glutaeus superior* *N. glutaeus inferior* ⎱Direkte kurze Äste aus dem }*Plexus sacralis* und *N. ischiadicus* ⎰*[sciaticus]* *N. ischiadicus [sciaticus]* *N. obturatorius*
Adduktoren mit Beuge- oder Streck-Komponente	Pectineus Adductor longus Gracilis Adductor brevis Adductor magnus	*N. femoralis* und/oder *N. obturatorius* }*N. obturatorius* *N. obturatorius,* auch *N. tibialis*
Ventrale Oberschenkelmuskulatur Beuger und Außenroller in Hüfte bzw. Innenroller im Knie Strecker	Sartorius Quadriceps femoris: Rectus Vastus intermed. Vastus med. Vastus lat.	⎱ ⎰*N. femoralis*

Dorsale Oberschenkelmuskulatur
 Ischiokrurale Muskelgruppe
 	
 Hüftstrecker
 Beuger und Rotatoren des
 Kniegelenks
	Biceps femoris
	    Caput longum
	 Semitendinosus
	 Semimembranosus
	
	 Biceps femoris
	    Caput breve
		}*N. tibialis*
		
		 }*N. fibularis [peroneus] communis*

Extensorengruppe des Unterschenkels Dorsalextensoren mit Pronations- und Abduktionswirkung	Tibialis anterior Extensor hallucis longus Extensor digitorum longus mit Peroneus tertius	}*N. fibularis [peroneus] profundus*
Laterale („Peroneus"-)Gruppe **des Unterschenkels** Plantarflexoren und Pronatoren	Peroneus longus Peroneus brevis	}*N. fibularis [peroneus] superficialis*
Tiefe Flexorengruppe des Unterschenkels Supinator und Adductor Supinator Innenrotator bei gebeugtem Knie	Tibialis posterior Flexor hallucis longus Flexor digitorum longus Popliteus	⎱ ⎰*N. tibialis*
Oberflächliche Wadenmuskeln (Triceps surae) Stärkste Plantarflexoren mit Supinations- und Adduktionswirkung	Gastrocnemius Soleus Plantaris	
Muskeln des Fußrückens	Extensor hallucis brevis Extensor digitorum brevis	}*N. fibularis [peroneus] profundus*
Muskeln der Fußsohle Korrektor der Zugrichtung an den Sehnen der Beuger, mit geringer Spreizwirkung	Abductor hallucis Adductor hallucis Abductor digiti minimi Flexor digiti minimi brevis Flexor digitorum brevis Flexor hallucis brevis Quadratus plantae Lumbricales Interossei	*N. plantaris medialis* }*N. plantaris lateralis* *N. plantaris medialis* *N. plantaris medialis et lateralis* *N. plantaris lateralis* *N. plantaris medialis et lateralis* *N. plantaris lateralis*

4.8 Obere Gliedmaßen[1]

4.8.1 Schultergürtel

4.8.1.1 Allgemeines

Beim Menschen besteht der Schultergürtel aus dem Schulterblatt, *Scapula*, und dem Schlüsselbein, *Clavicula*, die miteinander gelenkig verbunden sind. Nur das Schlüsselbein stützt sich auf das Brustbein, während der übrige Gürtel in Muskelschlingen aufgehängt ist. Beide Knochen haben eine verschiedene Herkunft, das Schulterblatt ist ein Ersatzknochen, das Schlüsselbein hingegen entsteht als Deckknochen und aus Sekundärknorpel. Im ursprünglichen Zustand bildet der Schultergürtel auf jeder Seite einen knorpeligen Halbring (Haie). Noch bei den niedersten Säugetieren, den Monotremen, reicht beim Embryo der Gürtel im Knorpelstadium bis an das Brustbein und findet hier eine Stütze. Der ventrale Teil dieses primitiven Gürtels ist das Coracoid, der dorsale die Scapula. Mit der Ausbildung einer größeren Bewegungsfreiheit bildet sich das Coracoid bis auf einen starken Muskelfortsatz, *Proc. coracoideus*, des Schulterblatts zurück. Dafür übernimmt die alleinige Verbindung zum Brustbein ein Deckknochen: das Schlüsselbein. Bei mehr einseitiger Verwendung der Vordergliedmaßen zur Stütze und Fortbewegung des Körpers, z. B. bei den Huftieren und vielen Raubtieren, geht auch diese Verbindung verloren, während bei den Vögeln die beiden Schlüsselbeine zur *Furcula* verschmelzen und zusammen mit dem Coracoid wie ein federndes Gestänge das mächtige Brustbein erreichen.

Von einem zweiten Deckknochen, dem *Episternum*, leiten sich beim Menschen die Ossa suprasternalia am oberen Rand des Brustbeins ab, die in seltenen Fällen auftreten.

So hat der Schultergürtel des Menschen eine vielseitige Bewegungsfreiheit erlangt, da er nur an einem Punkt (am medialen Schlüsselbeingelenk) gegen das Rumpfskelett abgestützt ist, während die übrigen Teile in der Muskulatur aufgehängt sind. Der Schultergürtel lagert sich wie ein horizontaler Bogen um den oberen Umfang des Brustkorbs, von seiner Mitte hängt der Arm herab. Dadurch wird der Arm vom Rumpf abgerückt und bekommt eine freiere Beweglichkeit. Demgegenüber bildet das Becken einen geschlossenen, fast unbeweglichen Ring.

4.8.1.2 Schultergürtel- und Oberarmskelett

Schlüsselbein, *Clavicula*

Als schwach S-förmig gebogener Knochen paßt sich die Clavicula der Thoraxwölbung an. Der Knochen ist

in ganzer Länge durch die Haut zu sehen und besitzt an seiner *Extremitas sternalis* eine starke Auftreibung, die mit einer fast sattelförmigen Endfläche abschließt. Das Mittelstück entspricht dem Schaft eines Röhrenknochens und ist nach dem Schulterblattende hin zunehmend und von oben nach unten abgeflacht. Die *Extremitas acromialis* trägt eine kleine ovale Gelenkfläche. Die Unterfläche des Knochens besitzt zwei Rauhigkeiten für die Haftstellen von Bändern und eine flache Grube, in die sich der M. subclavius einfügt.

Bei angeborenem Schlüsselbeindefekt können beide Schultern vor der Brust zur Berührung gebracht werden (Abb. 4.8–1). Das Fehlen oder die mangelhafte Ausbildung der Clavicula ist nur ein örtliches Symptom einer dominanten Erbkrankheit, der *Dysostosis cleidocranialis*, bei der die Entwicklung des Schädeldachs, der Zähne, des Oberkiefers, aber auch anderer Knochen erheblich gestört ist.

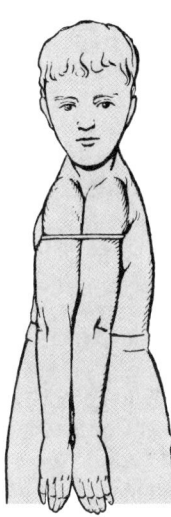

Abb. 4.8–1. Fehlen der Schlüsselbeine. Berührung der Schultern vor der Brust. Kind mit *Dysostosis cleidocranialis.*

Die recht häufigen Frakturen des Schlüsselbeins treten meist in dessen Mittelbereich auf. Durch das Gewicht des Arms fällt die Schulter herab, der Arm steht in Innenrotation und Adduktion.

Schulterblatt, *Scapula*

Der Knochen bildet eine dreieckig gestaltete Platte, die drei Ränder und ebensoviele Winkel unterscheiden läßt. Auf seiner Hinterfläche, *Facies posterior [Dorsum]* (Abb. 4.8–2), erhebt sich die kräftige Schultergräte, *Spina scapulae*, die in ganzer Ausdehnung durch die Haut zu tasten ist und mit einem plattgedrückten Fortsatz,

---

[1] Herrn Prof. Dr. J. Koebke, Köln, danke ich für seine wertvolle, kenntnisreiche Mithilfe bei der Überarbeitung dieses Kapitels und für die Überlassung zahlreicher neuer Abbildungen.

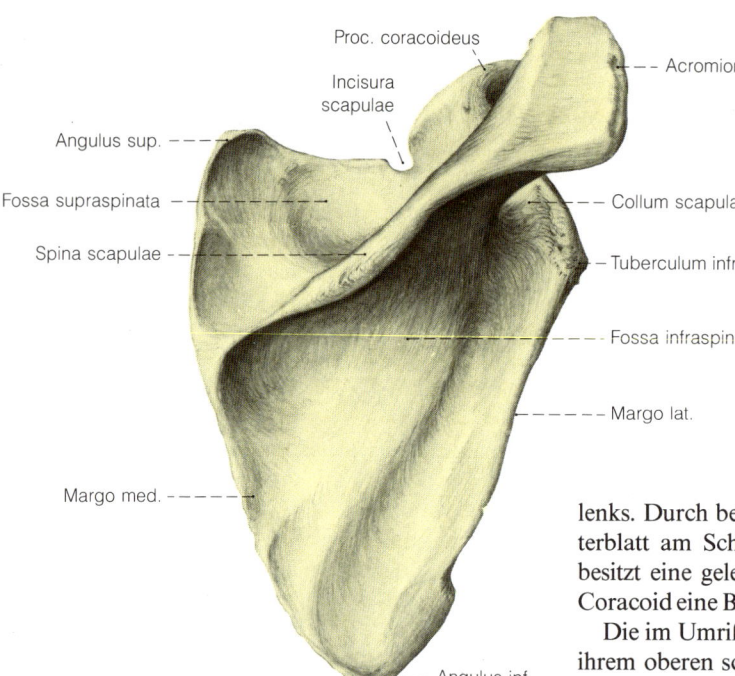

Proc. coracoideus

Incisura scapulae

Angulus sup.

Fossa supraspinata

Spina scapulae

Margo med.

Acromion

Collum scapulae

Tuberculum infraglenoidale

Fossa infraspinata

Margo lat.

Angulus inf.

Abb. 4.8–2. Rechtes Schulterblatt, Facies posterior [Dorsum].

dem *Acromion*, das Schultergelenk überdeckt. Der konstruktive Bau des Schulterblatts kommt in der Verteilung des Knochenmaterials zum Ausdruck. Es handelt sich um eine Rahmenkonstruktion, bei der sich die randparallelen Knochenzüge in dem massiven, gedrungenen Halsstück vereinigen. Dieses trägt die Gelenkpfanne, *Cavitas glenoidalis*, für den Oberarmkopf. Der Gelenkdruck wird auf den starken Rahmen übertragen und vom Knochen in Richtung seiner größten Festigkeit aufgenommen. Dabei ist der laterale Rand, der gegen die Achselhöhle sehend als *Margo lateralis* bezeichnet wird, der stärkste Teil des Rahmens. Die von dem Rahmen umschlossenen Felder werden durch die Spina scapulae in eine *Fossa supra-* und *infraspinata* zerlegt und sind Stellen relativer Entlastung. Daher ist in ihnen der Knochen sehr dünn. Die Spina ist in den Rahmen mit weitverzweigten Systemen eingelassen und somit in den wichtigsten Konstruktionsteilen fest verankert. Je weiter der Rahmen gespannt ist und je höher die Spina wird, desto größer werden bei geringem Aufwand von Knochenmaterial die Ursprungsfelder für Muskeln, die ober- und unterhalb der Schultergräte liegen. Durch die Verlängerung des Margo medialis gewinnen die am unteren Schulterblattwinkel, *Angulus inferior*, ansetzenden Muskeln einen größeren Hebelarm für die Drehung der Scapula, die wiederum den Armbewegungen zugute kommt.

Über der Gelenkpfanne wurzelt der hakenförmig nach vorn gekrümmte Rabenschnabelfortsatz, *Processus coracoideus*. Acromion und Coracoid sind durch ein breites Band, *Lig. coracoacromiale*, verbunden und bilden mit diesem die Überdachung des Schulterge-

lenks. Durch beide Knochenvorsprünge ist das Schulterblatt am Schlüsselbein aufgehängt; das Acromion besitzt eine gelenkige Verbindung, das tiefer liegende Coracoid eine Bandverbindung mit dem Schlüsselbein.

Die im Umriß birnenförmige Schulterpfanne geht in ihrem oberen schmalen Teil in einen Vorsprung über, *Tuberculum supraglenoidale*, an dem die Sehne des langen Bizepskopfes entspringt. Unterhalb der Pfanne liegt das stärkere *Tuberculum infraglenoidale* für einen Teil der Sehne des langen Trizepskopfes. Die flach gehöhlte Vorderfläche, *Facies costalis [anterior]*, des Schulterblatts, die am Brustkorb anliegt, besitzt einige rauhe Leisten, die gegen das *Collum scapulae* konvergieren. Der obere Rand des Knochens, *Margo superior*, ist zu dem oberen Schulterblattwinkel, *Angulus superior*, ausgezogen und endet an der Wurzel des Processus coracoideus mit einer *Incisura scapulae*. Dieser Einschnitt wird durch das *Lig. superius scapulae* überbrückt; das Band kann verknöchern und damit den Einschnitt zu einem Loch schließen. Durch Verengung kann der durchziehende N. suprascapularis eine Kompression erfahren (→ Kompressionssyndrom).

Die Verknöcherung beginnt perichondral in der Nähe des Halses in der 7. bis 8. Embryonalwoche. Im 1. Lebensjahr erhält das Coracoid einen selbständigen Knochenkern, worin sich die ursprünglich selbständige Bedeutung dieses Knochenteils ausdrückt. Im späten Kindesalter erscheinen akzessorische Kerne an dem Margo medialis, im Acromion, an der Gelenkfläche, ferner am oberen Ende der Pfanne. Der letzte verschmilzt mit dem Kern des Coracoids.

Oberarmknochen, Humerus (Abb. 4.8–3 u. 4.8–4)

Das Mittelstück bildet den geraden Röhrenknochenabschnitt, dessen Relief im Zusammenhang mit den Muskelbefestigungen steht. Die beiden Endstücke sind zu Gelenkkörpern ausgestaltet.

Der fast halbkugelige Oberarmkopf, *Caput humeri*, ist gegen die Schulterpfanne nach medial oben gewandt und wird durch eine leichte Einschnürung, *Collum anatomicum*, gegen zwei bedeutende Muskelhöcker abgegrenzt. Das *Tuberculum majus* ist nach lateral, das *Tuberculum minus* nach vorn gerichtet. Beide laufen nach abwärts in je eine Muskelleiste aus: *Crista tuberculi majoris* und *minoris*, die den zwischen den Tubercula beginnenden *Sulcus intertubercularis* als eine Rinne für die Sehne des langen Bizepskopfes überhöhen. Die leichte Einschnürung des Humerus unterhalb der beiden Tubercula bildet das *Collum chirurgicum*, das horizontal liegt, im Gegensatz zu dem schräg stehenden *Collum anatomicum*. Als Bruchstelle kommt weit häufiger das Collum chirurgicum in Frage.

Der Schaft trägt lateral fast auf der Mitte seiner Länge die *Tuberositas deltoidea* für den Ansatz des M. deltoideus. Unter der Tuberositas verläuft von der Hinterfläche schraubig zur Vorderfläche absteigend der seichte *Sulcus nervi radialis*, in den sich der Nerv mit einer Arterie und Begleitvenen einbettet. Im distalen Teil plattet sich der Schaft zunehmend ab und bekommt jederseits eine scharfe Kante, von denen die lateral gelegene sich als untere Begrenzung des *Sulcus nervi radialis* auf die Rückseite verfolgen läßt. Auch die Vorderfläche erhält eine leistenförmige Erhebung, wodurch der Querschnitt dreikantig wird. Die Seitenkanten laufen in Knochenvorsprünge aus, die den distalen Gelenkkörper seitlich überhöhen: *Epicondylus medialis* und

lateralis. Beide sind durch die Haut deutlich zu fühlen. Auf der Hinterfläche des wesentlich stärkeren Epicondylus medialis liegt in einer Rinne dicht unter der Haut der *Nervus ulnaris.* Wird er gegen den Knochen gepreßt, entstehen mehr oder weniger schmerzhafte Mißempfindungen (Parästhesien), besonders an der Ulnarseite der Hand („Musikantenknochen"). Viele Beugemuskeln des Unterarms entspringen vom medialen Epicondylus und seiner Kante, während der Epicondylus lateralis einen Muskelhöcker für viele Streckmuskeln bildet.

Mit der Abplattung des Schafts verbreitert sich das distale Ende zum *Condylus humeri,* der zwei Gelenkkörper trägt. Lateral liegt das halbkugelige *Capitulum humeri,* das nur die Vorderseite einnimmt. Daneben erhebt sich, durch eine Führungsleiste abgesetzt, eine Rolle, *Trochlea humeri,* die nahe der Mitte eine Führungsrinne besitzt. Oberhalb der Gelenkflächen sind grubige Vertiefungen, in die die proximalen Fortsätze der Unterarmknochen bei äußerster Beugung und Streckung eintauchen. So liegt ventral über der Trochlea die *Fossa coronoidea* für einen Fortsatz der Ulna, *Proc. coronoideus,* über dem *Capitulum humeri* die *Fos-*

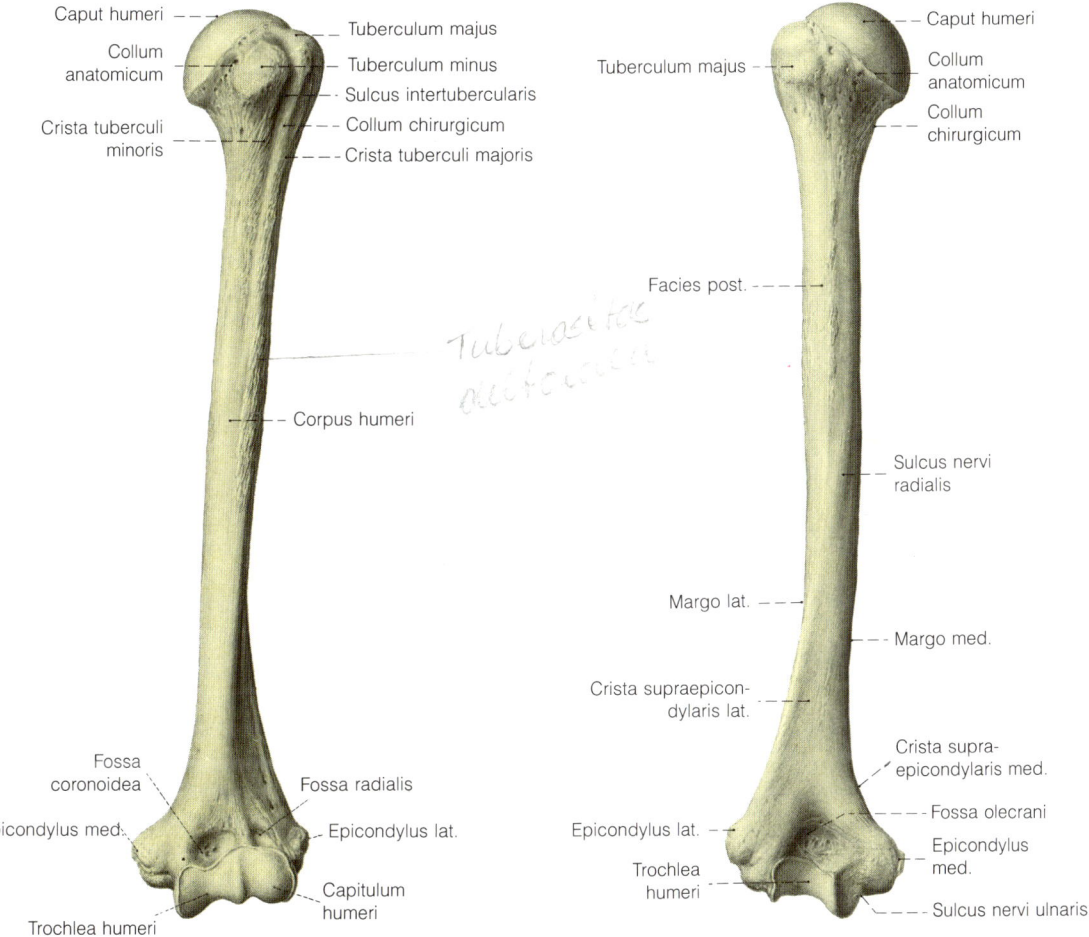

Abb. 4.8–3. Linker Humerus in der Ansicht von vorn.

Abb. 4.8–4. Linker Humerus in der Ansicht von hinten.

sa radialis für den Radius. Auf der Rückseite findet sich die tiefe *Fossa olecrani*, die das *Olecranon ulnae* aufnimmt.

Bei grazilen Knochen kann in der Tiefe der Grube ein Loch entstehen, jedoch nicht durch das Anschlagen des Olecranons, sondern im Gefolge einer Reduktion des Knochenmaterials.

Oberhalb des Epicondylus medialis findet sich bei etwa 1% ein hakenförmiger Fortsatz, *Proc. supraepicondylaris*, der durch einen Bandzug mit dem Epicondylus verbunden ist. Unter dieser Brücke verlaufen der *N. medianus* und die *A. brachialis*. Auf den Fortsatz reicht der Ursprung des M. pronator teres hinauf.

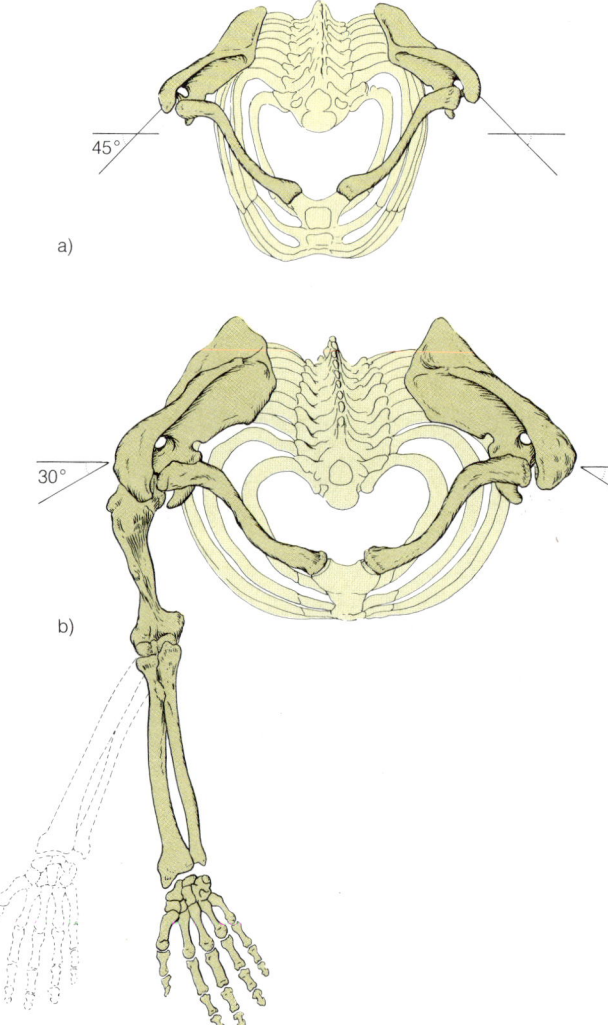

Abb. 4.8–5.
a) Brustkorb und Schultergürtel des Neugeborenen von oben. Man beachte die Stellung der Schulterblätter und die Form des Thorax. Die Schulterblattebene bildet mit der Frontalebene einen Winkel von 45°.
b) Brustkorb, Schultergürtel und Arm des Erwachsenen von oben. Der Winkel zwischen Schulterblattebene und Frontalebene beträgt nur noch 30°. Durch die verminderte Torsion des Humerus ist der gebeugte Unterarm zur Körpermitte gedreht. Die gestrichelte Stellung gibt die Lage des Unterarms bei größerem Torsionswinkel des Humerus an.

Die proximale sekundäre Epiphysenscheibe steht quer und wird in ihrem inneren Umfang von der Kapsel umschlossen, während sie außen extrakapsulär liegt. Eine Schädigung dieser Epiphysenfuge, wie sie bei Verletzungen und bei entzündlichen Prozessen auftreten kann, hat eine Verkürzung des ganzen Humerus zur Folge, da der Hauptteil der Gesamtlänge des Humerus von der proximalen sekundären Epiphysenfuge gebildet wird.

Bei Neugeborenen bildet die Schulterblattebene mit der Stirnebene einen Winkel von etwa 45° (Abb. 4.8–5a). Diese Stellung ist bedingt durch die faßförmige Gestalt des kindlichen Thorax. Wenn der Thorax sich umformt und in sagittaler Richtung abflacht, wird der Winkel zwischen Schulterblattebene und Stirnebene kleiner, das Schulterblatt schaut jetzt mit seiner Pfanne mehr nach der Seite (Abb. 4.8–5b). Dieser Stellungsänderung muß der Humeruskopf folgen. In frühembryonaler Zeit ist die Schulterpfanne nach vorn gerichtet, der Gelenkkopf des Humerus schaut nach hinten, somit liegt das Tuberculum majus vorn. Eine Achse, die durch die Mitte des Tuberculum majus und die Mitte des Gelenkkopfes läuft, bildet mit der des Ellenbogengelenks einen Winkel von fast 90°; man bezeichnet diese Verstellung der Achsen gegeneinander als *Torsion* des Humerus. In der Folge dreht sich das Schulterblatt mehr in die Stirnebene, die Schulterpfanne schaut mehr nach der Seite, der Oberarmkopf folgt ihr. Würde jetzt die Torsion bestehen bleiben, müßte der Unterarm seine Scharnierbewegungen seitlich vom Rumpf ausführen. Es findet aber eine Detorsion statt. Der Winkel beträgt bei Neugeborenen noch 57°, bei Erwachsenen etwa 0 bis 20°. Er ist bei Europäern kleiner als bei Nichteuropäern, und vor allem bei prähistorischen Menschen. Links bleibt der Torsionswinkel etwas größer als rechts. Der Sinn der Detorsion besteht darin, daß der Verkehrsraum des gebeugten Unterarms in das Blickfeld hineingedreht wird (Abb. 4.8–5b).

4.8.1.3 Band- und Gelenkverbindungen des Schultergürtels (Abb. 4.8–6)

Mediales Schlüsselbeingelenk, Articulatio sternoclavicularis

Das sternale Ende des Schlüsselbeins ist kolbig aufgetrieben. Es überragt den oberen Brustbeinrand und ist durch die Haut deutlich sichtbar. Zwischen der Extremitas sternalis der Clavicula und der flachen Pfanne liegt ein dicker faserknorpeliger *Discus articularis*, der das Gelenk vollständig in zwei Kammern zerlegt und Stöße mildert. Ferner verbessert der formbare Diskus die Bewegungsmöglichkeit im Gelenk. Im Alter ist der Diskus oft zerfasert.

Die Gelenkkapsel, mit der der Diskus ringsum verwachsen ist, ist besonders vorn durch Bandzüge verstärkt, *Lig. sternoclaviculare anterius*. Zwischen den beiden Schlüsselbeinen zieht ein Querband, *Lig. interclaviculare*, das beide Knochen aneinander bindet.

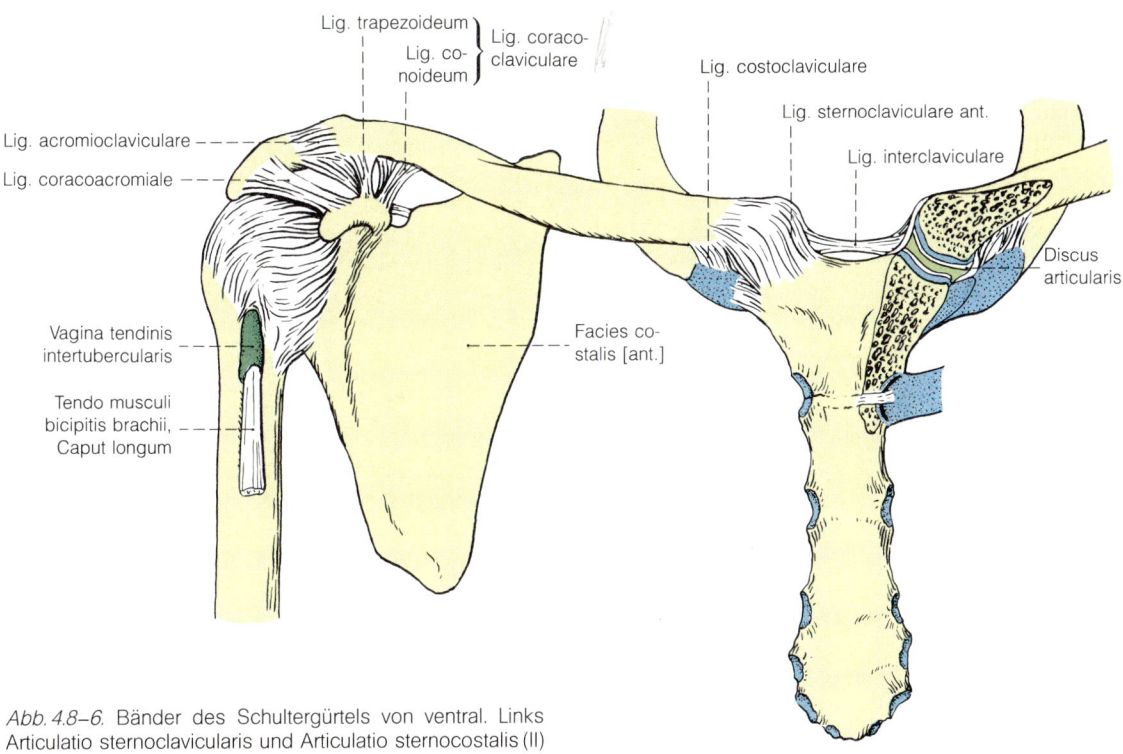

Abb. 4.8–6. Bänder des Schultergürtels von ventral. Links Articulatio sternoclavicularis und Articulatio sternocostalis (II) eröffnet.

Ferner ist das Schlüsselbein durch Bänder an jene Knochen gefesselt, die es überkreuzt, dazu gehören die 1. Rippe, *Lig. costoclaviculare*, und der Proc. coracoideus des Schulterblatts, *Lig. coracoclaviculare*. Das letzte Band läßt sich in zwei Abteilungen zerlegen, in ein kegelförmiges, *Lig. conoideum*, und ein trapezförmiges Band, *Lig. trapezoideum*. In der von den beiden Bandanteilen gebildeten Nische liegt ein Schleimbeutel. Nicht selten (30%) entsteht aus dem Schleimbeutel eine Gelenkkapsel. Coracoid und Clavicula treten dann in Kontakt und besitzen an dieser Stelle einen knorpeligen Überzug [8]. Durch die genannten Bandapparate werden die Grenzen der Beweglichkeit im Sternoclaviculargelenk festgelegt. Wenn man das äußere Ende des Schlüsselbeins aus der Verbindung mit dem Schulterblatt löst, strebt es nach oben. Durch die Last des Arms wird das Schlüsselbein in der Ruhelage in der Regel bis zur Horizontalen herabgedrückt. Häufig liegt das äußere Ende etwas höher als das innere, seltener ist der umgekehrte Fall (hängende Schultern), ferner steht das akromiale Ende mehr zurück als das sternale. Von der Ruhelage aus kann die Clavicula im Sternoklavikulargelenk nur wenig nach abwärts, dagegen mehr nach vorn und ausgiebig nach hinten und nach oben bewegt werden. Die Abwärtsbewegung wird gehemmt durch die 1. Rippe und die Spannung der medialen Fasern des Lig. sternoclaviculare. Wenn man die Clavicula durch einen Zug am Arm nach abwärts und hinten der 1. Rippe maximal nähert, werden die zwischen beiden Knochen verlaufenden Blutgefäße (A. u. V. subclavia) abgeklemmt. Dieser Handgriff wird zur vorläufigen Blutstillung angewandt. Im ganzen kann der Knochen-

stab sich auf einem Kegelmantel bewegen, dessen Spitze am Brustbein liegt und dessen nahezu kreisförmige Basis einen Durchmesser von etwa 10 bis 12 cm besitzt. Bei diesen Grenzbewegungen erfolgt gleichzeitig eine zwangsläufige Drehung des Schlüsselbeins um seine Längsachse. Das Sternoklavikulargelenk entspricht somit einem Kugelgelenk, das um drei aufeinander senkrecht stehende Achsen beweglich ist. Diese Bewegungsfreiheit besteht auch beim Lebenden, man kann mit der Schulterecke einen Kreis beschreiben (Abb. 4.8–7).

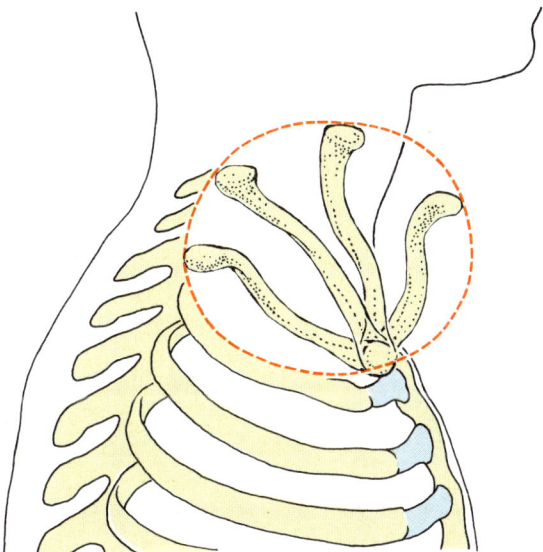

Abb. 4.8–7. Verkehrsraum des akromialen Endes der Clavicula, schematisch (Original: Prof. Dr. J. KOEBKE, Köln).

Laterales Schlüsselbeingelenk, Articulatio acromioclavicularis

Das äußere Ende des Schlüsselbeins besitzt eine leicht gewölbte Gelenkfläche, die sich in eine flache knorpelüberzogene Delle des Acromions einfügt. Die Gelenkkapsel ist zu einem Band verstärkt, *Lig. acromioclaviculare;* auch dieses Gelenk entspricht in seinem Bewegungsumfang einem Kugelgelenk, das aber durch die Nachbarschaft des Brustkorbs in seiner Bewegung beschränkt ist. Die meisten Bewegungen werden im medialen und lateralen Schlüsselbeingelenk gemeinsam ausgeführt. Wohl kann das Schulterblatt im äußeren Schlüsselbeingelenk sich gegen das feststehende Schlüsselbein bewegen, umgekehrt ist aber eine Bewegung des Schlüsselbeins gegen ein feststehendes Schulterblatt kaum möglich. Die Bedeutung der Schlüsselbeingelenke wird offenkundig bei einer Versteifung des Schultergelenks. Der mit dem Schulterblatt verschmolzene Oberarm behält noch einen beträchtlichen Bewegungsumfang, indem sich nunmehr alle Bewegungen in den Schlüsselbeingelenken abspielen. Ein Verständnis für die Bewegungen in den Schlüsselbeingelenken ist nur möglich, wenn man die Verschiebungen des Schulterblatts auf der Rumpfwand betrachtet. Das Schlüsselbein spreizt wie eine Stange das Schulterblatt seitlich vom Brustkorb ab. Der Bewegungsumfang dieser Führungsstange ist maßgebend für die Verschieblichkeit des Schulterblatts. Außerdem bestimmt die Form des Brustkorbs die Gleitbahn, die dem Schulterblatt zur Verfügung steht. Alles zusammen ist so aufeinander abgestimmt, daß die Armbewegungen unterstützt und erweitert werden.

Kurze Zusammenfassung

Stellungsänderung des Schulterblatts und Detorsion des Humerus nach der Geburt. Mediales Schlüsselbeingelenk mit *Discus articularis, Lig. sternoclaviculare, Lig. interclaviculare.* Verbindung mit der 1. Rippe durch *Lig. costoclaviculare,* mit dem Schulterblatt durch *Lig. coracoclaviculare.* Laterales Schlüsselbeingelenk mit *Lig. acromioclaviculare.* Beide Gelenke führen die Bewegungen des Schulterblatts, sie sind funktionell Kugelgelenke.

Schultergelenk, Articulatio (capitis) humeri (Abb. 4.8–8 u. 4.8–9)

Das Schultergelenk ist das beweglichste Kugelgelenk des Körpers. Die kleine Pfanne bedeckt nur ein Drittel des Humeruskopfes, die Kapsel ist weit, die Bänder sind verhältnismäßig schwach. Die Sicherheit ist mehr

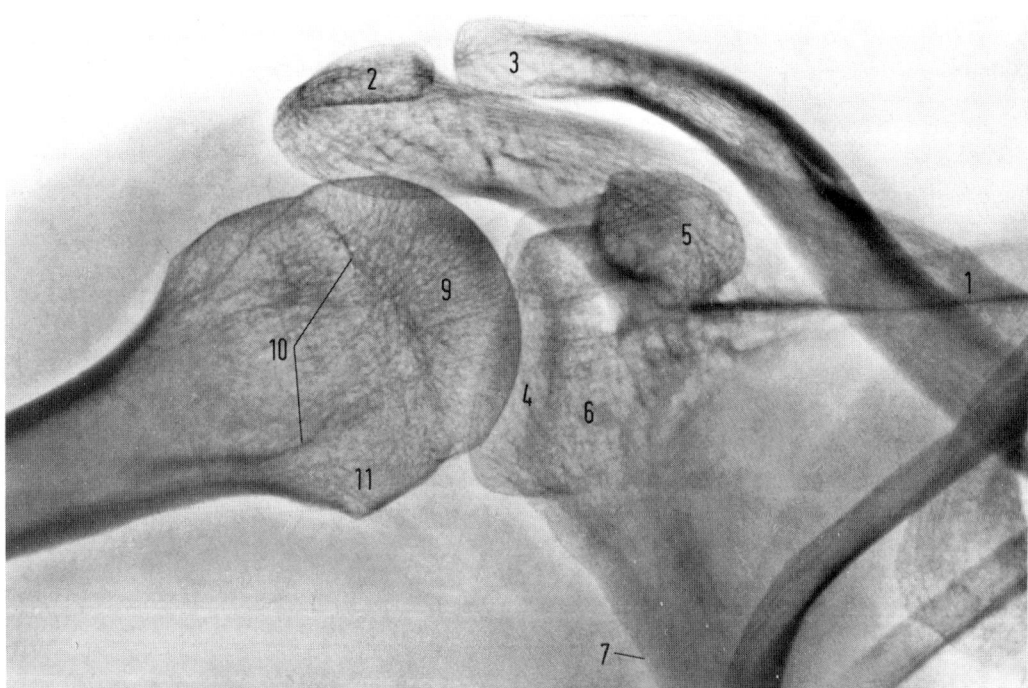

Abb. 4.8–8. Röntgenbild des rechten Schultergelenks bei abduziertem und innenrotiertem Oberarm, sagittaler Strahlengang (aus R. BIRKNER: Das typische Röntgenbild des Skeletts. Standardbefunde und Varietäten vom Erwachsenen und Kind. Urban & Schwarzenberg, München 1977).

1 = Spina scapulae
2 = Acromion
3 = Extremitas acromialis claviculae
4 = Cavitas glenoidalis am Angulus lat. scapulae
5 = Proc. coracoideus scapulae
6 = Collum scapulae
7 = Margo lat. scapulae
9 = Caput humeri
10 = Tuberculum majus humeri
11 = Tuberculum minus humeri

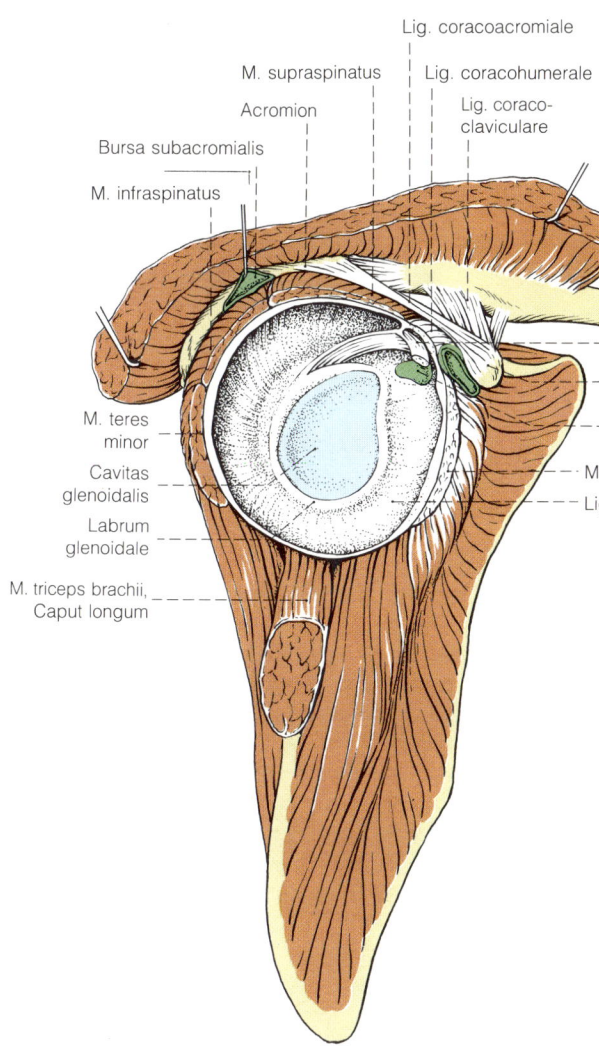

M. supraspinatus

Acromion

Bursa subacromialis

M. infraspinatus

Lig. coracoacromiale

Lig. coracohumerale

Lig. coraco-claviculare

M. teres minor

Cavitas glenoidalis

Labrum glenoidale

M. triceps brachii, Caput longum

– – M. deltoideus

– – Clavicula

– – – – Sehne des Caput longum musculi bicipitis brachii

– – – Proc. coracoideus

– – – Bursa subtendinea musculi subscapularis

M. subscapularis

– – – Ligg. glenohumeralia

Abb. 4.8–9. Einblick in das rechte Schultergelenk nach Entfernung des Gelenkkopfes. An dem Kapselquerschnitt sind die durch Muskeln verstärkten und die muskelfreien Abschnitte unten erkennbar. Beachte die Schleimbeutel (nach v. Lanz/Wachsmuth 1938).

als bei anderen Gelenken den Muskeln und Sehnen überlassen, die es so vollständig umhüllen, daß man nur von der Achselhöhle aus bei gesenktem Arm mit dem tastenden Finger an das Gelenk vordringen kann. Die Wölbung des M. deltoideus wird durch den Humeruskopf hervorgerufen. Wenn man den Arm rotiert, lassen sich durch den Muskel hindurch die Tubercula fühlen. Bei einer Luxation des Humerus nach vorn oder hinten ist die normale Schulterwölbung verschwunden, und das Acromion bildet einen eckigen Vorsprung. Aus dem Bau des Gelenks wird verständlich, daß Luxationen am häufigsten im Schultergelenk auftreten.

Die Schulterpfanne, *Cavitas glenoidalis*, (Abb. 4.8–8 u. 4.8–9) bildet eine flache birnenförmige Grube, deren längerer Durchmesser fast vertikal steht. Im Zentrum des breiten Teils ist der Pfannenknorpel oft verdünnt und meist faserig erweicht. Durch eine ringsumlaufende faserknorpelige Pfannenlippe, *Labrum glenoidale*, wird die Pfanne vergrößert. Oben strahlt in die Pfannenlippe die Sehne des langen Bizepskopfes, am unteren Teil liegt die Lippe, die sonst mit dem Gelenkknorpel ver-

wachsen ist, dem Pfannenrand meniskusartig auf. Verletzungen oder Ablösungen der Pfannenlippe führen nicht selten zur Instabilität im Schultergelenk [11].

Der Oberarmkopf, *Caput humeri*, bildet eine Halbkugel und ist seitlich auf den Schaft angesetzt. Die Gelenkpfanne liegt im Mittelpunkt eines Muskeltrichters. Alle vom Rumpf und vom Schulterblatt kommenden Muskeln umgeben sie, so daß schon aus dieser Anordnung der Schluß gezogen werden kann, daß die Bewegung des Schultergelenks im wesentlichen durch Muskelkräfte geführt und gesichert wird.

Die Gelenkkapsel, *Capsula articularis*, ist schlaff, bei herabhängendem Arm legen sich die unteren Teile in Falten (Abb. 4.8–10). Die untere Kapselfalte schrumpft, wenn der Arm zu lange in dieser Stellung fixiert wird, wie bei Frakturen und Entzündungen. Um dieser Schrumpfung vorzubeugen, werden alle Verletzungen, die eine längere Ruhigstellung erfordern, in Abduktionsstellung eingeschient. Zahlreiche Sehnen umgreifen die Kapsel. Nur an einigen Stellen, insbesondere unten, ist die Kapsel dünn. Die Kapselrisse bei der Luxation des Humerus liegen am häufigsten vorn unten. An der Gelenklippe der Pfanne entspringt die *Membrana synovialis [Stratum synoviale]*. Am oberen Rand weicht die Kapsel bis zur Basis des Processus coracoideus zurück, um die Ursprungssehne des langen Bizepskopfes in das Gelenk einzuschließen. Am Humerus inseriert sie am Collum anatomicum, so daß die Tubercula außerhalb der Gelenkhöhle bleiben. Die äußeren Fasern der Kapselwand laufen teilweise in Richtung der aufliegenden Sehnen, innen dagegen mehr ringförmig. Als Verstärkungszug dient das unscharf begrenzte *Lig. coracohumerale*, das vom Coracoid (Basis und lateraler Rand) entspringt und an den Tubercula des Humerus ansetzt. Das Band hemmt federnd die Adduktion des Arms an die Rumpfwand und wird zu einem Träger des Arms, da es in der Normalhaltung auch das Herabgleiten des Kopfes hindert, sofern das Schulterblatt fixiert ist.

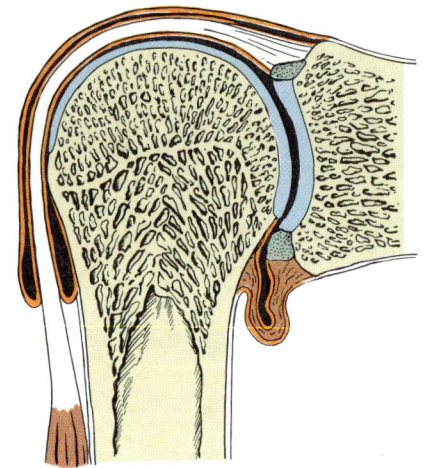

a)

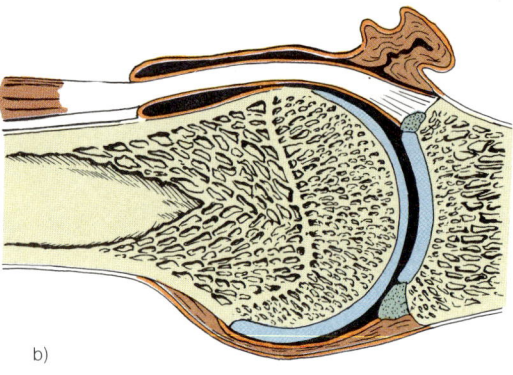

b)

Abb. 4.8–10. Frontalschnitt durch das rechte Schultergelenk a) in Normalstellung und b) bei Abduktion. Beachte das Verhalten der Sehne des langen Bizepskopfes, die Bildung der Kapselfalten und die Lage der Epiphysenfuge zum Gelenk.

Im Anschluß an das Lig. coracohumerale liegen in der Vorderwand der Kapsel Faserzüge, die insgesamt als *Ligg. glenohumeralia* bezeichnet werden. Sie sind meist als drei Bandzüge (oberes, mittleres und unteres Segment) an der Innenwand der Kapsel zu erkennen. Die Hinterwand der Kapsel zeigt keine hervorstechenden Faserzüge. Sehnenfasern der Mm. supraspinatus, infraspinatus, teres minor und subscapularis (*Rotatorenmanschette*) strahlen in die Kapsel ein. Als Kapselspanner verhindern sie das Einklemmen von Kapselteilen.

Eine Besonderheit des Schultergelenks besteht in dem Einschluß der langen Bizepssehne in die Gelenkhöhle. Die Sehne wird in den Sulcus intertubercularis, der durch sehnige Fasern überbrückt wird, eingeschlossen und verschiebt sich unter Druck gegen den Knochen. Zur Herabsetzung der Reibung wird sie durch einen röhrenförmigen Fortsatz der Gelenkinnenhaut, *Vagina synovialis intertubercularis*, umhüllt. Diese Scheide ist an ihrem distalen Ende mit der Sehne verwachsen. Die Verschlußmembran ist lang genug, um die Verschiebung der Sehne zu gestatten (Abb. 4.8–10). Die Sehnenscheide krempelt sich beim Gleiten der Sehne aus und ein (in Abb. 4.8–10 nicht dargestellt). Da die gespannte Sehne immer mit wechselnden Teilen des Gelenkkopfes in Berührung kommt, kann sie den Knorpel nicht schädigen. Die Sehne allerdings degeneriert oft frühzeitig.

Nebenkammern des Gelenks sind beim Erwachsenen die Bursa subcoracoidea und die Bursa subtendinea musculi subscapularis. Die *Bursa subcoracoidea* liegt an der Wurzel des Coracoids, wo die Sehne des M. subscapularis vorüberzieht. Sie kommuniziert meist mit der großen *Bursa subtendinea musculi subscapularis*, die die platte Sehne des Muskels unterfüttert (Abb. 4.8–11).

Das Schulterdach bildet mit dem Acromion, dem Coracoid und dem Lig. coracoacromiale eine pfannenartige Aushöhlung, gegen die sich der Kopf mit der Kapsel und der Sehne des M. supraspinatus bewegt. Ferner wirkt es wie eine Barriere, wenn durch die aufgestützten Arme der Humeruskopf aufwärts getrieben wird. An dieser Druck- und Reibstelle liegt daher ein Schleimbeutel, *Bursa subacromialis.* Dieser Schleimbeutel steht häufig mit der ausgedehnten, unter dem M. deltoideus gelegenen *Bursa subdeltoidea* in Verbindung. Wenn dieser wichtige Verschiebespalt durch krankhafte Vorgänge verödet, werden die Bewegungen im Schultergelenk eingeengt, ist er entzündet oder kommt es zu Kalkablagerungen, werden die Bewegungen schmerzhaft. Weitere Bursen liegen unmittelbar an den Insertionen von Sehnen und Bändern sowie unter der Haut.

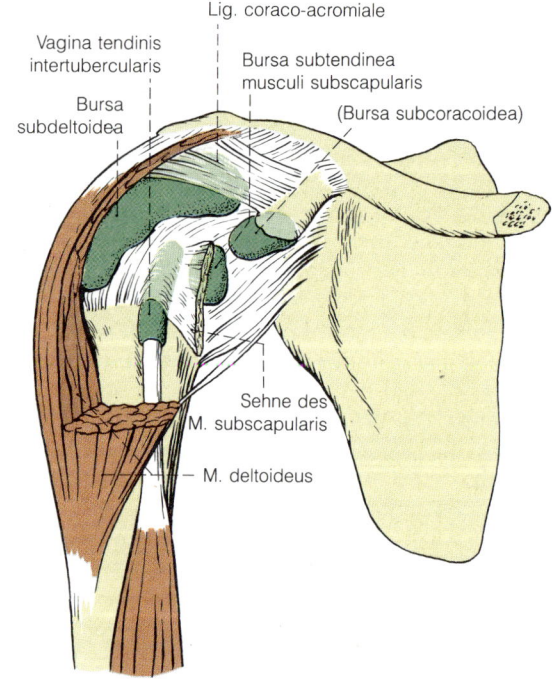

Abb. 4.8–11. Schleimbeutel am Schultergelenk. Ansicht von ventral (Original: Prof. Dr. J. Koebke, Köln).

Die häufigste Luxation im Schultergelenk geht nach vorn, wobei der Kopf unter das Coracoid (*Luxatio subcoracoidea*) gerät. Hierbei kann die Kapsel vorn unten an ihrer schwachen Stelle einreißen. Das Lig. coracohumerale bleibt gewöhnlich unverletzt und hält den Arm in einer federnden Abduktionsstellung. Die Schulterwölbung schwindet, der Oberarm erscheint verlängert (Abb. 4.8–12). Wird die Luxation nicht reponiert, bildet sich der Kopf eine neue Pfanne. Wenn die Kapsel infolge einer Luxation überdehnt wird, kann sich eine Neigung zur Luxation entwickeln (*habituelle Luxation*). Manche Leute können die Ausrenkung willkürlich herbeiführen. Gewöhnlich liegt dann auch eine Schwäche des M. deltoideus vor.

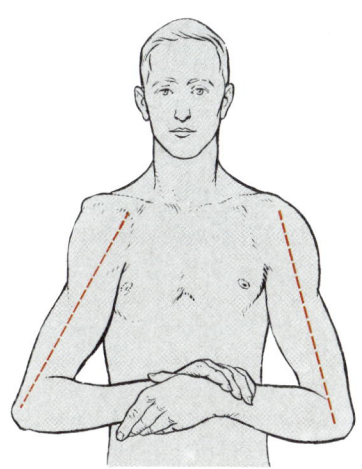

Abb. 4.8–12. Luxatio subcoracoidea rechts. Die Schulterwölbung ist geschwunden, der Oberarm erscheint etwas verlängert.

Abb. 4.8–13. Zwangsläufige Rotation im Schultergelenk. Nach Abduktion um 180° und Rückführung des Arms in die Ausgangsstellung ist eine Rotation von 180° erfolgt, die Handinnenfläche schaut nach außen, der Daumen nach hinten (Original: Prof. Dr. J. Koebke, Köln).

▼

4.8.1.4 Die Bedeutung der Gelenke für die Beweglichkeit des Oberarms

Bei ruhig herabhängendem Arm bildet das Schulterblatt mit der Frontalebene des Körpers einen Winkel von ca. 30°. In den Fällen, in denen der Margo medialis der Wirbelsäule näher steht, wird der Winkel kleiner, im umgekehrten Fall größer. Die Pfanne schaut schräg nach lateral vorn. Der Kopf liegt nur mit seiner unteren Hälfte der Pfanne an. Um eine in dieser Schulterblattebene gelegene horizontale Achse, die durch den Mittelpunkt des Oberarmkopfs geht, erfolgt das Vorheben und Rückheben des Arms, also die Pendelbewegung. Senkrecht zu dieser Pendelachse steht die zweite horizontale Achse für die Seithebung (Abduktion) des Arms, die somit in der Schulterblattebene ausgeführt wird. Das Ein- und Auswärtskreiseln findet um die im Knochenschaft längs verlaufende Achse statt. Da das Achsenkreuz nicht nach der Frontalebene, sondern nach der Schulterblattebene orientiert ist, ist es in das Blickfeld hinein gedreht.

Wenn wir das Gelenk bei feststehendem Schultergürtel vollständig ausnutzen, umschreibt das freie Ende des Humerus eine nahezu elliptische Figur (Abb. 4.8–15). Aus der Ruhestellung mit herabhängendem Arm kann der Arm nach vorn außen am höchsten gehoben werden. Das Maß ist etwa 100–115°. Bei Seithebung in der Schulterblattebene erreicht der Arm etwa die Horizontale, der Winkel beträgt 85–90°. Führen wir den Arm aus dieser Stellung nach hinten in die Frontalebene, wird der Ausschlag geringer.

Das Bewegungsfeld des Oberarms, das vom Schultergelenk freigegeben wird, ist so eingestellt, daß es im Blickfeld der Augen liegt (Abb. 4.8–16). Hier befindet sich der Wirkraum der Arme.

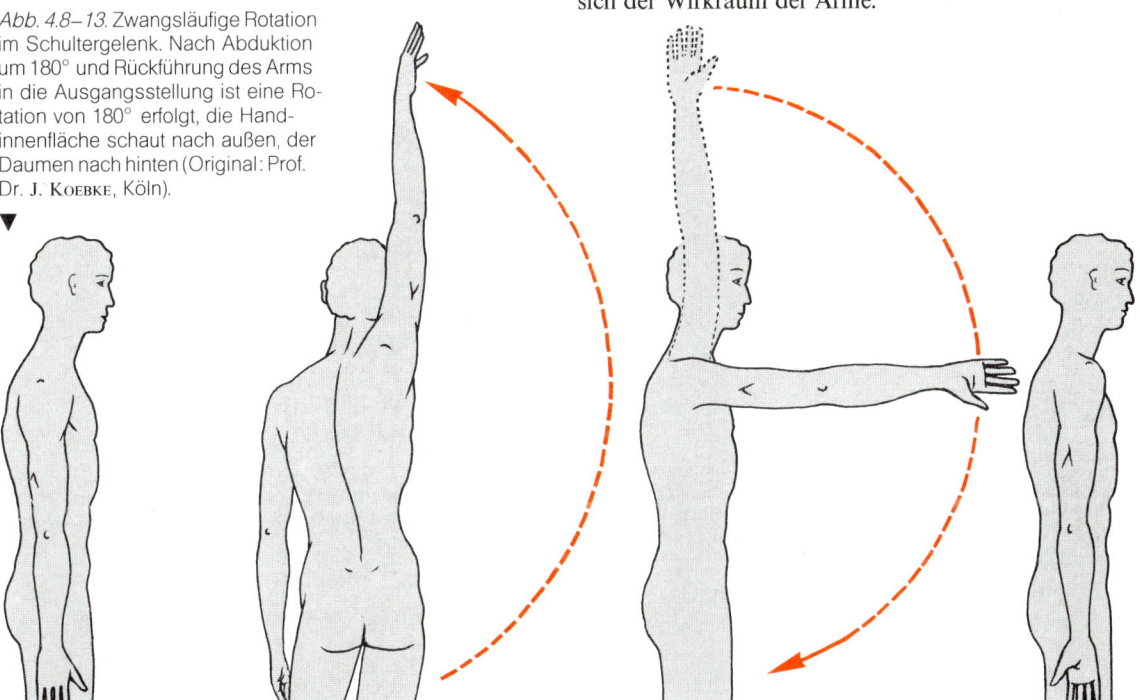

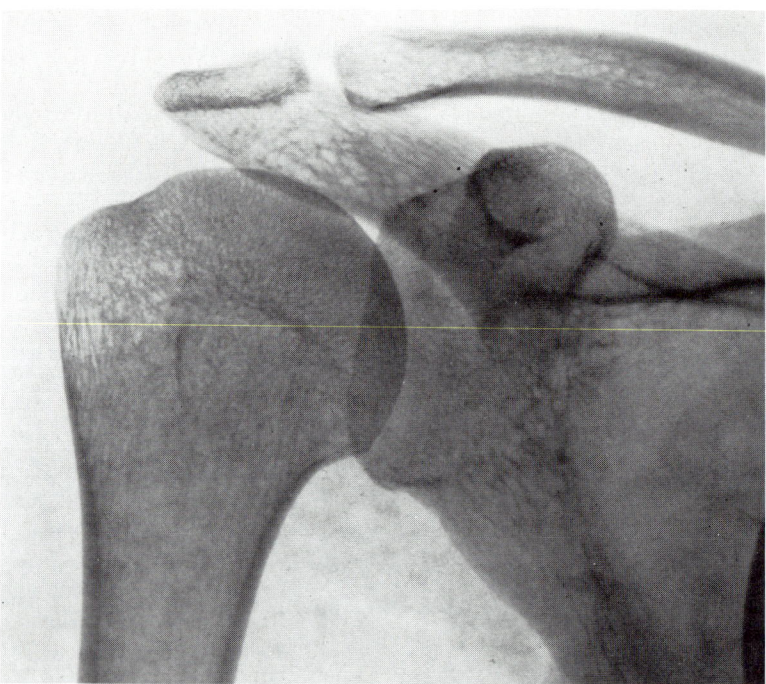

Abb. 4.8–14. Röntgenbild des rechten Schultergelenks eines Achtzehnjährigen, sagittaler Strahlengang. Unterhalb des Caput humeri zeigt sich als Rest der Epiphysenlinie eine streifige Verdichtung, die sog. Epiphysennarbe (aus GRASHEY/BIRKNER 1964).

Der Rotationsumfang des Humerus ist am größten bei einer Erhebung des Arms in der Schulterblattebene um 60°. Diese Stellung ist die hauptsächliche Arbeitshaltung des Oberarms. Von ihr aus kann man durch Rotation des Oberarms den gebeugten Unterarm wie einen Zeiger im Blickfeld herumführen. Daß der Rotationsumfang gerade in dieser Haltung am größten ist, erscheint wie eine Anpassung an den Gebrauch. Ähnlich verhält es sich mit der zwangsläufigen Kreiselung, die auftritt, wenn man den Oberarm am Rand seines Bewegungsfelds herumführt (vgl. Abb. 4.8–13). Wenn man z. B. zu einer Wurfbewegung ausholt, steht der erhobene Arm zwangsmäßig nach außen gedreht (supiniert). Wenn nun der Arm rückläufig die Schulterblattebene passiert hat, wird seine Supination geringer, er dreht sich schließlich einwärts (Pronation), sofern er die Medianebene überschreitet. Es unterstützt also der Oberarm durch seinen Zwangslauf die Drehung des Unterarms und des Wurfgeschosses, z. B. des Diskus, der nur von einem pronierten Arm abgeschleudert werden kann.

Die Entspannungsstellung des Schultergelenks liegt bei einer Hebung des Arms nach vorn seitlich bei 30°. Bei einer Gelenkentzündung wird aber der Arm nicht erhoben, sondern statt dessen der untere Schulterblattwinkel zur Wirbelsäule gedreht, wobei er sich etwas vom Thorax abhebt. Darauf ist bei seiner Untersuchung zu achten.

Der Bewegungsumfang des Arms im Schultergelenk wird wesentlich erweitert durch Mitbewegungen des Schultergürtels. Die Fläche, die der untere Schulterblattwinkel auf der Brustwand bestreichen kann, ist in Abb. 4.8–17 dargestellt und überrascht durch ihre Größe. Hier muß im Bindegewebe ein großer Verschiebespalt bestehen. Den gesetzmäßigen Zusammenhang, den die Schulterbewegungen aufweisen, wird man am leichtesten verstehen, wenn man sich vorstellt, daß die Schulterpfanne das Bestreben hat, den Armbewegungen zu folgen, indem das Schulterblatt sich möglichst in die Ebene einstellt, in welcher der Arm gehoben wird. Diese Hilfsbewegungen setzen schon ein, bevor

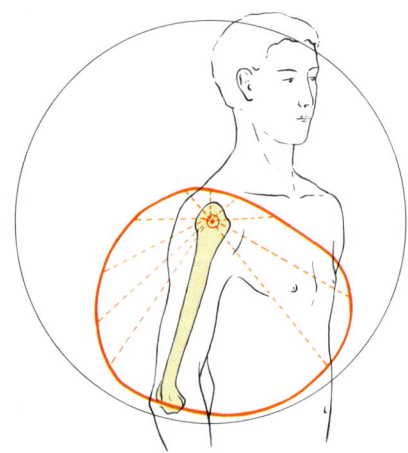

Abb. 4.8–15. Das Bewegungsfeld des distalen Humerusendes auf der Oberfläche einer Kugel, deren Mittelpunkt im Schultergelenk liegt.

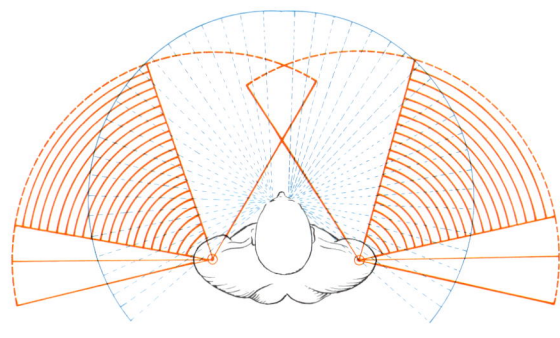

Die hohe Armerhebung wird durch Mitwirkung des Schultergürtels und der Wirbelsäule erreicht. Die Anhebung des Arms im Schultergelenk und die Mitbewegung der Scapula ermöglichen ein Bewegungsmaß von 150 bis 160°, wobei das Schulterblatt bereits mit Beginn der Erhebung mitschwingt. Auch die Wirbelsäulenstreckung, durch die die fehlenden 20 bis 30° bis zur Vertikalen erreicht werden, setzt bereits ein, bevor Arm und Schultergürtel in die Grenzstellung gelangt sind.

Wie bei allen Gelenken, kann auch in diesem System die Bewegung sich umkehren, wenn die Hand sich irgendwo festhält und der Körper um den festgestellten Arm herumgeführt wird. Schließlich kann sich natürlich der Schultergürtel für sich allein bewegen, indem die Schulterecke im Kreis herumgeführt wird. Die Hebung der Schulterecke (Achselzucken) beträgt dann etwa 10 cm; die Hemmung tritt ein, wenn das Coracoid von unten her an das Schlüsselbein stößt.

Abb. 4.8–16. Bewegungsumfang des Arms in der Horizontalen, verglichen mit dem Blickfeld der Augen unter Ausnutzung der Kopfbewegung (radiär gestrichelt). Der durch konzentrische Kreisabschnitte ausgefüllte Sektor stellt den Bewegungsumfang im Schultergelenk dar, der größere Sektor bezeichnet die Vergrößerung der Armbewegungen unter Beteiligung des Schultergürtels.

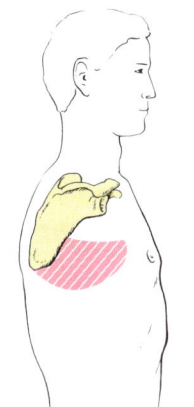

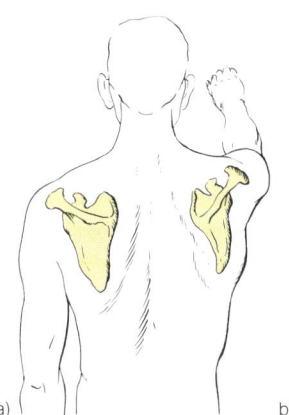

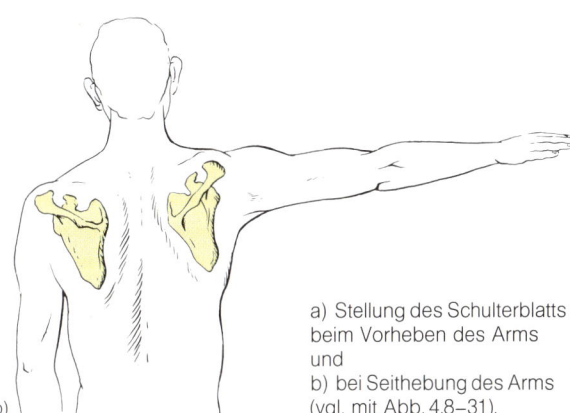

a) Stellung des Schulterblatts beim Vorheben des Arms und
b) bei Seithebung des Arms (vgl. mit Abb. 4.8–31).

Abb. 4.8–17. Fläche (rotschraffiertes Feld), die der untere Schulterblattwinkel auf dem Brustkorb bestreichen kann (nach MOLLIER 1938).

Abb. 4.8–18. Mitbewegungen des Schulterblatts bei den Armbewegungen.

noch im Schultergelenk die Grenzlagen erreicht sind. Will man daher die Beweglichkeit im Schultergelenk prüfen, muß man den Schultergürtel fixieren, indem man ihn von oben mit der Hand herabdrückt. Wenn wir die einfachsten Bewegungselemente herausgreifen, kann das Schulterblatt nach vorn zur Achselhöhle oder nach hinten zur Wirbelsäule sich heben und drehen.

Wenn sich die gestreckten Arme vor der Brust überkreuzen, wird die Pfanne nach vorn genommen, das Schulterblatt entfernt sich von der Wirbelsäule, der untere Winkel schwingt etwas vor. Schlägt man die Arme horizontal zurück, wandert das Schulterblatt auf die Wirbelsäule zu. Die Vergrößerung des Bewegungsumfangs, die der Arm durch diese Mitbewegungen erfährt, ist aus Abb. 4.8–16 zu ersehen.

Kurze Zusammenfassung

Schultergelenk beweglichstes Kugelgelenk, kleine Pfanne mit *Labrum glenoidale.* Kapsel schlaff, beachte untere Kapselfalte, Einschienen in Abduktion. *Lig. coracohumerale.* Lange Bizepssehne zieht durch das Gelenk und verläßt es mit der *Vagina synovialis intertubercularis. Bursa musculi subscapularis* kommuniziert mit der Gelenkhöhle. *Bursa subacromialis* wichtiger Reibespalt unter dem Schulterdach. Bewegungen um drei Achsen, Vor- und Rückheben, Abduktion und Adduktion, Kreiselung. Stärkstes Erheben nach vorn außen bis zur Horizontalen, geringer nach hinten. Mitbewegungen des Schultergürtels. Bei Vorheben Schulterpfanne nach vorn, Schulterblatt entfernt sich von der Wirbelsäule, umgekehrt bei Rückheben. Hohe Armerhebung, bis zur Horizontalen theoretisch im Schultergelenk möglich, dann Drehung des Schulterblatts mit dem unteren Winkel nach außen, Acromion nach hinten.

4.8.1.5 Muskeln zur Bewegung der Schulter und des Oberarms

Vom Rücken und von der Brust strahlen oberflächliche Muskeln des Stammes zum Schultergürtel und Oberarmbein. Diese Muskeln haben sich z. T. von den Gliedmaßen aus auf den Rumpf ausgedehnt und hier neue Ursprünge gewonnen. Andere Muskeln sind vom Kopf (Trapezius) und Rumpf (Rhomboidei, Levator scapulae, Serratus anterior) auf den Schultergürtel zugewandert. So hat der Oberarm durch Aussenden, der Schultergürtel durch Zuzug von Muskeln die Mannigfaltigkeit seiner Leistung erhöht.

Diese Muskeln haben ihre Nerven, die aus ventralen Ästen der Zervikalnerven und einem Kopfnerven stammen, bei ihrer historischen Wanderung mitgeführt. Wenn daher Gliedmaßenmuskeln auf dem Rücken angetroffen werden, so lassen sie sich durch ihre Innervation von den eigentlichen Rückenmuskeln unterscheiden. Sie wurden daher bei der Besprechung der Rückenmuskeln als spinohumerale Muskeln abgetrennt und sollen an dieser Stelle behandelt werden.

Gliedmaßenmuskeln des Rückens: Rumpf-Arm- und Rumpf-Schultergürtel-Muskeln

> *M. latissimus dorsi*
> *M. trapezius*
> *Mm. rhomboidei*
> *M. levator scapulae*

M. latissimus dorsi (Abb. 4.6–19). Dieser breiteste Rückenmuskel bedeckt den unteren Teil der Rückenfläche und entspringt mit dünner Sehne von den Dornfortsätzen der sechs unteren Brust- und aller Lendenwirbel sowie mit den entsprechenden Ligg. supraspinalia. Mit der Fascia thoracolumbalis verschmolzen, gelangt die Sehne auch zum Kreuzbein, ferner greift der Ursprung auf den Darmbeinkamm über. Die aufwärtsstrebenden Fasern holen sich Ursprünge an den drei untersten Rippen. Die horizontalen Fasern des oberen Muskelrandes decken den unteren Winkel der Scapula und sind häufig durch Ursprungsbündel mit ihm verbunden. Alle Fasern konvergieren zu einem starken Muskelbauch, der sich um den Teres major nach vorn windet und mit einer platten Sehne an der Crista tuberculi minoris ansetzt. Die obersten Latissimusfasern gelangen am weitesten distal in die Sehne, die seitlichen am weitesten proximal, so daß im ganzen eine schraubige Drehung zustande kommt, wenn der Arm herabhängt. Der seitliche Rand des Latissimus wird durch die Haut sichtbar, wenn man den erhobenen Arm gegen einen Widerstand senkt. Er veranlaßt oben auch die Bildung der Falte, die von hinten her die Achselhöhle begrenzt.

In der Grundstellung bei herabhängendem Arm ist der Muskel schon stark verkürzt, seine Hauptarbeit leistet er daher aus der gedehnten Stellung, wenn die Arme nach vorn oder seitlich gehoben werden. Aus diesen Stellungen führt er den Arm auf den Körper zu, z. B. beim Ausführen eines Schlags. Durch ihre große Flächenausdehnung umwickeln die Muskeln beider Seiten den halben Rumpf. Wenn daher beim Hang am Reck (Abb. 4.8–21) der Rumpf gegen die Arme gehoben werden soll, ist der am Rumpf verteilte Kraftangriff denkbar günstig. Wie durch ein großes Tuch, das um den Rücken geschlungen ist, wird der Rumpf an den Armen aufgehängt.

Aus auswärtsgerollten Stellungen ist der Muskel ein starker Einwärtsroller. Aus der Normalstellung (Arm hängt herab) retrovertiert er. Die kürzeste Verbindung zwischen beiden Armen nehmen die Muskeln ein, wenn die Arme einwärtsgerollt nach hinten gezogen sind und die Wirbelsäule gestreckt wird. Bei festgestelltem Arm verstärkt sich durch die Kontraktion des seitlichen Latissimusrandes die Kyphose der Brustwirbelsäule. Danach wird dieser Teil ein Exspirationsmuskel. Er wird verdickt gefunden bei Leuten, die infolge eines chronischen Lungenleidens angestrengt husten. Von Klinikern wird er daher auch als *Hustenmuskel* bezeichnet.

Trotz dieser vielseitigen Wirkung hat ein Ausfall des Muskels keine gravierenden Nachteile. Die Adduktion des retrovertierten Arms ist kraftlos.

Die Ränder von Latissimus und Pectoralis major werden nicht selten durch Faserzüge verbunden, die bogenförmig die Achselhöhle überbrücken (*muskulöser Achselbogen*). Sofern diese Muskelzüge vom N. thoracodorsalis versorgt werden, stammen sie aus dem Latissimus, der die gleiche Innervation hat. In anderen Fällen jedoch kann es sich um Reste jener Hautmuskulatur handeln, die als Panniculus carnosus bei Säugern eine weite Ausdehnung hat.

Innervation: N. thoracodorsalis aus Plexus brachialis.

M. trapezius (Abb. 4.8–19). Die Muskeln beider Seiten ergänzen sich zu einer Trapezform. Die untere Hälfte, die sich beim Lebenden deutlich abhebt, hängt wie eine Kapuze auf dem Rücken. Daher wurde der Muskel auch als Kapuzenmuskel (Cucullaris) bezeichnet. Er entspringt mit dünner Sehne an der Linea nuchae superior und der Protuberantia occipitalis externa, dann vom Nackenband und von den Dornfortsätzen und den Ligg. supraspinalia sämtlicher Brustwirbel. Von dieser langen Ursprungslinie konvergieren die Fasern zum lateralen Drittel der Clavicula, zum Acromion und der Spina scapulae, also zu einer wesentlich kürzeren Insertionslinie, die fast horizontal liegt.

Die vom Hinterhaupt und oberen Halsgebiet absteigenden Fasern, „*Pars descendens*", sind die dünnsten, sie erreichen die Clavicula. Es schließen sich nach abwärts querverlaufende Züge an, die in die Gegend des Acromion ziehen und die dickste Portion des Muskels darstellen, „*Pars transversa*". Hier ist auch die einzelne Muskelfaser dicker als in den anderen Zügen. Um den 7. Halswirbeldorn als Mitte entfaltet sich in diesem Muskelabschnitt ein rautenförmiges Sehnenfeld („Lindenblattsehne") zu beiden Seiten der Wirbelsäule. Der

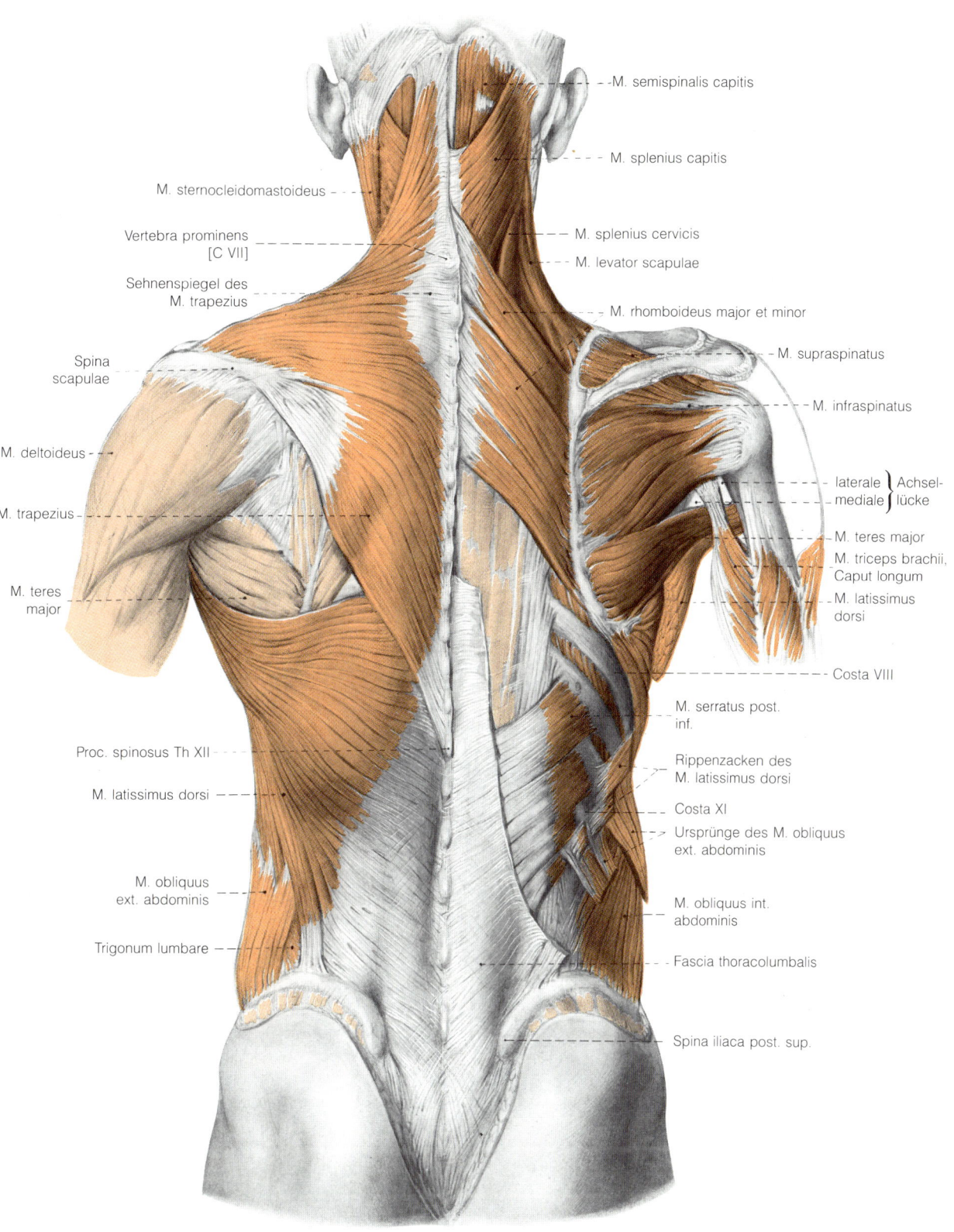

M. semispinalis capitis

M. splenius capitis

M. sternocleidomastoideus

Vertebra prominens [C VII]

M. splenius cervicis

M. levator scapulae

Sehnenspiegel des M. trapezius

M. rhomboideus major et minor

Spina scapulae

M. supraspinatus

M. infraspinatus

M. deltoideus

laterale } Achsel-
mediale } lücke

M. trapezius

M. teres major

M. triceps brachii, Caput longum

M. teres major

M. latissimus dorsi

Costa VIII

M. serratus post. inf.

Proc. spinosus Th XII

Rippenzacken des M. latissimus dorsi

M. latissimus dorsi

Costa XI

Ursprünge des M. obliquus ext. abdominis

M. obliquus ext. abdominis

M. obliquus int. abdominis

Trigonum lumbare

Fascia thoracolumbalis

Spina iliaca post. sup.

Abb. 4.8–19. Oberflächliche Schicht der Rückenmuskeln:
Rumpf-Arm- und Rumpf-Schultergürtel-Muskeln.

untere Teil des Muskels besitzt schräg aufsteigende Fasern, die von unten her mit einer dreieckigen Sehne an der Spina ansetzen, *„Pars ascendens"*. Verbindungen, die mit dem M. sternocleidomastoideus gelegentlich vorkommen, erklären sich aus der gemeinsamen Anlage beider Muskeln, die auch von einem gemeinsamen Hirnnerven, *N. accessorius*, versorgt werden. Der dreieckige Spalt zwischen Trapezius und Sternocleidomastoideus, das seitliche Halsdreieck, Regio cervicalis lateralis [Trigonum cervicale posterius], entsteht erst nach Trennung der gemeinsamen Muskelanlage.

Die Wirkung der einzelnen Trapeziusteile ist nach ihrem Verlauf verschieden. Die oberen Anteile können die Schulter heben und etwas zurückziehen, oder sie verhindern das Herabdrücken der Schulter durch eine Last, die auf der Schulter ruht oder von den herabhängenden Armen getragen wird. Die mittleren horizontalen Züge ziehen das Schulterblatt auf den Rücken. Sie treten hervor, wenn man die beiden vor der Brust vereinigten Hände auseinanderzuziehen sucht, dabei halten sie die Schulterblätter an der Wirbelsäule. Die unteren Züge des Trapezius senken die Schulter gegen einen Widerstand oder heben den Rumpf gegen die festgestellte Schulter.

Obere und untere Trapeziuszüge bilden ein Kräftepaar, das die beiden Enden der Spina scapulae erfaßt und das Schulterblatt mit dem unteren Winkel nach lateral und ventral, mit dem oberen Winkel zur Wirbelsäule dreht. Hierbei ist der M. serratus anterior entscheidend mitbeteiligt. Die mittleren und unteren Fasern pressen zugleich den Margo medialis und den Angulus inferior an den Thorax. Die Wirkung des ganzen Muskels ist eine Resultierende aus diesen Teilkräften. Es überwiegt die hebende Komponente über die senkende, auch setzt sich die drehende Komponente durch, wenn das Schulterblatt der Wirbelsäule genähert und dabei an den Brustkorb angepreßt wird.

Bei Lähmung des Trapezius steht die kranke Schulter etwas nach vorn und ein wenig tiefer. Der Margo medialis steht schief von oben außen nach innen unten, so daß die Cavitas glenoidalis nach vorn unten gerichtet ist. Am auffälligsten ist die Störung bei seitlicher Hebung des Arms, die nicht ganz bis zur Horizontalen ausgeführt werden kann (Abb. 4.8–20). Der Halt der

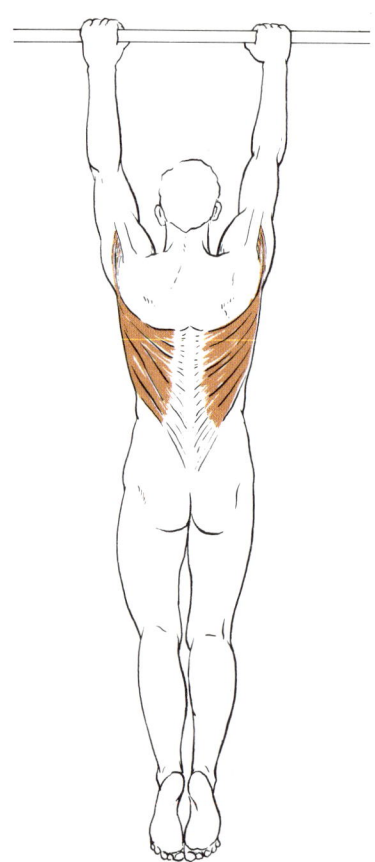

Abb. 4.8–21. Hang am Reck. Wirkung des M. latissimus dorsi.

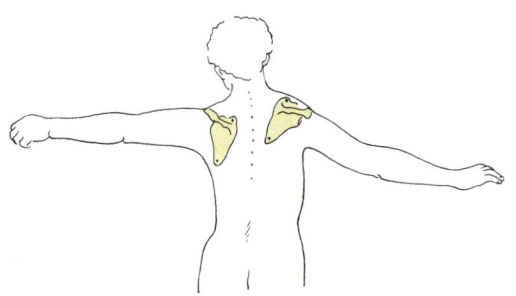

Abb. 4.8–20. Rechtsseitige Trapeziuslähmung. Das rechte Schulterblatt stellt sich bei der Seithebung des Armes nicht regelrecht ein (nach Foerster 1937).

Scapula an der Wirbelsäule ist geschwächt, die Schulterpfanne bleibt nach vorn außen gerichtet, der untere Schulterblattwinkel geht nach vorn.

Innervation: Die obere Portion des Muskels vom N. accessorius und von ventralen Spinalnervenästen C_1–C_4, der mittlere und untere Teil ausschließlich vom N. accessorius.

Großer und kleiner Rautenmuskel, *Mm. rhomboidei major et minor* (Abb. 4.8–19). Sie entspringen kurzsehnig von den Dornen der zwei unteren Hals- und vier oberen Brustwirbel und verlaufen schräg abwärts zum Margo medialis scapulae, den sie unterhalb des oberen Winkels mit ihren Insertionen besetzen. Da sie, wie alle Muskeln, die zur Scapula ziehen, schräg zu dieser verlaufen, bildet die Muskelplatte eine rhombische Figur. Die untere Muskelecke bleibt frei von der Bedeckung durch den Trapezius und ist als Wulst durch die Haut erkennbar.

Durchtretende Blutgefäße erzeugen in der Regel im oberen Drittel der gemeinsamen Muskelplatte eine Spalte, die die Platte in den oberen kleineren Rhomboideus minor und den unteren größeren Rhomboideus major trennt.

Der Muskel hebt seinem Verlauf entsprechend die Scapula schräg nach medial und oben, wobei der untere Winkel der Mittellinie genähert wird. Er ist der Antagonist des Serratus anterior, der, durch die Basis scapulae getrennt, die Richtung der Rhomboidei teilweise fortsetzt. Wirken beide zusammen, dann bleibt das Schulterblatt stehen und wird an den Thorax gedrückt. Diese Rhomboideus-Serratusschlinge setzt sich auch in den Obliquus externus abdominis fort. Bei einer Lähmung der Rautenmuskeln steht der Angulus inferior etwas vom Thorax ab und dreht sich bei Heben der Schulter nach lateral und ventral.

Innervation: N. dorsalis scapulae aus der Pars supraclavicularis des Plexus brachialis.

Schulterblattheber, *M. levator scapulae* (Abb. 4.8–19). Der Muskel entspringt von den hinteren Höckern der Querfortsätze der vier oberen Halswirbel, wobei die Atlaszacke die kräftigste ist, und wendet sich um den Seitenrand des Splenius nach hinten zum oberen Winkel der Scapula. Seine Insertion reicht bis zur Spina scapulae. Im seitlichen Halsdreieck wird der kontrahierte Muskel vor dem Trapeziusrand sichtbar. Nach vorn schließt sich die Scalenusgruppe an, mit der er auch Verbindungen eingehen kann.

Der Muskel hebt das Schulterblatt nach vorn oben und wirkt dabei zusammen mit dem oberen Trapeziusteil. Zusammen mit den Mm. rhomboidei dreht er den Angulus inferior nach medial. Bei festgestelltem Schulterblatt streckt der Muskel die Halswirbelsäule.

Innervation: N. dorsalis scapulae, auch Äste aus dem 3. und 4. Zervikalnerven.

Gliedmaßenmuskeln der Brust

M. pectoralis major
M. pectoralis minor
M. subclavius
M. serratus anterior

Großer Brustmuskel, *M. pectoralis major* (Abb. 4.4–4). Er überlagert als fächerförmige Muskelplatte den größten Teil der vorderen Thoraxwand. Die Strahlen des Fächers nehmen ihren Ursprung von der medialen Hälfte des Schlüsselbeins, vom Sternum und den anschließenden 5 bis 7 obersten Rippenknorpeln, ferner vom vorderen Blatt der Rektusscheide. Die Muskelfasern überkreuzen sich im Stiel des Fächers, inserieren dann mit einer Sehne an der Crista tuberculi majoris.

Die *Pars clavicularis*, die embryonal als erste auftritt, schließt sich an den Deltoideus an, von dem sie durch einen wechselnd breiten dreieckigen Spalt *Trigonum clavipectorale*, getrennt ist. Die Haut kann hier zur Fossa infraclavicularis (klinisch: MOHRENHEIMsche Grube) einsinken. Die *Pars sternocostalis* ist durch einen Verschiebespalt gegen den vorigen Teil abgesetzt. Der dritte Teil wird als *Pars abdominalis* bezeichnet; auch er kann sich abgliedern. Kurz vor der Insertion unterkreuzen die Fasern der beiden letzten Teile jene der Pars clavicularis. Auf diese Weise gelangen die unteren aufsteigenden Fasern am weitesten proximal an den Knochen und die mittleren horizontalen am weitesten distal (Abb. 4.8–22). Dabei bildet sich eine mit Fett-

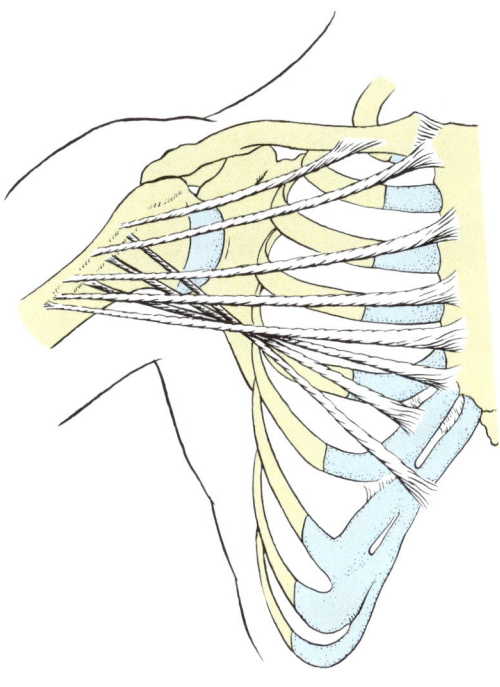

Abb. 4.8–22. Schema des M. pectoralis major: Fasern durch Seile dargestellt (nach LEONARDO DA VINCI 1452–1519).

gewebe gefüllte Tasche, deren Öffnung dem Schultergelenk zugewandt ist.

Der Muskel wird im ganzen gedehnt bei Rückhebung des Arms wie beim Ausholen zum Schlag oder beim Aufstützen am Reck (Abb. 4.8–30). Wird der Arm gegen einen Widerstand an die Brust gezogen, adduziert, so daß sich schließlich die gestreckten Arme vor dem Körper überkreuzen, ist er maximal verkürzt. Auch wenn der Arm in waagrechter Haltung auf die Mittelebene des Körpers zugeführt wird, verkürzt sich der Muskel stark. Aus der Normalstellung des Arms heraus beteiligt sich der Pectoralis major an der Anteversion.

Da er absteigende und aufsteigende Fasern enthält, haben nicht alle Anteile genau die gleiche Wirkung. So ist der Schlüsselbeinteil bei herabhängendem Arm in einer Mittelstellung zwischen äußerster Verkürzung und Dehnung. Diese Pars clavicularis wird bei allen Erhebungen aus der Grundstellung gedehnt. Bei ihrer Kontraktion drängt sie den Oberarm unter Innenrollung nach vorn medial gegen den Thorax. Wird der Arm festgestellt wie beim Aufstützen der Hände auf den Tisch, kann der Muskel den Thorax heben, er wird zum Inspirationsmuskel[1]. Man beobachtet diese Stel-

---

[1] Nach elektromyographischen Untersuchungen wird angezweifelt, daß der M. pectoralis major eine wesentliche Bedeutung als Atemmuskel hat. Die gleiche Aussage gilt für die im folgenden erwähnten Mm. pectoralis minor und serratus anterior.

lung bei alten Leuten, besonders bei Asthmatikern, die mühsam husten. Die Pars abdominalis senkt die Schulter und führt sie nach vorn. Ferner rollt der große Brustmuskel den Oberarm einwärts; er unterstützt außerdem eine auf dem Rücken geführte Adduktion. Bei seiner Lähmung können die zur Horizontalen erhobenen Arme vorn nicht mehr überkreuzt werden, auch gelingt es nicht, die Hand der gelähmten Seite auf die Rückseite der anderen Schulter zu bringen.

Innervation: Nn. pectorales medialis und lateralis (manchmal akzessorische Innervation des Schlüsselbeinteils durch den N. axillaris).

Kleiner Brustmuskel, *M. pectoralis minor* (Abb. 4.8–23). Er stammt vom Pectoralis major ab, von dem er vollständig bedeckt ist. Er entspringt von der 3. bis 5. Rippe in 1 bis 2 cm Entfernung von der Knorpel-Knochen-Grenze und zieht schräg aufwärts zum Proc.

coracoideus. Der Muskel wird gedehnt beim Heben der Schultern, z. B. beim Aufstützen des Körpers auf die Arme (Abb. 4.8–30). Er zieht die Schultern nach vorn und abwärts oder hebt den Thorax. Im letzteren Fall soll er wie der große Brustmuskel inspiratorisch wirken können. Beim Zug am Schulterblatt läßt er dessen Angulus inferior nach innen rücken.

Innervation: Nn. pectorales medialis und lateralis.

M. subclavius (Abb. 4.8–23). Er entspringt von der oberen Fläche der 1. Rippe nahe dem Rippenknorpel, verläuft von einer derben Faszie bedeckt unter dem Schlüsselbein, wo er in eine Knochenrinne eingebettet an der Pars acromialis claviculae seine Insertion findet. Durch diese weiche Unterpolsterung der Clavicula werden die unter ihr verlaufenden Gefäße geschützt. Der Muskel stemmt das Schlüsselbein in das Sternoklavikulargelenk und widersetzt sich, wenn der Arm nach

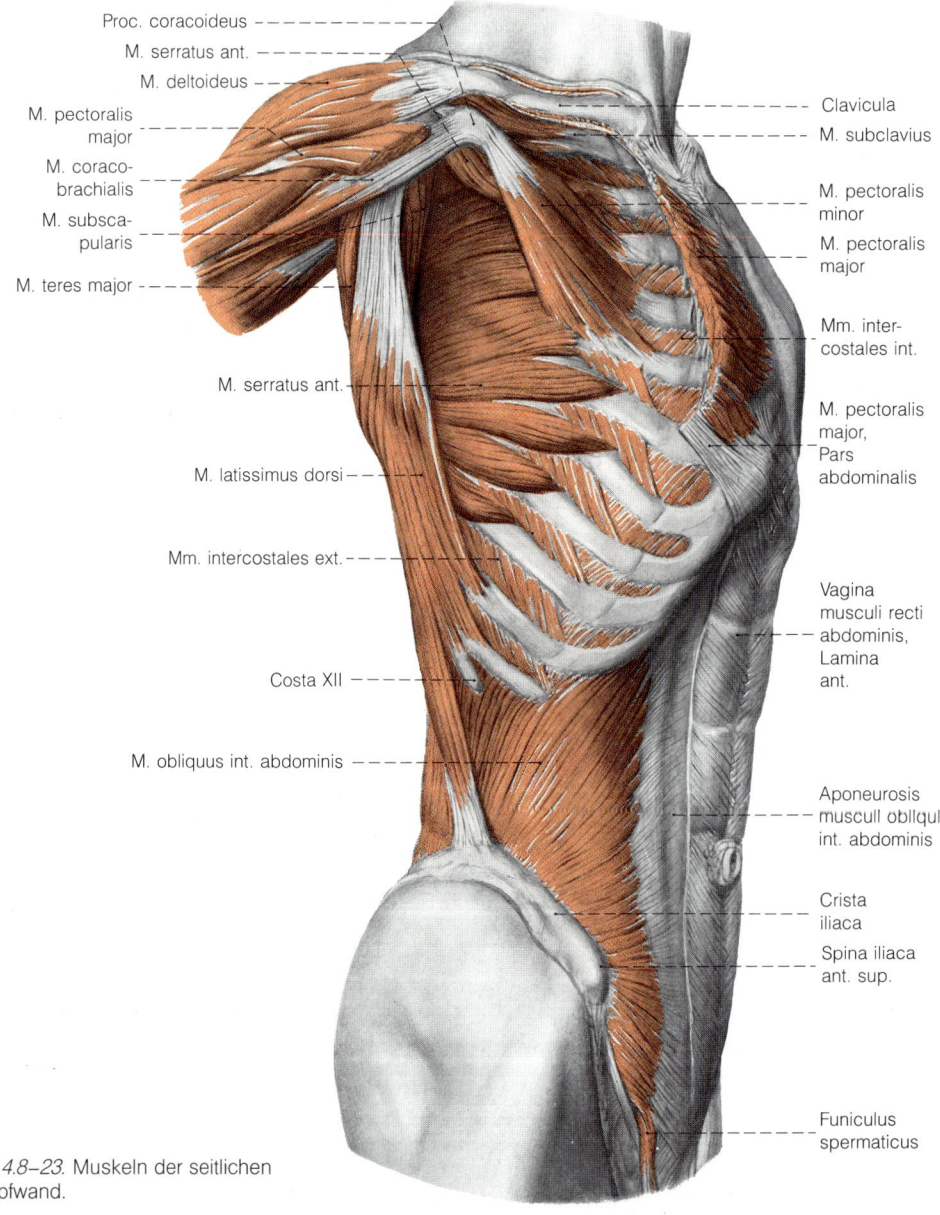

Proc. coracoideus
M. serratus ant.
M. deltoideus
M. pectoralis major
M. coraco-brachialis
M. subscapularis
M. teres major
M. serratus ant.
M. latissimus dorsi
Mm. intercostales ext.
Costa XII
M. obliquus int. abdominis

Clavicula
M. subclavius
M. pectoralis minor
M. pectoralis major
Mm. intercostales int.
M. pectoralis major, Pars abdominalis
Vagina musculi recti abdominis, Lamina ant.
Aponeurosis musculi obliqui int. abdominis
Crista iliaca
Spina iliaca ant. sup.
Funiculus spermaticus

Abb. 4.8–23. Muskeln der seitlichen Rumpfwand.

der Seite gerissen wird. Ferner kann er das Schlüsselbein ein wenig senken und dadurch zum Antagonisten der äußeren Bündel des Sternocleidomastoideus werden. Zugleich fixiert er das Schlüsselbein an die 1. Rippe, wenn der Thorax durch den Trapezius gehoben wird. Fehlt der Pectoralis minor, zeigt der Subclavius eine beträchtliche Hypertrophie.

Innervation: N. subclavius aus dem Plexus brachialis (oft ein Ast vom N. phrenicus).

Als *Fascia pectoralis*, Brustfaszie, bezeichnet man jenen Teil der oberflächlichen Körperfaszie, der auf dem Pectoralis major liegt. Sie setzt sich in die Hals-, Bauch- und Achselhöhlenfaszie fort. Bemerkenswert ist, daß die Fascia pectoralis fest an dem Muskel haftet, jedoch nur locker mit dem Hautfett verbunden ist. So kann bei der Frau die Brustdrüse leicht gegen die Muskelunterlage verschoben werden. Hat z. B. ein Brustdrüsenkrebs den Pectoralis erreicht, fehlt diese Verschieblichkeit.

Auch der Pectoralis minor ist in eine besondere Faszie eingehüllt, die als tiefe Brustfaszie von der oberflächlichen unterschieden wird. Am unteren lateralen Rand des Pectoralis major geht sie in das oberflächliche Blatt über und schließt damit die Faszienloge dieses Muskels ab. Nach oben zu überbrückt das tiefe Blatt die dreieckige Lücke zwischen dem oberen Rand des Pectoralis minor und der Clavicula und reicht bis zum Coracoid. Diese starke Faserplatte kann nach ihren Grenzen als *Fascia clavipectoralis* bezeichnet werden; sie bedeckt A. und V. subclavia und verbindet sich mit der Wand der V. subclavia. Eine Spannung dieser Faszie kann auf die Venenwand übertragen werden und die Blutströmung günstig beeinflussen.

Die Achselhöhlenfaszie, die von vorwiegend queren Fasern durchsetzt wird, besitzt eine rundliche Aussparung, die durch Nerven- und Gefäßdurchtritte aufgelockert ist. Diese Lücke wird von stärkeren Faserbogen umrahmt. Der nächst der Körperwand gelegene Faserzug wird als LANGERscher *Achselbogen* bezeichnet. Ist er durch abgesprengte Muskelzüge verstärkt, haben wir einen muskulösen Achselbogen vor uns.

Der *M. sternalis* findet sich als Varietät in wechselnder Ausbildung ein- oder beidseitig neben dem Brustbein auf der Brustfaszie. Bei seiner Kontraktion kann er hier beim Lebenden sichtbar werden. Seine Innervation erfolgt meist durch die Rami thoracici ventrales, seltener durch Nn. intercostales. Die Ableitung des Muskels als Rest des Hautmuskels, Panniculus carnosus, ist die wahrscheinlichste, jedoch nicht für alle Fälle zutreffend.

Seitlicher Sägemuskel, *M. serratus anterior* (Abb. 4.4–4 u. 4.8–23). Er entspringt mit einzelnen Zacken, die dem Vorderrand des Muskels das sägeförmige Aussehen geben, von der 1. bis 9. (8. bis 10.) Rippe und dringt an der seitlichen Brustwand entlang unter das Schulterblatt, dessen Margo medialis er mit seiner Insertion erreicht. Zwischen ihm und dem Schulterblatt liegt noch der M. subscapularis, so daß um die Dicke beider Muskeln das Schulterblatt vom Brustkorb verdrängt wird.

Der Muskel läßt drei Teile unterscheiden. Der obere Teil entspringt von der 1. und 2. Rippe sowie von einem häufig zwischen beiden Rippen ausgespannten Sehnenbogen. Er zieht als dicker Muskelstrang etwas abwärts zum oberen Schulterblattwinkel, dessen kostale Fläche er besetzt. Der mittlere Teil entspringt von der 2. und 3. Rippe und muß von dieser schmalen Ursprungslinie auseinanderweichen, um den größten Teil des Margo medialis zu besetzen. Seine Fasern verlaufen daher divergierend. In ihn drückt sich der Hauptteil des M. subscapularis ein; er ist der dünnste Abschnitt und kann gelegentlich ganz fehlen. Vom unteren Hauptteil des Muskels wechseln die vier untersten Zacken mit denen des M. obliquus externus ab und sind oft durch die Haut sichtbar. Die Fasern konvergieren zur Innenseite des unteren Schulterblattwinkels.

Innervation: N. thoracicus longus aus dem Plexus brachialis. (Manchmal wird die obere Portion vom N. dorsalis scapulae versorgt.)

Serratus anterior und Rhomboidei können als einheitliche Muskelplatte gelten, die nur durch die Basis scapulae unterbrochen ist (Abb. 4.4–9 u. 4.8–19). Sie halten gemeinsam die Basis am Brustkorb. Ist diese Muskelplatte geschwächt (Lähmung des M. serratus anterior), steht besonders bei asthenischem Thorax der Margo medialis flügelartig ab: *Scapula alata*, ähnlich wie bei der Trapeziuslähmung. Am deutlichsten tritt das in Erscheinung beim Vorheben der Arme (Abb. 4.8–24). Die gemeinsame Wirkung dieses von der Wirbelsäule zu den Rippen verlaufenden Muskelzugs kann auch in einer Hebung der Rippen bestehen, er wird dann zum Inspirationsmuskel. Im übrigen sind diese Muskeln meist Antagonisten. Der obere und mittlere Teil des Serratus anterior ziehen die Scapula im ganzen nach vorn; die kräftige untere Portion, die den unteren Winkel des Schulterblatts erfaßt, bewegt diesen unter Drehung der Scapula nach vorn zur Achsel-

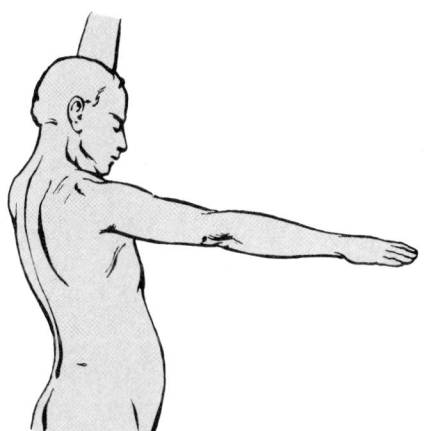

Abb. 4.8–24. Rechtsseitige Serratuslähmung. Bei der Erhebung des Arms nach vorn fehlt die Ergänzungsbewegung des Schulterblatts. Der Margo medialis scapulae bleibt vertikal gestellt und hebt sich vom Brustkorb ab (nach FOERSTER 1937).

höhle. Daher ist der Serratus anterior der wichtigste Muskel für die Hebung des Arms über die Horizontale, unter der Voraussetzung, daß sich der M. deltoideus ebenfalls kontrahiert hat. Ist er gelähmt, wird am meisten die Hebung des Arms nach vorn oben gestört, oft kann der Arm kaum über die Horizontale erhoben werden, es fehlt die Bewegung des unteren Winkels der Scapula nach vorn außen, obwohl der obere Trapeziusteil bis zu einem gewissen Grad für ihn eintreten und dabei sogar hypertrophieren kann. Weitere Hinweise auf die Funktion des M. serratus anterior erfolgen später. Der M. serratus anterior ist ein sehr kräftiger Inspirationsmuskel: Bei festgestellten Schulterblättern heben besonders seine unteren Zacken die Rippen.

Muskeln der Schulter

  M. deltoideus
  M. supraspinatus
  M. infraspinatus
  M. teres minor
  M. teres major
  M. subscapularis

M. deltoideus (Abb. 4.4–4 u. 4.8–19). Das dicke Muskelfleisch ist vom Humerus unterlagert, der sein seitlich gerichtetes Tuberculum majus gegen den Muskel vortreibt und mit dem Acromion die Schulterwölbung bedingt. Die Ursprungslinie liegt gegenüber der Insertionslinie des Trapezius und reicht vom lateralen Drittel der Clavicula über das Acromion zur Spina scapulae. Von der langen Ursprungslinie aus verjüngt sich der Muskel zum Ansatz an der Tuberositas deltoidea humeri.

Abb. 4.8–25. M. deltoideus in seiner Lage zum Achsenkreuz des Schultergelenks:
a) bei herabhängendem,
b) bei seitlich erhobenem Arm.

Die Muskelmasse zerlegt man in drei funktionell verschiedene Teile. Der Schlüsselbeinteil erscheint ausschließlich parallelfaserig und setzt sich meist gegen den Pectoralis major durch das vorerwähnte Trigonum clavipectorale ab. Der akromiale Teil ist deutlich gefiedert, indem vom Ursprung und Ansatz aus mehrere Sehnenblätter ausstrahlen, zwischen denen sich kurze Fleischfasern ausspannen. Damit bekommt dieser Abschnitt einen großen physiologischen Querschnitt. Der dritte auf der Rückseite gelegene Teil besitzt an der Schultergräte einen sehnigen Ursprung. Die Sehnenfasern werden medianwärts immer länger und verschmelzen mit der Fascia infraspinata. Die Endsehne entwickelt sich auf der Innenfläche des Muskels. Ein großer Schleimbeutel, *Bursa subdeltoidea*, liegt an der Reibestelle am Tuberculum majus; gewöhnlich steht er mit der Bursa subacromialis in Verbindung.

Innervation: N. axillaris (akzessorische Innervation des vorderen Teils durch Nn. thoracici Rr. ventrales).

Die Wirkung des Deltoideus wird verständlich, wenn man seine Teile auf das Achsenkreuz bezieht (Abb. 4.8–25). Daraus ergibt sich, daß zunächst nur der Mittelteil ein starker Seitheber (Abduktor) ist. Er besitzt hierfür das größte Drehmoment. Der Schlüsselbein- und vor allem der Grätenteil können sich zunächst an der Abduktion nicht beteiligen, da sie unterhalb der Abduktionsachse liegen. Hat der Mittelteil den Arm bis etwa 60° abduziert, haben die beiden seitlichen Teile die sagittale Abduktionsachse überwandert; sie werden jetzt zu Abduktoren. Da die Drehachse des Schultergelenks bei der Seithebung des Arms etwas nach abwärts gleitet, wird das Überwandern der seitlichen Teile des Muskels und damit ihre Abduktion begünstigt. Gemeinsam bringen sie den Arm im Schultergelenk in eine Abduktionsstellung, um ihn so zu halten, damit nun die weitere Hebung des Arms durch Drehung des Schulterblatts ermöglicht werden kann. Wird der Arm wieder adduziert, dann werden die beiden seitlichen Teile, nachdem sie die Abduktionsachse wieder überschritten haben, zu Adduktoren. Der Schlüsselbeinteil

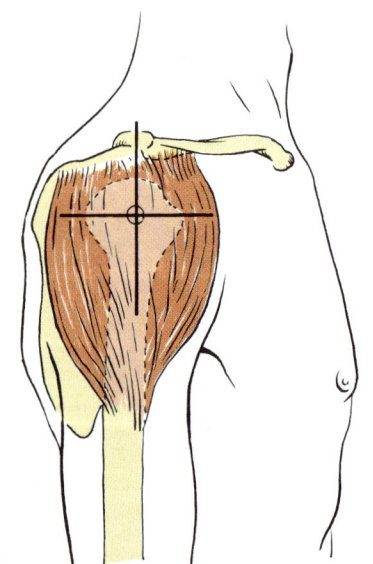

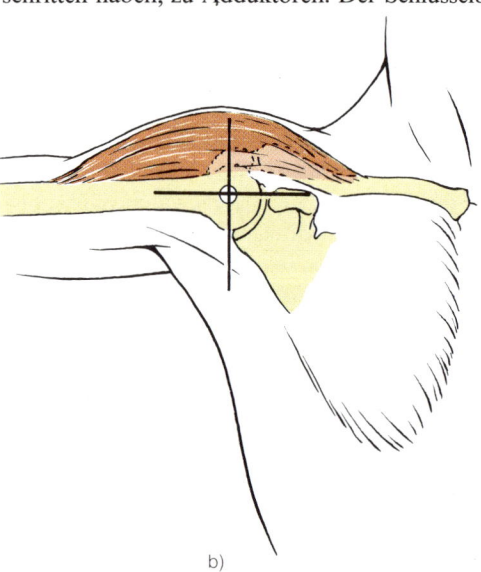

a)   b)

kann außerdem den Arm etwas, besonders in abduzierter Stellung, nach vorn bringen, den herabhängenden Arm kann er vorheben. Ferner kann er bei nach außen rotiertem Oberarm die Innenrotation unterstützen. Das umgekehrte Verhalten zeigt der hintere Muskelteil. Den abduzierten Arm bringt er nach hinten, den herabhängenden Arm kann er nach rückwärts heben. Die Innenrotation führt er in die Mittelstellung zurück. Wir haben hier ein typisches Beispiel für die Tatsache vor uns, daß ein Muskelindividuum in sich antagonistisch wirkende Teile enthalten kann. Nach elektromyographischen Untersuchungen wirken selbst vorderer und hinterer Anteil der Pars acromialis antagonistisch [13].

Die stärksten Anteile von Trapezius und Deltoideus stoßen im Acromion zusammen. Es gibt also ein kräftiges Muskelband, das von der Halswirbelsäule unter Zwischenschaltung des Acromions zum Arm zieht. Dieser Muskelzug ist besonders geeignet, beim Tragen von Lasten Widerstand zu leisten, indem er das Herabziehen der Schulter und des Arms im Schultergelenk hemmt. Er wirkt wie ein Trageriemen. Der Deltoideus bildet für das Schultergelenk einen wichtigen muskulösen Schutz. Eine Lähmung des Muskels ist mit insuffizienter Führung und mangelhafter Sicherung des Gelenks verbunden. Da er zugleich der stärkste Abduktor ist, kann der Arm so gut wie gar nicht abduziert werden (Abb. 4.8–26). Es ist lediglich eine geringe Seithebung

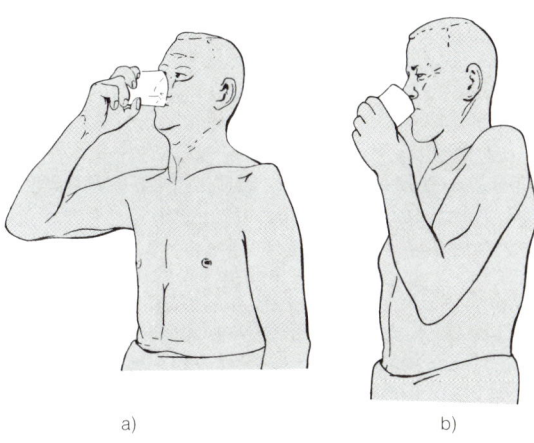

Abb. 4.8–26. Linksseitige Deltoideuslähmung. Bewegung des Arms beim Führen des Glases zum Mund:
a) gesunde rechte Seite,
b) gelähmte Seite; hier fehlt fast ganz die Hebung des Arms im Schultergelenk; dafür Ergänzungsbewegung im Schultergürtel (nach FOERSTER 1939).

durch den M. supraspinatus möglich, der noch etwas durch den langen Kopf des Bizeps unterstützt werden kann. Bei herabhängendem Arm wird der gelähmte Deltoideus gedehnt und schließlich zu lang, wenn der Arm nicht in Abduktionsstellung geschient wird. Beim Bruch des Schlüsselbeins im mittleren Drittel zieht der Sternocleidomastoideus das proximale Bruchstück nach oben, der Deltoideus und das Gewicht des Arms senken das distale Bruchstück. Der Arm steht addu-

ziert und einwärts gekreiselt. Ist der Humerus distal vom Ansatz des Deltoideus gebrochen, zieht dieser das obere Fragment nach außen vorn, liegt der Bruch proximal vom Ansatz, zieht der Pectoralis major das Bruchstück nach innen oben.

Obergrätenmuskel, *M. supraspinatus* (Abb. 4.8–27 u. 4.8–44). Die Fossa supraspinata wird durch die derbe *Fascia supraspinata* zu einem Kanal abgeschlossen, von dessen Wänden der Muskel entspringt. In der lateralen Hälfte dieses Fachs wird der Muskel frei und entwickelt eine Endsehne, die unter dem Acromion hinweg zum oberen Feld des Tuberculum majus zieht. Auf dem Weg über den Humeruskopf befestigt sie sich an der Gelenkkapsel, die somit von dem Muskel gespannt und vor dem Einklemmen in den Gelenkspalt bewahrt wird. Zwischen der Sehne und dem Acromion liegt die bedeutsame *Bursa subacromialis*.

Innervation: N. suprascapularis.

Der Muskel hilft bei der Hebung des Arms nach vorn außen; er verhindert dabei ein Abgleiten des Kopfes nach abwärts, was bei der Lähmung des Muskels beobachtet wird. Der Muskel rollt den adduzierten Arm nach außen. Mit zunehmender Abduktion verringert sich sein Rotationsmoment. Der abduzierte Arm wird etwas retrovertiert.

Untergrätenmuskel, *M. infraspinatus* (Abb. 4.8–27 u. 4.8–44). Er entspringt vom größten Teil der Fossa infraspinata, ferner mit einzelnen Fasern von der sehnigen Fascia infraspinata, die diese Grube zu einer Loge abschließt. Die Sehne biegt von hinten her um den

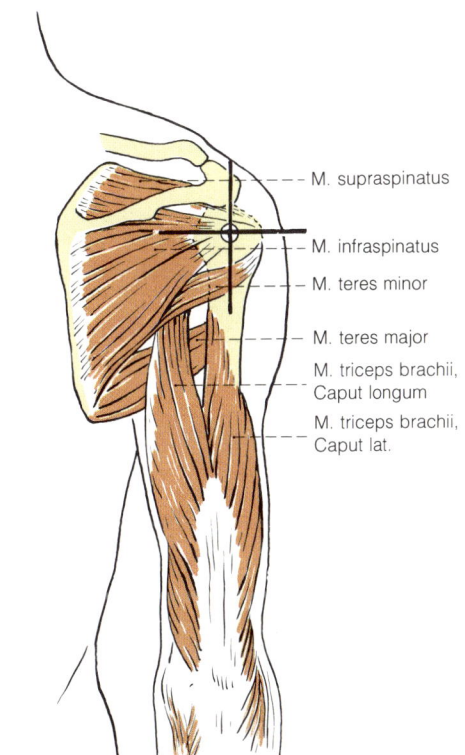

- - - M. supraspinatus
- - - M. infraspinatus
- - - M. teres minor
- - - M. teres major
- - - M. triceps brachii, Caput longum
- - - M. triceps brachii, Caput lat.

Abb. 4.8–27. Muskeln der rechten Schulter von dorsal.

Humeruskopf, verwächst mit der Gelenkkapsel und erreicht das mittlere Feld des Tuberculum majus.

Innervation: N. suprascapularis (manchmal akzessorische Innervation durch den N. axillaris).

In den mittleren Teil des Muskels schiebt sich ein Sehnenblatt ein, das die benachbarten Muskelfasern fiederförmig auf sich sammelt; den größten Querschnitt und die größte Leistung hat der untere Teil aufzuweisen.

Alle Teile rollen den Arm auswärts. Die oberen Teile wirken bei gesenktem Arm anziehend, bei gehobenem aber abziehend, da sie in dieser Stellung die Abduktionsachse überwandert haben. Gleichzeitig wirkt der Muskel derart auf die Scapula, daß der Margo medialis sich vom Thorax abhebelt und der untere Winkel nach außen rückt.

Kleiner runder Muskel, *M. teres minor* (Abb. 4.8–27 u. 4.8–44). In engem Anschluß an den Infraspinatus, mit dem er häufig verwachsen ist, entspringt er vom Margo lateralis. Seine platte Sehne verschmilzt hinten mit der Gelenkkapsel und erreicht das untere Feld des Tuberculum majus. Seine Hauptwirkung ist wie beim Infraspinatus die Außenrollung des Arms. Da er unter der Abduktionsachse verbleibt, ist er zugleich ein Anzieher des Arms.

Innervation: N. axillaris (manchmal akzessorische Innervation durch den N. suprascapularis).

Großer runder Muskel, *M. teres major* (Abb. 4.8–27, 4.8–43 u. 4.8–44). Der Muskel erscheint wie eine Abzweigung des Latissimus, mit dem er die Innervation und Insertion teilt und dessen Wirkung er unterstützt. Das kleine Ursprungsfeld liegt am unteren Winkel der Scapula auf der Außenfläche. Der Muskel bettet sich in den oberen Rand des Latissimus ein und zieht mit diesem zum Arm, wo er an der Crista tuberculi minoris inseriert.

Der Muskel ist wie der Latissimus ein Anzieher (Adduktor) und zugleich ein Innenroller. Er hilft beim Ver-

schränken der Arme auf dem Rücken, wobei aber die hintere Portion des Deltoideus die erforderliche Rückwärtsbewegung ausführen muß. Bei Hebung des Arms wird er gedehnt und sucht den unteren Schulterblattwinkel nach der Seite zu ziehen, um dadurch den Winkel zwischen Arm und Angulus inferior scapulae zu verkleinern. Er reguliert also die Stellung des Arms gegen das Schulterblatt und nicht gegen den Rumpf wie der Latissimus und Pectoralis major (Abb. 4.8–28).

Die gleiche zweiseitige Wirkung hat er beim Senken des Arms gegen einen Widerstand. Sein Antagonist in bezug auf die Schulterblattdrehung ist der Rhomboideus. Ist der Teres major gelähmt, ist das Tragen einer schweren Last mit herabhängenden Armen erschwert, da die oberen Kapselteile des Schultergelenks, die durch ihre Spannung den Kopf in der Pfanne fixieren, erschlaffen, indem der Winkel zwischen Arm und Schulterblatt sich vergrößert. Elektromyographisch allerdings zeigt der Teres major erst meßbare Aktivität, wenn man gegen einen Widerstand innenrotiert, adduziert oder retrovertiert. Freie Schulterbewegungen werden von ihm nicht unterstützt [3].

Die Sehnen von Latissimus und Teres major sind gewöhnlich am unteren Rand miteinander verwachsen. Zwischen beiden liegt ein Schleimbeutel, ebenso zwischen der Teressehne und dem Knochen, die *Bursa subtendinea musculi teretis majoris.* Da der Teres major nur einen kleinen Raum in der Fossa infraspinata besitzt, wird er auch nicht von der Fascia infraspinata umschlossen, sondern von einer eigenen Hülle, die leichter den starken Dehnungen folgen kann.

Innervation: N. thoracodorsalis oder N. subscapularis.

Teres major und minor verhalten sich wie die Schenkel eines V, dessen Spitze im Schulterblatt liegt und dessen freie Enden den Humerus zwischen sich fassen. Durch den Spalt zieht der lange Kopf des Trizeps. Er zerteilt den Spalt in zwei Pforten, die zur Achselhöhle führen und daher als *mediale* und *laterale Achsellücke* (Abb. 4.8–44) bezeichnet werden. Die mediale Achsellücke ist dreiseitig, sie liegt dem Schulterblatt am nächsten und wird begrenzt vom Teres major, Teres minor und dem langen Trizepskopf. Die laterale Achsellücke liegt nahe dem Humerus, sie ist vierseitig und wird neben den vorgenannten Muskeln noch vom Humerusschaft begrenzt. Die laterale Achsellücke ist ein Durchlaß für Gefäße und Nerven (A. und V. circumflexa humeri posterior, N. axillaris), die mediale enthält nur Gefäße (A. und V. circumflexa scapulae).

Unterschulterblattmuskel, *M. subscapularis* (Abb. 4.8–43). Die kräftige Muskelmasse entspringt aus der gleichnamigen Grube, *Fossa subscapularis*, sowie von mehreren Sehnenblättern, die an Knochenleisten befestigt sind. Dadurch erhält der Muskel, ähnlich wie der Deltoideus, einen gefiederten Bau. Die kräftige Endsehne zieht unter dem Coracoid vorbei zum Tuberculum minus humeri. Sie bedeckt die Schultergelenkkapsel von vorn und verschmilzt partiell mit ihr. Bedeckt wird der Muskel von einer teilweise sehnigen Faszie.

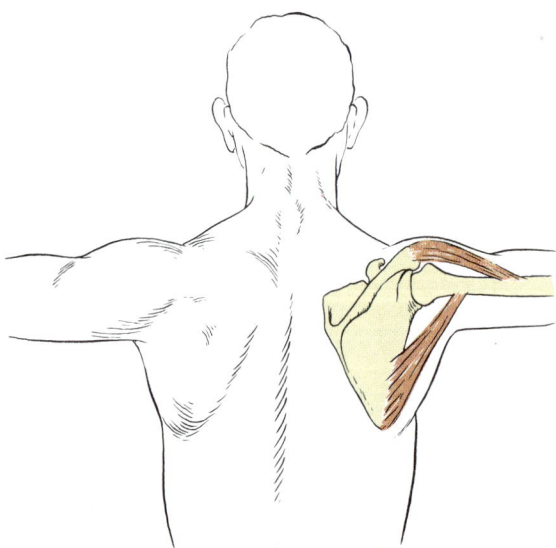

Abb. 4.8–28. Teres major als Antagonist des Deltoideus.

Innervation: N. subscapularis (akzessorische Innervation des unteren Teils durch den N. axillaris).

Die Hauptwirkung ist die Einwärtsrollung des Humerus.

Die verschiedenen Anteile des Muskels können sich daneben an der Vorhebung und der Ab- oder Adduktion beteiligen. So unterstützt der obere Teil die Vorhebung des abduzierten Arms, während der untere dabei gedehnt wird. Auf diese Weise bewahrt sich der Muskel in fast allen Stellungen des Arms Anteile für die Einwärtsrollung. Gleichzeitig wirkt er auf die Scapula derart, daß der Margo medialis an den Thorax gepreßt wird und der untere Winkel etwas nach außen rückt. Bei seiner Lähmung kann die Handfläche nur schwer an den Rücken gebracht werden, da die Innenrotation ausfällt.

Schulter und Arm im Zusammenhang

Wir gruppieren jetzt die Muskelzüge ohne Rücksicht auf die einzelnen Muskelindividuen in solche, die zum Schultergürtel absteigen, die fast horizontal zu ihm verlaufen, und jene, die zum Schulterblatt und Arm aufsteigen.

An den absteigenden Zügen (Abb. 4.8–29a) ist der Schultergürtel aufgehängt, sie werden dargestellt durch: Levator scapulae, oberer Trapezius, Rhomboidei, oberer Teil des Serratus anterior und, zur Clavicula ziehend, Sternocleidomastoideus.

Diese Muskeln heben den Schultergürtel oder werden gespannt, wenn eine Last auf der Schulter ruht und diese nach abwärts zu drängen sucht; es sind die Tragmuskeln des Schultergürtels. Der für die Erhaltung der normalen Ruhelage wichtigste Muskel ist der obere Trapezius.

Die fast horizontale Muskelschlinge (Abb. 4.8–29b) besteht aus dem Serratus anterior, dem mittleren Trapezius und den Rhomboidei, ferner aus Teilen des Pectoralis major. Sie kann das Schulterblatt dem Tho-

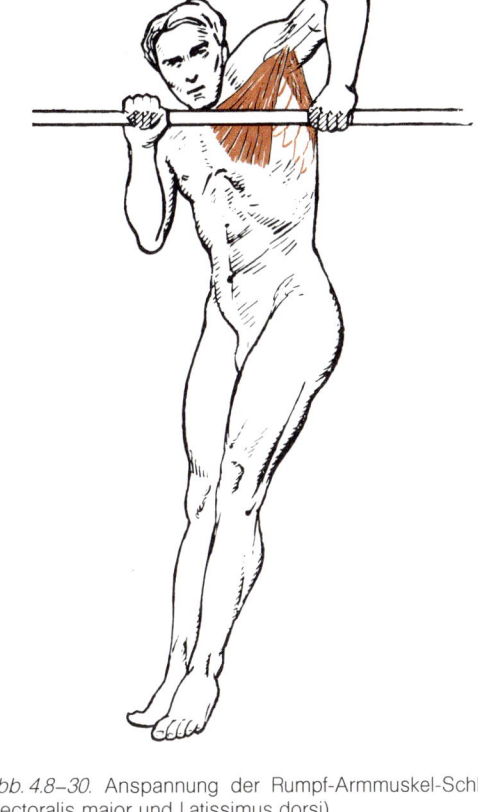

Abb. 4.8–30. Anspannung der Rumpf-Armmuskel-Schlinge (Pectoralis major und Latissimus dorsi).

rax entlang vor- und zurückschieben. Wenn der liegende Körper sich mit den Armen auf den Boden stützt (Abb 4.4–13), wird der vordere Teil der horizontalen Schlinge beansprucht. Allen Kräften, die die Schulterblätter von der Wirbelsäule zu entfernen suchen, leistet der hintere Teil der Muskelschlinge Widerstand (z. B. beim Tauziehen, Rudern).

Am stärksten sind die aufsteigenden Züge; sie bestehen aus dem Pectoralis minor, unteren Serratus anterior, unteren Trapezius, ferner, zum Arm ziehend, aus dem Latissimus und dem unteren Pectoralis major. Diese Muskelzüge werden gespannt, wenn wir mit den aufgestützten Armen den Körper tragen (Abb. 4.8–29c)

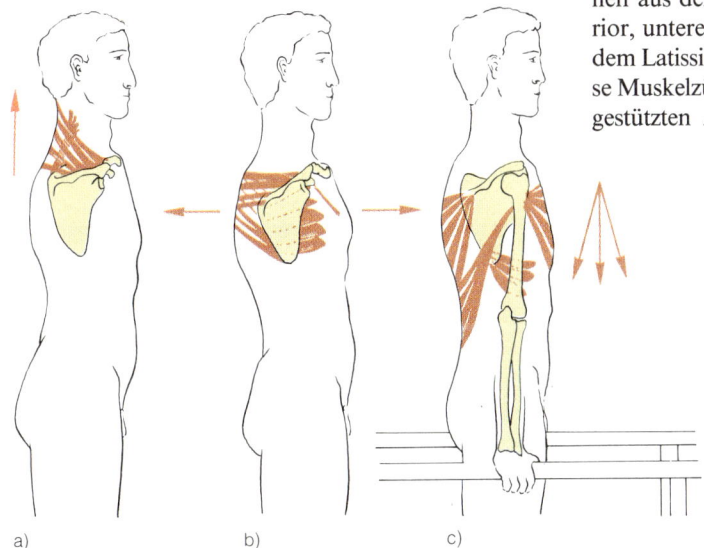

Abb. 4.8–29. Schema der wichtigsten Muskelzüge, die das Schulterblatt bewegen:
a) Tragmuskeln des Schulterblatts.
b) Horizontale Muskeln, die das Schulterblatt am Thorax horizontal verschieben.
c) Muskelzüge, die die Stellung des Schulterblatts gegen von unten wirkende Kräfte sichern.

a)   b)   c)

oder wenn wir mit den Armen am Seil oder Reck hängen und den Körper hochziehen. Ferner beim Schwimmen, wenn die Arme nach abwärts gedrückt werden, schließlich beim Führen eines Hiebes mit der Axt. Die aufsteigenden Muskelzüge dienen also gleichermaßen der Bewegung des freien Arms und der Bewegung oder Haltung der Körperlast gegen den fixierten Arm (Abb. 4.8–30).

Wenn von den aufsteigenden Zügen der Serratus anterior und die unteren Trapeziusteile gelähmt sind, steht die Schulter durch den überwiegenden Tonus der Tragmuskeln höher. Durch hochstehende Schultern erscheint der Hals verkürzt, durch herabhängende Schultern verlängert. Sind die Tragmuskeln des Schultergürtels gelähmt, sinkt die Schulter herab. Ist die horizontale Muskelschlinge geschwächt, steht das Schulterblatt mit seinem Margo medialis flügelartig vom Brustkorb ab, *Scapula alata.*

Für die Teilnahme des Schultergürtels an den Armbewegungen ist die früher gemachte Feststellung zu beachten, daß die Mitbewegungen des Schultergürtels schon einsetzen, bevor im Schultergelenk die Bewegungen zu Ende gebracht sind. Das ist auch deshalb wichtig, weil die auf das Schultergelenk wirkenden Muskeln für sich allein dem Schulterblatt meist eine un-

günstige, der Armbewegung entgegengerichtete Verlagerung aufzwingen.

Für die Vor- und Seithebung bringt die vorzeitige seitliche Drehung der Schulterblattspitze ferner den Vorteil, daß dabei das Kapseldach mit dem Lig. coracohumerale gespannt bleibt und dadurch das Schultergelenk einen besseren Halt bewahrt. Durch reine Seithebung im Schultergelenk würde dieses Aufhängeband entspannt und der Zusammenhalt des Gelenks nur den Muskeln überlassen sein. Bei der Rückhebung des Arms wandert zwar die untere Schulterblattspitze zur Wirbelsäule, es bleiben aber trotzdem das Kapseldach gespannt und das Gelenk passiv gesichert. Die wichtigsten Muskeln, die das Abgleiten des Kopfes nach abwärts verhindern, sind der Supraspinatus und der Coracobrachialis. Sind beide gelähmt, rutscht der Kopf bei der Erhebung des Arms nach vorn außen und abwärts. Jede Schwächung der Aufhängeeinrichtungen des Arms würde ein Abwärtsgleiten des Kopfes an der Pfanne und in der Fortführung dieser Bewegung eine Luxation begünstigen. Besonders wenn der untere Pfannenrand zerstört ist, wird die Luxation begünstigt, da dem Kopf das Widerlager fehlt, gegen das er vom gespannten Kapseldach angepreßt wird. Als Beispiele der Gemeinschaftsbewegungen von Schultergürtel und Arm seien folgende Typen zusammengestellt. Für die Bewegungen im Schultergelenk beachte man die Lage der Muskelteile zum Achsenkreuz (Abb. 4.8–25 u. 4.8–26).

1. Das *reine Vorheben des Arms* aus der Grundstellung wird im Schultergelenk bewirkt von der vorderen Hälfte des Deltoideus, dem folgenden Anteil des Pectoralis major und den beiden Bizepsköpfen. Bei Lähmung des Deltoideus ist die Erhebung des Arms nach vorn wie beim Essen und Trinken (Abb. 4.8–26) nur in geringem Umfang möglich. Der wichtigste Vorheber ist der vordere Teil des Deltoideus; soll der vorgehobene Arm nach aufwärts geführt werden, muß der obere Teil des Pectoralis major mithelfen, der dafür sorgt, daß der Arm in der Sagittalebene bleibt und nicht unter der Wirkung des Deltoideus und Supraspinatus nach außen abweicht. Das Schulterblatt wird mitgeführt durch den Serratus anterior, die unteren und mittleren Trapeziusteile und den Pectoralis minor. Der untere Serratusteil und der obere Trapeziusteil bewirken die Drehung des unteren Winkels nach außen, während die oberen Serratusfasern die Schulterpfanne nach vorn einstellen.

2. Die *reine Seithebung* (Abduktion) bewirkt im Schultergelenk der mittlere Deltoideus mit dem Supraspinatus und dem langen Bizepskopf. Sehr früh wird das Schulterblatt mitbewegt. Diese Schulterblattdrehung bewirken der untere Serratus anterior und der Trapezius (Abb. 4.8–31). Der Trapezius ist hierbei unentbehrlich, er erteilt der Schulterpfanne die Einstellung nach der Seite und erhebt bei Weiterführung der Bewegung den Schultergürtel. Der dem englischen Sprachgebrauch entstammende Begriff *Elevation* beschreibt nicht nur die hohe Armerhebung, sondern jegliche Bewegung des Arms.

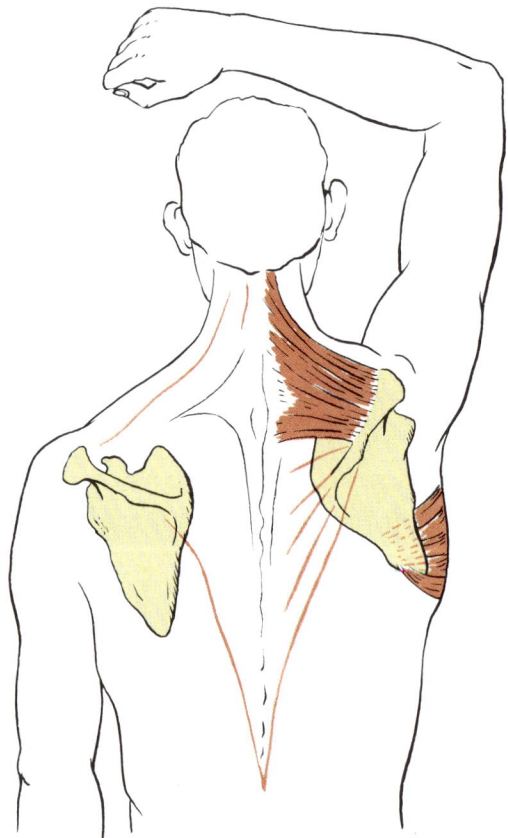

Abb. 4.8–31. Beteiligung des oberen Trapezius und des unteren Serratus anterior an der Hebung des Arms über die Horizontale durch Drehung des Schulterblatts (vgl. mit Abb. 4.8–18).

3. Die *Rückhebung des Arms* bewirken der hintere Anteil des Deltamuskels und der lange Trizepskopf. Der Teres major und der Latissimus dorsi können aus der Grundstellung heraus den Arm nur wenig nach hinten bewegen, so daß nicht einmal die Hand auf den Rücken gebracht werden kann. Dazu bedürfen sie der Mitwirkung des Deltoideus. Die Schulterpfanne wird nach der Seite gerichtet durch den mittleren und unteren Trapezius und die Rhomboidei. Das Schulterblatt wird dabei vom Levator scapulae nach vorn angehoben, wobei der untere Winkel sich abhebt.

4. Die *Bewegung des abduzierten Arms nach vorn* erfolgt durch den vorderen Deltoideus und den oberen Teil des Pectoralis major. Der Schultergürtel wird wie bei 1. nach vorn geführt. Der vordere Deltoideus kann den Arm nur bis zur Sagittalebene führen, darüber hinaus muß der Pectoralis eingreifen.

Wird der Arm in der Horizontalebene *nach hinten* bewegt, sind der hintere Deltoideus, der Supraspinatus und der lange Trizepskopf tätig.

5. Die *Innenkreiselung des Arms* wird ganz vorwiegend vom Subscapularis besorgt, der u. U. sogar einen Abriß des Tuberculum minus herbeiführen kann. Unterstützt wird der Muskel vom Pectoralis major, Latissimus, Teres major und dem langen Bizepskopf. Bei der Innenrollung des erhobenen Arms ist der Subscapularis fast allein tätig, da die übrigen Muskeln den Arm gleichzeitig senken. Das Schulterblatt wird zur Ergänzung nach vorn gezogen durch den Serratus anterior, den Pectoralis minor und Levator scapulae. Die Bewegung des unteren Schulterblattwinkels nach vorn kann schon der Subscapularis für sich bewirken.

6. Die *Außenkreiselung des Arms* wird vom Infraspinatus, ferner vom Teres minor, vom Supraspinatus und von dem Teil des Musculus deltoideus bewirkt, der von der Spina scapulae seinen Ursprung nimmt. Das Schulterblatt führt bei starker Kreiselung eine Mitbewegung aus, indem es sich durch die Wirkung des Trapezius und der Rhomboidei der Wirbelsäule nähert. Die Mitwirkung dieser Muskeln ist ferner nötig, um die zweckwidrige Abhebelung und Drehung der Scapula durch den Infraspinatus und Teres minor auszugleichen.

Bei der Seithebung werden jene Muskeln gedehnt, die den Winkel der Achselhöhle überspannen und z. T. den Achselfalten zugrunde liegen. So wird der Teres major gedehnt und sucht dabei die untere Schulterblattspitze hinter sich herzuziehen (Abb. 4.8–28). Er kann also die Schulterblattdrehung bei der Armerhebung allein durch seinen Dehnungswiderstand begünstigen. Bei einer Senkung des Arms gegen einen Widerstand sucht der Teres major dem Schulterblatt eine Drehung zu erteilen, die den unteren Winkel nach außen führt und daher für die Gesamtbewegung unzweckmäßig ist. Durch das Eingreifen der Rhomboidei wird diese Drehung verhindert. Bei Seithebung des Arms werden ferner der Pectoralis major, der Latissimus dorsi, die unteren Teile des Subscapularis, des Infraspinatus und des Teres minor passiv verlängert. Alle diese Mus-

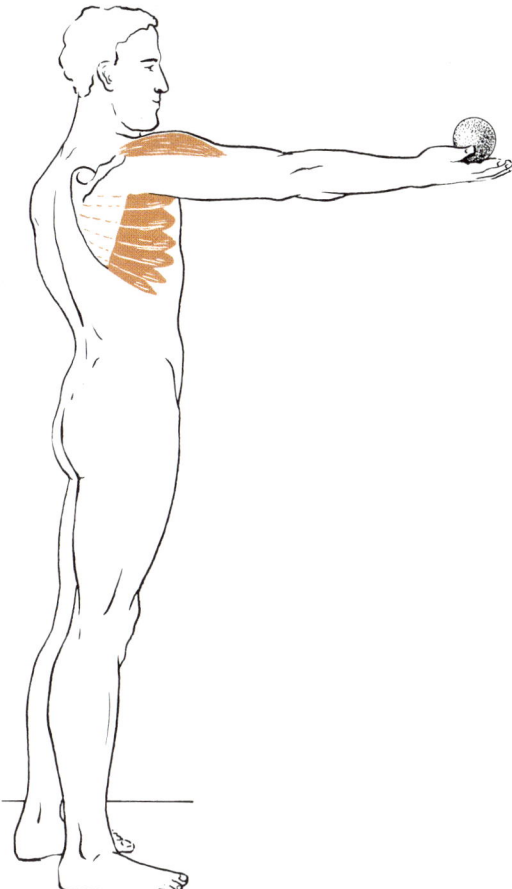

Abb. 4.8–32. Durch das Gewicht des vom Deltoideus waagrecht gehaltenen Arms würde das Schulterblatt mit seinem unteren Winkel der Wirbelsäule genähert, würde der Serratus anterior diese Bewegung nicht verhindern.

keln sind also Antagonisten der Armheber, sie ziehen den zur Seite erhobenen Arm herab.

Diese Bewegung aber kann allein schon durch die Schwere des Arms bewirkt werden, sie kann im Schultergelenk stattfinden oder durch Drehung des Schulterblatts erfolgen. Das Gewicht des zur Horizontalen erhobenen Arms sucht das Schulterblatt so zurückzudrehen, daß der Arm an den Rumpf angelegt wird, ohne daß eine Bewegung im Schultergelenk stattfindet. Die gleiche Wirkung haben die mittleren und vorderen Anteile des Deltoideus und der Supraspinatus; sie arbeiten durch die zweckwidrige Drehung des Schulterblatts der Erhebung des Arms entgegen. Diese Rückdrehung des Schulterblatts muß verhindert werden durch die Anspannung des Trapezius, Serratus anterior, Teres major usw. (Abb. 4.8–32). Die der Gesamtbewegung entgegengesetzten Drehwirkungen des Deltoideus und der Schwere sind so stark, daß sie schon bei Trapezius- oder Serratuslähmung bei Erhebung des Arms nach vorn oder nach der Seite zum Vorschein kommen und den unteren Schulterblattwinkel nach der Wirbelsäule hin verschieben (Abb. 4.8–20).

Wenn krankhafterweise eine Versteifung im Schultergelenk eintritt, ist die mäßige Abduktionsstellung die günstigste, weil von hier aus der Bewegungsersatz durch Schultergürtelbewegungen am ausgiebigsten möglich ist. Würde der Arm in der Ruhestellung versteifen, würde die Schulterblattdrehung nicht ausreichen, um ihn genügend zu heben. Würde er in starker Abduktionsstellung versteifen, könnte er nicht mehr an den Rumpf angelegt werden.

Obwohl das Senken des erhobenen Arms allein durch die Schwerkraft bewirkt werden kann, ist doch die Arbeitsfähigkeit der Senker aus der reinen Seithebung mehr als doppelt so groß wie die der Heber. Auch das Rückführen des Arms aus der Vorhebung kann durch Muskeln geschehen, deren Arbeitsleistung doppelt so groß ist wie die der Antagonisten. Es entfalten also wie beim Bein die Muskelgruppen die größte Arbeitsleistung, die die Gliedmaßen aus der erhobenen, abduzierten Lage in die Grundstellung zurückführen. Die Kraftentfaltung ist somit bei den Bewegungen am größten, bei denen die Arme auf den Körper zu bewegt werden und etwas an den Körper heranziehen oder bei denen der Rumpf gegen die fixierten Arme bewegt wird. Dergleichen findet z. B. beim Klettern statt, wenn die Hände vorgreifen, sich festhalten und den Rumpf hinterherziehen. Die Muskeln dienen weniger der Bewegung des freien Arms als der Bewegung der Körperlast gegen den mit der Hand fixierten Arm. Auch beim Aufstützen der Arme sowie beim Stütz am Barren hängt der Körper in den kräftigen Muskelschlingen, die von Oberarm und Schulter zum Thorax nach abwärts ziehen (Abb. 4.8–29 u. 4.8–30).

Das Übergewicht der Armsenker über die Armheber wird erst verständlich, wenn man die einseitige und willkürliche Betrachtung des frei bewegten Arms verläßt und jene Bewegungsakte berücksichtigt, bei denen das Ende der Gliederkette fixiert ist und der Körper gegen den Arm zu bewegt wird.

Schließlich sei bemerkt, daß aus der Grundstellung heraus die Einwärtskreiseler über die Auswärtskreiseler das Übergewicht haben, so daß der frei herabhängende Arm in leichter Pronationsstellung gehalten wird. Die Schwerkraft ist bestrebt, den Arm einwärts zu kreiseln, so daß bei Lähmung aller Kreiselmuskeln der Arm in einwärtsgekreiselter Stellung herabhängt. Ferner kann der gebeugte Unterarm durch die Oberarmdrehung mit größerer Kraft auf den Körper zu- als von ihm weggeführt werden. Auch hier kehrt dieselbe Regel wieder, daß die Bewegungen des Arms auf den Körper zu mit größerer Kraft ausgeführt werden als die entgegengesetzten, obwohl diese letzteren gegen die Schwere erfolgen. Bei Lähmung der Auswärtskreiseler sind viele praktische Verrichtungen gestört, wie das Schreiben, wobei die rechte Hand durch Außenrollung des Oberarms die Schriftzüge von links nach rechts führt, dann das Nähen (Fortführen der Nadel vom Objekt), ferner solche Erhebungen des Oberarms, die mit Außenrollung verbunden sind, wie das Führen der Hand zum Mund beim Essen und Trinken, schließlich das Kämmen der Haare usw.

Nach Verletzungen und Erkrankungen des Schultergürtels entsteht gewöhnlich eine Adduktionskontraktur durch das Überwiegen der Armsenker (Adduktoren).

Kurze Zusammenfassung

Gruppierung der Muskelzüge in absteigende (Heber), aufsteigende (Senker) und horizontale, die das Schulterblatt vor- und zurückschieben. 1. *Reines Vorheben des Arms* im Schultergelenk durch vorderen Deltoideus, Pectoralis major, Bizeps. Mitbewegung des Schulterblatts: Serratus anterior und Trapezius. 2. *Reine Seithebung* im Schultergelenk: Deltoideus, Supraspinatus, langer Bizepskopf, Schulterblattdrehung: Serratus anterior und Trapezius. 3. *Rückhebung* im Schultergelenk: hinterer Deltoideus, langer Trizepskopf. Schulterblattbewegung: Trapezius und Rhomboideus. 4. *Bewegung des abduzierten Arms nach vorn*: vorderer Deltoideus und Pectoralis major. 5. *Innenkreiselung*: Subscapularis. 6. *Außenkreiselung*: Infraspinatus (Teres minor, Supraspinatus). Die zweckwidrige Rückdrehung des Schulterblatts durch die Schwere des erhobenen Arms verhindern Trapezius und Serratus anterior. Bei *Versteifung* im Schultergelenk ist die mäßige Abduktionsstellung die beste. Die Muskeln, die den Arm zum Körper hinführen, sind stärker als ihre Antagonisten, desgleichen sind die Innenrotatoren stärker als die Außenrotatoren.

4.8.2 Der Bewegungsapparat des Ellenbogengelenks

4.8.2.1 Knochen des Unterarms

Ähnlich dem Unterschenkel besitzt auch der Unterarm zwei Röhrenknochen, die als Speiche, *Radius*, und als Elle, *Ulna*, unterschieden werden. Der Radius verbreitert sich distal. Er hat unmittelbare Verbindung mit der Hand, die er an der Daumenseite erreicht. Er ist um seine Längsachse drehbar und überträgt diese Drehung auf die Hand. Dabei artikuliert er mit der Ulna proximal und distal in je einem Gelenk. Von diesen Berührungspunkten aus weichen beide Knochen auseinander, so daß ein Zwischenraum entsteht, in dem die *Membrana interossea antebrachii* ausgespannt ist. Eine andere Funktionsform als der Radius hat die Ulna. Sie übernimmt die wesentlichste Verbindung mit dem Humerus, den sie mit einem hakenförmigen Fortsatz umgreift; nach distal verjüngt sie sich. Sie steht über den Discus articularis mit dem proximalen Handgelenk, *Articulatio radiocarpalis*, in Verbindung.

Bei Tieren, bei denen die Kreiselbewegungen des Radius nicht gebraucht werden und die Vordergliedmaße nur zur Stütze und Fortbewegung benutzt wird, ist auch die Arbeitsteilung der beiden Vorderarmkno-

chen nicht nötig. Die beiden Knochen sind in gekreuz-
ter (pronierter) Stellung miteinander verwachsen, und
der Radius kann wie bei den Huftieren eine breitere
Verbindung mit dem Humerus gewinnen, so daß die
entlastete Ulna eine ähnliche Rolle spielt wie das Wadenbein.

Der Radius bleibt also stets der überwiegende Teil,
sei es, daß er, wie beim Menschen, die vielseitigere Beweglichkeit besitzt, sei es, daß er zur Hauptstütze des
Vorderarms wird. Die gekreuzte Stellung der Unterarmknochen ist eine Folge der Haltung der vorderen
Extremität, wobei der Ellenbogen nach hinten zum
Rumpf gewandt ist und die Hand in entgegengesetzter
Richtung nach vorn aufgesetzt wird. Eine solche Pronation ist für die Säugetiere als primitiv zu bezeichnen,
der Verlust des Kreiselungsvermögens aber ist ein sekundärer Zustand.

Die Membrana interossea antebrachii, die die *Margines interosseae* beider Knochen verbindet, ist im Mittelteil am stärksten. Proximal besitzt sie eine Lücke für
Gefäßdurchtritte, ferner eine Aussparung für die Tuberositas radii und die dort inserierende Bizepssehne. Diese Lücke wird von einem verstärkten Faserzug, *Chorda
obliqua,* begrenzt, der die entgegengesetzte Richtung
besitzt wie die mittleren Fasern der Membran. Die Vorstellung, daß eine Druckübertragung von einem auf
den anderen Unterarmknochen über die gespannten
Membranfasern stattfindet, trifft zumindest nach Messungen an Armpräparaten in statischen und dynamischen Belastungsversuchen nicht zu [4, 6].

Oberarm- und Unterarmknochen liegen bei gestrecktem Ellenbogengelenk nicht in einer geraden Linie; der lateralwärts offene *„Armaußenwinkel"*
(Abb. 4.8–33) beträgt nur etwa 167 bis 170°, bei der
Frau ist er kleiner als beim Mann. Bei kleinem Armaußenwinkel ist die „physiologische Abduktion des Unterarms" sehr deutlich; man spricht dann von einem
schiefen Armansatz oder einem X-Arm, *Cubitus valgus,* entsprechend dem X-Bein. Meistens wird dieser
Winkel von der Ellenbogenachse halbiert, so daß bei
der Beugung die Elle sich mit dem Oberarm deckt.

Bei geringem Grad der X-Armstellung läßt sich eine
Konstruktionsachse ziehen, die vom Krümmungsmit-
telpunkt des Humeruskopfes durch den Radiuskopf
zum Griffelfortsatz der Ulna verläuft. Diese Linie folgt
nicht der Längsachse einer der drei Armknochen, sondern überschneidet z. B. die Längsachse der Unterarmknochen in einem Winkel von etwa 20°. Wir haben
hier die Kreiselungsachse des Oberarms vor uns, die in
ihrer Verlängerung die Diagonalachse des Unterarms
bildet, um welche der Radius seine Kreiselung, *Pronation* und *Supination,* vollzieht. Bei gestrecktem Arm
können um diese gemeinsame Achse die Pro- und Supination des Unterarms durch Kreiselungen des Oberarms ergänzt und weitergeführt werden.

Der *Radius* (Abb. 4.8–34 u. 4.8–35) trägt proximal
einen Kopf, *Caput radii,* der zur Gelenkverbindung mit
dem Capitulum humeri eine tellerförmige Grube, *Fovea
articularis,* besitzt und zur Anlagerung an die Ulna eine

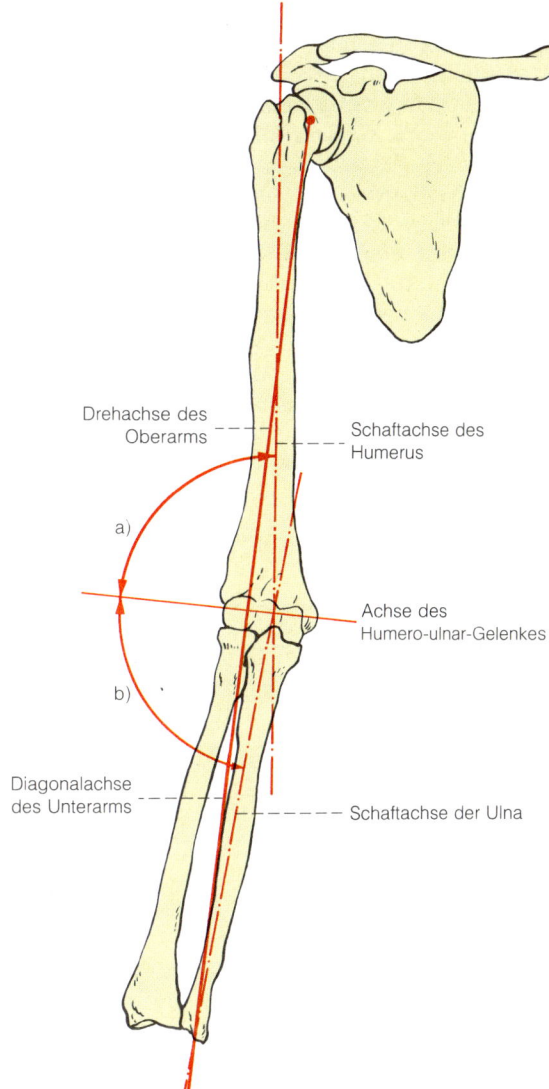

Abb. 4.8–33. Der Armaußenwinkel ist die Summe von hume-
ralem (a) und ulnarem (b) Cubitalwinkel, die in der Regel gleiche Größe haben. Die Drehachse des Oberarms geht in die
Diagonalachse des Unterarms über (Original: Prof. Dr. J. KOEB-
KE, Köln).

annähernd zylindrische Randfläche, *Circumferentia articularis,* aufweist. Der Kopf, der dorsal unter dem *Epicondylus lateralis humeri* durch die Haut getastet werden kann (was für die Feststellung einer isolierten
Kopffraktur wichtig ist), ist durch eine halsartige Einschnürung gegen den Schaft abgesetzt. Distal vom Ra-
diushals, *Collum radii,* ragt die kräftige *Tuberositas radii* (Ansatzstelle der Bizepssehne) ulnawärts vor. Der
Schaft krümmt sich von der Ulna weg und wendet ihr
eine scharfe Kante, *Margo interosseus,* zu. Das distal
stark verbreiterte Ende ist auf der Vorderfläche flach,
auf der Rückfläche etwas gewölbt und mit Gleitrinnen
für die Sehnen der Extensoren versehen. Die distale

Endfläche zeigt zwei überknorpelte Facetten, die mit zwei Karpalknochen in gelenkiger Verbindung stehen, und wird überragt von dem stumpfen Griffelfortsatz, *Proc. styloideus*. An der Berührungsstelle mit der Ulna besteht ein pfannenartiger Ausschnitt, die *Incisura ulnaris*. Die typische Radiusfraktur, deren Bruchlinie direkt oberhalb des proximalen Handgelenks verläuft, stellt den häufigsten Knochenbruch dar. Sie trifft vor allem den älteren Menschen beim Sturz auf die vorgestreckte Hand. Nicht selten wird bei der Fraktur auch der Discus articularis mitverletzt, oder es reißt der Griffelfortsatz der Elle ab, an dem der Diskus befestigt ist. Das distale Bruchende des Radius wird oftmals derart eingestaucht, daß nach Frakturheilung eine Verkürzung des Radius gegenüber der Ulna zurückbleibt.

Die *Ulna* (Abb. 4.8–34 u. 4.8–35) liegt in ganzer Ausdehnung oberflächlicher als der Radius. Ihre dorsale Kante ist nur von der Haut bedeckt.

Das proximale Ende ist zu einer Zange ausgestaltet, die mit ihrem halbmondförmigen Ausschnitt, *Incisura trochlearis*, in die Rolle des Humerus paßt. Der hintere Fortsatz der Zange ist das *Olecranon*, der vordere der *Proc. coronoideus*. Der Knorpelbelag ist beim Erwachsenen oft durch einen queren Einschnitt teilweise oder vollständig unterbrochen, lateral setzt er sich auf einen kleinen Ausschnitt fort, der als *Incisura radialis* dem Radiuskopf bei seinen Kreiselbewegungen als Pfanne dient. An der Wurzel dieses Proc. coronoideus findet sich die *Tuberositas ulnae* zur Insertion des M. brachialis. Der Schaft wendet dem Zwischenknochenraum den *Margo interosseus* zu, der dem Ansatz der Membrana interossea antebrachii dient. Distal verschmälert sich der Schaft, wird rundlich und endet in dem schwachen *Caput ulnae*, dessen Gelenkfläche sich auf den lateralen Rand fortsetzt, um die Gelenkverbindung mit der Incisura ulnaris radii aufzunehmen. An dem gegenüberliegenden Rand wird die Endfläche vom *Proc. styloideus ulnae* überragt. Das Caput sieht man als kugeli-

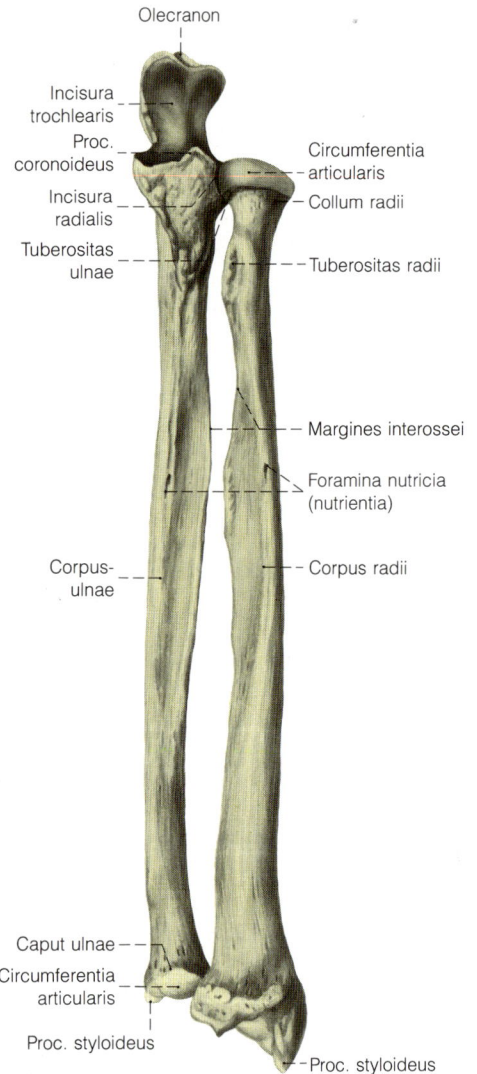

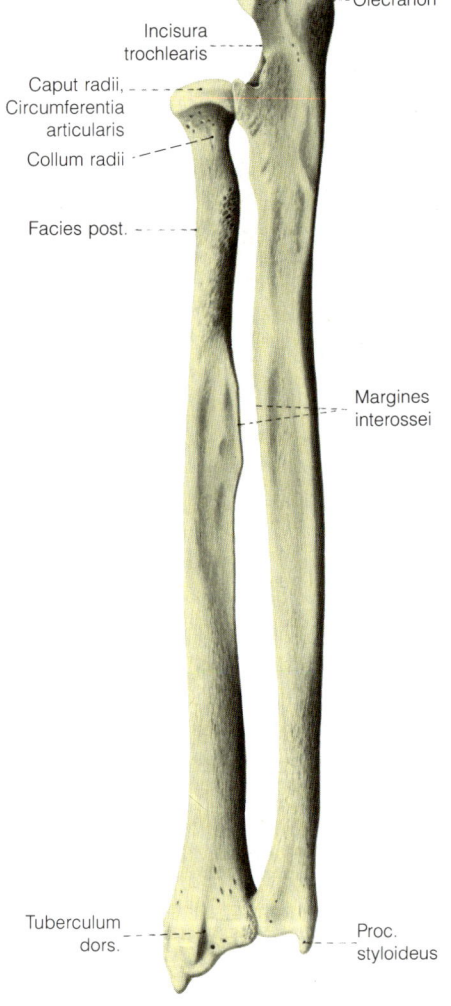

Abb. 4.8–34. Unterarmknochen des linken Arms von ventral.

Abb. 4.8–35. Unterarmknochen des linken Arms von dorsal.

gen Vorsprung, wenn man in Pronationsstellung auf seinen eigenen Handrücken blickt. Der Proc. styloideus ist auf der Handrückenseite am besten in Supinationsstellung zu fühlen.

4.8.2.2 Das Ellenbogengelenk, Articulatio cubiti, und die Verbindungen der Unterarmknochen

Das Gelenk umschließt mit seiner Kapsel die gelenkigen Verbindungen dreier Knochen. Die beiden Unterarmknochen gleiten auf der distalen Gelenkfläche des Humerus und führen hier die Beuge- und Streckbewegungen aus. Der Radius ist außerdem zu Kreiselbewegungen befähigt und besitzt demgemäß besondere Gelenkverbindungen mit der Ulna, von denen die proximale in das Ellenbogengelenk eingeschlossen ist. Verglichen mit dem Schultergelenk ist die Knochenführung starrer und zwangsläufiger; das trifft besonders für die Abteilung zu, die man als *Articulatio humero-ul-*

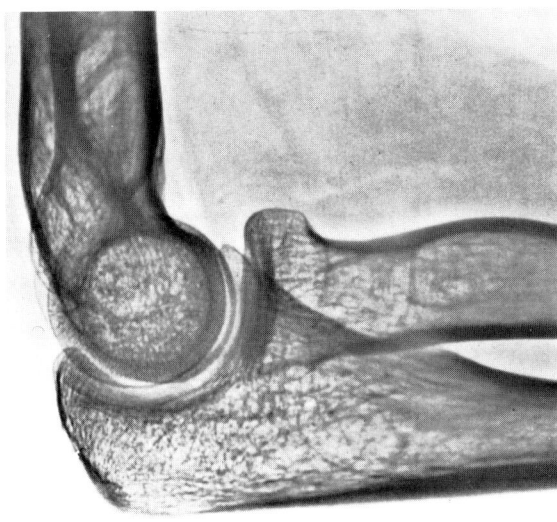

a)

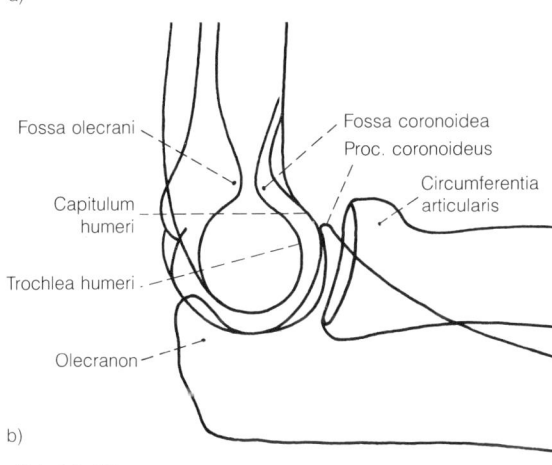

b)

Abb. 4.8–36.
a) Feinstfokus-Röntgenaufnahme des Ellenbogengelenks, radioulnarer Strahlengang. Unterarm in Beuge- und halber Pronationsstellung.
b) Bezeichnung der Knochenpunkte (aus GRASHEY/BIRKNER 1964).

naris (Abb. 4.8–36) abtrennt. Hier greift die Ellenzange mit ihrer Führungsleiste in die Hohlkehle der Trochlea humeri, so daß eines der reinsten Scharniere unseres Körpers entsteht. In allen Stellungen des Gelenks ist die Beanspruchung der beiden überknorpelten Gelenkkörper annähernd gleichmäßig. Die häufiger beim Erwachsenen anzutreffende partielle oder vollständige Unterteilung der ulnaren Gelenkfläche ist entweder auf eine im individuellen Fall gegebene Unterbeanspruchung dieses Areals oder auf eine Inkongruenz der artikulierenden Flächen zurückzuführen [14].

In der *Articulatio humeroradialis* (Abb. 4.8–37 u. 4.8–38) werden außer den Winkelbewegungen noch Kreiselungen des Radius ausgeführt. Dem Bau der Gelenkkörper nach liegt ein Kugelgelenk vor, dem aber der dritte Grad der Freiheit (die Seitenbewegungen) durch die Fesselung des Radius an die Ulna genommen ist. Der konvexe Gelenkkörper ist das halbkugelige Humerusköpfchen, das am vorderen und unteren Umfang der Humerusendfläche gelegen ist. Die flache Pfanne wird durch die Tellergrube, Fovea articularis, dargestellt. Der ulnare Rand des Radiuskopfes berührt in einem schmalen, halbmondförmigen Bezirk („Lunula obliqua") die entsprechend abgeschrägte radiale Außenkante der Humerusrolle („Sulcus capitulotrochlearis"). Durch diese Ergänzung werden die Führung beider Knochen weiter verbessert und die druckkraftübertragende Fläche vergrößert. Die Beanspruchung des Humeroradialgelenks ist nach experimentellen Untersuchungen größer als die des Humero-ulnargelenks [4].

In der *Articulatio radio-ulnaris proximalis* (Abb. 4.8–36 u. 4.8–37) gleitet die überknorpelte Circumferentia articularis radii in der Incisura radialis ulnae. Durch das *Lig. annulare [anulare] radii*, das mit der Gelenkkapsel verbunden ist, wird die kleine überknorpelte Pfanne zu einem Ring ergänzt (Abb. 4.8–39). In diesem Ring dreht sich der Kopf um eine Achse, die durch die Mitte des Speichentellers geht, dem Speichenhals folgt, dann den Zwischenknochenraum schräg durchquert und radialwärts vom Griffelfortsatz der Elle austritt (Abb. 4.8–39). Diese schon früher erwähnte diagonale Unterarmachse steht senkrecht auf der queren Scharnierachse des Ellenbogengelenks. Der Radius liegt am Ellenbogengelenk mehr nach der Beugeseite hin, die Ulna mehr nach der Streckseite.

Bei Speichendrehungen kreist gleichzeitig der Speichenteller auf dem Oberarmköpfchen, und es ist damit verständlich, daß das Humeroradialgelenk kein einfaches Scharnier sein kann. Schließlich schleift noch der Tellerrand auf dem abgeschrägten Randwulst der Humerusrolle, und wenn Bewegungen um beide Achsen gleichzeitig stattfinden, verhalten sich diese Rollenränder wie zwei Kegelräder, die sich gegeneinander bewegen.

Die *Gelenkkapsel* umgreift die überknorpelten Gelenkenden der drei Knochen, dazu die Obergelenkgruben, in die bei Beugung und Streckung die Fortsätze der Unterarmknochen eintauchen (Abb. 4.8–40). Die

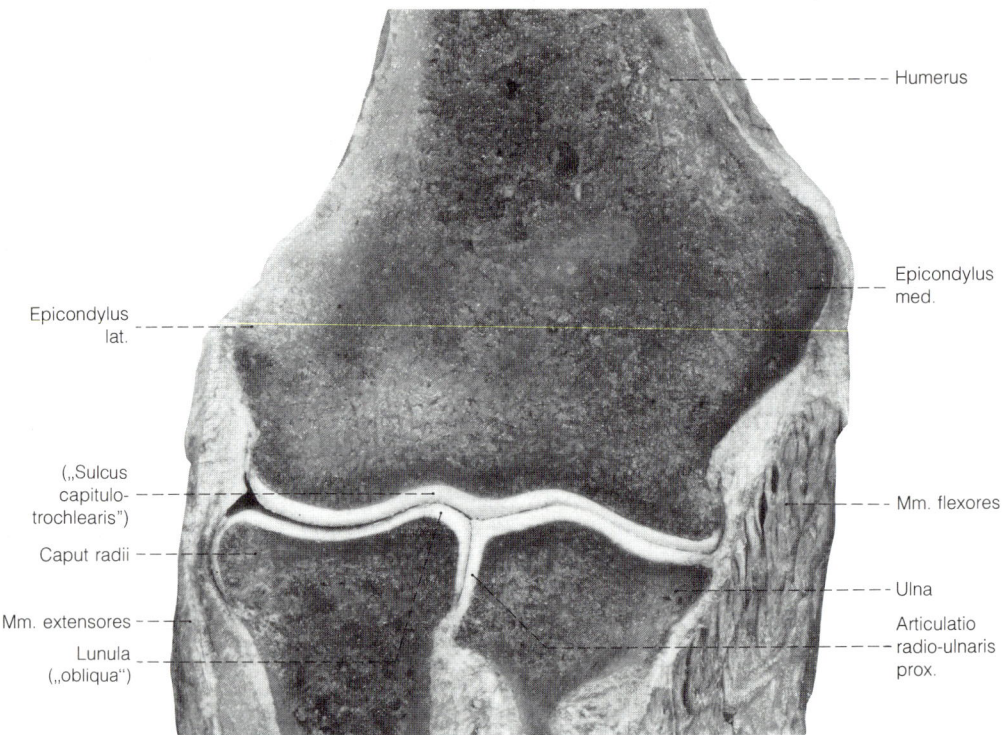

Humerus

Epicondylus med.

Epicondylus lat.

Mm. flexores

("Sulcus capitulo-trochlearis")

Caput radii

Ulna

Mm. extensores

Articulatio radio-ulnaris prox.

Lunula ("obliqua")

Abb. 4.8–37 Flachschnittpräparat eines rechten Ellenbogengelenks (Original: Prof. Dr. J. Koebke, Köln).

Epicondylen des Humerus sowie die Muskelansätze an Radius und Ulna bleiben außerhalb des Gelenks. Bei entzündlichen Ergüssen wird unwillkürlich eine mittlere Beugestellung eingenommen. Dabei quillt die Kapsel zu beiden Seiten des Olecranons vor und ist

hier am leichtesten sicht- und fühlbar, da an dieser Stelle die Kapselwand der Haut am nächsten liegt.

Bei Beugung legt sich die vordere, bei Streckung die hintere Kapselwand in Falten (Abb. 4.8–40); durch abgezweigte Fasern von Brachialis und Trizeps sollen diese Falten am Einklemmen gehindert werden. Für die Füllung der bei Bewegungen jeweils freiwerdenden Gelenkgruben am Humerus stehen Fettpolster der Membrana synovialis [Stratum synoviale] zur Verfügung.

Die zu einem Scharniergelenk gehörenden Seitenbänder strahlen fächerförmig von den Epicondylen des Humerus aus. Das *Lig. collaterale ulnare* ist das stärkere von beiden und verhindert die seitliche Ablenkung der

Humerus

Ansatz der Gelenkkapsel

Fossa coronoidea

Trochlea humeri

Fossa radialis

Epicondylus lat.

Capitulum humeri

Epicondylus med.

Lig. collaterale radiale

Lig. annulare [anulare] radii

Lig. collaterale ulnare

Tendo musculi bicipitis brachii

Proc. coronoideus

Bursa bicipitoradialis

Radius

Ulna

Abb. 4.8–38. Rechtes Ellenbogengelenk von vorn, Gelenkkapsel entfernt.

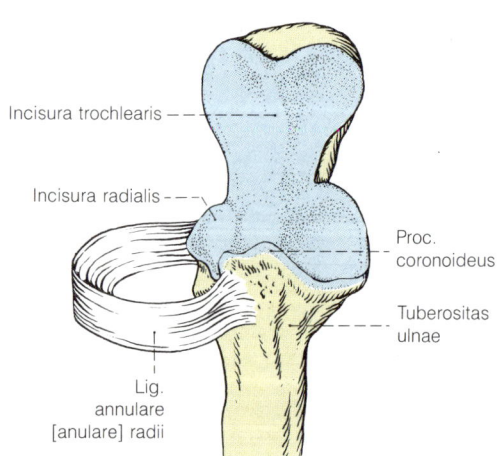

Incisura trochlearis

Incisura radialis

Proc. coronoideus

Tuberositas ulnae

Lig. annulare [anulare] radii

Abb. 4.8–39. Proximaler Teil der Ulna mit dem Ringband des Radius.

Ulna. Die Ursprungslinie am Humerus wird von der queren Gelenkachse geschnitten. Der vordere Bandstreifen entspringt vor der Drehachse und ist besonders bei der Streckung gespannt, er hat aber auch Anteile, die sich bei keiner Stellung entspannen; der hintere Bandstreifen wird bei Beugung gespannt. Die beiden Schenkel sind an der Ulna durch Querzüge verbunden. Das *Lig. collaterale radiale* (Abb. 4.8–38) ist entsprechend der größeren Beweglichkeit des Radius so angelegt, daß es die Kreiselung des Radius nicht hindert. Es verhält sich wie ein Seitenband der Ulna, das dem Radius ausweicht, indem es vor und hinter ihm zur Ulna zieht. Vorderer und hinterer Schenkel sind durch das Ringband der Quere nach verbunden. Auf diese Weise sind auch im Bandapparat die zwei Freiheitsgrade des Radius berücksichtigt.

Auch der Abschluß der Gelenkhöhle unter dem Ringband behindert die Drehung des Radius nicht. Diese Verschlußmembran, *Recessus sacciformis*, die ringsum am Radius haftet, ist so weit ausgebuchtet, daß sie bei den Drehungen des Radius torquiert werden kann, ohne die Bewegung zu hemmen. Bei Injektionen quillt sie unter dem Lig. annulare [anulare] radii hervor, bei der Präparation wird die dünne Wand leicht verletzt.

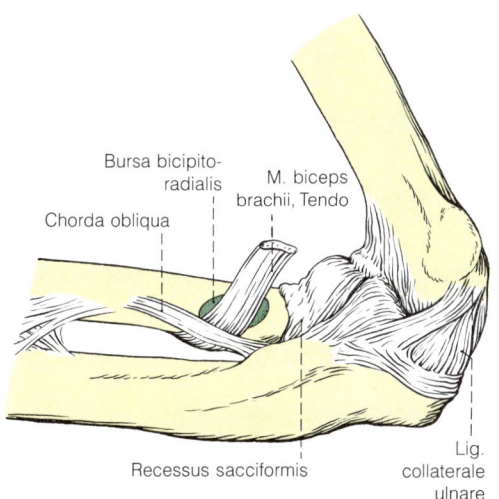

Abb. 4.8–40. Rechtes Ellenbogengelenk in Beugestellung von medial.

4.8.2.3 Articulatio radio-ulnaris distalis

Die ulnare Schmalseite des distalen Radiusendes trägt eine überknorpelte Längsrinne, *Incisura ulnaris*, mit der es an der gegenüberliegenden *Circumferentia articularis* der Ulna gleitet. Dabei dreht sich das distale Radiusende wie ein Türflügel um den Ulnakopf als Angel, und dieser Bewegung muß die Hand folgen. Zwischen Ulna und Handwurzel liegt der dreieckige *Discus articularis* (Abb. 4.8–55), dessen Basis am Radius wurzelt, dessen Spitze am Processus styloideus ulnae und in einer grubigen Vertiefung an dessen radialer Basis befestigt ist. Bei seiner Drehung nimmt der Radius den Diskus mit, so daß dieser auf der distalen Endfläche

des Ellenkopfes, *Caput ulnae*, gleitet. Zur Bildung dieser distalen Endfläche biegt der Gelenkspalt fast rechtwinklig um. Die Kapsel setzt an den Gelenkrändern und am Diskus an und ist wie im proximalen Radio-ulnargelenk so ausgedehnt, daß sie genügend Reservefalten hat, um die Bewegungen des Radius freizugeben.

4.8.2.4 Beugen und Strecken im Ellenbogengelenk

Die Achse des Scharniers geht durch die Mitte des Oberarmköpfchens und bleibt unterhalb der Epicondylen. Bei Beugung und Streckung bewegen sich beide Unterarmknochen gemeinsam; der Radius ist mit dem Ringband an die Ulna gefesselt und muß ihre Bewegungen mitmachen. Bei voller Streckung ist der Arm gerade gestreckt, d. h. Oberarm und Unterarm bilden einen Winkel von 180°. Eine Überstreckung kommt bei Frauen häufiger vor als bei Männern und ist fast die Regel bei Kindern, bei denen die Fortsätze der Ulnazange noch schwächer entwickelt sind. Umgekehrt sollen bei kräftigen Individuen die Zangenhaken besonders stark entwickelt sein und eine Einschränkung des Bewegungsumfangs bewirken können. Bei äußerster Beugung schließen Ober- und Unterarm einen Winkel von 40° ein, dabei entsteht in der dünnen Haut der Ellenbeuge eine Beugefalte, die etwa 2 cm oberhalb des Gelenkspalts liegt. Die Hemmung der Bewegung geschieht durch Muskeln, durch Gelenkbänder und erst in letzter Linie durch das Anschlagen der Zangenhaken in die vordere bzw. hintere Gelenkgrube des Humerus. Bei der Beugung bremst auch das Polster der Beugemuskeln, die etwas gepreßt werden.

Luxationen treten – trotz der guten Knochenführung – vor allem im Humero-ulnargelenk auf. Beim Kleinkind kann durch ruckartigen Zug der noch nicht voll ausgebildete Radiuskopf aus dem noch schwachen Ringband luxieren. In der Gliederkette des Arms wird das Ellenbogengelenk am ausgiebigsten bewegt, zu-

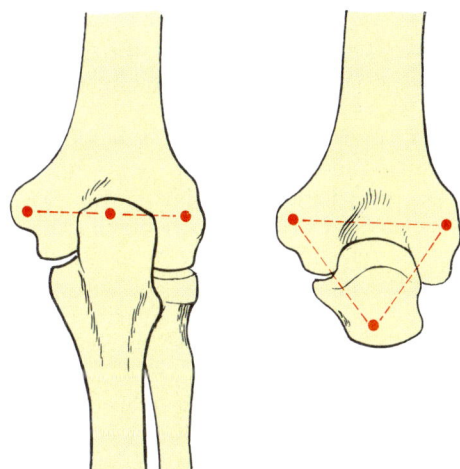

Abb. 4.8–41. Knochen des Ellenbogengelenks von dorsal. In Streckstellung liegen die Epicondylen des Humerus und des Olecranon auf einer Linie, in Beugestellung bilden sie ein gleichschenkliges Dreieck.

gleich ist es das Gelenk, das bei einem Ausfallen am schlechtesten durch andere Gelenke kompensiert werden kann. Wenn das Ellenbogengelenk nicht mehr beweglich ist, können auch die Muskeln der Hand und der Finger nur mit Einschränkungen gebraucht werden, auch wenn sie voll erhalten sind. Die Verletzungen des Ellenbogengelenks lassen sich von der Streckseite aus am besten feststellen. Die drei am meisten vorspringenden Knochenpunkte, das Olecranon und die beiden Epicondylen, müssen, von hinten betrachtet, in Streckstellung in einer geraden Linie liegen, in Beugestellung bilden sie ein gleichschenkliges Dreieck. Abweichungen von dieser Regel zeigen eine krankhafte Verschiebung der Knochenenden an (Abb. 4.8–41).

4.8.2.5 Muskeln des Oberarms

M. biceps brachii
M. coracobrachialis
M. brachialis
M. triceps brachii

Beuger und Strecker des Ellenbogengelenks sind vor und hinter dem Humerus verteilt. Die einander gegenüberliegenden Muskelgruppen sind geschieden durch die *Septa intermuscularia brachii mediale et laterale* (s. Abb. 4.8–42), die als eine sehnige Fortsetzung des Skeletts die Ursprungsflächen in der distalen Hälfte des Humerus verbreitern. Diese Septen strahlen von der Oberarmfaszie zu den beiden seitlichen Kanten des Hu-

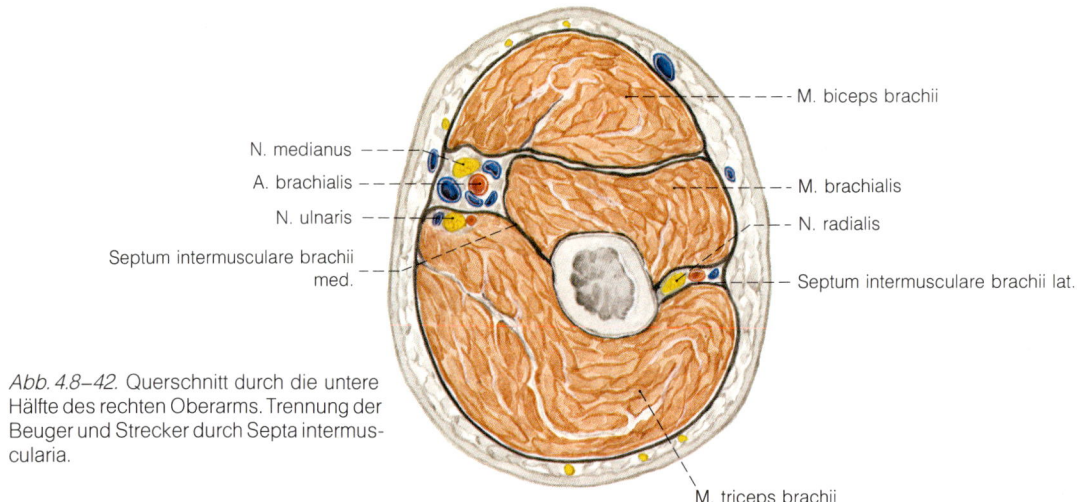

Abb. 4.8–42. Querschnitt durch die untere Hälfte des rechten Oberarms. Trennung der Beuger und Strecker durch Septa intermuscularia.

N. medianus
A. brachialis
N. ulnaris
Septum intermusculare brachii med.

M. biceps brachii
M. brachialis
N. radialis
Septum intermusculare brachii lat.

M. triceps brachii

Kurze Zusammenfassung

Das Ellenbogengelenk umschließt drei Gelenke: 1. *Articulatio humero-ulnaris,* die Incisura trochlearis ulnae umfaßt die Trochlea humeri (Scharniergelenk). 2. *Articulatio humero-radialis,* die Tellergrube des Radius artikuliert mit Capitulum humeri (zwei Grade der Freiheit). 3. *Articulatio radio-ulnaris proximalis,* die Circumferentia articularis radii gelenkt mit der Incisura radialis ulnae und dem Lig. annulare [anulare] radii (Radgelenk). Gelenkkapsel umfaßt diese drei Gelenke, wölbt sich als Recessus sacciformis unter das Lig. annulare [anulare] radii, quillt bei Erguß seitlich vom Olecranon vor, *Ligg. collaterale radiale et ulnare.* Entspannungslage: leichte Beugung. Bei Streckung bilden Ober- und Unterarm einen Winkel von 180°, bei Beugung von 40°. Bei Streckung müssen die Epicondylen und das Olecranon in einer Linie liegen, bei Beugung bilden sie ein gleichschenkliges Dreieck.
Articulatio radio-ulnaris distalis: die Incisura ulnaris radii dreht sich um die Circumferentia articularis ulnae. Dreieckiger *Discus articularis* zwischen Ulna und Handwurzel.

merus und verbreitern sich gegen die Epicondylen; das Septum intermusculare brachii mediale ist das stärkere.

Zweiköpfiger Armmuskel, *M. biceps brachii* (Abb. 4.8–43), ist jedem Laien bekannt, da der bei der Kontraktion vorspringende Bizepswulst als Sinnbild der Muskelkraft gilt. Der lange Kopf, *Caput longum,* der nur in bezug auf seine Sehne der längere ist, entspringt vom Tuberculum supraglenoidale scapulae und vom Labrum glenoidale der Gelenkpfanne. Die abgeplattete Sehne schmiegt sich innerhalb der Gelenkhöhle dem Oberarmkopf an und verläßt das Gelenk im Sulcus intertubercularis, umgeben von einer röhrenförmigen Scheide der Gelenkinnenhaut, *Vagina tendinis intertubercularis.* Die Sehne benutzt den Oberarmkopf als Hypomochlion und hat eine ähnliche Haltefunktion wie das benachbarte Lig. coracohumerale, da sie in der Grundstellung den Kopf gegen das Widerlager des unteren Pfannenrandes andrückt und so den Kopf in der Pfanne hält. Die Tatsache, daß bei herabhängendem Arm das Caput longum schon sehr stark gedehnt ist, kommt dieser Funktion zugute.

Der kurze Kopf, *Caput breve*, entspringt gemeinsam mit dem M. coracobrachialis mit kurzer Sehne vom Processus coracoideus scapulae. Das Muskelfleisch

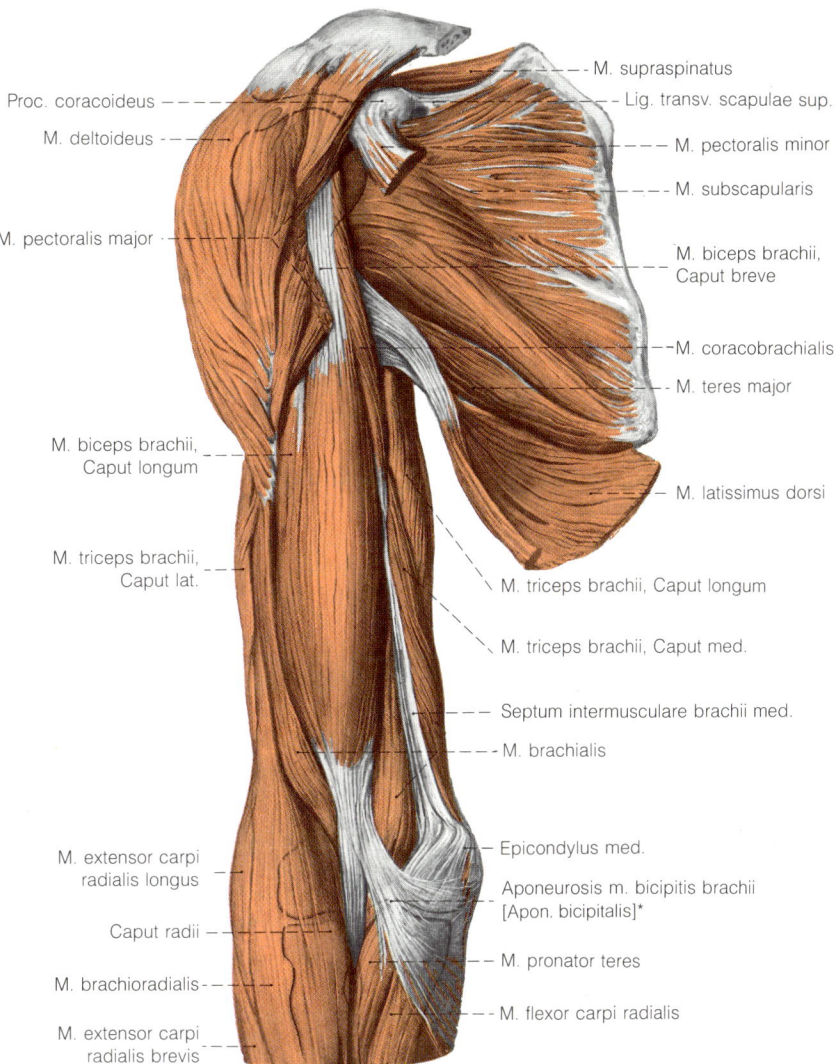

Proc. coracoideus

M. deltoideus

M. pectoralis major

M. biceps brachii, Caput longum

M. triceps brachii, Caput lat.

M. extensor carpi radialis longus

Caput radii

M. brachioradialis

M. extensor carpi radialis brevis

M. supraspinatus

Lig. transv. scapulae sup.

M. pectoralis minor

M. subscapularis

M. biceps brachii, Caput breve

M. coracobrachialis

M. teres major

M. latissimus dorsi

M. triceps brachii, Caput longum

M. triceps brachii, Caput med.

Septum intermusculare brachii med.

M. brachialis

Epicondylus med.

Aponeurosis m. bicipitis brachii [Apon. bicipitalis]*

M. pronator teres

M. flexor carpi radialis

Abb. 4.8–43. Muskeln der rechten Schulter und des Oberarms auf der Beugeseite. *Konventionelle Bezeichnung: Lacertus fibrosus.

entwickelt sich etwa in gleicher Höhe mit dem langen Kopf. Der aus der Verschmelzung beider Köpfe gebildete Muskelbauch gleitet auf dem M. brachialis und entläßt in der Ellenbeuge zwei Sehnen, von denen die eine radialwärts, die andere ulnarwärts abbiegt. Die Hauptsehne geht zum hinteren Rand der Tuberositas radii, während zwischen dem vorderen Teil dieses Höckers und der verbreiterten Sehne ein Schleimbeutel, *Bursa bicipitoradialis* (Abb. 4.8–38), den Druck verteilt und den wechselnd großen Raum zwischen Sehne und Knochen einnimmt. Die Nebensehne zieht als *Aponeurosis m. bicipitis brachii* [Aponeurosis bicipitalis] (= *Lacertus fibrosus* der älteren Terminologie) ulnarwärts in die Faszie des Unterarms und gewinnt damit eine ausgebreitete Angriffsfläche am ganzen Unterarm.

Der Bizeps überspringt Schulter- und Ellenbogengelenk, er ist ein zweigelenkiger Muskel. Beide Köpfe wirken bei festgestelltem Ellenbogengelenk auf das Schultergelenk als Vorheber und Innenrotatoren, der lange Kopf ist außerdem ein Seitheber, wenn der Arm außenrotiert und supiniert ist. Der kurze Kopf, der medial von der Abduktionsachse bleibt, kann leicht adduzieren. Die weitaus größere Wirkung betrifft das Ellenbogengelenk; hier ist der ganze Muskel ein *Beuger* und Auswärtsdreher, *Supinator*, des Unterarms. Die Supinationswirkung kommt dadurch zustande, daß bei der Pronation die Hauptsehne passiv um den Radius gewickelt wird, so daß der Muskel von dieser Stellung aus eine aktive Rückdrehung bewirken kann (Abb. 4.8–51). Wenn man bei gebeugtem Ellenbogengelenk den Unterarm proniert, wird die Bizepskugel nach distal gezogen und abgeflacht; bei Supination steigt sie wieder höher, der Muskel zieht sich zusammen.

Da der Bizeps im wesentlichen drei Bewegungen vollziehen kann: Vorheben des Oberarms, Beugen und Supinieren des Unterarms, wird er nicht alle drei Gelenke gleichzeitig vollkommen ausnutzen können, weder bei äußerster Verkürzung noch bei äußerster Dehnung. Es ist vielmehr zu erwarten, daß für die Bewegung bei einem Gelenk die beiden anderen Gelenke eine Hilfestellung geben müssen. So wird die stärkste Wirkung bei der Beugung im Ellenbogengelenk erzielt, wenn der Unterarm supiniert ist und der Oberarm herabhängt oder nach hinten geführt ist, weil dabei die Bizepsköpfe gedehnt werden. Wenn wir ein schweres Gewicht heben, stellen wir den Ellenbogen nach hinten. Dabei führen wir die Last zugleich unter den Aufhängepunkt.

Der Bizeps kann auch aus pronierten Stellungen beugen, jedoch nur dann, wenn die Hand durch die Pronatoren festgehalten wird. Für die Supination hat der Bizeps das größte Moment bei rechtwinkliger Beugung im Ellenbogengelenk, daher wird diese Stellung unwillkürlich eingenommen bei drehenden Bewegungen wie beim Korkenziehen usw. Dabei wird der Oberarm gleichzeitig nach hinten seitlich geführt, wodurch der durch Bewegung im Ellenbogengelenk bereits verkürzte Muskel wieder etwas gedehnt wird.

Betrachten wir schließlich die Arbeit des Bizeps am Schultergelenk, ergibt sich, daß er durch eine starke Beugung im Ellenbogengelenk sich schon so weit verkürzt hat, daß er im Schultergelenk nur noch eine geringe Vorhebung bewirken kann und daß er bei völlig gestrecktem Unterarm so weit gedehnt ist, daß er der stärksten Rückhebung des Oberarms einen Widerstand entgegensetzt.

Für die Arbeit am Ellenbogengelenk wird somit der Bizeps in eine günstige Lage versetzt, wenn der Oberarm herabhängt oder nach hinten seitlich gehoben wird. Das Moment für Supination und weitere Beugung ist am größten bei rechtwinkliger Beugung des Unterarms.

Bei der rechtwinkligen Beugung des Unterarms hat der Muskel den größten Abstand von der Achse des Ellenbogengelenks, er hebt sich also von seiner Unterlage ab und gibt damit dem unter ihm liegenden M. brachialis den Raum frei für dessen Dickenentfaltung bei der Kontraktion.

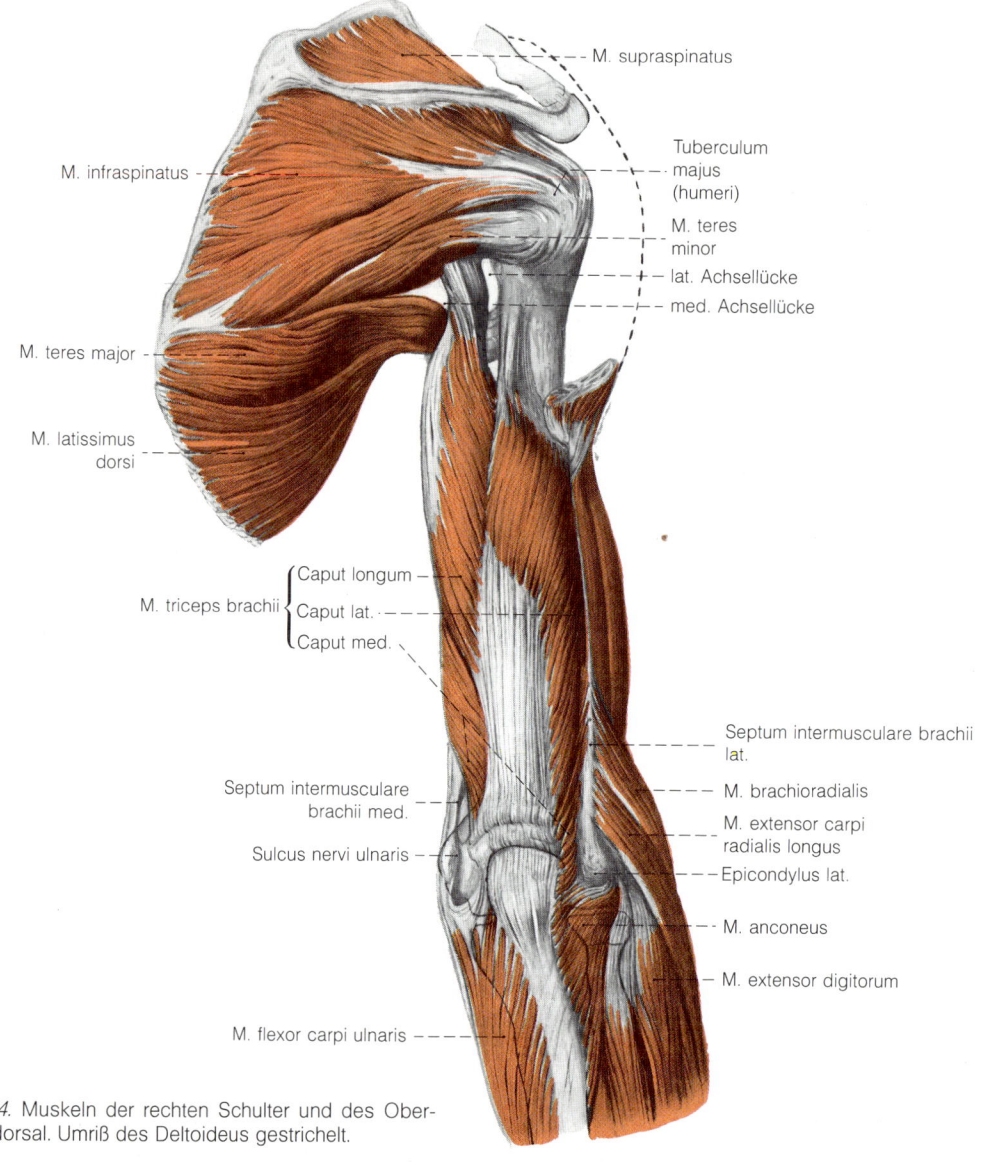

Abb. 4.8–44. Muskeln der rechten Schulter und des Oberarms von dorsal. Umriß des Deltoideus gestrichelt.

Zu beiden Seiten des Muskelbauchs verlaufen charakteristische Längsfurchen, *Sulcus bicipitalis medialis [ulnaris]* und *lateralis [radialis]*, von denen die mediale tiefer ist und eine Rinne für die großen Armgefäße abgibt (Abb. 4.8–43).

Von den überaus zahlreichen Varietäten des Muskels sei nur das häufige Vorkommen eines dritten Kopfes erwähnt, der vom Humerus, der Scapula oder den benachbarten Weichteilen entspringen kann.

Innervation: N. musculocutaneus (manchmal N. medianus).

M. coracobrachialis (Abb. 4.8–43). Wie der Name ausdrückt, zieht der Muskel vom Processus coracoideus scapulae zum Humerus, wo er distal von der Crista tuberculi minoris inseriert. Der schlanke Muskelbauch liegt hinter dem kurzen Bizepskopf und überragt ihn etwas nach medial. Bei erhobenem Arm wird er durch die Haut sichtbar und führt an seiner Innenseite das Gefäßnervenbündel des Oberarms. Häufig überbrückt der Muskel mit einer Sehnenarkade die Insertion des M. latissimus dorsi. Vom N. musculocutaneus, der ihn innerviert, wird er in den meisten Fällen schräg durchbohrt.

Der Coracobrachialis gehört zu den Schultermuskeln und wirkt nur auf das Schultergelenk. Er wird aus topographischen Gründen bei den Muskeln des Oberarms eingereiht. Der Muskel kann den Arm ein wenig vorheben und anziehen. Bei der Erhebung nach hinten wird er gedehnt, bei herabhängendem Arm befindet er sich in Mittelstellung. Bei feststehendem Arm kann er das Schulterblatt mit seinem unteren Winkel etwas vom Thorax abheben. Er fixiert vor allem den Kopf in der Schulterpfanne.

Armbeuger, *M. brachialis* (Abb. 4.8–43). Der Ursprung beginnt in Höhe des Ansatzes des Deltamuskels, den er mit zwei Zacken umfaßt, greift nach abwärts auf die Vorderfläche des Humerus und dehnt sich auch auf die Septa intermuscularia brachii aus. Der nach distal stärker werdende Muskelbauch nimmt auf seiner Vorderfläche in einer Vertiefung den Bizeps auf, während an der lateralen Seite in einer Rinne der M. brachioradialis sich einbettet. Zwischen den beiden letzten Muskeln verläuft der N. radialis, der häufig die laterale Portion des Brachialis versorgt. Die oberflächlich gelegene Endsehne inseriert an der Tuberositas ulnae.

Die beugende Wirkung des Brachialis auf das Scharnier des Humeroulnargelenks ist das klassische Beispiel für die Wirkungsweise eines Beugemuskels. Er hat nur einen kurzen Hebelarm und erzielt daher schon bei einer Verkürzung von 1 cm einen Ausschlag von 20 cm an der Hand. Durch Pro- oder Supinationsstellungen des Unterarms kann der Brachialis nicht beeinflußt werden. Er kann zweiseitig wirken, d. h., er bewegt auch den Humerus auf die Ulna zu, wobei der Oberarm im Schultergelenk eine rückwärtige Bewegung ausführt. Diese Bewegung ist für den Bizeps günstig, der mehr beugende Kraft für das Ellenbogengelenk übrig hat, wenn er vom Schultergelenk aus gedehnt wird. So ergänzen sich Brachialis und Bizeps.

Ferner können die im Blickfeld der Augen arbeitenden Hände besser auf den Körper zu geführt werden und dabei den gleichen Abstand voneinander halten, wenn der Oberarm zurückgeht. Auch beim Tragen einer Last mit angewinkeltem Unterarm geht der Oberarm unwillkürlich zurück.

Innervation: N. musculocutaneus, der laterale Teil meist vom N. radialis; bei einer Lähmung des Musculocutaneus spielt aber die zweite Innervation praktisch meist keine Rolle.

Dreiköpfiger Armstrecker, *M. triceps brachii* (Abb. 4.8–27 u. 4.8–44). Von den drei am Ursprung getrennten Köpfen sind zwei kurz und eingelenkig, einer ist lang und zweigelenkig.

Das *Caput mediale*, das zugleich am tiefsten liegt, benutzt fast die ganze Hinterfläche des Humerus, distal vom Sulcus nervi radialis, mit dem kräftigen Septum intermusculare brachii mediale als Ursprung. Von den beiden übrigen Köpfen bedeckt, quillt er am stärksten an der medialen Seite hervor. Er erreicht über dem Ellenbogengelenk auch noch das Septum intermusculare brachii laterale. Die oberen Fasern sind lang und steil gestellt, die unteren verlaufen schräg und schließlich fast quer zu der gemeinsamen Endsehne (Abb. 4.8–45).

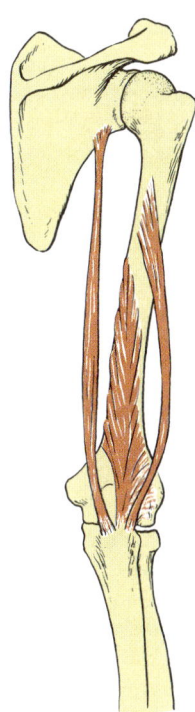

Abb. 4.8–45. Schema der Trizepsköpfe (künstlich getrennt).

In der unmittelbaren Fortsetzung der quergestellten Fasern liegt der *M. anconeus*, der vom Epicondylus lateralis und der Gelenkkapsel ausgehend zum Olecranon und dem äußeren Rande der Ulna verläuft. Der Muskel hat sich vom medialen Trizepskopf aus zwischen die Streckmuskeln des Unterarms vorgeschoben.

Innervation: N. radialis.

Das *Caput laterale* liegt oberflächlich, bedeckt einen Teil des medialen Kopfes und entspringt an einem langen, schmalen Streifen, der proximal vom Sulcus nervi radialis liegt und bis zum Tuberculum majus hinaufreichen kann. Der N. radialis ist die Grenzscheide zwischen den beiden kurzen Köpfen.

Das *Caput longum* besitzt die längsten Muskelfasern, aber den geringsten Querschnitt. Es entspringt vom Tuberculum infraglenoidale scapulae sowie von einem daran anschließenden Teil des axillaren Randes, *Margo lateralis*, der Scapula.

Der lange Kopf weicht von der Längsachse des Humerus nach medial ab, legt sich dorsal auf den Teres major, der ihn wie ein Hypomochlion verstellen kann. Mit der Sehne des Latissimus ist die Sehne des langen Kopfes durch eine Faserbrücke verbunden.

Die drei Köpfe strahlen zu der kräftigen Endsehne, die teilweise als Sehnenspiegel auf der Rückseite sichtbar wird, am Olecranon inseriert und darüber hinaus auch in die Faszie des Unterarms ausstrahlt. Diese Ausstrahlung kann ähnlich wie die Aponeurosis m. bicipitis brachii [Apon. bicipitalis] als Nebensehne betrachtet werden; sie verdeckt den M. anconeus und bedeutet eine Verteilung des Kraftangriffs.

Der Trizeps ist vor allem mit seinem Caput mediale der einzige Strecker am Ellenbogengelenk und greift nur an der Ulna an, daher muß bei der Streckung der Radius passiv mitgenommen werden. Der lange Kopf wirkt bei der Rückführung des Arms aus vorgehobener Stellung gering.

Nach elektromyographischen Befunden bleibt der lange Kopf an der Streckung des Ellenbogengelenks unbeteiligt, wenn diese nicht gegen einen Widerstand ausgeführt wird.

Durch seine Wirkung auf beide Gelenke kann er die Ausführung einer bestimmten äußeren Arbeitsleistung zweckmäßig unterstützen. So wird er bei der Vor- oder Seithebung des Arms passiv gespannt und wirkt stärker auf das Ellenbogengelenk als etwa bei herabhängendem Arm. Daher wirkt er besonders stark bei Ausführung eines Schlags, wenn der erhobene, im Ellenbogengelenk gebeugte Arm heruntersaust; kraftlos ist der Faustschlag, wenn der Oberarm herabhängt. Bei Hebung des Arms nach hinten innen ist der lange Kopf bereits maximal verkürzt, so daß er bei dieser Stellung auf das Ellenbogengelenk machtlos ist. Ein Vorstoßen der Faust wird daher aus dieser Stellung heraus nicht wirkungsvoll.

Bei der Streckung wird der Abstand der Endsehne am Olecranon vom Humerusschaft doppelt so groß wie bei der Beugung. Dadurch wird dem Muskel Raum zur Entfaltung gegeben, gleichzeitig wächst sein Hebelarm.

Bei starker ruckartiger Dehnung des Trizeps, wie beim Werfen schwerer Gegenstände, kann es zum Abriß der Ellenbogenspitze kommen. Wenn dann die Nebensehne erhalten bleibt, ist die Streckung noch in

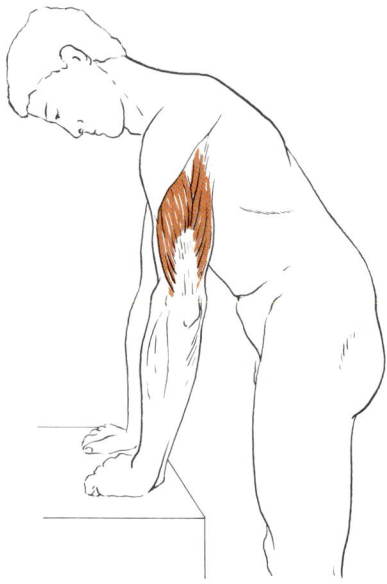

Abb. 4.8–46. Der Trizeps verhindert das Einknicken des Ellenbogengelenks beim Aufstützen.

beschränktem Umfang möglich. Zwischen dem Olecranon und der Haut liegt ein Schleimbeutel, der den vorspringenden Knochenpunkt vor ungedämpftem Druck schützt und keine Verbindung mit dem Gelenk besitzt. Zuweilen liegt auch zwischen der Trizepssehne und dem Olecranon ein Schleimbeutel.

Innervation: N. radialis.

Beim Zusammenwirken der Ellenbogenmuskeln ist zu beachten, daß bisher nur die Beugemuskeln am Oberarm besprochen wurden; dazu kommen noch die Unterarmmuskeln, die z. T. auch am Ellbogengelenk Arbeit leisten. Es sind das in absteigender Reihe die Mm. brachioradialis, pronator teres, extensor carpi radialis longus. Sie alle liegen noch vor der Beugeachse des Ellenbogengelenks und werden gemeinsam mit den Unterarmmuskeln behandelt. Durch das Hinzukommen dieser Hilfsmuskeln erhalten die Beuger ein Übergewicht über die Strecker, so daß beide im Verhältnis von 1,6 : 1 stehen. Daher kommt es, daß in der Ruhehaltung der herabhängende Arm im Ellenbogengelenk leicht gebeugt ist. Durch die Kombination der Wirkung von Ober- und Unterarmmuskeln bei der Beugung des Ellenbogengelenks wird die Größe der Querschnittsbeanspruchung der Knochen erheblich herabgesetzt. Zur Erfüllung der kinetischen Aufgabe allein wäre diese Doppelbesetzung durch Muskeln nicht notwendig. Sie hat aber zur Folge, daß sowohl am Humerus als auch am Unterarmskelett die durch eine Last hervorgerufene Biegebeanspruchung auf der ganzen Länge der Knochen wesentlich erniedrigt wird (Prinzip der Zuggurtung, s. Kap. 3.3).

Wenn wir durch das Nervensystem die Spannung der Beuger und Strecker gleich hoch einregulieren, können wir den Arm in jeder Stellung versteifen. Überwiegt die Spannung einer Muskelgruppe, erfolgt eine Bewegung.

Auch die Schwerkraft kann im Ellenbogengelenk Bewegungen ausführen. Wenn man den Oberarm senkrecht hebt, sinkt der Unterarm durch seine Schwere herunter, falls nicht der Trizeps ihn durch seine Spannung festhält. Eine Trizepslähmung wird man am leichtesten in dieser Stellung erkennen. Die Streckerlähmungen sind aber viel weniger störend als die Lähmung der Beuger, weil gewöhnlich der Arm herabhängt und der Unterarm durch die Schwerkraft gestreckt werden kann, während bei den Beugern eine Unterstützung durch die Schwerkraft nur bei erhobenem Arm in Frage kommt.

Beim Aufstützen des Körpers auf die Hände, wie beim Stütz am Barren, muß der Trizeps das Einknicken im Ellenbogengelenk verhindern (s. Abb. 4.8–46) oder aus der Beugestellung heraus durch eine erhöhte Spannung den Arm gerade strecken (Abb. 4.8–30). Bei der letzteren Bewegung wird der Oberarm nach vorn geführt durch den lateralen und medialen Trizepskopf, die auf das Schultergelenk wirken, obwohl sie es nicht überspringen.

Das Ellenbogengelenk, von dem wir bisher nur die Scharnierbewegungen besprochen haben, kann um einen Grad der Freiheit bereichert werden durch das Hinzutreten der Drehbewegungen um die Diagonalachse des Unterarms.

4.8.2.6 Pronation und Supination (Abb. 4.8–47)

Unter Pronation versteht man jene Bewegung des Radius und ihm folgend der Hand, durch die die Daumenseite auf den Körper zu, nach innen, gewendet wird. Nach dieser Innenwendung sind die Unterarmknochen gekreuzt, der Handrücken ist nach oben gerichtet.

Wenden wir die Daumenseite nach außen, führen wir die Supination (Abb. 4.8–47) aus, nach deren Beendigung die Unterarmknochen parallel stehen und man bei gebeugtem Unterarm in die Hohlhand hineinsieht.

In der Neutralnullstellung, bei der bei herabhängendem Arm der Handteller der Außenseite des Oberschenkels zugewandt ist, haben die beiden Unterarmknochen die größte Entfernung voneinander. Die Membrana interossea ist dann in ihrem Mittelabschnitt straff gespannt.

Bei Brüchen beider Unterarmknochen wird man in einer Stellung, bei der die Handfläche der Brust anliegt, einschienen, weil in allen anderen Stellungen die Unterarmknochen einander näherkommen und die Gefahr besteht, daß sie durch die Kallusmassen miteinander verwachsen. Im letzteren Fall wäre die Gebrauchsfähigkeit der Hand stark beeinträchtigt, da bei gebeugtem Unterarm jede Drehbewegung der Hand um eine Längsachse aufgehoben wäre.

Der Spielraum für die reinen Umwendbewegungen der Hand beträgt aktiv 120 bis 140°. Passiv wird der Spielraum um ca. 40° größer. Die Prüfung von Pro- und Supination muß bei angelegtem Oberarm und gebeug-

tem Ellenbogengelenk erfolgen, um Mitbewegungen im Schultergelenk auszuschalten. Die Hemmung der Bewegungen erfolgt in erster Linie durch die Dehnung der Antagonisten, bei der Pronation kommt auch eine Querpressung von Beugemuskeln des Unterarms in Frage, die durch die Überkreuzung von Radius und Ulna seitlich zusammengeschoben werden. Neben der Muskelhemmung spielt die Bandspannung (mit Ausnahme der Chorda obliqua, die die Supination begrenzt) oder die Hautspannung keine wesentliche Rolle, obwohl die Haut bei den Umwendungen des Unterarms in der Drehungsrichtung mit verschoben werden muß, da der Unterarm sich nicht frei in seinem Hautschlauch bewegen kann. Die Verziehung der Haut kann man leicht prüfen, wenn man Kreise auf die Haut aufmalt oder aufdrückt und dann die Wendungen vornimmt. Dabei verziehen sich die Kreise zum Oval, dessen längste Achse die Dehnungsrichtung anzeigt.

Die reinen Umwendbewegungen um die Diagonalachse des Unterarms stellen einen Mechanismus dar, der für sich allein beim Lebenden kaum gebraucht, sondern meist mit Bewegungen in Ellenbogen- und Schultergelenk kombiniert wird. Dabei führt auch die Ulna geringe Mitbewegungen aus. Die Mitbewegungen der Elle bestehen in kleinen Beugungen bei der Pronation und Streckungen bei der Supination. Die gleichzei-

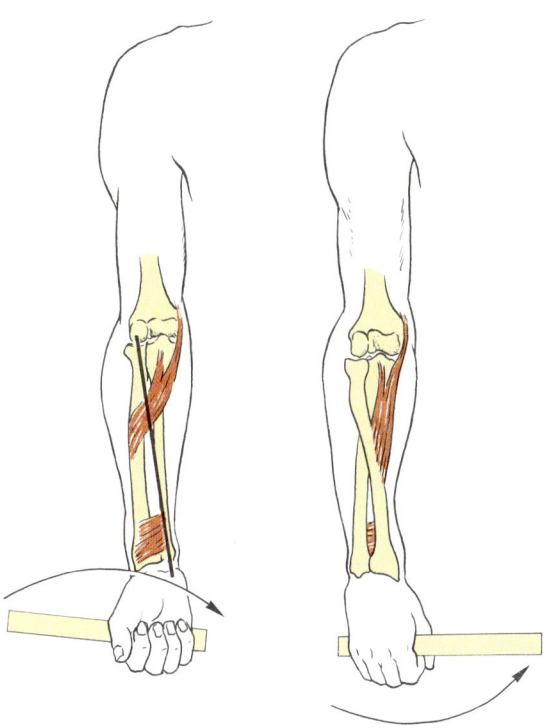

Abb. 4.8–47. Supinations- und Pronationsstellung des Unterarms. Bei der Supination stehen die beiden Vorderarmknochen parallel, bei der Pronation überkreuzt der Radius die Ulna (Bild rechts). Rotiert der Humerus bei Pro- und Supination des Unterarms im Schultergelenk mit, wird die Ulna bei dieser Bewegung zwangsläufig mitgenommen. Eingezeichnet sind Pronator teres und Pronator quadratus (vgl. mit Abb. 4.8–49).

tige Beugung und Pronation ist erklärbar dadurch, daß die meisten Pronatoren zugleich Beuger sind. Computertomographisch sind geringfügige „Wackelbewegungen" der Ulna in der Ab- und Adduktionsebene nachweisbar [16]. Von Bedeutung sind Mitbewegungen im Schultergelenk, indem bei der Supination des gebeugten Unterarms der Humerus eine Einwärtskreiselung ausführt. Bei gestrecktem Unterarm würde die Mitwirkung des Oberarms durch eine gleichsinnige Kreiselung erfolgen. Mit einem Anteil von 60° kann dabei das Schultergelenk helfend eingreifen, wenn im Unterarm die Kreiselungen unmöglich gemacht sind. Durch solche kombinierten Umwendbewegungen, die über den ganzen Arm ausstrahlen und den Schultergürtel mit ergreifen können, läßt sich die Hand um jeden Finger als Achse drehen, nicht nur um den vierten Finger, durch den die verlängerte Diagonalachse des Unterarms hindurchgeht. Das hat den Vorteil, daß für verschiedene Werkzeuge beim Bohren und Schrauben die günstigste Achse gewählt werden kann, während bei den reinen Umwendbewegungen nur die Diagonalachse des Unterarms als Drehachse zur Verfügung steht. Ferner werden durch Bewegungen in den Gelenken des Ellenbogens, der Schulter, des Schultergürtels und der Wirbelsäule die Umwendbewegungen derart erweitert, daß unter voller Ausnutzung aller Möglichkeiten die Hand um 360° gedreht werden kann.

4.8.2.7 Muskeln zur Pronation und Supination

M. supinator
M. brachioradialis
M. pronator teres
M. pronator quadratus

Von den Muskeln, die den Umwendbewegungen dienen, sind nur zwei, Pronator quadratus und Supinator, ausschließlich für diesen Zweck bestimmt, die übrigen leisten zugleich Arbeit am Ellenbogengelenk oder an der Hand.

Starke *Supinatoren* sind die beiden Köpfe des Bizeps und der Supinator. Während der Bizeps unter bestimmten Bedingungen der stärkste Supinator ist, der bei rechtwinkliger Beugung sein größtes Moment besitzt

und gegen Ende der Supination an Wirkung verliert, hat der Supinator in allen Stellungen ein gleiches Drehmoment. Im Elektromyogramm zeigt der Bizeps erst Aktivität, wenn eine schnelle oder gegen einen Widerstand geführte Supination erfolgt. Der Supinator, der bei jeder Art von Supination aktiv ist, erfährt demnach gegebenenfalls eine Unterstützung durch den Bizeps.

Der *M. supinator,* Auswärtswender (s. Abb. 4.8–65 u. 4.8–74). Die versteckt liegende Muskelplatte entspringt vom proximalen Teil der Ulna, greift mit Ursprüngen

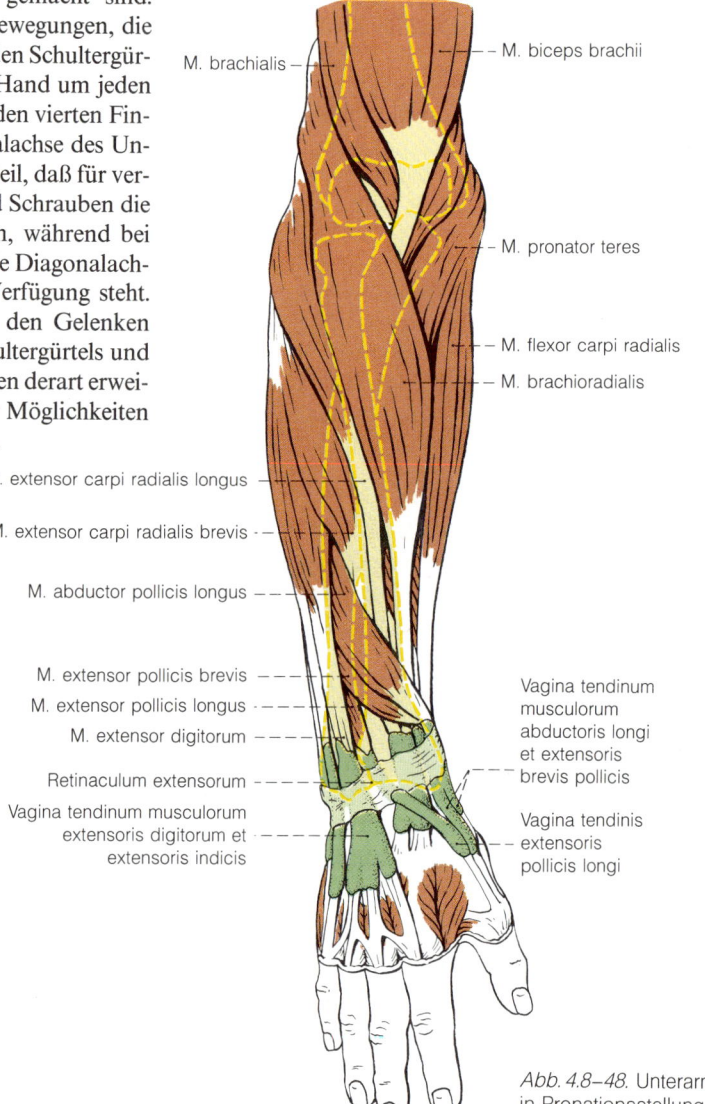

M. brachialis —

— M. biceps brachii

— M. pronator teres

— M. flexor carpi radialis
— M. brachioradialis

M. extensor carpi radialis longus —

M. extensor carpi radialis brevis —

M. abductor pollicis longus —

M. extensor pollicis brevis —
M. extensor pollicis longus —
M. extensor digitorum —

Retinaculum extensorum —

Vagina tendinum musculorum extensoris digitorum et extensoris indicis —

Vagina tendinum musculorum abductoris longi et extensoris brevis pollicis

Vagina tendinis extensoris pollicis longi

Abb. 4.8–48. Unterarm in Pronationsstellung.

auch auf den Epicondylus lateralis und die radialen Gelenkbänder über und wickelt sich von dorsal nach ventral um den Radius. Der Muskel gelangt bis auf die Volarseite des Radius, wo er proximal und vor allem distal von der Tuberositas radii bis herab zum Ansatz des Pronator teres inseriert. Sein Muskelfleisch wird durchsetzt vom tiefen Ast des N. radialis (Abb. 4.8–49). Dieser Nerv versorgt ihn und teilt ihn in zwei Schichten. An seinem Eintritt in die FROHSEsche Arkade des M. su-

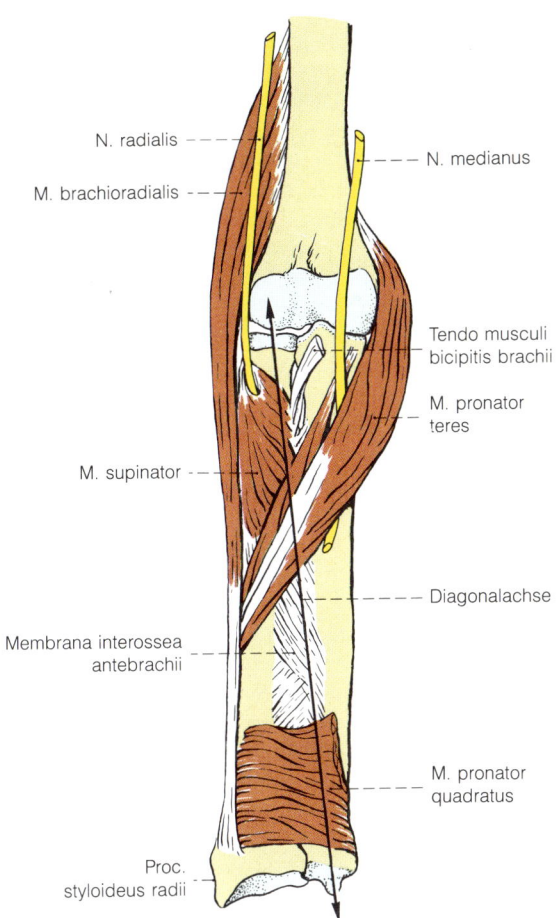

N. radialis

M. brachioradialis

N. medianus

Tendo musculi
bicipitis brachii

M. pronator
teres

M. supinator

Membrana interossea
antebrachii

Diagonalachse

M. pronator
quadratus

Proc.
styloideus radii

Abb. 4.8–49. Muskeln zur Pronation und Supination des Unterarms.

(20°), aus völlig supinierter Stellung vermag er ausgiebiger (100°) zu pronieren. Elektromyographisch allerdings lassen sich weder die supinatorische noch die pronatorische Wirkung des Muskels nachweisen. Eine stärkere Beugung kann er nur aus der Mittelstellung ausführen.

Da der Muskel, phylogenetisch betrachtet, als Strecker angelegt worden ist und erst beim Menschen zum Beuger im Ellenbogengelenk wurde, wird seine Innervation durch den die Streckmuskeln des Arms versorgenden *N. radialis* verständlich.

An der *Pronation* sind weniger Muskeln beteiligt als an der Supination. Ein wichtiger Pronator ist der *M. pronator teres,* runder Einwärtswender (Abb. 4.8–49 u. 4.8–63); er entspringt mit der gemeinsamen Muskelmasse der Beuger am Epicondylus medialis und inseriert mit platter Sehne am Außenrand des Radius, distal vom Ansatz des Supinators. Von den Beugemuskeln bildet er den größten Winkel mit der Diagonalachse des Unterarms und begrenzt dabei mit seinem oberen Rand die Ellenbeuge.

Da der Muskel vor der Beugeachse und schräg zur Diagonalachse des Unterarms verläuft, ist er Beuger und Pronator. Mit zunehmender Streckung verliert er an pronatorischem Einfluß. Mit zunehmender Pronation wickelt er sich von der Vorderfläche des Radius ab, während umgekehrt der Supinator von der einen Seite

pinator und in seinem Verlauf zwischen den beiden Muskelschichten kann der Nerv, z. B. durch Hypertrophie des Muskels, komprimiert werden („Supinatorsyndrom").

Von der Lage und der Wirkung des Muskels bekommt man eine gute Vorstellung, wenn man an einem Skelett oder Bänderpräparat die Hand von hinten her auf die beiden Unterarmknochen legt und den Radius mit den Fingern umgreift; aus pronierten Stellungen kann man mit der Hand die Supination leicht ausführen. Wenn der Bizeps ausfällt, ist die Supination nicht wesentlich gestört. Bei Ausfall des Supinator erfolgt keine Supination in Streckstellung des Ellenbogengelenks.

Der Oberarmspeichenmuskel, *M. brachioradialis* (Abb. 4.8–48 u. 4.8–63), ist ein Beuger des Ellenbogengelenks, dabei Pronator und Supinator des Unterarms. Er entspringt von der lateralen Kante des Humerus und dem anschließenden Septum intermusculare brachii laterale und inseriert mit langer Sehne am Griffelfortsatz des Radius. Vom Verlauf der Hauptlinie des Muskels zur Diagonalachse des Unterarms her beurteilt, kann er bei gestrecktem Ellenbogengelenk aus äußerster Pronationsstellung ein wenig supinieren

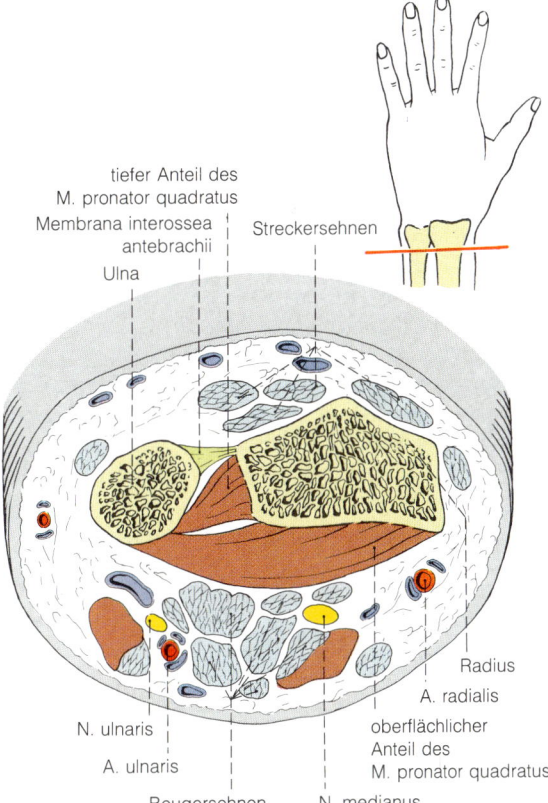

tiefer Anteil des
M. pronator quadratus

Membrana interossea
antebrachii

Ulna

Streckersehnen

Radius

A. radialis

oberflächlicher
Anteil des
M. pronator quadratus

N. ulnaris

A. ulnaris

Beugersehnen

N. medianus

Abb. 4.8–50. Querschnitt durch den distalen Unterarm, halbschematisch. Der Pronator quadratus besteht aus einer oberflächlichen und einer tiefen Portion (Original: Prof. Dr. J. KOEBKE, Köln).

und die lange Bizepssehne von der anderen sich um den Radius herumwickeln und damit Supinationsvermögen speichern (Abb. 4.8–51).

Beim Vorkommen eines Proc. supracondylaris humeri liegt dieser innerhalb des Ursprungs.

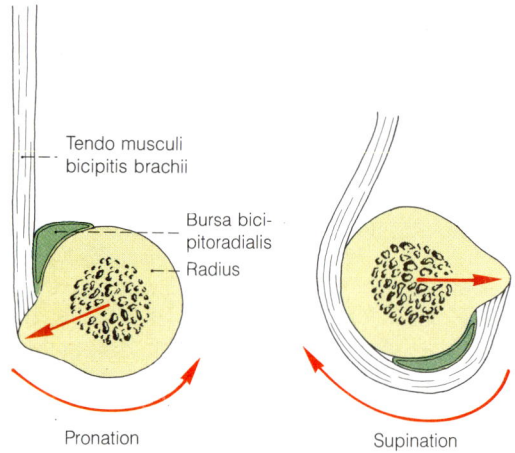

Tendo musculi bicipitis brachii

Bursa bici-pitoradialis

Radius

Pronation

Supination

Abb. 4.8–51. Die Bizepssehne wickelt sich bei Pronation um den Radius und bewirkt beim Abwickeln die Supination. Der kurze Pfeil bezeichnet die Lage der Tuberositas radii.

Der Muskel hat fast immer einen tiefliegenden Kopf, der vom Proc. coronoideus der Ulna entspringt. Zwischen beiden Köpfen tritt der N. medianus (Abb. 4.8–49) hindurch, der den Muskel zugleich innerviert. Das *Caput ulnare* kann nur pronieren, und das um so besser, da es mit einem größeren Winkel die Diagonalachse günstiger überquert als der humerale Kopf. Der Durchtritt durch den Muskel kann für den N. medianus mit der Gefahr einer Druckschädigung des Nerven zum Engpaß werden. Als Varianten des Muskels treten häufiger akzessorische Köpfe auf.

Innervation: N. medianus (gelegentlich akzessorische Innervation durch N. musculocutaneus oder N. ulnaris).

Der nächste Muskel, der sich im Anschluß an den Pronator teres als ein Strahl im Fächer der Beugemuskeln heraushebt, ist der Flexor carpi radialis, an ihn ulnarwärts anschließend der Palmaris longus. Beide Muskeln überschrägen noch die Diagonalachse des Unterarms, jedoch ist nur der Flexor carpi radialis ein wirksamer Pronator.

Quadratischer Einwärtswender, *M. pronator quadratus* (Abb. 4.8–49). Er verbindet in vorwiegend querem Verlauf die beiden Unterarmknochen distal. Die Breite des Muskels variiert. Gewöhnlich lassen sich zwei Muskelportionen deutlich voneinander abgrenzen (Abb. 4.8–50). Ein oberflächlicher Teil verbindet die palmaren Flächen von Radius und Ulna. Ein tiefer, verdeckter Anteil entspringt an der Ulna und auch an der Membrana interossea; er inseriert an der ulnaren Fläche des Radius und distal, sich mit dem oberflächlichen Teil vereinigend, an der Kapsel des Radio-ulnargelenks.

Innervation: N. interosseus des N. medianus (gelegentlich auch N. musculocutaneus oder N. ulnaris).

Der oberflächliche Muskelanteil wickelt sich bei der Pronation von der Ulna ab. Aus dem Verlauf des tiefen Teils ist ersichtlich, daß er die beiden Unterarmknochen einander zu nähern sucht und damit den Zusammenhalt im Gelenk begünstigt. Zudem wirkt er als Kapselspanner. Elektromyographisch beweist sich der Pronator quadratus als unterstützend, indem er bei schneller Pronation oder bei Pronation gegen Widerstand aktiv wird.

Supinator, Pronator teres und Pronator quadratus sind vorwiegend oder nur Umwendmuskeln. Brachioradialis und Bizeps haben neben der Beugewirkung auf das Ellenbogengelenk eine starke Umwendkomponente. Es ist wichtig, sich klarzumachen, daß darüber hinaus fast alle langen Hand- und Fingermuskeln je nach Ausgangslage eine pronatorische oder supinatorische Komponente nach Maßgabe ihrer jeweiligen Zugrichtung im Verhältnis zur Umwendachse (Diagonalachse des Unterarms, Abb. 4.8–49) haben.

Bei gestrecktem Ellenbogengelenk ist die Kraft der Pronatoren größer als die der Supinatoren, da auch die Innenkreiseler des Oberarms zu Hilfe genommen werden und den Ausschlag geben. Bei gebeugtem Unterarm sind die Oberarmkreiseler ausgeschaltet, und jetzt bekommen die Supinatoren das Übergewicht, zumal der Bizeps in dieser Stellung an supinatorischer Kraft gewinnt. In Anpassung an dieses Verhalten sind die Bohr- und Schraubenwerkzeuge, die für den Gebrauch der rechten Hand bestimmt sind, rechtsgewunden, im Sinne der Supinationsbewegung. Bei einem Ausfall des Supinators sind die kräftigen Bewegungen nicht mehr möglich. Auch steht die Handfläche bei herabhängendem, nach auswärts gekreiseltem Arm nach hinten statt nach vorn.

Auch die Schwere kann pronierend wirken, wenn der Unterarm horizontal in einer Mittelstellung zwischen Supination und Pronation gehalten und die Hand zugleich gebeugt wird. Auch bei Lähmung aller Pronatoren und Supinatoren steht die Hand des herabhängenden Arms in Pronation.

Kurze Zusammenfassung

Pronation = Innenwendung der Hand (Handrücken nach oben), der Radius kreuzt die Ulna. *Supination* = Außenwendung der Hand, Radius und Ulna stehen parallel. Einschienen von Unterarmbrüchen in leichter Supination. Zu den reinen Umwendbewegungen treten Mitbewegungen der Ulna und Bewegungen des Schultergelenks, des Schultergürtels und des Rumpfes, so daß die Hand um 360° gedreht werden kann. Bei gestrecktem Unterarm überwiegen die Pronatoren, da die Innenkreiseler des Oberarms hinzukommen. Bei gebeugtem Unterarm überwiegen die Supinatoren.

4.8.3 Skelett der Hand

Den Verhältnissen am Fuß entsprechend unterscheidet man an der Hand Handwurzel, *Carpus*, Mittelhand, *Metacarpus*, und Fingerknochen, *Ossa digitorum [Phalanges]*. Der Planta [Regio plantaris pedis] entspricht die *Palma manus*. Der Carpus besteht aus einer proximalen und distalen Reihe von kleinen Handwurzelknochen. Zum Verständnis des Folgenden seien die Namen der Knochen angeführt. Sie heißen in der proximalen Reihe an der Radialseite beginnend: *Os scaphoideum, Os lunatum, Os triquetrum*. Dem letzteren liegt als Sesambein das *Os pisiforme* an. In der distalen Reihe finden sich, radial beginnend: *Os trapezium, Os trapezoideum, Os capitatum* und *Os hamatum*.

4.8.3.1 Handwurzel, Carpus (Abb. 4.8–52 bis 4.8–55)

Die drei Handwurzelknochen der ersten Reihe fügen sich zu einem eiförmigen Gelenkkopf zusammen, der den Unterarmknochen zugewandt ist. Von den vier Knochen der distalen Reihe trägt das Hamatum zwei Facetten, um die Verbindung mit den Ossa metacarpi [Metacarpalia] IV und V aufzunehmen, das Trapezium eine sattelförmige Gelenkfläche für den Mittelhandknochen des Daumens. Der Gelenkspalt zwischen proximaler und distaler Reihe ist wellenförmig gebogen, wobei der eine Gipfel vom *Capitatum*, der zweite vom *Scaphoideum*, das sich radialwärts um das Capitatum krümmt, gebildet wird (Abb. 4.8.–52).

Die Dorsalfläche des Carpus ist konvex, ohne Vorragungen und ohne Muskelansätze, die Palmarfläche ist gehöhlt und mit Vorsprüngen für Bänder und Muskeln versehen. Darin verhält sich der Carpus ähnlich wie der Tarsus, jedoch ist die Wölbung eine andere. Da der Daumen nicht genau neben den übrigen Fingern liegt, sondern etwas palmarwärts abgespreizt ist, muß der ihn tragende Handwurzelknochen ebenfalls palmarwärts verlagert sein. Verlängert man die Achse des gestreckten Daumens zur Handwurzel hin, kommt man zuerst auf das Trapezium, das palmarwärts stark vorspringt, zumal es hier auch noch einen Höcker besitzt und bei dieser Lage in der Ansicht von dorsal verkürzt erscheint. In der weiteren Verlängerung des ersten Strahls trifft man auf den palmar herabhängenden Teil des schräg stehenden Scaphoideum, das gleichfalls ein palmares Tuberculum besitzt. Beide Vorsprünge bilden die radiale Überhöhung der Wölbung „*Eminentia carpi lateralis*". An der Ulnarseite erfolgt die Überhöhung „*Eminentia carpi medialis*", in der proximalen Reihe durch Auflagerung des *Pisiforme*, in der distalen durch den *Hamulus ossis hamati*. Von diesen Vorragungen kann man das Pisiforme und das Tuberculum des Scaphoideum durch die Haut sehen und fühlen. Im Anschluß an das verschiebliche Pisiforme kann

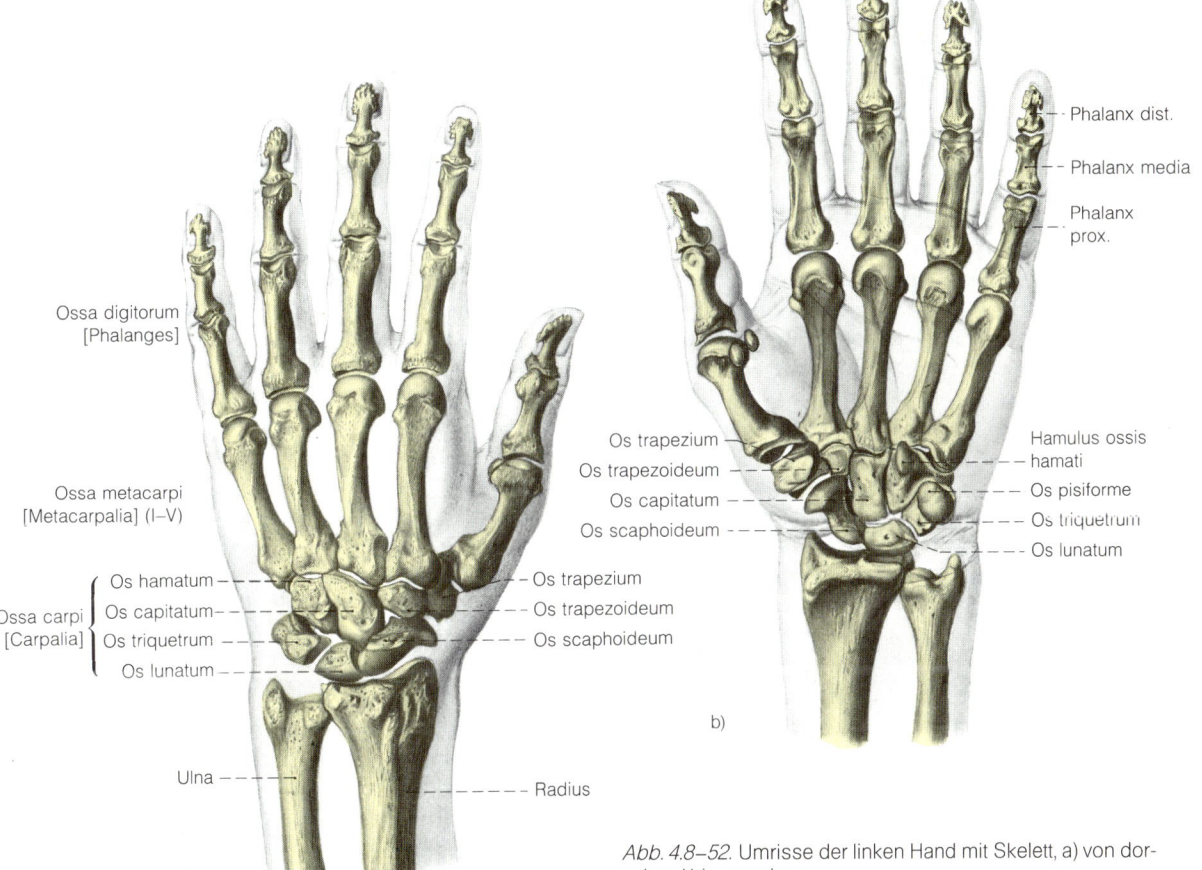

Abb. 4.8–52. Umrisse der linken Hand mit Skelett, a) von dorsal und b) von palmar.

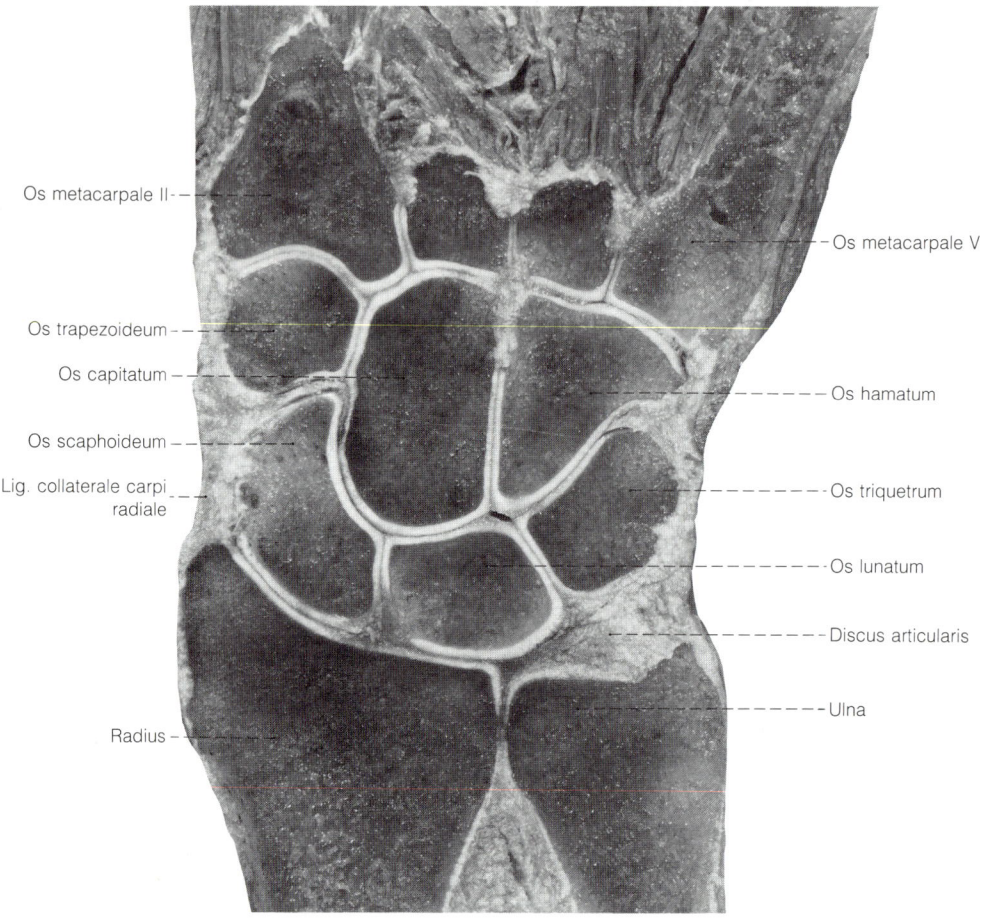

Os metacarpale II

Os metacarpale V

Os trapezoideum

Os capitatum

Os hamatum

Os scaphoideum

Lig. collaterale carpi radiale

Os triquetrum

Os lunatum

Discus articularis

Ulna

Radius

Abb. 4.8–53. Flachschnittpräparat durch den Handwurzelbereich einer rechten Hand (Original: Prof. Dr. J. Koebke, Köln).

man das Triquetrum abtasten, und im Anschluß an das Scaphoideum fühlt man im Daumenballen versteckt den Höcker des Trapezium.

Diese Gipfelpunkte des palmaren Gewölbes werden durch ein Querband, *Retinaculum flexorum*, verbunden und damit die Rinne zum osteofibrösen *Canalis carpi [carpalis]* ergänzt, der den Beugesehnen und dem N. medianus (Abb. 4.8–65 u. 4.8–77) als Durchlaß dient.

Eine Kompressionsschädigung des N. medianus im Karpalkanal kann u. a. zur Atrophie der Daumenballenmuskulatur führen (Karpaltunnelsyndrom). Eine Dekompression wird durch operative Spaltung des Retinaculum flexorum (Lig. carpi transversum der Orthopäden) erreicht.

Die Röntgenuntersuchung der Handwurzel besitzt besondere diagnostische Bedeutung. Das Auftreten der Knochenkerne in den einzelnen Karpalknochen gilt als altersspezifisches Reifezeichen (s. Kap. 3.2). Akzessorische Knochen im Handwurzelbereich geben zur Verwechslung mit traumatisch hervorgerufenen Absprengungen Anlaß.

Frakturen betreffen häufig das Kahnbein und das Os trapezium.

4.8.3.2 Mittelhand, Metacarpus

Die fünf langen Knochen der Mittelhand sind so zusammengefügt, daß sie das Gewölbe der Handwurzel fortsetzen und nach distal verflachen lassen. Besonders das Metacarpale I, das zugleich am kürzesten und am stärksten ist, trägt zur Bildung dieser Höhlung bei. Die Mittelstücke, die dem Schaft der Röhrenknochen entsprechen, sind außerdem an der Palmarseite in der Längsrichtung schwach gebogen und fassen zwischen sich die Knochenzwischenräume, die von den Mm. interossei dorsales et palmares ausgefüllt werden. An Länge nehmen die Mittelhandknochen vom zweiten an nach der Ulnarseite ab. Mit dem proximalen Teil, der Basis, sind sie straff gelenkig an den Carpus gefügt. Die Einzelheiten dieser Gelenklinie, die teilweise zwischen die Basen, intermetakarpal, einschneidet, erkennt man aus Abb. 4.8–54. Die Köpfe sind mit den Fingern gelenkig verbunden und besitzen kugelige Gelenkflächen, die sich palmarwärts ausdehnen und hier in zwei condylenähnliche Vorsprünge auslaufen. Diese sind beim Metacarpale II und V deutlich asymmetrisch. Zur Befestigung der Seitenbänder hat jedes Caput beiderseits eine Grube.

Die Köpfe der Mittelhandknochen II bis V sind durch ein äußerst festes Band, das *Ligamentum metacarpeum transversum profundum*, verbunden, so daß sie nicht auseinanderweichen können.

Der Mittelhandknochen des Daumens besitzt basal eine Sattelfläche; der des Zeigefingers zeigt an der Basis einen First, der in eine Nute des Os trapezoideum verzahnt ist. Die Basis des dritten Mittelhandknochens ist mit einem stumpfen, griffelförmigen Fortsatz versehen, der am Handrücken auf der Radialseite liegt. Schließlich besitzt das Metacarpale V basal an der Außenfläche ein Höckerchen zum Ansatz des M. extensor carpi ulnaris. Auf diese Weise lassen sich alle Mittelhandknochen an besonderen Merkmalen erkennen.

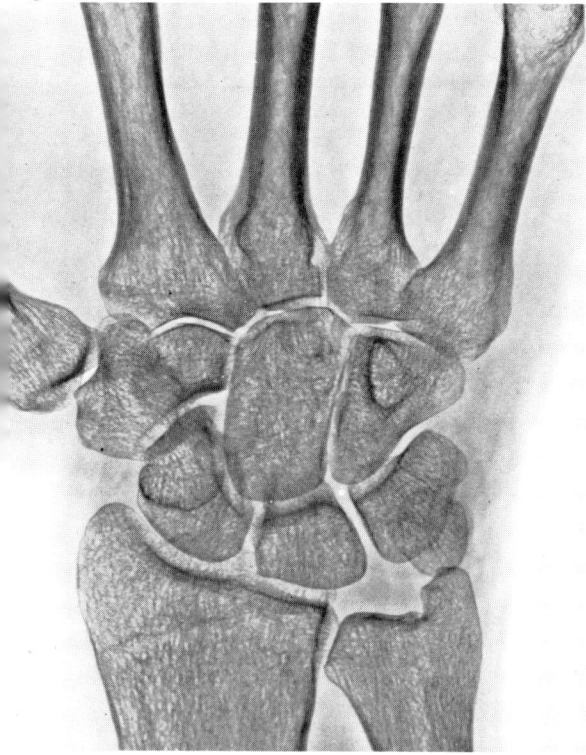

a)

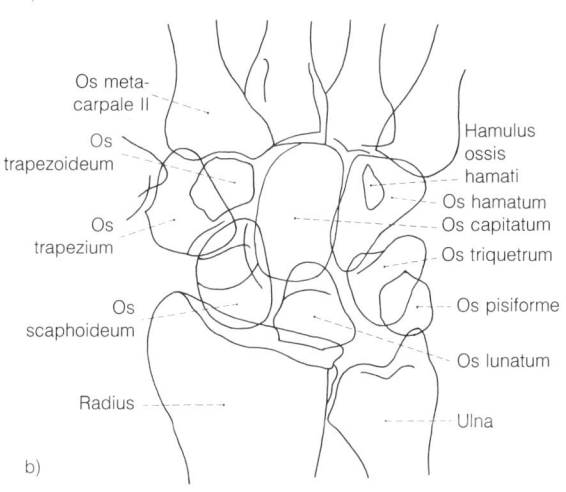

Os metacarpale II

Os trapezoideum

Os trapezium

Os scaphoideum

Radius

Hamulus ossis hamati

Os hamatum

Os capitatum

Os triquetrum

Os pisiforme

Os lunatum

Ulna

b)

Abb. 4.8–54.
a) Röntgenbild der Handwurzel, Feinstfokusaufnahme, dorsopalmarer Strahlengang.
b) Bezeichnung der Knochenpunkte (aus GRASHEY/BIRKNER 1964).

4.8.3.3 Fingerknochen, Ossa digitorum [Phalanges]

Mit Ausnahme des Daumens, *Pollex [Digitus primus (I)]*, besitzt jeder Finger drei Glieder, denen die Grund-, Mittel- und Endphalanx zugrunde liegen. Am Daumen ist die Endphalanx länger und stärker. Wie an den Mittelhandknochen sind die Mittelstücke in der Längsrichtung leicht gebogen; außerdem sind bei der ersten und zweiten Phalanx die Dorsalflächen in querer Richtung konvex, die Palmarseiten flach zur Anlagerung der Beugesehnen, zwei seitliche Kanten dienen dem Ansatz der *Vaginae fibrosae digitorum manus*. Die erste Phalanx trägt an ihrem proximalen Ende eine querovale Pfanne für den Gelenkkopf der Mittelhandknochen, am distalen Ende ist der schwächere Kopf durch eine Furche zu einer Rolle umgestaltet. Dementsprechend besitzen die basalen Pfannen der kleineren Mittelphalangen eine Führungsleiste, die in diese Furche paßt. Am Gelenk zwischen Mittel- und Endphalangen, *Phalanges media et distalis*, wiederholen sich diese Verhältnisse. Am End- oder Nagelglied endigt der Knochen mit einer schaufelförmigen Platte, *Tuberositas phalangis distalis*, die palmar rauh, an den Rändern gekerbt ist und dem Ansatz radiärer Bindegewebsbündel dient, die vom Tastballen zum Knochen strahlen.

4.8.4 Die Verbindungen des Handskeletts

4.8.4.1 Handgelenke

Das Zusammenwirken der zahlreichen Gelenke im Handwurzelbereich ermöglicht der Hand annähernd Bewegungen, wie sie für ein Kugelgelenk typisch sind.

Die anatomische Betrachtung zeigt aber, daß gar kein Kugelgelenk vorhanden ist, sondern daß zwischen dem Mosaik der Handwurzelknochen zwei Hauptgelenke unterscheidbar sind: ein proximales Handgelenk, *Articulatio radiocarpalis* und ein distales Handgelenk, *Articulatio mediocarpalis*. Dazu treten kleine Nebengelenke, die eine gegenseitige Verschieblichkeit der Handwurzelknochen ermöglichen, so daß die Gelenkkörper in sich ein hohes Maß von Plastizität erhalten.

Das proximale Handgelenk, *Articulatio radiocarpalis* (Abb. 4.8–52 bis 4.8–55)
Die proximale Reihe der Handwurzelknochen wird durch Zwischenbänder, die von Knorpel überzogen werden, zu einem eiförmigen Gelenkkopf zusammengefaßt. Die längere Achse dieses eiförmigen Gelenkkörpers steht in radio-ulnarer Richtung. Die etwas kleinere Gelenkpfanne wird vom distalen Radiusende und dem ulnarwärts anschließenden *Discus articularis* gebildet (Abb. 4.8–52). Auf dem Radiusende, *Facies articularis carpi [carpalis]*, befindet sich meist eine niedrige Leiste, die zwischen Scaphoideum und Lunatum eingreift. Das Lunatum liegt z. T. dem Diskus an. Das Triquetrum ragt noch über den Diskus hinaus auf das *Lig. collaterale carpi ulnare*. Wenn man die Hand dorsalwärts beugt, entstehen Hautfalten, von denen die erste, vom

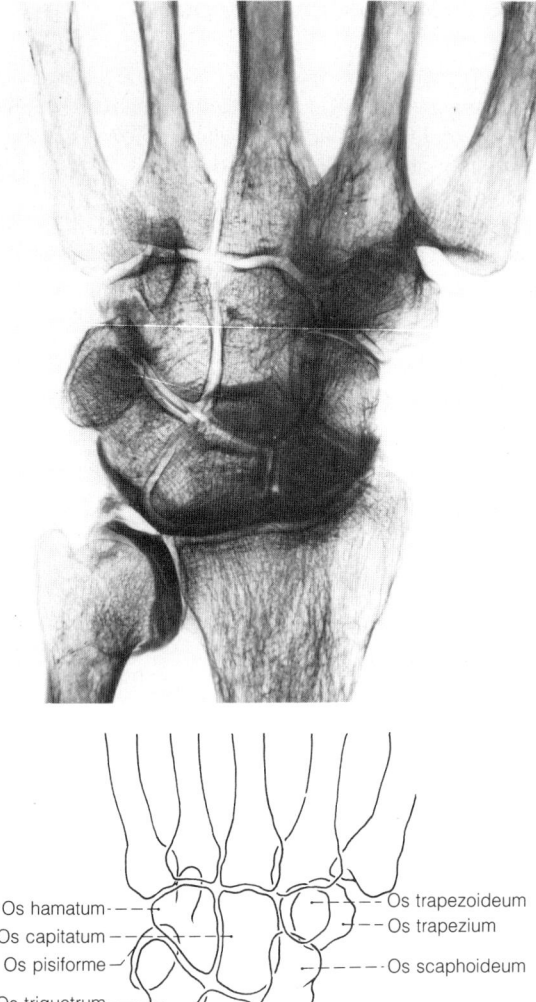

Os hamatum
Os capitatum
Os pisiforme
Os triquetrum

Os trapezoideum
Os trapezium
Os scaphoideum
Os lunatum

Abb. 4.8–55. Kontrastdarstellung des proximalen Handgelenkraums. Das Kontrastmittel ist durch den perforierten Diskus in das distale Radioulnargelenk und zwischen den Ossa scaphoideum und lunatum in das distale Handgelenk vorgedrungen (Original: Prof. Dr. J. KOEBKE, Köln).

Arm aus gezählt, der Gelenklinie entspricht; sie liegt weiter proximal, als gewöhnlich angenommen wird. Die weite Gelenkkapsel entspringt dicht am Gelenkrand. Von Bedeutung bei Entzündungen können gelegentlich Verbindungen der Gelenkhöhle mit der Articulatio ossis pisiformis und dem distalen Handgelenk sein. Eine Kommunikation mit dem distalen Radioulnargelenk, wie sie häufig bei älteren Leuten zu beobachten ist, weist auf einen degenerativen Verschleiß des Discus articularis hin. Von der dorsalen Gelenkkapsel aus können sich bei Überanstrengung Aussackungen bilden, die sich zu sog. Überbeinen („*Ganglien*") umbilden.

Das distale Handgelenk, *Articulatio mediocarpalis* (Abb. 4.8–54 u. 4.8–55)

Die Gelenkspalte ist ~förmig, da jede der beiden Reihen einen Gelenkkopf und eine Pfanne bildet. Auf diese Weise sind beide Reihen gleichsam ineinander verzahnt, aber man darf daraus nicht schließen, daß zu dem proximalen Eigelenk ein distales Scharniergelenk hinzutrete. Auch das zweite Gelenk hat so viel Spielraum zwischen den einzelnen Karpalknochen, daß es sich bei passiven Bewegungen fast wie ein Kugelgelenk verhält. Durch Bandverbindungen hat die zweite Reihe der Handwurzelknochen einen festeren Zusammenhalt als die erste Reihe. Berücksichtigt man noch, daß die Karpometakarpalgelenke mit Ausnahme des ersten straffe Gelenke darstellen, kann man sagen, daß eine Verfestigung des Knochenmosaiks nach den Mittelhandknochen hin stattfindet oder daß Mittelhandknochen und distale Reihe funktionell einen relativ starren Handabschnitt bilden.

Von der ~förmigen Gelenkhöhle gehen radiäre Spalten ab, die zwischen die Knochen der proximalen und der distalen Reihe eingreifen. Nach proximal werden diese Spalten abgeschlossen durch die erwähnten Ligg. intercarpalia interossea, so daß im allgemeinen keine Verbindung zum Radiokarpalgelenk besteht; nach distal sind zwischen dem ersten, zweiten und dritten Karpalknochen die Spalten durchgehend, so daß hier eine Verbindung mit den entsprechenden Karpometakarpalgelenken zustande kommt. Zwischen Capitatum und Hamatum bildet ein Zwischenknochenband eine Grenze, gelegentlich sendet das Capitatum auch zum anderen Nachbarn, dem Trapezoideum, solch ein Band.

Die Lage der großen Gelenkspalten läßt sich von außen ungefähr bestimmen durch die distale Beugefalte in der Haut der Palmarseite. Diese Falte überquert den vom Capitatum und Hamatum gebildeten Vorsprung.

Das Erbsenbeingelenk, *Articulatio ossis pisiformis*, zwischen Pisiforme und Triquetrum, besitzt wenig gewölbte Gelenkflächen, die von einem weiten Kapselsack umgeben sind. Als Sesambein ist das Pisiforme eingelassen in die Sehne des M. flexor carpi ulnaris, die sich in zwei Bänder fortsetzt: das *Lig. pisohamatum*, das zum Hamulus ossis hamati zieht, und das *Lig. pisometacarpeum*, das an den Basen der Metacarpalia IV und V ansetzt (Abb. 4.8–56).

Die Handwurzel-Mittelhandgelenke, *Articulationes carpometacarpales*, der dreigliedrigen Finger bilden eine gemeinsame Höhle, die sich in die Gelenkspalten fortsetzt, die zwischen den einander zugekehrten Basen der Metacarpalia II bis V liegen, während die Karpometakarpalverbindung des Daumens, *Articulatio carpometacarpalis pollicis*, in jeder Hinsicht eine Besonderheit darstellt. Beim zweiten und dritten Strahl liegt eine Verzahnung vor, indem der zweite Mittelhandknochen mit einer Vertiefung in den Kamm des Trapezoideum eingelassen ist und der dritte seinen griffelförmigen Fortsatz aussendet. Diese beiden Gelenke sind so straff, daß fast keine Beweglichkeit besteht. Der vier-

sich aus dem Sattel des Trapezium heraus, die kraftübertragende Fläche wird in dieser Position sehr klein. Arthrosen im Daumensattelgelenk treten in diesem Flächenbereich auf (Abb. 4.8–62c). Die Opposition, bei der also physiologischerweise der Flächenschluß des Sattelgelenks aufgehoben wird, ermöglicht dem Daumen die wichtige Zusammenarbeit mit den übrigen Fingern. Kein anderer Finger kann den Daumen in dieser Greiffunktion ersetzen.

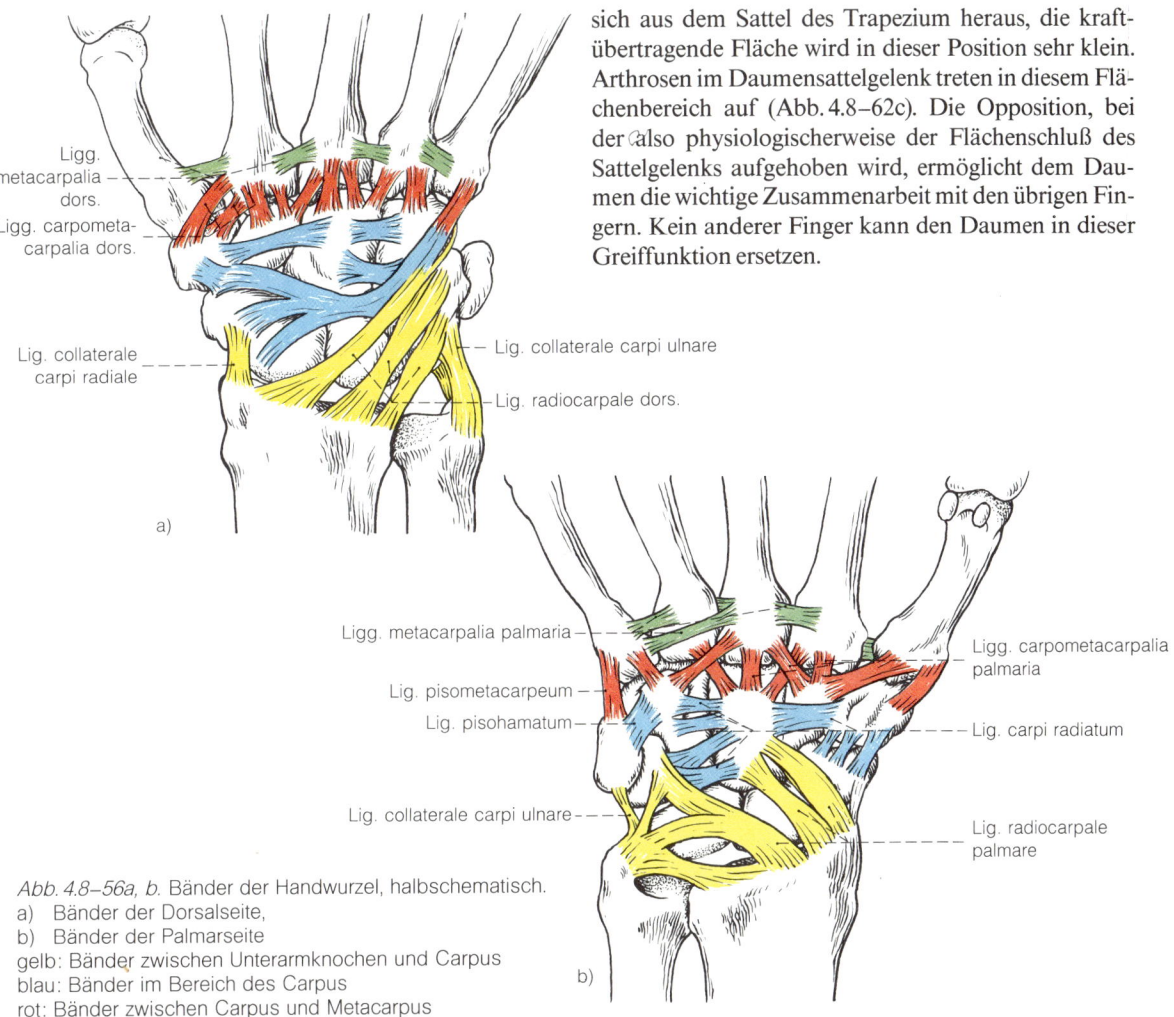

Ligg. metacarpalia dors.
Ligg. carpometacarpalia dors.
Lig. collaterale carpi radiale
Lig. collaterale carpi ulnare
Lig. radiocarpale dors.
a)

Ligg. metacarpalia palmaria
Lig. pisometacarpeum
Lig. pisohamatum
Lig. collaterale carpi ulnare
Ligg. carpometacarpalia palmaria
Lig. carpi radiatum
Lig. radiocarpale palmare
b)

Abb. 4.8–56a, b. Bänder der Handwurzel, halbschematisch.
a) Bänder der Dorsalseite,
b) Bänder der Palmarseite
gelb: Bänder zwischen Unterarmknochen und Carpus
blau: Bänder im Bereich des Carpus
rot: Bänder zwischen Carpus und Metacarpus
grün: Bänder zwischen den Basen der Metacarpalia
(Original: Prof. Dr. J. KOEBKE, Köln).

te und besonders der fünfte Knochen sind zunehmend lockerer angefügt, so daß diese beiden Strahlen dem Daumen mehr entgegenkommen können als der zweite und dritte, wie man an der eigenen Hand leicht feststellen kann.

Das Karpometakarpalgelenk des Daumens (Abb. 4.8–62) nimmt eine funktionelle Sonderstellung ein. In ihm finden Hauptbewegungen um zwei Achsen statt, die getrennt in je einem der beteiligten Gelenkkörper liegen (Abb. 4.8–62a). Durch die Verlagerung des Os trapezium sind die beiden Achsen um 45° gegen jene der Hand gedreht. Bewegungen um diese Achsen sind die Ab- und Adduktion sowie die Flexion und Extension. Die Oppositionsbewegung, bei der der Daumen den übrigen Fingern gegenübergestellt wird, ist eine zusammengesetzte Bewegung. Zu Hauptbewegungskomponenten tritt eine Rotation von bis zu 30° hinzu (Abb. 4.8–62b). Begünstigt durch die Weite der Kapsel und die schräge Anordnung der kapselverstärkenden Bänder geht bei der Opposition der Flächenschluß zwischen Trapezium und Metakarpale I verloren. Der Sattel des ersten Mittelhandknochens dreht

Der großen Bedeutung des Daumens und seines Karpometakarpalgelenks wird auch bei Begutachtung und Festsetzung der Erwerbsminderung Rechnung getragen. Sie beträgt an der rechten Hand bei Verlust des Daumens und seines Mittelhandknochens oder bei Versteifung des Karpometakarpalgelenks in der Regel 25% (Abb. 4.8–58).

Das Mosaik der Handwurzelknochen ist derart von Bandzügen überspannt, daß kaum ein Knochenpunkt aus dieser Hülle herausragt. Nach Wegnahme der verschieblichen Hüllen lassen sich bestimmte Verlaufsrichtungen der derberen Faserzüge herauspräparieren. Die Bandzüge sind so geordnet, daß sie extreme Ausschläge in den Gelenken hemmen. Da die Verschiebungen sehr wechselnd und recht verwickelt sind, ist auch die Bedeutung des einzelnen Bandzuges oft nur durch eine umständliche Erklärung verständlich zu machen. Daneben gibt es allgemeine Regeln rein formaler Art für das Verhalten der Bänder. So überbrücken im allgemeinen die kurzen wie die langen Bänder senkrecht die Gelenkspalten und verhindern damit ein Klaffen der Gelenkspalten, ohne ein geringes Verschieben der Fläche nach zu hemmen. Ferner sind sie am stärksten entwickelt zwischen vorragenden Knochenpunkten. An der

Palmarseite, wo die größten Höcker sind, ist auch der Bandapparat am stärksten ausgebildet.

Der Radius als der Träger der Hand besitzt die kräftigsten und längsten Bandverbindungen durch die *Ligg. radiocarpale palmare et dorsale* (Abb. 4.8–56). Diese Bänder ziehen wie ein Fächer vom distalen Rand und dem Proc. styloideus radii aus, verlaufen nicht in der Längsrichtung, sondern verteilen sich schräg ulnarwärts über die Handwurzel. Das palmare Band hat Züge zum Triquetrum und Capitatum und kann in bogenförmigem Verlauf in die vom Proc. styloideus der Ulna ausgehenden Züge eintauchen. Das dorsale Band geht im wesentlichen zum Triquetrum. Ein kräftiger seitlicher Bandzug verläuft zum Scaphoideum und wird als *Lig. collaterale carpi radiale* bezeichnet. Ein entsprechendes Seitenband auf der Ulnarseite, *Lig. collaterale carpi ulnare*, geht zum Triquetrum und Pisiforme. Einzelne Züge der Ligg. radiocarpale dorsale et palmare beteiligen sich bei der Hemmung sowohl der radialen als auch der ulnaren Abduktion der Hand (Abb. 4.8–57). Die Bänder hemmen außerdem die Flexion der Hand. Teile des Kapselbandapparats werden

bei Fraktur des distalen Radius nicht selten mitverletzt, insbesondere das ulnare Kollateralband [10].

Die Handwurzelknochen sind untereinander verbunden durch *Ligg. intercarpalia palmaria, dorsalia* und *interossea*. Die letzteren sind in die Tiefe versenkt. Am wenigsten eingespannt in das System der Bänder ist das Lunatum, das am leichtesten aus dem Verband luxiert, auch bei den Abduktionen große Verschiebungen erleidet (bis zu 1 cm) und isoliert erkranken kann (*Lunatum-Malazie* oder Kienböcksche *Krankheit*). Umgekehrt ist das Capitatum der feste Kern im Gefüge und ist demgemäß durch ein vom Kopf nach allen Seiten ausstrahlendes *Lig. carpi radiatum* am besten verankert. Die Strahlen des Lig. carpi radiatum greifen auch auf die Metacarpalia über und schließen ferner die Knochenrinne am Trapezium zu einem osteofibrösen Kanal, den die Sehne des M. flexor carpi radialis als Durchlaß benutzt. Quer über den Handrücken spannen sich vom Scaphoideum zum Triquetrum in bogenförmigem Verlauf die *Ligg. intercarpalia dorsalia*. Diese Bogenbänder halten den vom Capitatum und Hamatum gebildeten Gelenkkopf der distalen Reihe nieder, wenn er bei der Palmarflexion hervorzutreten sucht. Zwischen erster und zweiter Karpalreihe gibt es dorsal wenige kurze Bänder.

Die Gelenkspalten des Karpometakarpalgelenks werden überbrückt durch die *Ligg. carpometacarpalia palmaria et dorsalia* (Abb. 4.8–56), von denen einige bereits im Lig. carpi radiatum enthalten waren. Unter ihnen gibt es auch *Ligg. intercarpalia interossea*, die zwischen Capitatum und Hamatum beginnen und sich bis an die Basis des dritten Mittelhandknochens fortsetzen. Bei der Präparation findet man die beiden Ligg. carpometacarpalia, wenn man die Sehne des M. flexor carpi radialis aus ihrem Kanal herauslöst und an ihrem Ansatz am zweiten bis dritten Mittelhandknochen zurückklappt. Auch die Gelenkspalten an den Seitenflächen der Basen der Mittelhandknochen werden durch Bänder, *Ligg. metacarpalia palmaria, dorsalia et interossea*, überbrückt.

Die Basen der Metacarpalia II bis V sind verdickt. Diese Form, die Ligg. metacarpalia und carpometacarpalia lassen nur geringe Wackelbewegungen zu. Am beweglichsten ist das Metacarpale V. Das Skelett des Handtellers wird aber am wirkungsvollsten zusammengehalten durch das Lig. metacarpeum transversum profundum, welches die Palmarseite der vier Mittelhandknochen II bis V und die palmar in die Kapsel der Grundgelenke eingebauten Faserknorpelstücke sowie die anliegenden Teile der Verstärkungsbänder der Sehnenscheiden miteinander verbindet. Infolge dieser Fessel kann man den Handteller wohl höhlen und plan machen, aber nicht die Mittelhandknochen spreizen. Die Spreizbewegung der Finger findet lediglich in den Grundgelenken statt.

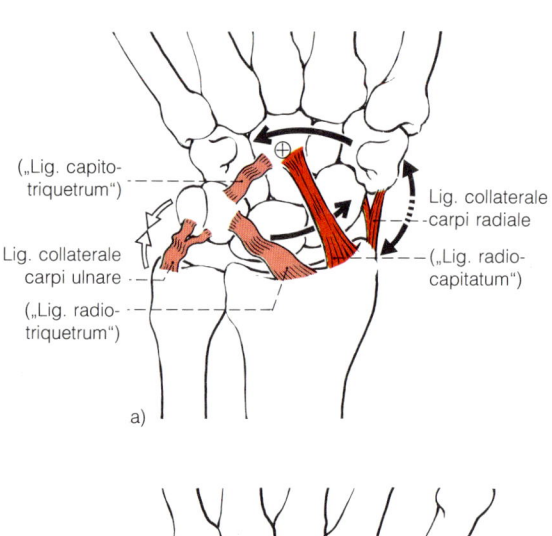

(„Lig. capito-triquetrum")

Lig. collaterale carpi ulnare

(„Lig. radio-triquetrum")

Lig. collaterale carpi radiale

(„Lig. radio-capitatum")

a)

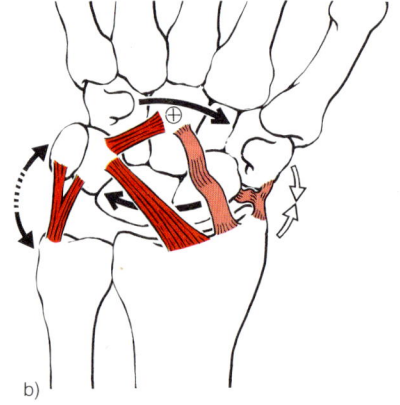

b)

Abb. 4.8–57. Hemmung der ulnaren (a) und der radialen Abduktion (b) durch palmare Bänder, schematisch. Bei ulnarer Abduktion hemmen die Ligg. radiocapitatum und collaterale carpi radiale. Bei der radialen Abduktion werden die Ligg. capitotriquetrum, collaterale carpi ulnare und radiotriquetrum angespannt (Original: Prof. Dr. J. Koebke, Köln).

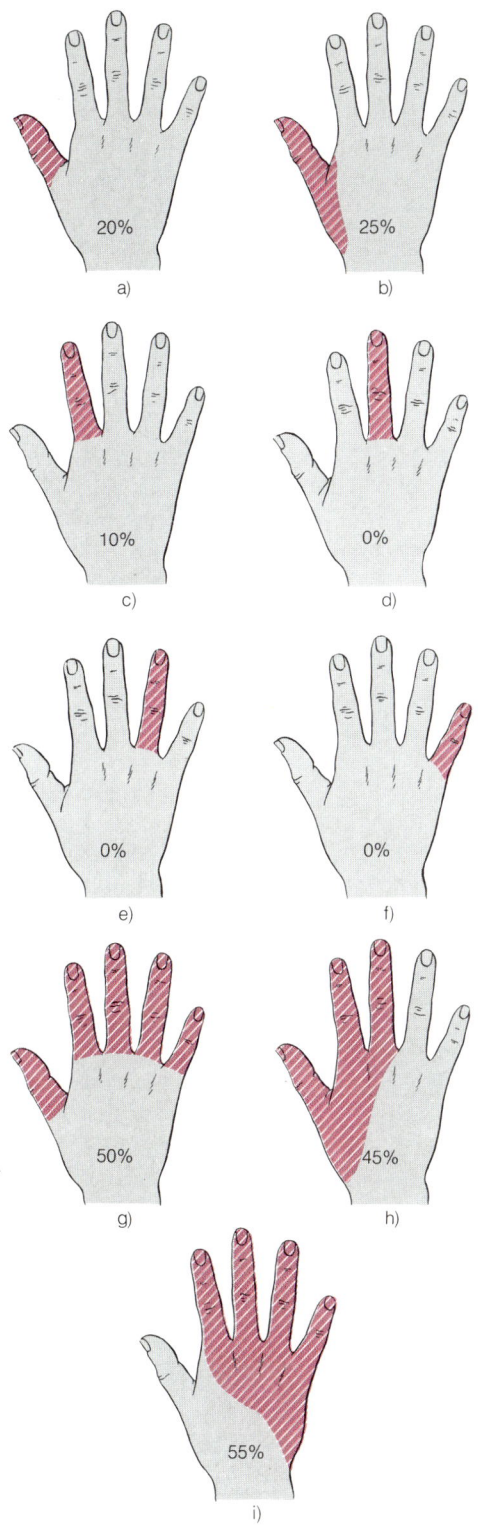

4.8.4.2 Mechanik des Handgelenks

Den Bewegungsumfang des Handgelenks kann man aufzeichnen, wenn man die Hand mit ihrem Drehpunkt, der in der Mitte des Capitatum angenommen wird, in den Mittelpunkt einer Bahnkugel bringt und die Spitze des Mittelfingers auf der Kugeloberfläche das Verkehrsgebiet umschreiben läßt (Abb. 4.8–59). Als Ausgangsstellung wählt man eine horizontale Lage der Hand, bei der der Mittelfinger in der geraden Verlängerung der mittleren Unterarmachse liegt. Alle Bewegungen, bei denen die Hohlhand vorangeht, sind Beugungen oder Palmarflexionen, die entgegengesetzten nennt man Dorsalextensionen (Abb. 4.8–59). Die Bewegungen nach der Seite, bei der die Handränder vorangehen (Randbewegungen), bezeichnet man als Kantungsbewegungen oder Abduktionen (Abb. 4.8–60 u. 4.8–61). Außer diesen Flächen- und Randbewegungen kann man auch schräge Bewegungen um schräge Achsen ausführen, so daß die Fingerspitze auf der Bahnkugel durch Handkreisen ein längsovales Feld (Abb. 4.8–59) bestreicht, das infolge der ausgiebigeren Ulnarabduktion auf die Ulnarseite verschoben ist. Wollte man allerdings in diesem Bewegungsfeld den Finger an einer Stelle um seine Längsachse drehen, müßten die Radio-ulnargelenke zu Hilfe genommen werden. Bei allen übrigen Bewegungen sind beide Hauptgelenke der Handwurzel beteiligt. Läßt man am Präparat jede Kammer des Handgelenks für sich arbeiten, entstehen kleinere Verkehrsflächen, die nicht durch einfache Summation die Gesamtbewegung im Handgelenk abgeben, so daß hier in einer besonderen Weise das Ganze mehr ist als die Summe der Teile. Die Bewegung unterhalb des Äquators unserer Bahnkugel wird wesentlich vom proximalen Handgelenk, oberhalb des Äquators vom distalen Handgelenk geleistet,

Abb. 4.8–58. Zusammenstellung der üblichen Rentensätze bei Verlust von Teilen der rechten Hand. a): Verlust des Daumens im Grundgelenk; b): Verlust des ganzen Daumens im Karpometakarpalgelenk; c): Verlust des Zeigefingers; d): Verlust des Mittelfingers; e): Verlust des Ringfingers; f): Verlust des Kleinfingers; g): Verlust aller Finger, sog. „Beihand"; h): Verlust der Finger I-III sowie Teilverlust der Mittelhandknochen I-III; i): Verlust der Finger II-V sowie Teilverlust der Mittelhandknochen II-V (aus [9]).

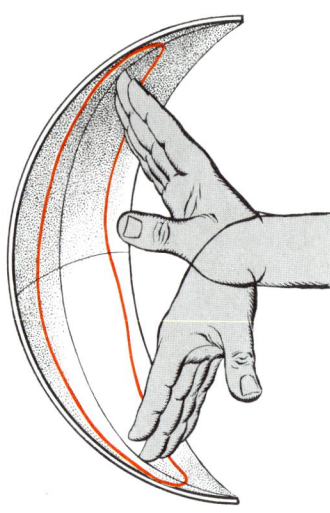

Abb. 4.8–59. Verkehrsfläche des Handgelenks. Die Spitze des Mittelfingers bestreicht die Verkehrsfläche auf der Oberfläche eines Kugelausschnitts. Ausgangsstellung am Schnittpunkt des O-Meridians und des Äquators.

womit gesagt ist, daß sich die Palmarflexion zum größten Teil im proximalen, die Dorsalextension im distalen Handgelenk vollziehen. Der Bewegungsumfang beträgt im ganzen 170°, die quere Achse für das erste Gelenk geht durch das Lunatum, für das zweite durch die Mitte des Capitatum. Die Palmarflexion ist im proximalen Handgelenk etwas größer als die Dorsalextension, weil die dorsalen Bänder dieses Gelenks schlaffer sind als die palmaren, und weil auch die stärkeren Beugemuskeln der Dorsalbewegung einen größeren Dehnungswiderstand entgegensetzen als ihre schwächeren Antagonisten, so daß aktive und passive Faktoren eine gleichsinnige Hemmung ausüben. Bei übermäßiger Beanspruchung des Handgelenks in Dorsalextension, wie bei übertriebenen Liegestützübungen, kann das Scaphoid, das zwischen Radius und Capitatum eingeklemmt wird, brechen.

Für die Randbewegungen der Hand, die radiale und ulnare Abduktion, kann man zunächst eine dorsopalmare, durch die Mitte des Capitatum gehende Hauptachse annehmen, die für die proximale und distale Reihe als Ganzes gilt; dazu treten allerdings ausweichende Verschiebungen in den Nebengelenken der proximalen Reihe. Von der Normalstellung aus beträgt die radiale Abduktion bis zu 30°, die ulnare bis zu 40°, wobei zu beachten ist, daß die Hand in der Normalstellung vom Handgelenk aus gesehen schon um 12° radial abduziert steht. Von einer Mittelstellung (Neutralstellung) aus, bei der die Längsachse des Mittelfingers in Verlängerung der Längsachse des Unterarms verläuft, ist das Ausmaß von radialer und ulnarer Abduktion annähernd gleich groß (Abb. 4.8–61).

Bei den Abduktionsbewegungen ist es mit der einfachen Drehung um die dorsopalmare Achse deshalb nicht getan, weil die Handwurzel an dem einen Rand zusammengeschoben wird, während sie am anderen auseinandergleitet. Man vergleiche die Entfernung zwischen Radius und Metacarpale I bei Radial- und Ulnarabduktion. Diese ausweichenden Verschiebungen sind besonders an Röntgenbildern (Abb. 4.8–60) verfolgt worden.

Bei der Radialabduktion gleitet die erste Reihe in der Pfanne des Vorderarms ulnarwärts, ferner wird die Handwurzel radial zusammengeschoben, ulnar hebt sich die erste Reihe von der Pfanne (Diskus) ab. Die Verkürzung am radialen Rand wird durch einen vorgebildeten Mechanismus bewirkt, an dem das Scaphoid den deutlichsten Anteil hat. Dieser Knochen wird bei

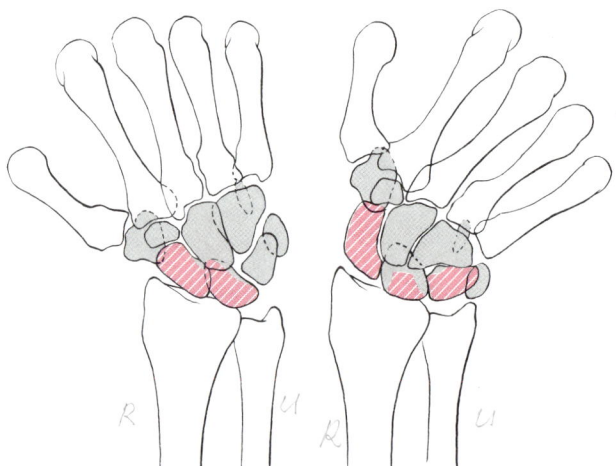

Abb. 4.8–60. Umrißzeichnungen der abduzierten Hand nach Röntgenbildern. Rechte Hand von dorsal. Die Dorsalflächen der proximalen Reihe der Handwurzelknochen rot schraffiert. Links Radialabduktion, rechts Ulnarabduktion.

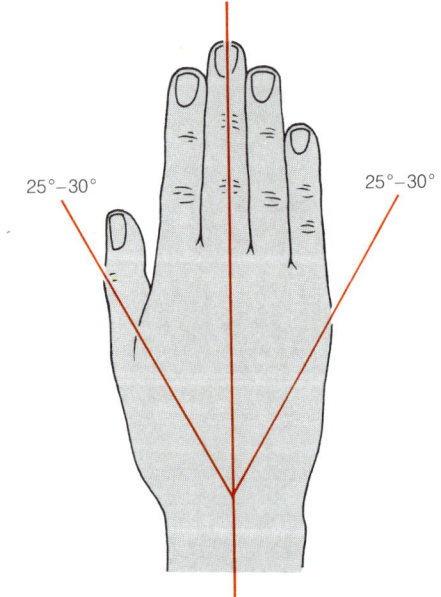

Abb. 4.8–61. Winkelmaße der Radial- und Ulnarabduktion der Hand aus der Mittelstellung (Neutralnullstellung; Original: Prof. Dr. J. Koebke, Köln).

der Annäherung des Trapezium an den Radius volarwärts umgekippt, so daß er mit seinem kürzeren Durchmesser zwischen Radius und Trapezium eingestellt wird, wodurch sich der Radialrand verkürzt (Abb. 4.8–60) und der Spielraum der Bewegung der ganzen Hand sich entsprechend vergrößert. Ohne dieses Ausweichen des Scaphoids müßte die Bewegung früher zum Stillstand kommen, oder die proximale Reihe müßte sich im ganzen als Gelenkkopf so weit ulnarwärts schieben, daß sie sich hier durch die Haut vordrängen würde. Wenn das Scaphoid beim Umkippen mit seinem langen Durchmesser sich mehr dorsopalmar einstellt, ist es an der Palmarseite deutlich zu sehen und zu fühlen. Der Kahnbeinhöcker springt an der Sehne des M. flexor carpi radialis buckelförmig vor, bei der Ulnarabduktion entsteht an gleicher Stelle eine Grube. Auch das Lunatum folgt dieser Kippbewegung, wie die Abb. 4.8–60 erkennen läßt, weniger das Triquetrum. Dem Radius gegenüber sind diese Verschiebungen als Palmarflexion zu bezeichnen. Während die Radialseite sich zusammenschiebt, entfaltet sich der Ulnarrand. Das Triquetrum gleitet am Pisiforme und am Lunatum distalwärts, auch gegen das Hamatum verschiebt es sich weitgehend. Überraschend groß wird auf Röntgenbildern die Entfernung von der Ulna zum Triquetrum, in diesem Raum sind der Diskus und das ulnare Kollateralband zu suchen, das der Konvexität des Triquetrum als Pfanne dient.

Bei der Ulnarabduktion erfolgen die Verschiebungen und Umlagerungen in entgegengesetzter Richtung. Da der Ulnarrand mehr Weichteile enthält, kann er leichter zusammengeschoben werden. Das Triquetrum kommt daher nicht so sehr in Bedrängnis; es wird schon durch die radialwärts gerichtete Seitenverschiebung der ersten Reihe zum Unterarm mehr quergestellt, ferner wird es etwas nach der Palmarseite hinausgedrängt. An der Radialseite, an der das Knochengefüge dichter ist, muß die Kippung der Knochen größer sein; hier wird die zu erwartende Lücke durch die Umstellung des Scaphoids, das nunmehr als langer Schatten im Röntgenbild erscheint, ausgefüllt.

So wird die Kippbewegung des Scaphoids wieder rückgängig gemacht. Im Gegensatz zu den Flexionen, bei denen beide Karpalreihen kippen, wird bei den Abduktionen nur die erste Reihe verschoben und verformt, die mit der Mittelhand verbundene zweite Reihe wird nur seitlich gleichsinnig mit der ersten verschoben.

Mit zunehmender Palmarflexion werden die Abduktionen immer mehr eingeengt und schließlich gleich Null. Bei rechtwinklig gebeugter Hand kann man trotzdem seitliche Ausschläge, die den Abduktionen entsprechen, ausführen, jedoch sind das Umwendbewegungen, die im Unterarm stattfinden und die echten Abduktionen unmerklich ablösen können.

Kurze Zusammenfassung

Palmarflexion, Dorsalextension (Dorsalflexion), Radial- und Ulnarabduktion in beiden Handgelenken, keine Kreiselungen. Palmarflexion mehr im proximalen, Dorsalextension mehr im distalen Handgelenk. Aus der Normalstellung Ulnarabduktion 40°, Radialabduktion 30°. Bei letzterer gleitet die proximale Reihe der Handwurzelknochen ulnarwärts und schiebt sich an der Radialseite zusammen, indem besonders das Scaphoid palmarwärts umkippt.

4.8.4.3 Die Grundgelenke der Finger, *Articulationes metacarpophalangeales*

Die Fingergrundgelenke sind morphologisch Kugelgelenke. Aktive Bewegungen sind Beugung und Strekkung sowie radiale und ulnare Abduktion. Eine willkürliche Rotation ist nicht möglich, jedoch treten passive Drehbewegungen in Kombination mit den Hauptbewegungen auf. Läßt man den Zeigefinger kreisen, so beschreibt seine Spitze ein Oval, das palmarwärts schmäler ist als dorsal, da mit zunehmender Beugung die Seitenbewegungen eingeschränkt werden. Dazu kommt, daß sich die Finger bei der Palmarbeugung einander zwangsmäßig nähern, so daß sich die Hand zu einer festen Klammer schließt, bei der die Finger seitlich nicht mehr ausweichen können. Die Such- und Tastbewegungen der Hand geschehen mit lockeren Gelenken; je fester man zugreift, desto mehr werden die Seitenbewegungen ausgeschaltet, die Suchhand wird zur Klammer. Jeder einzelne Finger kann dabei stärker gebeugt werden als alle zusammen, und wenn man Zeige- und Kleinfinger stark beugt, sind sie so weit genähert, daß zwischen ihnen der nachträglich gebeugte dritte und vierte Finger keinen Platz mehr haben.

Daß stark gebeugte Finger nicht mehr gespreizt werden können, hat folgende Ursache: Die starken Seitenbänder, *Ligg. collateralia*, entspringen seitlich in den Gruben und Höckern des Metakarpalkopfes dorsal von dessen Drehpunkt und ziehen leicht spiralig nach distal palmarwärts zum Pfannenrand der Grundphalanx. Die Köpfe der Mittelhandknochen sind palmar breiter als dorsal, so daß die Seitenbänder bei der Beugung des Grundgelenks durch diese Verbreiterung gestreckt und angespannt werden.

Der Gelenkspalt, dessen Lage man bei Amputation eines Fingers bestimmen muß, liegt bei Beugung des Fingers etwa 1 cm distal vom Kopf des Mittelhandknochens, der als Knöchel unter der Haut vorspringt. Oft wird fälschlicherweise angenommen, daß der Scheitel des Knöchels den Gelenkspalt anzeigt.

Die Köpfe sind seitlich abgestützt, und die Gelenkfläche erstreckt sich auf die Palmarseite, wo sie in zwei kleine Höcker ausläuft. Die kleine Pfanne ist queroval und besitzt in ihrer Umgebung eine Fettfalte. In die

Palmarfläche der Kapsel ist eine derbfaserige Platte, *Lig. palmare*, eingewebt. Sie bildet eine Pfanne, der in der Streckstellung der palmare Abschnitt des Gelenkkopfes anliegt, und ein Widerlager für die Beugesehnen. Diese vier Platten sind der Quere nach durch das Lig. metacarpeum transversum profundum verbunden, die eine Spreizung der Metacarpalia II bis V hindern, aber die Höhlung der Hand durch die leichte Gegenüberstellung des fünften Strahls gestatten.

Das Grundgelenk des Daumens, *Articulatio carpometacarpalis pollicis*, ist, obwohl seine Gelenkflächen oft dem eines Ei- oder Kugelgelenks entsprechen, nahezu ein reines Scharnier. Es besitzt sehr starke Kollateralbänder. Beim Daumen ist das beweglichste Gelenk bereits an seinem Ursprung an der Handwurzel angebracht. Zwei kleine Sesambeine sind palmar in die Kapsel eingelassen. Verrenkungen treten relativ häufig auf, wenn der abstehende Daumen überstreckt wird (Ballsport).

4.8.4.4 Die Mittel- und Endgelenke der Finger, *Articulationes interphalangeales manus*

Sie sind als reine Scharniergelenke alle gleich gebaut. Der distale Gelenkkörper des Mittelglieds stellt eine gekehlte Rolle dar, ähnlich wie die Trochlea humeri, die proximalen Enden sind flache, mit einer Führungsleiste versehene Pfannen, die wesentlich kleiner sind als die Köpfe. Starke Kollateralbänder, *Ligg. collateralia*, sichern das Scharnier. Im Gegensatz zu den Kollateralbändern der Grundgelenke, die bei gebeugtem Gelenk gespannt und bei gestrecktem Grundgelenk locker sind, findet man die Kollateralbänder der Mittel- und Endgelenke des zweiten bis fünften Fingers (ebenso wie das Grundgelenk des Daumens) stets gespannt. Die Finger werden dadurch zu Stäben, die wohl geknickt, aber nicht seitlich verbogen werden können. Nur als Ganzes kann der Finger im Grundgelenk rotiert und seitwärts bewegt werden. Dieser Umstand ist für das feste Halten und Fassen von großer Wichtig-

Abb. 4.8–62.
a) Hauptachsen des Daumensattelgelenks; a Achse für Ab- und Adduktion, b Achse für Flexion und Extension.
b) Rotation des Os metacarpale I (M$_I$) bei der Opposition, die Sattelfläche des Mittelhandknochens dreht sich aus dem Sattel des Os trapezium (T).
c) Aufsicht auf die Gelenkfläche eines Os trapezium mit Knorpelläsionen an typischen Stellen [5].

keit. Die dorsale Wand der Gelenkkapsel ist mit der Dorsalaponeurose der Streckmuskeln verbunden, die palmare Wand ist wie beim Grundgelenk durch eine derbfaserige Platte, *Lig. palmare*, verstärkt, die eine Gleitbahn für die Beugersehnen darstellt.

Im Mittelgelenk beträgt der Bewegungsumfang etwa 100°, im Endgelenk etwa 90°. Den Gelenkspalt findet man bei Beugestellung im Mittelgelenk $\frac{1}{2}$ cm distal vom Gipfelpunkt der Gelenkrolle, beim Endgelenk beträgt die Entfernung noch $\frac{1}{4}$ cm (Abb. 4.8–72). Wenn die Hand wochenlang in einem festen Verband eingeschlossen ist, sind Fingerversteifungen zu erwarten.

Kurze Zusammenfassung

Die Grundgelenke der Finger sind morphologisch Kugelgelenke. Beugung, Streckung und Abduktion aktiv, passive Rotation in Kombination mit den Hauptbewegungen. Kollateralbänder werden bei Beugung gespannt, sie hindern Seitenbewegungen. Der Gelenkspalt liegt 1 cm distal vom Knöchel bei Beugung. Das Grundgelenk des Daumens ist ein Scharnier mit starken Kollateralbändern, ebenso die Mittel- und Endgelenke der Finger.

4.8.5 Muskeln des Unterarms

Die meisten Vorderarmmuskeln ziehen zur Hand und zu ihren Fingern. Es sind mehrgelenkige Muskeln, deren Bäuche proximal liegen und meist noch vom Humerus entspringen. Dadurch wird die Peripherie entlastet, die Finger werden nur von Sehnen erreicht und können schlank bleiben, ebenso wie die Handgelenke, die ausschließlich von Sehnen umlagert sind.

Die Muskeln schieben sich mit ihren Ursprüngen an beiden Seiten des Ellenbogengelenks auf den Humerus und erfassen hier die Epicondylen. Der Epicondylus medialis ist etwas nach der Ventralseite gerichtet, der Epicondylus lateralis mehr nach dorsal. Der Epicondylus medialis ist Ursprungszentrum für die ventrale Muskelgruppe, die Beuger, während die dorsale Gruppe, die Strecker, den Epicondylus lateralis besetzt. Die dorsale Gruppe ist z. T. mit ihren Ursprüngen auf die ventrale Seite des Epicondylus lateralis und das an-

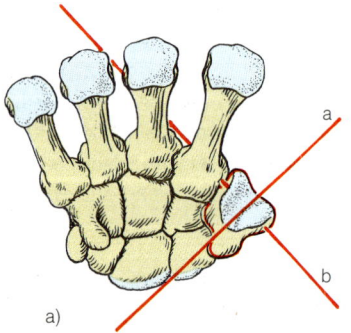

a)

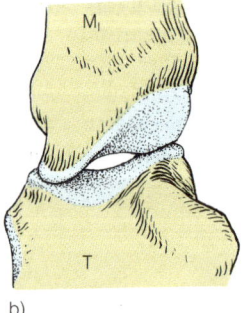

b)

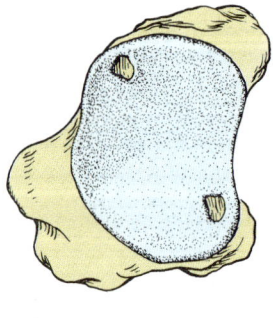

c)

schließende Septum intermusculare brachii laterale herumgewandert, sie reicht also weiter proximal auf den Oberarm als die ventrale Gruppe. Bei dieser Wanderung, die sich beim menschlichen Embryo verfolgen läßt, sind einzelne Muskeln so weit verschoben, daß sie ganz auf der Ventralseite liegen und funktionell zu Beugern des Ellenbogengelenks geworden sind, obwohl sie der dorsalen Gruppe angehören und daher als Strekker bezeichnet werden. So hüllt der Muskelmantel der Beuger im wesentlichen die Ulna ein, während die Strecker sich mehr um den Radius legen. Bei der Pronation werden mit der Hand auch die an ihr inserierenden Muskeln „umgewendet", während die Ursprünge am Humerus stillstehen, wie Abb. 4.8–48 zeigt. Insbesondere erkennt man, daß die auf dem Radius liegenden Strecker eine Zunahme ihrer schraubigen Drehung erfahren. Alle Muskeln, die nicht der Diagonalachse des Unterarms parallel laufen, müssen ihre Länge ändern, da sie entweder zu den Pronatoren oder Supinatoren gehören. Von der Beugergruppe werden aber auch einzelne Muskeln bei der Pronation der Quere nach zusammengeschoben.

Die zahlreichen Muskeln des Unterarms entspringen nicht nur am knöchernen Skelett, sondern auch von verstärkten Bereichen der Unterarmfaszie, der Membrana interossea antebrachii und von Septa intermuscularia.

Den Insertionen nach kann man drei Arten von Unterarmmuskeln unterscheiden: solche, die erstens am Radius, zweitens am Carpus und Metacarpus, drittens an den Fingern, *Digiti*, inserieren. Der Daumen, *Pollex [Digitus primus (I)]*, nimmt eine Sonderstellung ein. Er besitzt für sein Karpometakarpalgelenk Muskeln, die den übrigen Fingern fehlen.

4.8.5.1 Ventrale Muskelgruppe (Flexoren)

M. pronator teres (s. oben)
M. flexor carpi radialis
M. palmaris longus
M. flexor carpi ulnaris
M. flexor digitorum superficialis
M. flexor digitorum profundus
M. flexor pollicis longus

Diese Muskeln sind in zwei Lagen übereinandergeschichtet. Die oberflächliche Schicht, die durch ein Septum, in dem der N. medianus verläuft, von der tieferen geschieden ist, entspringt aus einer gemeinsamen Muskelmasse am Epicondylus medialis humeri. Von hier strahlen die Muskeln fächerförmig aus.

Radialer Handbeuger, *M. flexor carpi radialis* (Abb. 4.8–48 u. 4.8–63). Gemeinsam mit dem Pronator teres entspringt er vom Epicondylus medialis, von der Unterarmfaszie und von Bindegewebssepten zwischen ihm und seinen Nachbarn. Die Sehne, die schon in der Mitte des Unterarms aus dem doppelt gefiederten Muskelbauch frei wird, zieht schräg radialwärts zur Basis des Daumenballens, *Thenar [Eminentia thenaris]*, ohne, wie man dem Namen nach vermuten könnte, am

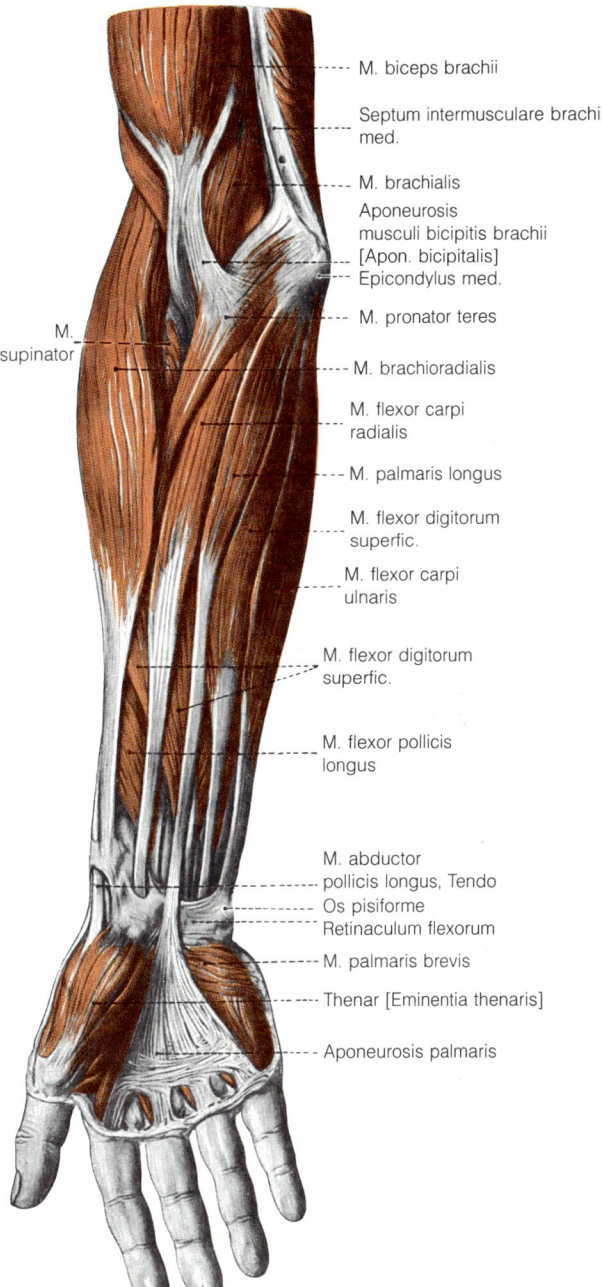

Abb. 4.8–63. Oberflächliche Muskeln auf der Beugeseite des rechten Unterarms.

Außenrand des Radius zu verlaufen. Vielmehr hält sie einen beträchtlichen Abstand vom Radialrand und springt bei der Palmarbeugung der Hand deutlich vor. Durch den Canalis carpi [carpalis] verläuft die Sehne in einer besonderen Rinne am Trapezium und inseriert an der Basis des zweiten, oft auch des dritten Mittelhandknochens.

Von den bei Handbeugung am Unterarm vorspringenden Sehnen ist sie die am weitesten radialwärts liegende (Abb. 4.8–77), sie zieht auf den sichtbaren Höcker des Scaphoideum, *Tuberculum ossis scaphoidei*, zu.

Auf der Radialseite der Sehne fühlt man den Puls der A. radialis, auf der Ulnarseite liegt der N. medianus, der den Muskel innerviert. Die Rinne am Trapezium wird durch Ausstrahlungen von Bändern zu einem gesonderten Kanal geschlossen. Auf diesem Weg ist die Sehne fest umschlossen und zur Herabsetzung der Reibung von einer eigenen Sehnenscheide, *Vagina tendinis musculi flexoris carpi radialis*, umgeben (Abb. 4.8–71).

Seine Wirkung auf das Ellenbogengelenk ist gering. In Kombination mit anderen Karpalmuskeln kann er im Handgelenk radial abduzieren oder beugen. Ist er isoliert gelähmt, weicht die gegen einen Widerstand gebeugte Hand etwas ulnarwärts ab, da der ulnar abduzierenden Wirkung des Flexor carpi ulnaris das Gegengewicht fehlt. Da er in schräger Richtung die diagonale Unterarmachse kreuzt, ist er ein wirksamer Pronator, besonders wenn die übrigen Gelenke ihn nicht beanspruchen, also bei gestrecktem Arm und dorsalextendierter Hand.

Innervation: N. medianus.

Langer Hohlhandmuskel, *M. palmaris longus* (Abb. 4.8–63). Der Muskel entspringt gemeinsam mit der Muskelmasse der Beuger und geht mit einer schmalen, platten Sehne, die an der Ulnarseite der Sehne des Flexor carpi radialis verläuft und bei der Handbeugung etwas stärker vorspringt, zur Hohlhand. Hier strahlt sie fächerförmig aus in die *Aponeurosis palmaris*, die eine Verstärkung der Hohlhandfaszie darstellt und der Plantaraponeurose entspricht. Die Längsfasern dieser Aponeurose erreichen mit einzelnen Zipfeln die Vaginae fibrosae digitorum manus und die Haut im Bereich der Grundgelenke, proximal beginnen sie an den Rändern des Retinaculum flexorum.

Der Palmaris longus beugt in erster Linie die Hand und beteiligt sich an der Spannung der Palmaraponeu-

rose, wenn gleichzeitig die Hand und die Finger dorsalextendiert werden. Auch wenn der Muskel ganz fehlt, was öfter vorkommt, bleibt die Aponeurose und kann offenbar auch durch die Dorsalextension gespannt werden, da sie zwischen dem Retinaculum flexorum und den Grundgelenken der Finger ausgespannt ist.

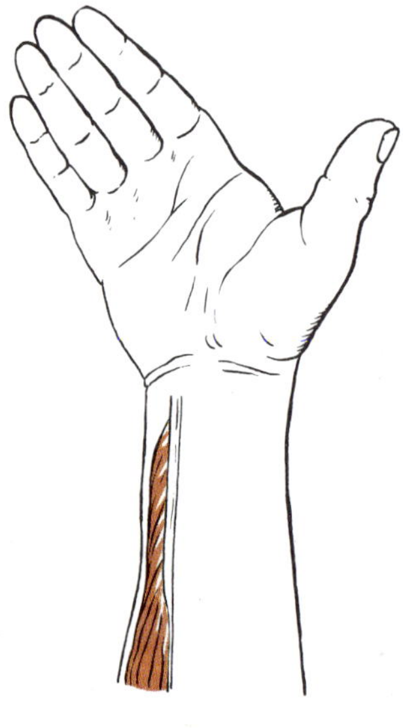

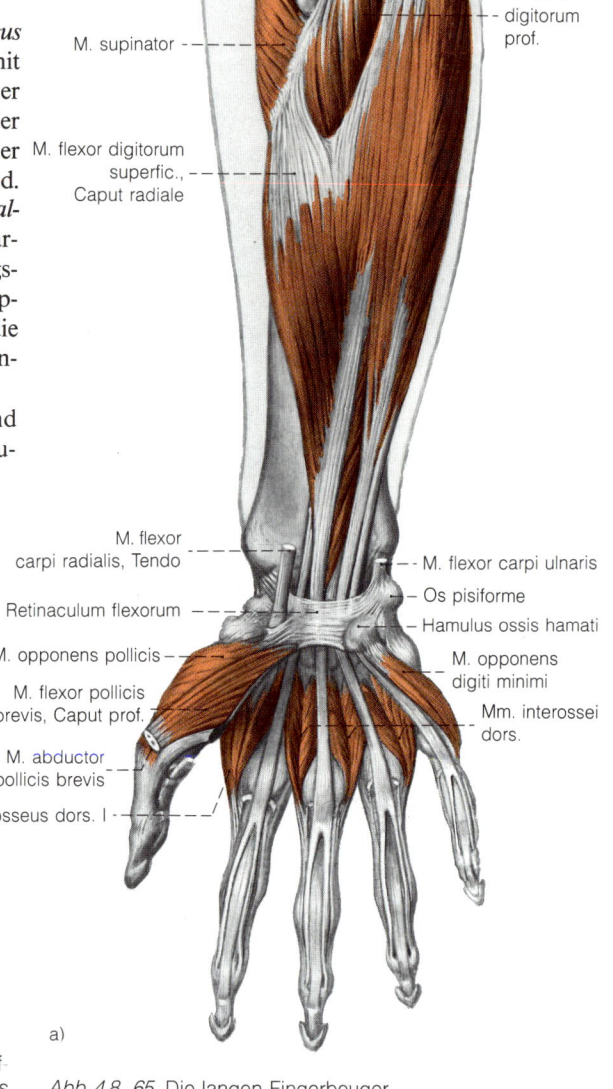

M. flexor digitorum superfic., Caput humero-ulnare

M. supinator

M. flexor digitorum superfic., Caput radiale

M. flexor digitorum prof.

M. flexor carpi radialis, Tendo

Retinaculum flexorum

M. opponens pollicis

M. flexor pollicis brevis, Caput prof.

M. abductor pollicis brevis

M. interosseus dors. I

M. flexor carpi ulnaris

Os pisiforme

Hamulus ossis hamati

M. opponens digiti minimi

Mm. interossei dors.

a)

Abb. 4.8–64. Der Flexor carpi ulnaris zieht bei der Faustöffnung die Hand nach der Ulnarseite, wenn Flexor carpi radialis und Palmaris longus bei Medianus-Parese gelähmt sind (nach FOERSTER 1937).

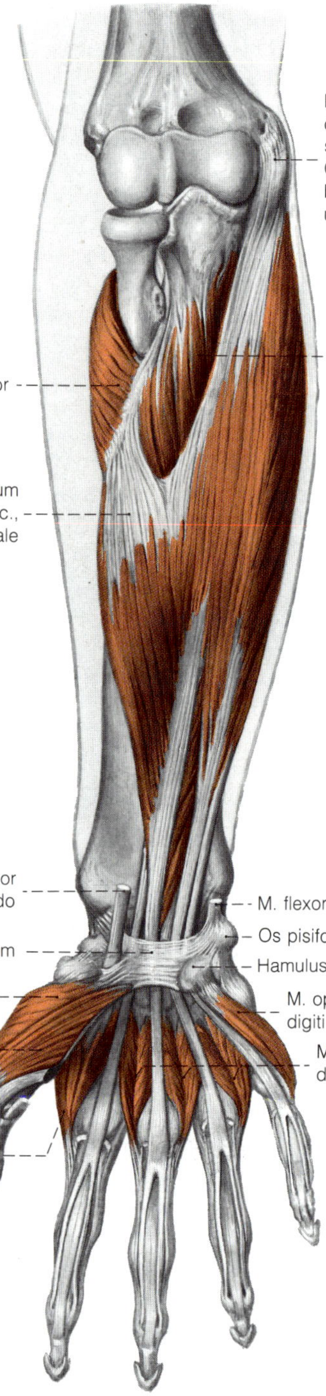

Abb. 4.8–65. Die langen Fingerbeuger.
a) Flexor digitorum superficialis mit Supinator, Interossei dorsales und Opponens pollicis.

Der Palmaris longus zeigt eine große Variabilität: er kann fehlen, verdoppelt sein, er kann zwei Bäuche mit einer Zwischensehne besitzen oder fast ganz sehnig sein. Wegen seiner Entbehrlichkeit wird er gern zur Sehnentransplantation verwandt.

Die Palmaraponeurose besitzt außer den Längsfasern noch Querfasern, *Fasciculi transversi*. Die am weitesten distal vorgeschobenen Querfaserzüge ragen als *Lig. metacarpeum transversum (superficiale)* in die interdigitalen Hautfalten hinein und liegen den Schwimmhäuten als Querverspannung zugrunde. Die zu den zweiten bis fünften Fingern verlaufenden Längsfasern weichen distal auseinander und lassen zwischen sich Öffnungen, aus denen das darunterliegende Fett bei Streckbewegungen hervorquillt und die Haut zu drei niedrigen Ballen, den sog. Tastballen, vorwölbt. Im Fett dieser Fenster findet man die Gefäße und Nerven für die Finger.

Untersuchungen haben gezeigt, daß die Palmaraponeurose mit dem Lig. metacarpeum transversum profundum, mit der tiefen Hohlhandfaszie und mit der Faszie des Adductor pollicis über neun „Septa paratendinosa" (d. h. bindegewebige Septen im Bereich des Handtellers, die neben den Sehnen der Flexoren und Lumbricalmuskeln verlaufen) verbunden ist und daß sie mit der Haut und deren Retinacula sowie über ihre neun Septa mit dem Lig. metacarpeum transversum profundum eine funktionelle Einheit bildet, die insgesamt bei kräftigem Zugreifen gespannt wird und die Haut am Skelett der Hand verankert [2].

In das Faserwerk zwischen Haut und Faszie ist Fett eingelagert, dessen Kammerung nach der Haut zu feiner wird. Auf diese Weise wird ein Polster hergestellt, das am Kleinfingerballen besonders hoch ist. Hier wird das Polster durch den *M. palmaris brevis* (Abb. 4.8–63) verstellbar. Der Muskel entspringt an der Palmaraponeurose und verläuft quer zur Haut am Ulnarrand des Kleinfingerballens (*Innervation*: N. ulnaris). Bei seiner Kontraktion entstehen an diesem Rand kleine Grübchen, das Polster wird befestigt und leistet beim Greifen und Anpressen der Hand einen größeren elastischen Widerstand.

Haut, Fett und Faszie bilden nicht nur ein Druckpolster, das die tiefen Weichteile schützt, sondern die Verbindungen von Aponeurose zur Haut hindern auch die Verschiebung der Haut gegen die Unterlage, wenn die Hand fest zugreift. Besonders zahlreich scheinen Längsfasern zu sein, die von proximal nach distal zur Haut ziehen und gespannt werden, wenn ein Gegenstand unserem Zugriff zu entgleiten droht und sich die Haut nach distal gegen die Aponeurose und das Skelett der Hand zu verschieben sucht.

Die Palmaraponeurose kann durch Verhärtung und Schrumpfung derbe Stränge und Knoten entwickeln. Dadurch kann sich eine Beugekontraktur der Finger (vorwiegend bei Männern nach dem 4. Lebensjahrzehnts) entwickeln (= *DUPUYTRENsche Kontraktur)*.

Ulnarer Handbeuger, *M. flexor carpi ulnaris* (Abb. 4.8–63). Der schlanke Muskel folgt dem Ulnarrand der Beugefläche und entspringt teils vom Humerus (*Caput humerale*), teils von einem Sehnenstreifen, der, mit der Unterarmfaszie verbunden, vom Olecranon an nach abwärts der dorsalen Ulnarkante anhaftet und als Hypomochlion das Drehmoment des Muskels für die Palmarflexion vergrößert. Die Sehne des einfach gefie-

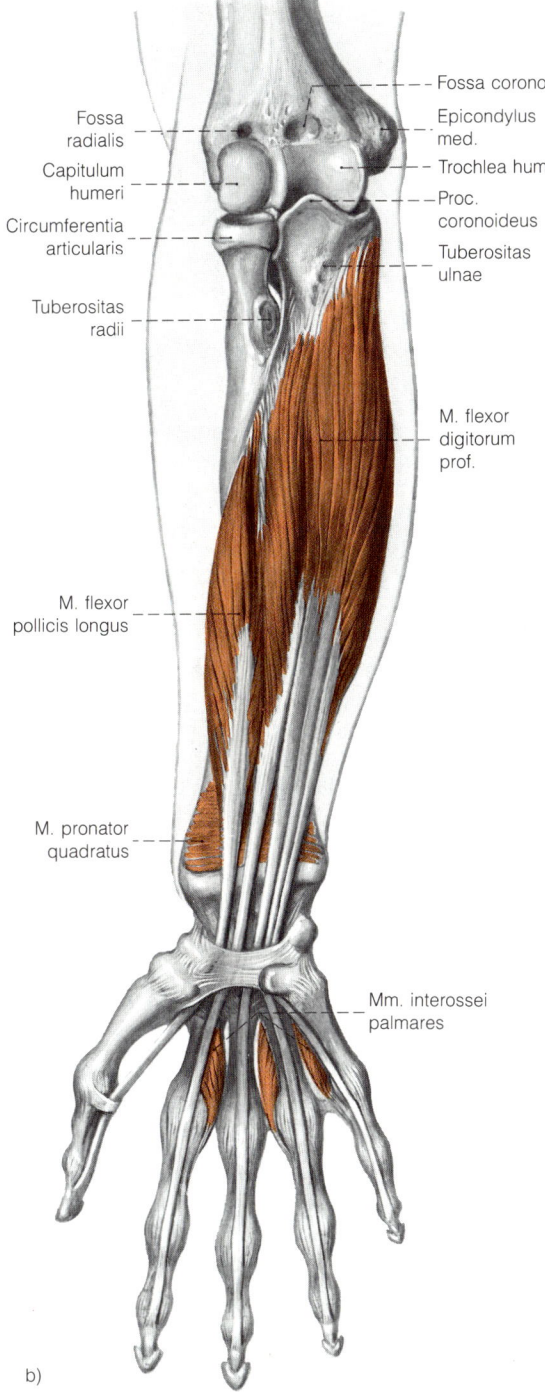

Abb. 4.8–65. Die langen Fingerbeuger.
b) Flexor digitorum profundus mit Flexor pollicis longus, Pronator quadratus und Interossei palmares.

Fossa coronoidea
Epicondylus med.
Trochlea humeri
Proc. coronoideus
Tuberositas ulnae
M. flexor digitorum prof.
Mm. interossei palmares

Fossa radialis
Capitulum humeri
Circumferentia articularis
Tuberositas radii
M. flexor pollicis longus
M. pronator quadratus

b)

derten Muskels wird erst im unteren Drittel des Unterarms frei und ist hier leicht durch die Haut zu greifen. Sie zieht zum Os pisiforme, das ihr als Sesambein dient. Sie strahlt als *Ligg. pisohamatum* und *pisometacarpeum* zum Hamulus ossis hamati und zur Basis des fünften Mittelhandknochens aus. (Abb. 4.8–56). Gemeinsam mit dem Extensor carpi ulnaris bewirkt er eine ulnare Abduktion, mit dem Flexor carpi radialis eine Palmarflexion. Ist der letztere gelähmt, zieht der Flexor carpi ulnaris die Hand bei bestimmten Bewegungen ulnarwärts (Abb. 4.8–64).

Am Ursprung besitzt der Muskel einen Sehnenbogen, unter dem der N. ulnaris hindurchtritt, um von seiner dorsalen Lage in der Rinne des Epicondylus medialis, Sulcus nervi ulnaris, auf die Palmarseite zu gelangen. Der Nerv verläuft dann in Begleitung der Vasa ulnaria an der Leitbahn des M. flexor carpi ulnaris zur Hand.

Innervation: N. ulnaris (selten N. medianus).

Oberflächlicher Fingerbeuger, *M. flexor digitorum superficialis* (Abb. 4.8–63 u. 4.8–65). Der kräftige Muskel hat einen Ursprung am Epicondylus medialis und am Proc. coronoideus ulnae (*Caput humero-ulnare*), er entspringt außerdem mit einer dünnen Muskelplatte vom Radius *(Caput radiale)*. Vom Aufbau dieses komplizierten Muskelgefüges sei erwähnt, daß die Bäuche für Mittel- und Ringfinger oberflächlicher liegen als die für den Zeige- und Kleinfinger. Durch Beugung der einzelnen Finger kann man das zugehörige Muskelfleisch am Unterarm hervortreten lassen. Die oberflächliche Lage der beiden mittleren Sehnen bleibt auch während des Durchtritts durch den Canalis carpi erhalten. Von hier aus verlaufen die Sehnen in einer Ebene zur Grundphalanx, wo sie sich in zwei Schenkel teilen, um durch diesen Schlitz die Sehne des M. flexor digitorum profundus hindurchtreten zu lassen, *Chiasma tendinum*. Daher werden der Flexor superficialis auch als Flexor perforatus und der Flexor profundus als Flexor perforans bezeichnet (Abb. 4.8–75). Nach dem Durchtritt vereinigen sich die Schenkel des Perforatus wieder, kreuzen sich teilweise und setzen an der palmaren Fläche der Mittelphalangen an.

Zwischen den Ursprüngen am Humerus und am Radius ist eine Sehnenarkade ausgespannt, unter der der N. medianus, der den Muskel innerviert, zusammen mit der A. und den Vv. ulnares in die Tiefe tritt. Auf diesem Weg können auch tiefe Eiterungen in die Ellenbeuge gelangen.

Der Muskel wirkt beugend auf das Handgelenk, auf das Grund- und vor allem auf das Mittelgelenk des zweiten bis fünften Fingers. Wenn er durch eine Dorsalflexion gedehnt wird, gelangt er in eine günstige Ausgangsstellung. Er kann nicht in allen Gelenken gleichzeitig maximale Ausschläge erzielen. Wenn man die Finger beim Faustschluß kräftig beugen will, macht man im Handgelenk gleichzeitig mit Hilfe der Extensores carpi eine Dorsalextension, um die volle Wirkung des Muskels auf die Finger zu konzentrieren und keinen Verlust durch Handbeugung eintreten zu lassen. Sind

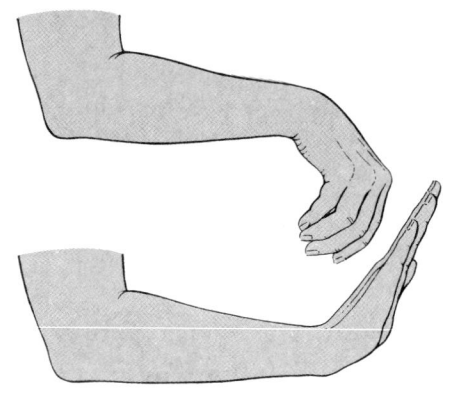

Abb. 4.8–66. Fallhand bei Lähmung der Extensoren. Durch den Ausfall des N. radialis sind Streckung der Hand dorsalwärts und Extension der Finger (s. unteres Bild) nicht mehr möglich (nach v. LANZ/WACHSMUTH: Praktische Anatomie. Band 1/3. Arm. Springer, Berlin 1935).

aber die Streckmuskeln des Handgelenks gelähmt, klappt die Hand bei der Kontraktion der langen Fingerbeuger in Beugestellung um (Abb. 4.8–66).

Innervation: N. medianus.

Tiefer Fingerbeuger, *M. flexor digitorum profundus* (Abb. 4.8–65). Er gehört der tiefen Schicht an, die mit ihren Ursprüngen auf die Unterarmknochen verschoben ist. So entspringt er von der Vorderfläche der Ulna sowie von der aponeurotischen Faszie des Unterarms und greift auch auf die Membrana interossea antebrachii über. Auf der Palmarfläche entwickeln sich die Sehnen, die für den darüberliegenden Flexor superficialis eine Gleitbahn bilden und durch den Canalis carpi zu den vier Fingern verlaufen. An der Grundphalanx durchbohren sie die Sehnen des Flexor perforatus und inserieren an der Basis der Endphalanx des zweiten bis fünften Fingers (Abb. 4.8–77). Der Muskel erscheint als Ganzes unter dem oberflächlichen Fingerbeuger mit Ursprung und Ansatz weiter nach distal geschoben. Infolgedessen muß er die Sehnen des Perforatus durchbrechen. Eine völlige Isolierung der Sehnen für alle Finger ist nur in ca. 28% der Fälle zu finden. Sonst sind Verbindungen zweier oder mehrerer Sehnen vorhanden, die meist eine getrennte Beugung einzelner Finger nicht erlauben [12].

Der Muskel bewirkt vorwiegend den Kraftschluß der Hand, er beugt alle Hand- und Fingergelenke, am Handgelenk kann er in individuell wechselnder Weise etwas ulnarwärts abduzieren. Er kann noch eher als der Flexor superficialis aktiv insuffizient werden, da er nicht alle übersprungenen Gelenke gleichzeitig maximal beugen kann. Die isolierte Beugung des Endglieds der Finger kann meist nur durch Übung erlernt werden, z. B. beim Spielen von Musikinstrumenten. Fast immer erfolgt bei der Kontraktion des Muskels zuerst eine Beugung des Mittelglieds, daran schließen sich die

Beugung des Endglieds und zum Schluß die des Grundglieds an.

An der Innervation beteiligen sich die Nn. medianus und ulnaris, wobei der erstere den radialen Teil, der zweite den ulnaren Teil des Muskels versorgen. Der Muskelbauch zum Zeigefinger wird ausschließlich vom Medianus innerviert, so daß dieser Finger bei Medianuslähmung durch Überwiegen des Tonus der nicht gelähmten Strecker gestreckt bleibt. Beim Versuch, die Faust zu schließen, entsteht das Bild der *Schwurhand*, wobei der Zeigefinger gestreckt, der Mittelfinger leicht gebeugt, der Ring- und Kleinfinger vollständig gebeugt sind (Abb. 4.8–67 u. 4.8–68). Bei einer Lähmung des tiefen Fingerbeugers kann das Endglied nicht gebeugt werden, was besonders beim Schließen der Faust in Erscheinung tritt.

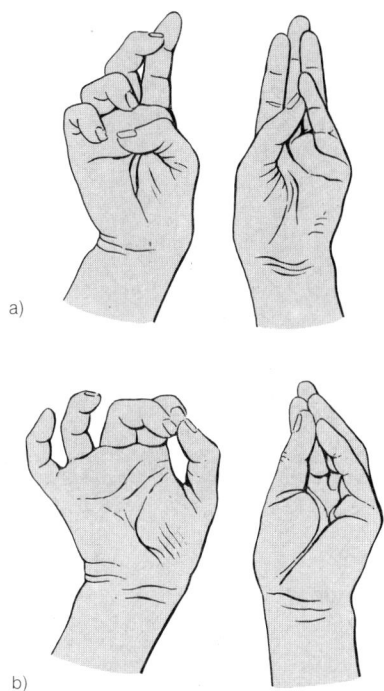

a)

b)

Abb. 4.8–68. Daumen-Kleinfinger-Probe bei Ausfall des N. medianus (a) und des N. ulnaris (b). Wegen des Ausfalls der wichtigsten opponierenden Muskeln kann der Daumen bei Medianus-Parese das Endglied des kleinen Fingers nicht berühren, während bei Ulnaris-Parese Beugebewegungen des kleinen Fingers nicht mehr möglich sind und der Daumen den kleinen Finger aus diesem Grund nicht erreichen kann (nach v. Lanz/Wachsmuth 1935).

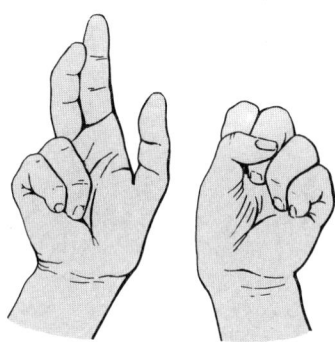

Abb. 4.8–67. Schwurhand bei Ausfall des N. medianus. Die Beugung des Mittel- und Endgelenks des 2. und 3. Fingers ist nicht möglich, während diejenige der Grundgelenke noch durch die Mm. interossei (N. ulnaris) aufrechterhalten ist. Charakteristisch für die Medianuslähmung ist auch die Haltung des Daumens, der nicht gebeugt und opponiert, aber adduziert werden kann (nach v. Lanz/Wachsmuth 1935).

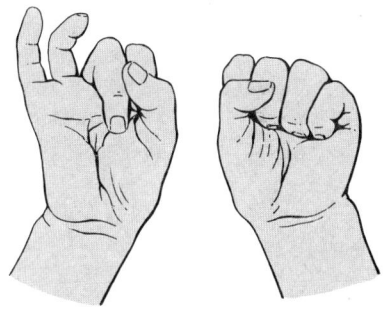

Abb. 4.8–69. Mangelnder Faustschluß bei Ausfall des N. ulnaris infolge Lähmung der ulnaren Fingerflexoren (nach v. Lanz/Wachsmuth 1935).

Langer Daumenbeuger, *M. flexor pollicis longus* (Abb. 4.8–63 u. 4.8–65). Der Muskel war ursprünglich ein Teil des Flexor digitorum profundus und wird erst bei den Anthropoiden selbständig. Beim Menschen kommt eine Verbindung zwischen beiden gelegentlich noch vor. Sein Ursprung liegt an der Palmarfläche des Radius unterhalb der Tuberositas radii und greift auch auf die Membrana interossea über. Die Sehne tritt durch den Canalis carpi, bettet sich zwischen die beiden Köpfe des M. flexor pollicis brevis und inseriert an der Basis der Endphalanx des Daumens.

Der Muskel beugt vor allem das Endglied, was beim Daumen mit viel größerer Leichtigkeit geschieht als bei den übrigen Fingern, ferner hilft er mit, den Daumen in Oppositionsstellung zu bringen. Die isolierte Beugung des Endglieds kann er nur ausführen, wenn der Extensor pollicis brevis die Beugung des Grundglieds verhindert.

Vom Epicondylus medialis kann er durch Vermittlung des Flexor digitorum superficialis ein Ursprungsbündel beziehen.

Innervation: N. medianus: N. interosseus [antebrachii] anterior.

Die Sehnenscheiden der Fingerbeuger, *Vaginae fibrosae digitorum manus* (Abb. 4.8–70).
Auf dem Weg durch den Canalis carpi werden die Sehnen der Fingerbeuger von Vaginae synoviales umschlossen, die proximal und distal die Grenze des Retinaculum flexorum überschreiten. Bei Bewegungen verschieben sich die blinden Enden der Sehnenscheiden

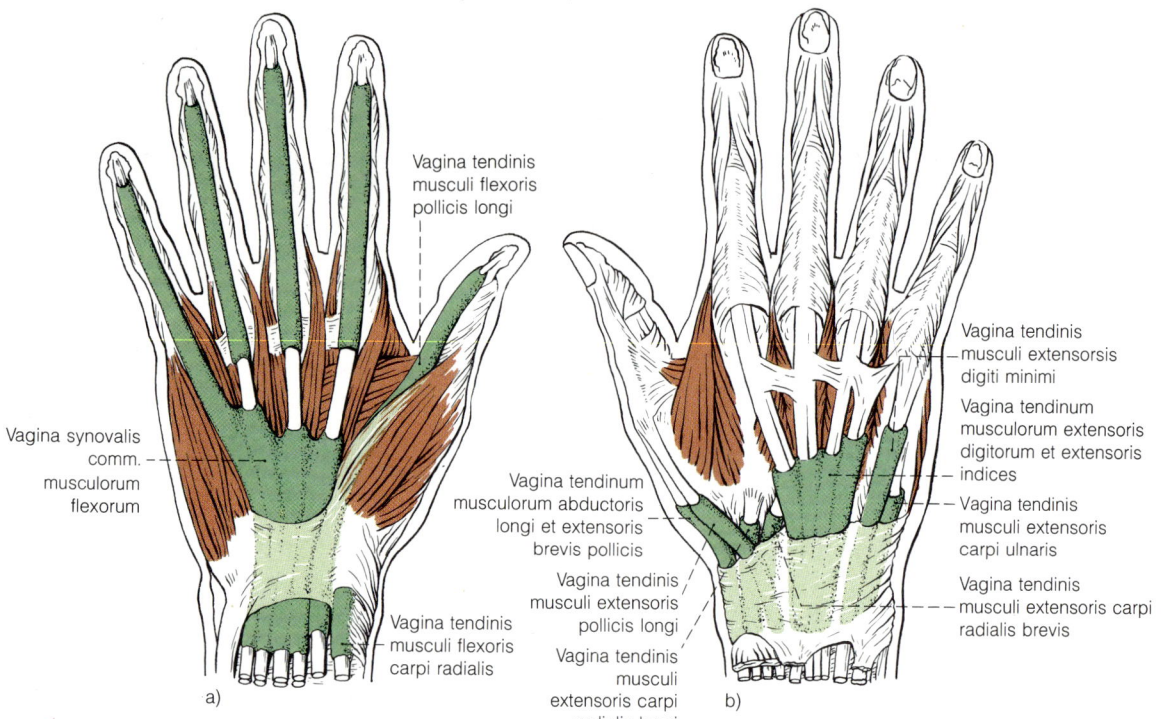

Vagina tendinis musculi flexoris pollicis longi

Vagina synovalis comm. musculorum flexorum

Vagina tendinis musculi flexoris carpi radialis

Vagina tendinum musculorum abductoris longi et extensoris brevis pollicis

Vagina tendinis musculi extensoris pollicis longi

Vagina tendinis musculi extensoris carpi radialis longi

Vagina tendinis musculi extensorsis digiti minimi

Vagina tendinum musculorum extensoris digitorum et extensoris indices

Vagina tendinis musculi extensoris carpi ulnaris

Vagina tendinis musculi extensoris carpi radialis brevis

a)   b)

Abb. 4.8–70. Sehnenscheiden der Palma manus (a) und des Dorsum manus (b), halbschematisch.

im Canalis carpi. Die radiale Scheide umgibt die Sehne des langen Daumenbeugers, die ulnare umgreift die übrigen Sehnen. An den Fingern reichen sie nicht bis zum Endglied, überschreiten proximal aber das Grundgelenk. Bei Daumen und Kleinfinger verschmelzen nach der Geburt die Sehnenscheiden der Finger mit ihren zugehörigen Sehnenscheiden im Canalis carpi. Im einzelnen gibt es zahlreiche Abweichungen (Abb. 4.6–71),

Abb. 4.8–71. Variationen der palmaren Sehnenscheiden, bei denen die Entstehung einer V-Phlegmone möglich ist.
a) Normaltyp,
b) Übergreifen der gemeinsamen Beugerscheide auf den Ringfinger,
c) Daumensehnenscheide hüllt im Karpalkanal die Beugersehne des Zeigefingers mit ein,
d) Sehnenscheide der Beuger geteilt.
   (Original: Prof. Dr. J. KOEBKE, Köln).

niemals jedoch verschmelzen die Sehnenscheiden des zweiten und dritten Fingers mit dem gemeinsamen Synovialsack der Fingerbeuger an der Handwurzel. Dieses Verhalten der Sehnenscheiden ist von großer praktischer Bedeutung, da entzündliche Prozesse in diesen Röhren schnell fortgeleitet werden. Werden der zweite bis vierte Finger von einer solchen Sehnenscheidenphlegmone befallen, macht sie in der Regel an der Fingerwurzel halt. Ist jedoch der Daumen befallen, kann die Entzündung zur Handwurzel fortgeleitet werden, hier die dünne Trennwand zwischen beiden Synovialsäcken durchbrechen und zum Kleinfinger zurückgeleitet werden, oder umgekehrt. So entsteht das typische Krankheitsbild der *V-Phlegmone*. Bei ungünstigem Ausgang kann eine Sehnenscheidenentzündung am Daumen oder Kleinfinger eine Versteifung der ganzen Hand zur Folge haben.

Praktisch wichtig ist ferner der Spalt zwischen den Sehnen der Fingerbeuger und den tiefen Hohlhandmuskeln. In diesen Spalt kann der Eiter entlang der Lumbricalmuskeln fließen. Bei einer Ausbreitung auf

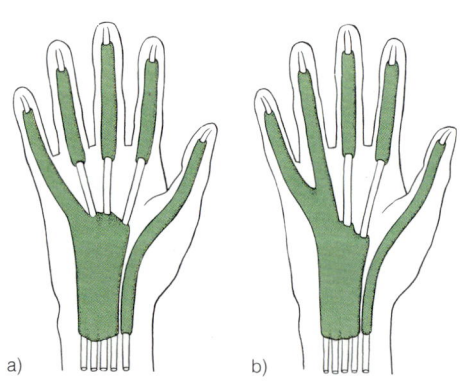

a)   b)

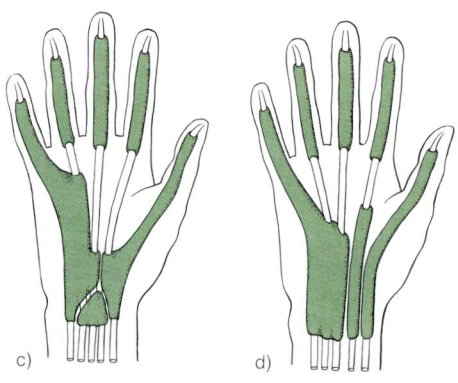

c)   d)

den Unterarm gelangt der Eiter zuerst unter die Sehnen des tiefen Fingerbeugers, dann folgt er dem Septum, das zwischen oberflächlichen und tiefen Fingerbeugern liegt.

Als Überrest jener Duplikatur, durch die das äußere und innere Blatt der Synovialhaut ursprünglich zusammenhingen, verbleiben sehnige Züge, *Vincula tendinum*, die vor der eigentlichen Insertion von den Sehnen zu den Phalangen verlaufen. Diese Faserbrücken enthalten Blutgefäße für die Sehnen. Der karpale Synovialsack wird durch diese ernährenden Duplikaturen unvollständig gekammert.

Die eigentliche Führung der Beugesehnen an den Fingern übernehmen die *Vaginae fibrosae digitorum manus*, die zusammen mit den Fingerknochen einen osteofibrösen Kanal bilden. Am Schaft der Grund- und Mittelphalanx sind sie sehr kräftig (Abb. 4.8–77), während sie über den Gelenken und an den beiden Enden nur schwach entwickelt sind und hier aus einer schrägen *Pars cruciformis vaginae fibrosae* und schmalen Ringzügen, *Pars annularis [anularis] vaginae fibrosae*, bestehen. Bei gebeugten Fingern werden über den Gelenken die dünnen Stellen der Röhren zusammengeschoben, so daß man fast nur noch ringförmige Züge sieht; erst beim Strecken klaffen die Partien auseinander. Man eröffnet die entzündeten Sehnenscheiden von der Seitenfläche des Fingers aus unter Vermeidung der Gelenkgegend und unter Schonung der Vincula tendinum.

Abb. 4.8–72. Querschnitt durch den Unterarm in Höhe des proximalen Handgelenks, halbschematisch. Die Strecksehnen verlaufen in sechs Fächern unter dem Retinaculum extensorum (Original: Prof. Dr. J. KOEBKE, Köln).

Kurze Zusammenfassung

Die Sehnen der langen Fingerbeuger sind im Canalis carpi von einer gemeinsamen Sehnenscheide umhüllt, nur der Flexor pollicis longus hat eine gesonderte Scheide. Sehnenscheiden an den Fingern durch *Vaginae fibrosae digitorum* (Pars cruciformis et Pars annularis [anularis]) verstärkt. Die Sehnenscheiden des kleinen Fingers und des Daumens kommunizieren mit den Sehnenscheiden im Canalis carpi (V-Phlegmone).

4.8.5.2 Dorsale Muskelgruppe (Extensoren)

M. extensor carpi radialis longus
M. extensor carpi radialis brevis
M. extensor digitorum
M. extensor digiti minimi
M. extensor carpi ulnaris
M. abductor pollicis longus
M. extensor pollicis brevis
M. extensor pollicis longus
M. extensor indicis

Die Ursprünge dieser Muskeln schieben sich zum Teil über den Epicondylus lateralis humeri auf die Beugeseite des Oberarms, gelangen hier etwa 10 cm hoch auf das Septum intermusculare brachii laterale und die laterale Humeruskante, Facies anterior lateralis [anterolateralis]. Die Muskeln (Mm. brachioradialis, extensores carpi radiales), die diesen Weg genommen haben, sind vor die Drehachse des Ellenbogengelenks gelangt und damit zu Beugern dieses Gelenks geworden. Da

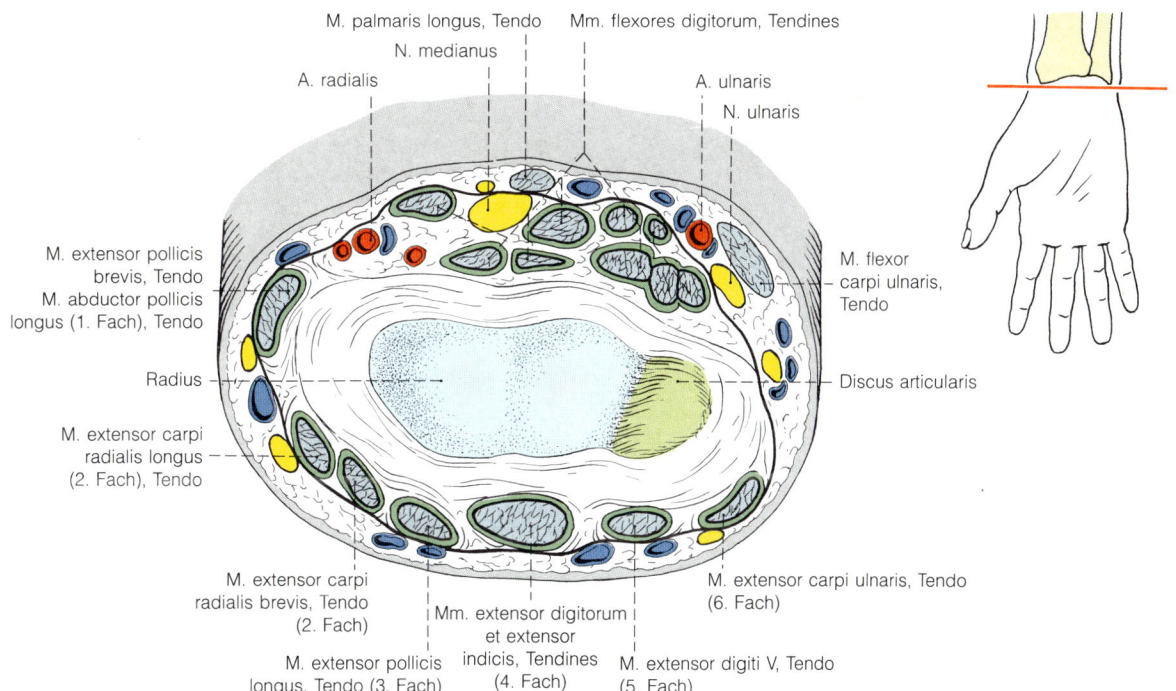

M. palmaris longus, Tendo
N. medianus
A. radialis
Mm. flexores digitorum, Tendines
A. ulnaris
N. ulnaris
M. extensor pollicis brevis, Tendo
M. abductor pollicis longus (1. Fach), Tendo
M. flexor carpi ulnaris, Tendo
Radius
Discus articularis
M. extensor carpi radialis longus (2. Fach), Tendo
M. extensor carpi radialis brevis (2. Fach)
M. extensor carpi ulnaris, Tendo (6. Fach)
M. extensor pollicis longus, Tendo (3. Fach)
Mm. extensor digitorum et extensor indicis, Tendines (4. Fach)
M. extensor digiti V, Tendo (5. Fach)

sie den Radius umhüllen, trennt man sie als radiale Gruppe ab. Die Muskelbäuche machen nach palmar einen Bogen, dessen Konkavität von den jeweils ulnarwärts anschließenden Muskeln eingenommen wird. Durch die staffelweise Unterlagerung der Muskelbogen werden die Sehnen schräg zum Radius gerichtet,

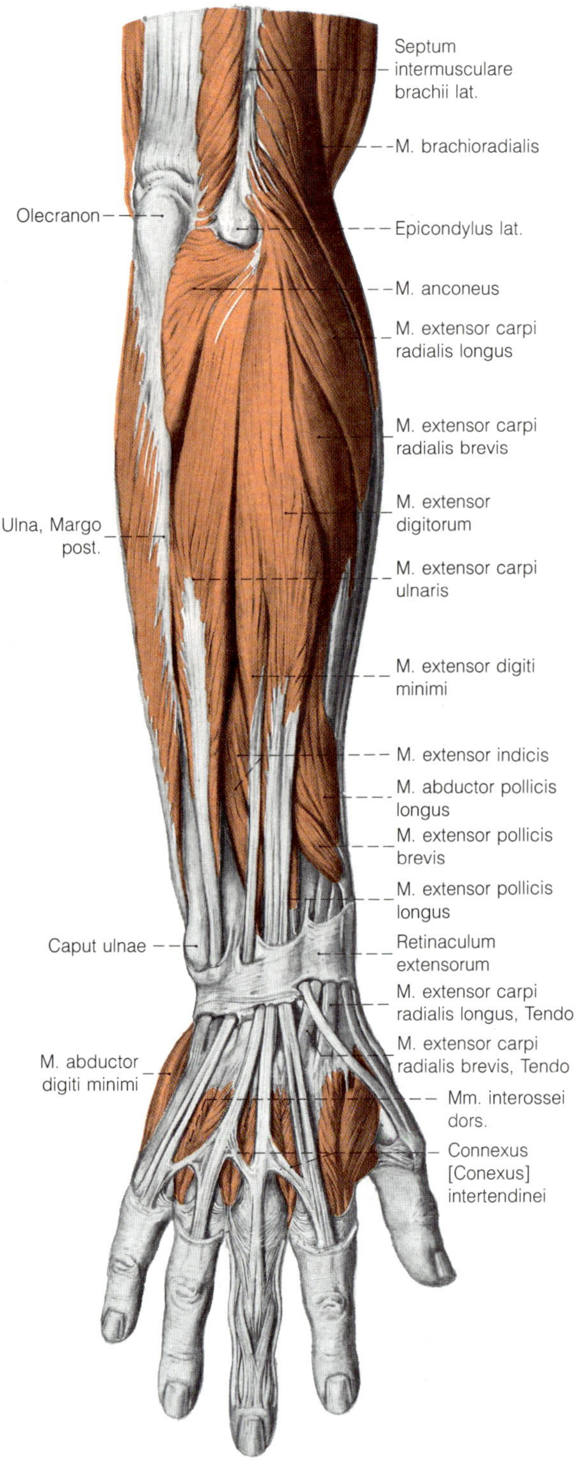

Septum intermusculare brachii lat.

M. brachioradialis

Olecranon

Epicondylus lat.

M. anconeus

M. extensor carpi radialis longus

M. extensor carpi radialis brevis

M. extensor digitorum

Ulna, Margo post.

M. extensor carpi ulnaris

M. extensor digiti minimi

M. extensor indicis

M. abductor pollicis longus

M. extensor pollicis brevis

M. extensor pollicis longus

Caput ulnae

Retinaculum extensorum

M. extensor carpi radialis longus, Tendo

M. extensor carpi radialis brevis, Tendo

M. abductor digiti minimi

Mm. interossei dors.

Connexus [Conexus] intertendinei

Abb. 4.8–73. Oberflächliche Muskeln des rechten Unterarms von dorsal.

wodurch das pronatorische Moment vergrößert wird. An die radiale Gruppe schließen sich eine ulnare und eine tiefe Schicht an.

In Höhe der Articulatio radiocarpalis werden die Sehnen von einer Verstärkung der Unterarmfaszie, dem *Retinaculum extensorum,* überspannt. In sechs Fächern werden die zehn Sehnen, von Sehnenscheiden ummantelt, über die Knochen geführt (Abb. 4.8–72).

Innervation: Ramus profundus des N. radialis.

Langer Speichen-Handstrecker, *M. extensor carpi radialis longus* (Abb. 4.8–43, 4.8–48 u. 4.8–73). Sein Ursprung folgt distal auf den des Brachioradialis am Septum intermusculare brachii laterale und an der lateralen Humeruskante bis herab zum Epicondylus. Sein Muskelbauch wölbt sich neben dem Epicondylus so stark vor, daß dieser in einem Grübchen versenkt liegt. Die Sehne läuft am Radius herab und geht mit der des folgenden Muskels durch das zweite Fach des Retinaculum extensorum zur Basis des Metacarpale II.

Kurzer Speichen-Handstrecker, *M. extensor carpi radialis brevis* (Abb. 4.8–43, 4.8–48 u. 4.8–73). Er entspringt vom lateralen Epicondylus, teils vom Lig. annulare [anulare] radii, ferner von einem Sehnenblatt, das sich zwischen ihn und den benachbarten Extensor digitorum einschiebt. Er ist am Ursprung überdeckt von seinem längeren Brudermuskel, während die Sehnen beider Muskeln nebeneinanderlaufen. Insertion an der Basis des Metacarpale III.

Beide Speichen-Handstrecker beteiligen sich an der Dorsalextension der Hand. Nur der lange Muskel erzeugt eine Radialabduktion mit einer Kantung der Hand derart, daß der Handrücken etwas ulnarwärts sieht. Der Extensor carpi radialis brevis führt die Hand nur zur Mittellage. Der lange Handstrecker hilft gering mit bei der Ellenbogenbeugung und ist bei gebeugtem Unterarm ein Pronator aus supinierter Stellung.

Während der Beugung des Unterarms entfernen sich die Muskelbäuche der radialen Gruppe, besonders der des Brachioradialis, von der Drehachse des Ellenbogengelenks, dadurch wird ihr beugendes Moment größer, gleichzeitig werden durch dieses verstärkte Ausweichen der Muskelbäuche nach palmar die Schräglage zum Radius vergrößert und das pronatorische Moment verbessert. Ferner wird ihr Ansatzwinkel zum Oberarm vergrößert, so daß Raum für die Dickenzunahme gewonnen wird. Bei äußerster Pronation sind die Muskeln spiralig um den Unterarm gewunden (Abb. 4.8–48).

Fingerstrecker, *M. extensor digitorum* (Abb. 4.8– 73). Er entspringt im Anschluß an den vorigen als erster Muskel der ulnaren Gruppe vom Epicondylus lateralis sowie von der Unterarmfaszie. Der Muskelbauch läßt häufig einen besonderen Teil mit einem eigenen Nervenast für den bevorzugten Zeigefinger erkennen. Die vier Sehnen durchsetzen gemeinsam das vierte Fach des Retinaculum extensorum, strahlen dann fächerförmig auseinander und breiten sich auf dem Rücken der Finger zur *Dorsalaponeurose* aus. Auf dem Handrücken sind die Sehnen durch Querbrücken, *Connexus [Cone-*

xus] intertendinei, die man bei Bewegungen durch die Haut teilweise sehen und stets fühlen kann, miteinander verbunden. Am wenigsten ist hierdurch die Sehne des Zeigefingers gefesselt, am stärksten die des vierten Fingers. Durch die Connexus [Conexus] intertendinei wird die Selbständigkeit in der Streckbewegung der einzelnen Finger beschränkt. Durch Übung (Klavierspielen) läßt sich die Freiheit der einzelnen Finger mit Ausnahme des vierten Fingers, *Digitus annularis [quartus (IV)]*, vergrößern. Der Muskel streckt die Hand und vor allem das Fingergrundgelenk aus der Beugestellung. Wird aber im Verlauf dieser Bewegung die Hand dorsalflektiert, dann wird nur noch die Grundphalanx gestreckt, während die Mittel- und Endphalanx durch den Dehnungswiderstand der langen Beuger sogar in Beugestellungen übergehen.

Der Muskel hat eine geringe spreizende oder, bei gespreizten Fingern, eine adduzierende Wirkung. Wenn er bei Lähmung des N. ulnaris als einziger Motor des Kleinfingers übrigbleibt, bringt er diesen in die leichte Abduktionsstellung. Ferner ist jede ungezwungene Fingerstreckung mit einer leichten Spreizung verbunden. Die Wirkung des Muskels auf das Handgelenk erreicht etwa den halben Betrag von allen vorhandenen Dorsalextensoren. Wenn Hand und Finger maximal gebeugt werden, ist der Muskel am stärksten gedehnt und erweist sich als zu kurz, um gleichzeitig die Beugung in allen Gelenken zu gestatten. Daher kann man eine geschlossene Faust gewaltsam öffnen, wenn man im Handgelenk eine Palmarflexion erzwingt. Dabei müssen die Finger durch den Zug der Extensorensehnen etwas gestreckt werden.

Die Sehne für den fünften Finger, *Digitus minimus [quintus (V)]*, fehlt häufig; dann zweigt sich von der Sehne des vierten Fingers ein Streifen zum fünften Finger ab. Die Connexus [Conexus] intertendinei bilden den Rest einer ursprünglich breiten Verbindung, die noch bei Anthropoiden so stark ist, daß nur gemeinsame Fingerbewegungen möglich sind. Die Einschränkung dieser Koppelung ist ein Zeichen einer fortschreitenden Differenzierung. Die Hoffnung, nach Durchschneiden dieser Sehnenbrücken eine größere Freiheit für die Einzelfinger zu gewinnen, hat sich bei den vorgenommenen Versuchen jedoch nicht erfüllt. Der Umfang der isolierten Streckung eines Fingers hängt nicht allein von der Isolierung der Strecksehne ab, sondern ist auch an den Bandapparat des Gelenks und seiner Umgebung gebunden.

Kleinfingerstrecker, *M. extensor digiti minimi* (Abb. 4.8–73). Der schlanke Muskelbauch schließt sich ulnarwärts an den vorigen an und entspringt von einem Sehnenblatt, das sich zwischen beide einschiebt. So erscheint der Muskel nur als eine Abspaltung des Extensor digitorum. Die Sehne tritt durch das fünfte Fach im Retinaculum extensorum, spaltet sich hier in zwei Sehnen und strahlt in dic Dorsalaponeurose des fünften Fingers, der somit durch einen eigenen Streckmuskel besonders gesichert ist.

Ellen-Handstrecker, *M. extensor carpi ulnaris* (Abb. 4.8–73). Er entspringt gemeinsam mit dem M. extensor digitorum, außerdem von der Ulna. Der Muskel läuft an der Dorsalseite der Ulna herab und ist hier durch die Haut zu sehen. Seine Sehne tritt durch das sechste Fach des Retinaculum extensorum, gleitet dabei in einer Rinne der Ulna und heftet sich an die Basis des Metacarpale V.

Der Muskel ist ein kräftiger Abduktor nach ulnar, indem er mit dem Flexor carpi ulnaris zusammenwirkt. Bei der Abduktion des Daumens wird er, wie man fühlen kann, reflektorisch gespannt, da die Abduktoren des Daumens eine Radialabduktion der ganzen Hand bewirken würden, wenn nicht das Handgelenk durch Antagonisten festgestellt würde.

Bei einer chronischen Polyarthritis der Hand ist die Entzündung der Sehnenscheide des Extensor carpi ulnaris ein typisches Krankheitsmerkmal. Der Griffelfortsatz der Elle kann völlig zerstört werden.

Die tiefe Schicht
Die Muskeln schließen sich distal an den Supinator (Abb. 4.8–74) an und verlaufen nach der Hand zu immer steiler. Dabei überschrägen sie den Radius und durchbrechen die oberflächliche Schicht der Strecker, die sie dadurch in eine radiale und eine ulnare Gruppe zerlegen.

> M. supinator
> M. abductor pollicis longus
> M. extensor pollicis brevis
> M. extensor pollicis longus
> M. extensor indicis

Sie entspringen in einem Feld im mittleren Teil der Unterarmknochen, also von der Dorsalfläche des Radius, der Membrana interossea antebrachii und von einem Streifen der Ulna. Diese drei langen Daumenmuskeln schieben sich mit ihren Ursprüngen in der genannten Reihenfolge immer weiter distal und steigen dementsprechend mit ihren Insertionen immer weiter am Daumen auf. So inseriert der Abduktor an der Basis des Metacarpale I, der kurze Strecker an der Basis der Grundphalanx, der lange Strecker an der Basis der Endphalanx.

Abductor pollicis longus und Extensor pollicis brevis, die beide eng zusammengehören, überkreuzen am Radius die Sehnen der beiden radialen Handstrecker und sind hier als Wülste sichtbar. Ihre beiden Sehnen gehen durch das erste Fach des Retinaculum extensorum.

Die Mm. abductor pollicis longus und extensor pollicis longus können gering die Supination aus pronierter Stellung heraus unterstützen.

Der *Abductor pollicis longus* und der *Extensor pollicis brevis*, die oft vollständig miteinander verschmelzen und als Sonderungen eines einzigen Muskels anzusehen sind, haben auch fast die gleiche Funktion, sie wirken abziehend auf den Daumen und die Hand. Der Extensor pollicis brevis streckt zugleich die Grundphalanx und dehnt dabei den Flexor pollicis longus, der die

Endphalanx deshalb in Beugestellung bringt. Bei seiner Lähmung ist z. B. das Öffnen einer Schere erschwert, der Daumen steht der Handmitte etwas näher als in der Norm.

Wenn die Abduktoren den Daumen abduzieren, muß die Hand durch den Extensor carpi ulnaris an der

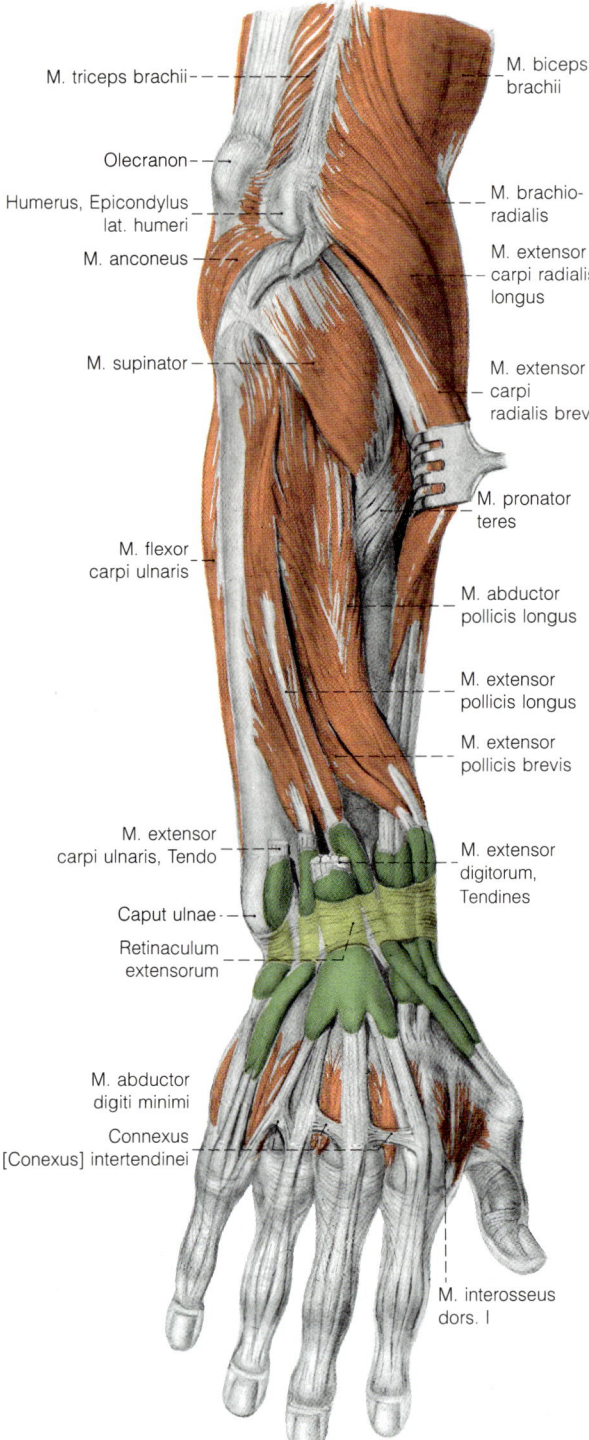

M. triceps brachii

Olecranon

Humerus, Epicondylus lat. humeri

M. anconeus

M. supinator

M. flexor carpi ulnaris

M. extensor carpi ulnaris, Tendo

Caput ulnae

Retinaculum extensorum

M. abductor digiti minimi

Connexus [Conexus] intertendinei

M. biceps brachii

M. brachioradialis

M. extensor carpi radialis longus

M. extensor carpi radialis brevis

M. pronator teres

M. abductor pollicis longus

M. extensor pollicis longus

M. extensor pollicis brevis

M. extensor digitorum, Tendines

M. interosseus dors. I

Abb. 4.8–74. Tiefe Muskeln des rechten Unterarms von dorsal.

Radialabduktion gehindert werden. Wenn sie ihre ganze Kraft für die Radialabduktion der Hand verwenden sollen, muß der Daumen adduziert bleiben, denn in beiden Gelenken können sie nicht gleichzeitig den größten Ausschlag bewirken. Eine Abduktion des Daumens kann auch dadurch erfolgen, daß der Daumen stehenbleibt und die übrige Hand durch eine Ulnarabduktion sich von ihm entfernt.

Der *M. extensor pollicis longus* streckt das Endglied und das Grundglied des Daumens. Da seine Sehne, wie man durch die Haut sieht, schräg von der Ulnarseite her an den Daumen herantritt, kann sie diesen adduzieren und in die Ebene der übrigen Metacarpalia heben. Bei einer Lähmung des Muskels hängt das Metacarpale herab, das Endglied ist gebeugt und stört dadurch den Greifakt.

Bei Abduktion und Streckung läßt sich die Sehne durch die Haut bis zum Endglied verfolgen. Sie begrenzt ulnarwärts die sog. *Tabatière* oder *Fovea radialis*. Die radiale Grenze wird von den beiden anderen dorsalen Daumenmuskeln gebildet. In der Tiefe der Grube fühlt man auf dem Os trapezium den Puls der A. radialis.

Der Strecker des Zeigefingers, *M. extensor indicis* (Abb. 4.8–74). Von den Muskeln der tiefen Schicht liegt er am meisten distal und ist dadurch auf den Ursprung an der Ulna abgedrängt. Im vierten Fach des Retinaculum extensorum entwickelt der Muskel seine Sehne, die ulnarwärts von der Zeigefingersehne des Extensor digitorum in die Dorsalaponeurose des zweiten Fingers, *Index [Digitus secundus (II)]*, übergeht und ihn streckt. Ferner adduziert er den zweiten Finger zum Mittelfinger, *Digitus medius [tertius (III)]*, hin, er hält der abspreizenden Wirkung des M. extensor digitorum das Gleichgewicht. Weil der Zeigefinger einen eigenen Strecker hat, kann er besonders leicht isoliert gestreckt werden.

Die tiefliegenden Strecker der Finger zeigen Abarten, die darauf hinweisen, daß ursprünglich ein gemeinsamer tiefer Fingerstrecker bestanden hat, wie er als Extensor digitorum brevis des Fußes vorkommt. Bei manchen Anthropoiden findet sich ein tiefer Strecker zum zweiten bis vierten Finger. Der häufigste Rest eines solchen Muskels besteht in einem kurzen Strecker des Mittelfingers, dessen Muskelbauch auf dem Handrücken licgt.

4.8.5.3 Die Unterarmfaszie und die Sehnenfächer am Handrücken

Die *Fascia brachii (brachialis)* setzt sich vom Oberarm her über die Ellenbeuge auf den Unterarm als *Fascia antebrachii* fort. Hinten ist sie am Olecranon und an der hinteren Kante der Ulna befestigt. Von den Epicondylen und der Ulnakante strahlen sehnige Verstärkungen aus, die den oberflächlichen Beuge- und Streckmuskeln zum Ursprung dienen. Septen gehen von der Faszie zwischen die Muskeln in die Tiefe und bilden Logen für die Muskelgruppen. Manche dieser Septen dienen dem Ursprung benachbarter Muskeln. Auch feine

Verbindungsfasern gehen von der Faszie, die sich stellenweise in mehrere Blätter zerlegen läßt, zum Perimysium der Muskeln und in die Haut. So erscheint die Faszie als eine flächenhafte Verdichtung eines Bindegewebssystems, das die Muskulatur mit der Haut verschieblich verknüpft.

In Höhe des proximalen Handgelenks bildet sie starke quere Faserzüge, die dorsal als Retinaculum extensorum bezeichnet werden. Unter dem dorsalen Band liegen die sechs Sehnenkanäle, bei denen die knöchernen Rinnen durch Bandzüge zu osteofibrösen Kanälen ergänzt werden. In jedem Kanal liegt eine Sehnenscheide (Abb. 4.8–72 u. 4.8–74), die eine oder mehrere Sehnen umhüllt und die Reibung herabsetzt, wenn die Sehnen bei der Dorsalextension gegen das Band andrängen. Werden diese Sehnenscheiden durch Überanstrengung entzündet, kann eine Ausscheidung von Fibrin bei Bewegungen ein knirschendes Geräusch entstehen lassen (*Tendovaginitis crepitans*). Die Reibung ist dann erhöht und die Bewegung schmerzhaft. Durch lokale Stenose der Sehnenscheide und Verdickung der Sehnen der Mm. abductor pollicis longus und extensor pollicis brevis kommt es zum Phänomen des schnellenden Fingers (*Tendovaginitis stenosans*).

Die sechs Fächer unter dem Retinaculum extensorum enthalten, von der Radialseite her aufgeführt, folgende Sehnen: 1. Fach: Abductor pollicis longus und Extensor pollicis brevis, 2. Fach: Extensor carpi radialis longus und brevis, 3. Fach: Extensor pollicis longus, 4. Fach: Extensor digitorum und Extensor indicis, 5. Fach: Extensor digiti minimi, 6. Fach: Extensor carpi ulnaris.

4.8.6 Die kurzen Handmuskeln

Die Finger der Hand werden nicht nur durch die langen Sehnen der Unterarmmuskeln versorgt, sie besitzen außerdem kurze Muskeln, die an der Palmarfläche so untergebracht sind, daß sie das Hebelwerk der Finger, das gegen den Handteller arbeitet, nicht belasten. Die beiden Randfinger (Daumen und Kleinfinger) haben entsprechend ihrer vielseitigen Beweglichkeit eine besonders ausgebildete Muskulatur. Diese umlagert die Mittelhandknochen in zwei Gruppen, die als Daumenballen, *Thenar [Eminentia thenaris]*, und Kleinfingerballen, *Hypothenar [Eminentia hypothenaris]*, zugleich ein Polster für die Greiffläche der Hand bilden. Alle kurzen Handmuskeln sind der Anlage nach palmare Muskeln, auch dann, wenn der Ausdruck dorsal verwendet wird, wie bei den Mm. interossei dorsales.

Regenwurmmuskeln, *Mm. lumbricales* (Abb. 4.8–71). Die vier kleinen, wurmartig runden Muskeln entspringen am Radialrand der Sehnen des tiefen Fingerbeugers und strahlen an der Radialseite des zweiten bis fünften Fingers fächerförmig in die Dorsalaponeurose. Da ihre Sehne palmar der Drehachse des Grundgelenks und palmar des Lig. metacarpeum transversum profundum vorbeizieht (Abb. 4.8–75), beugen sie die Grundphalanx, strecken aber

durch Zug an der Dorsalaponeurose die Mittel- und Endphalanx. Bei Beugung der Mittel- und Endphalanx durch den tiefen Fingerbeuger werden die an ihm entspringenden Lumbricales gedehnt, also in die beste Ausgangsstellung gebracht. Da die Mm. lumbricales in der Dorsalaponeurose weiter distal ansetzen als die Sehnen der Mm. interossei, haben die Mm. lumbricales bei gebeugtem Grundgelenk ein günstigeres Drehmoment und können dann trotz ihres geringen Querschnitts recht wirksam sein. Die häufigen Variationen betreffen Zahl, Ursprung und Ansatz der Muskeln. Nach elektromyographischen Befunden strecken die Lumbricales – unabhängig von der Stellung der Grundgelenke – die Interphalangealgelenke. An der Beugung der Grundgelenke sind sie nicht beteiligt [1].

Innervation: Die zwei radialen Lumbricales in der Regel vom N. medianus, die zwei ulnaren, die meist einen zweiköpfigen Ursprung haben, vom N. ulnaris. Der M. lumbricalis III ist häufig doppelt innerviert.

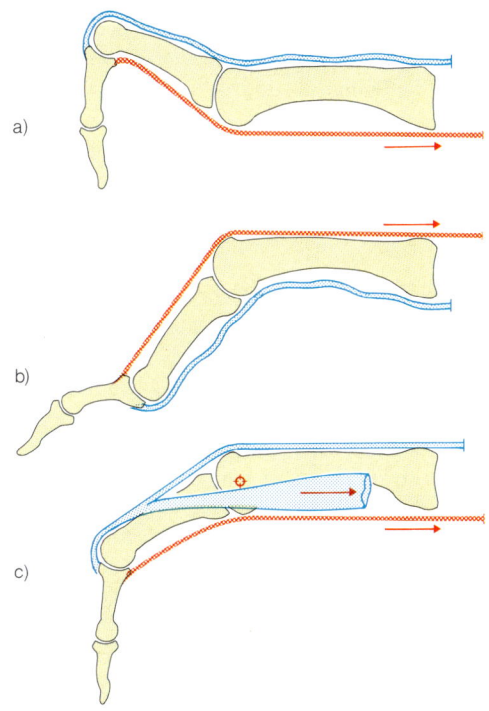

Abb. 4.8–75. Modell zur Wirkung der Fingermuskeln auf ein dreigliedriges, zweigelenkiges System.
a) Bei alleiniger Kontraktion des Beugers kommt es zu einer Überstreckung im Grundgelenk und zu einer Beugung im Mittelgelenk.
b) Bei Kontraktion des Streckers wird das Grundgelenk gebeugt, das Mittelgelenk überstreckt.
c) Durch Kontraktion des Beugers und eines zusätzlichen M. interosseus und durch Anspannung der Extensorsehne (vgl. S. 479) wird eine koordinierte gleichzeitige Beugung in Grund- und Mittelgelenk erreicht.
Unter Berücksichtigung des M. flexor digitorum profundus und der Einstrahlung des M. interosseus in die Dorsalaponeurose des Fingers gilt dieses Prinzip auch für Mittel- und Endgelenk [7].

Zwischenknochenmuskeln, *Mm. interossei.* Sie füllen die Räume zwischen den Mittelhandknochen, so daß die Spatia interossea bei einer Atrophie der Muskeln einsinken. Es handelt sich um kurze Beugemuskeln, die auch Seitenbewegungen an den Fingern ausführen können.

Die *Mm. interossei dorsales* (Abb. 4.8–65, 4.8–73 u. 4.8–77) entspringen zweiköpfig an den einander zugekehrten Seiten zweier Mittelhandknochen und bilden demnach vier Muskelbäuche, die bis an die Dorsalfläche der Hand reichen.

Die drei *Mm. interossei palmares* (Abb. 4.8–65 u. 4.8–77) entspringen einköpfig von der Ulnarseite des zweiten und der Radialseite des vierten und fünften Mittelhandknochens; sie sind wesentlich schwächer als die zweiköpfigen Dorsales.

Alle Interossei inserieren, von palmar kommend, seitlich an der Basis der Grundphalangen der dreigliedrigen Finger, ferner an der Dorsalaponeurose. Die Ansätze gruppieren sich derart um die Achse des Mittelfingers, daß die Interossei dorsales konvergent, die Interossei palmares divergent zu ihr verlaufen. Aus dieser Anordnung ergibt sich, daß die Dorsales die Finger von der Mittelfingerachse abduzieren (= spreizen), während die Palmares adduzieren. Palmares fehlen an den Fingern, die durch andere Muskeln bereits adduziert werden, wie am Daumen, der einen eigenen Adduktor hat. Der Mittelfinger wird ausschließlich von Dorsales besetzt. Ferner haben der Daumen und der Kleinfinger einen besonderen Abduktor, ihnen fehlen daher die Dorsales. Das Spreizen und Schließen der Finger sind aber nicht die Hauptwirkung der Interossei. Durch Vermittlung der Dorsalaponeurose der Finger wird bei gemeinsamer Wirkung aller Interossei im Grundgelenk gebeugt und im Mittel- und Endgelenk gestreckt (Abb. 4.8–80). Diese Stellung der Finger ist die Stellung für alle Feinarbeit, Schreiben usw. Die Intaktheit der Mm. interossei und die der langen Beuger und Strecker sind äußerst wichtig. Durch die Wirkung dieses Dreizügelsystems werden erst koordinierte Bewegungen in den Fingergelenken möglich. Der Ausfall schon eines Zügels führt zu Gelenkfehlstellungen (Abb. 4.8–75). Die Sehnen der Interossei verlaufen im Gegensatz zu den Lumbricales dorsal des Lig. metacarpeum transversum profundum. Wichtig für das sichere Erfassen und Halten von Gegenständen sind Rotationsmomente der Interossei in den Grundgelenken (Abb. 4.8–76).

Innervation: R. profundus des N. ulnaris.

Bei einer Schädigung des Nerven sind die Interossei palmares die empfindlichsten, und unter ihnen am meisten der des Kleinfingers. Daher gibt es Lähmungsformen, bei denen nur der letztere betroffen ist, wodurch der Kleinfinger in eine abgespreizte Stellung gerät. Dies ist das feinste Zeichen einer Schädigung des N. ulnaris. Die gröberen Zeichen bestehen in der Unfähigkeit, die Finger zu spreizen, in der Abduktionsstellung des Daumens, der Bildung der Krallenhand (Abb. 4.8–79) und im Einsinken der Intermetakarpal-

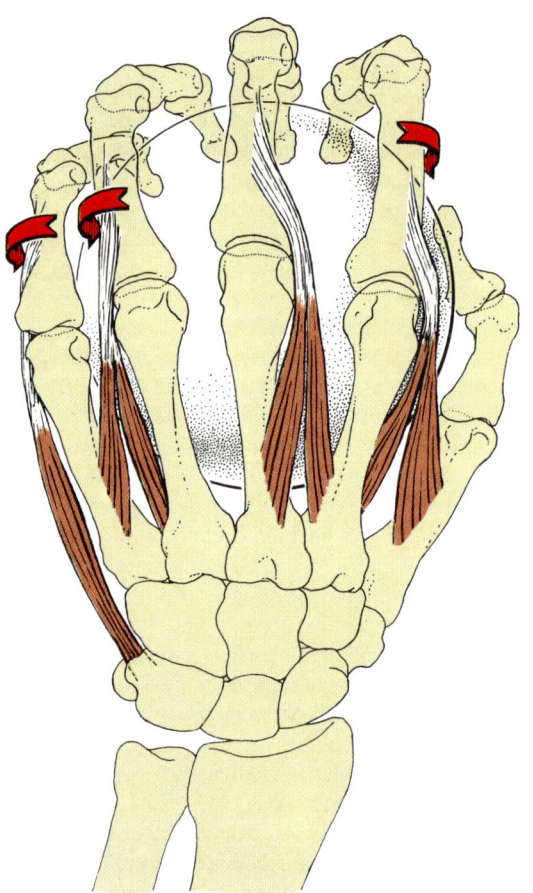

Abb. 4.8–76. Rotationsmomente der Mm. interossei und der Kleinfingermuskeln in den Grundgelenken sichern das Halten von z. B. sphärischen Gegenständen [7].

räume am Handrücken infolge Atrophie der Mm. interossei. Das Querband zwischen den Köpfen der Mittelhandknochen, Lig. metacarpeum transversum profundum, hindert die Interossei daran, bei der Fingerbeugung nach palmar auszuweichen.

4.8.6.1 Die Dorsalaponeurose der Finger

Die Dorsalaponeurose (Abb. 4.8–73) entsteht aus der Vereinigung der langen Strecksehne mit den Sehnenfasern der kurzen Handmuskeln, und erst aufgrund ihrer Struktur ist die Wirkungsweise der kurzen Handmuskeln verständlich. Die Sehnen der Lumbricales und Interossei bilden an jeder Seite der Grundphalangen ein dreieckiges Sehnenblatt, dessen proximale Fasern sich quer über dem Fingerrücken vereinigen, so daß sie die Grundphalanx mit einem Faserbügel zwischen sich fassen und diese im Grundgelenk beugen (Abb. 4.8–75 u. 4.8–80). Die distalen Fasern dieser dreieckigen Zipfel schlagen allmählich die Längsrichtung ein und erreichen am Fingerrücken die Basis der Mittel- und End-

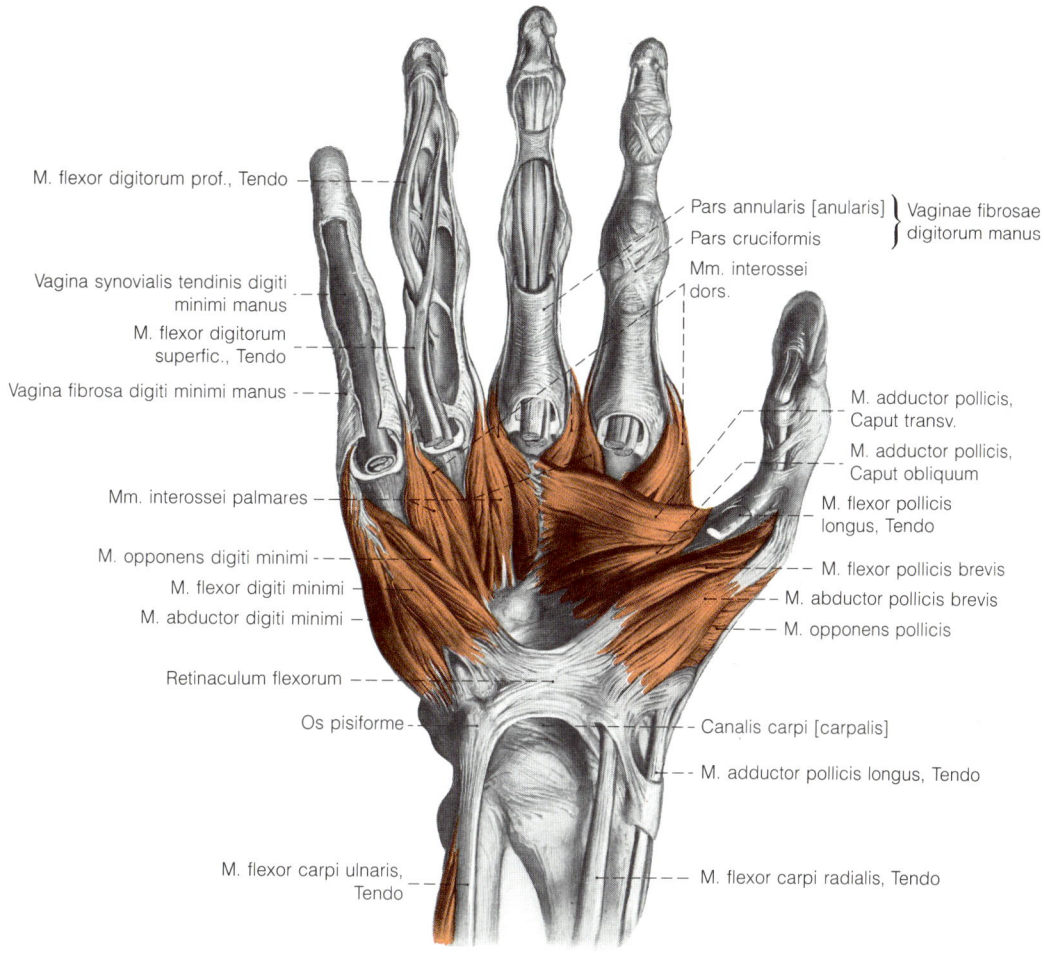

M. flexor digitorum prof., Tendo

Vagina synovialis tendinis digiti minimi manus

M. flexor digitorum superfic., Tendo

Vagina fibrosa digiti minimi manus

Mm. interossei palmares

M. opponens digiti minimi

M. flexor digiti minimi

M. abductor digiti minimi

Retinaculum flexorum

Os pisiforme

M. flexor carpi ulnaris, Tendo

Pars annularis [anularis] ⎫ Vaginae fibrosae
Pars cruciformis ⎬ digitorum manus

Mm. interossei dors.

M. adductor pollicis, Caput transv.

M. adductor pollicis, Caput obliquum

M. flexor pollicis longus, Tendo

M. flexor pollicis brevis

M. abductor pollicis brevis

M. opponens pollicis

Canalis carpi [carpalis]

M. adductor pollicis longus, Tendo

M. flexor carpi radialis, Tendo

Abb. 4.8–77. Muskeln der rechten Hohlhand. Lange Finger-beuger entfernt.

phalanx. So wird es verständlich, daß die kurzen Muskeln in einem Akt Beugung im Grundgelenk und Streckung in den beiden anderen Fingergelenken bewirken (Abb. 4.8–80).

Die große Streckersehne bildet einen Mittelstrang, der um das Mittelgelenk seitlich ausweicht und sich erst auf dem Rücken der Mittelphalanx wieder vereinigt, um die Basis der Endphalanx zu erreichen (Abb. 4.8–73). Es gibt also keinen durchlaufenden Faserzug, der in der Mitte über die ganze Länge des Fingerrückens zöge. Eine solche Sehne, die sich nicht als Ganzes gegen die Unterlage verschieben läßt, müßte die Beugung hemmen. Dadurch, daß sie seitlich am Gelenk vorbeiziehen, werden die Sehnenzüge bei der Beugung nur wenig gedehnt, da ihr Abstand von der Gelenkachse geringer ist.

Die ganze Einrichtung der Dorsalaponeurose ist ferner nur dadurch möglich, daß der Abstand der Strecksehne vom Drehpunkt des Grundgelenks so gering ist, daß der Weg des langen Streckmuskels nur etwa halb so lang ist wie jener der Beuger bei ihrer Kontraktion.

4.8.6.2 Muskeln des Daumenballens

M. abductor pollicis brevis
M. opponens pollicis
M. flexor pollicis brevis
M. adductor pollicis

Da der Daumen im Gegensatz zu den übrigen Fingern bereits gegen die Handwurzel seine größte Beweglichkeit besitzt, müssen auch die aktiven Bewegungsfaktoren für dieses Gelenk entsprechend vielseitig sein. Die kurzen Daumenmuskeln entspringen mit Ausnahme der tiefen Köpfe vom Retinaculum flexorum und von den Tubercula ossis scaphoidei und ossis trapezii, sie inserieren an den beiden Sesambeinen in der Kapsel des Grundgelenks und an der Grundphalanx. Nur der Opponens befestigt sich am ganzen Radialrand des Metacarpale I.

Kurzer Daumenabzieher, *M. abductor pollicis brevis* (Abb. 4.8–77). Der Muskel entspringt vom Retinaculum flexorum und vom Tuberculum ossis scaphoidei; er inseriert am radialen Sesambein, an der radialen Basis der Grundphalanx und strahlt mit Sehnenfasern in die Dorsalaponeurose. Der Muskel abduziert den Daumen und kreiselt sein Metacarpale dabei einwärts. Er beugt das Grundgelenk, durch seine Verbindung mit der Dorsalaponeurose kann er im Endgelenk die Streckung unterstützen. Bei Ausfall des Muskels kann die Daumenkuppe die übrigen Fingerkuppen nur erreichen, wenn die Finger dabei in den Interphalangealgelenken gebeugt werden.

Innervation: N. medianus, mitunter auch Ramus superficialis nervi radialis.

Gegensteller des Daumens, *M. opponens pollicis* (Abb. 4.8–77), stellt den Daumen den anderen Fingern gegenüber (Abb. 4.8–78) und kreiselt ihn einwärts. Eine Einwirkung auf die Daumenphalangen fehlt. Soll die Daumenspitze die Spitze des fünften Fingers berühren, muß noch eine Beugung der Phalangen hinzukommen (Abb. 4.8–68 u. 4.8–78).

Innervation: N. medianus und N. ulnaris.

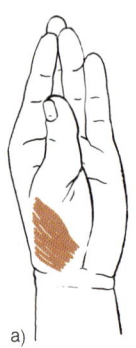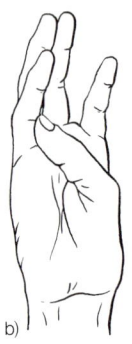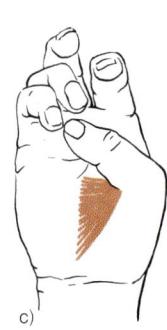

Abb. 4.8–78.
a) Wirkung des Opponens pollicis. Das Metacarpale I wird den anderen Fingern gegenübergestellt und dabei einwärtsgekreiselt.
b) Daumen-Fingerspitzen-Schluß unter alleiniger Wirkung des Flexor pollicis brevis. Das erste Metacarpale und die Grundphalange werden gebeugt. Das Endglied des Daumens erreicht nur die Volarseite der Grundphalange des Kleinfingers.
c) Wirkung des Adductor pollicis bei Lähmung der übrigen Muskeln des Daumenballens. Die Daumenspitze erreicht nur den radialen Rand der Endphalange des Kleinfingers (nach FOERSTER 1937).

Kurzer Daumenbeuger, *M. flexor pollicis brevis* (Abb. 4.8–77). Außer dem oberflächlichen Kopf, der vom Retinaculum flexorum entspringt, kommt ein tiefer Kopf vom Grund des Canalis carpi [carpalis], insbesondere von Trapezium, Trapezoideum und Capitatum. Zwischen beiden Köpfen eingebettet verläuft die Sehne des Flexor pollicis longus. Die Endsehne des Muskels vereinigt sich sich mit der des Abductor pollicis brevis und hat so die gleiche Insertion. Der kurze Daumenbeuger beugt die Grundphalanx, streckt die Endphalanx und bewegt das Metacarpale im Sinne der Opposition, wobei es etwas von der Hohlhand abrückt. Die Daumenkuppe wird gegen die Palmarseite der Fin-

ger gerichtet (Abb. 4.8–78b). Für die kraftvolle, gegen einen Widerstand ausgeführte Opposition ist er der wichtigste Muskel.

Innervation: Der oberflächliche Kopf vom N. medianus, der tiefe vom N. ulnaris.

Daumenanzieher, *M. adductor pollicis* (Abb. 4.8–77), entspringt mit einem Caput transversum vom Metacarpale III, mit einem schmalen Caput obliquum von Bändern im Sulcus carpi. Die Sehne geht zum ulnaren Sesambein am Daumengrundgelenk und zur Basis der Grundphalanx. Die letzte Strecke des Muskels liegt mit dem Interosseus dorsalis I in der Schwimmhaut zwischen Daumen und Zeigefinger. Er adduziert den Daumen an den Zeigefinger, stellt ihn in Opposition und beugt die Grundphalanx. Dabei legt sich der Daumen der Palma manus dicht an (Abb. 4.8–78c).

Innervation: N. ulnaris.

Der M. adductor pollicis ist der kräftigste der Daumenballenmuskeln. Er ist zur vollständigen Opposition des Daumens ebenso erforderlich wie der Opponens, der mehr den Anfang der Oppositionsbewegung bewirkt. Der Adductor preßt, zusammen mit dem Flexor pollicis longus, den opponierten Daumen fest an die Gegenfinger.

Bei Lähmung des N. medianus atrophieren Abduktor, Flexor und Opponens, der Daumenballen wird flach. Da der Adduktor verschont bleibt, gewinnt er das Übergewicht und stellt den Daumen in Adduktion, durch die Extensoren wird das Metacarpale des Daumens in die Ebene der Mittelhand gerückt. Die Haltung nennt man „*Affenhand*", sie ist charakteristisch für die Medianuslähmung. Der N. ulnaris kann aber in die Sphäre des N. medianus übergreifen und auch andere Muskeln des Daumenballens, am seltensten den Abductor brevis, versorgen.

4.8.6.3 Muskeln des Kleinfingerballens

> *M. abductor digiti minimi*
> *M. flexor digiti minimi brevis*
> *M. opponens digiti minimi*

Die drei Muskeln entspringen von der sog. Eminentia ulnaris des Carpus (Hamulus ossis hamati, Os pisiforme) und vom Retinaculum flexorum, das hier ansetzt. Der tiefliegende Opponens liegt mit den Interossei unter der tiefen Hohlhandfaszie. Alle Muskeln des Kleinfingerballens werden vom Ramus profundus des *N. ulnaris* versorgt.

Kleinfingerabzieher, *M. abductor digiti minimi* (Abb. 4.8–77). Er zieht zum Ulnarrand der Basis der Grundphalanx und weiter in die Dorsalaponeurose und verhält sich wie ein Interosseus dorsalis des Kleinfingers, da er diesen abduziert, im Grundgelenk beugt und in den beiden anderen Gelenken streckt.

Kurzer Kleinfingerbeuger, *M. flexor digiti minimi brevis* (Abb. 4.8–77), schließt sich radialwärts an den vorigen an und ist mit ihm oft verschmolzen oder fehlt ganz.

Gegensteller des Kleinfingers, *M. opponens digiti*

minimi (Abb. 4.8–77), zieht schräg zum Außenrand des Metacarpale V. Da das Karpometakarpalgelenk des fünften Strahls beweglicher ist als das der übrigen dreigliedrigen Finger, kann der Muskel des Metacarpale V aus der Ebene der übrigen herausdrehen zur Opposition mit dem Daumen oder zur Vertiefung der Hohlhand.

4.8.7 Arm und Hand

4.8.7.1 Muskelwirkung an den Handgelenken

Zur Bewegung der Handgelenke, ohne daß gleichzeitig die Finger bewegt werden müßten, gibt es eigene Muskeln, die als Flexores und Extensores carpi radiales und ulnares beschrieben wurden. Wirken von diesen die dorsalen Extensoren gemeinsam, ergibt sich eine Dorsalextension („Dorsalflexion"), wirken die Flexoren gemeinsam, erfolgt Palmarflexion, die beiden ulnaren Karpalmuskeln erzeugen Ulnarabduktion, die radialen Radialabduktion.

Wirkt nur einer dieser Muskeln für sich, stellt sich die Hand schräg (Abb. 4.8–64). In diesem Fall kommt der Muskel mit voller Kraft rein zur Geltung, da keine seiner Komponenten aufgehoben wird wie bei den obigen Kombinationen. Der Flexor carpi radialis würde also die Hand schräg nach palmar-radialwärts bewegen, wobei die Hand so gekantet wird, daß der Handrücken etwas ulnarwärts sieht. Der einzige reine Beuger ist der M. palmaris longus.

Zu diesen Spezialmuskeln der Handgelenke kommen noch die langen Fingermuskeln, die dann auf das Handgelenk wirken, wenn die Finger festgestellt werden; sie können sogar bei Bewegungen in den Handgelenken eine größere Längenänderung erfahren als bei Bewegungen an allen drei Fingergelenken zusammen und können wegen ihres größeren Querschnitts den speziellen Handbeugern überlegen sein.

Umgekehrt können z. B. die langen Fingerstrecker ihre Wirkung nur dann auf die Finger konzentrieren, wenn die Handgelenke durch die entsprechenden Antagonisten: Flexor carpi radialis, Flexor carpi ulnaris und Palmaris longus, festgestellt werden. Die letzteren hat man daher als „Streckhelfer der Finger" bezeichnet.

Wenn sie gelähmt sind, ist die Synergie beim Öffnen der Faust gestört, dann wirken die langen Fingerstrecker nicht nur auf die Finger selbst, sondern bringen auch die Hand in eine unerwünschte Dorsalextension.

Alle Palmarflexoren der Hand ergeben zusammen eine erhebliche Kraft. Sie sind wesentlich stärker als die Summe der Extensoren. Bei Lähmung aller Strecker kann die Hand durch die Schwerkraft in Dorsalextension gebracht werden, wenn sie bei rechtwinklig gebeugtem Unterarm in Supinationsstellung steht.

Die langen Fingermuskeln können auch die Abduktionen der Hand unterstützen. Reine Abduktionen können nur zustande kommen, wenn bei den beteiligten Muskeln die beugende und streckende Komponente sich die Waage halten. Da für die Abduktionen die dorsopalmare Achse durch den Kopf des Capitatum geht, werden die radial an der Achse vorbeiziehenden Muskeln Radialabduktoren, die ulnar davon gelegenen Ulnarabduktoren sein.

So wird die Radialbewegung der Hand von den langen Daumenmuskeln: Abductor pollicis longus, Extensor pollicis longus et brevis, unterstützt. Sind die Radial- abduktoren gelähmt, bekommt die Hand beim Faustschluß eine Neigung nach der Ulnarseite. Der ergriffene Löffel oder das umfaßte Glas wird vom Mund weggedreht, die Gebrauchsfähigkeit der Hand ist stark beeinträchtigt.

Da beim Öffnen der Faust auch der Daumen abgespreizt wird und hierzu Muskeln nötig sind, die gleichzeitig die Hand nach der Radialseite neigen, muß diese neigende Wirkung durch den Flexor und Extensor carpi ulnaris ausgeglichen werden.

Kurze Zusammenfassung

Spezialmuskeln der Handgelenke sind die Flexores und Extensores carpi radiales und ulnares. Auch die langen Fingermuskeln bewegen die Handgelenke, besonders wenn die Finger festgestellt sind, sie können auch abduzieren. Nur wenn die Handgelenke festgestellt sind, können sie die Finger maximal bewegen.

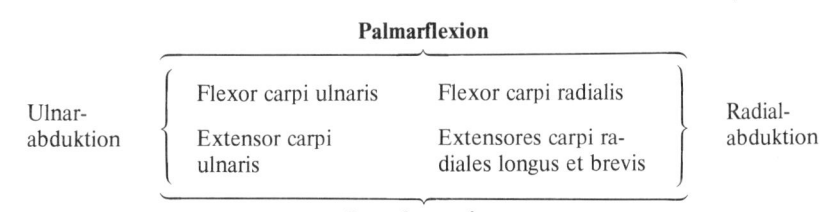

Palmarflexion

Ulnar-abduktion | Flexor carpi ulnaris   Flexor carpi radialis | Radial-abduktion

Extensor carpi ulnaris   Extensores carpi radiales longus et brevis

Dorsalextension

4.8.7.2 Bewegungen der Finger

Die Finger sind frei von Muskeln, daher möglichst leicht, fest und dünn und für feinste Bewegungen geeignet. Auf der Palmarseite besitzen sie besondere Tast- oder Greifballen, auf dem Fingerrücken aber bestehen sie nur aus „Haut und Knochen", es fehlt hier jede Dämpfung eines Stoßes, daher wird die Haut beim Anstoßen leicht verletzt. Das festeste Gebilde auf der Palmarseite der Finger ist das drehrunde Beugesehnenkabel mit seiner derben Sehnenscheide. Mit diesem festen, unverschieblichen Strang, den darüberliegenden Polstern der Subkutis und den Schwielen der Hornhaut drücken die Finger auf die Gegenstände und umgekehrt. Die Nerven und Gefäße der Finger liegen seitlich oder dorsal von dem Sehnenstrang und können wegen dessen Vorspringen und Festigkeit nicht gedrückt werden.

Beim Beugen bewegen sich die Finger in Ebenen, die nach palmar zu konvergieren, die Fingerspitzen streben zusammen, selbst das Metacarpale des fünften Fingers unterstützt das Zusammenführen. Durch Mitbeteiligung des Daumens kommt ein „Daumen-Fingerspitzenschluß" zustande (Abb. 4.8–78 u. 4.8–80). Dieser „Spitzgriff" ist für das feste Erfassen kleiner Gegenstände besonders wichtig und stellt einen wesentlichen Gebrauchstyp der Hand dar. Wenn wir einen kleinen Gegenstand, etwa einen Bleistift, zwischen den Spitzen von Daumen und Zeigefinger erfaßt haben, können wir die Spitze des Bleistifts durch eine Streckung des Grundglieds und eine Beugung des Mittel- und Endglieds des Zeigefingers auf uns zuführen und durch umgekehrte Bewegungskombination von uns wegführen. Dabei führt der Daumen eine entsprechende Mitbewegung aus. Dieses Bewegungsspiel ist für alle feineren Verrichtungen der Finger von Wichtigkeit.

Durch die Beugung in den Mittel- und Endgelenken bilden die Finger einen Haken, der zum Tragen von Lasten geeignet ist, durch weitere Krümmung, auch in den Grundgelenken, können sie einen runden Stab selbst von kleinem Durchmesser festhalten. Werden die Finger bei der Beugung abgespreizt, können sie sich der Oberfläche einer Kugel anschmiegen. Durch verschiedene Beugung, Abspreizung und Drehung der Einzelfinger kann die Hand vielgestaltige Körper festhalten (Abb. 4.8–76). Obwohl die dreigliedrigen Finger verschieden lang sind, stehen nach ungezwungener Beugung die Fingerspitzen fast in einer geraden Linie. Bei Faustbildung steht der Ringfinger normalerweise am weitesten vor. Wenn man in den Hohlraum, den die gekrümmten Finger umschließen, hineinsieht, erkennt man, daß er ungefähr von einem Ellipsoid ausgefüllt würde. Danach sind viele Handgriffe gestaltet, indem sie in der Mitte verdickt sind.

Beim festen Zugreifen arbeiten die Finger gegen den Handteller, der seine Querwölbung etwas verstärken kann, sich im übrigen jedoch passiv verhält. Ganz entscheidend ist aber, besonders für feinere Arbeiten, das Zusammenspiel der dreigliedrigen Finger mit dem akti-

ven Gegenspieler, dem Daumen. Die Vielseitigkeit der Greifbewegungen wird dadurch sehr groß.

Jedes Fingergelenk hat einen bevorzugten Beugemuskel. Das Endgelenk wird allein vom Flexor digitorum profundus gebeugt, das Mittelgelenk vom Flexor digitorum superficialis und profundus, das Grundgelenk hauptsächlich von den Interossei und Lumbricales[1]. Am Grundgelenk wirken allerdings auch die langen Fingerbeuger, besonders dann, wenn ein kraftvoller Grobgriff erfolgt. In diesem Fall wird die größtmögliche beugende Kraft am Grundgelenk vereinigt, indem fünf Beuger: zwei lange Beuger, zwei Interossei und ein Lumbricalis[1], zur Wirkung kommen. Sind aber die Endglieder und das Handgelenk bereits gebeugt, sind die langen Fingerbeuger erschöpft und können am Grundgelenk nicht mehr wirken, dann kommen die Interossei und Lumbricales[1] allein zur Geltung.

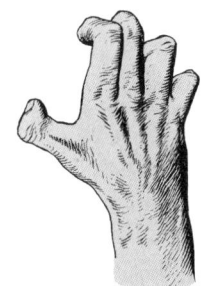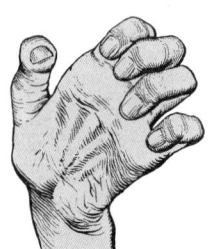

Abb. 4.8–79. Krallenhand bei Ulnarislähmung. Beachte die Überstreckung der Finger in den Grundgelenken, die durch Atrophie der Mm. interossei eingesunkenen Interkarpalräume und den abduzierten Daumen.

Die Streckung der Grundphalanx wird dagegen nur von einem einzigen Muskel bewirkt: dem langen Fingerstrecker, dem sich am Zeigefinger und Kleinfinger besondere Fingerstrecker zugesellen. Sind diese Strecker gelähmt, ist der Greifakt dadurch gestört, daß die genügende Öffnung der Fingerzange fast unmöglich wird. Wenn daher nur die langen Fingermuskeln erhalten sind, ergeben sich als Gleichgewichtslage der tonischen Spannungen Streckung im Grundgelenk und Beugung in den beiden distalen Gelenken. Diese Ruhestellung wird eingehalten, wenn Interossei und Lumbricales gelähmt sind. Diese Haltung wird als *Klauen-* oder *Krallenhand* (Abb. 4.8–79) bezeichnet und ist charakteristisch für die Lähmung des N. ulnaris, der die genannten kurzen Fingermuskeln mit Ausnahme der zwei radialen Lumbricales versorgt. Meist ist die Krallenstellung am Zeige- und Mittelfinger nur wenig ausgesprochen, da die zugehörigen Lumbricales

---

[1] Nach elektromyographischen Befunden beteiligen sich die Lumbricales (s. diese) nicht an der Beugung des Grundgelenks.

vom N. medianus versorgt werden. Der Daumen steht abduziert, da der Adductor pollicis gelähmt ist.

Die entgegengesetzte Stellung, nämlich Beugung im Grundgelenk und Streckung in den beiden distalen Gelenken, entsteht durch die Wirkung der Interossei und Lumbricales (Abb. 4.8–80). Diese Haltung wird bei feinen Fingerbewegungen eingenommen, so beim Schreiben und Zeichnen.

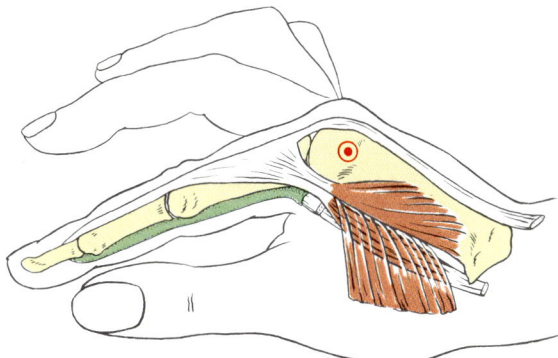

Abb. 4.8–80. Wirkung der Mm. interossei und lumbricales. Dargestellt M. interosseus dorsalis I und M. lumbricalis I. Die Lage der Beugeachse des Zeigefingergrundgelenks markiert.

Die Arbeitsteilung zwischen Interossei und Lumbricales ist derart, daß die ersteren vor allem die Beugung des Grundgelenks und die Lumbricales die Streckung in den distalen Gelenken aufrechterhalten. Die Lumbricales haben nach elektromyographischen Untersuchungen eine wichtige Aufgabe beim Strecken der Finger (Abb. 4.8–81). Eine Kontraktion allein des Extensor digitorum hat die Streckung im Grund- und Mittelgelenk zur Folge. Das distale Gelenk gerät durch anwachsenden Zug der sich passiv spannenden Sehne des Flexor digitorum profundus in die Beugestellung. Die Kontraktion des Lumbricalis bringt die Sehne des tiefen Flexors nach distal und entspannt sie, so daß nun die Streckung im Endgelenk des Fingers möglich ist. Von Bedeutung ist ferner, daß der Extensor digitorum bei Beugungen des Grundgelenks aktiv ist. Er wirkt zum einen bremsend auf die Flexion, zum anderen stabilisiert er mit den Lumbricales die Streckung in den distalen Gelenken. Der Finger wird zum festen, im Grundgelenk dirigierbaren Stab.

Wenn die langen Fingerstrecker durch eine Lähmung des N. radialis ausfallen, hängt die Hand schlaff herunter, sog. *Fallhand* (Abb. 4.8–66), die Finger sind im Grundgelenk meist leicht gebeugt, in den beiden distalen Gelenken nicht völlig gestreckt, weil der Tonus der langen Beuger den der Interossei und Lumbricales überwindet.

Da die Beugungsebenen der vier langen Finger palmarwärts konvergieren, folgt daraus, daß die langen Beuger die Finger adduzieren, während die langen Strecker sie auseinanderspreizen, bis sie in der Verlängerung der Achsen der Metacarpalia stehen. In der

Streckstellung ist daher zum völligen Schluß der Finger eine Adduktion durch die Interossei palmares nötig. Sind die letzteren gelähmt, ist es unmöglich, die Finger bei Streckung zu schließen, ein Symptom, das charakteristisch für die Ulnarislähmung ist. Sind die langen Fingerstrecker gelähmt, dann sind die Grundphalangen gebeugt, und es ist daher aus mechanischen Gründen eine nennenswerte Spreizung unmöglich. Wenn wir bei gebeugten Mittel- und Endgliedern die Finger spreizen, müssen die Interossei dorsales gegen die adduzierende Komponente der langen Fingerbeuger arbeiten, bei extremer Spreizung auch gegen die der langen Fingerstrecker. Die Interossei dorsales treffen also unter Umständen auf größere Widerstände als die palmares, ihre Muskelgewichte verhalten sich dementsprechend wie 4 : 1.

Da die langen Beuger und Strecker der Finger auch auf das Handgelenk wirken, sind die Bewegungen der Finger abhängig von der Stellung der Hand im Handgelenk. Die mehrgelenkigen Muskeln können nicht an allen Gelenken gleichzeitig äußerste Ausschläge gestatten, sie werden dabei entweder aktiv oder passiv insuffizient. So werden bei äußerster Flexion in den Hand- und Fingergelenken die Strecksehnen stark gespannt. Gleichzeitig sind die Beuger aktiv insuffizient, sie vermögen nicht weiter zu beugen. Will man die Finger zur Faust schließen, werden unwillkürlich die Strecker mitinnerviert, die Hand stellt sich in Dorsalextension.

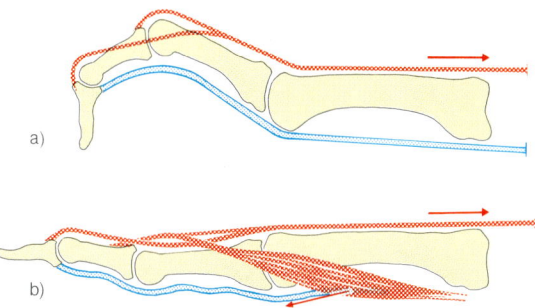

Abb. 4.8–81. Schema zur Wirkung der Mm. lumbricales. Der M. extensor digitorum streckt in einer ersten Phase Grund- und Mittelgelenk (a). Durch Kontraktion des M. lumbricalis wird die Sehne des Flexor digitorum profundus entspannt, es erfolgt schließlich die Streckung des Endgelenks [15].

Wenn daher bei Radialislähmung die Strecker ausfallen, bleibt der Faustschluß unvollkommen, obwohl alle Beuger unversehrt sind. Bei der Faustöffnung werden die Finger durch die Zusammenarbeit der Extensores digitorum, indicis, digiti minimi und der Interossei und Lumbricales gestreckt. Durch die gleichzeitige Anspannung der Flexores carpi wird verhindert, daß auch die Hand in Streckstellung gerät. Dadurch werden zugleich die Wirkung der langen Fingerstrecker erhöht und der Dehnungswiderstand der langen Fingerbeuger herabgesetzt, also die gesamte Kraftentfaltung begünstigt.

Der Gegenspieler der langen Finger ist der Daumen; er ist eine „halbe Hand", er macht erst die Hand zum vollwertigen Greiforgan, wie es nur der Mensch mit dieser Freiheit und Kraft der Bewegungen besitzt (vgl. Abb. 4.8–58). Die Bedeutung des Daumens ist auch aus der Größe seines zentralen Repräsentationsgebiets in der Hirnrinde abzulesen (s. Bd. 3 dieses Lehrbuches). Den Daumen kann kein anderer Finger vertreten. Ohne den Daumen können wir weder feine noch grobe Greifbewegungen ausführen.

Bei kräftiger, ruckartiger Streckung aller Finger machen wir unwillkürlich eine kleine Flexion im Handgelenk. Auch reicht der lange Fingerstrecker nicht aus, um alle Gelenke, die er überspringt, gleichzeitig in äußerste Streckstellung überzuführen. Wenn wir passiv eine Extension im Handgelenk machen, beugen sich die Finger unwillkürlich durch den Dehnungsreflex der stärkeren Beugemuskeln.

Die Finger der Hand werden insgesamt von 36 Muskeln bewegt. Davon sind allein acht um den Daumen gruppiert. Die Abb. 4.8–82 zeigt, wie der Daumen

im Strahlungsmittelpunkt seiner Muskeln steht, und es ist leicht einzusehen, daß er nach jeder Richtung bewegt werden kann. Da das Trapezium als der Sockel des Daumens gegen die übrigen Handwurzelknochen nach palmar verschoben ist, wird der Daumen schon in seiner Ruhehaltung in eine Ausgangsstellung gebracht, die für das Zugreifen äußerst günstig ist. An der Palmarseite kann der Daumen alle Finger und ein Stück des Handballens bestreichen.

Die wichtigste Bewegung ist die *Opposition*, die Gegenstellung gegen die übrigen Finger (Abb. 4.8–78). Der Daumen kann mit den Spitzen aller übrigen Finger Kontakt aufnehmen. Die Opposition ist eine zusammengesetzte Bewegung im Sattelgelenk mit einem Rotationsmoment. Im klinischen Sprachbereich beinhaltet der Begriff Opposition zugleich Bewegungen in Grund- und Endgelenk des Daumens. Außer dem Opponens wirken hierbei alle kurzen Daumenmuskeln, ferner der Abductor pollicis longus mit. Die Rückstellung (*Reposition*) bewirken Extensor pollicis longus und brevis.

Die Abduktion wird vom langen und kurzen Abduktor sowie von einem Teil des kurzen Beugers ausgeführt, an der Adduktion gegen den Zeigefinger beteiligen sich außer dem Adductor pollicis der Interosseus dorsalis I und alle kurzen Daumenmuskeln mit Ausnahme des Abductor brevis, ferner der Extensor und Flexor pollicis longus.

Für eine Beugung des Endglieds steht nur der Flexor pollicis longus zur Verfügung, die Beugung des Grundglieds bewirken außerdem die kurzen Daumenmuskeln (Flexor pollicis brevis, Adductor pollicis), die aber gleichzeitig das Endglied strecken, weil sie in die Dorsalaponeurose einstrahlen.

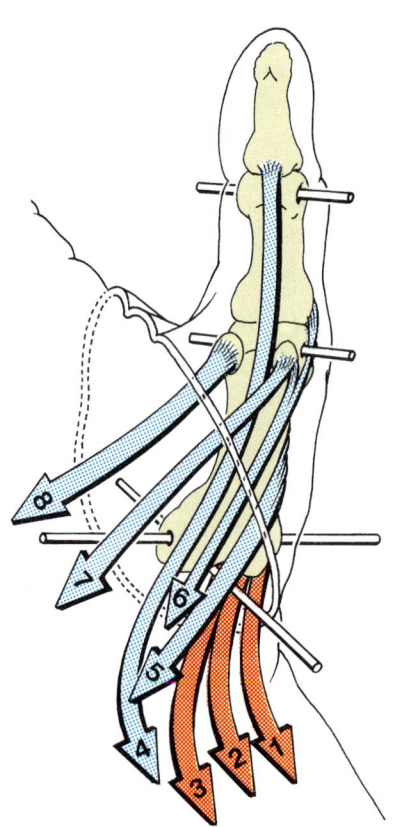

Abb. 4.8–82. Die Muskeln des Daumens in ihrer Lage zu den Achsen der Daumengelenke, schematisch.
1 = Abductor pollicis longus, 2 = Extensor pollicis brevis, 3 = Extensor pollicis longus, 4 = Flexor pollicis longus, 5 = Opponens, 6 = Abductor pollicis brevis, 7 = Flexor pollicis brevis, 8 = Adductor pollicis.
Rot: Lange Daumenstreckmuskeln.
Hellblau: Kurze Daumenmuskeln und langer Daumenbeuger (Original: Prof. Dr. J. Koebke, Köln).

> ### Kurze Zusammenfassung
>
> Das Endgelenk der Finger wird allein vom Flexor digitorum profundus gebeugt, das Mittelgelenk vom Flexor digitorum superficialis und profundus, das Grundgelenk hauptsächlich von den Interossei. Bei Lähmung der letzteren entsteht die *Klauen-* oder *Krallenhand.* Bei Lähmung der langen Fingerstrecker *Fallhand.* Die langen Fingerstrecker abduzieren die Finger. Die Finger können bei Beugung der Hand nicht maximal gebeugt werden, daher Faustschluß bei leichter Streckung der Hand (aktive Insuffizienz der Beuger). Der Daumen wird von acht Muskeln bewegt. Opposition (Gegenstellung gegen die übrigen Finger) bewirkt vom Opponens und den übrigen kurzen Daumenmuskeln, dazu dem Abductor pollicis longus. Die Reposition bewirken Extensor pollicis longus und brevis. Beugung des Endglieds: Flexor pollicis longus, des Grundglieds: außerdem Flexor pollicis brevis und Adductor pollicis.

4.8.8 Der Arm als Ganzes

Der Arm als Ganzes ist ein Greiforgan im Blickfeld der Augen. Aufrechter Gang, Hand, Gehirn und Auge wirken zusammen. An den oberen Gliedmaßen überwiegen die Beuger (Heranführen und Festhalten in der Nähe des Mundes oder Auges). Am Bein überwiegen die Strecker (Stehen mit gestreckten Knie- und Hüftgelenken). An Arm und Hand herrschen freie Kombination von Einzelmuskeln, am Bein die mehr automatische Gruppentätigkeit. Die Unterschenkelknochen sind nicht gegeneinander beweglich. Nur die Hand kennt Umwendbewegungen. Die große Zehe kann nicht opponiert werden. Nur weil im aufrechten Gang das Bein zum reinen Fortbewegungsorgan wurde, konnte der Arm zum reinen Greiforgan werden.

Die *Ruhehaltung* des herabhängenden Arms ist das Ergebnis des Gewichts des Arms und der Ruhespannung seiner Muskeln. Der Oberarm ist leicht einwärtsgerollt durch das Überwiegen der Innenroller, das Ellenbogengelenk ist etwas gebeugt, besonders stark bei Athleten (Überwiegen der Beuger), der Unterarm ist etwas proniert, die Finger sind etwas gebeugt (Überwiegen der Beuger), der Daumen sieht mit seiner Volarfläche ulnarwärts. Die Schwerkraft sucht den Oberarm einwärts zu rollen, z. B. bei Lähmung aller Rollmuskeln, und außerdem den Kopf in der Schulterpfanne nach abwärts zu ziehen.

Es gibt zahllose Möglichkeiten, die Arme zu bewegen. Es ist unmöglich, sie vollständig zu beschreiben und in ihre Einzelakte zu zerlegen. Jede Versteifung eines Gelenks in der Gliederkette des Arms wird als schwere Beeinträchtigung empfunden. Es gibt Bewegungen, die zum Ziel haben, den Arm allein oder in Verbindung mit einem Werkzeug zu betätigen, und solche, bei denen der Rumpf durch Vermittlung der Arme bewegt wird. Bei der ersten Gruppe bildet der Rumpf die Unterstützungsbasis, die dem arbeitenden Arm den Rückhalt bietet. Dabei wird allerdings der Körper meist nicht in allen Teilen festgestellt, sondern er geht vielfach mit und unterstützt die peripheren Bewegungen, wie beim Schleudern eines Speers, beim Führen des Hobels usw. Werden aber feine Arbeiten ausgeführt, wird die Unterstützungsbasis, etwa durch Aufstützen der Ellenbogen oder gar der Hand, weiter in die Peripherie verlegt, um die feinen Ausschläge der Finger nicht durch vergröbernde Mitbewegungen der langen Hebel zu stören. Feine Bewegungsformen sind also nicht verkleinerte Abbilder von groben, sondern ganz neue, auf die Peripherie beschränkte Kombinationen in der Gliederkette. Wenn man mit einem Schiffstau einen Knoten macht, arbeitet der ganze Körper mit, knotet man aber einen Zwirnsfaden, ist das eine Verrichtung allein der Hände.

Bei einer zweiten Gruppe von Bewegungen besteht das Ziel darin, den Körper durch die Arme zu halten oder zu bewegen. Dabei werden die Arme als Halte- oder Zugapparate wie beim Klettern verwandt, oder sie werden zu Stützen versteift und sind mit ihren langen Bewegungshebeln tätig, während die Hand festhält. Daneben gibt es zahlreiche Gleichgewichtsbewegungen der Arme, wie das Pendeln der gestreckten Arme beim Gehen und der im Ellenbogen gewinkelten beim Laufen, wie das Emporschleudern der Arme beim Springen oder wie die Armbewegungen beim Balancieren. Es gibt Bewegungsfolgen, die als Vorbereitung zum Zugreifen oder zum Auffangen eines zugeworfenen Gegenstands dienen. Dabei wird der Arm gestreckt, vom Körper fortgeführt und supiniert. Bei der folgenden Arbeitsleistung, die im Zugreifen, Festhalten und Bewegen besteht, treten Muskeln in Tätigkeit, die im entgegengesetzten Sinn wirken, also den Arm beugen, zum Körper hinführen und pronieren.

Die Hand kann fast jeden Punkt der gleichseitigen Körperoberfläche und den größten Teil der andersseitigen erreichen. Der Verkehrsraum der Arme fällt überwiegend in das Blickfeld der Augen (Abb. 4.8–16).

Mit erhobenem Arm kann man eine größere Last herabziehen als mit herabhängendem Arm durch Beugen anheben. Die Druckwirkung, die wir durch die Tätigkeit der Strecker ausüben können, ist am größten nach abwärts, weniger groß nach oben und am geringsten nach vorn. Daraus folgt, daß die größte Kraftentfaltung möglich ist, wenn die Arme den Körper wie beim Klimmzug hochziehen oder den Körper stützen wie beim Stütz im Barren. Das rührt daher, daß die Muskelzüge, die vom Thorax zum Schultergelenk und Arm aufsteigen, stärker sind als die übrigen, die horizontal verlaufen oder absteigen (Abb. 4.8–29). Diese aufsteigenden Züge werden gespannt, wenn wir beim Klimmzug am Reck den Körper hochziehen oder mit aufgestützten Armen den Körper tragen. Das Gewicht, das wir mit erhobenen Armen durch Armbeugung zu uns herabziehen, darf ja nur so groß sein, daß es den Schultergürtel nicht vom Thorax reißt. Da aber jene Muskeln, die den Schultergürtel und Oberarm am Thorax festhalten, nicht in allen Richtungen gleiche Stärke haben, kann der Arm nicht in allen Stellungen durch Beugung oder Streckung die größte Kraft entfalten.

4.8.9 Übersicht (Innervation)

Die Muskeln der oberen Extremitäten werden innerviert durch die Rami ventrales [anteriores] der Spinalnerven aus den Segmenten C_5–C_8 und Th_1. Diese bilden nach ihrem Austritt ein Geflecht, den *Plexus brachialis* (Abb. 4.8–83).

Die segmentalen Nervenstämme erscheinen zwischen den Ursprüngen der Mm. scaleni und treten in der sog. *Scalenuslücke* (Abb. 4.8–41) unter spitzen Winkeln miteinander in Verbindung. Das Geflecht gelangt hinter dem Schlüsselbein in die Achselhöhle.

Gliederung und Astfolge sind in Bd. 3 dieses Lehrbuchs beschrieben.

Abb. 4.8–84 zeigt in schematischer Darstellung u. a. die Bildung der vier plurisegmentalen Hauptnerven der oberen Extremität.

Abb. 4.8–83. Bildung der Plexus cervicalis und brachialis durch die ventralen Spinalnervenäste C_1 – T_1. Aus den Plexus gehen plurisegmentale, periphere Nerven hervor.

Literatur

[1] BACKHOUSE, K. M., W. T. CATTON: An experimental study of the functions of the lumbrical muscles in the human hand. J. Anat. 88 (1954), 133–141

[2] BOJSEN-MOLLER, F., L. SCHMIDT: The palmar aponeurosis and the central spaces of the hand. J. Anat. 117 (1974), 55–68

[3] BROOME, H. L., J. V. BASMAJIAN: The function of the teres maior muscle: an electromyographic study. Anat. Rec. 170 (1971), 309–311

[4] HALLS, A., A. TRAVILL: Transmission of pressures across the elbow joint. Anat. Rec. 150 (1964), 243–248

[5] KOEBKE, J., W. THOMAS: Biomechanische Untersuchungen zur Ätiologie der Daumensattelgelenksarthrose. Z. Orthop. (1979), 988–994

[6] KOEBKE, J.: A biomechanical and morphological analysis of human hand joints. Adv. Anat. Embryol. 80. Springer, Berlin-Heidelberg-New York-Tokyo 1983

[7] LANDSMEER, J.: Atlas of anatomy of the hand. Livingstone, Edinburgh-London-New York 1976

[8] LEWIS, O. J.: The coraco-clavicular joint. J. Anat. 93 (1959), 296–303

[9] LINIGER – MOLINEUS: Der Unfallmann. Barth, München 1974

[10] MAYFIELD, J. K., R. P. JOHNSON, R. F. KILCOYNE: The ligaments of the human wrist and their functional significance. Anat. Rec. 186 (1976), 417–426

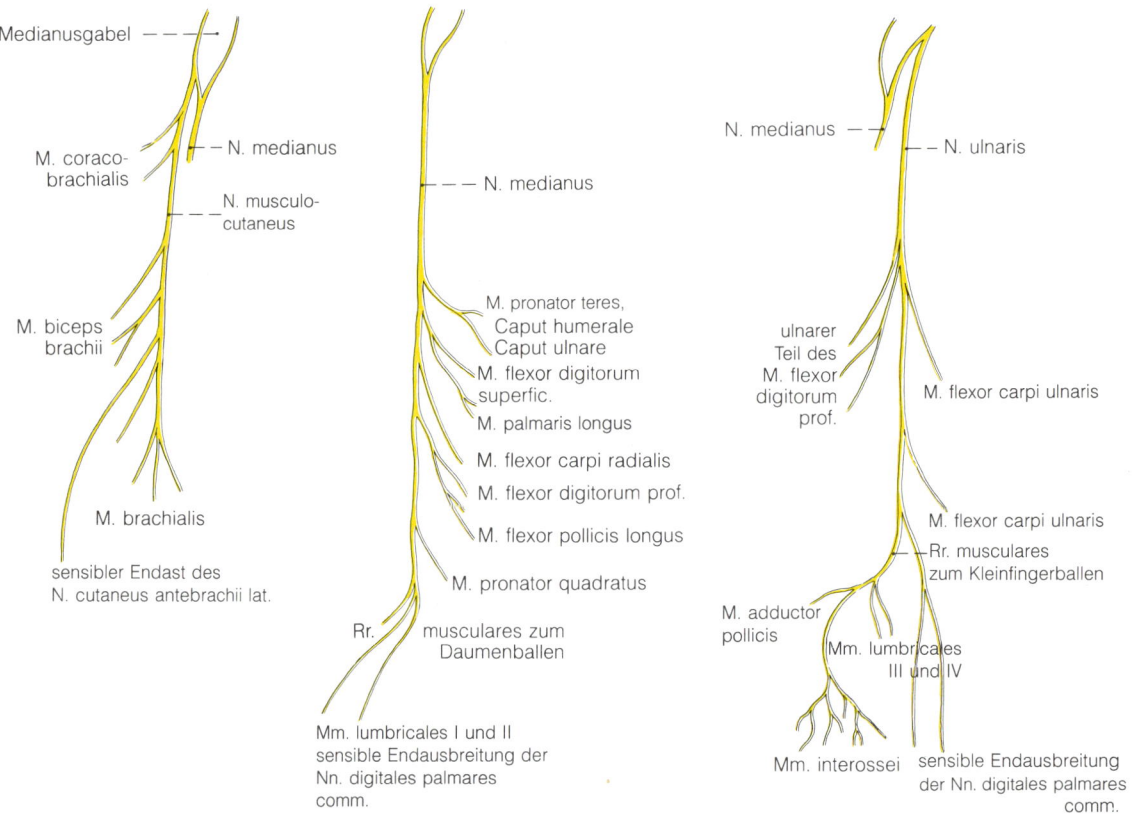

Medianusgabel

M. coraco-brachialis

— N. medianus

N. musculo-cutaneus

M. biceps brachii

M. brachialis

sensibler Endast des N. cutaneus antebrachii lat.

N. medianus

M. pronator teres, Caput humerale Caput ulnare

M. flexor digitorum superfic.

M. palmaris longus

M. flexor carpi radialis

M. flexor digitorum prof.

M. flexor pollicis longus

M. pronator quadratus

Rr. musculares zum Daumenballen

Mm. lumbricales I und II sensible Endausbreitung der Nn. digitales palmares comm.

N. medianus — N. ulnaris

ulnarer Teil des M. flexor digitorum prof.

M. flexor carpi ulnaris

M. flexor carpi ulnaris

Rr. musculares zum Kleinfingerballen

M. adductor pollicis

Mm. lumbricales III und IV

Mm. interossei   sensible Endausbreitung der Nn. digitales palmares comm.

Astfolgen der N. musculocutaneus

N. medianus

N. ulnaris

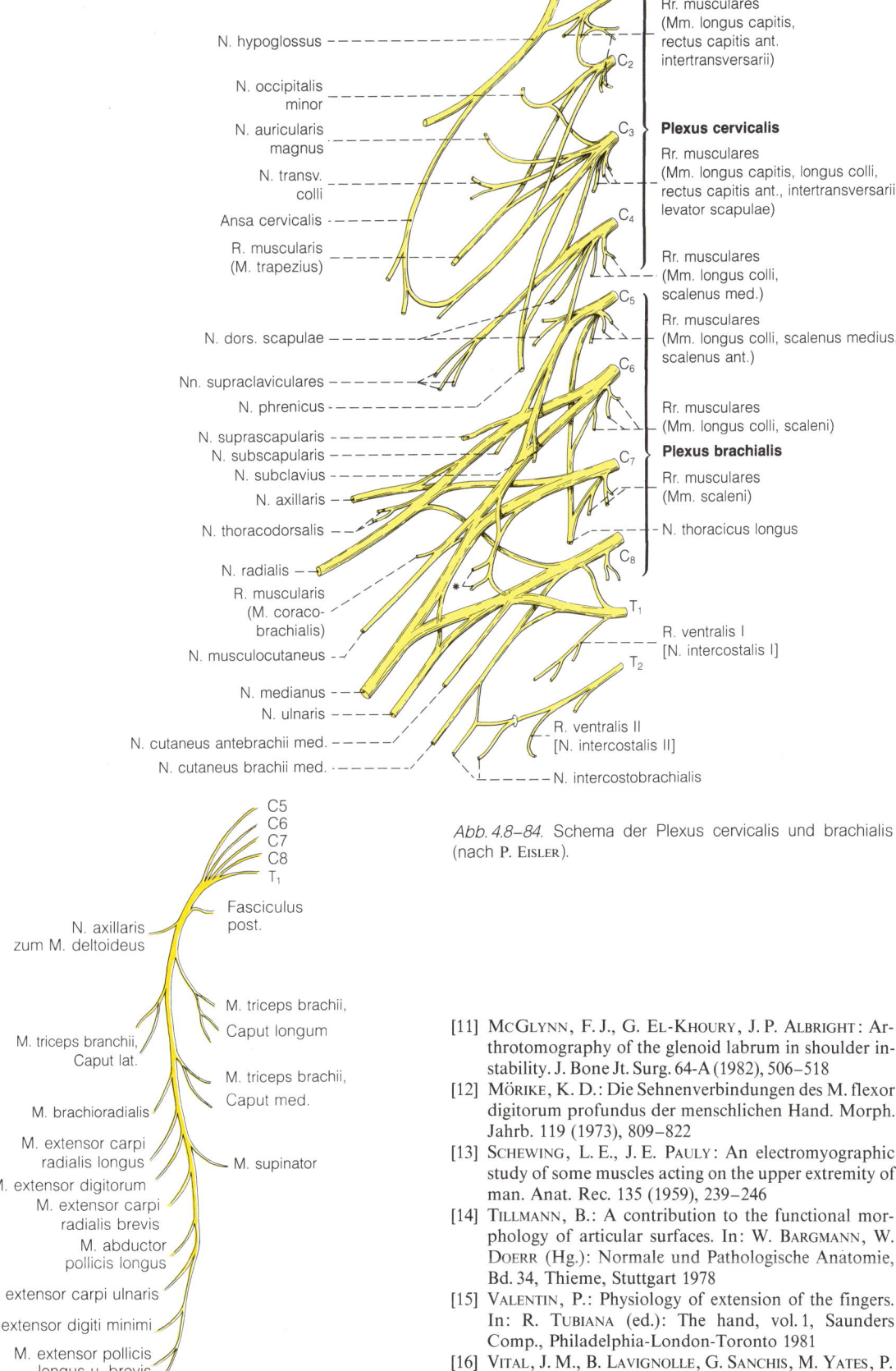

N. hypoglossus

C₁
Rr. musculares
(Mm. longus capitis,
rectus capitis ant.
intertransversarii)

C₂

N. occipitalis
minor

N. auricularis
magnus

C₃ **Plexus cervicalis**

Rr. musculares
(Mm. longus capitis, longus colli,
rectus capitis ant., intertransversarii,
levator scapulae)

N. transv.
colli

Ansa cervicalis

C₄

R. muscularis
(M. trapezius)

Rr. musculares
(Mm. longus colli,
scalenus med.)

C₅

N. dors. scapulae

Rr. musculares
(Mm. longus colli, scalenus medius,
scalenus ant.)

C₆

Nn. supraclaviculares

N. phrenicus

Rr. musculares
(Mm. longus colli, scaleni)

N. suprascapularis
N. subscapularis

Plexus brachialis

C₇

N. subclavius

Rr. musculares
(Mm. scaleni)

N. axillaris

N. thoracodorsalis

N. thoracicus longus

N. radialis

C₈

R. muscularis
(M. coraco-
brachialis)

T₁

R. ventralis I
[N. intercostalis I]

N. musculocutaneus

N. medianus
N. ulnaris

T₂

N. cutaneus antebrachii med.

R. ventralis II
[N. intercostalis II]

N. cutaneus brachii med.

N. intercostobrachialis

Abb. 4.8–84. Schema der Plexus cervicalis und brachialis
(nach P. EISLER).

C5
C6
C7
C8
T₁

N. axillaris
zum M. deltoideus

Fasciculus
post.

M. triceps brachii,
Caput longum

M. triceps brachii,
Caput lat.

M. triceps brachii,
Caput med.

M. brachioradialis

M. extensor carpi
radialis longus

M. supinator

M. extensor digitorum
M. extensor carpi
radialis brevis
M. abductor
pollicis longus

M. extensor carpi ulnaris

M. extensor digiti minimi

M. extensor pollicis
longus u. brevis

M. extensor indicis

N. radialis

[11] McGLYNN, F. J., G. EL-KHOURY, J. P. ALBRIGHT: Arthrotomography of the glenoid labrum in shoulder instability. J. Bone Jt. Surg. 64-A (1982), 506–518

[12] MÖRIKE, K. D.: Die Sehnenverbindungen des M. flexor digitorum profundus der menschlichen Hand. Morph. Jahrb. 119 (1973), 809–822

[13] SCHEWING, L. E., J. E. PAULY: An electromyographic study of some muscles acting on the upper extremity of man. Anat. Rec. 135 (1959), 239–246

[14] TILLMANN, B.: A contribution to the functional morphology of articular surfaces. In: W. BARGMANN, W. DOERR (Hg.): Normale und Pathologische Anatomie, Bd. 34, Thieme, Stuttgart 1978

[15] VALENTIN, P.: Physiology of extension of the fingers. In: R. TUBIANA (ed.): The hand, vol. 1, Saunders Comp., Philadelphia-London-Toronto 1981

[16] VITAL, J. M., B. LAVIGNOLLE, G. SANCHIS, M. YATES, P. CONSTANT, J. PITON, J. SENEGAS: A study of the two forearm bones during pronation and supination movements in living subjects. Anat. Clin. 2 (1980), 57–64

Tabelle 4.8-1. Muskeln der oberen Extremität und ihre Innervation.

Funktion – Systematik	Muskeln	Nerven
Dorsothorakale Muskulatur	Trapezius Latissimus dorsi Rhomboidei Levator scapulae	*N. accessorius (XI)* *N. thoracodorsalis* } *N. dorsalis scapulae*
Ventrothorakale Muskulatur	Pectoralis major Pectoralis minor Subclavius Serratus anterior	} *Nn. thoracici rr. ventrales* *N. subclavius* *N. thoracicus longus*
Schultermuskeln	Deltoideus Supraspinatus Infraspinatus Teres major Teres minor Subscapularis Coracobrachialis	*N. axillaris* } *N. suprascapularis* *N. subscapularis* *N. axillaris* *N. subscapularis* *N. musculocutaneus*
Oberarmmuskulatur *Strecker*	Biceps brachii Brachialis Triceps brachii	*N. musculocutaneus* *N. musculocutaneus* (und Anteil aus *N. radialis*) *N. radialis*
Supinatoren	Supinator	*N. radialis*
Pronatoren	Pronator teres Pronator quadratus (Brachioradialis)	} *N. medianus* *N. radialis*
Ventrale Gruppe des Unterarms	Pronator teres Flexor carpi radialis Palmaris longus Flexor carpi ulnaris Flexor digitorum superficialis Flexor digitorum profundus Flexor pollicis longus	} *N. medianus* *N. ulnaris* *N. medianus* *N. medianus* und *N. ulnaris* *N. medianus*
Dorsale Gruppe des Unterarms	Extensores carpi radialis Extensor digitorum Extensor digiti minimi Extensor carpi ulnaris Abductor pollicis longus Extensor pollicis longus Extensor pollicis brevis Extensor indicis	} *N. radialis*
Kurze Handmuskeln	Lumbricales I, II Lumbricales III, IV Interossei	*N. medianus* } *N. ulnaris*
Muskeln des Daumenballens	Abductor pollicis brevis Opponens pollicis Flexor pollicis brevis Adductor pollicis	*N. medianus* (und *N. radialis*) *N. medianus* (und *N. ulnaris*) *N. medianus* (und *N. ulnaris*) *N. ulnaris*
Muskeln des Kleinfingerballens	Abductor digiti minimi Flexor digiti minimi brevis Opponens digiti minimi Palmaris brevis	} *N. ulnaris*

4.9 Kopf und Hals

JOCHEN STAUBESAND

4.9.1 Kopfskelett

4.9.1.1 Die Anlage des Kopfskeletts

ROBERT PRESLEY

Wegen der festen Bauform des erwachsenen Menschenschädels lassen sich seine ursprünglichen Bestandteile nur schwer identifizieren. Untersuchungen über seine Entwicklung, seine Form sowie Vergleiche mit dem Kopfskelett anderer Wirbeltiere und mit Fossilien deuten auf vier Hauptarten von Anlagen hin, die später Anteile des erwachsenen Schädels bilden. Zwei dieser Anlagen sind anfangs knorpelig vorgeformt und verknöchern später völlig oder zum Teil: das enchondrale Neurocranium (z. B. das Os ethmoidale) und die Kiemenbogen (z. B. der Stylohyoidapparat). Die zwei übrigen Anlagen-Gruppen bestehen aus Deckknochen. Gewöhnlich treten sie etwas später als die Knorpelanteile in Erscheinung: das desmale Neurocranium (z. B. das Os parietale) und das desmale Viscerocranium (z. B. die Mandibula). Es gibt Beispiele während der Entwicklung, des Wachstums und der Umbildung des menschlichen Schädels für die Zusammenfügung verschiedener Anlagen-Gruppen zur Bildung eines zusammengesetzten Knochens (z. B. des Os temporale) (vgl. Abb. 4.9–1 u. 4.9–2).

Die Bedeutung der verschiedenen Anlagen-Gruppen wird deutlicher, untersucht man ein Cranium, bei dem die Zusammenfügung seiner Bestandteile nicht so vollkommen wie beim Menschen ist. Da das Viscerocranium bei den Fischen seine höchste Differenzierung findet und allgemein angenommen wird, daß eine inzwischen ausgestorbene Spezies von Crossopterygier-Fischen den Vorfahren der Tetrapoden nahestand, soll deren kranialer Bau kurz beschrieben werden (Abb. 4.9–3).

Der Schädel umschloß und schützte ein verhältnismäßig kleines, zum größten Teil im enchondralen otico-occipitalen Block des Neurocranium eingeschlossenes Gehirn. Kleine flache Deckknochen ergänzten das Dach dieses Abschnitts. Eine große Chorda dorsalis zog durch die Basis des otico-occipitalen Blocks. Sie verband ihn flexibel mit der vorderen Einheit der Hirnschale, d. h. mit dem ethmosphenoidalen Block. Dieser bestand aus Ersatzknochen und bildete das Septum interorbitale und die Capsula nasalis. Er unterstützte eine Reihe von Deckknochen, die das Nasendach und die Augenhöhle deckten. Die Lage des ethmosphenoidalen Blocks und des naheliegenden

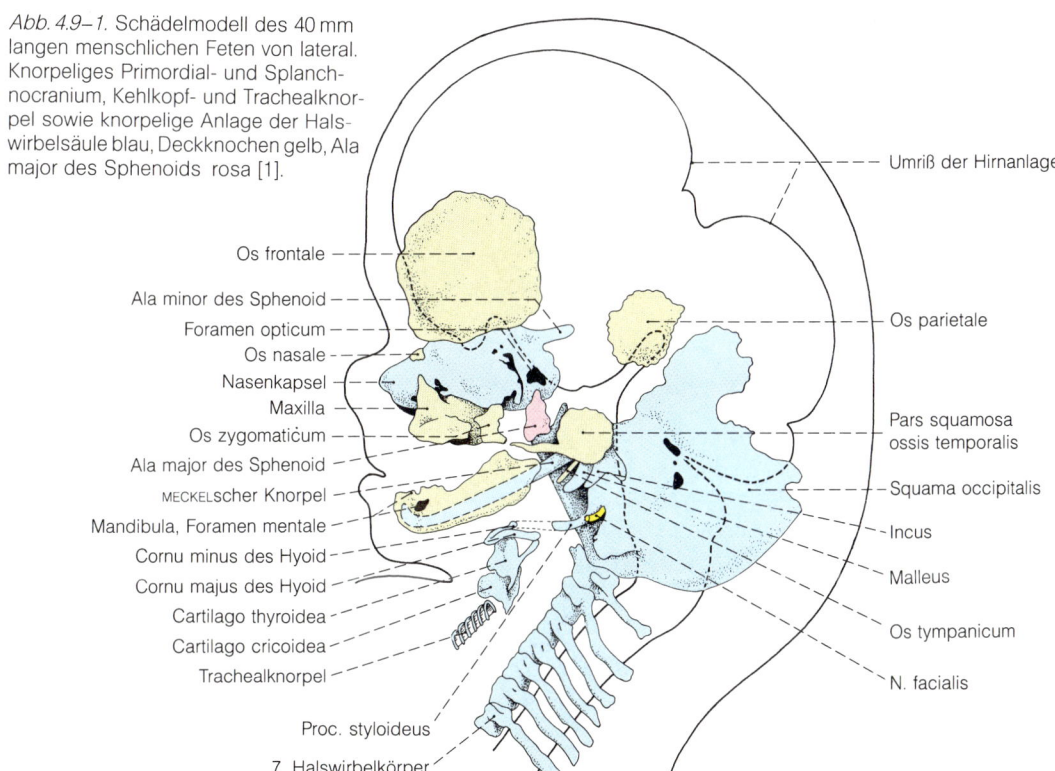

Abb. 4.9–1. Schädelmodell des 40 mm langen menschlichen Feten von lateral. Knorpeliges Primordial- und Splanchnocranium, Kehlkopf- und Trachealknorpel sowie knorpelige Anlage der Halswirbelsäule blau, Deckknochen gelb, Ala major des Sphenoids rosa [1].

Os frontale
Ala minor des Sphenoid
Foramen opticum
Os nasale
Nasenkapsel
Maxilla
Os zygomaticum
Ala major des Sphenoid
MECKELscher Knorpel
Mandibula, Foramen mentale
Cornu minus des Hyoid
Cornu majus des Hyoid
Cartilago thyroidea
Cartilago cricoidea
Trachealknorpel
Proc. styloideus
7. Halswirbelkörper

Umriß der Hirnanlage
Os parietale
Pars squamosa ossis temporalis
Squama occipitalis
Incus
Malleus
Os tympanicum
N. facialis

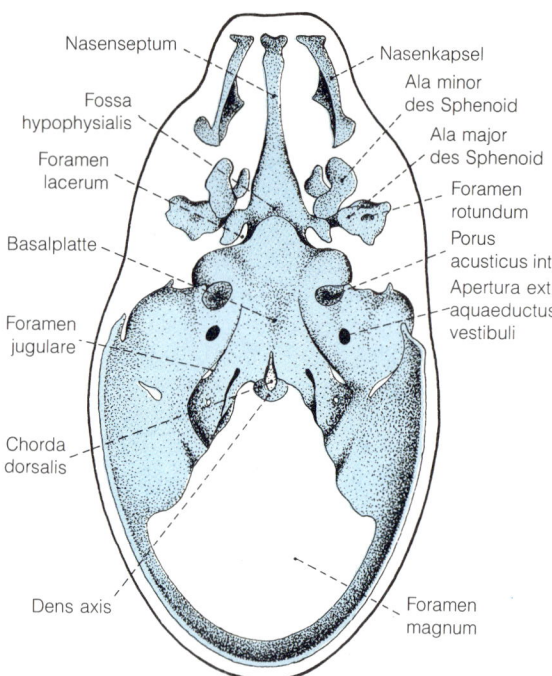

Abb. 4.9–2. Chondrocranium eines 20 mm langen menschlichen Embryos in der Ansicht von oben [1].

Abb. 4.9–3. Lateralansichten vom Cranium eines Crossopterygier-Fisches.
a) Bestandteile des Hautpanzers einschließlich Operculum und Schulterknochen.
   X – Deckknochen: anteriores (1), posteriores (2), scapulares (3), von der Wange (4), vom Unterkiefer (5).
b) Die zwei Bestandteile des Neurocranium, die echten Branchialbogen, Hypobranchial- und Zungenskelett sowie Wirbelsäule.
c) Das Skelett der ersten zwei Kiemenbogen in situ: verknöcherter MECKELscher Knorpel (Lateralansicht) und obere Anteile der zahntragenden Bindegewebsknochen, die seine Mundfläche überdekken.

Oberkiefers wurde, nimmt man an, von kranialen Muskeln gesteuert.

Das Viscerocranium bestand aus einer Reihe von enchondralen Kiemenbogen. Sie unterstützten ebenso oberflächliche Deckknochen wie solche, die tiefer gegen den Oropharynx zu lagen. Das ganze viszerale Skelett wurde durch Gelenke mit dem Neurocranium verbunden. Der dritte und weitere kaudale Bogen (die sog. echten Branchialbogen) bildeten eine Reihe von Kiemenspangen, zwischen denen die Kiemenspalten zu finden waren. Diese dienten bei einem Wassertier vor allem dem Austausch der Atemgase und als Ausscheidungsorgane. Die Kiemenbogen, die an der pharyngealen Oberfläche von Zähnchen besetzte Deckplatten trugen, waren mit Kanten des otico-occipitalen Blocks verbunden. Mediale Bestandteile dieser Kiemenbogen bildeten ventral vom Pharynx das hypobranchiale Skelett.

Die beiden ersten Kiemenbogen waren sehr spezialisierte Gebilde. Das Hauptskelett der Kiefer wurde vom ersten Kiemenbogen geliefert. Ein großes enchondrales Palatopterygoquadratum (einschließlich der einzelnen, identisch bezeichneten Ossifikationspunkte) war am Neurocranium durch vier Gelenke befestigt. Es trug und gestaltete den Oberkiefer, und zwar den äußeren Hautpanzer der Wange und mehrere zahntragende, auf der oralen Oberfläche liegende Deckknochen (Abb. 4.9–4). Auf dem hinteren Quadratumanteil lag die obere Fläche des primären Kiefergelenks, die mit dem MECKELschen Knochen des Unterkiefers gelenkig verbunden war. Auf diesen waren ferner mehrere Deckknochen aufgesetzt. Einige dieser Deckknochen trugen Zähne, während die anderen entweder als Muskelan-

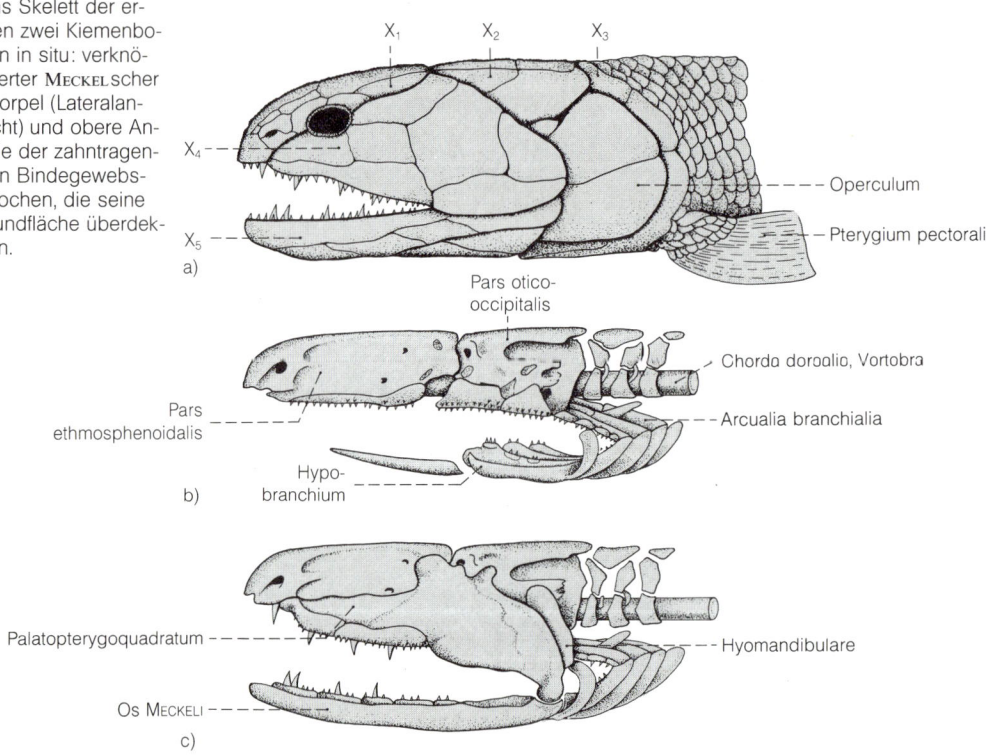

sätze dienten oder für den Schutz der äußeren Oberfläche sorgten.

Der zweite (Hyoid)-Kiemenbogen wurde umgebaut, um als Stütze des Oberkiefers und des Zungengebiets dienen zu können. Den oberkiefertragenden Hauptbestandteil bildete die Hyomandibula (Stapes der „höheren" Tiere). Sie schloß sich mit einem Gelenk an eine Kante des otico-occipitalen Blocks an und zog von dort bis zum Os quadratum in der Nähe des primären Kiefergelenks. Die Verbindung mit dem ersten Kiemenbogen, die bei fast allen Gnathostomata zu beobachten ist, führte dazu, daß die erste Kiemenspalte auf das Spiraculum eingeschränkt wurde. Die ventraleren Teile des zweiten Bogens waren mit der Hyomandibula verbunden und trugen das hypobranchiale Skelett. Der Margo posterior des zweiten Bogens bildete den vorderen Rand der zweiten Kiemenspalte, die im Gegensatz zum Spiraculum von voller Größe war. Deckknochen, die von den Kiefern und dem Schädeldach gestützt wurden, bildeten das Operculum (den Schutzbezug der Kiemen), und eine Reihe von Deckknochen trugen, weiter hinten, das Skelett von Schultergürtel und vorderer Gliedmaße (die Brustflosse), das auf diese Weise mit dem Schädel direkt durch Knochen verbunden war.

Ein derartiger Schädel läßt den Unterschied zwischen Neurocranium und Viscerocranium und auch zwischen Deckknochen- und Ersatzknochenanlagen deutlich erkennen. Hier wird die integrierte Anwendung von Baueinheiten bei den spezialisierten Lebensfunktionen eines Wasserbewohners gezeigt, der sich mit seiner Lebensweise gut angepaßt hatte. Zusätzlich zu ihrer Nahrungsaufnahmefunktion dienten die Kiefer als primäre Atmungspumpe. Der zusammengesetzte Oberkiefer konnte wahrscheinlich – durch seine von den basokranialen Muskeln und den ersten zwei Kiemenbogenmuskeln gelenkte Stellung – die Gestalt der Mundhöhle ändern. Hierbei wurde Wasser zunächst durch das Maul eingezogen und anschließend bei geschlossenem Maul durch die Kiemen ausgestoßen. Bei diesem Respirationszyklus diente das Operculum als Rückschlagventil.

Wahrscheinlich wurde so auch die Nahrung aufgenommen und rasch ohne Kauen geschluckt, da eine Verzögerung innerhalb der Mundhöhle den Respirationsstrom behindert hätte.

Daß dieser so komplizierte Schädel sich aus einfacheren Formen entwickelt hatte, wobei die Kiemenbogen anfangs vorwiegend als Kiementräger fungierten, und daß die ersten zwei Bogen später in der Evolution modifiziert wurden, um die Kiefer zu bilden, ist wahrscheinlich, obwohl kein Nachweis dieses Verlaufs bei Fossilien festzustellen ist. Daß die Tetrapoden sich strukturell aus crossopterygieähnlichen Vorfahren entwickelten, wird allgemein angenommen. Obwohl viele Einzelheiten noch umstritten sind, ist es verhältnismäßig klar, wie die Baueinheiten, die noch bei den Tetrapoden- und Menschenanlagen erkennbar sind, sich modifiziert haben, um den Anforderungen der vielen

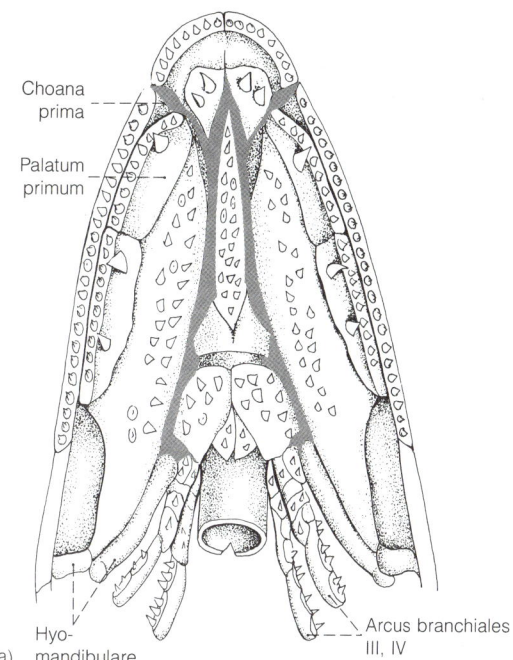

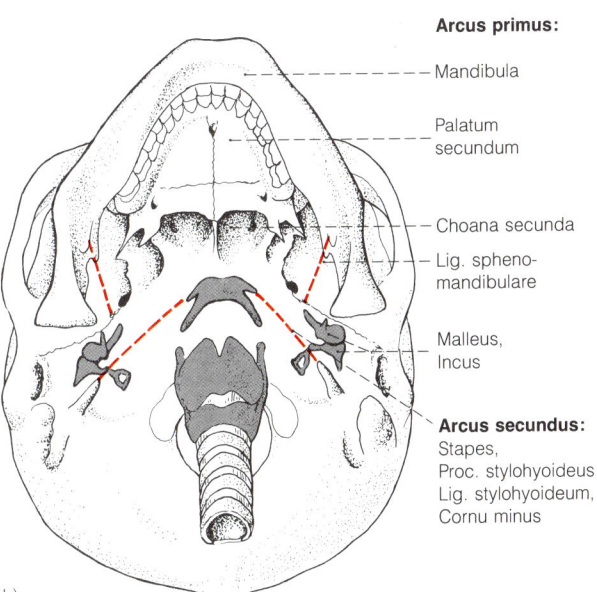

Abb. 4.9–4. Ventralansichten. Vergleich des oropharyngealen Skeletts von

a) Crossopterygier-Fisch (Unterkiefer, Hypobranchial- und Zungenskelett entfernt) mit

b) Mensch (stark schematisiert; Derivate der Kiemenbogenknorpel dunkel abgehoben).

Beachte in a): Die Mundanteile des Cranium und der Kiemenbogen werden von zahntragenden Bindegewebsknochen gedeckt.

Beachte in b): Nur die ersten zwei Kiemenbogen zeigen ihre enchondralen Dorsalbestandteile, während sich die Bindegewebsknochen modifiziert haben, um das sekundäre Kiefergelenk und den Gaumen zu bilden.

verschiedenen landbewohnenden Gruppen zu entsprechen.

Die Modifikationsvorgänge, die beim Menschenschädel zu sehen sind, lassen sich kurz wie folgt zusammenfassen: Während der Entwicklung fügen sich die vorderen und hinteren neurokranialen Einheiten fest zusammen, und die Chorda dorsalis wird rückgebildet. Das Neurocranium dehnt sich beträchtlich aus, um sich dem erheblich vergrößerten Gehirn anzupassen, das rostral den sphenoethmoidalen Block (einschließlich Augenhöhlen und Nase) überlagert. Die Deckknochen des Schädeldachs entwickeln sich stark, um sich über dem Chondrocranium höher wölben zu können. Die durch Nähte (Suturae) ineinanderpassenden Deckknochen tragen zur Festigkeit der neurokranialen Einheiten bei. Diese Wölbung wird im temporalen Bereich durch einen Teil der Palatoquadratum-Anlagen – die knorpelige Ala temporalis – verstärkt, die zusammen mit einer großen Platte Bindegewebsknochen den großen Keilbeinflügel, die Ala major, bildet. Diese spannt sich über die phylogenetisch primitive Lücke, die zwischen den zwei neurokranialen, in der Wand der Fossa cranii media liegenden Einheiten vorhanden ist und auch in der frühen Ontogenese des Menschen vorkommt. Der Hautpanzer war ursprünglich kein geschlossenes Schädeldach, sondern wurde an der Kopfseite oberhalb des Arcus zygomaticus durchbrochen, um der großen Masse von Kaumuskeln Platz zu geben.

Selbst in frühen Stadien der Entwicklung sind die enchondralen Elemente des Oberkiefers nur mäßig ausgebildet, während die Bindegewebsknochenanteile die Unterstützung der oberen Zähne und des Munddachs übernehmen und ein sekundärer Gaumen entsteht. Auf diese Weise wird der Atemweg von der Mundhöhle getrennt, so daß die Nahrung im Mund gekaut werden kann, ohne die Nasenatmung zu behindern. Beim Unterkiefer übernimmt die Mandibula, die aus einem einzigen zahntragenden Deckknochen besteht, die gesamte mechanische Funktion des Unterkiefers und bildet mit der Pars squamosa ossis temporalis, die auch ein Bindegewebsknochen ist, das sekundäre Kiefergelenk. Infolgedessen sind Incus und Malleus, die aus enchondralen Elementen des ersten Bogens bestehen, vom Kiefer befreit und zu Gehörknöchelchen geworden. Sie werden vom Stapes, der der Hyomandibula entspricht, unterstützt. Von den übrigen Bindegewebsknochen, die bei dem primitiven Unterkiefer hinter der Mandibula zu finden waren, sind das Os tympanicum und der vom Malleus ausgehende Processus FOLII [= „Goniale" nach GAUPP (1908) = desmaler Teil des Processus anterior mallei] die einzigen Vertreter.

Da bei luftatmenden Formen Kiemen und Kiemenspalten fehlen, wird die Unterstützung des Atemwegs von den ventralen Anteilen der kaudaleren Bogen, die jetzt zu Bauteilen des Laryngeal- und Trachealapparates geworden sind, übernommen. Das vollkommenste Beispiel eines Kiemenbogens beim erwachsenen Menschen ist also der zweite, der dem Stapes, dem Processus styloideus, dem Lig. stylohyoideum und dem Cor-

nu minus des Zungenbeins entspricht. Die kaudaleren Arcus branchiales mit ihren primitiven kiemenstützenden Strukturen sind am besten in den frühen Stadien der menschlichen Organogenese zu erkennen, in denen jeder Mesodermbogen vollständig ausgebildet ist und auch einen Aortenbogen enthält. In diesem Entwicklungsstadium zeigen die Sacci pharyngeales (Schlundtaschen) und die entsprechenden Sulci branchiales (Kiemenfurchen) klar die Lage des primitiven Kiemenapparats.

Durch die Rückbildung der Rippen in der Zervikalregion wird Beweglichkeit des Halsbereichs erzielt. Dabei wird die aus Bindegewebsknochen bestehende Verbindung zwischen Kopf und Schultergürtel durch die nuchale Muskulatur ersetzt. Die beim kraniovertebralen Gelenk mitwirkenden Wirbelknochen (Atlas und Axis) werden erheblich modifiziert, um eine größere, vom Rumpf unabhängige Beweglichkeit des Kopfes zu ermöglichen.

Der menschliche Schädel ist also genauso spezialisiert, wie es beim primitiven Cranium der Fall ist. Adaptive Modifikationen während der Entwicklung und des Wachstums der kranialen Anlagen entsprechen aber den an den Menschen gestellten Anforderungen (vgl. hierzu [1 bis 4]).

Literatur

[1] HAMILTON, W. J., MOSSMAN, H. W. (Eds.): HAMILTON, BOYD and MOSSMAN's Human Embryology – 4. Aufl. Heffer, Cambridge William & Wilkins, Baltimore 1972
[2] MOORE, W. J.: The Mammalian Skull. Cambridge University Press, 1981
[3] ROMER, A. S., PARSONS, T. S.: (Deutsche Aufl. übersetzt und bearbeitet von H. FRICK) Vergleichende Anatomie der Wirbeltiere. 5. Aufl. Parey, Hamburg–Berlin 1983
[4] STARCK, D.: Embryologie. 3. Aufl. Thieme, Stuttgart 1975

4.9.1.2 Der Ausbau zum knöchernen Schädel

JOCHEN STAUBESAND

Die Bildung des Schädeldachs

Nachdem die Bauelemente des Schädels nach ihrer phylogenetischen Herkunft besprochen worden sind, soll nun untersucht werden, wie sich diese Elemente zu einer Einheit zusammenfügen. Beim Menschen besteht das ganze Gewölbe des Schädeldachs aus Deckknochen, während der Schädelgrund, von geringen Ausnahmen abgesehen, knorpelig vorgebildet ist (Abb. 4.9–5). An der Bildung des Schädeldachs beteiligen sich als Deckknochen vorn jederseits die Schuppe des Stirnbeins, *Squama frontalis*, seitlich die Scheitelbeine, *Ossa parietalia*, daran anschließend auf jeder Seite die Schuppe des Schläfenbeins, *Pars squamosa ossis temporalis*, sowie hinten die obere Partie der Schuppe des Hinterhauptbeins, *Squama occipitalis*. Im Hinterhauptbein, das bereits im Zusammenhang mit den Kopfgelenken beschrieben wurde, haben wir eine Zusammenfügung von Ersatzknochen des Primordialcranium mit Deckknochen vor uns. Der größte Teil des

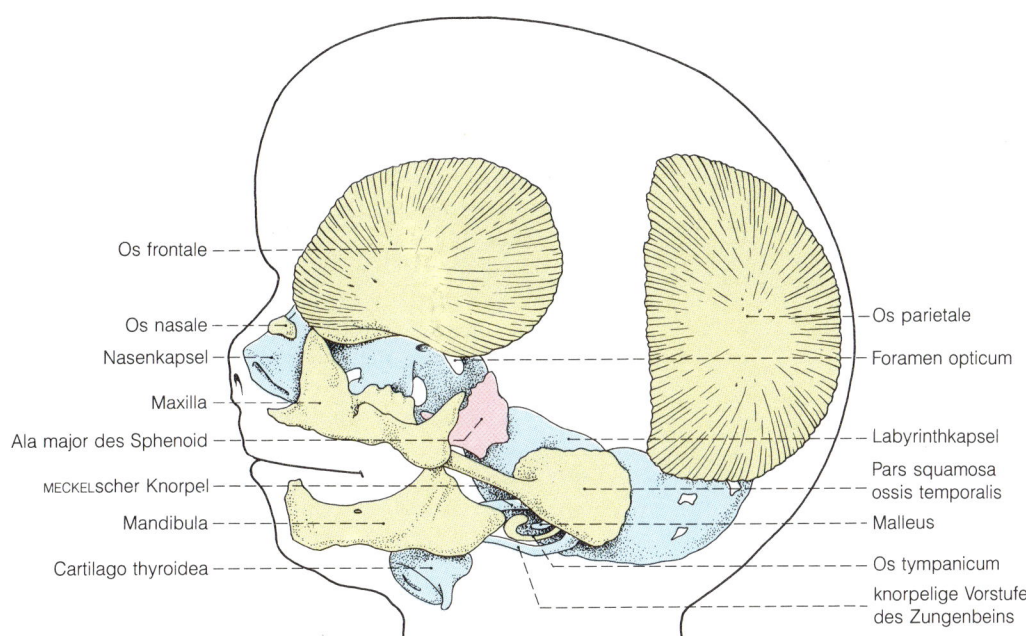

Os frontale

Os nasale

Nasenkapsel

Maxilla

Ala major des Sphenoid

MECKELscher Knorpel

Mandibula

Cartilago thyroidea

Os parietale

Foramen opticum

Labyrinthkapsel

Pars squamosa
ossis temporalis

Malleus

Os tympanicum

knorpelige Vorstufe
des Zungenbeins

Abb. 4.9–5. Schädelmodell eines 80 mm langen menschlichen Feten von lateral. Knorpeliges Primordial- und Splanchnocranium sowie Thyroid blau, Deckknochen gelb, Ala major des Sphenoids rosa [10].

Knochens, nämlich die *Pars basilaris*, die *Partes laterales* und die sog. Unterschuppe entstehen durch Verknöcherung des Primordialcranium, während die Oberschuppe sich als Deckknochen anfügt.

Die Grenze zwischen beiden entspricht der *Linea nuchae superior*, sie ist als seitlich einschneidende Spalte beim Neugeborenen noch vorhanden und kann bis ins hohe Alter erhalten bleiben. Gehen diese Einschnitte quer durch die Schuppe, entsteht eine horizontale Naht, die ein dreieckiges Stück von der Schuppe abtrennt. Dieser Teil wird als *Inkabein* bezeichnet (Abb. 4.9–13), da er bei den Inkaschädeln in einem höheren Prozentsatz beobachtet wurde. Da das Inkabein aus mehreren Anlagen hervorgeht, kann es auch geteilt auftreten. Der Deckknochen der Oberschuppe entspricht dem selbständigen Os interparietale der Säugetiere, die Naht, die das Inkabein abtrennt, soll etwas höher liegen als die Grenze des Interparietale bzw. der Oberschuppe.

Die Felderung des Schädelgewölbes ist schon im zweiten bis dritten Embryonalmonat in der häutigen Kapsel vorgezeichnet. So erkennt man einen sagittalen Faserzug, der von der Nasenkapsel seinen Ausgang nimmt und von zwei Querbogen gekreuzt wird, von denen der erste von den Keilbeinflügeln und der zweite von der Ohrkapsel und dem Seitenrand des knorpeligen Hinterhauptbeins herkommen. Diese Faserstrahlen zerlegen das häutige Schädeldach wie Gewölbebogen in fünf Felder, in denen die Belegknochen auftreten (zwei Frontalia, zwei Parietalia und die Oberschuppe des Occipitale), während die Faserstrahlen selbst den Nähten entsprechen (Abb. 4.9–12). Der sagittale Bogen

entspricht der Stirn- und Sagittalnaht, *Sutura sagittalis*, der erste Querbogen der Kranznaht, *Sutura coronalis*, zwischen Frontalia und Parietalia, der zweite Querbogen der Lambdanaht, *Sutura lambdoidea*, zwischen Parietalia und der Hinterhauptschuppe. Die vorspringenden Insertionspunkte der faserigen Gewölbebogen am Rand des Primordialcranium geben die Randbedingungen für die Gestalt und Anordnung der Nähte und Knochen des Schädeldachs in Anpassung an die Formentwicklung des Gehirns. Auf diese Weise kann das Primordialcranium auf die Entwicklung des Schädeldachs Einfluß gewinnen.

4.9.1.3 Die Bildung der seitlichen Schädelwand

Bei den Entwicklungsvorgängen der seitlichen Schädelwand steht die Ohrkapsel im Zentrum des Geschehens. Sie umschließt als *Labyrinthus osseus* das *Labyrinthus membranaceus*, jenes Kanalsystem, das die Sinnesapparate des Gehör- und des Gleichgewichtsorgans enthält. An dieses „innere Ohr" müssen die Schallwellen herangeleitet werden. Als Leitungsrohr tritt die erste Schlundtasche in den Dienst der Schalleitung. Sie nimmt als Ohrtrompete, *Tuba auditiva [auditoria]*, den Weg vom Schlund bis zur Labyrinthkapsel, wo sie sich zur Paukenhöhle erweitert. Hier findet sie einen Abschluß durch das Trommelfell, *Membrana tympani*, das als eine Umbildung der Grenzmembran zwischen innerer Schlundtasche und äußerer Schlundfurche aufgefaßt werden kann. Das Trommelfell ist in einen Deckknochen, das *Tympanicum*, eingespannt, der noch beim Neugeborenen ringförmig gebogen ist, *Annulus [Anulus] tympanicus* (Abb. 4.9–6), später aber röhrenförmig auswächst und mit dem Ersatzknochen des Primordialcranium zum knöchernen Gehörgang, *Meatus acusticus externus*, verschmilzt. So wird ein Teil der ersten Schlundfurche in den Schädel aufgenommen und dem Gehörgang zugeschlagen.

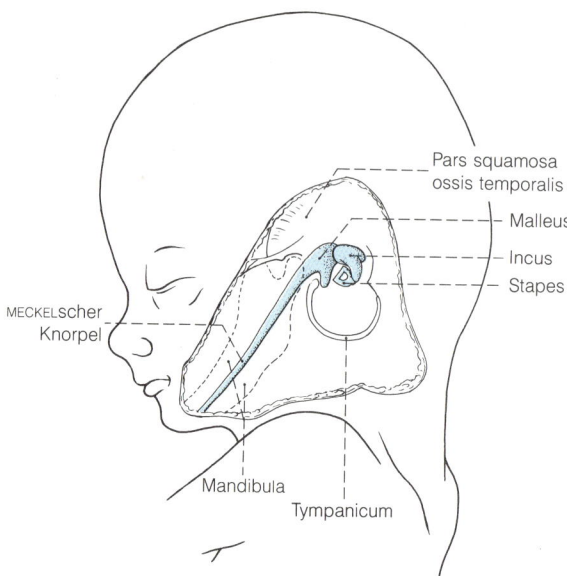

Abb. 4.9–6. Primäres Kiefergelenk (Hammer-Amboß-Gelenk) und sekundäres (= definitives) Kiefergelenk eines 62 mm langen menschlichen Feten von lateral [27].

Im Dienst der Schalleitung werden außerdem jene Abschnitte der beiden ersten Viszeralspangen abgegliedert, die sich dem Primordialcranium in der Nähe der Ohrkapsel anlagern. Durch die Anschmelzung des

Tympanicum mit dem Trommelfell an den Ersatzknochen der Ohrkapsel werden die Gehörknöchelchen, *Ossicula auditus [auditoria]*, umwachsen und in die Paukenhöhle, *Cavitas tympanica [Cavum tympani]*, eingeschlossen. So umgreift ein Deckknochen, das Tympanicum, Abschnitte des Viszeralskeletts und schließt sie als Kette der Gehörknöchelchen an die Ohrkapsel an. Dieses Hebelsystem überträgt die Erschütterung vom Trommelfell auf das Labyrinth.

Bei der Ausweitung des Schädels entsteht an der Seitenwand eine Lücke, da die Ohrkapsel, die ursprünglich in der Seitenwand lag, in die Schädelbasis heruntergeklappt wird. Hier findet sie sich im menschlichen Schädel als Felsenbeinpyramide. Die Lücke in der Seitenwand wird ausgefüllt durch einen Deckknochen, die Schläfenbeinschuppe, Pars squamosa ossis temporalis (Abb. 4.9–5). Nach vorn bildet sie den Jochbogenfortsatz, *Processus zygomaticus*, ferner die Gelenkgrube, *Fossa mandibularis*, und den Gelenkhöcker, *Tuberculum articulare*, für das neue Kiefergelenk. Auch beteiligt sich der Knochen an der Abdeckung der Paukenhöhle.

So entsteht das fertige Schläfenbein des menschlichen Schädels aus dem Ersatzknochen der Ohrkapsel, die im wesentlichen die Felsenbeinpyramide liefert, dann aus zwei Deckknochen, dem Tympanicum und der Schläfenbeinschuppe. Eingeschlossen in die Paukenhöhle werden Abkömmlinge des Viszeralskeletts, außerdem wird ein Teil des Hyoidbogens als *Processus*

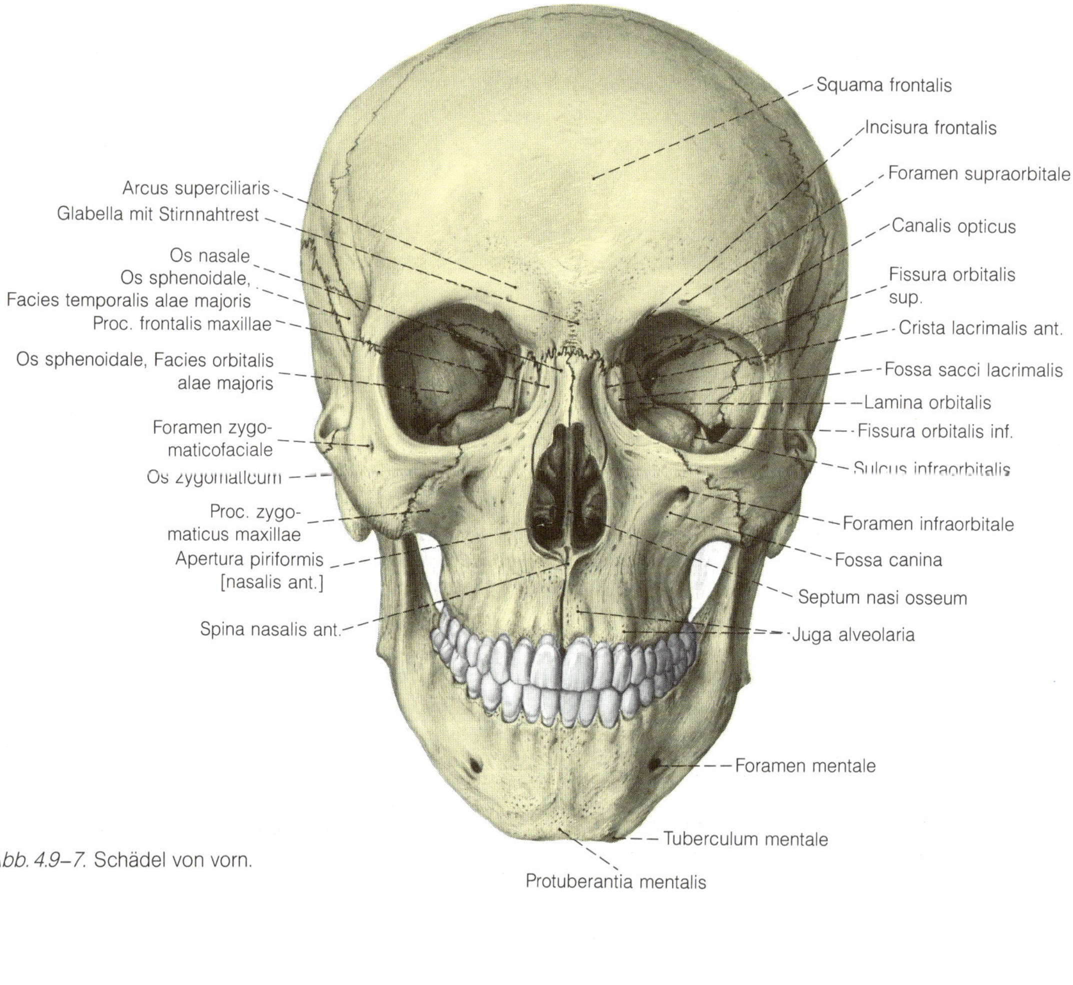

Abb. 4.9–7. Schädel von vorn.

styloideus angeschmolzen. Der verwickelte Bau des fertigen Knochens ist das Ergebnis eines langen Werdegangs, wobei die Ausgestaltung der schalleitenden Apparate aus historisch gegebenen Elementen unter Änderung ihrer Funktion das Wesentliche ist.

Man sieht also, daß neben dem Einfluß des Gehirns auf den Ausbau des Schädels auch die Sinnesorgane eine große Rolle spielen.

4.9.1.4 Augenhöhle, Orbita

Kleiner und großer Keilbeinflügel, *Ala minor et Ala major ossis sphenoidalis,* sowie die *Lamina orbitalis ossis ethmoidalis* sind die Teile des Primordialcranium, die am Aufbau der Orbita beteiligt sind (Abb 4.9–1, 4.9–2, 4.9–16 u. 4.9–26). Der kleine Keilbeinflügel wird vom Sehnervenkanal, *Canalis opticus,* durchsetzt, zwischen dem kleinen und großen Flügel bleibt eine Spalte, *Fissura orbitalis superior,* durch die die Augenmuskelnerven und der erste Trigeminusast, *N. ophthalmicus,* ziehen. Die Ala major unterwächst, wie früher erwähnt, das *Ganglion trigeminale* (GASSERsches Ganglion) mit seinen Ästen derart, daß die beiden ersten Äste vor der Wurzel der Ala major, der dritte hinter ihr den Schädel verlassen, später aber von den Knochen umgeben werden. Die genannten primordialen Elemente bilden eine flache Grube, die nur ein kleines Segment des Augapfels aufnehmen kann. Um diese Grube zur trichterförmigen Orbita zu ergänzen, wurde eine Reihe von Deckknochen aus der Nachbarschaft herangezogen, so daß ein verwickeltes Mosaik von Knochen entsteht (Abb. 4.9–7 u. 4.9–14). Es handelt sich dabei um das Stirnbein, *Os frontale,* um das Tränenbein, *Os lacrimale,* das einen Deckknochen der Nasenkapsel darstellt, um das Gaumenbein, *Os palatinum,* als Deckknochen des Munddachs, um den Oberkieferknochen, *Maxilla,* und um das Jochbein, *Os zygomaticum.*

Deckknochen und Ersatzknochen vereinigen sich so zur Bildung der pyramidenförmig gestalteten Orbita. Die Spitze dieser Pyramide ist im Grund der Orbita etwas nach medial gerückt und entspricht dem *Canalis opticus* im kleinen Keilbeinflügel. Das Dach der Orbita wird im wesentlichen vom Stirnbein gebildet, das mit der vordrängenden Entwicklung des Stirnlappens des Großhirns von diesem teilweise überlagert wird. Am vorderen oberen Teil des Augenhöhlendachs befindet sich auf der lateralen Seite eine *Fossa glandulae lacrimalis* für die Tränendrüse. Der obere überhängende Rand, *Margo supraorbitalis,* zeigt zwei Einschnitte, die durch Knochenbrücken zu Löchern abgeschlossen sein können: *Incisura frontalis sive Foramen frontale* und *Foramen supraorbitale sive Incisura supraorbitalis.* Die mediale Wand der Orbita wird von der *Lamina orbitalis* des Siebbeins und weiter vorn vom Tränenbein gebildet. Das Stirnbein, das von oben her mit beiden Knochen in Verbindung tritt, bildet mit der Lamina orbitalis das *Foramen ethmoidale anterius* und das *Foramen ethmoidale posterius,* von denen das vordere meist das größere ist. Am medialen Augenhöhlenrand liegt die Tränensackgrube, *Fossa sacci lacrimalis,* die von

hinten durch die *Crista lacrimalis posterior* des Tränenbeins, vorn durch die *Crista lacrimalis anterior* des Oberkiefers begrenzt ist und in den Tränennasenkanal, *Canalis nasolacrimalis,* sich fortsetzt. Dieser mündet in der Nasenhöhle, *Cavitas nasi,* unter der unteren Muschel (Abb. 4.9–28). Die laterale Wand wird von der *Facies orbitalis* des großen Keilbeinflügels, vorn in Verbindung mit dem Jochbein, *Os zyomaticum,* gebildet. An der Grenze zwischen oberer und seitlicher Wand liegt die *Fissura orbitalis superior,* die in die Schädelhöhle führt; auf der Grenze gegen die untere Wand befindet sich die *Fissura orbitalis inferior,* die mit der Schläfengrube in Verbindung steht. Den Boden der Orbita bildet der Oberkiefer in Verbindung mit dem Jochbein. An der Fissura orbitalis inferior beginnt eine offene Rinne, die sich zum *Canalis infraorbitalis* schließt und innerhalb des unteren Orbitalrands im *Foramen infraorbitale* mündet. Am hinteren Teil des Augenhöhlenbodens fügt sich noch der kleine *Processus orbitalis* des Gaumenbeins, *Os palatinum,* in das Knochenmosaik ein.

4.9.1.5 Der Nasenabschnitt des Schädels

Der Nasenabschnitt des Schädels entsteht aus der knorpeligen Nasenkapsel, die, das Geruchsorgan einschließend, bei den Säugetieren eine besondere Entfaltung erfährt, im Innern durch eine mediane Scheidewand geteilt ist und an der Seitenwand Fortsätze gegen das Septum hin aussendet, die Muscheln, *Conchae nasales.* Aus diesem Knorpelskelett entstehen das Siebbein, *Os ethmoidale,* und die unteren Muscheln, *Conchae nasales inferiores,* die sich im siebten Fetalmonat von der knorpeligen Seitenwand abgliedern. Hierzu treten Deckknochen, von denen das Pflugscharbein, *Vomer,* die Nasenscheidewand ergänzt, während die seitliche und vordere Nasenwand durch das Tränenbein, *Os lacrimale,* und das Nasenbein, *Os nasale,* vervoll-

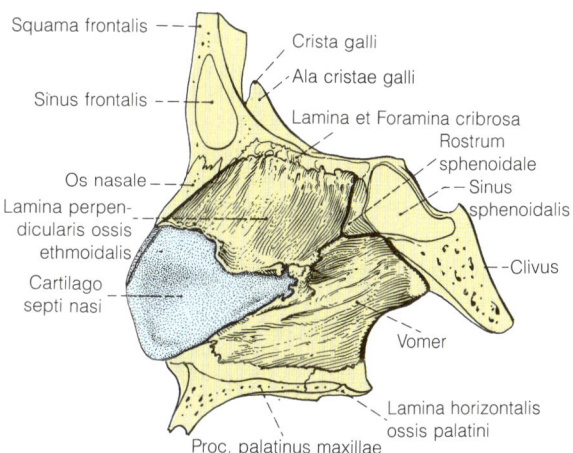

Abb. 4.9–8. Nasenscheidewand in der Ansicht von links. Der sagittale Schnitt durch den Gesichtsschädel ist links neben der Medianebene geführt. Vom Septumknorpel ist die Cartilago nasi lateralis entfernt.

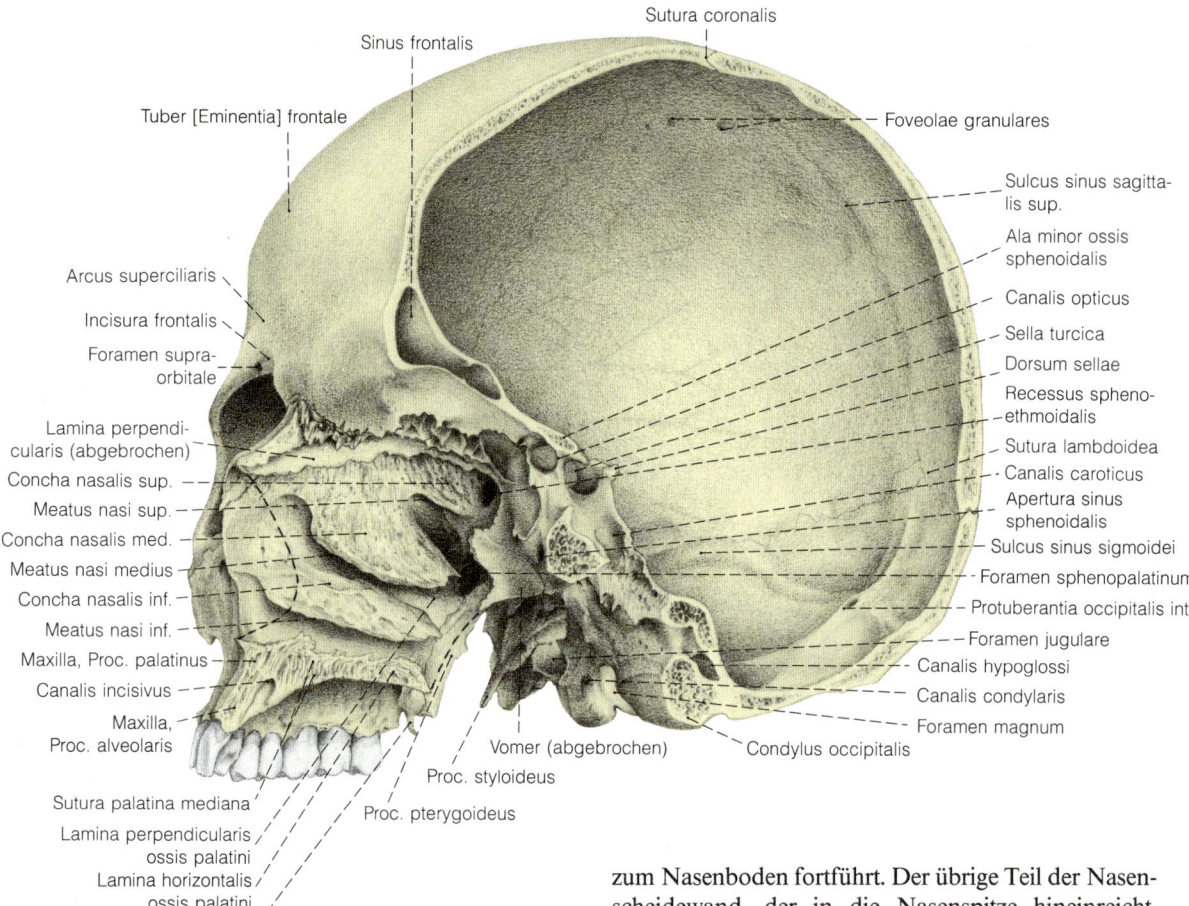

Sutura coronalis

Sinus frontalis

Tuber [Eminentia] frontale

Foveolae granulares

Sulcus sinus sagittalis sup.

Ala minor ossis sphenoidalis

Arcus superciliaris

Canalis opticus

Incisura frontalis

Sella turcica

Foramen supra-orbitale

Dorsum sellae

Recessus spheno-ethmoidalis

Lamina perpendicularis (abgebrochen)

Sutura lambdoidea

Concha nasalis sup.

Canalis caroticus

Meatus nasi sup.

Apertura sinus sphenoidalis

Concha nasalis med.

Sulcus sinus sigmoidei

Meatus nasi medius

Foramen sphenopalatinum

Concha nasalis inf.

Protuberantia occipitalis int.

Meatus nasi inf.

Foramen jugulare

Maxilla, Proc. palatinus

Canalis hypoglossi

Canalis incisivus

Canalis condylaris

Maxilla, Proc. alveolaris

Foramen magnum

Vomer (abgebrochen)

Condylus occipitalis

Proc. styloideus

Sutura palatina mediana

Proc. pterygoideus

Lamina perpendicularis ossis palatini

Lamina horizontalis ossis palatini

Hamulus pterygoideus

Abb. 4.9–9. Lagebeziehungen der Nasenhöhle, dargestellt an einem paramedianen Sagittalschnitt durch den Schädel. Das knöcherne Nasenseptum ist größtenteils weggebrochen. Der Verlauf seines Vorder- u. Hinterrandes ist durch punktierte Linien angedeutet (Original: Prof. Dr. G. AUMÜLLER, Marburg, gezeichnet von CHRISTIAN FIEBIGER).

ständigt werden. Der Boden der Nasenhöhle, *Cavitas nasi,* der zugleich das Dach der Mundhöhle mitbildet, entsteht aus zwei Deckknochen, die sich der Mandibularspange des Viszeralskeletts anlagern: dem Oberkiefer, *Maxilla,* und dem Gaumenbein, *Os palatinum,* die beide auch am Aufbau der Augenhöhle, *Orbita,* beteiligt sind. Knorpelig erhalten sich ein Teil der Nasenscheidewand und, teilweise im Zusammenhang damit, der vorderste Abschnitt der Nasenkapsel, der nicht von Deckknochen überlagert wurde und das knorpelige Skelett der Nase darstellt.

Wenn wir dieses vielgliedrige Gefüge von der Nasenhöhle aus betrachten, ist zunächst die mediane Scheidewand (Abb. 4.9–8 u. 4.9–19) zu beachten, die aus einem Ersatzknochen und einem Deckknochen und aus einem Knorpelrest des Primordialcranium besteht. Als Ersatzknochen tritt von oben herab die *Lamina perpendicularis* des Siebbeins, *Os ethmoidale.* Am hinteren unteren Rand wird sie durch den *Vomer* ergänzt, der die Nasenscheidewand, *Septum nasi,* bis

zum Nasenboden fortführt. Der übrige Teil der Nasenscheidewand, der in die Nasenspitze hineinreicht, bleibt knorpelig, *Cartilago septi nasi,* und schiebt sich mit einem wechselnd langen Fortsatz zwischen Lamina perpendicularis und Vomer.

Das schmale Dach der Nasenhöhle bildet die Siebplatte, *Lamina et Foramina cribrosa,* die dem Siebbein den Namen gab und für den Durchtritt der Fila olfactoria feine Kanälchen besitzt; nach hinten schließen sich der Körper des Keilbeins, *Corpus ossis sphenoidalis,* an, nach vorn die beiden Nasenbeine, *Ossa nasalia.*

Am Aufbau der Seitenwand (Abb. 4.9–9) beteiligen sich neben dem Siebbein, *Os ethmoidale,* vorn der Oberkiefer, *Maxilla,* hinten das Gaumenbein, *Os palatinum,* und der Flügelfortsatz des Keilbeins, *Processus pterygoideus ossis sphenoidalis.* An den Seitenwänden wölben sich die Muscheln, *Conchae,* vor, von denen die beiden oberen vom Siebbein ausgehen und nur bei Säugetieren vorkommen, während die untere sich von Oberkiefer und Gaumenbein erhebt. Der Boden des Nasentunnels ist im Verhältnis zum Dach breit und jederseits der Scheidewand in querer Richtung konkav. Er wird vom Oberkiefer und Gaumenbein gebildet. Der vordere Zugang zur Nasenhöhle ist die *Apertura piriformis [nasalis anterior]* (Abb. 4.9–7), deren obere Begrenzung die Nasenbeine, deren seitlichen und unteren Abschluß die Oberkiefer bilden. Wo am unteren Anfang der Apertura beide Oberkiefer zusammenstoßen, springen sie spornartig vor, *Spina nasalis anterior.* Den hinteren Ausgang der Nasenhöhle bilden die

Choanae. Außer diesem breiten Ausgang gibt es kleine Verbindungen mit benachbarten Räumen. So führt der schon erwähnte *Canalis nasolacrimalis* in die Augenhöhle, die *Canales incisivi* in die Mundhöhle, und das *Foramen sphenopalatinum* (Abb. 4.9–9), das dicht über dem hinteren Ende der mittleren Muschel liegt, in die Flügelgaumengrube, *Fossa pterygopalatina* (Abb. 4.9–14).

4.9.1.6 Nebenhöhlen, Sinus paranasales

Ganz anderer Art sind die Beziehungen der Nasenhöhle zu den sog. *Nebenhöhlen* (Abb. 4.9–9, 4.9–10 u. 4.9–19). Die Nebenhöhlen entstehen z. T. erst nach der Geburt, indem von der Nasenhöhle aus Schleimhautausstülpungen in benachbarte Knochen hineinwachsen. Diese Hohlraumbildungen stellen dann einen Fall von Pneumatisation der Knochen dar.

Beim Menschen ist die Kieferhöhle, *Sinus maxillaris*, am größten (Abb. 4.9–10 u. 4.9–32), die unter der mittleren Muschel ihren Ausgang nimmt und nach der Geburt in den wachsenden Oberkiefer vordringt. Von der gleichen Stelle aus dehnen sich in die Stirnbeine Nebenhöhlen aus, *Sinus frontales*. Auch der Keilbeinkörper wird zum *Sinus sphenoidalis* ausgehöhlt. Am vielfältigsten sind die in der Nasenkapsel selbst entstehenden Siebbeinhöhlen, *Sinus ethmoidales* (Abb. 4.9–10), die ein Labyrinth von Hohlräumen bilden. Dieses besteht an jeder Seite aus etwa drei Reihen übereinanderliegender, dünnwandiger Kammern, den *Sinus (sive Cellulae) anteriores, medii(ae) et posteriores*, die unter der mittleren und oberen Muschel münden.

Über die Bedeutung dieser Hohlräume für den Schädel sind viele Vermutungen geäußert worden. Wirft man einen Blick auf die Verhältnisse bei den

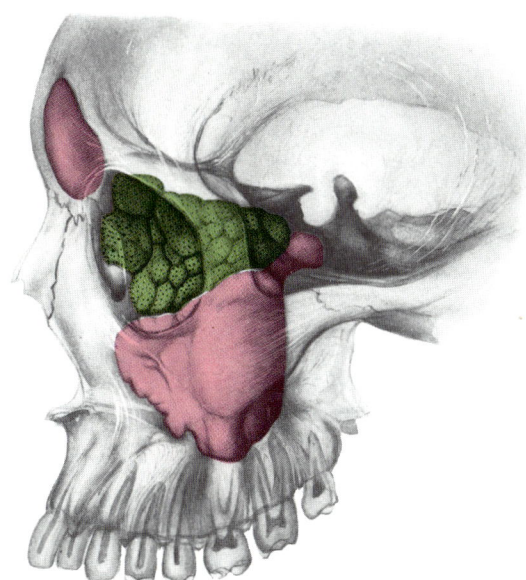

Abb. 4.9–10. Nebenhöhlen der Nase. Stirn-, Kiefer- und Keilbeinhöhlen hellviolett, Siebbeinzellen grün, punktiert (nach einem Präparat von Prof. Dr. R. SPANNER†).

Säugetieren, findet man, daß anstelle der Hohlräume große Spongiosaräume auftreten können und daß es auch Übergänge gibt. Manche Tiere, wie die Wale und Robben, besitzen gar keine Nebenhöhlen, bei anderen sind einzelne Höhlen sehr weit ausgedehnt, wie die Stirnhöhlen bei vielen Wiederkäuern (Rhinozeros, Elefant) und bei vielen Nagern, wo sie bis zum Hinterhaupt reichen.

Wenn die einzelnen Knochen im Laufe der Entwicklung durch Ausbildung pneumatischer Nebenhöhlen ihren Umfang vergrößern, können in der Wand dieser pneumatischen Knochen Verstrebungspfeiler auftreten, die z. B. notwendig werden, um den Kaudruck um Nasen- und Augenhöhle herumzuleiten. Die Nebenhöhlen sind demnach druckentlastete Räume. Beim Menschen ist die Gewichtsersparnis durch die Hohlraumbildung gering. Das alles legt die Vermutung nahe, daß die Nebenhöhlen nicht allein aus der Konstruktion des Schädels verständlich werden können, sondern daß ihre Entstehung mehreren Bedingungen gehorcht.

4.9.1.7 Kieferschädel

Der Unterkiefer, *Mandibula*, entsteht als Deckknochen, der sich zuerst außen, später auch innen am MECKELschen Knorpel entwickelt. Die Knochen beider Seiten verbinden sich an ihren ventralen Enden durch Bindegewebe in einer Art Symphyse, die im ersten bis zweiten Jahr verknöchert. In der Symphyse findet sich auch Knorpel, der vermutlich vom MECKELschen Knorpel stammt und zwei bis vier Schaltknöchelchen (Ossicula mentalia) bildet, die bei der Kinnbildung verbraucht werden. Bei manchen Säugern erhält sich die Symphyse zeitlebens.

Der Oberkiefer, *Maxilla*, bildet sich als Deckknochen ursprünglich lateral von den Nasenkapseln aus (Abb. 4.9–5) und wächst zum umfangreichsten Knochen des Gesichts heran. Er erreicht mit einem *Processus frontalis* das Stirnbein, bildet den Boden der Orbita und entsendet einen *Processus palatinus* für den harten Gaumen. Aus einem besonderen Knochenkern entsteht der Zwischenkiefer, *Os incisivum* oder Intermaxillare, der die oberen Schneidezähne trägt und beim Menschen von GOETHE entdeckt wurde (Abb. 4.9–11). Er verschmilzt früh mit den übrigen Knochen zur Maxilla. Bei Neugeborenen und Kindern in den ersten Lebensjahren, seltener bei Erwachsenen (Abb. 4.9–18) läßt sich am knöchernen Gaumen eine Naht, *Sutura incisiva*, an der Grenze nachweisen.

Der Oberkiefer ist zunächst ganz niedrig, da fast der ganze Abschnitt, den wir später als Körper bezeichnen, nicht entfaltet ist. Erst mit dem Wachstum der Zahnanlagen streckt sich der Oberkiefer in die Höhe und bildet zugleich im Innern den Sinus (Abb. 4.9–32) aus.

Während das Munddach bei den Fischen und Amphibien von der Schädelbasis gebildet wird, ist bei den Säugetieren ein neues Dach in Gestalt des Gaumens entstanden. Durch den Gaumen wird die Nasenhöhle,

Cavitas nasi, als ein oberes Stockwerk von der Mundhöhle, *Cavitas oris*, abgetrennt. Der knöcherne Gaumen entsteht durch die Bildung horizontaler Fortsätze, die beiderseits vom Oberkiefer und den Gaumenbeinen ausgehen und in der Mitte zusammentreffen. Dieses sekundäre Munddach wird nach hinten fortgesetzt durch den weichen Gaumen. Seitlich hat dieser Verbindungen mit einem weiteren Deckknochen, dem *Processus pterygoideus ossis sphenoidalis*.

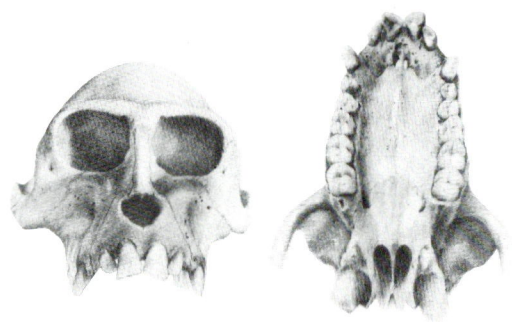

Abb. 4.9–11. Affenschädel mit Zwischenkiefer. Nach einem Original GOETHES (1784).

4.9.1.8 Die einzelnen Abschnitte des Schädels

Da sich mit zunehmendem Alter die Zahl der Schädelknochen durch Nahtverknöcherung verringert, wechselt in verschiedenen Lebensaltern die Zahl der Knochen, die sich voneinander trennen lassen. Man kann sie nur künstlich isolieren, indem man z. B. die Schädelhöhle mit einem quellungsfähigen Material füllt, das die Knochennähte schonend sprengt. Vergleicht man ferner die einzelnen Schädelknochen des Menschen mit denen der übrigen Säugetiere, ergibt sich, daß bei den letzteren anstelle eines menschlichen Knochens mehrere getrennte Bestandteile vorhanden sein können. So stellt das Keilbein des Menschen bereits einen Knochenkomplex dar.

Der Aufbau des Schädels aus einem Knochenmosaik hat Bedeutung für die Plastizität des Ganzen. Weder die Erhabenheiten der Muskelansätze noch die bei den mechanischen Beanspruchungen auftretenden Spannungen, auch nicht die pneumatischen Hohlräume, halten sich an die Grenzen der einzelnen Knochenindividuen. Ebensowenig machen krankhafte Prozesse an

den Knochengrenzen halt. Daraus geht hervor, daß die Unterscheidung der Einzelknochen nicht die Bedeutung hat, die man ihr meist zuweist.

4.9.1.9 Schädeldach

Gestalt

Beim Neugeborenen erscheint der Schädel in der Aufsicht fünfeckig (Abb. 4.9–12), da Stirn- und Scheitelbeine entsprechend ihren ersten Verknöcherungszentren Auswölbungen bilden, die als *Tubera frontalia* bzw. *parietalia* bezeichnet werden. Dazu kommt als fünfter Vorsprung am Hinterhauptbein die *Protuberantia occipitalis externa*. Beim Erwachsenen runden sich diese Vorsprünge aus, und zwar beim Mann stärker als bei der Frau; es kommt eine Eiform zustande, wobei der stumpfe Pol am Hinterhaupt liegt. Diese Grundform wechselt vom Langschädel (*Dolichocephalie*) zum Kurzschädel (*Brachycephalie*).

Für die Beurteilung des Schädelraums ist die Höhe der Hirnschale, *Kalotte*, von Wichtigkeit, die sog. *Kalottenhöhe*, die den senkrechten Abstand des Scheitels von einer Linie, die das *Nasion* (= Nasenwurzel) mit dem *Inion* (= Schnittpunkt der Linea nuchae superior) in der Medianebene verbindet, darstellt.

Vergleicht man die Profilkurven der Kalotten von prähistorischen und rezenten Menschen, kann man eine zunehmende Auswölbung der Kalotte, besonders der Stirngegend, feststellen.

Als Maß für die Beurteilung der Hirngröße wird die *Kapazität* der Schädelhöhle bestimmt.

Beim männlichen Europäer beträgt die Schädelkapazität ungefähr 1450 ccm, bei der Frau ist in allen Rassen die Kapazität geringer, im Mittel um 150 ccm. Diesen Wert erreicht nur ein Teil der menschlichen Rassen, bei den Kulturvölkern überwiegen die höheren Werte. Eine Abhängigkeit von der Körpergröße besteht insofern, als die kleinwüchsigen Rassen die niedrigsten mittleren Werte aufweisen.

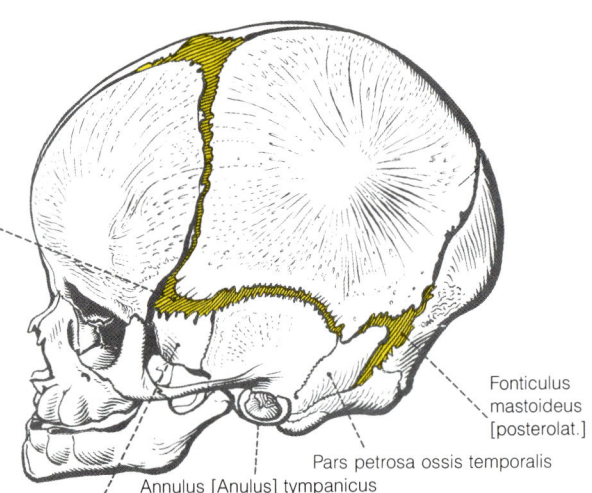

Abb. 4.9–12. Trockenpräparat eines Schädels eines neugeborenen Kindes:
a) in Scheitelansicht
b) in Seitenansicht
In Ruhelage ist der Kiefer mehr gesenkt.

Fonticulus sphenoidalis [anterolat.]

Fonticulus mastoideus [posterolat.]

Pars petrosa ossis temporalis

Annulus [Anulus] tympanicus

Ala major ossis sphenoidalis

Abb. 4.9–12a

Das Schädeldach besitzt wie jeder Knochen ein äußeres *Periost*, das eine feste dünne Membran bildet, und ein inneres *Periost*, das zugleich eine derbe Hülle des Gehirns darstellt und als harte Hirnhaut, *Dura mater encephali*, bezeichnet wird.

Das äußere Periost ist bei Kindern leicht abhebbar; unter der Geburt auftretende subperiostale Blutungen werden als *Cephalhämatome* bezeichnet. Die Dura hingegen ist bei Kindern so fest mit dem Knochen verwachsen, daß es bei der Sektion der Schädelhöhle, die durch das Abtragen der Hirnschale vorgenommen wird, nicht ohne weiteres möglich ist, den Knochen von der Dura zu trennen. Leicht gelingt das hingegen beim Erwachsenen, wo die Dura nur an bestimmten Stellen der Schädelbasis fest angeheftet ist. Bei Neugeborenen und Kindern, bei denen das Schädeldach noch ein verschiebbares Knochenmosaik bildet, spielt die Dura als konstruktives Glied des Schädels eine große Rolle. Die Dura bildet sozusagen den Bandapparat des knöchernen Skeletts, und beide stellen ein einheitliches mechanisches System dar. Bei starker Gewalteinwirkung während der Geburt kann die Dura am Kleinhirnzelt, *Tentorium cerebelli*, einreißen.

Auffallend ist, daß Dura und äußeres Periost bei Erwachsenen so wenig zur Regeneration beitragen, daß nach der Fortnahme eines Knochenstücks, z. B. bei der Trepanation, die Lücke sich nicht mehr schließt.

Nähte des Schädeldachs, Suturae cranii [craniales]

Das Schädeldach erhält durch die Nahtverläufe ein charakteristisches Aussehen (Abb. 4.9–12, 4.9–13). In der Mittellinie zwischen den Scheitelbeinen verläuft die Pfeilnaht, *Sutura sagittalis* (Abb. 4.9–17), die vorn senkrecht auf die Kranznaht, *Sutura coronalis*, stößt und sich hinten zur *Sutura lambdoidea* gabelt. An den Seitenflächen des Schädels findet sich die bogenförmige *Sutura squamosa*, die eine sog. Schuppennaht bildet, indem sich auf den zugeschärften und mit Riefen versehenen Rand des Scheitelbeins die entsprechend ge-

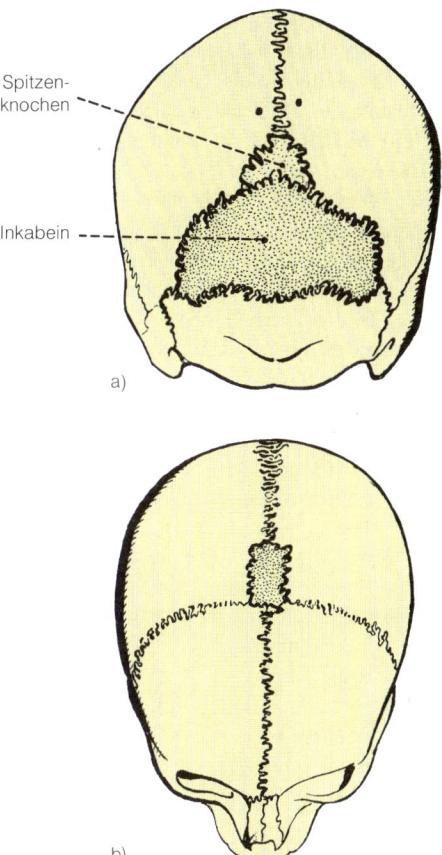

Abb. 4.9–13.
a) Inkabein und Spitzenknochen,
b) Kreuzschädel mit Nahtknochen kombiniert.

formte Schläfenbeinschuppe, *Pars squamosa ossis temporalis*, von außen auflagert. Nach hinten zu setzt sich diese Naht fort in eine Verbindung zwischen Scheitelbein und dem Warzenteil des Schläfenbeins, *Processus mastoideus ossis temporalis*. Die Einfügung des großen Keilbeinflügels, *Ala major ossis sphenoidalis*, in die seitliche Schädelwand zeigt Abb. 4.9–14.

Die Nähte an der Kalotte sind sog. Zackennähte, *Suturae serratae*, da sie stark gewunden sind und mit mäanderartigen Nahtzacken ineinandergreifen. Diese ausgedehnten Verzahnungen finden sich nur an der Außenseite, während an der Innenseite die Zacken weniger deutlich sind. Das Periost läuft über die Nähte hinweg, in den Nahtspalten ziehen SHARPEYsche Fasern in schrägem Verlauf von einem Knochen zum andern. Auf diese Weise sind die Nähte gegen eine Trennung durch äußere Gewalt außerordentlich gesichert, zugleich bewahrt das Gefüge einen gewissen Grad von Plastizität.

Die äußeren Nahtzacken entstehen im dritten Lebensjahr. Bei jungen Kindern bilden sich an den Knochenrändern sogar Knorpelinseln, die Nähte zeigen also eine gewisse Verwandtschaft mit gelenkigen Druckaufnahmestellen.

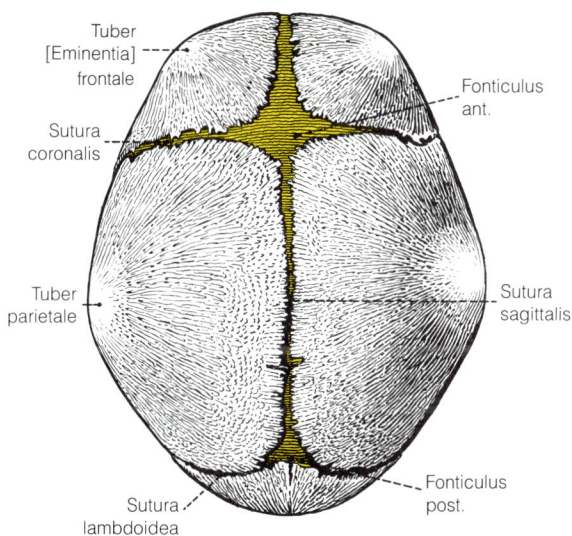

Abb. 4.9–12b

Bevor Nähte vorhanden sind, rücken im häutigen Schädeldach von den Verknöcherungspunkten aus die strahligen Knochenplatten aufeinander zu. Auch wenn sich die Knochen an den Nahtstellen berühren, bleiben an den Treffpunkten mehrerer Knochen häutige Zwikkel im Schädeldach.

Die häutigen Verschlüsse nennt man Fontanellen, *Fonticuli cranii* (von Fons = Quelle, da sie mit dem Puls und der Atmung auf- und abgehen). Zwei dieser Fonticuli sind von besonderer praktischer Bedeutung; sie liegen am vorderen und hinteren Ende der Pfeilnaht und dienen dem tastenden Finger des Geburtshelfers als Orientierungsmarken für die Stellung des kindlichen Kopfes während der Geburt. Die vordere, größere Stirnfontanelle, *Fonticulus anterior* (Abb 4.9–12), wird von vier Knochen begrenzt: den beiden Stirnbeinen und den beiden Scheitelbeinen; man kann sie mit zwei Fingerspitzen bedecken. Die Hinterhauptfontanelle, *Fonticulus posterior*, wird im Bereich des späteren Lambda von drei Knochen begrenzt; sie ist bei der Geburt schon stark eingeengt, ist aber deutlich zu tasten, besonders, wenn die begrenzenden Knochenränder Niveaudifferenzen zeigen.

Eine geringere Bedeutung haben die beiden Seitenfontanellen, von denen die vordere, Keilbeinfontanelle, *Fonticulus sphenoidalis [anterolateralis]*, am vorderen unteren Winkel, und die hintere, Warzenfontanelle, *Fonticulus mastoideus [posterolateralis]*, am hinteren unteren Winkel des Scheitelbeins liegen. Die letztere wird von Knorpel ausgefüllt.

Die Nähte und Fontanellen machen beim reifen Kind ausgedehnte Verschiebungen der Knochen gegeneinander möglich. So können beim Durchtritt durch den Geburtskanal die Knochenränder übereinandergeschoben werden, um den Schädel den gegebenen Raumverhältnissen anzupassen.

Die große Fontanelle schließt sich im Laufe des zweiten Lebensjahrs, die übrigen schwinden bald nach der Geburt. Der Nahtverschluß erfolgt im allgemeinen im vierten Jahrzehnt.

Bei dem Verknöcherungsvorgang im Bereich der Nähte und Fontanellen können sich kleine selbständige Knochenstücke bilden, die Nahtknochen oder Zwikkelbeine, *Ossa suturalia*, die auch als Fontanellenknochen bezeichnet werden. Der sog. Spitzenknochen (Abb. 4.9–13), der im oberen Winkel des Lambda noch vorkommt, hat eine solche Herkunft.

Ein besonderes Interesse hat die Naht zwischen den beiden Stirnbeinschuppen, *(Sutura frontalis [Sutura metopica]),* die sich in der Regel zwischen dem ersten und zweiten Lebensjahr schließt. Vielfach verbleibt ein kleiner Nahtrest oberhalb der Nasenwurzel, seltener bleibt die ganze Stirnnaht bestehen, ein Zustand, der als *Metopismus* bezeichnet wird; die Schädel nennt man *Kreuzschädel* (Abb. 4.9–13). Sie neigen zur Breitstirnigkeit und Brachycephalie und sind nicht als Rückschlag aufzufassen, sondern eher als fortschreitende Entwicklung, die vielleicht mit dem gesteigerten Hirnwachstum in Zusammenhang steht. Bei der pathologischen Aus-

dehnung des Schädelinhalts, dem Wasserkopf, bleibt die Stirnnaht stets offen. In diesem Fall ist der Nahtschluß sicher durch den Druck von innen verhindert worden.

Relief der Schläfengegend (Abb. 4.9–14)

Das Schädeldach ist beim Menschen glatt und besitzt nur ein niedriges Relief, von dem die Ansatzmarken der Muskeln am Nackenfeld bereits beschrieben worden sind. An der Seitenfläche des Schädels verläuft eine bogenförmige Linie über Stirn- und Scheitelbein, die *Linea temporalis ossis frontalis* bzw. die *Linea temporalis inferior ossis parietalis*, die dem Ursprung des Schläfenmuskels dient und als Knochenpfeiler noch weiter bis zum Warzenfortsatz reicht. In einiger Entfernung von ihr verläuft eine zweite, wesentlich schwächere *Linea temporalis superior ossis parietalis*, an der die Fascia temporalis ansetzt. Das Feld zwischen den Schläfenlinien, das als verstärkter Pfeiler am Schädeldach hervortritt, bildet die obere Grenze der Schläfengrube, *Fossa temporalis*, die seitlich vom Jochbogen, *Arcus zygomaticus*, begrenzt wird und vom Schläfenmuskel gefüllt ist.

Mit der stärkeren Entfaltung des Kauapparats bei den Säugetieren muß die Schläfengrube sich vertiefen, die Jochbogen stehen henkelartig vom Schädel ab, um den verdickten Schläfenmuskeln Raum zu geben. Die Schläfenmuskeln können bei den Säugetieren mit ihren Ursprüngen bis zum Scheitel hinaufgerückt sein, um hier schließlich an einem mächtigen Knochenkamm (Crista sagittalis) die größtmögliche Ursprungsfläche zu erreichen. Beim Menschen rücken zwar auch mit der Entwicklung des Gehirns die Ursprünge der Schläfenmuskeln relativ höher, jedoch sind, verglichen mit den Affen, die Rückbildung des Kauapparats und die Entfaltung des Gehirnschädels so groß, daß das Schädeldach sozusagen der Umklammerung durch die Schläfenmuskeln entwächst. Der Schädel bietet für die relativ schwächeren Muskeln so große Oberflächen, daß seine Reliefbildung reduziert ist. Im ganzen ist allerdings die Schädelsculptur des vorgeschichtlichen Menschen ausgesprochener (vgl. Kap. 5.2). Das mag mit einer stärkeren Entwicklung der Kaumuskulatur zusammenhängen.

Die unter dem M. temporalis liegende Knochenwand der Schläfenfläche ist die dünnste Stelle des Schädeldachs, sie ist aber durch das Muskelpolster vor der Einwirkung äußerer Gewalt geschützt.

Stirngegend

Die Stirn des Neugeborenen ist auffallend stark vorgewölbt. Das hat seinen Grund darin, daß das Gehirn in der Entwicklung voraneilt und sich mit dem Schädeldach über die schmale Schädelbasis nach rostral zu ausdehnt (Abb. 4.9–12, 4.9–20). Diese Erscheinung beobachtet man auch bei Affen, so daß der kindliche Schädel eines Anthropomorphen dem menschlichen Schädel viel ähnlicher sieht als der Schädel der erwachsenen Form.

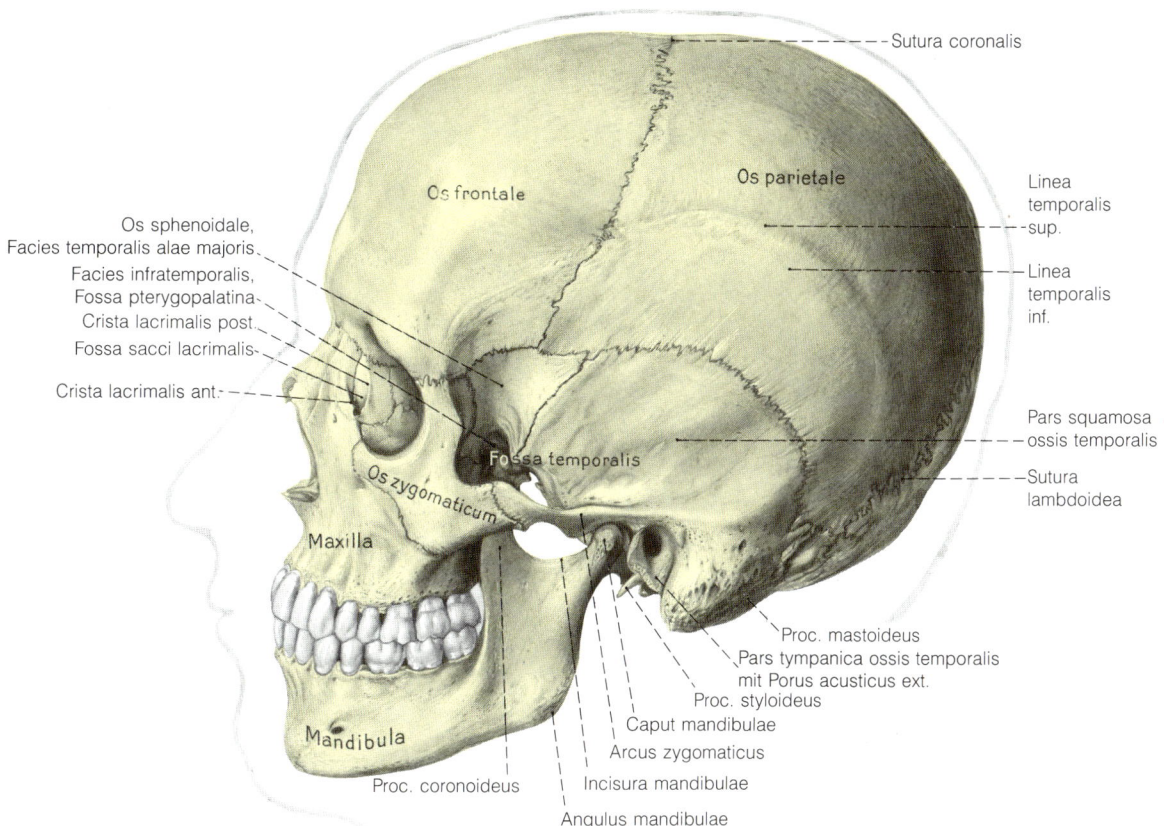

Sutura coronalis

Os frontale

Os parietale

Linea temporalis sup.

Linea temporalis inf.

Os sphenoidale,
Facies temporalis alae majoris

Facies infratemporalis,
Fossa pterygopalatina

Crista lacrimalis post.

Fossa sacci lacrimalis

Crista lacrimalis ant.

Pars squamosa ossis temporalis

Sutura lambdoidea

Os zygomaticum

Fossa temporalis

Maxilla

Proc. mastoideus

Pars tympanica ossis temporalis mit Porus acusticus ext.

Proc. styloideus

Caput mandibulae

Mandibula

Arcus zygomaticus

Proc. coronoideus

Incisura mandibulae

Angulus mandibulae

Abb. 4.9–14. Schädel von lateral.

Bei der Frau bleibt die ausgeprägte Stirnwölbung des Neugeborenen meist mehr erhalten als beim Mann.

Ein besonderes Relief der Stirngegend ist der Augenbrauenbogen, *Arcus superciliaris* (Abb. 4.9–7), der als niedriger Knochenwulst von der Nasenwurzel aus schräg aufsteigt und ein Stück mit dem Augenhöhlenrand, *Margo supraorbitalis*, parallel läuft. Zwischen den beiden Bogen bleibt in der Mitte ein mehr ebenes Feld, über dem die Haut in der Regel unbehaart ist und das daher als Stirnglatze, *Glabella*, bezeichnet wird. Der Augenbrauenbogen kann verstärkt und weiter ausgedehnt sein, z. B. bei den Australiern. In seiner stärksten Ausbildung bildet er ein Dach, das quer über dem Eingang zur Augenhöhle liegt. In dieser Form treffen wir ihn beim Neandertaler, ferner beim erwachsenen Schimpansen und Gorilla und vielen altweltlichen Affen (vgl. Kap. 5.1 u. 5.2).

Die Stirnhöhle, *Sinus frontalis*, (Abb. 4.9–8 bis 4.9–10) kann wohl in diese besprochenen Knochenwülste eindringen, jedoch hat sie für die Entstehung der Wülste keine ursächliche Bedeutung. Die Stirnhöhle ist durch eine dünne Scheidewand, die meist nicht genau median steht, getrennt. Ausdehnung und Form der Höhlen sind großem Wechsel unterworfen, sie können auf das Augenhöhlendach vordringen und sogar bis in den kleinen und großen Keilbeinflügel reichen. Der Arcus superciliaris, der schief über die Gegend der Stirnhöhle hinzieht, bedeutet eine Verstärkung der Vorderwand.

Innenrelief der Kalotte

Das Innenrelief der Kalotte besteht im wesentlichen aus Abdrücken der an den Knochen grenzenden Weichteile. Hier kommen Blutgefäße und Hirnwindungen in Frage. Unter den Blutgefäßen sind die Verzweigungen der Arteriae meningeae als *Sulci arteriosi [arteriales]* deutlich abgezeichnet. Daneben gibt es Furchen für die Venen, *Sulci venosi*. Auch die in die Dura mater encephali eingeschlossenen Sinus durae matris sind am *Sulcus sinus sagittalis superioris* und am *Sulcus sinus transversi* erkennbar. Die Ränder des Sulcus sagittalis erheben sich am Stirnbein zu einem Kamm, *Crista frontalis* (Abb. 4.9–15), der einen Verstärkungspfeiler in der Mitte der Stirn darstellt. Beiderseits vom Sulcus sagittalis finden sich unregelmäßige grubige Vertiefungen, *Foveolae granulares*, die durch vorwachsende Zotten der Hirnhäute, die sog. *Granulationes arachnoideales*, erzeugt werden und nach dem achten Lebensjahr fast regelmäßig zu finden sind. Schließlich sieht man schwache Eindrücke, die den Hirnwindungen, *Gyri*, entsprechen und als *Impressiones digitatae [gyrorum]* bezeichnet werden. Zwischen ihnen liegen niedrige Leisten, die den Furchen des Gehirns entsprechen.

An der Schläfenschuppe ist dieses Relief auf der Innenfläche am stärksten. Hier kann man sogar gelegentlich äußerlich eine schwache Zeichnung der Schläfenwindungen wahrnehmen. Man vermutet, daß alle diese Abdrücke durch direkte mechanische Einwirkung auf den Knochen entstanden seien. Es ist sicher, daß

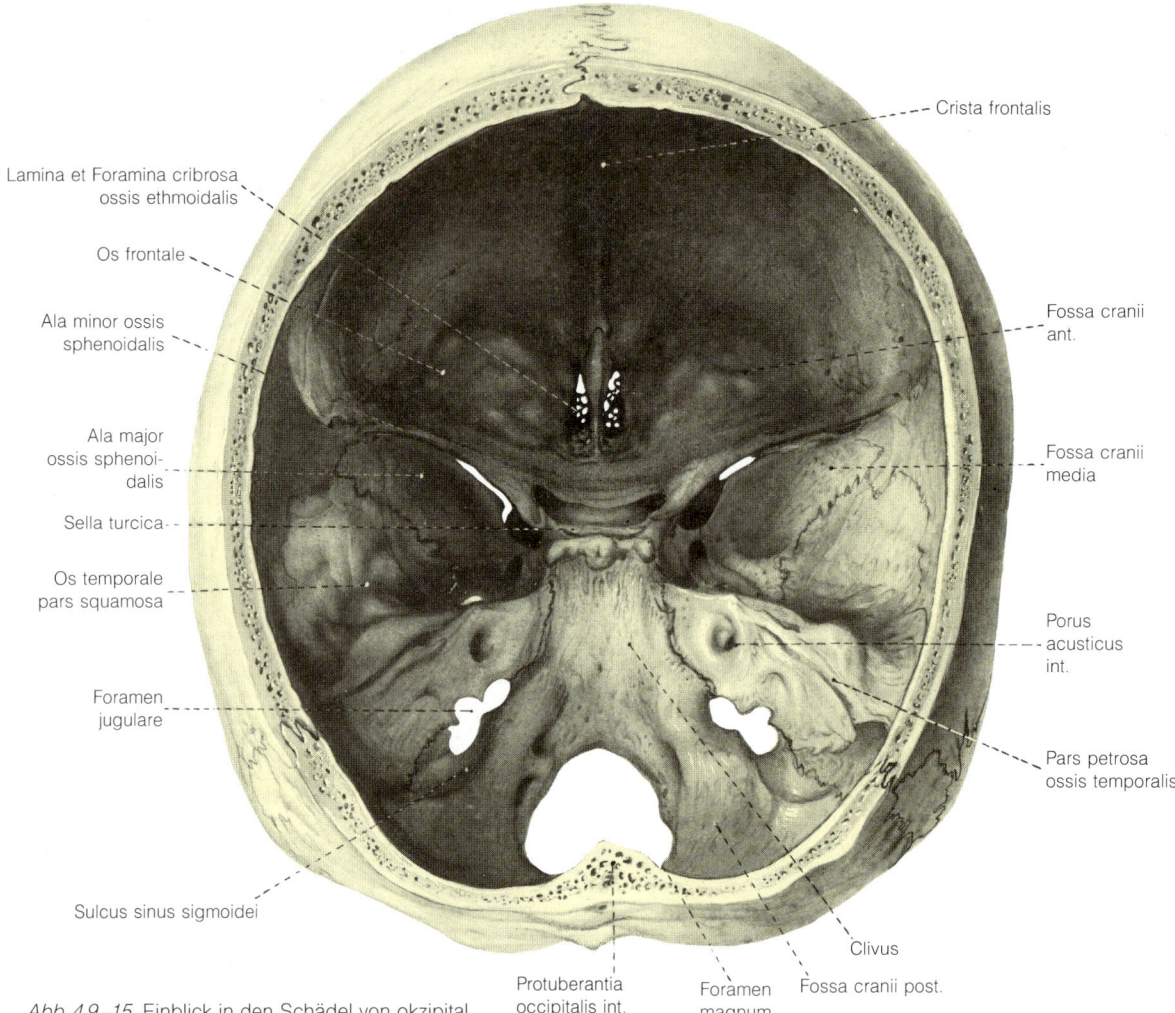

Crista frontalis

Lamina et Foramina cribrosa
ossis ethmoidalis

Os frontale

Ala minor ossis
sphenoidalis

Fossa cranii
ant.

Ala major
ossis sphenoi-
dalis

Fossa cranii
media

Sella turcica

Os temporale
pars squamosa

Porus
acusticus
int.

Foramen
jugulare

Pars petrosa
ossis temporalis

Sulcus sinus sigmoidei

Clivus

Protuberantia
occipitalis int.

Foramen
magnum

Fossa cranii post.

Abb. 4.9–15. Einblick in den Schädel von okzipital.

eine pulsierende Arterie einen im Weg stehenden Knochen zur Atrophie bringen kann, es ist aber fraglich, ob auch die Venenabdrücke durch Druckwirkung entstanden sind. Sie werden offenbar bei der Knochenbildung ausgespart.

Dicke der Schädelwand

Sie ist dort am geringsten, wo Muskeln dem Knochen auflagern. Das betrifft die Schläfengegend und die Unterschuppe des Hinterhauptbeins. Die Dicke des Schädeldachs ist großen individuellen Schwankungen unterworfen. Die dicksten Schädelwände können fast die dreifache Wandstärke der dünnsten besitzen, ohne daß das übrige Skelett eine besonders kräftige Ausbildung aufweisen müßte. Diese auffällige Variabilität ist durch Besonderheiten der mechanischen Funktion nicht zu erklären.

Im hohen Alter können sich durch atrophische Prozesse, von außen beginnend, die Knochen verdünnen, wodurch besonders im oberen Abschnitt des Scheitelbeins länglich-ovale Gruben entstehen. In anderen Fällen kann eine Hypertrophie der Schädelwand auftre-

ten, was wiederum ganz im Gegensatz zum Verhalten des übrigen Skeletts steht. Diese Hypertrophie geht von der *Lamina interna* aus und wird als Ausgleichswachstum gegen die senile Atrophie der Hirnmasse aufgefaßt.

So zeigt der Knochen des Schädeldachs in vielen Punkten ein abweichendes biologisches Verhalten. Er besitzt, wie später gezeigt werden soll, keine besondere Ausrichtung seiner Bauelemente in der Compacta und Spongiosa, sein Regenerationsvermögen ist offenbar gering, die Knochendicke hat eine ungewöhnliche Variabilität, er kann in einigen Fällen im Alter hypertrophieren statt zu atrophieren.

Vieles wird verständlicher, wenn man ihn nicht als statisches Bauglied in Beziehung zur Muskulatur setzt, sondern als Kapsel in Beziehung zum Gehirn betrachtet.

An den platten Knochen des Schädeldachs findet man außen und innen je eine Platte von kompakter Knochensubstanz, *Lamina externa* und *Lamina interna*, dazwischen liegt die Spongiosa, die als *Diploë* bezeichnet wird. Das Hohlraumsystem der Diploë wird von ziemlich weiten Knochenvenen durchzogen, *Venae diploicae* [25], die über *Canales diploici* sowohl mit den Venen des Schädelinnern als auch mit jenen der Schädelaußenfläche in Verbindung stehen und so zwischen intra- und extrakraniellem Gefäßsystem einen Ausgleich schaffen können. An bestimmten Stellen kommunizieren die Venen des Schädelinnern mit den Venen der Schädelaußenfläche. Die Durchtrittsstellen hießen früher *Emissarien*. Sie entsprechen jeweils einem Foramen nutricium (nutriens) der übrigen Knochen. Nahe der Pfeilnaht liegt das *Emissarium parietale*, dem im Knochen das *Foramen parietale* entspricht; das konstanteste und größte ist das *Emissarium mastoideum* mit dem *Foramen mastoideum* (Abb. 4.9–16 u. 4.9–18), das dicht über der Wurzel des Warzenfortsatzes hinter der Ohröffnung liegt; das kleine *Emissarium occipitale* befindet sich auf der Protuberantia occipitalis externa.

4.9.1.10 Das Innenrelief der Schädelbasis
(Abb. 4.9–15 u. 4.9–16)

Nach Entfernen der Schädelkalotte und des Gehirns liegt die Innenfläche der Schädelbasis vor unseren Augen, die in ihrer Gliederung und Gestaltung der Form der auf ihr ruhenden Hirnabschnitte angepaßt ist. Den Stirnlappen des Großhirns entsprechen im vorderen Bereich der Schädelbasis zwei nebeneinanderliegende Gruben, die gemeinsam als vordere Schädelgrube, *Fossa cranii anterior*, bezeichnet werden, während der Schläfenlappen in seiner Form und Größe die mitt-

lere, das Kleinhirn und der Hinterhauptlappen die hintere Schädelgrube, *Fossa cranii posterior*, bestimmen. Auch die mittlere Schädelgrube, *Fossa cranii media* läßt eine rechte und linke Vertiefung entsprechend den beiden Schläfenlappen erkennen, hingegen bildet die hintere Schädelgrube einen mehr einheitlich geformten Raum. Eine in der Mitte der Schädelbasis liegende Knochenerhebung, das *Dorsum sellae turcicae*, stellt das Zentrum dar, dem die markanten knöchernen Grenzen der drei Schädelgruben zustreben.

Hintere Schädelgrube (Abb. 4.9–16)

Diese wird größtenteils vom Hinterhauptbein gebildet, das in seiner Mitte das große Hinterhauptloch, *Foramen magnum*, aufweist (Abb. 4.9–16 u. 4.9–17). Durch dieses geräumige Loch werden Wirbelkanal und Hirnschädelraum miteinander verbunden. Es umschließt den hintersten Hirnabschnitt, der, sich nach unten zu verjüngend, in das Rückenmark übergeht. Beiderseits vom Hinterhauptloch liegen die Gruben für die Kleinhirnhemisphären, zwischen denen ein vom Hinterhauptloch dorsal aufsteigender Knochenkamm liegt. Er endet in einem deutlichen Knochenvorsprung, *Protuberantia occipitalis interna*. Dieser wichtige Knochenpunkt liegt im Schnittpunkt zweier vertikal und horizontal verlaufender Knochenleisten. Die vom Hinterhauptloch aufsteigende Leiste, *Crista occipitalis interna*, ist oberhalb der Protuberantia occipitalis interna Anheftungslinie für eine zwischen beiden Großhirn-

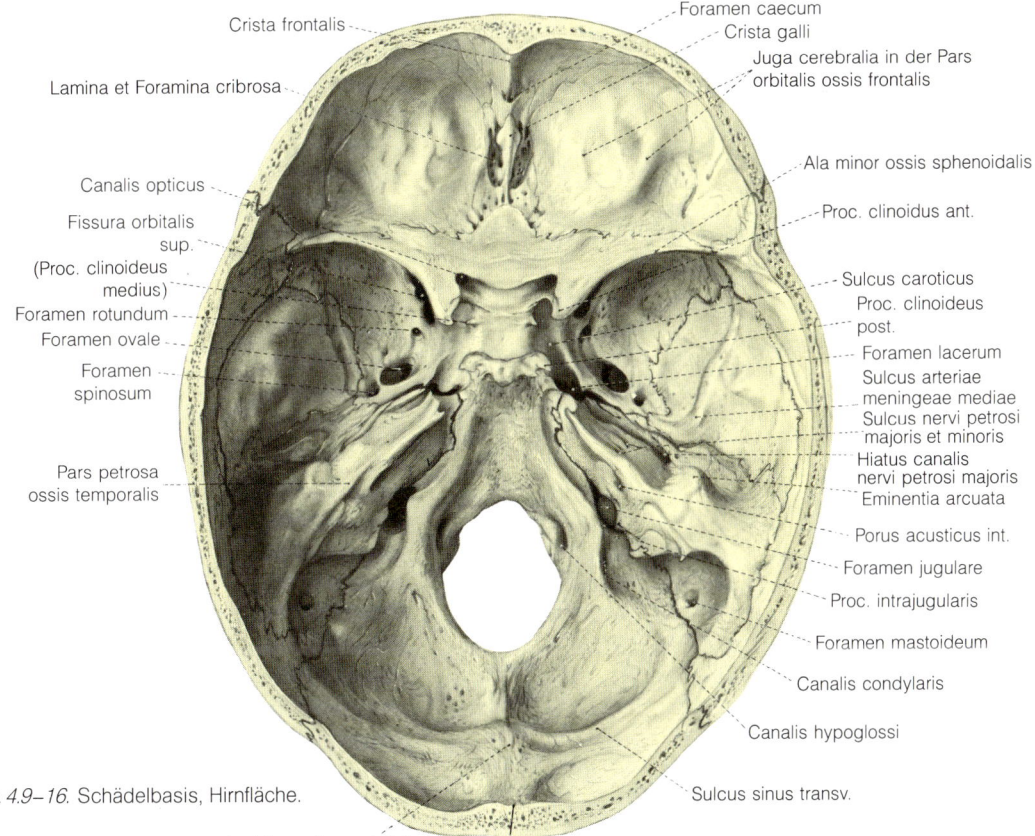

Abb. 4.9–16. Schädelbasis, Hirnfläche.

Crista frontalis

Lamina et Foramina cribrosa

Canalis opticus

Fissura orbitalis sup.

(Proc. clinoideus medius)

Foramen rotundum

Foramen ovale

Foramen spinosum

Pars petrosa ossis temporalis

Protuberantia occipitalis int.

Sulcus sinus sagittalis superioris

Foramen caecum

Crista galli

Juga cerebralia in der Pars orbitalis ossis frontalis

Ala minor ossis sphenoidalis

Proc. clinoidus ant.

Sulcus caroticus

Proc. clinoideus post.

Foramen lacerum

Sulcus arteriae meningeae mediae

Sulcus nervi petrosi majoris et minoris

Hiatus canalis nervi petrosi majoris

Eminentia arcuata

Porus acusticus int.

Foramen jugulare

Proc. intrajugularis

Foramen mastoideum

Canalis condylaris

Canalis hypoglossi

Sulcus sinus transv.

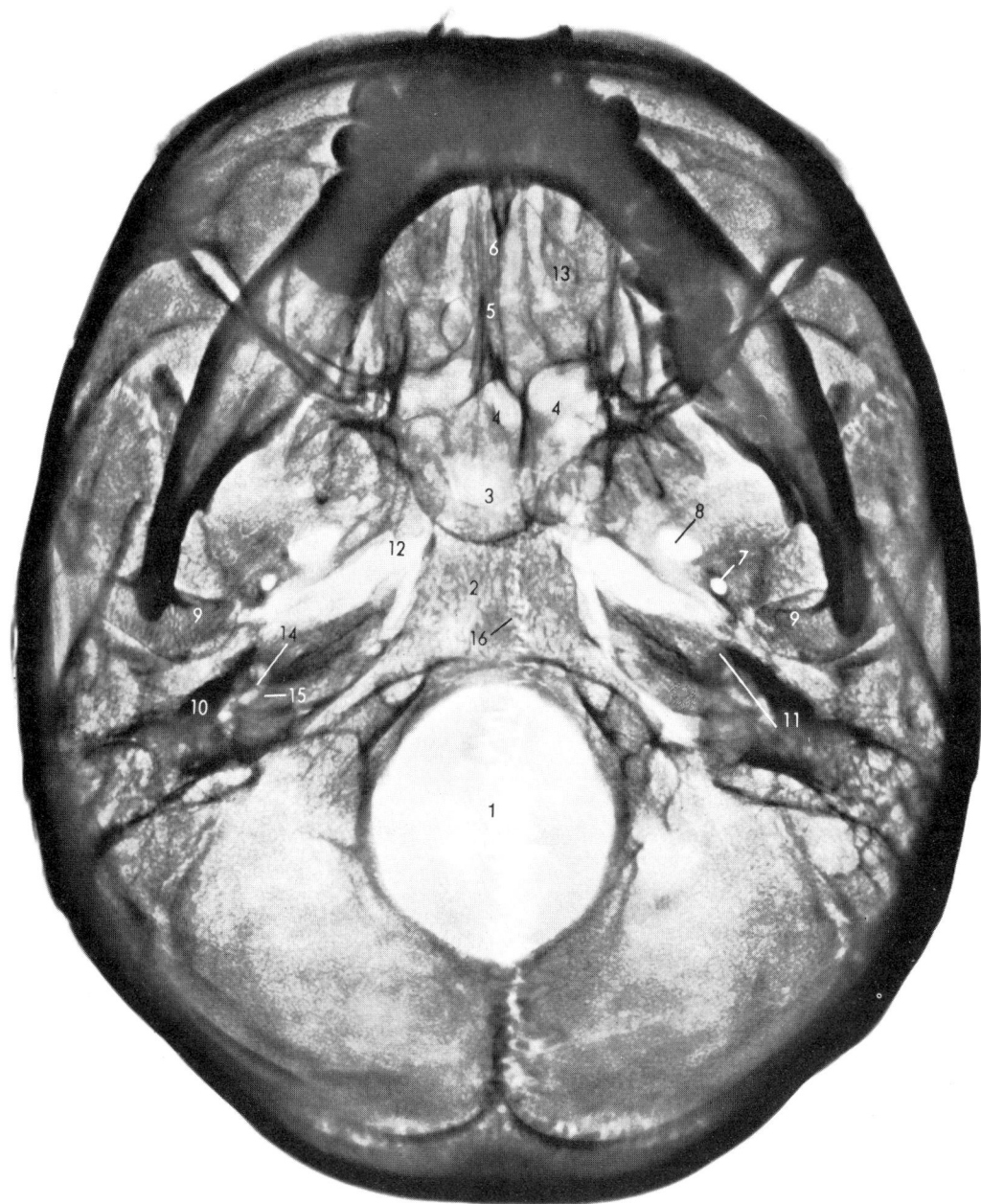

Abb. 4.9–17. Röntgenbild des Schädelskeletts bei vertikalem Strahlengang (aus GRASHEY/BIRKNER 1964).

1 =	Foramen magnum	10, 11 =	Partes petrosae
2 =	Clivus		ossium temporalium
3 =	Sella turcica	12 =	Foramen lacerum
4 =	Sinus sphenoidales	13 =	Palatum durum (mit
5 =	Vomer		sich projizierenden
6 =	Septum nasi os-		Cellulae ethmoidales)
	seum	14 =	Cochlea
7 =	Foramina spinosa	15 =	Meatus acustici in-
8 =	Foramina ovalia		terni
9 =	Processus condyla-	16 =	Sutura sagittalis
	res mandibulae		

hälften liegende Scheidewand der harten Hirnhaut, die sog. Hirnsichel, *Falx cerebri*, die gleichzeitig Trägerin eines venösen Blutleiters, des *Sinus sagittalis superior*, ist. Für diesen Blutleiter besitzt die Leiste den *Sulcus si-*

nus sagittalis superioris. Die von der Protuberantia occipitalis interna nach beiden Seiten horizontal ausgehenden *Sulci sinus transversi* haben die gleiche Bedeutung. An ihnen ist eine horizontal liegende Scheidewand, das Kleinhirnzelt, *Tentorium cerebelli*, verankert, das die Hinterhauptlappen des Großhirns vom Kleinhirn trennt. Der Lage dieser Knochenleisten an der Innenfläche des Hinterhauptbeins entsprechen oft ganz ähnliche Knochenbildungen an seiner Außenfläche, wodurch wir in den Stand gesetzt werden, durch Abtasten dieses Knochens am Lebenden die ungefähre Grenze zwischen Kleinhirn und Großhirn zu bestimmen.

Verfolgt man den horizontal verlaufenden Sulcus sinus transversi über den Sulcus sinus sigmoidei weiter nach den Seiten hin, gelangt man zum *Foramen jugula-*

re, das seitlich und ein wenig vor dem Foramen magnum liegt.

Der Lage dieser beschriebenen Knochenrinne entspricht der Verlauf eines venösen Blutleiters im Innern der harten Hirnhaut, der über den Sinus sigmoideus in die V. jugularis interna mündet. Sie beginnt mit dem *Bulbus superior venae jugularis* am Foramen jugulare und zieht neben der Wirbelsäule abwärts. – Das Foramen jugulare ist meist durch einen knöchernen Steg in zwei Abteilungen getrennt. Durch die kleinere, vordere Öffnung tritt der neunte Hirnnerv, *N. glossopharyngeus*, mit dem kleinen Sinus petrosus inferius, in der hinteren liegen zehnter und elfter Hirnnerv, *N. vagus* und *N. accessorius*, sowie der Bulbus superior venae jugularis. In Verfolgung des Sulcus sinus sigmoidei haben wir den Bereich des Os occipitale überschritten und sind an die Hinterfläche des Schläfenbeins gelangt, das mit seiner Pyramide, *Pars petrosa* (Abb. 4.9-15, 4.9-16 u. 4.9-17), die hintere von der mittleren Schädelgrube abgrenzt. Die Hinterfläche der Felsenbeinpyramide, *Facies posterior partis petrosae*, an deren Grund der Sulcus sinus sigmoidei verläuft, gehört der hinteren Schädelgrube an. Der Nerv für das Gehör- und Gleichgewichtsorgan, *N. vestibulocochlearis (VIII)*, das die Felsenbeinpyramide beherbergt, gelangt zusammen mit dem motorischen Gesichtsnerven, dem *N. facialis*, an die Hinterfläche heran und tritt durch den *Meatus acusticus internus* (Abb 4.9-17) in diese ein. Die Eintrittsöffnung dieses Kanals wird als *Porus acusticus internus* bezeichnet (Abb. 4.9-15). Von der Lehne des Türkensattels kommend, findet sich zwischen den Spitzen der Felsenbeinpyramide ein Abhang zum Hinterhauptloch, der *Clivus* (Abb. 4.9-15 u. 4.9-17). In ihm sind die Körper des Hinterhaupteins und des Keilbeins, die in der Entwicklung noch durch eine Knorpelfuge, *Synchondrosis spheno-occipitalis*, getrennt waren, zu einer festen knöchernen Vereinigung gelangt. Gelegentlich sind Reste dieser Fuge erkennbar. Die beiden dem Türkensattel zustrebenden Pyramiden und der zwischen ihnen gelegene *Clivus* gehören zu den festesten Verstrebungen der Schädelbasis.

Mittlere Schädelgrube (Abb. 4.9-16 u. 4.9-17)

Diese ist durch den Türkensattel deutlich zweigeteilt. Der Name Türkensattel, *Sella turcica*, ist aus der Gestaltung dieses Vorsprungs verständlich. Er besitzt in seiner Mitte eine kleine Grube, *Fossa hypophysialis*, zur Aufnahme der Hypophyse. Hinten wird diese Grube von der Sattellehne, *Dorsum sellae*, überragt, von welcher der Clivus zur hinteren Schädelgrube abfällt. Die vor der Grube liegende Erhebung heißt Sattelknopf, *Tuberculum sellae*. Der Türkensattel ist die besonders gestaltete Oberfläche des Keilbeinkörpers.

Die Form des ganzen Keilbeins, *Os sphenoidale* (s. Kap. 4.9.3.1), ähnelt im isolierten Zustand einer fliegenden Wespe (Abb. 4.9-25 u. 4.9-26), daher auch der Name Wespenbein. Dementsprechend unterscheidet man zwei Flügel, *Ala major* und *Ala minor*. Die letzteren sind zwei dünne Knochenspangen, die beiderseits

vom Tuberculum sellae ausgehend in horizontalem Verlauf der seitlichen Schädelwand zustreben.

Die großen Keilbeinflügel liegen tiefer, sie ziehen als zwei nach vorn durchgebogene Knochenplatten zu beiden Seiten des Türkensattels herab und bilden somit den Boden der mittleren Schädelgrube. Zwischen großen und kleinen Keilbeinflügeln liegt ein geräumiger Spalt, *Fissura orbitalis superior*, durch den Nerven und Gefäße aus der mittleren Schädelgrube in die Augenhöhle ziehen.

Die Augenhöhle liegt etwa in gleicher Höhe wie die mittlere Schädelgrube vor dieser und ist von ihr nur durch die Knochenplatte des großen Keilbeinflügels getrennt, der somit den hinteren Teil der Seitenwand der Augenhöhle bildet. Noch ein zweiter Weg führt in die Augenhöhle. Dicht unterhalb der Processus clinoidei anteriores liegt ein Kanal, *Canalis opticus*, für den Durchtritt des Sehnerven, der oberhalb der Fissura orbitalis superior und von ihr getrennt die Verlaufsrichtung des Sehnerven kennzeichnet.

Neben diesen beiden Verbindungswegen aus der mittleren Schädelgrube in die Augenhöhle gibt es eine Reihe weiterer Durchtrittsstellen für Nerven und Gefäße, die nicht in der Vorderwand, sondern am Boden der mittleren Schädelgrube gelegen sind und dementsprechend in Gegenden führen, die sich unterhalb der Schädelbasis befinden. Drei dieser Löcher liegen im Bereich des großen Keilbeinflügels, sie werden in der Folge von vorn nach hinten als *Foramen rotundum*, *Foramen ovale* und *Foramen spinosum* bezeichnet (Abb. 4.9-16, 4.9-17).

Der hintere und seitliche Abschnitt der mittleren Schädelgrube werden vom Schläfenbein gebildet, es ist zwischen Keilbein und Hinterhauptbein eingefügt. Seine Felsenbeinpyramide liegt dem hinteren Teil des großen Keilbeinflügels an, doch bleibt zwischen beiden Knochen das „zerrissene Loch", *Foramen lacerum*, ausgespart, das am nichtmazerierten Schädel durch Faserknorpel ausgefüllt ist.

Auf diesem ruht die A. carotis interna, die von unten her durch den *Canalis caroticus* in das Schläfenbein eintritt und nach kurzem Verlauf in ihm auf dem Foramen lacerum wieder zum Vorschein kommt, um sich nach medial dem Türkensattel zuzuwenden. Sie läuft in einer Knochenrinne des Keilbeins, *Sulcus caroticus*, an seiner Seitenfläche nach vorn. Einige später zu besprechende Nerven benutzen das Foramen lacerum als Durchtrittsstelle.

Die Vorderfläche der Felsenbeinpyramide, *Facies anterior partis petrosae*, die der mittleren Schläfengrube zugewandt ist, zeigt ein feines Knochenrelief, das nur mit Beziehung auf den Mittelohrraum und die austretenden Nerven verstanden werden kann; es wird bei der Einzelbesprechung der Schädelknochen erklärt. Die Seitenwand der mittleren Schädelgrube wird zum größten Teil von der mit der Pyramide fest verwachsenen Schläfenbeinschuppe, *Pars squamosa ossis temporalis*, gebildet, an die sich nach vorn der große Keilbeinflügel, *Ala major ossis sphenoidalis*, anschließt.

Vordere Schädelgrube (Abb. 4.9–16)

Sie ist einfach gebaut und leicht zu übersehen. An ihrer Bildung nehmen zwei Knochen teil: das in der Mitte gelegene Siebbein, *Os ethmoidale*, und das Stirnbein, *Os frontale*, die den Boden, die Seiten- und Vorderwand der Schädelgrube bilden.

Die Grenze gegen die mittlere Schädelgrube wird, wie schon erwähnt, durch den kleinen Keilbeinflügel, *Ala minor ossis sphenoidalis*, dargestellt. Die vordere Schädelgrube überdacht die beiden Augenhöhlen und den zwischen ihnen liegenden oberen Abschnitt der Nasenhöhle. Das Dach der Augenhöhle wird gebildet durch eine horizontal stehende Platte, *Pars orbitalis* des Stirnbeins, an die sich nach hinten der kleine Keilbeinflügel anschließt. Bei einer Stichverletzung der Augenhöhle kann leicht das dünne Dach der Augenhöhle durchstoßen und das Frontalhirn betroffen werden. Die Bodenfläche der vorderen Schädelgrube ist den Windungen und Furchen des Stirnhirns angepaßt.

In der Mitte der Schädelgrube zwischen den Partes orbitales des Stirnbeins liegt eine dem Siebbein angehörende, mit zahlreichen kleinen Löchern versehene Knochenplatte, *Lamina et Foramina cribrosa*. Durch die Löcher dieser Siebplatte treten die *Nn. olfactorii (I)* aus der darunterliegenden Nasenhöhle zum Gehirn. In der Mitte der Siebplatte erhebt sich ein sagittal stehender Knochenfirst, die *Crista galli*, Hahnenkamm; an ihm ist die erwähnte Hirnsichel, die die beiden Großhirnhälften trennt, fest verankert. Die *Falx cerebri* läuft in der Mittellinie des Schädeldachs bis zur *Protuberantia occipitalis interna* und bildet wie die Sehne eines Bogens eine Verspannung des Schädelgewölbes.

Die Sattelgrube, *Fossa hypophysialis*, wird von der Dura mater encephali überspannt, so daß für die Hypophyse eine Kammer zustande kommt, deren Dach, *Diaphragma sellae*, vom Stiel der Hypophyse durchbohrt wird. Die an den vier Ecken vorragenden Processus bilden besondere Befestigungspunkte für die Faserzüge der Dura, die hauptsächlich vom Kleinhirnzelt, *Tentorium cerebelli*, kommen. Die Fasern, die vom *Processus clinoideus posterior* ausstrahlen, schließen sich im Diaphragma sellae zu Kreiszügen zusammen, die vom *Processus clinoideus anterior* abstrahlenden Züge gehen vor dem Sattelknopf, *Tuberculum sellae*, auf die andere Seite. So bildet der Türkensattel mit seinen vier Eckpfosten für das Faserwerk der Dura einen Punkt, in dem die Fasern zusammenstrahlen und sich überkreuzen. Die Durabrücken, die zwischen den Pfosten verlaufen, können teilweise verknöchern und damit auch die Seitenwand der Hypophysenkammer, *Fossa hypophysialis*, knöchern verstärken.

4.9.1.11 Außenfläche der Schädelbasis

Am reichhaltigsten ist das Relief auf der Unterseite des Schädels, *Basis cranii externa*, (Abb. 4.9–18). Hier taucht die Schädelbasis in die Weichteile des Halses ein. Man findet Ansatzstellen für Muskeln, es ergeben sich Beziehungen zur Wirbelsäule und zum Rachen. Der vordere Teil bildet als Oberkiefer das Dach der Mundhöhle und enthält den oberen Zahnbogen. Nach hinten schließt sich der mittlere Teil der Schädelbasis an, der bis zum Vorderrand des Foramen magnum reicht. Von hier aus erstreckt sich der hintere Teil der Schädelbasis bis auf das Nackenfeld.

Hinterer Abschnitt der Schädelbasis

Im hinteren Teil der äußeren Schädelbasis dehnt sich vom Foramen magnum das Nackenfeld auf die Schuppe des Hinterhauptbeins, *Squama occipitalis*, aus. Unter den Nackenmuskeln gelegen, ist die Schuppe dünn und durchscheinend. Eine sagittale Leiste *(Crista occipitalis externa)*, die dem Ansatz des Nackenbands, *früher Ligamentum nuchae* genannt, dient, beginnt an der hinteren Umrandung des Hinterhauptlochs, während rechts und links von ihr zwei quere Leisten, *Lineae nuchae inferiores*, vorspringen. An der oberen Grenze des Nackenfelds verläuft quer die *Linea nuchae superior*. Am Treffpunkt beider Linien liegt in der Mitte die *Protuberantia occipitalis externa*, die sehr wechselnd ausgebildet ist, zuweilen einen starken Knochenzapfen bildet. Man fühlt diesen Vorsprung durch die Haut und kann danach die Lage der Grenzlinie zwischen Kleinhirn und Großhirn bestimmen.

Allerdings kann die äußere Protuberanz etwas höher stehen als die innere. Während die Innenseite vom Kleinhirn ihre Höhlung erhält, ist das Relief der Außenseite von der Muskulatur geprägt.

An den Seiten des Hinterhauptlochs, etwas nach vorn gerückt, erhebt sich jederseits der *Condylus occipitalis*, der eine Gelenkfläche trägt (Abb. 4.9–18). In einer Grube, *Fossa condylaris*, hinter den Gelenkhöckern öffnet sich ein variabler Venenkanal, *Canalis condylaris*, dessen innere Mündung im *Sulcus sinus sigmoidei* liegt.

Seitlich vom Condylus wird die Mündung des *Canalis hypoglossi* sichtbar. An der Grenze gegen das Schläfenbein schließt sich das *Foramen jugulare* an, das durch die *Processus intrajugulares* beider Nachbarknochen gelegentlich in zwei getrennte Löcher zerlegt werden kann. Meist ist das rechte Foramen jugulare stärker, da die Blutleiter rechts weiter sind. Die Vena jugularis, die am Foramen jugulare des Sinus sigmoideus beginnt, zeigt die bereits erwähnte Anschwellung, *Bulbus superior venae jugularis*, die in die *Fossa jugularis* des Felsenbeins eingebettet ist. Diese Grube wölbt sich gegen den Boden der Paukenhöhle, Paries jugularis der *Cavitas tympanica*, vor und kann diese Wand zu einer durchscheinenden Lamelle verdünnen.

Mittlerer Abschnitt der Schädelbasis

Seitlich vom Foramen jugulare ragt aus der Unterfläche der Pyramide des Schläfenbeins der Griffelfortsatz, *Processus styloideus*, hervor, der, aus dem zweiten Viszeralbogen entstanden, an einem Band das Zungenbein hält. Weiter nach außen und hinten folgt der Warzenfortsatz, *Processus mastoideus*, der durch einen Einschnitt, die *Incisura mastoidea*, nach medial abge-

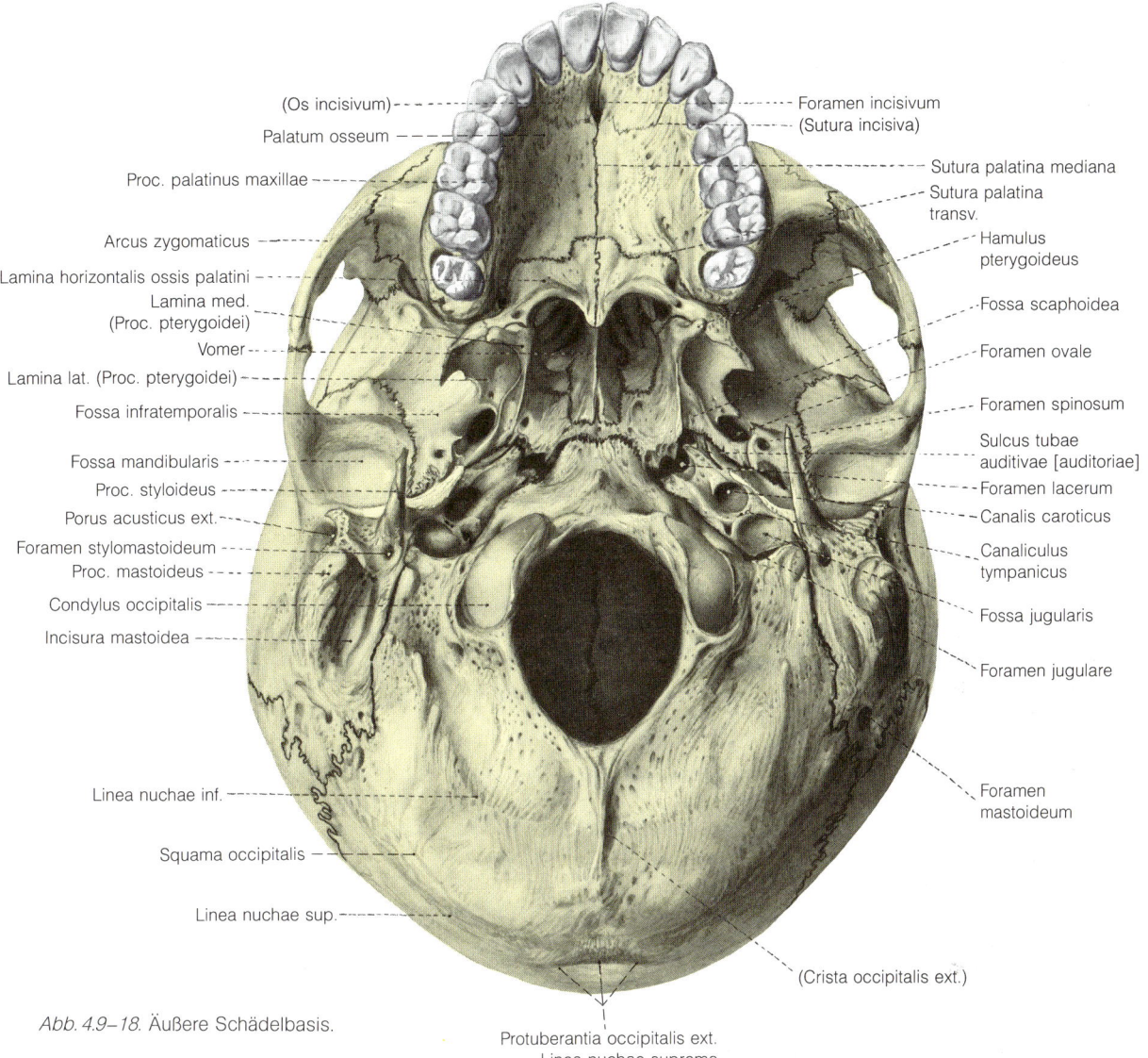

(Os incisivum)
Palatum osseum
Proc. palatinus maxillae
Arcus zygomaticus
Lamina horizontalis ossis palatini
Lamina med. (Proc. pterygoidei)
Vomer
Lamina lat. (Proc. pterygoidei)
Fossa infratemporalis
Fossa mandibularis
Proc. styloideus
Porus acusticus ext.
Foramen stylomastoideum
Proc. mastoideus
Condylus occipitalis
Incisura mastoidea
Linea nuchae inf.
Squama occipitalis
Linea nuchae sup.

Foramen incisivum
(Sutura incisiva)
Sutura palatina mediana
Sutura palatina transv.
Hamulus pterygoideus
Fossa scaphoidea
Foramen ovale
Foramen spinosum
Sulcus tubae auditivae [auditoriae]
Foramen lacerum
Canalis caroticus
Canaliculus tympanicus
Fossa jugularis
Foramen jugulare
Foramen mastoideum
(Crista occipitalis ext.)
Protuberantia occipitalis ext.
Linea nuchae suprema

Abb. 4.9–18. Äußere Schädelbasis.

grenzt ist. Zwischen Griffel- und Warzenfortsatz mündet der *Canalis facialis* mit dem *Foramen stylomastoideum*.

Der Warzenfortsatz entwickelt sich beim Menschen im Laufe des zweiten Lebensjahrs. Von der Paukenhöhle aus wachsen luftgefüllte Säckchen in das Innere hinein, so daß der Knochen nach dem sechsten Lebensjahr meist einen rein pneumatischen Aufbau zeigt. Es entsteht ein Wabenwerk von zusammenhängenden Hohlräumen, die sog. Siebbeine, *Cellulae mastoideae*. Die kleineren Spongiosaräume können rotes Knochenmark enthalten. Größe und Anordnung der Zellen sind individuell sehr wechselnd und interessieren besonders den Ohrenarzt, der bei einer vom Mittelohr ausgehenden Eiterung die Zellen ausräumt. Die flachen Warzenfortsätze zeigen in der Regel eine geringe, die besonders gewölbten eine gute Pneumatisation. Solche Zellen können sich bis in die Spitze der Pyramide erstrecken und als perilabyrinthäre Zellen durch ihre dichte Nachbarschaft zum Labyrinth bei Erkrankun-

gen große Schwierigkeiten bereiten. Beim muskulären Schiefhals (Abb. 4.9–44) ist der Warzenfortsatz der erkrankten Seite stets vergrößert.

Vor dem Foramen jugulare findet sich der äußere Zugang zum *Canalis caroticus*, der die *A. carotis interna* in die Schädelhöhle führt. Eine rinnenförmige Vertiefung, *Sulcus tubae auditivae [auditoriae]*, die z. T. am Hinterrand des großen Keilbeinflügels liegt, leitet zum *Canalis musculotubarius* an der Spitze der Pyramide. In dieser Rinne ist der Knorpel der *Tuba auditiva [auditoria]* (= EUSTACHische Röhre) befestigt. Wenn der Boden dieser Rinne durchbrochen ist, fließt diese Spalte mit dem unregelmäßig gestalteten *Foramen lacerum* zusammen.

Vor dem Warzenfortsatz liegt der knöcherne Teil des Gehörgangs, *Meatus acusticus externus*, dessen Boden und Seitenwände von der *Pars tympanica* des Schläfenbeins gebildet werden.

Am oberen hinteren Rand der äußeren Öffnung des Gehörgangs, *Porus acusticus externa*, findet sich meist ein kleiner Knochenstachel, *Spina suprameatica [suprameatales]*, der von der Schläfenschuppe gebildet wird und einen festeren Anheftungspunkt für den rein fibrösen Teil des knorpeligen Gehörgangs darstellt. Bei der Aufmeißelung des Warzenfortsatzes bildet dieser Stachel eine wichtige Marke, da er die untere Grenze der mittleren Schädelgrube markiert. An der vorderen Wand des knöchernen Gehörgangs steigt die *Pars tympanica* steil in die Höhe und bildet die hintere Wand der *Fossa mandibularis*, die den Gelenkkopf des Unterkiefers aufnimmt und nach vorn durch das *Tuberculum articulare* abgegrenzt ist. Am Grunde der Fossa mandibularis drängt sich zwischen Pars tympanica und Schläfenschuppe, *Pars squamosa*, eine Knochenleiste der Pyramide, *Crista tegmentalis*, ein, die mit der Pars tympanica eine Spalte, *Fissura petrotympanica* (= GLASERsche Spalte), begrenzt. Durch diese Spalte tritt die *Chorda tympani* aus. Da dieser Nerv außerhalb des Kiefergelenks bleiben muß, kann dessen Gelenkpfanne nur in dem vorderen Teil der Grube liegen, der von der Schläfenschuppe gebildet wird.

Verfolgt man die Crista tegmentalis nach medial, stößt man auf die vorspringende Ecke des großen Keilbeinflügels mit dem *Foramen spinosum*. Dann folgt das größere *Foramen ovale*. Von hier aus breitet sich die horizontal gestellte Fläche des großen Keilbeinflügels aus, die als *Facies maxillaris* durch eine stumpfe *Crista infratemporalis* gegen die eigentliche Schläfenfläche, *Facies temporalis*, abgegrenzt ist.

Über die Facies maxillaris, mit der wir die vierte Facette des großen Keilbeinflügels kennenlernen, gelangt man seitlich zur Schläfengrube, nach vorn zur *Fissura orbitalis inferior* und zur Flügelgaumengrube, *Fossa pterygopalatina*, die zwischen Oberkiefer und Flügelfortsatz liegt.

Die Facies infratemporalis bildet zusammen mit dem horizontalen Teil der Schläfenschuppe das Dach der Unterschläfengrube, *Fossa infratemporalis*, die die Schläfengrube fortsetzt und nach lateral vom Jochbogen begrenzt wird. Sie ist viel tiefer als letztere und enthält den Muskelfortsatz des Unterkiefers, ferner den M. pterygoideus lateralis, Blutgefäße und Nerven.

Im Mittelfeld der äußeren Schädelbasis findet man vor dem großen Hinterhauptloch auf dem Körper des Hinterhauptbeins, *Pars basilaris ossis occipitalis*, einen flachen Höcker, *Tuberculum pharyngeum*, an dem sich die Nahtlinie in der Hinterwand des Rachens anheftet. Von hier aus erstreckt sich nach der Seite und nach vorn die knöcherne Grundlage für das Rachendach, das nach vorn mit zwei Toren, den *Choanae*, in die Nasenhöhle, *Cavitas nasi*, führt. Diese Choanen werden rechts und links von je einem Pfeiler flankiert, der von den großen Keilbeinflügeln herabsteigt, Flügelfortsatz, *Processus pterygoideus*. Die äußere Knochenplatte dieses Fortsatzes, *Lamina lateralis*, ist kurz und breit und dient dem M. pterygoideus lateralis zum Ursprung. Die innere Lamelle, *Lamina medialis*, die als Belegknochen entsteht, ist lang und schmal und endet in einem lateral gekrümmten Knochenhaken, *Hamulus pterygoi-*

deus. Beide Lamellen begrenzen eine nach hinten zu offene Grube, *Fossa pterygoidea*, in der der M. pterygoideus medialis entspringt. Je mehr der Muskel entwickelt ist, desto größer wird die Fossa pterygoidea. Auf seiner dem Oberkiefer zugewandten Fläche trägt der Processus pterygoideus eine Rinne, die durch entsprechende Furchen am Gaumenbein und am Oberkiefer zum *Canalis palatinus major* geschlossen wird. Dieser mündet auf dem knöchernen Gaumen mit dem *Foramen palatinum majus*; während seines Verlaufs zweigen sich kleine Gaumenkanälchen ab, die mit den *Foramina palatina minora* hinter der vorigen Öffnung zur Mündung gelangen.

Der *Canalis palatinus major* öffnet sich nach oben in einen dreiseitigen schmalen Raum, der zwischen Oberkiefer und Processus pterygoideus liegt und als Flügelgaumengrube, *Fossa pterygopalatina*, bezeichnet wird. Diese Grube bildet einen Kreuzungspunkt wichtiger Verkehrswege für Nerven und Gefäße. Von der Schädelhöhle her öffnet sich das Foramen rotundum und läßt den zweiten Trigeminusast durch die Grube hindurch zur Fissura orbitalis inferior an den Boden der Augenhöhle treten. Der zweite Weg geht durch den seitlichen Eingang der Flügelgaumengrube; er stößt an die mediale Wand, die von der senkrechten Lamelle des Gaumenbeins gebildet wird und durch das *Foramen sphenopalatinum* einen Zugang zur Nasenhöhle hat. Die hintere Wand der Grube wird vom Processus pterygoideus gebildet, der an seiner Wurzel in sagittaler Richtung von einem wichtigen Nervenkanal, *Canalis pterygoideus*, durchzogen ist. Beachten wir schließlich, daß sich die Grube nach unten zum Canalis palatinus major für *A. palatina descendens* und *N. palatinus major* verengt, erkennen wir, daß die Flügelgaumengrube in allen drei Richtungen des Raums von Verkehrswegen durchzogen wird.

Vorderer Abschnitt der Schädelbasis

Der Knochenrahmen der Choanen besteht seitlich aus der medialen Lamelle des Processus pterygoideus. Gegen die Mundhöhle erfolgt die Abgrenzung durch die horizontale Platte des Gaumenbeins, *Lamina horizontalis*, die in der Mittellinie als *Spina nasalis posterior* vorspringt. Die hintere Kante des Pflugscharbeins, *Vomer*, grenzt in der Mitte die beiden Öffnungen gegeneinander ab. Im Dach der Choanen weicht der Vomer in zwei Flügel, *Alae vomeris*, auseinander und umfaßt die Unterfläche des Keilbeinkörpers. Hier greift zwischen die Flügel des Vomer das *Rostrum sphenoidale*, ein Knochenkamm, der vom *Septum sinuum sphenoidalium* ausgeht. Beim Einblick in die Nasenhöhle erkennt man die drei Nasenmuscheln; mit Hilfe der hinteren Nasenspiegelung, *Rhinoscopia posterior*, ist dies auch beim Lebenden möglich.

Unterhalb der Choanen breitet sich das Dach der Mundhöhle, *Cavitas oris*, der harte Gaumen, *Palatum osseum*, aus, der seitlich und vorn vom Zahnfortsatz, *Processus alveolaris*, des Oberkiefers umrandet wird. Den hinteren kleinen Abschnitt des harten Gaumens

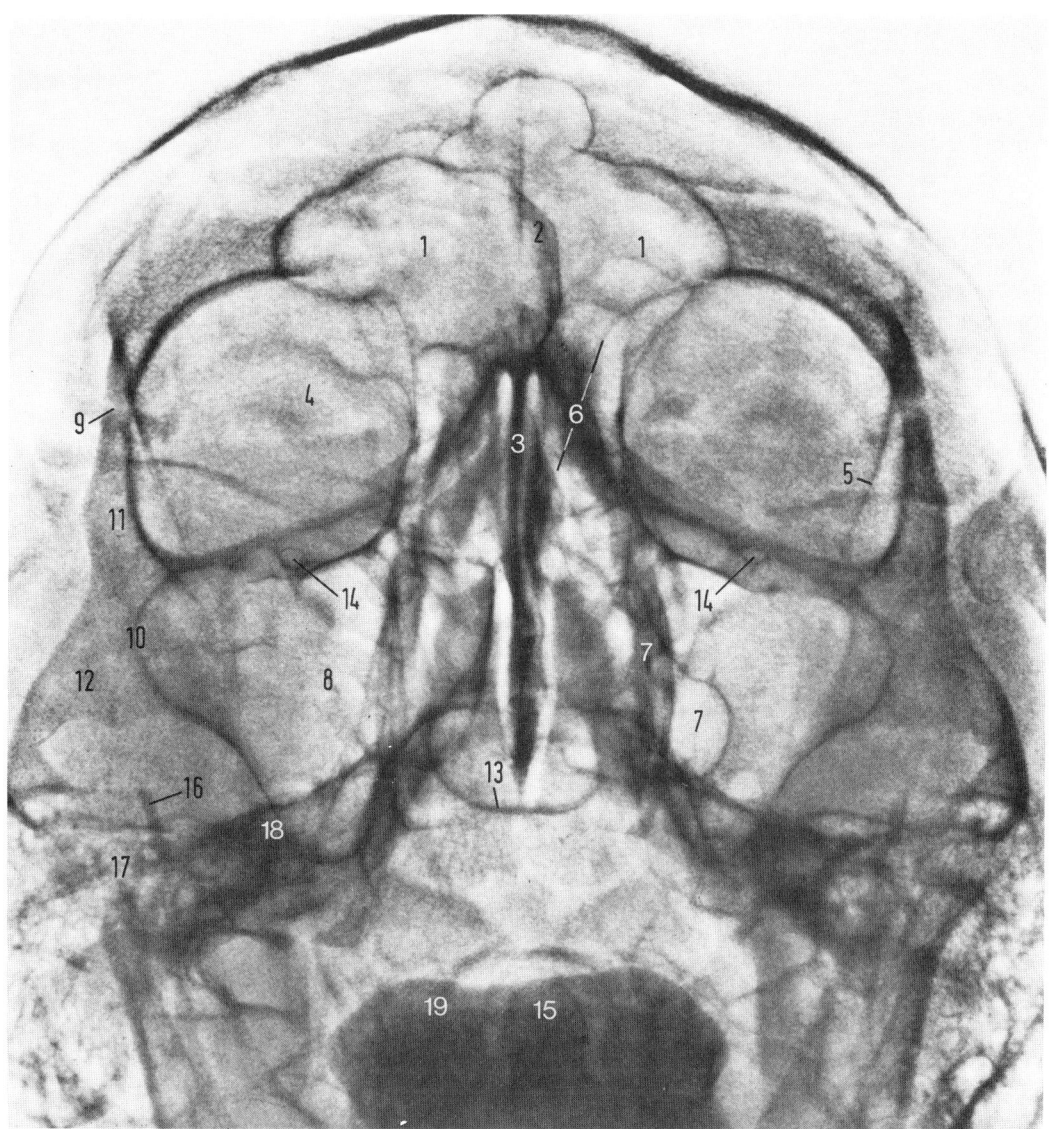

Abb. 4.9–19. Kopf mit Nebenhöhlen. Röntgenbild bei geöffnetem Mund, okzipitooraler Strahlengang (aus R. BIRKNER: Das typische Röntgenbild vom Skelett. Standardbefunde und Varietäten vom Erwachsenen und Kind. Urban & Schwarzenberg, München 1977).

1, 1 = Sinus frontales, 2 = Septum sinuum frontalium, 3 = Septum nasi osseum, 4 = Orbita, 5 = sog. Linea innominata, die durch die Tangentialprojektion der der Schläfengrube zugewandten Knochenkompakta hervorgerufen wird, 6 = Cellulae ethmoidales (anteriores), 7 = Cellulae ethmoidales (posteriores), 8 = Sinus maxillaris, 9 = Sutura frontozygomatica, 10 = Os zygomaticum, 11 = Processus frontalis ossis zygomatici, 12 = Processus temporalis ossis zygomatici, 13 = Sinus sphenoidales (paarig), 14 = Foramina infraorbitalia, 15 = Dens axis, 16 = Processus coronoideus mandibulae, 17 = Processus condylaris mandibulae, 18 = Pars petrosa ossis temporalis, 19 = Lingua.

bildet die horizontale Platte des Gaumenbeins, *Lamina horizontalis*, die sich durch eine quere Naht, *Sutura palatina transversa*, an den Oberkiefer anschließt. In der Mittellinie werden die Knochen beider Seiten durch die mediane Gaumennaht, *Sutura palatina mediana*, in Verbindung gebracht. Im vorderen Abschnitt dieser Naht stößt man auf das *Foramen incisivum*, den gemeinsamen Eingang in die beiden *Canales incisivi*, die den Gaumen durchsetzen (Abb. 4.9–18). Vom Foramen incisivum aus kann man gelegentlich eine Spur der Zwischenkiefernaht *(Sutura incisiva)*, gegen die Grenze zwischen Schneidezähnen und Eckzahn verfolgen. Vom *Foramen palatinum majus* aus ziehen Gefäßfurchen nach vorn und geben durch ihre verschiedene Tiefe dem Gaumenrelief ein mehr oder weniger rauhes Aussehen.

Durch ein stärkeres Wachstum der Ränder der medianen Gaumennaht kann eine sagittale Knochenerhebung, der Gaumenwulst *(Torus palatinus)*, zustande kommen. Während sich dieser Mittelpfeiler des Gaumens verstärkt, können die Felder rechts und links von ihm papierdünn werden. Sie sind, mit Ausnahme der vorderen Teile, offenbar vom Kaudruck entlastet und atrophieren daher meist im Alter.

Von Interesse ist auch die Wölbungsform des Gaumens, der hinten höher ist als vorn. Beim weiblichen Geschlecht ist der Gaumen durchschnittlich flacher als beim männlichen. Ein hoher spitzbogiger Gaumen, der zusammen mit kleinen Kieferhöhlen vorkommt, wird vielfach als Degenerationszeichen angesehen, zumal gleichzeitig die Nasenatmung behindert ist.

Während der Unterkiefer aus einem Stück besteht, ist der Gaumen aus sechs Teilen zusammengesetzt. Da das Knochenwachstum an den Knochennähten erfolgt, ist reichlich Gelegenheit gegeben, den Gaumen während des Wachstums in seiner Form umzugestalten. Der Gaumen besitzt in den Nähten innere Wachstumsränder, die dem Unterkiefer fehlen.

4.9.2 Gestaltungsfaktoren der Schädelform

GERHARD AUMÜLLER[1]

4.9.2.1 Innere und äußere Einflüsse auf die Schädelform

Die Form des Schädels ist das Resultat einer ganzen Reihe von Faktoren, die zusammenwirken. Zum einen müssen sich die Schädelknochen während der Entwicklung [1] dem Wachstum des Gehirns und des Auges anpassen [12], zum anderen müssen sich die Knochenstrukturen so entwickeln, daß sie dem Kaudruck, dem Raumbedarf der Zähne und der Befestigung der Kau- bzw. Hals- und Nackenmuskulatur angepaßt sind. Daneben spielen die Entwicklung der pneumatischen Höhlen und die Eigenform [9] des Gesichtsskeletts ebenfalls eine Rolle. Zu diesen lokalen Faktoren kommen weitere, wie die Geschlechtsabhängigkeit der Schädelform und Altersveränderungen [13]. So hat der weibliche Schädel eine deutlich grazilere Form und schwächere Superstrukturen [24], etwa schmalere Arcus superciliares, einen zarteren Jochbogen und Warzenfortsatz. Die Altersabhängigkeit der Schädelstruktur äußert sich u. a. am Kiefergerüst und vor allem an den Schädelnähten, die von den Anthropologen und Gerichtsmedizinern zur Altersbestimmung herangezogen werden. Vorzeitige Verknöcherungen von Schädelnähten führen andererseits zu oft charakteristischen Veränderungen der Schädelform. Wird z. B. die Sagittalnaht frühzeitig verschlossen, so entsteht der Kahnschädel, *Scaphocephalus*, bei dem das wachsende Gehirn den Schädel in Richtung des geringsten Widerstands, d. h. in der Längsrichtung, ausdehnt. Dabei verjüngt sich das Schädeldach keilförmig gegen den Scheitel zu. Im Gegensatz dazu steht der Turmschädel, *Turricephalus*, bei dem durch frühzeitigen Verschluß der Kranznaht das Wachstum in sagittaler Richtung gehemmt wird und sich dafür in die Höhe und Breite wendet.

Änderungen im Volumen des Schädelinhalts, z. B. beim *Hydrocephalus*, Wasserkopf, bzw. beim *Anence-*

phalus, bei dem das Gehirn nicht ausgebildet ist, führen zu typischen Deformitäten des Schädels. Im ersteren Fall vergrößert sich das Neurocranium ganz enorm, während es sich im zweiten Fall nicht entwickelt. Die große Plastizität des Schädels, vor allem in der Wachstumsphase, äußert sich auch in der mechanischen Beeinflußbarkeit. So lassen sich künstliche Schädeldeformationen durch Binden und Verschnüren des Neugeborenenkopfes über längere Zeit erzeugen, die, einem bestimmten Schönheitsideal verpflichtet, zu ungewöhnlichen Schädelformen führen.

4.9.2.2. Funktioneller Bau des Schädels

Mechanische Untersuchungen [5], [7], [9] über die Materialeigenschaften des Schädels haben ergeben, daß seine Elastizität etwa dem HOOKEschen Elastizitätsgesetz folgt. Bei frontal ansetzender Druckbelastung fand man Bruchlasten bis zu 780 kp; dabei wurde der Schädel zwischen 4,2 bis 7,3 mm gestaucht [8]. Bei vertikaler Belastung mit bis zu 800 kp ergaben sich Stauchungen bis ca. 12 mm [9]. Diese Widerstandsfähigkeit des Schädels gegen äußere Krafteinwirkungen liegt in seinem konstruktiven Bau begründet, der z. B. die ganz erheblichen Kaudrücke auffangen muß [3]. Allgemein läßt sich die Schädelkonstruktion als eine von Pfeilern und sekundären, schwingungsfähigen Bogen getragene Kuppel auffassen. Durch die Elastizität des Baumaterials Knochen, die Pfeilerkonstruktion, die innere Verspannung bzw. Zuggurtung durch das System der Dura mater, die schwingungsdämpfenden Nasennebenhöhlen und die besondere Art der Anheftung des Splanchnocraniums an das Neurocranium werden die mechanischen Belastungen des Schädels nahezu erschütterungsfrei aufgefangen. Neben den gewaltigen Kräfteleistungen der Kaumuskeln fallen die den ganzen Kopf bewegenden Muskeln und die Schwerkraft weniger ins Gewicht. Insbesondere der Bereich der mittleren und der vorderen Schädelgruppe liegt im Einflußgebiet der Kaumuskulatur. Das Ursprungsfeld dieser Muskeln ist in Abb. 4.9–21 auf die mittlere Schädelgrube projiziert und greift über den Seitenrand der Schädelbasis bis zum Jochbogen. Auf diese Teile wird von unten her ein Zug ausgeübt. Der Kaudruck pflanzt sich hingegen über bestimmte Knochenpfeiler in die Schädelbasis fort. Auf den hauptsächlich vom Kauakt beanspruchten Teil der Schädelbasis, die sog. *Kauplatte*, wirkt demnach im mittleren Teil der Zug der Kaumuskeln nach unten, während durch die *Kaudruckpfeiler*, z. T. auch durch das Kiefergelenk, ein Druck nach oben gerichtet ist.

Die den Kaudruck weiterleitenden Pfeiler [24] verteilen sich auf Mandibula und Maxilla. Vom Oberkiefer ausgehend umgehen sie die großen Höhlen (Nasenhöhle, Nasennebenhöhlen, Orbita), durch deren Unter- und Oberränder sie wie durch Querstreben miteinander verbunden werden. Die von der Maxilla ausgehenden Pfeiler sind der *Caninuspfeiler*, der *Jochbeinpfeiler* und der schwache *Flügelgaumenpfeiler*.

Der *Caninuspfeiler* (auch *Stirn-Nasen-Pfeiler*) be-

---

[1]   Bearbeitung von Kap. 4.9.2 und 4.9.3

ginnt in der Gegend der Eckzahnalveole, umgeht die *Apertura piriformis [nasalis anterior]* und verläuft weiter im Stirnfortsatz des Oberkiefers, von wo aus er im medialen Oberrand der *Orbita* verstreicht.

Der *Jochbeinpfeiler* führt von den Backenzahnalveolen den Druck in das Jochbein. Von hier aus lassen sich zwei Wege verfolgen. Der eine geht über den Stirnfortsatz des Jochbeins in das Stirnbein über und teilt sich hier auf in einen Ausläufer nach hinten bis in die *Linea temporalis inferior*, und in einen vorderen in den lateralen Teil des Überaugenrands. Der zweite Weg aus dem Jochbein folgt dem Jochbogen bis zum *Tuberculum articulare* bzw. der *Crista supramastoidea*. Der schwache *Flügelgaumenpfeiler* leitet den Druck der hinteren Mahlzähne in den mittleren Bereich der Schädelbasis.

Von den horizontalen Querverstrebungen der drei genannten Pfeiler ist der Orbitaoberrand besonders wichtig. Die massive Ausprägung dieses Randes zu einem *Torus supraorbitalis* (Überaugenwulst), wie er z. B. für den Neandertaler typisch war, soll seinen Grund in dem hier stark entwickelten Kauapparat mit entsprechend hohen Kaudrücken haben.

Die konstruktive Grundlage des Unterkiefers ist der sog. *Basalbogen*, der die *Basis mandibulae*, den mittleren Teil des *Ramus mandibulae* und den *Processus condylaris* umfaßt. Neben diesem *dentalen Verstärkungszug*, der von den Alveolen ausgeht, gibt es im Unterkiefer noch die *Kaumuskelapophysen*, eine *anguläre* und eine *temporale*. Die temporale beginnt im Bereich des Processus coronoideus und verstreicht im *Corpus mandibulae*; die anguläre entspricht der verdickten Knochenstruktur der Mandibula im Bereich des Kieferwinkels.

Der dentale Verstärkungszug bewirkt eine besondere Architektur der Alveolarfortsätze um die Vorderzähne. Hier gehen von den *Septa interalveolaria* Druckpfeiler senkrecht nach abwärts, die dann arkadenförmig in den Basalbogen einbiegen. Die langen Spongiosazüge laufen den Compactazügen im wesentlichen parallel. Eine Ausnahme machen die Alveolarfortsätze und der Gelenkfortsatz, wo senkrechte Kreuzungen in der Spongiosa vorkommen. Eine ähnliche Struktur wird im Kinnbereich beobachtet und ist als Verstärkungszone [24] des hier besonders beanspruchten Knochens anzusehen.

4.9.2.3 Schädelwachstum

Beim Neugeborenen ist der Kopf im Verhältnis zum übrigen Körper groß. Wegen des noch unentwickelten Kauapparats, der geringen Ausdehnung der Nebenhöhlen und der Nasenhöhle ist der Gesichtsschädel jedoch relativ klein und der Hirnschädel wegen des großen Hirnvolumens auffällig groß. Auch die Orbitae sind wegen der Größe der Augen sehr weit. Die Knochen der Kalotte besitzen noch keine *Diploe*, die knöchernen *Superstrukturen* (*Arcus superciliaris, Processus mastoideus* etc.) fehlen. Die Verbindung der Knochen untereinander ist locker und z. T. unvollständig (*Fontanellen!*). Dies ermöglicht die beträchtliche Verformbar-

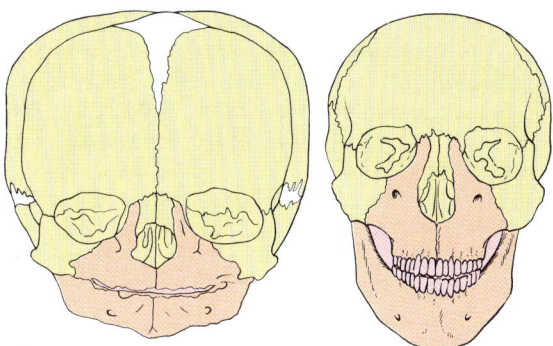

Abb. 4.9–20. Vergleich des Schädels eines Erwachsenen mit dem eines Neugeborenen. Beide auf gleiche Höhe gebracht. Ober- und Unterkiefer blaßrot hervorgehoben. Beachte die Unterschiede in der Ausdehnung von Hirn- und Gesichtsschädel [15].

keit des Kopfes unter der Geburt (Abb. 4.9–20). Das postnatale Schädelwachstum [21, 24] ist ein in sich harmonisch ablaufender Vorgang, der aber in den einzelnen Schädelpartien nach unterschiedlichen Gesetzmäßigkeiten abläuft. Diese betreffen 1. das Wachstum der Kalotte, 2. die Ausprägung der Eigenform der Knochen („Superstrukturen"), 3. das Wachstum des Gesichtsschädels, eng damit verknüpft 4. die Entwicklung der Zähne und 5. die Ausbildung der Nebenhöhlen und Streckung der Schädelbasis. In jedem dieser Einzelprozesse können Störungen auftreten, die zu mehr oder minder ausgeprägten Fehlbildungen führen. Um diese zu erfassen, wurden in der Anthropologie und Zahnmedizin bestimmte röntgenologische Meßpunkte entwickelt, die in der sog. *Dentalkephalometrie* angewendet werden. Die Kalotte wächst annähernd konzentrisch am raschesten während des ersten Lebensjahrs. Das Wachstum verlangsamt sich dann bis zum siebten Lebensjahr, wenn die Dimensionen des Erwachsenenschädels fast erreicht sind. Mit dem Wachstum verstreicht auch ein Teil der Nähte, und die Fontanellen schließen sich; die hintere zwei bis drei Monate nach der Geburt, die vordere während der ersten Hälfte des zweiten Lebensjahrs. Etwa gleichzeitig verdickt sich der Knochen, und etwa um das vierte Lebensjahr bilden sich die beiden Tabulae und die Diploë aus.

Zwischem dem zweiten und sechsten Lebensjahr entstehen auch die kranialen Superstrukturen. Während des zweiten Lebensjahrs, d. h. mit dem Laufenlernen und damit der veränderten Kopfhaltung, beginnt die Ausbildung des Processus mastoideus. Er wird im sechsten Lebensjahr pneumatisiert. Die Stirnhöhle entsteht gleichzeitig mit der Ausbildung der Arcus superciliares als Folge der Kautätigkeit, also etwa mit Beginn des zweiten Lebensjahr. Dann beginnt auch die Entwicklung der Keilbeinhöhle.

Der *Sinus maxillaris* entsteht während der letzten Monate des Fetallebens als Divertikel des mittleren Nasengangs und wächst mit dem Durchbruch der Milchzähne weiter heran. Gegen Ende der Pubertät erreicht er seine normale Ausdehnung.

Weitgehend unbeeinflußt vom Wachstum des Gehirns und des Kauapparats ist hingegen die Streckung der *Schädelbasis*, die deshalb gern als Fixpunkt in der Kephalometrie herangezogen wird. Das Wachstum der Schädelbasis ist vor allem für das Längenwachstum des Schädels von Bedeutung.

Das Gesichtsskelett benötigt wegen der aufeinanderfolgenden Dentitionen eine deutlich längere Entwicklungszeit als der Hirnschädel, wobei allerdings der direkte Einfluß der Zähne auf das Kieferwachstum gering ist. Das *Mittelgesicht*, also Siebbein, Orbitae und Nasenhöhle, wächst durch die entsprechenden Nähte bis zum siebten Lebensjahr heran. Dabei wird die Maxilla nach vorn und unten verlagert. Die bei der Geburt [2] aus zwei Hälften bestehende *Mandibula* wächst während des ersten Lebensjahrs heran, wobei zunächst die Knochenhälften in der *Symphysis mentis* verschmelzen und sich das Kinn ausbildet. Dabei wird das Foramen mentale nach hinten oben gerichtet. Das Längenwachstum des Ramus wird durch den condylären Knorpelüberzug wie durch einen Epiphysenknorpel unterhalten. Gleichzeitig wird durch Umbau des Knochens am Corpus der Alveolarfortsatz aufgebaut, der dann die Dentition ermöglicht. Die Längsausdehnung des Alveolarfortsatzes ist erst mit der zweiten Dentition abgeschlossen.

Um die Beziehungen zwischen Kiefer und Schädelbasis bzw. Fehlstellungen zu erfassen, werden in der Zahnheilkunde laterale Röntgenaufnahmen angefertigt und kephalometrisch ausgewertet. Weil während der postnatalen Entwicklung jeder Schädelknochen wächst und kein Punkt als unveränderlich angesehen werden kann, sind einige Meßpunkte eingeführt worden, um Ausmaß und Richtung des Schädelwachstums zu untersuchen:

Nasion (N): Schnittpunkt der Sutura frontonasalis mit der Mediansagittalebene

Bolton-Punkt: tiefste Stelle der Fossa condylaris am Os occipitale

Sella-Punkt (S): Zentrum der Sella turcica

Die *Sella-Nasion-Ebene* (S-N) oder die *Bolton-Nason-Ebene* (B-N) werden als Grundlinie bei Wachstumsstudien häufig benutzt. Der sog. *Registrierpunkt* (R) wird bestimmt, indem man die Senkrechte vom Sella-Punkt auf die B-N-Ebene fällt und den Mittelpunkt dieser Linie bestimmt. Zentrierung von Röntgenaufnahmen derselben Person in verschiedenen Altersstufen auf diesen Punkt kann Informationen über das individuelle Wachstum liefern.

4.9.2.4 Festigkeit und Statik

Die relative Bruchbelastbarkeit des Schädels [6] beträgt etwa 100 bis 150 kp/cm²; der weichteilbedeckte Schädel soll eine etwas geringere Bruchbelastbarkeit besitzen [7]. Einer statischen Bruchlast von rund 100 kp/cm² entspricht eine dynamische [4] von ca. 20 bis 33 kp/cm²: Dies erklärt die große Frakturgefährdung des Schädels, z. B. bei Auffahrunfällen.

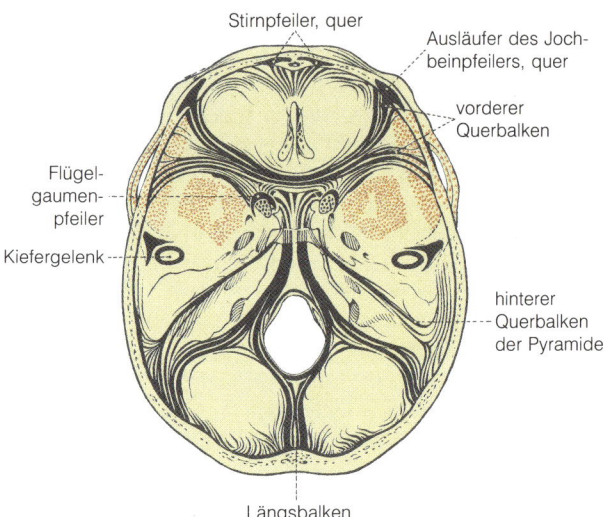

Abb. 4.9–21. Innere Schädelbasis mit Verstärkungspfeilern. Der Ursprung der Kaumuskeln ist rot punktiert eingetragen [29].

An der Kalotte kommt es bei kleinflächigen *Impressionsfrakturen* zum Zersplittern der Tabula interna. Dies soll durch eine Abplattung und damit Zugbelastung bedingt sein.

Bei breitauftreffender Gewalt entstehen am Schädel *Berstungsbrüche*, die häufig die Schädelbasis betreffen, da hier Zonen mit unterschiedlicher Stärke des Knochens unmittelbar benachbart sind. Hier finden sich fast papierdünne Knochenlamellen neben ganzen Ketten von Öffnungen für durchtretende Gefäße und Nerven, während andererseits längs- und querverlaufende Knochenstreben die Schädelbasis aussteifen. Man unterscheidet einen *medianen Längsbalken* und zwei *Querstreben*, die den Grenzen der Schädelgrube entsprechen. Der mediane *Längsbalken* geht vom Türkensattel aus und im Clivus nach unten, umrahmt das Hinterhauptloch und zieht weiter über den Sulcus sinus sagittalis superioris bis zur Crista frontalis und zur Crista galli. In diesem System bildet die bogenförmig verspannte Falx der Dura mater encephali eine Art Zuggurtung (Abb. 4.9–21 u. 4.9–22). Der erste *Querbalken* wird durch die Pyramide dargestellt, die allerdings nicht in allen Teilen gleiche Festigkeit besitzt, so daß bei Querbrüchen die in der Pyramide verlaufenden Hirnnerven (N. facialis und N. vestibulocochlearis) verletzt werden können.

Die Basen der Pyramiden werden durch die starke Querleiste des Sulcus sinus transversi verbunden und zu einem horizontalen Rahmen, der die hintere Schädelgrube umsäumt, geschlossen. In diesen Rahmen ist das Kleinhirnzelt eingespannt und bildet mit dem Knochen eine ähnliche funktionelle Einheit wie die bereits genannte Durasichel im Sagittalbereich.

Der zweite *Querbalken* folgt ungefähr der Grenze der mittleren Schädelgrube und geht Verbindungen mit

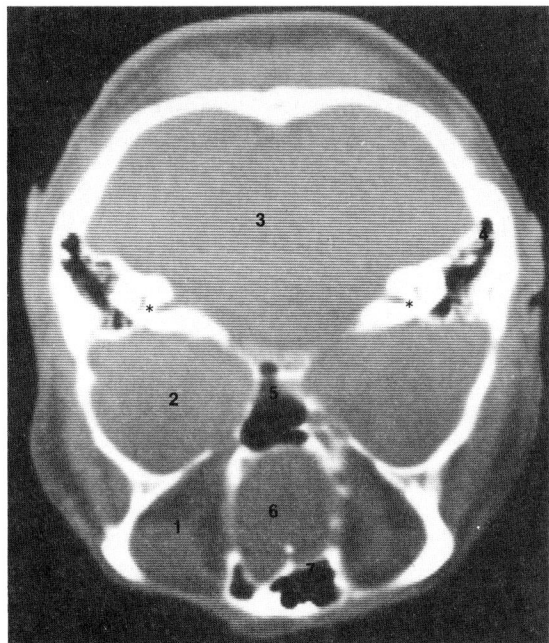

Abb. 4.9–22. Computertomographischer Horizontalschnitt durch den Kopf in Höhe der inneren Gehörgänge (Sternchen).

1 = Orbita mit dem Schatten des Augapfels
2 = mittlere Schädelgrube
3 = hintere Schädelgrube
4 = Antrum mastoideum und Paukenhöhle in der Felsenbeinpyramide
5 = Keilbeinhöhle
6 = Siebbeinlabyrinth
7 = Stirnhöhle

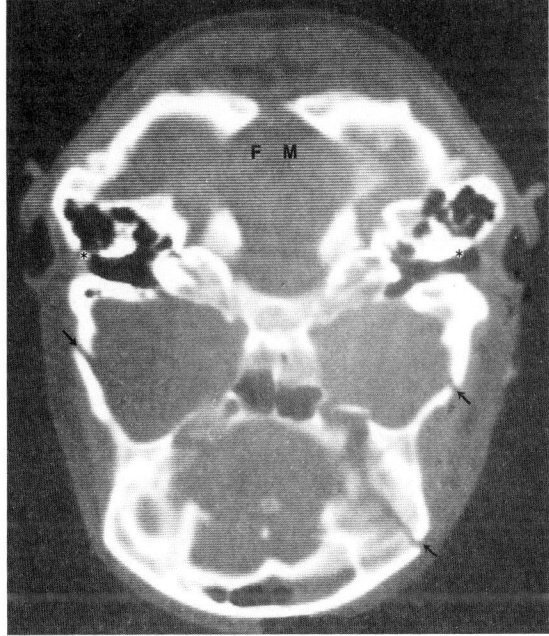

Abb. 4.9–23. Computertomographischer Schrägschnitt durch den Kopf bei Schädelbasisfraktur, vorn (unten) in Höhe des Orbitadachs, hinten vor der hinteren Umrandung des Foramen magnum (FM). Beide äußeren Gehörgänge (Sternchen) sind getroffen. Es sind mehrere Frakturlinien zu erkennen (Pfeile). (Originale: Prof. Dr. A. Lütcke, Abt. Neuroradiologie, Univ.-Nervenklinik Marburg)

dem Jochbein- und dem Flügelgaumenpfeiler des Gesichtsskeletts ein.

Die unterschiedliche mechanische Stabilität der Schädelbasis hat bei Berstungsbrüchen charakteristische Verläufe der *Frakturlinien* zur Folge. Aus der *Begleitsymptomatik* kann der Arzt auf den Verlauf der Frakturlinien schließen. Durch *Computertomographie* lassen sich die Bruchspalten direkt nachweisen (Abb. 4.9–23). Im Bereich der vorderen Schädelgrube beginnen die Bruchlinien häufig im Orbitadach oder der Lamina cribrosa und ziehen zum Canalis opticus und weiter zum Foramen lacerum.

In der mittleren Schädelgrube sind Querbrüche der Sella in der Gegend der Sattellehne häufig oder Längsbrüche durch das Felsenbein bis zum Foramen jugulare oder Canalis hypoglossi.

Bei Gewalteinwirkung auf das Kinn bei geöffnetem Mund kann über den Basalbogen und den Gelenkfortsatz der Mandibula ebenfalls eine Fraktur in der mittleren Schädelgrube auftreten.

In der hinteren Schädelgrube sind die dort gelegenen kleineren Durchtrittsstellen und die dünnen Seitenteile der Hinterhauptschuppe besonders frakturgefährdet. Wird die Wirbelsäule bei senkrechter Gewalteinwirkung auf den Kopf in den Schädel hineingetrieben, entstehen die sog. Ringfrakturen in der Umgebung des großen Hinterhauptlochs. Als Symptome der Schädelbasisbrüche können Blutungen auftreten, die ihren Weg nach außen suchen und aus den anatomischen Verhältnissen verständlich werden. Bei Fraktur des Orbitaldachs dringt Blut entlang den Augenmuskeln in die Bindehaut und in die Augenlider: sog. *Brillenhämatom.* Blutungen oder Austritt von Liquor cerebrospinalis aus der Nase können die Folge eines Bruchs der Siebbeinplatte sein. Bei Frakturen der mittleren Schädelgrube und des Felsenbeins ist die Blutung aus dem Ohr ein häufiges Symptom. Bei Brüchen der hinteren Schädelgrube beobachtet man gelegentlich Blutaustritt unter die Haut des Warzenfortsatzes.

4.9.3 Die einzelnen Schädelknochen

4.9.3.1 Die Knochen des Neurocranium

Os occipitale, Hinterhauptbein (Abb. 4.9–9, 4.9–16, 4.9–18 u. 4.9–24)

Das Hinterhauptbein umgibt schalenförmig das Kleinhirn und die Hinterhauptpole des Großhirns. Es bildet die knöcherne Grundlage für den Hinterkopf, Occiput, und dient dem Ansatz der Nackenmuskulatur. Vier Knochenabschnitte, die beiden *Partes laterales,* die *Pars basilaris* und die *Squama occipitalis* umschließen das *Foramen magnum,* die Verbindung zwischen der Schädelhöhle und dem Wirbelkanal.

Die *Pars basilaris* bildet den Vorderrand des Hinterhauptlochs und verbindet sich vorn mit dem Keilbein in der *Synchondrosis sphenooccipitalis,* die nach dem sechzehnten bis achtzehnten Lebensjahr verknöchert. An der Außenfläche findet sich das *Tuberculum pharyn-*

geum, die Ansatzstelle der oberen Schlundmuskulatur (*Raphe pharyngis*).

Die Innenfläche bildet den *Clivus*, eine schräg zum Foramen magnum abfallende Fläche. Seitlich liegt hier der *Sulcus sinus petrosi inferioris*, eine Rinne für den gleichnamigen Hirnblutleiter.

Die *Partes laterales* tragen an ihrer Außenfläche die *Condyli occipitales*, nach vorn konvergierende Höcker für das obere Kopfgelenk (*Articulatio atlantooccipitalis*). Der linke Condylus ist meist höher und länger als der rechte und seine Gelenkfläche durchschnittlich etwas kleiner [28]. Es werden verschiedene Formen beschrieben [11]: bohnenförmige, ggf. vollkommen quergeteilte, flach-rundliche auf Ringwülsten oder ei- bis spindelförmige Condylen. Die gelegentlich zu beobachtende

Unterteilung durch eine *Synchondrosis intraoccipitalis anterior* ist nicht auf die Verschmelzung der Condylen aus den beiden Knochenanlagen des Exoccipitale und des Basioccipitale zurückzuführen [31]. Die auf seitlichen Röntgenaufnahmen hinter den Condylen sichtbare Einsenkung heißt *Bolton-Punkt* (s. oben) und wird als Meßpunkt für die kephalometrische Analyse des Schädelwachstums in der Zahnheilkunde [24] verwendet. Sie entspricht der Fossa condylaris am Schädel. Häufig mündet hier die Durchtrittsstelle der Vena emissaria condylaris, der *Canalis condylaris*. Vor den Condylen liegt der *Canalis hypoglossi*, Durchtrittsstelle für den N. hypoglossus.

An der Innenfläche liegt der Canalis hypoglossi an der seitlichen Umrandung des Foramen magnum. Am

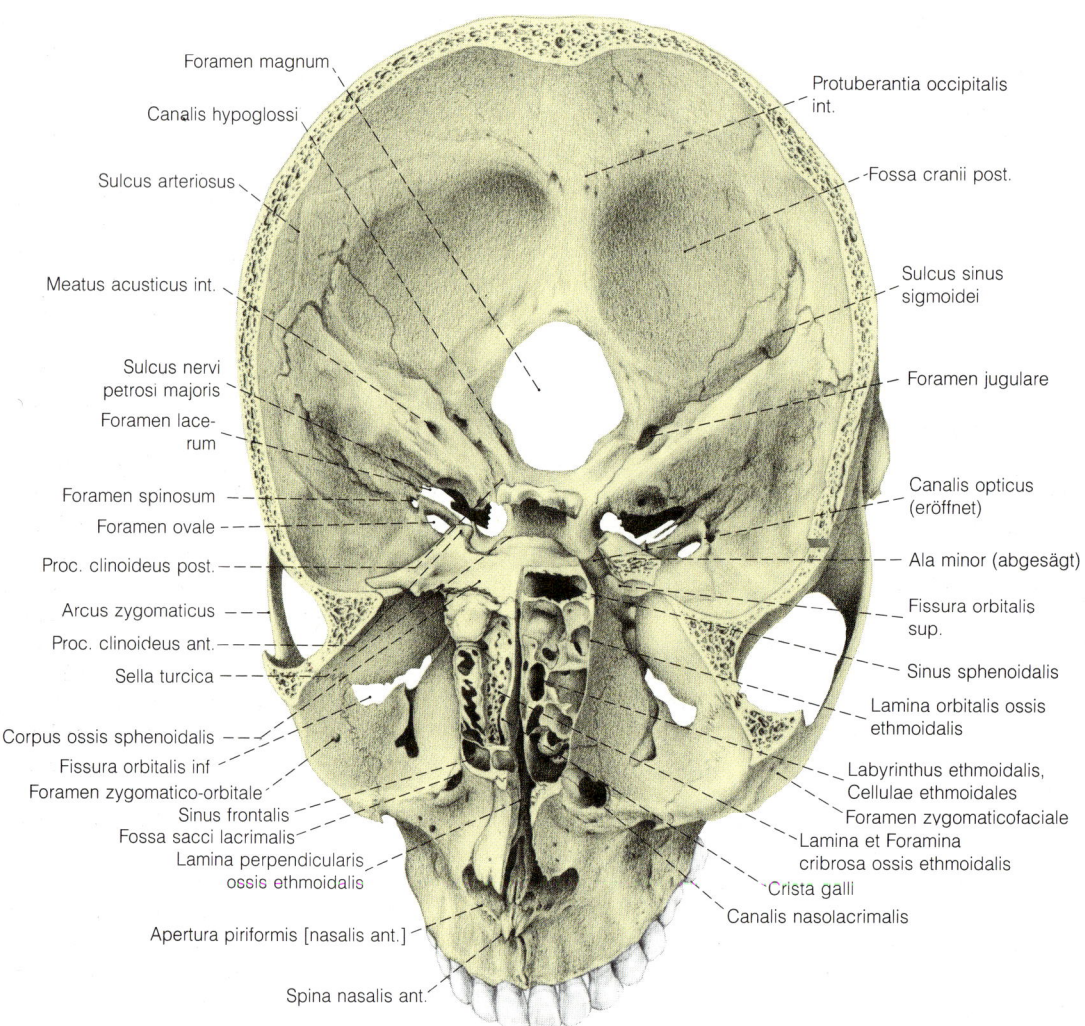

Foramen magnum
Canalis hypoglossi
Sulcus arteriosus
Meatus acusticus int.
Sulcus nervi petrosi majoris
Foramen lacerum
Foramen spinosum
Foramen ovale
Proc. clinoideus post.
Arcus zygomaticus
Proc. clinoideus ant.
Sella turcica
Corpus ossis sphenoidalis
Fissura orbitalis inf
Foramen zygomatico-orbitale
Sinus frontalis
Fossa sacci lacrimalis
Lamina perpendicularis ossis ethmoidalis
Apertura piriformis [nasalis ant.]
Spina nasalis ant.

Protuberantia occipitalis int.
Fossa cranii post.
Sulcus sinus sigmoidei
Foramen jugulare
Canalis opticus (eröffnet)
Ala minor (abgesägt)
Fissura orbitalis sup.
Sinus sphenoidalis
Lamina orbitalis ossis ethmoidalis
Labyrinthus ethmoidalis, Cellulae ethmoidales
Foramen zygomaticofaciale
Lamina et Foramina cribrosa ossis ethmoidalis
Crista galli
Canalis nasolacrimalis

Abb. 4.9–24. Horizontalschnitt durch den Schädel zur Darstellung der Lagebeziehungen des Siebbeins. Im Bereich der linken Orbita (rechte Bildseite) liegt die Schnittebene etwas tiefer, so daß die eröffneten Siebbeinzellen und die angeschnittene Keilbeinhöhle zu sehen sind. Aus der Ala minor des Keilbeins ist ein Knochenspan entfernt worden, um den Canalis opticus zu eröffnen (Original: Prof. Dr. G. Aumüller, Marburg, gezeichnet von Christian Fiebiger).

Vorderrand des Knochens findet sich die *Incisura jugularis*, die mit einem entsprechenden Ausschnitt des Felsenbeins das *Foramen jugulare* bildet (Verbindung beider Knochen durch die *Sutura occipitomastoidea* bzw. *Fissura petrooccipitalis*). Das Foramen jugulare wird häufig durch einen kurzen Stachel, Processus *intrajugularis*, in zwei Abschnitte (Pars venosa, Pars nervosa) gegliedert. An der hinteren Grenze des Foramen jugulare liegt der stumpfe *Processus jugularis*, der sich an die Pyramide des Felsenbeins anlegt und mit ihr gegen Ende der Pubertät synostosiert. Über ihn hinweg verläuft der *Sulcus sinus sigmoidei* für den gleichnamigen Hirnblutleiter.

Die *Squama occipitalis* bildet in Verbindung mit den beiden Scheitelbeinen das hintere Schädeldach. An der Stoßkante der drei Knochen liegt beim Neugeborenen die kleine Fontanelle, *Fonticulus posterior*, die später zur Lambdanaht (*Sutura lambdoidea*) verknöchert.

Die Innenfläche wird durch die *Protuberantia occipitalis interna* in zwei *Fossae occipitales superiores* und *inferiores* untergliedert. Der sagittal verstärkte Knochen der Hinterhauptschuppe enthält eine rinnenförmige Vertiefung, den *Sulcus sinus sagittalis superioris* und quer dazu den *Sulcus sinus transversi* für den gleichnamigen Sinus.

An der Außenfläche tritt die wechselnd ausgebildete *Protuberantia occipitalis externa* hervor, die in die zum Foramen magnum hin verlaufende *Crista occipitalis externa* übergeht. Seitlich liegt oben die *Linea nuchae superior*, die das *Planum occipitale* nach unten abgrenzt. Gelegentlich ist darüber eine *Linea nuchae suprema* als Verstärkung des Ansatzes des M. trapezius ausgebildet.

Unterhalb der Linea nuchae superior liegt das *Planum nuchae*, das nach unten von der höckrigen *Linea nuchae inferior* begrenzt wird.

Os sphenoidale, Keilbein (Abb. 4.9–24 bis 4.9–26)

Das *Os sphenoidale*, Keilbein, liegt vor dem Hinterhauptbein und ist durch die beiden Felsenbeinpyramiden in das Zentrum der Schädelbasis eingekeilt. Seine Form ähnelt einem Flugzeug oder einem Insekt. Man unterscheidet ein *Corpus*, Körper, zwei horizontale Flügelpaare, *Alae majores* und *minores*, und ein senkrechtes Fortsatzpaar, *Processus pterygoidei*. Das Keilbein entwickelt sich aus zwei Anteilen, einem vorderen *Präsphenoid* und einem hinteren *Basisphenoid*. Übermäßiges Breitenwachstum des Präsphenoids führt zu einem vergrößerten Augenabstand (*Hypertelorismus*).

Das *Corpus ossis sphenoidalis* ist an der Innenfläche stark untergliedert. Im Zentrum liegt die *Sella turcica* (Türkensattel), die die Sattelgrube, *Fossa hypophysialis*, für die Hirnanhangsdrüse (Hypophyse) umschließt. Das Zentrum der Sella ergibt röntgenologisch einen wichtigen kephalometrischen Meßpunkt (Sella-Punkt). Vor der Sella liegt der *Sulcus chiasmatis*, eine Einsenkung für die Kreuzung der Sehnerven, der seitlich in den *Canalis opticus* für den Sehnerv weiterführt. Der Sella quer vorgelagert ist das *Tuberculum sellae*, Sattelknopf, das beiderseits in einem kleinen, variablen Knochenstachel, *Processus clinoideus medius*, endet. Gelegentlich verwächst dieser mit dem *Processus clinoideus anterior*, der der *Ala minor* hinten ansitzt.

Die hintere Begrenzung der Sella ist das *Dorsum sellae*, Sattellehne, die sich beiderseits in die *Processus clinoidei posteriores* fortsetzt. Weiter dorsal ist der Keil-

beinkörper über die *Synchondrosis sphenooccipitalis* mit dem Hinterhauptbein verbunden.

An der Seitenfläche des Corpus liegt der geschwungene *Sulcus caroticus* für die A. carotis interna, der lateral von der *Lingula sphenoidalis*, einer zarten Knochenlamelle, überhöht wird.

An der Vorderfläche des Corpus dient die *Crista sphenoidalis* der Verbindung mit der Lamina perpendicularis des Siebbeins. Sie setzt sich auf der Unterfläche des Keilbeins als *Rostrum sphenoidale* fort, wo sie von den Flügeln des Pflugscharbeins, *Vomer*, umfaßt wird.

Im Innern des Keilbeins liegt der paarige, durch ein *Septum sinuum* unterteilte *Sinus sphenoidalis*, der auf jeder Seite durch eine spindelförmige bis runde Öffnung, *Apertura sinus sphenoidalis*, mit dem *Recessus sphenoethmoidalis* der Nasenhöhle in Verbindung steht. Der Abschluß der Keilbeinhöhle nach vorn unten erfolgt durch einen kleinen muschelförmigen Knochen, *Concha sphenoidalis*, der vom Siebbein abstammt und etwa im achten Lebensjahr mit dem Keilbein verschmilzt.

Die Oberfläche des Keilbeinkörpers setzt sich vorn seitlich in die kleinen Keilbeinflügel, *Alae minores*, fort. Sie sind an der Bildung der medialen hinteren Orbitawand beteiligt und begrenzen von oben den *Canalis opticus* und die *Fissura orbitalis superior*. Diese stellt eine breite, gebogene Spalte zwischen großem und kleinem Keilbeinflügel dar und ist die Durchtrittsstelle für die Nn. oculomotorius, trochlearis, abducens, den N. ophthalmicus (aus dem N. trigeminus) und einen orbitalen Ast der A. meningea media.

Die *Alae majores*, große Keilbeinflügel, entspringen beiderseits des hinteren Abschnitts des Körpers. Ihr oberer Rand, *Margo frontalis*, grenzt an das Stirnbein, der vordere Rand, *Margo zygomaticus*, an das Jochbein, und der hintere, *Margo squamosus*, legt sich zugeschärft an die Schläfenbeinschuppe. Nach hinten oben erreicht die Ala mit dem Margo parietalis das Scheitelbein. Der große Keilbeinflügel besitzt drei Flächen: die *Facies cerebralis* ist dem Gehirn zugewandt, die *Facies orbitalis* bildet ein rhombisches Feld an der lateralen Orbitawand. Die *Facies temporalis* liegt in der Wand der Schläfengrube und biegt an der *Crista infratemporalis* nach medial in die fast horizontal gestellte *Facies infratemporalis* um.

An der Wurzel der Ala major liegen drei bedeutende Durchtrittsstellen durch die Schädelbasis. Das *Foramen rotundum* bildet einen kurzen Kanal, durch den der N. maxillaris (aus dem N. trigeminus) in die *Fossa pterygopalatina* tritt. Seine Mündungsstelle liegt an der *Facies sphenomaxillaris* der Ala major. Hinter und lateral vom Foramen rotundum liegt das *Foramen ovale*, die Durchtrittsstelle des N. mandibularis (aus dem N. trigeminus) aus dem Schädelinnern in die *Fossa infratemporalis*. Daneben liegt auf einem kleinen stachelförmigen, nahe dem Hinterrand der *Sutura sphenosquamosa* gelegenen Vorsprung, der *Spina ossis sphenoidalis*, die Öffnung des *Foramen spinosum* zum Durchtritt der A. meningea media. Zwischen der Spina ossis sphenoidalis

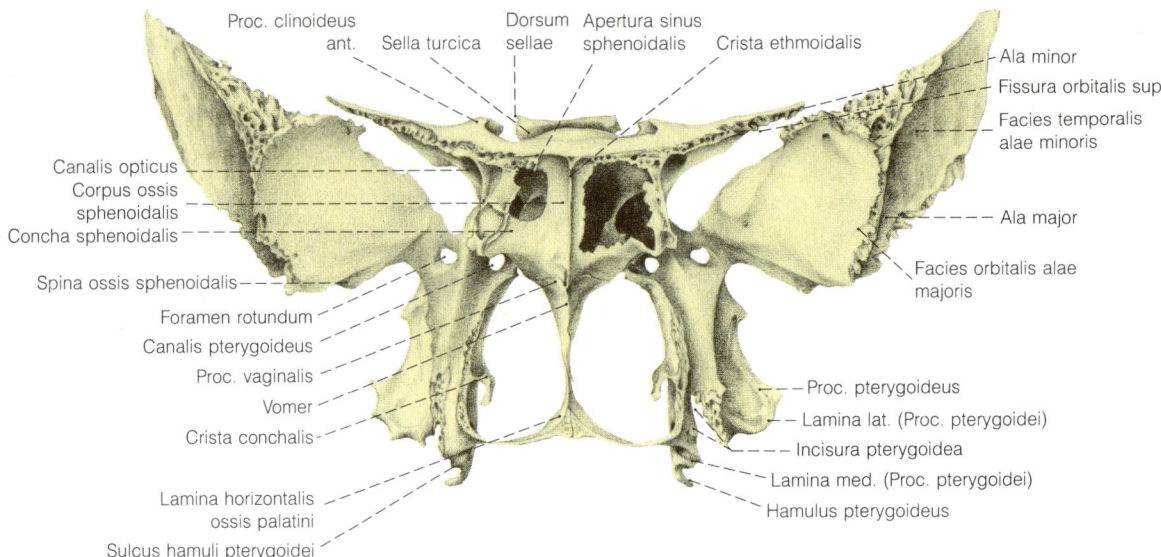

Proc. clinoideus ant. — Sella turcica — Dorsum sellae — Apertura sinus sphenoidalis — Crista ethmoidalis

Ala minor

Fissura orbitalis sup.

Facies temporalis alae minoris

Canalis opticus
Corpus ossis sphenoidalis
Concha sphenoidalis

Ala major

Spina ossis sphenoidalis

Facies orbitalis alae majoris

Foramen rotundum
Canalis pterygoideus
Proc. vaginalis
Vomer
Crista conchalis

Proc. pterygoideus
Lamina lat. (Proc. pterygoidei)
Incisura pterygoidea
Lamina med. (Proc. pterygoidei)
Hamulus pterygoideus

Lamina horizontalis ossis palatini
Sulcus hamuli pterygoidei

Abb. 4.9–25. Keilbein in der Ansicht von vorn. Die Verbindungen mit dem Vomer und dem Gaumenbein sind eingezeichnet. Die Öffnung der linken Keilbeinhöhle ist künstlich vergrößert (Original: Prof. Dr. G. Aumüller, Marburg, gezeichnet von Christian Fiebiger).

und der Felsenbeinpyramide befindet sich die mit Faserknorpel gefüllte Spalte der *Fissura sphenopetrosa*, Durchtrittsstelle für den N. petrosus minor. An der Pyramidenspitze erweitert sich der vorgenannte Spaltraum zum *Foramen lacerum*, das durch die *Fibrocartilago basilaris* verschlossen ist. Hier tritt der N. petrosus profundus aus dem Geflecht um die A. carotis interna in den *Canalis pterygoideus* ein.

Der *Processus pterygoideus*, Flügelfortsatz, entspringt paarig an den Wurzeln der Alae majores und ist nahezu senkrecht nach abwärts gerichtet. Nach hinten zu teilt

er sich in eine mediale und eine laterale Platte, *Lamina medialis* und *lateralis processus pterygoidei*, die als Einsenkung die *Fossa pterygoidea* zwischen sich fassen; das untere Ende der Grube geht in die *Incisura pterygoidea* über, die vom Processus pyramidalis des Gaumenbeins ausgefüllt wird.

Das untere Ende der medialen Platte setzt sich nach unten in den nach hinten gekrümmten Hakenfortsatz, *Hamulus pterygoideus*, fort, um den sich in einer Furche, *Sulcus hamuli pterygoidei*, die Sehne des M. tensor veli palatini schlingt (Hypomochlion).

Von der Basis der medialen Platte geht der schmale *Processus vaginalis* nach medial bis zur Ala vomeris bzw. dem Processus sphenoidalis des Gaumenbeins, mit dem er den *Canalis palatovaginalis* bildet (für pharyngeale Äste aus dem Ganglion pterygopalatinum).

Die Wurzel des Flügelfortsatzes enthält einen sagittal gerichteten und fast horizontal verlaufenden Kanal,

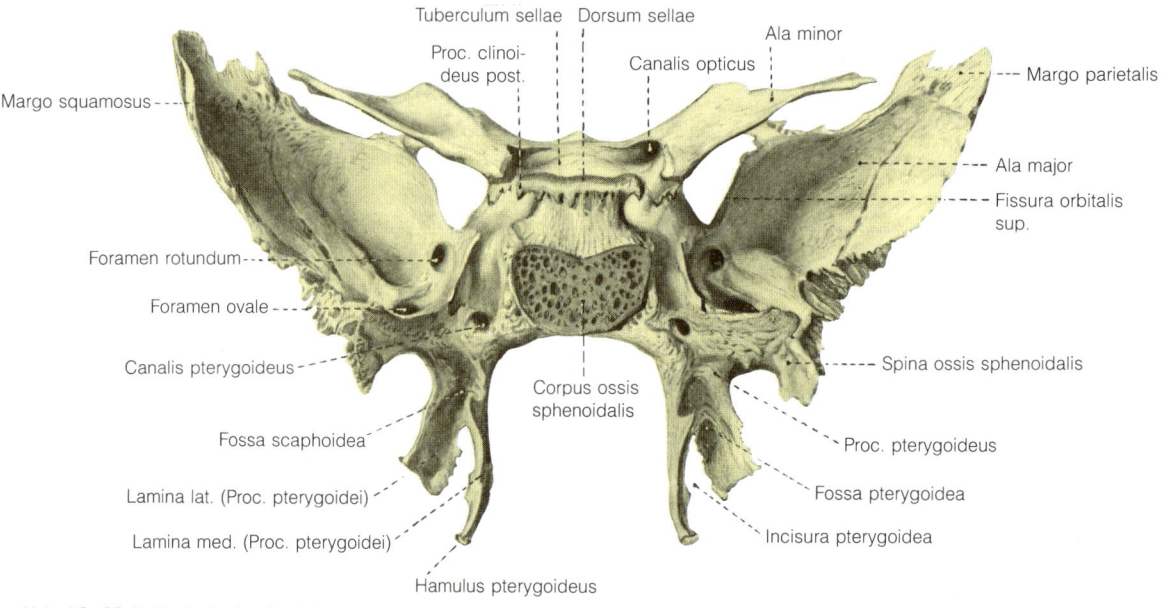

Tuberculum sellae — Dorsum sellae
Proc. clinoideus post.
Canalis opticus
Ala minor

Margo squamosus

Margo parietalis

Ala major

Fissura orbitalis sup.

Foramen rotundum

Foramen ovale

Canalis pterygoideus

Spina ossis sphenoidalis

Fossa scaphoidea

Corpus ossis sphenoidalis

Proc. pterygoideus

Lamina lat. (Proc. pterygoidei)

Fossa pterygoidea

Lamina med. (Proc. pterygoidei)

Incisura pterygoidea

Hamulus pterygoideus

Abb. 4.9–26. Keilbein in der Ansicht von hinten oben.

Canalis pterygoideus, der die zum N. canalis pterygoidei, N. petrosus major und profundus mit der A. canalis pterygoidei nach vorn in die Fossa pterygopalatina führt. Lateral von der inneren Öffnung des Canalis pterygoidei liegt auf der Hinterseite der Lamina medialis oben die kleine *Fossa scaphoidea*, Ursprungsstelle des M. tensor veli palatini. Lateral davon, der Ala major angelagert, findet sich eine seichte Rinne, der *Sulcus tubae auditivae*, Anlagerungsstelle der knorpeligen Ohrtrompete.

Die Vorderfläche des Processus pterygoideus ist dem Oberkiefer bzw. der Lamina perpendicularis des Gaumenbeins angelagert. Die benachbarten Knochen tragen je eine rinnenförmige Vertiefung, *Sulcus palatinus*, die gemeinsam den *Canalis palatinus* bilden, der im *Foramen palatinum majus* des Gaumenbeins mündet und den gleichnamigen Nerven und Gefäße dort entläßt.

Os temporale, Schläfenbein (Abb. 4.9–27 bis 4.9–29)

Das Schläfenbein entsteht aus der Verschmelzung mehrerer, beim Neugeborenen großenteils noch getrennter Teile: 1. dem Felsenteil (*Pars petrosa*), der außen in den Warzenfortsatz, *Processus mastoideus*, übergeht, 2. den Schuppenteil, *Pars squamosa*, und 3. dem Paukenteil, *Pars tympanica*. Dem Felsenbein fügt sich von unten als Abkömmling des Hyoidbogens der *Processus styloideus*, Griffelfortsatz, an. Die drei Abschnitte sind so um den äußeren Gehörgang gruppiert, daß der Schuppenteil in der Hauptsache oben, der Paukenteil unten und vorn, der Felsenteil medialwärts und sein Warzenfortsatz hinten liegen. Das Tympanicum lagert sich an die laterale Seite des Felsenbeins, das ihm einen kleinen Fortsatz entgegenschickt, während die Schuppe sich an das *Tegmen tympani* anfügt. Dadurch wird die Paukenhöhle, *Cavum tympani*, umgrenzt und ins Innere des Schläfenbeins aufgenommen; sie wird bei der Besprechung des Gehörorgans (s. Bd. 3 dieses Lehrbuchs) näher behandelt.

Pars petrosa (Felsenbein)

Das Felsenbein entspricht einer vierseitigen, liegenden Pyramide, an deren Basis der Warzenteil herabhängt. Die Spitze, *Apex partis petrosae*, ist nach vorn medianwärts gerichtet. Man unterscheidet vier Flächen: in der Schädelhöhle gelegen eine vordere und eine hintere, an der äußeren Schädelbasis eine untere, und, vom Tympanicum verdeckt, eine laterale. Die obere Kante, *Margo superior*, trägt den *Sulcus sinus petrosi superioris* für den gleichnamigen Blutleiter.

Vorderfläche

Das *Tegmen tympani* bildet als dünne Knochenplatte das Dach der Paukenhöhle und grenzt in der *Fissura petrosquamosa* an die Schuppe. Eine nach unten gerichtete Knochenleiste erscheint als *Crista tegmentalis* in der *Fossa mandibularis*.

Quer zur Pyramidenachse wird durch den oberen Bogengang die flache *Eminentia arcuata* vorgewölbt.

Medial von ihr liegt die Öffnung eines feinen Verbindungskanals zum Canalis facialis, der *Hiatus canalis N. petrosi majoris*, durch welchen der N. petrosus major zieht. In einer feinen Rinne, *Sulcus nervi petrosi majoris*, zieht der Nerv weiter zum *Foramen lacerum*. Etwa parallel dazu verläuft der *Sulcus nervi petrosi minoris*, Führungsrinne des gleichnamigen Nerven zur *Synchondrosis sphenopetrosa*. In den Verlauf des Kanals ist die Paukenhöhle eingeschaltet, so daß zwei Abschnitte des Kanals zu unterscheiden sind. An der Pyramidenspitze liegt eine Eindellung für das Ganglion trigeminale (semilunare) des N. trigeminus, die Impressio trigemini.

Hinterfläche

Sie bildet einen Teil des Bodens der hinteren Schädelgrube, von wo aus der N. facialis, N. vestibulocochlearis und die A. et V. labyrinthi durch den rundlichen *Porus acusticus internus* in den inneren Gehörgang, *Meatus acusticus internus*, gelangen. Oberhalb des Porus liegt eine kleine Öffnung, *Fossa subarcuata*, in die ein Durafortsatz zieht. Lateral vom Porus mündet in einer spaltförmigen Öffnung, der *Apertura aquaeductus vestibuli*, der Ductus endolymphaticus des Labyrinths auf der Pyramide und endet blind in einer Duraduplikatur. An der Grenze des Felsenbeins zum Os occipitale (Fissura petrooccipitalis) liegt der flache *Sulcus sinus petrosi inferioris* für den gleichnamigen Blutleiter der harten Hirnhaut. Etwas lateral davon ist der Knochen leicht eingedellt, *Incisura jugularis*, und beteiligt sich an der Bildung des *Foramen jugulare*.

Unterfläche

Die Unterfläche der Felsenbeinpyramide ist durch zwei markante Knochenfortsätze, den *Processus mastoideus* und den *Processus styloideus*, sowie eine Reihe von wichtigen Durchtrittsstellen reich gegliedert. Der Warzenfortsatz, *Processus mastoideus*, entsteht erst nach der Geburt und dient u. a. dem M. sternocleidomastoideus als Ansatz. Er enthält die *Cellulae mastoideae*, die über das *Antrum mastoideum* mit der Paukenhöhle in Verbindung stehen. An seinem medialen Rand liegt der tiefe *Incisura mastoidea*, Ursprungsstelle des M. digastricus, der *Sulcus sinus sigmoidei* für den gleichnamigen Blutleiter und das *Foramen mastoideum*, das hinten die Verbindung zum Sinus sigmoideus herstellt und eine V. emissaria mastoidea enthält. Zwischen dem Processus mastoideus und styloideus liegt das *Foramen stylomastoideum*, Austrittsstelle des N. facialis.

Medial vom Foramen stylomastoideum ragt der sehr wechselnd lange *Processus styloideus* auf, der sich aus dem zweiten Kiemenbogen herleitet und bei Kindern noch knorpelig ist. Er verbindet sich durch das Lig. stylohyoideum mit dem kleinen Zungenbeinhorn. An seiner ventralen Fläche ist er an der Schädelbasis von der schmalen *Vagina processus styloidei* umgeben, die vom Boden der Paukenhöhle, *Paries inferior*, und der Pars tympanica gebildet wird.

Medial vom Griffelfortsatz mündet die Fossa jugularis, die den Bulbus superior der Vena jugularis interna enthält. An ihrem Grund führt eine kleine Rinne in den *Canaliculus mastoideus*, durch den ein dünner Ast des N. vagus zum äußeren Gehörgang gelangt. Die Durchtrittsstelle der A. carotis interna durch die Schädelbasis ist der *Canalis caroticus*, dessen Eingang, *Apertura externa canalis carotici*, ein recht großes, rundes Loch darstellt. Die Ausmündung liegt an der Spitze der Pyramide als *Apertura interna canalis carotici*. Zwischen der äußeren Mündung des Canalis caroticus und der Fossa ju-

gen zum Trommelfell (Membrana tympani) die Bezeichnung Pars tympanica erhalten. Beim Neugeborenen [21] besteht dieser Teil aus dem Paukenring, *Anulus [Annulus] tympanicus*, der mit seinen beiden Enden an der Schläfenbeinschuppe angewachsen ist. In eine Furche, *Sulcus anuli tympanici*, ist das Trommelfell eingelassen. Der Anulus wächst später zu einer Röhre aus, dem äußeren Gehörgang, *Meatus acusticus externus*, der im *Porus acusticus externus*, der äußeren Öffnung

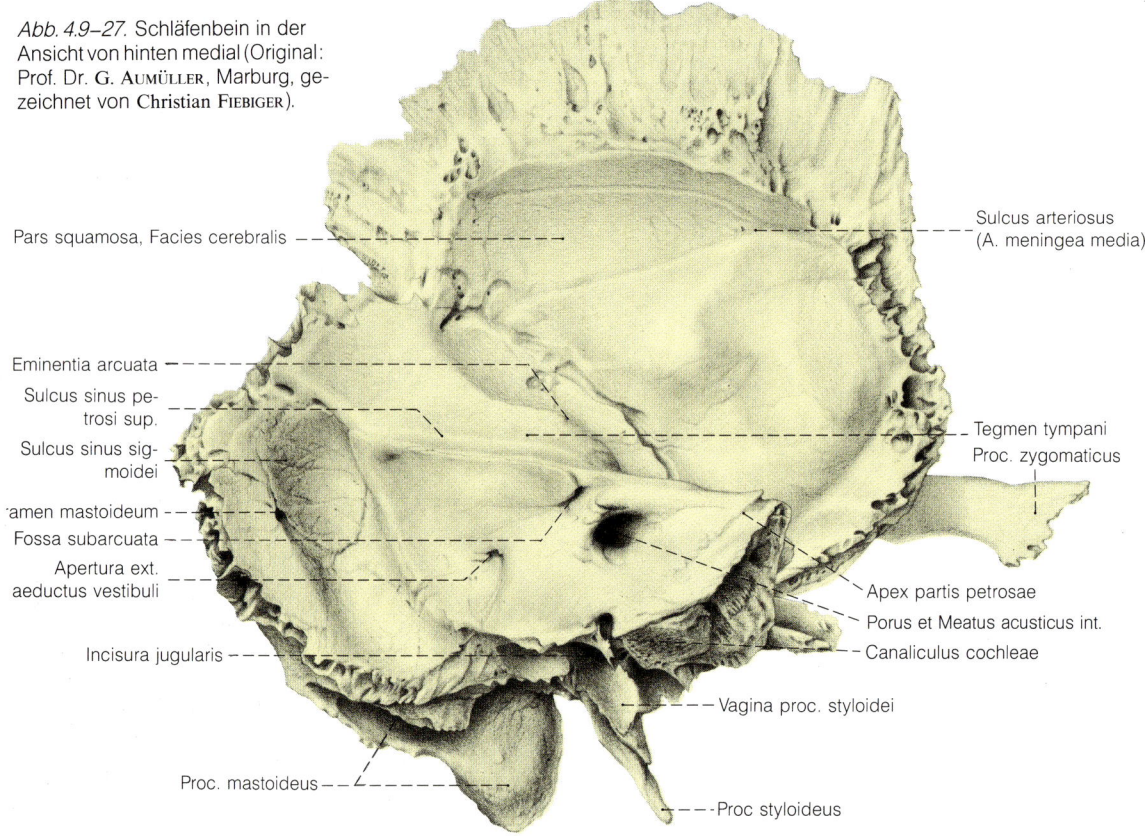

Abb. 4.9–27. Schläfenbein in der Ansicht von hinten medial (Original: Prof. Dr. G. Aumüller, Marburg, gezeichnet von Christian Fiebiger).

Pars squamosa, Facies cerebralis

Eminentia arcuata

Sulcus sinus petrosi sup.

Sulcus sinus sigmoidei

amen mastoideum

Fossa subarcuata

Apertura ext. aeductus vestibuli

Incisura jugularis

Proc. mastoideus

Sulcus arteriosus (A. meningea media)

Tegmen tympani
Proc. zygomaticus

Apex partis petrosae

Porus et Meatus acusticus int.

Canaliculus cochleae

Vagina proc. styloidei

Proc styloideus

gularis ist die *Fossula petrosa* als flache, oft undeutliche Grube erkennbar, die das Ganglion inferius des N. glossopharyngeus aufnimmt. In dieser Grube beginnt der *Canaliculus tympanicus*, der den gleichnamigen Nerven in die Paukenhöhle führt und als N. petrosus minor die Pyramide wieder verläßt.

Medial der Fossula petrosa findet sich als Ausmündungsstelle des Canaliculus cochleae die *Apertura externa canaliculi cochleae*. Sie enthält die Endstrecke des Ductus perilymphaticus, eine Verbindung der Scala tympani (s. Bd. 3) mit dem Subarachnoidalraum.

Etwa die gleiche Mündungsrichtung wie die des Canalis caroticus besitzt der *Canalis musculotubarius*, der zur Paukenhöhle führt und dessen Eingang nahe der Vorderkante unten an der Pyramidenbasis liegt.

Pars tympanica

Dieser Teil des Schläfenbeins bedeckt die äußere laterale Fläche der Pyramide und hat wegen seiner Beziehun-

des Gehörgangs endet. Am unteren Umfang der Pars tympanica liegt die *Crista tympanica*, die an der Bildung der *Vagina processus styloidei* beteiligt ist.

Zwischen Pars tympanica und squamosa schiebt sich eine schmale Knochenleiste, *Crista tegmentalis*, die vom Tegmen tympani der Pars petrosa ausgeht. So entstehen zwei Spalten, die *Fissura petrotympanica* (Glasersche Spalte) und die *Fissura petrosquamosa*. Durch die am hinteren Rand der Kiefergelenkgrube ziehende Fissura petrotympanica zieht ein Nerv, die Chorda tympani.

Im oberen Abschnitt der Pars tympanica ist die *Incisura tympanica* ausgespart, in die sich die Schläfenbeinschuppe einfügt.

Pars squamosa

Grundlage ist die *Squama temporalis*, mit einer Innenfläche, *Facies cerebralis*, und einer Außenfläche, *Facies temporalis*, die zusammen mit dem Keilbein und dem

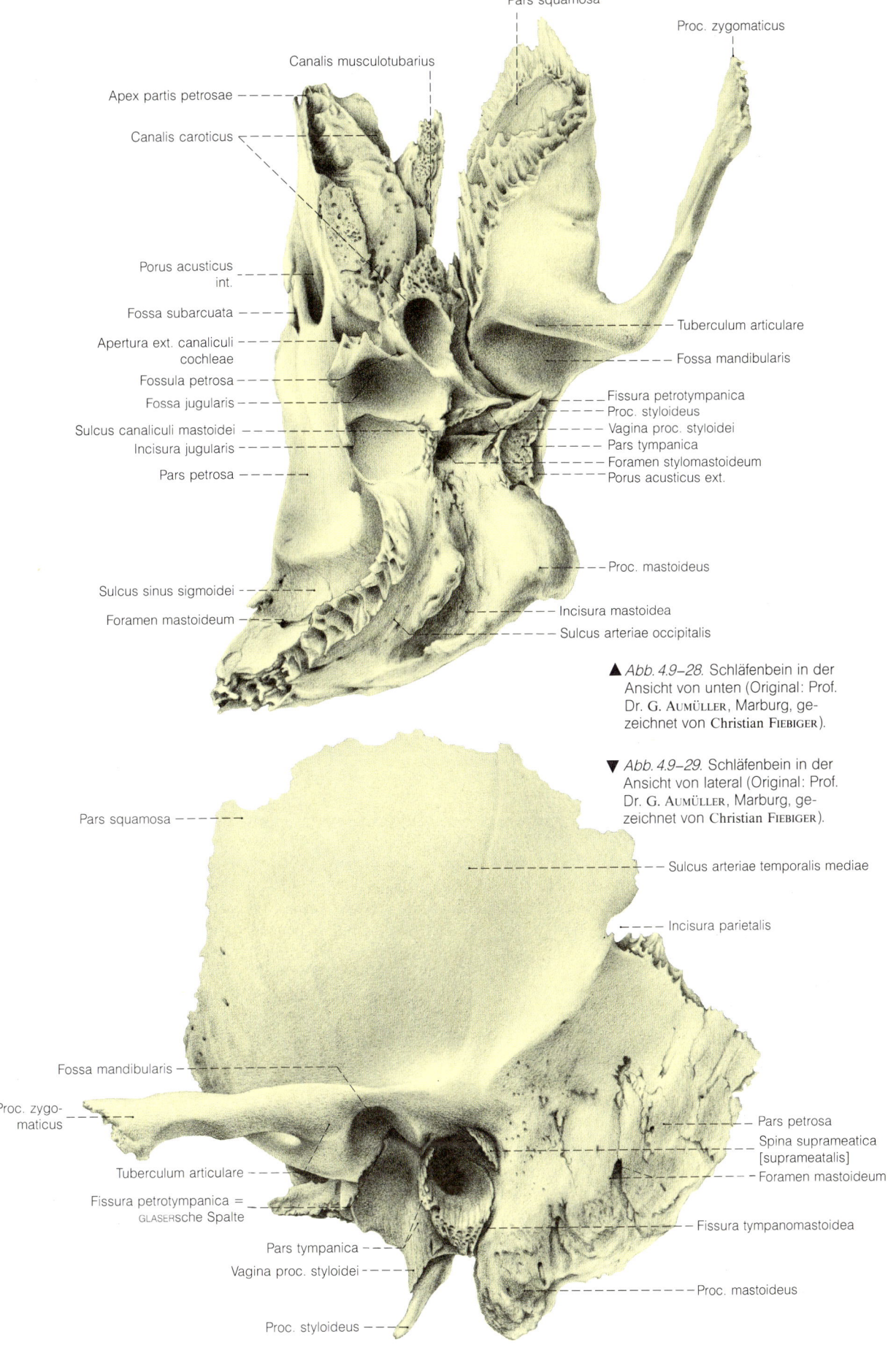

Pars squamosa

Proc. zygomaticus

Canalis musculotubarius

Apex partis petrosae

Canalis caroticus

Porus acusticus int.

Fossa subarcuata

Apertura ext. canaliculi cochleae

Fossula petrosa

Fossa jugularis

Sulcus canaliculi mastoidei

Incisura jugularis

Pars petrosa

Sulcus sinus sigmoidei

Foramen mastoideum

Tuberculum articulare

Fossa mandibularis

Fissura petrotympanica

Proc. styloideus

Vagina proc. styloidei

Pars tympanica

Foramen stylomastoideum

Porus acusticus ext.

Proc. mastoideus

Incisura mastoidea

Sulcus arteriae occipitalis

▲ *Abb. 4.9–28.* Schläfenbein in der Ansicht von unten (Original: Prof. Dr. G. Aumüller, Marburg, gezeichnet von Christian Fiebiger).

▼ *Abb. 4.9–29.* Schläfenbein in der Ansicht von lateral (Original: Prof. Dr. G. Aumüller, Marburg, gezeichnet von Christian Fiebiger).

Pars squamosa

Sulcus arteriae temporalis mediae

Incisura parietalis

Fossa mandibularis

Proc. zygo-maticus

Tuberculum articulare

Fissura petrotympanica = GLASERsche Spalte

Pars tympanica

Vagina proc. styloidei

Proc. styloideus

Pars petrosa

Spina suprameatica [suprameatalis]

Foramen mastoideum

Fissura tympanomastoidea

Proc. mastoideus

Scheitelbein die Schläfengrube bildet. Zwischen der Squama und der Crista tegmentalis liegt die *Fissura petrosquamosa*. Von der Schuppe entspringt breit der Jochfortsatz, *Processus zygomaticus*, der sich in der schrägen *Sutura temporozygomatica* mit dem Jochbein verbindet und mit diesem zusammen den Jochbogen, *Arcus zygomaticus*, bildet. Nach dorsal setzt er sich in eine flache *Crista supramastoidea* fort; unterhalb davon liegt die *Foveola suprameatica [suprameatalis]* mit einer kleinen *Spina suprameatica [suprameatalis]*. An der Wurzel des Jochfortsatzes liegt die quergestellte *Fossa mandibularis*, Gelenkgrube für den Unterkieferkopf, vor der das *Tuberculum articulare*, ein querer Knochenwulst, gelegen ist.

Os parietale, Scheitelbein (Abb. 4.9–9 u. 4.9–14)

Es stellt eine vierseitige Knochentafel dar, die sich mit dem Stirnbein (*Margo frontalis*), dem Hinterhauptbein (*Margo occipitalis*), der Schläfenbeinschuppe (*Margo squamosus*) und dem großen Keilbeinflügel (*Angulus sphenoidalis*) verbindet. Am *Margo sagittalis* vereinigen sich die Knochen beider Seiten zur Pfeilnaht (*Sutura sagittalis*). An drei weiteren Ecken (*Angulus frontalis, mastoideus, occipitalis*) sind weitere Kontaktstellen zu benachbarten Knochen vorhanden. An der Außenfläche ist der platte Knochen zum *Tuber parietale* aufgewölbt, dem an der Innenseite eine *Fossa parietalis* entspricht. Unten am Scheitelhöcker liegt die *Linea temporalis inferior*, die dem Ursprungsrand des M. temporalis entspricht und sich nach unten bis zum Jochbogen fortsetzt. Etwas weiter oberhalb dient die *Linea temporalis superior* der Fascia temporalis zur Anheftung. Das Scheitelbein besitzt eine Vena emissaria parietalis, die hinten neben der Sagittalnaht durch das *Foramen parietale* austritt. Längs der Pfeilnaht läuft auf der Innenfläche der *Sulcus sinus sagittalis superioris* für den gleichnamigen Blutleiter. In seinem Verlauf sind in wechselnder Zahl und Anordnung *Foveolae granulares*, kleine Öffnungen für zottenförmige Auswüchse der weichen Hirnhaut, *Granulationes arachnoideales*, und Furchen für Äste der Meningealarterie, *Sulci arteriosi*, vorhanden.

Os frontale, Stirnbein (Abb. 4.9–9, 4.9–14. 4.9–16 u. 4.9–22)

Das Stirnbein besteht aus der unpaaren Stirnbeinschuppe, *Squama frontalis*, die die knöcherne Grundlage der Stirn darstellt, den paarigen *Partes orbitales*, die im wesentlichen das Dach der Augenhöhle bilden, und der dazwischenliegenden *Pars nasalis*, die sich am Aufbau des Nasenskeletts beteiligt und als Teil des Stirnnasenpfeilers den Kaudruck des Eckzahngebiets aufnimmt.

Die im jugendlichen Alter noch getrennten paarigen Anlagen des Stirnbeins stoßen in der *Sutura frontalis [Sutura metopica]* zusammen, die beim Erwachsenen verstreicht. Persistenz dieser Naht nennt man *Metopismus*.

An der dicksten Stelle des Knochens, wo die vertikal gestellte Squama auf die horizontalen Partes orbitales trifft, ist der Knochen durch die großen paarigen Stirnhöhlen, *Sinus frontales*, ausgehöhlt. Die durch ein *Septum sinuum frontalium* getrennten Stirnhöhlen münden mit der *Apertura sinus frontalis* in die Nasenhöhle (im mittleren Nasengang). Die Größe der Stirnhöhlen ist in der Regel ungleich; sie können sich bis zum kleinen Keilbeinflügel erstrecken.

Squama frontalis

Man unterscheidet eine reicher gegliederte Außenfläche, *Facies externa*, von der relativ glatten *Facies interna*, deren Mittelteil zu einer *Crista frontalis* ausgesteift ist. Sie entsteht aus den Rändern des oben gelegenen *Sulcus sinus sagittalis superioris* und endet unten vor dem *Foramen caecum*, einer Einsenkung für einen Durafortsatz. An der Außenfläche treten, besonders bei Kindern, die Stirnhöcker, *Tubera frontalia [Eminentiae frontales]*, in wechselnder Ausprägung hervor. Von der Nasenwurzel aufsteigend und die *Glabella*, Stirnglatze, zwischen sich fassend, überragen die *Arcus superciliares*, Augenbrauenbogen, den Oberaugenrand, *Margo supraorbitalis*. Dieser trägt medial einen Einschnitt, gelegentlich auch ein Loch. *Incisura (Foramen) frontale*, zum Durchtritt von Gefäßen und Nerven an die Stirnhaut; lateral davon liegt die *Incisura* bzw. das *Foramen supraorbitale* von gleicher Bedeutung.

Am lateralen Orbitarand setzt sich der Knochen in Gestalt des *Processus zygomaticus*, Jochfortsatz, fort, der mit dem Jochbein, *Os zygomaticum*, verbunden ist.

Pars orbitalis

Die beiden Partes orbitales bilden das Dach der Orbita. Die Außenfläche, *Facies cerebralis*, ist durch Erhebungen, *Juga cerebralia*, und Vertiefungen, *Impressiones digitatae*, unregelmäßig gestaltet. Die Innenfläche, *Facies orbitalis*, hat lateral eine leichte Eindellung, *Fossa glandulae lacrimalis*, für die Tränendrüse. An der medialen Seite befindet sich entweder ein Grübchen, *Fovea*, oder ein Knochensporn, *Spina trochlearis*, zur Befestigung der Sehne des M. obliquus bulbi superior. Zwischen den beiden Partes orbitales liegt die *Incisura ethmoidalis*, die von der Lamina cribrosa des Siebbeins ausgefüllt wird. An den Rändern sind *Foveolae ethmoidales* ausgebildet, die als Decke die oberen Siebbeinzellen abschließen. Die Gefäße und Nerven für die Siebbeinzellen treten an der medialen Orbitawand durch das *Foramen ethmoidale anterius* bzw. *posterius* hindurch.

Pars nasalis

Sie stellt den mittleren, kleinen Abschnitt des Stirnbeins zwischen den Augenhöhlen dar. Von ihr geht die *Spina nasalis* aus, ein stachelartiger Fortsatz, an den sich die Nasenbeine und teilweise die Stirnfortsätze des Oberkiefers anlagern.

4.9.3.2 Die Knochen des Splanchnocranium

Nasenregion

Os ethmoidale, Siebbein (Abb. 4.9–9, 4.9–22, 4.9–24 u. 4.9–30)

Das Siebbein liegt zwischen den beiden Augenhöhlen und bildet den oberen Teil der Nasenhöhle. Es erreicht nirgends die äußere Schädelwand und besteht aus einer medianen senkrechten Scheidewand, *Lamina perpendicularis*, die von der Nasenhöhle bis in die Schädelhöhle ragt und hier von der horizontalen Siebplatte gekreuzt wird. An diese schließen sich die Seitenteile an, die das lufthaltige Siebbeinlabyrinth, *Labyrinthus ethmoidalis*, bilden und aus dünnsten Knochenplatten bestehen. Gegen die Nasenhöhle zu entwickeln die Seitenteile die beiden Siebbeinmuscheln.

Die Lamina perpendicularis bildet den oberen Abschnitt der Nasenscheidewand. Sie setzt sich mit einem kammartigen Vorsprung, *Crista galli*, in die vordere Schädelgrube fort. Zu beiden Seiten der Crista galli ist der Knochen siebartig durchlöchert, *Lamina cribrosa*; durch sie treten die Riechnerven, Fila olfactoria, in die Nasenhöhle.

Die *Partes laterales* des Siebbeins bilden das Siebbeinlabyrinth. Seine laterale Begrenzung, zugleich ein Teil der medialen Orbitawand, ist die glatte, papierdünne *Lamina orbitalis*. An der medialen Labyrinthwand liegt oben die kleine *Concha nasalis superior*, darunter die etwas größere *Concha nasalis media*, zwei wie Teichmuscheln gebogene Knochenplatten mit rauher

Oberfläche. Die mittlere Muschel setzt sich vorn auf den Processus frontalis des Oberkiefers, hinten auf das Gaumenbein fort, wo zur Anlagerung je eine *Crista ethmoidalis* ausgebildet ist. Die von der Konkavität der Muscheln bedeckten Räume werden als oberer und mittlerer Nasengang, *Meatus nasi superior* und *medius*, bezeichnet. Eine besonders große Siebbeinzelle, *Bulla ethmoidalis*, der Rest einer Nebenmuschel, ragt leicht in den mittleren Nasengang vor. Vor ihr liegt ein sichelförmiger Spalt, *Hiatus semilunaris*, von dem aus die wichtigsten Nebenhöhlen: Kieferhöhle, Stirnhöhle und vordere Siebbeinzellen, sondiert werden können (Abb. 4.9–31). Von der Vorderseite der Bulla ethmoidalis hängt ein dünner, säbelartig gekrümmter Knochenfortsatz, *Processus uncinatus*, herab und überbrückt den weiteren Eingang zur Oberkieferhöhle. Er erreicht die untere Muschel und stellt ebenfalls eine verkümmerte Muschel dar.

Concha nasalis inferior, untere Nasenmuschel (Abb. 4.9–9, 4.9–30 bis 4.9–32)

Die untere Nasenmuschel, *Concha nasalis inferior*, ist ein selbständiger, schalenförmig gebogener langgestreckter Knochen, der an der lateralen Wand der Nasenhöhle liegt. Er erstreckt sich von der Apertura piriformis bis zur Choana und besitzt drei kleine Fortsätze: der *Processus maxillaris* liegt dem unteren Rand des Eingangs zur Kieferhöhle an. Der *Processus ethmoidalis* reicht nach oben bis zum Processus uncinatus. Der *Processus lacrimalis* vervollständigt die mediale Wand des *Ductus nasolacrimalis*, Tränennasengang. Durch die Fortsätze wird der weite Eingang zur Kieferhöhle eingeengt.

Os lacrimale, Tränenbein (Abb. 4.9–32)

Der dünne, etwa viereckige Knochen liegt an der medialen Wand der Augenhöhle. An seiner orbitalen Fläche ist eine senkrechte Längsfurche, *Sulcus lacrimalis*, vorhanden, die durch den Stirnfortsatz des Oberkiefers zur *Fossa sacci lacrimalis* ergänzt wird. An der hinteren

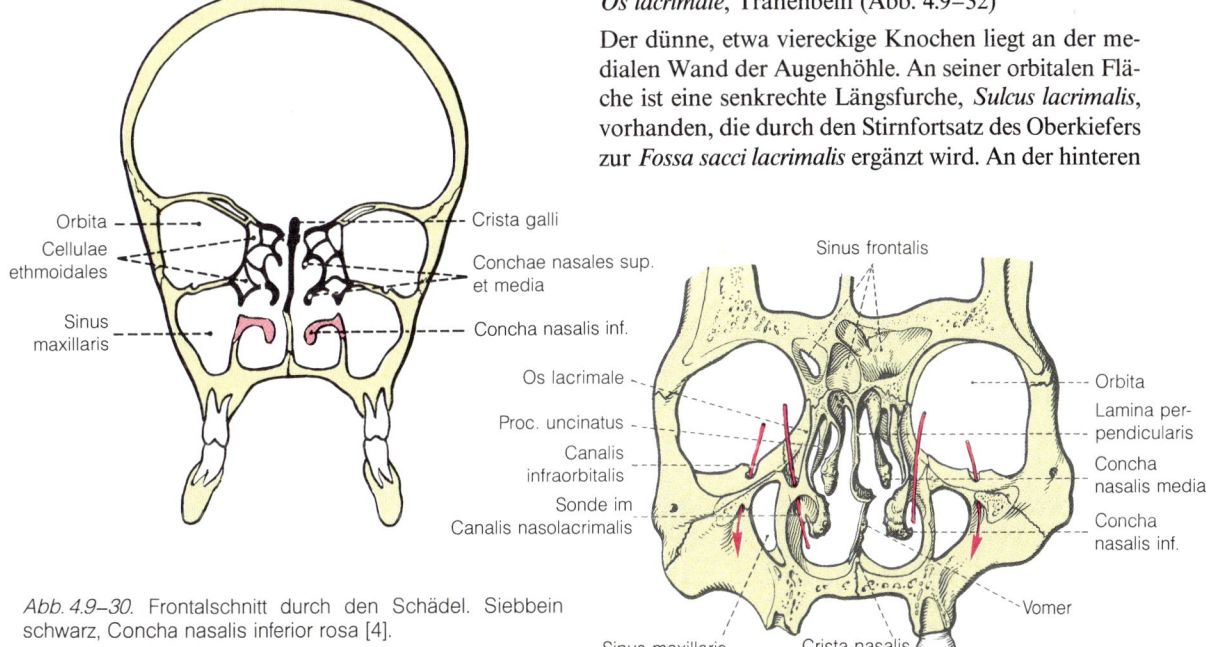

Abb. 4.9–30. Frontalschnitt durch den Schädel. Siebbein schwarz, Concha nasalis inferior rosa [4].

Abb. 4.9–31. Frontalschnitt durch den Gesichtsschädel in Höhe der Foramina infraorbitalia.

Grenze des Sulcus lacrimalis ist der Knochen zu einer *Crista lacrimalis posterior* zugeschärft. Die Kante besitzt unten einen vorwärtsgekrümmten Haken, *Hamulus lacrimalis*, der die untere Umrandung der Fossa sacci lacrimalis bildet.

Os nasale, Nasenbein (Abb. 4.9–24 u. 4.9–32)

Die rechteckigen paarigen Knochen sind mit ihrem stärkeren Ende an der Pars nasalis des Stirnbeins verzahnt, der laterale Rand mit dem Processus frontalis maxillae. Der untere Rand beteiligt sich an der Bildung der Apertura piriformis, der vorderen Öffnung der Nasenhöhle. Auf der Rückfläche des Knochens läuft in einer Rinne, *Sulcus ethmoidalis*, der N. ethmoidalis anterior, der mit Begleitgefäßen durch eine kleine Öffnung auf den Nasenrücken gelangt.

Vomer, Pflugscharbein (Abb. 4.9–9 u. 4.9–25)

Der unregelmäßige, viereckige bzw. rautenförmige Knochen verbindet schräg nach vorn führend die Schädelbasis mit dem Gaumen. Er bildet somit einen Teil des knöchernen Septum nasi und trennt mit seinem freien hinteren Rand die beiden hinteren Nasenöffnungen, *Choanae*, voneinander. Oben weicht die Knochenplatte etwas auseinander und bildet zwei Flügel, *Alae vomeris*, die das Rostrum sphenoidale des Keilbeinkörpers umfassen.

Kieferregion

Os zygomaticum, Joch- und Wangenbein (Abb. 4.9–14)

Der annähernd viereckige Knochen ist zwischen die Jochfortsätze von Schläfen-, Oberkiefer- und Stirnbein eingelassen und erreicht den großen Keilbeinflügel. Diese Verbindung ist typisch für die Primaten, bei denen die Orbita knöchern gegen das Schädelinnere abgegrenzt ist. Über Fortsätze, *Processus temporalis, maxillaris* und *frontalis*, steht das Jochbein mit den entsprechenden Knochen in Verbindung. Der *Arcus zygomaticus* entsteht aus der Verbindung zum Schläfenbein.

Das Jochbein hat eine Wangenfläche (*Facies lateralis*) sowie eine *Facies orbitalis* und *temporalis*. An der Facies orbitalis beginnt mit dem *Foramen zygomaticoorbitale* der *Canalis zygomaticus*, der sich im Jochbein in zwei Wege aufteilt und auf der Wangenfläche mit dem *Foramen zygomaticofaciale* und auf der Facies temporalis mit dem *Foramen zygomaticotemporale* für den gleichnamigen Nerven mündet.

Os palatinum, Gaumenbein (Abb. 4.9–9, 4.9–18, 4.9–25, 4.9–35)

Das Gaumenbein ist zwischen dem Oberkiefer und dem Flügelfortsatz des Keilbeins eingezwängt. Es verlängert mit einer horizontalen Platte, *Lamina horizontalis*, den Gaumenfortsatz des Oberkiefers nach hinten und ergänzt mit einer vertikalen Platte, *Lamina perpendicularis*, die seitliche Nasenwand.

Lamina horizontalis

An den der Nasenhöhle zugekehrten Flächen beider Gaumenbeine, *Facies nasales*, bildet sich an der Verwachsungsstelle eine Leiste, *Crista nasalis*, die sich nach hinten in die kurze Spina nasalis fortsetzt. An den Gaumenseiten, *Facies palatinae*, findet sich eine entsprechende Crista palatina.

Lamina perpendicularis

Diese senkrechte, sehr dünne Knochenplatte lagert sich der medialen Fläche des Processus pterygoideus des Keilbeins und mit ihrem Processus maxillaris dem Corpus maxillae an. Sie besitzt eine *Facies nasalis* und eine *Facies maxillaris*; an der Facies nasalis liegt die *Crista conchalis* zur Anlagerung der unteren Nasenmuschel. Darüber findet sich eine entsprechende Leiste für die mittlere Nasenmuschel, *Crista ethmoidalis*. Oben geht von der Lamina perpendicularis nach vorn der *Processus orbitalis* ab. Er ist etwas nach lateral geneigt und erreicht die Orbita in ihrer hinteren medialen Ecke. Ein Teil ist gegen das Siebbein gerichtet und zur Bedeckung einer Siebbeinzelle ausgehöhlt. Eine weitere Fläche wendet sich zur Flügelgaumengrube. An dieser Fläche schließt sich als Einkerbung die *Incisura sphenopalatina* an, die durch den Keilbeinkörper zum *Foramen sphenopalatinum* geschlossen wird. Durch diese Öffnung treten die Nn. nasales superiores posteriores laterales und die A. sphenopalatina von der Flügelgaumengrube her in die Nasenhöhle ein. Hinter der Incisur liegt der *Processus sphenoidalis*, der sich der Unterfläche des Keilbeins anlagert. An der Außenfläche der Lamina perpendicularis verläuft als Längsfurche der *Sulcus palatinus major*. Er wird durch den Oberkiefer und den Processus pterygoideus zum *Canalis palatinus major* geschlossen. Der Kanal steigt abwärts und mündet am Gaumen mit dem *Foramen palatinum majus* für die Nn. palatini und die A. palatina descendens. Von dem Hauptkanal zweigen sich die *Canalis palatini* ab, durchsetzen den Processus pyramidalis und münden an dessen Basalfläche mit zwei bis drei *Foramina palatina minora* für die entsprechenden Nerven.

Der *Processus pyramidalis* erstreckt sich nach hinten unten, legt sich an das hintere Ende des Alveolarfortsatzes der Maxilla, verkeilt sich zwischen die beiden Lamellen des Flügelfortsatzes des Keilbeins und hilft so die Fossa pterygoidea zu bilden. In ihm verlaufen die Canales palatini.

Maxilla, Oberkiefer (Abb. 4.9–9, 4.9–18, 4.9–24, 4.9–32)

Die beiden Maxillen stellen die knöcherne Grundlage des Mittelgesichts dar. Ihre Größe, Ausprägung und Stellung bestimmen im wesentlichen die Form des Gesichts. Durch ihre vom Körper, *Corpus maxillae*, ausgehenden Fortsätze sind sie am Aufbau der Augen- und Nasenhöhle sowie des Gaumens mitbeteiligt.

Das Corpus maxillae enthält den *Sinus maxillaris*, die größte der Nasennebenhöhlen, die über eine weite Öffnung, den *Hiatus maxillaris*, zugänglich ist. Die

Abb. 4.9–32. Der Oberkiefer, Maxilla, von lateral nach Entfernung des Jochfortsatzes, mit Einblick in die Kieferhöhle. (Original: Prof. Dr. G. Aumüller, Marburg, gezeichnet von Christian Fiebiger).

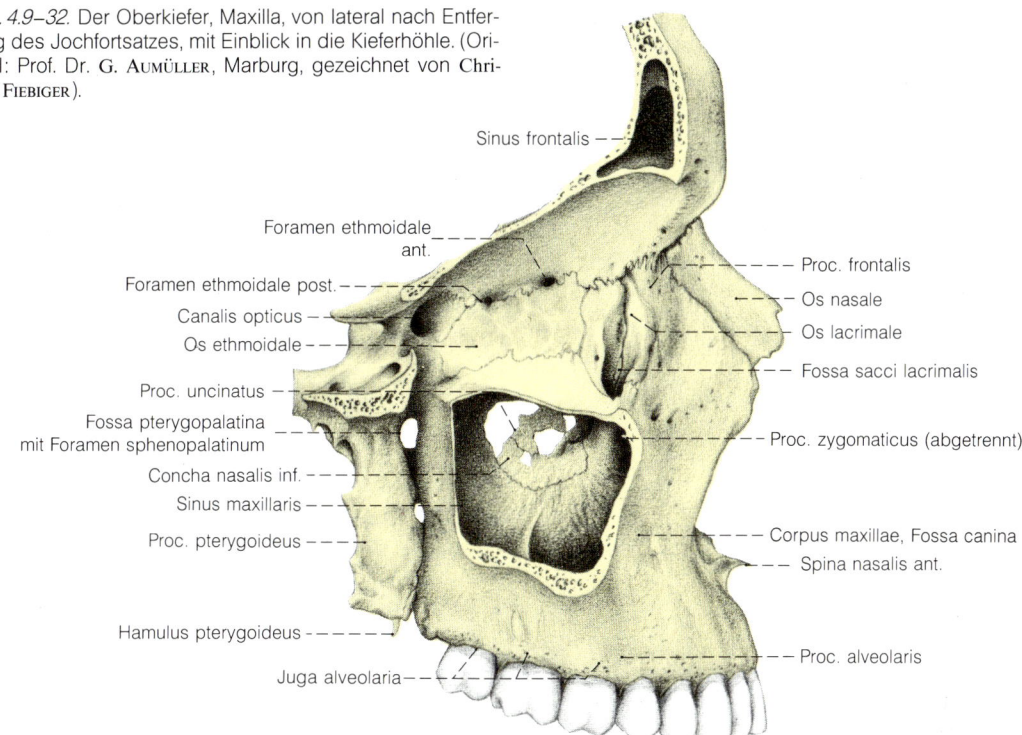

Sinus frontalis

Foramen ethmoidale ant.

Foramen ethmoidale post.

Canalis opticus

Os ethmoidale

Proc. uncinatus

Fossa pterygopalatina mit Foramen sphenopalatinum

Concha nasalis inf.

Sinus maxillaris

Proc. pterygoideus

Hamulus pterygoideus

Juga alveolaria

Proc. frontalis

Os nasale

Os lacrimale

Fossa sacci lacrimalis

Proc. zygomaticus (abgetrennt)

Corpus maxillae, Fossa canina

Spina nasalis ant.

Proc. alveolaris

Kieferhöhle besitzt einen konkaven Boden, an dessen tiefster Stelle die Wurzel des ersten Mahlzahns, Dens molaris I, liegt. Die Alveole des Eckzahns, Dens caninus, liegt fast stets vor dem Sinus, während die Alveolen der folgenden Zähne sehr enge räumliche Beziehungen zum Sinus haben. Dies erklärt die Tatsache, daß sich die Kieferhöhle sowohl über das Cavum nasi als auch über Infekte an der Wurzel des ersten Mahlzahns entzünden kann.

Von dem zentralen Corpus maxillae gehen vier kräftige Fortsätze aus: *Processus frontalis*, Stirnfortsatz, *Processus zygomaticus*, Jochfortsatz, *Processus alveolaris*, Zahnfortsatz, und *Processus zygomaticus*, Gaumenfortsatz.

Processus zygomaticus

Der Jochfortsatz nimmt nach außen hin die Verbindung mit dem Jochbein auf, das den Oberkiefer mit dem Stirnbein und dem Schläfenbein verbindet. Hinten lehnt sich die Maxilla an das feste Widerlager des Processus pterygoideus des Keilbeins an; sie besitzt hier einen flachen Vorsprung, das *Tuber maxillae.*

Processus alveolaris

Der Zahnbogen trägt die Zahnfächer, *Alveoli dentales*, die in spongiösen Knochen eingebettet sind und durch Scheidewände, *Septa interalveolaria*, voneinander getrennt werden. Innerhalb eines Zahnfachs werden für mehrwurzelige Zähne weitere Unterteilungen durch die *Septa interradicularia* geschaffen. An den Außenflächen drängen die Zahnwurzeln den Knochen zu den *Juga alveolaria* vor. Über dem Alveolarfortsatz liegt der

sog. Basalbogen, der den Kaudruck aufnimmt und weiterleitet. Die Bogen beider Seiten werden durch die *Processus palatini*, Gaumenfortsätze, miteinander verbunden.

Processus palatinus

Die beiden Gaumenfortsätze bilden den größeren vorderen Anteil des harten Gaumens und sind in der *Sutura palatina mediana* miteinander verbunden. Dadurch entsteht eine schmale Leiste, *Crista nasalis*, die sich nach vorn als *Spina nasalis anterior* fortsetzt.

Der die oberen Schneidezähne (*Dentes incisivi*) tragende Teil des Oberkiefers heißt auch *Os incisivum* (*intermaxillare*) und ist beim Neugeborenen jederseits durch eine Naht, *Sutura incisiva*, von den Maxillen getrennt. Am Scheitelpunkt der Naht liegt das *Foramen incisivum*, die Mündung des *Canalis incisivus*, der Nasen- und Mundhöhle miteinander verbindet und durch den der Nervus und die Vasa nasopalatina ziehen.

Processus frontalis

Der Stirnfortsatz beteiligt sich mit einer hinter der *Crista lacrimalis anterior* gelegenen Eindellung an der Bildung der Tränensackgrube, *Fossa sacci lacrimalis*, und durch den *Sulcus lacrimalis*, Tränenfurche, zusammen mit dem Tränenbein und der unteren Muschel an der Bildung des Tränennasenkanals, *Canalis nasolacrimalis*.

Corpus maxillae

Die Vorderfläche des Oberkiefers, *Facies anterior*, ist an ihrer medialen Seite so ausgeschnitten, daß sie die vordere Nasenöffnung, *Apertura piriformis*, umschließen hilft. Kurz oberhalb des Processus alveolaris zeigt die vordere Wand eine leichte Vertiefung, *Fossa canina*. Oberhalb der Fossa canina findet sich das *Foramen infraorbitale*, aus dem der N. infraorbitalis heraustritt. Er verläuft im *Canalis infraorbitalis*, der am Boden der Orbita mit dem *Sulcus infraorbitalis* beginnt. Der Kanal liegt in der oberen Wand des Oberkiefers, *Facies orbitalis*, die mit einer dünnen Knochenlamelle gegen den Sinus maxillaris abgegrenzt ist. Der hintere abgestumpfte Rand der Facies orbitalis begrenzt zusammen mit dem großen Keilbeinflügel die *Fissura orbitalis inferior*.

Die der Nasenhöhle zugewandte *Facies nasalis* trägt am isolierten Knochen den weiten Hiatus maxillaris. Seine Öffnung wird durch die Lamina perpendicularis des Gaumenbeins, den Processus maxillaris der unteren Nasenmuschel, den Processus uncinatus und die Bulla ethmoidalis zu einem sichelförmigen Spalt, *Hiatus semilunaris*, eingeengt.

Die hintere Fläche des Oberkiefers, *Facies infratemporalis*, sieht gegen die Flügelgaumengrube und besitzt an ihrem Tuber maxillae mehrere kleine *Formina alveolaria* zum Eintritt der Zahnnerven, die in den *Canales alveolares* zu den Zähnen gelangen.

ten besteht. Er stellt eine etwa parabolisch gebogene Knochenplatte dar, *Corpus mandibulae*, deren hinteres Ende zu den Unterkieferästen aufgebogen ist. Wo beide ineinander übergehen, ist zusätzlich Knochenmasse angelagert, *Angulus mandibulae*, und dient als Muskelapophyse, außen mit der *Tuberositas masseterica* für den M. masseter, innen mit der *Tuberositas pterygoidea* für den M. pterygoideus medialis. Der Astwinkel zwischen dem Hinterrand des Astes und der Unterfläche des Körpers ist beim Neugeborenen noch gestreckt (etwa 150°), nimmt aber später mit der Dentition auf etwa 120° ab. Im Greisenalter, nach dem Zahnausfall, wird der Astwinkel wieder größer (Abb. 4.9–34).

Ramus

Der Oberkieferast bildet vorn oben eine weitere Muskelapophyse, den *Processus coronoideus*, der dem M. temporalis zum Ansatz dient. Er wird durch einen tiefen Einschnitt, *Incisura mandibulae*, vom Gelenkfortsatz, *Processus condylaris*, getrennt. Der vordere scharfe Rand des Processus coronoideus geht außen am Körper in eine Leiste, *Linea obliqua*, über. Der Gelenkfortsatz trägt einen querovalen Kopf, *Caput mandibulae*, der durch einen kurzen Hals, *Collum mandibulae*, vom

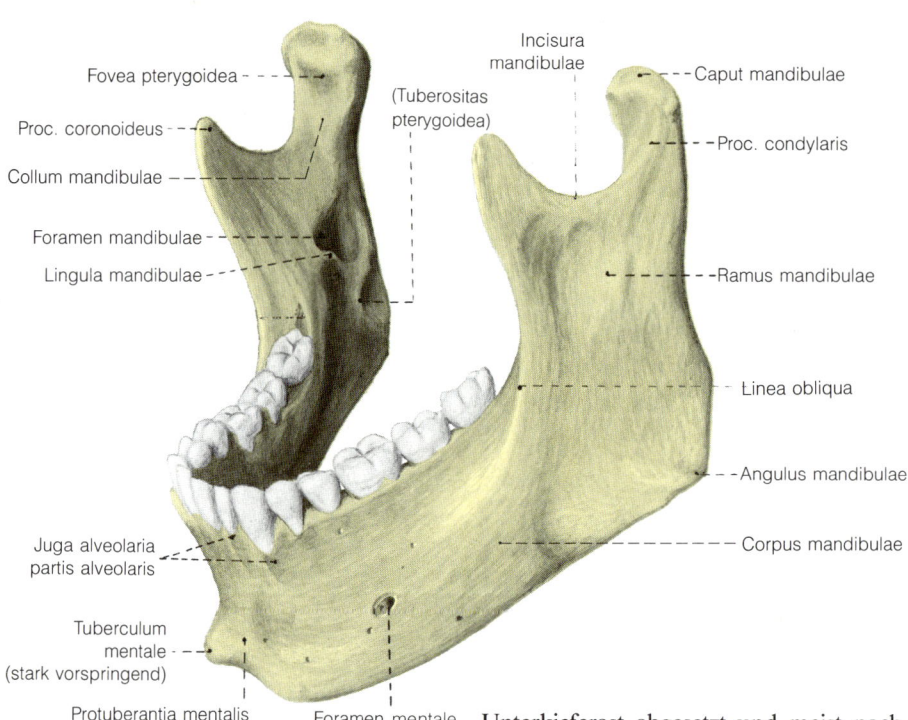

Fovea pterygoidea
Proc. coronoideus
Collum mandibulae
Foramen mandibulae
Lingula mandibulae
Incisura mandibulae
(Tuberositas pterygoidea)
Caput mandibulae
Proc. condylaris
Ramus mandibulae
Linea obliqua
Angulus mandibulae
Corpus mandibulae
Juga alveolaria partis alveolaris
Tuberculum mentale (stark vorspringend)
Protuberantia mentalis
Foramen mentale

Abb. 4.9–33. Unterkiefer von links vorn.

Mandibula, Unterkiefer (Abb. 4.9–14, 4.9–33 u. 4.9–34)
Der Unterkiefer ist eine frei bewegliche, mit den kräftigen Kaumuskeln besetzte Knochenspange, die aus zwei ursprünglich getrennten [2] symmetrischen Hälf-

Unterkieferast abgesetzt und meist nach vorn etwas durchgebogen ist. An der Vorderseite des Halses liegt unterhalb des Kopfes die flache *Fovea pterygoidea*, die dem M. pterygoideus lateralis zum Ansatz dient.

An der Innenfläche des Kieferastes findet sich das *Foramen mandibulae* als Eingang in den *Canalis mandibulae*. Er wird von einer kleinen Knochenzacke überragt, der *Lingula mandibulae*, an der das Ligamentum sphenomandibulare ansetzt. Sie kann von der Mundhöhle aus getastet werden und stellt eine wichtige Orien-

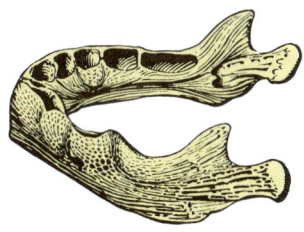

Abb. 4.9–34. Unterkiefer einer Greisin [26].

tierungsmarke für den Zahnarzt bei der Leitungsanästhesie des N. alveolaris inferior dar. Dieser Nerv verläuft mit Begleitgefäßen im Canalis mandibulae und tritt an der Vorderseite des Corpus am *Foramen mentale* (unterhalb der Alveolen für die Prämolaren) wieder nach außen. Am Foramen mandibulae beginnt auf der inneren Oberfläche die *Linea mylohyoidea*, eine Leiste für den Ursprung des gleichnamigen Muskels. Sie endet an einer Grube an der Innenfläche des Corpus, *Fossa digastrica*, für den M. digastricus. Unterhalb der Linea mylohyoidea verläuft im *Sulcus mylohyoideus* der gleichnamige Nerv.

Corpus

An der Innenfläche sind zwei seichte Vertiefungen vorhanden, *Fovea submandibularis* und *Fovea sublingualis*, die durch zwei Speicheldrüsen bedingt sind.

Kleine, auf den Zug der Mm. geniohyoideus und genioglossus zurückgehende Knochenzacken, die *Spinae mentales*, sind die Grundlagen einer Verstärkungszone des Corpus an der Biegungsstelle. Daher bricht der Kiefer bei einer Biegebeanspruchung durch äußere Gewalt stets seitwärts der Mitte, und die Spannungsspitzen liegen bei einer Biegung des herausgenommenen Kiefers etwa in der Gegend der Eckzahnalveole. Die ursprünglich dreieckige Kinnfuge bleibt als erhabenes Feld, *Tuberculum mentale* (Abb. 4.9–33), sichtbar, der wulstige Vorsprung ist die *Protuberantia mentalis*.

Die *Pars alveolaris* der Mandibula zeigt den stärksten Formwandel während der verschiedenen Lebensalter.

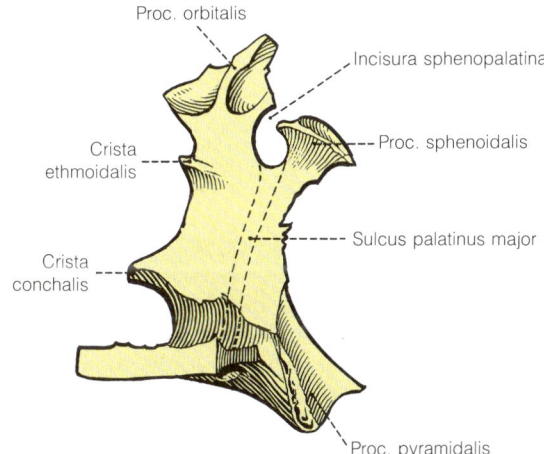

Abb. 4.9–35. Rechtes Gaumenbein von medial.

Beim Neugeborenen besteht das Corpus zum größten Teil aus dem Alveolarfortsatz, dessen einzelne Alveolarkörbe sich mit den Zahnanlagen bilden und von einem schmalen *Basalbogen* unterzogen werden. Beim Greis hingegen ist der Alveolarfortsatz durch den Zahnverlust fast ganz geschwunden, und die Höhe des Körpers wird von dem starken Basalbogen eingenommen. Wachstumsstörungen in frühester Kindheit können zu abnormer Kleinheit des Unterkiefers, *Mikrognathie*, führen. Der Alveolarbogen, *Arcus alveolaris*, des Unterkiefers hat die Form einer halben Ellipse und ist damit deutlich von dem des Oberkiefers verschieden. Die einzelnen Alveolen, *Alveoli dentales*, sind ebenfalls durch *Septa interalveolaria* getrennt und bilden an den Rändern der Pars alveolaris die *Juga alveolaria*.

Os hyoideum, Zungenbein

Ebenso wie der Unterkiefer gehört das hufeisenförmig nach hinten gebogene Zungenbein zum Viszeralskelett. Es ist aus Teilen des zweiten und dritten Kiemenbogens entstanden. Aus deren Copula ist der Körper, *Corpus ossis hyoidei*, hervorgegangen. Vom lateralen Rand des Körpers entspringt das *Cornu minus*, das kleine Zungenbeinhorn, das in sehr unterschiedlicher Weise verknöchert. Es steht durch das Lig. stylohyoideum mit dem Griffelfortsatz in Verbindung. Diese Verbindung kann vollständig verknöchert sein.

Das große Zungenbeinhorn, *Cornu majus*, gelegentlich nur durch Bindegewebe mit dem Körper an den Enden verbunden, richtet sich nach dorsal und hat ein knopfartig verdicktes Ende. Die großen Zungenbeinhörner können beim Lebenden gut getastet werden.

4.9.4 Die Kauwerkzeuge

JOCHEN STAUBESAND

4.9.4.1 Kiefergelenk, Articulatio temporomandibularis (Abb. 4.9–36 u. 4.9–37)

Am Gelenk ist der Kieferkopf beteiligt, der durch einen *Discus articularis* von der Gelenkfläche an der Schuppe des Schläfenbeins getrennt ist. Vor dieser Gelenkgrube liegt der Gelenkhöcker, *Tuberculum articulare*.

Der Kieferkopf, *Caput mandibulae*, sitzt auf dem oft nach vorn abgebogenen Kieferhals, *Collum mandibulae*, und bildet einen walzenförmigen Kopf, *Caput mandibulae*. Die Längsachsen der beiden Kieferwalzen stehen ein wenig schräg, derart, daß sich ihre Verlängerungen ungefähr vor dem großen Hinterhauptloch schneiden. Der Gelenkkopf ist vom vorderen bis zum hinteren Gelenkrand mit Faserknorpel überzogen.

Nur der vordere, von Faserknorpel überzogene Teil der Fossa mandibularis, der bis an die Fissura petrotympanica (= GLASERsche Spalte) reicht, bildet die *Facies articularis*. Der hintere Teil mit dem aus der Fissur austretenden Nerven, der *Chorda tympani*, liegt extrakapsulär. Der Gelenkraum ist immer noch so groß, daß die Kieferwalze sich bei den Mahlbewegungen, also bei einer Drehung um eine vertikale Achse, schräg stellen kann. Nach vorn zu greift die Facies articularis auf das *Tuberculum articulare* über, das ebenfalls mit Faserknorpel überzogen ist. Dieser Gelenkhöcker bildet eine querstehende Rolle, die von vorn nach hinten leicht gehöhlt ist und an deren Hinterfläche sich der Kieferkopf in der Ruhelage unter Zwischenschaltung des Diskus anlagert.

Der *Discus articularis* ist eine faserknorpelige Scheibe, die in der Mitte dünn ist (= sog. intermediäre Zone) und mit den verdickten Rändern (= „vorderes und hinteres dickes Band") sich ringsum an die Gelenkkapsel anheftet und damit das Gelenk in zwei Kammern zerlegt (Abb. 4.9–36). Der Diskus bedeckt kappenartig den Kieferkopf und begleitet ihn als transportable Pfanne bei seinen Verschiebungen (Abb. 4.9–37). Zugleich bildet der Diskus mit seiner oberen Fläche eine Pfanne für den Gelenkhöcker.

Der Discus articularis des Kiefergelenks der medial, lateral und vorn mit der Gelenkkapsel verwachsen ist, löst sich nach hinten zu in ein bindegewebiges, reichlich

elastische Fasern enthaltendes Balkenwerk auf, das den Gelenkraum dorsal begrenzt und nur durch die synoviale Schleimhaut, *Membrana synovialis*, von ihm geschieden ist. Eine eigentliche faserige hintere Gelenkkapselwand des Kiefergelenks gibt es somit nicht. Diese Tatsache muß bei der Behandlung das Kiefergelenk betreffender mechanischer Probleme in Rechnung gestellt werden. In die Maschen des genannten Balkenwerks sind neben Fettzellen reichlich Blutgefäße – insbesondere ein dichtes venöses Geflecht – eingelagert. Die Venen besitzen meist sehr dünne Wände, an gewissen Stellen sind jedoch umschriebene Wandverdickungen vor allem aus glatter Muskulatur vorhanden, die als Sperrvorrichtungen zu werten sind. Auch Sperrarterien (s. Bd. 2 dieses Lehrbuchs) lassen sich in größerer Zahl feststellen. Vermöge dieser Vorrichtungen ist das hinter dem Kiefergelenk gelegene Gewebe in der Lage, durch entsprechende Regelung von Blutzu- und Blutabfuhr an- bzw. abzustellen. Auf diese Regelung wirkt sich jedoch auch der beim Vortreten des Unterkieferköpfchens hinter dem Kiefergelenk auftretende Sog aus. Die morphologischen Voraussetzungen eines plastischen Polsters scheinen hier somit erfüllt zu sein. Deshalb wird die Vorrichtung auch als „retroartikuläres plastisches Polster" bezeichnet. In diesem Bereich sind reichlich Nervenfasern vorhanden. An gewissen Stellen finden sich von Synovialzellen mehr oder weniger

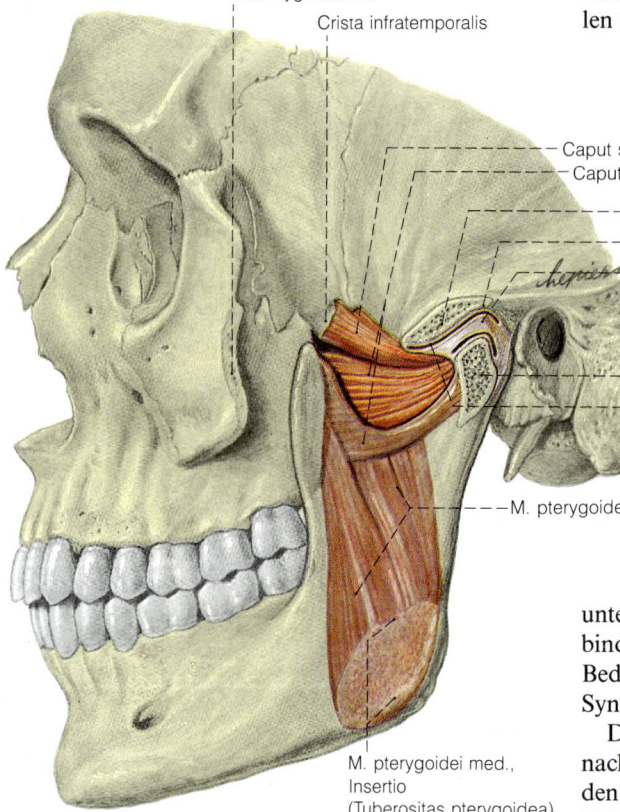

Abb. 4.9–36. Kiefergelenk, annähernd sagittal eröffnet, so daß das Collum mandibulae und der Discus articularis zu sehen sind. Raumus mandibulae durchsichtig dargestellt, um Verlauf und Ansätze der Mm. pterygoidei lateralis et medialis zu zeigen vgl. mit Abb. 4.9–37 [26].

unterteilte Buchten, die mit dem Gelenkraum in Verbindung stehen. Möglicherweise kommt ihnen eine Bedeutung im Zusammenhang mit der Bildung der Synovia zu [33].

Die Gelenkkapsel ist so weit, daß der Kieferkopf nach vorn luxieren kann, ohne daß sie reißt. Sie umfaßt den Gelenkhöcker, heftet sich seitlich an den Rand der Gelenkpfanne und reicht bis zur Fissura petrotympanica. Die Fasern konvergieren trichterförmig zum Kieferkopf, an dem die Kapsel hinten weiter herabreicht als vorn. Die hintere Kapselwand enthält viele elastische Fasern und wird beim Vorgleiten des Kopfes am stärksten gedehnt. Im Raum zwischen der hinteren

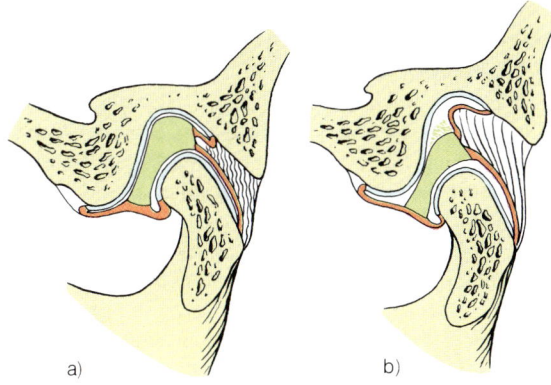

Abb. 4.9–37. Linkes Kiefergelenk annähernd sagittal durchgeschnitten:
a) in Ruhehaltung,
b) beim Öffnen des Unterkiefers.
  Beachte die Verschiebung des Discus articularis bei der Öffnungs-Schließungs-Bewegung.

Kapselwand und dem äußeren Gehörgang findet sich ein Verschiebepolster aus lockerem Binde- und Fettgewebe. Bei Öffnung des Kiefers erfüllt es den vergrößerten Raum, beim Kieferschluß weicht es nach abwärts aus.

Die Verstärkungsbänder haben bei dem schlaffen Kapselsack keine große Bedeutung, eine vollkommene Zwangshäufigkeit besteht nicht. Nur das *Lig. laterale* (Abb. 4.9–39) liegt als dreieckiges, schwach ausgeprägtes Band in der seitlichen Kapselwand. Ohne Beziehung zur Kapsel sind zwei an der Innenseite verlaufende Bandzüge: das *Lig. sphenomandibulare* (Abb. 4.9–41) und das *Lig. stylomandibulare* (Abb. 4.9–38). Das erste zieht von der Schädelbasis (Spina des Keilbeins) zur *Lingula mandibulae*. Das zweite zieht vom Griffelfortsatz zur Faszie des *M. pterygoideus medialis* und zum Kieferwinkel.

Mechanik des Kiefergelenks

Die Bewegungen des Unterkiefers sind abhängig vom Bau des Gelenks, vom Kontraktionsablauf der Kaumuskeln (und damit vom Nervensystem) sowie von Form und Stellung der Zähne, die zu einem Teil die Bewegungen führen und auf die alle Bewegungen hinzielen. Dazu kommt, daß stets beide Gelenke gleichzeitig tätig sein müssen. Das Gelenk für sich kann als isolierter Teil nicht verstanden werden, sondern nur als Glied dieses funktionellen Systems, zu dem auch die Okklusionsflächen der Zähne und die Kaumuskulatur gehören. Mit diesen muß es sich im Gleichgewicht halten, z. B. wenn das Gebiß im Laufe des Lebens Veränderungen erleidet [17].

Entsprechend dem Omnivorengebiß besitzt der Mensch auch eine vielseitige Bewegungsmöglichkeit in seinen Kiefergelenken. Die meisten Säugetiere haben einen viel einfacheren und einseitiger ausgeprägten Kauapparat. Beim Menschen unterscheidet man drei Bewegungsformen: 1. das *Heben* und *Senken* (Öff-

nungs- und Schließungsbewegung), 2. das *Vor*- und *Zurückschieben* des Kiefers (Gleit- oder Schlittenbewegungen) und 3. als kombinierte Bewegung die sog. *Mahlbewegung*. Außerdem unterscheidet man einfache Bewegungen wie bei Öffnung und Schließung der Kiefer und zusammengesetzte Bewegungen wie beim Kauen. In bezug auf die Zahnkontakte müssen Artikulationsbewegungen *mit* und freie Bewegungen *ohne* Zahnkontakte auseinandergehalten werden. Es kommen bei den Säugetieren Fälle vor, bei denen eine dieser drei Bewegungsformen für sich zu einem einseitigen Mechanismus spezialisiert ist. So besitzen die Raubtiere ein Scharniergelenk mit querstehender Walze, die beim Dachs so weit von der Pfanne umschlossen wird, daß der Unterkiefer auch nach dem Mazerieren die Pfanne nicht verlassen kann. Der zweite Typ findet sich bei Nagern, hier bildet der Kieferkopf eine sagittal stehende Walze, die für Schlittenbewegungen besonders geeignet ist. Die Wiederkäuer schließlich zerkleinern ihre Nahrung im wesentlichen durch ausgiebige Mahlbewegungen.

Bei der Ruhelage des Unterkiefers sind die Zahnreihen nicht vollständig geschlossen, der Kieferkopf steht nicht in der Tiefe der Gelenkgrube, sondern am hinteren Abhang des Gelenkhöckers. Die Grube wird von dem dicken hinteren Teil des Diskus ausgefüllt (Abb. 4.9–37). Wenn der Kopf nach hinten abgebeugt wird, wie vielfach im Schlaf, sinkt auch der Kieferkopf tiefer in die Grube.

Die Hauptbewegungen sind das *Öffnen* und *Schließen* der Zahnreihen. Beim Öffnen gleitet der Kieferkopf mitsamt dem Diskus auf der schrägen Bahn des Gelenkhöckers nach vorn und unten (Abb. 4.9–37). Diese Wanderung des Kieferkopfes kann man bei mageren Personen von außen sehen, dabei entsteht zwischen ihm und der Ohrmuschel eine Grube. Auch durch Auflegen der Finger, noch besser durch Einführen eines Fingers in den äußeren Gehörgang, kann man die Bewegung des Kieferkopfes fühlen. Man kann dann auch feststellen, daß es nicht möglich ist, den Kiefer zu öffnen, ohne daß der Kieferkopf nach vorn rutscht. Dieser Zwangslauf ist nicht in der Konstruktion des Gelenks begründet, denn an der Leiche läßt sich eine reine Scharnierbewegung, bei der der Kopf an Ort und Stelle bleibt, ausführen; vielmehr handelt es sich um eine zwangsläufige Muskeltätigkeit, bei der der *M. pterygoideus lateralis* eine Hauptrolle spielt. Der Vorteil des Mechanismus besteht darin, daß beim Zubeißen der Bissen nicht nur abgequetscht, sondern durch eine Bewegung von vorn nach hinten zugleich zerrieben wird. Ferner wird bei der Öffnungsbewegung das Zurückweichen des Kieferwinkels gegen die Wirbelsäule wesentlich geringer als bei der reinen Scharnierbewegung (Raubtiertypus). Die Grube hinter dem Kieferast, in der die Ohrspeicheldrüse liegt, wird bei der Öffnungsbewegung im oberen Teil erweitert, im unteren Teil durch den Kieferwinkel etwas verengt. Die Parotis soll durch diese Massage zu lebhafter Ausschüttung des Sekrets angeregt werden.

Bei der Öffnungsbewegung findet in dem Gelenk oberhalb des Diskus (*Articulatio meniscotemporalis*) ein Gleiten, unterhalb in der *Articulatio mensicocondylaris* ein Drehen statt, daher muß die obere Kammer auch geräumiger sein als die untere. Dieses Doppelgelenk wird auch als „Scharniergelenk mit beweglicher Pfanne" [24] beschrieben. Die Bedeutung des Diskus liegt darin, zwischen Gelenkkopf und Gelenkhöcker einen Ausgleich zu schaffen und zwischen der Gleitbahn und der Drehbahn zu vermitteln. Für dieses Drehgleiten gibt es keine zum Schädel festliegende Achse, sonst müßten alle Unterkieferteile Abschnitte von Kreisbogen beschreiben, was nicht der Fall ist. Man kann annehmen, daß die Drehung um eine quere, durch die Gelenkköpfe gelegte Achse erfolgt, die sich aber während der Öffnung verschiebt. Unter vereinfachten Annahmen kann man das Drehgleiten auch um eine quere Achse stattfinden lassen, die durch die Gegend des Foramen mandibulae geht. Hier liegt also ungefähr die ruhigste Stelle des Unterkiefers, hier liegt auch die Eintrittsstelle von Nerven und Gefäßen.

Wenn beim übermäßigen Öffnen des Mundes wie beim Gähnen, Erbrechen usw. der Kopf den Tiefpunkt des Gelenkhöckers nach vorn überschreitet, kann er sich vor dem Gelenkhöcker verhaken (= komplette Dislokation bei genuiner oder habitueller Luxation). Bei dieser doppelseitigen oder einseitigen Luxation können die Patienten den Mund nicht mehr schließen. Der Unterkiefer muß beim Einrenken zuerst nach abwärts und dann nach hinten gedrückt werden, um den Kopf unter dem Gelenkhöcker vorbeizuführen. Am besten legt man zu diesem Zweck beide Daumen auf die Alveolarfortsätze des Unterkiefers und führt ihn in die richtige Stellung. Wenn die Bewegung des Condylus vor das Tuberculum articulare während maximaler Öffnung und das Zurückkehren in die Fossa mandibularis keine krankhaften Symptome aufweist, handelt es sich um ein physiologisches Phänomen, die „nicht fixierte physiologische Subluxation" [19].

Für das *Vor-* und *Zurückschieben* hat der Unterkiefer bei geschlossenen Zahnreihen eine doppelte Führung: einerseits die Gleitbahn des Diskus in der oberen Gelenkkammer, andererseits eine Gleitbahn an der Zahnreihe des Oberkiefers. Beide Bahnen stimmen nach dem Zahnwechsel nur bei wenigen Menschen so überein, daß bei der Verschiebung das richtige Ineinandergreifen der Zähne (Artikulation) gewährt wird. Die maximale Vorwärtsbewegung des Condylus in Beziehung zum Os temporale hat ein Ausmaß von 15 mm, davon bewegt sich der Condylus nur 7 mm gemeinsam mit dem Diskus und 8 mm ohne diesen.

Bei der *Mahlbewegung* dreht sich ein Kopf auf dem Tuberculum articulare um eine vertikale Achse, während der andere Kopf seitwärts nach vorn von diesem Höcker abgleitet und dadurch die Zahnreihen dieser Seite zum Klaffen bringt. Dabei wird der Bissen in die offene Zahnreihe hineingeschoben. Das Kinn verschiebt sich nach der Seite des Kieferkopfes, der die Achse der Bewegung bildet.

Die Ausbildung des Kiefergelenks ist individuell sehr wechselnd und steht im Zusammenhang mit der Beschaffenheit des Gebisses und der Bißform.

Weitere Beziehungen zwischen Bezahnung und Kiefergelenk sind bei verschiedenen Bißarten festgestellt worden. So findet man bei den geraden Bißarten, bei denen die Scheidekanten der unteren und oberen Zähne wie die Schneidekanten einer Zange senkrecht aufeinandertreffen, die flache Gelenkform, bei der das Tuberculum einen flachen Neigungswinkel besitzt und der Kieferhals gerade nach oben gerichtet ist. Begünstigt durch das flache Tuberculum, werden in diesem Gelenk hauptsächlich Seitenbewegungen ausgeführt, das Gelenk wird als Gleitgelenk charakterisiert.

Umgekehrt findet man bei den stark übergreifenden Bißarten, bei denen die oberen Frontzähne so stark über die unteren übergreifen, daß die letzteren vorn weitgehend verdeckt werden, ein Gelenk mit steiler Neigung des Tuberculum, mit stark gekrümmten Kieferkopf und einer ausgesprochenen Umbiegung des Kieferhalses nach vorn. Durch das Übergreifen der Eck- bzw. Frontzähne sind die Seitenbewegungen beschränkt, es herrschen die Drehbewegungen vor. So hat man neben dem normalen Kiefergelenk das Gleitgelenk bei geraden Bißarten und das Drehgelenk bei stark übergreifendem Biß unterschieden.

So treten auch im Gefolge von Lückengebissen und Zahnprothesen Umbauten am Gelenk ein, die als Anpassungen aufzufassen sind. Heute werden Gebiß, Kieferknochen, Kiefergelenke und Kaumuskeln als einander beeinflussende Glieder eines funktionellen Systems begriffen. Aus dieser Erkenntnis heraus hat man gelernt, Besonderheiten des Gelenks, die früher als Varianten betrachtet wurden, zu beurteilen.

4.9.4.2 Kaumuskeln

> *M. temporalis*
> *M. masseter*
> *M. pterygoideus medialis*
> *M. pterygoideus lateralis*

Kaumuskeln im engeren Sinne des Wortes sind solche, die nur das Kauen bewirken. Daneben gibt es Muskeln, die gelegentlich beim Kauakt mitwirken, außerdem aber andere Aufgaben haben. Die Kaumuskeln gehören nicht nur funktionell, sondern auch genetisch zusammen, weil sie als Abkömmlinge der Muskulatur des Kieferbogens abgewandelte Kiemenmuskeln darstellen und demgemäß vom Nerv dieses Bogens, dem N. mandibularis aus dem N. trigeminus, versorgt werden.

Der Schläfenmuskel, *M. temporalis* (Abb. 4.9–38). Das Ursprungsfeld des platten Muskels reicht bis zur bogenförmigen *Linea temporalis inferior ossis parietalis*. Die fächerförmigen Muskelfasern bündeln sich und gehen in eine Endsehne über, die am Processus coronoideus des Unterkiefers ansetzt und an dessen Innenseite weit herabreicht. Ein zweites Ursprungsfeld liegt im tiefen Blatt der *Fascia temporalis*, die, von der *Linea temporalis superior ossis parietalis* ausgehend, den Muskel bedeckt und bis zum Jochbogen herabreicht. Da die Muskelfasern sowohl vom Knochen als auch von der Faszie entspringen, müssen sie von zwei Seiten, also doppelfiedrig, auf die Sehne zustrahlen, die zum großen Teil im Innern des Muskels liegt. Dadurch bekommt der Muskel eine große Anzahl von Muskelfasern und seinen hohen physiologischen Querschnitt.

Nach Untersuchungen ZENKERS [33], [34] besetzt das Ursprungsfeld einer sog. „medialen Temporalisportion" vorwiegend den ventralen Abhang der Spina infratemporalis und die oberen Anteile der Facies sphenomaxillaris des Keilbeins bis in den Bereich des Foramen rotundum. Von hier verlaufen die Muskelfasern nach unten und zugleich nach lateral und hinten, setzen dann zum größten Teil vermittels der tiefen Temporalissehne an der Crista temporalis mandibulae an. Ungefähr 1 bis 2 cm oberhalb des unteren Endes der Temporalissehne verläßt den M. temporalis an seiner medialen Seite ein sehniger Zug, der in die Fascie des M. buccinator übergeht. An der tiefen Temporalissehne nehmen stets einzelne Bündel des M. buccinator ihren Ursprung. In den Discus articularis des Kiefergelenks können neben Fasern des M. pterygoideus lateralis auch Fasern des M. temporalis bzw. Muskelfasern, die am Jochbogen entspringen, einstrahlen.

Der Temporalis ist der stärkste Kaumuskel. Beim festen Kauen kann man seine Tätigkeit in der Schläfengegend durch die Haut beobachten. Bei Raubtieren reicht der Ursprung des Muskels bis auf den Scheitel, wo sich beim Gorilla sogar ein Knochenkamm als vergrößertes Ursprungsfeld bildet.

Die *Fascia temporalis* reicht von der Linea temporalis superior bis zum Jochbogen. Oberhalb des Jochbogens spaltet sie sich in zwei Blätter, von denen das oberflächliche, *Lamina superficialis*, an der Außenseite, das tiefe, *Lamina profunda*, an der Innenseite der Knochenspange ansetzen. Der Raum zwischen beiden Blättern ist mit Fettgewebe gefüllt. Auch zwischen dem tiefen Blatt und dem Sehnenspiegel des Muskels sind Fettträubchen eingelagert. Findet nach schwerer Krankheit oder im Alter ein starker Fettschwund statt, sinken die Schläfen ein. Im Alter wird außerdem der Muskel selbst schwächer, besonders nach Verlust der Zähne; dann bildet sich auch der Processus coronoideus zu einem schmalen Fortsatz zurück.

Der *M. masseter* (s. Abb. 4.9–38 u. 4.9–40) bedeckt den Unterkieferast von außen und ist als viereckiger Wulst beim Lebenden so deutlich zu sehen, daß er schlechthin als der Kaumuskel bezeichnet wird. Er läßt zwei Portionen erkennen, eine oberflächliche, schrägstehende, *Pars superficialis*, deren Ursprung am Jochbogen nach vorn gerückt ist, und eine tiefe, senkrecht verlaufende, *Pars profunda*, die nur dicht vor dem Kiefergelenk sichtbar wird. Beide Teile bilden eine Tasche, die von hinten her zugänglich ist. Die mehrfach gefiederte äußere Schicht zieht schräg nach hinten in die Gegend des Angulus mandibulae, wo die Sehnenbündel an den Tuberositates massetericae ansetzen.

Die tiefe Schicht inseriert an der Außenfläche des Kieferastes.

Die Insertion des Masseter kann bis auf den Processus coronoideus hinaufreichen, so daß eine Verbindung mit dem Temporalis zustande kommt. Die tiefe Schicht ist auch ihrem Bau nach von der oberflächlichen unterschieden, sie besitzt feinere Muskelfasern und auffallend viele Muskelspindeln. Auf dem Masseter liegt die Ohrspeicheldrüse, die beide von einer gemeinsamen Hülle überzogen werden; wo sie den Muskel bedeckt, heißt sie *Fascia masseterica*.

Dringt man zwischen dem vorderen Rand des Masseter und dem Wangenmuskel nach hinten, gelangt man in eine Tasche, in der sich ein Teil des Corpus adiposum buccae (= BICHATscher Fettpfropf) findet (Abb. 4.9–46). Der Fettpfropf wird beim Öffnen des Kiefers in die Tasche eingesaugt und tritt beim Kieferschluß wieder nach vorn. Er verhält sich etwa wie der Fettkörper des Kniegelenks, der vom Luftdruck in den eröffneten Kniegelenkspalt hineingedrückt wird. Es handelt sich um Baufett, das auch bei starker Abmagerung nicht entspeichert wird.

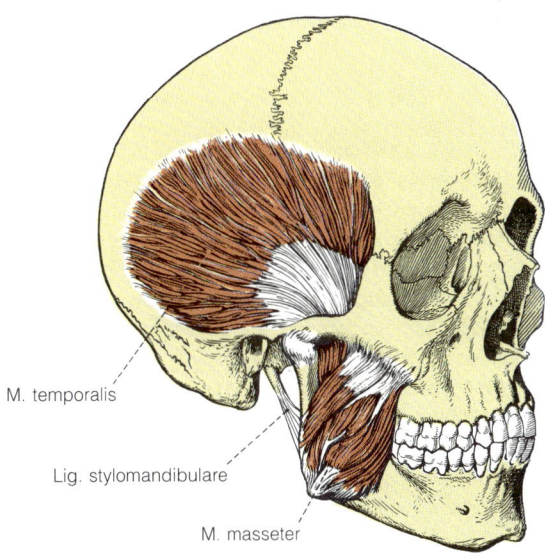

M. temporalis

Lig. stylomandibulare

M. masseter

Abb. 4.9–38. M. temporalis und M. masseter.

M. pterygoides medialis (Abb. 4.9–39 u. 4.9–40). Er bedeckt die Innenfläche des Kieferastes und bildet somit ein Gegenstück zum Masseter. Am Kieferwinkel stoßen beide Muskeln in einem Sehnenstreif zusammen und umfassen den Kiefer mit einer Muskelschlinge. Er entspringt von der gesamten Fossa pterygoidea, eine kleine Portion kann auch auf die äußere Lamelle des Flügelfortsatzes übergreifen (Abb. 4.9–40). An der Innenseite des Kieferwinkels, *Angulus mandibulae*, liegt gegenüber der Masseterinsertion die *Tuberositas pterygoidea*, die dem Muskel zum Ansatz dient.

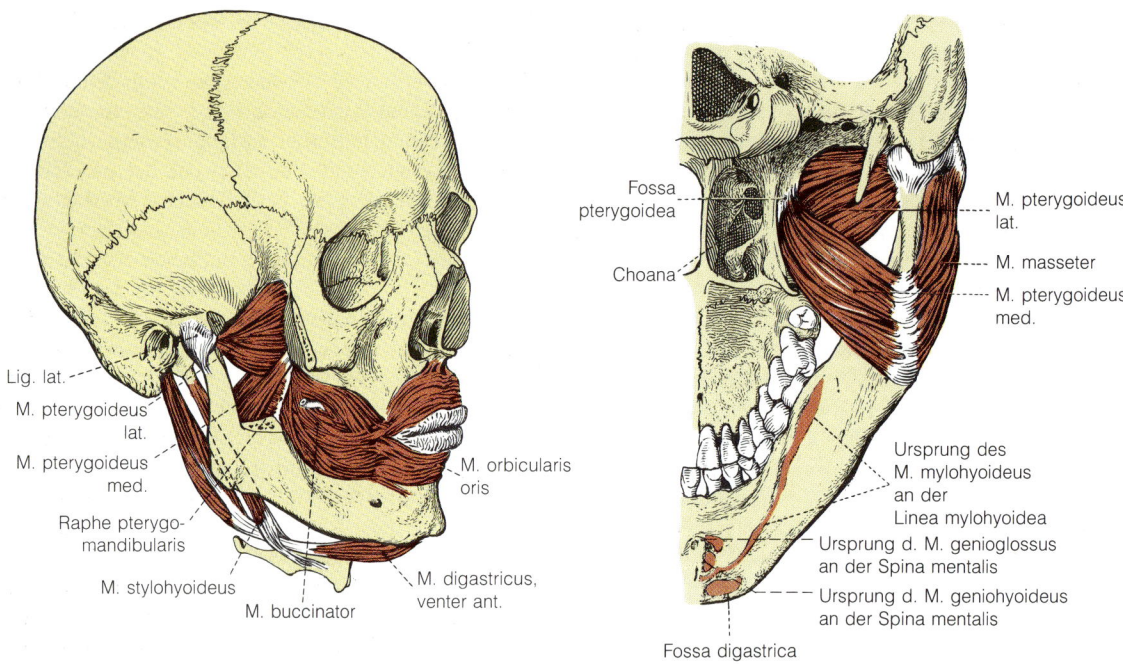

Abb. 4.9–39. Mm. pterygoidei von lateral und vorn.
Jochbogen und ein Teil des Ramus mandibulae entfernt.

Abb. 4.9–40. Kaumuskeln von dorsal.
Am Unterkiefer Muskelursprünge eingetragen.

M. pterygoideus lateralis (Abb. 4.9–39 u. 4.9–40). Das Wesentliche an diesem Muskel ist die Tatsache, daß der Ursprung vor dem Ansatz am Gelenkfortsatz liegt, so daß die fast horizontal verlaufenden Muskelfasern den Kiefer nach vorn ziehen können. Der Pterygoideus lateris ist jedoch auch für die Öffnungsbewegung wichtig. Der Muskel entspringt mit einem Hauptkopf von der Seitenfläche der *Lamina lateralis (processus pterygoidei)* und mit einem akzessorischen Kopf von der Schläfenfläche der Ala major ossis sphenoidalis. Die obere Portion geht in den Diskus des Kiefergelenks über, so daß dieser geradezu als eine Sehnenplatte des Muskels aufgefaßt werden kann. Die untere Portion inseriert in der *Fovea pterygoidea* processus condylaris mandibulae.

4.9.4.3 Die bei den Kaubewegungen wirkenden Kräfte

Die Schließmuskeln der Kieferzange sind in absteigender Reihe der Temporalis, der Masseter und der Pterygoideus medialis. Beim Kieferschluß ohne Belastung ist wohl der Temporalis vorwiegend tätig, er bewirkt offenbar gegen die leichte Bremswirkung der Kieferöffner die Feineinstellung, z. B. beim Sprechen. Beim Kauen hingegen kommt die Masseter-Pterygoideus-Medialis-Schlinge hinzu. Der Kieferkopf rückt hinter den Gelenkhöcker und nimmt dabei den Diskus mit, denn es gibt keinen Muskel, der den Diskus zurückziehen kann.

Eine besondere Stellung unter den Kaumuskeln nimmt der Pterygoideus lateralis ein. Er öffnet etwas die

Kieferzange und schiebt dabei mit seiner oberen Portion den Diskus nach vorn auf den Gelenkhöcker. Beim Öffnen des Mundes kann die Kieferzange nur gespreizt werden, wenn der Processus condylaris nach vorn rutscht. Bei alternierender Wirkung ist der Pterygoideus lateralis der Hauptmahlmuskel; indem er den wandernden Kopf nach vorn führt, dehnt er gleichzeitig den Antagonisten, der in den horizontalen Zügen des hinteren Temporalis der gleichen Seite zu suchen ist. Dadurch wird die rückwärtsschwingende Wirkung dieses Muskelteils erhöht. Die Rückschiebung des Unterkiefers erfolgt also durch das hintere Drittel des Temporalis.

Für die Mundöffnung kommen neben dem Pterygoideus lateralis die Mundbodenmuskeln, vor allem Mylohyoideus und Digastricus, in Frage (Abb. 4.9–41).

Die Kräfte zur Kieferöffnung sind mannigfaltiger und deshalb schwieriger zu analysieren als die Kräfte für den Kieferschluß. So ist das Zungenbein für die erste Zeit der Kieferöffnung durch die Unterzungenbeinmuskeln am Sternum festgestellt. Es soll während dieser Zeit der Rapheteil des Mylohyoideus mit dem Digastricus als Drehöffner wirken. Wenn die Öffnungsmuskeln den Tonus der Schließmuskeln überwinden, erfolgt die Öffnung, wobei die Schwere des Kiefers mit in Rechnung zu setzen ist. Nach dem Tod sinkt der Unterkiefer herab, da die Schließmuskeln erschlaffen. Er wird mit einem Tuch hochgebunden, weil nach eingetretener Totenstarre der Schluß unmöglich wäre. Die Kieferöffner sind in der Lage, ein Gewicht von 2,9 kg zu heben. Die submandibularen Kieferöffner würden aber den Kopf im Sinne einer Beugung nach vorn ziehen, wenn das nicht die Nackenmuskeln verhindern würden.

Die Kieferöffnung kann aber auch umgekehrt erfolgen, wenn der Unterkiefer festgestellt wird und der Schädel durch die Nackenmuskeln im Atlantooccipitalgelenk nach hinten gekippt wird. Dann werden die Nackenmuskeln zu Öffnern des Kiefers. Wenn man einen Bissen zum Munde führt, senkt man den Kiefer und hebt meist den Schädel, so daß beide Zahnreihen wie die Schaufeln eines Baggers auseinanderweichen.

Die Kraft der Schließmuskeln kommt offenbar in erster Linie zwischen den Zahnreihen zur Geltung. Indessen läßt sich die aus dem physiologischen Querschnitt der Schließmuskel errechnete Muskelkraft nicht restlos in nutzbare Kauarbeit umsetzen. Wenn die Zahnreihen geschlossen sind, könnten die Schließmuskeln sich noch weiter verkürzen, es besteht eine sog. „Übersuffizienz". Wird der Druck weiter gesteigert, dann wird schließlich die Wurzelhaut schmerzhaft, so daß hier eine Grenze für den Druck gelegen ist. Bei reflektorischer Maximalkontraktion der Schließmuskeln kann es sogar zu einer Beschädigung der Zähne kommen. Der im Leben gemessene relative Quetschdruck zwischen den Molaren ist geringer als die theoretisch errechneten Kräfte; er soll im Mahlzahnbereich bis 72 kg, im Schneidezahngebiet noch unter 20 kg betragen. Als abgerundete Werte haben sich ergeben für den Masseter 29 kg, den Temporalis 36 kg, den Pterygoideus medialis 18 kg und den Pterygoideus lateralis 17 kg. Diese Kräfte sollen sich in unterschiedlicher Weise auf die verschiedenen Funktionen des Unterkiefers verteilen.

4.9.5 Kopf- und Halsmuskeln und ihre Wirkung

4.9.5.1 Obere Zungenbeinmuskeln

> *M. digastricus*
> *M. stylohyoideus*
> *M. mylohyoideus*
> *M. geniohyoideus*

Diese Muskelgruppe beteiligt sich an der Bildung des Mundbodens. Die Muskeln bewegen z. T. den Unterkiefer und sind dann Hilfsmuskeln für den Kauakt. Sie werden von Kopfnerven versorgt und gehören daher, obwohl sie am Hals liegen, zu den Kopfmuskeln.

So sollen an der Schließbewegung der Temporalis mit 35 kg sowie Masseter und Pterygoideus medialis zusammen mit 43 kg beteiligt sein. Die absolute Kraftentfaltung des Temporalis muß dabei gegenüber der von Masseter und Pterygoideus medialis relativ viel größer sein, da infolge seiner starken Fiederung der Kräfteabfall höher ist. Setzt man die gesamte Muskelkraft, die zur Adduktion des Unterkiefers führt, gleich 100%, entfielen auf Masseter und Pterygoideus medialis ca. 55% und auf den Temporalis ca. 45% [17], [22].

Beim Neugeborenen sind die Kaumuskeln in ihrer relativen Mächtigkeit zueinander unterschieden vom Erwachsenen. Beim zahnlosen Greisenkiefer wiederum zeigt sich eine rückschrittliche Veränderung an den Kaumuskeln ebenso wie ein Umbau am Kieferknochen, am Kieferwinkel, am Muskelfortsatz und am Kiefergelenk.

Bei einer einseitigen Lähmung der Kaumuskeln im engeren Sinne, einschließlich des Mylohyoideus und vorderen Digastricus-Bauchs, ist der Kieferschluß fast ungestört. Bei einer Öffnung aber weicht der Unterkiefer nach der Seite der Lähmung ab, da der Pterygoideus medialis und der Mylohyoideus der gesunden Seite den Kiefer zu sich herüberziehen; es fehlt ihnen der Widerpart.

Zweibäuchiger Unterkiefermuskel, *M. digastricus*, (Abb. 4.9–39, 4.9–41 u. 4.9–42). Der hintere Bauch, *Venter posterior*, entspringt in der *Incisura mastoidea* des Schläfenbeins, der vordere, *Venter anterior*, kommt aus der Fossa digastrica des Unterkiefers. Beide streben in einem abwärts konvexen Bogen aufeinander zu und vereinigen sich dicht oberhalb des Zungenbeins in einer runden Zwischensehne. Diese wird von einer Faszienschlinge an das Zungenbein gefesselt, ohne daß sie hier eine nennenswerte Gleitbewegung ausführen könnte. Bei feststehendem Zungenbein hilft der Muskel, den Kiefer zu öffnen, sonst hebt er das Zungenbein.

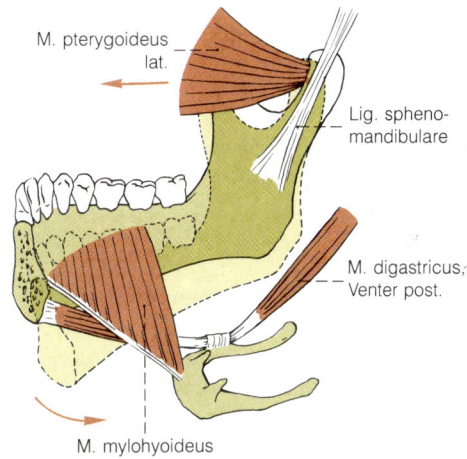

Abb. 4.9–41. Kieferöffnung durch Pterygoideus lateralis, Rapheteil des Mylohyoideus und Digastricus. Die punktierte Kontur stellt die Lage des geöffneten Kiefers dar.

Beide Bäuche sind ihrer Herkunft nach verschieden, wie das die Innervation noch verrät. Der hintere Bauch wird wie der M. stylohyoideus, mit dem er auch verschmolzen sein kann, vom *N. facialis* innerviert, der vordere kann als eine Abspaltung des M. mylohyoideus aufgefaßt werden und wird wie dieser vom *N. mylohyoideus* aus dem dritten Trigeminusast, dem *N. mandibularis*, innerviert. Der vordere Bauch kann mit einem Teil seiner Fasern in die Richtung des M. mylohyoideus einbiegen.

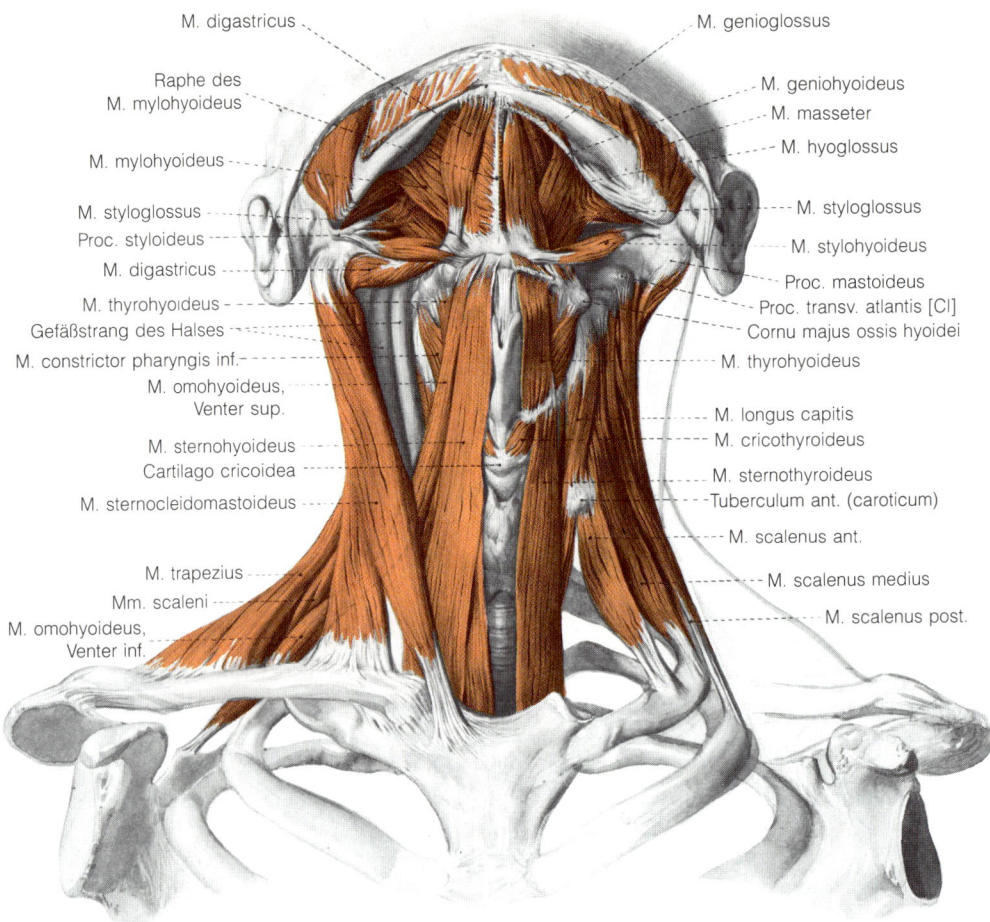

M. digastricus
M. genioglossus
Raphe des
M. mylohyoideus
M. geniohyoideus
M. masseter
M. mylohyoideus
M. hyoglossus
M. styloglossus
Proc. styloideus
M. styloglossus
M. digastricus
M. stylohyoideus
M. thyrohyoideus
Proc. mastoideus
Gefäßstrang des Halses
Proc. transv. atlantis [CI]
M. constrictor pharyngis inf.
Cornu majus ossis hyoidei
M. omohyoideus,
Venter sup.
M. thyrohyoideus
M. sternohyoideus
M. longus capitis
Cartilago cricoidea
M. cricothyroideus
M. sternocleidomastoideus
M. sternothyroideus
Tuberculum ant. (caroticum)
M. scalenus ant.
M. trapezius
Mm. scaleni
M. scalenus medius
M. omohyoideus,
Venter inf.
M. scalenus post.

Abb. 4.9–42. Muskeln des Halses. Rechts oberflächliche, links tiefe Schicht.

M. stylohyoideus (Abb. 4.9–39). Er entspringt vom Processus styloideus und zieht als schlanker, spindelförmiger Muskel zum Zungenbein, wo er sich in zwei Bündel spaltet, um die Zwischensehne des Digastricus zu umfassen. Die Bündel inserieren an der Basis des großen Zungenbeinhorns, zeigen aber in ihrem Verhalten zum Digastricus mancherlei Varianten. Der Muskel wirkt besonders beim Schluckakt und zieht das Zungenbein nach hinten oben.

Innervation: N. facialis.

M. mylohyoideus (Abb. 4.9–41 u. 4.9–42). Die Muskeln beider Seiten bilden den Boden der Mundhöhle. Sie verspannen wie eine querliegende Gurtung den Bogen des Unterkiefers. Wenn man von hinten oben auf diese Muskelplatte blickt (Abb. 4.9–41), bekommt man erst den richtigen Eindruck von ihrer Lage. Die Muskelfasern entspringen an der *Linea mylohyoidea* an der Innenseite des Unterkiefers (Abb. 4.9–40) und verlaufen medianwärts. Dabei erreichen die hinteren den Zungenbeinkörper, die vorderen treffen sich in einem bindegewebigen Streifen, Raphe, der in der Mittellinie von der Innenseite des Kinns zum Zungenbein verläuft.

Der Muskel unterstützt die Zunge und kann sie mit dem Zungenbein heben, andererseits kann er sich bei feststehendem Zungenbein an der Öffnung der Kiefer beteiligen. Die Raphe ist durchschnittlich 5 cm lang.

Innervation: N. mylohyoideus aus dem dritten Trigeminusast.

M. geniohyoideus (Abb. 4.9–40 u. 4.9–42). Vom Mylohyoideus bedeckt, entspringt er von den unteren Zakken der *Spina mentalis* des Corpus mandibulae und verläuft dicht neben dem Muskel der anderen Seite zum Körper des Zungenbeins.

Der M. geniohyoideus ist seiner Abkunft nach ein Rumpfmuskel, der bis zum Zungenbein vorgerückt ist; er hat ähnliche Wirkung wie der vordere Bauch des Digastricus, mit dem er parallel verläuft.

Innervation: N. hypoglossus.

4.9.5.2 Untere Zungenbeinmuskeln

> *M. sternohyoideus*
> *M. sternothyroideus*
> *M. thyrohyoideus*
> *M. omohyoideus*

Diese Gruppe gehört zu den Längsmuskeln der vorderen Rumpfwand, die, mit Zwischensehnen versehen, am Bauch durch den Rektus dargestellt wird. Das Rektus-System ist am Hals fortgeführt und findet hier seine

Anheftung an den Abkömmlingen der Kiemenbogen: Zungenbein und Schildknorpel. Die Muskeln werden von Zervikalnerven auf dem Weg über die *Ansa cervicalis* innerviert.

Es handelt sich um vier bandförmige Muskeln, deren Namen Ursprung und Ansatz bezeichnen. Sie bedecken die Halseingeweide, die Schilddrüse und die Luftröhre, der Kehlkopf drängt sich in der Mittellinie hervor.

M. sternohyoideus (Abb. 4.9–42). Er entspringt an der Rückfläche des Brustbeins, bis zum Schlüsselbein hinüberreichend. Beide platten Muskeln konvergieren nach oben zum Ansatz am unteren Rand des Zungenbeinkörpers.

Innervation: Aus C 1 und 2 über einen Ast aus dem N. hypoglossus.

M. sternothyroideus (Abb. 4.9–42). Er entspringt etwas tiefer und weiter medialwärts als der vorige von der Innenfläche des Manubrium und inseriert an einer schrägen Linie, *Linea obliqua*, an der Seitenfläche des Schildknorpels. Häufig besteht im unteren Abschnitt eine *Intersectio tendinea*. Er bedeckt die Seitenlappen der Schilddrüse.

M. thyrohyoideus (Abb. 4.9–42). Er bildet die Fortsetzung des vorigen zum Zungenbein, so daß beide als ein Muskel betrachtet werden können, der am Schildknorpel eine Unterbrechung erfährt. Da die seitlichen Fasern des Sternothyroideus sich direkt in den Thyrohyoideus fortsetzen, ist diese Unterbrechung unvollständig. Der Muskel kann bei Dehnung nur so lang werden, bis die bindegewebige *Membrana thyrohyoidea* gespannt ist.

An seiner medialen Seite zieht zuweilen ein Muskel vom Zungenbein oder Schildknorpel zur Kapsel der Schilddrüse der *M. levator glandulae thyroideae.* Dieser bietet viele Variationen und ist eine Abspaltung aus einem seiner Nachbarmuskeln.

M. omohyoideus (Abb. 4.9–42). Der zweibäuchige Muskel entspringt vom oberen Rand des Schulterblatts (= Omoplata, veraltete anatomische Bezeichnung für Schulterblatt) nahe am Lig. transversum scapulae superius oder an der Wurzel des Processus coracoideus. In bogenförmigem Verlauf erreicht er den Zungenbeinkörper, wo er sich seitwärts vom Sternohyoideus ansetzt. Die Zwischensehne liegt an der Kreuzung mit den großen Halsgefäßen und ist mit der Lamina praetrachealis fasciae cervicalis verwachsen, die der Muskel zu spannen vermag. Der untere Bauch, Venter inferior, kann vom Schlüsselbein einen überzähligen Ursprung beziehen.

4.9.5.3 Wirkung der Zungenbeinmuskeln

Die Zungenbeinmuskeln regulieren die Lagebeziehungen eines vielgliedrigen Systems, dessen passive Anteile aus dem Unterkiefer, dem Zungenbein, dem Kehlkopf und der Luftröhre bestehen. Die Teile sind auch durch Bänder untereinander verknüpft und bilden in ihrer Gesamtheit den elastischen Schlauch der Halseingeweide, der an Unterkiefer und Schädelbasis aufgehängt ist. Die Befestigung des Zungenbeins erfolgt hin-

ten durch das Ligamentum stylohyoideum und vorn durch die Raphe des Mylohyoideus. Auf diesen Strang wirken nach abwärts die Schwerkraft und der elastische Zug der Luftröhre, der den Kehlkopf gegen den Brustkorb zu ziehen sucht und beim Hinüberlegen des Kopfes so stark werden kann, daß es fast unmöglich wird, gegen diesen Widerstand den Kehlkopf zu heben.

Die Unterteilung des tiefen Zuges der Unterzungenbeinmuskeln in einen Sternothyroideus und einen Thyrohyoideus hat den Sinn, den Abstand zwischen Zungenbein und Kehlkopf noch besonders zu regulieren, wobei die Membrana thyrohyoidea für die Längsdehnung in Reserve steht. Wenn z. B. beim Schlucken der Thyrohyoideus sich verkürzt, wird der Kehlkopf an das Zungenbein herangezogen, wobei der Kehldeckel sich nach hinten umlegen muß. Diese äußere Bewegung hat somit auch innere Umformungen zur Folge, und es reguliert der Thyrohyoideus gleichzeitig die Stellung des Kehldeckels. Es werden also beim Schlucken die Heber durch den Thyrohyoideus bis zum Kehlkopf herab verlängert.

Schließlich können obere und untere Zungenbeinmuskeln mit ihren längsverlaufenden Zügen Kopf und Halswirbelsäule vorneigen, wenn dabei die Schließmuskeln der Kiefer eine Öffnungsbewegung verhindern. Die vorderen Halsmuskeln haben für die Vorneigung ein viel größeres Moment als die tiefen (Longus colli und Longus capitis). Sinkt das Kinn auf die Brust, schieben sich Zungenbein und Unterkiefer ineinander, der Knick der vorderen Halslinie am Zungenbein wird vertieft. Legen wir den Kopf in den Nacken, wird die vordere Halskontur fast gerade, die Zungenbeinmuskeln sind stark gedehnt.

4.9.5.4 Das Bindegewebssystem am Hals

Die Gebilde am Hals werden wie alle Teile des Körpers von Bindegewebe eingehüllt. Man unterscheidet in schematischer Weise drei sog. Halsfaszien. Da die Chirurgen ein besonderes Interesse an den Spalträumen haben, in denen sich entzündliche Prozesse ausbreiten können, ist diese Einteilungsweise berechtigt. Man muß aber auch bedenken, daß diese Spalten zugleich Verschiebespalten darstellen, die von schräg verlaufenden Verbindungsfasern durchzogen werden. So läßt sich das Rohr der Halseingeweide gegen die übrigen Teile bewegen und macht schon deshalb besondere Gleitspalten in seiner Nachbarschaft notwendig. Die stärksten Verschiebungen finden hinten zwischen dem Schlund und der Halswirbelsäule mit ihren prävertebralen Muskeln statt, die von der *Lamina praevertebralis* (Abb. 4.9–43) bedeckt ist. Der Gleitspalt, in dem Verschiebungen um mehrere Zentimeter auftreten können, ist von langen Verbindungsfasern durchsetzt und geht nach abwärts ohne Grenze in den hinteren Mediastinalraum der Brusthöhle über. An den Seiten des Eingeweiderohrs liegen die großen Halsgefäße, A. carotis communis bzw. A. carotis externa und interna sowie V. jugularis interna und der N. vagus, die

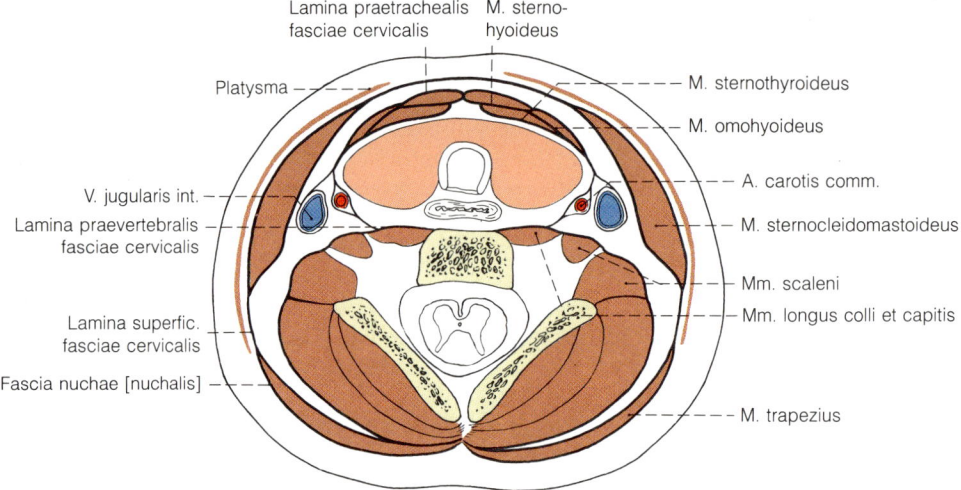

Lamina praetrachealis
fasciae cervicalis

M. sterno-
hyoideus

Platysma

M. sternothyroideus

M. omohyoideus

V. jugularis int.

A. carotis comm.

Lamina praevertebralis
fasciae cervicalis

M. sternocleidomastoideus

Mm. scaleni

Mm. longus colli et capitis

Lamina superfic.
fasciae cervicalis

Fascia nuchae [nuchalis]

M. trapezius

Abb. 4.9–43. Schematische Darstellung der Halsfaszien. Querschnitt durch den Hals eines Neugeborenen.

gemeinsam von einer Bindegewebsscheide, der *Vagina carotica*, eingehüllt werden. Auch gegen diesen Gefäßnervenstrang, dessen Hülle nach hinten mit der tiefen Halsfaszie, nach vorn mit der mittleren Halsfaszie in Verbindung steht, verschieben sich die Halseingeweide.

Am vorderen Umfang des Eingeweiderohrs treten dadurch besondere Verhältnisse auf, daß die Entfernung dieses Rohrs von der Haut nach abwärts immer größer wird. Während noch das Zungenbein und ein Teil des Schildknorpels direkt unter der Haut liegen und hier von einem einfachen Bindegewebsblatt bedeckt sind, heben sich gegen den Brustkorb hin die Unterzungenbeinmuskeln von den Eingeweiden ab, da sie am hinteren Rand der Brustapertur inserieren. So entsteht zwischen der Hinterfläche dieser Muskulatur und der Vorderfläche der Halseingeweide ein Spaltraum, der mit Fett und verschieblichem Bindegewebe gefüllt ist. Die Unterteilung der vorderen Verschiebeflächen wird noch weiter betont durch die Ausbildung einer Faszie, die diese Muskulatur einhüllt, besonders stark an der ventralen Seite entwickelt ist und im wesentlichen von dem einen M. omohyoideus zum anderen reicht, mithin als dreieckige *Lamina praetrachealis* ihre stumpfe Spitze am Kehlkopf, ihre breite Basis am Brustbein und am Hinterrand der Schlüsselbeine hat. Ein weiterer Spalt wird dadurch geschaffen, daß die mittlere Halsfaszie hinter dem Brustbein haftet, während die oberflächliche Halsfaszie über die Vorderfläche des Sternum verläuft. Dadurch entsteht ein Spatium, das mit Fettgewebe gefüllt ist, als abgeschlossener Hohlraum gegen den Kehlkopf immer schmaler wird und seitlich sich unter den M. sternocleidomastoideus erstreckt. Dieser Raum wird bei der Senkung der Halseingeweide von oben nach unten kürzer, wobei sich das Fett verformen muß.

Die *Lamina superficalis* geht an den Grenzen des Halses in die benachbarten oberflächlichen Körperfaszien über. Sie ist ungleich stark, am kräftigsten ist sie in der Gegend der Ohrspeicheldrüse zwischen Kieferwinkel und Vorderrand des M. sternocleidomastoideus entwickelt. Sie überzieht diesen Muskel auch auf der Rückfläche, ist hier aber dünner, wie das bei den Gliedmaßenfaszien und auch bei der mittleren Halsfaszie der Fall ist, wo stets das oberflächliche Blatt stärker ist. Nach hinten geht die Faszie auf den Trapezius über, indem sie die fetterfüllte Lücke zwischen ihm und dem Sternocleidomastoideus überbrückt.

Die mittlere Halsfaszie ist dort am stärksten, wo sie mit dem Schlüsselbein verbunden ist („Tractus omoclavicularis"). Dieser Teil bildet zugleich die Hinterwand der Oberschlüsselbeingrube, das dreieckige Feld wird als *Trigonum omoclaviculare* oder *Fossa supraclavicularis major* bezeichnet. Die Lamina praetrachealis hat nicht nur die Bedeutung einer Hülle und einer Gleitfläche, sie kann auch durch die Kontraktion der beiderseitigen Omohyoidei, die dabei aus dem bogenförmigen Verlauf in den gestreckten überzugehen suchen, gespannt werden. Die Faszie liegt wie ein gespanntes Segel vor der oberen Brustapertur und vor der tiefen Halsvene, die mit der Faszie unmittelbar verwachsen ist. Dadurch kann das Lumen der Vene offengehalten werden, und es kann in ihr ein geringerer Druck als der atmosphärische auftreten, ohne daß sie durch diese Ansaugung kollabiert. Dadurch wirkt diese Einrichtung fördernd auf den Kreislauf. Daß der Omohyoideus durch die Faszienspannung das Lumen der Vene öffnet, ist nicht zu erwarten, vielmehr sorgt er dafür, daß die Faszie nicht erschlafft, wenn z. B. durch eine tiefe Einatmung oder durch das Vorneigen des Kopfes die Entfernung von der Spitze zur Basis der dreieckigen Faszie geringer wird.

Die oberflächliche Halsfaszie setzt sich nach hinten auf die Nackenfaszie, *Fascia nuchae*, fort. Diese ist mit der Lederhaut verwachsen und im oberen Teil auffallend derb. Die Faszie setzt oben am Schädel an, verbindet sich mit dem Ligamentum nuchae und wirkt wie ein derbfilziger Gürtel, der vom Schädel herabzieht und die Nackenmuskeln zurückhält, wenn sie bei einer starken Rückneigung oder Seitneigung sich vom Schädel abzuheben und von der Halswirbelsäule zu entfernen suchen, um die Sehne des Bogens zu bilden, der durch Vertiefung der Halslordose entsteht (Abb. 4.9–45). Durch die Gegenwirkung der Faszie zusammen mit dem oberen Trapeziusteil wird bei starker Rückbeugung von Hals und Kopf die Nackenlinie nicht gerade, sondern folgt unter Faltenbildung der zunehmenden Krümmung der Halswirbelsäule. In dieser Hinsicht wirkt sie im Halsbereich ähnlich wie die Fascia thoracolumbalis an der Lendenlordose. Die Nackenfaszie bildet jedoch keine Führungsröhre für die Muskeln, wie es die Fascia thoracolumbalis tut, sondern geht im oberen Abschnitt ohne Grenze in die Lederhaut über und verbindet sich andererseits ohne Gleitspalt mit dem Muskelbindegewebe, so daß die Haut im oberen Teil direkt an den Muskel gefesselt ist und von ihm bei der Kontraktion in Falten gelegt werden kann.

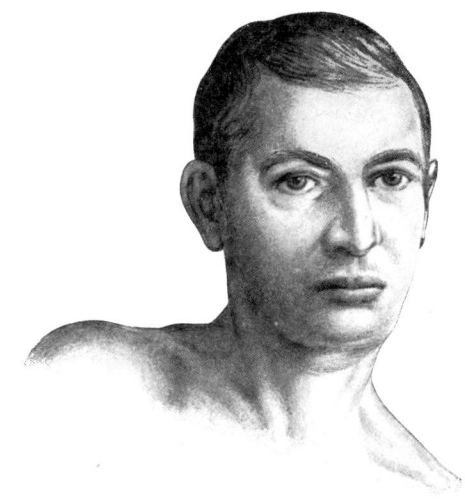

Abb. 4.9–44. Schiefhals infolge Lähmung des linken Sternocleidomastoideus.

4.9.5.5 M. sternocleidomastoideus, Kopfwender

Über die Zungenbeinmuskeln lagern sich zwei Muskeln, die Abkömmlinge der Kiemenbogenmuskeln darstellen und daher von Kopfnerven versorgt werden: Es sind dies der M. sternocleidomastoideus und das Platysma (Abb. 4.4–4, 4.9–42 u. 4.9–45).

Der Muskel steigt an der Seitenfläche des Halses mit einer leicht schraubigen Drehung vom Brustkorb schräg zum Kopf empor. Er entspringt mit einem oberflächlichen Teil vom Brustbein, mit einem etwas tieferen vom Schlüsselbein lateral vom Gelenk. Bei manchen Säugetieren kommt eine Trennung beider Teile vor. Beim Menschen sind beide Köpfe meist nur am Ursprung geschieden, im übrigen Verlauf vereinigen sie sich zur Insertion am Processus mastoideus und anschließend an der Linea nuchae superior. An Ursprung und Ansatz finden sich neben den äußeren auch innere Sehnenblätter, auf die die Muskelfasern in spitzem Winkel fiederartig zustreben.

Der Vorderrand des Muskels ist nach vorn oben leicht konvex gebogen, besonders deutlich bei Rückneigung des Kopfes, da er durch die derben Züge der Lamina superficialis fasciae cervicalis, die vom Kieferwinkel längs des Vorderrands nach abwärts ziehen, am Ausweichen nach hinten und somit an der völligen Geradestreckung gehindert wird. Man fühlt bei Rückneigung des Kopfes unter dem Kieferwinkel eine Spannung dieser Faszie, die sofort schwindet, wenn der Kiefer geöffnet wird. In der Seitenansicht kreuzt der Muskel die Halswirbelsäule etwa in der Mitte. Am Schädel liegt der Ansatz des Schlüsselbeinkopfes des Muskels hinter der queren Achse des oberen Kopfgelenks.

Bei einseitiger Wirkung dreht der Sternocleidomastoideus das Gesicht nach der entgegengesetzten Seite (Kopfwender), außerdem neigt er es nach derselben Seite. Die dritte Hauptfunktion hat ihm den Namen Kopfhalter eingetragen, da er den zurücksinkenden

Kopf festhält oder ihn wieder vorschiebt. Indessen sind diese Bewegungen in der Sagittalebene nur im Zusammenhang mit den Nackenmuskeln zu verstehen und werden später behandelt. Wenn Kopf und Hals festgestellt sind, kann der Muskel auch den Thorax heben. Wenn die übrigen Atemmuskeln gelähmt sind, soll er allein die Einatmung bewirken können.

Die schräge Kopfhaltung wird dauernd eingenommen, wenn der Muskel einer Seite durch krankhafte Vorgänge verkürzt bleibt: sog. muskulärer Schiefhals, *Caput obstipum* (Abb. 4.9–44).

Wenn auf die genannte Weise der Kopf gedreht und gewendet wird, streckt sich der kontrahierte Muskel gerade, während der gedehnte seine schraubige Drehung um den Hals herum verstärkt.

Der Zug des Sternocleidomastoideus am Schlüsselbein tritt in Erscheinung, wenn der Knochen nahe seiner Mitte bricht. Dann wird das sternale Bruchstück hochgezogen, während das acromiale Ende durch das Gewicht des Arms festgehalten wird. Der Pectoralis major, der schräg von unten her am Schlüsselbein ansetzt, kann dem Sternocleidomastoideus nicht das Gleichgewicht halten, da er unter einem ungünstigen Winkel wirkt.

Sternocleidomastoideus und Trapezius entstehen aus einer gemeinsamen Anlage, sie behalten dabei auch die gleiche Innervation durch den *N. accessorius*, der den Sternocleidomastoideus im oberen Viertel durchsetzt und dem sich noch obere Zervikalnervenäste beigesellen. Die Herkunft beider Muskeln als Abkömmlinge der Wand des Kiemendarms kennzeichnet ihre phylogenetische Bedeutung im Dienst der Nahrungsaufnahme. Sie dienen der Einstellung und Haltung des Kopfes beim Aufsuchen und Erfassen der Nahrung und sind wichtige Synergisten der Nackenmuskeln bei der Öffnungsbewegung des Mundes. In der weiteren Entwicklung rücken beide Teile auseinander und fassen zwischen sich einen Spalt, dessen Basis an der Clavicula, dessen Spitze am Schädel liegt. Dieses seitliche Halsdreieck, *Regio cervicalis lateralis [Trigonum cervicale posterius]*, wird oberhalb der Clavicula vom unteren Bauch des Omohyoideus durchkreuzt. Hierdurch wird das erwähnte *Trigonum omoclaviculare* abgegrenzt. Der Vorderrand des Sternocleidomastoideus bildet mit dem Unterkieferrand und der Mittellinie des Halses die *Regio cervicalis anterior [Trigonum cervicale anterius]*. In diesem inneren Halsdreieck unterscheidet man aus praktischen Gründen weitere Unterabteilungen, um bei chirurgischen Eingriffen sich leichter zurechtzufinden. So wird von Unterkiefer und M. digastricus das *Trigonum submandibulare* begrenzt. Nach abwärts folgt zwischen dem Sternocleidomastoideus, dem Digastricus und dem oberen Bauch des Omohyoideus das *Trigonum caroticum*. Im Grund dieses Dreiecks liegt die Teilungsstelle der A. carotis communis.

4.9.5.6 Prävertebrale Muskeln

Die prävertebralen Muskeln und das Scalenus-System (s. Kap. 4.5.2) greifen von ventral her an der Schädelbasis und an der Halswirbelsäule an. Sie bilden damit ein Gegenstück zur Nackenmuskulatur. Nur Hals- und Lendenstiel besitzen als die beweglichsten Teile der Wirbelsäule ventral gelegene Muskeln für die Vorbeugung.

Die prävertebrale Muskelgruppe bildet ein langes, schmales Muskelband, das aus der Verschmelzung mehrerer Myotome hervorgegangen ist. Die Muskeln befestigen sich mit dem Schwund der Rippen an deren Abkömmlingen, den vorderen Höckern der Querfortsätze und greifen auch auf die Vorderfläche der Wirbelkörper über. Man unterscheidet einen *M. longus colli*, der sich auf die Wirbelsäule beschränkt, und einen *M. longus capitis*, der bis zum Schädel reicht (Abb. 4.5–4). Auch der *M. rectus capitis anterior* wird dieser Gruppe zugerechnet.

Longus colli und Longus capitis verlaufen in der Rinne zwischen Wirbelkörpern und Querfortsätzen und erstrecken sich vom dritten Brustwirbel bis zur Basis des Hinterhauptbeins (Abb. 4.5–4).

Der *M. rectus capitis anterior* (Abb. 4.5–4) entspringt von der Vorderfläche des Atlas an der Wurzel der vorderen Spange des Atlasquerfortsatzes und verläuft schräg medialwärts zum Hinterhaupt vor dem Foramen magnum.

Die prävertebralen Muskeln neigen den Kopf (M. rectus capitis anterior, M. longus capitis) und den Hals (M. longus colli) nach vorn oder (mit drehender Komponente) nach lateral, je nachdem, ob die Muskeln beidseitig oder einseitig wirken.

Innervation: Plexus cervicalis.

4.9.5.7 Bewegungen von Hals und Kopf

Nachdem alle Elemente des Bewegungsapparats von Kopf und Hals besprochen sind, sei das Zusammenwirken des Ganzen kurz erläutert. Wir erinnern daran, daß der Kopf durch den beweglichen Stiel der Hals-

wirbelsäule gegen den Rumpf nach vielen Seiten bewegt werden kann und daß er von jeder Stellung aus, die ihm die Halswirbelsäule gibt, nochmals gegen diese in den Kopfgelenken sich drehen und neigen läßt. Die große Mannigfaltigkeit der Stellungen, die dem Kopf auf diese Weise gegeben werden kann, kommt vor allem den höheren Sinnesorganen zugute. So begleiten die Kopfbewegungen die Augenbewegungen und erweitern das Blickfeld aus allen möglichen Körperstellungen heraus. Bei dieser großen Mannigfaltigkeit des Bewegungsspiels wird es nicht möglich sein, für jeden Fall die Beteiligung der einzelnen Gelenke und Muskeln festzustellen; es kann sich bei dieser Synthese nur darum handeln, einzelne typische Bewegungselemente herauszustellen.

Bei der *Vorbeugung* (Abb. 4.9–45a) findet eine gleichsinnige Bewegung in den Kopfgelenken und in der Halswirbelsäule statt, wobei die Kopfgelenke nur etwa ein Viertel der ganzen Bewegung ausführen. Im Bereich des vierten bis sechsten Halswirbels herrscht dabei die größte Beweglichkeit, die Wirbelsäule wird hier nach vorn konkav, also leicht kyphotisch, die einzelnen Wirbelkörper gleiten gegenüber dem nächst unteren nach vorn. Da der Schwerpunkt des Kopfes vor der queren Drehachse des oberen Kopfgelenks liegt, sinkt der Kopf aus der aufrechten Haltung vornüber, sobald die Spannung der Nackenmuskeln nachläßt (z. B. beim Einnicken im Sitzen) oder wenn diese gelähmt sind. Auch intakter Trapezius und Sternocleidomastoideus können auf die Dauer diese Haltungsanomalie nicht ausgleichen. Bei äußerster Vorbeugung bremsen schließlich die gedehnten Nackenmuskeln die Bewegung, das Kinn berührt die Brust, und damit werden die Halseingeweide vor einer Stauchung geschützt. Suchen wir aber die Vorbeugung aus der liegenden Stellung oder sonst gegen einen Widerstand auszuführen, kommen hierfür alle Halsmuskeln in Frage, also Scaleni, Rectus capitis anterior, Longus capitis et colli und Zungenbeinmuskeln. Bei Lähmung dieser Muskeln sinkt der Kopf beim Aufrichten des Oberkörpers aus der horizontalen Rückenlage nach hinten über. Durch eine Vorneigung des Rumpfes wird er daraufhin seiner Schwere folgend gebeugt und in dieser Lage gehalten.

Bei der *Rückbeugung* (Abb. 4.9–45b) bildet die Halswirbelsäule einen fast gleichmäßigen Bogen; Vor- und Rückbeugung können zusammen etwa 130° erreichen, wobei etwa 30° auf die Kopfgelenke entfallen. Die Bewegung wird eingeleitet durch die kräftige Nackenmuskulatur, die viel schwächere Halsmuskulatur dürfte nicht in der Lage sein, die äußerste Rückbeugung völlig abzubremsen; vielleicht bilden die dicht aufeinanderliegenden Dornfortsätze die letzte Hemmung. Die Nackenlinie folgt bis zu einem gewissen Grad der Krümmung der Halswirbelsäule unter Bildung von Falten, die direkt von den Muskeln erzeugt werden. Die vordere Halskontur ist fast gerade gestreckt, nur eine leichte Einziehung bezeichnet den vorher tief einschneidenden Knick am Zungenbein. Es erscheint da-

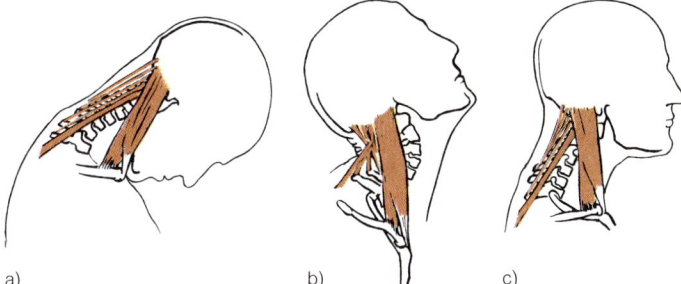

Abb.4.9–45. Bewegungen von Kopf und Hals. Eingezeichnet sind der Sternocleidomastoideus und der Splenius.

a) Vorneigung,
b) Rückneigung,
c) Vorlagerung des Kopfes [18].

a)   b)   c)

mit diese Einknickung zugleich als Reservefalte, die bei der Streckung ausgeglichen wird.

Da der Sternocleidomastoideus seinen Ansatz dicht hinter der queren Kopfachse hat, kommt ihm eine rückbeugende Wirkung zu. Dabei wirkt er mit den Nackenmuskeln zusammen.

Die bei der Rückneigung gedehnten vorderen Halsmuskeln suchen auch den Kiefer zu öffnen, was durch die erhöhte Spannung der Schließmuskeln verhindert wird. Der Widerstand leistende Muskelzug reicht also vorn vom Brustbein über das Zungenbein und den Unterkiefer bis zum Jochbogen. Kontrahieren sich aber die Unterzungenbeinmuskeln gemeinsam mit den Nackenmuskeln, überwinden die ersteren, welche am längeren Hebelarm angreifen, den Tonus der Kaumuskulatur und öffnen den Mund. Ohne diese Mithilfe der Nackenmuskeln würden die vorderen Halsmuskeln den Kopf senken.

Das auffallende Übergewicht der Nackenmuskeln über die Halsmuskeln ist nicht allein von der aufrechten Haltung aus verständlich zu machen. Wenn wir den Kopf beugen, um unter der Kontrolle der Augen mit unseren Händen zu arbeiten, sind die Nackenmuskeln ebenfalls zur Erhaltung dieser Einstellung unentbehrlich. Ihre feinere Regulation erfolgt mit Hilfe des M. sternocleidomastoideus als Antagonisten.

Außer der beschriebenen Vor- und Rückbeugung gibt es noch eine *Vor-* und *Rücklagerung* des Kopfes, bei welcher die Augen unverändert geradeaus blicken. Eine Vorlagerung (Abb. 4.9–45c) kommt zustande durch ein Vorbeugen der unteren Halswirbelsäule und eine Rückneigung in ihren oberen Abschnitten. Auch diese Bewegung ist eine Leistung des Sternocleidomastoideus. Ist der Muskel gelähmt, fällt der Kopf bei aufrechter Körperhaltung zurück; er ist also ein Kopfhalter, der den Kopf mit der Wirbelsäule vorschiebt. Er leistet allen Kräften Widerstand, die den Kopf gegen den Rumpf nach dorsal zu bewegen suchen. Also hilft er auch, zusammen mit den übrigen Halsmuskeln, das Kopfgewicht zu tragen, wenn man sich aus der Rückenlage aufrichtet; er erschlafft sofort, wenn der Hinterkopf wieder den Boden berührt.

Bei dieser Funktion ist er der Antagonist der Nackenmuskeln, von denen besonders der Splenius und der Levator scapulae geeignet erscheinen, den Kopf bei horizontaler Einstellung dorsalwärts zu ziehen. Man

erkennt das am besten, wenn man den Sternocleidomastoideus und die genannten Muskeln in der Seitenansicht (Abb. 4.9–45) als die Schenkel eines Dreiecks betrachtet, dessen Spitze am Warzenfortsatz, dessen Basis an der oberen Thoraxapertur liegen. Verschiebt sich die Spitze parallel der Basis nach vorn, geschieht es durch Verkürzung des vorderen Schenkels (Sternocleidomastoideus), schiebt sich die Spitze nach hinten, verkürzen sich die entsprechenden Nackenmuskeln. Wenn der hintere Schenkel die Spitze des Dreiecks festhält, kann von hier aus der vordere Schenkel die Rippen heben (Einatmung). Soll sich nun der hintere Schenkel spannen, ohne daß dadurch der Kopf (= Spitze des Dreiecks) zurückgenommen wird, muß der vordere Schenkel das verhindern. Das könnte z. B. eintreten, wenn wir den Arm erheben und hierzu den oberen Trapeziusteil und den Levator scapulae gebrauchen.

Die gleichsinnige *Drehung* von Kopf und Hals beträgt nach beiden Seiten insgesamt 90°, woran die Halswirbelsäule mit zwei Dritteln beteiligt ist. Trotzdem greifen die wirksamsten Dreher am Kopf an. So kann der Sternocleidomastoideus als vorderer Schenkel des Dreiecks dessen Spitze im Bogen nach vorn wandern lassen, also eine Drehung des Kopfes nach der entgegengesetzten Seite ausführen. Hierbei soll hauptsächlich der sternale Kopf des Muskels beteiligt sein. Er würde aber zugleich den Kopf auf die Seite neigen, wenn nicht Muskeln der anderen Seite, wie Longissimus capitis, Semispinalis capitis und Splenius capitis, eine gleichsinnige Drehung, aber eine entgegengesetzte Neigung ausführen würden, so daß das Gesicht nur gewendet wird, während sich die neigenden Komponenten aufheben. Gleichsinnig mit dem Sternocleidomastoideus arbeitet auch der Kopfteil des Trapezius. Die übrigen Strecker von Kopf und Hals rotieren in der Mehrzahl nach der gleichen Seite, auf der sie liegen. Nur Scalenus, Semispinalis cervicis und Multifidi drehen nach der entgegengesetzten Seite. Als reine Kopfkreiseler sind früher die kurzen Dreher des unteren Kopfgelenks beschrieben worden.

Bei der *Seitneigung* von Kopf und Hals treten zu Sternocleidomastoideus und Trapezius der Levator scapulae, die Scaleni und die meisten Nackenmuskeln sowie die kurzen Muskeln der oberen Kopfgelenke bei einseitiger Kontraktion. Beim Liegen auf der einen Seite scheint auch der Trapezius ein wichtiger Kopfhalter zu sein, er hilft, den Kopf schwebend zu halten. Iliocostalis, Longissimus und Splenius capitis et cervicis neigen und drehen zugleich Hals und Kopf nach derselben Seite. Bei Splenius und Semispinalis capitis überwiegt die drehende Komponente, bei Iliocostalis und Longissimus die neigende.

4.9.6 Hautmuskeln des Halses und der Gesichtsmuskeln

Jochen Staubesand

4.9.6.1 Funktionelle und historische Grundlagen

Die Gesichtsmuskeln bewegen die Lippen, Augenlider und Nasenflügel und verschieben die Haut bei der Mimik. Sie entspringen z. T. an Knochen und inserieren in der Haut oder an Weichteilen des Gesichts. Es handelt sich also um Hautmuskeln, die keine eigene Faszie benötigen, da sie mit der Haut verwachsen sind und diese bewegen und sich nicht unter ihr verschieben, wie das durch Faszien abgegrenzte Muskeln tun. Der Ausdruck des Gesichts wechselt mit Kontraktion und Tonus der mimischen Muskulatur. Bei Lähmung des *N. facialis*, der die Gesichtsmuskulatur motorisch versorgt, hängt die Haut der gelähmten Seite schlaff herunter. Natürlich spielt auch die Beschaffenheit der Haut eine Rolle, die in der Jugend prall ist und im Alter welk wird. In eine Haut, die nicht durch Alterungsvorgänge oder innersekretorische Einflüsse dazu vorbereitet ist, werden die Gesichtsmuskeln keine dauernden Falten einprägen können.

Die Hautmuskeln reichen vom Nacken über das Gesicht zum Hals bis in Höhe der Schlüsselbeine. Nur im Gesicht zerfällt die Muskulatur in gesonderte Züge, die sich ringförmig und radiär um die Öffnungen (Mund, Lidspalte, äußere Ohröffnung) gruppieren, während sich am Hals und auf dem Schädeldach nur platte Muskelzüge finden.

Im Gesicht können seelische Regungen deshalb ungestört ihren Ausdruck finden, weil die Gesichtshaut Spielfeld allein der mimischen Muskulatur ist. Gegen Hautspannungen, die von Körperbewegungen ausstrahlen, ist die Gesichtshaut isoliert. Das geschieht im Nacken dadurch, daß sich die Haut durch Vermittlung der Nackenfaszie, *Fascia nuchae [nuchalis]*, an den Knochen heftet, und zwar in einer Linie, die ungefähr von einem Warzenfortsatz zum andern reicht. In dieser Region wird also die starke Verschieblichkeit der Kopfschwarte, *Galea aponeurotica [Aponeurosis epicranialis]*, abgebremst. Wäre das nicht der Fall, müßte z. B. bei einer starken Vorbeugung der Zug der Nackenhaut sich bis zur Stirn fortsetzen und die Augenbrauen in die Höhe ziehen. Am Hals liegen die Verhältnisse anders, hier kann der große Hautmuskel, das *Platysma*, sich gegebenenfalls durch Verkürzung oder Anspannung dagegen wehren, daß die Haut durch andere Bewegungen vom Hals und Gesicht weggerafft wird. Wenn fremde Spannungen sich am Hals durchsetzen,

wie etwa der Narbenzug nach Verbrennungen, können die Mundwinkel dadurch herabgezogen und das Gesicht verzerrt werden.

Das Platysma, das in die Gesichtsmuskulatur übergeht, erscheint in funktioneller Hinsicht nur als Hilfsmuskel der Mimik, während es historisch gesehen die Quelle der mimischen Muskulatur darstellt. Sie entstammt der Muskulatur des Zungenbeinbogens und wird mit allen ihren Abkömmlingen vom Nerven dieses Bogens, dem N. facialis, innerviert. Vom Hals aus wandert Muskulatur zum Kopf und teilt sich dabei in zwei Ströme, von denen der eine hinter dem Ohr zum Hinterhaupt, der andere vor dem Ohr auf das Gesicht gelangt. Der Hinterhauptteil verliert die Verbindung mit dem Mutterboden, am Gesichtsteil werden das oberflächliche Platysma und eine tiefe Schicht unterschieden. Die letztere bleibt beim Erwachsenen am Hals nur selten erhalten.

Während sich bei den niederen Säugetieren die Gesichtsmuskulatur im wesentlichen um das äußere Ohr gruppiert und diesem eine große Beweglichkeit verleiht, ist sie beim Menschen an dieser Stelle bis auf kleine Reste rückgebildet; dafür hat die Mundöffnung auch bei den Primaten die meisten Muskeln um sich vereinigt [23]. Je weniger die vorspringenden Kiefer den Gesichtsausdruck beherrschen, je weniger die Lippen nur als Hautsäume des Kieferrandes erscheinen, desto mehr können sie sich aus den vegetativen Bindungen lösen und auch anderen Aufgaben zugeführt werden. Beim Menschen haben die Lippen den reduzierten Kiefern gegenüber so viel Selbständigkeit bekommen, daß sie in den Dienst der Sprache [16] treten konnten und beim mimischen Ausdruck eine Hauptrolle spielen.

4.9.6.2 Der Hautmuskel des Halses

Platysma (Abb. 4.4–4, 4.9–46).
Die dünne Muskelplatte beginnt in der Wangengegend des Gesichts und am Unterkiefer bis zum Kinn. Von hier aus strahlen die Muskeln beider Seiten schräg nach abwärts, weichen dabei in der Mitte auseinander, überschreiten das Schlüsselbein und enden in der Haut der oberen Brustgegend. Bei alten Leuten, bei denen die Haut schlaff wird, drängen sich die Innenränder beider Muskeln unter dem Kinn als Längsfalten vor. Das Platysma liegt auf der oberflächlichen Halsfaszie und ist mit der Haut eng verbunden, kann diese also in niedrige Querfalten legen.

Wenn beide Muskeln sich aufs äußerste kontrahieren, wie das beim Erschrecken vorkommt, drängen die Muskelbündel durch die Haut vor und ziehen den Kiefer und teilweise sogar die Mundwinkel nach abwärts. Jedoch können nur wenige Menschen diese Kontraktion willkürlich hervorrufen, sie vermögen oft nicht einmal, das Platysma durch die Haut sichtbar zu machen. Trotzdem ist anzunehmen, daß auch bei ihnen das Platysma als Hilfsmuskel der Mimik entweder im Gesichtsteil am Herabziehen der Mundwinkel beteiligt ist oder mit dem unteren Teil die Haut des Halses festhält,

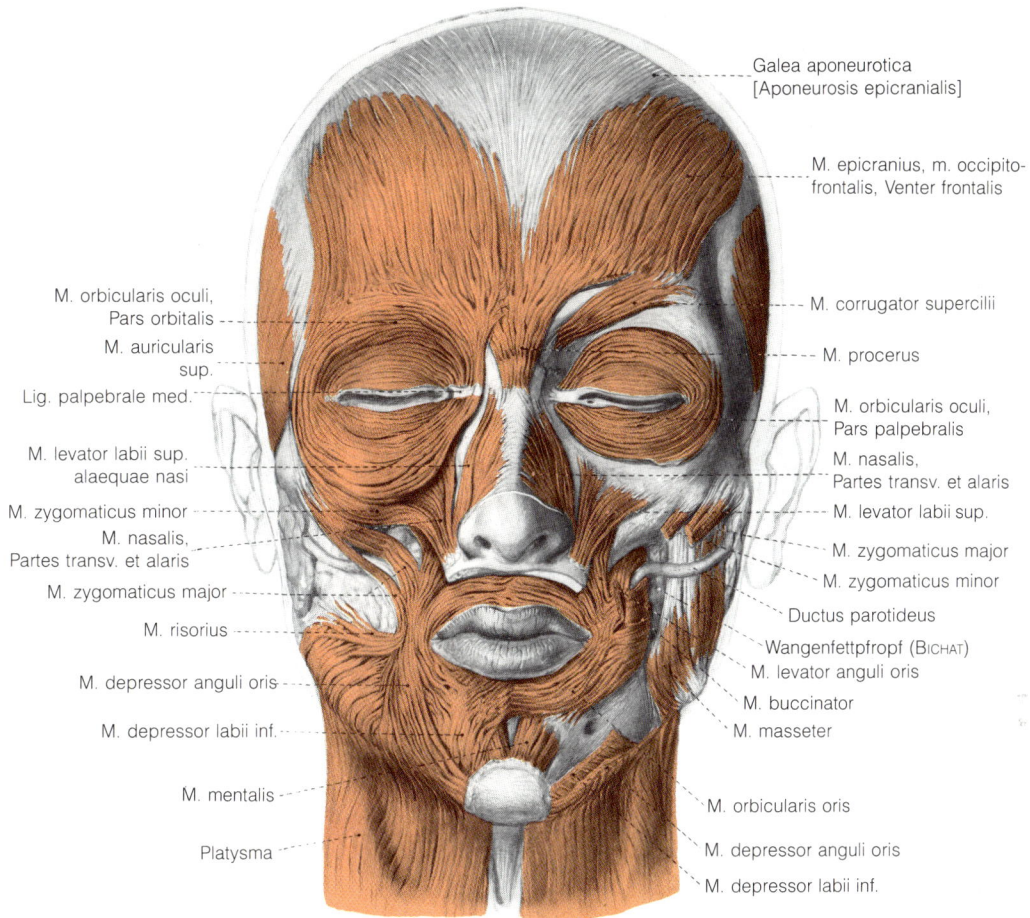

Galea aponeurotica
[Aponeurosis epicranialis]

M. epicranius, m. occipitofrontalis, Venter frontalis

M. orbicularis oculi,
Pars orbitalis

M. auricularis
sup.

Lig. palpebrale med.

M. levator labii sup.
alaequae nasi

M. zygomaticus minor

M. nasalis,
Partes transv. et alaris

M. zygomaticus major

M. risorius

M. depressor anguli oris

M. depressor labii inf.

M. mentalis

Platysma

M. corrugator supercilii

M. procerus

M. orbicularis oculi,
Pars palpebralis

M. nasalis,
Partes transv. et alaris

M. levator labii sup.

M. zygomaticus major

M. zygomaticus minor

Ductus parotideus

Wangenfettpfropf (BICHAT)
M. levator anguli oris

M. buccinator

M. masseter

M. orbicularis oris

M. depressor anguli oris

M. depressor labii inf.

Abb. 4.9–46. Gesichtsmuskeln. Rechts oberflächliche
Schicht, links tiefere Schicht.

4.9.6.3 Muskeln des Mundes (Abb. 4.9–39 u. 4.9–46)

> *M. orbicularis oris*
> *M. buccinator*
> *M. depressor labii inferioris*
> *M. mentalis*
> *M. depressor aguli oris*
> *M. risorius*
> *M. levator anguli oris*
> *M. zygomaticus major*
> *M. zygomaticus minor*
> *M. levator labii superioris alaeque nasi*
> *M. nasalis*

um sie dem Einfluß benachbarter Hautverschiebungen
zu entziehen.

Das Platysma stellt den Rest eines bei manchen Säugetieren weit über den Rumpf ausgedehnten Hautmuskels dar, der als *Panniculus carnosus* auch von anderen
Muskeln seinen Ausgang nehmen kann. Beim Menschen hätte ein Hautmuskel des Rumpfes seine Bedeutung verloren, da die Bewegungen des Rumpfes und
die Verschieblichkeit der Haut eingeschränkt sind und
daher für die aktive Regulierung der Hautspannung
kein Bedürfnis vorliegt. Außerdem können unsere
Hände jeden Punkt der Körperoberfläche erreichen
und dabei z. B. Insekten abwehren, die sonst, wie man
bei Huftieren gut beobachten kann, durch ein kurzes
Zucken der Haut verscheucht werden.

Quer über den Ansatz des Sternocleidomastoideus
und des Trapezius können Muskelfasern ziehen, die als
M. transversus nuchae bezeichnet werden. Sie haben
sich vom seitlichen Rand des Platysma abgezweigt und
sind sehr variabel.

Ringmuskel des Mundes, *M. orbicularis oris*, (Abb.
4.9–46). Alle Muskeln, die zur Mundöffnung hinstreben, vereinigen sich in der ringförmigen Bahn dieses
Schließmuskels, der als *Pars labialis* das Lippenfleisch
bildet. Aus dem Ringverlauf strahlen in der Tiefe
schmale Bündel ab, die sich am Unterkiefer, am Oberkiefer und an der Haut der Nasenscheidewand befestigen.

Neben den Mundwinkeln sind in dieses System zwei
senkrecht stehende Sehnenplatten eingeschaltet, die als
Knotenpunkte zu fühlen sind, wenn man den Mundwinkel zwischen zwei Fingern von innen und außen
betastet.

Von der Lederhaut ist der Muskel schwer zu trennen, gegen die Schleimhaut ist er aber leicht verschieblich. Er hat also auf die äußere Haut einen größeren Einfluß als auf die Schleimhaut. Die untere Grenze der Muskelplatte zeichnet sich als Kinnlippenfurche in der Haut ab.

Der in das Lippenrot hineinragende Teil des Muskels, *Pars marginalis*, biegt rechtwinklig nach außen um. Kontrahiert er sich, wird er hochgezogen, wobei das Lippenrot sich mehr nach innen kehrt und sich dichter an die Zähne legt.

Die tonische Spannung des Muskels sucht die Mundspalte zu schließen. Der streng geschlossene Mund und der leicht geöffnete Mund sind zwei entgegengesetzte Haltungsformen der Lippen, die für den Gesichtsausdruck charakteristisch sind. Geht bei Lähmung eines N. facialis die tonische Spannung auf einer Seite verloren, kann das Ausfließen des Speichels aus dem herabhängenden Mundwinkel nicht verhindert werden. Wenn sich der periphere Saum des Muskels allein kontrahiert, wird der Mund rüsselartig vorgeschoben.

M. buccinator (Abb. 4.9–39 u. 4.9–46). Der Muskel, der die Grundlage der Wange darstellt, bildet die Fortsetzung des Orbicularis oris, dessen Fasern sich am Mundwinkel im Bereich der kleinen Sehnenplatte durchkreuzen. Die Ursprungslinie reicht hinten vom Alveolarfortsatz der letzten Molaren des Oberkiefers bis zu dem des Unterkiefers und wird auf der Zwischenstrecke von einem Bindegewebsstreif, der *Raphe pterygomandibularis*, gebildet, die sich vom Hamulus des Flügelfortsatzes zum Unterkiefer ausspannt. Diese hinter dem Unterkieferast versteckt liegende Raphe trennt wie eine Zwischensehne den M. buccinator von einem Teil des oberen Schlundschnürers (Abb. 4.9–39).

Der Muskel wird gedehnt, wenn die Backen aufgeblasen werden (Posaunenengel), er verengt dabei durch den seitlichen Zug den Mundspalt. Von dieser Stellung aus kann er zusammen mit dem Orbicularis oris unter Druck die Luft auspressen (Trompetermuskel). Wenn der Muskel beim Lachen und Weinen die Mundwinkel durch aktive Kontraktion nach der Seite zieht, wirkt er als Antagonist des Orbicularis oris. Bei einseitiger Kontraktion zieht er den Mundwinkel auf dieselbe Seite. Seinen Tonus teilt er der Wange mit. Wenn beim Kauen die Bissen zwischen Zahnreihen und Wange geraten, kann er der dadurch gedehnte Buccinator sie wieder zwischen die Zahnreihen befördern.

Im Raum zwischen Buccinator und Masseter liegt der früher erwähnte Wangenfettpfropf, *Corpus adiposum buccae* (BICHAT), der sich bei Bewegungen des Kiefers oder der Wange den wechselnden Raumverhältnissen anpaßt. Soweit sich der Fettpfropf gegen den Buccinator verschiebt, besitzt der Muskel eine Gleitschicht in Gestalt einer Faszie. Ein Bündel des Muskels setzt am Kinn an, dicht am Ursprung des M. mentalis.

M. depressor labii inferioris (Abb. 4.9–46). Er bildet teils eine Fortsetzung des Platysma, teils entspringt er vom Unterkiefer unterhalb des Foramen mentale und zieht schräg nach oben innen zur Haut der Unterlippe. Beim Abziehen der Haut müssen daher viele Fasern durchgeschnitten werden.

Der Muskel zieht die Unterlippe herab.

Kinnmuskel, *M. mentalis* (Abb. 4.9–46). Er entspringt an der Alveole des seitlichen Schneidezahns und zieht schräg abwärts zur Haut des Kinngrübchens. In der Mittellinie durchkreuzen sich die Muskeln beider Seiten. Sie ziehen die Kinnhaut in die Höhe und damit auch die Furche zwischen Kinn und Lippe. Dadurch wird der Unterlippe Haut zugeschoben, die sie beim Vorstrecken benutzen kann. Es entsteht die „Schnute" oder der „Flunsch", wie sie Kinder beim Heraufziehen des Weinens machen (Abb. 4.9–47).

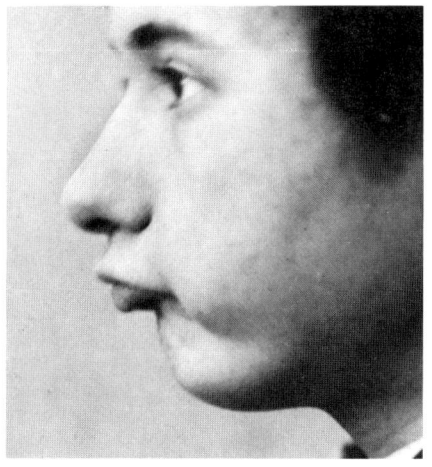

Abb. 4.9–47. Wirkung des M. mentalis [32].

M. depressor anguli oris (Abb. 4.9–46). Die dreieckige Muskelplatte hat ihre Basis am Unterkieferrand und dringt hier mit ihren Ursprüngen zwischen die Bündel des darunterliegenden Depressor labii inferioris gegen den Knochen vor. Die Spitze des Muskeldreiecks strahlt in das Fasergeflecht des Mundwinkels, hängt auf diesem Weg mit dem Orbicularis und dem Levator anguli oris der Oberlippe zusammen.

Der Depressor anguli oris zieht die Mundwinkel herab und streckt dabei den oberen Bogen der Nasenlippenfurche, die von der Nase aus den Mundwinkel umzieht und oft tief einschneidet. Diese Stellung gibt dem Gesicht den Ausdruck des Unzufriedenen, Mürrischen, Verachtenden (Abb. 4.9–48).

Einige Fasern ziehen in die Haut des Kinns und können eine Querfurche dicht unter dem Kinnrand erzeugen. Bei starker Fettentwicklung soll die Furche das Doppelkinn trennen. Auf der gleichen Bahn können beide Muskeln über das Platysma hinweg durch quere Fasern zusammenhängen, *M. transversus menti*.

Lachmuskel, *M. risorius* (Abb. 4.9–46). Quer oder schräg vom Mundwinkel ausstrahlende Fasern, die in der Wangenhaut inserieren, Sie erzeugen das Lachgrübchen und können zugleich den Mund beim Lachen breitziehen (Abb. 4.9–48).

Der Muskel ist meist recht dünn, oft fehlt er ganz.

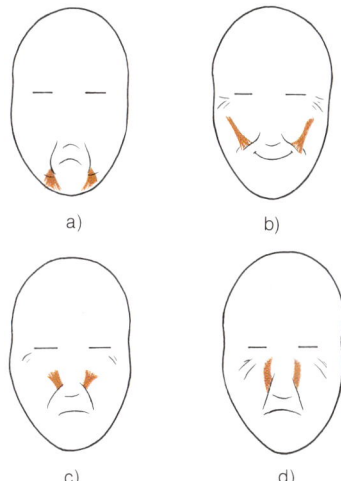

Abb. 4.9–48. Funktionen mimischer Muskeln.
a) Mitwirkung des M. depressor anguli oris beim Ausdruck der Unzufriedenheit und Verachtung.
b) Mitwirkung des M. zygomaticus major beim Lachen.
c) Mitwirkung des M. zygomaticus minor und des M. levator labii superioris alaeque nasi beim Ausdruck des Weinens.
d) Hebung des oberen Endes der Nasen-Oberlippen-Furche durch den M. nasalis (bitterlich weinen) [6].

M. levator anguli oris (Abb. 4.9–46). Er entspringt in der Fossa canina unterhalb des Foramen infraorbitale und zieht als viereckige Muskelplatte aus der Tiefe heraus zum Mundwinkel. Hier bestehen Verbindungen zum Depressor anguli oris.

Der Levator anguli oris zieht den Mundwinkel nach oben.

Grosser Jochbeinmuskel, *M. zygomaticus major* (Abb. 4.9–46). Er entspringt vom Jochbein und zieht schräg abwärts über die Wange zum Mundwinkel, von wo er teils in die Muskeln, teils in die Haut einstrahlt. Er ist der typische Lachmuskel, hebt die Mundwinkel, vertieft die Nasenlippenfurche und gibt ihr einen fröhlichen Schwung (Abb. 4.9–48).

Seitlich neben der Nase inseriert in der Oberlippe ein meist kräftig ausgebildetes Muskelbündel, zu dem sich drei Muskeln vereinigen, welche sich funktionell in ihrer mimischen Wirkung voneinander unterscheiden.

Kleiner Jochbeinmuskel, *M. zygomaticus minor* (Abb. 4.9–46), ein Faserzug, der medial seines stärkeren Brudermuskels, dem Zygomaticus major, vom Jochbein entspringt und mit dem Orbicularis oculi noch zusammenhängt. Er strahlt zur Haut der Oberlippe in die Gegend der Nasenlippenfurche (Abb. 4.9–46 u. 4.9–48).

M. levator labii superioris alaeque nasi (Abb. 4.9–46)

schließt sich medial an den vorigen an, entspringt dicht unter dem Margo infraorbitalis, überspannt in seinem Verlauf zur Oberlippe die tiefliegende Fossa canina.

Der Nasenmuskel, *M. nasalis* (Abb. 4.9–46), besteht aus der Pars transversa und der Pars alaris.

Die Pars transversa entspringt vom Stirnfortsatz des Oberkiefers und gelangt als schmales Bündel, das sich aus dem Orbicularis oculi gelöst hat, zur Insertion an den Nasenflügel, mit einigen Fasern auch in die Haut der Oberlippe (Abb. 4.9–46). Die vereinigten Muskelzüge strahlen in das Hautfeld medianwärts der Nasenlippenfurche; sie heben die Oberlippe, entblößen dabei die Schneidezähne und verformen die Nasenlippenfurche zu einem unlustigen Bogen. Sie sind beteiligt an den Ausdrucksbewegungen des Weinens (Abb. 4.9–48) und der Unzufriedenheit.

Die Pars alaris entspringt seitlich von der Apertura piriformis und strahlt zum Nasenrücken, wo sich die Muskeln beider Seiten in einer Dorsalaponeurose vereinigen. Die unteren Bündel ziehen quer über die Nasenflügel, die oberen laufen steiler, ein kleines Bündelchen findet den Weg zur häutigen Nasenscheidewand.

Der Muskel zieht die Weichnase, *Pars mobiles septi nasi*, nach abwärts, was bei manchen Menschen schon beim Sprechen im Profil zu sehen ist.

4.9.6.4 Mimische Muskeln der Lidspalte

> *M. orbicularis oculi*
> *M. corrugator supercilii*
> *M. procerus*

Ringmuskel des Auges, *M. orbicularis oculi* (Abb. 4.9–46). Man unterscheidet einen auf dem Orbitalrand liegenden Teil als *Pars orbitalis* von der die Lider bedeckenden *Pars palpebralis*. Beide finden ihre knöcherne Befestigung in der Gegend des medialen Augenwinkels; sie sind nicht in einer Ebene ausgebreitet, sondern schmiegen sich dem Orbitalrand und den auf dem Augapfel ruhenden Lidern an. Am Übergang zwischen beiden entsteht eine tiefe Furche.

Die *Pars orbitalis* entspringt von der Crista lacrimalis anterior und dem medialen Lidbändchen, Lig. palpebrale mediale, und umkreist wie ein Brillenrand das Auge. Die Muskelfasern sind dicker und fester an die Haut gebunden als bei der Pars palpebralis. Bei der Kontraktion zieht der Muskel die Haut gegen den medialen Ursprung hin, wobei radiäre Hautfalten am äußeren Augenwinkel entstehen: „Krähenfüße“. Die *Pars lacrimalis* des Muskels umgreift die *Canaliculi lacrimales* und strahlt unter dem *Lig. palbebrale mediale* in die *Pars palpebralis* des Augenringmuskels ein.

Vom medialen Augenwinkel aus strahlen die Fasern fächerförmig in die Höhe. Ein Teil der Fasern inseriert in der Haut am Kopf der Augenbraue und zieht diese herab: *M. depressor supercilii*.

Die *Pars palpebralis* ist feinfaseriger und liegt direkt unter der dünnen, fettlosen Lidhaut. Zwischen die Muskelbündel greift die Sehne des M. levator palpebrae

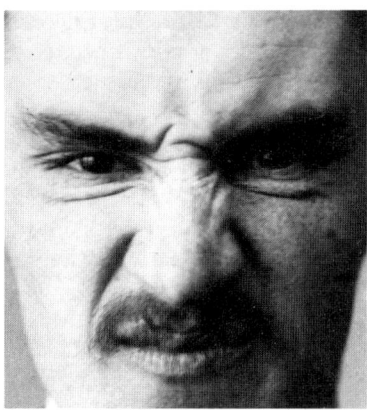

Abb. 4.9–49. Wirkung des M. procerus: Querfalten auf der Nasenwurzel.

superioris. Die Pars palpebralis entspringt vom Lig. palpebrale mediale und ist am lateralen Augenwinkel durch eine bindegewebige Raphe teilweise unterbrochen. Die Muskelfasern bedecken die sog. Lidfaserplatte, den *Tarsus*, der wie eine Schale das Lid verfestigt. Bei geöffneten Lidern entsteht besonders oben eine tiefe Einziehung zwischen Orbitalrand und Lid, die verdeckt wird durch eine vom Orbitalrand herabhängende Deckfalte. Bei krankhafter Flüssigkeitsansammlung in der Folge bestimmter Nierenerkrankungen sammelt sich diese zuerst unter der leicht verschiebbaren Lidhaut (Lidödem).

Die Pars palpebralis ist beim Lidschlag allein tätig, beim starken Zukneifen wirkt auch die Pars orbitalis mit.

Beim Lidschluß wird auch ein Druck auf den Augapfel ausgeübt, der so groß werden kann, daß z. B. nach Staroperationen durch das krampfhafte Zukneifen der Glaskörper aus der Wunde herausgepreßt werden kann.

Die Pars palpebralis besitzt einen kleinen rechteckigen Abschnitt, der von der Crista lacrimalis posterior und der hinteren Wand des Tränensacks entspringt, die bereits o. e. *Pars lacrimalis*. Sie setzt sich von hinten her auf die Lidränder weiter fort. Diese letzte Ausstrahlung bewirkt das Anschmiegen der Lidränder an den Augapfel; die Pars lacrimalis soll durch Erweiterung des Tränensacks, *Saccus lacrimalis*, ansaugend auf die Tränenflüssigkeit wirken.

M. corrugator supercilii (Abb. 4.9–46). Vom Ursprung am Stirnbein dicht oberhalb der Nasenwurzel zieht er schräg aufwärts zur Haut der Augenbraue. Aus der Tiefe kommend, muß der kräftige Muskel den Frontalis durchbrechen. Die Muskeln ziehen die Haut zur Nasenwurzel hin und erzeugen dabei auf der *Glabella* senkrechte Falten. Es entsteht der Ausdruck ernsten Nachdenkens; in Verbindung mit dem Frontalis bekommt das Gesicht einen leidvollen Zug, er ist der „Grammuskel".

M. procerus (Abb. 4.9–48). Er entspringt am Nasen-

rücken und strahlt, auf dem Frontalis liegend, senkrecht zur Stirnhaut in die Höhe. Er erzeugt eine tiefe Querfalte an der Nasenwurzel (Abb. 4.9–49) und ist damit ein Antagonist des Frontalis, hat aber den Depressor supercilii zum Helfer.

4.9.6.5 Muskeln des Schädeldachs, M. epicranius

M. occipitofrontalis
M. temporoparietalis

Das Schädeldach ist von einer Sehnenhaube, *Galea aponeurotica [Aponeurosis epicranialis]*, überzogen, die mit der Kopfhaut fest verbunden ist, sich aber gegen die Knochenhaut verschieben läßt. Die Kopfschwarte läßt sich daher leicht vom Schädel ablösen, skalpieren. Die Galea steht vorn und hinten mit Muskelbäuchen in Verbindung und erscheint daher mit ihrem stärksten Teil als deren Zwischensehne. Es handelt sich um die *Venter frontalis et occipitalis*. Beide werden mit ihrer Zwischensehne als ein einheitlicher M. occipitofrontalis aufgefaßt.

Stirnmuskel, *Venter frontalis* (Abb. 4.9–46). Er beginnt in der Haut der Brauengegend und der Glabella und endet mit seinen aufsteigenden Fasern in Höhe des Stirnhöckers in der Galea. Nach oben zu weichen die Muskeln beider Seiten etwas auseinander.

Der Muskel ist der eigentliche Stirnrunzler. Wenn die Galea durch den Zug des Venter occipitalis festgehalten wird, werden die Brauen in die Höhe gezogen. Der Ausdruck, der hierdurch entsteht, ist der der Aufmerksamkeit und des Aufhorchens.

Der Venter frontalis ist dabei Antagonist des Orbicularis oculi, dessen Fasern er zum großen Teil senkrecht durchsetzt. Somit kann er die Lider etwas anheben, und er versucht das auch dann noch, wenn der Tonus des eigentlichen Lidhebers beim Einschlafen bereits nachgelassen hat und die Augen zuzufallen drohen.

Manche Menschen können auch die Kopfhaut vor- und zurückschieben; dabei wird der Venter frontalis wohl durch jene Muskeln unterstützt, die vorn am Knochen entspringen (Procerus, Depressor supercilii) und die Stirnhaut herabziehen können.

Hinterhauptmuskel, *Venter occipitalis*. Er entspringt am Hinterhaupt von der obersten Nackenlinie bis zum Warzenfortsatz und verläuft schräg aufwärts zur Galea.

Der Venter occipitalis glättet die Falten der Stirn; meist wird der schwache Muskel nur durch seine Spannung die Galea festhalten, um dem Venter frontalis ein Punctum fixum zu geben.

M. temporoparietalis. Dieser meist unscheinbare und variable Anteil des M. epicranius spannt sich zwischen der Gegend des Ohrs und der Galea aponeurotica aus.

4.9.6.6 Muskeln um das äußere Ohr

Im Gegensatz zu den meisten Säugetieren ist beim Menschen die Muskulatur des äußeren Ohrs zurückgebildet. Es gibt wohl einzelne Menschen, die etwas mit den Ohren wackeln können, jedoch sind die Muskeln dünn, variabel und erreichen zu einem Teil gar nicht mehr den Ohrknorpel.

Vorderer Ohrmuskel, *M. auricularis anterior.* Ein schmaler, dünner Muskelzug, der in horizontalem Verlauf vorn die Ohrmuschel erreicht, dabei in einer tieferen Schicht liegt als der folgende.

Oberer Ohrmuskel, *M. auricularis superior* (Abb. 4.9–46). Er ist der kräftigste, liegt über dem Ohr, entspringt vom Schläfenteil der Galea und zieht in konvergentem Verlauf zum Ohrknorpel, die hinteren Fasern gehen in die Galea.

Hinterer Ohrmuskel, *M. auricularis posterior.* Zieht dicht unter der Haut zur Hinterwand der Ohrmuschel.

4.9.6.7 Mienenspiel und Gesichtszüge

Die Mimik des Menschen hat sich aus der phylogenetisch alten Motorik des Kiemendarms entwickelt. Affekte wie Angst, Wut, Ekel, Freude und Trauer wie auch die dazugehörigen Laute vermittels der Kehlkopfmuskulatur äußern sich bei allen Säugetieren in prinzipiell gleicher Weise [14].

Nachdem die einzelnen Muskeln des Gesichts beschrieben wurden, ist noch zu prüfen, wie bestimmte Muskelgruppen gewisse Ausdrucksweisen zustande bringen. Da es unmöglich ist, die Beteiligung der einzelnen Muskeln an den zahlreichen Abstufungen des Mienenspiels zu erörtern, soll nur der typische Bewegungsmechanismus zweier Ausdrucksweisen dargestellt werden.

Allgemein gilt, daß die Gesichtsfurchen etwa senkrecht zum Zug des verursachenden Muskels entstehen.

Beim *Lachen* verbreitern die Zygomatici die Mundspalte und heben die Mundwinkel. Ein vorhandener Risorius würde zugleich das sog. Lachgrübchen erzeugen. Die Nasolabialfurche nimmt durch die Zygomaticus-Wirkung einen geschwungenen Verlauf (Abb. 4.9–48). Am Auge wird die Lidspalte verkleinert, es entstehen dabei kleine Fältchen am äußeren Augenwinkel. Auch die Nasenlöcher werden etwas geöffnet. Bleiben beim Lächeln die Lippen geschlossen, entsteht der Ausdruck des gezwungenen Lächelns, das bei manchen Menschen zu einer maskenhaften Verkleidung des Gesichts führt.

Beim *Weinen* zieht der Depressor anguli oris den Mundwinkel herab. Die Nasenlippenfurche wird steilgestellt (Abb. 4.9–48). Der Orbicularis oculi schließt die Lidspalte, der Corrugator supercilii zieht die Augenbrauen zusammen und bildet die Gramfalten.

Über die seelische Verwendung der Bewegungs- und Haltungsmechanismen der Gesichtshaut können hier einige Grundregeln aufgestellt werden, wobei zunächst von der Gestalt des Gesichts als der Grundlage der Mimik abgesehen wird. Da der Bewegungsapparat für die Mimik keine Gelenke besitzt, ist er plastisch und besonders geeignet, die feinsten Regungen in allen Abwandlungen widerzuspiegeln. Aus diesem Instrument kann die Psyche mehr herausholen als z. B. aus zwangsläufigen Scharnieren, es treten also die nervösen Einflüsse freier hervor als sonst. Wohl kann man einige

Grundmechanismen auf die Beteiligung einzelner Muskelgruppen zurückführen, aber schon die Abstufungen des Lachens entziehen sich jeder mechanischen Analyse.

An das mimische Instrument darf man nicht mit denselben Vorstellungen herangehen, die bisher bei der Analyse des Bewegungsapparats angewendet wurden. Wohl kann man z. B. die Hand als Greiforgan aus ihrem Bau verständlich machen. Sowie aber die Hand zu Ausdrucksbewegungen benutzt wird, denkt man nicht mehr daran, diese aus mechanischen Einzelakten zusammenzusetzen, aus dem richtigen Gefühl heraus, daß diese Analyse hierbei nicht mehr das Wesentliche treffen würde. Die Bewegungsformen der arbeitenden Hand werden in der Gebärdensprache der Hand nur symbolisch angedeutet; sie haben keine zweckhaften Beziehungen mehr zur Umwelt, sondern deuten auf den seelischen Vorgang, der sie hervorgebracht hat. Hier liegt der Wesenskern aller Ausdrucksbewegungen, seien sie mimisch oder pantomimisch.

Während aber bei der Hand die Ausdrucksbewegungen nur einen Teil ihrer Gesamtleistung darstellen, ist das bei den Gesichtsmuskeln anders. Hier wird die Mimik zur wesentlichen Leistung. Auch die mimischen Bewegungen erscheinen abgelöst und gleichsam sublimiert von ursprünglich zweckhaften Bewegungen, die der Annäherung an Sinnesreize oder ihrer Abwehr dienten. So werden noch bei Erwachsenen, in stärkerem Maße bei Kindern, unangenehme Sinnesreize damit beantwortet, daß die Ringmuskeln an den Sinnespforten das Eindringen dieser Reize durch Zusammenziehung abzuwehren suchen. Umgekehrt öffnen sie sich zum Einlaß angenehmer Reize. Diese Reaktionen können auch dann ausgelöst werden, wenn in unserer Psyche Vorstellungen von solchen Reizen auftreten.

Bei angeborener Blindheit, bei der Lichtreize nicht aufgenommen werden und daher die Reaktion der zugehörigen Gesichtsmuskeln fehlt, erlischt zugleich die Mimik an Auge und Stirn bzw. sie wird auffallend starr.

Normalerweise zeigen sich nämlich bei geistiger Tätigkeit die begleitenden mimischen Bewegungen hauptsächlich an der Stirn und in der Umgebung des Auges. Die Falten der Stirn nennt VIKTOR V. SCHEFFEL (1826–1886) die Narben der Gedanken. Die Gemütsbewegungen hingegen kommen mehr in der Umgebung des Mundes zum Ausdruck. So ist der Mund nach JOHANN KASPAR LAVATER (1741–1801) das beseelteste aller Organe. Seine Muskulatur, deren radiäre Züge sogar in doppelter Schicht vorhanden sind, wird zu vielfältigeren Zwecken gebraucht als die der Umgebung des Auges z. B. für Nahrungsaufnahme, Mienenspiel und Sprache.

Der Ausdruck des Gesichts wird nicht nur durch Bewegungen, sondern auch durch die Spannung der Gesichtshaut bedingt. Hierüber lassen sich folgende allgemeine Regeln aufstellen:

Körperliche und geistige Ruhe werden von einer leichten Herabsetzung des Tonus der Gesichtsmuskulatur begleitet, die bei der Ermüdung bis zur Erschlaffung geht, während bei der Tätigkeit die Spannung ansteigt, wie z. B. bei der „gespannten" Aufmerksamkeit. Bei niedergeschlagener Stimmung wird die mimische Muskulatur im unteren Gesichtsteil schlaff, die Mundwinkel hängen herab, das Gesicht wird lang. Umgekehrt werden bei gehobener Stimmung auch Lippen und Wangen gehoben, und beim Lachen wird das Gesicht breit.

Weite Öffnung des Auges und des Mundes bedeutet ursprünglich eine Bereitschaft zur Aufnahme von Reizen. Man findet diese Haltung aber auch bei plötzlicher Erregung, bei Überraschung und in weiterer Steigerung beim Entsetzen.

Eine Veränderung des Gesichtsausdrucks kann bei schweren körperlichen und seelischen Krankheiten auftreten. Es gibt allgemein Zeichen und besondere Ausdrucksformen für bestimmte Krankheiten. Zu den allgemeinen Zeichen kritischer Zustände gehört der plötzliche Verfall der Gesichtszüge, z. B. die Facies abdominalis (Facies Hippocratica), die bei schweren Erkrankungen in der Bauchhöhle unter Mitbeteiligung des Bauchfells auftritt. Eine genaue Beschreibung dieses Gesichtsausdrucks ist schwierig; es bleibt dem ärztlichen Blick überlassen, in den Gesichtszügen der Kranken zu lesen [30]. Bei einer einseitigen Lähmung der Gesichtsmuskeln wird die gelähmte Gesichtshälfte schlaff und mehr oder weniger faltenlos, die Lidspalte ist erweitert, die Nase verbiegt sich nach der gesunden Seite, der Mundwinkel steht tiefer.

Unsere Darstellung begann mit der Betrachtung des bewegten Mienenspiels als etwas Dynamischem; sie führt zu etwas Statischem, indem sie von dem vorübergehenden Gesichtsausdruck bei Stimmungen zu dem dauernden Gesichtsausdruck, der sog. *Physiognomie*, gelangt. Es ist anzunehmen, daß die physiognomischen Züge dauernd festgehaltene mimische Züge darstellen. Die Bewegungen hinterlassen nur dann Spuren, wenn sie oft genug stattgefunden haben und wenn die Haut hierzu die geeignete Beschaffenheit bekommt. Gewöhnlich ist die Faltenbildung der Haut mit dem Altern verbunden, aber manche Falten, z. B. die Nasolabialfalte, bilden sich schon bei Kindern.

Es muß ferner bedacht werden, daß die bewegte und die gefaltete Gesichtshaut nur die Oberfläche des Gesichts darstellt, das unter der Haut noch einen gestalteten Untergrund besitzt. Auf dieser Grundlage bilden sich Mimik und Gesichtsausdruck.

Geringgradige Asymmetrien des Schädels sind eine Teilerscheinung der allgemeinen Asymmetrie des Skeletts. Wie früher ausgeführt, ist das linke Bein gewöhnlich länger als das rechte, in Verbindung damit sind Form und Stellung des Beckens asymmetrisch, die Wirbelsäule hat eine leichte Skoliose, und die Hinterhauptcondylen sind verschieden hoch. Am Schädel zeigt das Schädelgewölbe die stärksten Abweichungen, bezogen auf die Medianebene. Es besteht ferner eine Verbiegung der Nasenscheidewand, die sich schon in der Fetalzeit ausbildet und bei stärkeren Graden zu Störungen der Atmung führt; auch die Nebenhöhlen der Nase sind rechts und links ungleich, ebenso die Augenhöhlen und die Kiefer. Von wo der Anstoß zu dieser durch den ganzen Körper ziehenden Ungleichheit beider Seiten ausgeht, ist ungeklärt. Sicher ist aber, daß manche krankhaften Vorgänge eine verstärkte Asymmetrie erzeugen, wie z. B. der muskuläre Schiefhals oder Verwachsungen zwischen Hinterhaupt und Wirbelsäule, also Vogänge, durch die der Kopf zwangsmäßig schief gestellt wird. Durch die sich ausbildende Asymmetrie wird die Schrägstellung z. T. wieder ausgeglichen. Wenn in der Kindheit die krankhaften Ursachen, wie beim *Caput obstipum*, beseitigt werden können, bildet sich die krankhafte Asymmetrie des Gesichts wieder zurück.

Alle Gesichtsasymmetrien sind wesentliche Elemente des Ausdrucks. Die Künstler haben die Unterschiede beider Seiten oft dargestellt, weil dem Gesicht dadurch ein besonderer Reiz verliehen wird. Die Wirkung dieser Asymmetrien wird deutlich, wenn man auf fotografischem Weg das Gesicht aus zwei linken oder zwei rechten Hälften zusammensetzt, indem man jeweils eine Gesichtshälfte im Spiegelbild ergänzt. Es zeigt sich dann, daß diese Gesichter vom Original stark abweichen. Jedes Gesicht ist unverkennbar eine lebendige Einheit, deren individueller psychischer Ausdrucksgehalt mit messenden Methoden kaum bestimmbar ist.

Literatur

[1] BERSCH, W., W. REINBACH: Das Primordialcranium eines menschlichen Embryo von 52 mm Sch.-St.-Länge. Zur Morphologie des Cranium älterer menschlicher Feten II. Z. Anat. Entwickl.-Gesch. 132 (1970), 240–259

[2] BERTOLINI, R., D. WENDLER, E. HARTMANN: Die Entwicklung der Symphysis mentis beim Menschen. Anat. Anz. 121 (1967), 55–71

[3] BUCKLAND-WRIGHT, J. C.: Patterns of force transmission and bone structure in the skull. J. Anat. (London) 122 (1976), 197 P

[4] CORNING, H. K.: Lehrbuch der topographischen Anatomie. 21. Aufl., Bergmann, München 1942

[5] CHRISTMANN, K., H.-G. WISCHHUSEN, E. EHLER, H. PFAU: Untersuchungen über Druckbelastbarkeit und Frakturmechanismus weichteilbedeckter menschlicher Schädel. Anat. Anz. 139 (1976), 274–280

[6] DUVAL/GAUPP: Grundriß der Anatomie für Künstler. 7. Aufl., Enke, Stuttgart 1922

[7] EHLER, E., G. EICKHOFF, M. PURSIAN: Zur Festigkeit und Elastizität druckbelasteter menschlicher weichteilbedeckter Köpfe. Anat. Anz. 140 (1976), 319–326

[8] EHLER, E., J. WEBER, J. WEBER, Chr. STEFFIN: Der menschliche Schädel unter dem Einfluß vertikal im Bereich der Ossa parietalia eingeleiteter statischer Drucklasten. Anat. Anz. 140 (1976), 301–308

[9] GRUBE, D., W. REINBACH: Das Cranium eines menschlichen Embryo von 80 mm Sch.-St.-Länge. Zur Morphologie des Cranium älterer menschlicher Feten III. Anat. Embryol. 149 (1976), 183–208

[10] HAMILTON/MOSSMAN (Hg.): HAMILTON, BOYD and MOSSMANs Human Embryology. 4. Ed. Heffer, Cambridge, and William Wilkins, Baltimore 1972

[11] KNESE, K.-H.: Kopfgelenk, Kopfhaltung und Kopfbewegung des Menschen. Z. Anat. Entwickl.-Gesch. 114 (1949/50), 67–107

[12] KOSKI, K.: Cranial growth centers: Facts or fallacies? Am. J. Orthodontics 54 (1968), 566–583

[13] LANG, J.: Klinische Anatomie des Kopfes. Neurokranium. Orbita. Kraniozervikaler Übergang. Springer, Berlin-Heidelberg-New York 1981

[14] LANGE, F.: Die Sprache des menschlichen Antlitzes. 4. Aufl., Lehmann, München 1952

[15] LANGER, C.: Anatomie der äußeren Formen des menschlichen Körpers. Toeplitz & Deuticke, Wien 1884

[16] LENNEBERG, E. H.: Biologische Grundlagen der Sprache. Suhrkamp, Frankfurt a.Main 1972

[17] MOLITOR, J.: Untersuchungen über die Beanspruchung des Kiefergelenks. Z. Anat. Entwickl.-Gesch. 128 (1969), 109–140

[18] MOLLIER, S.: Plastische Anatomie, 2. Aufl. Bergmann, München 1938

[19] RAKOSI, Th.: Funktionelle Kiefergelenkstörungen bei Kindern. Fortschr. Kieferorthop. 32 (1971), 37–57

[20] ROMER, A. S.: Vergleichende Anatomie der Wirbeltiere. 3. Aufl. Parey, Hamburg 1971

[21] SCHMIDT, H. M., P. DAHM: Die postnatale Entwicklung des menschlichen Os temporale. Teil III: Wachstumszunahme der Schläfenbeinabschnitte. Morph. Jb. 123 (1977), 689–698

[22] SCHUMACHER, G. H.: Funktionelle Morphologie der Kaumuskulatur. Fischer, Jena 1961

[23] SEILER, R.: Die Gesichtsmuskeln. Primatologie 4/6, Karger, Basel 1976

[24] SICHER, H., L. E. DUBRAL: Oral Anatomy, 5. Aufl., Mosby Co., Saint Louis 1970

[25] SOBOTTA: Atlas der Anatomie des Menschen, Band I, 18. Aufl., H. FERNER, J. STAUBESAND (Hg), Urban & Schwarzenberg, München-Wien 1982

[26] SOBOTTA/BECHER: Atlas der Anatomie des Menschen, Band I, 17. Aufl., H. FERNER, J. STAUBESAND (Hg), Urban & Schwarzenberg, München-Wien-Baltimore 1973

[27] STARCK, D.: Embryologie, 4. Aufl., Thieme, Stuttgart 1978

[28] STOFFT, E.: Zur Morphometrie der Gelenkflächen des oberen Kopfgelenkes (Beitrag zur Statik der zerviko-okzipitalen Übergangsregion). Verh. Anat. Ges. 70 (1976), 575–584

[29] STRASSER, H.: Lehrbuch der Muskel- und Gelenkmechanik, Band II, Springer, Berlin 1913

[30] SÜDHOFF, H., K. F. KLOSTERMANN, W. TISCHENDORF: Der Diagnostische Blick, 3. Aufl., Schattauer, Stuttgart 1979

[31] TILLMANN, B., R. LORENZ: The stress at the human atlanto-occipital joint. Anat. Embryol. 153 (1987), 269–277

[32] VIRCHOW, H.: Gesichtsmasken und Gesichtsausdruck. Arch. Anat. Physiol. (1971), 371–436

[33] ZENKER, W.: Über einige neue Befunde am M. temporalis des Menschen. Z. Anat. Entwickl.-Gesch. 118 (1955), 355–368

[34] ZENKER, W.: Retroarticuläre plastische Polster des Kiefergelenkes und seine mechanische Bedeutung. Z. Anat. Entwickl.-Gesch. 119 (1956), 375–388

[35] ZENKER W., A. ZENKER: Zur funktionellen Anatomie des M. temporalis. Dtsch. Zahn-, Mund- und Kieferheilkde. 24 (1956), 368–375

5. Anhang

5.1 Zur Evolutionsbiologie des Menschen. Historische Aspekte der menschlichen Anatomie; Evolution und Zeugnisse für die Abstammung des Menschen

GÜNTHER OSCHE

5.1.1 Die Verwandtschaft mit den Affen

Der Mensch nimmt unter allen Lebewesen eine besondere Stellung ein. Der Besitz einer Symbole verwendenden Lernsprache, seine Fähigkeit, rational zu denken, die Entwicklung einer Technik und Kultur heben ihn weit über alles Tierische hinaus. Dennoch weist er eine Fülle Übereinstimmungen mit den Tieren auf, ist er trotz aller „Sonderstellung" *auch* ein Tier. Innerhalb des Tierreichs sind es vor allem die Affen *(Primaten)*, denen er besonders nahesteht. Schon ARISTOTELES, der die dem Menschen am meisten ähnlichen Menschenaffen (z. B. Schimpanse und Gorilla) noch gar nicht kannte, sondern nur von den „Tieraffen", wie Makaken und Paviane, wußte, hat den Menschen als den Affen nahestehend betrachtet. Der englische Anatom und Chirurg EDWARD T. TYSON hat schon 1699 eine vorbildliche Sektion eines jungen Schimpansen, den er *Homo troglodytes* (Waldmensch) nannte, vorgenommen und dabei 47 Übereinstimmungen festgestellt, in denen der Schimpanse dem Menschen mehr gleicht als den Tieraffen. Als der bedeutende schwedische Systematiker CARL V. LINNÉ in seinem Werk „Systema Naturae" den großartigen Versuch unternahm (1. Auflage 1735, die bedeutende 10. Auflage 1758), die Fülle der Arten zu ordnen, stellte er den Menschen als Homo sapiens in dieselbe Gattung *(Homo)* wie den Schimpansen (damals als Homo troglodytes) und den Menschen zusammen mit den Affen in die Gruppe der „Herrentiere" (Primates).

Dies alles geschah noch vor der Entwicklung des Evolutionsgedankens (erst im 19. Jahrhundert). Man sah in den Übereinstimmungen von Affen und Mensch den Ausdruck eines gemeinsamen Schöpferplans, ging also von einer rein typologischen Betrachtungsweise aus. Mit der Entwicklung der Evolutionstheorie, vor allem durch CHARLES DARWIN (1859), nach der die Mannigfaltigkeit der Organismen im Laufe der Jahrmillionen der Erdgeschichte entstand, also auf gemeinsame Ahnen zurückführbar ist (stammesgeschichtliche Entwicklung = *Phylogenese)*, konnte die bislang rein typologisch gesehene Formenverwandtschaft des Menschen nun als Abstammungsverwandtschaft verstanden werden. Heute wissen wir, daß der Mensch in einer Jahrmillionen während stammesgeschichtlichen Entwicklung aus äffischen Vorfahren hervorgegangen ist und mit den heute lebenden Menschenaffen auf gemeinsame Ahnen zurückgeführt werden kann (s. Kap. 5.2).

5.1.2 Homologie als Zeugnis für stammesgeschichtliche Verwandtschaft

Ganz allgemein bezeichnen wir im Organismenreich Organe und Strukturen, die in besonderer Weise Übereinstimmungen aufweisen (z. B. die gleiche Lage im Gefügesystem eines Organismus einnehmen) als homolog *(Homologie)*. Solche Übereinstimmungen beruhen auf einer gemeinsamen Information, die den „Plan" darstellt, nach dem in der Individualentwicklung, der sog. *Ontogenese*, die Organe in ihrem spezifischen Bau angelegt und ausgebildet werden. Wir wissen heute, daß diese spezifische Information als Erbinformation in der DNS der Chromosomen festgelegt ist und daß sie durch Vererbung nur von Eltern auf deren Kinder weitergegeben werden kann. Der Nachweis der homologen Ausbildung von Organen bei verschiedenen Arten, zwischen denen heute keine Kreuzung und daher kein Austausch von Erbinformation möglich ist, ist daher ein Beleg dafür, daß die heute getrennten Arten auf einen gemeinsamen Ahnen zurückführbar sind, ihre Übereinstimmungen also ein gemeinsames altes Erbe darstellen.

5.1.3 Mechanismen der Evolution und die Anpassung

Da der Mensch nicht nur eine Kulturgeschichte, sondern auch eine Naturgeschichte aufweist, ist es zu einem Verständnis seiner spezifischen Organisation (also auch seiner Physiologie und seines Verhaltens) unerläßlich, den Weg seiner stammesgeschichtlichen

Entwicklung mit zu berücksichtigen und somit den historischen Aspekt hinzuzufügen. Es ist eine der wesentlichen Aufgaben der *Humanbiologie*, dies zu tun, und anhand einiger Beispiele soll dies im folgenden geschehen. Die stammesgeschichtliche Entwicklung *(Phylogenese* oder *Evolution)* einer Organismengruppe ist ein Prozeß, der sich über lange Zeiträume in der Generationenfolge abspielt. Durch Erbänderungen *(Mutationen)* und immerwährende *Neukombination* der verschiedenen Erbanlagen durch *sexuelle Fortpflanzung* entsteht eine hohe *genetische Variabilität*, die bei der Vielzahl der Erbanlagen so groß ist, daß kein Individuum (ausgenommen eineiige Zwillinge) dem anderen völlig gleicht. Durch die *natürliche Auslese (Selektion)* kommt es dazu, daß die Träger von Erbeigenschaften, die sich unter bestimmten Umweltbedingungen als günstiger (besser angepaßt) erweisen, mit höherer Wahrscheinlichkeit einen größeren Fortpflanzungserfolg (mehr Nachkommen) haben als andere und dadurch ihre Erbeigenschaften in der nächsten Generation zahlreicher vertreten sind. Dies führt über die Generationenfolge hinweg zu einer Änderung der genetischen Zusammensetzung der Populationen, damit natürlich auch zu einer Änderung ihrer „Eigenschaften", und das ist es, was wir als stammesgeschichtlichen Wandel, als Phylogenese, bezeichnen (*Selektionstheorie* DARWINS). Im Verlauf der Phylogenese einer Gruppe werden dabei auch neue Umweltbezüge erschlossen, neue Lebensweisen entwickelt und in Anpassung an diese durch Selektion die Eigenschaften abgewandelt. Dabei übernehmen alte Organe häufig neue und andere Funktionen *(Funktionswechsel)*, wofür auch die Evolution zum Menschen Beispiele liefert (s. unten).

Der stammesgeschichtliche Wandel vollzieht sich in kleinen Schritten, also gleitend und langsam. Die Organismen müssen in jeder Phase ihrer Phylogenese an ihre Umwelt angepaßt sein *(Anpassungen, Adaptationen* aufweisen), sonst würden sie aussterben. Organismen können also während ihrer stammesgeschichtlichen Umwandlung niemals ihren „Betrieb wegen Umbau geschlossen" halten. Phylogenese bedeutet deshalb „Umbau" und „Anbau", nicht „Neubau". Darauf ist es zurückzuführen, daß die heutigen Lebewesen – auch der Mensch – in ihrem Bau (und in ihrer Ontogenese, s. unten) Spuren ihrer stammesgeschichtlichen Entwicklung aufweisen, historische Reste, d. h. „Anpassungen von gestern", die uns neben den fossilen Funden (Kap. 5.2) wichtige Hinweise auf den stammesgeschichtlichen Weg des Menschen geben und die nur historisch zu verstehen sind. Auf solche Bildungen des Menschen wird im folgenden an einigen Beispielen besonders hingewiesen.

5.1.4 Keimesentwicklung (Ontogenese) und Stammesentwicklung (Phylogenese)

Wenn es im Laufe der Generationenfolge einer Art zu phylogenetischen Umwandlungen kommt, dann müssen sich diese über Umwandlungen in der Keimesent-

wicklung manifestieren. Da, wie wir sagten, solche Umwandlungen nur in kleinen Schritten, durch „Umbau" und „Anbau" möglich sind, ist zu erwarten, daß in der Keimesentwicklung zuerst „ursprüngliche" Zustände angelegt, also „wiederholt" werden *(Rekapitulation)*, ehe solche Anlagen u. U. über einen „Umweg" (Umwegentwicklung) durch „Umbau" oder „Anbau" in die fortgeschrittenere (abgeleitete) Form überführt werden. Insofern könnte die Ontogenese Hinweise auf die Phylogenese eines Organismus geben. In der Tat sind z. B. frühe Keimesstadien von Wirbeltieren, seien es nun Fisch-, Molch-, Vogel- oder Säugetierkeime, in der Grundorganisation (Grundgestalt) einander außerordentlich ähnlich, weshalb KARL ERNST VON BAER schon 1828 sein „Gesetz der Embryonenähnlichkeit" formulierte. Vorher (1821) hat der Anatom JOHANN FRIEDRICH MECKEL d. J. festgestellt, daß in der menschlichen Embryonalentwicklung der Uterus zunächst ein proximal noch weitgehend getrenntes, zweiteiliges Stadium durchläuft, das an den sog. Uterus bicornis erinnert, wie wir ihn bei niederen Affen finden, und erst später in der Ontogenese eine weitergehende Verwachsung zum einheitlichen Uterus simplex führt. Vor allem der Zoologe ERNST HAECKEL hat aus diesen Tatbeständen seine sog. *biogenetische Grundregel* formuliert (1866 bis 1874), wonach es in der Ontogenese zu einer kurzen „Rekapitulation" der Phylogenese kommen soll, die Keimesgeschichte also einen kurzen Auszug der Stammesgeschichte darstellt. Wir wissen heute, daß diese Regel, wenn man sie auf die Entwicklung des gesamten Organismus mit dem raumzeitlichen Zueinander aller Organe bezieht, viele Ausnahmen aufweist. Bezogen auf die Ausformung (Morphogenese) von einzelnen Organen in der Keimesentwicklung, kommt es jedoch in sehr zahlreichen Fällen zu Rekapitulationen von embryonalen Anlagen, wie sie Ahnenformen zukamen, so daß die Keimesentwicklung in der Tat wichtige Hinweise auf den stammesgeschichtlichen Weg eines Organs (und damit seines Trägers) geben kann. Kommt es während der Embryonalentwicklung eines Organismus zu Störungen, die zu einer Hemmung der weiteren Organmorphogenesen führen, so können u. U. solche rekapitulierten Ahnenzustände als sog. *Atavismen* auch am voll ausgebildeten Organismus persistieren.

5.1.5 Beispiele für Rekapitulationen in der Ontogenese des Menschen

Betrachtet man einen menschlichen Embryo etwa am Ende des ersten Monats (bei einer Länge von ca. 7 mm), so stellt man eine Reihe von Eigenschaften fest, die dem fertig entwickelten Organismus fehlen oder bei ihm anders gestaltet sind, die also im weiteren Verlauf der Ontogenese rückgebildet oder umgebaut werden (Abb. 5.1–1). Die auffallendsten davon sind:

5.1.5.1 Die Anlage einer Kiemenregion

In der Kopf- und Halsregion kommt es zur Ausbildung von eigenartigen Wülsten und Gruben (Abb. 5.1–1).

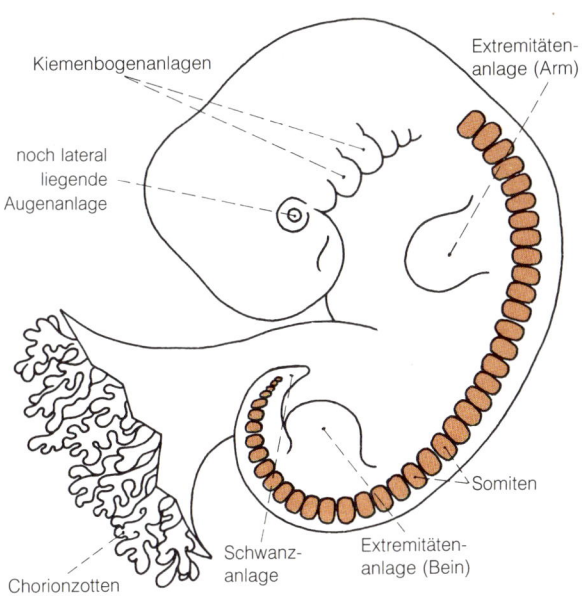

Kiemenbogenanlagen

Extremitäten-
anlage (Arm)

noch lateral
liegende
Augenanlage

Somiten

Schwanz-
anlage

Extremitäten-
anlage (Bein)

Chorionzotten

Abb. 5.1–1. Menschlicher Embryo Anfang des zweiten Monats, ca. 7 mm lang (nach GILBERT aus MOODY: Introduction to evolution. Harper, New York 1964).

Lateralen Ausstülpungen des vorderen Darmabschnitts (Schlundtaschen) stehen Einsenkungen der Haut (Hautfurchen) gegenüber. Gleichartige Bildungen finden sich auch bei Fischembryonen und stellen hier die Anlage der Kiemenregion dar. Bei Fischen brechen im Verlauf der weiteren Ontogenese die Trennwände zwischen den Schlundtaschen und Hautfurchen durch, und es entstehen so die Kiemenspalten. Beim Menschen unterbleibt dieser Durchbruch. Bei ihm entwickelt sich aus der vordersten Schlundtasche jederseits die Paukenhöhle (Mittelohr), die ihre offene Verbindung zum Rachenraum als EUSTACHISCHE Tube beibehält. Entsprechende „Kiemenanlagen" finden wir in der Ontogenese aller Landwirbeltiere. Sie sind nur als eine Rekapitulation eines Anlagesystems zu verstehen, wie es den Fischen zukommt. Diese Entwicklung zeigt daher, daß die Landwirbeltiere *(Tetrapoden)* auf Fische als Ahnen zurückgeführt werden müssen, ein Schluß, der auch durch fossile (versteinerte) Übergangsformen zwischen Fischen und ersten Landwirbeltieren *(Amphibien)* belegt ist.

Als *Mißbildung* kommen beim Menschen gelegentlich Halsfisteln vor, die auf dem anomalen (oft auch nur einseitigen) Durchbruch einer solchen embryonalen Kiemenanlage beruhen können.

5.1.5.2 Die Lageveränderung der Augen

Derselbe Embryo läßt weiter die Anlagen der Augen ganz an der Seite des Kopfes (lateral) erkennen (Abb. 5.1–1), während sie beim neugeborenen Menschen doch weit nach vorne (frontal) gestellt sind, wodurch ein stereoskopisches Sehen ermöglicht wird (s. unten). Diese „Wanderung" der Augen nach frontal findet erst im Verlauf der weiteren Embryonalentwick-

lung statt. Die zunächst laterale Anlage rekapituliert einen Zustand, wie wir ihn bei der Mehrzahl der Wirbeltiere zeitlebens finden (so etwa bei Fischen, Eidechsen, Mäusen, Pferden usw.).

5.1.5.3 Die Anlage eines Schwanzes

Schließlich zeigt der menschliche Embryo auch die Anlage eines äußeren Schwanzes, in der auch Entwicklungsstadien (hier als Somiten) von acht bis neun Schwanzwirbeln zu erkennen sind (Abb. 5.1–1). Ein Schwanz findet sich bei vielen Säugetieren, auch bei Affen, fehlt aber den Menschenaffen und dem Menschen stets. Die Anlage eines Schwanzes beim Menschen ist eine typische Rekapitulation. Seine Anlage wird im Laufe der Embryonalentwicklung auch wieder abgebaut, und die dabei erhalten bleibenden vier Schwanzwirbel verschmelzen zum Steißbein (Os coccygis), das im Inneren des Körpers verborgen bleibt. In seltenen Fällen kommt es jedoch auch beim Menschen als *Atavismus* zu einem Persistieren der äußeren Schwanzanlagen, so daß auch nach der Geburt ein äußeres Schwänzchen, z. T. sogar mit quergestreifter (willkürlicher) Muskulatur versehen, erhalten bleibt.

5.1.5.4 Das fetale Haarkleid (Lanugo)

Eine weitere typische Rekapitulation in der menschlichen Embryonalentwicklung tritt erst später auf und ist daher in Abb. 5.1–1 nicht zu erkennen. Während der Mensch, im Gegensatz zu den Säugetieren (auch den Menschenaffen), eine weitgehende Reduktion der Körperbehaarung aufweist (s. unten), kommt es während des 7. bis 9. Monats der Fetalentwicklung zur Ausbildung eines relativ langen, aus Wollhaar bestehenden Haarkleids am ganzen Körper. Dieses fetale Haarkleid *(Lanugo)* erinnert an die Wollhaare im Pelz von Säugetieren, wird jedoch schon vor der Geburt, also bevor es Funktionen übernehmen könnte, wieder abgestoßen und ist daher ein typischer „historischer Rest" in der Entwicklung. Auch hier kommt es gelegentlich zu einem Persistieren dieses Haarkleids bis zum ausgewachsenen Menschen („Löwenmenschen").

5.1.5.5 Der embryonale Augenverschluß

Ein besonders interessantes Beispiel für Rekapitulationsentwicklung beim Menschen ist schließlich das feste „Verkleben" der Augenlider im 3. Embryonalmonat (Augenverschluß). Schon im 7. Monat öffnen sich die Lider wieder. Etwa gleichzeitig mit dem Augenverschluß kommt es auch zu einem vorübergehenden Verschluß der Nasenöffnung. Dieses eigenartige Verhalten ist nur historisch zu verstehen. Viele Säugetiere, so etwa die Mäuse, Kaninchen, Katzen und Hunde, aber auch manche Halbaffen (die primitivste Gruppe der Primaten), werden in einem noch recht unentwickelten Stadium nackt und blind, mit verschlossenen Augen, Nasen und oft auch Ohren geboren. Sie sind auch in ihrer Fortbewegungsweise noch nicht ausgereift und bleiben daher als *Nesthocker* im Nest sitzen. Der Verschluß von Auge, Nase und Ohr schützt die sich nach der Geburt noch weiter entwickelnden Sinnesorgane und erhält ihnen auf diese Weise das feuchte Milieu, das während des intrauterinen Lebens vom Fruchtwasser geliefert wurde. Diesen Nesthockern unter den Säugetieren stehen die sog. *Nestflüchter* gegenüber, die mit offenen Augen (Nasen und Ohren) zur Welt kommen und vielfach auch wenige Minuten nach der Geburt schon voll bewegungsfähig sind, wie etwa Rinder, Pferde, Robben und Elefanten. Auch der Mensch, wenngleich für Monate nach der Geburt noch recht hilflos, kommt mit offenen Sinnesorganen zur Welt. So wie er, rekapitulieren jedoch auch die Embryonen all der Nestflüchter unter den Säugetieren während der Embryonalentwicklung ein Stadium, in dem es zum schützenden Verschluß der Augen (und der übrigen Sinnesorgane) kommt, ein Prozeß, der nur als Rekapitulation einer Sonderentwicklung der Nesthocker zu verstehen ist. Wir wissen heute, daß die ursprünglichen Säugetiere (auch unter den heute lebenden, z. B. die Spitzmäuse) Nesthocker waren, Nestflüchter also die abgeleitete Situation darstellen und heute noch in der Embryonalentwicklung durch den Verschluß der Sinnesorgane „Vorbereitungen" für eine vorzeitige Geburt rekapitulieren, die nicht stattfindet.

5.1.5.6 Überzählige Brustdrüsen

Zum Schluß sei noch auf bei einzelnen Individuen des Menschen gelegentlich auftretende Bildungen verwiesen, die ebenfalls auf dem aberranten Erhaltenbleiben ursprünglicher Zustände beruhen, was man allgemein als „Rückschlag" oder *Atavismus* bezeichnet. Der Mensch – und die Mehrzahl der Affen – sind durch zwei bruststständige (pektorale) Milchdrüsen (Mammae) und Brustwarzen (Papillae mammae) beim weiblichen Geschlecht charakterisiert (die auch beim Mann schwächer entwickelt sind). Diese geringe Zahl von Brustdrüsen entspricht der geringen Zahl von ein bis höchstens zwei Nachkommen pro Schwangerschaft, wie sie für die meisten Primaten charakteristisch ist (s. unten). Säugetiere mit mehr Jungen pro Wurf haben daher eine entsprechend größere Anzahl von Mammae (z. B. Hunde, Schweine, aber auch manche Halbaffen, letztere bis zu drei Paar). Diese sind entlang einer embryonal angelegten sog. *Milchleiste* angeordnet, die von der Achsel zur Leistenbeuge führt. Gelegentlich entwickeln sich nun auch beim Menschen (selbst beim Mann) überzählige Brustwarzen, die ganz entsprechend auf dieser „Milchleiste" angeordnet sind und damit einen Zustand „rekapitulieren", wie er für ursprünglichere Säugetiere mit mehreren Jungtieren pro Wurf charakteristisch ist.

5.1.6 „Schlüsselmerkmale" und die Bildung neuer ökologischer Nischen

Die Selektion, die zu den Anpassungen (Adaptationen) der Organismen im Laufe der Phylogenese führt (s. oben), hängt wesentlich vom Umweltbezug der Organismen, von der Art und Weise, wie sie sich mit ihrer Umwelt auseinandersetzen, ab. Im Laufe der Evolution des Organismenreiches haben bestimmte Tiergruppen immer wieder neue Umweltbezüge erschlossen und damit Tausende verschiedener Möglichkeiten realisiert, auf dieser unserer Erde zu leben. So wurde von den Wirbeltieren, ausgehend von den Fischen, das Land erobert, was zu einer Fülle von Anpassungen an das terrestrische Leben und zur Entstehung der Landwirbeltiere *(Tetrapoda)* führte. Die Evolution der Vögel ist mit der Entwicklung des Flugvermögens und damit der Erschließung und Nutzung des vorher unzugänglichen Luftraums verbunden, um nur zwei besonders bekannte Beispiele zu zitieren. Die Erschließung neuer Umweltbezüge, die Entwicklung einer neuen Nutzung der Umweltgegebenheiten, nennt man in der Evolutionsbiologie die Bildung einer neuen *ökologischen Nische*. Die Evolution der Organismen ist verbunden mit der Bildung immer wieder neuer ökologischer Nischen. Dabei sind die in der Stammesgeschichte einer Gruppe entwickelten Anpassungen an eine bestimmte ökologische Nische oft wichtige Voraussetzungen *(Präadaptationen* oder *Prädispositionen)* zur Erschließung einer anderen neuen Nische. Man spricht in solchen Fällen geradezu von *Schlüsselmerkmalen,* ohne deren vorhergegangene Entwicklung bestimmte, später realisierte ökologische Nischen einer Art oder Gruppe gar nicht hätten gebildet werden können. Wenigstens zwei der wichtigsten Etappen in der Evolution der Säugetiere, die die Entwicklung zum Menschen vorbereitet (d. h. die nötigen Schlüsselmerkmale zur Ausbildung der typischen ökologischen Nische des Menschen bereitgestellt) und ermöglicht haben, seien kurz diskutiert.

5.1.7 Der Erwerb der arborikolen Lebensweise durch die Säugetiere und ein Überblick über die Hauptgruppen der Primaten

Die ursprünglichen Säugetiere, heute noch durch die Insektivoren (z. B. Spitzmäuse) vertreten, waren bodenbewohnende, nachtaktive Tiere. Die Warmblütigkeit erlaubte den ursprünglichen Säugern (im Gegensatz zu den von der Sonnenbestrahlung als Wärmequelle abhängigen, wechselwarmen Kriechtieren, von denen sie sich ableiteten) Aktivität in der Nacht. Als Anpassung an die *ursprünglich nächtliche Lebensweise der Säugetiere* finden wir u. a. ein Zurücktreten der Orientierung durch das *Auge.* Den meisten ursprünglichen Säugetieren fehlt daher ein *Farbensinn* – worin auch begründet ist, daß viele Säugetiere wenig bunt sind, da Farbe im Sozialkontakt keine Rolle spielen kann (man vergleiche dagegen die bunte Fülle der farbtüchtigen Reptilien und Vögel).

Dagegen sind Sinne, die auch nachts eine Orientierung ermöglichen, stark entwickelt. Der gut ausgebildete *Geruchssinn* vieler Säuger äußert sich in einer stark entwickelten Nasenregion (Schnauzenbildung) und in der starken Entwicklung von Duftdrüsen, da Düfte im Sozialkontakt eine wichtige Rolle spielen (Hunde).

Weiter ist der *Tastsinn* bei Säugern primär stark entwickelt. Tasthaare (Vibrissen), an der Nasen- und Augenregion (Schnurrhaare der Katze), ein nackter, meist feuchter Nasenspiegel *(Rhinarium)*, der stark tastempfindlich ist (z. B. beim Hund), sind typische Anpassungen an taktile Orientierung.

Auch der *Gehörsinn* der Säuger ist gut entwickelt. Nur sie besitzen im Gegensatz zu den Reptilien und Vögeln eine meist bewegliche äußere Ohrmuschel, die eine bessere Schallortung ermöglicht. Selbst der Mensch besitzt noch Reste einer Muskulatur zum Bewegen der Ohrmuscheln. Ein entscheidender Schritt zur Ausbildung einer neuen „Großnische" (auch *ökologische Zone* genannt) in der letztlich auch zum Menschen führenden Entwicklung war die Erschließung der Bäume als Lebensraum, die Ausbildung der *arborikolen (baumbewohnenden) Lebensweise.* Damit wurden die Blätter, Früchte und Insekten der Baumwipfel als Nahrungsquelle nutzbar. An den Boden gebundenen Raubtieren konnte auf diese Weise entgangen werden. Freilich machte die Fortbewegung auf den Ästen und Zweigen der Bäume eine Fülle von Anpassungen erforderlich, die in der Frühphase der Primatenevolution ausgebildet werden mußte. Der Weg zur arborikolen Lebensweise wurde offensichtlich schon früh in der Evolution der Säugetiere durch die ursprünglichen Insektivoren, spitzmausähnliche Säuger, eingeschlagen und führte zur Entwicklung der Affen, der Primaten. Die heute u. a. in Südasien lebenden, etwa eichhorngroßen, sog. *Spitzhörnchen (Tupajas)* können als Modelle für diesen Entwicklungsweg dienen, zeigen sie in ihrer Organisation doch sowohl Züge, die an die Insektivoren, als auch solche, die an Primaten erinnern.

Die *Primatenorganisation* tritt uns auch heute noch in unterschiedlicher „Evolutionshöhe" entgegen. Da gibt es die primitiven sog. *Halbaffen (Prosimia)*, die z. B. mit den Lemuren heute im wesentlichen auf Madagaskar (wo es keine höheren Affen gibt, die ihnen Konkurrenz machen können) erhalten geblieben sind. Eine „höhere", spätere „Entwicklungsstufe" stellen die sog. „höheren Affen" *(Simia)* dar, unter denen man die *Breitnasenaffen (Platyrrhini)* oder Neuweltaffen (ausschließlich in Südamerika verbreitet) und die *Schmalnasenaffen (Catarrhini)* unterscheiden kann, die mit ca. 200 Arten die alte Welt (Afrika und Asien) besiedeln. Zu den Schmalnasenaffen gehören die *Tieraffen (Cercopithecoidea)* mit den Meerkatzen, Makaken, Pavianen und anderen und die *Hominoidea*, als welche die *Gibbons (Hylobatidae)*, die *Menschenaffen (Pongidae)* und *Menschen (Hominidae)* zusammengefaßt werden. Der heutige Mensch, als einzige lebende Art der Familie der Hominidae, stellt also die Schwesterfamilie zu den Gibbons und den Menschenaffen (Pongidae) dar, zu welch letzteren der *Schimpanse (Pan)*, der *Gorilla (Gorilla)* und der *Orang-Utan (Pongo)* gehören.

Welches waren nun die typischen Anpassungsmerkmale, die auf dem Weg zur arborikolen Lebensweise (und damit zu den Primaten) entwickelt wurden und die Schlüsselmerkmale für die weitere Entwicklung zum Menschen darstellen?

5.1.8 Anpassungen an die arborikole Lebensweise als Schlüsselmerkmale für die Evolution zum Menschen

Während die primitiven Primaten wohl, wie heute noch die Tupajas, mit den Krallen an ihren Fingern und Zehen, ähnlich wie die Eichhörnchen, kletterten und auf Ästen liefen, gilt als typische Anpassung an die kletternde Lebensweise bei den Affen die Ausbildung der fast allen Primaten eigenen *Greifhände und Greiffüße* – denen sich bei manchen südamerikanischen Breitnasenaffen zusätzlich noch (gewissermaßen als fünfte „Extremität") ein *Greifschwanz* (Wickelschwanz) zugesellt. Die Ausbildung von Greifhand und Greiffuß (Abb. 5.1–2, 5.1.–8) wird dadurch erreicht, daß an den an sich relativ ursprünglich gebliebenen fünfstrahligen *(pentadaktylen) Extremitäten*, wie wir sie z. B. auch bei vielen Reptilien und Amphibien finden, der erste Strahl (Daumen bzw. Großzehe) abgespreizt und durch Rotation den anderen Fingern gegenübergestellt (opponiert) werden kann (Abb. 5.1–2). Dadurch wird ein Umfassen von Ästen und Zweigen möglich. Verbunden mit dieser Ausbildung von Greifextremitäten ist die Umwandlung der Krallen in *Plattnägel*, wie sie für Primaten charakteristisch sind. Ein Einhaken von Krallen ist nicht mehr nötig, und durch Nägel werden die Fingerkuppen versteift. Solche Greifwerkzeuge ermöglichen auch eine beträchtliche Körpergrößensteigerung, da der Griff auch einem schweren Körper Halt gibt.

Zur Erhöhung der *Haftfestigkeit* besitzen alle Primaten auf den Handflächen und auf den Fingerkuppen ein charakteristisches Hautleistensystem (Dermatoglyphia). Finger und Handflächen bleiben daher auch

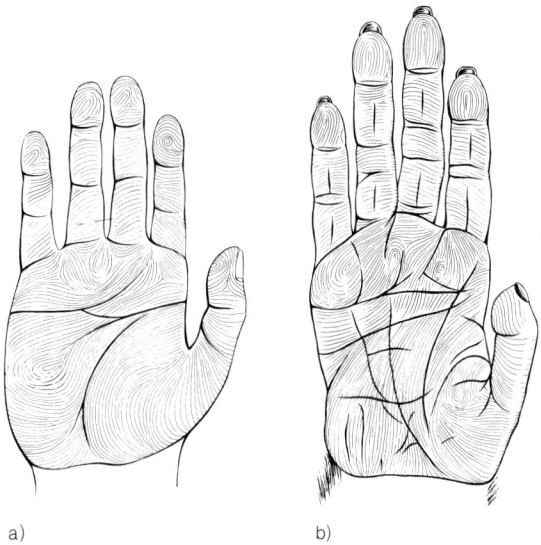

a)   b)

Abb. 5.1–2. Hand von Mensch (a) und Schimpanse (b). Man beachte die relative Länge des Daumens zu den übrigen Fingern und die Dermatoglyphen (nach Biegert 1963 in Washburn: Classification and human evolution. Aldine Publ. Co., Chicago 1963).

nackt. Das individuell variable Hautleistenmuster (Fingerabdruck des Menschen in der Kriminalistik, für Abstammungsbeurteilungen und als Hinweis auf bestimmte chromosomale Aberrationen und konstitutionelle Anomalien) wirkt wie das Haftprofil eines Autoreifens (Abb. 5.1–2) und wird in der Haftfähigkeit noch dadurch unterstützt, daß dort keine Talgdrüsen vorhanden sind, jedoch zahlreiche besonders große Schweißdrüsen „Haftflüssigkeit" ausscheiden (vgl. das „In-die-Hände-Spucken" bei kräftiger Handarbeit). Da jetzt die Hände und Füße beim Klettern vorausgehen, sind die Hand- und Fußflächen und die Fingerkuppen (durch das Fehlen von Krallen freigelegt) auch besonders stark innerviert und vermitteln taktile Reize. Vibrissen und Tastempfindung in der Nasenregion (wie bei den Bodenformen, bei denen der Kopf bei der Bewegung vorangeht) sind bei den Primaten dagegen zurückgebildet.

Ursprüngliche Primaten (Halbaffen) bewegen sich im Geäst vielfach auch springend fort, wobei die Hinterextremitäten die Antriebskraft liefern. Damit ist korreliert eine Verlagerung des Körperschwerpunkts nach hinten (in Nähe der Antriebskräfte) und die Ausbildung eines steuernden und Balance haltenden langen Schwanzes. Die *Verlagerung des Schwerpunkts in Beckennähe* ermöglicht gleichzeitig ein *aufrechtes Sitzen* ohne Unterstützung durch die Vorderextremitäten, wie es (im Gegensatz etwa zum Hund) für alle Primaten charakteristisch ist. Durch dieses Aufrechtsitzen werden die Hände frei und können etwa zum Ergreifen und Zerkleinern der Nahrung genutzt werden, die jetzt auch mit den Händen zum Mund geführt werden kann. Damit übernimmt die Vorderextremität zusätzliche neue Funktionen *(Funktionswechsel* bzw. *Funktionserweiterung)*.

Diese Entwicklung der Greifhand als Anpassung an die arborikole Lebensweise der Primaten ist eine wesentliche Voraussetzung für die spätere Entwicklung zum Menschen. Gerade die Hand ist es, mit der der Mensch seine Umwelt manipulieren kann, Werkzeuge herstellt und führt. Sie macht ihn „handlungsfähig" im weitesten Sinne. Auch als Tastwerkzeug und Sinnesorgan hilft sie dem Menschen, Dinge zu „begreifen" und in den „Griff" zu bekommen.

Vergleichen wir *die Hand des Menschen* mit der der Menschenaffen (Abb. 5.1–2), so stellen wir eine Fülle von Übereinstimmungen fest. Eine Besonderheit der menschlichen Hand ist der relativ stark entwickelte Daumen, der mit allen übrigen Fingern eine Fingerkuppenberührung erzeugen kann, was neben dem zugreifenden *Kraftgriff* auch den *Präzisionsgriff* ermöglicht, wie er typisch für den Menschen ist. So wird die Hand zum „Kulturorgan" (KÄLIN) des Menschen, neben der Entwicklung seines Gehirns eine der wesentlichen Voraussetzungen seiner technischen und kulturellen Evolution.

Von großem Einfluß war die arborikole Lebensweise auch auf die *Sinnesorgane*. Eine Fortbewegung im kompliziert strukturierten Geäst der Bäume macht eine genaue Lokalisation der anzuspringenden oder zu greifenden Zweige nötig, wie sie auf Distanz nur durch den optischen Sinn möglich ist. Primaten sind daher mit der Mehrzahl der Arten tagaktiv. Damit verbunden ist die Ausbildung eines wohlentwickelten *Farbensinnes*, der, bei den Halbaffen noch schwach entwickelt, bei den höheren Affen dem des Menschen gleicht. Im Gegensatz zum eintönigen Grau und Braun der nachtaktiven Säuger, gehören Affen daher auch zu den buntesten Säugetieren, kommen doch auch rote, blaue und grüne Farben bei ihnen vor. Typisch für die Primaten ist schließlich die *Vorverlagerung der Augen.* Dadurch wird ein binokulares, räumliches (stereoskopisches) Sehen (mit sich überschneidenden Sehfeldern) möglich, so daß zusätzlich zu Höhe und Breite nun als dritte Dimension die Tiefe (wichtig beim Sprung im Geäst) erfaßt werden kann. Bei der Mehrzahl der bodenbewohnenden Säuger stehen die Augen dagegen seitlich am Kopf, eine Lage, die von den Primaten (auch vom Menschen) in der Embryonalentwicklung rekapituliert wird (Abb. 5.1–1). Verbunden mit dieser Vorverlagerung der Augen ist die Ausbildung einer knöchernen Trennwand, die die Augenhöhlen des Schädels (Orbitae) von den dahinterliegenden Schläfengruben (Fossa temporalis) trennt. Eine solche Trennwand fehlt bei Säugern mit lateral stehenden Augen. Im Zusammenhang mit dem stereoskopischen Sehen steht auch, daß bei der Überkreuzung der Augennerven (Nervi optici) im Chiasma bei den Primaten ein zunehmender Teil von Nervenfasern nicht in die gegenüberliegende, sondern in die gleichseitige Hirnhälfte geführt wird, beim Menschen etwa 50 %.

Allgemein verbunden mit dem guten Koordinieren von Bewegungen und dem raschen Erfassen der immer wechselnden Gegebenheiten im Geäst ist die Vergrößerung entsprechender Koordinationszentren und damit die zunehmende Vergrößerung und Differenzierung des Gehirns, wie sie bei Primaten als wichtige Voraussetzung für die Menschwerdung von so großer Bedeutung ist. Man hat in diesem Zusammenhang geradezu von der Entwicklung einer „Raumintelligenz" gesprochen.

Der *Geruchssinn* hat dagegen bei arborikoler Lebensweise an Bedeutung verloren. Er ist bei Primaten daher (im Vergleich etwa zu den gut witternden Bodentieren, z. B. Hund) relativ schwach entwickelt. Damit im Zusammenhang steht die Verkürzung der Nasenregion. Ein feuchter Nasenspiegel (Rhinarium) kommt daher nur noch bei einigen primitiven Halbaffen vor.

5.1.9 Arborikole Lebensweise und Zahl der Nachkommen

Die kletternde und springende Fortbewegungsweise im Geäst hat bei den Primaten auch eine Rückbildung der Nachkommenzahl bedingt, da die trächtigen Weibchen nicht zu sehr belastet sein dürfen. Während bei einigen primitiven Halbaffen noch Mehrlingsgeburten vorkommen, wird bei allen höheren Primaten (wie auch beim Menschen) in der Regel bei jeder Schwangerschaft nur ein Kind ausgetragen. Damit im Zusammenhang steht, daß (ausgenommen einige primitive Halbaffen mit Mehrlingsgeburten) auch nur ein Paar pektoraler Mammae zur Ausbildung kommt (s. oben). Typisch für arborikole Säugetiere (auch Ameisenbär, Koalabär) und besonders für Primaten ist, daß das Junge sich mit Händen und Füßen im Fell eines Elterntieres festklammert und so zunächst herumgetragen wird (auch hierzu sind die Greifhände und -füße gut geeignet). Auch das Menschenbaby verfügt noch über diesen Greifreflex an den Händen, der sich besonders gut mit einem Büschel Haare auslösen läßt. Frühgeborene sind sogar in der Lage, mit Händen und Füßen (!) sich über Minuten frei an einem Seil zu halten. Der Greifreflex der Füße (nur historisch zu verstehen) erlischt im Laufe der weiteren Entwicklung früher als der der Hände.

Die Reduktion der Jungenzahl bei den Primaten war gleichzeitig eine Voraussetzung für die intensive Beschäftigung der Eltern mit dem Jungtier, wodurch dieses viele Verhaltensweisen erlernen kann und so „Traditionen" entstehen können. Wie wichtig diese Voraussetzung für die kulturelle Entwicklung des Menschen mit seiner besonders langen, weil langsamen Jugendentwicklung ist, liegt auf der Hand.

5.1.10 Schwinghangeln als eine der möglichen Voraussetzungen für die aufrechte Körperhaltung des Menschen

Die Landwirbeltiere und auch viele Primaten bewegen sich auf allen vieren *(quadruped)* bei waagrechter Haltung der Wirbelsäule *(pronograd)* fort, wobei letztere als Brückenbogen fungiert, in dem die Wirbelkörper und die Zwischenwirbelscheiben unter Druck stehen, die Bänder oberhalb der Wirbelsäule dagegen die Spannung abfangen.

Unter den quadruped sich fortbewegenden Primaten gingen im Laufe der Evolution einige größere Formen zur hangelnden Fortbewegungsweise *(Brachiation)* über. Hierbei wird ein Ast vor dem Kopf des Tieres ergriffen und nun im Schwung, wobei der Körper an einem Arm hängt, mit dem anderen Arm ein entfernterer Ast erfaßt oder eine Strecke sogar frei im Schwung („fliegend") überbrückt. Innerhalb der Affen gibt es sehr verschieden weit fortgeschrittene Schwinghangler (Brachiatoren). Am weitesten entwickelt ist diese Fortbewegungsweise bei den Klammeraffen Südamerikas und unter den Altweltaffen bei den Gibbons.

Verbunden mit dem Schwinghangeln ist eine *Verlängerung der Vorderextremität* (vor allem des Unterarms) (Abb. 5.1–7a), da dadurch weiter entfernte Äste ergriffen und ein größerer Schwung erreicht werden kann. Auch die Phalangen (Finger) werden verlängert, so daß eine lange schlanke Hakenhand entsteht (Abb. 5.1–7a). Typisch für die „schwinghangelnden" Menschenaffen ist eine *„Versteifung" der Wirbelsäule*, die eine wichtige Voraussetzung für den späteren Er-

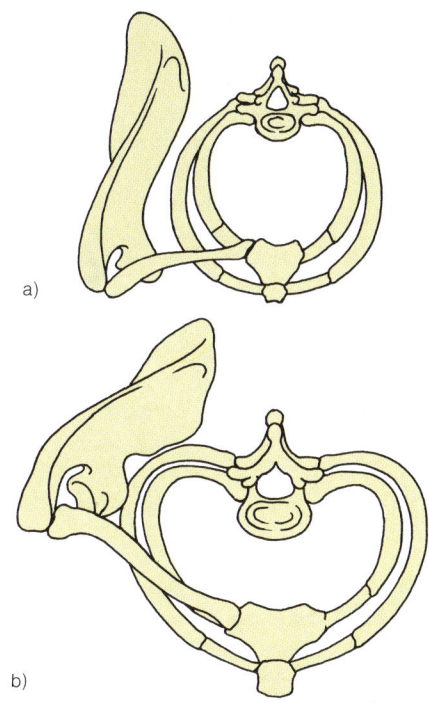

Abb. 5.1–3. Brustkorb und rechter Teil des Schultergürtels eines Makaken (a) und des Menschen (b). Beachte die Ventralverlagerung der Wirbelsäule in den Brustkorb hinein und die Dorsalverlagerung der Schulterblätter beim Menschen. Vom Brustkorb sind jeweils nur die beiden ersten Rippen dargestellt [6].

werb des aufrechten Ganges bei der Evolution zum Menschen war. Diese Versteifung ist dadurch zustande gekommen, daß die Zahl der Lendenwirbel (bei den quadrupeden Pavianen z. T. neun Stück) auf nur vier (bei den Menschenaffen) reduziert wurde. Da der Mensch auch nur fünf Lendenwirbel besitzt, vermutet man, daß seine äffischen Vorfahren ebenfalls eine, wenn auch weniger ausgeprägte Phase als „Hangler" in ihrer Evolution durchlaufen haben. Dafür sprechen auch andere anatomische Besonderheiten des Menschen. So sind bei Hanglern die Vorderextremitäten länger als die Hinterextremitäten (Abb. 5.1–7a), während sie bei quadrupeden Tieraffen annähernd gleich lang sind. Auch der Mensch „rekapituliert" in der Embryonalentwicklung ein Stadium, wo die Arme fast um ein Drittel länger als die Beine sind – erst später holen die Beine auf (eine Anpassung an die zweibeinige Fortbewegung, s. unten). Typisch für Hangler ist weiter die extreme Beweglichkeit (auch seitliche) der Vorderextremität. Da die Vorderextremitäten nicht mehr vorwiegend als Stütze dienen, kommt es zu einer Verbreiterung des Brustkorbs und einer Verlagerung der Schulterblätter (Scapulae) von mehr lateral nach mehr dorsal, was auch Folgen für die Orientierung des Schultergelenks hat, so daß sich quadrupede Tieraffen und Menschenaffen deutlich unterscheiden (Abb. 5.1–3). Auch die Wirbelsäule wird bei den Menschenaffen ven-

tralwärts in den Brustkorb verlagert, was zu einer Vorverlagerung des Körperschwerpunkts führt, die eine
günstige Voraussetzung für das aufrechte Gehen darstellt (Abb. 5.1–3b, 5.1–4c).

Auch die Entwicklung zur nur dem Menschen eigenen dauernd aufrechten *(orthograden)* Körperhaltung,
wobei nur die Hinterextremitäten als Stütze dienen *(Bipedie)*, muß sich in der Evolution kontinuierlich vollzogen haben. Die aufrechte Haltung beim Sitzen der Primaten (s. oben), die betont aufrechte Haltung beim
Hangeln und die durch die Verlängerung der Arme bedingte aufrechtere Haltung auch beim Laufen auf allen
vieren (Abb. 5.1–4a) waren wohl wichtige Voraussetzungen, die die Entwicklung des aufrechten Ganges
des Menschen ermöglichten.

5.1.11 Der Übergang zum Bodenleben und der aufrechte Gang des Menschen

Eines der entscheidenden *Schlüsselereignisse* in der
Evolution zum Menschen war der Übergang seiner
Vorfahren vom Baum- zum Bodenleben. Ein solcher
Übergang ist bei den Primaten mehrfach erfolgt. Auch
die Paviane sind weitgehend Bodenformen, bleiben
dabei jedoch stets quadruped und haben in ihrer Evolution vorher auch keine Hanglerphase durchlaufen.

Welche Umstände diejenigen baumbewohnenden
Menschenaffen, die die Entwicklung zum Menschen
einleiteten, zur Erschließung der neuen ökologischen
Nische mit Bodenleben geführt haben, bleibt offen. Die

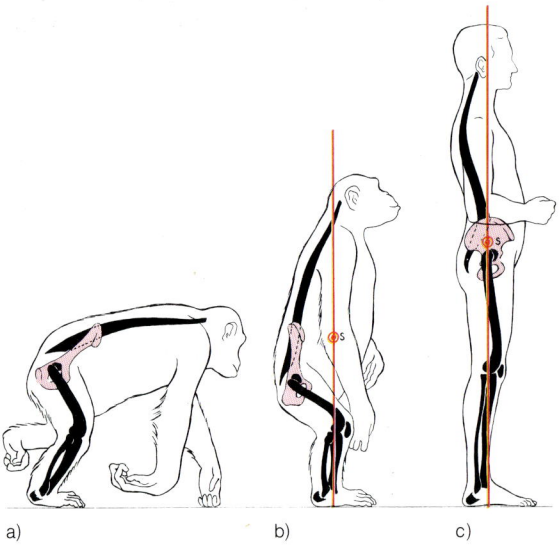

a)   b)   c)

Abb. 5.1–4. Körperhaltung des Schimpansen beim quadrupeden Gehen (a), aufgerichtet auf den Hinterextremitäten (b)
und des Menschen bei aufrechter Haltung (c). Beachte die
unterschiedliche Lage des Körperschwerpunkts (S) und vergleiche die Lagebeziehungen von Becken (rot) zu Wirbelsäule
und Oberschenkel und die Stellung von Ober- zu Unterschenkel. Das starke Promontorium an der Sakral-Lumbal-
Grenze, die „S"-förmige Krümmung der Wirbelsäule sowie
die typische Kopfhaltung beim Menschen sind deutlich zu erkennen [6].

zunehmende Körpergröße mit der damit verbundenen
Schwierigkeit, sich auf Bäumen fortzubewegen (auch
die großen und schweren Gorillas halten sich vorwiegend auf dem Boden auf), mag ebenso dazu beigetragen haben wie die zunehmende Ausdehnung von Savan-
nen- und Steppenbiotopen (Gräsländer mit nur noch
vereinzelten Büschen und Bäumen) als Lebensraum.
Die aufrechte Körperhaltung hat in einem solchen Lebensraum wohl in mehrfacher Beziehung Vorteile gebracht. So brachte ein Aufrichten mit hocherhobenem
Kopf freien Blick über die hohen Gräser hinweg (auch
andere Tiere des offenen Landes machen zum Sichern
„Männchen", wie etwa die Hasen, Murmeltiere und
Ziesel). Vor allem aber befreit die dauernd aufrechte
Körperhaltung die Vorderextremität von den Aufgaben der Fortbewegung und macht die Hände frei zum
Tragen von Früchten, zum „Handhaben" von primitiv-
sten „Werkzeugen" und zum Betasten. Auch Menschenaffen, so Gibbons und Schimpansen, können
über kürzere Strecken aufrecht biped gehen, und
Schimpansen nutzen dies auch, um die Hände für den
Transport von Früchten einzusetzen. Freilich erreicht
dieser aufrechte Gang z. B. des Schimpansen nicht annähernd die Vollendung, wie wir sie, durch besondere
Umkonstruktionen ermöglicht, beim Menschen finden (s. unten). So ist die Wirbelsäule auch der
Menschenaffen eine nach dorsal leicht gebogene Brük-
ke (kyphotische Krümmung), so daß bei der Aufrichtung der Körperschwerpunkt weit vor der Wirbelsäule
und dem Becken liegt (Abb. 5.1–4b). Folglich müssen
die Füße weit nach vorne gestellt und das Hüftgelenk
gebeugt werden, was wiederum eine Beugung und
leichte Auswärtsstellung der Kniegelenke bedingt. Nur
der Mensch hält beim Stehen Oberschenkel und
Schienbein direkt untereinander, steht also mit durch-
gedrückten Knien und gestrecktem Hüftgelenk
(Abb. 5.1–4c). Interessanterweise sind auch beim Säugling (wie bei den Primaten) die Knie leicht angewinkelt
und nach außen gedreht.

5.1.12 Einige Anpassungen des menschlichen Ske-letts an die aufrechte Körperhaltung

5.1.12.1 Die Wirbelsäule

Ein wesentlicher Unterschied in der Form der Aufrichtung von Menschenaffen und Mensch besteht darin,
daß der Schimpanse die typische Haltung eines aufgerichteten Vierfüßers (Quadrupeden) „beibehält", also
den Rumpf mitsamt dem Becken aufrichtet (Abb.
5.1–4b). Im Gegensatz dazu bleibt das Becken des Menschen in mehr horizontaler Haltung. Die Aufrichtung
beim Menschen kommt vielmehr dadurch zustande,
daß die präsakrale (vor dem Kreuzbein gelegene) Region der Wirbelsäule aufgebogen ist und so einen scharfen, nach vorne gerichteten Knick zwischen Sakral-
und Lendenwirbel besitzt, das *Promontorium*
(Abb. 5.1–5). Die präsakrale Wirbelsäule weist dann
beim Menschen einige charakteristische Biegungen
auf, und zwar zunächst eine Biegung nach vorn in der

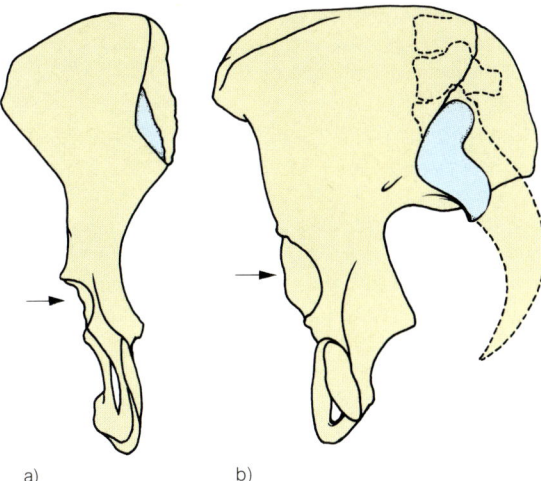

a)   b)

Abb. 5.1–5. Becken des Schimpansen (a) und des Menschen (b). Die Gelenkfläche zur Sakralregion der Wirbelsäule ist blau markiert, die Pfeile deuten auf das Hüftgelenk (Acetabulum). Die Wirbelsäule mit dem Promontorium ist bei (b) gestrichelt eingezeichnet. Beachte die „Knickung" des menschlichen Beckens, die Verbreiterung des Os ilium sowie die Annäherung des Sakralgelenks an das Hüftgelenk [3].

sog. *Lendenlordose*, dann in der Brustregion eine Biegung nach hinten *(Brustkyphose)* und schließlich wieder eine Vorwärtsbiegung in der *Halslordose* (Abb. 5.1–4c). Auf diese Weise wird der Schwerpunkt auf die Höhe des Hüftgelenks verlagert und entsteht aus der Wirbelsäule gewissermaßen ein federndes „S", das in besonderer Weise geeignet ist, das Gewicht des Körpers abzufangen und auf die Hinterextremitäten zu übertragen (Abb. 5.1–4c).

Das für die Aufrichtung des Menschen so charakteristische Promontorium der Wirbelsäule an der Grenze Sakral- zu Lumbalregion findet sich angedeutet schon bei Affen. Der durch die Abknickung entstandene Winkel beträgt bei adulten Makaken (Tieraffen) 11°, beim Schimpansen 35°, beim ausgewachsenen Menschen jedoch 60° bis 64°. Interessanterweise wird diese Abbiegung jedoch wiederum erst in der Embryonalentwicklung hergestellt, nachdem zunächst eine weitgehend gerade Wirbelsäule, wie bei einem Vierfüßer, „rekapituliert" worden ist. Bei einem menschlichen Fetus beträgt der Winkel zunächst 3°, bei der Geburt 20°, und erst mehrere Jahre nach der Geburt wird die endgültige Knickung von 60° (bei der Frau) bis 64° (beim Mann) erreicht. Auch die Lordosen und Kyphosen, die die typische „S"-Form der menschlichen Wirbelsäule ergeben, sind erst etwa im 4. bis 5. Lebensjahr gut ausgebildet – beides typische Fälle von Rekapitulation in der Ontogenese.

Schon vor dem Aufkommen des Evolutionsgedankens im 19. Jahrhundert hat der italienische Anatom PIETRO MOSCATI (1770) bemerkt, daß der Mensch als Vierfüßer angelegt wird und den aufrechten Gang noch nicht richtig „verkraftet" hat, daher Krampfadern und

Hämorrhoiden bekäme, eine Äußerung, die KANT sehr beeindruckt hat.

In der Tat lassen sich auch an der Wirbelsäule Anzeichen dafür finden. So hat das extreme Promontorium des Menschen den Nachteil, daß dadurch das Gewicht von den Lendenwirbeln sehr ungünstig auf das abgeknickte Kreuzbein und damit auf das Becken übertragen wird. Das letzte Lendensegment neigt daher dazu, sich ventral zu verschieben, was zum sog. Wirbelabgleiten (Spondylolisthese) führt.

5.1.12.2 Das Becken

Das Becken (Pelvis) verbindet die Wirbelsäule mit den Hinterextremitäten, die beim Menschen die ganze Last des Körpers zu tragen haben. Beim Menschen ist das Ilium (Darmbein), im Vergleich zu den Menschenaffen, verkürzt und verbreitert (Darmbeinschaufeln), wodurch seine Gelenkfläche zum Sakrum näher an seine Gelenkfläche zum Oberschenkel (Azetabulum) gebracht wird, was eine höhere Stabilität beim Stehen und Gehen gewährleistet (Abb. 5.1–5, 5.1–6). Gleichzeitig dient das breite schüsselförmige „Becken" (daher sein Name) zum Tragen der Eingeweide, was durch die aufrechte Haltung des Rumpfes nötig wird. Auf diese Weise zeigt das Becken eine Reihe typischer Anpassungen an die Bipedie, die es gestatten, aus den Funden fossiler Becken von Frühformen der menschlichen Entwicklungslinie Rückschlüsse auf die Körperhaltung zu ziehen (s. Kap. 5.2). Die im Zusammenhang mit der aufrechten Haltung bedingte Umgestaltung des Beckens des Menschen hat beim weiblichen Geschlecht auch Einfluß auf die Weite des Geburtskanals genommen. Die Größe des Kindes (vor allem des Kopfes) bei der

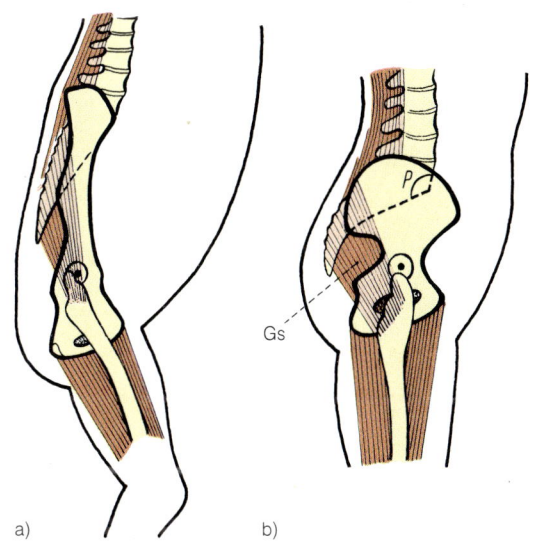

a)   b)

Abb. 5.1–6. Stellung des Beckens und Ausbildung der Glutäalmuskulatur bei Schimpanse (a) und Mensch (b). Beachte die „Kippung" des Beckens, das starke Promontorium und die Ausbildung eines Gesäßes beim Menschen. P = Promontoriumswinkel, Gs = Gesäßmuskel [1].

Geburt und damit sein Reifegrad werden daher von der Weite des Geburtskanals limitiert.

Im Zusammenhang mit der aufrechten Haltung steht auch die Ausbildung der *Gesäßmuskulatur (M. glutaeus maximus)*. Diese kippt bei aufrechter Haltung gewissermaßen das Becken nach hinten, hält es in dieser Lage fest und verhindert so ein Vorkippen des Körpers. Der Glutaeus maximus ist daher beim Menschen im Vergleich zu den Verhältnissen bei den Affen (auch Menschenaffen) ganz besonders stark entwickelt (Abb. 5.1–6). Die Ausbildung eines stark entwickelten, prominenten Gesäßes ist ein typisch menschliches Merkmal, das allen Affen fehlt. Es ist wohl kein Zufall, daß das durch ein subkutanes Fettpolster zusätzlich betonte weibliche Gesäß in allen Kulturkreisen des Menschen als sexueller Auslöser dient. Auch das prominente Gesäß des Menschen entwickelt sich in seiner typischen Ausprägung erst nach der Geburt und ist erst mit dem 5. bis 6. Lebensjahr gut ausgebildet.

5.1.12.3 Bein und Fuß

Selbstverständlich hat der aufrechte Gang des Menschen besondere Einflüsse auch auf die Ausbildung von Bein und Fuß ausgeübt. Während bei den quadrupeden Affen Bein- und Armlänge einander weitgehend entsprechen und bei den Brachiatoren (Hanglern) die Arme die Beine an Länge zum Teil weit übertreffen, ist dies beim Menschen nur während bestimmter Phasen der Embryonalentwicklung der Fall (s. oben). Später holen die Beine durch Wachstum auf und übertreffen schließlich die Länge der Arme um ca. ein Drittel. Während die Beine beim Schimpansen z. B. nur 128% der Rumpflänge ausmachen, können sie beim Menschen 171% erreichen (Abb. 5.1–7).

Im Zusammenhang mit dem aufrechten Gang des Menschen steht auch die besonders starke Entwicklung der *Wadenmuskulatur*, die über die Achillessehne an dem im Vergleich zu den Affen verlängerten Fersenbein

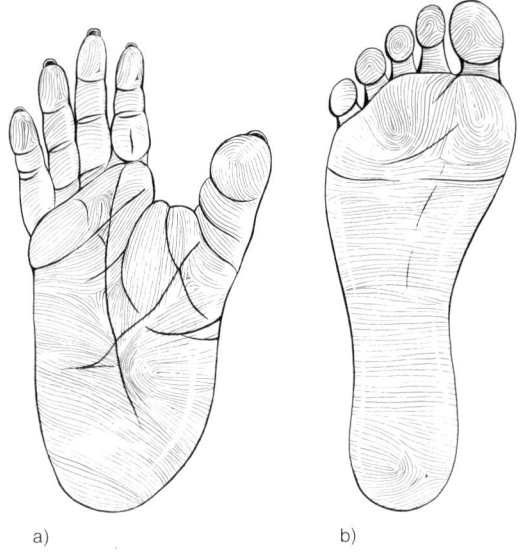

Abb. 5.1–8. Greiffuß eines Schimpansen (a) und Lauf-Standfuß des Menschen (b). Beachte die Halluxdivergenz (abspreizbarer Hallux) beim Schimpansen, die Verkürzung der Zehen und die Ausbildung von Dermatoglyphen auch beim menschlichen Fuß (nach BIEGERT 1963 in WASHBURN: The study of human evolution. Univ. Oregon books, Eugene 1968).

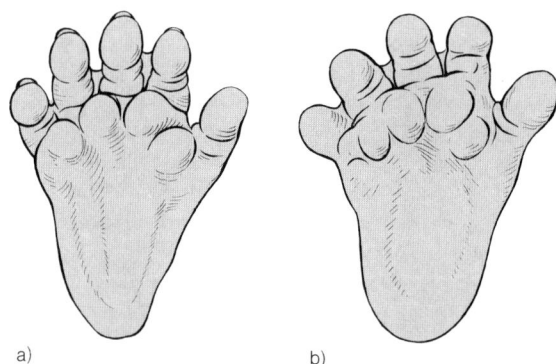

Abb. 5.1–9. Fuß eines Makakenfetus (a) und eines Menschenfetus (b). Beide Feten sind ca. 24 mm lang. Beachte die starke Spreizung der Zehen und die gut ausgebildeten Anlagen von Tastpolstern auch beim menschlichen Fetus [7].

ansetzt. Die Ausbildung prominenter Waden ist daher im Verein mit der Langbeinigkeit ebenfalls ein typisch menschliches Merkmal, das den Affen fehlt (Abb. 5.1–4b, c).

Typisch für die Entwicklung des menschlichen Fußes ist, daß er von einem *Greiffuß* mit abspreizbarer (abduzierbarer) Großzehe zu einem *Standfuß* umgestaltet worden ist, bei dem der Hallux an die übrigen Zehen durch Bänder fest angeschlossen wird und die übrigen Zehen stark reduziert sind (Abb. 5.1–8). Interessanterweise gleichen die Füße menschlicher Embryonen weitgehend denen von Affenfeten und lassen noch eine gewisse Abspreizung der großen Zehe erkennen *(Halluxdivergenz)* (Abb. 5.1–9). Auch die Tatsache, daß die

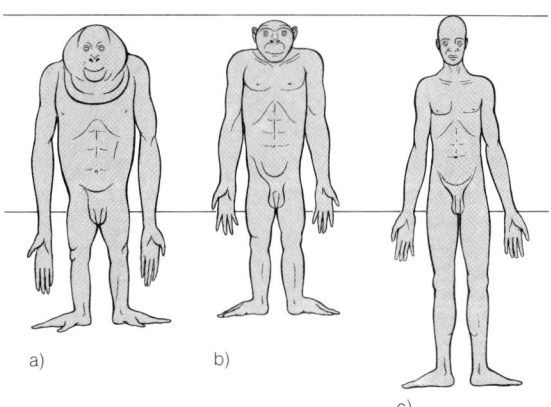

Abb. 5.1–7. Die Körperproportionen von Orang-Utan (a), Schimpanse (b) und Mensch (c). Beachte die unterschiedliche Länge der Arme und Beine und die typische Halsbildung des Menschen. Der Orang-Utan (a) als Hangler ist durch lange Arme (besonders Unterarme) und Hände ausgezeichnet, der Mensch (c) als Aufrechtgänger durch die Länge seiner Beine [6].

Fußsohlen des Menschen stark innerviert sind und über zahlreiche Schweißdrüsen und Hautleisten verfügen, läßt noch erkennen, daß dem Fuß bei den Ahnenformen ursprünglich auch Tast- und Greiffunktion zukam. Wir haben schon darauf hingewiesen, daß Frühgeborene auch mit den Füßen noch greifen können.

5.1.12.4 Auswirkungen der aufrechten Körperhaltung auf den Bau des Schädels

Bei den vierfüßigen Säugetieren hängt der mehr oder weniger schwere Schädel mit seinem Hinterende (Okzipitalregion) an der Halswirbelsäule und muß von kräftigen Nackenmuskeln getragen werden, die am Hinterhaupt inserieren, wo oft besondere Knochenkämme als Ansatzflächen entwickelt sind. Auch die Dornfortsätze (Processus spinosi) der Halswirbel sind als Ansatzstellen entsprechend lang entwickelt. Durch die aufrechte Haltung des Menschen hat der Schädel eine völlig andere Orientierung erhalten und kann nun auf der Wirbelsäule „balanciert" werden (Abb. 5.1–4c). Dementsprechend sind das Hinterhauptloch *(Foramen magnum)* und die *Condylen* (Gelenkflächen zum 1. Hals-

wirbel) weit nach vorne verlagert, so daß der Schwerpunkt des ausgewachsenen Schädels nur ca. 3 cm vor den Condylen liegt, ganz im Gegensatz zu den weit hinten liegenden Condylen ausgewachsener Affenschädel (Abb. 5.1–10). Das liegt auch daran, daß Affen eine durch das kräftige Gebiß bedingte stark vorspringende Schnauzenregion entwickeln *(Prognathie)*, die dem Menschen fehlt *(Orthognathie)*. Folge dieser nahezu zentralen Lage des Schädelschwerpunktes über den Condylen ist, daß beim Menschen im Vergleich zu den Menschenaffen nur ca. ein Sechstel der Nackenmuskulatur nötig ist, um den Schädel am Umkippen nach vorne zu hindern. Daher fehlen dem menschlichen Hinterhaupt Knochenkämme als Ansatzflächen, und auch die Dornfortsätze der Halswirbel sind stark reduziert. Im Gegensatz zu den „stiernackigen" Affen zeichnet sich der Mensch daher durch einen schlanken Hals aus (Abb. 5.1–7c). Während bei den Embryonen der Säugetiere, einschließlich der Halbaffen, das Hinterhauptloch und die Condylen von Anfang an am Hinterende des Schädels ausgebildet werden, entstehen sie bei allen Affen weit vorne unter dem Schädel, so daß Affenembryonen in dieser Beziehung Verhältnisse zeigen, die an die des Menschen erinnern. Im Verlauf der weiteren Entwicklung wächst jedoch (auch noch nach der Geburt) die Schnauzenregion bei den Affen aus, und es kommt dadurch zu einer Verlagerung des Foramen magnum nach hinten, eine Entwicklung, die beim Menschen unterbleibt. Der Schädel des Menschen entspricht in dieser Beziehung daher weit mehr dem eines Affenfetus, ein Phänomen, das unter anderem den niederländischen Anatomen BOLK zu seiner *Fetalisationshypothese* führte, die in dem Satz, „der Mensch ist ein geschlechtsreif gewordener Affenfetus" ihre überspitzte Formulierung fand. Wir wissen heute, daß Fetalisation (Stehenbleiben auf einem frühen ontogenetischen Entwicklungsstadium) zwar in der Evolution einzelner Organe des Menschen eine gewisse Rolle gespielt haben mag, die wesentlichsten Züge der menschlichen Organisation jedoch nicht dadurch bedingt sind.

5.1.12.5 Die Entlastung des Gebisses und Anpassungen an die Sprechfunktion

Das differenzierte *(heterodonte)* Gebiß der Säugetiere dient primär dem Erwerb, der Zerkleinerung und dem Kauen der Nahrung. Daneben spielt es vor allem als Waffe und bei Drohgesten (Zähnefletschen) gegenüber Feinden eine Rolle, wird jedoch auch zum Transport der Jungen (z. B. Hunde und Katzen) und zur Reinigung des Fells eingesetzt.

In der Evolution zum Menschen wurde das Gebiß durch die Entwicklung der vielseitig einsetzbaren Hand und deren gesteigerte Einsatzmöglichkeit durch den aufrechten Gang von vielen dieser Aufgaben befreit. Ergreifen und Zerkleinern der Nahrung konnte mit den Händen geschehen (schon vielfach bei Affen), die Kinder konnten am Körper getragen werden (schon bei Affen halten sie sich im Fell fest), und der Einsatz von Werkzeugen zur Abwehr von Feinden (schon Schim-

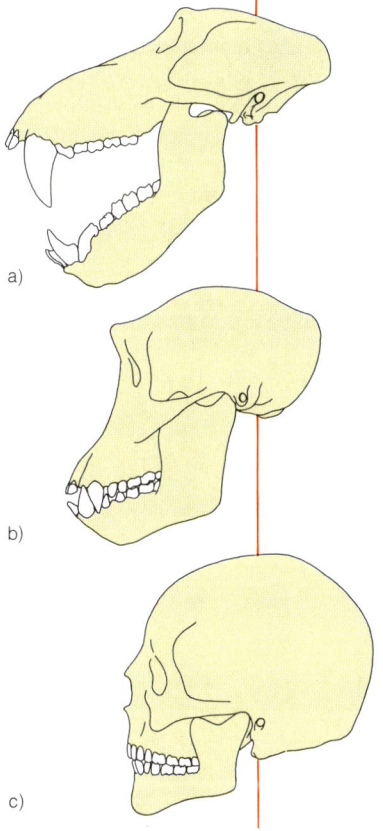

Abb. 5.1–10. Schädel von Mandrill (a), Schimpanse (b) und Mensch (c). Beachte die unterschiedliche Lage der Condylen (durch senkrechte Linie markiert) sowie die starke Prognathie und kräftige Ausbildung der Canini (Eckzähne) in den Affenschädeln (besonders beim männlichen Mandrill). (Kombiniert in Anlehnung an Abbildungen aus [7] und [3]).

pansen gehen mit Knüppeln gegen Leoparden vor) hat auch die Waffenfunktion des Gebisses reduziert.

Folge dieser Funktionsentlastung des Gebisses ist, daß es beim Menschen im Vergleich zu den Affen erheblich schwächer ausgebildet ist (Abb. 5.1–11). Das äußert sich in der allgemeinen Reduktion der Schnauzenregion (Orthognathie des Menschen gegenüber der Prognathie der Affen), vor allem aber auch in der Verkleinerung des Eckzahns (Caninus), der bei Affen in der Regel sehr stark entwickelt ist (Abb. 5.1–10) und als Waffe und zum Drohen eingesetzt wird. Beim Drohen ziehen Affen die Mundwinkel nach unten und entblößen dadurch die stark entwickelten Canini. Häufig sind bei Affen daher auch die Eckzähne *sexualdimorph* entwickelt, indem die männlichen Tiere, die den Schutz ihrer Gruppe übernehmen, erheblich stärker ausgebildete Canini besitzen (Abb. 5.1–10, 5.1–11). Die stark entwickelten Canini der Affen werden bei geschlossenem Maul jeweils in *Zahnlücken (Diastema)* des gegenüberliegenden Kiefers gelegt *(Affenlücke)*,

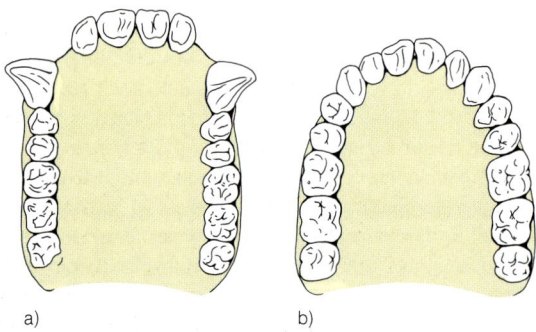

Abb. 5.1–11. Oberkiefer von Schimpanse (a) und Mensch (b). Beachte die starke Entwicklung der Canini und die Ausbildung des Diastemas („Affenlücke") beim Schimpansen im Vergleich zu dem geschlossenen Zahnbogen des Menschen [6].

die des Unterkiefers vor die des Oberkiefers. Dadurch ist das „zahnlückige" Gebiß der Affen bedingt (Abb. 5.1–11a). Beim Menschen ist im Zusammenhang mit der völligen Entlastung des Gebisses von der Verteidigungs- und Drohfunktion vor allem der Caninus wesentlich verkleinert worden und hat weniger Hauer- als Spatelform. Die Tatsache, daß er im Vergleich mit den benachbarten Zähnen eine unverhältnismäßig große Wurzel besitzt, weist darauf hin, daß bei den äffischen Vorfahren des Menschen dieser Zahn stärker entwickelt war. Mit der Reduktion des Eckzahns beim Menschen wird auch die Ausbildung entsprechender Zahnlücken aufgegeben, und es entsteht der geschlossene menschliche Zahnbogen (Abb. 5.1–11b). Bei dem fossilen Frühmenschen *Homo erectus* (Java- und Pekingmensch, s. folgendes Kap.) läßt sich vor allem bei Kinderschädeln im Milchgebiß noch die Andeutung einer „Affenlücke" erkennen. Auch die Tatsache, daß der heutige Mensch in Wut eine angeborene Drohmi-

mik zeigt, wobei er die Mundwinkel herunterzieht und damit den unteren Eckzahn entblößt, läßt sich von einer entsprechenden Drohmimik der Affen ableiten, nur daß bei diesen dadurch ein stark entwickelter Caninus zur Schau gestellt werden kann.

Diese Umgestaltungen im Gebiß bei der Evolution zum Menschen stehen im Verein mit anderen Umwandlungen auch im Zusammenhang mit der *Sprechfunktion des Mund- und Rachenraums*, einer neuen, typisch menschlichen Funktion, die diesen Strukturen nun zukommt. Beim Menschen sind, einzig unter den Säugetieren, alle Zähne annähernd gleich hoch und bilden eine lückenlos *geschlossene Zahnreihe*. Dies ist zur Bildung vieler menschlicher Laute (z. B. der Zahnlaute d, t, f) nötig. Auch ist der *Gaumen* beim Menschen hochgewölbt im Gegensatz zum meist ganz flachen Gaumen der Säugetiere. Durch diese Hochwölbung erhält die Zunge zur Lautgebung Spielraum in der Mundhöhle, so kann der Mundraum auch als Vokalhöhle dienen.

Auch die fleischigen und beweglichen *Lippen* des Menschen (im Gegensatz zu den schmalen der Affen) mögen mit der Sprechfunktion in Verbindung stehen (Lippenlaute, wie b, p, w, m).

Besonders eigenartig ist jedoch *die Lageveränderung des menschlichen Kehlkopfes*. Der Kehlkopf des Menschen steht bis zur Geburt, wie bei den übrigen Säugetieren (auch den Primaten), in hoher Lage, direkt im Anschluß an die inneren Nasenöffnungen (Choanen), so daß der Kehldeckel (Epiglottis) den Rand des Gaumendaches berührt, was zu einer Trennung des Nahrungsweges (seitlich um den Kehldeckel) von den Atemwegen führt. So bleibt es auch beim Säugling, und dies ermöglicht es ihm, gleichzeitig zu trinken und zu atmen. Während diese Lage des Kehlkopfes bei allen Säugetieren zeitlebens erhalten bleibt, kommt es nur beim Menschen, beginnend im 1. Lebensjahr, zu einem *Abstieg des Kehlkopfes* (Descensus laryngis), der im

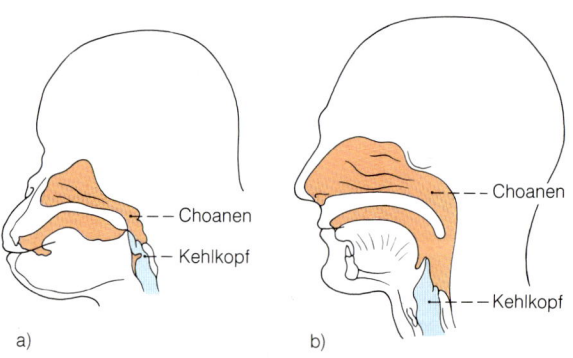

Abb. 5.1–12. Lage des Kehlkopfes bei Orang-Utan (a) und Mensch (b). Beachte den Anschluß des Kehlkopfes (blau) an die inneren Nasenöffnungen (Choanen) beim Affen und die tiefe Lage des Kehlkopfes, verbunden mit der Bildung eines Pharynxrohrs beim Menschen (in Anlehnung an eine Abb. bei MILLER in PRINGLE: Biology and the human sciences. Clarendon, Oxford 1972).

2. Lebensjahr sich rascher fortsetzt, bis im 8. bis 9. Lebensjahr die definitive Lage erreicht wird und der Kehldeckel ungefähr 1,5 cm vom Gaumenrand entfernt ist (Abb. 5.1–12). Auf diese Weise entsteht ein typischer Rachenraumabschnitt *(Pharynx)*, der verformbar ist und für die Bildung der Laute von Bedeutung sein soll. Freilich besteht dadurch auch die Gefahr, daß Nahrung in die Luftröhre gelangt (sich verschlucken), was durch einen komplizierten Schutzmechanismus des Luftweges verhindert werden muß.

5.1.13 Die Reduktion des Haarkleids – der „nackte" Mensch

Der Mensch gehört zu den wenigen Säugern, die weitgehend nackt sind (wie etwa auch die Wale, Elefanten u. a.). Dieser Verlust eines schützenden Fells weist eindeutig auf die Tropenherkunft des Menschen hin. Bei der späteren Besiedlung kälterer Gebiete werden daher tierische Felle als Bekleidung benutzt. Die Reduktion des Haarkleides ist nicht durch Verlust, sondern durch Verkürzung und Verdünnung der Körperhaare erfolgt. Der Mensch hat annähernd so viele Haarfollikel in der Körperhaut wie die Menschenaffen auch, jedoch wachsen sie nicht zum Fell aus. Daß während der Embryonalentwicklung ein „Fell" als *Lanugo* rekapituliert wird, haben wir schon erwähnt. Trotz der Reduktion der Körperbehaarung ist auch beim Menschen das Körperhaar mit einem Muskel *(M. arrector pili)* versehen, durch dessen Kontraktion das Haar aufgerichtet werden kann. Bei Säugetieren dienen die Lageveränderungen der Haare der Thermoregulation, bei starker Aufrichtung (Haarsträuben) in Streßsituationen auch als Drohgeste. Auch beim Menschen führt die Kontraktion dieser Muskeln in „haarsträubenden Situationen" zur Aufrichtung der kleinen Körperbehaarung, wobei es zu Eindellungen der Haut kommt (die bekannte „Gänsehaut") – ein Verhalten, das nur als Relikt zu verstehen ist.

Während Tieraffen bereits stark behaart geboren werden, sind Menschenaffen bei der Geburt bis auf einen Haarschopf auf dem Kopf an vielen Körperstellen nahezu nackt. Erst später wachsen dann bei den Menschenaffen die Körperhaare weiter aus, eine Entwicklung, die beim Menschen weitgehend unterbleibt. Auch dieses Phänomen hat BOLK (1926) seiner *Fetalisationstheorie* [2] zugeordnet (s. oben).

Nicht befriedigend gelöst ist bis heute die Frage, welche Funktion die Haarlosigkeit des Menschen hat. Daß Haare u. a. auf der Kopfhaut als Schutz des Gehirns vor zu intensiver Sonneneinstrahlung erhalten geblieben sind, leuchtet ein. Es ist kein Zufall, daß die Angehörigen schwarzer Rassen, die in Gebieten besonders starker Sonneneinstrahlung leben, gekraustes Kopfhaar aufweisen, das besonders viel Luft (als schlechten Wärmeleiter) einschließt und so wie ein Tropenhelm wirkt. Warum aber der weitgehende Haarverlust auf dem Körper? Einer der vielen Erklärungsversuche nimmt an, daß dadurch die Haut in größerem Umfang in den Dienst der *Thermoregulation* treten konnte. Dies könnte im Zusammenhang mit dem Verlassen des Waldes und dem Übergang zum Leben in Savannen und Steppen stehen. Die Mehrzahl der baumbewohnenden Affen lebt vegetarisch von Sprossen, Blättern und Früchten. Das gilt auch für die Menschenaffen Gorilla und Orang-Utan; lediglich vom Schimpansen ist bekannt, daß er daneben gelegentlich Tiere erbeutet und Fleisch frißt. In den frühen Evolutionsstufen zum Menschen war das Leben in den Steppenbiotopen auch mit der Nutzung der dort in großer Zahl lebenden Tiere verbunden, so daß sich eine mehr und mehr *räuberische Lebensweise* herausbildete. Die Fähigkeit des Menschen, rasch zu rennen, wird als eine Anpassung an die Verfolgungsjagd aufgefaßt, erhöhte gleichzeitig aber auch seine Fähigkeit zu rascher Flucht vor den im neuen Lebensraum zahlreichen Raubtieren. Man nimmt an, daß die Rückbildung des Haarkleides eine zu starke Überhitzung bei raschem Rennen verhinderte, da die Wärmeabgabe über die nackte Haut leicht erfolgen konnte. Für diese Hypothese spricht, daß der Mensch unter allen Säugetieren das am stärksten ausgebildete und effektivste (ekkrine) *Schweißdrüsensystem* besitzt und so die bei der Verdunstung des Schweißes auftretende Verdunstungskälte zur Abkühlung benutzen kann. Die ekkrinen Schweißdrüsen der Affen sind besonders auf den Hand- und Fußflächen ausgebildet und dienen der Erhöhung der Haftfähigkeit dieser Greiforgane (s. oben). Menschenaffen besitzen auch auf der behaarten Haut Schweißdrüsen, jedoch weniger zahlreiche und weniger leistungsfähige als der Mensch. Durch Veränderlichkeit der Durchblutung der Hautkapillaren der nackten Haut des Menschen ist die Möglichkeit zur Thermoregulation über die Haut noch gesteigert.

5.1.14 Schluß

Das hier Ausgeführte stellt höchst unvollständig und nur an einigen Beispielen dar, welche Voraussetzungen für die spätere Entwicklung zum Menschen in der frühen Primatenevolution entstanden und welche Schlüsselereignisse und Funktionserweiterungen in der menschlichen Stammesgeschichte von großer Bedeutung waren. Was hier an wenigen Beispielen dargestellt wurde, ließe sich für eine Reihe weiterer Systeme, die hier keine Berücksichtigung finden konnten, fortführen. Ziel der vorangegangenen Ausführungen konnte jedoch nur sein, die die historische Komponente berücksichtigende, dynamische Betrachtungsweise der Evolutionsbiologie darzustellen, um zu zeigen, wie sie zu einem Verständnis der Eigenart der menschlichen Anatomie – und nur sie konnte hier Gegenstand der Betrachtung sein – beitragen kann.

Literatur

[1] Autrum, H., U. Wolf: Humanbiologie. Springer, Heidelberg 1973

[2] Bolk, L.: Das Problem der Menschwerdung. Fischer, Jena 1926

[3] Campbell, B. G.: Entwicklung zum Menschen. Fischer, Stuttgart 1972

[4] Gadamer, H. G., P. Vogler: Neue Anthropologie/ Biologische Anthropologie. Thieme, Stuttgart 1972

[5] Hassenstein, B. (Hg.): Freiburger Vorlesungen zur Biologie des Menschen. Quelle & Meyer, Heidelberg 1979

[6] Heberer, G. (Hg.): Menschliche Abstammungslehre. Fischer, Stuttgart 1965

[7] Schultz, A. H.: Die Primaten. In: Die Enzyklopädie der Natur, Bd. 18. Ed. Rencontre, Lausanne 1972

[8] Steitz, E.: Die Evolution des Menschen, Taschentexte 16. Verlag Chemie, Weinheim 1974

5.2 Kurzer Abriß der Fossilgeschichte des Menschen

Christian Vogel

5.2.1 Allgemeines

Die realhistorisch abgelaufene Stammesgeschichte der *Hominidae* (das ist die Familie der „Menschenartigen" innerhalb der Ordnung *Primates* in der biologischen Systematik) kann nur anhand von *Fossilfunden* rekonstruiert werden. Fossil erhalten bleiben (von seltenen Ausnahmen wie Abdrücken oder Ausgüssen von Weichteilen abgesehen) nur Hartteile des Organismus, bei Wirbeltieren im wesentlichen also Knochen und Zähne. Die geborgenen Skeletteile sind zudem meist nur sehr fragmentarisch und stammen in der Regel von wenigen Individuen, die keinen Schluß auf die Variabilität von Populationen zulassen. Noch immer weist das Fundmaterial große zeitliche (und geographische) Lükken auf, wodurch die Verknüpfung der vorliegenden Dokumente zu einem wirklichkeitsgetreuen Gesamtbild des Evolutionsablaufs erschwert ist.

Die Bearbeitung und Deutung der Fossilfunde erfolgt mit den qualitativen und quantitativen Methoden der *vergleichenden Morphologie.* Da ein Maximum an Informationen aus oft sehr kleinen Fragmenten herausgeholt werden muß, haben die Aussagen bisweilen vorläufigen und hypothetischen Charakter; sie bedürfen ständiger Überprüfung an neuem Material.

Eine besonders wichtige Rolle für die Rekonstruktion der Stammesgeschichte spielt die genaue zeitliche An- und Einordnung der Funde.

5.2.2 Datierung und geologischer Zeitrahmen

Man unterscheidet *relative* und *absolute Datierungsverfahren.* Eine *relative* zeitliche Anordnung fossiler Funde kann mittels der *geologisch-stratigraphischen* Methoden vorgenommen werden, die zu einer Rekonstruktion der zeitlichen Reihenfolge der Ablagerung geologischer Schichten führen. Die Parallelisierung von Fundschichten über größere geographische Räume erfolgt anhand sog. *Leitfossilien* (fossile Organismen mit möglichst großräumiger Verbreitung bei erdzeitlich enger Begrenzung oder bei relativ schneller evolutiver Formänderung, so daß ganz bestimmte Formen oder Formausprägungen weiträumig als typisch für ganz bestimm-

te geologische Zeitperioden angesprochen werden können). Ein weiteres Verfahren relativer zeitlicher Zuordnung stellt der sog. *Fluortest* dar. Diese Methode ist geeignet nur zur Prüfung des Fossilienalters im Verhältnis zu umgebenden Sedimenten oder anderen Fossilien derselben Fundlokalität, weil die Ergebnisse stark von lokalen geohydrologischen Gegebenheiten beeinflußt werden.

Zur *absoluten Datierung* (= *Chronometrie*) haben für die Zeitspanne der Hominidenevolution folgende Verfahren besondere Bedeutung: die *Kalium-Argon-* (^{40}K/^{40}Ar-)*Methode,* die an vulkanische Materialien wie Laven oder Tuffe gebunden ist und eine exakte Datierung für Gesteinsproben zuläßt, die vor mehr als ca. 100000 Jahren abgelagert wurden, und die *Radiokarbon-* (^{14}C-)*Methode,* die nur für organische Substanzen, die maximal ca. 50000 Jahre alt sind, verläßliche Daten liefern kann. Beide Methoden beruhen auf Messungen des *radioaktiven Zerfalls natürlicher Isotope* in Gesteinen (K/Ar) bzw. organischen Substanzen (^{14}C). Besonders bewährt hat sich auch die sog. *Kernspaltungsspuren-Methode (,,fission track"-Methode),* die auf der Auszählung von Kernspaltungsspuren im Kristallgefüge uranhaltiger Mineralien und Glase basiert. Schließlich wurden noch spezifische *Aminosäuretests (Razemat-Methode)* entwickelt, die zur direkten Datierung fossilen Knochenmaterials herangezogen werden können, deren Ergebnisse jedoch wegen der Temperaturlabilität der entsprechenden molekularen Strukturveränderungsprozesse nach dem Tod des Organismus noch mit Vorsicht aufzunehmen sind.

Während das Leben auf unserer Erde mindestens 3 Milliarden Jahre alt zu sein scheint, nimmt die gesamte Primatenevolution nur die letzten ca. 70 Millionen Jahre, die spezifische Hominidenevolution kaum mehr als 15 Millionen, vielleicht sogar nur 4 bis 8 Millionen Jahre der Erdgeschichte ein (Tab. 5.2–1).

5.2.3 Die stammesgeschichtliche Wurzel der Hominiden

Die Hominiden entstammen dem sog. „*Dryopithecus-Kreis*", einer in den oberen *Tertiär*-Epochen *Miozän*

Absolute Zeitangabe (vor Gegenwart)	Geologische Gliederung			Evolutionsstufen
	Ära	Periode	Epoche	
10.000	Känozoikum bzw. Neozoikum	Quartär	Holozän	*Homo sapiens sapiens* einziger Hominide
			Pleistozän	*Homo sapiens*
				Homo erectus
				Homo habilis
3 Mio.				*Australopithecus*
13 ± 1 Mio.		Tertiär	Pliozän	„*Ramapithecus*", „*Sivapithecus*"
25 ± 1 Mio.			Miozän	*Dryopithecus*
36 ± 2 Mio.			Oligozän	erste sichere Hominoidea erste sichere Simiae (echte Affen)
58 ± 2 Mio.			Eozän	Prosimiae (Halbaffen)
63 ± 2 Mio.			Paleozän	erste Prosimier-Radiation
	Msozoikum	Kreide		Entstehung der Primaten

Tabelle 5.2–1. Geologische Gliederung des Känozoikums (Teritär und Quartär) mit wichtigen Entwicklungsstufen aus der Primaten- und Hominidenevolution.

und *Pliozän* (Tab. 5.2–1) in der Alten Welt weit verbreiteten fossilen Primatengruppe, die wie alle heute lebenden Menschenaffen und der Mensch u. a. durch einen besonderen Bau der Molarenkronen charakterisiert ist, den man das *„Dryopithecus-Muster"* nennt (Abb. 5.2–1). Alle hier genannten Formen werden in der systematischen Überfamilie der *Hominoidea* zusammengefaßt. Es ist immer noch unbekannt, wann und mit welcher Stammform sich die spezielle Hominidenlinie von den Stammlinien getrennt hat, die zu den heute lebenden großen Menschenaffen (insbesondere zu Schimpanse und Gorilla) führten.

Als Beleg einer frühen Hominidenabzweigung wurde von vielen Autoren eine Serie von fossilen Zähnen und Kieferfragmenten (s. Abb. 5.2–2) gedeutet, die aus den Siwalikablagerungen Nordindiens und Pakistans, aus Ostafrika (Victoriasee), der Türkei, aus Griechenland und Ungarn sowie aus China stammten, und die man unter den Gattungsnamen *Ramapithecus* von anderen hominoiden Fossilfunden, insbesondere von einer zeitparallelen Gattung *Sivapithecus* absetzte. Soweit absolut datierbar, ergaben sich Altersbestimmungen zwischen 14 und 7 Millionen Jahren. Die Zuordnung dieser Fundgruppe zu den Hominiden stützte sich im wesentlichen auf die Kurzkiefrigkeit, relativ kleine Eck- (Canini) und Schneidezähne (Incisivi) bei entsprechend kleinem *Diastema* (sog. „Affenlücke") zwischen Eckzahn und äußerem Schneidezahn im Oberkiefer, auf den niedrig-breiten Unterkieferkörper (Corpus mandibulae), auf die spezifische Höckerkonfiguration der vorderen unteren Prämolaren sowie auf die relativ zur Kronenhöhe niedrigen Höcker und den auf der Kaufläche verdickten Zahnschmelz der Mola-

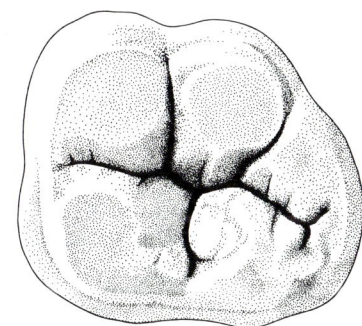

Abb. 5.2–1. Als „Dryopithecus-Muster" bezeichnetes typisches Furchenmuster eines unteren Molaren der Hominoidea. Der Zahn ist hier so abgebildet, daß links die Vorder-(Mesial-)Seite, rechts die Hinter-(Distal-)Seite, oben die Außen-(Buccal-)Fläche und unten die Innen-(Lingual-)Fläche gelegen ist.

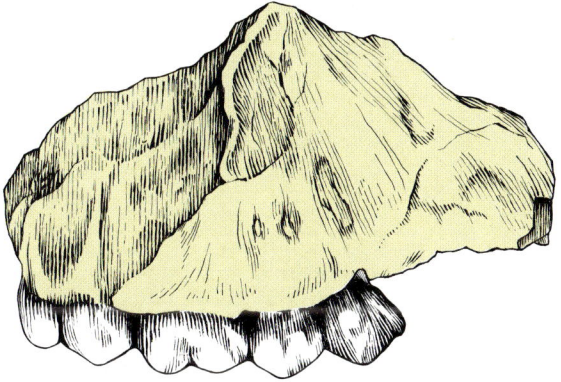

Abb. 5.2–2. Rechtes Oberkieferfragment von *Ramapithecus punjabicus* aus den Siwaliks Nordwest-Indiens (Fundort: Haritalyangar) in lateraler Ansicht. In situ befinden sich beide Prämolaren und die Molaren 1 und 2 sowie die Wurzel des lateralen Incisivus.

ren. Die Bewertung dieser Merkmale als hominidenspezifisch ist zumindest strittig, und zahlreiche neuere Funde haben die Differenzierung zwischen „Ramapithecus" und „Sivapithecus" weitgehend verwischt. Es hat heute sogar eher den Anschein, als ob zumindest die asiatischen Formen nicht den Hominiden, sondern der Stammlinie des Orang-Utan nahe stehen. Leider fehlen gerade aus Afrika, wo man die Abzweigung der Hominiden von den zu Gorilla und Schimpanse hinführenden Stammlinien erwarten sollte, überhaupt hominoide Fossilfunde aus der wohl entscheidenden Zeitspanne zwischen ca. 14 Millionen Jahren (Kieferfragmente vom Victoriasee) und den bisher ältesten unbestrittenen Hominidenfunden von Laetoli (Tansania) und Hadar-Afar (Äthiopien), deren Alter zwischen 3 und 4 Millionen Jahren liegt (s. unten).

Molekularbiologen rechnen auf der Basis von *DNS-(Desoxyribonucleinsäure-)*Vergleichen zwischen Schimpanse, Gorilla und Mensch mit einer Trennung der Stammlinien vor ca. 4 bis 8 Millionen Jahren.

5.2.4 Australopithecus und die Entstehung der Gattung Homo

Die ältesten uns derzeit bekannten eindeutig aufrecht gehenden Hominiden werden im allgemeinen der Gattung *Australopithecus* zugeordnet. Wir kennen unbestrittene Vertreter dieser Gattung aus Süd- und Ostafrika. Sie stammen aus geologischen Schichten, die ein Alter zwischen ca. 4 und 1 Millionen Jahren überspannen (oberes *Pliozän* und Unter-*Pleistozän*; s. Tab. 5.2–2).

Der Nachweis, daß diese Formen *biped* aufrecht gingen, läßt sich indirekt aus der Konstruktion des knöchernen Beckengürtels (Abb. 5.2–3, z. B. breite, relativ niedrige Darmbeinschaufeln, gegenüber *quadrupeden* [= vierfüßigen] Primaten verkürzte Sitzbeine, Lage und Größe der Anheftungsmarken verschiedener Muskeln der Hüftregion am Knochen), aus Baumerkmalen der Femora und des Kniegelenks sowie aus der Fußkonstruktion (Abb. 5.2–4, Großzehe z. B. nicht

Geolog. Gliederung		Absolute Zeitmarken	Ostafrika			Südafrika
			Tansania	*Kenia*	*Äthiopien*	
Quartär	Mittel-Pleistozän	0,5 Mio.	Olduvai ← 0,4 ← 0,6 Bed IV ← 0,8 Bed III	Turkana Baringo Koobi Fora/ Jleret Chesowanja	Omo Shungura ← 0,8	Afar Swartkrans 2 (?) [Taung (?)]
	Unter-Pleistozän	1,0 Mio.	Peninj ← 1,2 Bed II ← 1,3	← 1,2 ← 1,3		Kromdraai B 3 (?) Sterkfontein 5 (?)
			← 1,7 Bed I ← 1,9	← 1,6 ← 1,8	← 1,6	Swartkrans 1 (?) [Kromdraai B 3 (?)]
		2,0 Mio.		← 2,1 ← 2,3 Chemeron	← 2,1 Usno	Hadar [Taung (?)] ← 2,4
		3,0 Mio.		← 2,6	← 2,6	← 2,6 ← 2,8 Sterkfontein 4 (?) Makapansgat 4 (?)
Tertiär	Pliozän		Laetoli ← 3,5	Kanapoi (?)	← 3,3	← 3,2 Makapansgat 3 (?)
		4,0 Mio.	← 3,8			
		5,0 Mio.			= geolog. Schichten mit Hominiden-Funden ← radiometrische Datierungen	

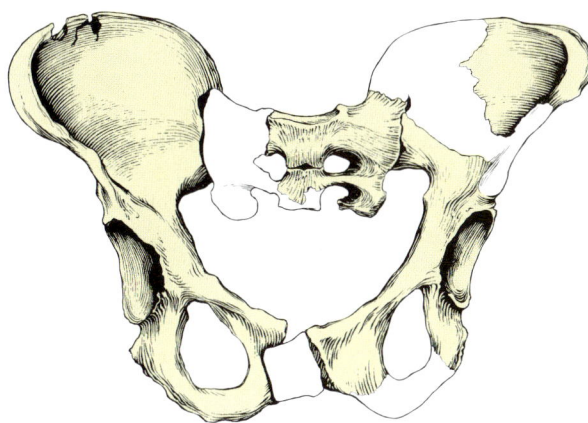

Abb. 5.2–3. Rekonstruierter knöcherner Beckengürtel eines *Australopithecus africanus* vom Fundort Sterkfontein (Südafrika). Die in der Abbildung weiß gelassenen Teile sind rekonstruiert.

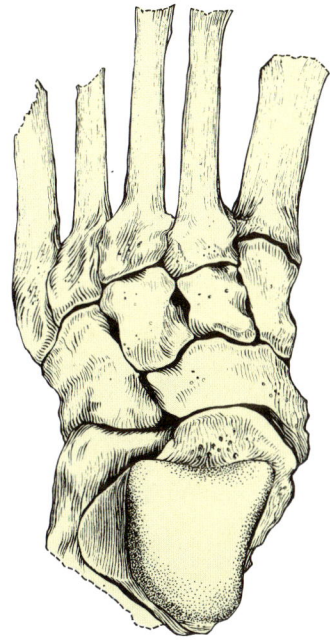

Abb. 5.2–4. 1,8 Millionen Jahre altes Fußskelett aus dem Bed I der Olduvai-Schlucht („Olduvai hominid 8") in Tansania.

mehr abduzierbar wie bei den quadrupeden Primaten) eindeutig führen. Den direkten Beweis lieferten die vor wenigen Jahren bei Laetoli (Tansania, Abb. 5.2–7) aufgefundenen Fußspuren, die auf ca. 3,6 Millionen Jahre datiert werden konnten. *Australopithecus* hatte einen absolut und relativ kleinen Gehirnschädel, dessen Hirnraumvolumen mit durchschnittlich um 500 cm³

◄ *Tabelle 5.2–2.* Zeitliche Einordnung der Fundorte und Fundschichten von *Australopithecus* und frühen Repräsentanten der Gattung *Homo* in Ost- und Südafrika. Fundplätze unsicherer Datierung sind mit einem Fragezeichen versehen.

noch in der Variationsbreite des rezenten Gorilla liegt (Tab. 5.2–3). Das Kieferskelett war in Relation zum Hirnschädel besonders kräftig entwickelt und deutlich vorspringend, das Gebiß jedoch mit seinen kleinen Eck- und Schneidezähnen bei geschlossener Frontzahnreihe (also fehlendem *Diastema*), mit seinen *homomorph* gestalteten (zweihöckerig mit etwa gleich großen nebeneinanderstehenden Kronenhöckern) unteren vorderen Prämolaren und seinen flachhöckerigen Molaren bereits voll hominid.

	Variationsbreite	*Mittel*
Homo sapiens sapiens	ca. 1100 – 2000	ca. 1350
Homo sapiens neanderthalensis	ca. 1200 – 1740	ca. 1450
Homo erectus	ca. 700 – 1300	ca. 1000
Homo habilis	ca. 590 – 770	ca. 670
Australopithecus (africanus, robustos + boisei)	ca. 400 – 530	ca. 500
Gorilla *(Gorilla gorilla)*	ca. 340 – 750	ca. 500
Schimpanse *(Pantroglodytes)*	ca. 320 – 480	ca. 390
Orang-Utan *(Pongo pygmaeus)*	ca. 290 – 480	ca. 410

Tabelle 5.2–3. Gehirnschädelvolumina (in cm³) von fossilen und rezenten Hominoidea.

Trotz beträchtlicher, bei der weiten zeitlichen und geographischen Streuung zu erwartender Variabilität lassen sich doch die *Australopithecus*-Funde Süd- und Ostafrikas insgesamt zwei unterschiedlichen Formtypen zuordnen, die offenbar zeitlich nacheinander gelebt haben: einer eher „grazilen" Form mit weniger spezialisiertem Gebiß (Abb. 5.2–5), die älter zu sein scheint, und einem „robusten" Bautyp (Abb. 5.2–6) mit besonders stark vergrößerten Molaren und einem entsprechend massiveren Kieferskelett. Er besitzt mit einem dem Schädeldach mediansagittal aufsitzenden Knochenkamm (*Crista sagittalis*) vergrößerte Anheftungsflächen für den M. temporalis sowie besonders kräftige Jochbogen für den starken M. masseter. Dieser Formtyp ist offenbar jünger, und es gilt als wahrscheinlich, daß er sich unter besonderer, wohl vegetabilischer Gebißspezialisierung aus „grazileren" Vorfahren entwickelt hat.

Aus Südafrika kennt man die „grazile" Form, die hier als erste unter dem Namen *Australopithecus africanus* beschrieben wurde, von den Fundplätzen

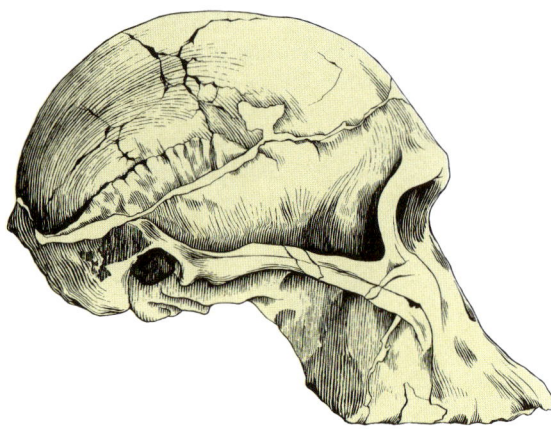

Abb. 5.2–5. Leicht restaurierter Schädel eines erwachsenen *Australopithecus africanus* vom Fundort Sterkfontein (Südafrika).

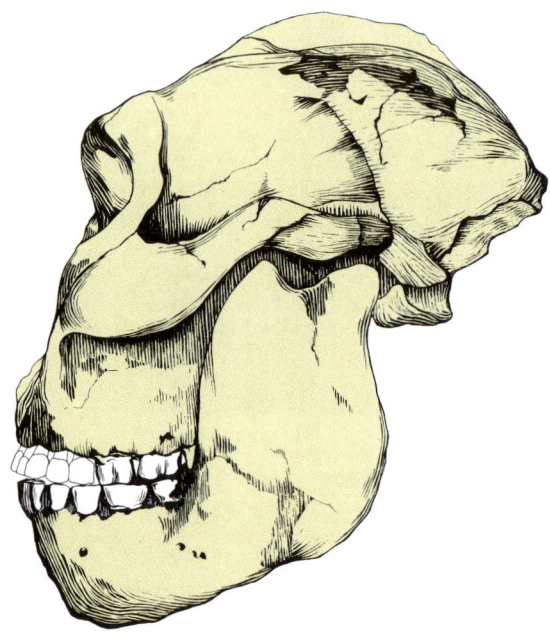

Abb. 5.2–6. Leicht restaurierter Schädel eines erwachsenen *Australopithecus robustus* vom Fundort Swartkrans (Südafrika). Beachte den besonders massiven Kauapparat und die Crista sagittalis auf dem Schädeldach.

(s. Abb. 5.2–7 u. Tab. 5.2–2) Makapansgat (Fundschichten: „member 3 + 4") und Sterkfontein („member 4"), die „robuste" Form, wissenschaftlich *Australopithecus robustus* genannt, von den Fundorten Swartkrans („member 1", evtl. auch noch aus „member 2") und Kromdraai („B member 3"). Für den Erstfund (1924) von *Australopithecus,* den berühmten Kinderschädel von Taung (Abb. 5.2–8) ist heute vor allem aus Datierungsgründen strittig, ob er der Spezies *Australopithecus africanus* oder *Australopithecus robustus* angehört. Problematisch ist in Südafrika generell die absolute Datierung der Fundschichten, weshalb man noch

weitgehend auf faunistische Vergleiche mit den gut datierten ostafrikanischen Fundhorizonten angewiesen ist (Tab. 5.2–2).

In Ostafrika, wo wegen der weiten Verbreitung vulkanischen Materials hinreichend exakte absolute Datierungen mittels der Kalium-Argon- und der Kernspaltungsspuren-Methode vorliegen, kennt man den „grazilen" Formtyp von den Fundplätzen (s. Abb. 5.2–7 u. Tab. 5.2–2) Laetoli (ca. 3,8 bis 3,5 Millionen Jahre alt), Hadar Afar (ca. 3,2 bis 2,8 Millionen Jahre), Omo (ca. 3,0 bis 2,0 Millionen Jahre) und aus den Chemeron-Beds am Baringo-See (Alter wohl etwas jünger als 3 Millionen Jahre). Man hat für diese Formgruppe den Speziesnamen *Australopithecus afarensis* vorgeschlagen, doch werden weiterhin sowohl die artliche Abtrennung dieser Formen vom südafrikanischen *Australopithecus africanus* als auch die Zusammenfassung der deutlich älteren Laetoli-Funde mit denen von Hadar Afar in einer einheitlichen Spezies der Gattung *Australopithecus* kontrovers diskutiert. Die Laetoli-Funde weisen mit ihren größeren Schneide- und Eckzähnen, dem leichten Diastema und den Molarenproportionen einige sowohl gegenüber dem südafrikanischen *Australopithecus africanus* als auch gegenüber den Hadar-Funden ursprünglichere Merkmale auf.

Auch in Ostafrika lebte eine „robuste" *Australopithecus*-Form später als die „grazile". Sie zeichnete sich durch besonders kräftige Kiefer und extrem großflächige Molaren- und Prämolarenkronen aus, und da sie sich noch in einigen zusätzlichen Spezialmerkmalen vom südafrikanischen *Australopithecus robustus* unterscheidet, wird ihr der Rang einer selbständigen Art unter dem Namen *Australopithecus boisei* zuerkannt. Funde dieser Spezies (Abb. 5.2–7 u. Tab. 5.2–2) haben wir

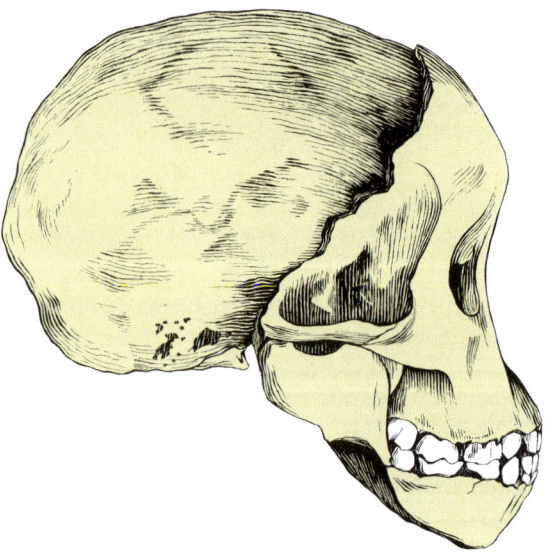

Abb. 5.2–8. Erstfund von *Australopithecus* aus dem Jahr 1924: der Kinderschädel von Taung (Südafrika). Der Gehirnschädel ist größtenteils nur in Form eines „natürlichen Ausgusses" erhalten geblieben.

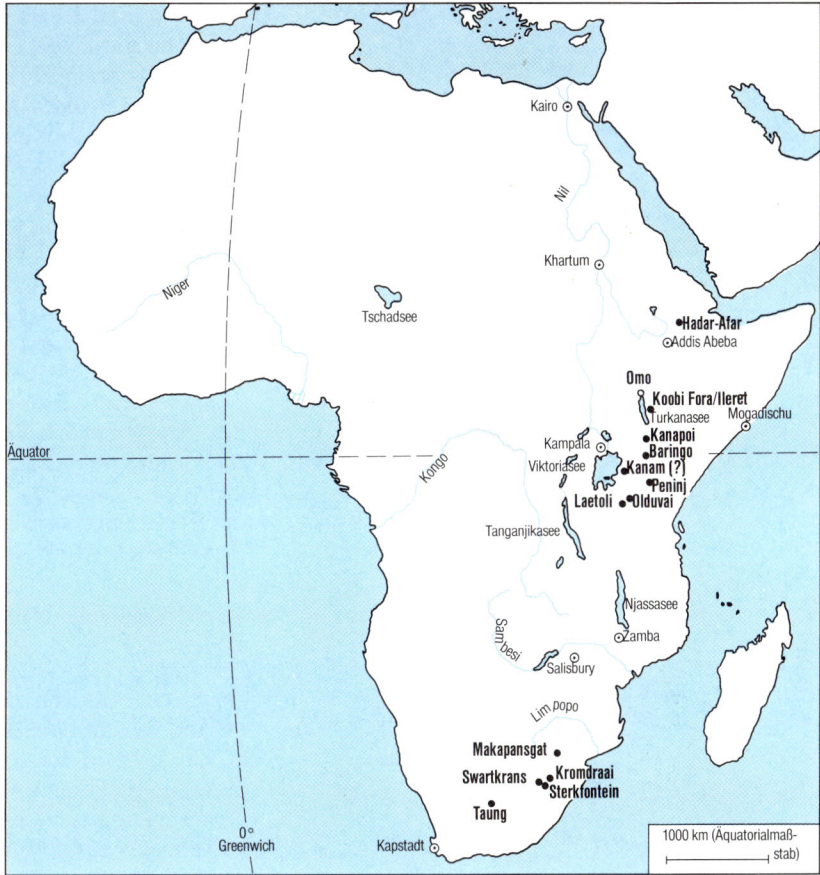

Abb. 5.2–7. Fundplätze von *Australopithecus* und frühen Repräsentanten der Gattung *Homo* in Afrika.

aus der Olduvai-Schlucht (Bed I und II, ca. 1,8 bis 1,2 Millionen Jahre), von Peninj (ca 1,3 Millionen Jahre), Koobi Fora (ca. 2,0 bis 1,3 Millionen Jahre), Chesowanja (ca. 1,2 Millionen Jahre) und Omo (ca. 2,1 bis 0,8 Millionen Jahre). Diese Spezies ist offenbar vor ca. 1,0 bis 0,8 Millionen Jahren nachkommenlos ausgestorben, was auch für die südafrikanische Spezies *Australopithecus robustus* gelten dürfte.

Es kann heute darüber hinaus als gesichert gelten, daß zeitparallel und *sympatrisch* (in der gleichen geographischen Region lebend) zumindest neben den „robusten" Arten *Australopithecus robustus* in Südafrika und *Australopithecus boisei* in Ostafrika bereits höher evoluierte Hominiden lebten, die heute von den meisten Experten in die Gattung *Homo* gestellt werden. Schon im Jahr 1964 hatten LEAKEY, TOBIAS und NAPIER einzelne Kiefer- und Schädelfragmente sowie Zähne und Bruchstücke postkranialer Skeletteile aus Bed I und II der Olduvai-Schlucht (ca. 1,85 bis 1,6 Millionen Jahre alt) unter dem Namen *Homo habilis* beschrieben und zusammengefaßt. Die Zuordnung erfolgte vor allem aufgrund der gegenüber *Australopithecus* schlankeren Kieferform, der nicht verbreiterten, eher längsgestreckten Molaren- und Prämolarenkronen, der relativ größeren Schneide- und Eckzähne, des höher gewölbten und stärker abgerundeten Hirnschädels und vor allem auch wegen der etwas größeren und mit abnehmendem geologischen Alter deutlich zunehmenden Gehirn-

schädelkapazität (s. Tab. 5.2–3). Diese zunächst heftig umstrittene Zuordnung ist heute auf der Basis zahlreicher Neufunde in Ost- und Südafrika weitgehend allgemein akzeptiert. *Homo habilis* kennen wir derzeit von den ostafrikanischen Fundplätzen (s. Abb. 5.2–7 u. Tab. 5.2–2) Olduvai (ca. 1,85 bis 1,6 Millionen Jahre), Koobi Fora (ca. 2,3 [?] bis 1,8 Millionen Jahre) und Omo (ca. 2,0 bis 1,6, evtl. sogar bis 1,4 Millionen Jahre) sowie aus Südafrika von Swartkrans („member 1") und Sterkfontein („member 5"). Da einige der gegenüber *Australopithecus* herausgestellten Gebißmerkmale von *Homo habilis* sich evtl. direkt an die weiter oben im Zusammenhang mit der „grazilen" Form des ostafrikanischen *Australopithecus* genannten, erheblich älteren Laetoli-Funde anschließen lassen, wird die Gattung *Homo* von einigen Autoren sogar bis in den Zeitraum der Laetoli-Fundschichten (ca. 3,5 bis 3,8 Millionen Jahre) zurückgeführt. Der Übergang von *Homo habilis* zu *Homo erectus* (s. unten) um ca. 1,7 Millionen Jahre ist in der Olduvai-Schlucht, in der Koobi-Fora-Formation und evtl. von Swartkrans („member 1") weitgehend lückenlos belegt.

Die ältesten derzeit bekannten *Steinwerkzeuge* (sog. *„pebble tools"*, Geröllgeräte) sind ca. 2,3 Millionen Jahre alt und stammen aus Schichten von Hadar Afar, aus denen bisher kein fossiles Hominidenmaterial geborgen werden konnte. An anderen Stellen, so in Omo und Koobi Fora kennt man erste Steingeräte ab ca. 2,1

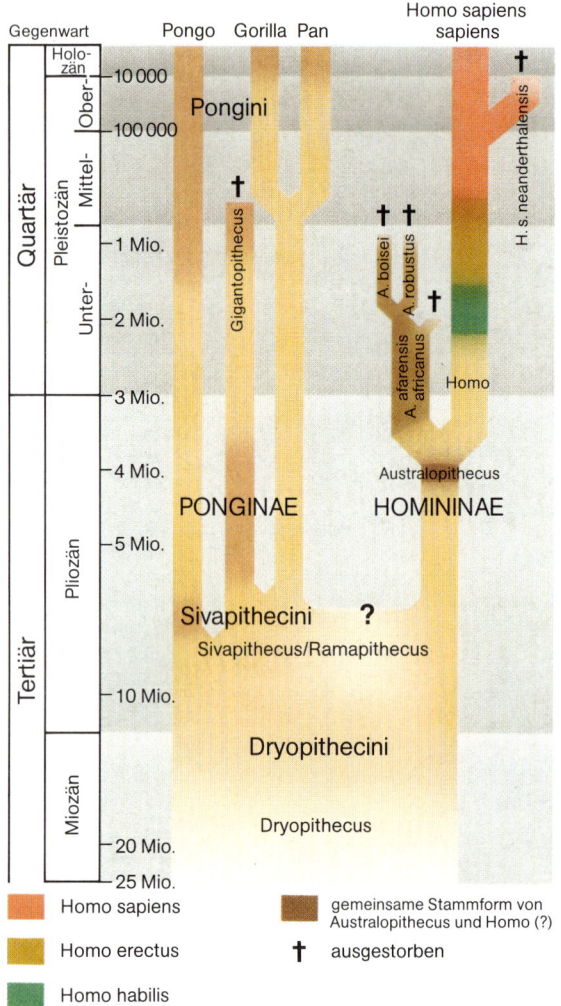

Homo sapiens

Homo erectus

Homo habilis

gemeinsame Stammform von
Australopithecus und Homo (?)

† ausgestorben

Abb. 5.2–9. Hypothetischer Stammbaum der Hominidae.

spanne von ca. 3,2 bis ca. 2 Millionen Jahren, haben sich dann sowohl die „robusten" *Australopithecus*-Arten, *A. robustus* in Südafrika und *A. boisei* in Ostafrika (vor ca. 2,1 Millionen Jahren) entwickelt, die dann vor ca. 1 Million Jahren nachkommenlos ausstarben, als evtl. auch die Spezies *Homo habilis* (vor ca. 2,2 Millionen Jahren), die dann unter kontinuierlicher Größenzunahme des Gehirns und unter zunehmend intensiverer Verwendung von artifiziellen Werkzeugen vor ca. 1,8 bis 1,6 Millionen Jahren in die Art *Homo erectus* weiter evoluierte (s. Abb. 5.2–9).

Umstritten ist noch, ob die Gattung *Australopithecus* über Afrika hinaus verbreitet gewesen ist. Von einigen Autoren werden einzelne Unterkieferfragmente aus den Puchangan-Schichten (jünger als 1,9 Millionen Jahre) von Java (s. unten), die zunächst unter dem Namen *„Meganthropus palaeojavanicus"* beschrieben worden waren, mit der „robusten" Linie von *Australopithecus* in Verbindung gebracht.

5.2.5 Homo erectus und die Entstehung von Homo sapiens

Unter dem Namen *„Pithecanthropus"* (= „Affenmensch") wurde eine im Unter- und Mittel-Pleistozän (s. Tab. 5.2–4) in der Alten Welt weit verbreitete Hominidengruppe bekannt, die man heute in der Spezies *Homo erectus* vereint. Es handelt sich um derbschädelige Formen mit dickwandigen Gehirnschädeln und zumeist sehr massiven, stark vorgebauten Überaugendächern, die kräftige *Tori supraorbitales* („Überaugenwülste") bilden (Abb. 5.2–10). Ihre Gehirnschädelkapazi-

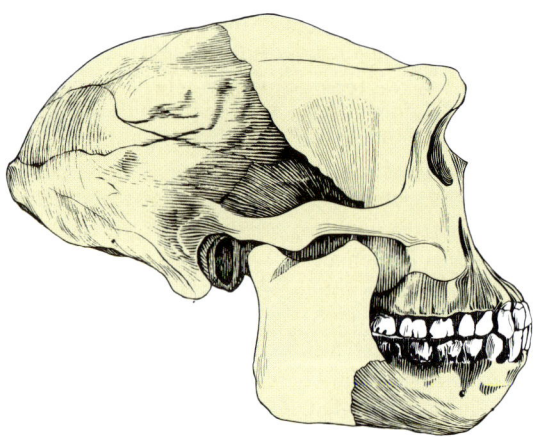

Abb. 5.2–10. Rekonstruierter Schädel eines erwachsenen *Homo erectus* von Sangiran auf Java.

bis 2,0 Millionen Jahren aus jenen Schichten, in denen sich auch bereits *Homo habilis* nachweisen läßt. Gleiches gilt in Südafrika für Swartkrans („member 1") und Sterkfontein („member 5"). Die Vermutung liegt daher nahe, daß *Homo habilis,* und nicht *Australopithecus,* der Hersteller dieser Werkzeuge war.

Insgesamt gilt es heute als sehr wahrscheinlich, daß die Hominiden in Afrika vor mehr als 4 Millionen Jahren entstanden sind. Dabei ist sicher belegt, daß die Bipedie der entscheidenden Größensteigerung des Gehirns um mindestens 2 Millionen Jahre vorausging. Diese Größenprogression begann vor etwa 2 Millionen Jahren und war ausschließlich an die Gattung *Homo* gebunden. Nach dem bisher vorliegenden Material spricht vieles dafür, daß sich *Australopithecus* und *Homo* auf einen gemeinsamen, morphologisch generalisierten Vorfahren zurückführen lassen, der vielleicht durch die Laetoli-Funde (ca. 3,8 bis 3,5 Millionen Jahre alt) repräsentiert ist. Über die „grazilen" Australopithecinen (*A. africanus* bzw. *afarensis*), mit einer Altersspanne

tät liegt deutlich über derjenigen der Australopithecinen (durchschnittlich um 1000 cm^3, s. Tab. 5.2–3), ihre Stirn ist flach und das Stirnhirn relativ niedrig und schmal (starke postorbitale seitliche Einschnürung am Schädeldach). Das Hinterhaupt erscheint im Profil stark abgewinkelt und weist einen kräftig entwickelten Querwulst (*Torus occipitalis*) auf. Die größte Hirnschä-

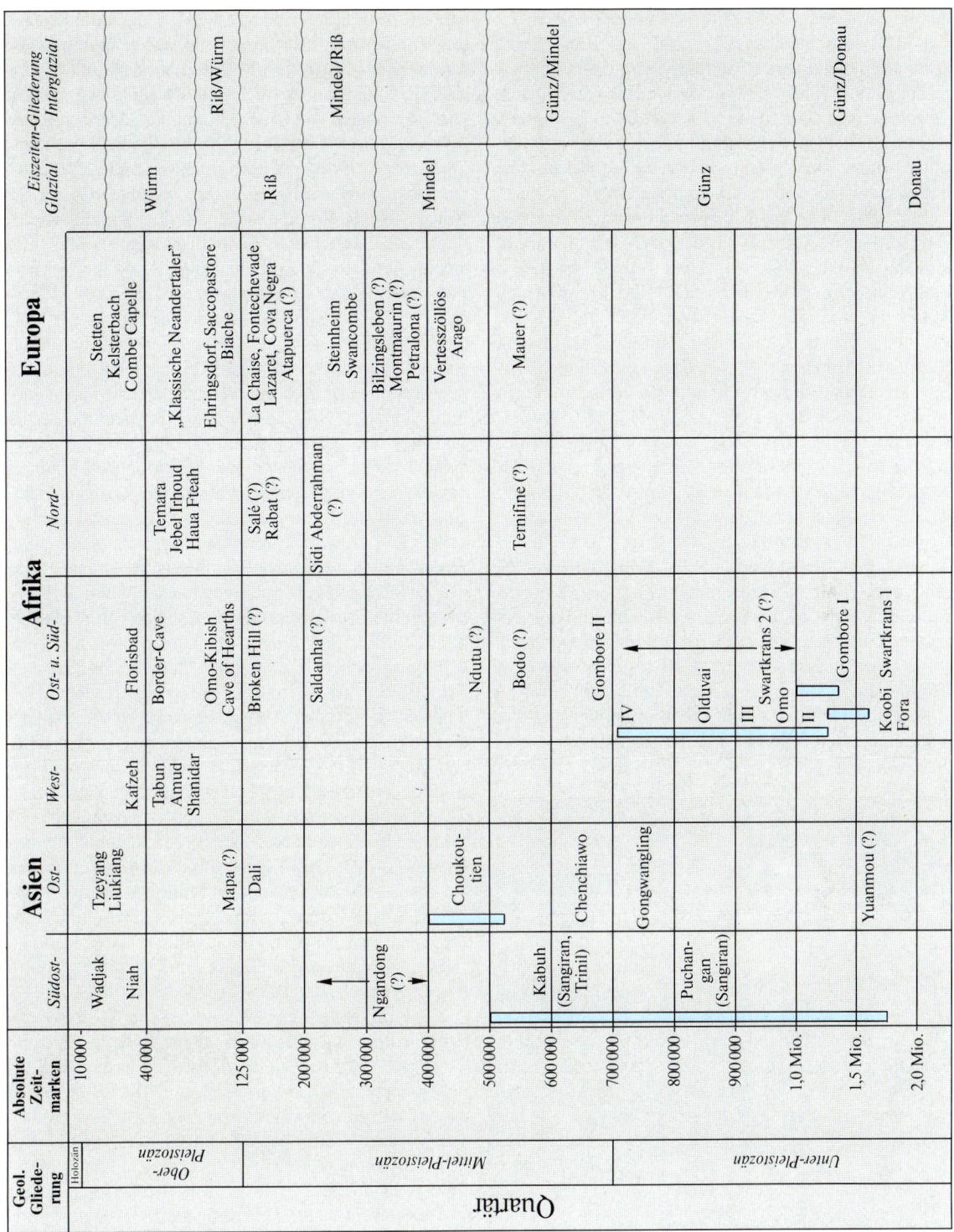

Tabelle 5.2–4. Zeitliche Einordnung von wichtigen Fundorten und Fundschichten des *Homo erectus* und *Homo sapiens* in Asien, Afrika und Europa. Vom *Homo sapiens sapiens* wurden nur die jeweils ältesten Funde eingetragen. Fundplätze unsicherer Datierung sind mit einem Fragezeichen versehen.

delbreite liegt basal auf der Pars squamosa ossis temporalis. Der Gesichtsschädel ist groß, das Kiefergerüst kräftig und etwas vortretend (*prognath*), die Nasenbeine liegen flach, und die zurückweichende Unterkiefersymphyse zeigt noch keine Kinnvorwölbung (*Mentum osseum*). Das Gebiß erscheint in seinen Proportionen und Formmerkmalen dem modernen Menschen ähnlich, was auch für das postkraniale Skelett gilt.

In den Koobi-Fora-Schichten am ostafrikanischen Turkana-See (s. Abb. 5.2–7 u. Tab. 5.2–3) läßt sich der allmähliche Übergang von *Homo habilis* zu *Homo erectus* in der Zeit zwischen ca. 1,8 und 1,6 Millionen Jahren an einzelnen Fundstücken recht gut ablesen. Ähnlich verhält es sich offenbar beim südafrikanischen Swartkrans („member 1", ca. 1,8 bis 1,5 Millionen Jahre). Der eigentliche Kernzeitraum von *Homo erectus* in Afrika und Asien liegt zwischen ca. 1,6 und 0,5 Millionen Jahren. Aus Afrika haben wir eindeutige *Homo-erectus*-Belege von Swartkrans („member 2", zwischen 1,0 und 0,5 Millionen Jahre alt), Olduvai (Bed II bis IV, ca. 1,3 bis 0,7 Millionen Jahre), Koobi Fora (zwischen 1,6 und 1,3 Millionen Jahren), Omo (ca. 1,35 bis 1 Millionen Jahre), Melka Kontouré (ca. 1,4 und 0,7 Millionen Jahre) Afar (Bodo-Formation, ca 0,6 Millionen Jahre) sowie evtl. in den drei Unterkiefern und dem Os parietale von Ternifine (Algerien), deren Alter auf ca. 0,6 Millionen Jahre geschätzt wird (Fundorte bzw. Fundhorizonte s. Abb. 5.2–11 bzw. Tab. 5.2–4).

Schon sehr früh hat *Homo erectus* offenbar eine weite Verbreitung in Asien gehabt, wobei ungeklärt ist, wann

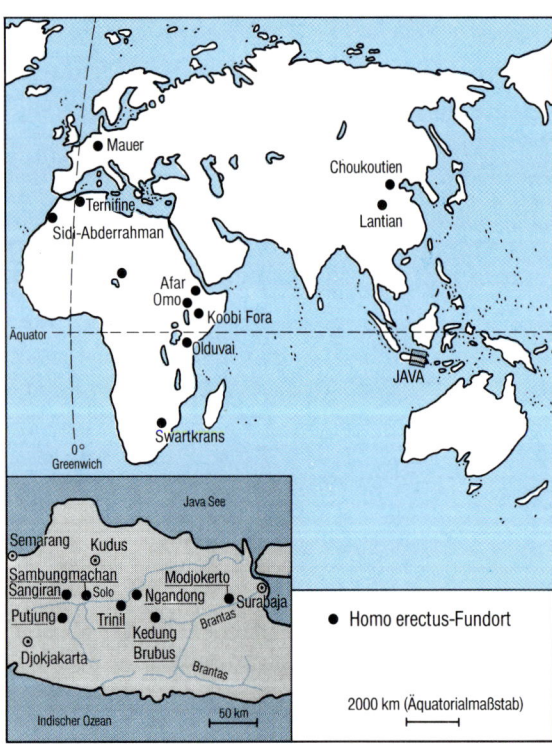

Abb. 5.2–11. Fundplätze von *Homo erectus* in Asien, Afrika und Europa.

und wie erste Hominiden dorthin gelangt sind. Die ältesten, allerdings sehr fragmentarischen Hominidenfunde Asiens liegen von Sangiran auf Java mit einem geschätzten Alter von ca. 1,8 bis 1,6 Millionen Jahren vor, sie erhielten zunächst den Namen „*Meganthropus palaeojavanicus*" und werden von einigen Autoren der „robusten" *Australopithecus*-Linie, von anderen entweder *Homo habilis* oder *Homo erectus* zugeordnet. Unstrittige *Homo-erectus*-Funde aus den Regionen von Sangiran, Modjokerto, Sambungmachan und Trinil auf Java decken über die Puchangan- und die Kabuh-Formationen den Zeitraum von ca. 1,6 bis 0,5 Millionen Jahre ab, wobei die älteren Formen aus den Puchangan-Schichten einen derberen Schädelbau und eine durchschnittlich etwas niedrigere Hirnschädelkapazität aufwiesen als die jüngeren Vertreter aus den Kabuh-Schichten. Die *Homo-erectus*-Entwicklung setzte sich auf Java sogar in die deutlich jüngeren Notopuro-Schichten fort, in denen bei Ngandong eine ganze Schädelserie gefunden wurde, deren Alter nur sehr grob auf 0,3 bis 0,5 Millionen Jahre geschätzt werden kann. Sehr früh und über eine lange Zeitspanne ist *Homo erectus* auch aus China belegt, angefangen mit den Zahnfunden von Yuanmou (ca. 1,7 Millionen Jahre) über die Lantian-Funde von Gongwangling (ca. 0,8 bis 0,75 Millionen Jahre) und Chenchiawo (ca. 0,65 Millionen Jahre) bis zu den reichhaltigen Funden von Choukoutien bei Peking, die als *Mindel*-zeitlich angesehen werden und denen ein Alter zwischen 0,4 und 0,5, evtl. sogar bis 0,6 Millionen Jahre zugeschrieben wird (s. Abb. 5.2–11 u. Tab. 5.2–4). Es ist bis heute durch Fossilfunde nicht eindeutig belegt, daß der „klassische" *Homo erectus* auch schon Europa erreichte. Der berühmte Unterkiefer von Mauer bei Heidelberg, der offenbar aus dem *Günz/Mindel-Interglazial* stammt und ein absolutes Alter von ca. 0,6 Millionen Jahren besitzen könnte, wird zwar zumeist als *Homo erectus* bezeichnet, doch weist er wie die zeitlich nachfolgenden Funde von Vertesszöllös, Arago und Petralona (s. unten) auch bereits *Homo-sapiens*-Merkmale auf.

Mit Fundlokalitäten bzw. Funden von *Homo erectus* sind neben verschiedenen Steingerätetypen (z. B. „chopper", Abbevillien- und Acheuléen-Faustkeilen) und Knochengeräten vor allem auch die frühesten sicheren Belege von *Feuerstellen* (vor ca. 0,5 Millionen Jahren) und eindeutige Indizien für „*Kannibalismus*" (z. B. Choukoutien) und evtl. für „*Kopfjägerei*" (Ngandong) verbunden.

Man nimmt heute mehrheitlich an, daß sich unsere eigene Art, *Homo sapiens*, aus *Homo-erectus*-Formen entwickelt hat; ob das allerdings nur in einer bestimmten (bisher freilich unbekannten) geographischen Region und nur während eines engbegrenzten Zeitraums im frühen Mittel-Pleistozän geschah oder an verschiedenen Orten parallel und zu jeweils unterschiedlichen Zeiten, das sind derzeit noch offene Fragen. Es sollte dabei immer bedacht werden, daß in allen echten phylogenetischen Deszendenzreihen systematisch-taxonomische Grenzziehungen ohnehin künstlich sein müssen und lediglich auf Vereinbarungen beruhen. Darüber hinaus müssen wir uns heute wohl grundsätzlich von der alten Vorstellung lösen, daß die Evolution der Hominiden bis hin zum *Homo sapiens* immer eingleisig und über jeweils nur von einer Hominidenform beherrschte Zeitstufen verlaufen ist. Es spricht vielmehr viel dafür, daß zumindest von der *Homo-erectus*-Stufe an kaum noch langfristig persistierende und genetisch verfestigte Fortpflanzungsbarrieren (die einen Genfluß zwischen Populationen prinzipiell verhindern konnten) ausgebildet wurden, so daß eine echte *Speziation* (= Artentrennung) ausblieb. Hier sind Probleme angesprochen, deren Klärung (auf populationsgenetischer Basis) nur gestützt auf ein geographisch und zeitlich noch erheblich dichteres Fundnetz möglich sein wird.

5.2.6 Der frühe Homo sapiens und die sogenannten „Neanderthaler"

Im *Mindel-Glazial* setzt die relativ reichhaltige fossile Dokumentation der Entfaltung des Menschen in Europa ein (s. Tab. 5.2–4 u. Abb. 5.2–14). Für diese frühen Funde ist (ebenso wie für den sicher älteren Unterkiefer von Mauer, s. oben) die taxonomische Zuordnung zu *Homo erectus* oder bereits zu *Homo sapiens* noch strittig, da hier eine kontinuierliche Entwicklung vorzuliegen scheint. Ein Alter von ca. 450000 Jahren wird den Funden aus der Arago-Höhle von Tautavel in den französischen Ostpyrenäen zugeschrieben. Es handelt sich um einen Gesichtsschädel mit Os frontale, ein Os parietale, zwei Unterkiefer und zahlreiche postkraniale Skeletteile. Während die derbe Gesichtsgestaltung und die massiv vorgebaute Überaugenregion an *Homo erectus* erinnert, zeigen u. a. das Gebiß und die Unterkiefergestaltung Merkmale des späteren *Homo sapiens.* Nur wenig jünger und ebenfalls *Mindel*-zeitlich dürften das Os occipitale und die zweieinhalb Milchzähne von Vertesszöllös (bei Budapest, Ungarn) sein. Diese Hinterhauptschuppe ist hoch und im Profil nicht so markant abgewinkelt wie bei typischen *Homo-erectus*-Formen, sie weist insofern eher Ähnlichkeiten zu den späteren *Homo-sapiens*-Funden (z. B. Steinheim und Swanscombe, s. unten) auf; die Hirnschädelkapazität ist auf ca. 1325 bis 1400 cm^3 geschätzt worden. Für den Fundplatz von Vertesszöllös ist Feuerbenutzung sicher nachgewiesen. Vielleicht gehört in diese „Übergangsgruppe" auch der Schädel von Petralona (bei Saloniki, Griechenland), für den jedoch auf der Basis unterschiedlicher Interpretationen der Fundumstände Altersangaben zwischen ca. 400000 und 200000 Jahren diskutiert werden. Während die Ausformung des Gehirnschädels (Hirnschädelkapazität ca. 1220 cm^3) und des Zahnbogens stark an *Homo erectus* erinnern, weist das Gesichtsskelett, vor allem in der Gestaltung der Wangenbeinregion, eher in Richtung der späteren „Neanderthaler" (s. unten). Ebenfalls unsicher in ihrer zeitlichen Zuordnung (ob *Mindel*-zeitlich oder aus dem *Mindel/Riß-Interglazial*) sind die Schädelfragmente von Bil-

zingsleben (bei Erfurt, DDR) und der Unterkiefer von Montmaurin (Haute Garonne, Frankreich), denen ebenfalls *Homo-erectus*-Ähnlichkeiten zugeschrieben werden.

Die in der Zeitabfolge wohl nächsten europäischen Funde (s. Tab. 5.2–4) stammen aus dem *Mindel/Riß-Interglazial,* dürften ein absolutes Alter zwischen ca. 250000 und 300000 Jahren haben und gehören eindeutig zu *Homo sapiens.* Es handelt sich um den Schädel (ohne Unterkiefer) von Steinheim bei Stuttgart (Abb. 5.2–12) und um die beiden Ossa parietalia und das Os occipitale von Swanscombe bei London. Sie zeigen ein hoch gerundetes Hinterhaupt, den für den modernen Menschen in der Norma occipitalis typischen „hausförmigen" Gehirnschädelumriß mit steilen Seitenwänden und haben (nach Schätzungen) Hirnschädelkapazitäten von ca. 1200 bzw. 1320 cm^3. Der Steinheim-Schädel besitzt massive, stark vorgewölbte Tori supraorbitales und frontal gestellte Wangenbeine mit flachen Wangengruben.

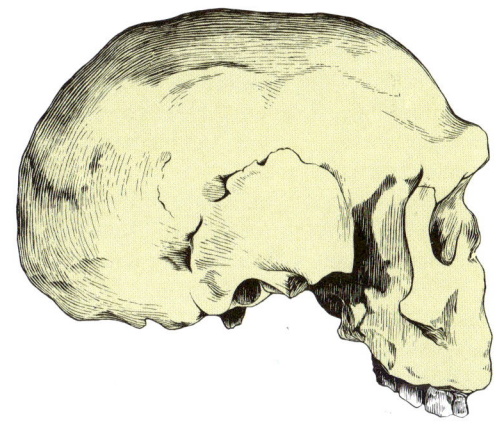

Abb. 5.2–12. Schädel von Steinheim a. d. Murr (bei Stuttgart): ein früher Vertreter der Art *Homo sapiens* in Europa.

Im *Riß-Glazial* zeichnet sich dann mit Funden wie La Chaise, Lazaret, Biache und evtl. Fontechevade (alle Frankreich) in Europa eine morphologische Entwicklung ab, die sich im *Riß/Würm-Interglazial* fortsetzt (u. a. an den Schädeln von Weimar-Ehringsdorf in Thüringen und Saccopastore bei Rom) und schließlich im folgenden *Würm-Glazial* (der letzten „Eiszeit", s. Tab. 5.2–4) vor allem in West-, Süd- und Mitteleuropa zur Ausbildung des sog. *„klassischen Neanderthalers"* führte, der hier bis in die beginnende zweite Hälfte des *Würm-Glazials,* also bis vor ca. 40000 Jahren, die Szene beherrschte und heute von den meisten Autoren als eine geographisch und ökologisch exponierte „Rasse" oder Subspezies des *Homo sapiens* unter der taxonomischen Benennung *Homo sapiens neanderthalensis* angesprochen wird. Diese Formgruppe ist durch eine auffällige und unverwechselbare Merkmalskombination charakterisiert (Abb. 5.2–13): Der große Gehirnschädel ist langgestreckt, die Stirn relativ flach, das Hinterhaupt

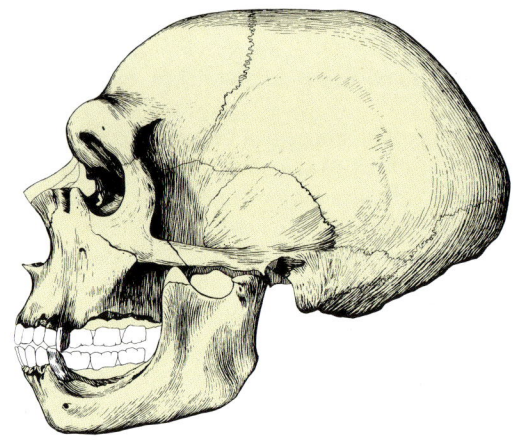

Abb. 5.2–13. In einigen Teilen ergänzter Schädel eines sog. „klassischen Neanderthalers" aus Westeuropa (bekannt unter dem Namen „der Alte von La Chapelle-aux-Saints" aus der Dordogne in Frankreich).

wirkt eigentümlich kegelförmig nach hinten ausgezogen und der Gehirnschädelumriß erscheint in der Norma occipitalis seitlich stark ausgerundet und dadurch annähernd querelliptisch geformt. Über den Orbitae liegen markant vorgewölbte Tori supraorbitales, der Gesichtsschädel ist groß und wirkt in der Ansicht von oben zugespitzt vorgezogen, wobei seitliche Wangengruben fehlen. Die knöcherne Nasenöffnung (*Apertura piriformis*) ist breit, die Kinnregion nach unten zurückweichend, der weit gerundete Zahnbogen trägt relativ große Zahnkronen mit deutlich erweiterten Pulpahöhlen der Molaren (sog. *„Taurodontie"*). Die Hirnschädelkapazität der „Neanderthaler" war hoch (von ca. 1200 bis über 1700 cm³, s. Tab. 5.2–3), das postkraniale Skelett fällt durch seine Robustizität auf, und die langen Gliedmaßenknochen zeigen teilweise deutliche Schaftkurvaturen.

In vollständiger Ausprägung findet sich dieser Formtyp nur im westlichen, südlichen und mittleren Europa (hier durch außerordentlich zahlreiche Funde aus Spanien, Frankreich, Belgien, Deutschland, Schweiz und Italien belegt, Abb. 5.2–14) während der ersten Hälfte des *Würm-Glazials* (Tab. 5.2–4). Je weiter östlich bzw. südöstlich die Funde, desto weniger einheitlich tritt die ganze Merkmalskombination der westeuropäischen Neanderthaler in Erscheinung; schon die tschechoslowakischen Zeitgenossen zeigen sie in abgeschwächter Form. Im Vorderen Orient schließlich finden sich einzelne Besonderheiten nur noch in Andeutung, andere fehlen ganz. Funde aus Galiläa, aus dem Carmel-Gebirge bei Haifa, aus dem Irak und aus Nordafrika belegen, daß zu dieser Zeit (vor ungefähr 70000–40000 Jahren) Populationen mit mosaikartig „gemischten" Merkmalskombinationen (manche Autoren erblicken darin Hinweise auf *„Bastardierungen"*) in unmittelbarer Nachbarschaft zeitgleich oder alternierend gelebt haben, die eine eindeutige Abgrenzung von *Homo sapiens neanderthalensis*

und *Homo sapiens sapiens* hier unmöglich machen. In anderen Teilen der damals von Hominiden bewohnten Alten Welt ist die Entwicklung von *Homo sapiens* offensichtlich anders verlaufen, wie u. a. durch zahlreiche Funde aus dem subsaharischen Afrika belegt ist (z. B. im südlichen Afrika durch die Fundgruppe von Saldanha, Broken Hill, Cave of Hearths und evtl. Florisbad, die das Zeitalter zwischen ca. 300000 und 40000 Jahren abdecken, s. Tab. 5.2–4).

Man sollte daher auch die Bezeichnung „Neanderthaler" auf die durch ihr typisches Formgepräge charakterisierten *Würm*-zeitlichen Hominiden West-, Süd- und Mitteleuropas begrenzen. Die „klassischen Neanderthaler" stellten offensichtlich nur einen vom Hauptentwicklungsstrom der Hominiden abgelegenen und mehr oder weniger vom allgemeinen Genfluß abgeschnittenen westlichen Flügel der eurasiatischen *Homo-sapiens*-Bevölkerung dar. Dieser freilich starb dann etwa auf dem Höhepunkt der *Würm*-Vereisung aus, evtl. wurden auch verbleibende Reste durch eine vor ca. 40000 Jahren wohl von Osten her nach Europa nachrückende Bevölkerung von *Homo sapiens sapiens* genetisch absorbiert. Jedenfalls ist der westeuropäische Neanderthaler nicht als die Stammform der modernen europäischen Bevölkerung anzusprechen.

Für die europäischen Neanderthaler ist ebenso wie für etwa gleichzeitig lebende andere *Homo-sapiens*-Formen in verschiedenen geographischen Regionen mit Sicherheit nachgewiesen, daß sie ihre Toten bereits *bestatteten* und andere kultische Handlungen vornahmen (z. B. *Tieropfer*: s. u. a. „Drachenloch" bei St. Gallen, Teshik Tash in Usbekistan; oder *„Schädelkulte"*: s. u. a. Monte Circeo bei Rom). Die typische Steingeräte-Industrie dieses Zeitabschnitts wird als *Moustérien* bezeichnet.

5.2.7 Die Ausbreitung des modernen Menschen (Homo sapiens sapiens)

Der moderne Menschentypus, *Homo sapiens sapiens,* ist im Schädelbau charakterisiert durch seinen großen Hirnschädel (Kapazität je nach Population im Mittel zwischen 1300 und 1400 cm³, s. Tab. 5.2–3), dessen größte Breite im Bereich der Ossa parietalia liegt, durch seine zumeist steil gestellte, gewölbte Stirn, durch die geringe postorbitale seitliche Einziehung des Schädeldachs, seine stark basalwärts „abgeknickte" Schädelbasis, das zentral unter dem Hirnschädel gelegene Foramen magnum, seine meist nur schwach entwickelten, in manchen Populationen auch weitgehend fehlenden Tori supraorbitales, durch seinen relativ kleinen, mehr oder weniger *orthognathen* Gesichtsschädel mit seitlichen Wangengruben und vorspringendem knöchernen Kinndreieck (*Trigonum mentale*), durch seinen relativ kurzen Zahnbogen mit insgesamt kleinen Zähnen und teilweise reduzierter Zahnzahl (z. B. sind die dritten Molaren, die sog. „Weisheitszähne", relativ häufig gar nicht mehr angelegt).

Homo sapiens sapiens tritt nach den bisher vorlie-

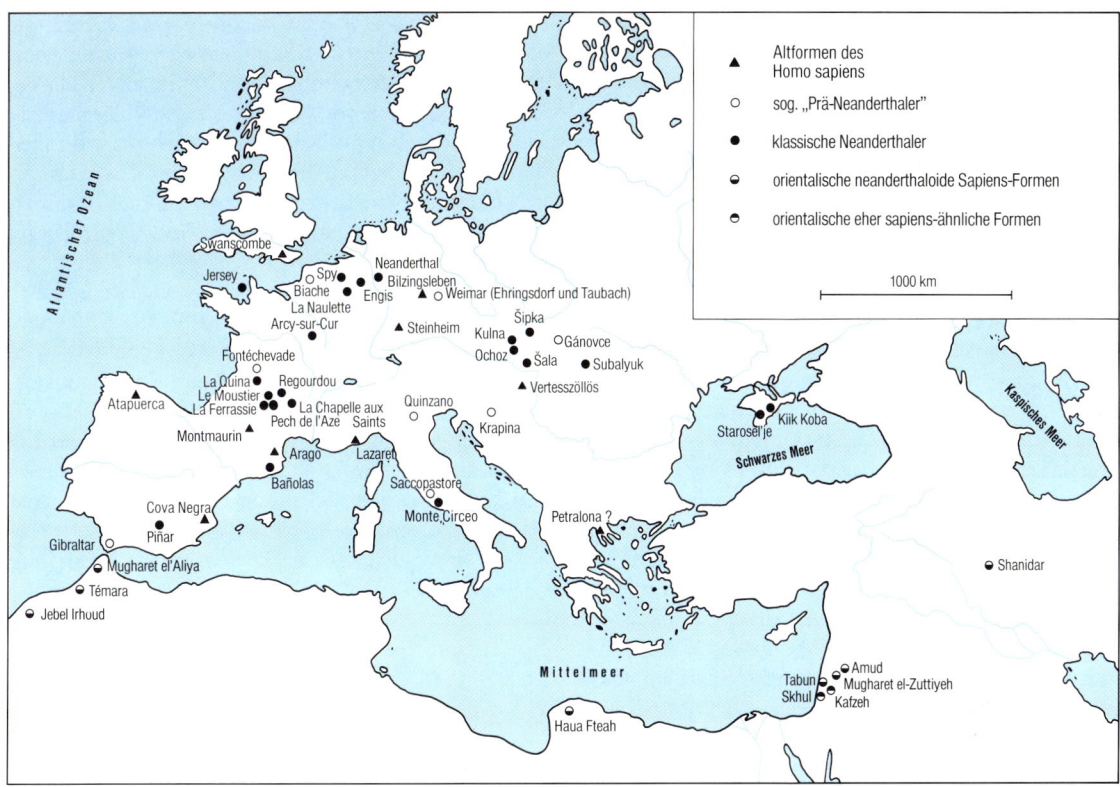

Abb. 5.2–14. Fundplätze verschiedener *Homo-sapiens*-Formen aus dem Mittel-Pleistozän und aus der unteren Hälfte des Ober-Pleistozän in Europa, Nordafrika und Westasien.

genden Fossilfunden in Europa vor spätestens ca. 35000 Jahren, in der zweiten Hälfte des *Würm-Glazials* unvermittelt in Erscheinung. Es gilt als sicher, daß er hier nicht autochthon entstanden ist, sondern (vermutlich vom Osten oder Südosten) einwanderte. Unter den ältesten europäischen Funden seien hier als Beispiele genannt: Combe Capelle (s. Abb. 5.2–15, Frankreich, ca. 34000 Jahre alt), Kelsterbach (Deutschland, ca. 32000 Jahre), Stetten (Deutschland, ca. 25000 bis 30000 Jahre), Cromagnon (Frankreich, ca. 25000 bis 30000 Jahre), Prèdmost (ČSSR, ca. 25000 Jahre), Grimaldi (Italien, ca. 25000 Jahre). Die ältesten derzeit bekannten eindeutigen *Homo-sapiens-sapiens*-Funde aus dem ostasiatischen China (z. B. Tzeyang, Liukiang, Choukoutien-Oberhöhle) haben ebenfalls ein Alter zwischen 20000 und 30000 Jahren (Tab. 5.2–4).

Etwa um die gleiche Zeit erfolgte auch schon die menschliche Besiedlung der beiden Kontinente, die zuvor abseits der gesamten Hominidenevolution gestanden hatten: die Neue Welt Amerika und Australien. Das wird für Australien belegt durch eine Feuerstelle (ca. 38000 Jahre alt) und die Skelettfunde von Lake Mungo (ca. 31000 Jahre) und New South Wales (ca. 25000 bis 30000 Jahre); für Nordamerika durch Werkzeugfunde, die auf ca. 30000 Jahre datiert werden konnten (Santa Rosa, Kalifornien) sowie durch die Funde

von Otovalo und die sog. „Los Angeles Frau" (ca. 25000 bis 30000 Jahre alt). Die Besiedlung Amerikas erfolgte ohne Frage von Asien her über eine Landbrücke im Bereich des heutigen Beringmeeres. *Homo sapiens sapiens* hat sich demnach um diese Zeit sehr schnell und erfolgreich über die ganze bewohnbare Welt ausgebreitet.

Da die bisher genannten geographischen Regionen offensichtlich sekundär vom modernen Menschen überwandert wurden, erhebt sich die Frage nach frü-

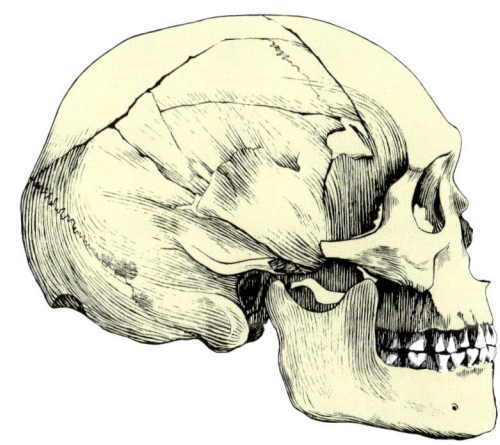

Abb. 5.2–15. Schädel von Combe Capelle (Frankreich): ein früher Vertreter des modernen Menschen (*Homo sapiens sapiens*) in Westeuropa.

heren Belegen für *Homo sapiens sapiens* aus anderen Teilen der Alten Welt. Abgesehen von den bereits im letzten Kapitel erwähnten Funden aus dem Vorderen Orient, muß hier der Fossilfund aus der Niah-Höhle auf Borneo erwähnt werden, der auf ca. 40000 Jahre datiert worden ist. Nach allem, was wir derzeit wissen, liegen die ältesten Fundplätze des modernen Menschentypus jedoch in Afrika, so in Äthiopien (Omo, Kibish-Formation, ca. 80000 bis 90000 Jahre) Kenya (Kanjera, ca. 60000 bis 50000 Jahre) und in Südafrika (z. B. Border Cave-Funde zwischen ca. 80000 u. 48000 Jahre alt; Florisbad, ca. 40000 Jahre; Klasies River Mouth, ca. 38000 Jahre). Obwohl es demnach so scheint, als sei Afrika auch die „Urheimat" des *Homo sapiens sapiens,* bedarf es zu einer endgültigen Beurteilung dieser Frage natürlich zunächst weiterer genau datierbarer Funde auch aus anderen Regionen der Alten Welt.

Mit dem modernen Menschen, *Homo sapiens sapiens,* treten in verschiedenen Regionen der Erde die sog. *„Klingenkulturen"* auf (feingearbeitete und retuschierte Steinmesserklingen, Pfeilspitzen, Bohrer, Stichel, Harpunen, geschliffene Steinbeile usw.), an manchen Stellen erste *halb-* oder *vollplastische Darstellungen* von Tieren und Menschen (z. B. „Venus von Willendorf", ca. 30000 bis 32000 Jahre alt) sowie etwas später auch *Zeichnungen* und *Malereien* an Höhlenwänden (z. B. Lascaux, Altamira usw., ca. 15000 bis 16000 Jahre alt).

5.2.8 Ausblick

Die umfassende Evolution der Primaten schuf mit einer ganzen Reihe typischer Entwicklungstrends die Voraussetzungen für die Entstehung des Menschen. Zu einem noch unbekannten Zeitpunkt im oberen Tertiär löste sich die spezielle Deszendenzlinie der Hominiden aus dem Kreis der übrigen Primaten vom *Dryopithecus*-Typ. Zuerst erwarben sie die *Bipedie* (bereits im oberen Pliozän perfekt), dann machte ihr *Gehirn* seine enorme Größensteigerung durch (vom Unter-Pleistozän an). Während wir über die morphologische Entwicklung durch die Fossilfunde relativ gut informiert werden, sind wir bezüglich der geistig-seelischen Entwicklung auf (meist sehr hypothetische) indirekte Schlüsse angewiesen, sofern nicht *„kulturelle Hinterlassenschaften"* uns bestimmte Wegmarken setzen. Für die Erforschung der Entwicklung *psychischer* Eigenheiten, insbesondere des mehr und mehr durch Traditionen überformten Sozialverhaltens, kognitiver Leistungsfähigkeit und schließlich der Sprachentwicklung, leisten uns derzeit Freilandstudien und Laborexperimente an heute lebenden nicht-menschlichen Primaten die beste Hilfestellung. Sie werden uns zumindest klar vor Augen stellen, welche Wegstrecke es tatsächlich während der Evolution vom Menschenaffen-Niveau zum *Homo sapiens sapiens* zurückzulegen galt.

Literatur

[1] DAY, M. H.: Guide to fossil man. Cassell, London 1977[3]
[2] FEUSTEL, R.: Abstammungsgeschichte des Menschen. Fischer, Jena 1976
[3] GENET-VARCIN, E.: Les hommes fossiles. Boubée, Paris 1979
[4] HENKE, W., H. ROTHE. Der Ursprung des Menschen. Fischer, Stuttgart 1980[5]
[5] HOWELLS, W. W.: Evolution of the genus *Homo*. Addison-Wesley Publ. Comp., Reading 1973
[6] PILBEAM, D.: The ascent of man. Macmillan, New York 1972
[7] SIMONS, E. L.: Primate evolution. Macmillan. New York 1972
[8] SZALAY, F. S., E. DELSON: Evolutionary history of the primates. Academic Press, New York 1979
[9] VOGEL, C.: Humanbiologie: Menschliche Stammesgeschichte und Populationsdifferenzierung (Biologie in Stichworten, Bd. V). Hirt, Kiel 1974

5.3 Morphologische Untersuchungsmethoden

DIETER SASSE

Das Lehr- und Forschungsgebiet Anatomie befaßt sich mit der normalen Struktur eines Organismus. Wie jedes mehrzellige Lebewesen, so besteht auch der menschliche Körper aus einer Vielzahl von Unterstrukturen (Organe, Gewebe, Zellen), deren Aufbau dann als normal bezeichnet wird, wenn er von der am häufigsten anzutreffenden Form nicht oder möglichst geringfügig abweicht. Dies führt dazu, daß die lehrbuchgemäße Darstellung der Normalstrukturen zwar im einzelnen stets die häufigst auffindbare Form beschreibt, insgesamt aber ist die Wahrscheinlichkeit, daß in einem Individuum alle diese häufigsten Strukturelemente zusammentreffen, äußerst gering. Daher sollte jeder angehende Arzt seine Kenntnisse der normalen Anatomie nicht allein aus den Lehrbüchern zu gewinnen suchen, sondern seinen Blick an einer möglichst großen Zahl von Präparaten schulen. Nur so kann ein Bewußtsein von der Variabilität in der Komposition eines normalen Gesamtorganismus entstehen.

Bevor Aussagen über Strukturen hoher Komplexität gemacht werden können, ist es notwendig, die am Aufbau beteiligten Einzelelemente kennenzulernen, um so hinter dem Individuellen das Prinzipielle zu erfassen. Damit ist der methodische Ansatz der Anatomie

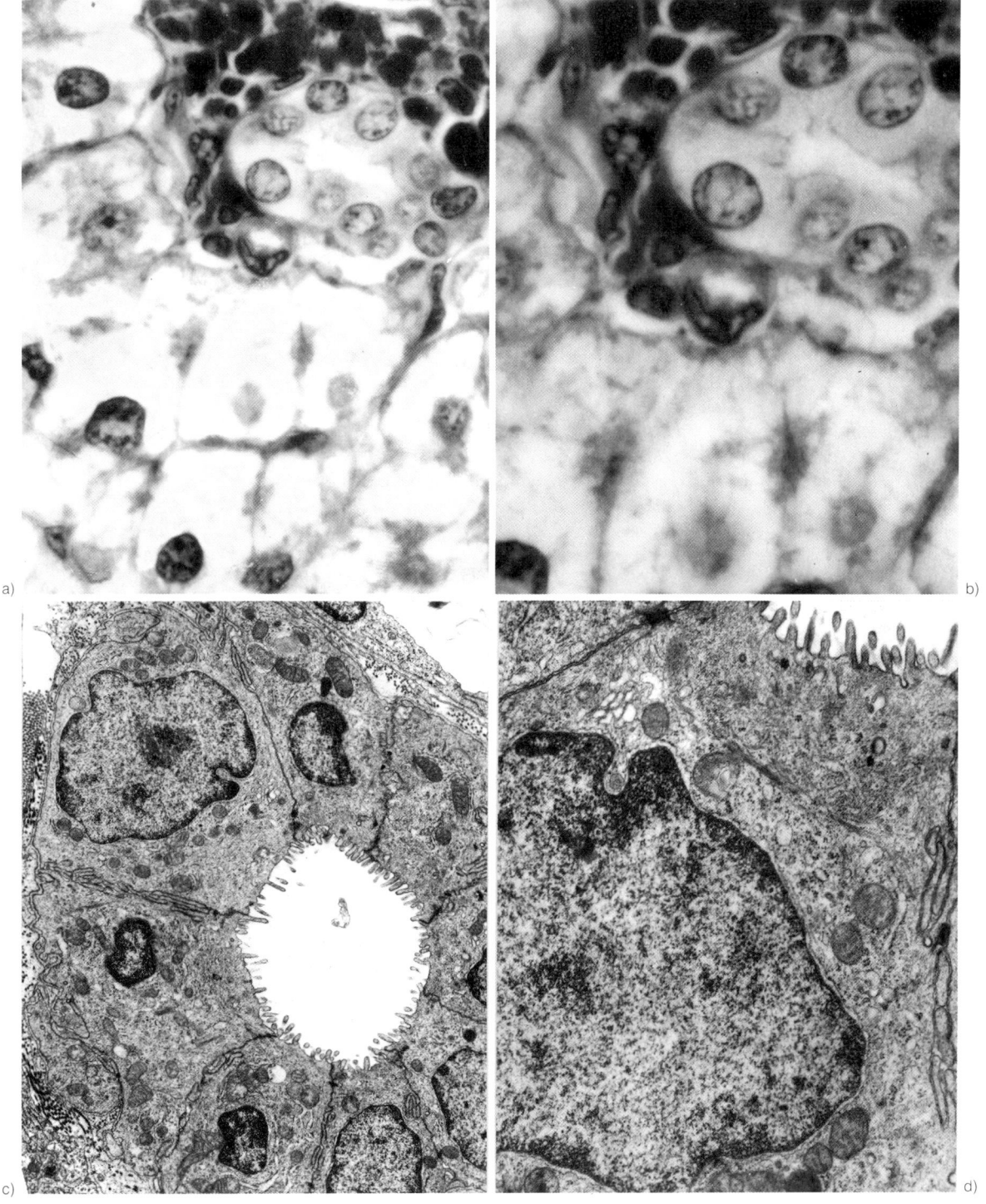

Abb. 5.3–1. Licht- (LM) und elektronenmikroskopische (EM) Auflösung
a) Gallengang, Leber, Mensch, Azan (LM). Objektiv: 100; NA: 1,3 × ; Okular: 13, Ges.-Vergr.: 1300fach. Gute Auflösung bei förderlicher Vergrößerung.
b) Gleiches Präparat wie a (LM). Objektiv: 100; NA: 1,3; Okular: 18 × ; Ges.-Vergr.: 1800fach. Keine weitere Auflösung bei Überschreitung der förderlichen Vergrößerung.

c) Gallengang, Leber, Ratte, Glutaraldehyd, OsO_4 (EM). Dir.-Vergr.: 2900; fotogr.-Vergr.: 1,98; Ges.-Vergr.: 5742fach. Übersichtsbild mit Auflösung auch cytologischer Details (Microvilli, Mitochondrien).
d) Gleiches Präparat wie c (EM). Dir. Vergr.: 8500; fotogr.-Vergr. 2,05; Ges.-Vergr.: 17425fach. Ausschnitt aus einer Epithelzelle; Auflösung auch kleinster Organellen (Desmosom, Ergastoplasma).
(Originale c, d: Prof. Dr. J. STAUBESAND, Freiburg)

ein vorzugsweise analytischer Prozeß. Die Notwendigkeit zur Analyse immer kleiner werdender Details führt zur Frage, wo die jeweiligen Erfassungsgrenzen der Erkennbarkeit liegen.

Strukturen, die mit unbewaffnetem Auge betrachtet werden können, werden unter dem Begriff der *„Makroskopischen Anatomie"* (> 1 mm) beschrieben. Die in diesem Bereich erfaßbaren Strukturen können mit Hilfe der manuellen Zergliederung (anatemnein = zerschneiden) zugänglich gemacht werden. Für diese Technik hat sich für das Gebiet der normalen Anatomie der Begriff der Präparation eingebürgert, während in der pathologischen Anatomie die Bezeichnung Sektion gebräuchlich ist. Vor und während der Präparation werden Aufschlüsse über Strukturen erworben durch direkte und indirekte (Röntgenstrahlen, Angiographie, Ultraschall) Betrachtung (= Inspektion), durch die Ertastung (= Palpation) und z. T. auch durch die in der Klinik häufiger angewendeten Methoden des Abhörens (= Auskultation) und des Abklopfens (= Perkussion). Die mit diesen Techniken erfahrbaren Wissensinhalte der makroskopischen Anatomie werden aus didaktischen Gründen zusammengefaßt, entweder unter dem Aspekt der strukturellen oder funktionellen Zusammengehörigkeit (Anatomie der Systeme = systematische Anatomie) oder der örtlichen Beziehungen (= topographische Anatomie).

Strukturen, die kleiner sind, als daß sie mit bloßem Auge erkannt werden könnten, machen den Einsatz vergrößernder Systeme notwendig, die mit der Lupenvergrößerung beginnen (0,1–1 mm). Dimensionen jenseits der Lupenvergrößerung können im lichtoptischen Bereich durch zusammengesetzte Systeme *(Mikroskope)* erkannt werden. Dabei ist das Auflösungsvermögen (d), d. h. die kleinste noch auflösbare Distanz zweier Objektpunkte, abhängig von der Wellenlänge des verwendeten Lichts (λ) sowie von der numerischen Apertur (NA) des Objektivs. Diese errechnet sich aus der Brechungszahl (n) des Stoffs, der sich zwischen Deckglas und Frontlinse befindet (Luft: n = 1) und aus dem halben Öffnungswinkel (α) des Objektivs. Die Größe dieses Winkels wird nicht in Grad, sondern als Sinuswert („numerischer Wert") angegeben.

$$d = \frac{\lambda}{n \cdot \sin \alpha}$$

Das vom Mikroskopobjektiv entworfene Zwischenbild wird durch das Okular betrachtet. Es ist einleuchtend, daß das durch die Leistungsfähigkeit des Objektivs einmal begrenzte Auflösungsvermögen nicht durch ein noch so stark vergrößerndes Okular weiter verbessert werden kann. Deshalb sollte die mikroskopische Gesamtvergrößerung (Objektivvergrößerung × Okularvergrößerung) etwa zwischen dem 500- bis 1000fachen der numerischen Apertur des Objektivs gewählt werden (= „förderliche Vergrößerung"; Abb. 5.3–1a, b).

Das theoretische Auflösungsvermögen des Lichtmikroskops wird bei Anwendung auf biologische Fragestellungen kaum erreicht, in der Praxis sind Strukturen von 0,5 μm gerade noch erkennbar. Eine Steigerung des Auflösungsvermögens ist aber durch die Anwendung kurzwelliger Strahlen möglich. So kann in Mikroskopen mit Quarzoptik auch ultraviolettes Licht verwendet werden, wodurch das Auflösungsvermögen bis auf 0,1 μm gesteigert wird. Vor allem aber sind es die von einer Kathode des *Elektronenmikroskops* abgegebenen Elektronen, die, im Hochvakuum durch magnetische oder elektrostatische Linsen fokussiert, Auflösungen bis zu 0,5–1 nm erlauben und damit die Leistungsfähigkeit des Lichtmikroskops um das 1000fache übertreffen (Abb. 5.3.–1c, d). – Erkenntnisse über Strukturen, die mit den verschiedenen vergrößernden Systemen erworben werden, werden unter dem Begriff der *Mikroskopischen Anatomie* zusammengefaßt.

Der mikroskopischen Untersuchung lebender Objekte (= *Vitalmikroskopie)* sind verhältnismäßig enge Grenzen gesetzt. So können dichte, undurchsichtige Gewebe meist nur an der Oberfläche durch Verwendung von Auflicht untersucht werden. Für die Untersuchung im Durchlicht ist es aber eine notwendige Voraussetzung, daß das Objekt sehr dünn, d. h. durchstrahlbar ist. Hauptsächlich wird sie daher für die Beobachtung von Ausstrichen, Zellsuspensionen und Gewebekulturen (Monolayer) angewendet. Im einfachsten Fall erweist sich das zu untersuchende Objekt selbst als ganz oder teilweise gefärbt, in der Regel aber müssen von außen Farbstoffe zugeführt werden, die von den Zellen inkorporiert werden, ohne daß eine toxische Wirkung ausgeübt wird. Man bezeichnet diese Applikation von Farbstoffen an lebendes Gewebe als *Vitalfärbung* (s. auch: Phagocytose, Speicherung).

Einen besonderen Fortschritt in der Vitalmikroskopie ungefärbter Objekte erbrachte die Einführung des *Phasenkontrastmikroskops.* Mit den üblichen Mikroskopen können Erkenntnisse nur dann gewonnen werden, wenn im Objekt Orte vorliegen, von denen Licht verschiedener Wellenlängen ausgeht (= Farbunterschiede), sowie wenn Amplitudenunterschiede auftreten, die als Helligkeitswerte empfunden werden. Beim Durchtritt des Lichts durch ein inhomogenes Objekt, z. B. eine Zelle, kommt es aber auch zu einer Phasenverschiebung in den einzelnen Partikeln mit unterschiedlichen Brechungsindizes. Diese für das Auge direkt nicht sichtbaren Phasenunterschiede werden im Phasenkontrastmikroskop wieder in Amplitudenunterschiede umgewandelt und somit als Helligkeitswerte wahrgenommen.

Eine Weiterentwicklung dieses Prinzips stellt das *Interferenzmikroskop* dar. Hier wird das Licht geteilt, indem es einmal durch das Objekt, zum anderen am Objekt vorbeigeführt wird. Bildlicht und Umweglicht sind so aufeinander abgestimmt, daß sie an leeren Stellen exakt gegenphasig sind und damit Dunkelheit ergeben. Die phasenverschiebenden Objekte treten dann hell auf dunklem Untergrund hervor. Ein besonderer Vorteil der Interferenzmikroskopie ist es, daß die Konzentration kleinster Substanzmengen in der lebenden Zelle aufgrund der optischen Daten ermittelt werden kann.

Trotz solcher hochentwickelter Techniken wäre aber der gegenwärtige Informationsstand der mikroskopischen Anatomie ohne geeignete Fixierungs- und Färbemethoden undenkbar.

Das Ziel der *Fixierung* ist es, ein Dauerpräparat herzustellen, in dem die intravitale Struktur möglichst exakt erhalten bleibt. Dies kann dadurch erreicht werden, daß man kleine Gewebeblöckchen z. B. in Isopentan, das mit flüssiger Luft auf ca. −160°C gekühlt wurde, schockartig einfriert und anschließend bei tiefen Temperaturen im Hochvakuum dehydratisiert (= „Gefriertrocknung"). Durch dieses technisch aufwendige Verfahren werden die Autolyseprozesse, die ein wäßriges Medium voraussetzen, unterbunden. Sehr viel komplizierter ist es, die Wirkungsweise der meist angewendeten chemischen Fixierungen zu verstehen. So kann man die Fixierungsmittel aufgrund ihrer Fähigkeit, Eiweiß zu koagulieren, unterscheiden. Fixantien, die nicht zu einer Koagulation führen, sind z. B. Formalin und Eisessig; zu den koagulierenden Substanzen werden Alkohol, Trichloressigsäure und Pikrinsäure gerechnet. Sehr häufig werden allerdings Gemische verwendet, die Anteile von Fixantien beider Gruppen enthalten. Die Wahl des jeweils geeigneten Fixierungsmittels ist aber nicht allein abhängig von der Frage der feineren oder gröberen Präzipitation der Gewebeproteine, sondern auch von dem Ziel der sich anschließenden Weiterbehandlung.

Fixierte Gewebe werden nach dem Entwässerungsprozeß (z. B. in der aufsteigenden Alkoholreihe) meist in flüssiges Paraffin (50° bis 60°C) oder in flüssigen Kunststoff eingebracht und hiervon durchtränkt. Durch Abkühlenlassen des Paraffins bzw. durch Polymerisation des Kunststoffs erhält man dann Blöckchen, in denen Gewebe und Einschlußmittel etwa die gleiche Härte aufweisen. Dies ist die Voraussetzung dafür, daß von dem Gewebe mit Mikrotomen so dünne Schnitte angefertigt werden können, daß eine Transmission mit den jeweils gewünschten Wellenlängen möglich ist. Für lichtmikroskopische Untersuchungen liegen die geeigneten Schnittdicken etwa im Bereich von 5 bis 20 µm, für die Elektronenmikroskopie sind Schnittdicken von nur einigen 10 nm Voraussetzung.

Wie bereits erwähnt, reichen die in Dünnschnitten auftretenden Helligkeitsunterschiede der einzelnen Strukturelemente für eine direkte Erkennbarkeit nicht aus. Nur in Ausnahmefällen sind bestimmte Strukturen durch primär vorhandene Pigmente (Melanin, Hämoglobin, Lipofuscin) direkt zu erkennen. Deshalb werden für lichtmikroskopische Untersuchungen die Schnitte entparaffiniert und entweder in alkoholische Färbelösungen oder durch die absteigende Alkoholreihe in eine wäßrige Färbelösung eingebracht. Diese Lösungen können nur einen Farbstoff enthalten oder ein Farbstoffgemisch (Simultanfärbung). Es kann aber auch der Schnitt in verschiedene Farblösungen nacheinander eingebracht werden (Sukzedanfärbung).

Wichtig ist, daß letztlich gleiche Strukturen (Zellkerne, Cytoplasma, Fasern) immer durch den gleichen Farbstoff markiert werden.

Bei den *Färbeverfahren* können Durchtränkungsfärbungen von Beizenfärbungen unterschieden werden. Der prinzipielle Unterschied wird darin gesehen, daß im ersteren Fall die Farbstoffe dem Gewebe direkt angeboten werden, während im zweiten Fall erst eine besondere Vorbehandlung („Beizung") den Farbstoff als Metallkomplex fixiert. Farbstoffkationen (Methylenblau, Metallacke des Hämatoxylins) werden von anionischen Gruppen im Gewebe elektrostatisch gebunden. Umgekehrt erfolgt die Bindung von Farbstoffanionen (Eosin) an die kationischen Gruppen des Gewebes. Alle elektrostatischen Bindungen setzen voraus, daß die reagierenden Gruppen in dissoziierter Form vorliegen. Daher haben mögliche fixierungsbedingte Veränderungen der Ladungen im Gewebe und der pH-Wert des Färbebads einen entscheidenden Einfluß auf die Farbstoffbindung. Nicht immer jedoch können Färbungen als Ergebnis allein elektrostatischer Kräfte interpretiert werden, auch covalente Bindungen spielen in bestimmten Fällen eine Rolle. Neuerdings wird immer mehr die Auffassung vertreten, daß auch der intermolekularen Anziehung (VAN DER WAALSsche Kräfte) eine große Bedeutung zukommt. Natürlich werden VAN DER WAALSsche Kräfte um so wirksamer werden, je höher das Molekulargewicht des verwendeten Farbstoffs ist. Farbstoffe können auch miteinander aggregieren – eine solche Aggregation wird insbesondere an kationischen Farbstoffen (Heterocyclen) mit planarer Grundstruktur beobachtet, wie etwa an Derivaten des Thiazins (z. B. Methylenblau) oder des Phenazins (z. B. Neutralrot). Diese Farbstoffe sind in der Regel metachromatisch (s. auch: Metachromasie). – Schließlich sei auch auf die Löslichkeitsverteilung von Farbstofflösung und Gewebekomponenten hingewiesen, wodurch z. B. die Sudanfärbung des Fettgewebes erklärt werden kann.

Eine besondere Gruppe von Farbstoffen sind die Fluorochrome, die bei Bestrahlung mit kurzwelligem Licht (UV) angeregt werden und das Licht im sichtbaren Bereich emittieren. Mit der Hilfe von *Fluoreszenzmikroskopen*, die um einige Größenordnungen empfindlicher sind als die normalen Lichtmikroskope, kann die Primärfluoreszenz körpereigener Stoffe (kollagenes und elastisches Bindegewebe, Lipide, Porphyrine) von der induzierten Sekundärfluoreszenz unterschieden werden. Hier kommt es durch die Bindung von fluoreszierenden Farbstoffen (z. B. Acridinorange) meist an Biopolymere zu prägnanten Darstellungen dieser Strukturen auf dunklem Hintergrund.

In den ultradünnen Schnitten erfolgt die Strukturmarkierung nicht durch Farbstoffe, da bei der *Transmissions-Elektronenmikroskopie (TEM)* der Kontrast von der Elektronenstreuung an Elementen hoher Ordnungszahl abhängt. Wurde für die Fixierung des Gewebes OsO_4 verwendet, so wirkt das Osmium (Ordnungszahl 76) selbst bereits stark kontraststeigernd. Wenn andere Fixierungen gewählt wurden, so muß nachträglich eine Kontrastierung des Gewebeschnitts mit Schwermetallen, z. B. Blei- oder Uranverbindungen, erfolgen.

Wesentliche Fortschritte für die Aufklärung von Ultrastrukturen bringt auch der Einsatz des *Raster-Elektronenmikroskops* (Scanning electron microscope = *SEM*), das vergleichbar dem lichtoptischen Auflichtverfahren arbeitet. Mit diesen Geräten werden Auflösungen zwischen 10–20 nm erreicht, d. h. Vergrößerungen, die zwar nur das ca. 50fache der Lichtmikroskope bringen, dafür aber ein größeres Blickfeld als im TEM bieten und vor allem eine hervorragende Tiefenschärfe aufweisen. Im SEM rastert der Elektronenstrahl das Objekt zeilenförmig ab, wobei von der Objektoberfläche sekundär Elektronen herausgeschleudert werden. Deren Anzahl wird mit Hilfe einer Elektronik verarbeitet und als Helligkeitsstufen auf einem Oszillographenschirm dargestellt. Untersuchungsobjekte sind entweder natürliche oder künstliche Oberflächen (Brüche). Zunächst glatte Oberflächen können angeätzt werden, so Hartgewebe durch Säuren, tiefgefrorene Weichgewebe durch kontrollierte Sublimation (= Gefrierätzung). Meist kann nicht die Oberfläche eines biologischen Objekts selbst betrachtet, sondern es muß ein entsprechender Abdruck angefertigt werden.

Mit Hilfe der hochentwickelten licht- und elektronenoptischen Geräte und dank der ausgefeilten Präparations-, Färbe- und Kontrastierungstechniken ist es möglich gewesen, die mikroskopische Anatomie bis in molekulare Dimensionen auszudehnen. Es wäre aber völlig verfehlt, die so darstellbaren Strukturen und Ultrastrukturen als statische Elemente aufzufassen. Nicht der Bau, sondern der Umbau, nicht die Form, sondern der Formwandel sind Ausdruck der Lebensvorgänge. Somit sind Strukturen nicht nur das Resultat von Stoffwechselprozessen, sie sind selber miteinbezogen in die Dynamik der Veränderungen. Es ist daher verständlich, daß bereits sehr frühzeitig begonnen wurde, Methoden zu erarbeiten, mit denen die stoffliche Zusammensetzung von Zellen und Gewebe „in situ" analysiert werden kann (= *Histochemie*).

Aussagen über die Lokalisation von Substanzen und Enzymaktivitäten im Gewebe werden durch die Anwendung *histochemischer Techniken* möglich. Im Prinzip dienen dazu Methoden, die den biochemischen Nachweisverfahren entsprechen. Allerdings müssen beim In-situ-Nachweis eine Reihe zusätzlicher Schwierigkeiten bedacht werden. So sind die in einem Gewebeschnitt auftretenden absoluten Mengen bzw. Aktivitäten in der Regel sehr gering, auch können histochemische Reaktionen nicht immer unter den optimalen In-vitro-Bedingungen ablaufen, sondern sie finden im vorgegebenen Milieu der Zelle statt. Weiterhin muß ein histochemischer Nachweis auch immer unter dem Gesichtspunkt einer möglichst optimalen Strukturerhaltung durchgeführt werden, und schließlich soll das endgültige Reaktionsprodukt – im allgemeinen ein Farbstoff – ortsrichtig, d. h. der Lage der nachzuweisenden Substanz oder Enzymaktivität entsprechend intrazellulär lokalisiert sein.

Die Charakterisierung spezifischer Gruppen im Gewebe ist bereits dadurch möglich, daß bestimmte Farbstoffe unter standardisierten Bedingungen mit dem morphologischen Substrat reagieren. So können die anionischen Gruppen SO_3O^-, PO_3HO^- und COO^- aufgrund der unterschiedlichen Stärke ihrer sauren Eigenschaften durch basische Farbstoffe markiert werden. Bei einem pH-Wert von 5 bis 7 des Färbebads liegen alle sauren Gruppen in dissoziierter, d. h. reagibler Form vor. Bei pH 2,8 hingegen ist die Dissoziation der Carboxylgruppen zurückgedrängt, so daß nur noch die Phosphat- und Sulfatgruppen reagieren können. Bei pH 1,5 schließlich sind lediglich die Sulfatgruppen dissoziiert und werden jetzt selektiv durch den basischen Farbstoff markiert. Diese Anfärbbarkeit von sauren Gruppen im Gewebe mit basischen Farbstoffen in saurem Milieu wird als *Basophilie* bezeichnet.

Ein anderes färberisches Phänomen, das das Vorliegen saurer Gruppen anzeigt, ist die *Metachromasie*. So färben sich z. B. mit Toluidinblau die meisten Gewebekomponenten blau an (= orthochromatisch), an Orten aber, die eine große Zahl von Sulfatgruppen aufweisen, wie z. B. die Knorpelgrundsubstanz (Chondroitinsulfat), entsteht ein roter Farbton (= metachromatisch). Für das Auftreten dieser Metachromasie ist nicht allein die Existenz stark saurer Gruppen verantwortlich, sondern auch ihre Anzahl. Die Dichte der reaktiven Gruppen soll eine Aggregation der Farbstoffmoleküle hervorrufen, so daß es zu einer auch photometrisch meßbaren Verschiebung des Absorptionsmaximums zum kurzwelligen Bereich kommt.

Aber nicht nur die im Gewebe bereits vorhandenen Gruppen können für eine histochemische Charakterisierung benutzt werden; durch geeignete Vorbehandlung ist es möglich, bestimmte reagible Gruppen zu erzeugen, die dann anschließend für eine Farbreaktion benutzt werden. Ein Beispiel dafür ist der Nachweis von Polysacchariden durch die PAS-(= Periodic-Acid-Schiff-) Reaktion. In diesem Fall werden durch Perjodsäure-Vorbehandlung die vicinalen 1,2-Glycolgruppen zu Aldehyden oxidiert, die in einem weiteren Schritt mit Leukofuchsin (SCHIFFsches Reagens) einen roten Farbstoff bilden.

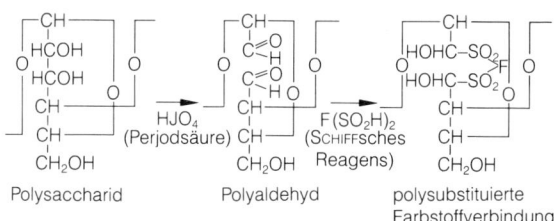

Formelmäßiger Ablauf der PAS-Reaktion nach GRAUMANN, 1953.

Mit Hilfe meist gruppenspezifischer Farbstoffreaktionen in Kombination mit Kontrollen (wie enzymatische Vorbehandlung, Blockierung der reaktiven Grup-

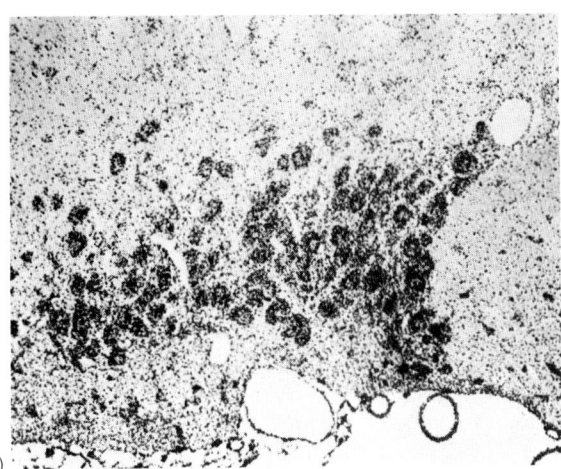

a)

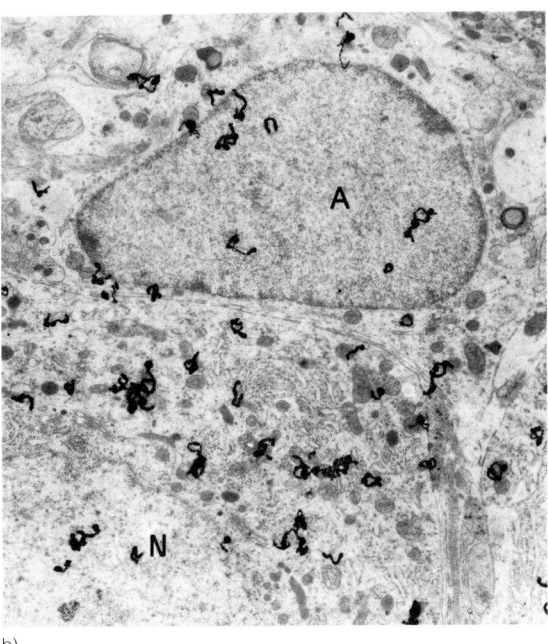

b)

Abb. 5.3–2. Lichtmikroskopisches (a) und elektronenmikroskopisches (b) Autoradiogramm aus dem Gehirn (Nucleus supraopticus) der Ratte, 30 Minuten nach Gabe von [³H]-Leucin.

a) Die Zellkörper der Nervenzellen zeichnen sich deutlich ab, da die Silberkörner über Stellen intensiver Proteinsynthese besonders dicht liegen. Ges.-Vergr.: 200fach.

b) Silberkörner erscheinen bei dieser Vergrößerung als Schleifen. Man erkennt, daß neben einer Nervenzelle (N) auch eine Astrogliazelle (A) markiert ist. Die genaue Verteilung und Zuordnung der Schleifen muß durch ein spezielles statistisches Verfahren ermittelt werden. Ges.-Vergr.: 6500fach (Original: Frau Priv. Doz. Dr. I. Reisert u. Prof. Dr. Ch. Pilgrim, Ulm).

pen, Kombination verschiedener Reaktionen) kann in Gewebeschnitten eine große Zahl von Substanzen erfaßt werden (z. B. Glykogen, Mucopolysaccharide, Nucleinsäuren, Lipide etc.).

Einen ganz anderen Ansatz für die Analyse des chemischen Aufbaus körpereigener Strukturen benutzt die *Autoradiographie.* Hierzu wird einem Versuchstier eine radioaktiv markierte Substanz appliziert, die verstoffwechselt und in zell- und gewebetypische Strukturen eingebaut wird. So kann nach Gaben von $Na_2^{35}SO_4$ nach einer gewissen Zeit der radioaktive Schwefel z. B. im Chondroitinsulfat der Knorpelgrundsubstanz, injiziertes ³H-Thymidin in der zwischenzeitlich neusynthetisierten DNS von Zellkernen aufgefunden werden. Der Nachweis dieser radioaktiven Substanzen erfolgt meist durch die Überschichtung des Gewebeschnitts mit einer Fotoemulsion; nach einer gewissen Expositionsdauer werden Gewebeschnitt und die darauf liegende fotoempfindliche Schicht durch das Mikroskop betrachtet. Orte, in denen ein Einbau der radioaktiven Substanzen stattgefunden hat, werden durch die strahlungsbedingten Silbergranula in der Fotoschicht markiert. Die Autoradiographie hat den großen Vorteil, daß sie nicht nur ein statisches Verteilungsmuster bestimmter Substanzen im Gewebe aufzeigt, sondern daß durch zeitlich abgestufte Probenentnahmen Rückschlüsse auf die Stoffwechselprozesse der markierten Verbindungen möglich sind (Abb. 5.3–2a, b).

Für den Nachweis vieler Substanzen, vor allem von Proteinen, gewinnt die *Immunhistochemie* eine stetig

zunehmende Bedeutung. Die Grundvoraussetzung für diese Methode ist die Eigenschaft von Antikörpern, mit ihrem spezifischen Antigen zu präzipitieren. Die Antikörper werden aus dem Blut eines Versuchstiers gewonnen, das zuvor durch Injektionen mit dem Testantigen immunisiert wurde. In einem anschließenden Schritt werden die Antikörper markiert; dies geschieht meist durch Fluoreszenzfarbstoffe oder aber auch durch ein Enzymprotein, dessen Aktivität dann später histochemisch erfaßt werden kann. Die immunhistochemische Reaktion erfolgt entweder direkt, indem der das Antigen enthaltende Gewebeschnitt mit dem markierten Antiserum überschichtet wird, oder aber es wird die empfindlichere indirekte Methode angewendet, wobei das Gewebeantigen zunächst mit einem unmarkierten spezifischen Immunglobulin beladen wird. Der Nachweis erfolgt dann durch die anschließende Behandlung des Gewebes mit einem markierten Anti-Immunglobulin.

Außer den Substanznachweisen ist es ein Schwerpunkt der Histochemie, spezifische *Enzymaktivitäten* im Gewebe zu erfassen. Dies kann grundsätzlich auf drei unterschiedliche Arten erfolgen. So ist es möglich, den Gewebeschnitt in einem Medium zu inkubieren, das das Substrat für eine spezifische Produktbildung enthält; nach der Inkubation wird dann das durch die Enzymaktivität gebildete Produkt nachgewiesen (Beispiel: Substrat: Uridindiphosphoglukose; Enzymaktivität: Glykogensynthetase; nachweisbares Produkt: Glykogen). – Eine andere Nachweismethode für bestimmte Enzymaktivitäten benutzt die Fällbarkeit des durch die enzymatische Wirkung freigesetzten Spaltprodukts (Beispiel: Substrat: Glucose-6-phosphat; Enzymaktivität: Glucose-6-phosphatase; Spaltprodukt: Phosphatgruppe). Diese Phosphatgruppen werden durch die im Inkubationsmedium vorhandenen Bleiionen am Ort der Enzymaktivität als Bleiphosphat

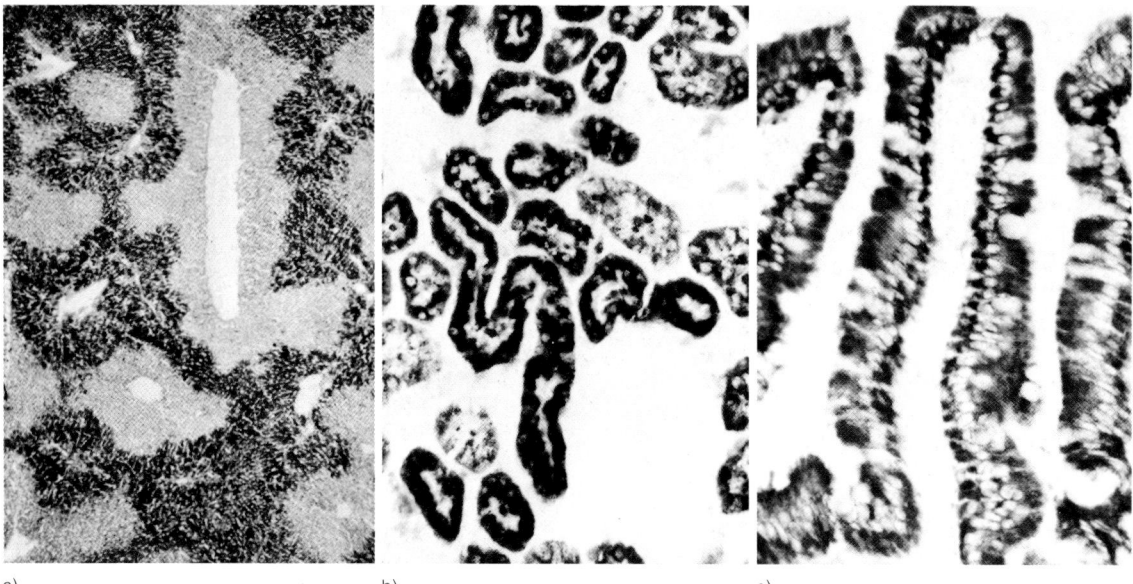

a)   b)   c)

Abb. 5.3–3. Enzymhistochemische Nachweise:
a) *Produktnachweis:* Glykogensynthetase im Leberparenchym (Goldhamster). Aktivitätsmaxima in den periportalen Parenchymzonen. Ges.-Vergr.: 40fach.
b) *Metallsalzmethode:* Glukose-6-phosphatase in der Niere (Ratte). Hohe Aktivität im Hauptstück, andere Tubulusabschnitte der Rindenzone schwächer, Nierenkörperchen negativ. Ges.-Vergr.: 200fach.
c) *Farbstoffmethode:* Succinatdehydrogenase im Dünndarmepithel (Ratte). Hohe Aktivitäten supra- und infranucleär entsprechend der Mitochondrienverteilung. Ges.-Vergr.: 200fach.

präzipitiert. In einem anschließenden Schritt wird das farblose Bleiphosphat in das schwarze Bleisulfid umgewandelt, das nun den Ort der Enzymaktivität markiert. – Der dritte methodische Ansatz zur Erfassung von Enzymaktivitäten beruht auf einer Farbreaktion. Dazu werden der im Gewebeschnitt vorhandenen Enzymaktivität im Inkubationsmedium zusammen mit dem Substrat eine Leukoverbindung (= Farbstoffvorstufe) angeboten. Dabei kann entweder das durch die enzymatische Wirkung veränderte Substrat oder aber das gebildete Reaktionsprodukt zu einer Farbstoffbildung benutzt werden (BEISPIEL: Substrat: Na_2-Succinat; Leukoverbindung: Tetrazoliumsalz; Enzymaktivität: Succinatdehydrogenase; Reaktionsprodukt: reduziertes Tetrazoliumsalz = farbiges Formazan) (Abb. 5.3–3a–c).

Die histochemischen Methoden zum Nachweis von Substanzen und Enzymaktivitäten sind nicht nur auf den lichtmikroskopischen Bereich beschränkt, in modifizierter Form können sie auch auf elektronenmikroskopische Präparate angewendet werden. Die subzellulären Nachweisverfahren werden als *Ultrahistochemie* bezeichnet.

Histochemische und ultrahistochemische Verfahren sind zunächst einmal qualitative Nachweise, die die Aussage gestatten, daß bestimmte Stoffe oder Enzym

aktivitäten an einem bestimmten Ort im Gewebe vorhanden sind (= Topochemie). Darüber hinaus ist es aber oft auch möglich, Gewebeareale oder subzelluläre Strukturen, die aufgrund rein morphologischer Kriterien nicht bestimmbar sind, durch ihren Chemismus zu kennzeichnen (= Chemomorphologie).

Um einen höheren Grad an Objektivität zu erreichen und um die erhobenen Befunde besser miteinander vergleichen zu können, ist es vielfach notwendig, die Resultate histomorphologischer und histochemischer Untersuchungen zu quantifizieren. Zahlreiche Verfahren sind entwickelt worden, Größen und Verteilungsmuster von Strukturen zu erfassen (= *Morphometrie).* So gelingen objektive Aussagen über Flächengrößen durch Umfahrung der fotografierten Areale mit einem Planimeter. Andere methodische Ansätze zur Erfassung von Häufigkeiten sind die Punktzählmethode, wobei die Testpunkte eines Gitters über das zu messende Areal gelegt werden. Die Summen der „Treffer" auf Anteilen des Gesamtkollektivs und der Einzelkomponenten werden ins Verhältnis gesetzt und daraus der prozentuale Anteil der Einzelkomponenten errechnet. Diese Techniken sind heute weitgehend automatisiert; so kann mit einer Fernsehkamera das mikroskopische Gesichtsfeld abgefahren werden, wobei die Auszählung und statistische Auswertung der Trefferpunkte durch einen angeschlossenen Computer erfolgt.

Besonders schwierig ist die Quantifizierung histochemischer Nachweise. Hier kann durch Einsatz von *Mikroskop-Cytophotometern* die Absorption des Reaktionsprodukts im Gewebe gemessen werden. Hierdurch wird zunächst einmal der subjektive Eindruck von stark oder schwach reaktiven Gewebekomponenten durch Daten objektiviert. Darüber hinaus können Relativwerte ermittelt werden, die den Vergleich zwischen verschiedenen Arealen ermöglichen. Voraussetzung ist aber immer, daß die gesamte Vorbehandlung bis zur Bildung des endgültigen Reaktions produkts exakt standardisiert ist. Von wenigen Ausnahmen abgesehen, ist aber eine direkte Aussage über das Gewicht bzw. die Konzentration einer Substanz oder die Einheiten einer Enzymaktivität pro Gramm Gewebe nicht möglich, da keine strenge Abhängigkeit der „Färbungs"intensität von der Konzentration des untersuchten Stoffs gegeben ist.

Eine objektive Messung von Substanzen und Enzymaktivitäten im Gewebe ermöglicht die LOWRY-Technik. Dazu werden aus unfixierten gefriergetrockneten Gewebeschnitten die interessierenden Areale unter dem Mikroskop manuell oder mit einem Laserstrahl mikrodisseziert, auf Quarzfadenwaagen gewogen (im Nanogrammbereich) und schließlich in ein Inkubationsmedium (µl) eingebracht. Das Reaktionsprodukt kann schließlich durch geeignete Amplifikationsverfahren photometrisch, fluorometrisch oder luminometrisch gemessen werden.

Die elektronenmikroskopischen und die verschiedenen lichtmikroskopisch-histochemischen Techniken sowie die mikroquantitative Analyse von Zellen und Zellverbänden stellen zur Zeit die letzte Entwicklungsstufe der morphologischen Untersuchungsmethoden dar. Ihre Anwendung und ihre Ergebnisse reichen über das Fachgebiet der Anatomie hinaus und führen zu einer engen Kooperation mit den biologischen, physikalisch-chemischen, biochemischen und klinischen Nachbardisziplinen.

Literatur

[1] ARNOLD, M.: Histochemie. Einführung in Grundlagen und Prinzipien der Methoden. Springer, Berlin-Heidelberg-New York 1968

[2] LOWRY, O. H., J. V. PASSONNEAU: A flexible system of enzymatic analysis. Academic Press, New York-San Francisco-London 1972

[3] PEARSE, A. G. E.: Histochemistry. Theoretical and applied. Bd. I: Little, Brown and Company, Boston 1968; Bd. II: Churchill Livingstone, Edinburgh and London 1972

[4] REIMER, L.: Elektronenmikroskopische Untersuchungs-und Präparationsmethoden. 2. Aufl. Springer, Berlin-Heidelberg-New York 1967

[5] ROMEIS, B.: Mikroskopische Technik. 16. Aufl. Oldenbourg, München-Wien 1968

[6] STOWARD, P. J.: Fixation in Histochemistry. Chapman and Hall, London 1973

[7] WITTE, S., F. RUCH: Moderne Untersuchungsmethoden in der Zytologie. Witzstrock, Baden-Baden-Brüssel-Köln 1976

5.4 Computertomographie

RENATE UNSÖLD

5.4.1 Allgemeines

Bei der Computertomographie handelt es sich um ein Röntgenschichtverfahren, das zum Bildaufbau einen Computer verwendet. Gemessen wird die Intensitätsminderung eines fokussierten Röntgenstrahls, der eine dünne Schicht des zu untersuchenden Objekts passiert, wobei die Intensitätsminderung in verschiedenen Winkeleinstellungen gemessen wird. Der wesentliche Vorteil der Methode gegenüber konventionellen Verfahren besteht in der gleichzeitigen Darstellung von Knochen- und Weichteilen. Dadurch wurden erstmals Läsionen innerhalb von Weichteilbereichen topographisch genau darstellbar.

Seit ihrer Einführung im Jahr 1973 [1] ist die Computertomographie, die zunächst für die Darstellung der Weichteile innerhalb des Schädels entwickelt wurde, durch eine rasante technische Weiterentwicklung zu einer der wichtigsten Untersuchungsmethoden in der Röntgendiagnostik der verschiedensten Körperregionen geworden. *Für die korrekte Interpretation computertomographischer Bilder und die optimale Anwendung von Computerrekonstruktionen ist neben der Beachtung untersuchungstechnischer Gesichtspunkte eine detaillierte Kenntnis der normalen Topographie der verschiedenen Körperregionen unbedingt erforderlich.*

5.4.2 Technische Gesichtspunkte

Bei der Computertomographie durchdringt ein Fächerröntgenstrahl (Fanbeam) eine bestimmte Schicht des zu untersuchenden Körperteils in einer bestimmten Schnittebene, wobei sich die Röntgenröhre um den Patienten dreht. Die Abschwächung des Röntgenstrahls wird von einem gegenüberliegenden Detektorsystem in verschiedenen Winkeleinstellungen gemessen.

Computertomographische Bilder sind zweidimensionale Darstellungen eines Körperquerschnitts einer bestimmten Dicke (1,5–13 mm). Genauer gesagt, setzt sich ein CT-Bild aus einer Matrix viereckiger Bildelemente (Pixels) zusammen, die die Schwächungswerte dreidimensionaler Volumeneinheiten (Voxels) repräsentieren (Abb. 5.4–1). Die einzelnen Bildelemente stellen also die für die jeweiligen Gewebesäulen gemessenen Schwächungswerte der Röntgenstrahlen dar. Die Seitenlänge der quadratischen Gewebesäulen wird durch die Anzahl der Meßdaten, deren Höhe durch die Schichtdicke bestimmt. Mit neuen Geräten werden für ein Bild bis zu $512 \times 512 = 262144$ Bildpunkte verwendet. Die zahlreichen Meßdaten werden gespeichert und weiterverarbeitet. Durch die spezielle Programmierung kann der Computer dann das Tomogramm rekon-

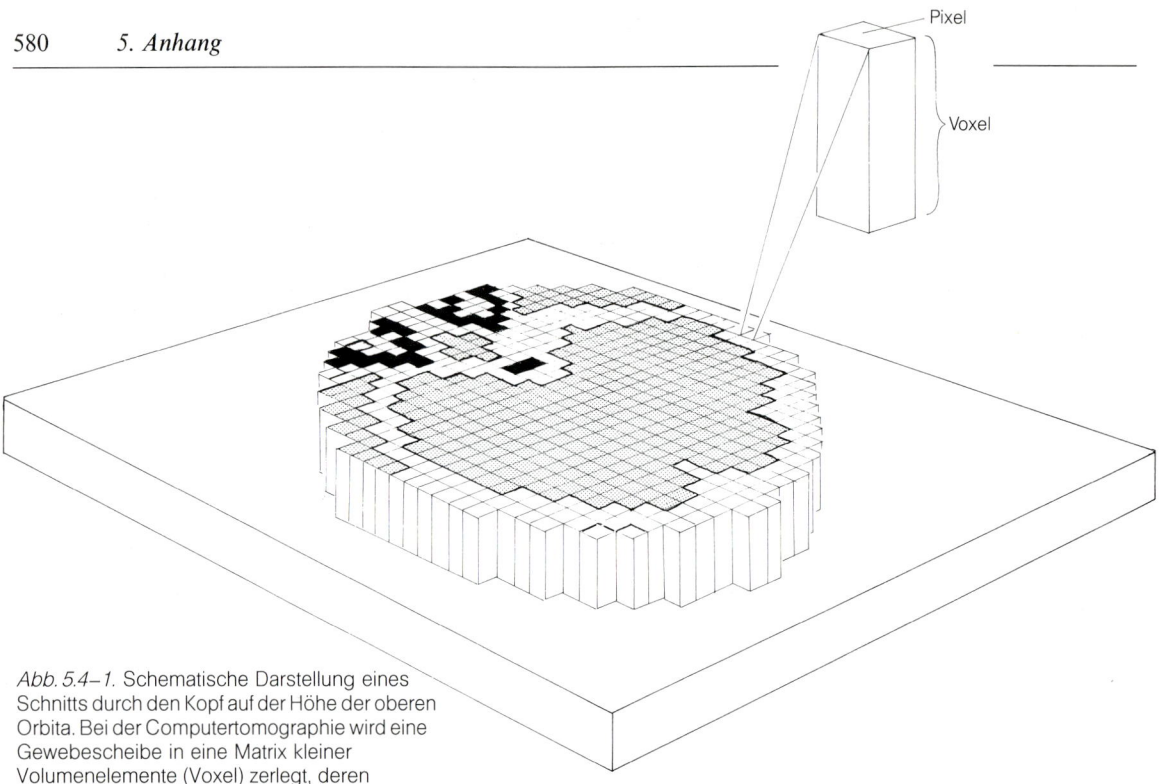

Abb. 5.4–1. Schematische Darstellung eines Schnitts durch den Kopf auf der Höhe der oberen Orbita. Bei der Computertomographie wird eine Gewebescheibe in eine Matrix kleiner Volumenelemente (Voxel) zerlegt, deren Schwächungswerte durch einen Computer errechnet werden. Das computertomographische Bild ist aus Bildelementen (Pixel) aufgebaut, die den in Graustufen umgewandelten Schwächungswerten der einzelnen Volumeneinheiten entsprechen.

Abb. 5.4–2. Axiales anatomisches (a) und computertomographisches (b) Schnittbild durch die Mitte der Orbita, den Canalis opticus, das Mittelhirn und den unteren Occipitallappen. Beachte die Abgrenzbarkeit der einzelnen Knochen und Weichteilstrukturen, die gute Darstellung der kraniellen Gefäße und des Ependyms. Gewebe mit niedriger Dichte (Luft in den Nebenhöhlen, Fettgewebe in der Orbita, Liquorräume im Gehirn) stellen sich dunkel, Gewebe mit hoher Dichte (Knochen, Gefäße und Ependym nach Kontrastmittelgabe) stellen sich hell dar.

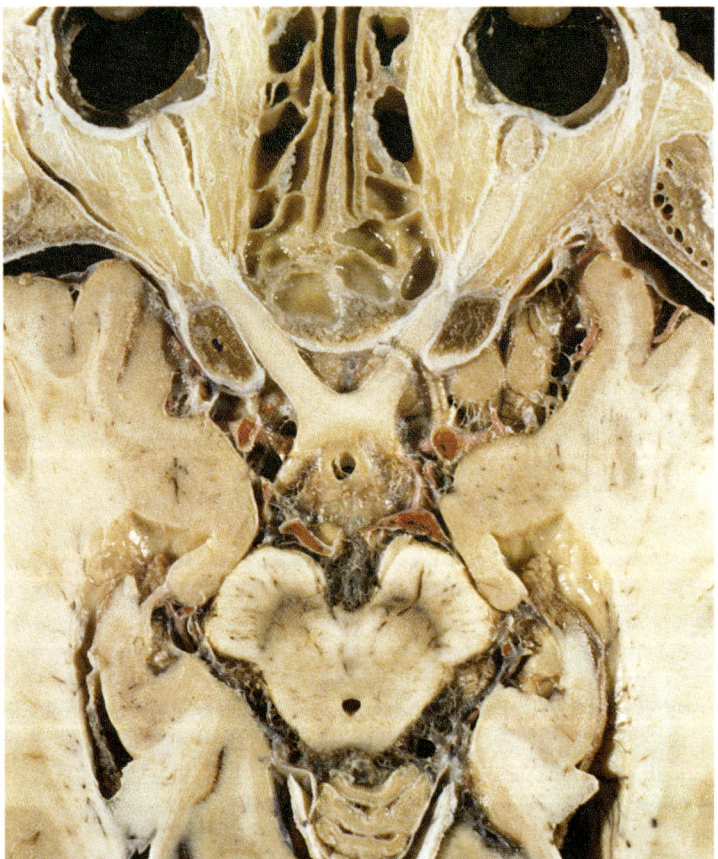

a)

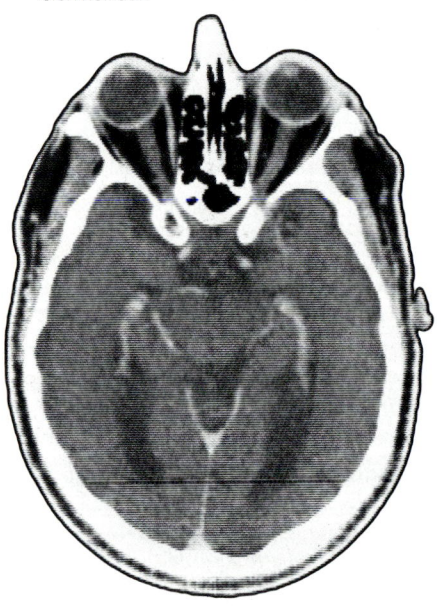

b)

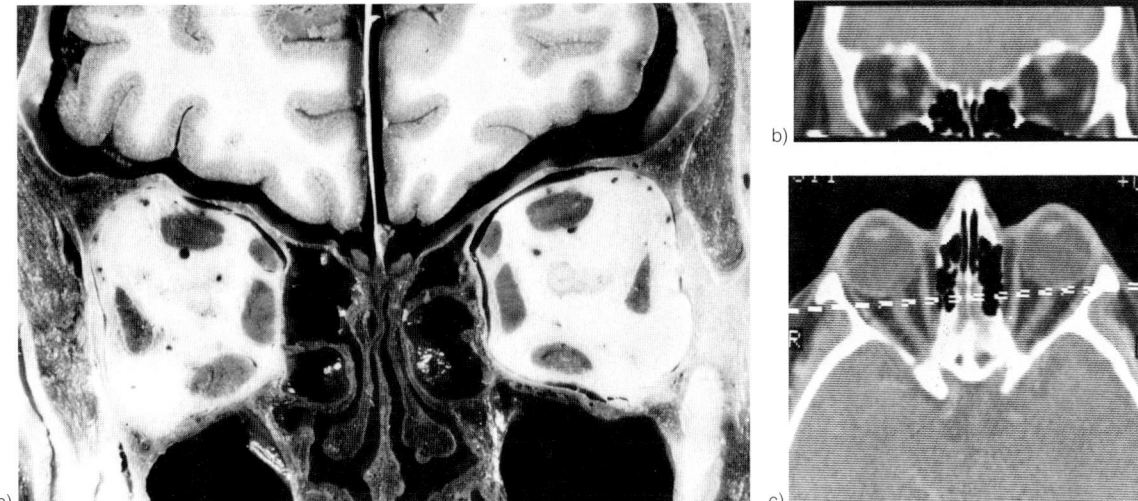

Abb. 5.4–3. Koronales anatomisches (a) und computertomographisches (b) Schnittbild durch die mittlere Orbita. Die Orbita und ihr Inhalt lassen sich gut gegen die angrenzende vordere Schädelgrube, die Nasennebenhöhlen und Fossa temporalis abgrenzen. Innerhalb der Orbita sind die einzelnen Augenmuskeln, der Sehnerv und die größeren Gefäße innerhalb des orbitalen Fetts differenzierbar. Die Schnittebene der koronalen Computerrekonstruktion ist auf dem axialen Computertomogramm verzeichnet (c).

struieren, d. h., die Daten in die Graustufen eines Monitorbilds umwandeln. Das Computertomogramm selbst stellt ein topographisch genaues Abbild eines Schnitts durch den untersuchten Körperteil dar (Abb. 5.4–2a, b).

Gewebe, die eine geringe Intensitätsminderung verursachen, wie beispielsweise Fett, erscheinen dabei dunkel, solche mit hoher Intensitätsminderung, wie beispielsweise Knochen, hell. Das Spektrum der im Monitorbild differenzierbaren etwa 32 Graustufen kann auf jeden beliebigen Intensitätsbereich, wie z. B. Knochen oder bestimmte Weichteildichten, eingestellt werden, wodurch eine bessere Differenzierbarkeit in den entsprechenden Teilbereichen erreicht wird. Spezielle Computerprogramme erlauben, ohne zusätzliche Strahlenbelastung, die Anfertigung sog. Computerrekonstruktionen (englisch „computer reformations"), Schichtbilder in nahezu jeder beliebigen Ebene, die durch ein Rearrangement der Computerdaten zustande kommen und eine sehr gute räumliche Orientierung erlauben (Abb. 5.4–3b-d u. 5.4–4b). Das hohe räumliche Auflösungsvermögen bei modernen Geräten ermöglicht die Darstellung sehr kleiner Strukturen in der Größenordnung von 1–2 mm, wie beispielsweise einzelner Hirnnerven und kleiner Gefäße [6].

Ein Nachteil der Computertomographie, nämlich nur Gewebe unterschiedlicher Dichte abgrenzbar dar-

zustellen, läßt sich in vielen Fällen durch die Gabe von Kontrastmitteln z. B. in den Subarachnoidalraum, den Magen-Darm-Trakt, die ableitenden Harnwege etc. kompensieren. Dadurch stellen sich die vom Kontrastmittel ausgefüllten Räume gegenüber der Umgebung heller dar und sind besser abgrenzbar [2], [6]. Die intravenöse Gabe von Kontrastmitteln führt darüber hinaus zu einer unterschiedlichen Anreicherung von Kontrastmitteln in unterschiedlichen Gewebsarten, so daß sich beispielsweise Tumoren im Hirn oder Leberparenchym durch ihre differente Kontrastmittelaufnahme vom umgebenden Gewebe unterscheiden lassen [2], [3], [4], [6].

5.4.3 Die Anwendung der Computertomographie in verschiedenen Körperregionen

Zunächst wandte man die Computertomographie für die Darstellung der Strukturen des Schädels (kranielle Computertomographie) an, und sie wurde rasch zu der wichtigsten und aussagekräftigsten nicht-invasiven Untersuchungsmethode in der Neuroradiologie. Besonders in der Darstellung von Liquorzirkulationsstörungen, Hirntumoren und intrakraniellen Entzündungen erwies sie sich den konventionellen Verfahren der Angiographie und Pneumencephalographie, von wenigen Ausnahmen abgesehen, als überlegen. Die Untersuchung ist praktisch ohne Risiko und mit einer geringen Strahlenbelastung verbunden.

In den letzten Jahren ist die Computertomographie auch in der Darstellung der Wirbelsäulenerkrankungen zur führenden Untersuchungsmethode geworden.

Die Computertomographie des Thorax, des Abdomens und kleinen Beckens gewinnt zunehmend an klinischer Bedeutung.

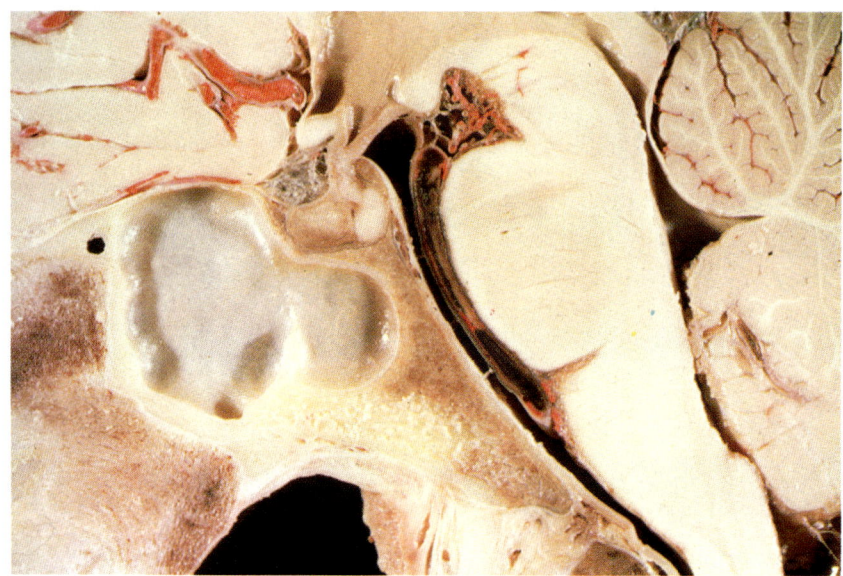

a)

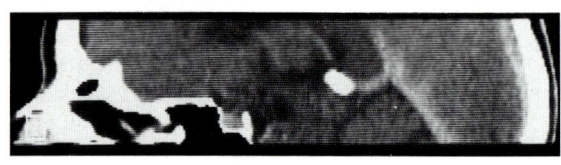

b)

Abb. 5.4–4. Sagittales, anatomisches (a) und computertomographisches (b) Schnittbild durch den mittleren Schädelbereich. Beachte die gute Darstellung der verschiedenen Hirnstrukturen, insbesondere der Sella turcica, des Hirnstamms, des Kleinhirns, des Tentoriums und der Glandula pinealis sowie der venösen Blutleiter. Bei dem computertomographischen Bild handelt es sich um eine sagittale Computerrekonstruktion aus einer Serie axialer Schichtbilder.

Literatur

[1] AMBROSE, J.: Computerized transverse axial scanning (tomography), part 2, Clinical supplication. Brit. J. Radiol. 46 (1973), 1023–1047

[2] FRIEDMANN, G., E. BÜCHELER, P. THURN: Ganzkörper-Computertomographie. Thieme, Stuttgart-New York 1981

[3] HAUGHTON, V., A. WILLIAMS: Computed Tomography of the Spine. The C. V. Mosby Company, St. Louis-Toronto-London 1982

[4] KAZNER, E., S. WENDE, TH. GRUMME, W. LANKSCH, O. STOCHDORPH: Computertomographie intrakranieller Tumoren. Springer, Berlin-Heidelberg-New-York 1981

[5] NEWTON, T. H., D. G. POTS(Hg.): Radiology of the Skull and Brain: Technical Aspects of Computed Tomography, Vol. 5. The C. V. Mosby Company, St. Louis 1981

[6] UNSÖLD, R., CH. OSTERTAG, J. DEGROOT, T. H. NEWTON: Computer-Reformations of the Brain and Skull Base. Normal Anatomy and Clinical Application. Springer, Berlin-Heidelberg-New-York 1982

5.5 Glossare

5.5.1 Erklärung der wichtigsten Begriffe und Fachausdrücke aus den Gebieten der Zellen- und Gewebelehre (vgl. Kap. 1 u. 2)

JOCHEN STAUBESAND

achromatischer Apparat: Pol- und Zentralspindeln während der Mitose
a *(l)*[1] – verneinendes Präfix; chróma *(gr)*[2] – Farbe

Acidophilie: siehe Chromophilie

Acinuszellen: Zellen acinöser Drüsenendstücke (z. B. Parotis, Pankreas)
acinus *(l)* – Beere einer Traube

Acrosom: Kopfkappe des Spermium; bei seiner Entstehung über die proacrosomalen Granula spielt der GOLGI-Apparat eine entscheidende Rolle
ákros *(gr)* – scharf, spitz; sóma *(gr)* – Körper

agranuläres Reticulum: Form des endoplasmatischen Reticulum, dessen Hohlräume (vorwiegend Tubuli) von „glatten", d. h. nicht mit Ribosomen besetzten Membranen begrenzt sind
a *(l)* – verneinendes Präfix; granulum *(l)* – Körnchen; reticulum *(l)* – Netz

Akanthosomen: Synonym für „fuzzi vesicles", „coated vesicles" oder „alveolate vesicles"; Bläschen, die sich durch eine dickere Membran und durch deren stacheliges oder fusseliges Aussehen von mikropinocytotischen Bläschen (z. B. in Endothelzellen) unterscheiden
ákantha *(gr)* – Dorn, Stachel; sóma *(gr)* – Körper

Akaryonten: Lebewesen, die keinen echten Kern enthalten (z. B. Bakterien und Blaualgen)
a *(l)* – verneinendes Präfix; káryon *(gr)* – Kern

akrozentrische Chromosomen: Chromosomen, bei denen das Centromer (s. dieses) in der Nähe eines Chromosomenendes liegt
ákros *(gr)* – am äußersten Ende

Aktin: Strukturprotein eines hauptsächlich in den I-Streifen (der Skelettmuskelfasern und Herzmuskelzellen) lokalisierten Filamenttyps, der zusammen mit den Myosinfilamenten (hauptsächlich in den A-Streifen) den Kontraktionsmechanismus nach dem Prinzip der gleitenden Filamente bewirkt
agere *(l)* – in Bewegung setzen

α-Glykogenpartikel: aus β-Glykogenpartikeln zusammengesetzte „Rosetten", deren Größe abhängig von der Zahl der Einzelkörperchen ist

Amitose: direkte Durchschnürung des Zellkerns, ohne daß Chromosomen in Erscheinung treten
a *(l)* – verneinendes Präfix; mitos *(gr)* – Faden, Schleife

Amöbe: einzelliges „Wechseltierchen", das u. a. durch seine mit der Bewegung wechselnde Gestalt gekennzeichnet ist
amoibaíos *(gr)* – wechselnd

amöboide Bewegung: mit Pseudopodienbildung einhergehende Bewegungsform der Wanderzellen (z. B. Histiocyten, Leukocyten)
amoibaíos *(gr)* – wechselnd; -idés *(gr)* (von eídos – Aussehen) – ähnlich

Anaphase: Wanderungsphase der Chromosomen zu den Kernpolen während der Mitose
aná *(gr)* – hinauf

Angiospermen: Bedecktsamer, Unterabteilung der Blüten- oder Samenpflanzen
angeíon *(gr)* – Gefäß (für Sporen); spérma *(gr)* – Samen

annulierte Lamellen: Parallel angeordnete, membranbegrenzte, flache Zisternen, die in regelmäßigen Abständen Poren – ähnlich den Poren in der Kernhülle – aufweisen
annulus (oder: anulus) *(l)* – kleiner Ring, Diminutiv von anus *(l)* – Ring; lamella *(l)* – Platte, Blatt

annulus (oder: anulus): hier gemeint der aus globulären Proteinen bestehende Ringwulst der Porenkomplexe in der Kernhülle
an(n)ulus *(l)* – kleiner Ring, Diminutiv von anus *(l)* – Ring

Anthrakose: durch Kohlepartikel hervorgerufene grauschwärzliche Pigmentierung von Zellen und Organen (z. B. der Lunge)
ánthrax *(gr)* – Kohle

Apoferritin: eisenfreier Eiweißkörper, der z. B. bei der Eisenresorption als Schutzkolloid eine Rolle spielt
apó *(gr)* – fern von; ferrum *(l)* – Eisen

argyrophil: durch Versilberung darstellbar
árgyros *(gr)* – Silber; phílos *(gr)* – liebend

Artefakt: Kunstprodukt; in der Cytologie und Histologie Strukturen, die vor allem durch die Vorbehandlung der Präparate (wie Entnahme, Fixieren, Schneiden, Färben) verursacht worden sind, sich also keinen vitalen Substraten zuordnen lassen
ars *(l)* – Kunst; facere *(l)* – machen

Astrocyten: sternförmig verzweigter Zelltyp des zentralen Gliagewebes
astér *(gr)* – Stern; kýtos *(gr)* – Zelle

Autolyse: Selbstverdauung, d. h., durch zelleigene Enzyme bewirkte „Auflösung" abbaubereiter, zelleigener organischer Substanz
autós *(gr)* – selbst; lýein *(gr)* – auflösen

Autolysosom: Verarbeitungsvakuole, in der durch lytische Enzyme zelleigenes Material abgebaut wird
autós *(gr)* – selbst; lýein *(gr)* – auflösen

Autophagie: intrazelluläre Segregation bestimmter Cytoplasmaportionen und anschließende Verdauung des in membranbegrenzte Partialräume verlagerten Materials
autós *(gr)* – selbst; phagéin *(gr)* – fressen

autophagische Vakuole: Synonym für Autophagosom

Autophagosom: Substratvakuole noch ohne lytische Enzyme mit Material endogener (= zelleigener) Herkunft
autós *(gr)* – selbst; phagéin *(gr)* – fressen; sóma *(gr) Körper*

Autoradiographie: Methode zur Lokalisation radioaktiv markierter Metabolite im Gewebe
autós *(gr)* – selbst; radius *(l)* – Strahl; gráphein *(gr)* schreiben

Autosomen: Nicht-Geschlechtschromosomen. Verkürzung von „Autochromosomen"
autós *(gr)* – selbst, eigentlich; sóma *(gr)* – Körper

Bakterien: „Spaltpilze"; niedere Organismen ohne organisierten Zellkern
baktería *(gr)* – Stock, Stab

BALBIANI-*Ring:* bei der Aktivierung von Genorten auftretende lokale Aufblähung einer Chromomerenscheibe der Riesenchromosomen (Synonym: „Puff")

BARRsches-Körperchen: Synonym für X-Chromatin

basales Labyrinth: nur elektronenmikroskopisch nachweisbare tiefe Einfaltungen des basalen Plasmalemm, z. B. an Hauptstückzellen der Niere im Dienst von Transportmechanismen gegen ein Konzentrationsgefälle, lichtmikroskopisch meist als sog. basale Streifung sichtbar

Basalkörperchen: Zellorganell an der Basis der Flimmerhaare, das dem Centriol entspricht und von dem die Ausbildung der Flimmerhaare ausgeht

Basalmembran: mukopolysaccharidreiche Grenzlamelle des Bindegewebes gegen Epithelien und andere Gewebe (auch Basallamina)

Basophilie: siehe Chromophilie

Becherzelle: schleimproduzierende einzellige Drüse von (in bestimmten Funktionszuständen) becherförmiger Gestalt

β-Glykogenpartikel: isodiametrische Glykogenteilchen eines Durchmessers zwischen 150 und 300 Å

Bilirubin: rotgelber, pyrrolhaltiger Gallenfarbstoff, der beim intrazellulären Abbau von Hämoglobin als Reduktionsstufe des Biliverdins auftritt
bilis (l) – Galle; ruber (l) – rot

Bioblasten: Bezeichnung, unter der die Mitochondrien 1894 von R. ALTMANN erstmals beschrieben wurden
bíos (gr) – Leben; blastánein (gr) – bilden

BRUNNERsche Drüse: schleimbildende Drüse in der Submucosa des Duodenum
JOHANN KONRAD BRUNNER (1653–1727), Leibarzt des Kurfürsten von der Pfalz und Professor in Heidelberg

„buds": nur elektronenmikroskopisch sichtbare, knospenartige Aussackungen ergastoplasmatischer Membranen. Die „buds" sollen sich unter Einschließung von Inhaltsstoffen des Ergastoplasma abschnüren und als Bläschen zum Dictyosom wandern können

Bürstensaum: lichtmikroskopisch sichtbare feinfädige Oberflächendifferenzierung resorbierender Zellen (elektronenmikroskopisch: Mikrovilli)

Carrier: hypothetische Trägersubstanz für den aktiven Transport von Stoffen durch Membranen

Centriol: Organell, von dem die Ausbildung des Spindelapparates bei der Mitose ausgeht; elektronenmikroskopisch Hohlzylinder aus feinsten Röhrchen (Mikrotubuli)

Centromer: Einschnürung des Chromosoms, die beiderseits von einer Verdichtung, dem Kinetochor (s. dieses), flankiert wird
méros (gr) – Teil

Centrosom: Zentralkörperchen; in den meisten Zellen aus zwei Centriolen bestehend

Chloroplasten: photosynthetisch aktive Chromatophoren; elektronenmikroskopisch: Zellorganellen, die ähnlich den Mitochondrien u. a. aus einer Hüllmembran und einer typische Strukturen bildenden Innenmembran bestehen; Untergruppe der Plastiden (s. diese)
chlorós (gr) – hellgrün, grün; plásso (gr) – bilden, verfertigen

Chondrioide: mitochondrienähnliche Organellen in Bakterien
chóndros (gr) – Körnchen; -idés (gr) (von eídos – Aussehen) – ähnlich

Chondriom: Gesamtheit aller Mitochondrien einer Zelle

Chondrioplasma: Plasma zwischen den Mitochondrienmembranen (= äußeres Chondrioplasma) und Plasma im Binnenraum des Mitochondriums (= inneres Chondrioplasma)
plásma (gr) – das Gebilde, das Geformte

Chondroblasten: Knorpelbildungszellen
chóndros (gr) – Körnchen, im übertragenen Sinne auch Knorpel; blastánein (gr) – bilden

Chondrocyten: Knorpelzellen
chóndros (gr) – Körnchen, im übertragenen Sinne auch Knorpel; kýtos (gr) – Zelle

Chromatiden: Die reduplizierenden Einheiten der Chromosomen, bestehend aus jeweils einer Chromatinfibrille. In der G1-Phase besteht jedes Chromosom aus einer Chromatide. In der S-Phase verdoppeln sich die Chromatiden, so daß jedes Chromosom ab der G2-Phase bis zum Beginn der Anaphase der Mitose aus zwei Chromatiden besteht. Nach der Trennung in der Anaphase besteht jedes Chromosom wieder aus einem Chromatid
chróma (gr) – Farbe

Chromatin: Gesamtheit der färberisch darstellbaren Chromosomen im Interphasekern
chróma (gr) – Farbe

Chromatinfibrille: Ultrastrukturelle Baueinheit der Chromosomen, bestehend aus DNS-Doppelhelixmolekül und Histonen
chróma (gr) – Farbe

Chromatolyse: Auflösung der basophilen Substanz (= NISSL-Schollen) im Cytoplasma der Nervenzelle nach Überreizung oder Schädigung des Neuron
chróma (gr) – Farbe; lýsis (gr) – Auflösung

Chromocentren: auch während der Interphase durch Basophilie in Erscheinung tretende heterochromatische Bereiche der Chromosomen
chróma (gr) – Farbe

Chromomer: stark basophile knotige Verdickung auf dem Chromonema
chróma (gr) – Farbe; méros (gr) – Teil, Glied

Chromonema: Identisch mit Chromatid bzw. Chromatinfibrille. Polytäne Riesenchromosomen bestehen aus vielen Chromonemata
chróma (gr) – Farbe; néma (gr) – Faden

Chromophilie: Affinität zu Farbstoffen;
Acidophilie = Affinität zu sauren Farbstoffen, z. B. Eosinophilie; Basophilie = Affinität zu basischen Farbstoffen; Neutrophilie = Affinität zu basischen und sauren Farbstoffen; daher bei MAY-GRÜNWALD-GIEMSA-Färbung etwa violetter Farbton der Granula in den neutrophilen Granulocyten. Die auf P. EHRLICH zurückgehende Hypothese, daß eine chemische Umsetzung zwischen Farbstoff und Substanz nach Art einer Salzbildung erfolgt (= chemische Theorie der histologischen Färbung) berücksichtigt nur einen Teilaspekt eines komplexen Vorgangs
chróma (gr) – Farbe; phílos (gr) – liebend

Chromosomen: Im kondensierten Zustand während der Mitose und Meiose stark färbbare stäbchen- oder fadenförmige Strukturen. Während der Interphase in der Form der Chromatinfibrillen im Zellkern gelegen. Träger der genetischen Information (DNS)
chróma (gr) – Farbe; sóma (gr) – Körper

Chromosomensatz: Gesamtheit aller Chromosomen einer Zelle

Cistron: Synonym für Gen

coated vesicles: siehe Akanthosomen

Codon: kleinste, mindestens drei Nucleotide umfassende Informationseinheit innerhalb eines Cistrons, die gerade eine Aminosäure festlegen kann

Corpus luteum: Gelbkörper im Ovar, Entstehung aus dem geplatzten Follikel und seiner umgebenden Bindegewebshülle (Theca folliculi); Hormonbildung: Progesteron, Östrogene
corpus (l) – Körper; luteus (l) – gelb

Crista mitochondrialis: plattenförmige Einstülpung der inneren Mitochondrienmembran, die im Schnitt als Leiste erscheint
crista (l) – Leiste, Kante

Cyanophyceen: Blaualgen
kyáneos (gr) – blau; phýein (gr) – wachsen

Cyclosis: Protoplasmaströmung (speziell in pflanzlichen

Zellen), die Rotations- und Zirkulationsbewegungen umfaßt

Cygote: befruchtete Eizelle nach Verschmelzung der Kerne von Ei- und Samenzelle

zygón *(gr)* – Joch, Zweigespann

Cytokeratin-Filamente: s. Tonofilamente

Cytokinese: Durchschnürung des Cytoplasma bei der Zellteilung

kýtos *(gr)* – Zelle; kínein *(gr)* – bewegen

Cytologie: Zellenlehre

kýtos *(gr)* – Zelle; lógos *(gr)* – Lehre

Cytolysosom: Synonym für Autolysosom (s. dieses)

Cytopempsis: transzelluläre Passage von Stoffen in kleinen, nur elektronenmikroskopisch sichtbaren Bläschen eines Durchmessers um 500 Å

kýtos *(gr)* – Zelle; pémpein *(gr)* – schicken, senden

Cytoplasma: lebende Substanz des Zelleibs

kýtos *(gr)* – Zelle; plásma *(gr)* – das Gebilde, das Geformte

cytoplasmatische Matrix: s. Grundcytoplasma

Cytophotometrie: Methode zur quantitativen Bestimmung von Zellinhaltsstoffen. Dabei wird die Absorption bestimmter Wellenlängen durch die mit spezifischen Farbreaktionen gekennzeichneten Stoffe im Mikroskop gemessen (z. B. DNS bei FEULGEN-Färbung)

phós *(gr)* – Licht; métron *(gr)* – Maß

Cytoskelett: intracytoplasmatisches Stützsystem aus Mikrotubuli und unterschiedlichen Filamentstrukturen

kýtos *(gr)* – Zelle; skeletós *(gr)* – ursprünglich: ausgetrockneter Körper, Mumie

Degeneration: Verlust bzw. Einschränkung vitaler Fähigkeiten, Schädigung spezifischer Zelleigenschaften; Entartung im Sinne verschlechterter Entwicklungs-, Anpassungs- und Heilungspotenzen

degenerare *(l)* – entarten

Dendrit: kurzer, hüllenloser Fortsatz der Nervenzelle, der sich meist in unmittelbarer Nähe des Perikaryon verzweigt

déndron *(gr)* – Baum

Desmosom: Haftstrukturen zwischen (Epithel-)Zellen mit charakteristischem Feinbau

desmós *(gr)* – Band, Bindung; sóma *(gr)* – Körper

Desoxyribonucleinsäure (= DNS): strangförmiges Molekül aus Desoxyribosen, Phosphorsäureresten und vier verschiedenen Pyrimidin- bzw. Purinbasen. Träger der genetischen Information. Hauptbestandteil der Chromosomen.

Diaster: Tochtersterne. Charakteristische Anordnung der Chromosomen an beiden Zellpolen während der mitotischen Telophase

di- *(gr)* – zwei; astér *(gr)* – Stern

Dictyosom: siehe GOLGI-Feld

díctyon *(gr)* – Netz; sóma *(gr)* – Körper

diploid: zweifach. Hier gemeint der doppelte (2n) Chromosomensatz somatischer Zellen

diplóos *(gr)* – zweifach, doppelt

Diplosom: verdoppeltes Centriol

diplóos *(gr)* – zweifach, doppelt; sóma *(gr)* – Körper

drumstick: trommelschlegelförmiges, dem X-Chromatin entsprechendes Kernanhängsel neutrophiler Granulocyten

drumstick *(engl.)* – Trommelschlegel

Elektronenmikroskop: Gerät, bei dem mit kurzwelligen β-Strahlen gearbeitet wird, die an einer Glühkathode erzeugt und auf einem Leuchtschirm abgebildet werden. Magnetische oder elektrostatische Felder wirken als „Linsen". Der Strahlengang verläuft im Hochvakuum, so daß lebende Objekte nicht untersucht werden können. Das

Präparat muß außerordentlich dünn sein. Auflösungsvermögen heute unter 10 Å

Elektronentransportpartikel: künstlich erzeugte Membranfragmente (Vesikel) aus der inneren Mitochondrienmembran, die über die Eigenschaften des Elektronentransports und der Phosphorylierung verfügen

Elementarmembran: Einheitsmembran oder „unit membrane", elektronenmikroskopisch: dreischichtige Lipoproteidmembran

Elementarpartikel (der Mitochondrien): gestielte Körperchen auf der Mitochondrien-Innenmembran (80–100 Å Durchmesser), die einem bestimmten Enzymkomplex entsprechen sollen

Endocytose: übergeordneter Begriff für alle durch Mikropinocytose, Pinocytose und Phagocytose, d. h. „Membranfluß", erfolgenden Stoffaufnahmen in das Cytoplasma

éndon *(gr)* – innen; kýtos *(gr)* – Zelle

endokrine Drüsen: Drüsen mit innerer Sekretion (= Hormondrüsen), d. h. Drüsen ohne Ausführungsgang, deren Produkte (= Inkrete, Hormone) unmittelbar in das Blut (die Lymphe oder die Gewebsflüssigkeit) abgegeben werden

éndon *(gr)* – innen; krínein *(gr)* – absondern

Endometrium: Schleimhaut des Uterus

éndon *(gr)* – innen; méter *(gr)* – Mutter

Endomitose: Vermehrung des Chromosomensatzes im Sinne einer Verdoppelung bis Vervielfachung ohne Auflösung der Kernmembran, ohne Spindelbildung und ohne Kernteilung. Ergebnis: Polyploidie

éndon *(gr)* – innen; mítos *(gr)* – Faden, Schleife

endoplasmatisches Reticulum: intracytoplasmatisches Röhrensystem, dessen Membranen kontinuierlich mit dem Plasmalemm und der äußeren Kernmembran zusammenhängen. Das ER besteht zumeist aus „glatten" (= GER), stellenweise jedoch auch aus „rauhen" (= RER), d. h. mit Ribosomen besetzten Membranen (z. B. das äußere Blatt der Kernhülle)

éndon *(gr)* – innen; plásma *(gr)* – das Gebilde, das Geformte; reticulum *(l)* – Netz

Endoreduplikation: Verdoppelung des Chromosomensatzes durch doppelte S-Phase ohne dazwischenliegende Zellteilung. Ergebnis: Polyploidie; Bildung von Diplochromosomen

Endosymbionten: zu gesetzmäßigem Zusammenleben (Symbiose) speziell angepaßte Lebewesen oft sehr unterschiedlicher Organisationsstufen, bei denen sich der eine Partner im Innern des anderen zu gegenseitigem Nutzen befindet

éndon *(gr)* – innen; sýn *(gr)* – zusammen mit; bíos *(gr)* – Leben

Endothel: Schicht platter Zellen, die Blut- und Lymphgefäße auskleiden

éndon *(gr)* – innen; -thel *(gr)* von (epi-)theléein – darüberhinwachsen

Energide: Funktionseinheit von Kern und Cytoplasma, die nicht zwingend durch eine Plasmamembran separiert ist

energéiai *(gr)* – Wirkung, Wirksamkeit

Enucleation: Entkernung, z. B. experimentell zur Erforschung des Verhaltens kernloser Zellen

e *(l)* – aus, heraus; nucleus *(l)* – Kern

Enzym: als Biokatalysator wirkendes Protein

én *(gr)* – innen; zymé *(gr)* – Sauerteig

Eosinophilie: siehe Chromophilie

Epidermis: mehrschichtiges, verhorntes Plattenepithel der Haut

epí *(gr)* auf; dérma *(gr)* – Haut

Epithelien: flächenhafte Verbände von Zellen, die innere und äußere Oberflächen überziehen

epithéléein *(gr)* – über etwas hinwachsen

Ergastoplasma: lichtmikroskopisch basophile Bereiche im Cytoplasma (speziell eiweißsezernierender Drüsenzellen). Elektronenmikroskopisch besteht das Ergastoplasma aus parallel verlaufenden Zisternen, die von Ribosomen tragenden Membranen begrenzt werden

ergastikós *(gr)* – arbeitsam, verarbeitend; plásma *(gr)* – das Gebilde, das Geformte

Ergosom: Polyribosom oder Polysom, durch einen Boten-RNS-Faden verbundene Gruppe von Ribosomen

érgon *(gr)* – Arbeit; sóma *(gr)* – Körper

Erythroblast: kernhaltige Erythrocytenvorstufe

erythrós *(gr)* – rot; blastánein *(gr)* – bilden

Erythrocyten: rote Blutkörperchen

erythrós *(gr)* – rot; kýtos *(gr)* – Zelle

Erythropoese: Bildung der roten Blutkörperchen

erythrós *(gr)* – rot; poiéein *(gr)* – machen, bilden

Euchromatin: Nicht kondensierte, schwach färbbare Chromatinbezirke

éu *(gr)* – gut, der Regel entsprechend; chróma *(gr)* – Farbe

Evolutionslehre: Theorie, nach der sich alle Lebewesen einschließlich des Menschen unter dem Einfluß der natürlichen Auslese aus einer ursprünglichen Form des Lebens durch Mutationen und Neukombinationen von Erbanlagen weiterentwickelt haben

evolvere *(l)* – hervorwälzen, auswickeln, entwickeln

Exocytose: übergeordneter Begriff für die Ausscheidung von Stoffen aus dem Cytoplasma in den Extrazellulärraum durch „Membranfluß"

éxo *(gr)* – außerhalb

exokrine Drüsen: Drüsen mit äußerer Sekretion, d. h. Drüsen, deren Sekret auf eine äußere oder innere Oberfläche abgegeben wird

éxo *(gr)* – außen; krínein *(gr)* – absondern

extranucleär: außerhalb des Zellkerns

extra *(l)* – außerhalb von etwas; nucleus *(l)* – Kern, Zellkern

extrazellulär: außerhalb der Zelle, z. B. liegt ein Zymogengranulum (s. dieses) zunächst innerhalb, nach seiner Ausschleusung aber außerhalb der Zelle, also extrazellulär

extra *(l)* – außerhalb von etwas; cellula *(l)* – Kämmerchen, Zelle

Ferment: Synonym für Enzym

fermentum *(l)* – Sauerteig, Gärhefe

Ferritin: beim Abbau von Erythrocyten (z. B. in Phagocyten) auftretende, fast farblose Substanz, die aus einer Ferri-Verbindung und Apoferritin besteht. Ferritin ist elektronenmikroskopisch sichtbar, die Ferritin-Moleküle besitzen charakteristische Strukturen und können deshalb als Markierungsstoffe in der Elektronenmikroskopie verwendet werden

ferrum *(l)* – Eisen

Feulgen-*Reaktion:* spezifische histochemische Reaktion zum Nachweis von DNS

Robert Feulgen (1884–1955), Biochemiker in Gießen

Fibroblasten: noch nicht voll ausdifferenzierte Bindegewebszellen, die die bindegewebige Interzellularsubstanz produzieren und entscheidende Funktionen bei der Regeneration haben

fibra *(l)* – Faser; blastánein *(gr)* – bilden

Fibrocyten: verzweigte Bindegewebszellen, die die weiterdifferenzierte Form der Fibroblasten darstellen

fibra *(l)* – Faser; kýtos *(gr)* – Zelle

Filamente: feinste, nur elektronenmikroskopisch sichtbare intra- oder extrazelluläre Fäden

filum *(l)* – Faden

finger-print-degeneration: siehe Lamellenkörper

Flimmerepithel: Epithelien, deren freie Oberfläche mit Flimmerhaaren (Kinocilien) besetzt ist

Flimmerhaare: s. Kinocilien

Fluoreszenzmikroskopie: mikroskopisches Verfahren, bei dem entweder durch Fluoreszenzfarbstoffe markierte Zellstrukturen oder Zellbestandteile mit ausgeprägter Eigenfluoreszenz (z. B. Pigmente) durch UV-Licht zur Emission einer längerwelligen Sekundärstrahlung angeregt werden (Fluoreszenz) und in „magischen" Farben auf dunklem Untergrund aufleuchten

Fungi: zusammenfassende Bezeichnung der eigentlichen Pilze im Unterschied zu Spalt- und Schleimpilzen

fungus *(l)* – Pilz

Gen: Einheit der Erbinformation. Chemisch gleichbedeutend mit einer „Transkriptionseinheit", dem Code für ein Protein oder einigen, sich in ihrer Funktion ergänzenden Proteinen

génesis *(gr)* – Entstehung

Genom: Summe der Erbinformationen eines Kerns

génesis *(gr)* – Entstehung

GERL: Abkürzung für „Golgi-endoplasmic reticulum-lysosome"-Komplex als morphogenetisches Funktionssystem

Geschlechtschromatin: frühere Bezeichnung für X-Chromatin

Gewebe: Verbände gleichartig differenzierter Zellen und ihrer Abkömmlinge

Gewebekultur: Methode zur Züchtung von Zellen und Geweben „in vitro", d. h. in künstlichen Nährmedien

Gliagewebe: mit dem Nervengewebe verbundenes Material, das u. a. Stütz- und Stoffwechselaufgaben erfüllt und aus verschiedenen Zellarten besteht

glía *(gr)* – Leim, Kitt

Glycocalyx: Sammelbezeichnung für die Glykoprotein- bzw. Polysaccharidschichten, die die Plasmamembran vieler Zellen bedecken

glykýs *(gr)* – süß; kályx *(gr)* – Kelch, Kapsel

Golgi-*Apparat:* Summe aller Golgi-Felder einer Zelle

Camillo Golgi (1844–1926), Anatom in Pavia

Golgi-*Feld:* polar differenzierter Stapel von 3–7 flachen, membranbegrenzten Räumen (Sacculi), die in den Randpartien ein ausgedehntes tubuläres Netzwerk erkennen lassen. Synonym für Golgi-Feld (Durchmesser ca. 1 µm) wird auch der ursprünglich nur auf pflanzliche Zellen angewandte Ausdruck Dictyosom gebraucht

Golgi-*Zisterne:* nur elektronenmikroskopisch sichtbare Baueinheit des Dictyosom. Flacher, scheibenförmiger, membranbegrenzter Hohlraum, auch Sacculus genannt, um ähnlich gestaltete Räume des ER auch terminologisch zu unterscheiden

Gonaden: Keimdrüsen (Hoden bzw. Ovar)

goné *(gr)* – Geschlecht; adén *(gr)* – Drüse

granuläres Reticulum: s. endoplasmatisches Reticulum

granulum *(l)* – Körnchen, Diminutiv von granum *(l)* – Korn, reticulum *(l)* – Netz

Granulocyten: vor allem der Abwehr dienende weiße Blutzellen (Leukocyten) mit färberisch darstellbaren Cytoplasmakörnchen. Man unterscheidet neutrophile, eosinophile und basophile Granulocyten (s. auch Chromophilie)

granulum *(l)* – Körnchen, Diminutiv von granum *(l)* – Korn; kýtos *(gr)* – Zelle

Granulum: Körnchen

Diminutiv von granum *(l)* – Korn

Grundcytoplasma: licht- und elektronenmikroskopisch nicht typisch strukturierter Teil des Cytoplasma. Synonym: cytoplasmatische Matrix. Lichtmikroskopisch auch Hyaloplasma genannt
kýtos *(gr)* – Zelle; plásma *(gr)* – das Gebilde, das Geformte

Hämatoidin: gelbbraunes, eisenfreies, hämoglobinogenes Pigment, das beim Abbau des roten Blutfarbstoffs entsteht und chemisch mit dem Bilirubin identisch ist, sich von letzterem aber durch Art und Ort seiner Bildung unterscheidet
haíma *(gr)* – Blut; -idés *(gr)* (von eídos – Aussehen) – ähnlich

Hämatopoese: Bildung der Blutzellen
haíma *(gr)* – Blut; poiéein *(gr)* – machen

Hämoglobin: roter Blutfarbstoff
haíma *(gr)* – Blut; globus *(l)* – Kugel

Hämosiderin: gelbbraunes, eisenhaltiges, hämoglobinogenes Pigment, das z. B. beim Abbau von Erythrocyten entsteht
haíma *(gr)* – Blut; síderos *(gr)* – Eisen

Halbdesmosomen: nur elektronenmikroskopisch sichtbare Haftstrukturen, die halbierten Desmosomen entsprechen und entlang des an die Basalmembran grenzenden Plasmalemm vorkommen

haploid: einfach; hier der einfache (1n) Chromosomensatz der Geschlechtszellen gemeint
haplóos *(gr)* – einfach

HeLa-Zellen: aus menschlichem Zervixkarzinom weitergezüchteter Krebszellstamm; seit 1951 in Kulturen überimpfbar, seit 1955/56 auch genetisch identische Klone aus Einzelzellen. Weltweit verwendet für Viruszüchtung, Stoffwechseluntersuchungen von Krebsgewebe, Prüfung von Zytostatika
HeLa = Initialen der Patientin

Heterochromatin: Stark kondensierte, intensiv färbbare Chromosomenabschnitte ohne genetische Aktivität
héteros *(gr)* – verschieden, anders; chróma *(gr)* – Farbe

Heterophagie: Aufnahme und Verarbeitung *extra*zellulärer Materialien, im Gegensatz zur Autophagie (s. diese), dem Abbau *intra*zellulärer Strukturen in Autolysosomen (s. diese)
héteros *(gr)* – verschieden, abweichend; phagéin *(gr)* – fressen

Heterophagosom: Substratvakuole (s. diese), deren Inhalt durch Heterophagie in die Zelle gelangt ist
héteros *(gr)* – verschieden, abweichend; phagéin *(gr)* – fressen; sóma *(gr)* – Körper

heteropyknotisch: Stärker kondensierte, intensiv färbbare Chromatinbezirke
héteros *(gr)* – verschieden, anders; pyknós *(gr)* – dicht

Heterosomen: Synonym für Gonosomen oder Geschlechtschromosomen
héteros *(gr)* – verschieden, abweichend; sóma *(gr)* – Körper

Histiocyten: amöboidbewegliche und zur Phagocytose befähigte Bindegewebszellen
histós *(gr)* – Gewebe; kýtos *(gr)* – Zelle

Histoautoradiographie: s. Autoradiographie

Histologie: Gewebelehre
histós *(gr)* – Gewebe; lógos *(gr)* – Wort, Lehre

Histone: basische, kernspezifische Proteine, Bauelemente der Chromosomen
histos *(gr)* – Gewebe

Hodenzwischenzellen: s. LEYDIGsche Zwischenzellen

homogen: von einheitlicher Beschaffenheit, von gleichem Aussehen, gleichartig
homós *(gr)* – gleich; gígnomai *(gr)* – entstehen

HORTEGA-*Zellen:* bewegliche, zur Phagocytose befähigte Glia-Zellen (Mikroglia)
PIO DEL RIO HORTEGA (1882–1945), spanischer Anatom, zuletzt Buenos Aires

Hyaloplasma: (lichtmikroskopisch) strukturloses, homogenes Cytoplasma
hyálinos *(gr)* – klar, durchsichtig; plásma *(gr)* – das Gebilde, das Geformte

Hyperplasie: Organvergrößerung durch Vermehrung der Zellen und Interzellularsubstanzen
hypér *(gr)* – über; plássein *(gr)* – bilden

in situ: die natürliche Lokalisation der Zellen oder Organe im Körper
in *(l)* – in, nach, auf; situs *(l)* – Lage, Stellung

in vitro: die (künstlichen) Zuchtbedingungen in der Kultur (s. Gewebezucht)
vitrum *(l)* – Glas, Kristall

in vivo: die Bedingungen der lebenden Zellen oder Gewebe, unabhängig, ob in situ oder in vitro
vivere *(l)* – leben, sich ernähren, sich aufhalten

Infusorien: „Aufgußtierchen"; Einzellerfauna, die sich in Heuaufgüssen bildet und im wesentlichen aus Ciliaten und Flagellaten besteht
infundere *(l)* – aufgießen

Interdigitationen: meist nur elektronenmikroskopisch sichtbare Verzahnungen der Zellmembranen entlang eines (epithelialen) Interzellularspaltes
inter *(l)* – zwischen; digitus *(l)* – Finger

Interphase: Intervall zwischen zwei Mitosen

Interstitium: Zwischenraum, z. B. interstitielles Bindegewebe = Bindegewebe, das die Räume zwischen den Parenchymzellen eines Organs ausfüllt
interstitium *(l)* – Zwischenraum

interzellulär: zwischen den Zellen befindlich, z. B. die Interzellularsubstanz des Bindegewebes
inter *(l)* – zwischen; cellula *(l)* – Kämmerchen, Zelle

intranucleär: innerhalb des Zellkerns; z. B. liegt der Nucleolus intranucleär
intra *(l)* – innerhalb von etwas; nucleus *(l)* – Kern, Zellkern

intrazellulär: innerhalb der Zelle; z. B. liegen die Zellorganellen intrazellulär
intra *(l)* – innerhalb von etwas; cellula *(l)* – Kämmerchen, Zelle

Invertebraten: wirbellose Tiere
in *(l)* – verneinendes Präfix; vertebra *(l)* – Gelenk, Wirbel

Isotope: an der gleichen Stelle des periodischen Systems stehende, also chemisch gleichgeartete Atome von verschiedener Neutronenzahl bei gleicher Protonenzahl
ísos *(gr)* – gleich; tópos *(gr)* – Ort, Stelle

Karyokinese: Bewegungen der Chromosomen (der wichtigsten Bestandteile des Zellkerns) bei Mitose und Meiose
káryon *(gr)* – Kern; kínein *(gr)* – bewegen

Karyolymphe: Kernsaft, unstrukturierter Inhalt des Kernraums
káryon *(gr)* – Kern; lympha *(l)* – klares Wasser

Karyoplasma: lebende Substanz des Zellkerns, Synonym: Nucleoplasma
káryon *(gr)* – Kern; plásma *(gr)* – das Gebilde, das Geformte

Karyosomen: lichtmikroskopisch synonym für Chromocentren gebraucht, elektronenmikroskopisch: Kerngranula
káryon *(gr)* – Kern; sóma *(gr)* – Körper

Kernhülle: Grenzschicht zwischen Nucleoplasma und Cytoplasma, bestehend aus innerer und äußerer Kernmembran sowie der perinucleären Zisterne bzw. den Kernporenkomplexen

Kernkörperchen: s. Nucleolus

Kernmatrix: Gerüst aus sauren Proteinen im Zellkern

Kernpore: nur elektronenmikroskopisch sichtbare Unterbrechung der Kernmembran, Übergang der inneren in die äußere Kernmembran entlang eines ringförmigen Feldes, vgl. Porenkomplex

Kernsaft: s. Karyolymphe

Kinetochor: Spindelfaseransatzstelle am Chromosom, Verdichtung beiderseits des Centromer (s. dieses)
kínein *(gr)* – bewegen; chóra *(gr)* – Raum, Ort

Kinetosom: Synonym für Centriol und Basalkörperchen
kínein *(gr)* – bewegen; sóma *(gr)* – Körper

Kinozilie: Synonym für Flimmerhaar. Autonom bewegliches Fädchen an der Zelloberfläche mit einem charakteristischen Feinbau: die zylinderförmige Kinozilie besteht aus neun ringförmig angeordneten Doppeltubuli und einem zentralen Tubuluspaar (= „9x2+2-Struktur")
kínein *(gr)* – bewegen; cilium *(l)* – Wimper

Klon: genetisch einheitliche Nachkommengruppe, die sich von einem Stammorganismus (Zelle oder Einzeller) ableitet
clone *(engl.)*

Kompartimente: durch Membranen getrennte Reaktionsoder Partialräume der Zelle. Die Zellkompartimentierung ermöglicht u. a. das ständige ungestörte Nebeneinander von Enzymen und ihren Substraten
cum *(l)* – zusammen mit; pars *(l)* – Teil

Kondensor: Linsensystem am Mikroskop zur Erzeugung eines parallelstrahligen Lichtbündels
condensere *(l)* – verdichten

Kontrastierung („staining"): s. Negativkontrastierung

Krinocytose: Sog. umgekehrte Mikropinocytose, d. h. Ausfaltung mikropinocytotischer Vesikel durch Einbau ihrer Membran in das Plasmalemm und Abgabe ihres Inhalts in den Extrazellulärraum
krinéin *(gr)* – absondern; kýtos *(gr)* – Zelle

Lamellenkörper: Degenerationsform des endoplasmatischen Reticulum, bei der es zu einer Transformation i. S. konzentrisch geschichteter Membranfiguren („Myelinfiguren" oder „finger-prints") kommt

Leptotän: bestimmter Abschnitt während der Prophase der ersten meiotischen Teilung
leptós *(gr)* – dünn, zart; taenia *(l)* – Band

Leukocyten: Sammelbezeichnung der weißen Blutzellen
leukós *(gr)* – weiß; kýtos *(gr)* – Zelle

LEYDIG*sche Zwischenzellen:* zwischen den Hodenkanälchen meist gruppenweise zusammenliegende Zellen, die das männliche Geschlechtshormon (Testosteron) produzieren
FRANZ v. LEYDIG (1821–1908), Professor der Physiologie in Würzburg, der Zoologie in Tübingen, der vergleichenden Anatomie in Bonn

Lipasen: Fette spaltende Fermente
lipos *(gr)* – Fett

Lipide: Sammelbegriff für Fette und fettähnliche Substanzen
lipos *(gr)* – Fett

Lipofuscin: sog. Alters- oder Abnutzungspigment von braunschwärzlicher Farbe. Zu den Lysosomen gezählter Restkörper nicht metabolisierbarer Stoffe
lipos *(gr)* – Fett; fuscus *(l)* – dunkel, schwärzlich

Lipoide: in ihrem chemischen Aufbau den Fetten verwandte lebenswichtige Stoffe (z. B. Phosphatide, Cerebroside usw.)
lipos *(gr)* – Fett; -idés *(gr)* – ähnlich (von eídos – Aussehen)

Lymphocyten: in den lymphatischen Organen und im Knochenmark gebildete Zellrasse der weißen Blutkörperchen. Als immunkompetente Zellen dienen die Lymphocyten der Immunität und besitzen die Fähigkeit zur spezifischen Reaktion auf ein Antigen. Es werden B-Lymphocyten und T-Lymphocyten unterschieden

lympha *(l)* – klares Wasser; kýtos *(gr)* – Zelle

Lysosomen: membranbegrenzte, fermentreiche (saure Hydrolasen) Zellorganellen, die ganz allgemein die Funktion haben, durch Endocytose (Phagocytose, Pinocytose, Mikropinocytose) aufgenommene zellfremde Stoffe sowie abbaureifes zelleigenes Material im Zuge einer „intrazellulären Verdauung" zu verarbeiten

Macula adhaerens: nur elektronenmikroskopisch sichtbarer, besonders differenzierter Abschnitt im Bereich der Schlußleisten und der Desmosomen
macula *(l)* – Fleck; adhaerere *(l)* – anhaften

Makrophagen: Zellen, die relativ große korpusculäre Elemente phagocytieren können (Histiocyten, Monocyten)
makrós *(gr)* – groß; phagéin *(gr)* – fressen

Mammalier: Säugetiere
mamma *(gr)* – Brustdrüse

Megakaryocyt: Knochenmarkriesenzelle
mégas *(gr)* – groß; káryon *(gr)* – Kern; kýtos *(gr)* – Zelle

Meiose: Reduktionsteilung, bei der der diploide Chromosomensatz (2n) halbiert wird (1n)
meióein *(gr)* – zerkleinern, verringern

Melanine: stickstoffhaltige, braune bis braunschwarze endogene Pigmente, z. B. in Pigmentzellen der Haut, der Haare, in bestimmten Kernen des Zentralnervensystems, in der mittleren Augenhaut
mélas *(gr)* – schwarz

Melanocyten: das Pigment Melanin enthaltende Farbstoffzellen
mélas *(gr)* – schwarz; kýtos *(gr)* – Zelle

Melanosomen: intracytoplasmatische membranbegrenzte melaninhaltige Pigmentkörper mit einer hochorganisierten inneren Struktur, die mit fortschreitender Melanisierung maskiert wird
mélas *(gr)* – schwarz; sóma *(gr)* – Körper

Membrana propria: bindegewebige Unterlage eines Epithels, die zusammen mit letzterem eine Schleimhaut (= Mucosa) bildet
proprius *(l)* – allein gehörig, eigentümlich

Mesenchym: primitives, pluripotentes Binde- und Füllgewebe aus sternförmigen, amöboid beweglichen Zellen und einer noch unstrukturierten Interzellularsubstanz
mésos *(gr)* – mitten; én *(gr)* – innen; chýmenos *(gr)* das Ausgegossene; chéein *(gr)* – gießen

Mesothel: Verband platter, endothelähnlicher Zellen, die die serösen Körperhöhlen auskleiden
mésos *(gr)* – mitten, innen darin; -thel von (epi)theléein *(gr)* – darüber hinwachsen

Messenger-RNS (m-RNS): „Boten-RNS", die den genetischen Code „abliest" und auf die Ribosomen überträgt
messenger *(engl)* – Bote

Metaphase: Mitosephase, während der sich die Chromosomen in der Äquatorialebene der Zelle zum Monaster anordnen
metá *(gr)* – inmitten, dazwischen; phásis *(gr)* – Erscheinung

metazentrische Chromosomen: Chromosomen, bei denen das Centromer (s. dieses) in der Nähe der Chromosomenmitte lokalisiert ist
metá *(gr)* – inmitten

Metazoen: im natürlichen System der Tiere; die auf die Gesamtheit der Einzeller folgenden Mehrzeller
metá *(gr)* – nach; zóon *(gr)* – Tier

Microbodies: (heute weniger gebräuchliches) Synonym für Peroxysomen

Mikroglia: Zellarten der zentralen Glia (HORTEGA-Zellen, Oligodendrogliazellen)

mikrós *(gr)* – klein; glía *(gr)* – Leim

Mikrophagen: Zellen, die kleine Partikel – etwa bis zu Bakteriengröße – phagocytieren können (z. B. neutrophile Granulocyten)

mikrós *(gr)* – klein; phageín *(gr)* – fressen

Mikropinocytose: Stoffaufnahme durch Abfaltung kleiner, nur elektronenmikroskopisch sichtbarer Bläschen (Durchmesser ca. 500 Å) vom Plasmalemm

mikrós *(gr)* – klein; pínein *(gr)* – trinken; kýtos *(gr)* – Zelle

Mikrosomen-Fraktion: heteromorphe Zellfraktion, die bei 100 000 g in der Ultrazentrifuge sedimentiert. Sie besteht elektronenmikroskopisch vor allem aus bläschenförmigen Bruchstücken des rauhen und glatten endoplasmatischen Reticulum, der Zellmembran, des GOLGI-Apparates, aus freien Ribosomen und Polyribosomen. Biochemisch ist sie reich an Ribonucleotiden und „mikrosomalen" Enzymen

mikrós *(gr)* – klein; sóma *(gr)* – Körper

Mikrotubuli: intracytoplasmatische Röhrenstrukturen (Durchmesser 210 bis 250 Å), die u. a. Bauelemente des Centriol und der Cilien darstellen, aber auch einzeln oder gebündelt im Cytoplasma als Bestandteile des Cytoskeletts vorkommen

mikrós *(gr)* – klein; tubulus *(l)* – Röhrchen

Mikrovilli: nur elektronenmikroskopisch sichtbare, fingerförmige Fortsätze an der freien Oberfläche resorbierender Zellen. Bilden Mikrovilli dichte Rasen, entsprechen sie den lichtmikroskopischen Cuticular- und Bürstensäumen

mikrós *(gr)* – klein; villus *(l)* – Zotte

Mikrozentrum: lichtmikroskopisch strukturloser Cytoplasmabereich, in dem das Centriol liegt

Mitochondrien: enzymreiche Zellorganellen (Enzyme des Zitronensäurezyklus, der Atmungskette, Enzyme für die Bildung von energiereichem Phosphat u. a.), die durch eine charakteristische Binnenstruktur gekennzeichnet sind

mítos *(gr)* – Schlinge, Schleife; chóndros *(gr)* – Körnchen

Mitoribosomen: innerhalb der Mitochondrienmatrix vorkommende RNS-Partikel

mítos *(gr)* – Schlinge, Schleife

Mitose: Zellteilung mit Auflösung der Kernmembran, Ausbildung eines Spindelapparats, Kondensation und exakter Teilung der Chromosomen

mítos *(gr)* – Faden

Mitosespindel: bei der Mitose (und Meiose) auftretendes System von Mikrotubuli und Mikrofilamenten, die die Bewegungen der Chromosomen bewirken

Mittelstück des Spermium: Bei menschlichen Spermien ca. 6 μm langes Verbindungsstück zwischen Spermienhals und Spermienschwanz, in dem sich die Mitochondrien in charakteristischer ringförmiger Anordnung finden

Monaster: in der Äquatorialebene als „Mutterstern" eingestellte Chromosomen

mónos *(gr)* – allein; astér *(gr)* – Stern

Monocyten: große, mononucleäre, den Leukocyten zugehörige Zellart (Makrophagen)

mónos *(gr)* – allein; kýtos *(gr)* – Zelle

Mucine: zu den Glykoproteiden gehörende Schleimstoffe

mucus *(l)* – Schleim

Myelinfiguren: s. Lamellenkörper

Myoblasten: Bildungszellen der Muskelzellen (Myocyten)

mýs *(gr)* – Maus, im übertragenen Sinne Muskel; blastánein *(gr)* – bilden

Myofilamente: fädige Strukturen im Cytoplasma der Muskulatur. Die Verschiebung der Myofilamente gegeneinander bewirkt den Kontraktionsvorgang

mýs *(gr)* – Maus, übertragen: Muskel; filum *(l)* – Faden

Myosin: Strukturprotein eines hauptsächlich in den A-Streifen (der Skelettmuskelfasern und Herzmuskelzellen) lokalisierten Filamenttyps, der zusammen mit den Aktinfilamenten (hauptsächlich in den I-Streifen) den Kontraktionsmechanismus nach dem Prinzip der gleitenden Filamente bewirkt

mýs *(gr)* – Maus, übertragen: Muskel

Negativkontrastierung („negative staining"): Biologische Objekte haben eine relativ kleine spezifische Dichte, da sie meistens aus Elementen mit niedrigem Atomgewicht bestehen. Die Streuung von Elektronen im Elektronenmikroskop ist daher gering. Die gewünschte oder notwendige Kontrasterhöhung kann man bei biologischen Objekten dadurch erreichen, daß man Schwermetalle daran bindet (= Kontrastierung oder „staining") oder daß man die Dichte des Untergrunds mit Hilfe von Schwermetallsalzen erhöht (= Negativkontrastierung oder „negative staining"). Es hat sich gezeigt, daß sich auf diese Weise eine höhere Auflösung erreichen läßt als bei „positiver Färbung"

Neurit: langer, mit speziellen Hüllen versehener Fortsatz der Nervenzelle

néuron *(gr)* – Nerv, Schnur

Neurofilamente: fädige Strukturen im Perikaryon und in Fortsätzen der Nervenzellen

néuron *(gr)* – Nerv, Schnur; filum *(l)* – Faden

Neurosekretion: das Vermögen bestimmter Nervenzellen, Sekrete, die in Form neurosekretorischer Granula im Cytoplasma der Neurone nachweisbar sind, zu bilden und abzusondern

néuron *(gr)* – Schnur, Sehne, Nerv; secernere *(l)* – absondern

Neurotubuli: im Axoplasma der Nervenzellfortsätze vorkommende und den Mikrotubuli im Cytoplasma anderer Zellarten gleichende Röhrchen

néuron *(gr)* – Schnur, Sehne, Nerv; tubulus *(l)* – Röhrchen

Neutrophilie: s. Chromophilie

Nexus: Haftstruktur zwischen benachbarten glatten Muskelzellen, die möglicherweise die Erregungsausbreitung innerhalb der glatten Muskulatur erleichtert

nexus *(l)* – Verknüpfung, Verbindung

NISSL-*Schollen:* s. NISSL-Substanz

NISSL-*Substanz:* stark basophile Schollen und Körnchen in den Perikaryen und Dendritenabgängen der Nervenzellen. Elektronenmikroskopisch: Komplexe des granulären endoplasmatischen Reticulum

FRANZ NISSL (1850–1919), Professor für Psychiatrie und Neurologie in Heidelberg und München

Nucleolus: Kernkörperchen. Stellen der RNS-Synthese

nucleolus *(l)* – kleiner Kern, Diminutiv von nucleus *(l)* – Kern

Nucleolus-Organisator-Regionen: Regionen der Chromosomen, die RNS-Gene enthalten und bei Aktivierung Nucleolen bilden (beim Menschen in den kurzen Armen der Chromosomen 13, 14, 15, 21 u. 22)

Nucleoplasma: lebende Substanz des Zellkerns

nucleus *(l)* – Kern; plásma *(gr)* – das Gebilde, das Geformte

Nucleus: Zellkern

nucleus *(l)* – Kern

Oesophagus: Speiseröhre

oíso *(gr)* – ich werde befördert (von phérein – tragen); phageín *(gr)* – fressen, essen

Oligodendrocyten: Gliazellen mit wenigen Verzweigungen. Oligodendrocyten gehören zur Mikroglia

olígos *(gr)* – wenig; déndron *(gr)* – Baum; kýtos *(gr)* – Zelle

Oocyten: Eizellen vor den Reifeteilungen
óon *(gr)* – Ei; kýtos *(gr)* – Zelle

osmiophil: durch Osmiumsäure darstellbar
phílos *(gr)* – liebend

Osteoblast: Knochenbildungszelle
ostéon *(gr)* – Knochen; blastánein *(gr)* – bilden

Osteocyten: Knochenzellen
ostéon *(gr)* – Knochen; kýtos *(gr)* – Zelle

Osteoklast: knochenauflösende Zelle
ostéon *(gr)* – Knochen; kláein *(gr)* – brechen, abbrechen

Pankreas: Bauchspeicheldrüse
pán *(gr)* – ganz; kréas *(gr)* – Fleischgericht, das Eßbare vom Tier

Pathologie: Lehre von der Entstehung und dem Wesen der Krankheiten
páthos *(gr)* – Schicksal, Leid, Leiden; lógos *(gr)* – Wort, Lehre

Perikaryon: Zelleib der Nervenzelle (ohne Fortsätze)
perí *(gr)* – ringsum; káryon *(gr)* – Kern

perinucleäre Zisterne: ca. 500 Å messender Spaltraum zwischen den beiden Kernmembranen
perí *(gr)* – rundherum; cisterna *(l)* – Brunnen

Peroxysomen: enzymreiche, membranbegrenzte Zellorganellen, die Uricase, Oxydasen und Katalase enthalten und wahrscheinlich in den H_2O_2-Stoffwechsel eingreifen

Phänotyp: Aus der Summe aller äußeren Merkmale geprägtes Erscheinungsbild eines Einzelwesens im Gegensatz zum Genotyp, dem Erb- oder Anlagenbild
phainómenon *(gr)* – Erscheinung; typóein *(gr)* – formen, prägen

Phagocytose: Aufnahme und Verarbeitung fester Teile (ganze Zellen, Zelltrümmer, Bakterien usw.) durch Zellen

Phagolysosomen: Substratvakuolen (s. diese) nach Hinzutritt lytischer Enzyme durch Verschmelzung mit primären Lysosomen. Phagolysosomen sind Verarbeitungsvakuolen, deren Inhalt überwiegend metabolisiert wird
phagéin *(gr)* – fressen; lýein *(gr)* – auflösen; sóma *(gr)* – Körper

Phagosom: durch Phagocytose entstandener Zelleinschluß
phagéin *(gr)* – fressen; sóma *(gr)* – Körper

Phasenkontrastmikroskopie: lichtmikroskopische Methode zur Untersuchung *ungefärbter* Objekte. Dabei treten Strukturen in Erscheinung, die sich durch ihren Brechungsindex unterscheiden (Brechungsdifferenzen werden in verschiedene Helligkeitswerte transponiert)

Pigment: Stoff mit einer charakteristischen Eigenfarbe
pigmentum *(l)* – Farbstoff, Schminke

Pinocytose: die lichtmikroskopisch wahrnehmbare Aufnahme von Flüssigkeitströpfchen durch lebende Zellen
pínein *(gr)* – trinken; kýtos *(gr)* – Zelle

Pinolysosomen: Lysosomen, die neben lysosomalen Enzymen Flüssigkeit enthalten, die durch Pinocytose in das Cytoplasma gelangt ist
pínein *(gr)* – trinken; lýein *(gr)* – lösen; sóma *(gr)* – Körper

Pinosomen: durch Pinocytose entstandene Zelleinschlüsse
pínein *(gr)* – trinken; sóma *(gr)* – Körper

Placenta: Mutterkuchen
placenta *(l)* – Kuchen

Plasmafilamente: feinste, nur elektronenmikroskopisch sichtbare fädige Strukturen im Grundcytoplasma. Es läßt sich ein Mikrofilamentsystem von den sog. intermediären Filamenten unterscheiden
plásma *(gr)* – das Gebilde, das Geformte; filum *(l)* – Faden

Plasmalemm: Zellhülle, Plasmamembran
plásma *(gr)* – das Gebilde, das Geformte; lémma *(gr)* – Kapsel, Schale

Plasmazellen: Zellen der spezifischen Abwehr. Aus B-Lymphocyten hervorgegangen
plásma *(gr)* – das Gebilde, das Geformte; kýtos *(gr)* – Zelle

Plastiden: Zellorganellen aller photoautotrophen Pflanzen (mit Ausnahme der Blaualgen und der photosynthetisch aktiven Bakterien), die u. a. der Photosynthese dienen
plastós *(gr)* – gebildet, geformt

Plexus chorioideus: Adergeflechte in den Hirnkammern. Bildungsort des Liquor cerebrospinalis
plexus *(l)* – Netz, Gewebe; chórion *(gr)* – Zottenhaut; -ide *(gr)* (von eídos – Aussehen) – ähnlich

Polarisationsmikroskopie: mikroskopisches Verfahren, das mit polarisiertem Licht (durch NICOL-Prisma) arbeitet und zur Analyse doppelbrechender Strukturen (z. B. kollagener Fasern) verwendet wird

Polyploidie: Vervielfachung des Chromosomensatzes
polýploos *(gr)* – vielfach

Polyribosom (Polysom): durch einen mRNS-Faden verknüpfte Ribosomengruppe
polýs *(gr)* – viel; sóma *(gr)* – Körper

Polysaccharide: aus einfachen Zuckern bestehende Polymere (z. B. Glykogen)
polýs *(gr)* – viel; saccharum *(l)* – Zucker

Polytänie: Vielsträngigkeit von Chromosomen, die auftritt, wenn sich durch Endoreduplikation neu entstandene Chromatiden nicht trennen (z.B. bei den Riesenchromosomen)
polýs *(gr)* – viel; taenia *(l)* – Band, Schnur

Porendiaphragma: dünnes Septum im Bereich der nur elektronenmikroskopisch sichtbaren Kernporen

Porenkomplex: besonders strukturierte, ATP-ase-reiche Felder der Kernhülle, die aus den eigentlichen Poren, dem Porenseptum sowie umgebenden Formationen bestehen und dem nucleocytoplasmatischen Stoffaustausch dienen

Porenseptum: Synonym für Porendiaphragma (s. dieses)

Prälysosomen: wahrscheinlich aus dem tubulären Netzwerk des GOLGI-Feldes abgeschnürte Vesikel (= Primärlysosomen), die lytische Enzyme, aber kein Substrat enthalten
prae*(l)* – vor, vorher; lýein *(gr)* – auflösen; sóma *(gr)* – Körper

Primärlysosomen: Synonym für Prälysosomen (s. diese)

Promitochondrien: (noch hypothetische) Vorstufen der Mitochondrien
pro *(l)* – vor; mítos *(gr)* – Faden; chóndros *(gr)* – Körnchen

Prophase: Initialphase der Mitose, bei der die Chromosomen sichtbar werden
pro *(l)* – vor; phásis *(gr)* – Erscheinung

Proteine: allgemeine Bezeichnung für Eiweißkörper
prótos *(gr)* – das Erste, Erstvorhandene

Protoplasma: die gesamte lebende Substanz einer Zelle
prótos *(gr)* – das Erste; plásma *(gr)* – das Gebilde, das Geformte

Protozoen: alter systematischer Begriff für einzellige Tiere, jetzt aufgeteilt in echte Einzeller (Cytomorpha) und unechte, höher organisierte „Einzellerähnliche" (Cytoidea)
prótos *(gr)* – das Erste, Ursprüngliche; zóon *(gr)* – Tier

Pseudopodien: Scheinfüßchen. Ausstülpungen des Zellkörpers im Dienst der amöboiden Bewegung
pséudein *(gr)* – täuschen, vortäuschen; póus *(gr)* – Fuß

„Puff": s. BALBIANI-Ring

PURKINJE-*Zellen:* charakteristisch verzweigte, spalierbaumförmige Nervenzellen der Kleinhirnrinde
JAN EVANGELISTA RITTER VON PURKINJE (1787–1869), Physiologe und Anatom in Breslau und Prag

Pyknose: Verklumpung des Nucleus, Degeneration des Kernraums unter Depolymerisierung der Nucleotide, die zu einem intensiv färbbaren Klumpen zusammensintern
pyknós *(gr)* – dicht

Rasterelektronenmikroskop: ermöglicht die Darstellung der dritten Dimension in einem zweidimensionalen Bild für einen weiten Vergrößerungsbereich. Das Rasterelektronenmikroskop (= REM) dient vor allem der Aufklärung räumlicher Oberflächenstrukturen

Reduktionsteilung: s. Meiose
reducere *(l)* – zurückführen

Regeneration: biologische Wiederherstellung durch Ersatz verlorengegangener Zellen, Gewebe, Organteile oder Funktionen
regenerare *(l)* – wiedererzeugen, wiederherstellen

Renucleation: Wiedereinbringung eines Zellkerns in eine zuvor künstlich entkernte Zelle (s. Enucleation)
re- *(l)* – zurück, wieder; nucleus *(l)* – Kern

Replikation: identische Reduplikation (der DNS)

„residual bodies": Lysosomen, die nicht metabolisierbare Reste von phagocytierten oder pinocytierten Stoffen enthalten

Resorption: alter, allgemeiner Begriff zur Kennzeichnung von Stoffaufnahmen durch dafür differenzierte Zellen
re- *(l)* – zurück; sorbere *(l)* – schlürfen

Restkörper („residual body"): „Zellschutt", unverdauliche Endprodukte des lysosomalen Abbaus. Die Restkörper werden entweder im Cytoplasma deponiert (z. B. als Lipofuscin, s. dieses)[1] oder durch Exocytose eliminiert („Defäkation")

Reticulocyten: Vorstufen der Erythrocyten, die durch die Substantia granulofilamentosa gekennzeichnet sind
reticulum *(l)* – Netz; kýtos *(gr)* – Zelle

reticuloendotheliales System (RES): Zellsystem, das vorwiegend Abwehraufgaben erfüllt. Es besteht u. a. aus Reticulum- und bestimmten Endothel-Zellen

reticulohistiocytäres System (= RHS): vor allem im Dienst der Abwehr stehendes Zellsystem, zu dem u. a. Reticulum-Zellen und Histiocyten gehören; vgl. auch reticuloendotheliales System (= RES)

Reticulum-Plasma: Inhalt des endoplasmatischen Reticulum

Reticulum-Zellen: sternförmig verzweigte und zur Phagocytose befähigte Zellen des retikulären Bindegewebes

Ribonucleinsäure (= RNS): Nucleinsäure, die im Gegensatz zur DNS Ribosen statt Desoxyribosen enthält. Messenger-RNS (mRNS) überbringt die genetische Information vom Genom zu den Ribosomen. Transfer-RNS (tRNS) bringt die Aminosäuren zu den Ribosomen. Ribosomale RNS (rRNS) ist Hauptbestandteil der Ribosomen

Ribosomen: nur elektronenmikroskopisch darstellbare RNS-reiche Partikel in der Zelle, an denen die Proteinsynthese erfolgt

Riesenchromosomen: durch endomitotische Polyploidisierung in ihrem DNS-Bestand vervielfachte, polytäne Chromosomen in den Kernen der Speicheldrüsenzellen der Dipteren und in bestimmten Pflanzenzellen

Riesenzellen: vor allem durch Vielkernigkeit charakterisierte Zellen

Sacculus: abgeplatteter, membranbegrenzter Raum innerhalb eines Golgi-Feldes. Meist sind mehrere Sacculi zum Dictyosom übereinander gestapelt. Sacculus bezeichnet auch eine (seltene) Form der Mitochondrien-Innenmembran
sacculus *(l)* – Säckchen, Diminutiv von saccus *(l)* – Sack

Sarkolemm: Plasmalemm der quergestreiften Muskelfasern
sárx *(gr)* – Fleisch, Muskel; lémma *(gr)* – Kapsel, Hülle

Sarkomer: durch zwei Z-Streifen begrenzte Funktionseinheit der quergestreiften Muskulatur
sárx *(gr)* – Fleisch, Muskel; méros *(gr)* – Teil

sarkoplasmatisches Reticulum: das in typischer Weise angeordnete endoplasmatische Reticulum der quergestreiften Muskulatur; s. auch Triaden
sárx *(gr)* – Fleisch, Muskel; plásma *(gr)* – das Gebilde, das Geformte; reticulum *(l)* – Netz

Sarkosomen: Synonym für die Mitochondrien der quergestreiften Muskulatur
sárx *(gr)* – Fleisch, Muskel; sóma *(gr)* – Körper

Schlußleisten: lichtmikroskopisch sichtbare, allseitig die freien Zellkanten umziehende Verdichtungszone an der Oberfläche bestimmter Epithelien (elektronenmikroskopisch aus Zonula occludens, Zonula adhaerens und Macula adhaerens bestehend)

Sekretion: Absonderung, Abscheidung (speziell zur Bezeichnung der Funktion von Drüsen mit äußerer Sekretion)
secernere *(l)* – absondern

sekundäre Lysosomen: Verarbeitungs- und Verdauungsvakuolen (= Phago- bzw. Pinolysosomen und Autolysosomen)

Sequestrierung: ursprünglich Abgrenzung eines abgestorbenen Knochenstücks (Sequester) vom gesunden Gewebe. Hier im Zusammenhang mit der Autophagie gebraucht als Abgrenzung durch eine Membran vom Grundcytoplasma zum Abbau bestimmter Zellbestandteile
sequestrare *(l)* – absondern

Sertoli-*Zellen:* Stütz- und Nährzellen des Keimepithels der Hodenkanälchen
Enrico Sertoli (1842–1910), Physiologe in Mailand

Sex-Chromatin: Frühere Bezeichnung für X-Chromatin

Spermatiden: haploide Vorstufen der Spermien, von denen die eine Hälfte ein X-, die andere Hälfte ein Y-Chromosom enthält
spérma *(gr)* – Samen

Spermatocyten: aus den Spermatogonien hervorgehende Vorstufen der Spermien. Man unterscheidet Spermatocyten I. und II. Ordnung
spérma *(gr)* – Samen; kýtos *(gr)* – Zelle

Spermien: Samenzellen
spérma *(gr)* – Samen

Spindelapparat: Fasern des während der Mitose entstehenden achromatischen Apparats, die sich spindelförmig zwischen den beiden Zellpolen ausspannen

Spindelfasern: s. Mitosespindel

Streifenstücke: durch eine basale Streifung (elektronenmikroskopisch: basales Labyrinth, s. dieses) gekennzeichnete Abschnitte des Ausführungsgangsystems der großen Mundspeicheldrüsen

Substratvakuolen: Cytoplasmavakuolen, in denen extrazelluläres, durch Heterophagie oder Pinocytose aufgenommenes Material bzw. zelleigene, durch Autophagie sequestrierte Strukturen durch eine Membran vom Cytoplasma abgetrennt werden. Nach Zutritt von Prälysosomen (s. diese) erfolgt der Abbau des in den Substratvakuolen kompartimentierten Materials

Synapse: Durch morphologische und physiologische Besonderheiten gekennzeichnete Umschaltstelle zur Erregungsübertragung von einem Neuron auf ein anderes oder auf eine Effektorzelle
synáptein *(gr)* – zusammenknüpfen

synaptische Vesikel: im präsynaptischen Bereich vorkommende, nur elektronenmikroskopisch sichtbare Bläschen, die die synaptischen Transmitter-Substanzen enthalten
synáptein *(gr)* – zusammenheften, verknüpfen

Synaptosomen: hier für die den Neurotransmitterstoff enthaltenden Vesikel in den präsynaptischen Nervenendigungen gebraucht (auch synonym für die ganzen präsynaptischen Endauftreibungen verwendet)

synáptein *(gr)* – zusammenknüpfen; sóma *(gr)* – Körper

Telophase: letzte Phase der mitotischen Kernteilung

télos *(gr)* – Ende

Thrombocyten: Blutplättchen, Gerinnselzellen; im Grunde keine „Zellen", da ein Kern (und kernäquivalente) fehlen

thrómbos *(gr)* – Klumpen; kýtos *(gr)* – Zelle

Tigroid-Substanz: s. NISSL-Schollen

Tigrolyse: s. Chromatolyse

Tonofibrillen: lichtmikroskopisch gerade noch sichtbare Bündel von (Tono-)Filamenten. Vorkommen: in mechanisch beanspruchten Epithelien

tónos *(gr)* – Spannung; fibrilla *(l)* – kleine Faser, Diminutiv von fibra *(l)* – Faser

Tonofilamente: auch Cytokeratin-Filamente, nur elektronenmikroskopisch sichtbare fädige Strukturen, die Baueinheiten der Tonofibrillen sind und Beziehungen zu den Desmosomen aufnehmen können

tónos *(gr)* – Spannung; filum *(l)* – Faden

Tracheolen: luftführende Röhrchen eines charakteristischen Wandbaus in den Organen der Insekten

tracheía *(gr)* – Luftröhre

Transkription: Übertragung der Basensequenz der DNS auf komplementär gebildete RNS. Erster Schritt der Umsetzung der genetischen Information in die Proteinstruktur

Translation: Übertragung der Basensequenz der mRNS auf die Aminosäuresequenz eines Proteins

Transportvesikel: Bläschen in der Größenordnung mikropinocytotischer Vesikel, die intrazellulären Transportvorgängen, z. B. vom ER zum GOLGI-Feld oder von letzterem zu Phagosomen, dienen

Triacylglycerole: in der internationalen Nomenklatur übliche, systematische Bezeichnung der Triglyceride; Ester höherer Fettsäuren mit dem dreiwertigen Alkohol Glycerol (= Glyzerin)

Triaden: zu Dreiergruppen geordnete Bestandteile des sarkoplasmatischen Reticulum

triplex *(l)* – dreifach

Triplet:

drei Nucleotide in linearer Folge, auch als Codon bezeichnet (s. dieses)

triplex *(l)* – dreifach

Tubulus: Röhrchen

Diminutiv von tubus *(l)* – Röhre

Übergangsepithel: das typische Epithel der harnableitenden Wege (Nierenbecken, Harnleiter, Harnblase, Anfangsteil der Urethra)

Vakuole: membranbegrenztes, oft auch lichtmikroskopisch sichtbares (Durchmesser zwischen 1000 Å und mehreren Mikrometern), bläschenförmiges Gebilde im Cytoplasma (z. B. Pinocytosevakuole, Nahrungsvakuole, Substratvakuole)

vacuus *(l)* – leer, frei

Verarbeitungsvakuolen: mit Primärlysosomen (s. diese) verschmolzene Substratvakuolen (s. diese), deren Inhalt überwiegend metabolisiert wird

Vertebraten: Wirbeltiere

vertebra *(l)* – Gelenk, Wirbel

Vesikel: membranbegrenztes, bläschenförmiges Gebilde eines Durchmessers bis 1000 Å Vesikel können sich z. B. vom Plasmalemm, vom ER, von den Sacculi des GOLGI-Feldes abschnüren

vesicula *(l)* – Bläschen, Diminutiv von vesica *(l)* – Blase

Vitalfärbung: Methode, bei der die optisch erkennbaren Reaktionen lebender Zellen mit Farbstoffen ausgewertet werden

X-Chromatin: meist randständiges Chromozentrum in Zellkernen weiblicher Individuen. Entspricht dem inaktivierten X-Chromosom

Y-Chromatin: Fluoreszenzmikroskopisch (Quinacrin- oder DAPIfärbung) erkennbares Chromozentrum in Zellkernen männlicher Individuen. Entspricht dem heterochromatischen Anteil des Y-Chromosoms

Zentralgranulum: Aus Nucleoproteinen bestehendes Körnchen, das im Zentrum des Porenkomplexes eine ca. 150 Å messende zentrale Öffnung des Porendiaphragma temporär verschließt

granulum *(l)* – Körnchen, Diminutiv von granum *(l)* – Korn

Zisterne: flacher, membranbegrenzter Raum des ER

cisterna *(l)* – Wasserbehälter, Zisterne

Zonula adhaerens: der mittlere, nur elektronenmikroskopisch sichtbare Abschnitt der Schlußleiste

adhaere *(l)* – kleben, wie eine Klette haften

Zonula occludens: der obere, nur elektronenmikroskopisch sichtbare Abschnitt der Schlußleiste

occludere *(l)* – verschließen

Zygotän: bestimmter Abschnitt während der Prophase, bei dem sich die Chromosomen durch Spiralisierung verkürzen

zýgon *(gr)* – Joch; taenia *(l)* – Band

Zymogengranula: proteinreiche Sekretkörnchen im apikalen Pol der exokrinen Pankreaszellen

zymé *(gr)* – Sauerteig; gennáein *(gr)* – erzeugen; granulum *(l)* – Diminutiv von granum *(l)* – Korn

5.5.2 Erklärung der wichtigsten Begriffe und Fachausdrücke aus den Gebieten der systematischen und makroskopischen Anatomie des Bewegungsapparats (vgl. Kap. 4)

HUBERT SCHMIEBUSCH und
HEIDRUN ARNOLD-SCHMIEBUSCH

Abdomen, -inis n *(l)* = Bauch, Unterleib; urspr. auf den Unterleib trächtiger Schweine angewendet, übertragen auf den Menschen: Wanst eines Schlemmers. Von abdere *(l)*: wegtun, verbergen; a, ab, abs *(l)* = apo *(gr)*: Präp. von, von … her; dare *(l)*: geben, tun

abdominalis, -e: Adj. zu Abdomen; zum Unterleib gehörig

Abductor, -oris m *(l)* = der Abzieher, Wegführer; – ab: von, von … ab, weg; ducere: führen, ziehen

M. abductor: Muskel mit wegführender Wirkung

accessorius, -a, -um (l) = hinzutretend, hinzukommend; – accedere: dazugeben, dazutreten; ac, ad: Präp. zu, an, bei, heran; cedere: treten, gehen, zuteil werden

N. accessorius: XI. Nerv; dieser kam 1664 zu den damals bekannten 10 Hirnnerven hinzu

Acetabulum, -i (l) = Hüftgelenkspfanne; urspr. das Essigschälchen: ein Gefäß, in welchem aromatischer Essig auf die Tafel gestellt wurde, um Brot darin zu tränken; – Acetum, -i n der Essig; -ulus: Diminutiv, d. h. Verkleinerungsform

acetabularis, -e: Adj. zu Acetabulum

Achilles, -is m *(l)* = Achilleus: griechischer Held vor Troja, Sohn des Peleus und der Thetis, Urenkel des Zeus; er wurde von Paris durch einen von Apoll gelenkten Pfeil getötet, und zwar an der Ferse, d. h., der Pfeil durchtrennte die Sehne des M. triceps surae; daher: Achillessehne

Acromion, -ii n *(l)* = Akrómion *(gr)*: Schulterhöhe, Schulterspitze; – akros: das äußerste u. Ohmos: die Schulter, die höchstgelegene Stelle an der Schulter = das äußerste Ende der Spina scapulae acromialis, -e: Adj. zu Acromion

acromioclavicularis, -e *(l)*: vom Acromion zur Clavicula ziehend; siehe Acromion u. Clavicula

acusticus, -a, -um (l) = das Hören betreffend; – akoúein *(gr):* hören

Adductor, -oris m *(l)* = Heranführer, Hinzuziehender; – adducere: heranführen, hinzuziehen; ad: heran, an; ducere: führen, ziehen

M. adductor: Muskel mit heranziehender Wirkung

adiposus, -a, -um (l) = fettreich, fetthaltig; – Adeps, -ipis m und f: weiches Fett wohlgenährter Tiere und Menschen im Gegensatz zu Sebum, -i n: der Talg, z. B. Glandulae sebaceae: die Talgdrüsen; -osus: Suffix mit der Bedeutung: reich an etwas

Adminiculum, -i n (l) = Stütze, Beihilfe; – ad: an, heran; Minae, -arum f: die Zinnen, die Mauern; -ulus: Dim. – urspr.: Anpfählung, Anstützung, an die Mauer gestützt bzw. befestigt; anat.: Sehnenverstärkung

Adminiculum lineae albae: Verstärkungszug der Linea alba an der Symphyse

affixus, -a, -um (l) = angeheftet, befestigt; – P.p.p. von affigere: anheften; ad, ac, af-: an... heran, zu; figere: heften, befestigen, „fixieren"

Ala, -ae f *(l)* = 1. der Flügel a) als Bewegungsorgan, b) als Ruder der Segelschiffe, c) Flanken der Legionen; 2. die Achsel: als Reproduktion der Ala (Flügel) des Vogels; daher auch für die Schulter und den Oberarm verwendet. Ala ossis humeri: Oberarm, von der „ganzen Schulter" sank die Ala zur Grube der Schulter = Achselhöhle herab und wird in dieser Verwendung für eine Synkope von Axilla gehalten

alaris, -e: Adj. zu Ala

albus, -a, -um (l) = weiß, weißglänzend; – Alphós *(gr):* weißer Ausschlag (Hautausschlag)

albicans: P.p.a. von albicare: weiß sein, schimmern.

Albugo, -inis f: weißer Fleck (Auge)

albugineus: Adj. zu Albugo. Tunica albuginea: derbe weiße Bindegewebshülle

Alveolus, -i m *(l)* = kleine Mulde, Bienenzelle, die mit einem feinfaserigen Fachwerk durchzogenen Raumabteilungen; – Dim. zu Alveus, -i m: Höhlung, Bauch, Flußbett; urspr.: bauchige Vertiefung; anat.: Lungenbläschen, Zahnfach; – Aulóhn *(gr):* Schlucht, Graben, Tal

alveolaris, -e: Adj. zu Alveolus

Amphiarthrosis, -is f *(l)* = bänderstraffes Gelenk mit nur geringer Beweglichkeit; – amphi *(gr):* ringsum, herum, zu beiden Seiten; Árthron *(gr):* Glied, Gelenk

Anatomia, -ae f *(l)* = die Kunst des Zergliederns; – aná *(gr):* auf, an, daran; témnein *(gr):* schneiden, gliedern; anatemnein: zerschneiden, zergliedern

anatomicus, -a, -um: Adj. zu Anatomia

anconeus, -a, -um (l) = zum Ellenbogen gehörig; – Ankóhn *(gr):* der gebogene Arm, der Ellenbogen; urspr.: der Armbug, Eingebogenes; Etym. unsicher

Angulus, -i m *(l)* = Winkel, Ecke; – Etym. unsicher; änkylos *(gr):* krumm; Änkýlä *(gr):* Handgelenk, Schlinge, Bogensehne

angularis, -e: Adj. zu Angulus; winkelig, eckig

Ansa, -ae f *(l)* = Öse, Schlinge, Henkel; – von Hänía oder Ansía *(gr):* der Zügel, der dem Zugvieh durch die Nase gezogene Zügel

anserinus, -a, -um (l) = Adj. zu Anser, -is m: die Gans

Pes anserinus: Gänsefuß, Ansatz von 1. M. gracilis, 2. M. sartorius, 3. M. semitendinosus

ante (l) = 1. Präp.: vor, voran, voraus; 2. Adv.: vorn, vorwärts, vorher; 3. anat.: Vorsilbe mit der Grundbedeutung: vor, vorher

Antebrachium, -ii n *(l)* = Unterarm, Vorderarm; – ante: vor, vorher; Brachium, -ii n: der Arm

anterior, -ius (l) = vorderer; – Komp. zu ante: vor, vorn gelegen

Antrum, -i n *(l)* = Grotte, Höhlung, Höhle; – Ántron *(gr):* die Höhle

Anus, -i m *(l)* = Kreis, Ring, After (ring); – Etym. unsicher

analis, -e: Adj. zu Anus

Annulus [anulus] -i m: Dim. zu Anus; kleiner Ring

annularis [anularis] -e: Adj. zu Annulus

anococcygeus, -a, -um: vom After zum Steiß verlaufend; siehe Anus u. Coccyx

Aorta, -ae f *(l)* = Hauptschlagader; – aéirein *(gr):* etwas in die Höhe heben, um es zu tragen; – 1. Hippokrates: Luftröhrenast = Bronchien; nach seiner Vorstellung hingen die Lungen an den Ästen der Luftröhren (Bronchien); – 2. Aristoteles transferierte das Wort auf die große Schlagader, an welcher das Herz hängt

Apertura, -ae f *(l)* = Öffnung, Loch; – aperire: öffnen, erschließen, aufdecken

Apex, -icis m *(l)* = äußerste Spitze; urspr.: Befestigung, Anfügung; – apere: anfügen, verknüpfen

apicalis, -e: äußerst spitz, zur Spitze gehörend

Aponeurosis, -is f *(l)* = flächenhafte platte Sehne; – apo *(gr):* von ... weg; von ... her, voran, gleich nach; neuróein *(gr):* die Sehne anspannen; die Stelle, von der der Muskel (die Sehne) angespannt wird; – Aponeurose der breiten Bauchmuskeln, des Zwerchfells, der Handfläche

Aquaeductus, -us m *(l)* = Wasserleitung; anat.: mit Flüssigkeit gefüllter Kanal, Bsp.: Aquaeductus cerebri: Liquor leitende enge Verbindung zwischen 3. und 4. Ventrikel; – Aqua, -ae f: Wasser; Ductus, -us m: Zug, Leitung

Arcus, -us m *(l)* = Bogen, Kreisbogen; – Etym. unsicher

arcuatus, -a, -um u. arcualis, -e: Adj. zu Arcus; bogenförmig gekrümmt

Linea arcuata: kaudales bogenförmiges Ende des hinteren Blatts der Rektusscheide

Area, -ae f *(l)* = Bezirk, freie Fläche, Stelle

Areola, -ae f: Dim. zu Area; Bsp.: Areola mammae: Warzenhof

areolaris, -e: Adj. zu Areola

Arteria, -ae f *(l)* = Schlagader, Arterie; – von Áer *(gr):* Luft u. täréein *(gr):* enthalten, bewahren; früher glaubte man, in den Hohlräumen sei Luft enthalten und unterschied: 1. die tracheische Arterie = rauhe Luftröhre; 2. die leiische Arterie = glatte Luftröhre (arterielle Blutgefäße)

arteriosus, -a, -um: Adj. zu Arteria

Articulatio, -onis f *(l)* = Gelenk; – Articulus, -i m: Fingerglied, Knoten; Dim. zu Artus, -us m: Gelenk, Glied; artýein *(gr):* zusammenfügen, gliedern; Árthron *(gr):* Glied, Verbindung

articularis, -e: Adj. zu Articulus; gelenkig

arytenoideus, -a, -um (l) = dem Schnabel einer Gießkanne ähnlich; – Arytaina *(gr):* Gießbecken, Gießkanne; -eides *(gr):* ähnlich

asper, -era, -erum (l) = rauh, uneben

Linea aspera: rauhe Linie an der Femurrückseite zur Anheftung der Adduktorenmuskeln und des kurzen Bizepskopfes

Atlas, -antis m *(l)* = 1. Halswirbel; – Atlas: griechischer Heros, der die Säulen des Himmels trug. – a: Intensivum; Atlas: P.p.a. von thänai *(gr):* tragen; der starke Träger

atlantoaxialis, -e: vom Atlas zum Axis verlaufend; siehe Atlas u. Axis

atlantooccipitalis, -e: vom Atlas zum Hinterhaupt verlaufend; siehe Atlas u. Occiput

auditivus, -a, -um (l) = das Hören betreffend; – audire: hören

Auris, -is f *(l)* = Ohr; – Oús *(gr):* Ohr

Auricula, -ae f: Dim. zu Auris; das kleine Ohr, die Ohrmuschel, das Herzohr

auricularis, -e: Adj. zu Auricula

Axilla, -ae f *(l)* = die Achselhöhle; Dim. zu Ala: Flügel, Achsel
axillaris, -e *(l)* = zur Achselhöhle gehörig. Adj. zu Axilla

Axis, -is m *(l)* = 1. Achse, 2. Halswirbel; er gibt die ruhende Achse an, um welche sich der 1. Halswirbel dreht; – von Axón *(gr)*: Wagenachse, Himmelsachse

basilicus, -a, -um (l) = königlich. – basilikós *(gr)*: königlich; Basileús *(gr)*: der König; – Herleitung umstritten; nach HYRTL aus dem Arabischen „al-basilik"

Basis, -eos f *(l)* = Grundfläche, eigntl. der Untergrund, die „Basis"; – Básis *(gr)*: Grundlage
basalis, basilaris, -e: Adj. zu Basis; zur Basis gehörend

Biceps, -itis m *(l)* = zweiköpfig; – bi: zweifach, zwie; Caput, -itis n: der Kopf
bicipitalis, -e: Adj. zu Biceps = zum zweiköpfigen (Muskel) gehörend
bicipitoradialis, -e: zum zweiköpfigen Muskel und zur Speiche gehörend; siehe Biceps u. Radius

Bifurcatio, -onis f *(l)* = Gabelung; – bi: zwei, zwie, zweimal; Furca, -ae f *(l)*: die Gabel, die „Furke"
Bifurcatio tracheae: Luftröhrengabelung in Höhe des 4. Brustwirbels

bipartitus, -a, -um (l) = zweigeteilt; – bi: zwei; Pars, -tis f: der Teil

Brachium, -ii n *(l)* = Arm, Zweig, Stiel; – Brachion *(gr)*: Oberarm, Arm; – 1. bei den Römern: der gesamte Arm einschl. Unterarm und Hand; 2. bei den Griechen: Oberarm; 3. veraltet: Brachium pontis: der Brückenarm; 4. Brachium colliculi: von der Vierhügelplatte ausgehende armähnliche Stränge
brachialis, -e *(l)*: Adj. zu Brachium; zum Arm gehörend
brachiocephalicus, -a, -um *(l)*: zum Arm und Kopf gehörend; siehe Brachium u. Cephalos
brachioradialis, -e *(l)*: zum Arm und zur Speiche gehörend; siehe Brachium u. Radius

brevis, -e (l) = kurz, klein, schmal; – von brachýs *(gr)*: kurz u. Brachéa *(gr)*: seichte Stelle

Bucca, -ae f *(l)* = Wange, Backe, Mund; – von býktäs *(gr)*: heulend, vom Wind; bu *(indogermanisch)*: aufblasen, schwellen
buccalis, -e: Adj. zu Bucca

Buccinator, -oris m *(l)* = Hornbläser; – von Bucina, -ae f = Hirten- und Waldhorn; Bykánä *(gr)*: Horn, Trompete; Bos, Bovis m: das Rind u. canere: singen; d. h., das aus einem Rinderhorn angefertigte Blasinstrument; – Anat.: tiefer Wangenmuskel

Bulbus, -i m *(l)* = zwiebel- oder knollenförmige Anschwellung bzw. Verdickung; – von Bólbos *(gr)* = Zwiebel, „Bolle"

Bulla, -ae f *(l)* = Blase, Kapsel, Knospe; – von Bucca entlehnt; siehe Bucca

Bursa, -ae f *(l)* = Beutel, Tasche, die „Börse"; – von Býrsa *(gr)* = die abgezogene Haut, das Fell, der Schlauch

Caecum, -i n *(l)* = das Blinde; – caecus, -a, -um, Adj.: blind, dunkel von Kaikías *(gr)* = Nordostwind als der Dunkle u. kaíkos *(idg.)*: blind, einäugig

Calcaneus, -i m *(l)*, auch Calcaneum, -i n = Fersenbein; – von Calx, -cis f *(l)* = Ferse, Fuß; calcare = mit Füßen treten, stoßen
calcanearis, -e: Adj. zu Calcaneus, zum Fersenbein gehörig
calcaneocuboideus, -a, -um: zum Fersen- und zum Würfelbein gehörend; siehe Calcaneus u. Cuboideus

Calvaria, -ae f *(l)* = Hirnschale, Schädel, Schädeldach; – von Calva, -ae f: Hirnschale; urspr.: haarlose Haut des Kopfes, von calvus, -a, -um: kahl, haarlos; erst später knöchernes Schädeldach

canalis, -e (l) = röhrenförmig; – Adj. zu Canna, -ae f: die Röhre, der Kanal; ebenso Canalis, -is m und f: die Röhre, der Kanal, die Rinne; Canaliculus, -i m oder Canalicula, -ae f: Dim. zu Canalis; urspr.: Cánna *(gr)*: das Rohr; vgl. „die Kanne"

caninus, -a, -um (l) = zum Hund gehörig
Dens caninus: Dens = der Zahn u. Canis, -is m = der Hund; der menschliche Eckzahn wird wegen seiner Ähnlichkeit mit dem des Hundes als dens caninus bezeichnet; – Kýon *(gr)*: der Hund

Caput, -itis n *(l)* = Kopf, Haupt, Hauptsache; – Kephalós *(gr)*: der Kopf
Capitulum, -i n *(l)*: Köpfchen; – Dim. zu Caput
capitalis, -e u. capitatus, -a, -um: Adj. zu Caput

Capsula, -ae f *(l)* = kleine Kapsel; – Dim. zu Capsa, -ae f: Kapsel (für die Bücherrollen); capere: fassen, packen von Cápsa *(gr)*: die Kapsel; káptein *(gr)*: fassen, greifen
capsularis, -e: Adj. zu Capsula

Carotis, -idis f *(l)* = die Kopfschlagader; – von Kar(a) *(gr)*: der Kopf u. Karós *(gr)*: der Schwindel u. karoein *(gr)*: betäuben; die Kompression und die Verstopfung der Carotiden macht eine Benommenheit des Kopfes oder Schwindel
caroticus, -a, -um: Adj. zu Carotis
caroticotympanicus, -a, -um: von der Halsschlagader zur Ohrtrompete verlaufend; siehe caroticus u. tympanicus

Carpus, -i m *(l)* = Handgelenk, Handwurzel, urspr.: Abgepflücktes, Frucht; – carpere *(l)*: pflücken, ernten; karpizomai *(gr)*: ernten; Kárpos *(gr)*: Stelle, durch welche die Hand mit dem Vorderarm beweglich zusammenhängt, später Inbegriff der acht Handwurzelknochen
carpeus, -a, -um und carpalis, -e: Adj. zu Carpus
carpometacarpeus, -a, -um *(l)*: von der Handwurzel zur Mittelhand verlaufend; siehe Carpus u. Metacarpus

Cartilago, -inis f *(l)* = Knorpel am menschlichen und tierischen Körper sowie an Pflanzen; – von Chondrode *(gr)*: Benennung von knotenartigen Endverdickungen der Knorpel; Etym. unsicher
cartilagineus, -a, -um und cartilaginosus, -a, -um: Adj. zu Cartilago, wobei das Suffix -osus: reich an etwas bedeutet

Cauda, -ae f *(l)* = Schwanz, Schweif; anat.: allgemein Endabschnitt (von allen Organen); Cauda equina: Gesamtheit der über das kaudale Rückenmarksende hinausgehenden Wurzeln der Rückenmarksnerven
caudalis, -e u. caudatus, -a, -um = Adj. zu Cauda

Cavum, -i n *(l)* auch Cavus, -i m = Hohlraum, Höhlung, Loch; – von cóilos *(gr)*: hohl
cavus, -a, -um: Adj. zu Cavum
Cavitas, -atis f: Höhlung
Caverna, -ae f: der Hohlraum

Cellula, -ae f *(l)* = Kämmerchen; – Dim. zu Cella, -ae f: Gehirnkammern, Inneres eines Tempels, Vorratskammer, Zelle; celare: verbergen; Kéllion *(gr)*: Keller; Raum, wo man etwas versteckt; kalýptein *(gr)*: verhüllen, verbergen

Centrum, -i n *(l)* = Mittelpunkt; – Kéntron *(gr)*: Stachel; Punkt, an dem der Stachel des Zirkels einsticht

cephalicus, -a, -um (l) = den Kopf betreffend. Vena cephalica = Hautvene auf der Radialseite (= „Kopfseite") des Arms

Cerebrum, -i n *(l)* = Gehirn, Großhirn; – von Karára und Kára *(gr)*: Kopf
Cerebellum, -i n: kleines Gehirn, Kleinhirn; Dim. zu Cerebrum
cerebellaris, -e: Adj. zu Cerebellum

Cervix, -icis f *(l)* = Hals, Nacken; – von Kerbikárion *(gr)*: Kopfbänder, Kopfhalter

Chiasma, -atis n *(l)* = Zeichen eines schiefen Kreuzes ähnlich dem des griechischen Buchstaben Chi: X; auffallende Stellen in einem Buch wurden mit dem Handzeichen X markiert; chiazein *(gr)*: spalten, ritzen

chirurgicus, -a, -um (l) = chirurgisch; – Cheir *(gr)*: Hand u. érgos *(gr)*: tätig; Cheirurgia: Tätigkeit mit der Hand, Wundarzneikunst

Choana, -ae f *(l)* = hintere Nasenöffnung; – Choáne *(gr)*: Trichter, Schmelzgrube, Schmelztiegel

chondro- (gr): Vorsilbe von Chóndros *(gr)*: Knorpel, Korn, Graupe

Chorda, -ae f *(l)* = Darmsaite; anat.: Strang, Saite; – Chórde *(gr)*: Darm; später die aus dem Darm bereitete Wurst und dann die aus dem Darm bereiteten Saiten, Bogensehnen oder Schnüre

ciliaris, -e (l) = zum Augenlid, zu den Wimpern gehörend, wimpernähnlich: zum Corpus ciliare, zum M. ciliaris gehörend; – Adj. zu Cilium

Cilium, -ii n *(l)* = Wimper; urspr. Augenlid; erst später auf Wimpern übertragen

Cingulum, -i n *(l)* = Gürtel; – von Kinglis *(gr)*: Gitter, Umfriedung u. cingere *(l)*: gürten

circum- (l) = peri- *(gr)*: im Kreise, rings, ringsumher, um, in der Nähe, um … herum; vereinfacht aus in circum: im Kreis; von Kirkos *(gr)* oder Krikos *(gr)*: Ring, Kreis

Circumferentia, -ae f *(l)* = Umkreis, Umfang; – circum: Adv. von Circus: im Kreis; Vorsilbe für: ringsumher, ringsum; Ferentia von ferre *(l)* u. pherein *(gr)*: tragen, bringen

Clavicula, -ae f *(l)* = Schlüsselchen; anat.: Schlüsselbein; – Dim. von Clavis, -is f: der Schlüssel, aber auch ein schwach S-förmig gekrümmter Stab, mit welchem ein Reif in Lauf gesetzt wurde; dieser gleicht genau dem Schlüsselbein; S-förmiger Schlüssel, S-förmig gebogene Türklinke, später Klinke und Schlüssel synonym gebraucht; Kleis *(gr)*: Ringel, hakenförmige Öse, Ruderrolle, Schlüsselbein; kleiein *(gr)*: verschließen mit einem Riegel, Balken

clavipectoralis, -e *(l)*: vom Schlüsselbein zur Brust verlaufend; siehe Clavicula u. Pectus

clinoideus, -a, -um (l) = lagerähnlich, bettlägerig; – klinoeides *(gr)*: lagerähnlich; Klinae: Lager, Bett, Sofa u. -eides: ähnlich, förmig

Clivus, -i m *(l)* = Hügel, Abhang; – clivis: ansteigend, abschüssig, geneigt; von klinein *(gr)*: neigen, beugen

coccygeus, -a, -um (l) = zum Steißbein gehörend; – Adj. zu Coccyx, -igis m: der Kuckuck; das Ende der Wirbelsäule (3-4 Knochenstücke) sieht einem Kuckucksschnabel ähnlich

Cochlea, -ae f *(l)* = Schnecke mit gewundener Schale, Wendeltreppe; – Kochlias *(gr)*: Behältnis für Schnecken; Cochlear, -aris m: Löffel, dessen spitzes Ende zum Ausziehen der Schnecken aus ihrer Schale diente

collateralis, -e (l) = seitlich, zusammen auf einer Seite; – co-, con-, cum-: zusammen, mit; lateralis, -e: Adj. zu Latus, -eris n: Seite, Flanke

Collis, -is m *(l)* = Anhöhe, Hügel; – Kolónos *(gr)*: Hügel, Gipfel, Spitze
Colliculus, -i m: Dim. zu Collis

Collum, -i n oder *Collus, -i* m *(l)* = Hals von Menschen und Tieren; – von Kýklos *(gr)* u. Colxs *(gotisch)*: der Kreis, der Hals

Columna, -ae f *(l)* = kleine Säule, Fuß, Zäpfchen; – von Kylindros *(gr)*: Rundholz, Walze

communis, -e (l) = gemeinsam, mitleistend, mitpflichtend; – Adj. zu Commune, -is n: gemeinsames Gut, Gemeingut; co-, cum-: mit, zusammen u. Moenia, -ium n: Leistungen, Pflichten

Compages, -is f *(l)* = Zusammenfügung, Gefüge. anat.: Bau, Organismus; Compages thoracis: Brustkorb

Concha, -ae f *(l)* = Muschel, Höhle; – von Konché *(gr)*: Muschel, Schnecke

Condylus, -i m *(l)* = Gelenkhöcker, Gelenkkopf; – Kondylos *(gr)*: Fingerknöchel, Gelenkkopf; kondos *(gr)*: rundlich; 1. Gelenke zwischen den Fingerphalangen im gebogenen Zustand an ihrer Streckseite; harte, rundliche Hügel; 2. Gelenkköpfe und Gelenkfortsätze
condyloideus: einem Höcker ähnlich
condylaris, -e: höckerig

Conjugatio, -onis m und *Conjugata, -ae* f *(l)* = Verbindung; für alles Paarige verwendet; später der sagittale Durchmesser des Beckens; – conjugare = conjungere: verbinden, zusammenhängen; con-: zusammen, mit u. jugare: jochen, paaren
Conjugata vera: der sog. gerade Durchmesser, geringste und damit geburtsmechanisch wirksame Distanz zwischen Promontorium und der am stärksten in das Beckenlumen vorspringenden Stelle der Symphysenhinterwand

connexus, -a, -um (l) = verbunden, verknüpft; – P.p.p. von connectere: verbinden; con-: zusammen, mit; nectere: knüpfen, binden, fassen

conoideus, -a, -um (l) = kegelförmig; – konoides *(gr)*: kegelähnlich; Kónos: Keil, keilförmig u. -Eides: Gestalt, Form

Conus, -i m *(l)* = Kegel, Konus; – Kónos *(gr)*: Kegel

coracoideus, -a, -um (l) = rabenschnabelähnlich; – Korax *(gr)*: der Schnabel u. -Eides: Gestalt, Form, Gebilde
Processus coracoideus: Rabenschnabelfortsatz
coracobrachialis, -e: zum Rabenschnabelfortsatz und zum Arm gehörend; siehe Coracoideus u. Brachium

corniculatus, -a, -um (l) = mit einem Hörnchen versehen; – Corniculus, -i m: das Hörnchen, Dim. zu Cornu

Cornu, -us n *(l)* = Horn, Gehörn; – von Keras *(gr)*: alles aus Horn Gearbeitete

Corona, -ae f *(l)* = Kranz, Krone, auch Iris und Regenbogenhaut; – Koróne *(gr)*: 1. Krähe; 2. Bezeichnung für verschiedene, gekrümmte und gerundete Gegenstände; 3. Haken am Ende des Bogens, an welchem die Bogensehne mittels eines Rings eingehängt wird
coronalis, -e: Adj. zu Corona

Corpus, -oris n *(l)* = Körper, Leib, Rumpf; – Etym. unsicher

Corrugator, -oris m *(l)* = Runzeler; – corrugare: runzelig machen, zusammenrümpfen; cor-, con-: zusammen, mit u. Ruga, -ae f: Hautfalte, (Runzel)

Costa, -ae f *(l)* = Rippe; Etym. unsicher; unter Annahme eines k-Präfixes von Os, Ossis n *(l)*: der Knochen
costalis, -e u. costarius, -a, -um: Adj. zu Costa

Coxa, -ae f *(l)* = Hüfte; eigentl. Schenkelbein; – Etym. unsicher. Káksa *(altindisch)*: Achselgrube

Cranium, -ii n *(l)* = Schädel, knöcherner Schädel; – Kranion *(gr)*: Schädel, Hirnschale, eigentl.: Helm; da die Schädelknochen das Gehirn wie ein fester Helm (Galea) umschließen

Cremaster, -eris m *(l)* = Aufhänger; – kremánnymi *(gr)*: aufhängen, schweben lassen
M. cremaster: Aufhängemuskel, Hebemuskel, der am Samenstrang bis zum Hoden hinunterreicht

cribrosus, -a, -um (l) = siebartig, reich an Sieben; – von Cribrum, -i m: das Sieb; cernere *(l)* u. krinein *(gr)*: unterscheiden, scheiden, sich entscheiden

cricoideus, -a, -um (l) = ringförmig; – Krikos *(gr)*: Ring, jeglicher Ring u. -Eides: Form, Gestalt, Gebilde

Crista, -ae f *(l)* = Leiste, Kante, Kamm auf dem Helm, eigentl. Federbusch auf dem Kamm; – Etym. unsicher
Crista galli: Hahnenkamm; anat.: Knochenkamm, an dem die Falx cerebri befestigt ist

cruciatus, -a, -um (l) = gekreuzt; 1. gemartert; 2. anat. gekreuzt im Sinne des X; – P.p.p. von cruciare: kreuzigen, martern; Crux, -is f: Kreuz sowohl in Form eines T als auch X (meist T), Marterholz cruciformis, -e: kreuzähnlich, kreuzförmig; siehe Crux u. Forma, -ae f: die Form

Crus, Cruris n *(l)* = 1. Unterschenkel, Bein; 2. Gebilde, die nach Form und Anordnung mit Schenkeln verglichen werden

Cubitus, -i m *(l)* oder Cubitum, -i n *(l)* = Ellenbogen, Ellenbogengelenk, Unterarm; – cubare: liegen; Kybiton *(gr)*: Ellenbogen, Schale, Schüssel, daraus Cubus, -i m: der Kubus, der Würfel (Kubik); Kybos *(gr)*: Höhlung vor der Hüfte beim Vieh, Wirbelknochen, Würfel, eigentl.: Auge auf dem Würfel

cuboideus, -a, -um: würfelförmig; Adj. zu Cubus u. -Eides: Form, Gestalt

cuneiformis, -e (l) = keilförmig; – Cuneus, -i m: Keil, keilförmige Anordnung

cuneonavicularis, -e: vom Keilbein zum Schiffsbein verlaufend; siehe Cuneus u. Navicula

Cupula, -ae f *(l)* = Kuppel; – Dim. zu Cupa, -ae f: die Tonne, das Grab; Kýpae *(gr)*: Grube, Gewölbe, Dach in Form einer Halbkugel, Kuppe

cutaneus, -a, -um = Adj. zu Cutis

Cutis, -is f *(l)* = Haut, Hülle, Oberfläche; – Kýtos *(gr)*: Hülle, Haut, Gefäß, Urne; Skýtos *(gr)*: Haut, Leder. vgl. Corium

decussatus, -a, -um (l) = X-geformt; – P.p.p. von decussare: in die Form eines X bringen; decem: 10 u. As, Assis m: die Münze; AS = der Zehner als X geschrieben

deltoideus, -a, -um (l) = delta-förmig; – griech. Buchstabe u. -Eides: Gestalt, Form

deltoideopectoralis, -e: zum M. deltoideus und M. pectoralis gehörend; siehe deltoideus u. Pectus

Dens, Dentis m *(l)* = Zahn, Zinke; – von Hodón oder Hodoús *(gr)*: Zahn, Zinke

dentinus, -a, -um: Adj. zu Dens

depellatus, -a, -um (l) = hinabgetrieben, weggeführt; – P.p.p. von depellare: hinabtreiben, weg-, fortleiten; de-: weg, von, herab u. pellere: treiben

Depressor, -oris m *(l)* = Herabdrücker; – deprimere: herabdrücken. m. depressor: Muskel mit herabdrückender Wirkung

dexter, -tra, -trum (l) = rechts, günstig, (der, die, das) Rechte. – von dexios *(gr)*: rechts, günstig

diagonalis, -e (l) und Diagonalis, -is f = schräg und die Schräge. dia-: durch, hindurch u. Gonia *(gr)*: Winkel, Ecke; durch die Winkel führend

Diameter, -tri f *(l)* = Durchmesser; – dia- *(gr)*: durch, hindurch; Métron *(gr)*: Maß

Diaphragma, -atis n *(l)* = Scheidewand, Grenzwand, Zwerchfell

diaphrassein *(gr)*: durch eine Scheidewand trennen; dia-: durch, hindurch; phrassein: abtrennen, umzäunen

Diaphysis, -is f *(l)* = Diaphyse, Mittelstück des Röhrenknochens; – von diaphyestai *(gr)*: dazwischenwachsen, durchwachsen, auseinanderwachsen

Diarthrosis, -is f *(l)* = freie Gelenkverbindung; – Diarthrosis *(gr)*: das Zerlegen in Glieder; dia-: durch, auseinander u. Árthron *(gr)*: Gelenk, Glied

Digastricus, -i m *(l)* = der Zweibäuchige; – di-, dis- *(gr)*: zwei, zwie u. Gaster *(gr)*: der Bauch, der Magen

Digitatio, -onis f *(l)* = finger-, (klauen-)artige Bildung; – Digitus, -i m: Finger, zehenförmige Eindrücke; von Dáktylos *(gr)*: Finger, Zehe

digitatus, -a, -um und digitus, -a, -um: Adj. zu digitus; mit fingerartigen Gebilden versehen

Diploe, -oes f *(l)* = Diploe = spongiöse Substanz zwischen der äußeren und inneren knöchernen Platte des Schädeldachs; – Diplóe *(gr)*: Doppelteil, das aus zwei Tafeln bestehende Schädeldach; dann das zwischen den Tafeln Liegende

diploicus, -a, -um: Adj. zu Diploe; zur Diploe gehörend

Discus, -i m *(l)* = (Wurf-)Scheibe; – von Discos *(gr)*: Scheibe, Wurfscheibe

distalis, -e (l) = distal, weiter vom Rumpf entfernt liegend; Gegensatz zu proximal; – di-, dis-: auseinander u. stare: stehen

Dorsum, -i n *(l)* = Rücken, Bergrücken. – von De(i)ras *(gr)*: Anhöhe, Hügel

dorsalis, -e: Adj. zu Dorsum; 1. zum Rücken gehörend; 2. dorsal, zum Rücken hin, rückenwärts

Ductus, -us m *(l)* = Führung, Leitung; anat.: Gang, Kanal. – deuco *(idg)* u. ducere *(l)*: führen, leiten, ziehen

durus, -a, -um (l) = hart, derb; – Drys *(gr)*: Eiche

Dura mater: harte Hirnhaut; Pia mater: weiche Hirnhaut; das griech. Wort leptos: weich wurde statt mit tenuis, -e *(l)* mit pius, -a, -um *(l)* übersetzt

Eminentia, -ae f (l) = Erhöhung, das Hervorragende; – eminere: hervor-, herausragen; e-, ex-: heraus, hervor; Mons, -tis m: der Berg

Emissarium, -ii n *(l)* = Abflußkanal, Abzugsgraben; – e-, ex-: aus, heraus, ab, weg- u. mittere: schicken, senden

endothoracicus, -a, -um (l) = innerhalb des Brustkorbes gelegen; anat.: die Brusthöhle auskleidend; – endo- *(gr)*: innen; Thorax *(gr)*: Brustharnisch

Epicondylus, -i m *(l)* = der auf dem Condylus liegende Fortsatz; anat.: dem Muskelansatz dienender Knochenfortsatz am Condylus; – von epi- *(gr)*: auf, darauf u. Kondylos *(gr)*: Knorren, Condylus

epicranius, -a, -um (l) = auf dem Schädel befindlich; – von epi- *(gr)*: auf, um, herum u. Kranion *(gr)*: der Kopf, Schädel; alles auf dem Schädel Befindliche

epigastricus, -a, -um (l) = auf dem Magen befindlich; zur Bauchwand gehörend; anat.: kraniale Bauchregion; – epi- *(gr)*: auf; gastricus *(l)* Adj. zu Gaster: Bauch, Magen

Epiphysis, -eos f *(l)* = 1. Gelenkende des Röhrenknochens; 2. Zirbeldrüse; – von Epiphysis *(gr)*: Zuwachs, Ansatz u. epiphyomai *(gr)*: auf etwas wachsen, anwachsen; epi-: an, darauf, auf u. phyein: wachsen lassen

Epistropheus, -ei m *(l)* = 2. Halswirbel, jetzt Axis; – Epistropheus *(gr)*: Umdreher; von epi-: um, herum u. strephein *(gr)*: wenden. – Anat.: Der Epistropheus war früher der 1. Halswirbel. Er dreht sich um den Zahnfortsatz des 2. Halswirbels; heute wird allg. wegen der Doppeldeutigkeit der 2. HWK Axis genannt

epitympanicus, -a, -um (l) = auf der Paukenhöhle befindlich; – von epi-: auf, darauf u. Tympanon *(gr)*: Handpauke, Tamburin

Erector, -oris m *(l)* = Aufrichter (Erektion); – erigere: aufrichten; e-, ex-: aus, heraus, auf; regere: lenken, richten (regieren)

ethmoidalis, -e (l) = siebähnlich, siebartig; – von Ethmós *(gr)*: Sieb, Seihetuch u. -Eides *(gr)*: Form, Gestalt; früher bestand die Vorstellung, daß der vom Gehirn produzierte Nasenschleim durch ein Sieb beim Herabfließen durchgeseiht würde

Extensor, -oris m *(l)* = Strecker, Ausspanner; – extendere: ausstrecken, ausspannen; e-, ex-: aus, heraus u. tendere *(l)*: spannen, strecken, ziehen; teinein *(gr)*: spannen, strecken, ziehen; –Anat.: in M. extensor ...

externus, -a, -um (l) = äußere, äußerlich; – von exter: außerhalb, außen; Komp. zu ex: aus, heraus

Extremitas, -atis f *(l)* = äußerster Punkt, Ende; – extremus, -a, -um: später, äußerstes Ende, Gliedmaße (extrem); Superlativ zu ex: aus, heraus

Facies, -ei f *(l)* = Gestalt, Körperbau, Figur, Aussehen, Erscheinung, Gesicht; – facio: tun, machen, bewirken, hervorbringen; Etym. unsicher

facialis, -e: Adj. zu Facies

Falx, falcis f *(l)* = Sichel; anat.: sichelförmige Bindegewebsplatte. Zánklon *(gr)*: Sichel

falciformis, -e: Adj. zu Falx

Fascia, -ae f *(l)* = Binde. Band; anat.: bindegewebige Muskelhülle; – Fascis, -is m *(l)*: Bündel, Rutenbündel; Phákelos *(gr)*: Bündel
fascialis, -a: Adj. zu Fascia
Fasciculus, -i m: Dim. zu Fascia

Fauces, faucium f *(l)* = Schlund, Kehle; anat.: Raum zwischen Gaumensegel u. Zungengrund; – Etym. unsicher

Femur, -oris n *(l)* = Oberschenkel, Oberschenkelbein; – Etym. unsicher; vgl. Femoralia = Binden um die Oberschenkel zum Schutz gegen die Kälte
femoralis, -e: Adj. zu Femur

Fenestra, -ae f *(l)* = Fenster, Öffnung, Loch; – von phanerós *(gr)*: hell, klar, sichtbar, vor allen Augen sichtbar

Fibra, -ae f *(l)* = Faser (Pflanzen-, Wurzel-); anat.: Faser von Muskeln, Bändern, Nerven und Membranen; – Etym. unsicher
fibrosus, -a, -um: Adj. zu Fibra; faserig, fibrös
fibrinus, -a, -um: Adj. zu Fiber, -brim: der Biber (Fibrin)
Fibrocartilago, -inis m *(l)*: Faserknorpel; siehe Fibra u. Cartilago

Fibula, -ae f *(l)* = Spange, Klammer, Schnalle; anat.: Wadenbein; – fibulare: heften; Fibulatio: Verbolzung
fibularis, -e: Adj. zu Fibula

Fissura, -ae f *(l)* = Spalte, Ritze, Fissur; – findere: spalten

flavus, -a, -um (l) = gelb

Flexor, -oris m *(l)* = Beuger; – flectere: beugen, biegen

Fonticulus, -i m *(l)* = kleine Quelle, – Dim. zu Fons, Fontis m: die Quelle; wohl von fundere *(l)*: gießen, strömen

Foramen, -inis n *(l)* = Loch, gebohrte Öffnung; – forare: durchbohren, graben

Fossa, -ae f *(l)* = Graben, Abzugsgraben, Kanal; – fodere: stechen, graben, stochern
Fossula, -ae f: Dim. zu Fossa

Fovea, -ae f *(l)* = (rundliche) Grube, Fallgrube für Wild; – Etym. unsicher

Frons, Frontis m *(l)* = Stirn, Stirnseite, Vorderseite, Front; – von bhront *(idg)*: hervorstehen
frontalis, -e: Adj. zu Frons; 1. zur Stirn gehörig; 2. stirnwärts, frontal
frontoethmoidalis, -e *(l)*: siehe Frons u. ethmoidalis
frontolacrimalis, -e *(l)*: siehe Frons u. Lacrima
frontomaxillaris, -e *(l)*: siehe Frons u. Maxilla
frontonasalis, -e *(l)*: siehe Frons u. nasalis
frontozygomaticus, -a, -um *(l)*: siehe Frons u. zygomaticus

Fundus, -i m *(l)* = Boden, Grund (Fundament); – von Pythmän *(gr)*: Basis von Körperteilen; Pyndax *(gr)*: Grund, Gefäßboden

Funiculus, -i m *(l)* = kleiner Strang; – Dim. zu Funis, -is m: Seil, Tau, Strick; – von Dhumis *(idg)* und Thomis *(gr)*: Strick, Schnur, Bogensehne

Galea, -ae f *(l)* = (lederner) Helm, Haube; – von Galeä *(gr)*: die aus dem Wieselfell gemachte Sturmhaube; vgl. Cranium
Galea aponeurotica: die auf dem Schädeldach befindliche Sehnenhaube

Gallus, -i m *(l)* = Hahn. Crista galli: Hahnenkamm, Knochenkamm; an ihm ist die Falx cerebri befestigt

Gaster, gastris f *(l)* = Bauch; anat.: Magen; – von Gastér *(gr)*: Magen, Bauch, Unterleib
gastrius, -a, -um: Adj. zu Gaster; mit dem Magen in Verbindung stehend

gastrocnemius, -a, -um (l) = zur Wade gehörig; – von Gastrocnemion *(gr)*: Wadenmuskel; Gastér *(gr)*: Bauch u. Knemes *(gr)*: Wade

Gemellus, -i m und *gemellus, -a, -um (l)* = Zwillingsbruder; doppelt; – Dim. zu Geminus: Zwilling, zweifach (Gemini); geminare: verdoppeln; Etym. unsicher

genioglossus, -a, -um (l) = vom Kinn zur Zunge verlaufend; – von Geneion *(gr)*: Kinn u. Glossa *(gr)*: Zunge, Sprache

Genu, genus n *(l)* = Knie. – von Góny *(gr)*: Knie
Geniculum, -i n *(l)*: 1. kleines Knie; 2. Knoten; – Dim. zu Genu

Glabella, -ae f *(l)* = der zwischen den behaarten Augenbrauen über der Nasenwurzel unbehaarte Raum (Stirnglatze)
glabellus, -a, -um: Adj. zu Glabella; Dim. zu glaber: unbehaart, kahl

Glandula, -ae f *(l)* = kleine Eichel; – Dim. zu Glans: Eichel, eichelähnliche Früchte; anat.: Drüse

glossus, -a, -um (l) = zur Zunge gehörend; – Glossa *(gr)*: Zunge

glutaeus, -a, -um (l) = zum Gesäß gehörig; – von Gloutós *(gr)*: Gesäß, Hinterbacke

gracilis, -e (l) = schlank, dünn, zart (grazil); – Etym. unsicher; sicher nicht von Gratia, -ae f: die Anmut

Hallux, hallucis m *(l)* = Großzehe; – Etym. unsicher

hamatus, -a, -um (l) = 1. mit Haken versehen; 2. hakenförmig gekrümmt; – Hamus, -i m *(l)*: Haken, Angelhaken

Hamulus, -i m *(l)* = kleiner Haken, Häkchen; – Dim. zu Hamus, -i m *(l)*: Haken

Helix, -icis f *(l)* = Windung, äußerste Windung der Ohrmuschel; – Helix *(gr)*: 1. gewundenes Armband, Spirale, Gewinde; 2. Windung des Blitzes oder der Schlange, Kreisbahn (der Sonne)

Hernia, -ae f *(l)* = Leibschaden, Bruch, Eingeweidebruch; – von Enterokälä *(gr)*: Darm u. Kälis *(gr)*: Fleck, Schandfleck; – Anat.: 1. Bruchpforte; 2. Bruchsack; 3. Bruchinhalt; – vgl. Prolaps u. Divertikel

Hiatus, -us m *(l)* = klaffende Öffnung; – hiare *(l)*: klaffen, offenstehen; chásko *(gr)*: gähnen, klaffen

Humerus, -i m *(l)* = Oberarmbein, Knochen des Oberarms, Oberarm, Schulter; – Óhmos *(gr)*: Schulter, Bergrücken; vgl. Brachium: der ganze Arm

hyo- Vorsilbe *(gr)*: anat. (in Zusammensetzungen): zum Zungenbein gehörig; – von Hys *(gr)*: das Schwein; das Zungenbein sieht dem Schweinerüssel bzw. dem Buchstaben Y ähnlich
hyoideus, -a, -um *(l)*: ypsilonförmig; anat.: zum Zungenbein gehörig

Hypochondrium, -ii n *(l)* = das unter dem Brustknorpel Befindliche, also die gesamten Organe des Unterleibs; – hypo- *(gr)* u. sub- *(l)*: unter, darunter, unterhalb; Chóndros *(gr)*: Knorpel; – Hypochonder: Schwermütiger, eingebildeter Kranker; der Unterleib war nach antiker Anschauung Sitz und Ursache von Gemütskrankheiten

hypoglossus, -a, -um (l) = unter der Zunge liegend; – hypo- *(gr)*: unter, unterhalb u. Glohssa *(gr)*: Zunge

Hypophysis, -eos f *(l)* = Hirnanhangdrüse, Hypophyse; – von hypo- *(gr)*: unter, unterhalb u. phyein *(gr)*: wachsen; Hypophysis *(gr)*: Anhängsel an der Unterseite; bei den griech. Ärzten für kranker Auswuchs gebraucht

Hypothenar, -aris m *(l)* = unterhalb der Handfläche, Kleinfingerballen; – hypo- *(gr)*: unter, unterhalb u. Thänar *(gr)*: Handfläche

Ilium, -ii n *(l)*, auch Ileum, -ei n *(l)*; eigentl. Ile, Ilis n *(l)* = Weiche, Unterleib, Eingeweide; anat.: Darmbein, Krummdarm; – Ilii = Ilia = ilei 1. Pers. Pl. = die breiten Knochen der Bauchweichen; Ixys *(gr)*: Weichen, Gegend über den Hüften
cave: Ileus, -ei m *(l)* = Darmverschlingung; – eileo *(gr)*: winden, krümmen; daher auch Ileum, -ei n als Krummdarm
iliacus, -a, -um: Adj. zu Ilium; zur Weiche, zum Darmbein gehörend
iliocostalis, -e *(l)*: siehe Ilium u. Costa
iliopectineus, -a, -um *(l)*: siehe Ilium u. Pecten

Impressio, -onis f *(l)* = Eindruck, Abdruck, Eindellung; – in-, im-: hinein, in u. primere: drücken, pressen

incisivus, -a, -um (l) = zum Schneiden geeignet, zu den Schneidezähnen gehörend
Dens incisivus: Schneidezahn; vgl.: Incisura

Incisura, -ae f *(l)* = Einschnitt, Abschnitt; – incidere: einschneiden; in-, im-: hinein, in u. caedere: schneiden, graben, meißeln

Inclinatio, -onis f *(l)* = Neigung, Biegung, Zuneigung; – inclinere: neigen, beugen, hinwenden, hinneigen; clinein *(gr)*: neigen, wenden, beugen

Incus, -udis f *(l)* = Amboß, das mit dem Hammer = Malleus artikulierende Gehörknöchelchen; – incudere: hineinschlagen, hämmern, bossen
incudomalleolaris, -e *(l)*: vom Amboß zum Hammer verlaufend; siehe Incus u. Malleolus

Index, -icis m *(l)* = Angeber, Anzeiger, Verräter; anat.: Zeigefinger; – indicare: anzeigen, melden; vgl. Indikator

Inferior, -ius (l) = niedriger, tiefer gelegen; – Komp. zu infra: unten, unterhalb

infraclavicularis, -e (l) = unterhalb des Schlüsselbeins gelegen; – infra: unter, unterhalb u. Clavicula

infraglenoidalis, -e (l) = unterhalb der Gelenkgrube gelegen; siehe infra u. Glenoidalis

infraorbitalis, -e (l) = unterhalb der Augenhöhle gelegen; siehe infra u. Orbita

infrapatellaris, -e (l) = unterhalb der Patella = Kniescheibe gelegen; siehe infra u. Patella

infraspinatus, -a, -um (l) = unterhalb des Schulterblattgrats gelegen; siehe infra u. Spina

infratemporalis, -e (l) = unterhalb des Schläfenbeins gelegen; siehe infra u. Tempus

Infundibulum, -i n *(l)* = Trichter; – infundere: hineingießen, hineinschütten

Inguen, -inis m *(l)* = Leistengegend, Schamgegend; eigentl. die Stelle, wo der Zweig am Stamm sitzt; – Etym. unsicher; inquinare: besudeln (des Schwitzens wegen); unguere: beschmieren
inguinalis, -e: Adj. zu Inguen

Inscriptio, -onis f *(l)* = Aufschrift, Überschrift; anat.: Einzeichnung (figürlich gemeint); – inscribere: auf etwas schreiben, betiteln, bezeichnen; – vgl. Intersectio

Insertio, -onis f *(l)* = Anzeige, Ansatz; anat.: Ansatzstelle eines Muskels, meist Punctum mobile = beweglich; Gegensatz: Origo, -inis: Ursprung eines Muskels, meist Punctum fixum = fest

inter- (l): Präp.: unter, zwischen, in
intercostalis, -e *(l)*: zwischen den Rippen gelegen; siehe inter- u. Costa
intercruralis, -e *(l)*: zwischen den Schenkeln gelegen, siehe inter- u. Crus
intermedius, -a, -um *(l)*: zwischen zwei anderen Gebilden liegend, dazwischen befindlich; siehe inter- u. Medius
intermetacarpeus, -a, -um *(l)*: zwischen den Mittelhandknochen gelegen; siehe inter- u. Metacarpeus
intermuscularis, -e *(l)*: zwischen den Muskeln gelegen; siehe inter- u. Musculus
internasalis, -e *(l)*: zwischen den Nasenflügeln gelegen; siehe inter- u. Naris
interosseus, -a, -um *(l)*: zwischen den Knochen befindlich; siehe inter- u. Os, Ossis n: der Knochen
interparietalis, -e *(l)*: zwischen den Scheitelbeinen gelegen; siehe inter- u. Paries
interpubicus, -a, -um *(l)*: zwischen den Schambeinen gelegen; siehe inter- u. Pubes
Intersectio, -onis f *(l)*: Einschnitt; anat.: Zwischensehne
Intersectiones tendineae: Unterbrechungen des Muskelgewebes (Zwischensehnen); – intersecare: ein-, durchschneiden

interspinalis, -e *(l)*: zwischen den Dornfortsätzen gelegen; siehe inter- u. Spina
intertendineus, -a, -um *(l)*: zwischen den Sehnen gelegen; siehe inter- u. Tendo
intertransversarius, -a, -um *(l)*: zwischen den Wirbelquerfortsätzen gelegen; siehe inter- u. transversus
intertrochantericus, -a, -um *(l)*: zwischen den Rollhügeln gelegen; siehe inter- u. Trochanter
intertubercularis, -e *(l)*: zwischen den Hügeln gelegen; siehe inter- u. Tuberculum
intervertebralis, -e *(l)*: zwischen den Wirbeln gelegen; siehe inter- u. Vertebra

internus, -a, -um (l) = der innere, innen befindlich. – inter: zwischen

intra- (l) = innerhalb von. Adverb u. Präp. zu inter

Ischium, -ii n *(l)* = Gesäß, Hüftgelenk; – Ischion *(gr)*: Gesäß, Pfanne des Hüftgelenks, Femurkopf, Gesäß, Hinterbacke, Sitzhöcker, Sitzbein
ischiadicus, -a, -um: Adj. zu Ischium; – Ischias *(gr)*: Hüftschmerz

Jugulum, -i n *(l)* = 1. Grube oberhalb des Schlüsselbeins; 2. Schlüsselbein, verglichen mit einem kleinen Joch; 3. vordere Halsgegend, Kehle; – Dim. zu Jugum: Joch; jugulare: 1. erstechen (Gefäße); 2. erdrosseln (Luftröhre); Zygón *(gr)*: Joch
jugularis, -e: Adj. zu Jugulum

Junctura, -ae f *(l)* = Verbindung; – jungere: verbinden
Junctura fibrosa: Verbindung zweier Knochen durch Stützgewebe. Bsp.: Syndesmosis
Junctura cartilaginea: knorpelige Verbindung. Bsp.: Symphysis
Junctura synovialis: gelenkige Knochenverbindung. Bsp.: Articulatio

Labium, -ii n *(l)* oder *Labrum, -i* n *(l)* = 1. Lippe; 2. glatter, umgebogener Rand eines Gefäßes; – lambo *(l)*: lecken, berühren; lápto *(gr)*: lecken
labialis, -e: Adj. zu Labium; zur Lippe gehörend

Labyrinthus, -i m *(l)* = großes Bauwerk mit vielen verschlungenen Gängen; anat.: Ohrlabyrinth; – Labyrinthos *(gr)*: Labyrinth; Etym. unsicher

lacer, -era, -erum (l) = zerrissen, zerfetzt. – von Lakis *(gr)*: Felsen, Zipfel; lakizo *(gr)*: zerreißen; lacerare *(l)*: zerreißen

laciniatus, -a, -um (l) = in Zipfel auslaufend; – lacinia, -ae f: Zipfel, Fetzen; siehe lacer; – Der Effekt des Zerreißens besteht in Fetzen, welche einzeln auch Zipfel heißen; daher die Tubenzipfel

lacrimalis, -e (l) = zu den Tränenorganen gehörend; – Adj. zu Lacrima, -ae f: die Träne und alles, was wie eine Träne tröpfelt

Lacuna, -ae f *(l)* = Lücke, Loch; speziell eine mit Wasser gefüllte Vertiefung; – Lacus, -us m: der See; Lákkos *(gr)*: Loch, Grube, Teich; vgl. Lache

lambdoideus, -a, -um oder lambdoides, -is *(l)* = lambdaähnlich; 11. Buchstabe des griech. Alphabets

Lamina, -ae f *(l)* = Platte, Schicht, Scheibe; anat.: Platten und Lamellen aller Art; – Lamella, -ae f: Blättchen; Dim. zu Lamina; Etym. unsicher

Larynx, -yngis f *(l)* = Kehlkopf; – Larynx *(gr)*: Kehlkopf

lateralis, -e (l) = seitlich; – Adj. zu: Latus, -eris n *(l)* = Seite, Breite, Brust
latus, -a, -um: Adj. zu latus; – Etym. unsicher
latissimus, -a, -um: Superlativ zu latus; der Breiteste

Levator, -oris m *(l)* = Heber; – levare: heben

liber, -era, erum (l) = frei, ungebunden, offen; – liberare: befreien

Ligamentum, -i n *(l)* = Band, Binde; anat.: häutige Verbindung zweier Gelenke; – ligare: binden; vgl.: obligat
ligamentosus, -a, -um: Adj. zu Ligamentum; eigentl. bänderreich; anat.: bandartig

Limbus, -i m *(l)* = Saum, Besatzstreifen, Rand; – Etym. unsicher

Linea, -ae f *(l)* = 1. Linie, Richtschnur; 2. Strich; 3. anat.: Knochenleiste; – Linus oder Linum, -i n: Lein, Flachs, später: leinener Faden, Schnur
Linea alba: der zwischen li. u. re. rectus abdom. gelegene weiße Streifen der Bauchmuskelaponeurose

Lingula, -ae f *(l)* = Zünglein, zungenähnliches Gebilde; – Dim. zu Lingua, -ae f: Zunge, Sprache; lingere *(l)* u. leichein *(gr)*: lecken

longitudinalis, -e (l) = längsgerichtet; – Longitudo, -inis f: die Länge; longus, -a, -um: lang

longus, -a, -um (l) = lang, weit; – von Lonchä *(gr)*: die Lanze
longissimus: Superlativ zu longus

lumbalis, -e (l) = zur Lende gehörig; – Adj. zu Lumbus; Psoas *(gr)*, Lentin *(ahd.)*: Lende; Etym. unsicher

lumbricalis, -e (l) = wurmähnlich, wurmartig, wurmförmig; – Adj. zu Lumbricus, -i m (l): Eingeweidewurm, Regenwurm

lunatus, -a, -um (l) = mondförmig; – Adj. zu Luna, -ae f: Mond; lucere: leuchten u. Lux: Licht

Macula, -ae f (l) = Fleck, Makel; – maculare: beflecken, besudeln
maculosus, -a, -um = reich an Flecken, buntgefleckt, besudelt; – Adj. zu Macula

magnus, -a, -um (l) = groß, gewaltig, stark; – mégas *(gr)*: groß, gewaltig
maior, -oris: Komp. zu magnus; größer, stärker

Mala, -ae f *(l)* = Wange, Kinnbacken, eigentl. Oberkiefer
malaris, -e: Adj. zu Mala
Maxilla, -ae f: Oberkiefer; – Dim. zu Mala; mandere *(l)* u. mastazein *(gr)*: kauen

Malleolus, -i m *(l)* = 1. kleiner Hammer; 2. Brandpfeil, Ähnlichkeit mit einem rundköpfigen Hammer; – Dim. zu Malleus, -ei m: 1. Hammer; 2. Gehörknöchel, eigentl. ein Schlachtbeil: ein riesiger Schlägel mit einem runden Kopf u. langem Stiel (zum Betäuben des Ochsen)
malleolaris, -e = malleolus -a, -um: Adj. zu malleolus u. mallearis, -e; Adj. zu Malleus

Mamilla, -ae f *(l)* = Brustwarze, Mamille; – Dim. zu Mamma, -ae f: 1. Mutter, Amme (Mamma); 2. Mutterbrust, Euter, Zitze; 3. anat.: Brustdrüse; mammare *(l)*: säugen, saugen u. mammaein *(gr)*: nach der Mutterbrust verlangen

Mandibula, -ae f *(l)* oder mandibulum, -i n = Unterkiefer, Kinnlade als Kauwerkzeug; – mandere: kauen; nicht sicher, ob mit Maxilla identisch
mandibularis, -e: Adj. zu Mandibula

Manubrium, -i n *(l)* = Griff, Stiel, Henkel; der mit der Hand zu fassende Griff, Handgriff; – Manus, -us f: Hand, eigentl. Arm; von Marä *(gr)*: Hand

Manus, -us f *(l)* = Hand, eigentl. Arm; – Marä *(gr)*: Hand

Margo, -inis m *(l)* = Rand, Einfassung; – Marka *(got)* u. *(ahd)*: Grenze, Mark; vgl.: Marke

Massa, -ae f *(l)* = Masse, Klumpen; anat.: Gebilde von wenig charakt. Form; – von Maza *(gr)*: Teig, Brei aus Gerstenmehl

Masseter, -eris m *(l)* = der Kauende; – Masséter *(gr)*: der Kauende u. massein *(gr)*: kauen, kneten; anat.: der Kaumuskel
massetericus, -a, -um: Adj. zu Masseter

masticatorius, -a, -um (l) = dem Kauen dienend; – masticare: kauen; Mastix, -icis f *(l)*: wohlriechendes Harz vom Mastixbaum, das zum Kauen benutzt wurde

mastoideus, -a, -um (l) = brustwarzenähnlich; – Mastós *(gr)*: Mutterbrust, Brustwarze, Anhöhe, Hügel; -Eides: ähnlich, Form, Gestalt

Maxilla, -ae f *(l)* = Oberkiefer; vgl. Mala

maximus, -a, -um (l) = größte; – Superlativ zu magnus

Meatus, -us m *(l)* = Gang, Durchgang; – meare: gehen, ziehen, fließen

medius, -a, -um u. medialis, -e u. medianus, -a, -um *(l)* = in der Mitte befindlich, zur Mitte gehörig, dazwischenliegend; – Mäsos *(gr)*: mittlerer, Mitte
Mediastinum: Raum zwischen rechter und linker Lunge, eigentl. zwei senkrecht stehende Platten (Pleura), welche die Brusthöhle in eine re. u. li. Hälfte teilen und das Herz zwischen sich enthalten; Etym. unsicher; per medium tensum: das, was sich in der Mitte befindet
mediocarpeus, -a, -um *(l)*: zwischen den Reihen der Handwurzelknochen; siehe medius u. Carpeus

Medulla, -ae f *(l)* = Mark, Innerstes; – Wohl von medius abzuleiten. Medulla oblongata: verlängertes Mark; unterer Abschnitt des Rautenhirns

Membrana, -ae f *(l)* = zarte Haut, Häutchen; – Substantiviertes Adj. von Membrum, -i n *(l)*: 1. das fleischige Körperglied; 2. Glied, Teil, Extremität

Meniscus, -i m *(l)* = Halbmond; anat.: Zwischenknorpel; – Meniskos *(gr)*: kleiner Mond; Dim. zu Meme *(gr)*: runde Bedeckung über Statuen, gebogenes Schirmdach, Monat, Mond
Meniscus articularis: halbmondförmige Gelenkzwischenscheibe

Mentum, -i n *(l)* = Kinn, Kinnbart, hervorragende Ecke; – prominere: hervorragen
mentalis, -e: Adj. zu Mentum

meso- (gr): 1. mittlerer, Mitte, zwischen; 2. anat.: Bezeichnung von Bauchfellduplikaturen bzw. Gekrösen

meta- (gr): Vorsilbe = nach, zwischen, inmitten, hinter

Metacarpus, -i m *(l)* = Mittelhand, Zwischenhand; – meta- *(gr)*: nach, hinter, zwischen, inmitten u. Carpos *(gr)*: Hand
metacarpeus, -a, -um u. metacarpalis, -e: Adj. zu Metacarpus
metacarpeophalangeus, -a, -um *(l)*: von der Mittelhand zu den Phalangen verlaufend; siehe metacarpus u. phalangeus

Metatarsus, -i m *(l)* = Mittelfuß, Fußwurzel; – siehe meta- u. Tarsus
metatarseus, -a, -um u. metatarsalis, -e: Adj. zu Metatarsus

minimus, -a, -um (l) = kleinste; – Superlativ zu minus

minor, minus (Gen.: oris) *(l)* = kleiner, geringer; – unregelmäß. Komp. zu parvus: klein, gering

multifidus, -a, -um (l) = vielfach gespalten; – multus, -a, -um: viel u. findere: spalten

Musculus, -i m *(l)* = kleine Maus, Mäuschen, Muskel; – Dim. zu Mus, -ris m: die Maus u. Mys *(gr)*: die Maus
musculocutáneus, -a, -um *(l)*: zum Muskel und zur Haut gehörend; siehe Musculus u. Cutis (cutaneus)
musculotubarius, -a, -um *(l)*: zum Musculus tensor tympani und zur Ohrtrompete gehörend; siehe Musculus u. Tuba

mylohyoideus, -a, -um (l) = vom Unterkiefer zum Zungenbein verlaufend; – Mylos *(gr)*: Mahlstein, Backenzahn u. hyoideus, -a, -um (siehe dort); vgl. auch hyo-

Myologia, -ae f *(l)* = Muskellehre; – myo- *(gr)*: Vorsilbe von Mys *(gr)*: Maus, Muskel u. Logos *(gr)*: Wort, Sprache, Lehre

Naris, -is f *(l)* = Nasenloch, erweitert zur Nasenhöhle; – Nasus, -i m: äußere Nase, das auffallendste und hervorragendste Gebilde im menschlichen Antlitz; Etym. unsicher
nasalis, -e: Adj. zu Nasus
nasofrontalis, -e *(l)*: zwischen Nasenbein und Stirnbein verlaufend; siehe Naris u. Frons
nasolacrimalis, -e *(l)*: zwischen Nasen- u. Tränenbein befindlich; siehe Naris u. Lacrima

navicularis, -e (l) = kahnförmig, schifförmig; – Adj. zu Navicula, -ae f: kleines Schiff; Dim. zu Navis, -is f: Schiff

Nervus, -i m *(l)* = Nerv; früher für alles Weiße und Faserige (Sehne, Band, Flechse) verwendet; – von Neuron *(gr)*: Sehne, Band, Nerv

Nucha, -ae f *(l)* = Nacken; – von Nugrah *(arabisch)*: Nakken, Nackengrube
nuchalis, -e: Adj. zu Nucha

Nucleus, -i m *(l)* = Nuß, kleiner Kern; – Dim. zu Nux, Nucis f: Nuß, Kern

nutricius, -a, -um (l) = ernährend, aufziehend; – nutrire: säugen, nähren, aufziehen

obliquus, -a, -um (l) = schräg, tief, seitwärts gerichtet; – ob-, op-: lat. Vorsilbe: entgegen, gegen, hin; Limen, -inis n: Schwelle

obturatorius, -a, -um (l) = dem Verstopfen dienend; – obturare: verstopfen
obturatus, -a, -um: P.p.p. zu obturare

Occiput, -itis n *(l)* = Hinterhaupt; – von ob- *(l)*: entgegen, gegenüber u. Caput, -itis n: Haupt, Kopf
occipitalis, -e *(l)*: Adj. zu Occiput; zum Hinterhaupt gehörend
occipitofrontalis, -e *(l)*: vom Hinterhaupt zur Stirn verlaufend; siehe Occiput u. Frons

Oculus, -i m *(l)* = Auge; – wahrscheinlich Dim. zu Ocus *(idg)*, Okje *(idg)* u. Oktallos oder Ophthalmos *(gr)*: Auge, Augenhöhle

Oesophagus, -i m *(l)* = Speiseröhre; – von oiso *(gr)*: Futur zu pherein: tragen, transportieren u. phagein *(gr)*: essen, verdauen; vgl. Phage
oesophageus, -a, -um: Adj. zu Oesophagus

Olecranon, -i n *(l)* = (Haken)fortsatz der Elle, Ellenbogen; – Olékranon *(gr)*: Ellenbogenkopf; Olenä / Olän *(gr)*: Ellenbogen, Unterarm u. Kranon *(gr)*: Kopf; vgl. Cranium

omoclavicularis, -e (l) = von der Schulter zur Clavicula ziehend; – Óhmos *(gr)*: Schulter u. Clavicula: Schlüsselbein

omohyoideus, -a, -um (l) = von der Schulter zum Zungenbein ziehend; siehe Óhmos u. hyoideus

opponens, -entis (l) = gegenüberstehend, gegenüberstellend; – P.p.a. von opponere: entgegenstellen, entgegensetzen; ob-, op-: entgegen, gegenüber; ponere: legen, setzen, stellen

opticus, -a, -um (l) = das Sehen betreffend; – von Op = Opsis *(gr)*: Sehen

orbicularis, -e (l) = kreisförmig; – Orbiculus, -i m kleiner Kreis; Dim. zu Orbis, -is m: Kreis

Orbita, -ae f *(l)* = Augenhöhle; eigentl. Kreisbahn, Wagengleis, Rad, Kreisfurche; später dann auf kreisrunde Gebilde angewandt und auf die ganze Augenhöhle übertragen
orbitalis, -e: Adj. zu Orbita

Os, oris n *(l)* = Mund, Eingang, Mündung

Os pneumaticum (l) lufthaltiger Knochen; – Os, Ossis *(l)*: Knochen u. Pneuma *(gr)*: Luft, Hauch, Atem

Os pubis (l) = Schambein; – Os, ossis: Knochen u. Pubes: Scham

Os sacrum (l) = Kreuzbein; – Os, Ossis: Knochen u. sacer: heilig

Osteologia, -ae f *(l)* = Knochenlehre; – Ostäon *(gr)*: Knochen u. Logos *(gr)*: das Wort, die Lehre

ovalis, -e (l) = eiförmig, oval; – Adj. zu Ovum, -i n: Ei u. Óon *(gr)*: Ei

Palatum, -i n *(l)* = Gaumen; – Etym. unsicher, vielleicht Pala *(idg)*: Wölbung
palatinus, -a, -um: Adj. zu Palatum

Palma, -ae f *(l)* = Handfläche; – von Palamä *(gr)*: flache Hand, Hand
palmaris, -e: Adj. zu Palma; zur Handfläche gehörend

Palpebra, -ae f *(l)* = Augenlid; – palpitare *(l)*: zucken (wegen des Lidschlags) oder palpari *(l)*: streicheln (das Lid streichelt sanft über den Augapfel)

Papilla, -ae f *(l)* = warzenförmige Erhebung, Papille der Haut, Niere und Zunge, urspr. nur: Brustwarze; – Papula, -ae f: Blatter, Bläschen

para- (gr): Vorsilbe = neben-, bei-; – von pará *(gr)*: neben, nebenher, daran, an ... vorbei

paranasalis, -e (l) = neben der Nasenhöhle; – para *(gr)*: neben, vorbei, bei u. Nares, -is n: Nasenloch

Parenchyma, -atis n *(l)* = organspezifisches Gewebe; – Parenchyma *(gr)*: das daneben Hineingegossene; spezifisches Gewebe von Niere, Leber, Milz u. Lunge; man glaubte, die Substanz würde dadurch gebildet, daß Blut aus den Gefäßen heraustrete und sich neben ihnen verfestige; parencheein *(gr)*: par-: daneben, en-: hinein, in u. cheein: gießen

Paries, -etis m *(l)* = Wand; – Etym. unsicher
parietalis, -e: Adj. zu Paries; parietal, seitwärts; anat.: zum Os parietale = Scheitelbein gehörend

Parotis, -idis f *(l)* = Anschwellung neben dem Ohr, Ohrspeicheldrüse; – parótis *(gr)*: par-: daneben, neben u. Ous *(gr)*: Ohr; urspr.: Anschwellung neben dem Ohr (Mumps)
parotideus, -a, -um: Adj. zu Parotis

Pars, Partis f *(l)* = Teil, Anteil, Stück, Körperteil, Seite; – partiri: teilen

parvus, -a, -um (l) = klein; – pauros *(gr)*: klein, gering, wenig

Patella, -ae f *(l)* = Schale, Opferschale; anat.: Kniescheibe; – Dim. zu Patera, -ae f: flache Schale; von patere: offen stehen

Pecten, Pectinis m *(l)* = Kamm, später Kamm = Grat; – pectare *(l)*: u. pekein *(gr)* = kämmen
Pecten ossis pubis: Schambeinkamm
pectinatus, -a, -um u. pectineus, -a, -um: Adj. zu Pecten

Pectus, -oris n *(l)* = Brust, Herz, Sinn; – Etym. unsicher; Paksa *(altind)*: Flügel, Achsel
pectoralis, -e: Adj. zu Pectus

Pedunculus, -i m u. pediculus, -i m *(l)* = Füßchen, Stiel; – Dim. zu Pes, Pedis m: Fuß; Etym. unsicher

Pelvis, -is f *(l)* = Becken, Schüssel; – Pellis *(gr)*: Schüssel, Becken; Pella *(gr)* u. Palavi *(altind)*: Geschirr
pelvinus, -a, -um: Adj. zu Pelvis

Penis, -is m *(l)* = Schwanz, männliches Glied; – Pés *(gr)*: männl. Glied

per- (l): Vorsilbe = durch, hindurch, ganz, völlig

perforans, -tis (l) = durchbohrend; – P.p.a. von perforare: durchbohren; per-: durch, hindurch, völlig u. forare: bohren, graben

peri- (gr): Vorsilbe = um herum, ringsum, ringsherum

Perinéum, -i n *(l)* = Damm, Mittelfleisch, Gegend zwischen After und Scheide bzw. Hodensack; – Etym. unsicher; vielleicht perinéo *(gr)*: anhäufen, aufschichten

Periosteum, -i n *(l)* = Knochenhaut, Periost; – siehe peri- *(gr)* u. Os, Ossis

peroneus, -a, -um u. peronaeus, -a, -um u. peronealis, -e *(l)* = zum Wadenbein gehörend, auf der Seite des Wadenbeins gelegen; – Pero, -onis m *(l)*: Stiefel aus rohem Leder; Peróne *(gr)*: Spange, Stachel

perpendicularis, -e (l) = senkrecht, lotrecht. Perpendiculum, -i n: Richtblei, Lot; perpendere: genau abwägen

Pes, Pedis m *(l)* = Fuß, Bein; – von Pous *(gr)*: Fuß, Bein

petrosus, -a, -um (l) = felsig, steinig. – Pätra *(gr)*: Fels, Stein
petrooccipitalis, -e *(l)*: vom Felsenbein zum Hinterhaupt ziehend; siehe petrosus u. Occiput

petrosquamosus, -a, -um *(l)* = vom Felsenbein zur Schuppe ziehend; siehe petrosus u. squamosus

petrotympanicus, -a, -um *(l)* = vom Felsenbein zur Paukenhöhle ziehend; siehe petrosus u. tympanicus

Phalanx, -angis f *(l)* = Walze, Stamm, Ballen, Schlachtreihe; anat.: Phalangen, Glieder; – Phalangs *(gr)*: 1. Rundholz, Balken; 2. Finger-, Zehenglied; 3. Schlachtreihe

Pharynx, -is m u. f. *(l)* = Rachen, Schlund; – Pharynx *(gr)*: Rachen, Kehle, Schlund

pharyngeus, -a, -um: Adj. zu Pharynx

piriformis, -e (l) = birnenförmig; – Pirum, -i m: die Birne; Forma, -ae f: die Form, Gestalt

pisiformis, -e (l) = erbsenförmig; – Pisum, -i n *(l)*: Erbse; Pison *(gr)*: Erbse u. Forma, -ae f: die Form, Gestalt

Planta pedis (l) = Fußsohle; – Planta, -ae f *(l)*: Fußfläche; Pes, Pedis m *(l)*: Fuß; Plátos *(gr)*: Breite; platýs *(gr)*: breit, weit

plantaris, -e: Adj. zu Planta

planus, -a, -um (l) = flach, eben, plan; – Planum, -i n: Fläche, Ebene; von placere *(l)*: ebnen, glätten u. planare *(l)*: plazieren, planieren

Platysma, -atis n *(l)* = Platte, ausgebreiteter Körper; anat.: großflächiger Hautmuskel am Hals; er zieht vom unteren Gesichtsteil bis auf den oberen Thorax; – platýs *(gr)*: breit, weit

Pleura, -ae f *(l)* = Seite, Rippe; anat.: Rippenfell, Brustfell; – Pleura *(gr)*: die Seite eines Gegenstands, auch des menschl. Körpers; da die Rippen an der Seite des Thorax liegen, wurden sie Pleura genannt; die Membran, welche die Rippen an ihrer inneren Fläche überzieht, erhielt erst spät den Namen Pleura

Plica, -ae f *(l)* = Falte, alle Faltenbildungen; – plicare *(l)*: falten; pleko *(gr)*: flechten, schlingen od. ptüsso *(gr)*: falten

Pollex, -icis m *(l)* = Daumen; – pollere *(l)*: vermögen, ausrichten, womit die überragende Funktionsbedeutung des Daumens gegenüber den anderen Fingern gekennzeichnet ist

Poples, -itis m *(l)* = Kniekehle, Kniebeuge; – Etym. unsicher

popliteus, -a, -um: Adj. zu Poples

Porus, -i m *(l)* = Gang, Kanal, Röhre; anat.: Öffnung eines Gangs; – Póros *(gr)*: Öffnung, Weg, Durchgang u. peirein *(gr)*: durchdringen

posterior, -ius (l) = hinterer, späterer, folgender; – Komp. zu post: hinten, hernach

posterolateralis, -e *(l)*: weiter hinten seitlich; siehe posterior u. latus

prae- (l): Vorsilbe = vor, vorn, wegen, vor ... her

praepatellaris, -e *(l)*: vor der Kniescheibe gelegen; siehe prae- u. Patella

praetrachealis, -e *(l)*: vor der Luftröhre gelegen; prae-: vor, vorn u. Trachea: Luftröhre

pro- (l): Vorsilbe = vor, voran, für

procerus, -a, -um (l) = hoch, schlank, gestreckt, lang; – pro- *(l)*: vor, hervor, für u. crescere *(l)*: wachsen, entstehen

Processus, -us m *(l)* = Fortschritt, Fortgang; anat.: Fortsatz; – procedere *(l)*: vorgehen, hervortreten, vorrücken; pro- *(l)*: vor, voran, für u. cedere *(l)*: weichen, gehen

profundus, -a, -um (l) = tief, bodenlos; – Siehe pro- u. Fundus *(l)*: in der Nähe des Bodens, in der Tiefe; – Gegensatz zu superficialis, -e: oberflächlich

Prominentia, -ae f *(l)* = Vorsprung, Erhebung, Prominenz; – prominere *(l)*: hervorspringen, hervorragen, pro-: vor, voran u. minere: ragen, drohen

Promontorium, -i n *(l)* = Vorgebirge, Vorwölbung; – von pro- u. Mons, -tis m: Berg

Pronator, -oris m *(l)* = Neiger; anat.: Muskeln, die bei Drehung des Unterarms die Handfläche nach unten bzw. dorsal richten; – pronare *(l)*: vornüberneigen

pronus, -a, -um u. pronatus, -a, -um: Adj. zu Pronator; abschüssig, vornübergeneigt

Prostata, -ae f *(l)* = Vorsteherdrüse; – Prostátäs *(gr)*: Vordermann, Beschützer, Vorsteher

Protuberantia, -ae f *(l)* = Arten von Hervorragungen u. Erhabenheiten, Protuberanz; – protuberare *(l)*: hervorragen; siehe pro- u. Tuber

proximalis, -e (l) = anat.: näher zum Rumpf gelegen, rumpfwärts, proximal; – Proximus *(l)*: nächster. Superlat. zu prope: nahe, bei; – Gegensatz zu distalis, -e: distal entfernt

Psoas, Psoae m *(l)* = Lende; – von Psóa *(gr)*: Lende, Lendengegend, Lendenfleisch

pterygoideus, -a, -um (l) = flügelförmig; – von Pteryx *(gr)*: Flügel u. -Eides *(gr)*: Gestalt, Form, ähnlich

pterygomandibularis, -e *(l)*: vom Flügelfortsatz zum Oberkiefer ziehend; siehe pterygoideus u. Mandibula

pterygopalatinus, -a, -um *(l)*: vom Flügelfortsatz zum Gaumen ziehend; siehe pterygoideus u. palatinum

Pubes, -is f *(l)* = 1. Schamhaare; 2. Scham; 3. Mannbarkeit; – Etym. unsicher

pudendus, -a, -um (l) = zur Scham gehörend, eigentl. dessen man sich schämen muß, schimpflich, schändlich, schmählich; – pudére *(l)*: sich schämen

Pulpa, -ae f *(l)* = Weichheit; anat.: weiche Substanz, Mark, Parenchym; – Etym. unsicher

Pulpa dentis: Zahnmark, Markhöhle

Pyramis, -idis f *(l)* = Pyramide; anat.: pyramidenähnliches Gebilde; – Pyramis *(arab)*: Pyramide

pyramidalis, -e: Adj. zu Pyramis

quadratus, -a, -um (l) = viereckig; – quadrare *(l)*: rechteckig machen

quadriceps, -cipitis (l) = vierköpfig; – siehe quadratus u. Caput

Radius, -ii m *(l)* = Rad, Speiche des Rades, Halbmesser des Kreises, Sonnenstrahl, Unterarmknochen: Speiche; – Etym. unsicher

radialis, -e: Adj. zu Radius

radiocarpeus, -a, -um *(l)*: von der Speiche zur Handwurzel ziehend; siehe Radius u. carpeus

radioulnaris, -e *(l)*: von der Speiche zur Elle verlaufend; siehe Radius u. Ulna

Radix, -icis f *(l)* = Wurzel; – Radix *(gr)*: Zweig, Rute, Wurzel

Ramus, -i m *(l)* = Ast, Zweig; – Etym. unsicher

Raphe, -es f *(l)* = Naht, Hautnaht; – Raphé *(gr)*: Naht, Kleidernaht; rápto *(gr)*: zusammennähen – vgl. Sutura, -ae f *(l)*: Wundnaht, Naht der Hirnschale

rectus, -a, -um (l) = gerade, sicher, geradeaus; – regere *(l)*: richten, lenken

Recessus, -us m *(l)* = Zurückgehen, Einbiegung, Vertiefung, Winkel, Nische; – recedere *(l)*: zurückweichen; re-: zurück u. cedere: weichen, gehen

Rectum, -i n *(l)* = Enddarm, Mastdarm; – von rectus: gerade; die Bezeichnung rectum geht auf die Tieranatomie zurück und wurde auf die Verhältnisse beim Menschen übertragen

Regio, -onis f *(l)* = Gegend, Lage, Richtung; – regere *(l)*: lenken, richten, regieren; orégo *(gr)*: recken, sich recken

Retinaculum, -i n *(l)* = Halter, Klammer, Seil, das zum Halten dienende Band; anat.: 1. Werkzeug zum Aufheben und Festhalten von Weichteilen; 2. fibröse Gebilde, welche andere festhalten, damit sie nicht aus der Lage abweichen; – retinere *(l)*: zurückhalten, festhalten *retro- (l)* = zurück, rückwärtsliegend, hinten; – Adv. zu re-: zurück

retromolaris, -e (l) = hinter dem Molaren gelegen; – retro*(l)*: zurück, rückwärts, hinten u. Molaris, -is m *(l)*: Mühlstein; anat.: Backenzahn

rhomboideus, -a, -um (l) = rautenähnlich; – Rhómbos *(gr)*: die Raute, urspr.: jeder kreisförmige Körper, Kreisel, später als math. Ausdruck

risorius, -a, -um (l) = zum Lachen dienend; – ridere *(l)*: lachen, grinsen; Risor, -oris m *(l)*: Lacher, Spötter

Rostrum, -i n *(l)* = Schnabel, Rüssel; – rodere *(l)*: nagen, verzehren
rostral: zum vorderen Körperende hin gelegen

Rotator, -oris m *(l)* = der (Herum)dreher; vgl. Rotation; – rotare *(l)*: herumdrehen, rotieren; Rota, -ae f: das Rad, Wagenrad

rotundus, -a, -um (l) = rund, kugelrund; – Rota, -ae f *(l)*: das Rad; siehe Rotator

sacer, sacra, sacrum (l) = heilig; – Sacrum, -i n: Heiligtum, in Os sacrum: das Kreuzbein; Etym. unsicher; ieron Ostäon *(gr)*: der gewaltige große Knochen, aber als heilig übersetzt; die alte deutsche Bezeichnung von Kreuz ist Erhabenheit; diese sah man am Ende des Pferderückens zwischen den beiden Hüften; Os sacrum hat mit dem Symbol des Christentums nichts zu tun
sacrococcygeus, -a, -um *(l)*: vom Kreuz- zum Steißbein ziehend; siehe sacer u. coccygeus
sacroiliacus, -a, -um *(l)*: vom Kreuz- zum Darmbein verlaufend; siehe sacer u. Ilium

Sagitta, -ae f (l) = Pfeil. – Etym. unsicher; – Anat.: Bezeichnung für den Stamm von ventral nach dorsal: Pfeilrichtung; Mediansagittalebene: Ebene, durch die der Körper in zwei spiegelbildlich gleiche Teile zerlegt wird
sagittalis, -e: Adj. zu Sagitta

saphenus, -a, -um (l) = verborgen; – Al Safin *(arab)*: verborgen, der Verbergende; nicht von griech. saphes = deutlich, sichtbar
Vena saphena: so wurde die an der medialen Seite des Beins liegende Vene genannt, da sie im Gegensatz zu anderen Hautvenen normalerweise nicht durch die Haut schimmert

sartorius, -a, -um (l) = zum Schneidern dienlich; – Sartor, -oris m: Schneider; sarcire: ausbessern

scalenus, -a, -um (l) = schief, ungleichseitig, dreieckig; – skalenós *(gr)*: ungerade, schief; alle Mm. scaleni zusammen bilden eine dreieckige Fleischmasse mit ungleichen Seitenrändern

scaphoideus, -a, -um (l) = kahnförmig; – Skáphe *(gr)*: ausgehöhltes, muldenartiges Gefäß, Wanne, Boot; skapto *(gr)*: graben

Scapula, -ae f (l) = Schulterblatt, Schulter, Rücken; – Slapetos, Kápetos *(gr)*: Grube, Graben
scapularis, -e: Adj. zu Scapula

secundarius, -a, -um (l) = zweiter; – secundus, -a, -um: der zweite, der folgende; sequíri: folgen, nachfolgen, nachsetzen

Sella, -ae f (l) = Sattel, Stuhl, Sessel; – sedere *(l)*: sitzen, setzen; von Hella *(gr)*: Sitz

semi- (l): Vorsilbe = halb, die Hälfte; – von hemi*(gr)*: halb; Semicanalis, -e *(l)*: Halbkanal, Rinne; siehe semi- u. Canalis
semicircularis, -e *(l)*: halbkreisförmig; siehe semi- u. Circus
semimembranosus, -a, -um *(l)*: halbhäutig; der M. semimembranosus ist zur Hälfte aponeurotisch; siehe semi- u. Membrana
semispinalis, -e *(l)*: zur Hälfte zum Dorn(fortsatz der Wirbel) gehörend; Bezeichnung für Muskeln, die von den Querfortsätzen der Wirbel zu Dornfortsätzen anderer Wirbel ziehen; siehe semi- u. Spina
semitendinosus, -a, -um *(l)*: halbsehnig; siehe semi- u. Tendo

Septum, -i n *(l)* = Scheidewand, eigentl. Verzäunung, Einfriedung; – saepire *(l)*: umzäunen, umhegen

serratus, -a, -um (l) = gezähnt, gesägt; – P.p.p. von serrare *(l)*: sägen; Serra, -ae f: die Säge

sesamoideus, -a, -um (l) = sesamkornähnlich; – sésamon *(gr)*: Schotenfrucht; die Sesampflanzen stammen aus Ägypten und Arabien

sigmoideus, -a, -um (l) = sigmaähnlich; – Sigma *(gr)*: halbmondförmiges Gebilde, also ist bei ihm nicht an die spätere Form des Sigma, sondern an das ältere C zu denken

simplex, -icis (l) = einfach, unvermischt, einzel

sinister, -tra, -trum (l) = links, ungünstig; – Etym. unsicher

Sinus, -us m *(l)* = Busen, Vertiefung, Bucht, Biegung, Krümmung; anat.: geschlossene Kanäle, Blutleiter der harten Hirnhaut, weite Teile dünnwandiger Venen und Lymphgefäße, lufthaltige Räume im Knochen; – sinuáre *(l)*: krümmen, bogenförmig machen

soleus, -a, -um (l) = seezungenähnlich, schollenähnlich; – Solea, -ae f *(l)*: Seezungen, Scholle; urspr.: Sandale, Sohle

Spatium, -ii n *(l)* = Zwischenraum, Raum, Bahn, Rennbahn; – Spádion *(gr)*: Rennbahn

sphenoidalis, -e (l) = keilförmig; – Sphen *(gr)*: Keil
sphenopalatinus, -a, -um *(l)*: vom Keilbein zum Gaumenbein ziehend; siehe sphenoidalis u. Palatinum
sphenopetrosus, -a, -um *(l)*: vom Keil- zum Felsenbein ziehend; siehe sphenoidalis u. Petrosus

sphincter, -eris m *(l)* = der Schnürer, der Schnürmuskel; – sphingein *(gr)*: zusammenschnüren, würgen, zusammenziehen; Sphinx: zusammenschnürende Todesdämonin

Spina, -ae f *(l)* = Dorn, Rückgrat, Wirbelsäule; – Etym. unsicher
spinalis, -e u. spinosus, -a, -um: Adj. zu Spina
spinocostalis, -e *(l)*: vom Rückgrat zur Rippe verlaufend; siehe Spina u. Costa

spiralis, -e (l) = gewunden; – Adj. zu Spira, -ae f = Windung, Spirale

Splenium, -ii n   *(l)* = Wulst, Bausch, Schönheitspfläster-chen; – Splénion *(gr)*: Wundverband, Pflasterstreifen, Kompresse

splenius, -ia, -ium (l) = pflasterförmig, bauschig

spongiosus, -a, -um (l) = schwammig, porös; – Spongia *(gr)*: Schwamm

Squama, -ae f *(l)* = Schuppe (des Fisches, der Schlange); – squaleo *(l)*: schuppig, rauh sein
squamosus, -a, -um: Adj. zu Squama

Stapes, -edis m *(l)* = der kleinste und dritte der drei Gehörknöchelchen; Steigbügel; – Unsicher, ob von stare *(l)*: stehen u. Pes, -dis m *(l)*: der Fuß oder von la staffa *(italienisch)*: Stab
stapedius, -a, -um *(l)*: Adj. zu Stapes

Sternum, -i n *(l)* = Brustbein; – sterno *(l)*: ausbreiten, glätten; Stärnon *(gr)*: Brust, Brustbein; wörtl.: das Ausgebreitete
sternalis, -e: Adj. zu Sternum
sternoclavicularis, -e *(l)*: vom Brust- zum Schlüsselbein verlaufend; siehe Sternum u. Clavicula
sternocleidomastoideus, -a, -um *(l)*: Brustbein und Schlüsselbein mit dem Warzenfortsatz verbindend
sternocostalis, -e *(l)*: vom Brustbein zur Rippe verlaufend; siehe Sternum u. Costa
sternohyoideus, -a, -um *(l)*: vom Brust- zum Zungenbein verlaufend; siehe Sternum u. Hyoideus
sternothyroideus, -a, -um *(l)*: vom Brustbein zur Schilddrüse ziehend; siehe Sternum u. Thyroidea

Stratum, -i n *(l)* = Zone, Decke, Ausgebreitetes, Schicht; – sternere *(l)* u. stornymi *(gr)*: ausbreiten, bedecken

styloideus, -a, -um (l) = griffelförmig; – Stylos *(gr)*: Griffel, Stiel

styloglossus, -a, -um *(l)*: vom Griffelfortsatz zur Zunge verlaufend; siehe styloideus u. Glossa

stylohyoideus, -a, -um *(l)*: vom Griffelfortsatz zum Zungenbein verlaufend; siehe styloideus u. hyoideus

stylomastoideus, -a, -um *(l)*: vom Griffel- zum Warzenfortsatz verlaufend; siehe styloideus u. mastoideus

stylopharyngeus, -a, -um *(l)*: vom Griffelfortsatz zum Rachen verlaufend; siehe styloideus u. Pharynx

sub- (l) = hypo- *(gr)*: Vorsilben = unter, von unten, unterhalb

subacromialis, -e *(l)*: unterhalb der Schulterhöhe befindlich; siehe sub- u. Acromion

subarcuatus, -a, -um *(l)*: unter einem Bogengang liegend, unter einem bogenförmig gekrümmten Gegenstand liegend; siehe sub- u. Arcus

subclavius, -a, -um *(l)*: unterhalb des Schlüsselbeins; siehe sub- u. Clavicula

subcoracoideus, -a, -um *(l)*: unterhalb des Rabenschnabelfortsatzes; siehe sub- u. coracoideus

subcostalis, -e *(l)*: unterhalb der Rippe; siehe sub- u. Costa

subcutaneus, -a, -um *(l)*: unter der Haut liegend; siehe sub- u. cutaneus bzw. Cutis

subdeltoideus, -a, -um *(l)*: unterhalb des delta-förmigen Gebildes; siehe sub- u. deltoideus

sublingualis, -e *(l)*: unterhalb der Zunge; siehe sub- u. Lingua, -ae f: die Zunge

submandibularis, -e *(l)*: unterhalb des Unterkiefers; siehe sub- u. Mandibula

subpubicus, -a, -um *(l)*: unterhalb des Schambeins; siehe sub- u. Pubes

subscapularis, -e *(l)*: unterhalb des Schulterblatts; siehe sub- u. Scapula

subtalaris, -e *(l)*: unterhalb des Sprungbeins gelegen; siehe sub- u. talaris bzw. Talus

subtendineus, -a, -um *(l)*: unterhalb der Sehne gelegen; siehe sub- u. Tendo

Substantia, -ae f *(l)* = Substanz, allgemeiner Stoff, abstraktes Wesen, Beschaffenheit; – substare *(l)*: darunter sein, existieren, standhalten

Sulcus, -i m *(l)* = Furche, Einschnitt; – Hólcos *(gr)*: Zug, Zügel, gezogene Furche; hello *(gr)*: ziehen

super- (l): Vorsilbe = obendrauf, darüber, nach oben, über, oberhalb; – von hyper- *(gr)*: Vorsilbe = über, darüber, oberhalb u. ubar *(ahd.)*: darüber, oberhalb

Supercilium, -ii n *(l)* = Augenbraue, das über dem Augenlid Befindliche; – super- *(l)*: oberhalb, darüber; Cilium, -ii n *(l)*: Wimper, Augenlid

superciliaris, -e: Adj. zu supercilium

superficialis, -e (l) = an der Oberfläche liegend, oberflächlich; – super- *(l)*: über, oberhalb; Facies, -ei f *(l)*: äußere Gestalt. – Gegensatz zu profundus

superior, -ius (l) = oberer, höherer, weiter oben gelegen; – Komp. zu supra-: oben, oberhalb

Supinator, -oris m *(l)* = Aufwärtsdreher; – supinare *(l)*: rücklings beugen, nach oben drehen; durch Drehung des Unterarms wird die Handfläche nach oben bzw. vorn gerichtet; hýptios *(gr)*: zurückgelehnt, rücklings; – Gegensatz: Pronator

supra- (l): Vorsilbe: oberhalb, über, darüber

suprameátus, -a, -um *(l)*: oberhalb des Gangs gelegen; supra- *(l)*: oberhalb u. Meatus, -us m *(l)*: Gang, Weg; von meare *(l)*: gehen, wandern

supraorbitalis, -e *(l)*: oberhalb der Augenhöhle liegend; siehe supra- u. Orbita

suprapatellaris, -e *(l)*: oberhalb der Kniescheibe gelegen; siehe supra- u. Patella

suprapiriformis, -e *(l)*: oberhalb des birnenförmigen Gegenstands gelegen; siehe supra- u. piriformis

supraspinatus, -a, -um *(l)*: oberhalb des Grats des Schulterblattes liegend; siehe supra- u. Spina; – Gegensatz zu infraspinatus

supremus, -a, -um (l) = der oberste, äußerste, höchste; – Superlativ zu super: obendrauf, oben, über, oberhalb

suralis, -e (l) = zum Wadenbein gehörig; – Adj. zu Sura, -ae f: Wade, Unterschenkel

suspensorius, -a, -um (l) = zum Aufhängen dienend; – suspéndere *(l)*: aufhängen, emporheben

Sustentaculum, -i n *(l)* = Stütze, Hilfe, Unterstützung; – sustentare *(l)*: unterstützen, aufrechthalten, stützen, helfen

Sutura, -ae f *(l)* = Naht, chirurg. Naht, Nahtverbindung zweier Schädelknochen, Wundnaht; – Etym. unsicher; kassyo *(gr)*: nähen, flicken; – vgl. Raphe

Symphysis, -eos u. *-is* f *(l)* = Knochenverbindung durch Faserknorpel, vgl. Junctura cartilaginea – synphýein *(gr)*: zusammenwachsen, vereinigen

symphysialis, -e: Adj. zu Symphysis

Synarthrosis, -eos u. *-is* f *(l)* = unbewegliche Knochenverbindung; Knochenfuge, die ununterbrochene Verbindung zweier Knochen ohne Gelenkhöhle (Gegensatz: Diarthrose): 1. Synchondrosen (Knorpel); 2. Syndesmosen (Bindegewebe); 3. Synostosen (Knochen); – syn- *(gr)*: zusammen u. Arthron *(gr)*: Gelenk

Synchondrosis, -eos u. *-is* f *(l)* = knorpelige Knochenverbindung; – syn- *(gr)*: zusammen u. Chóndros *(gr)*: der Knorpel. – vgl. Junctura cartilaginea

Syndesmosis, -eos u. *-is* f *(l)* = Knochenverbindung durch Bindegewebe; – syn- *(gr)*: zusammen u. Däsmós *(gr)*: Band, Verbindung; – vgl. Junctura fibrosa

Synostosis, -eos u. *-is* f *(l)* = knöcherne Verbindung zweier Knochen; – syn- *(gr)*: zusammen u. Ostäon *(gr)*: Knochen; – Bsp.: Synostose zwischen Os lunatum u. Os triquetrum, prämature oder senile Synostose der Schädelnähte oder das Kreuzbein

Synovia, -ae f *(l)* = Gelenkschmiere, willkürlich von Paracelsus geprägtes Wort; urspr.: als Ernährungssaft der Organe

synovialis, -e: Adj. zu synovia

Talus, -i m *(l)* = Sprungbein; urspr.: der Würfel; zum Würfeln benutzte man die Sprungbeine verschiedener Tiere; dieser Name wurde dann auf das Sprungbein des Menschen übertragen; – Etym. unsicher

talaris, -e: Adj. zu Talus

talocalcaneonavicularis, -e *(l)*: vom Sprung- und Fersenbein zum Kahnbein verlaufend; siehe Talus u. Calcaneus u. navicularis

talocruralis, -e *(l)*: vom Sprungbein zum Unterschenkel ziehend; siehe Talus u. Crus

talonavicularis, -e *(l)*: vom Sprung- zum Kahnbein verlaufend; siehe Talus u. navicularis

Tarsus, -i m *(l)* = 1. Fußwurzel; 2. Lidplatte (bindegewebige Platte des Augenlids); – tarsos *(gr)*: flach ausgebreiteter Gegenstand; am Fuß verstand man darunter den ganzen zwischen den Knöcheln und Zehen liegenden Teil; erst später wurden Mittelfuß und Fußwurzel scharf unterschieden

tarsometatarseus, -a, -um *(l)*: von der Fußwurzel zum Mittelfuß verlaufend; siehe Tarsus u. Metatarsus

tectorius, -a, -um (l) = dem Bedecken dienend; zum Decken; – Adj. zu Tectum

Tectum, -i n *(l)* = Dach; – tegere *(l)* u. stégein *(gr)*: decken

Tegmen, -inis n u. *Tegmentum, -i* n = Decke, Haube, Dach – tegere *(l)*: bedecken u. stego *(gr)*: decken, bedecken, verbergen
tegmentalis, -e: Adj. zu Tegmentum

Tempus, -oris n *(l)* = Schläfe, Zeit; am ersten Grau der Schläfenhaare wird die Zeit des Alterns sichtbar
temporalis, -e *(l)*: zur Schläfe gehörig
temporomandibularis, -e *(l)*: vom Schläfenbein zum Unterkiefer verlaufend; siehe Tempus u. Mandibula
temporoparietalis, -e *(l)*: vom Schläfen- zum Scheitelbein verlaufend; siehe Tempus u. Paries

Tendo, -inis m *(l)* = Sehne; – tendere *(l)* u. teinein *(gr)*: ziehen, spannen, strecken
tendineus, -a, -um: Adj. zu Tendo

Tensor, -oris m *(l)* = Spanner, Strecker; – tendere *(l)* u. teinein *(gr)*: strecken, ziehen, spannen

teres, -etis (l) = rund, gedreht, länglich rund; – terere *(l)*: reiben, zerreiben; teiro u. tribo *(gr)*: reiben, zerreiben

terminalis, -e (l) = zur Grenze gehörig, die Grenze bzw. das Ende bezeichnend; vgl. Termin; – Terminalia: das zu Ehren des Gottes der Grenzen gefeierte Fest (23. Feb.); terminare *(l)*: begrenzen, abgrenzen, bestimmen

Thenar, -aris n *(l)* = Daumenballen; – Thänar *(gr)*: Handfläche, flache Hand, auch Vertiefung; theino *(gr)*: schlagen

Thorax, -acis m *(l)* = Brustkorb; – Thórhrax *(gr)*: Brustharnisch, Rüstung, welche Brust und Bauch bedeckt
thoracicus, -a, -um: Adj. zu Thorax
thoracolumbalis, -e *(l)*: vom Brustkorb zur Lende ziehend; siehe Thorax u. lumbalis

thyroideus, -a, -um (l) = schildförmig; – thyreoides *(gr)*: schildähnlich; Thyräós *(gr)*: der lange, viereckige, türähnliche Schild

Tibia, -ae f *(l)* = Pfeife, Flöte; anat.: Schienbein; – aus den Schienbeinen von Tieren stellten sich die Römer Pfeifen her
tibialis, -e: Adj. zu Tibia
tibiocalcanearis, -e *(l)*: vom Schien- zum Fersenbein verlaufend; siehe Tibia u. Calcaneus
tibiofibularis, -e *(l)*: vom Schien- zum Wadenbein verlaufend; siehe Tibia u. Fibula
tibionavicularis, -e *(l)*: vom Schien- zum Kahnbein verlaufend; siehe Tibia u. navicularis
tibiotalaris, -e *(l)*: vom Schienbein zur Fußwurzel verlaufend; siehe Tibia u. Talus

Torus, -i m *(l)* = Wulst, Polster; ein Teilstrick, aus deren mehreren das Tau zusammengedreht wird; – Etym. unsicher

Trabecula, -ae f *(l)* = Bälkchen; – Dim. zu Trabs, -is f: der Balken; Etym. unsicher. Trabeculae carneae: Fleisch- oder Muskelbälkchen

Trachea, -ae f *(l)* = Luftröhre; – trachýs *(gr)*: rauh; die Luftröhre wurde wegen der in ihrer Wand befindlichen Knorpelspangen im Gegensatz zu den „glatten" Arterien als rauhe Röhre bezeichnet

Tractus, -us m *(l)* = Verlauf, Strang, Bahn; vgl. Traktor; – trahere *(l)*: ziehen, schleifen, schleppen

Tragus, -i m *(l)* = Erhabenheit; anat.: Wulst, flächiger Vorsprung vor der äußeren Öffnung des Gehörgangs; bei den Römern: Dornstrauch, Weizengrütze
tragicus, -a, -um: Adj. zu Tragus

transversus, -a, -um (l) = querverlaufend, querliegend; – transvertere *(l)*: wenden, sich wenden, hinwenden, von einem zum anderen wenden, hinüberwenden

trapezius, -a, -um (l) = trapezförmig, tischförmig; – Trápäza *(gr)*: Tisch, Speise, die Tafel

triangularis, -e (l) = dreieckig; – tres, tri*(l)*: drei u. Angulus, -i m: Winkel, Ecke

triceps, -itis (l) = dreiköpfig; – tres, tri- *(l)*: drei u. Caput, -itis n: der Kopf

Trigonum, -i n *(l)* = Dreieck; – tres, tri- *(l)*: drei u. Gohnia *(gr)*: Winkel, Ecke

triquetrus, -a, -um (l) = dreieckig; – tri *(l)*: drei u. quatrus bzw. quadrus *(l)*: eckig, eigentl. viereckig

Trochanter, -eris m *(l)* = Rollhügel; – von Tróchos *(gr)*: Rad, Rollhügel, Lauf; trochazo *(gr)*: laufen, rennen, sich im Kreise drehen
trochantericus, -a, -um: Adj. zu Trochanter

Trochlea, -ae f *(l)* = Rolle, Winde; – von Trochlia bzw. Trochalia *(gr)*: Rolle, Walze, Winde
trochlearis, -e: Adj. zu Trochlea

Tuba, -ae f *(l)* = Trompete, Tuba (bei den Römern war die Tuba ein gerades Instrument); – Tubus, -i m: die Röhre; Tuba auditiva: Ohrtrompete; siehe Tuba: Trompete u. audire *(l)*: hören
tubarius, -a, -um: Adj. zu Tuba

Tuber, -eris n *(l)* = Höcker, Knorren, Beule; – tumére *(l)*: anschwellen
Tuberculum, -i n: Höckerchen; – Dim. zu Tuber
Tuberositas, -atis f *(l)*: Vorsprung, Rauhigkeit am Knochen; siehe Tuber

Tunica, -ae f *(l)* = Hemd, Unterkleid, Tunica, Haut, Hülle; anat.: Gewebsschicht; – Etym. unsicher

turcicus, -a, -um (l) = türkisch
Sella turcica: Türkensattel *(neulatein)*

Tympanum, -i n *(l)* = Trommel, Handpauke; – Týmpanon *(gr)*: Handpauke, Tamburin
Cavum tympani: Paukenhöhle
tympanicus, -a, -um: Adj. zu Tympanum
tympanomastoideus, -a, -um *(l)*: von der Paukenhöhle zum Warzenfortsatz ziehend; siehe Tympanum u. Mastoideus

Ulna, -ae f *(l)* = Elle, einer der Unterarmknochen; – Oléne *(gr)*: ganzer Arm, Elle als Maß, Unterarm

Umbilicus, -i m *(l)* = Nabel, Mittelpunkt; – Omphalós *(gr)*: Nabel, nabelähnliche Erhöhung, Mittelpunkt
umbilicalis, -e: Adj. zu Umbilicus

Uncus, -i m *(l)* = Haken, Klammer; – Óngkos *(gr)*: Haken, Widerhaken
uncinatus, -a, -um: Adj. zu Uncus

Unguis, -is m *(l)* = Nagel, Kralle; – Ónyx *(gr)*: Kralle, Klaue, Fingernagel
unguicularis, -e: Adj. zu Unguis

urogenitalis, -e (l) = die Harn- und Geschlechtsorgane betreffend; – Uron *(gr)*: Harn, Urin u. genitalis *(l)*: die Geschlechtsorgane betreffend; von genere u. gignere *(l)*: zeugen, erzeugen

Vagina, -ae f *(l)* = Scheide des Schwertes, Hülle; anat.: die weibl. Scheide; – Etym. unsicher
vaginalis, -e: Adj. zu Vagina

vastus, -a, -um (l) = groß, weit, gewaltig, plump; – vastare *(l)*: verwüsten

Velum, -i n *(l)* = Segel, Tuch, Hülle; – velare *(l)*: verbergen, verhüllen

Vena, -ae f *(l)* = Blutader, Vene; Blutgefäß, das Blut zum Herzen hinführt; – Etym. unsicher

Venter, -tris m *(l)* = Bauch, Magen, Leib, Wanst; – Etym. unsicher

Vertebra, -ae f *(l)* = Wirbel; urspr.: Gelenk; – vertere *(l)*: drehen, wirbeln, sich im Kreise drehen
vertebralis, -e: Adj. zu Vertebra

Vertex, -icis m *(l)* = Wirbel, Spitze, Gipfel; anat.: Scheitel, der höchstgelegene mittlere Teil des Schädelgewölbes

Vestibulum, -i n *(l)* = Vorhof, Vorplatz, Vorraum, Eingang; – Vielleicht (als Kleiderablage) verwandt mit Vestis, -is f *(l)*: das Kleid; Vesta: Göttin des häuslichen Herdes

villosus, -a, -um (l) = zottenreich, zottig; – Adj. zu Villus

Villus, -i m *(l)* = Zotte, das zottige Haar; – Vellus, -eris n *(l)*: Wolle, Vlies; vellere *(l)*: zupfen, rupfen

Vinculum, -i n *(l)* = Band, Fessel; – vincire *(l)*: binden, fesseln

Vomer, -eris n *(l)* = Pflugscharbein; – vomere *(l)*: erbrechen (das alte röm. Pflugeisen warf die aufgewühlte Erde zu seinen beiden Seiten aus)

xiphoideus, -a, -um (l) = schwertförmig; – Xiphos *(gr)*: Schwert u. -eides: -ähnlich, -förmig, Gestalt, Form

Zona, -ae f *(l)* = Gürtel, Zone; – Zóne *(gr)*: Gürtel, der das Untergewand am Leib festhält, Zone

zygomaticus, -a, -um (l) = zum Jochbogen gehörig; – Zygón *(gr)*: Joch, Jochbein

zygomaticoorbitalis, -e *(l)*: vom Jochbein zur Augenhöhle verlaufend; siehe zygomaticus u. Orbita

zygomaticotemporalis, -e *(l)*: vom Joch- zum Schläfenbein verlaufend; siehe zygomaticus u. temporalis

zygomaticofacialis, -e *(l)*: vom Jochbein zum Gesicht verlaufend; siehe zygomaticus u. Facies

5.6 Sachverzeichnis

Halbfette Ziffern verweisen auf die Hauptfundstelle eines Stichwortes

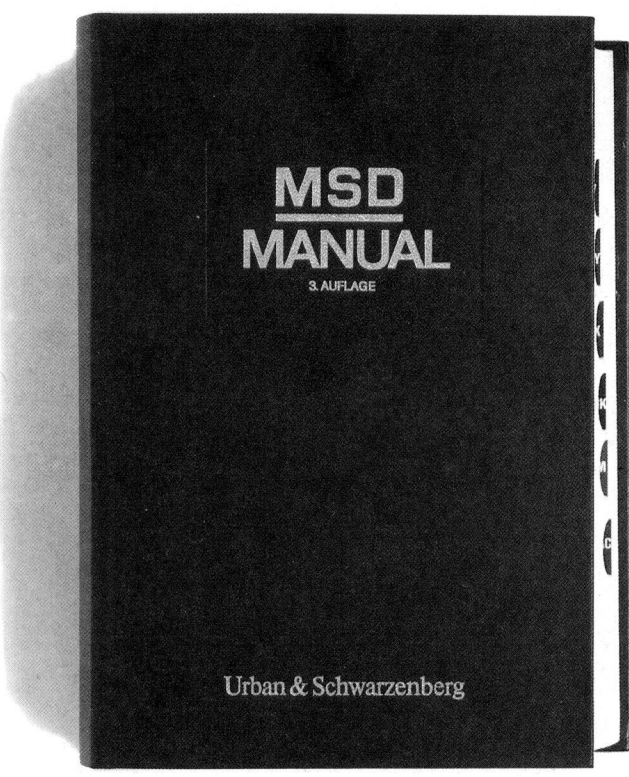

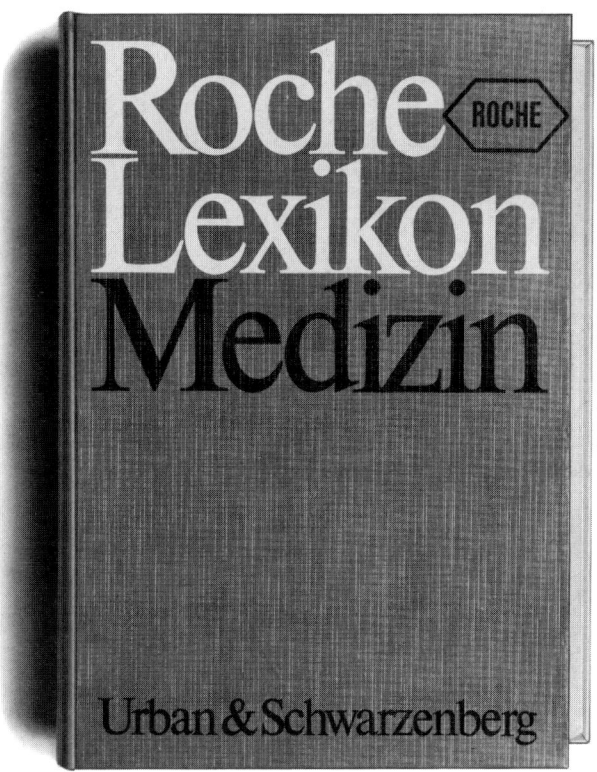